中国科学院教材建设专家委员会规划教材
全国高等医药院校规划教材

案例版™

供临床、预防、基础、口腔、麻醉、影像、药学、检验、护理、法医等专业使用

外 科 学

主 编 李向农 陈明清

科 学 出 版 社
北 京

郑　重　声　明

为顺应教育部教学改革潮流和改进现有的教学模式,适应目前高等医学院校的教育现状,提高医学教学质量,培养具有创新精神和创新能力的医学人才,科学出版社在充分调研的基础上,引进国外先进的教学模式,独创案例与教学内容相结合的编写形式,组织编写了国内首套引领医学教育发展趋势的案例版教材。案例教学在医学教育中,是培养高素质、创新型和实用型医学人才的有效途径。

案例版教材版权所有,其内容和引用案例的编写模式受法律保护,一切抄袭、模仿和盗版等侵权行为及不正当竞争行为,将被追究法律责任。

图书在版编目(CIP)数据

外科学:案例版/李向农,陈明清主编.—北京:科学出版社,2010.4
中国科学院教材建设专家委员会规划教材·全国高等医药院校规划教材
ISBN 978-7-03-027171-6

Ⅰ.外…　Ⅱ.①李…　②陈…　Ⅲ.①外科学-医学院校-教材　Ⅳ.R6

中国版本图书馆 CIP 数据核字(2010)第060107号

策划编辑:胡治国/责任编辑:胡治国/责任校对:李奕萱
责任印制:徐晓晨/封面设计:黄　超

科学出版社出版
北京东黄城根北街16号
邮政编码:100717
http://www.sciencep.com
北京虎彩文化传播有限公司印刷
科学出版社发行　各地新华书店经销
*
2010年4月第　一　版　　开本:850×1168　1/16
2019年1月第三次印刷　　印张:45 1/2
字数:149 000
定价:138.00元
(如有印装质量问题,我社负责调换)

编委名单

主　　编　李向农　陈明清

副 主 编　万礼仪　白育庭　郝　明　白　波

分科主编　外科基础　李向农　陈明清

普通外科　万礼仪

骨　　科　白　波

神经外科　于如同

胸心外科　白育庭

泌尿外科　陈家存

麻　　醉　唐显玲　王清秀

编　　委　（按姓氏笔画排序）

于如同　徐州医学院

万礼仪　泸州医学院

马少林　新疆医科大学

王人颢　徐州医学院

王云海　新疆医科大学

王　伟　锦州医学院

王志强　昆明医学院

王　建　徐州医学院

王肃生　广州医学院

王恩任　成都医学院

王清秀　郧阳医学院

牛万成　中国人民解放军第 97 医院

尹小川　昆明医学院

邓勇军　昆明医学院

卢伟杰　广州医学院

田家亮　成都医学院

白育庭　咸宁医学院

白　波　广州医学院

白靖平　新疆医科大学

刘自力　徐州医学院

刘俊杰　徐州医学院

闫广华　成都医学院

孙相华　昆明医学院

杨伟民　遵义医学院

杨林珠　昆明医学院

杨　镛　昆明医学院

李正平　成都医学院

李向农　徐州医学院

李定彪　昆明医学院

李　玺　中国人民解放军第 97 医院

李　望　徐州医学院

吴景明　广州医学院

何跃君　徐州医学院

余庆鹤　昆明医学院

况应敏　昆明医学院

张立东　新疆医科大学

张庆广　滨州医学院

陈明清　昆明医学院

陈家存　徐州医学院

陈强谱　滨州医学院

罗开元　昆明医学院

罗道蕴　成都医学院

周　智　江苏省苏北人民医院

郝　明　成都医学院

洪文娟　昆明医学院
洪志鹏　昆明医学院
夏先明　泸州医学院
徐广辉　江苏省苏北人民医院
郭开今　江苏省苏北人民医院
郭利明　成都医学院
郭　萌　徐州医学院
唐显玲　泸州医学院
黄继江　徐州医学院
曹　力　新疆医科大学
曹苏生　东南大学附属徐州医院
常　山　成都医学院
符　伟　徐州医学院
梁　刚　广州医学院
温　泉　徐州医学院
虞正权　徐州医学院
熊国盛　昆明医学院
潘　昕　徐州医学院

前　言

近年来，随着科学技术和医学的迅速进展，外科学及其教学方法都发生了很大的变化。新思想、新理论、新知识、新方法的不断涌现，为这种变化提供了不竭的动力，同时要求外科学无论在内容上还是教学方法上都必须与时俱进，顺应时代潮流。编写本书的目的，是希望通过一种新的模式，使医学生对外科学的学习更主动、形象、有效。

本书由外科基础、神经外科、胸心外科、普通外科、泌尿外科和骨科共六篇组成。编写过程中秉持以下三个原则：①突出“三基”（基础理论、基本知识和基本技能），知识点明确，易学易教，同时尽量反映近年外科学的新进展；②遵从教育部制订的教学基本要求，以临床医学专业五年制本科学生为主，也可作为毕业后执业医师考试和硕士研究生入学考试的参考书；③在不改变现有教学体制的情况下，采用临床案例引导教学方法，即在教材中增加临床真实病例，这是本教材有别于其他教材的特点和特色；④采用创新性编写模式，使内容和形式协调、新颖、有特色。

本书执笔者均是有着丰富临床经验的专家，特别是分篇负责人万礼仪、白波、于如同、白育庭、陈家存、唐显玲和王清秀等教授，为本书的编写和审校花费了大量的时间和精力。在本书的编写过程中，承蒙有关医学院校和科学出版社的指导和大力支持，在此致以崇高的敬意。

由于时间和水平有限，本书可能会存在不少缺点甚至错误，使用中如有发现，请予指正。

李向农　陈明清

2009年3月

目　录

第一篇　外科基础

第二篇 神经外科

第三篇 胸心外科

第四篇 普通外科

第五篇　泌尿外科

第六篇 骨 科

第一篇　外科基础

第一章　绪　论

一、外科学的范畴、分类和分科

外科学的历史和医学史一样漫长。在很长的历史时期内并无“外科”这一名词；即便如此，古代的很多医疗处理或行为应属于外科治疗。例如，原始人利用石头制成锐利的器械，用以取出各种异物、放血和切开脓肿等。古希腊外科医生的许多工作和外伤包扎有关，外科书籍也多涉及骨折、脱臼等。在我国传统医学中，相传伏羲制九针，是针法作为医疗工具的开始。又如早在周代已有“疡科”，主治属于外部的疾病。

可见在古代，外科学的范畴仅限于体表疾病和外伤，而外科治疗的方法是靠手的技艺。换言之，正如公元一世纪罗马百科全书撰写人 Celsus 所说，外科学“是指那些用手治愈疾病的医学”。因此，那时要求外科医生年轻强壮、双手不抖、视力敏锐，并富有同情心。

随着现代医学的发展，外科学的范畴早已超出体表，已涉及身体的各部位、各系统、各组织。外科学的研究范围也不仅仅限于手术本身，还包括疾病的病因、发病机制、病理、诊断、手术材料和器械，甚至包括社会、心理、人文等研究。虽然直至今天仍然无法给外科学下一个准确的定义，但现代外科学的范畴按病因大致可分为五类，即：①肿瘤；②感染；③损伤；④畸形；⑤其他疾病，如肠梗阻、尿路结石和甲状腺功能亢进等。上述分类依然符合久远以来的疾病的基本形式，但是在治疗理念和方法上已发生了巨大变化。

外科学作为一门科学和技术，自 20 世纪以来发展迅速；其中基础研究的深入、外科技术的进步和现代手术器材的临床应用，不断地推动外科各专业的形成和发展。现在，外科学已有许多专科，如按身体的部位或器官系统分为脑外科、胸心外科、泌尿外科、骨科、手外科等；按疾病的性质分为肿瘤外科、创伤外科、整形外科、内分泌外科等；按病人年龄分为小儿外科、老年外科等；按手术特征分为显微外科、微创外科、移植外科等。其余未被包括在上述各专科范围内的即称为普通外科。近年，在一些大型医院或医学中心，普通外科又被进一步分为若干亚专科，包括肝胆胰脾外科、胃肠外科、肛肠外科、甲状腺外科、乳腺外科等。

外科学的专科化极大地推动了外科学的发展，但同时也易于产生狭隘思维，反过来阻碍外科学的发展。因此，应该强调专科之间、医学各学科之间的相互联系、彼此交叉和密切合作。事实上，任何外科疾病都会或多或少地涉及其他专科或学科。很难想象会有与其他学科完全无关的所谓“纯粹的外科疾病”，也很难想象无需其他学科知识的所谓“纯粹的外科医生”。例如，在做出急性阑尾炎的诊断时，应考虑到右侧输尿管结石或卵巢囊肿扭转等的可能性；在处理绞窄性肠梗阻时，应考虑到全身的病理生理变化；在面对肿瘤病人时，应有综合治疗的理念，并充分权衡包括手术在内的各种疗法的利弊。

现代外科仍以手术治疗为重要特征，但已不是单纯手的工作。现代外科致力于通过以手术为主的方法，去除病因病灶、纠正结构异常、恢复机能平衡，从而促进或维持人体正常的生理功能。

二、外科学简史

外科学是在漫长的历史中逐渐形成的。远古人用冷水缓解发热，用休息让断骨得到愈合，这是最原始的本能医学。其后在生产活动中发现很多外部的疾病如疮伤、体表损害和皮肤寄生病等，可以通过去除棘刺、石刺或寄生物后逐渐痊愈，由此形成了经验的原始外科。在远古时代的骨骼中，常可见到曾行断肢术的证据。新石器时代的石锯和骨锯能于几分钟内完成断肢术。青铜器时代已能使用刀、锯、锉和其他许多外科器械。

古代医学主要在埃及、印度、希腊、罗马和中国等国发源、发展的。埃及人在公元前 1600 年已会用铁；他们用刀剃毛、切开脓肿、切除肿瘤。古代印度的外科已很发达，那时已有齐备的各种外科器械，包括刀、锯、剪、钩、镊、缝针、探子、导管等，并能行痔瘘的手术、扁桃体切除术、骨折和膀胱结石的手术治疗等。希腊人吸取了埃及和亚洲

笔记栏

的文化,后来成为欧洲医学的发展基础。这期间由于希波克拉底的杰出成就,使希腊医学达到了黄金时代。《希波克拉底文集》包括72书、53题,内容涉及解剖、创伤、溃疡、瘘、骨折、脱臼等。关于医德方面的论著也有数篇,其中最著名的是《希波克拉底誓言》。在古罗马的医学著作中,最具权威的是公元1世纪罗马百科全书撰写人Celsus所著的《论医学》;其中对炎症做出了最经典的描述:"炎症有四个特点:红、肿、热、痛"。此外,书中对许多外科疾病的治疗进行了细致的描述,并记述了当时一百多种的外科器械。

中国的外科开始很早,早在周代(公元前1066至公元前249年)已有独立的外科。扁鹊生活于公元前5世纪,是我国史书上第一位有记载的医生。他精通内、外、妇、儿各科,发明了用切脉诊断生死。另一位古代的杰出医学家华佗(公元141~203年),擅长外科,创造性使用麻沸散作为麻醉剂,为病人进行死骨剔除和剖腹术等。南北朝龚庆宣所著《刘涓子鬼遗方》(公元483年)则是中国最早的外科学专著。晋隋唐五代时期(公元265~960年)是我国医学包括外科学的辉煌时期,朝鲜、越南、日本、阿拉伯等国都派留学生到中国学习。此后数千年我国外科学不断完善,逐渐成为一个成熟的学科。

西方在盖伦时代(公元200年)或者以前,外科即从内科学中分离出来。然而由于各种原因,外科医生一直地位较低,仅通过学徒方式获得手艺。13世纪后,外科医生虽属一种行业,但大多是兼职。有的外科医生是教士,有的则由理发员担任。14世纪后,英国的外科医生和理发员曾分别隶属于两个行会,但至1540年又联合为一个行会,并持续了200年。1745年,联合解体,外科医生再次有了自己的独立行会。1800年,乔治三世特许成立了伦敦皇家外科医师协会;1843年,维多利亚女皇特许改为英国皇家外科医师协会。

从15世纪开始的文艺复兴时代,外科学再次逐渐获得较高的社会地位。先后在意大利、法国、英国、德国出现了许多著名的外科医生,巴累(A Paré)无疑是其中最伟大的外科家。他最初为理发员学徒,19岁在巴黎当外科住院医师。此后成为军医,并先后做过四位法国国王的外科御医。17世纪起,随着物理学、化学、生物学、天文学和工业的迅速发展,医学也逐渐转向科学化。

19世纪是医学包括外科学的重要发展时期。这一时期先后解决了手术疼痛、伤口感染和止血输血等问题,奠定了现代外科的基础。

手术疼痛直到19世纪40年代才得以解决。1842年,美国佐治亚州乡村医生Long用乙醚麻醉切除颈部小的脂肪瘤,但并未报道。1846年10月16日Morton在麻省总医院成功为一咽喉肿瘤病人施行乙醚全身麻醉,手术的主刀是Warren。1847年11月4日,英国爱丁堡的JY Simpson和他的一名助手当众用氯仿作自身试验,获得成功。1884年9月11日维也纳医生Koller为一位白内障病人进行了可卡因黏膜局部麻醉。1890年德国31岁的Schleich首倡可卡因局部浸润麻醉。1898年基尔的Bier用可卡因作椎管内麻醉,但副作用大。1905年德国化学家Einhorn制作出普鲁卡因,它同后来的一些合成麻醉剂最终使Bier的椎管内麻醉获得了突破。此后,气管内插管吸入麻醉、静脉麻醉以及多种药物、多种技术设备复合应用的麻醉技术相继进入临床应用。

术后感染在19世纪前半叶曾夺去无数人的生命。外科医生用"住院病"来描述常见的术后感染,包括丹毒、脓血症、败血症、坏疽。1847年匈牙利28岁的产科医生Semmelweis提出检查产妇前用漂白粉水消毒双手和医疗器械。1867年英国的Lister采用苯酚洗手、喷洒手术室、清洗手术器械,并使用苯酚浸泡过的丝线和绷带,这使他所施行的截肢死亡率由46%降至15%。1877年德国柏林大学外科医院院长Gergmann创用蒸汽灭菌法,他的助手Schimmelbusch设计的敷料灭菌筒至今仍在使用。这样使抗菌法演进至无菌法。1888年德国柏林皮肤病学家、内科医生Furbringer提出了手臂消毒法。1890年美国巴尔的摩大学医院32岁的外科教授Halsted创用灭菌橡皮手套。这源于他的女友、在同一医院工作的手术护士Hampton;她用苯酚消毒手,结果双手起满湿疹。于是Halsted为她设计出一双极薄的橡皮手套,经煮沸灭菌后戴上,不但保护双手、无碍工作,而且还有效地防止了细菌感染。随后这种"爱情手套"迅速得到广泛应用,使无菌术臻于完善。

手术出血也曾严重影响手术安全。1872年英国的Wells介绍止血钳。1873年德国基尔大学外科医院院长Esmarch主张在施行四肢手术时使用止血带,即所谓的"人工止血法"。他们的工作为术中止血奠定了基础。1901年美国Landsteiner发现人类血型,并因此获得了诺贝尔奖。1913年波士顿的Kimpton和Brown将血液经过内涂石蜡的导管输入病人静脉内,试图克服血液凝固问题。1915年德国Lewisohn向所输血中加入枸橼酸钠,最终解决了血液凝固问题。此后由于血库的建立,为出血性休克提供了有效地治疗方法。

进入20世纪,科学技术迅猛发展,并推动了医学包括外科学的进一步发展。在促使外科进步的因素中,麻醉学、临床病理学、X线诊断、内镜检查、活检和快速冷冻切片病理检查等,起到了重要作用。像肾脏、肝胆、胃肠等手术在上世纪属相当

笔记栏

危险,此时已成常规手术。其他如脑、肺、食管及腹部所有器官的手术无不大有进步,尤其是开启了脏器移植和微创外科(表1-1)。

表1-1 20世纪外科学重大贡献年表

1925	Mandl 切除甲状腺
1938	Gross 第一次成功地关闭 PDA
1944	Crafoord 第一次关闭主动脉狭窄
	Blalock 为法洛四联症病人做 B-T 引流术
1945	Whipple 施行门腔分流术
1951	Dubost 第一次切除腹主动脉瘤
	Gibbon 在体外循环下关闭房间隔缺损
1954	Murray 第一次进行成功的肾脏移植(患者长期存活)
1958	Elmquist 和 Senning 第一次做心脏起搏器植入手术
1960	Starr 第一次做人工二尖瓣置换手术
1962	Sabiston 第一次用大隐静脉做冠状动脉搭桥术
1963	Starzl 做第一例成功的肝移植
1964	Hardy 做第一例肺移植
1966	Najarian 做第一例胰腺移植
1967	Barrard 做第一例心脏移植
1982	Reitz 做第一例心肺移植
1987	Mouret 做第一例腹腔镜下胆囊切除术

我国自新中国成立以来,外科学也取得了优异的成绩。1958年上海瑞金医院成功抢救了一位大面积烧伤病人,此后又有许多Ⅲ度烧伤面积超过90%的治愈报道。1963年,上海第六人民医院成功地接活已完全断离6小时的右前臂,并推动了显微外科在骨科、整形外科、神经外科、心血管外科等各专科的广泛应用。全国各地陆续接活的断指、断掌、断肢已达数千例。我国外科工作者还为数万名旧社会遗留下来的晚期血吸虫患者进行了巨脾切除术。

20世纪70年代末,我国已开始器官移植工作,且发展十分迅速。目前,国际上所有类型的器官移植我国都能施行,并在例数和疗效上都已进入国际先进行列。90年代以后,腹腔镜手术在我国相继开展;由于其切口小、术后恢复快等特点,迅速应用于腹部外科和泌尿外科。近十年来,外科微创化浪潮已遍及外科各领域,将成为21世纪外科发展的主要方向之一。

进入21世纪后,外科学与其他学科的关系越来越紧密,外科学的发展也越来越依赖于其他学科的发展。例如电子工程和计算机技术的进步使磁共振成像(MRI)、数字减影血管造影(DSA)、单光子发射计算机断层显像(SPECT)、正电子发射断层显像(PET)等检查和影像的三维重建技术得到了更广泛的应用,为外科疾病的精细诊断和治疗奠定了基础。生物工程技术正为临床提供更多的医用辅助材料、人工组织或器官,使外科手术的范围和质量都有较大改观。机器人外科手术和远程微创外科手术也已取得成功,是手术者眼和手的极大延伸,或将影响未来外科手术的形态。人类基因组蛋白组计划、干细胞技术、纳米技术等高新技术对外科学的影响尚难以预料,但很可能是外科学发展的又一次机遇。

三、如何学习外科学

1. 注重医德修养 医学是为人的健康服务的,是一种高尚的职业。但是,外科的主要治疗手段是手术,在治疗的同时必然带来一定的损伤。这一特点要求外科医生首先要有高度的责任心和同情心,要有全心全意为人民服务的思想。换言之,外科医生一定要站在病人的立场考虑问题,一切为了患者,绝不可做损害病人利益的事情。一个好的外科医生应同时兼备好的医德和技术。

医德或敬业的精神体现在外科工作中的各个环节。外科医生应当保持良好的仪表和精神面貌,在询问病史时,态度应温和、诚实、镇静、耐心;在体格检查时,动作应轻柔、有爱伤观念。在作诊断时,尤其是门诊患者,一定要注重病史和体格检查,不可过度依赖昂贵的高新设备检查。例如,一个右下腹部隐痛的病人,如果病史中有脓血便,体检时发现有右下腹部包块,则强烈提示回盲部癌;此时辅助以大便常规检查和B超检查即可建立初步诊断。手术是外科治疗的关键步骤,一定要反复权衡,选择对病人最有利的方案。术中应操作仔细、动作轻柔、步骤规范,同时注意保护正常组织,最大限度地减少手术对病人的损伤。此外,还应充分重视术前、术后的处理,以保证手术的安全和成功;坚决摈弃为手术而手术、或为练手术而手术的错误行为。患者出院时,应详细告知出院后的注意事项,并留给日后随访的联系方式。应该记住,医生应该永远尊重和保护患者的隐私。最后,外科医疗活动是一个团队的工作,外科医生尤其需要敬业与合作精神;在诊治中如遇到任何疑问或困难,都应向有经验的医生请教,或按制度提出讨论和会诊,使病人获得最合理有效的治疗。

2. 注重临床实践 外科学是一门实践性很强的学科。它起源于生产、生活,并在医学实践中不断发展和完善。所谓理论知识,实质上是数千年来千千万万外科工作者临床和实验经验的总结,其中有些甚至是经历了很多惨痛教训才得来的。作为医学生,首先应该努力学习这些宝贵的理论知识,这是成为合格外科医生的基础。理论知识的学习应该包括课堂学习和自学两个方面,尤其应该更加重视自学,因为医学包括外科学是需要终身学习的。

笔记栏

然而，要真正把书本上的理论知识变成自己的知识和经验，就需要一个过渡和桥梁，这就是临床实践。在古代，医学知识的传授多是师徒式的口手相授，即学生从一开始就接触临床。至20世纪初，世界各国的医学教学模式基本相同，医学生在大学学习五至六年甚至更长时间，其中包括两年的临床实习。在大型的医院和医疗中心，刚工作的外科医生也要经过至少3年的外科住院医师训练。临床实习制度和住院医师训练制度都是为了尽快提高临床实际工作能力，应珍惜和充分利用这些宝贵的实践机会。以下几点需要注意：第一，摈弃“单纯手术”的观念。诚然，手术是外科治疗的重要手段，但手术不是外科学的全部。还应重视巡视病房、观察病情变化，经常对病情和预后进行分析，学习如何确定正确的手术方案以及术后并发症的防治等。不要单纯依靠仪器检查来决定诊断和手术方式。不要轻视拆线换药、台上拉钩等所谓的“小事”。不会手术的医生不是好的外科医生，仅会手术的医生也不是好的外科医生。第二，摈弃“重病轻人”的观念。既要医病，也要医人。医学模式已由传统的“生物医学模式”转变为“生物、心理、社会医学模式”。要有整体观念和全局观念，不能只看见具体的病而忽视病人的心理、家庭和相关的社会因素。外科医生要学会与病人沟通，帮助病人消除不利的心理和社会因素的影响，这将有助于病人康复。第三，在条件许可时，还应参加一些临床研究或与临床相关的基础实验研究。这将有利于培养和提高研究能力，对外科医生未来的进一步发展大有裨益。

3. 注重总结提高 要学习好外科学、成为合格的外科医生，很重要的一条就是勤于思考、善于在实践中总结提高。大量的临床实践机会、尤其是手术机会，对临床经验的积累无疑是重要和必须的。然而，这并不等于鼓励单纯地追求手术次数，认为手术次数越多越好，这是片面的。

首先，应该有扎实的基本知识、基本技能和基础理论。这对理解外科疾病、理解手术方法、做好术前术后的处理都是十分重要的。例如，要做好腹股沟疝的修补术，就必须熟悉腹股沟的局部解剖；要理解乳腺癌的手术选择，就必须了解乳腺的淋巴引流途径。否则，可能参加了很多手术仍然是“知其然而不知其所以然”。其次，努力做到术前认真复习有关的解剖学和手术学，熟悉手术操作步骤，做到心中有数、有一个“有准备的头脑”。术中要集中思想、认真观察、仔细操作；即使做助手也应如此，不可人在台上、心在台外。术后还应仔细回顾总结手术中的得失经验。唯有如此，才能提高观摩或参加手术的效果、提高学习质量。最后，还应善于向他人学习，从别人的经验中汲取知识和教训；善于阅读外科相关书籍和杂志，在获取知识的同时，学会查阅文献并了解医学论文的写作方法。

外科学早已不是单纯的切除外科，而是一门注重解剖、功能、美学、心理和社会人文的精细的科学。今天，外科学正面临着又一轮快速发展的新时期。我国外科学的许多方面已经站在了世界的前列。就外科学教材来说，除了传统的教材，现在又有了案例式教材，将有利于教学的多样化。就教学方法来说，已经发展到多媒体教学、网络化教学、远程教学、双语教学等。相信广大医学生一定能抓紧时间，努力学习，积极实践，更好更多地掌握外科学知识并增强动手能力。同时注重医德培养，使自己成为德才兼备、富于爱心的新一代外科工作者。

（李向农）

第二章 外科领域的分子生物学

1953年，美国Watson和英国Crick两位科学家共同发现了脱氧核糖核酸(DNA)双螺旋模型的分子结构，并创立DNA双螺旋模板学说，全人类迎来了崭新的分子生物学时代。分子生物学理论和技术以空前的高速度蓬勃发展并逐步深入到诸如肿瘤、移植、血管、神经、感染、创伤、营养等外科疾病领域的病因、发病机制、诊断、治疗和预防等各个方面，分子生物学将对外科学的进步产生划时代的影响。因此，外科医生必须掌握与外科学实践有关的分子生物学基本知识。

第一节 基因的结构与功能

基因(gene)是编码一条多肽链或一个核糖核酸(RNA)分子所必须的全部DNA序列，但在逆转录病毒则为RNA序列。广义上，基因即是核酸(DNA和RNA)，是生命遗传的基本物质。

基因组(genome)是细胞或生物体所有染色体上全部基因和基因间的DNA总和。

基因表达(expression)是基因产生功能分子的过程，即遗传信息从DNA传给RNA，再通过翻译(translation)产生蛋白质的过程。

(一) DNA和RNA

细胞内的核酸有两种，即DNA和RNA，它们均为储存遗传信息的大分子物质。真核细胞的DNA分子约95%位于染色体，其余5%位于线粒体，为双链线性(染色体DNA)或环状(线粒体DNA)分子，由两条核苷酸链组成，每条链的组成单位为脱氧核糖核苷酸，每个脱氧核糖核苷酸由四种碱基即腺嘌呤(A)、鸟嘌呤(G)、胞嘧啶(C)、胸腺嘧啶(T)中的一种碱基、一个脱氧核糖和一个共价结合的磷酸基组成，两条链反向平行、碱基互补，并按A—T、G—C严格配对，通过互补碱基间形成的氢键结合成双螺旋。真核细胞的RNA分子主要位于细胞质中，约占75%，另有10%在细胞核内，15%在细胞器中，为单链线性分子，其组成与DNA相似，区别在于RNA以核糖取代脱氧核糖，以尿嘧啶(U)取代胸腺嘧啶(T)。

(二) 基因表达

真核细胞的DNA主要存在于细胞核中，而蛋白质的合成则是在细胞质中进行。DNA分子的脱氧核苷酸的排列顺序决定信使RNA(messenger RNA，mRNA)中核糖核苷酸的排列顺序，mRNA中核糖核苷酸的排列顺序又决定氨基酸的排列顺序，氨基酸(多肽)的排列顺序最终决定蛋白质的结构和功能的特异性，从而使生物体表现出各种遗传性状，这种细胞遗传信息的传递方式称为中心法则(central dogma)。这一法则代表了大多数生物遗传信息储存和表达的规律。

1. DNA复制(replication) 指以DNA单链为模板，按照碱基互补配对原则合成新DNA链的过程。在DNA复制过程中，即亲代DNA双螺旋结构在解链酶的作用下解开为两条单链，每一条单链均作为模板，按碱基互补配对原则，在DNA聚合酶的作用下合成一条新的互补链，从而产生两条与原来DNA结构相同的子代DNA分子，每一子代DNA分子含有亲代DNA的一条"旧"链和一条新生链，所以这种复制方式称为半保留复制。原核生物和真核生物其DNA复制均是半保留复制。

2. 转录(transcription) 指以DNA的一条链为模板，按照碱基互补配对原则，在RNA聚合酶作用下，合成RNA的过程。而以RNA为模板，在逆转录酶作用下合成互补DNA(cDNA)，再以cDNA为模板合成双链DNA的过程则称为逆转录(reverse transcription)。

3. 翻译(translation) 指以mRNA为模板合成蛋白质(多肽)的过程。

人类基因的功能是多种多样的。一定数量的基因最终合成特异的多肽，具有不同的功能，包括结构蛋白(膜组分、骨架蛋白等)、转运蛋白、激素、受体、酶、调节性蛋白及信号分子等。其余大多数基因编码蛋白质合成所必须的rRNA、tRNA，还有各种各样参与RNA剪接和其他功能的核内RNA(SnRNA)和胞质RNA。

(三) 基因表达的调控

通常情况下，机体组织细胞基因组中可表达的特定结构基因仅占2%～15%，并非所有的结构基因都在所有细胞中表达，必须根据机体的不同发育阶段，不同的组织细胞及不同的功能状态，选择性、程序性地在特定细胞中表达特定数量的特定基因，这就是基因表达的调控。该调控是一个多层次、涉及基因组、转录、转录后、翻译及翻译后等各种水平的复杂过程。

笔记栏

（四）基因突变和修复

基因突变（gene mutation）指 DNA 分子的改变，它涉及基因的一个或多个序列的改变，包括一对或多对碱基对的替换、增加或缺失。DNA 分子中单个碱基改变者称为点突变（point mutation）；一对或几对碱基对的改变而使决定某一氨基酸的密码子变为决定另一种氨基酸的密码子的基因突变叫错义突变（missense mutation），它所编码的蛋白质功能将部分或完全失活；单个碱基置换导致出现终止密码子，多肽链将提前终止合成，所产生的蛋白质（或酶）大都失去活性或丧失正常功能，称为无义突变（nonsense mutation）；DNA 链上插入或丢失 1 个或几个碱基，导致在插入或丢失碱基部位以后的编码发生相应改变，引起肽链延长或缩短，称为移码突变（frame shift mutation）。

DNA 修复（DNA repairing）是细胞对 DNA 受损伤后的一种反应，目前 DNA 损伤修复系统主要有：①损伤碱基的直接修复；②切除修复，包括碱基切除修复、核苷酸切除修复和 DNA 交链的切除修复；③错配修复；④重组修复，又称复制后修复；⑤跨损伤 DNA 合成，是一种利用损伤核苷酸为模板，通过 DNA 聚合酶使碱基掺入到复制终止处进行 DNA 合成，从而延长 DNA 链的修复；⑥DNA 双链缺口修复，是将未修饰形式的组蛋白替换修饰磷酸化的组蛋白，可进行最佳的 DNA 修复。

（五）癌基因与抑癌基因

1. 癌基因（oncogene，onc） 是存在于病毒或细胞基因组中的一类在一定条件下能使正常细胞转化为恶性细胞的核苷酸序列。根据其来源的不同可分为病毒癌基因（virusoncogene，v-onc）和原癌基因（proto-oncogene）两大类，前者为病毒中存在、能诱导正常细胞转化为肿瘤的致癌基因，因此又分为 RNA 病毒癌基因和 DNA 病毒癌基因；后者为存在于正常细胞中的癌基因同源序列、起调节细胞生长和分化的作用，是正常生命活动所必需，但其一旦被活化即成为具有转化活性的细胞癌基因。自 1976 年成功分离出第一个癌基因 *src* 后，至今已分离的癌基因有 100 多种，根据基因的结构及其产物的功能，可将原癌基因分为五大类：①生长因子类（如 *sis*，*inter*-2）；②生长因子受体类（如 *neu*，*ros*-1）；③细胞内信号传导蛋白类（如 H-*ras*，K-*ras*）；④蛋白激酶类（如 *mos*，*raf*）；⑤细胞核内转录调节蛋白类（如 *myc*，*fos*，*jun*）。

一定条件下原癌基因被激活成癌基因，可致细胞组织的异常增殖，其激活方式主要有：①启动子插入（promotor insertion）；②基因点突变（point mutation）；③基因扩增（amplification）；④染色体易位（chromosome translocation）；⑤甲基化程度降低。

2. 抑癌基因（represson oncogene） 也称抗癌基因（antioncogene）、隐性癌基因（recessive oncogenes）。是存在于细胞基因组内的一类能够抑制肿瘤发生的核苷酸序列，对细胞增殖起负调节作用，并引导多余的细胞进入凋亡途径。自从 1986 年人类第一个抑癌基因 *rb* 被分离并克隆和鉴定后，有许多抑癌基因逐步被克隆鉴定，迄今为止发现的抑癌基因和候选抑癌基因近 20 个，常见抑癌基因有：①*p53* 基因：是一种与人类肿瘤相关性最高的基因；②*rb*（retinoblastoma）基因；③*p16* 基因；④*APC*（adenomatous polyposis coli）基因；⑤*nm23* 基因；⑥*MCC*（mutated colorectal cancer）基因；⑦*DCC*（deleted in colorectal carcinoma）基因；⑧*NF1*（neurofibromatosis type 1）基因；⑨*WT1*（Wilms tumor type 1）基因。

抑癌基因的主要功能是编码转录因子，参与细胞增殖、分化的调节；参与 DNA 损伤的修复、复制，保证 DNA 遗传的稳定性；与细胞内骨架蛋白相连接，维持细胞形态，阻止因细胞骨架的无序性而导致的细胞异常生长，同时也参与细胞内外的信号传递；抑癌基因的产物为细胞黏附分子，与细胞间的黏连有关；编码 GTP 酶的活化或磷酸酶，通过失活癌基因蛋白而发挥抑癌效应。

第二节 分子诊断

传统疾病诊断方法有临床学诊断、血清学诊断和生化学诊断，因其是以无特异性的疾病表型改变为依据，从而造成诊断不明和病情的延误。从分子水平上完成 DNA，RNA 或蛋白质检测，从而对疾病做出诊断的方法称为分子诊断。这是一种在分子生物学理论和技术发展基础上建立起来的一门全新的诊断技术，这一技术的形成和发展使外科疾病的诊断水平提升到分子层面，其价值和意义在于疾病一旦发生，甚至尚未出现症状、体征及生化改变之前，就能做出确切的诊断。目前常用的方法有基因诊断和肿瘤标志物检测两种。

（一）基因诊断

基因诊断是利用分子生物学和分子遗传学的理论和技术，从 DNA 或 RNA 水平检测、分析基因的存在和结构、变异和表达状态，从而对人体状态与疾病做出诊断的方法。检测的基因有内源性（即机体自身的基因）和外源性（如病毒、细菌等）两种，前者用于诊断基因有无病变，后者用于诊断有无病原体感染。

基因诊断具有特异度、灵敏度和稳定性高以

笔记栏

及诊断范围广、临床应用前景好等特点而被应用于遗传性疾病、肿瘤、感染性疾病、人类DNA遗传差异个体识别、遗传易感性疾病、器官移植的组织配型的分子诊断以及发病类型和阶段的确定等。采用基因诊断技术可以在各种疾病的早期预见疾病的潜在、发生和发展趋势，从而达到在疾病发生之前对其做出准确有效的诊治。目前，基因诊断的主要技术有核酸分子杂交、聚合酶链反应和生物芯片技术。

1. 核酸分子杂交技术

(1) 原理：具有一定互补序列和核苷酸单链在液相或固相中按碱基互补配对原则缔合成异质双链的过程，称为核酸分子杂交。杂交的双方是待测核酸序列和探针序列。应用该技术可对特定DNA或RNA进行定性或定量检测。

(2) 基因探针及其标记：基因探针是一段与待测DNA或RNA互补的核苷酸序列，可以是DNA或RNA，长度不一，可为完整基因，也可为其中一部分。根据探针的来源和性质分为基因组DNA探针、cDNA探针、RNA探针和人工合成的寡核苷酸探针。作为探针至少必须满足两个条件，一是应为单链(或通过变性形成单链)，二是应带有可被示踪和检测的标记。有了合适的探针，就有可能检测出目的基因，观察有无突变，也可根据探针的结合量进行定量检测。选择探针最基本的原则是要有高度特异性，其次也需考虑到制备探针的难易性和检测手段的灵敏性等其他因素。

(3) 常用核酸分子杂交技术：①Southern印迹杂交；②Northern印迹杂交；③斑点杂交(dot blotting)；④原位杂交(in situ hybridization)；⑤夹心杂交(三明治杂交)；⑥液相杂交。

2. 聚合酶链反应(polymerase chain reaction, PCR)

(1) 原理：PCR是模板DNA、引物和四种脱氧核糖核苷三磷酸(dNTP)在DNA聚合酶作用下发生酶促聚合反应，扩增出所需目的DNA。包括三个基本步骤：双链DNA模板加热变性成单链(变性)；在低温下引物与单链DNA互补配对(退火)；在适宜温度下TapDNA聚合酶催化引物沿着模板DNA延伸。

(2) PCR引物：PCR技术的特异性取决于引物和模板DNA结合的特异性，引物设计决定PCR反应的成败。由于致病基因是在正常基因序列中发生点突变、片段插入和(或)缺失，基因两翼的DNA序列和正常基因仍然相同，因此根据基因两翼的DNA序列可设计出各20个碱基对左右的一对引物。

(3) 常用PCR技术：利用PCR技术，在适当条件下扩增目的基因，然后分析PCR产物，便可判断其是否为致病基因及其变异性质。PCR技术具有快速、灵敏、特异性高等特点，常见的方法有：①常规PCR；②复合PCR；③反转录PCR (RT-PCR)；④原位PCR；⑤反向PCR；⑥膜结合PCR；⑦彩色PCR；⑧定量PCR；⑨固着PCR；⑩免疫PCR。

3. 生物芯片技术　是分子生物学与微电子技术相结合对核酸、蛋白、化合物、细胞及其他生物组分进行分析检测的技术。基因芯片(gene chip)又称DNA芯片(DNA chip)、寡核苷酸微芯片(oligonucleotid microchip)，是一种最重要的生物芯片(biochip)，其特点是快速、高效、敏感、经济、平行化、自动化等。基因芯片技术是指将预先制备好的寡核苷酸或cDNA探针有序地固化于支持物表面(密度可高达10^6位点/cm^2)，探针与荧光标记的待测样品DNA，RNA或cDNA在芯片上按碱基配对原理进行杂交，然后用激光共聚焦荧光检测系统对芯片进行扫描，并配合计算机系统对每一探针上的荧光信号做出比较和检测，从而迅速得出所需的信息。由于它携带信息量大、体积小、分析过程自动化、分析过程快及所需样品和试剂量少，因而具有广泛的应用前景。在临床疾病诊断方面主要用于核酸序列分析、基因表达分析、探寻新基因与基因的界定、突变与多态性检测、后基因组研究(对已测序的基因组功能的研究)、遗传病相关基因的定位、感染性疾病的诊断、基因文库图谱绘制以及药物筛选、药敏检测等。

(二) 肿瘤标志物检测

肿瘤标志物是指肿瘤细胞和组织由于相关基因或异常结构的相关基因的表达所产生的蛋白质和生物活性物质，在正常组织中不产生或产量甚微，而在肿瘤病人组织、体液和排泄物中可检测到。此外，在病人机体中，由于肿瘤组织浸润正常组织，引起机体免疫功能和代谢异常，产生一些生物活性物质和因子，虽然这些物质和因子特异性低，但与肿瘤发生和发展有关，也可用于肿瘤辅助诊断。

1. 肿瘤标志物的测定方法

(1) 生物化学技术：用于测定由肿瘤细胞产生并分泌到体液中的肿瘤标志物，因其含量与肿瘤活动度有关，所以适用于绝大多数肿瘤病人的监测、疗效和预后观察。

(2) 免疫组化技术：可从形态学上详细了解细胞分化、增殖和功能变化的情况，有助于确定肿瘤组织类型、预后和临床特征的分析。

(3) 单克隆抗体技术：临床上已用于甲胎蛋白(AFP)、癌胚抗原(CEA)、前列腺特异性抗原(PSA)、CA19-9、CA125、CA50等肿瘤相关抗原的检测。

笔记栏

2. 肿瘤标志物分类

(1) 原位性肿瘤相关物质:在同类正常细胞含量甚微,而当细胞癌变时迅速增加,如各种细胞内的酶。

(2) 异位性肿瘤相关物质:是由恶变的肿瘤细胞产生,不是同类正常细胞的组分,如异位性激素、肺癌时促肾上腺皮质激素(ACTH)明显升高。

(3) 胎盘和胎儿性肿瘤相关物质:癌细胞的特点是无限增殖,并向周围组织侵袭和转移,甚至向远隔组织转移,而胎盘绒毛细胞和胎儿组织细胞也有这样的特点。当胎儿成长后,有一些物质就消失,如果成人组织细胞发生癌变,这类胎盘性或胚胎性物质就会产生或表达癌胚性物质,如AFP、CEA;癌胎盘性物质,如HCG(人绒毛膜促性腺激素)等。

(4) 病毒性肿瘤相关物质:凡能在人或动物引起肿瘤或细胞恶性转化的病毒,均称为肿瘤病毒。与肿瘤有关的病毒有HTL-1病毒(成人T细胞白血病)、EB病毒(Burkitt淋巴瘤)、HS病毒(宫颈癌与皮肤癌)、HB病毒(肝癌)和人巨细胞病毒等。

(5) 癌基因、抑癌基因及其产物:各种致癌因素诱发基因激活和抑癌基因失活及其表达产物异常,是肿瘤发生、发展的重要标志。

需要指出的是,同一肿瘤可含有多种肿瘤标志物,而不同肿瘤或同种肿瘤的不同组织类型除有共同的标志物外,也可有不同的特异性标志物,即某一肿瘤的标志物对另一肿瘤来说不一定是标志物,而某一组织的正常产物对另一组织来源的肿瘤却可成为较好的肿瘤标志物。

检测肿瘤标志物的临床意义在于:早期发现或诊断原发肿瘤;筛查肿瘤高危人群;鉴别肿瘤的良、恶性;判断肿瘤的发展过程;观察肿瘤的治疗效果;预测肿瘤的复发和预后。

第三节　生物治疗

当代生物治疗的概念是指任何生物学物质(biological substance)或生物制剂(biologicals)的治疗性应用,其中哺乳类动物尤其是人类基因组的产物有着特殊重要的意义,是在分子生物学理论和技术基础上发展起来的对各种诸如肿瘤、遗传性疾病、传染性疾病、心血管疾病等进行治疗的一种新的治疗手段。主要包括基因治疗与生物学应答调节剂疗法。

(一) 基因治疗

笔记栏

基因治疗(gene therapy)是指用正常或野生型基因导入病变细胞或体细胞以校正或置换致病基因的一种生物治疗方法。只有具备下列条件时方可考虑这一疗法:①该基因的异常是疾病发生的根源,现行的各种治疗方法无效或疗效不佳;②已经在DNA水平上明确发病机制;③已经克隆出相关基因,并且一级结构和表达调控机制较为清楚;④该基因可以在体外进行操作,而且安全有效;⑤转移基因在受体细胞内最好能够完整、稳定地整合并能适时适量表达功能性蛋白。

基因治疗的步骤主要包括目的基因的获得、靶细胞的选择以及有效、安全的基因载体及转移方法。

(1) 目的基因的选择:对目的基因要求是该基因必须是置于合适的启动子的控制之下,编码基因的信号肽序列必须完整,基因适当表达并可分泌到细胞外。目前用于基因治疗的目的基因多数是来自:①真核基因组DNA文库中目的基因的克隆;②cDNA文库中目的基因的克隆;③人工合成的基因片段;④PCR扩增目的基因等。

(2) 受体细胞的选择:选择什么样的受体细胞作为基因转导的靶细胞也是基因治疗成败关键因素,通常选择生殖细胞和体细胞作为靶细胞,原则是:①容易取出和移植;②容易体外培养;③外源目的基因能高效导入靶细胞;④具有较长寿命。目前最常用的靶细胞主要有淋巴细胞、树突状细胞、骨髓干细胞、皮肤成纤维细胞、骨骼肌细胞、血管内皮细胞、呼吸道上皮细胞。

(3) 基因转移方法:依转移基因的受体细胞不同分为生殖细胞基因治疗与体细胞基因治疗两种途径;因转移基因在受体细胞随机整合且可传代并涉及伦理学问题,目前尚不考虑生殖细胞基因治疗途径。体细胞基因治疗可分为直接体内基因治疗(*in vivo*)与间接体外基因治疗(*ex vivo*);前者是将DNA略加修饰或包裹后直接注射入患者体内,后者是采用携带目的基因感染靶细胞的基因转移系统。目前间接基因治疗已作为基因治疗的主要途径,故其转移方法甚多,概括起来可分为:①化学法:如磷酸钙沉淀法,DEAE-葡聚糖法。②物理法:如显微注射法,电穿孔法,颗粒轰击(基因枪)法。③膜融合法:如脂质体法。上述三种基因转移方法虽各有优点,但均由于存在基因转移率低及较难获得稳定表达的细胞等缺点,从而使其在基因治疗中的实际应用受到限制。④病毒载体基因转移法:反转录病毒载体是在增殖细胞中进行基因转移最常用的载体,而非增殖细胞的基因转移中则以腺病毒或腺相关病毒等载体为常用。目前基因治疗已成为肿瘤治疗重要的发展方向,但要将其应用于临床,还有待于基础与应用性研究的深入发展。

(二) 生物学应答调节剂疗法

生物学应答调节剂(biological response

modifier,BRM)是指来自生物体自身的一些细胞和分子,既是机体对内、外环境刺激应答的效应因子,也是维持机体内环境稳定的重要因素。应用BRM,以调动机体固有能力抵御疾病的疗法,已被纳入生物治疗范畴。BRM主要有以下四种:

1. 细胞因子(cytokines)　是由免疫效应细胞及其相关细胞产生的具有重要生物活性的细胞调节蛋白,大致分为五类:①干扰素(interferon,IFN);②白细胞介素(interleukin,IL);③肿瘤坏死因子(tumor necrosis factor,TNF);④集落刺激因子(colony stimulating factor,CSF);⑤转化生长因子(transforming growth factor,TGF)和趋化生长因子(CK)等。这些因子的特点是:以自分泌(autocrine)或旁分泌(paracrine)的形式产生、功能的多样性、靶细胞的广泛性、作用环境的依赖性。

2. 过继细胞免疫治疗(adoptive cellular immunotherapy,ACI)　是以输注自身或同种特异性或非特异性肿瘤杀伤细胞为主,既可纠正细胞免疫功能的低下,也可以直接发挥抗肿瘤作用。ACI输注的细胞主要有:淋巴因子激活的杀伤细胞(LAK细胞)、肿瘤浸润性淋巴细胞(TIL)、CD3单抗激活的杀伤细胞(CD3AK)、细胞毒性T细胞(Tc)、自然杀伤细胞(NK细胞)、单核/巨噬细胞(M4)、树突状抗原提呈细胞(DC细胞)等,目前已经用于临床的主要是LAK细胞、TIL和DC细胞。

3. 单克隆抗体及其偶联物　用于肿瘤治疗有两种方式:①单克隆抗体的单独使用,通过激活补体依赖的细胞毒作用(CDC)或抗体依赖细胞介导的细胞毒作用(ADCC)杀伤肿瘤细胞;②用单克隆抗体与其偶联物进行免疫导向治疗,即所谓的“生物导弹”疗法,它是以单克隆抗体为特异性导向的载体,将与之偶联的放射性核素、抗癌药物、毒素(物)、酶和其他类型的生物制剂“携带”至肿瘤部位,发挥抗肿瘤效应。

4. 肿瘤疫苗(cancer vaccine)　是用肿瘤特异性抗原或肿瘤相关抗原制备出不同形式的疫苗并注射到肿瘤或肿瘤病人体内,特异性地激发和增强机体对肿瘤的主动免疫排斥反应,达到根治肿瘤的目的。

第四节　临床应用

(一)寻找病因

寻找病因是认识疾病的重要基础,传统的依靠临床症状、体征、病程进展、生化检查、病理学形态观察等手段推断疾病病因的模式至今仍在发挥、并且将来也将继续发挥重要作用,但有些疾病在上述现象出现以前很长一段时间就已经开始发生和发展,如果能在疾病发生早期明确找到病因,无疑可将疾病防治控制在萌芽状态。例如,应用PCR技术动态监测幽门螺杆菌(helicobacter pylori,HP),理论上HP在正常胃内群集繁殖、持续感染可逐步引起胃上皮细胞的变性、坏死及萎缩,继而出现肠上皮化生。有研究发现,在胃癌的形成过程中,HP检出率在肠上皮化生和早期非典型增生阶段最高,而后逐渐下降,提示HP可能系胃癌发生的始动因素,而遗传、饮食、营养等综合因素决定了胃癌的最后形成。

(二)探讨发病机制

明确疾病的发生机制是准确诊断和合理治疗疾病的理论基础,分子生物学理论和技术的发展使得人们从分子水平早期深入探讨疾病的发生机制成为可能。例如,形态学上结肠、直肠癌的发生发展过程具有明显的阶段性:*APC*基因突变被认为是引起肠上皮非典型增生的原因;DNA去甲基化诱发早期腺瘤形成;K-*ras*基因突变使早期腺瘤向中期腺瘤转化;*DCC*基因缺失使中期腺瘤向晚期腺瘤发展;*p*53基因缺失和突变导致晚期腺瘤癌变。又如,肿瘤快速生长和转移的分子生物学机制是:促血管生成的因子,如VEGF、HIF-1α、Angiogenetein等其基因表达显著增强,而抑血管生成的因子,如血管抑素、内皮抑素等其基因表达相对低下,由此引起促进血管生成与抑制血管生成平衡调节作用的破坏,在生物学功能方面所表现出的结果即为肿瘤新生血管显著增多,以此为肿瘤自身的增长及肿瘤的转移奠定重要的物质基础。

(三)诊断

1. 单基因遗传病的基因诊断　由于单基因病的遗传基础是基因组DNA中决定某一性状的基因位点存在基因变异,因此确定这一基因致病性变异是否存在,是诊断单基因病的关键。利用分子生物学技术,目前已有相当部分的单基因病可以进行基因诊断,这些疾病的共同特点是疾病的性质和致病基因的染色体定位已经明确,基因的DNA序列已全部或部分弄清,因此可用基因特异性探针或特异性引物进行检测。常用的检测方法有:限制性片段长度多态性(RFLP)分析法、斑点杂交法、PCR产物直接测序分析法。

2. 多基因遗传病的基因诊断　尽管多基因病的遗传基因较为复杂,但在不少多基因病中往往只有一个或少数几个遗传基因起主导作用,这就为多基因病的分子生物学研究提供了重要途径,使人们有可能应用分子生物学技术从部分基因位点着手寻找多基因病的致病基因。一种途径是寻找疾病大家系,应用随机RFLP连锁标记,开展广泛的家族研究,就有可能发现与疾病易感性有关基因的连锁关系，这时，通过逆向遗传学方法可以鉴别该基因。通过这种途径，已经鉴别出一些乳腺癌、结肠癌和胰腺癌遗传易感性有关的基因。另一种途径是通过假定某一基因特定功能异常可能引起疾病，推断哪些基因可能与该疾病有关，一旦分离出这些所谓的候选基因并获得适当的RFLP标记，便可开展家族研究，以了解某些基因多态性是否与特定疾病的遗传分离。

3. 遗传易感性疾病的基因分析 有遗传倾向的疾病又称遗传易感性疾病。从发病倾向和人群中发病分布分析，可以发现这一类疾病往往具有明显的家族性。但是家系分析表明，这类疾病又不是简单地按照孟德尔遗传规律遗传，大多数引起这类疾病的责任基因也未确定，对于这一类疾病，通常都采用连锁分析法进行基因分析。如近两年来对遗传倾向明确的家族性乳腺癌的研究，已定位克隆了两个相关基因 BRCAl(位于 17q21)和 BRCA2(位于 13q12)，尽管它们的结构完全不同，但在生物学功能、肿瘤发生机制以及流行病学特征等方面有很多相似之处。BRCA 突变可影响其转录调控及损伤修复功能，而后者则是获得肿瘤易感性的主要原因。家族性乳腺癌病人中，约45%发生 BRCAl 突变，35%有 BRCA2 突变。散发性乳腺癌病人中尚未观察到 BRCA 突变。因此，检测 BRCA 突变可作为家族性乳腺癌遗传易感性的重要参考指标。

4. 病原体的基因诊断 病原体包括病毒、细菌、衣原体、立克次体、支原体、螺旋体、原虫、真菌等。在某些感染的早期或疾病的后期，分离、鉴定病原体难度大而复杂。随着分子生物学技术的发展，直接检测这些病原体的特异性基因已成为可能。例如，应用生物芯片对多种病原体基因进行诊断、分型，采用 PCR 或 RT-PCR 技术可自血液、粪便、呼吸道分泌物、鼻拭子、漱口水中于早期即可快速检测出引起人呼吸道感染的冠状病毒。基因诊断明显体现出方法简便、结果可靠、快速、对检材要求低、适应性广泛和节省等许多优点，因而已在感染性疾病诊断中广泛应用。基因诊断在感染性疾病中的应用主要包括以下几方面：快速准确地诊断出致病病原体；用于检测带菌者和潜在性感染；大规模的病原流行病学现场筛查工作；对医学微生物科、属、种的准确分类鉴定；培养基和无菌试剂微生物的检测；病原体抗药性的快速敏感试验测定等。

5. 肿瘤分子诊断 常用方法有：肿瘤易感基因检测；基因过表达检测；基因突变检测；限制性片段长度多态性分析；微卫星不稳定性分析；端粒酶活性检测；放射免疫显像检测；肿瘤标志物检测。

笔记栏

（四）治疗

1. 肿瘤基因治疗 1990年9月14日，美国国立卫生研究院(NIH)首次对一位腺苷酸脱氨酶(ADA)缺乏症病人进行了临床基因治疗并获得了成功，因此受到全世界科学家的广泛重视，并掀起了基因治疗研究的热潮。本章第三节已详细阐述了基因治疗的基本概念、基本条件和基本步骤，现以原发性肝癌为例，介绍肿瘤基因治疗的策略：①输入细胞因子基因：该基因能增强机体免疫功能，使宿主产生有效的抗肿瘤免疫反应，主要有干扰素类、白细胞介素类、克隆刺激因子类、肿瘤坏死因子及转化生长因子等细胞因子基因。②输入主要组织相容性复合物(MHC)抗原基因：将 MHC-Ⅰ类抗原(如 HLA-B7，HLA-B27)基因原位导入缺乏 MHC-Ⅰ类抗原表达的肿瘤细胞中，诱导产生肿瘤特异性细胞毒作用以杀灭肿瘤。③抑癌基因的导入治疗：用替代或添加的方法将某种抑癌基因导入肿瘤细胞中，使其发挥抗癌作用，如将野生型 p53 基因导入肝癌细胞中，可引起癌细胞凋亡。④抑制癌基因的表达：采用反义核苷酸序列在癌基因表达时与 mRNA 特异性结合，以期阻断癌基因的表达，如应用 N-*ras* 反义核酸治疗肝癌。⑤导入“自杀”基因：将某些病毒、细菌中特有的前药转换酶基因-自杀基因导入肝癌细胞，自杀基因编码的特异性酶类将无毒的药物前体在肝癌细胞内代谢成毒性产物，从而达到杀死肝癌细胞的目的。

2. 器官移植 异种器官移植因其能解决器官供体问题和改善或增强受体生理功能而成为继同种器官移植之后为人们所关注的热点，并已在该领域展开了广泛深入的研究。对外科医生而言，开展异种器官移植并从根本上解决由此引起的免疫排斥、移植存活期短等系列问题，可通过：①基因工程技术从遗传学的角度改造动物，从而使被改造的动物携带不同组合的人类特异性抗原；②器官克隆技术；③干细胞的鉴定以及利用基因治疗手段对干细胞进行适当改造克隆器官等。在这些技术中，最引人振奋的是干细胞生物学与分子生物学技术相结合克隆器官。可以肯定，该领域的研究和发展所带来的将是器官移植领域的一次革命。

3. 促进或抑制血管生成的生物治疗 这是肿瘤、血管和心脏等学科均要涉及的知识。在血管疾病中，因动脉粥样硬化等因素致动脉腔狭窄所引起的组织缺血，如心肌和肢体组织的缺血，在治疗方面除了采用自体血管、人工血管和器官移植技术外，改善器官或组织的缺血状态尚可选择：①基因治疗：选择促血管新生相关基因，如 VEGF 或 HIF-1α，通过载体将其以单一基因或多基因融合体方式导入靶组织细胞中并表达，以其自身的生物学特性，可在缺血组织中形成新的侧支循环和血管网，从而改善组织的缺血状态；②干细胞移植：通过对自体骨髓干细胞或自体外周血干细胞的动员和采集，将收集到的干细胞移植到缺血的组织中，在局部微环境的调控下干细胞定向分化形成内皮细胞，经过重塑阶段后可形成细小的分支动脉和动脉网状结构；③基因转染体外定向诱导干细胞体内移植。

研究发现，肿瘤要克服体积限制而继续生长必须有血管生成，肿瘤自身血管系统形成是所有实体瘤生长并发生转移过程中至关重要的步骤。成人正常组织中，因体内促进血管生成因子或基因与抑制血管生成因子或基因处于平衡状态，故其血管系统也处于相对静止状态，如果这一平衡被打破则将导致生理性的血管生成（如伤口愈合）或病理性的血管生成（如肿瘤血管生成）。肿瘤血管生成的基因治疗也因此成为目前普遍关注的热点。比如，采用促血管生成的 VEGF 反义核酸抑制肿瘤血管的生成，导入抑血管生成的内皮抑素基因能有效抑制体内外多种肿瘤模型的血管生成等。

（五）预防

在疾病出现临床症状、体征或生化改变之前，应用分子生物学方法普查，以筛选有关疾病的高危人群，并给予化学预防或预防性治疗，以期预防疾病的发生、发展。随着癌高危人群逐渐得以鉴定，化学预防是介于Ⅰ级病因预防与癌前或早癌之间，针对发生的早期阶段分子变化而干预，如大肠息肉病者有主张给予非甾体类抗炎药物如舒林酸钠、阿司匹林及抗环氧化酶-2 药物等。预防性外科手术不久将可能成为更流行的抗癌治疗的第一线方法。例如，有关 *ret* 原癌基因的突变与遗传性甲状腺髓样癌相关性的研究，使外科医生发现 *ret* 原癌基因突变者最终将发生甲状腺髓样癌，因此，有学者主张对Ⅱ型多发性内分泌瘤病的病人，应检测 *ret* 原癌基因，如发现该基因突变者，即可行预防性甲状腺切除术。又如，鉴于 BRCA1 或 BRCA2 突变对家族性乳腺癌的早期诊断价值，故有学者提出对 BRCAl 或 BRCA2 突变者施行双侧乳腺切除术，尤其对 30～40 岁的高危妇女更为适宜。再如，对于遗传性非息肉病性结肠癌病人，如果查出 hMSH2，hMLH1 突变，有主张宜施行次全结肠切除、回直肠吻合术，以免日后易位瘤的高危发生；但对于遗传性非息肉病性结直肠癌病人的无症状家族成员，即使查出 DNA 错配修复基因突变，也不主张施行预防性手术，而应定期给予结肠镜检查，动态监视结直肠癌的可能发生，并及时手术。

（杨　镛）

第三章 无 菌 术

微生物普遍存在于人体和周围环境。在手术、穿刺、注射、插管、换药等过程中,如不采取一定措施,微生物即可通过直接接触、飞沫和空气进入伤口,引起感染。无菌术即是针对这些感染来源所采取的一种预防措施,由灭菌法、抗菌法和一定的操作规则及管理制度所组成。

灭菌系指杀灭一切活的微生物,而消毒系指杀灭病原微生物和其他有害微生物,并不要求清除或杀灭所有微生物(如芽孢等)。灭菌法一般是指预先用物理方法,彻底消灭掉与手术区或伤口接触的物品上所附带的微生物。有的化学品如甲醛、戊二醛、环氧乙烷等,可以杀灭一切微生物,故也可在灭菌法中应用。消毒法又称抗菌法,常指应用化学方法来消灭微生物,例如器械的消毒,手术室空气的消毒,手术人员的手和臂的消毒以及病人的皮肤消毒。有关的操作规则和管理制度则是防止已经灭菌和消毒的物品、已行无菌准备的手术人员或手术区不再被污染,以免引起伤口感染的办法。

灭菌法所用的物理方法有高温、紫外线、电离辐射等,而以高温的应用最为普遍。手术器械和应用物品如手术衣、手术巾、纱布和盆、罐等都可用高温来灭菌。电离辐射主要用于药物如抗生素、激素、类固醇、维生素等,以及塑料注射器和缝线等的灭菌。紫外线可以杀灭悬浮在空气中、水中和附于物体表面的细菌、真菌、支原体和病毒等。但它不能射入食物和衣料、被服等纺织物,故一般常用于室内空气的灭菌。抗菌法所用化学制剂的种类很多。理想的消毒药物应能杀灭细菌、芽孢、真菌等一切能引起感染的微生物而不损害正常组织。但目前尚无能够达到上述要求的药物。一般可根据要消毒的器械、物品等的性质,来选用不同的药物,以发挥药物的作用和减少其不良反应。

第一节 手术人员和病人手术区域的准备

(一) 手术人员术前准备

1. 一般准备 进手术室要换穿手术室准备的清洁鞋和衣裤,戴好口罩及帽子。口罩要盖住鼻孔,帽子要盖住全部头发。剪短指甲,并除去甲缘下积垢。手臂皮肤破损有化脓感染时,不能参加手术。

2. 手臂消毒法 在皮肤皱纹内和皮肤深层如毛囊、皮脂腺等都藏有细菌。手臂消毒法仅能清除皮肤表面的细菌,并不能完全消灭藏在皮肤深处的细菌。在手术过程中,这些细菌会逐渐移到皮肤表面,故在手臂消毒后,还要戴上消毒橡胶手套和穿手术衣,以防止这些细菌污染手术伤口。

沿用多年的肥皂刷手法已逐渐被应用新型灭菌剂的刷手法所代替。后者刷洗手时间短,灭菌效果好,能保持较长时间的灭菌作用。洗手用的灭菌剂有含碘与不含碘两大类。

(1) 肥皂刷手法

1) 参加手术者先用肥皂作一般的洗手后,再用无菌毛刷蘸煮过的肥皂水刷洗手和臂,从手指尖到肘上 10cm 处,两臂交替刷洗,特别注意甲缘、甲沟、指蹼等处的刷洗。一次刷完后,手指朝上肘朝下,用清水冲洗手臂上的肥皂水。反复刷洗三遍,共约 10 分钟。用无菌毛巾从手到肘部擦干手臂,擦过肘部的毛巾不可再擦手部。

2) 将手和前臂浸泡在 70% 乙醇溶液内 5 分钟。浸泡范围到肘上 6cm 处。

3) 如用新洁尔灭(苯扎溴铵)代替乙醇,则刷手时间可减为 5 分钟。手臂在彻底冲净肥皂和擦干后,浸入1∶1000新洁尔灭溶液中,用桶内的小毛巾轻轻擦洗 5 分钟后取出,待其自干。手臂上的肥皂必须冲净,因新洁尔灭是一种阳离子除污剂,肥皂是阴离子除污剂,带入肥皂将明显影响新洁尔灭的杀菌效力。配制的 1∶1000 新洁尔灭溶液一般在使用 40 次后,不再继续使用。

4) 洗手消毒完毕,保持拱手姿势,手臂不应下垂,也不可再接触未经消毒的物品。否则,即应重新洗手。

(2) 碘而康刷手法:肥皂水擦洗双手、前臂至肘上 10cm 3 分钟,清水冲净,用无菌纱布擦干。用浸透 0.5% 碘而康的纱布球涂擦手和前臂 1 遍,稍干后穿手术衣和戴手套。

(3) 灭菌王刷手法:灭菌王是不含碘的高效复合型消毒液。清水洗双手、前臂至肘上 10cm 后,用无菌刷蘸灭菌王 3~5ml 刷手和前臂 3 分钟。流水冲净,用无菌纱布擦干,再取吸足灭菌王的纱布球涂擦手和前臂。皮肤干后穿手术衣和戴手套。

笔记栏

如果手术完毕，手套未破，连续施行另一手术时，可不用重新刷手，仅需浸泡70%乙醇溶液或新洁尔灭溶液5分钟，也可用碘而康或灭菌王涂擦手和前臂，再穿无菌手术衣和戴手套。但应采用下列更衣方法：先将手术衣自背部向前反折脱去，使手套的腕部随之翻转于手上，然后用右手扯下左手手套至手掌部，再以左手指脱去右手手套，最后用右手指在左手掌部推下左手手套。脱手套时，手套的外面不能接触皮肤。若前一次手术为污染手术，则连接施行手术前应重新洗手。

3. 穿无菌手术衣和戴手套的方法 目前多数医院都采用经高压蒸气灭菌的干手套，仅少数使用消毒液浸泡的湿手套。如用干手套，应先穿手术衣，后戴手套；如用湿手套，则应先戴手套，后穿手术衣。

（1）穿无菌手术衣：将手术衣轻轻抖开，提起衣领两角，注意勿将衣服外面对向自己或触碰到其他物品或地面。将两手插入衣袖内，两臂前伸，让别人协助穿上。最后双臂交叉提起腰带向后递，仍由别人在身后将带系紧。（图3-1）。

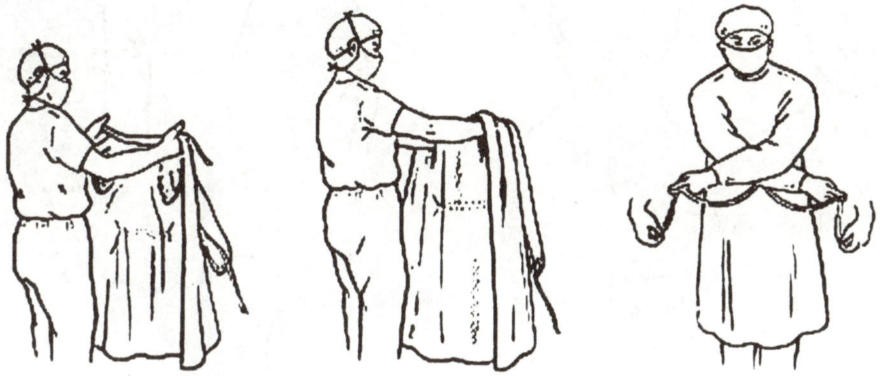

A B C

图3-1 穿手术衣步骤

A. 手提衣领两端抖开全衣；B. 两手伸入衣袖中；C. 提起腰带，由他人系带

（2）戴无菌手套：没有戴无菌手套的手，只允许接触手套套口的向外翻折部分，不应碰到手套外面。

1）戴干手套法：取出手套夹内无菌滑石粉包，轻轻地敷擦双手，使之干燥光滑。用左手自手套夹内捏住手套套口翻折部，将手套取出。先用右手插入右手手套内，注意勿触及手套外面；再用已戴好手套的右手指插入左手手套的翻折部，帮助左手插入手套内。

已戴手套的右手不可触碰左手皮肤。将手套翻折部翻回盖住手术衣袖口（图3-2）。用无菌盐水冲净手套外面的滑石粉。

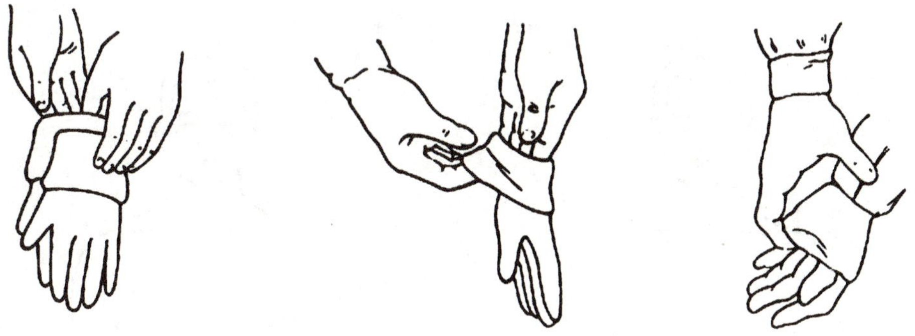

A B C

图3-2 戴手套步骤

A. 先将右手插入手套内；B. 已戴好手套的右手指插入左手手套的翻折部，帮助左手插入手套内；C. 将手套翻折部翻回盖住手术衣袖口

2）戴湿手套法：手套内要先盛放适量的无菌水，使手套撑开，便于戴上。戴好手套后，将手腕部向上举起，使水顺前臂沿肘流下，再穿手术衣。

（二）病人手术区的准备

目的是消灭拟作切口处及其周围皮肤上的细菌。如皮肤上有较多油脂或胶布粘贴的残迹，可先用汽油或乙醚拭去，然后用2.5%～3%碘酊溶液涂擦皮肤，待碘酊干后，以70%乙醇溶液将碘酊擦净两次。另一消毒方法是用1∶1000新洁尔灭溶液涂擦两遍。对婴儿、面部皮肤，口腔、肛门、外生殖器，一般用1∶1000新洁尔灭溶液或1∶1000洗必泰酊（氯己定）溶液涂擦两次消毒。也可用0.75%吡咯烷酮碘溶液消毒，此药刺激性小，作用持久。在植皮时，供皮区的消毒可用70%乙醇溶液涂擦2~3次。

注意事项：①涂擦上述药液时，应由手术区中心部向四周涂擦。如为感染伤口或肛门等处手术，则应自手术区外周涂向感染伤口或会阴肛门处。已经接触污染部位的药液纱布，不应再返擦清洁处；②手术区皮肤消毒范围要包括手术切口周围15cm的区域。如手术时有延长切口的可能，则应适当扩大消毒范围。现将不同手术部位的皮肤消毒范围，用图说明（图3-3~图3-10）。

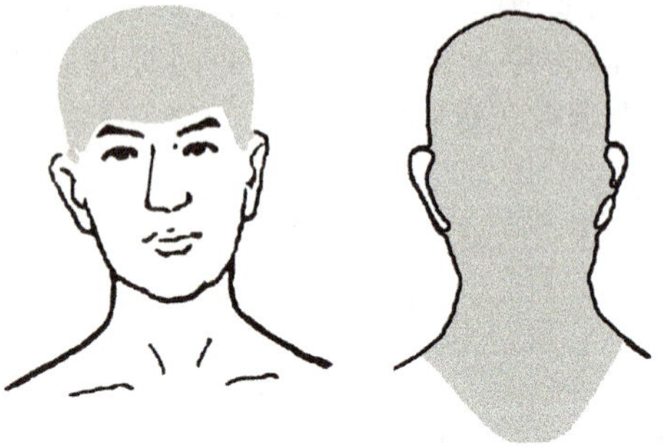

图3-3 颅脑手术

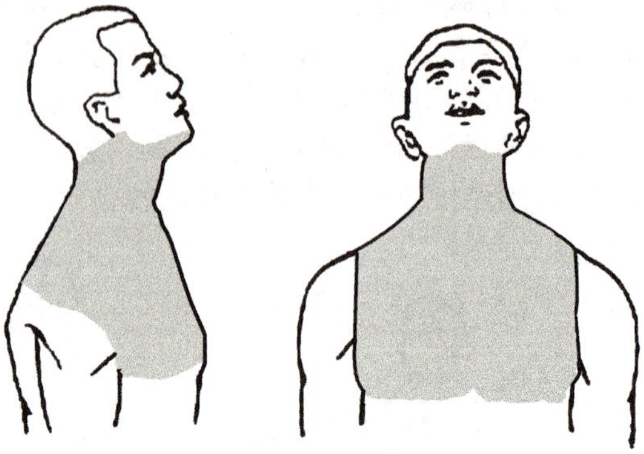

图3-4 颈部手术

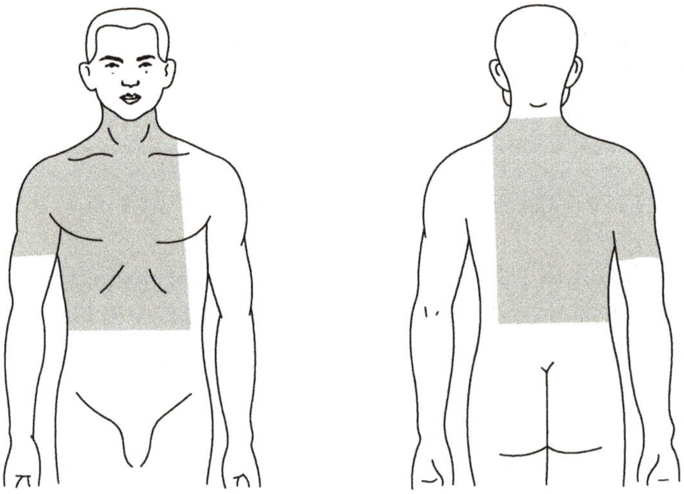

图3-5 胸部手术

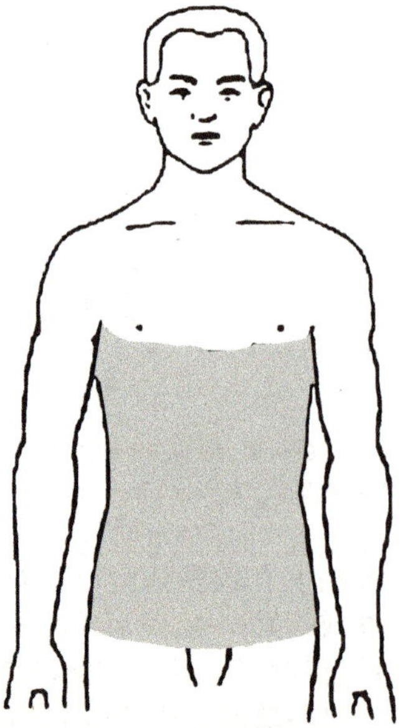

图3-6 腹部手术

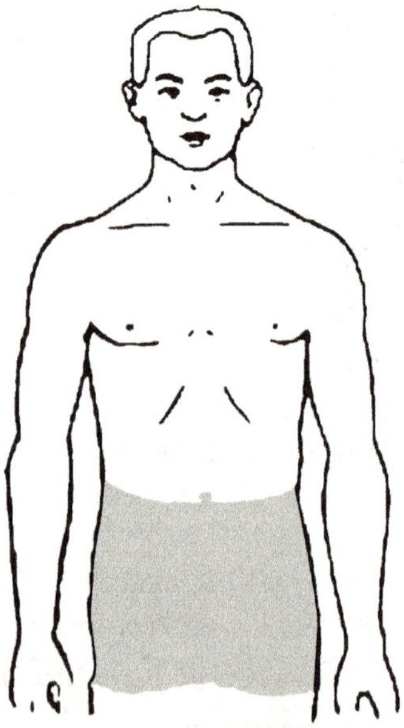

图3-7 腹股沟和阴囊部手术

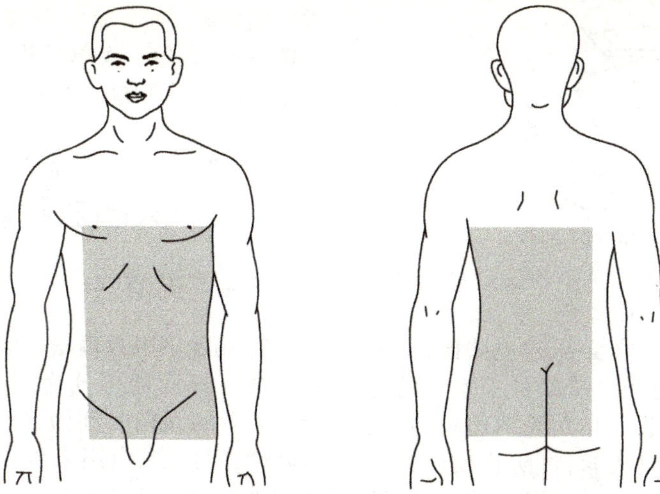

图 3-8　肾部手术

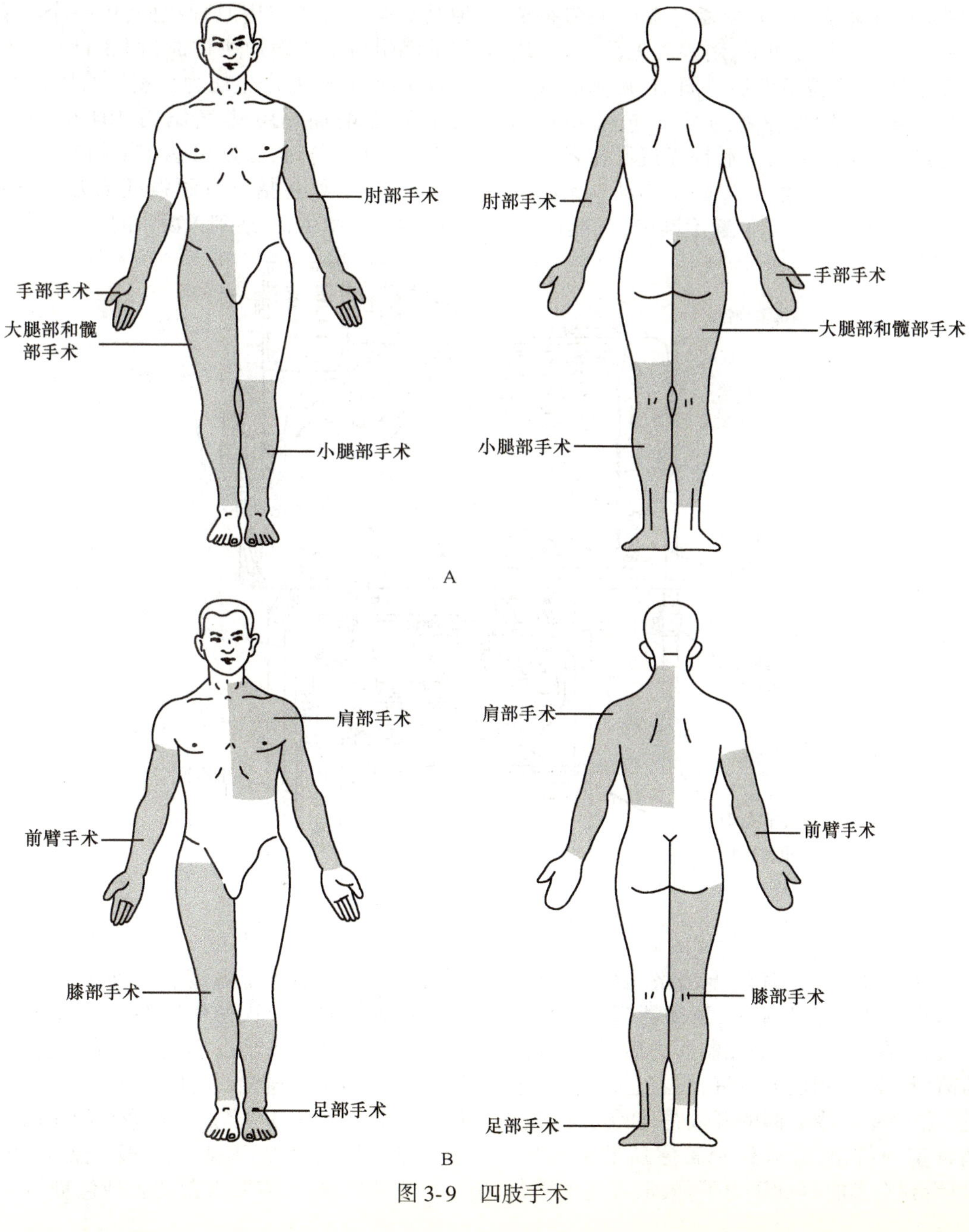

图 3-9　四肢手术

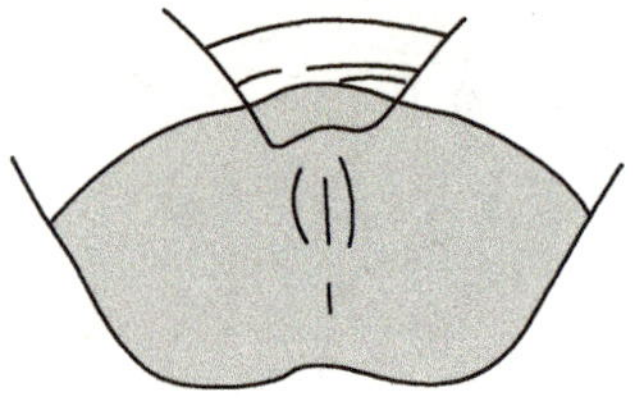

图 3-10 会阴部和肛门部手术

手术区消毒后，铺无菌布单。铺盖无菌布单的目的是除显露手术切口所必需的皮肤区以外，遮盖住其他部位，以避免和尽量减少手术中的污染。也可在手术区的皮肤上粘贴无菌塑料薄膜，切开后薄膜仍黏附在伤口边缘，可防止皮肤常存细菌在术中进入伤口。小手术仅盖一块孔巾即可；对较大手术，须铺盖无菌巾和其他必要的布单等。原则是除手术野外，至少要有两层无菌布单遮盖。一般的铺巾方法如下：用四块无菌巾，每块的一边双折少许，掩盖手术切口周围，每侧铺盖一块无菌巾。通常先铺操作者的对面，或铺相对不洁区（如会阴部、下腹部），最后铺靠近操作者的一侧，并用布巾钳夹住交角处，以防止移动。无菌巾铺下后，不可随便移动；如位置不准确，只能由手术区向外移，而不应向内移动。然后，根据情况，再铺中单、大单。大单的头端应盖过麻醉架，两侧和足端部应垂下超过手术台边 30cm。

第二节 手术器械、物品、敷料的灭菌法和消毒法

（一）灭菌法

1. 高压蒸气灭菌法 应用最普遍，效果可靠。高压蒸气灭菌器可分为下排气式和预真空式两类。后者的灭菌时间短，对需要灭菌的物品的损害轻微，但价贵，应用未普及。目前在国内广泛应用的为下排气式灭菌器，灭菌时间较长。这种灭菌器的式样很多，有手提式、立式和卧式等多种。但其基本结构和作用原理相同，由一个具有两层壁的能耐高压的锅炉所构成（图 3-11），蒸气进入消毒室内，积聚而产生压力。蒸气的压力增高，温度也随之增高。用蒸气压力 104.0～137.3kPa（15～20lbf/in^2）时，温度可达 121～126℃，维持 30 分钟，即能杀死包括具有顽强抵抗力的细菌芽孢在内的一切微生物，达到灭菌目的。

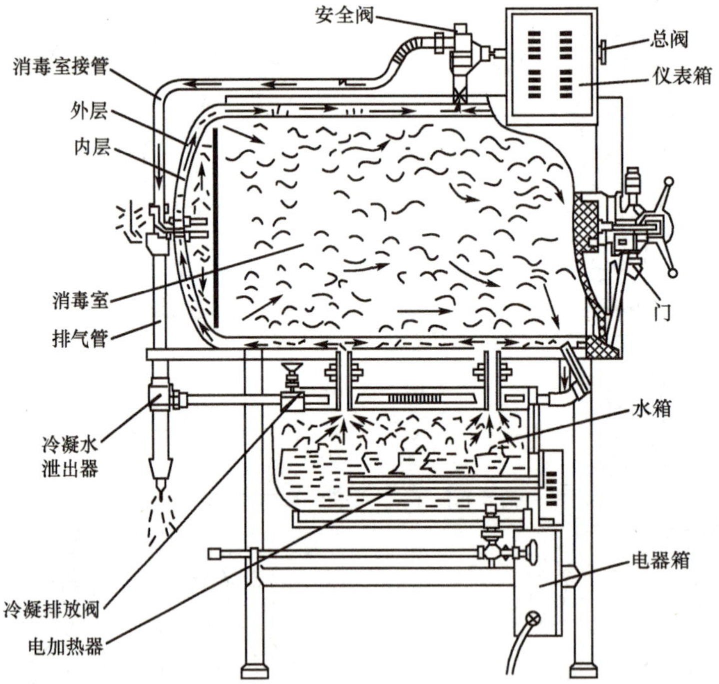

图 3-11 卧式高压蒸气灭菌器

高压蒸气灭菌器的使用方法略述如下：将需要灭菌的物品放入消毒室内，紧闭器门。先使蒸气进入夹套，在达到所需的控制压力后，将冷凝水泄出器前面的冷凝阀旋开少许，再将总阀开放，使蒸气进入消毒室。冷凝阀的开放是使冷凝水和空气从消毒室内排出，以确保消毒室所需的温度。此时，可看到夹套的蒸气压力下降，消毒室的蒸气压力上升。在消毒室温度表达到预选温度时，开始计算灭菌时间。灭菌时间终了后，让消毒室内的蒸气自然冷却或予以排气。在消毒室压力表下降到“0”位 1～2 分钟后，将门打开。再等 10～15 分钟后取出已灭菌的物品。由于余热的作用和蒸发，包裹即能干燥。物品灭菌后，一般可保留 2 周。

注意事项：①需要灭菌的各种包裹不应过大、

笔记栏

过紧,一般应小于 40cm×30cm×30cm;②放入灭菌器内的包裹,不要排得太密,以免妨碍蒸气透入,影响灭菌效果;③包内和包外各贴一条灭菌指示带(长约 6~8cm),如压力达到标准并维持 15 分钟时,指示纸带上即出现黑色条纹,表示已达灭菌的要求。包内放入用纸包好的升华硫磺粉的检测温度的方法,因为所用的硫磺品种不同,多数的熔点为 114~116℃,故结果有时并不可靠;④易燃和易爆物品如碘仿、苯类等,禁用高压蒸气灭菌法;⑤瓶装液体灭菌时,要用纱布包扎瓶口,如用橡皮塞的,应插入针头排气;⑥已灭菌的物品应注明有效日期,并需与未灭菌的物品分开放置,以免弄错;⑦要有专人负责,每次灭菌前,应检查安全阀的性能是否良好,以防锅内压力过高,发生爆炸。

高压蒸气灭菌法多用于一般能耐受高温的物品,如金属器械、玻璃、搪瓷、敷料、橡胶类等灭菌。各类物品灭菌所需的时间、温度和压力见表 3-1。

表 3-1　灭菌所需时间、温度和压力

物口种类	灭菌所需时间(分)	蒸气压力(kPa)	表压(lbf/in^2)	饱和蒸气相对温度(℃)
橡胶类	15	104.0~107.9	15~16	121
敷料类	15~45	104.0~137.0	15~20	121~126
器械类	10	104.0~137.0	15~20	121~126
器皿类	15	104.0~137.0	15~20	121~126
瓶装溶液类	20~40	104.0~137.0	15~20	121~126

2. 煮沸灭菌法　常用的有煮沸灭菌器。但一般铝锅洗去油脂后,也可作煮沸灭菌用。本法适用于金属器械、玻璃及橡胶类等物品,在水中煮沸至 100℃后,持续 15~20 分钟,一般细菌可被杀灭,但带芽孢的细菌至少需要煮沸 1 小时才能杀灭。如在水中加碳酸氢钠,使成 2% 碱性溶液,沸点可提高到时候 105℃,灭菌时间缩短至 10 分钟,并可防止金属物品生锈。高原地区气压低、沸点低,故海拔高度每增高 300m,一般应延长灭菌时间 2 分钟。为了节省时间和保证灭菌质量,在高原地区,可用压力锅来煮沸灭菌。压力锅的蒸气压力一般为 127.5kPa,锅内最高温度能达 124℃左右,10 分钟即可灭菌。

注意事项:①物品必须完全浸没在水中,才能达到灭菌目的;②橡胶和丝线类应于水煮沸后放入,持续煮沸 15 分钟即可取出,以免煮沸过久影响质量;③玻璃类物品要用纱布包好,放入冷水中煮,以免骤热而破裂;如为注射器,应拔出其内芯,用纱布包好针筒、内芯;④灭菌时间应从水煮沸后算起,如果中途加入其他物品,应重新计算时间;⑤煮沸器的锅盖应严密关闭,以保持沸水温度。

3. 火烧法　在紧急情况下,金属器械的灭菌可用此法。将器械放在搪瓷或金属盆中,倒入 95% 乙醇溶液少许,点火直接燃烧。但此法常使锐利器械变钝,又能使器械失去光泽,一般不宜应用。

(二)消毒法

1. 药液浸泡消毒法　锐利器械、内镜等不适于热力灭菌的器械,可用化学药液浸泡消毒。常用的化学消毒剂有下列几种:

(1) 1∶1000 新洁尔灭溶液,浸泡时间为 30 分钟,常用于刀片、剪刀、缝针的消毒。1000ml 中加医用亚硝酸钠 5g,配成"防锈新洁尔灭溶液",有防止金属器械生锈的作用。药液宜每周更换 1 次。

(2) 70% 乙醇溶液,浸泡 30 分钟,用途与新洁尔灭溶液相同。乙醇溶液应每周过滤,并核对浓度 1 次。

(3) 10% 甲醛溶液,浸泡时间为 30 分钟,适用于输尿管导管、塑料类、有机玻璃的消毒。

(4) 2% 戊二醛溶液,浸泡 30 分钟,用途与新洁尔灭溶液相同,但灭菌效果更好。

(5) 1∶1000 洗必泰溶液,抗菌作用较新洁尔灭强。浸泡时间为 30 分钟。

注意事项:①浸泡前,要擦净器械上的油脂;②要消毒的物品必须全部浸入溶液中;③有轴节的器械(如剪刀),轴节应张开;管瓶类物品的内外均应浸泡在消毒液中;④使用前,需用灭菌盐水将药液冲洗干净,以免组织受到药液的损害。

2. 甲醛蒸气熏蒸法　用 24cm 有蒸格的铝锅,蒸格下放一量杯,加入高锰酸钾 2.5g,再加入 40% 甲醛溶液 5ml,蒸格上放丝线,熏蒸 1 小时,即可达消毒目的,丝线不会变脆。

清洁、保管和处理:一切器械、敷料和用具在使用后,都必须经过一定的处理,才能重新进行消毒,供下次手术使用。其处理方法随物品种类、污染性质和程度而不同。凡金属器械、玻璃、搪瓷等物,在使用后都需用清水洗净,特别需注意沟、槽、轴节等处的去污,金属器械还须擦油防锈;各种橡胶管还需注意冲洗内腔,然后擦干。曾接触过脓液或 HbsAg 阳性,尤其是 HbeAg 阳性病人的血液的手术用品,应另作处理(表 3-2)。然后用清水冲洗干净,擦干或晾干。

表 3-2　感染手术后,手套、敷料、器械等的处理

手术种类	敷料、手套的处理	器械的处理
化脓性感染手术后	1∶1000 新洁尔灭溶液浸泡 1~2 小时	1∶1000 新洁尔灭溶液清洗后,煮沸 10 分钟。锐利器械可浸泡 1~2 小时

笔记栏

续表

手术种类	敷料、手套的处理	器械的处理
铜绿假单胞菌感染手术后	1∶1000新洁尔灭溶液浸泡2~3小时	1∶1000新洁尔灭溶液浸泡1~2小时，煮沸10分钟。锐利器械可浸泡2小时
破伤风、气性坏疽手术后	1∶1000新洁尔灭溶液浸泡4小时	
乙型肝炎抗原阳性病人手术后	2%戊二醛水溶液或0.2%过氧乙酸溶液浸泡1小时	2%戊二醛水溶液或0.2%过氧乙酸溶液浸泡1小时

第三节 手术进行中的无菌原则

在手术过程中，器械和物品都已灭菌、消毒，手术人员也已洗手、消毒、穿戴无菌手术衣和手套，手术区又已消毒和铺覆无菌布单，为手术提供了一个无菌操作环境。但是，在手术进行中，如果没有一定的规章来保持这种无菌环境，则已经灭菌和消毒的物品或手术区域仍有受到污染，引起伤口感染的可能，有时可能使手术失败，甚至影响病人的生命。这个所有参加手术的人员必须认真执行的规章，即称无菌操作规则，如发现有人违反时，必须立刻纠正。无菌操作规则包括：

（1）手术人员一经“洗手”，手臂即不准再接触未经消毒的物品。穿无菌手术衣和戴无菌手套后，背部、腰部以下和肩部以上都应认为是有菌地带，不能接触；同样，手术台边缘以下的布单，也不要接触。

（2）不可在手术人员的背后传递器械及手术用品。坠落到无菌巾或手术台边以外的器械物品，不准拾回再用。

（3）手术中如手套破损或接触到有菌地方，应另换无菌手套。前臂或肘部碰触有菌地方，应更换无菌手术衣或加套无菌袖套。无菌巾、布单等物，如已被湿透，其无菌隔离作用不再完整，应加盖干的无菌单。

（4）在手术过程中，同侧手术人员如需调换位置时，应先退后一步，转过身，背对背地转到另一位置，以防止污染。

（5）手术开始前要清点器械、敷料，手术结束时，检查胸、腹等体腔，核对器械、敷料数无误后，才能关闭切口，以免异物遗留腔内，产生严重后果。

（6）切口边缘应以大纱布垫或手术巾遮盖，并用巾钳或缝线固定，仅显露手术切口。

（7）作皮肤切口以及缝合皮肤之前，需用70%乙醇溶液或1∶1000新洁尔灭溶液，再涂擦消毒皮肤一次。

（8）切开空腔脏器前，要先用纱布垫保护周围组织，以防止或减少污染。

（9）参观手术人员不可太靠近手术人员或站得太高，也不可经常在室内走动，以减少污染的机会。

（王云海）

第四章 外科病人的体液失衡

体液是指机体内的溶液。机体内的各种代谢活动都是在体液中进行的。正常的体液代谢是维持机体各个系统和器官、各种组织和细胞功能的基本保证。临床上有许多疾病和损伤可直接影响体液的含量、分布、成分、渗透压及酸碱度的变化，导致人体内环境紊乱，造成体液代谢的失衡，从而威胁病人的生命。在外科临床工作中，更是有许多急、危、重病症，如大面积烧伤、消化道瘘、肠梗阻、弥漫性腹膜炎等，可直接导致脱水、血容量减少、低钾血症及酸中毒等严重体液失衡。及时识别并积极纠正这些异常是外科病人治疗中的重要内容之一。从外科手术角度，病人的内环境相对稳定是手术成功的基本保证。有体液失衡者，手术的危险性会明显增加。如果手术很成功，但忽视了术后对机体内环境的维持，最终也会导致治疗的失败。因此，术前如何纠正已存在的水、电解质紊乱和酸碱失调，术中及术后又如何维持其平衡状态，是外科医师必须要熟练掌握的基本技能。

第一节 体液的正常代谢

一、体液的分布、组成和含量

体液可分为细胞内液和细胞外液两部分，其含量与性别、年龄及胖瘦有关。肌肉组织含水量较多(75%～80%)，而脂肪组织含水量较少(10%～30%)。成年男性的体液量约为体重的60%，而成年女性的体液量约占体重的50%。小儿的脂肪较少，故体液量所占体重的比例较高，新生儿可达体重的80%。14岁以后，体液含量所占体重的比例已接近成人。目前在临床上可采用人体成分分析仪测定体内体液的含量和分布。

细胞内液绝大部分存在于骨骼肌中，男性约占体重的40%，女性的肌肉不如男性发达，故女性的细胞内液约占体重的35%。细胞外液则男、女性均占体重的20%。细胞外液可分为血浆和组织间液两部分。血浆量约占体重的5%，组织间液量约占体重的15%。绝大部分的组织间液能迅速地与血管内液体或细胞内液进行交换并取得平衡，这在维持机体的水和电解质平衡方面具有重要作用，故又称其为功能性细胞外液。另有一小部分组织间液有缓慢地交换和取得平衡的能力，它们具有各自的功能，但在维持体液平衡方面的作用甚小，故称其为无功能性细胞外液。结缔组织液和所谓透细胞液，例如脑脊液、关节液和消化液等都属于无功能性细胞外液。但是，有些无功能性细胞外液的变化可致体液失衡。最常见的就是胃肠消化液的大量丢失，可造成体液量及成分的明显变化。无功能性细胞外液约占体重的1%～2%，占组织间液的10%左右。

体液的主要成分是水、电解质及非电解质物质。细胞外液中最主要的阳离子是Na^+，主要的阴离子是Cl^-、HCO_3^-和蛋白质。细胞内液中的主要阳离子是K^+和Mg^{2+}，主要阴离子是HPO_4^{2+}和蛋白质。体液中所含阴离子、阳离子总数是相等的，并保持电中性。

二、体液的渗透压

渗透压是溶液中电解质及非电解质溶质微粒对水的吸引力(或产生的张力)。渗透压与溶质颗粒多少直接有关，任何物质当溶于水时其每一当量所产生的颗粒数均相同。例如一毫当量白蛋白(69 000mg)与一毫当量Na^+(23mg)虽然重量相差极大，但对渗透压的影响相同。Na^+在细胞外液中浓度最高，因此是组成细胞外液渗透压的最主要成分。正常血浆渗透压范围在290～310mmol/L之间。血浆渗透压常用冰点测定法而测得。正常情况下，Na^+、葡萄糖、尿素氮为组成血浆渗透压的主要成分，因此可用下列公式计算出血浆渗透压值：血浆渗透压(mmol/L)＝1.86×血钠(mmol/L)＋血糖(mmol/L)＋血尿素氮(mmol/L)。

按照上述公式计算所得血浆渗透压值与实际测得值正常情况下相差不多，约5mmol左右。在病理情况下，如药物中毒、严重肾功能不全等，可使血浆渗透压明显增加，从而使实际测得的渗透压数值与计算所得数值出现明显差异，临床上可根据上述发现协助诊断或判断预后。

三、体液的摄入和排出

正常成人每日需水约2000～2500ml，其中来自饮水1000～1500ml，半固态和固态食物所含水约700ml，体内氧化生成水200～400ml。每日排出的水基本上和摄入的量相等。水通过四种途径排出体外：①肾排尿：肾脏在调节水的排出中起主要作

笔记栏

用。每日排出水 1000～1500ml。②皮肤蒸发和出汗：每日从皮肤蒸发的水分约 500ml。如有出汗，则丢失的水分可数倍于皮肤蒸发的量。有发热时，体温每增高 1℃，每日水分丧失将增加 3～5ml/kg。③呼吸排出水分：正常人每日从呼气中丧失水分约 400ml。通气过度时，丧失水分增多。由肺呼出的水分和皮肤蒸发而失去的水分称为非显性失水。④粪便排出：每日有 8000ml 左右的消化液进入消化道。但在正常情况下，98% 以上的消化液可以被胃肠道重新吸收入血，只有不到 2% 的（约 100ml）消化液随粪便排出。

四、体液平衡的调节

人体主要通过肾脏调节水和电解质的代谢，维持体液平衡，保持内环境稳定。肾脏的调节功能受神经和内分泌的影响。一般先通过下丘脑-垂体后叶-抗利尿激素系统来恢复和维持体液的正常渗透压，然后通过肾素-醛固酮系统来恢复和维持血容量。但是，当血容量锐减时，人体将牺牲体液渗透压的维持，优先保持和恢复血容量，以保证重要生命器官得到血液的灌流，维护生命的安全。

当体内水分丧失时，细胞外液渗透压升高，刺激下丘脑-垂体后叶-抗利尿素系统，产生口渴，增加饮水，并促使抗利尿素分泌增加。远曲肾小管和集合管上皮细胞在抗利尿素作用下，加强水分的再吸收，于是尿量减少，保留水分于体内，使细胞外液渗透压降低。反之，当体内水分增多时，细胞外液渗透压即降低，抑制口渴反射，并使抗利尿激素分泌减少，远曲肾小管和集合管上皮再吸收水分减少，排出体内多余的水分，使细胞外液渗透压升高。

当细胞外液，特别是血容量减少时，血管内压力下降，肾脏入球小动脉的血压也下降，刺激管壁压力感受器，使肾小球旁细胞增加肾素分泌；同时，随着血容量下降和血压下降，肾小球滤过率也下降，使流经远曲小管的 Na^+ 量减少，刺激远曲小管致密斑的钠感受器，引起肾小球旁细胞增加肾素的分泌。此外，全身血压下降也使交感神经兴奋，也刺激肾小球旁细胞增加肾素的分泌。肾素催化血浆中的血管紧张素原，使其转变为血管紧张素Ⅰ，再转变为血管紧张素Ⅱ，引起小动脉收缩和肾上腺皮质球状带增加醛固酮的分泌，促进远曲肾小管对 Na^+ 的再吸收和 K^+、H^+ 的排泄。随着钠的再吸收增多，Cl^- 的再吸收也增加，再吸收的水分也增多。其结果是细胞外液增加，循环血量增加和血压回升；反之，抑制肾素释放，醛固酮的产生也减少，于是 Na^+ 的再吸收减少，细胞外液不再增加，保持稳定。

笔记栏

五、体液的酸碱平衡

机体的代谢活动必须在具有适宜酸碱度的体液环境中进行。在代谢过程中，体内不断生成酸性物质或碱性物质，另外机体也经常摄入酸性食物或碱性食物。但是，通过机体多方面的调节活动，血液的 pH 仍可稳定在正常范围内，这种稳定主要是依靠体液的缓冲系统、肺的呼吸和肾的排泄来完成。

血液缓冲系统中以 HCO_3^-/H_2CO_3 最为重要。正常血液中的 HCO_3^- 平均值为 24mmol/L，H_2CO_3 的正常值为 1.2mmol/L，两者的比值为 20∶1。只要保持此比值，即使两者的绝对浓度已发生变化，则血浆 pH 便能保持为 7.40。

肺对酸碱平衡的调节作用主要是通过 CO_2 的排出来完成的。排出 CO_2 可使血中 $PaCO_2$ 下降，也即调节了血中的 H_2CO_3。如果机体的呼吸功能失常，不仅可引起酸碱平衡紊乱，也会影响其他酸碱平衡紊乱的代偿能力。

肾脏是调节酸碱平衡的主要器官，通过排出固定酸和过多的碱性物质，来维持正常的血浆 HCO_3^- 浓度，使血浆 pH 不变。如果肾功能有异常，则不仅可影响其对酸碱平衡的正常调节，而且本身也会引起酸碱平衡紊乱。肾调节酸碱平衡的机制为：Na^+-H^+ 交换，排 H^+；HCO_3^- 重吸收；产生 NH_3 与 H^+ 结合成 NH_4^+ 排出；尿的酸化，排 H^+。

第二节　水和电解质代谢失调

当机体调节水和电解质代谢的能力，因疾病或创伤等各种因素的影响而遭受破坏时，电解质的代谢即可发生紊乱。引起水和电解质失调的原因不同，其紊乱的性质和程度也各异，临床上可表现为不同类型的水和电解质失调。体液平衡失调可以有三种表现：容量失调、浓度失调和成分失调。容量失调是指等渗性体液的减少或增加，只引起细胞外液量的变化，而细胞内液容量无明显改变。浓度失调是指细胞外液中的水分有增加或减少，以致渗透微粒的浓度发生改变，也即是渗透压发生改变。由于钠离子构成细胞外液渗透微粒的 90%，此时发生的浓度失调就表现为低钠血症或高钠血症。细胞外液中其他离子的浓度改变虽能产生各自的病理生理影响，但因渗透微粒的数量小，不会造成对细胞外液渗透压的明显影响，仅造成成分失调，如低钾血症或高钾血症，低钙血症或高钙血症，以及酸中毒或碱中毒等。

一、水和钠代谢失调

在细胞外液中，水和钠的关系非常密切，常常是同时或相继发生代谢紊乱，并且相互影响。不同原因引起的水和钠的代谢紊乱，缺水和缺钠会有所不同，即水和钠可按相同比例丧失，也可缺水少于缺钠或多于缺钠。根据细胞外液渗透压的变化，水和钠的代谢失调可有下列几种类型：

（一）高渗性缺水

高渗性缺水（hyperosmotic dehydration）又称原发性缺水或单纯性缺水。其特点是失水多于失钠，血清钠浓度升高。由于细胞外液高渗，刺激下丘脑口渴中枢，引起病人口渴。同时高渗可引起抗利尿激素分泌增加，以增强肾小管对水的再吸收，尿量减少，使细胞外液的渗透压降低，恢复其容量。如继续缺水，则因循环血量显著减少，引起醛固酮分泌增加，加强对钠和水的重吸收，以维持血容量。严重缺水时，细胞外液的高渗状态，使细胞内液逸至细胞外间隙，结果是细胞内液、细胞外液量都减少。最后，细胞内液缺水程度超过细胞外液，脑细胞因缺水而导致脑功能障碍。

【病因】

病因主要有：①水分摄入不足，如晚期食管癌病人的吞咽困难，昏迷病人或重危病人给水或补液不足。自然灾害、外出探险等情况下的饮水不足。②水分丢失过多，如高热、大量出汗（汗液中氯化钠含量约 0.25%）、大量排尿（如尿崩症病人）。因治疗需要，静脉反复注入甘露醇、高渗葡萄糖或鼻饲高蛋白饮食等。

【临床表现】

高渗性缺水的临床表现随缺水程度的不同而异。依症状轻重可分为三度：①轻度缺水：病人仅有口渴，而无其他症状。缺水量约为体重的 2%～4%。②中度缺水：病人极度口渴，疲乏无力，尿量减少，尿色加深，尿比重升高，唇干舌燥，皮肤弹性差，眼窝凹陷，常出现烦躁。缺水量约为体重的 4%～6%。③重度缺水：除上述症状外，出现狂躁、幻觉、谵妄，甚至昏迷等脑功能障碍的症状。缺水量常超过体重的 6%。

【诊断】

根据病史和临床表现多可做出诊断。实验室检查常发现：①尿比重高；②红细胞计数、血红蛋白量、红细胞比积轻度增高，反映血液浓缩；③血清钠升高，在 150mmol/L 以上。

【治疗】

尽早解除病因，补充水分或低渗盐水。轻度缺水可口服液体，无法口服的病人，静脉滴注 5% 葡萄糖溶液或 0.45% 氯化钠溶液，以补充丢失的液体。估计所需补液量的方法有两种：①按临床表现来估计丧失水量。一般可按每丧失体重 1% 补液 400～500ml 计算。②按血 Na^+ 浓度来计算。补水量（ml）=［血钠测得值（mmol/L）－血钠正常值（mmol/L）］×体重（kg）×4。为避免补液过量而发生水中毒，计算所得补液量不宜在当日一次补给，当日可先给予二分之一，余量根据病人的表现在次日补充。

应当指出，血清 Na^+ 虽有增高，但因同时有缺水、血液浓缩，体内总钠量实际上仍有减少，故在补水同时应适当补钠，以纠正缺钠。如需纠正同时存在的缺钾，应在尿量超过 40ml/h 后开始。

（二）低渗性缺水

低渗性缺水（hypotonic dehydration）又称继发性缺水或慢性缺水，水和钠同时缺乏，但缺钠多于缺水。血清钠浓度低于正常，细胞外液呈低渗状态。机体减少抗利尿激素的分泌，使肾小管减少水分的再吸收，增加尿的排出，从而使细胞外液渗透压回升。但细胞外液量则更为减少。当循环血量明显减少时机体将不再顾及渗透压的维持，而尽力保持其血容量。通过肾素-醛固酮系统，使肾脏增加钠的再吸收，氯和水的再吸收也增加。同时，血容量下降又会刺激垂体后叶，使抗利尿激素分泌增加，水的再吸收增加，结果是尿钠减少，尿量减少，血容量回升。但当血容量继续减少，机体的上述代偿功能不能维持有效循环血量时，将发生休克。

【病因】

主要有：①消化液慢性丧失，见于反复呕吐、腹泻、长期胃肠减压引流、消化道瘘、慢性肠梗阻病人等。②大创面慢性渗液，如大面积烧伤急性期后创面长期渗液等。③大量应用排钠性利尿剂，如依他尼酸（利尿酸）等，而未注意补充适量的钠盐，使体内缺钠。

【临床表现】

依缺钠程度的不同，可分为三度：

（1）轻度缺钠：表现为疲乏、头晕，手足麻木，口渴不明显，尿量可无明显减少。血清钠下降至 135mmol/L 以下，每千克体重缺纳 0.5g。

（2）中度缺钠：除上述表现外，有恶心、呕吐，脉搏细数，血压下降，脉压缩小，浅静脉萎陷，视力模糊，站立性晕倒，尿量减少，尿中不含钠、氯。血清钠低于 130mmol/L，每千克体重缺钠 0.5～0.75g。

（3）重度缺钠：病人神志不清，肌肉痉挛性抽搐，腱反射减弱或消失，常发生休克。血清钠低于

笔记栏

120mmol/L，每千克体重缺钠 0.75～1.25g。

【诊断】

根据病史和临床表现，可做出初步诊断。实验室检查可协助诊断：①尿 Na^+、Cl^- 常明显减少。在血清内尚未反映缺钠前，尿氯化钠含量已减少。②血 Na^+<135mmol/L。③红细胞计数、血红蛋白量、红细胞比积、尿素氮均增高。④尿比重低于1.010。

【治疗】

积极处理致病原因。根据细胞外液缺钠程度和血容量不足的情况，应用高渗盐水（3%～5% 氯化钠溶液）治疗，以纠正体液的低渗状态和补充血容量的不足。

根据临床缺钠程度，估计需补给的液体量。如体重 60kg 的病人，测血钠为 135mmol/L，则估计每公斤体重丧失氯化钠 0.5g，共缺钠盐 30g。如应用 5% 的高渗盐水，则补液量为 600ml。也可按公式计算需钠量：补钠量（mmol）=［血钠正常值（mmol/L）－血钠测得值（mmol/L）］×体重（kg）×0.6（女性为 0.5）。以 17mmol/L Na^+ 相当于 1g 钠盐计算补给氯化钠的量。当日补给估计液体量的 1/2。

重度缺钠并出现休克者，应先补足血容量，以改善微循环和组织灌注。常用平衡盐水和右旋糖酐等。继而静脉滴注高渗盐水，如 5% 高渗盐水 200ml～300ml，以尽快纠正低钠血症，进一步恢复细胞外液量和渗透压，同时也使细胞内液外移，减轻细胞内水肿。

（三）等渗性缺水

等渗性缺水（isosmotic dehydration）又称急性缺水或混合性缺水。此种缺水易发生在外科病人。此时水和钠成比例地丧失，因此血清钠仍在正常范围，细胞外液的渗透压也可保持正常。其结果主要是细胞外液迅速减少，循环血量减少，故易发生休克。当血容量不足，血压下降时，机体通过肾素-醛固酮系统的作用，促使远曲肾小管对钠的吸收增加，同时水亦随钠而被再吸收，从而使细胞外液量回升。由于丧失的液体为等渗液，细胞外液渗透压基本不变，细胞内液不向细胞外移动，故细胞内液量一般无变化。只有体液丧失过久时，细胞内液才逐步外移而引起细胞内缺水。

【病因】

常见的有：①消化液急性丢失，如大量呕吐、腹泻、急性肠梗阻病人等。②大量体液迅速外渗，如大面积烧伤初期创面渗液等。③体液丧失在感染区域或软组织内，称为第三间隙内的丧失，如弥漫性腹膜炎腹腔大量渗液、低位肠梗阻时肠腔内的液体聚积等。

【临床表现】

病人恶心、厌食、乏力、少尿等，但不口渴。舌干燥，眼窝凹陷，皮肤干燥、松弛。若在短期内体液丧失量达到体重的 5%，即丧失细胞外液的 25%，病人则会出现脉搏细速、肢端湿冷、血压不稳定或下降等血容量不足的症状。当体液继续丧失达体重的 6%～7% 时（相当于丧失细胞外液的 30%～35%），则有休克表现。休克时酸性代谢产物大量产生和积聚，因此常伴发代谢性酸中毒。

【诊断】

依据病史和临床表现常可得出诊断。实验室检查可发现有血液浓缩现象，包括红细胞计数、血红蛋白量和血细胞压积均明显增高。血清 Na^+、Cl^- 等一般无明显降低。尿比重增高。作动脉血血气分析可判别是否有酸碱平衡紊乱的存在。

【治疗】

积极治疗原发病，若能消除病因，则缺水将很容易纠正。对等渗性缺水的治疗，主要是纠正其细胞外液的减少。可静脉滴注平衡盐溶液或等渗盐水，使血容量得到尽快补充。对已有脉搏细速和血压下降等症状者，表示体液的丧失量已达体重的 5%，应立即静脉快速输液 3000ml 左右（按体重 60kg 计算）。对血容量不足表现不明显者，可给病人 1500～2000ml 的等渗液体，以补充缺水、缺钠。

应注意的是大量应用等渗盐水，有引起高氯性酸中毒的危险。因为盐水中的 Cl^- 含量比血清 Cl^- 含量高 50mmol/L 左右（Cl^- 含量分别为 154mmol/L 及 103mmol/L）。平衡盐溶液的电解质含量和血浆内含量相仿，用来治疗等渗性缺水比较理想。目前常用的平衡盐溶液有乳酸钠和复方氯化钠溶液（1.86% 乳酸钠溶液和复方氯化钠溶液之比为 1∶2）与碳酸氢钠和等渗盐水溶液（1.25% 碳酸氢钠溶液和等渗盐水之比为 1∶2）两种。临床上以后者较为常用。

在纠正缺水后，排钾量会有所增加。血清钾浓度也因细胞外液量的增加而被稀释降低，故应注意预防低钾血症的发生。一般在血容量补充使尿量达 40ml/h 后，补钾即可开始。

（四）水中毒

水中毒（overhydration）又称稀释性低钠血症，系指机体的摄入水总量超过了排出水量，以致水分在体内潴留，引起血浆渗透压下降和循环血量增多。

【病因】

①各种原因所致的抗利尿激素分泌过多。

②肾功能不全,排尿能力下降。③机体摄入水分过多或接受过多的静脉输液。

水中毒时,细胞外液量明显增加,血清钠浓度降低,渗透压亦下降。由于此渗透压低于细胞内液的正常渗透压,水分则由细胞外移向细胞内,结果使细胞内、外液的渗透压均降低,同时液体量亦增加。此外,已增加的细胞外液量又抑制了醛固酮的分泌,使远曲小管减少对 Na^+ 的重吸收,使 Na^+ 从尿中排出增多,血清钠浓度进一步降低。

【临床表现】

水中毒对机体影响最大的是脑神经组织。可分为急性及慢性两类:急性水中毒的发病急骤。水过多所致的脑细胞肿胀可造成颅内压增高,引起一系列神经、精神症状,如头痛、嗜睡、躁动、谵妄,甚至昏迷。若发生脑疝则出现相应的神经定位体征。慢性水中毒的症状往往被原发疾病的症状所掩盖。可有软弱无力、恶心、呕吐、嗜睡等。体重明显增加,皮肤苍白而湿润。有时唾液、泪液增多。

实验室检查可发现:红细胞计数、血红蛋白量、血细胞压积和血浆蛋白量均降低;血浆渗透压降低,以及红细胞平均容积增加和红细胞平均血红蛋白浓度降低,提示细胞内、外液量均增加。

【治疗】

水中毒病人一经诊断应立即停止水分摄入。程度严重者,还需用利尿剂以促进水分的排出。一般可用渗透性利尿剂,如20%甘露醇溶液或25%山梨醇溶液200ml静脉内快速滴注(20分钟内滴完),可减轻脑细胞水肿和增加水分排出。也可静脉注射利尿剂,如呋塞米和依他尼酸。还可静脉滴注高渗的5%氯化钠溶液,以迅速改善体液的低渗状态和减轻脑细胞肿胀。

水中毒的预防十分重要。有许多因素容易引起抗利尿激素的分泌过多,例如疼痛、失血、休克、创伤及大手术等。对于这类病人的输液治疗,应控制好速度和用量,并及时监测,避免发生水中毒。急性肾功能不全和慢性心功能不全者,更应严格限制入水量。

二、钾的代谢失调

钾是机体重要的矿物质之一。体内钾总含量的98%存在于细胞内,细胞外液的含钾量仅占2%。钾有许多重要的生理功能:参与维持细胞的正常代谢,维持细胞内液的渗透压和酸碱平衡,维持神经肌肉的应激性,以及维持心肌正常功能等。正常血清钾浓度为3.5~5.5mmol/L。钾的代谢异常有低钾血症和高钾血症,以前者为常见。

(一)低钾血症

血清钾的浓度低于3.5mmol/L时,表示有低钾血症(hypokalemia)。

【病因】

①钾摄入不足:见于长期进食不足的病人,如手术后长期禁食或昏迷病人。②钾的丧失过多:经消化道丢失,见于大量丧失消化液,如呕吐、腹泻、胃肠减压、消化道瘘等;经肾脏丢失,见于大量排尿或长期应用肾上腺皮质激素、利尿剂、急性肾衰多尿期病人。③钾在体内分布异常:见于大量输入葡萄糖、应用胰岛素、肠外营养及碱中毒的病人。在这些情况下,细胞外液的钾可向细胞内转移,使血钾降低。

【临床表现】

神经肌肉症状是低钾血症的突出表现。肌无力为最早表现,先是四肢软弱无力,以后延及躯干和呼吸肌,眼睑下垂、蹲下不能站起、卧床不能翻身。当血钾低于2.5mmol/L时可以出现软瘫、腱反射减弱或消失。呼吸肌麻痹可出现呼吸困难和窒息。胃肠道平滑肌收缩无力,可使病人恶心、呕吐和便秘、腹胀等,严重者可发生麻痹性肠梗阻。心脏受累主要表现为传导阻滞和房性及室性早搏,末梢血管扩张、血压下降和心脏扩大。严重者可发生心力衰竭。典型心电图改变为早期出现T波降低、变平或倒置,随后出现ST段降低,Q—T间期延长和出现U波。但并非每个病人都有心电图改变,故不应单凭心电图异常来诊断低钾血症。另外低钾血症可致代谢性碱中毒,这有两方面的原因:一方面是 K^+ 由细胞内移出,与 Na^+、H^+ 的交换增加(每移出3个 K^+,即有2个 Na^+ 和1个 H^+ 移入细胞内),使细胞外液的 Na^+ 浓度降低;另一方面,远曲肾小管 Na^+、K^+ 交换减少,Na^+、H^+ 交换增加,使排 H^+ 增多。此时,病人尽管是碱中毒,但尿却呈酸性,称为反常性酸性尿。

【治疗】

应尽早去除导致低血钾症的原因,减少或终止钾的继续丢失。低钾血症病人的补钾量可根据血清钾的测定量做出初步估计。临床上常用的钾制剂是氯化钾,这种制剂除能补钾外,一起输入的氯还有助于减轻碱中毒。氯化钾还可增强肾的保钾作用,有利于低钾血症的治疗。给钾的途径应尽量采取口服的方法。对不能口服或缺钾严重者,应静脉补钾。由于细胞外液的钾总量仅为60mmol/L,如从静脉输入含钾溶液过快,血钾会在短期内明显增高,将有致命的危险。因此静脉补钾应注意以下原则:①只能用静脉缓慢点滴的方法给药,禁忌静脉推注;②补钾溶液中氯化钾浓度应小于40mmol/L;③含钾溶液输注速度应控制在20mmol/h以下;④每天总量一般为40~80mmol,以每克氯化钾含钾13.4mmol计算,约合每天补氯化钾3~6g;⑤见尿补钾,补钾时尿量应大于40ml/h。治疗低钾血症时,一般需要3~5天的时间。

(二) 高钾血症

血清钾的浓度高于5.5mmol/L时,表示有高钾血症(hyperkalemia)。

【病因】

主要有:①钾的排出障碍,见于肾脏功能减退、应用保钾性利尿剂(如螺内酯、氨苯喋啶等),以及皮质激素不足等病人。②钾分布异常,细胞内钾大量移向细胞外,见于溶血、缺氧、酸中毒和大面积损伤如挤压伤、休克等。③钾的摄入过量,如服用含钾药物过多,或静脉输入钾盐过快,亦见于大量输入保存时间过长的库血等。

【临床表现】

轻度高钾血症无特殊表现,有时有轻度神志模糊或淡漠、感觉异常和四肢麻木等。严重高钾血症时(血清钾超过7mmol/L),表现为四肢麻木,乏力,皮肤苍白,发冷,血压下降,心率缓慢,甚至心搏骤停。典型的心电图改变为早期T波高而尖,Q—T间期延长,随后出现QRS增宽,P—R间期延长。

【治疗】

高钾血症的病人有心搏骤停的危险,在尽快处理原发疾病和改善肾功能的同时还应作如下处理:

(1) 停止摄入一切含钾的食物和药物(包括青霉素钾盐),避免输入库血等。

(2) 降低血清钾的浓度:使K^+暂时转移至细胞内:①静脉输入碱性液体,碱化血液,使K^+转移至细胞内,以降低血清钾的浓度。一般先静脉注射5%碳酸氢钠溶液60~100ml,然后以100~200ml作静脉滴注维持。②静脉注射高渗葡萄糖溶液,使细胞外液中的K^+随葡萄糖转化为糖原的过程中进入细胞内。一般用25%葡萄糖溶液100~200ml加胰岛素5~10U,静脉滴注,必要时可每3~4小时重复给药1次。

应用阳离子交换树脂,可以从消化道排出较多的K^+。一般可口服15g,每日4次。

应用透析疗法(腹膜透析或血液透析)可迅速将多余的K^+排出体外。

(3) 对抗心律失常:静脉注射10%葡萄糖酸钙溶液20ml,能缓解K^+对心肌的毒性作用。

笔记栏

三、钙的代谢失调

机体内绝大部分钙(99%)以磷酸钙和碳酸钙的形式储存于骨骼中。细胞外液的钙仅是总钙量的0.1%。血清钙浓度为2.25~2.75mmol/L。其中约半数为蛋白结合钙,5%为与有机酸结合的钙,这两部分合称非离子化钙。其余的45%为离子化钙,这部分钙起着维持神经肌肉稳定性的作用。离子化和非离子化钙的比例受到血pH的影响,pH降低可使离子化钙增加,pH上升可使离子化钙减少。不少外科病人可发生不同程度的钙代谢紊乱,特别是发生低钙血症。

(一) 低钙血症

低钙血症(hypocalcemia)可发生在急性重症胰腺炎、坏死性筋膜炎、肾功衰竭、消化道瘘和甲状旁腺功能受损的病人。甲状旁腺功能受损多发生在甲状腺切除手术(尤其是双侧手术)影响了甲状旁腺的血供或甲状旁腺被一并切除,或是颈部放射治疗的病人。

低钙血症的临床表现与血清钙浓度降低使神经肌肉兴奋性增强有关,有容易激动、口周和指(趾)尖麻木及针刺感、手足抽搐、肌肉痛、腱反射亢进以及Chvostek征阳性。血清钙浓度低于2.0mmol/L有确诊价值。

治疗低钙血症时,应积极治疗原发疾病,同时用10%葡萄糖酸钙溶液10~20ml或5%氯化钙溶液10ml作静脉注射,以缓解症状。必要时可8~12小时后重复注射。纠正同时存在的碱中毒,将有利于提高血清中离子化钙的含量。对甲状旁腺功能受损的病人,可口服钙剂及补充维生素D,以减少钙剂的静脉用量。必要时可行甲状旁腺移植。

(二) 高钙血症

高钙血症(hypercalcemia)主要发生于甲状旁腺功能亢进症病人,如甲状旁腺增生或腺瘤者。其次是恶性肿瘤骨转移病人,特别是接受雌激素治疗的骨转移性乳癌病人,转移至骨骼的肿瘤细胞可致骨质破坏,骨钙释放,使血清钙升高。

高钙血症的早期症状有疲乏、软弱、厌食、恶心、呕吐和体重下降。血清钙浓度进一步增高,可出现严重头痛、背和四肢疼痛、口渴和多尿等。甲状旁腺功能亢进者可发生肾结石、难治性消化性疡、广泛的骨质疏松,甚至病理性骨折等。血清钙浓度高达4~5mmol/L时可能有生命危险。

对于甲状旁腺功能亢进者,应及时手术治疗,切除腺瘤或增生的腺体组织,可彻底治愈。对骨转移性癌病人,可预防性地给予低钙饮食,并注意补充足够水分，以利于钙的排泄。静脉注射硫酸钠可使钙经尿排出增加。

四、镁的代谢失调

镁是体内含量占第4位的阳离子。正常成人体内镁总量约1000mmol，约合23.5g。约有一半的镁存在于骨骼内，其余几乎都存在于细胞内，仅有1%存在于细胞外液中。镁具有多种生理功能，对神经活动的控制、神经肌肉兴奋性的传递、肌肉收缩、心脏激动性及血管张力等方面均具有重要作用。正常血清镁浓度为0.7～1.1mmol/L。大部分镁从粪便排出，其余经肾排出。许多疾病可出现镁代谢异常。

（一）低镁血症

低镁血症（hypomagnesemia）主要原因：①摄入不足：常见于禁食、厌食及长期营养不良病人等。②消化道丢失：吸收障碍综合征（短肠综合征）、严重腹泻、小肠切除术、肠瘘等。③经肾丢失：长期使用呋塞米、依他尼酸等利尿剂。④急性胰腺炎、肝硬化等。

低镁血症的表现与低钙相似。常见症状有记忆力减退、精神紧张、易激动、面色苍白、手足抽搐，严重者有烦躁不安、惊厥、癫痫发作等。

对有致病因素而又出现一些低镁血症症状的病人，应怀疑有低镁血症。由于低镁血症常和缺钾与缺钙同时存在，因此对某些有低钾或低钙表现的病人经相应治疗后症状不见改善，应怀疑有低镁血症。可应用"镁负荷试验"进行诊断。方法是静脉输注氯化镁或硫酸镁0.25mmol/kg，然后收集24小时尿，测量其排出量。在正常人，注入量的90%从尿中排出，而在低镁血症的病人，输入量的40%～80%被保留在体内。

低镁血症常用氯化镁溶液或硫酸镁溶液静脉滴注进行治疗。一般可0.25mmol/(kg·d)的剂量补充，缺镁严重时可按1.0mmol/(kg·d)补镁。完全纠正低镁血症需要较长的时间，故在症状解除后，仍需每天补镁持续1～3周。一般用量为5～10mmol/d，相当于25%硫酸镁溶液5～10ml，肌内注射或稀释后静脉注射。尽量使用静脉注射，滴速不宜超过1.0mmol/min，补充速度过快可引起急性镁中毒，甚至心跳骤停。

（二）高镁血症

高镁血症（hypermagnesemia）主要发生于肾功能不全时，镁排出障碍。也可见于应用硫酸镁治疗子痫的过程中、早期烧伤、大面积损伤或外科应激反应、严重细胞外液不足和严重酸中毒等。

临床表现有软弱无力、肌张力减弱、腱反射消失和周围血管扩张、血压下降等。心电图改变与高钾血症相似，可显示P—R间期延长，QRS波增宽和T波增高。晚期可出现呼吸抑制、软瘫、嗜睡和昏迷，甚至心搏骤停。

高镁血症的治疗是：停止给镁，立即给于10%葡萄糖酸钙溶液10～20ml静脉缓慢推注。如症状无缓解，应采用透析疗法。

五、磷的代谢失调

成人体内含磷约700～800g，约85%存在于骨骼中。其余以有机磷酸脂形式存在于软组织中。细胞外液中含磷仅2g。磷对机体代谢有十分重要的作用。磷是核酸、磷脂等的基本成分，是高能磷酸键的成分之一，在能量代谢中有重要作用；参与蛋白质的磷酸化过程，以磷脂形式参与细胞膜的组成；是某些凝血因子的成分以及磷酸盐参与酸碱平衡等。正常血清无机磷浓度为0.96～1.62mmol/L。

（一）低磷血症

低磷血症（hypophosphatemia）时血清无机磷浓度<0.96mmol/L。其病因有：①胃肠道吸收磷减少或丢失过多。比如，长期进食障碍、消化道瘘、呕吐、腹泻、长期应用抗酸剂妨碍磷的吸收等。②尿磷丢失增加，如长期应用利尿剂、甲状旁腺功能亢进症、酸中毒、应用激素等。③磷向细胞内转移。如碱中毒、大量应用葡萄糖及胰岛素、长期肠外营养支持等使磷进入细胞内。

一般情况下，轻度低磷血症可无明显临床症状。严重低磷血症可有以下表现：①神经肌肉症状，如头晕、厌食、肌无力等。重症者可有抽搐、精神错乱、昏迷，甚至可因呼吸肌无力而危及生命。②心血管系统表现，如心排量降低、心衰、血管张力降低、低血压等。③红细胞合成2,3二磷酸甘油酸及ATP减少，携氧能力减退致组织缺氧，甚至出现溶血。④白细胞功能降低，机体抗感染能力下降。⑤精神症状，部分病人可出现幻觉、痛觉过敏、定向力障碍、精神错乱等表现。

对低磷血症要有警惕，对有导致低磷血症原因的病人，应积极采取预防措施，尽快消除病因。对病因一时难以去除者，可每日静脉补充甘油磷酸钠10ml。有严重低磷者，可每日补充甘油磷酸钠20～30ml，连用3～5天。但需注意密切监测血清磷水平。对甲状旁腺功能亢进者，手术治疗可使低磷血症得到纠正。

（二）高磷血症

笔记栏

高磷血症（hyperphosphatemia）时血清无机磷

浓度>1.62mmol/L。临床上很少见。主要病因有：急性肾衰竭、甲状旁腺功能低下等。酸中毒或淋巴瘤等化疗时可使磷从细胞内移出，导致血清磷升高。

高磷血症常继发于低钙血症临床表现主要是低血钙的症状，如容易激动、口周和指(趾)尖麻木及针刺感、手足抽搐、肌肉痛、腱反射亢进等。另外因异位钙化可有肾功能受损表现。

治疗方面，除对原发病进行积极防治外，可针对低钙血症进行治疗。急性肾衰竭伴明显高磷血症者，必要时可行透析治疗。

第三节 酸碱平衡失调

维持一定的pH是体液的重要特点，也是维持体液正常功能所必需的。机体在代谢过程中，不断产生酸和碱，血中 H^+ 浓度经常发生波动。机体通过体液的缓冲系统、肺和肾的调节，使血液的pH维持在7.35～7.45的范围内。当血液酸碱度的改变超过机体调节能力，血液pH低于7.35时，称为酸中毒，pH高于7.45时，称为碱中毒。原发性酸碱平衡失调可分为代谢性酸中毒、代谢性碱中毒、呼吸性酸中毒、呼吸性碱中毒四种类型。有时可同时存在两种以上的原发性酸碱平衡失调，此即为混合型酸碱平衡失调。

一、代谢性酸中毒

代谢性酸中毒(metabolic acidosis)在临床上最为常见，其基本病理生理变化是血中的 HCO_3^- 绝对或相对减少。

【病因】

常见的原因有以下几类：

1. 酸性物质产生过多 休克、组织缺血缺氧、严重感染、组织坏死等，可使乳酸大量产生，发生乳酸性酸中毒。糖尿病或长期不能进食，体内脂肪分解过多，可形成大量酮体，引起酮症酸中毒。抽搐、心脏骤停等也能同样引起体内有机酸的形成过多，导致酸中毒。

2. 碱性物质丢失过多 见于腹泻、胆瘘和胰瘘等，使消化液中的 HCO_3^- 丢失过多。也见于输尿管乙状结肠吻合术或回肠代膀胱术后。尿在肠道内滞留时间较长，Cl^- 被吸收入血，而 HCO_3^- 随尿排出体外，导致酸中毒。应用碳酸酐酶抑制剂也可使肾小管排 H^+ 及重吸收 HCO_3^- 减少，导致酸中毒。

3. 酸性物质排除障碍 主要见于肾功能不全病人。由于肾小球滤过功能下降，有机酸和无机酸性阴离子潴留，导致 H^+ 聚集，血中 HCO_3^- 减少，发生代谢性酸中毒。另外，由于肾小管功能障碍使 H^+ 不能排出体外，或 HCO_3^- 吸收减少，也可致酸中毒。其中，远曲小管性酸中毒系泌 H^+ 功能障碍所致，近曲小管性酸中毒则是 HCO_3^- 再吸收障碍所致。此两种情况均可使病人的尿液呈碱性，称为反常性酸性尿。

4. 酸性物质摄入过多 生理盐水、氯化铵、盐酸精氨酸或盐酸应用过多，可致血中 Cl^- 过多，HCO_3^- 减少，发生酸中毒。

【临床表现】

轻症病人常被原发病的症状所掩盖，重症病人常精神不振、嗜睡、迟钝或烦躁。最突出的表现是呼吸深而快，呼出的气体带有酮味。病人面色潮红，心率加快，血压偏低，对称性肌肉张力下降，腱反射减弱或消失，严重时可出现神志不清或昏迷。病人常同时伴有严重的缺水表现。

【诊断】

根据病人有严重腹泻、肠瘘或休克等的病史，又有深而快的呼吸，即应怀疑有代谢性酸中毒。可作二氧化碳结合力测定(正常值为25mml/L)。在除外呼吸因素之后，二氧化碳结合力的下降可确定酸中毒之诊断和大致判定酸中毒的程度。如有条件，应行血气分析检查，不仅可明确诊断，还可了解代偿情况和酸中毒的严重程度。此时血液pH和 HCO_3^- 明显下降。代偿期的血pH可在正常范围，但 HCO_3^-、BE(碱剩余)和 $PACO_2$ 均有一定程度的降低。

【治疗】

应以消除代谢性酸中毒的原因，同时补充碱性药物为主要措施。一般轻度代谢性酸中毒(血浆 HCO_3^- 为16～18mmol/L)由于肺加速通气排出 CO_2，肾排出 H^+、保留 Na^+ 和 HCO_3^- 的调节作用，只要去除病因和辅以补液，酸中毒常可自行纠正，无需应用碱性药物。

对重症病人(血浆 HCO_3^- 在10mmol/L以下)，应立即补液和应用碱性药物进行治疗。常用的药物是5%的碳酸氢钠溶液。当 $NaHCO_3$ 进入体内后，即离解为 Na^+ 和 HCO_3^-；HCO_3^- 与体液中 H^+ 结合成 H_2CO_3，再离解为 HCO_3^- 和 CO_2，CO_2 经肺呼出体外，体内 H^+ 浓度减少，酸中毒得以改善。Na^+ 留于体内，可提高细胞外液的渗透压和血容量。下列公式可计算碱性药物的需要量：

需 HCO_3^-(mmol)=[HCO_3^- 正常值(mmol/L)－HCO_3^- 测得值(mmol/L)]×体重×0.4，按5%碳酸氢钠溶液1ml含0.6mmol HCO_3^- 计算，可计算出碳酸氢钠的实际用量。

一般可先将所需量的一半，在2～4小时内输完，然后再根据病情变化决定是否继续输入所需量的剩余部分。一般不宜过速纠正酸中毒，以防大量钾离子转移到细胞内，引起低钾血症和离子化钙急速减少，发生低钙血症和手足抽搐。酸中毒纠正后，往往出现低钾血症，应注意补钾。

二、代谢性碱中毒

代谢性碱中毒（metabolic alkalosis）是由于体内 HCO_3^- 增多或 H^+减少所引起的。

【病因】

主要原因有：

1. 酸性胃液丢失过多 如幽门梗阻所致的严重呕吐、长期胃肠减压等，可丧失大量 H^+、K^+、Cl^-，因此会导致低氯低钾性碱中毒。这是外科病人中发生代谢性碱中毒最常见的原因。

2. 碱性物质摄入过多 长期服用碱性药物，可以中和胃液中的 H^+，使肠液中的 HCO_3^- 重吸收入血，引起碱中毒。大量输注库存血，抗凝剂入血后转化成的 HCO_3^-，如不能被及时排出体外可导致碱中毒。

3. 缺钾 禁食、钾摄入不足、消化液丢失、利尿剂等都可引起缺钾。缺钾时细胞内的 K^+和细胞外的 Na^+、H^+互相转移。细胞内每移出 3 个 K^+，细胞外即有 2 个 Na^+和 1 个 H^+进入细胞内，造成细胞内酸中毒和细胞外碱中毒。同时，血清钾降低时，肾小管细胞排泄 H^+作用增强，促进 H^+与 Na^+交换，使 HCO_3^- 重吸收增加，发生碱中毒。但尿液为酸性，这是缺钾性碱中毒一个特点。

4. 长期应用利尿剂 呋塞米和依他尼酸等能抑制近曲肾小管对 Na^+和 Cl^-的重吸收，但并不影响远曲肾小管内 Na^+与 H^+的交换。因此，随尿排出的 Cl^-远超过排 Na^+和 HCO_3^-，病人血液的 HCO_3^- 增多，发生低氯性碱中毒。

【临床表现和诊断】

一般无明显症状，有时可有呼吸变浅、变慢和神经精神方面的异常，如嗜睡、谵妄、昏迷等。根据病史和症状可做出初步诊断。血气分析可确定诊断。机体对碱中毒有部分代偿时，血液 pH、HCO_3^- 和 $PaCO_2$均有一定程度的升高。

【治疗】

重点应对病因治疗。对丧失胃液所致的代谢性碱中毒，可输入等渗氯化钠溶液或葡萄糖盐水，以恢复细胞外液量和补充 Cl^-；纠正低氯性碱中毒时，肾脏为了保留 H^+，而以 K^+换 Na^+，使 K^+排出增加，故碱中毒几乎都伴有低钾血症，所以，须同时注意补钾。

严重碱中毒时（血浆 HCO_3^- 为 45～50mmol/L，pH 超过 7.65），应静脉应用酸性药物，常用的为 0.1mol 等渗盐酸溶液，以中和过多的 HCO_3^-。具体方法是：将 1mmol/L 盐酸 150ml 溶入生理盐水或 5% 葡萄糖溶液 1000ml，经中心静脉导管缓慢滴入（25～50ml/h）。每 4～6 小时监测血气分析及血电解质，必要时第二天可重复应用。纠正碱中毒不宜过于迅速，一般也不要求完全纠正。关键是解除原因。

三、呼吸性酸中毒

呼吸性酸中毒（respiratory acidosis）主要病理生理变化是血中 $PaCO_2$增高，形成高碳酸血症。

【病因】

主要有：①肺泡通气功能减弱，不能充分排出体内生成的 CO_2，以致血液中 $PaCO_2$增高，形成高碳酸血症。见于全身麻醉过深、呼吸机使用不当、呼吸道梗阻、血气胸、心搏骤停肺水肿和哮喘持续状态等。②慢性阻塞性肺部疾病。由于换气功能障碍或肺泡通气-血流匹配失调，CO_2血内潴留，导致高碳酸血症。见于重度肺气肿、肺组织广泛纤维化等。③腹腔镜手术。腹腔镜手术时，由于需要用 CO_2建立气腹，可使腹膜吸收过量的 CO_2，引起高碳酸血症。

【临床表现与诊断】

病人可有呼吸困难，换气不足和全身乏力；有时气促，发绀，头痛和胸闷；病情重者可有血压下降、谵妄、昏迷等。血气分析显示血液 pH 明显下降，$PaCO_2$升高，血浆 HCO_3^- 可正常。

【治疗】

尽快治疗原发疾病和改善病人的通气功能。必要时作气管插管或气管切开，使用呼吸机辅助呼吸，改善换气。单纯吸入高浓度氧，对呼吸性酸中毒帮助不大，反而会降低呼吸中枢对缺氧刺激的敏感性，加重抑制呼吸。

引起慢性呼吸性酸中毒的疾病大多很难治愈。针对性地采取控制感染、扩张小支气管、促进排痰等措施，可改善换气功能和减轻酸中毒症状。

四、呼吸性碱中毒

呼吸性碱中毒（respiratory alkalosis）是由于肺泡通气过度，以致血中 $PaCO_2$ 降低，引起低碳酸血症。

【病因】

引起通气过度的原因很多，主要有癔病、忧虑、疼痛、发热、创伤、中枢神经系统疾病、低氧血症、肝功能衰竭以及呼吸机辅助通气过度等。

【临床表现与诊断】

笔记栏

多数病人有呼吸急促的表现。有时有眩晕、

手足和口周麻木、肌肉振颤、手足抽搐。血气分析可显示血液 pH 升高，$PaCO_2$和 HCO_3^- 下降。

【治疗】

主要是应积极治疗原发疾病。可用纸袋罩住口鼻，增加呼吸死腔以提高 $PaCO_2$。如系呼吸机使用不当，应调整呼吸频率和潮气量。静脉注射10%葡萄糖酸钙溶液 10mL 可消除手足抽搐。

第四节　体液失衡的综合防治

体液平衡失调是某些疾病或损伤的伴发现象或结果。同一种疾病或原因可引起多种的体液失调。因此，在同一病人身上，可以发生不止一种类型的水电解质失调和酸碱平衡紊乱。在治疗的时候，不能孤立的去处理，应当综合考虑，统筹安排。另外，在某些病人中，由于引起体液失调的原因在短时间内难以彻底去除，因此在治疗的同时应考虑到预防，防与治应当并举。

一、体液失衡的综合评估

在对病人体液失衡进行合理的防治之前，应对病人体液平衡情况进行详细的了解和评估。比如，引起体液失衡的原因是什么？体液失衡的种类和程度如何？可从以下几方面入手。

1. 充分掌握病史　应详细了解原发病的情况，能否正常饮食，是否存在液体的丢失（如呕吐、腹泻、大量出汗等），丢失的量有多少，有无口渴、尿量如何。另外还要询问液体治疗的情况，包括输液的量、液体种类、治疗的效果等。大多数水、电解质及酸碱失调都能从病史中获得有价值的信息，对诊断很有帮助。

2. 详细检查病人　应对病人进行详细全面的查体。特别要注意了解有无水、电解质及酸碱失调的体征，比如皮肤的弹性、有无水肿、腹水，有无眼窝凹陷、神经反射是否正常等。

3. 准确记录体液丢失量　准确记录液体丢失量，如出汗、呕吐、腹泻、各种引流管的引流量、尿量等是进行正确补液和体液治疗的前提。要认真、仔细的记录，尤其是对大手术后病人、危重病人更应如此。

4. 全面的实验室检查　一般应行以下检查：血、尿常规、血细胞比容；肝肾功能、血糖；血清 K^+、Na^+、Cl^-、Ca^{2+}、Mg^{2+}、P^{3-} 等；动脉血血气分析；必要时作血、尿渗透压测定。

5. 综合病史及实验室资料，应明确以下问题　确定有无体液失衡的原因、有无体液失衡、是哪一种类型的失衡、程度如何、是否为多种体液失衡同时存在。

笔记栏

二、体液失衡防治的基本原则

（1）尽快去除病因。只要原发疾病能够去除，体液的继续丧失得到控制或补偿自身具有的调节能力，便能使体液代谢和酸碱平衡逐步恢复正常。

（2）根据体液代谢和酸碱平衡失调的类型和程度，决定输液的种类和量。原则上可“缺什么，补什么；缺多少，补多少”来进行估计。各种补液计算公式只能作参考，不能视为法则。

（3）存在多种失调时，应综合考虑，分轻重缓急，依次予以纠正。首先要处理的应该是：①积极恢复病人的血容量，保证循环状态良好。②缺氧状态应予以积极纠正。③严重的酸中毒或碱中毒的纠正。④治疗重度高钾血症。

（4）计划要适应变化。纠正任何一种失调不可能一步到位，用药量也缺少理想的计算方法作为依据。因此，应密切观察病情变化，边治疗边调整方案。

三、防治计划的制订

防治计划是根据液体疗法的基本原则制订的。计划包括输液总量的估计、液体种类的选择、输液次序的安排和输液速度的控制。

1. 输液总量的估计　输液总量应包括每日生理需要量，额外丧失量和累积丧失量。

（1）每日生理需要量（简称日需量）：指机体维持正常生理活动每天所必须的液体量。包括每天排出的尿量、生理情况下呼吸和皮肤蒸发的水分。成人每日生理需要量约 2000～2500ml。一般可以 5%～10% 葡萄糖溶液 1500mL，加 0.9% 氯化钠溶液 500ml 和 10% 氯化钾溶液 30ml 补给。

（2）额外丧失量：指机体除日常生理活动过程中排出的液体量外，额外增加的体液丧失量。如呕吐或腹泻，大量出汗或大量排尿，各种引流管的引流等所丢失的体液量。一般根据病人前一日实际丧失的量如数补给。

（3）累积丧失量（已丧失量）：指病人就诊前已经丧失的体液累积量。一般根据病史和临床表现的缺水程度来估计。通常先按估计量的半量补给，其余半量可于次日再酌情补给。

2. 液体种类的选择　主要根据体液失调的类型和所丧失体液的性质来选择液体的种类，如高渗性缺水宜选择低渗盐水（0.45% 氯化钠溶液）或等渗葡萄糖溶液（5% 葡萄糖溶液）；低渗性缺水宜选择高渗盐水（3%～10% 氯化钠溶液）或等渗盐水（0.9% 氯化钠溶液）；等渗性缺水宜选择等渗盐水或平衡盐水补偿。丧失汗液宜选择低渗盐水补偿，丧失胃液宜选择等渗氯化钠溶液补偿，丧失小肠液宜选择平衡盐水补偿。

3. 输液顺序的安排　输液顺序的先后主要根据病情而定。一般可按“先盐后糖，先晶后胶，见尿补钾”的原则安排。

4. 输液速度的控制　主要根据病人缺水的程度和有效循环血量的情况而定。一般可按“先快后慢，量出为入，分批补给”的原则进行控制。即先快速输注液体补充血容量，改善循环功能；然后以较慢的速度维持，防止补液过多过快而产生急性肺水肿或急性心力衰竭等并发症。

四、输液途径的选择

选择恰当的输液途径、建立一条通畅的输液通道是实施体液治疗的重要一环。治疗计划设计得无论多么合理和周密，但是如输液途径选择不当，同样可致治疗失败。临床常用的输液途径有以下几种：① 周围静脉途径：通常选用上肢手背、下肢足背及头皮浅静脉（幼儿），采用头皮针或套管针穿刺静脉进行输液。此种途径操作简单方便，但是保留时间短（头皮针 1 天，套管针 3～5 天），输液速度受到一定限制，不能耐受高渗性液体输入，易发生静脉炎。在有严重脱水的病人浅静脉瘪陷，穿刺困难。②中心静脉途径：目前常用的是锁骨下静脉穿刺、颈内静脉穿刺及股静脉穿刺置管。此种途径穿刺较为复杂、并发症较多，技术要求高，带管的并发症较多且较严重，但是输液速度快、输注液体的种类不受限制。③经外周插入中心静脉置管（peripherally inserted central catheter，PICC）：是近几年兴起的一种输液新途径。操作时，穿刺的是外周的肘部浅静脉，然后经外周静脉将导管插至中心静脉。与传统的中心静脉置管相比，其特点是操作简单，并发症少，导管留置时间长，可达一年左右。可进行高渗液体的输注，输液速度也较快。

临床上输液途径的选择应依据输液的速度、输液的时间、液体的种类、病情的缓急而定。输液量较少、液体治疗时间短者可选择周围静脉穿刺的方法。需要快速大量输液、输注液体的渗透压较高及周围静脉穿刺困难者，应选择中心静脉置管。长期输液且液体渗透压较高或有明显刺激性者，应选择经外周插入中心静脉置管途径。

（陈强谱）

笔记栏

第五章 输 血

输血(blood transfusion)、麻醉和无菌术是促进外科发展的三大基石。输血的主要功能是补充血容量,改善循环,增加携氧能力,提高血浆蛋白浓度,增强机体免疫力和增进凝血功能。输血包括输入全血、成分血(blood component)和血浆增量剂。

第一节 血 型

Landsteiner 在 1901 年发现了红细胞 ABO 血型。汉族中,O 型最多,B 和 A 型次之,AB 型最少。

Landsteiner 和 Wiener 在 1940 年共同发现了一种与 ABO 血型系统无关的 Rh 血型。其中临床上最重要的是 RhD 型,有携带 D 抗原者称为 RhD 阳性,凡缺乏 D 抗原者称为 RhD 阴性。我国多数民族 RhD 阳性率不超过 1%。其在临床输血中的重要意义是:①RhD 阴性人第一次接受输注 RhD 阳性血液时,不引起溶血反应(hemolytic transfusion reaction,HTR),但产生 RhD 抗体,以后再次输入 RhD 阳性血液时将发生 HTR;②RhD 阴性母亲妊娠第一个 RhD 阳性胎儿时,在胎-母出血或分娩时,胎儿的红细胞会进入母体血循环使母体产生 RhD 抗体,第一胎可分娩正常婴儿。但在以后再妊娠中,这种 RhD 抗体可以透过胎盘进入胎儿血循环大量破坏胎儿红细胞,造成死胎、流产或新生儿溶血病。所以,在正常情况下,对 RhD 阴性受血者只能输给 RhD 阴性血液,特别是在育龄期妇女和女孩。(表 5-1)

表 5-1 ABO 血型检定

受检 RBC 与抗血清(正向检定)		受检血清与 RBC 试剂(反向检定)			结果
抗 A	抗 B	A	B	O	血型
-	-	+	+	-	O
+	-	-	+	-	A
-	+	+	-	-	B
+	+	-	-	-	AB

第二节 输血的适应证、途径、速度和注意事项

一、适 应 证

1. 纠正失血 一般主张血红蛋白(hemoglobin,Hb)>100g/L、血细胞比容>30% 时不需输血。原则上失血量<30% 不输全血。当失血量>50% 且大量输入库血(血液保存时间>2 周)时,要及时补充白蛋白、血小板、凝血因子和钙离子。一般情况下应使病人 HCT 保持在 30% 以上,Hb 维持在 100g/L 的水平(表 5-2)。

表 5-2 急性失血表现和治疗

失血量占总量%	临床症状	治疗
10(400ml)	一般无症状	正常人不需治疗
20(800ml)	轻度休克	晶体盐溶液、少量血浆代用品
30(1200ml)	中度休克早期	晶体盐溶液、浓缩红细胞
40(1600ml)	中度休克晚期	晶体盐溶液、白蛋白、浓缩
50(2000ml)	重度休克	红细胞、全血

注:按 60kg 体重含 4000ml 全血计算

2. 纠正凝血异常 输入新鲜全血或新鲜血浆(采血后<6 小时离心的血浆)以预防和治疗因凝血障碍所致的出血。最好根据引起凝血异常的原因补充相关血液成分。

3. 补充血浆蛋白及提高机体抵抗力 一般择期手术,白蛋白应维持在>30g/L,理想状态是≥35g/L。对严重感染的病人在抗生素配合下可考虑输注浓缩粒细胞。

二、途径和速度

最常用和方便的途径是静脉输血。尽量选择较粗大的表浅静脉,对大出血病人应采用深静脉穿刺插管或静脉切开。小儿常用头皮静脉输血,动脉输血少用。输血速度成人一般约 5ml/min,老年人或心脏病病人约 1ml/min,小儿约 10 滴/分。术前输血一般 1~2ml/min。大出血时输血速度宜快,必要时配合加压输血器以保证输血速度。一般一次输血<4 小时,每次输血<400ml 为宜。

三、注 意 事 项

输血前必须“三查七对”,对于配血单上每一项目均需二人核对,注意血袋有无渗漏、血液颜色有无异常。一般情况下除生理盐水外,不向血液内加入其他药物。输血期间严密观察病人,输血完毕后仍需观察病情,血袋保留 2 小时以备化验检查。

笔记栏

第三节 大量输血

大量输血(massive transfusion)是指一次输血量>2000ml,或24小时内输血量≥4000ml(60kg体重的全身血量)。

1. 低体温 大量快速输入冷藏血液可引起严重的低体温,对开腹手术、特别是开胸手术病人尤为严重,应将血袋加温到32℃再输注。

2. 电解质和酸碱失衡 库血保存时间越久,血钾浓度越高,但临床上很少发生真正的高钾血症。除非①输血速度>(100~150)ml/min;②持续性组织低灌注;③急性肾功能衰竭。输入大量枸橼酸钠抗凝血液,一方面发生枸橼酸中毒,其毒性主要是离子钙被过分结合所致,临床上每输入1000ml血液宜静脉补充10%葡萄糖酸钙溶液10ml,以防枸橼酸中毒;另一方面可引起一过性、代谢性酸中毒,而大量的枸橼酸盐代谢后生成碳酸氢钠又可引起代谢性碱中毒。正确判断有赖于及时的血气分析和电解质检测。

3. 2,3-二磷酸甘油酯(DPG) 库血储存3周,红细胞2,3-DPG含量明显降低,大量输入此类血可导致Hb的氧释放量下降。当需要大量输血时,一般尽量输注保存时间<(5~10)天的血较为合适。

4. 凝血功能变化 在1~6℃下保存时间>24小时的血液,其血小板活力几乎都已丧失。库血保存时间越长,凝血因子破坏越多。当需要大输血时,往往是病人已经发生了大出血。此时大出血本身已丢失大量的血小板和凝血因子,剩余的血小板和凝血因子又在止血过程中消耗,而大量输入库血将使此类物质进一步被稀释而引起凝血功能异常。对有出血倾向患者,在给快速输入8~10个单位的全血时(一个单位全血=200ml),一定要输入新鲜血浆和6~8个单位的混合血小板,才能防止出血倾向。

第四节 输血并发症及防治

三种输血并发症的防治(表5-3)。

表5-3 三种输血并发症的防治

	发热反应	过敏反应	细菌污染反应
原因	最常见是致热原引起免疫反应,其次是细菌污染和溶血	病人过敏体质, 多次输血产生抗体, 免疫低下者对IgA过敏	采血、储存、输血中细菌污染,细菌在血液中繁殖
时间	多发生在输血1~2小时内,也可输血中、输血后	多发生在输血即将结束时,也可在输血刚开始	由细菌种类、数目而定,大量污染的血液可立即致休克
表现	寒战高热,血压多无变化	荨麻疹、瘙痒、支气管痉挛水肿、休克死亡,不发热	血液污染轻时反应轻;污染重时可有感染性休克
治疗	严重者停止输血,给予退热、镇静剂	抗过敏治疗,必要时停止输血,严重者用肾上腺素,糖皮质激素	停止输血,血袋病人血细菌涂片和培养,使用抗生素
预防	严格控制致热原 对多次输血者最好输不含白细胞和血小板的成分血	有过敏史者输血前口服抗过敏药,对IgA低下者可输注洗涤红细胞, 有过敏史者不宜献血	严格无菌制度 不用污染血液制品

1. 溶血反应 是最严重的输血并发症,尽管很少发生,但后果严重,死亡率高。常见原因是误输ABO血型不合的血液所致。少数可能由于血液输入前处理不当所致。如库血储存、运输不当,温度过高或过低,血液加入高渗、低渗溶液或其他损害红细胞的药物。典型临床表现为输入异型血10~20ml病人出现头痛、胸痛、背痛、寒战、高热、面红、烦躁、面色苍白、呼吸困难甚至休克,随后出现血红蛋白尿和溶血性黄疸。血管内溶血>50ml可发生急性肾衰竭(acute renal failure,ARF)。特别需要注意的是,术中麻醉病人无法主诉症状,最早的征象是不明原因的血压下降和手术野渗血。诊断一般不困难,怀疑溶血反应需立即停止输血、再次二人仔细核对配血单、血袋标签各项内容。抽静脉血离心观察血浆色泽,粉红色即证明有溶血。尿含有血红蛋白时外观呈茶色。重新交叉配合试验,检测尿和血清中的血红蛋白和胆红素。预防措施主要在于加强责任心,治疗重点是:①抗休克:纠正低血容量性休克,使用糖皮质激素;②保护肾功能:维持尿量≥50ml/h,5%碳酸氢钠溶液250ml静脉滴注,碱化尿液,以利血红蛋白结晶溶解。血压稳定时静脉输注20%甘露醇溶液(0.5~1g/kg)或呋塞米40~60mg,必要时每4小时重复1次,直到血红蛋白尿基本消失;③维持水、电解质、酸碱平衡;④防治DIC;⑤必须早期进行血浆交换以彻底清除病人体内的异形红细胞、游离的血红蛋白及抗原抗体复合物。

延迟性溶血反应(delayed hemolytic transfusion

reactions, DHTR)多发生在输血后7~14天,主要是输入未被发现的抗体致继发性免疫反应造成。主要临床表现为不明原因发热和贫血,黄疸和血红蛋白尿也常见。一般症状不严重,经对症处理都可痊愈。

2. 循环超负荷 对心功能低下、老年、幼儿及低蛋白血症病人、输血过多和速度过快可引起急性心衰和肺水肿,诊断和治疗参见《内科学》教材。

3. 输血相关的急性肺损伤 输血相关的急性肺损伤(transfusion-related acute lung injury, TRALI)的发生与年龄、性别和原发病无关。发生机制可能是供血者与受血者之间白细胞凝集素与白细胞反应的结果。诊断与ARDS难以区别,需排除心源性呼吸困难。停止输血并采取有效治疗后,效果明显,好于急性呼吸窘迫综合征(acute respiratory distress syndrome, ARDS)。

4. 疾病传播 主要是病毒性肝炎、疟疾、HIV等。

5. 免疫抑制 输血可使受血者的非特异免疫功能下降和抗原特异性免疫受到抑制,增加术后感染率,并可促进肿瘤生长、转移、复发、降低5年存活率。≤3个单位的红细胞成分血对肿瘤复发影响较小。

第五节 自体输血

自体输血(autologous blood tranfusion)是收集病人自身血进行回输。主要用于外科。

1. 回收式自体输血 回收式自体输血(salvaged autotransfusion)是收集创伤后或手术过程中的失血,经回收机自动处理去除血浆和有害物质,得到HCT达到50%~60%浓缩红细胞。对恶性肿瘤手术,内脏穿孔有污染和感染,含有脓液、胆汁和羊水,肝或肾功能不全以及凝血因子缺乏者禁用。

2. 预存式自体输血 预存式自体输血(predeposited autotransfusion)适用于择期手术病人估计术中出血量较大者。一次采血量<总血量10%,每3~4天一次。术前必须每天补充铁剂和给予营养支持。一般不用于恶性肿瘤病人。

3. 稀释式自体输血 稀释式自体输血(hemodiluted autotransfusion)是病人在手术台上麻醉前,一侧静脉采血,另一侧静脉输入采血量3~4倍的电解质溶液,或血浆增剂以补充血容量。可采800~1000ml血,采血速度为200ml/5min。禁用于贫血、心功能不全和心力衰竭、脑血管病、肝和肾功能不全、脓毒症和凝血因子缺乏病人。

第六节 血液成分制品

见表5-4。

表5-4 血液成分制品

	特点	适应证
浓缩红细胞	总量110~120ml,含200ml全血中全部红细胞,HCT 70%~80%	各种急性失血,慢性贫血
洗涤红细胞	200ml中含红细胞170~190ml,去除肝炎病毒和抗A、B抗体	对白细胞凝集素有发热反应者。肾功能不全不能耐受库血中高钾者
冰冻红细胞	200ml中含红细胞170~190ml	同洗涤红细胞;自身红细胞的储存
血小板	50~70ml中含5.5×10^{10}血小板	血小板减少症和/或功能障碍
新鲜冰冻血浆	1U(250ml)含接近正常水平的所有凝血因子	凝血病和凝血因子缺乏,凝血障碍
冷沉淀	每袋20~30ml,含纤维蛋白原(>150mg)和FⅧ[(>80~120)U]及血管性假血友病因子(vWF)	血友病甲、先天性或获得性纤维蛋白缺乏症
白蛋白	有5%、20%、25%三种浓度	营养不良性水肿、肝硬化、低蛋白血症

第七节 血液代用品

1. Hb代用品 近年发展较快,包括全氟化碳和来源于人、动物过期的Hb及重组的Hb等。

2. 血浆代用品 (表5-5)

表5-5 右旋糖酐、羟乙基淀粉和血安定比较

	6%右旋糖酐40溶液	6%羟乙基淀粉溶液	血安定
原料	蔗糖	玉米	牛胶原
作用时间	6~12小时	14小时	4小时
渗透压	高渗	高渗	同血浆
分子量	7~10万左右	2.5~4万	3万
扩容效果	强	强	轻微
24小时总量	不宜>1.5L	不宜>1.5L	不宜>10L
机体积蓄	有(4~6周)	有(2周)	无
交叉配血	有影响	无影响	无影响
凝血功能	有影响	影响很小	无影响
肾脏副作用	肾功能衰竭	无	无

注:血安定是新一代明胶类血浆代用品。

表5-5中6%羟乙基淀粉溶液又名706代血浆。近年使用较多的是羟乙基淀粉130/0.4氯化钠注射液(Voluren,万汶),每日最大剂量50ml/kg,6%右旋糖酐临床简称"中右"。6%右旋糖酐40临床简称"低右",作用时间1.5小时,分子量4万,24小时总量不宜>1L,有渗透性利尿和改善微循环作用,右旋糖酐偶可引起过敏反应。

(杨伟民)

笔记栏

第六章 外科休克

第一节 概　　论

休克(shock)是指因各种有害因子侵袭引起全身有效循环血容量减少,组织灌流不足,细胞代谢紊乱和功能受损及器官功能障碍的临床综合征。休克的本质是氧供给不足和需求增加;特征是产生炎症介质;共同通路是有效循环血量下降引起微循环障碍;根本问题是微循环障碍和细胞的氧摄取、利用率降低。防治目的是尽量在去除病因前提下,采取综合治疗,支持生命器官微循环灌流和防止细胞损害(图 6-1)。

有害因子→休克→全身炎症反应综合征 SIRS→多器官功能障碍 MODS→多器官功能衰竭 MOF

图 6-1　休克的序贯性事件

流体力学泊肃叶方程式表述如下:

$$流量=\frac{\pi}{8}\times\frac{管道半径^4\times管道两端强差}{液体黏滞系数\times管道长度}$$

此公式表明,液体黏滞系数和管道长度与流量成反比,管道两端压强差与流量成正比。由于管道半径 4 次方与流量成正比,即管道半径的任何轻微变化将会剧烈影响流量变化。在切变率不变情况下,血液流经一定半径圆管时,血液黏度随半径减小而降低(法林效应,Fahraeus-Lingqvist's effect)。此效应表明,在微血管范围内,血管越细、血液黏度越低。这将有利于血液顺利通过微血管。

血液灌流是指单位时间内通过微循环营养毛细血管的血流量。有效循环血容量是指单位时间内通过心血管系统的血流量。维持有效循环血容量的基本三要素是:①充足的血容量;②有效的心输出量;③完整的外周血管张力。此基本三要素互相联系、互相影响、互为因果(图 6-2,图 6-3)。

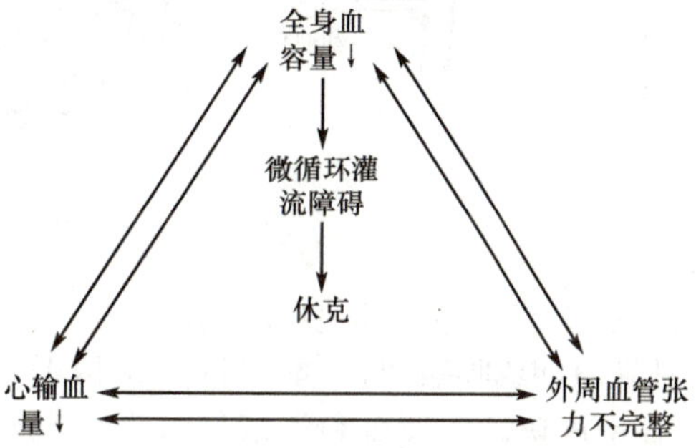

图 6-2　基本三要素与休克关系

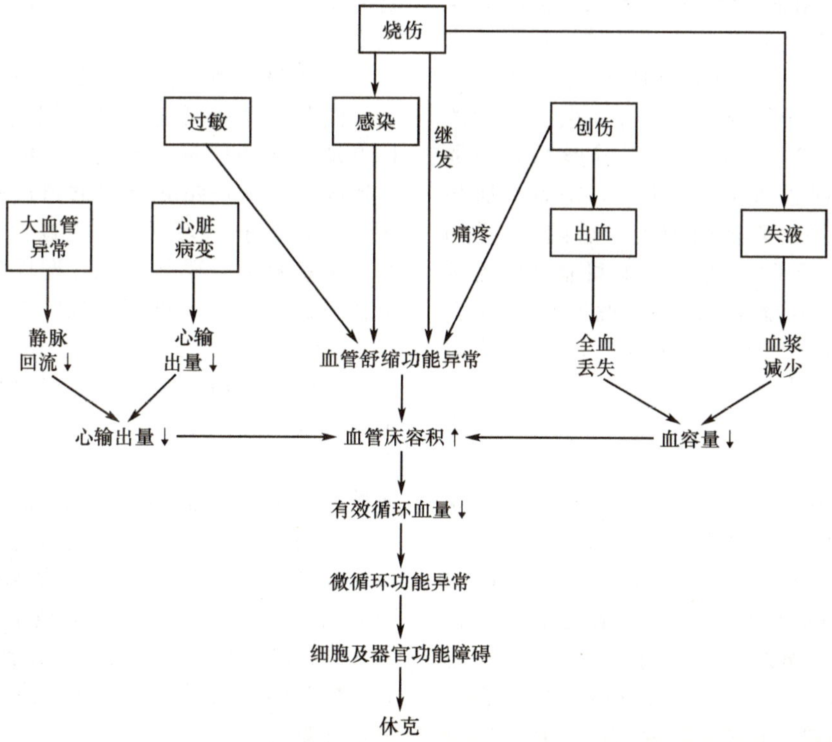

图 6-3　休克发生原因、起始环节和共同基础

休克分类方法颇多，尚无统一意见。本章把休克分为低血容量性、感染性、心源性、神经源性和过敏性休克五类。本节描述的外科休克发生机制和诊治原则主要指成人低血容量性休克，尤其是出血性休克。

一、病理生理

（一）微循环变化

微循环作为循环系统的最基层结构，是给机体各组织细胞运送氧气和营养物质，带走二氧化碳和代谢产物的场所。正常情况下，微循环血量占全身血量的20%。全身20%微循环处于开放状态，80%处于关闭状态，主要受局部体液因素调节而轮流开放和关闭，具有周期性的自律运动（图6-4，图6-5）。

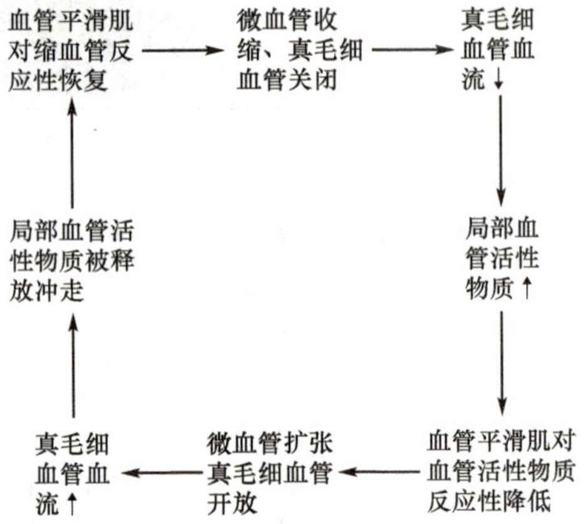

图6-4 毛细血管灌流的局部反馈调节示意图

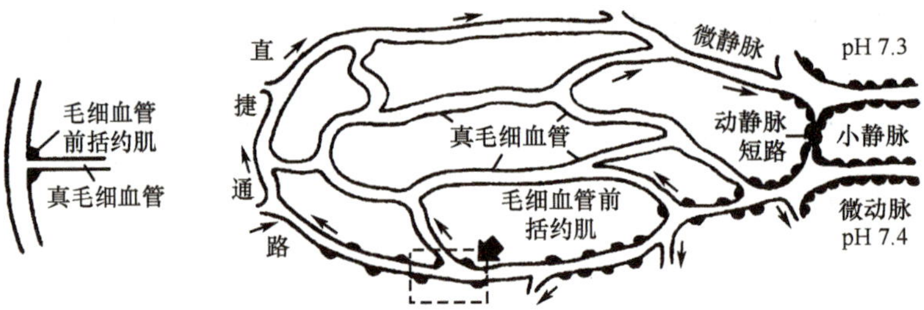

图6-5 正常微循环示意图

1. 轻度休克（休克早期、休克代偿期，微循环缺血性缺氧期或收缩期） 本期特点是微循环血管收缩导致缺血。失血和失液导致有效循环血容量急剧下降，通过主动脉弓和颈动脉窦压力感受器引起血管舒缩中枢脱抑制，交感-肾上腺轴兴奋释放大量儿茶酚胺以及肾素-血管紧张素分泌增加。一方面引起心跳加快、心输出量增加，以减轻血压下降程度。另一方面微循环中的微动脉和毛细血管前括约肌比微静脉对儿茶酚胺更为敏感，引起微动脉和毛细血管前括约肌强烈收缩，导致毛细血管前阻力大于后阻力，毛细血管内流体静水压下降，促使组织间液体回流进入血管，起到“自我输液”作用。此时微循环表现为“进少出多”状况。静脉系统是血液动力学中重要的血容量储备池，可容纳总血量的60%～70%，肌性微静脉和小静脉收缩，肝脾储血库紧急收缩，可迅速而短暂地增加回心血量，发挥“自我输血”作用。醛固酮和抗利尿激素的分泌增加，“保水保钠”，增加血浆量。

休克早期，微循环血管反应的不均一性，导致皮肤、肾脏、骨骼肌胃肠道和肝脏等血流依次减少。心、脑血流量通过自我调节仍稳定在一定水平上，此谓“血液重新分布”。机体通过“自我输液”、“自我输血”和减少尿量，引发“血液重新分布”，减轻血压下降，尤其是平均动脉压[舒张压+1/3（收缩压－舒张压），正常90±5mmHg]下降程度，起到了“移缓救急”的作用。这种调节保证了生命器官功能，是建立在某些组织器官处于低灌流、缺氧状态的巨大代价基础上的。此时，若能积极去除休克病因，及时治疗，休克状态常能逆转。

2. 中度休克（休克中期、休克进展期、可逆性失代偿期、微循环瘀血性缺氧期或扩张期） 本期特点是微循环扩张导致淤血。休克继续进展，微循环内动静脉短路和直捷通道进一步开放，有效微循环灌流进一步下降，细胞缺血、缺氧进一步加剧。无氧酵解导致乳酸等代谢性酸性产物蓄积，ATP代谢产物腺苷堆积，组胺、缓激肽、前列腺素等物质释放增加。这些物质使微动脉和毛细血管前括约肌收缩功能逐渐减退以至扩张，后括约肌则因对其敏感性低仍处于相对收缩状态，结果导致微循环灌流“进多出少”。血管容积增大，大量血液瘀滞于毛细血管网引起静水压升高，组胺、缓激肽和前列腺素等物质引起血管通透性增高，导致血浆外渗，血液浓缩和血液黏稠度增加，进一步引起回心血量降低。此时“血液重新分布”调节能力减弱，不能维持基本血压，出现生命重要脏器心、脑、肾的灌流明显不足，休克加重，增加了抗休克治疗难度。

3. 重度休克（休克难治期、不可逆期、微循环

笔记栏

衰竭期）　血管平滑肌麻痹导致血管进一步扩张，血管容积进一步增大，微循环停滞和淤积更加严重，出现“不进不出郁积”现象。即使大量补血补液，血压回升，毛细血管血容量仍不能恢复。血管通透性急剧上升，微循环血液进一步浓缩，血细胞压积增大，纤维蛋白原浓度增加，引起白细胞集聚和血液黏滞度增高，血液处于浓缩和高凝状态。加上血流速度显著减慢以至中止，可能诱发弥散性血管内凝血（DIC），造成器官栓塞梗死。细胞严重缺氧导致溶酶体膜发生破裂，溢出多种水解酶引起细胞自溶，加重休克微循环紊乱，引发细胞和器官功能衰竭。最终引发多器官功能障碍综合征（MODS）。

微循环变化是休克病理生理学的核心问题。休克时，一般发生顺序是微血管收缩→扩张→麻痹和衰竭。当然，微循环变化程度并非一种模式，其发展也不能截然分开（表6-1，图6-6）。

表6-1　休克不同时期微循环变化主要特征

代偿期：
微动脉、前括约肌、微静脉收缩
直捷通道及动、静脉短路开放
微循环“进少出多”→缺血、缺氧
血液重新分布→保证心脑血流量
失代偿期：
血管平滑肌反应性↓、收缩功能逐渐↓
白细胞黏着、红细胞聚集
微循环“进多出少”→微循环瘀血性缺氧扩张
血液重新分布功能↓→不能保证心、脑、肾血流量
难治期：
血管反应进行性下降
微血管弛缓呈麻痹扩张
即使大量输血输液，微循环“不进不出”
部分病人并发DIC、MODS

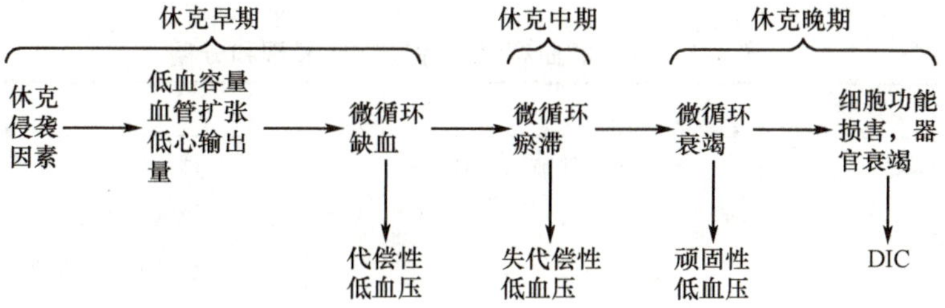

图6-6　休克分期与机体主要变化

（二）代谢变化

1. 能量代谢　休克时能量代谢比较复杂，总的代谢变化为氧耗减少，葡萄糖无氧酵解加强，脂肪和骨骼肌蛋白分解增加。当细胞缺氧达15分钟时ATP即减少，20分钟时线粒体即发生肿胀。无氧糖酶解所提供的能量仅为有氧代谢的1/15左右，导致机体能量极度缺乏。

2. 水、电解质、酸碱平衡紊乱　细胞无氧酵解增强使乳酸生成增多且积存。肝细胞缺氧，不能充分摄取乳酸转化为葡萄糖，功能障碍不能及时清除各种代谢产物，机体发生代谢性酸中毒。代谢性酸中毒和能量不足，细胞膜上钠泵和钙泵功能障碍，细胞膜通透性增加，表现为钙、钠和水流入细胞内，钾和镁从细胞内逸出，导致细胞外液减少和细胞肿胀、死亡。

（三）内脏器官继发性损害

休克过程中最易受累的器官为肾、肺、心和脑。休克持续时间>10小时，容易继发内脏器官受损。一个重要器官发生功能不全，常常引发其他器官也发生功能不全，最终引发MODS。

1. 肺　休克期呼吸中枢兴奋，呼吸加深加快，出现低碳酸血症和呼吸性碱中毒。肺内血管阻力常大于全身血管阻力。持续缺氧使肺毛细血管内皮细胞受损，通透性上升，血液成分大量渗出血管，造成严重的间质性肺水肿、肺泡水肿、出血。肺泡上皮细胞受损，肺泡表面活性物质生成减少，促使肺泡萎陷，造成局限性肺不张，间质性肺水肿，微血栓形成及肺泡内透明膜形成。最终使通气血流比例失调（正常0.8）和弥散障碍。发生急性呼吸衰竭，称为休克肺，属于急性呼吸窘迫综合征（ARDS）。ARDS常发生于休克期内或稳定后48~72小时内。因休克而死亡的病人中，约有1/3死于此征。

2. 肾　重度低血容量休克引起的急性肾功能衰竭（ARF）多发生在休克1~5天内。休克初期有效循环血量不足，导致肾灌流不足，肾小球滤过不足。及时恢复有效循环血量，恢复肾灌流量，可使肾功能恢复。此时称为功能性肾功能衰竭。休克时间延长，在肾缺血和肾毒素作用下，可引起以基膜断裂为特点的肾小管上皮细胞坏死，发生器质性肾功能衰竭。此时，即使通过治疗使肾血流量恢复正常，也难使肾脏、泌尿功能在短时间内恢复正常，患者可因ARF而死亡。继发ARDS的肾功能障碍多发生在致病因子侵袭5天以后，患者经一般治疗病情稳定，甚至有所好转，以后又可再次出现恶化。

3. 心 冠状动脉灌流量80%发生于舒张期。持续休克和心率过快，使得舒张压下降和舒张期过短，直接导致冠状动脉血流量明显减少。酸中毒、低血钙、低血钾影响心率和心肌收缩力。心肌内微血栓可引起心肌局灶性坏死和心内膜下出血。

4. 脑 休克早期，儿茶酚胺的增加对脑血管作用甚小；平均动脉压在55～140mmHg时，通过自我调节使脑灌流量稳定在一定水平。当平均动脉压<50mmHg(6.67kPa)时，脑组织出现缺血缺氧，很快发生能量衰竭；脑血管通透性增加，继发脑水肿并出现颅内压增高的临床表现。

5. 胃肠道 休克时出现血液重新分布，胃肠道和肝脏血管首先收缩，肠系膜上动脉血流量可减少70%。休克持续发展引起应激性溃疡和急性肝功能衰竭。正常黏膜上皮细胞屏障功能受损，导致肠道内细菌或毒素经淋巴或门静脉侵害机体，称为细菌移位和内毒素移位，形成肠源性感染。消化系统的这种变化是发生肠源性脓毒血症和MODS的主要原因。

二、临床表现

休克临床表现因休克原因、休克打击强度、失血和失液速度、机体代偿能力不同而各异。如过敏性休克特点是血管容量骤然增加而使血压迅速下降。心源性休克特点是心输出量迅速降低，血压下降。神经源性休克(颅脑损伤、深度麻醉和脊髓损伤)特点是血管运动中枢抑制使外周血管阻力迅速下降，病人四肢温暖和干燥。老年人脉率和呼吸比年轻人稍慢，年幼者意识较易有障碍，酗酒者血压易降低而尿少不明显(表6-2)。

表6-2 成人低血容量性休克临床表现和分期

	轻度	中度	重度
神志	神清、痛苦、紧张	神志尚清，表情淡漠	神志模糊，甚至昏迷
口渴	口渴	很口渴	极渴或无主诉
皮肤色泽	开始苍白	苍白	显著苍白、肢端青紫
皮肤温度	正常或发凉	发冷	厥冷、肢端更明显
脉搏	80～120次/分，尚有力	100～140次/分	>140次/分
血压	脉压差<30mmHg或开始下降，舒张压上升，收缩压正常或稍升高	收缩压70～90mmHg 脉压差显著下降	<70mmHg或测不到收缩压
体表血管	正常	表浅静脉塌陷、毛细血管充盈迟缓	表浅静脉显著塌陷、毛细血管充盈极迟缓
尿量	>30ml/h	<30ml/h	<17ml/h 或<100ml/24h
失血量*	<20%(<800ml)	20%～40%(800～1600ml)	>40%(>1600ml)

*按成人体重60kg，全血量4000ml计算

三、休克监测

(一)一般监测

具体见表6-3。

经验丰富的临床医生通过休克临床表现和一般监测可大致判断有无休克及休克严重程度。休克时发生的变化顺序为：细胞膜功能变化→微循环紊乱→脉率增快→血压下降。因此，血压并不是反映休克的敏感指标。脉搏中的脉率、节律和强度可反映心泵、血压和外周动脉弹性等。若脉搏持续>150次/分将引起心搏出量减少和心肌耗氧量增多。维持血压固然不能忽视，保证微循环有效灌流更为重要。临床实际工作中由于血压值获得容易，常以血压水平来表示休克的严重程度。通常认为，收缩压<90mmHg、脉压差<20mmHg是休克存在的表现。要注意高血压患者休克早期即使收缩压下降20%～30%，仍可>90mmHg。平均动脉压(正常90±5mmHg)更能反映周围血管阻力、冠状动脉压等因素。

表 6-3　休克一般监测

	意义	病情变化
精神状态	反应脑组织灌流和全身循环状况	好转:昏迷→表情淡漠→神志清楚 恶化:神志清楚→表情淡漠→昏迷
皮肤温度	体表血管灌流标志	好转:厥冷→发冷→发凉 恶化:发凉→发冷→厥冷
皮肤色泽	体表血管灌流标志	好转:显著苍白→苍白→开始苍白 恶化:开始苍白→苍白→显著苍白
脉搏(次/分)	脉搏增快早于血压下降,是休克的早期诊断指标	好转:>140→100~140→80~120 恶化:80~120→100~140→>140
血压(mmHg)	休克时血压变化滞后于脉搏增快变化	好转:收缩压<70→90~70→正常 恶化:脉压差下降→显著下降→测不到血压
尿量(ml/h)	反映肾血流灌注的指标	好转:<17 或<100ml/24h→<30→>30 恶化:>30→<30→<17 或<100ml/24h
休克指数(脉率/收缩压)	<0.5 无休克,>1.0~1.5 休克,>2.0 严重休克	好转:>2.0→>1.0~1.5→<0.5 恶化:<0.5→>1.0~1.5→>2.0

(二)特殊监测

如果能同时监测中心静脉压(CVP)、肺毛细血管楔压(PCWP)、心脏指数和动脉血气分析等,能更精准地判断有无休克及休克的程度,更精准地指导临床抗休克治疗及判断(表 6-4)。

表 6-4　休克特殊监测

	正常值	病理生理意义	临床意义
中心静脉压(CVP)	5~10cmH_2O	受中心静脉血容量、右心舒缩和内压、静脉张力、胸腔和心包内压等因素影响,是广泛开展、简单有效的重要检测方法	<5cmH_2O 血容量不足 >15cmH_2O 心功能不足 >20cmH_2O 充血性心力衰竭
肺毛细血管楔压(PCWP)	6~15mmHg	同时测肺动脉压(PAP)、混合静脉血血气分析,反映肺静脉、左心房、左心室功能。	<6mmHg 表示血容量不足,比 CVP 敏感 >15mmHg 表示肺循环阻力↑,如肺水肿
心输出量(CO)	4~6L/min	降低反映周围组织灌流减少	休克时均有不同程度↓,除"暖休克"外
心脏指数(CI)	2.5~3.5L/(min·m^2)	单位体表面积的心输出量	
总外周血管阻力(SVR)	100~130kPa·s/L	$SVR=\frac{平均动脉压-CVP}{CO}\times 80$	结合 CO 指导休克的适当药物治疗
动脉血氧分压(PaO_2)	80~100mmHg	判断机体有无缺氧及程度,30mmHg 时组织进入无氧状态	<60mmHg,吸入纯氧仍无改善者则可能是 ARDS 先兆
动脉血二氧化碳分压($PaCO_2$)	36~44mmHg	是通气和换气功能指标,是呼吸性酸中毒或碱中毒的诊断依据	↑表示肺换气不足导致 CO_2 聚积,↓表示肺过度换气,45~50mmHg 常提示肺泡通气功能障碍
动脉血 pH	7.35~7.45	反映体内呼吸性和代谢性因素综合作用结果	<7.35 为失偿性酸中毒,>7,45 为失代偿性碱中毒
碱缺失(BD)		反映全身组织酸中毒情况	与乳酸↑有关,其负值越大反映休克越重
动脉血氧饱和度(SaO_2)	95%~98%	动脉血和 Hb 结合程度	PH↓→氧合 Hb 易释放氧→有利提高微循环氧分压(Bohr 效应)
动脉血乳酸盐	1~1.5mmol/L	危重病人允许到 2mmol/L	复苏后持续升高一般表示预后不佳

四、诊　断

结合有无休克侵袭因素、休克临床表现、休克一般监测和特殊监测指标，综合分析，诊断休克一般不难。关键要早期发现。凡遇危、急、重患者要随时警惕休克。临床医疗实践中，很少有对危、急、重病人能不能下休克诊断进行争论。更常见的是遇到紧急情况，完全忘记诊断休克。

五、治　疗

所有用于治疗休克的医疗措施统称为抗休克疗法，应根据不同休克病因、不同休克类型、目前休克程度、病人机体状况（心、肺、肾、肝功能状况及年龄）和检测结果，有针对性地采取个体化治疗方案，并注意防治休克并发症。重点是恢复有效灌注和对组织提供足够的氧。在一定条件下，脏器微循环血液灌流量与心功能、血容量成正比，与血管阻力成反比。因此，恢复充足的血容量、恢复有效的心输出量、恢复完整的外周血管张力是治疗休克的三个着力点。

（一）一般紧急治疗

保证呼吸道通畅。诊断明确者给予镇静止痛剂，以降低氧耗和代谢水平。维持休克体位（头和躯干抬高 20°~30°，下肢抬高 15°~20°）以增加回心血量。及早建立可靠、通畅、有效的静脉输液通路。及早给予鼻管或面罩吸氧，留置导尿管。连接监护仪。注意保温。高热给予降温。

（二）积极治疗原发病

一般情况下，发生休克都有明显休克侵袭因子打击，此时中止休克侵袭因子打击和恢复充足的血容量同等重要。高压大脓腔、坏死肠袢、消化道穿孔、内脏大出血等疾病往往需要及时手术，才能及时减轻或中止休克侵袭因子对机体的打击。治疗原则是：①病情允许，尽快在恢复充足血容量后及时手术；②病情不允许，尽量争分夺秒地恢复一定的血容量再紧急手术；③病情危急，即使不稳定，果断边抗休克边手术。犹豫不决可能断送宝贵的手术时机。此时，一般主张行简单有效的手术，不主张行复杂费时的根治性手术。手术时机和手术方式的选择对外科医生始终是一个考验和挑战。

（三）补充血容量

这是抢救休克的最基本措施。各种休克都存在有效循环血量绝对或相对不足，只要心功能正常，抓紧时机从静脉快速补液，迅速增加回心血量，可立竿见影增加心搏出量，即扩充血容量，简称“扩容”。正确的扩容原则是：①及时、尽早、充分；②“需多少、补多少”；③“缺什么，补什么”。休克越重，微循环扩张淤滞和细胞通透性增加越重，不仅要补充所丢失的血容量，而且还要充填扩大的毛细血管床。因此，实际需要量往往比估计量大。扩容通常首先在 30~45 分钟内经静脉快速滴入生理盐水或平衡盐液 1000~1500ml，重度休克 2000~2500ml。由于此类晶体液维持扩容时间很短（仅 1 小时左右），可加用血浆增量如剂羟乙基淀粉，作用时间 14 小时，经肾排出，无毒性和抗原性，不引过敏反应，对凝血功能影响很小，一般不宜>1500ml/d。一般将血红蛋白（Hb）浓度调节至 100g/L，血细胞压积（HCT）达 30%~35% 为最佳状态。当 Hb<70g/L，HCT<30%，可输浓缩红细胞。休克未纠正前，尽量少用葡萄糖液。注意适当补充白蛋白和血浆，以纠正低蛋白血症和凝血因子减少和缺乏。临床实际工作中，主要依据休克的临床表现、尿量、CVP 和血压变化来调节输液总量、成分、速度和不同液体的前后输注顺序。也有采用 7.5% 高渗氯化钠和等量 6% 右旋糖酐 70，按 4ml/kg 进行休克复苏治疗。血容量补足的根据是：① 尿量 > 40ml/h；② 血压正常，脉压差 > 40mmHg；③CVP 升至 $12cmH_2O$；④临床表现好转（表 6-5）。

表 6-5　临床常用的调节输液指标

临床反映	尿量	CVP	血压	原因	处理原则
休克加重	<17ml/h 或<100ml/24h	低	低	血容量严重不足	早期、及时、充分补液
休克好转	>30ml/h	低	正常	血容量不足	适当补液
呼吸困难、颈静脉怒张、双肺啰音	<30ml/h	高	低	心功能不全或血容量相对过多	强心，纠酸，扩血管
皮肤苍白、发凉	30ml/h 左右	高	正常	容量血管过度收缩	舒张血管

（四）纠正酸碱平衡失调

休克时细胞缺血缺氧，一般都有不同程度的酸中毒。常用 5% $NaHCO_3$ 溶液 125ml 静脉滴入，30~60 分钟复查动脉血气以决定是否继续使用。目前对酸碱平衡的处理原则多主张“宁酸毋碱”。不

笔记栏

严重的酸性环境有利于氧从 Hb 分离,提高微循环氧分压,并不急于积极纠正。

(五) 血管活性药物的应用

理想的血管活性药物应能迅速提高血压,改善心、脑灌流,又能改善肾和胃肠道等内脏器官灌流。只有当血容量得到了充分的补充时,使用血管活性药才能发挥作用,不宜单独使用。更不能为了单纯追求升高血压而长时间、大量使用缩血管药,以致灌流量明显下降。使用血管活性药的目的是改善组织灌流,至少要改善生命器官的灌流。一般休克早期,需要选择性地扩张微血管以减少微血管过度代偿(强烈收缩);到后期,可用血管收缩剂,起轻度选择性收缩肌性小静脉或微静脉,防止容量血管过度扩张(表 6-6)。

表 6-6 常用血管活性药物

药名、剂型	开始剂量、速度	药理作用	临床意义
扩血管药			
硝普钠	20mg+250ml 液体 ivgtt,60μg/min	作用于血管平滑肌,降低周围血管阻力和肺动脉楔压	肝内代谢产物氰酸盐对肝、肾有毒性,使用>3 天测血浓度,>10mg/dl 停用
酚妥拉明	20mg+250ml 液体 ivgtt 0.1mg/min	α 受体阻滞剂,能解除去甲肾上腺素所引起的小血管收缩	起效快,持续时间短,降低周围血管阻力和增加心博出量
缩血管药			
多巴胺	20mg+5% 葡萄糖溶液 250ml ivgtt 0.3mg/min	兴奋 α、$β_1$ 和多巴胺受体,<10μg/(kg · min)增强心肌收缩力、扩张肾、胃肠血管,>15μg/(kg · min)主要收缩血管	宜采取小剂量,取其强心、扩张肾和胃肠道血管作用
去甲肾上腺素	3mg+5% 葡萄糖溶液 250ml ivgtt 0.15mg/min	以兴奋 α 受体为主,轻度兴奋 β 受体,临床最常用的缩血管药	作用时间短,兴奋心肌,收缩血管,升高血压及增加冠状动脉血流量
间羟胺(阿拉明)	40mg+5% 葡萄糖溶液 250ml ivgtt 0.3mg/min	间接兴奋 α、β 受体	对心脏和血管作用同去甲肾上素,但作用弱,维持时间 30 分钟
抗胆碱药			
山莨菪碱	10mg/15min iv 或 40~80mg/h 持续泵入,直到病情改善	抗乙酰胆碱所致平滑肌痉挛,扩血管作用比硝普钠、酚妥拉明弱,作用时间稍长,常伴脉搏增快	用于外周血管痉挛时,对提高血压、改善微循环、稳定病情方面有明显效果
强心药			
毛花苷 C	首次 0.4mg+50% 葡萄糖溶液 20ml iv,1~2 小时再用 0.2~0.4mg	增强心肌收缩力,减慢心率 10~30 分钟起效,1~2 小时效应最大,维持药效 2~4 天	增加心搏出量和心输出量,改善肺循环及体循环

为了兼顾各重要脏器灌流水平,常将血管收缩剂与扩张剂联合应用。例如:去甲肾上腺素 6~30μg/min 和硝普钠 60~600μg/min 联合静脉滴注,可增加心脏指数 30%,减少外周阻力 45%,使血压提高到 80mmHg(10.7kPa)以上,尿量维持在 40m/h 以上。此法操作不当会出现血压忽高忽低,反而导致病情不稳定,常需在有经验医生指导下进行。临床上更常用、更安全、更简单的是多巴胺 20mg+间羟胺 40mg+5% 葡萄糖溶液 250ml 共同静脉滴注,根据病情调节药物输入速度。

(六) 皮质类固醇

皮质类固醇能抑制多种炎性介质释放、稳定溶酶体膜、稳定血压、改善微循环和增加心输出量。一般适用于脓毒性休克,过敏性休克,心源性休克和顽固性休克。原则是:早应用,短疗程,大剂量。如地塞米松 1~3mg/kg 静脉滴注,一次滴完。使用 1~2 次,不超过 48 小时,必要时用量可达正常用量的 10~20 倍。不良反应:①应激性溃疡;②加重感染;③影响肾功能和 ARDS 病情预后;④诱发精神、神经异常反应;⑤突然停药出现反跳现象。

(七) 治疗 DIC

DIC 是休克终末期表现,一旦发生,预后不良。可用肝素抗凝治疗,一般剂量为 1.0mg/kg,6 小时一次,成人首次用 1 万 U(1mg 相当于 125U 左右)。

（八）其他类药物

该类药物包括：①钙通道阻断剂如维拉帕米，具有防止钙离子内流、保护细胞结构与功能作用；②吗啡类拮抗剂如纳洛酮，可改善组织血液灌流和防止细胞功能失常；③氧自由基清除剂如超氧化物歧化酶（SOD），能减轻缺血再灌注损伤中氧自由基对组织破坏作用；④调节体内前列腺素（PGS），如输注前列环素（PGI_2）以改善微循环；⑤利尿剂及抗生素的使用。

第二节　低血容量性休克

任何构成血管内有效循环血量降低的因素均可导致低血容量性休克（hypovolemic shock）。常因大量出血、体液丧失、液体积存于第三间隙所致。主要表现为有效循环量↓→CVP↓→回心血量↓→血压↓。早期“血液重新分配”→外周血管阻力↑→心率↑，晚期微循环障碍→MODS。

一、失血性休克

失血性休克（hemorrhagic shock）在临床工作中很常见。多见于损伤引起大血管、肝、脾破裂，胃、十二指大出血，宫外孕破裂和产后大出血等。通常在迅速失血超过全身总血量 20% 时，启动“血液重新分配”仍不能稳定有效循环量，即出现休克。

【治疗】

1. 扩容　可根据表 6-2 迅速、粗略地估计出血量。更关键的是抓紧时机及时增加静脉回流量。输入量稍大于丢失量。尽管丢失的是全血，但是补充血容量并不需要全部补充血液，Hb>100g/L，HCT>30% 不必输血。首先在 30 分钟内经静脉快速滴注 1000ml 生理盐水或平衡液，尔后快速补充人工胶体液更容易恢复血容量和维持血液动力学稳定。经上述快速补液后，病情一般有好转。此时，根据休克临床表现、一般监测和特殊监测结果，综合分析，调节下一步扩容的成分、速度，必要时输入浓缩红细胞、血浆、全血。

2. 止血　对失血性休克积极止血尤为重要。有时候，病人休克后血压下降，出血可停止；当休克复苏成功后血压回升，可再次引发出血。根据具体情况，采用指压法、局部加压包扎法、上止血带等方法暂时止血，为进行彻底的手术止血赢得宝贵时间。凡是不止血不能中止休克者，要果断边抗休克，边做手术准备，及早手术止血。否则，出血不止，随着休克时间延长，病情每况愈下，徒然增加手术风险或丧失手术时机。

二、创伤性休克

创伤性休克（traumatic shock）见于严重的外伤。其病理生理特征为：①血液和血浆同时丧失（如挤压伤）；②损伤处炎性肿胀和体液渗出使血容量进一步下降而组织间隙容积趋向扩大；③创伤和疼痛引起神经内分泌系统反应，血浆内肾上腺素和去甲肾上腺素升高，影响血管阻力；④创伤本身直接引起重要生命器官衰竭，如急性出血性心包填塞引起心衰，创伤性湿肺引起肺衰；⑤创伤本身间接引起重要生命器官衰竭，如管形骨骨折后引起脂肪栓塞症，挤压伤时大量肌红蛋白引起 ARF 等。器官和组织受到的损害比单纯性低血容量性休克更重，其病理生理远比失血性休克复杂。

【治疗】

1. 扩容　临床实际工作中常常对创伤性休克失液量估计不足，扩容总量大多需要超过估计量。若 CVP<5cmH_2O，宜在 30 分钟内快速输入液体和全血共 3L。对扩容后的结果认真监测和分析，然后再修正治疗方案。

2. 纠酸　创伤早期因过度换气常会发生碱中毒。必须强调，在创伤性休克中，应用碱性药物必须有血气分析的依据。

3. 手术　有些创伤必须立即处理，如张力性气胸，开放性气胸、活动性出血、不稳定的移动性骨折。其他手术处理宜在休克基本控制后进行。

三、脓毒性休克

脓毒性休克（septic shock）是由感染造成 SIRS，引起器官功能不全、收缩压<90mmHg。外科多见，并发症多，易发生 MODS、治疗棘手，死亡率高。G^-杆菌释放的内毒素是导致休克的主要原因。故又称为内毒素性休克（endotoxic shock），即冷休克，以前多称为感染性休克（infective shock）。由于在确诊为感染性休克的病人中，可能未见明显感染病灶，但具有 SIRS，目前多改称为脓毒性休克。其发病机制复杂。主要是由于感染灶的微生物及其释放的各种内、外毒素，刺激细胞生成并激活各种内源性炎症介质，通过对心血管系统的影响，对炎性细胞的趋化作用，对毛细血管壁通透性的作用和对靶细胞的活化及损害作用，引起各种临床表现。

脓毒性休克临床表现甚为复杂，其局部反应有红、肿、热、痛及功能障碍等；全身反应有畏寒、发热、呼吸急促和器官功能不全等全身感染症状。临床上以冷休克较为多见（表 6-7，图 6-7）。

表 6-7　脓毒性休克二种不同临床表现

临床表现	冷休克（低排高阻型）	暖休克（高排低阻型）
神志	躁动、淡漠或嗜睡	清醒
血管反应	收缩为主	扩张为主
皮肤色泽	苍白、紫绀或花斑样发绀	淡红或潮红
皮肤温度	湿冷或冷汗	比较温暖、干燥
毛细血管充盈时间	延长	1～2s
脉搏	细速	慢、搏动清楚
脉压差(mmHg)	<30	>30
尿量(ml/h)	<25	>30

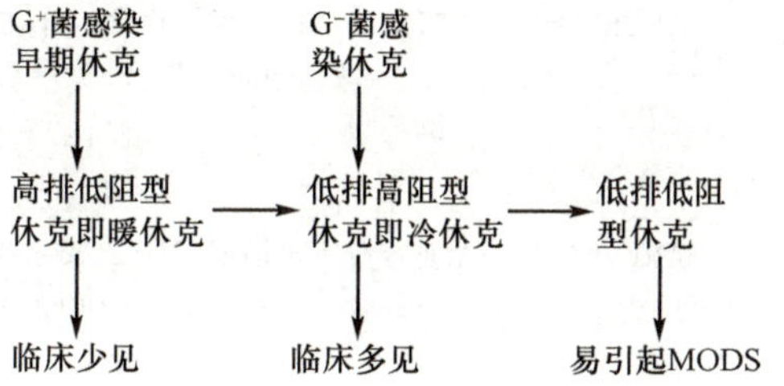

图 6-7　脓毒性休克变化示意图

【治疗】

1. 扩容　首次输注平衡盐液，配合输注适当的胶体（血浆、浓缩红细胞或全血）。由于细菌毒素易影响肺功能和心功能。综合分析表 6-1～表 6-5 结果，以 Hb＝100g/L，HCT>30% 为宜，警惕输液过多。

2. 控制感染　抗生素使用原则：①休克本身就是使用抗生素的适应证；②首先根据临床经验，选用有效、强力、广谱抗生素，待病人血液、痰液、脓液、体腔液、粪便的细菌培养和药敏试验结果出来再作调整；③足量，短时间内使血液内抗生素浓度达到杀菌水平；④注意避免抗生素毒副作用。休克的发生反映局部感染的周围已失去屏障。尽早处理急性弥漫性腹膜炎、坏死肠袢、高压脓腔、梗阻性化脓性胆管炎等。及时手术去除病灶可能成为纠正休克的转折点。

3. 纠酸　酸中毒发生早而严重，须及时纠正。首次用 5% 碳酸氢钠 125～250ml。约 1 小时后，根据血气分析决定是否追加。

4. 心血管药物的使用　平均动脉压<60mmHg 时，心、脑血管调节功能甚低。要保持冠状动脉基本灌流，主动脉舒张压不能<60mmHg。在扩容、纠酸基础上，使用血管活性药（一般联合二种药物），尽量使血压维持在 90mmHg。心率>150 次/分持续稍久者，使用毛花苷 C 0.4mg 静脉缓推。

5. 糖皮质激素　糖皮质激素用于脓毒性休克治疗由来已久，能稳定血压和改善一般临床症状。如地塞米松 3～10mg 缓慢静脉推注；必要时，间隔 4～6 小时重复。或使用达正常人 10～20 倍的剂量静脉滴注。一般主张短期使用，不超过 48 小时。

（杨伟民）

笔记栏

第七章 多器官功能障碍综合征

第一节 概 论

危、急、重病情导致≥2个器官或系统同时或接连发生功能障碍或衰竭,这种序贯渐进的临床过程被称为多器官功能障碍综合征(multiple organ dysfunction syndrome,MODS)。简洁描述:不止一个器官或者系统不能自主维持自身活动。过去称为多器官功能衰竭(multiple organ failure,MOF),目前把MOF视为MODS的终末阶段。

MODS发病基础是全身炎症反应综合征(systemic inflammatory response syndrome,SIRS)。多与侵入性感染有关,但也可由休克、多系统损伤、无菌性炎症和大面积烧伤引起,是机体炎症反应被系统激活的临床后果(图7-1)。

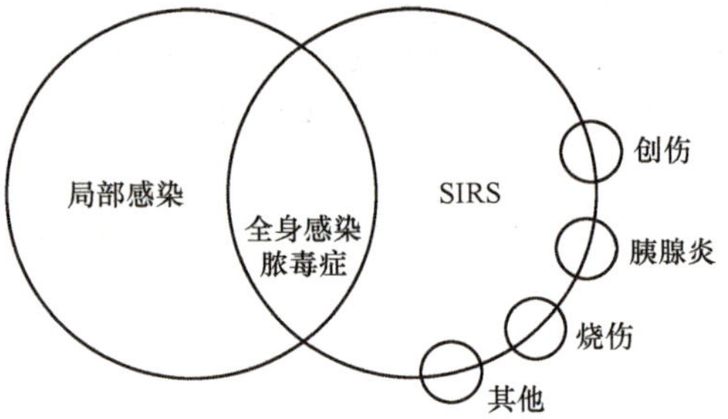

图7-1 感染和机体炎症反应之间关系

MODS不一定是一次性严重打击、损伤的后果,往往是由多次重复打击所造成。初次打击可能并不严重,可能只造成中等程度的缺血与再灌注损伤,却能使全身免疫系统处于预激活状态。受到再次打击时,机体炎症反应系统被激活,不断自我强化。当促炎反应大于抗炎反应时可造成广泛的组织破坏,从而启动MODS(图7-2,表7-1)。

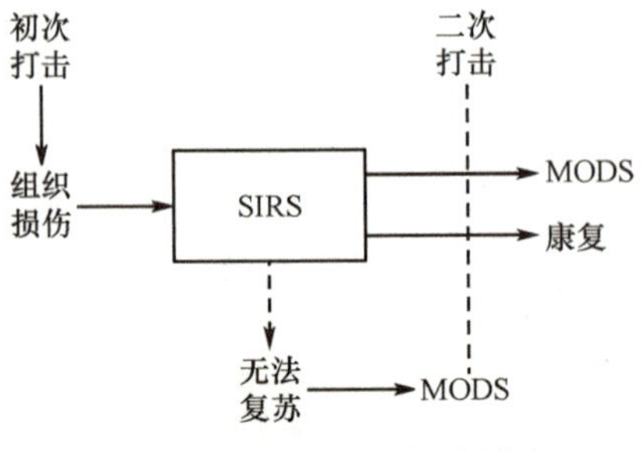

图7-2 MODS二次打击模型

表7-1 MODS的初步诊断

器官	病症	临床表现	检验或监测
心	急性心力衰竭	心动过速,心律失常	心电图失常
外周循环	休克	无血容量不足情况下血压降低,肢端发凉,尿少	平均动脉压降低,微循环失常
肺	ARDS	呼吸加快、窘迫,发绀,需吸氧和辅助呼吸	血气分析有 PaO_2 降低等,监测呼吸功能失常
肾	ARF	无血容量不足情况下尿少	尿比重持续在1.010左右,尿钠、血肌酐增
胃肠肝	应激性溃疡肠麻痹	进展时呕血、便血腹胀、肠音弱	胃镜检查可见病变
	AHF	进展时呈黄疸,神志失常	肝功能异常,血胆红素增高
脑	急性中枢神经功能衰竭	意识障碍,对语言、疼痛刺激等反应减退	
凝血功能	DIC	进展时有皮下出血瘀斑、呕血、咯血等	血小板减少,凝血酶原时间和部分凝血活酶时间延长,其他凝血功能试验也可失常

迄今,对MODS诊断标准始终存在争议。若以各器官衰竭为依据,诊断固然容易,但治疗极为困难。器官功能障碍与衰竭是疾病不同阶段,虽然功能障碍诊断困难,但是治疗相对容易。因此,要重视器官功能障碍而不是衰竭,以动态的观点看待SIRS向MODS转化和演变全过程。只要病人某个器官功能不断恶化并超出目前公认正常值范围,即可认为该器官出现功能障碍。此时,应及时观察其他器官的变化。因为MODS多数是序贯性发生的。只着眼于出现症状器官,容易遗漏MODS发生。

目前,对MODS发病机制尚未完全明了,对其病理过程缺乏有效遏制手段。一旦发生,死亡率高达70%。治疗原则:尽力提高复苏质量;尽力治

笔记栏

疗原发病；尽力防治感染；尽力改善全身情况；尽力保护肠黏膜屏障；尽力尽早治疗任何一个首发器官功能障碍，阻断病理连续反应，以免形成MODS。

第二节　急性肾衰竭

各种原因引起的肾功能损害，在短时间（几小时或几天）内出现血中氮质代谢产物积聚、水电解质和酸碱平衡紊乱及全身并发症等一系列病理生理改变，称为急性肾衰竭（acute renal failure，ARF）（表7-2）。

表7-2　急性肾功能衰竭的病因与分类

原因		疾病名称
肾前性	血容量不足	出血、脱水、休克
	心输出量降低	心脏疾病、肺动脉高压、肺栓塞、
	全身性疾病	肝肾综合征、严重脓毒症、过敏反应
肾后性	尿路梗阻	双侧肾、输尿管结石或外源性压迫、膀胱内结石、肿瘤、前列腺增生、尿道狭窄
肾性	肾缺血和肾毒素造成肾实质性病变，约75%发生急性肾小管坏死	大出血，脓毒性休克，血清过敏反应，氨基糖苷类抗生素、顺铂、异环磷酰胺、两性霉素、蛇毒、青鱼胆、毒覃

ARF发生机制错综复杂，已知肾血液动力学改变引起肾缺血和肾小管细胞变性坏死是主要原因（图7-3）。

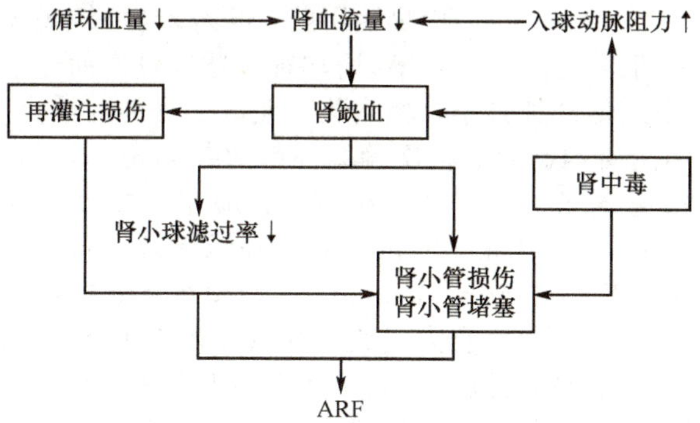

图7-3　ARF发病机制示意图

当平均动脉压下降至<（80～90）mmHg时，肾小球滤过率开始下降；若下降至60mmHg则肾小球滤过率下降50%。肾缺血和肾毒素对肾脏的影响不能截然分开，常同时交叉作用，如大面积烧伤、挤压伤、脓毒性休克等。肾小管上皮细胞损害或死亡主要发生在缺血后再灌注阶段。

尿量突然减少是ARF发生的标志，正常成人尿量为1000～2000ml/24h，平均1500ml；>2500ml/24h称多尿（diuresis）；<400ml/24h或每小时持续<（17～20）ml称少尿（oliguria）；<100ml/24h称无尿（anuria）。但是，尿量并不是肾功能的可靠指标。对尿量>800ml/24h，而血尿素氮、肌酐呈进行性增高，称为非少尿型急性肾衰竭（nondiguric acute renal failure）。其发病机制可能代表肾小管损伤的一种较轻类型。

【临床表现】

病理上有肾小管坏死和修复两个阶段，少尿型ARF表现为少尿或无尿和多尿两个不同时期。

1. 少尿期或无尿期　一般7～14天，有时>1个月。主要表现为“三高、三低、二个中毒和二个其他”。

（1）三高：①高钾血症：正常人90%的钾离子经肾排泄。少尿后2～3天血清钾开始增高，4～5天可达到危险高度，是少尿期或无尿期ARF最重要的电解质失调。若不紧急处理，可引起心肌纤颤或心跳骤停，是ARF少尿期最主要的死亡原因。②高镁血症：正常情况下60%镁由粪便排出，40%由尿液排出。ARF时，血镁与血钾呈平行改变。高血镁可引起神经肌肉传导障碍。③高磷血症：ARF时会发生血磷升高。

（2）三低：①低钙血症：ARF时60%～80%磷转向肠道排泄，与钙结成不溶解的磷酸钙影响钙吸收而出现低钙血症，可引起肌肉抽搐，并加重高血钾对心肌毒性作用。②低钠血症：由于尿量减少，体内水过多，钠被稀释。③低氯血症：氯和钠往往同比例丢失。

（3）二个中毒：①水中毒：体内水分大量积蓄，引起高血压、肺水肿、脑水肿、心衰和软组织水肿等。②代谢性酸中毒：是ARF在少尿期主要病理生理改变之一，是严重水、电解质紊乱的必然结果。

（4）二个其他：①出血倾向：血小板质量下降、多种凝血因子减少和毛细血管脆性增加所导致，严重者可发生DIC。②氮质血症：蛋白质代谢终末产物不能经肾排泄，存留体内而发生氮质血症（azotemia）。血中尿素氮、肌酐升高速度越快，持续时间越长，预后越差。由于引发ARF的原发病持续存在，如严重挤压伤、烧伤、感染和组织坏死，不仅加重血钾升高（细胞内钾释放入血）和代谢性酸中毒，而且使分解代谢增加，使得血中尿素氮、肌酐和其他有毒物质（如酚、胍等）迅速升高，最终形成尿毒症（uremia）。

2. 多尿期　少尿期或无尿期后，尿量>400ml/24h即预示进入多尿期。一般也经历7～14天，尿量可>3000ml/d。早期肾小管功能尚未完全恢复，尽管尿量不断增多，但血尿素氮、血肌酐、血钾继续上升，仍属少尿期的延续。当肾功能进一步恢复而肾小管浓缩功能尚未完全恢复，尿量大量增加而导致低血钾、低血钠、低血钙、低血镁和脱水，仍处于氮质血症和水、电解质失衡状态。待血尿素氮和血肌酐开始下降，病情开始好转，则进入多尿后期。

尿量>800ml/24h，但肌酐呈进行性上升(每天上升44.2~88.4μmol/L)，是少尿型急性肾衰竭。其临床表现“三高、三低、二中毒和二个其他”轻，病程发展缓慢，只要及时诊断和处理，预后相对较好。

3. 恢复期 病人常需数月方能恢复。由于严重消耗及营养失调，病人仍极度衰弱。少数病人最终会遗留不同程度的肾结构和功能缺陷。

【诊断】

一旦尿量突然减少和血肌酐每天上升≥44.2μmol/L，即应考虑ARF。

1. 询问病史 详细询问有无肾前性、肾性和肾后性ARF的病史和疾病存在。

2. 尿液检查 应在输液和使用利尿剂之前进行，否则结果可能不可靠。

(1) 精确记录每小时尿量。

(2) 酱油色尿液提示有溶血或软组织严重挤压伤。

(3) 肾前性ARF时尿液浓缩，尿比重多≥1.020，渗透压高。肾性ARF为等渗尿，比重在1.010~1.014之间。

(4) 尿镜检：见到宽大棕色管型，即肾衰管型，提示急性肾小管坏死；大量红细胞管型及蛋白提示急性肾小球肾炎；白细胞管型提示急性肾盂肾炎；大量尿酸结晶，结合血尿酸水平过高，提示急性高尿酸血症；色素管型，提示血红蛋白尿或肌红蛋白尿。

3. 血液检查 正常血尿素氮为2.9~7.5mmol/L，血肌酐男性53~106μmol/L，女性为44~97μmol/L。若每日血尿素氮升高3.6~7.1mmol/L，血肌酐升高44.2~88.4μmol/L，则表示有进行性ARF或高分解代谢存在。血钾可>5.5mmol/L，但少数可正常或偏低。血钠偏低或正常。血pH<7.35，血浆[HCO_3^-]浓度多<20mmol/L，甚至<13.5mmol/L。

4. 补液试验 见图7-4。

(1) 输液：葡萄糖液250~500ml，<30分钟静脉滴完。

(2) 甘露醇：50~100ml，10~15分钟内静脉注入。

(3) 利尿剂：呋塞米20~40mg+50%葡萄糖溶液20~40ml静脉推注。

(4) 有反应：尿量>40~60ml/h。

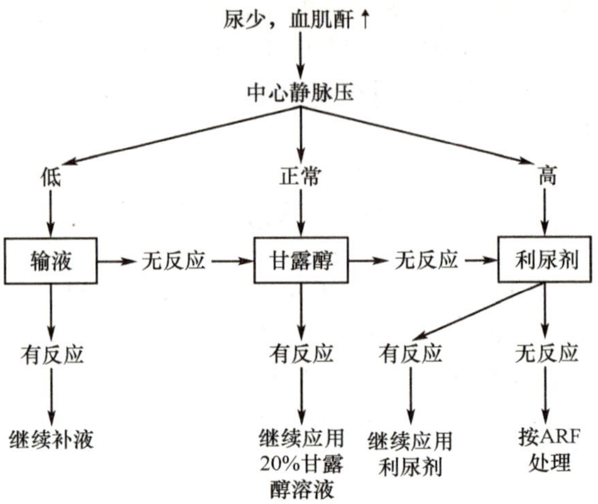

图7-4 补液试验

心肺功能不全和老年人不宜应用。

5. 影像学检查 B超、肾区腹部平片、CT、尿路造影主要用于诊断肾后性ARF。

6. 肾脏穿刺活检 通常用于没有明确致病综合原因的肾实质性ARF。

【治疗】

1. 少尿期的治疗

(1) 限制水分和电解质：严格记录24小时液体出入量。补液原则为量出为入，宁少勿多，以每天体重减少0.5kg为最佳。具体可根据“显性失水+非显性失水-内生水”公式计算。显性失水为尿、粪、引流液和失血总和；不显性失水为皮肤和呼吸道发挥的水分，一般为600~1000ml/d；内生水为体内代谢所产生的水分，约400~500ml/d。通过中心静脉压监测血容量状况。血钠维持在130mmol/L左右。

(2) 利尿剂：应早期用药。呋塞米(可缩短少尿期，不能降低死亡率)增加肾小球滤过率而产生利尿，能冲掉肾小管堵塞物。允许2分钟内推完，10分钟内起效。初次静脉注射20~40mg，以后每20分钟至2小时一次，计量加倍，总量可达1000mg。>200mg仍无反应者表示无效。呋塞米与多巴胺[1.5μg/(kg·min)]合用有良好的协同作用。休克时，有人主张先用甘露醇(有肾毒性，大剂量使用可致ARF)，可产生强力渗透性利尿作用，可冲掉肾小管内管型、细胞碎片以及沉淀的色素蛋白；减轻间质水肿；提高组织摄氧量；清除体内氧自由基。一次用量20%甘露醇溶液125~250ml。

(3) 防治高血钾：高血钾是ARF少尿期最主要的死亡原因。严禁一切含钾物质进入，尽量减少导致高血钾因素影响，如供给足够热量，控制感染，清除脓肿和坏死组织，纠正酸中毒，降低高热，不输库血等。当血钾>5.5mmol/L时：①10%葡萄

笔记栏

糖酸钙 20ml 静脉缓慢注射或加入葡萄糖溶液中滴注，以钙离子拮抗钾离子对心肌毒性作用；②5%碳酸氢钠溶液 100ml 静脉滴注；③25g 葡萄糖+6U 普通胰岛素缓慢静脉滴注，使钾离子进入细胞内而降低血钾。上述方法起效快，但有效维持时间短。当血钾>6.5mmol/L 或心电图呈高血钾图形时，有透析指征。

(4) 营养治疗：口服补充营养成分，是营养疗法最安全的途径。不必过分限制口服蛋白质，每天摄入 40g 蛋白质并不加重氮质血症，以血尿素氮和肌酐之比不超过 10∶1 为准。尽量通过胃肠道补充足够的碳水化合物和脂肪。

(5) 纠正酸中毒：血浆[HCO_3^-]<15mmol/L 时应用碳酸氢钠治疗。

(6) 防治感染：充分引流脓肿，消除坏死组织。使用强力抗生素控制感染灶，避免含钾和有肾毒性的抗生素。注意静脉通路及各种导管均可能成为新的感染灶。

(7) 血液净化(hemopurification)：保守治疗无效而出现以下情况时，应采用血液净化技术：①血肌酐>442μmol/L；②血钾>6.5mmol/L；③严重代谢性酸中毒；④尿毒症症状加重；⑤出现水中毒。常用的方法有血液透析、连续性肾替代治疗和腹膜透析。

2. 多尿期的治疗　多尿期初治疗同少尿期。当出现大量利尿时，一般补充前一天尿量的 2/3 或 1/2，呈轻度负平衡又不出现脱水现象即可。酌情补充电解质、胶体。多尿期的出现意味着病情出现转机，但只有当血尿素氮和肌酐开始下降时，才是病情好转标志。

第三节　急性呼吸窘迫综合征

以严重低氧血症、弥散性肺部损伤及肺顺应性下降为特征的急性呼吸衰竭，称为急性呼吸窘迫综合征(acute respiratory distress syndrome, ARDS)。各种损伤打击诱发全身炎症反应，产生急性肺损伤(acute lung injury, ALI)，进而发展为 ARDS，进一步恶化很可能导致 MODS，死亡率 20%~50%。MODS 中最早受累的器官往往是肺。

引起 ARDS 的首位病因是全身感染，占 40% 左右，其次为创伤、肺炎、休克、输血、误吸和溺水等(图 7-5)。

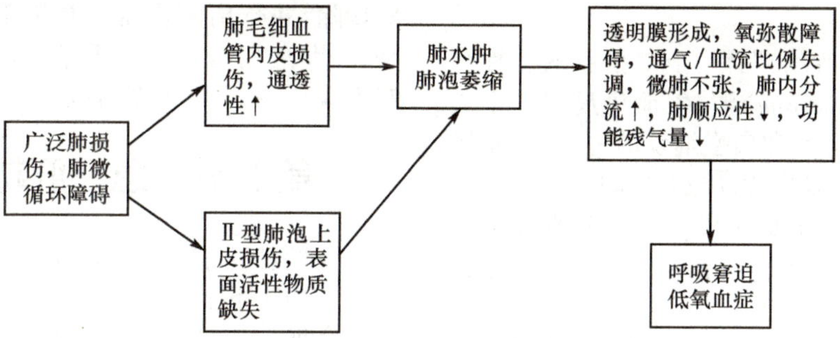

图 7-5　ARDS 病理生理

肺损伤在病理上表现为累及血管内皮和肺泡上皮的弥漫性肺泡损伤。非心源性肺水肿即漏出性肺水肿是 ARDS 的特征性病理改变。中性粒细胞在急性肺损伤中可能起重要作用。

【临床表现】

一般在原发病后 12~72 小时发生 ARDS，2 周后开始逐渐恢复，2~4 周内死亡率最高，死亡原因多为难以控制的感染和 MODS。在创伤或感染诱因存在下急性起病，可发生于各年龄段。初期表现为呼吸加快，窘迫感，用一般吸氧不能缓解，无明显呼吸困难和紫绀，肺部听诊无啰音，X 线胸片(与病情严重性相关较差)无明显异常。进展期有明显呼吸困难和紫绀，呼吸道分泌增多，肺部有啰音。X 线胸片有广泛点状阴影。出现意识障碍、体温增高、白细胞计数增多。须气管插管、机械通气才能缓解缺氧症状。末期病人极度呼吸困难，陷于深昏迷。

ARDS 初期动脉血氧分压(PaO_2 ，正常值 12kPa=90mmHg)可降至 8.0kPa(60mHg)，可随吸入氧浓度(FiO_2)增加而增高。氧合指数(PaO_2/FiO_2 ，正常值 400~500mmHg)≤200mmHg 是 ARDS 诊断标准之一。动脉血二氧化碳分压($PaCO_2$ ，正常值 40mmHg)增高表示病情加重。

【治疗】

早期有些病人通过面罩给氧可能有效。一般认为当 PaO_2 不能维持在 60mmHg，或低氧血症进行性加重而不能用增加氧浓度加以纠正时，应做气管插管，给予定容、定压呼吸机治疗。主要采用间断强制性通气(IMV)提供呼吸和呼气末正压通气(PEEP)来复张塌陷肺泡、减轻肺泡水肿形成或进一步恶化。理论上 PEEP 应逐步增加，使 PaO_2 达到 70mmHg。注意避免发生使用呼吸机的并发症。

其他综合治疗　积极治疗原发病和基础病，力争控制感染、维持循环稳定，纠正水电解质紊乱，改仰卧位为俯卧位，营养支持和使用糖皮质激素等。

第四节　应激性溃疡

应激性溃疡（stress ulcer）是指机体在严重应激状态下引起胃和十二指肠黏膜急性、多发性、浅表性糜烂和小溃疡。根据不同发展阶段胃镜所见，有多种不同命名：应激性胃黏膜病变、急性糜烂性胃炎、急性出血性胃炎等。一般是 MODS 一个重要部分，也可单独发生。病变主要位于胃底和胃体部，胃窦部和十二指肠亦可受累，少数累及食管。病理所见为点状苍白区，继而充血、水肿，出现多发性、浅表性不规则溃疡，基底干净，无纤维化。加重时侵及黏膜下，发生出血，严重时破坏胃壁全层发生穿孔。

【病因和发病机制】

（1）严重的创伤、休克和感染（尤其累及肺和腹腔），器官移植，机械通气>48 小时和复苏延长的病人。

（2）严重烧伤后继发胃、十二指肠的急性炎症及溃疡称柯林（Curling）溃疡，溃疡局限于十二指肠。颅脑外伤、手术和病变继发的胃、十二指肠或食管急性炎症及溃疡称库欣（Cushing）溃疡，伴有胃酸和胃蛋白酶过度分泌。此二者溃疡常单发，侵入壁内较深，易发生出血和穿孔。与应激性溃疡并不完全相同。

（3）因饮酒、服用阿司匹林等非甾体类抗炎制剂直接引起胃黏膜病变近似应激性溃疡，但与创伤或重病无关，出血后停用药物容易治愈，有人称为药物性糜烂性胃炎（图 7-6）。

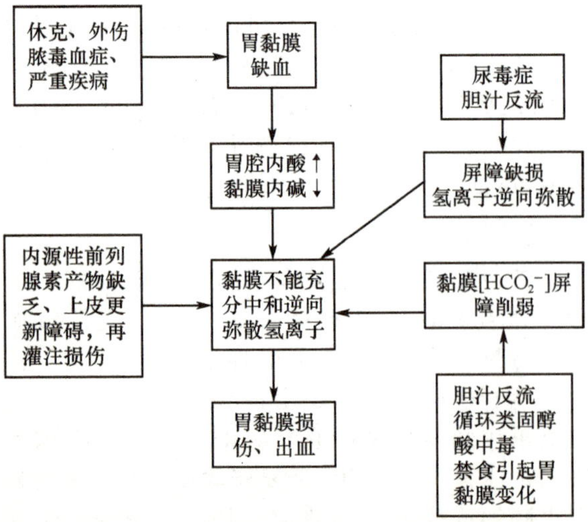

图 7-6　应激性溃疡黏膜损伤可能机制

【诊断】

本病一般无严重胃部症状，危急的原发疾病也掩盖了消化系统症状。主要表现为呕血、便血和胃管内有血。确诊依赖于胃镜，可见胃黏膜呈广泛性糜烂，且有多发性浅表小溃疡。并发穿孔时出现急性弥漫性腹膜炎。

【治疗】

（1）治疗原发病：积极治疗原发病，去除诱因。在重度感染情况下发生的应激性溃疡，如感染得不到控制，出血也常难以控制。

（2）维持胃内 pH≥3.5，①下较粗胃管，反复冲洗吸尽胃内血液、胃酸和胆汁。可选用胃管内注入冷盐水、要素饮食、氢氧化铝凝胶（10～15ml，3～4 次/天）、硫糖铝（1g，4 次/天）等治疗措施。②使用强力抑酸药物，如西咪替丁、法莫替丁、奥美拉唑。

（3）使用止血剂和积极的支持治疗。

（4）手术治疗：尚无一种理想的手术方式，绝大多数病例采用非手术疗法可达到止血目的。手术适应证为：①保守治疗无效的大出血；②6～8 小时内输血 600～800ml 尚不能维持血压；③合并溃疡穿孔。选择性迷走神经切断加胃窦切除或次全胃切除，并行局部止血为常用手术。需要强调的是，除非选用全胃切除手术，否则，只要原发病控制不满意，术后可再度出血。

第五节　急性肝功能衰竭

急性肝功能衰竭（acute hepatic failure，AHF）是以肝功能不全甚至肝昏迷为主要特征严重的临床综合征。一般情况下是在预先存在肝病，加上严重的损伤性打击所致，是 MODS 多米诺效应中的重要一环，一旦发生 AHF，往往意味着发生 MODS（表 7-3）。

表 7-3　急性肝衰竭常见病因

病毒	肝炎 A，B，C，以 B 型最常见
化学药物	对乙酰氨基酚、甲基多巴、硫异烟肼、吡嗪酰胺、麻醉剂氟烷、非甾体类抗炎药
毒性物质	四氯化碳，黄磷，毒蕈（伞形毒菌素）
外科疾病	创伤、休克、脓毒血症，广泛性肝切除术，门体静脉分流术，肝移植术

AHF 组织病理学特点为广泛的肝细胞坏死和弥漫气球样变（水样突变）。肝脏代谢、分泌、合成、转输、储存、解毒等功能降低，并发生氨基代谢障碍、血脑屏障功能紊乱、凝血系统障碍和低血压、低氧血症、酸中毒等全身症状。

【临床表现和诊断】

1. 病史　有肝病基础上招致严重损伤性打击

的病史。

2. 意识障碍　主要是肝性脑病，表现顺序为性格改变→行为改变→智能改变→意识障碍→昏迷状态。

3. 黄疸　出现早，进行性加重。

4. 出血　皮肤、黏膜、胃肠道出血，严重者发生DIC。

5. 其他器官系统功能障碍　①颅内高压和脑水肿；②肺水肿，后期并发ARDS时死亡率高达100%；③ARF。

6. 实验室检查　转氨酶增高，但肝细胞大量坏死时可不增高。血胆红素增高和白细胞增多。水、电解质紊乱和代谢性酸中毒。出现ARF时血肌酐和尿素氮增高。凝血酶原时间延长，凝血因子Ⅰ和血小板减少。

【治疗】

AHF遗憾的是预后凶险，死亡率高，至今仍无完全有效的治疗方法。

主要治疗措施包括：①提供持续、充分的输氧和迅速、有效的复苏；②排除或根治感染源；③积极治疗基础病，去除各种诱因；④行清创术以切断坏死组织的进一步炎性反应；⑤早期肠内营养支持以提供肝脏用于合成的原料；⑥补充新鲜血、血浆、白蛋白、支链氨基酸；⑦大部分患者不能恢复，肝移植是唯一的治疗选择。

（杨伟民）

第八章 麻　醉

第一节 绪　论

麻醉(anesthesia)一词源于希腊文,原意是感觉缺失。祖国医学在古代有记载,外科鼻祖华佗应用麻沸散后,病人神志丧失,继之施行腹部手术。1846年Morton医生在美国麻省总医院示范乙醚麻醉获得成功后,开始了现代麻醉学的新纪元。

现代麻醉学经过近170年的发展,现已成为医学二级学科和医院一级临床学科,是临床医学的重要组成部分。目前,现代麻醉学研究的范畴和工作领域已包括:①临床麻醉;②急救复苏;③重症监测与治疗;④疼痛诊疗等。由此可见,该学科既有丰富的基础医学理论与临床医学理论,又有许多临床技能操作,内容非常丰富。由于在外科学教材中篇幅所限,本章仅讨论临床麻醉常用的基本知识。

临床麻醉方法分类:①全身麻醉:分为吸入全身麻醉、静脉全身麻醉、静吸复合麻醉和基础麻醉四类。②局部麻醉:分为表面麻醉、局部浸润麻醉、区域阻滞和神经传导阻滞四类。神经传导阻滞又根据阻滞部位分为神经干阻滞、硬膜外阻滞和蛛网膜下腔阻滞。

第二节 麻醉前准备和麻醉前用药

所有麻醉药和麻醉方法都可影响到病人的生理功能。手术创伤和出血可使病人处于应激状态,外科疾病与并存的内科疾病各自产生的病理生理改变等,都将使机体生理潜能承受巨大负担,是围手术期潜在的危险因素。在麻醉前根据病情对病人全身情况和重要器官生理功能做出充分估计,并在术前尽可能加以维护和调节,以提高病人麻醉手术安全性,是临床麻醉工作的重要内容。

一、麻醉前病情评估

案例 8-1

患者,女,30岁。因右下腹持续性疼痛1天入院。入院检查诊断为急性阑尾炎,拟急诊行阑尾切除术。既往无麻醉手术史,无药物过敏史。10年前确诊有“风心病”。本次患病前胜任从事的体力劳动工作,生活自理。体格检查:T 38.5℃,P 106次/分,R 16次/分,BP 116/80mmHg。急性痛苦病容,心尖区可闻及舒张中晚期杂音,双肺检查无阳性体征。右下腹有明显压痛及反跳痛。实验室检查:血常规:WBC 16×10^9/L,Hb 110g/L,HCT 32%,血糖5.1mmol/L,ECG:窦性心动过速。

问题:

1. 怎样进行麻醉前病情评估及ASA分级?
2. 需要做哪些麻醉前准备?
3. 麻醉前用药?

麻醉的风险性与手术大小并非完全一致。复杂手术可使麻醉的风险性增加,而有时手术并不复杂,但病人的病情和并存病却给麻醉带来许多困难和风险。为了提高麻醉的安全性,麻醉前必须访视病人,仔细阅读病历,详细了解病史、既往手术麻醉史、药物治疗情况、平时体力活动能力及目前的变化,参照化验和各项特殊检查了解心、肺、肝、肾等重要器官功能。并根据访视和检查结果,对病人耐受麻醉及手术的能力做出全面评估。

目前通用的病情评估方法为美国麻醉医师协会(the ASA physical status scale)分级法。ASA分级对病人承受麻醉手术的能力具有重要参考价值。

(1)Ⅰ级:病人的心、肺、肝、肾和中枢神经系统功能正常,发育营养良好,能耐受麻醉和手术。

(2)Ⅱ级:病人的心、肺、肝、肾等实质器官有轻度病变,但代偿健全,能耐受一般麻醉和手术。

(3)Ⅲ级:病人的心、肺、肝、肾等实质器官病变严重,功能减损,虽在代偿范围内,但对施行麻醉和手术仍有顾虑。

(4)Ⅳ级:病人的心、肺、肝、肾等实质器官病变严重,功能代偿不全,威胁着生命安全,施行麻醉和手术均有危险。

(5)Ⅴ级:病人的病情严重,随时有死亡的威胁,麻醉和手术异常危险。

如系急症手术,则在分级后加注“急”或“E”(emergency),以资与择期手术区别。

笔记栏

> **案例 8-1**
> 该病例患有风心病，但本次患病前能胜任从事的体力劳动工作，生活自理，提示病人的心脏功能代偿良好，ASA 为Ⅱ级“E”，能耐受此次麻醉和手术。

二、麻醉前准备

（一）体格准备

麻醉前尽力改善病人的营养状况，纠正紊乱的生理功能，治疗并存的内科性疾病，使病人重要器官功能处于最佳状态，以增强病人对麻醉和手术的承受力，降低麻醉手术风险。这是麻醉前体格准备的主要目的。

营养不良可导致机体血浆蛋白降低以及某些维生素缺乏，使病人对麻醉、手术创伤及失血的耐受能力降低，术前应加以改善。严重贫血患者，术前需少量多次输血，改善贫血状况。对有水、电解质紊乱和酸碱平衡失调患者，应在术前积极给予纠正，保持内环境稳定。

休克患者应根据引起休克的原因，依照病情轻重缓急进行个体化处理。如急性出血性休克属于抢救性手术，尽快控制出血是抢救病人生命的关键。麻醉医师应迅速了解其生命体征、出血部位、失血量等情况，尽快建立快速输液通路和开始麻醉手术，不应过分强调纠正术前生命体征而贻误急救手术。

手术病人合并心脏病者，术前评估应全面复习病史，明确心脏疾病的性质、严重程度、对血流动力学的影响及目前治疗的效果。对择期手术的心力衰竭病人，术前应纠正心力衰竭，以减轻心脏负荷，改善心功能，使心功能达到最佳状态后再实施手术。冠心病及心律失常患者，亦应在治疗使心律失常次数减少后再行麻醉手术，降低麻醉手术风险。服用β-受体阻滞剂治疗心绞痛、心律失常者，最好术前停药 24～48 小时。若因停药症状加重者，可恢复用药直至术晨。

合并高血压者，应经过内科系统治疗以控制血压稳定，收缩压低于 160mmHg，舒张压低于 100mmHg 较为安全。在选择抗高血压药时，应避免用中枢性降压药，以免麻醉期间发生顽固性低血压和心动过缓。其他降压药可持续用到手术当天，避免因停药而发生血压剧烈波动。

合并呼吸系统疾病者，术前应检查肺功能、动脉血气分析和肺 X 线片，停止吸烟至少 2 周，并进行呼吸功能训练。有急、慢性肺部感染者，应用有效抗生素 3～5 天控制肺部感染。

合并糖尿病者，择期手术应控制空腹空血糖不高于 8.3mmol/L，尿糖低于（++），尿酮体阴性。急诊伴酮症酸中毒者，应在短时间内静脉滴注胰岛素降低血糖、补充液体并纠正酸中毒后手术。如需立即手术者，麻醉的风险性明显增加。

（二）精神状态的准备

手术是一种创伤性治疗方法，麻醉对病人来讲则更加陌生。因此，病人于术前难免紧张、焦虑或恐惧，这种应激性心理状态将对生理功能产生明显影响。为减轻或消除病人应激反应，麻醉医师在术前访视病人时，应耐心解释病人提出的麻醉问题，以取得病人的理解、信任和合作。

（三）胃肠道的准备

择期手术前应常规排空胃，以免围手术期间发生胃内容物的反流、呕吐或误吸，导致窒息和吸入性肺炎。成人择期手术前应禁食 8～12 小时，禁饮 4 小时，以保证胃排空。小儿术前应禁食（奶）4～8 小时，禁水 2～3 小时。饱胃病人需立即手术者，即使是区域阻滞或椎管内麻醉，也有发生呕吐和误吸的危险。麻醉前应明确病人进食与手术的间隔时间，并做好相应准备。

（四）麻醉设备、用具及药品的准备

为使麻醉和手术能安全顺利进行，防止意外事件的发生，麻醉前必须对麻醉和监测设备、麻醉用具及药品进行准备和检查。麻醉期间必须连续监测病人的生命体征，如血压、呼吸、ECG、脉搏、体温、血氧饱和度。此外，还应根据病情和条件选择监测呼气末 CO_2 分压、直接动脉压、中心静脉压等。

在麻醉实施前，麻醉医师要对已准备好的麻醉机、气源、吸引器、麻醉喉镜、气管导管及连接管等用具再一次检查和核对，确保无误才能实施麻醉。

> **案例 8-1**
> 该病例需要在麻醉下行阑尾切除术，麻醉前应准备好麻醉机、生命体征监护仪、麻醉用具、急救设备和急救药品，确保生命安全。

三、麻醉前用药

（一）麻醉前用药的目的

麻醉前用药的目的在于：①消除病人紧张、焦虑及恐惧的心理，使病人在麻醉前产生意识松懈、情绪稳定和遗忘效果，并提高机体对局麻药的耐

笔记栏

受性。②提高痛阈，缓和或解除原发疾病或麻醉前有创操作引起的疼痛，以便病人在麻醉操作过程中能够充分合作。③抑制呼吸道腺体的分泌功能，保持呼吸道通畅。④抑制副交感神经兴奋性，抑制因焦虑、恐惧或疼痛引起的交感神经兴奋，以维持循环功能稳定。

（二）麻醉前用药的选择

麻醉前用药的选择应根据病人的病情及药物的种类决定。一般来说，全麻病人、椎管内麻醉病人以镇静药和抗胆碱药为主，有剧痛者可加用麻醉性镇痛药缓解疼痛，如烧伤、骨折等病人。

冠心病及高血压病人的镇静药剂量可适当增加，而心脏瓣膜病及心功能差者，镇静及镇痛药的剂量应酌减，抗胆碱药以东莨菪碱为宜。一般状况差、年老体弱者，恶病质及甲状腺功能低下者，对催眠镇静药及镇痛药都较敏感，用药量应减少。甲亢病人、发热及心动过速者，抗胆碱药选用东莨菪碱。

麻醉前用药一般在麻醉前30~60分钟肌内注射。精神紧张者可于手术前晚口服催眠药或安定镇静药，以消除病人的紧张情绪。

（三）常用药物

1. 催眠药 主要用巴比妥类药，起镇静作用和预防局麻药毒性反应。常用药为苯巴比妥钠。成人0.1~0.2g、小儿3~5mg/kg肌注。

2. 安定镇静药 主要用苯二氮䓬类药起到安定镇静、催眠、抗焦虑作用，能有效解除病人紧张恐惧和疼痛反应，尤其对精神高度紧张的病人，解焦虑效果显著。

（1）地西泮（安定）：一般常用剂量为0.1~0.2mg/kg，口服、肌注或静注。

（2）咪哒唑仑：一般常用剂量为0.04~0.08mg/kg，肌注或静注。

3. 麻醉性镇痛药 主要用于术前有明显疼痛的病人，常用药物有吗啡、哌替啶、芬太尼。

（1）吗啡：吗啡具有提高痛阈、强力抑制代谢和显著改变精神状态等功效。剂量成人0.15~0.2mg/kg，于麻醉前1小时肌注。

禁忌证：①禁用于老年、体弱、危重病人、小儿及肥胖病人；②呼吸系统疾病、呼吸功能不全或呼吸道梗阻等；③肝肾功能不全、内分泌疾病、颅内高压患者；④孕妇、临产妇等患者。

（2）哌替啶：哌替啶的作用强度仅为吗啡1/10，持续时间比较短。剂量成人1mg/kg，于麻醉前1小时肌注。可引起呼吸抑制、心动过速与低血压。禁忌证同吗啡。

（3）芬太尼：芬太尼的镇痛作用为吗啡的75~125倍，持续30分钟。对呼吸有抑制作用，其呼吸抑制可达1小时，与咪达唑仑合用时呼吸抑制更为明显。剂量成人0.1mg于麻醉前1小时肌注。禁忌证同吗啡。

4. 抗胆碱能药 抗胆碱能药可抑制多种腺体分泌，解除平滑肌痉挛，便于保持呼吸道通畅和抑制副交感神经兴奋性，是各种麻醉必不可省的麻醉前用药。

（1）阿托品：成人常用剂量为0.5mg，小儿0.01~0.02mg/kg，肌注，禁用于甲状腺功能亢进病人、发热及心动过速等病人。

（2）东莨菪碱：该药具有阿托品样作用，但不引起心率加快，主要用于心动过速等病人，成人常用剂量为0.2~0.6mg，肌注或静注。

案例8-1

该病例心律106次/分，麻醉前用药选用苯巴比妥钠+东莨菪碱。用法：苯巴比妥钠0.1g，东莨菪碱0.3mg，术前30分钟肌注，起到镇静及减少腺体分泌，保持呼吸道通畅和抑制副交感神经兴奋性的作用。

第三节 全身麻醉

麻醉药经呼吸道吸入或经静脉、肌内注射进入人体，从而产生中枢神经系统的抑制。临床表现为神志消失，痛觉丧失，遗忘，反射抑制和一定程度的肌肉松弛，称为全身麻醉。当麻醉停止，麻醉药物被代谢或从体内排出后，病人的神志、痛觉和各种生理反射逐渐恢复。

一、全身麻醉药

（一）吸入麻醉药

凡经气道吸入而产生全身麻醉的药物，称为吸入麻醉药（inhalational anesthetics, inhaled anesthetics）。常用的药有氧化亚氮（笑气）、氟烷、恩氟烷、异氟烷、七氟烷及地氟烷等。

1. 理化性质与药理性能 吸入麻醉药的理化性质决定其麻醉强度、给药方法、摄取速率、分布与排除。吸入麻醉药的强度是以最低肺泡有效浓度（minimum alveolar concentration, MAC）来衡量的。MAC是指某种吸入麻醉药在一个大气压下能使50%病人在切皮刺激时不动，此时肺泡内麻醉药物的浓度即为1个MAC。由于MAC是不同麻醉药的等效浓度，所以能反映该麻醉药的效能，MAC越小，麻醉效能越强。油/汽分配系数越高，麻醉强度越大，MAC则越小（表8-1）。

笔记栏

表 8-1 吸入麻醉药的理化性质

药物	分子量	油/气	血/气	代谢率%	MAC%
笑气	44	1.4	0.47	0.004	105
氟烷	197	224	2.4	15~20	0.75
恩氟烷	184	98	1.9	2~5	1.68
异氟烷	184	98	1.4	0.2	1.15
七氟烷	200	53.4	0.65	2~3	2.0
地氟烷	168	18.7	0.42	0.02	7.25

2. 吸入麻醉药的吸收 主要与以下几个因素有关：

(1) 浓度效应：麻醉药的吸入浓度(F_I)愈高，在残气量中的浓度愈大，麻醉药在肺泡内浓度(F_A)也愈高。F_I 不仅可影响 F_A 的高低，而且影响 F_A 上升的速度。即 F_I 越高，F_A 上升越快，称为"浓度效应"。

(2) 通气效应：通气量增加对 F_A/F_I 升高的影响明显。肺泡通气量增加，可将更多的药物输送到肺泡，结果加速了 F_A 的升高和 F_A/F_I的上升的速度。

(3) 心输出量(CO)：麻醉药是以扩散方式由肺泡向血液转移的。在肺通气量不变时，CO 增加，通过肺循环的血流量也增加，被血液摄取并移走的麻醉药也增加，结果 F_A 上升减慢。

(4) 血/气分配系数：指麻醉药气体与血液达到平衡状态时，单位容积血液中该气体的溶解量。药物的血/气分配系数越大，被血液摄取也越多，表示药物在血中的溶解度大，血液犹如一个巨大的贮库，必须溶解更多的药物方能使其分压明显升高，故麻醉诱导缓慢。停止给药后，血中麻醉药的分压下降缓慢，故苏醒期较长。血/气分配系数低，表示麻醉诱导期 F_A 上升快，麻醉恢复期 F_A 降低快，肺泡、血液和脑组织之间容易达到平衡，麻醉深度容易控制。

(5) 肺泡-静脉血麻醉药分浓度(F_{A-V})：F_{A-V}越大，肺循环摄取的药量越多，即肺血从肺泡带走的麻醉药越多。在诱导早期，混合静脉血中的麻醉药接近零，F_{A-V}很大，促进了血液对麻醉药的摄取。随着麻醉的进行，静脉血中麻醉药的浓度逐渐升高，使 F_{A-V}降低，摄取速度减慢，摄取量亦减少，最终达到相对稳定状态。

3. 吸入麻醉药的代谢和毒性 吸入麻醉药的脂溶性较大，很难由肾排出，绝大部分以原型由呼吸道排出，仅小部分在体内代谢后随尿排出。主要代谢场所在肝脏。由于药物的代谢过程及其代谢产物对肝和肾的功能都有不同程度的影响，因此，衡量药物的毒性涉及其代谢率，一般来说代谢率越低，其毒性也越低。

4. 常用的吸入麻醉药

(1) 氧化亚氮(笑气，nitrous oxide，N_2O)：氧化亚氮是无色、带有甜味、无刺激性的气体麻醉药，由于在血液中溶解度很低，故诱导、苏醒均很迅速。即使长时间吸入，停药后也可在 1~4 分钟内完全清醒。由于其全麻效能低，即使吸入浓度高达 80%，也难以使麻醉超过三期一级。如继续增大吸入浓度，则势必引起缺氧，故不宜单独应用。

对心肌有一定的直接抑制作用，但对心输出量、心率和血压无明显影响。对肺血管平滑肌有收缩作用，从而导致右房压升高，但对外周血管阻力无明显影响。

对呼吸道无刺激性，分泌物不增加，纤毛活动不受抑制，通气量无明显变化。但吸入 50% N_2O 时，机体对缺氧的反应性减弱。此外，N_2O 可使肺泡氧分压和动脉血氧分压之间的差增大。N_2O 与其他麻醉药或麻醉性镇痛药合用时，其呼吸抑制作用明显。

临床应用：因 N_2O 的麻醉性能弱，需与其他全麻药复合应用于麻醉维持，吸入浓度为 50% ~ 70%。麻醉时必须同时持续吸入氧气，吸氧浓度(FIO_2)至少高于 0.3，以免发生低氧血症。麻醉结束由吸入 N_2O-O_2 改为吸入空气时，血液中的 N_2O 迅速弥散到肺泡，使肺泡氧浓度降低而导致严重缺氧。因此，停止吸 N_2O 后应吸纯氧 5~10 分钟，避免在麻醉恢复期发生低氧血症。

禁忌证：肠梗阻、气胸、空气栓塞、气脑造影等体内有闭合性空腔的病人；麻醉装置的氧化亚氮流量计、氧流量计不准确时禁用。

(2) 恩氟烷(安氟醚，enflurane)：恩氟烷为无色透明液体，无明显刺激味。化学性质非常稳定，血气分配系数为 1.9(37℃)，因此诱导、苏醒较快。被吸入的恩氟烷 80% 以上以原形从肺呼出，仅约 2% ~8% 经肝微粒体酶催化而变为氟化物经肾随尿排出。

恩氟烷对中枢神经系统(CNS)有抑制作用，但可使脑血流量和颅内压增加。随着吸入浓度逐渐升高(>3%)，脑电图(EEG)可出现癫痫样棘波和爆发性抑制。

对心肌收缩力有抑制作用，引起血压、心输出量和心肌氧耗量降低，其程度与吸入浓度有关。对外周血管有轻度舒张作用，导致血压下降和反射性心率增快。血压下降除与外周血管阻力下降有关外，还与抑制心肌收缩力有关。恩氟烷引起血压下降与麻醉深度呈平行关系，可作为麻醉深浅的标志。

对呼吸道无明显刺激，不增加气道分泌，可扩张支气管，较少引起咳嗽、喉痉挛。对呼吸的抑制作用较强，表现为潮气量降低和呼吸增快，可增强非去极化肌松药的作用。

笔记栏

临床应用：可用于麻醉诱导和维持。麻醉维

持期的常用吸入浓度为0.5%～2%。可使眼压降低，对眼内手术有利。因深麻醉时脑电图显示癫痫样发作，因此有癫痫病史者应慎用。

(3) 异氟烷(异氟醚，isoflurane)：异氟烷是恩氟烷的同分异构体，理化性质在很多方面与恩氟烷相似，但有刺激性气味。其血/气分配系数较低(1.4)，故麻醉深度易于调节。

低浓度时对脑血流无影响，高浓度时(>1MAC)可因抑制呼吸使 $PaCO_2$ 增高，从而引起脑血管扩张，脑血流增加和颅内压升高，适当过度通气可降低颅内压。

对心肌收缩力的抑制作用较轻，对心输出量的影响较小，但可明显降低外周血管阻力而降低动脉压。对冠脉有扩张作用，并有引起冠脉窃流的可能。不增加心肌对外源性儿茶酚胺的敏感性。

对呼吸抑制作用比恩氟烷轻，在1MAC时，对 CO_2 的通气反应抑制50%～70%；在2MAC时，反应消失，呼吸停止。对缺氧反应的抑制明显，0.1MAC时即抑制50%～70%，1MAC时反应消失。血/气分配系数较低，肺泡浓度很快与吸入浓度发生平衡。对支气管平滑肌有舒张作用，可增强非去极化肌松药的作用。

临床应用：异氟烷具有很多优点，尤其是对循环影响轻，麻醉维持时易保持循环功能稳定，停药后苏醒较快。除镇痛作用较差、对呼吸道有刺激性外，是较好的吸入麻醉药。适用于各种年龄、各个部位以及各种疾病的手术，包括一些其他麻醉药不宜使用的疾病，如癫痫、颅内压增高等。以面罩吸入诱导时，因有刺激味，易引起病人呛咳和屏气，尤其是儿童难以耐受，使麻醉诱导减慢。因此，常在静脉诱导后，以吸入异氟烷维持麻醉。常用吸入浓度为0.5%～2%。因其对外周血管扩张明显，因而可用于控制性降压。

(4) 七氟烷(七氟醚，sevoflurane)：七氟烷为无色透明液体，无刺激性气味。化学性质不够稳定，可被碱石灰吸收、分解，尤其是高温时。临床使用浓度不燃不爆，但在氧中浓度达到11%、在 N_2O 中达到10%时可燃烧。由于血气分配系数低，经肺摄取后，在血中的分压迅速升高。大部分以原形从肺呼出，约1%～5%经肝脏代谢，从胆汁和尿排出。

七氟烷全麻效能高，强度与恩氟烷相似，其MAC在成年人为2.0%，在儿童增至2.49%左右，在老人降至1.48%左右，1～1.5MAC为临床实用浓度范围。由于血/气分配系数很低，七氟烷的诱导、苏醒作用均很迅速，诱导过程平稳，很少有兴奋现象，苏醒期亦平稳，麻醉深度容易调节。

对CNS有抑制作用，对脑血管有舒张作用，可增加脑血流，引起颅内压升高。

对循环系统的影响与剂量相关。随着吸入浓度的增高，使外周阻力血管扩张，左室收缩功能降低，血压降低，心排血量减少，心率通常无明显变化。不增加心肌对儿茶酚胺的敏感性，可用于嗜铬细胞瘤手术及合用肾上腺素。在1.5 MAC以上时可扩张冠状血管、降低冠脉阻力。

对呼吸道无刺激性，气道分泌物不增加，诱导时很少引起咳嗽。可松弛支气管平滑肌，抑制乙酰胆碱、组胺引起的支气管收缩，故可用于哮喘病人。对呼吸产生剂量依赖性抑制作用，1.4MAC时，七氟烷的每分通气量和呼吸频率均降低，但在停药后对呼吸的抑制作用消失较快。

可增强非去极化肌松药的作用，并延长其作用时间。

临床应用：用于麻醉诱导和维持。用面罩诱导时，呛咳和屏气的发生率很低。维持麻醉浓度为1.5%～2.5%时，循环稳定。麻醉后清醒迅速，清醒时间成人平均为10分钟，小儿为8.6分钟。苏醒过程平稳，恶心和呕吐的发生率低。

(5) 地氟烷(地氟醚，desflurane)：地氟烷的分子量为168，沸点仅23.5℃。22～23℃时饱和蒸气压高达700mmHg，接近1个大气压，故不能使用标准蒸发器，而应使用电加温的直接读数蒸发器。

地氟烷的麻醉性能较弱，成人的MAC为7.25%。可抑制大脑皮层的电活动，降低脑氧代谢率。低浓度虽不抑制中枢对 CO_2 的反应，但过度通气时也不使颅内压降低。高浓度可使脑血管舒张，并降低其自身调节能力。

对心肌收缩力有轻度抑制作用，对心率、血压和CO影响较轻，当浓度增加时可引起外周血管阻力降低，使血压下降。

对呼吸有轻度抑制作用，可抑制机体对 $PaCO_2$ 升高的反应，对呼吸道也有轻度刺激作用。对神经-肌肉接头有抑制作用，增强肌松药的效应。因其血/气分配系数很低，肺泡浓度上升很快，F_A/F_I 也很容易达到平衡状态。几乎全部由肺排出，除长时间或高浓度应用外，其体内代谢率极低，因而其肝、肾毒性很低。

临床应用：用于麻醉诱导和维持，麻醉诱导和苏醒都非常迅速。可单独以面罩诱导，浓度低于6%时呛咳和屏气的发生率低，浓度大于7%可引起呛咳、屏气、分泌物增多，甚至发生喉痉挛。吸入浓度达12%～15%时，不用其他肌松药即可行气管内插管。可单独或与 N_2O 合用维持麻醉，麻醉深度可控性强，肌松药用量减少。因对循环功能的影响较小，对心脏手术或心脏病人行非心脏手术的麻醉或可更为有利。其诱导和苏醒迅速，也适用于门诊手术病人的麻醉。恶心和呕吐的发生

笔记栏

率明显低于其他吸入麻醉药。但需要特殊的蒸发器,价格也较贵。

(二)静脉麻醉药

经静脉注射进入体内,通过血液循环作用于中枢神经系统而产生全身麻醉作用的药物,称为静脉麻醉药(intravenous anesthetics)。其优点为诱导快,对呼吸道无刺激,使用方便,无环境污染。常用静脉麻醉药有:

1. 硫喷妥钠(thiopental sodium) 是短效巴比妥类静脉麻醉药。该药的作用机制主要是抑制中枢神经系统多突触传导,出现催眠与镇静效果,在较高浓度时产生麻醉作用。临床上所用的硫喷妥钠制剂系淡黄色粉剂,使用前以注射用水配制成2%~2.5%溶液。药液呈强碱性,pH10~11,不可与酸性药物相混,否则可出现沉淀。

硫喷妥钠通过血-脑脊液屏障,作用于中枢神经系统各平面。主要作用部位是大脑皮质网状结构,抑制其上行激活系统,降低皮质的兴奋性,并直接影响其多途径传导。静脉注射后15~30s内使意识消失,约1分钟可达其最大效应。由于药物在体内再分布,约经40s麻醉即开始变浅,约15~20分钟出现初醒,以后继续睡眠约3~5小时,直至血药浓度降至峰值的10%左右才觉醒。

没有镇痛作用,在亚麻醉浓度下病人对痛觉刺激的反应增强。对神经肌肉接头的传导无影响,故不产生肌松作用。

使脑血管收缩,脑血流量减少,从而使颅内压下降,对颅脑手术有利。能降低脑氧代谢率和脑耗氧量,其下降幅度大于脑血流量减少的幅度,加之颅内压下降后脑灌注压相对增加,因此对脑有一定保护作用。

硫喷妥钠对循环系统有明显的抑制。该药通过抑制延髓血管活动中枢和降低中枢性交感神经活性,使外周容量血管扩张,回心血量减少,从而导致血压下降。同时还抑制心肌收缩力,使心脏指数降低。当剂量过大或注射速度过快,血压降低的幅度越大。

硫喷妥钠通过抑制延髓和脑桥呼吸中枢对呼吸有明显的抑制作用;其程度和持续时间与剂量、注药速度、术前用药有密切关系。表现为病人呼吸频率减慢,潮气量减小,甚至发生呼吸暂停,尤其是与阿片类药或其他中枢性抑制药复合应用时更易发生。在硫喷妥钠浅麻醉下实施气管内插管,或置入通气道与喉罩时,易引发喉痉挛和支气管痉挛。

可使肝血流轻微减少,临床剂量不引起术后肝功能改变,但在缺氧条件下可产生肝细胞损害。肝功能障碍者,麻醉后清醒时间可能延长。使贲门括约肌松弛,容易引起胃内容物反流导致误吸。

可降低眼内压,对眼内手术有利。对妊娠子宫张力影响不大,仅在深麻醉时才抑制宫缩。易透过胎盘,静脉注射后约1分钟脐静脉血药浓度即达峰值,但胎儿血药浓度比母体低得多,脑内药物浓度显著低于脐静脉血药浓度。

临床应用:目前主要用于全麻诱导后快速气管插管,常用剂量为4~6mg/kg,辅以肌松药即可完成气管内插管。此外,还可用于惊厥治疗与脑保护。

注意事项:皮下注射可引起组织坏死,动脉内注射可引起动脉痉挛、剧痛及远端肢体坏死。

禁忌证:禁用于心功能不全、高血压、低血容量、心动过速及冠心病等病人,呼吸道感染以及正在使用β-受体阻滞药的病人。

2. 氯胺酮(ketamine) 氯胺酮为中枢兴奋性氨基酸递质NMDA(*N*-甲基门冬氨酸,*N*-methyl-d-aspartate)受体的特异性阻断药,是唯一具有镇静、镇痛和麻醉作用的静脉麻醉药。其产生镇痛效应的机制主要是选择性阻滞脊髓网状结构束对痛觉的传入信号,而对脊髓丘脑传导无影响。因此,其镇痛效应主要是阻断了痛觉冲动向丘脑和新皮质的传导,产生满意的镇痛效应。但脑干和边缘系统的活动并未减低,表现为眼似乎睁开,眼球震颤,角膜反射、对光反射依然存在,遇到强刺激时肌张力增高,呈僵直状,但已无痛觉,此状态称"分离麻醉"(dissociative anesthesis)。

氯胺酮静脉注射后在30s内发挥作用,约1分钟作用达峰值。其时效与剂量相关,静脉注射0.5mg/kg只能使半数患者神志消失,2mg/kg的麻醉维持时间为10~15分钟。再增大剂量不但不能使时效显著延长,反而使副作用增多。停药后15~30分钟定向力恢复,完全苏醒需0.5~1小时。

氯胺酮能增加脑血流量和脑耗氧量,颅内压随脑血流量增加而增高,过度通气降低$PaCO_2$能减弱其颅内压升高作用。

对心血管的影响主要是直接兴奋中枢交感神经系统,因此,在用药后心率增快,血压升高,心脏指数、外周血管阻力、肺动脉压和肺血管阻力均增加。在交感神经活性减弱的病人,则主要表现为血压下降,心肌收缩力减弱,外周血管扩张。

临床麻醉剂量的氯胺酮缓慢静注对呼吸影响轻微。如果静脉注射过快或剂量过大,尤其是与麻醉性镇痛药复合应用时,可引起显著的呼吸抑制,甚至呼吸暂停,对婴儿和老年人更为明显。该药具有支气管平滑肌松弛作用,可对抗组胺、乙酰胆碱和五羟色胺引起的支气管痉挛,故适用于支气管哮喘病人。

笔记栏

临床应用:氯胺酮麻醉后唾液和支气管分泌

物增加，小儿尤为明显，不利于保持呼吸道通畅，而且喉头分泌物的刺激还可能诱发喉痉挛，故麻醉前需应用阿托品。该药对喉反射抑制不明显，但由于保护性喉反射功能减弱，仍有误吸的可能。目前一般认为此药主要适用于无需肌肉松弛的病人（如烧伤病人）、短小手术、清创、植皮与更换敷料等。用法：1～2mg/kg 静脉缓慢注射，小儿基础麻醉时，5～10mg/kg 肌内注射。

主要副作用：可引起一过性呼吸暂停，幻觉、噩梦及精神症状。使眼压和颅内压升高。

3. 依托咪酯（乙咪酯，etomidate） 为短效催眠药，无镇痛作用，作用方式与巴比妥类近似。起效快，静脉注射后很快进入脑和其他血流丰富的器官，注药后 1 分钟脑内浓度达峰值，病人进入睡眠状态；然后，很快从脑向其他组织转移，脑内药物浓度下降后，病人迅速苏醒。该药可降低脑血流量、颅内压及代谢率。对心率、血压及心输出量的影响均很小，不增加心肌氧耗量，并有轻度冠状动脉扩张作用。对呼吸的影响明显轻于硫喷妥钠。主要在肝内水解，代谢产物不具有活性。对肝肾功能无明显影响。

临床应用：此药麻醉时循环稳定，呼吸抑制轻微，安全界限较大。因此，适合用于心血管疾病、呼吸系疾病、颅内高压等疾病，以及不宜采用其他药物的病人施行麻醉诱导。常用诱导剂量为 0.15～0.3mg/kg，年老体弱和重危病人可减至 0.1mg/kg。作为麻醉维持，由于该药无镇痛作用，须与麻醉性镇痛药或吸入全麻药复合应用，以 10μg/（kg·min）连续静脉输注。

主要副作用：注射后常可发生肌阵挛，对静脉有刺激性，术后易发生恶心、呕吐，反复用药或持续静滴后可能抑制肾上腺皮质功能。

4. 异丙酚（propofol） 又名丙泊酚或二异丙酚（di-isopropylphenol），为烷基酚的衍生物，具有高脂溶性，不溶于水，麻醉效价为硫喷妥钠的 1.8 倍。其主要优点是起效快、时效短、苏醒快而完全，没有兴奋现象，持续输注后无蓄积。静脉注射 2.5mg/kg，90～100s 作用达峰值。催眠作用的持续时间与剂量相关，2～2.5mg/kg 持续约 5～10 分钟。

异丙酚对中枢的作用主要是催眠、镇静与遗忘。可降低脑血流量、脑代谢率和颅内压，因此具有脑保护作用。对呼吸有抑制作用，表现为呼吸频率减慢，潮气量减少，有时出现呼吸暂停，持续 30～60s，对此应引起重视并做好相应准备。诱导剂量的异丙酚直接扩张外周血管和抑制心肌收缩力，使动脉压显著下降，且呈剂量依赖性，对老年人的心血管抑制作用更重。对肝、肾功能无影响。

笔记栏

临床应用：目前普遍用于麻醉诱导和麻醉维持，也常用于麻醉中、手术后的镇静。常用麻醉诱导剂量为 1.5～2.5mg/kg。麻醉维持一般以 50～150μg/（kg·min）微量泵静脉持续输注。由于该药无镇痛作用，须与麻醉性镇痛药复合应用。该药苏醒迅速而完全，特别适用于非住院病人（如无痛人流、胃、肠镜检等）。

注意事项：该药对呼吸循环的抑制作用与用药剂量及注药速度相关，需高度警惕。

5. 羟丁酸钠（sodium hydroxybutyrate，γ-OH） γ-OH 系 γ-氨基丁酸（GABA）的中间代谢产物，通过作用于皮层、海马回和边缘系统，直接抑制中枢神经活动而引起生理样睡眠。静脉注射后通过血脑屏障较慢，15 分钟血药浓度达峰值，30 分钟血内即可测定出代谢产物。对循环有轻度兴奋作用，表现为血压轻度升高，脉搏变慢，对心输出量无明显影响。一般用量时可使呼吸频率减慢，潮气量增加，用量大时可明显抑制呼吸。

临床应用：γ-OH 无镇痛作用，不能单独用于全麻。可用于全麻诱导和维持，适用于小儿、老年及体弱者。静脉注射剂量为 50～80mg/kg，起效时间为 5～10 分钟，维持时间为 45～60 分钟。1 小时后可追加 15～20mg/kg 以维持麻醉。毒性低，副作用也较少，但可出现肌颤搐、不随意运动及锥体外系症状，用量过大时可抑制呼吸。

注意事项：有癫痫史、完全性房室传导阻滞、支气管哮喘、严重高血压病人，不宜选用此药。低钾血症患者慎用。

（三）骨骼肌松弛药

骨骼肌松弛药（skeletal muscular relaxants）简称肌松药，这类药选择性地作用于骨骼肌神经肌肉接头，与 N_2 胆碱受体相结合，暂时阻断神经肌肉之间的兴奋传递，从而产生肌肉松弛作用。

肌松药是全麻中重要的辅助用药。在临床麻醉中主要用于麻醉诱导时和全麻时减弱肌张力，为气管插管和手术操作提供良好条件。由于使用肌松药，减少了全麻药用量和降低了吸入全麻药浓度，从而避免了深麻醉给机体造成的不利影响。肌松药没有镇静和镇痛作用，不能取代镇静药和镇痛药，在全麻时应保持足够的麻醉深度。

1. 肌松药的作用机制和分类 神经肌肉接头由三部分组成：①轴突分支的终末部分以及其末端的接头前膜；②肌纤维膜在该部相应的增厚部分，称终极膜即接头后膜；③介于接头前膜与接头后膜之间的神经下间隙。每个轴突分支的末端内有许多线粒体、微管、微丝和化学递质等物质，还有许多囊泡，这些囊泡聚集于轴突分支末端膜的活化区，囊泡内含有一定量的乙酰胆碱。在生理状态下，当神经兴奋传至运动神经末梢时，引起位于接头前膜的囊泡破裂,将递质乙酰胆碱向神经下间隙释放,并与接头后膜的乙酰胆碱受体相结合,引起肌纤维去极化而诱发肌肉的收缩。

肌松药根据干扰神经冲动传导方式的不同,分为去极化肌松药(depolarizing muscle relaxants)和非去极化肌松药(nondepolarizing muscle relaxants)两类。

(1)去极化肌松药:以琥珀胆碱为代表。琥珀胆碱的分子结构与乙酰胆碱相似,能与乙酰胆碱受体结合引起接头后膜去极化和肌纤维成束收缩。但琥珀胆碱与受体的亲和力较强,而且在神经肌肉接头处不易被胆碱酯酶分解,因而使突触后膜不能复极化而处于持续的去极化状态,结果产生肌松弛作用。此时胆碱酯酶抑制药也不能拮抗其肌松作用,反而有增强效应。当琥珀胆碱在接头部位的浓度逐渐降低,接头后膜复极化,神经肌肉传导功能才恢复正常。反复用药后,受体对乙酰胆碱的敏感性降低,肌松时间延长,称为脱敏感阻滞。

(2)非去极化肌松药:以筒箭毒碱为代表。这类肌松药能与接头后膜的乙酰胆碱受体相结合,但不引起接头后膜的去极化。当接头后膜75%~80%以上的乙酰胆碱受体被非去极化肌松药占据后,神经冲动虽可引起乙酰胆碱的释放,但没有足够的受体相结合,肌纤维不能去极化,从而阻断神经肌肉的传导。当应用胆碱酯酶抑制药(如新斯的明)后,使乙酰胆碱的分解减慢,可反复与肌松药竞争受体。一旦乙酰胆碱与受体结合的数量达到阈值时,即可引起肌肉收缩。因此,非去极化肌松药的作用可被胆碱酯酶抑制药所拮抗。

2. 常用肌松药

(1)琥珀胆碱(司可林,succinylcholine,scoline):具有起效快、作用迅速、完善和时效短等优点。静脉注射1mg/kg后15~20s即出现肌纤维震颤,在1分钟内肌松作用达高峰,可使呼吸暂停4~5分钟,肌张力完全恢复约需10~12分钟。如在给药前静注小剂量非去极化肌松药可减轻或消除肌纤维震颤。由于肌纤维震颤,可引起血清钾一过性升高,严重者可导致心律失常。不引起组胺释放,因而不引起支气管痉挛。可被血浆胆碱酯酶迅速水解,代谢产物随尿排出,以原形排出不超过2%。

临床应用:主要用于全麻诱导时的气管内插管,用量为1~2mg/kg由静脉快速注入。

副作用:主要有引起心动过缓及心律失常的可能,阿托品可以防治琥珀胆碱引起的窦性心动过缓。肌肉强直收缩时可引起眼压、颅内压及胃内压升高。部分病人术后主诉肌痛。

(2)泮库溴胺(潘可罗宁,pancuronium):为长时效非去极化肌松药,肌松作用强,作用时间也较长。起效时间为3~6分钟,临床作用时间为100~120分钟。胆碱酯酶抑制剂可拮抗其肌松作用。在临床应用的剂量范围内,无神经节阻滞作用。促组胺释放作用弱,有轻度抗迷走神经作用,使心率增快。在肝内经羟化代谢,40%以原形经肾排出,其余以原形或代谢产物由胆道排泄。

临床应用:用于全麻时气管内插管和术中维持肌肉松弛。静脉注射0.1~0.15mg/kg,2~4分钟后可以行气管内插管。术中成人可间断静注2~4mg维持全麻期间的肌松弛,麻醉结束后应以胆碱酯酶抑制剂拮抗其残留肌松作用。

注意事项:对于高血压、心肌缺血及心动过速者、肝肾功能障碍者应慎用,重症肌无力患者禁忌使用。

(3)维库溴胺(万可罗宁,vecuronium):为中时效非去极化肌松药,肌松作用强,为泮库溴胺的1~1.5倍,但作用时间较短。起效时间为2~3分钟,临床作用时间为25~30分钟。其肌松作用容易被胆碱酯酶抑制剂拮抗。在临床用量范围内,不释放组胺,也无抗迷走神经作用,因而适用于缺血性心脏病病人。主要在肝内代谢,30%以原形经肾排出,其余以代谢产物或原形经胆道排泄。

临床应用:用于全麻气管内插管和术中维持肌松弛。静脉注射0.07~0.15mg/kg,2~3分钟后可以行气管内插管。术中可间断静注0.02~0.03mg/kg,或以1~2μg/(kg·min)持续静脉输注维持全麻期间的肌松弛。

注意事项:严重肝肾功能障碍者,作用时效可延长,并可发生蓄积作用。

(4)阿曲库铵(卡肌宁,atracurium):为中时效非去极化肌松药,肌松作用为维库溴胺的1/5~1/4,作用时间较短。起效时间为3~5分钟,临床作用时间为15~35分钟。无神经节阻断作用,但可引起组胺释放并与用量有关,表现为皮疹、心动过速及低血压,严重者可发生支气管痉挛。主要通过霍夫曼(Hofmann)降解和血浆酯酶水解,代谢产物由肾和胆道排泄,无明显蓄积作用。

临床应用:用于全麻气管内插管和术中维持肌松弛。静脉注射0.5~0.6mg/kg,2~3分钟后可以行气管内插管。术中可间断静注0.1~0.2mg/kg,或以5~10μg/(kg·min)持续静脉输注,维持全麻期间的肌松弛。

禁忌证:过敏体质及哮喘病人忌用。

(5)罗库溴铵(爱可松,rocuronium):是中时效非去极化肌松药,药液性质稳定,其作用强度为维库溴铵的1/7,时效为维库溴铵的2/3。起效时间虽不及琥珀胆碱,但较其他非去极化肌松药迅速;罗库溴铵是至今临床上广泛使用的非去极化

笔记栏

肌松药中起效最快的一种。此药对心血管无明显作用，不释放组胺，临床应用剂量也无心率和血压变化。其药代动力学与维库溴铵相似，主要依靠肝消除，其次是肾消除。肾功能衰竭并不影响其时效与药代动力学，而肝功能障碍可能延长其时效。老年人用药量应略减。

临床应用：用于全麻气管内插管和术中维持肌松弛。气管插管用量0.6～1.0mg/kg，注药90s后可作气管插管，术中肌松维持45～75分钟。此药尤其适用于禁用琥珀胆碱作气管插管的病人。

3. 应用肌松药的注意事项 ①使用肌松药后应进行气管内插管并施行辅助或控制呼吸，以保持呼吸道通畅。②肌松药无镇静、镇痛作用，不能单独应用。③应用琥珀胆碱后可引起短暂的血清钾升高，眼压和颅内压升高。因此，严重创伤、烧伤、截瘫、青光眼、颅内压升高者禁忌使用。④合并有神经-肌肉接头疾病患者，禁忌应用非去极化肌松药。⑤有的肌松药有组胺释放作用，有哮喘史及过敏体质者慎用。

二、麻醉机的基本结构和应用

麻醉机（anesthesia machine）是麻醉期间供给病人氧气、吸入麻醉药和进行人工呼吸的仪器，是进行临床麻醉及急救时不可缺少的设备。性能良好的麻醉机和正确熟练的操作技能对于保证手术病人的安全非常重要。其主要结构有：

（一）气源

主要指供给氧气和氧化亚氮（N_2O）的储气设备，有钢瓶装压缩氧气和液态氧化亚氮，或中心供气源。经过压力调节器将高压气源内高而变化的压力减为低而稳定的压力0.3～0.4kPa/cm^2，供麻醉机安全使用。通过气体流量计调节新鲜气流量。为使呼吸囊能快速充气，设有快速充氧阀。

（二）蒸发器

蒸发器是麻醉机提供给病人吸入麻醉药蒸气的重要装置，能有效地将挥发性麻醉药液蒸发为气体，并能精确地调节麻醉药蒸气输出浓度。蒸发器具有药物专用性，如恩氟烷蒸发器、异氟烷蒸发器等，多放置在呼吸环路之外，有独立的旁路供气系统。当开启挥发器时，旁路气流经过蒸发室，并携带麻醉药蒸气与主气流混合后进入环路，使吸入浓度更为稳定。但快速充气时，可将环路内麻醉药稀释而使吸入浓度降低。

（三）循环回路系统

循环回路系统是临床上最常用的麻醉通气系统。通过循环回路系统，将新鲜气体和吸入麻醉药输送到病人的呼吸道内，并将病人呼出的气体排出到体外。常用环路系统有：

1. 开放式 在开放式中，病人的呼吸不受麻醉器械的控制，吸入或呼出的气体都可以自由地出入于大气之中，呼出的CO_2无重复吸入现象。

2. 半紧闭式或半开放式 病人呼出和吸入的气体部分受麻醉器械的控制。呼吸环路中设有呼气活瓣，但无CO_2吸收器。呼气时呼出气体可由呼气活瓣逸出，逸出气体量的多少，取决于活瓣的阻力和新鲜气流量的大小。新鲜气流量小时，仍有部分呼出气体（包括CO_2和麻醉气体）进入呼吸囊，再吸气时可重复吸入，重复吸入的CO_2可高于1%容积，称为半紧闭式。若新鲜气流量大时，大部分呼出气体都排出到大气中，重复吸入的CO_2低于1%容积，称为半开放式。

3. 紧闭式 病人呼出和吸入的气体完全受到麻醉器械的控制。因此，呼吸环路中必须设有CO_2吸收器。呼出气体通过CO_2吸收器将CO_2吸收后，部分或全部被再输送到病人呼吸道。应用紧闭式呼吸环路，便于病人的呼吸管理，可行辅助或控制呼吸，呼出气体中的麻醉药可再利用，不仅显著节省麻醉药，而且减少环境的污染。

（四）麻醉呼吸器

在麻醉期间可用呼吸器来控制病人的呼吸。呼吸器可分为定容型和定压型两种，可设置或调节潮气量（V_T）、每分钟通气量（MV）、气道压力，呼吸频率、吸：呼时间比（$I:E$）等呼吸参数。有的还可设置呼气末正压（PEEP），并可设置吸入氧浓度、每分钟通气量及气道压力的报警界限，以保证麻醉的安全性。

三、气管内插管术

气管内插管（endotracheal intubation）是将特制的气管导管，经口腔或鼻腔插入到病人的气管内，是麻醉医师必须熟练掌握的基本操作技能。其目的在于：①麻醉期间能够始终保持病人呼吸道的通畅和良好的气体交换，防止异物进入呼吸道；②便于吸入全身麻醉药的应用。凡是在全身麻醉时难以保证病人呼吸道通畅者如颅内手术、开胸手术、需俯卧位手术，颈部肿瘤压迫气管，全麻药对呼吸有明显抑制或应用肌松药者，都应行气管内插管。

气管内插管还在危重病人的抢救中发挥了重要作用。如呼吸衰竭需要进行机械通气者、心肺复苏、药物中毒以及新生儿严重窒息时，都必须行气管内插管。常用插管方法有经口腔或鼻腔明视插管和经鼻腔盲探插管。

笔记栏

（一）经口腔明视插管

借助喉镜在直视下暴露声门后，将导管经口腔插入气管内。插管方法：①麻醉者站在病人头端，将病人头后仰，双手将下颌向前、向上托起以使口张开；②左手持喉镜沿右侧口角置入口腔，将舌体推向左侧后将喉镜片移至正中并缓慢推进，见到悬雍垂后镜片继续推进抵达舌根，提起喉镜可看见会厌；③将镜片置于会厌谷，然后上提喉镜挑起会厌，即显露声门；④右手以握毛笔式持气管导管中、上段，斜口端对准声门裂，在直视下将导管准确轻柔地插入声门而进入气管。如果使用导管芯插管时，当导管尖端入声门后，应拔出管芯再将导管插入气管内。导管插入气管内的深度成人为4~5cm，导管尖端至中切牙的距离约为18~22cm（图8-1）。

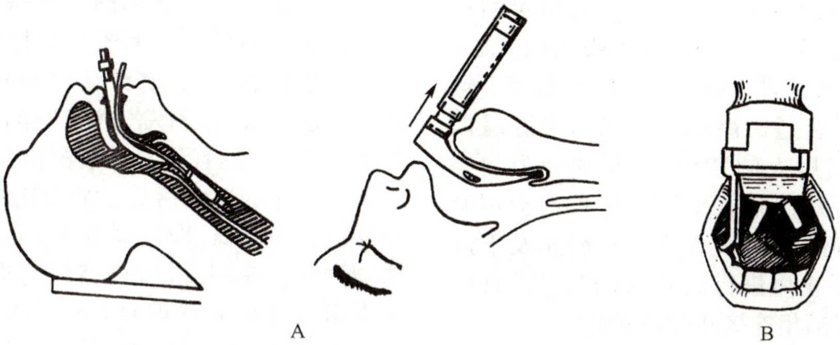

图8-1 经口腔气管插管与声门显露情况图

A. 经口腔气管插管；B. 声门显露情况

插管完成后，要确认导管已进入气管内再固定。确认方法有：①压胸部时，导管口有气流。②人工通气时，可见双侧胸廓对称起伏，听诊双肺可听到清晰的肺泡呼吸音。③如用透明导管，吸气时管壁清亮，呼气时可见明显的“白雾”样变化。④病人如有自主呼吸，接麻醉机后可见呼吸囊随呼吸而张缩。⑤如有呼气末CO_2分压（$ETCO_2$）监测，$ETCO_2$有显示则可确认无误。

（二）经鼻腔盲探插管

经鼻腔盲探插管时必须保留自主呼吸，以呼吸声作为导管接近声门的引导。方法是：①以1%丁卡因作鼻腔内表面麻醉，并滴入3%麻黄碱溶液使鼻腔黏膜的血管收缩，以增大鼻腔容积，并可减少出血；②选用合适管径的气管导管，以右手持管插入鼻腔，在插管过程中边前进边侧耳听呼出气流的强弱，同时左手调整病人头部位置，以寻找呼出气流最强的位置；③于呼气（声门张开）时将导管迅速推进，如进入声门则感到推进阻力减小，管内呼出气流亦极其明显。有时病人有咳嗽反射，接上麻醉机可见呼吸囊随病人呼吸而张缩，表明导管插入气管内。如导管推进后呼出气流消失，为插入食管的表现。可后退导管，将头部稍仰使导管尖端向上翘起，再送导管。

（三）气管内插管的并发症

（1）气管插管时有引起牙齿损伤或脱落，口腔、咽喉部和鼻腔的黏膜损伤引起出血，颞下颌关节脱位的可能。

（2）浅麻醉下行气管内插管可引起剧烈呛咳、憋气、喉头及支气管痉挛，心率增快及血压剧烈波动而导致心肌缺血。严重的迷走神经反射可导致心律失常、心动过缓甚至心跳骤停。预防方法有：适当加深麻醉，插管前行喉头和气管内表面麻醉，应用麻醉性镇痛药等。

（3）气管导管内径过小，可使呼吸阻力增加；导管内径过大，或质地过硬容易损伤呼吸道黏膜，甚至引起急性喉头水肿或慢性肉芽肿。导管过软容易变形，或因压迫、扭折而引起呼吸道梗阻。

（4）导管插入太深可误入一侧支气管内，引起通气不足、缺氧或术后肺不张。导管插入太浅时，可因病人体位变动而意外脱出，导致严重意外发生。因此，插管后及改变体位时应仔细检查导管插入深度并常规听诊两肺的呼吸音。

四、全身麻醉的实施

（一）全身麻醉诱导

全身麻醉诱导（induction of anesthesia）是指病人接受全麻药后，由清醒状态到神志消失，并进入全麻状态后进行气管内插管这一阶段，又称为全麻诱导期。诱导前应准备好麻醉机、气管插管用具及吸引器等，开放静脉和胃肠减压管，测定血压和心率的基础值，有条件者应监测心电图、SpO_2和呼气末CO_2分压。全麻诱导方法有：

1. 吸入诱导法

（1）开放点滴法：以金属丝网面罩绷以纱布扣于病人的口鼻部，将挥发性麻醉药滴于纱布上，病人呼吸时将麻醉药蒸气吸入并逐渐进入麻醉状态。以往主要用于乙醚麻醉，现在也偶尔将其他吸入麻醉药用于小儿麻醉的诱导。

（2）面罩吸入诱导法：将麻醉面罩扣于病人口鼻部，开启麻醉药蒸发器并逐渐增加吸入浓度，待病人意识消失并进入麻醉第Ⅲ期时，静注肌松药后行气管内插管。

2. 静脉诱导法 与吸入诱导法相比，静脉诱导较迅速，病人也较舒适，无环境污染，但对循环的干扰较大。开始诱导时，先以面罩吸入纯氧2～3分钟，增加氧储备并排出肺及组织内的氮气。然后，根据病情选择合适的静脉麻醉药从静脉缓慢注入，并严密监测病人的意识、循环和呼吸的变化，待病人神志消失后再注入肌松药，同时应用麻醉面罩进行人工呼吸，待病人全身骨骼肌及下颌松弛，呼吸完全停止后进行气管内插管。插管成功后，立即与麻醉机相连接并行机械通气。

（二）全身麻醉的维持

全麻维持期的主要任务是维持适当的麻醉深度以满足手术的要求，如切皮时麻醉需加深，开、关腹膜及腹腔探查时需良好肌松。同时，加强对病人的管理，保证循环和呼吸等生理功能的稳定。

1. 吸入麻醉药维持 经呼吸道吸入一定浓度的吸入麻醉药，以维持适当的麻醉深度。气体麻醉药氧化亚氮的麻醉性能弱，高浓度吸入时有发生缺氧的危险，因而难以单独用于维持麻醉。挥发性麻醉药的麻醉性能强，高浓度吸入可使病人意识、痛觉消失，能单独维持麻醉。但肌松作用并不满意，吸入浓度越高，对生理的影响越严重。因此，必要时可加用肌松药。

2. 肌松药的应用 肌松药是全麻中重要的辅助用药。在临床麻醉主要用于麻醉诱导时和全麻时减弱肌张力，为气管插管和手术提供良好条件。由于使用肌松药，减少了全麻药用量和降低了吸入全麻药浓度，从而避免了深麻醉给机体造成的不利影响。

3. 静脉麻醉药维持 为全麻诱导后经静脉给药以维持适当麻醉深度的方法。静脉给药方法有单次、分次和连续输注三种方法，应根据手术需要和不同静脉全麻药的药理特点来选择给药方法。目前所用的静脉麻醉药中，除氯胺酮外，多数都属于催眠药，缺乏良好的镇痛作用。因此，单一的静脉全麻药仅适用于全麻诱导和短小手术，而对复杂或时间较长的手术，多选择复合全身麻醉。

4. 复合麻醉 是指两种或两种以上的全麻药或（和）方法复合应用，彼此取长补短，以达到最佳临床麻醉效果的方法。随着静脉和吸入全麻药品种的日益增多，麻醉技术的不断完善，复合麻醉在临床上得到越来越广泛的应用。根据给药的途径不同，复合麻醉可大致分为全静脉麻醉和静脉与吸入麻醉药复合的静吸复合麻醉。

笔记栏

全静脉麻醉（total iitravenous anesthesia，TIVA）：是指在静脉麻醉诱导后，采用多种短效静脉麻醉药复合应用，以间断或连续静脉输注法维持麻醉。目前常用的静脉麻醉药镇痛作用很差，故在麻醉过程中需用强效麻醉性镇痛药加强麻醉效果。需要肌肉松弛和施行机械通气时，必须给予肌松药。因此，TIVA要达到稳定的麻醉状态，必须将静脉麻醉药、麻醉性镇痛药和肌松药复合应用。这样既可发挥各种药物的优点，又可克服其不良作用，具有诱导快、操作简便、可避免吸入麻醉药引起的环境污染。如果用药适时、适量，可使麻醉过程平稳，恢复也较快。但是，由于是多种药物的复合应用，麻醉后清醒延迟及肌松药的残余作用也可带来严重并发症。因此，麻醉医师必须精通各种药物的药理特点，才能灵活用药，取得良好麻醉效果。有条件者应根据药代动力学特点用微机控制给药。

静吸复合麻醉：指在静脉麻醉的基础上，持续吸入低浓度（1%左右）吸入麻醉药，以减少静脉麻醉药的用量，或于麻醉减浅时间断吸入挥发性麻醉药。这样既可维持相对麻醉稳定，又可减少吸入麻醉药的用量，有利于麻醉后迅速苏醒。

五、全身麻醉的并发症及其处理

（一）反流与误吸

全麻诱导时因病人的意识消失，咽喉部反射消失，一旦有反流物即可发生误吸，尤其以产科和小儿外科病人的发生率较高。各种原因引起的胃排空时间延长，使胃内存积大量胃液或空气，容易引起反流。全麻后病人没有完全清醒时，吞咽呛咳反射未恢复，也易发生胃内容物的反流及误吸。

由于误吸入物的性质（胃液、血液或固体）、pH、吸入物的量不同，其后果也不同，临床表现也有很大差别。误吸胃液可引起肺损伤、支气管痉挛和毛细血管通透性增加，结果导致肺水肿和肺不张。肺损伤的程度与误吸的胃液量和pH相关，吸入量越大，pH越低，肺损伤越重。无论误吸物为固体食物或是胃液，都可引起急性呼吸道梗阻。完全性呼吸道梗阻可立即导致窒息，如不能及时解除梗阻，可危及病人的生命。

麻醉期间预防反流和误吸的主要措施：减少胃内物的滞留，促进胃排空，提高胃液的pH，降低胃内压，加强对呼吸道的保护。①手术麻醉前应严格禁饮禁食，减少胃内容物。肠梗阻或肠功能未恢复者，应插胃管持续吸出胃内容物以减少误吸的发生率。②应用 H_2 受体阻滞剂如西咪替丁等,抑制胃酸分泌,减少胃液量。③抗酸药可以提高胃液 pH,以减轻误吸引起的肺损害。④饱胃病人需要全麻时,应首选清醒气管插管,可减少胃内容物的反流和误吸。但对于麻醉前估计插管不困难者,也可选择快速诱导,但必须同时压迫环状软骨以防发生反流。

(二) 呼吸道梗阻

以声门为界,呼吸道梗阻可分为上呼吸道梗阻和下呼吸道梗阻。

1. 上呼吸道梗阻 常见原因为机械性梗阻,如舌后坠、口腔内分泌物及异物阻塞、喉头水肿等。不全梗阻表现为呼吸困难并有鼾声,完全梗阻者有鼻翼扇动和三凹征,虽有强烈的呼吸动作而无气体交换。舌后坠时可将头后仰、托起下颌、置入口咽或鼻咽通气道(图 8-2),同时清除咽喉部的分泌物及异物,即可解除梗阻。

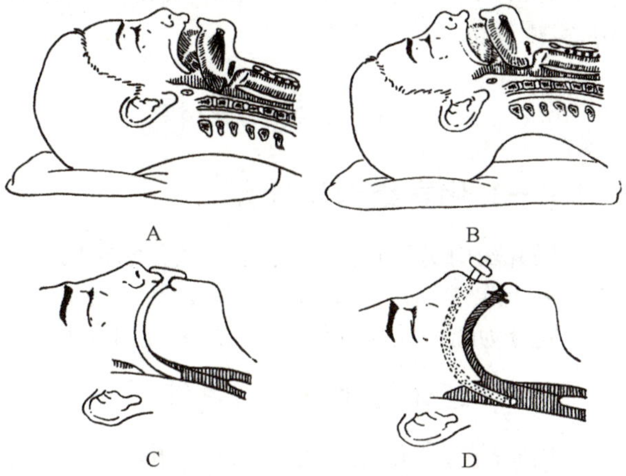

图 8-2 全身麻醉时上呼吸道梗阻及解除上呼吸道梗阻的方法

A. 舌根后坠而堵塞呼吸道;B. 当头向后仰可使呼吸道通畅;C. 或应用口咽导气管;D. 或应用鼻咽导气管

喉头水肿多发生于婴幼儿及气管内插管困难者,也可因手术牵拉或刺激喉头引起。轻者可静注皮质激素或雾化吸入肾上腺素;严重者应行紧急气管切开。梗阻的另一常见原因是喉痉挛,常在浅麻醉下或缺氧时刺激喉头而诱发。喉痉挛时,病人表现呼吸困难,吸气时有喉鸣声,可因缺氧而发绀。轻度喉痉挛者经加压给氧即可解除,严重者可经环甲膜穿刺置管行加压给氧,多数均可缓解。对上述处理无效或严重喉痉挛者,可静注琥珀胆碱后行气管内插管。为预防喉痉挛的发生,应避免在浅麻醉下刺激喉头。

2. 下呼吸道梗阻 常见原因为气管导管扭折、导管斜面过长而紧贴在气管壁上、分泌物或呕吐物误吸入后堵塞气管及支气管。梗阻不严重者除肺部听到罗音外,可无明显症状。梗阻严重者可呈现呼吸困难、潮气量降低、气道阻力高、缺氧发绀、心率增快、血压和 SPO_2 降低,如处理不及时可危及病人的生命。因此,在麻醉前应仔细挑选气管导管,过软或不合格者应丢弃,术中应经常检查导管的位置,避免因体位改变而引起导管扭折。经常听诊肺部,及时清除呼吸道内的分泌物。

下呼吸道梗阻也可因支气管痉挛引起,多发生在有哮喘史或慢性支气管炎病人。另外,在浅麻醉时支气管内异物或炎症刺激,肌松药的组胺释放作用,均可诱发支气管痉挛。维持适当的麻醉深度和良好的氧合是缓解支气管痉挛的重要措施,必要时可静注氨茶碱 0.25mg 或氢化可的松 100mg。

(三) 通气量不足

麻醉期间和全麻后都可发生通气不足,主要表现为低氧血症或(和) CO_2 蓄积。血气分析显示 $PaCO_2$ 高于 50mmHg,同时 pH 小于 7.30。颅脑手术的损伤、麻醉药、麻醉性镇痛药和镇静药的残余作用,是引起中枢性呼吸抑制的主要原因。应控制呼吸或辅助呼吸直至呼吸功能完全恢复,必要时给以拮抗药。胸、腹部手术后,疼痛刺激、腹胀、胸腹带过紧及过度肥胖等因素,可限制胸廓膨胀而导致通气不足,应加强术后镇痛,鼓励和帮助病人深吸气和咳嗽。

(四) 低氧血症

吸空气时,$SpO_2<90\%$,$PaO_2<60mmHg$ 或吸纯氧时 $PaO_2<90mmHg$,即可诊断为低氧血症。临床表现为呼吸急促、发绀、躁动不安,心动过速、心律紊乱、血压升高等。常见原因和处理原则为:

(1) 麻醉机的故障、氧气供应不足可引起吸入氧浓度过低;气管内导管插入一侧支气管或脱出气管外,以及呼吸道梗阻均可引起低氧血症,应及时纠正。

(2) 弥散性缺氧:多见于应用 N_2O 吸入麻醉时,停止吸入 N_2O 后必须吸纯氧 5~10 分钟。

(3) 肺不张:因分泌物过多或通气不足等因素引起肺容量降低所致。大面积肺不张可表现顽固性低氧血症,胸片可见肺萎陷,应以纤维支气管镜吸痰,严重者应以 PEEP 治疗。

(4) 误吸:其严重程度取决于吸入物的 pH 及容量,pH 低于 2.5,容量大于 0.4ml/kg 者危险性明显增加。轻者对氧治疗有效,严重者应行机械通气治疗。

(5) 肺水肿:可发生于急性左心衰或肺毛细血管通透性增加。治疗包括强心、利尿、扩血管、吸氧及机械通气治疗。

(五) 低血压(hypotension)

麻醉期间收缩压下降超过基础值的30%或绝对值低于90mmHg者应及时处理。麻醉手术期间发生低血压的常见原因有:①麻醉过深:可导致血压下降、脉压变窄。若麻醉前已有血容量不足者,表现更为明显,应在减浅麻醉的同时补充血容量。②术中失血过多:可引起低血容量性休克,应监测尿量、血红蛋白及血细胞比容(HCT),必要时监测CVP或PCWP以指导输液输血。③过敏反应、肾上腺皮质功能低下:均可引起血管张力降低而导致低血压,治疗包括补充血容量,恢复血管张力(应用血管收缩药)及病因治疗等。④术中牵拉内脏:常可引起反射性血压下降,同时发生心动过缓。应及时解除刺激,必要时给予阿托品治疗。

(六) 高血压(hypertension)

麻醉期间舒张压高于100mmHg或收缩压高于基础值的30%,都应根据原因进行适当治疗。常见原因有:①与并存疾病有关,如原发性高血压、甲亢、嗜铬细胞瘤、颅内压增高等。②与手术、麻醉操作有关,如手术探查、气管插管等。③通气不足引起CO_2蓄积。④药物所致血压升高,如氯胺酮。处理原则:有高血压病史者,在全麻诱导前静注芬太尼3~5μg/kg,可减轻气管插管时的心血管反应。术中根据手术刺激的程度调节麻醉深度。对于顽固性高血压者,可行控制性降压以维持循环稳定。

(七) 心律失常

窦性心动过速与高血压同时出现常为浅麻醉的表现,应适当加深麻醉。低血容量、贫血及缺氧时,心率均可增快,应针对病因进行治疗。手术牵拉内脏(如胆囊)时,可因迷走神经反射致心动过缓,严重者可致心跳骤停,应请外科医师立即停止操作,同时静注阿托品。发生期前收缩时,应先明确其性质并观察其对血流动力学的影响。房性期前收缩多与并存心、肺疾病有关,偶发房性期前收缩对血流动力学的影响不明显,无需特殊处理。频发房性期前收缩有发生心房纤颤的可能。麻醉下发生的偶发室性期前收缩无需特殊治疗。因浅麻醉或CO_2蓄积所致的室性期前收缩,适当加深麻醉或排出CO_2后多可缓解。如室性期前收缩为多源性、频发或伴有R-on-T现象,表明有心肌灌注不足,应积极治疗。

(八) 高热、抽搐和惊厥

常见于小儿麻醉。由于婴幼儿的体温调节中枢尚未发育完善,体温极易受环境温度的影响。如对高热处理不及时,可引起抽搐甚至惊厥。因此,小儿麻醉时应重视体温的监测,尤其是手术时间长者。一旦发现体温升高,应积极进行物理降温,特别是头部降温以防发生脑水肿。恶性高热表现为持续肌肉收缩,$PaCO_2$迅速升高,体温急剧上升(1℃/5min),可超过42℃,死亡率很高,应提高警惕。最容易诱发恶性高热的药物是琥珀胆碱和氟烷。

第四节 局部麻醉

用局部麻醉药(以下简称局麻药)暂时阻断某些周围神经的冲动传导,使受这些神经所支配的相应区域产生麻醉作用,称为局部麻醉。局部麻醉是一种简便易行、安全有效、并发症较少的麻醉方法,可保持病人意识清醒,适用于较表浅、局限的手术,但也可干扰重要器官的功能。因此,施行局部麻醉时应熟悉局部解剖和局麻药的药理作用,掌握规范的操作技术。

一、局麻药的药理

(一) 化学结构和分类

局麻药均属于芳香基-中间链-胺基结构的化合物。中间链分为酯链和酰胺链,局麻药根据中间链的不同分为酯类局麻药和酰胺类局麻药两大类。

(二) 理化性质和麻醉性能

局麻药的理化性质可影响其麻醉性能,较为重要的是离解常数、脂溶性和血浆蛋白结合率。

1. 离解常数(pKa) 在局麻药水溶液中含有未解离的碱基(B)和已解离的阳离子(BH^+)两部分。依照质量守恒定律,药物分子离解作用的方向,及局麻药中的阳离子与碱基之比受溶液氢离子浓度影响。在酸性条件下,其反应向左移,局麻药多处于阳离子形式;在碱性条件下,反应向右移,局麻药多处于碱基形式。在平衡状态下,上述离解常数:

$$Ka=\frac{[H^+][B]}{[BH^+]}$$

Ka多以负对数表示,故$pKa = pH - \log[B]/[BH^+]$

由此可见,任何一种局麻药碱基与阳离子的比率,将取决于pH。一旦碱基与阳离子相等,则log=0,pKa=pH。大多数局麻药的pKa处于7.5~9.0。

局麻药的阳离子和碱基各有特性,但相互间又是相互补充和平衡的。只有阳离子才能与阴离子膜的受体结合，以堵塞钠通道，使神经冲动受阻。在酸性条件下，阳离子浓度较高。但是局麻药要从注射部位弥散到神经干需要通过纤维性屏障才能到达神经膜，从而阻断神经冲动。要通过纤维性屏障，唯有不带电荷的脂溶性碱基来承担。所以有多少局麻药分子最终到达神经膜，取决于该药离解后的碱基浓度。换言之，只有碱基增加，局麻药通透神经膜的能力才能增加。就临床而言，局麻药在酸性条件下作用较差。

2. 脂溶性 局麻药的脂溶性愈高，麻醉效能愈强。

3. 蛋白结合率 局麻药注入体内后，一部分呈游离状态的起到麻醉作用，另一部分与局部组织的蛋白结合，或吸收入血与血浆蛋白结合，结合状态的药物将暂时失去药理活性。结合与非结合形式的药物间是可逆的，又是相互平衡的。主要与血浆中α-酸性糖蛋白和白蛋白结合，因此低蛋白血症病人易发生局麻药中毒。

（三）吸收、分布、生物转化和消除

1. 吸收 局麻药从注射部位吸收入血液内，受注射部位、剂量、局部血液灌流、药物-组织结合，以及有否加用血管收缩药等因素影响。

(1) 注药部位：与该处血供情况有直接关系。于咽喉、气管黏膜或炎性组织等处给药，吸收速度很快。如经气管内给药，药物进入肺泡内，其吸收速度接近于静脉注射。皮下注射则较慢。临产孕妇的子宫周围血管丛非常充盈，有可能使局麻药吸收加快，引起胎儿的毒性反应。

(2) 药物剂量：不管注射的部位和容量如何，局麻药的血药峰值浓度（C_{max}）与一次注药的剂量直接相关。为了避免C_{max}过高而引起药物中毒，对每一局麻药都规定了一次用药的限量。

(3) 局部血液灌流：局麻药吸收的快慢与注射部位的血液灌流相关。当注药部位血流降低，局麻药吸收的速率减慢。临床上在局麻药中加用肾上腺素的目的就是：减慢局麻药的吸收速率，降低血内局麻药浓度，减少局麻药全身性不良反应的发生及延长局麻药的作用时间。

(4) 药物-组织结合：主要涉及局麻药的脂溶性与组织的结合力，有以下两方面：

脂溶性：神经膜含有丰富的脂质和蛋白质，因此局麻药的脂溶性可作为衡量神经亲合力的尺度。

组织的结合力：多以组织/血浆分配系数表示，这对应用局麻药治疗心律失常有较大临床意义。如利多卡因对心肌的亲和力使该药可用于治疗室性期前收缩。

2. 分布 局麻药吸收入血后，首先分布至肺，并有部分被肺组织摄取，这对大量药物意外进入血液有一定缓冲作用。随后很快分布到血液灌流较好的器官如心、脑和肾。然后以较慢速率再分布到血液灌流较差的肌、脂肪和皮肤。蛋白结合率高的药物不易通过胎盘屏障分布至胎儿。

3. 生物转化和清除 局麻药进入血液循环后，其代谢产物的水溶性更高，并从尿中排出，仅少量以原形自尿中排出。酰胺类局麻药在肝中为线粒体酶所水解，故肝功能不全病人用量应酌减。酯类局麻药主要被血浆假性胆碱酯酶水解；如有先天性假性胆碱酯酶质量的异常，或因肝硬化、严重贫血、恶病质和晚期妊娠等引起血浆假性胆碱酯酶量的减少者，酯类局麻药的用量都应减少。

（四）局麻药的不良反应

1. 毒性反应 当局麻药的血药浓度超过一定阈值时，将发生局麻药的全身性毒性反应，严重者可致死。其程度与血药浓度有直接关系。引起局麻药毒性反应的常见原因有：①一次用量超过病人的耐量；②局麻药误注入血管内；③注药部位血供丰富，未酌情减量，或局麻药药液内未加肾上腺素。用小量局麻药即出现毒性反应症状者，称为高敏反应。局麻药的全身效应突出表现在对中枢神经系统和心血管系统的影响，一旦血内药物浓度骤然升高，可引起一系列的毒性症状。

局麻药对中枢神经系统的毒性反应：毒性症状按其轻重程度可先后出现舌或唇麻木、嗜睡、眩晕、耳鸣、寒战、肌肉抽搐、语无伦次、意识不清、惊厥、昏迷、呼吸停止。

局麻药对心血管系统的作用：主要是对心肌、传导系统和周围血管平滑肌的抑制，使心肌收缩力减弱，心输出量减少，血压下降。当血药浓度极高时，周围血管广泛扩张，房室传导阻滞，心率缓慢，甚至心跳骤停。

为了预防局麻药毒性反应的发生，应注意①应用局麻药的安全剂量，并根据病人具体情况或用药部位血供情况酌减剂量；②注药前应回吸无血液；③药液内加入适量肾上腺素，以减慢药物吸收速率；④麻醉前应用地西泮 0.1mg/kg，提高惊厥阈；⑤警惕毒性反应的先驱症状等。

一旦发生毒性反应，①立即停止用药，吸入氧气；②静注地西泮 0.1mg/kg，预防抽搐；③维持血流动力学稳定，如出现低血压，可用麻黄碱、多巴胺或间羟胺维持血压，心率缓慢者静注阿托品；④出现抽搐或惊厥者，静注硫喷妥钠 1～2mg/kg，或地西泮 2.5～5.0mg；⑤对于惊厥反复发作者，静注琥珀胆碱 1mg/kg，行气管内插管人工呼吸。一旦呼吸心跳停止，应立即进行心肺复苏。

2. 过敏反应 即变态反应，是指使用很少量局麻药后，出现荨麻疹、咽喉水肿、支气管痉挛、低

血压和血管神经性水肿,甚至危及病人生命。临床上酯类局麻药过敏者较多,酰胺类极罕见。如发生过敏反应,①首先中止用药,同时应用皮质激素和抗组胺药;②保持呼吸道通畅并进行氧治疗;③补充血容量,维持循环稳定,紧急时可选用血管加压药。

关于预防局麻药变态反应的措施:皮内注射试验:用0.05ml局麻药注入前臂掌面的皮内,同时在另一侧前臂注射0.05ml生理盐水作为对照,在注射后15和30分钟分别检查两侧皮丘的大小、色泽和伪足。但皮内注射试验由于出现假阳性较多,而阴性者仍有发生高敏反应可能,故此试验结果仅供参考。如果病人有对酯类局麻药过敏史时,可选用酰胺类局麻药。

(五) 常用局麻药

1. 普鲁卡因(奴佛卡因,procaine,novocaine)是一种弱效、短时效但较安全的常用局麻药。其麻醉效能也较弱,黏膜穿透力很差,故不用于表面麻醉和硬膜外阻滞。由于毒性较小,适合用于局部浸润麻醉。常用0.25%~1.0%的浓度,成人一次限量为1.0g。

2. 丁卡因(地卡因,tetracaine,pontocaine)是一种强效、长时效的局麻药。此药的黏膜穿透力强,适用于表面麻醉、神经阻滞、腰麻及硬膜外阻滞。一般不用于局部浸润麻醉。成人用法与剂量:眼科表面麻醉用1%溶液,鼻腔黏膜和气管表面麻醉用1%~2%溶液,神经阻滞用0.1%~0.15%溶液,硬膜外阻滞用0.2%~0.3%溶液,一次用量不超过40~60mg。腰麻用8~10mg,与10%葡萄糖液1ml、麻黄碱1ml配制成1:1:1重比重液。

3. 利多卡因(赛罗卡因,lidocaine,xylocaine)是中等效能和时效的局麻药。它的组织弥散性能和黏膜穿透力都很好,可用于各种局麻方法,但使用的浓度不同。最适用于神经阻滞和硬膜外阻滞。成人一次限量表面麻醉100mg,局部浸润麻醉和神经阻滞400mg。反复使用后可产生快速耐药性。

4. 布比卡因(丁吡卡因,bupivacaine,marcaine)是一种强效和长时效局麻药。常用于神经阻滞、腰麻及硬膜外阻滞,很少用于局部浸润麻醉。它与血浆蛋白结合率高,故通过胎盘的量少,较适用于产科分娩镇痛,常用浓度为0.125%~0.25%。作用时间为4~6小时。成人一次限量为150mg。使用时应注意其心脏毒性。

5. 罗哌卡因(ropivacaine)是新一代酰胺类局麻药,其作用强度与布比卡因类似,但其心脏毒性较低。使用高浓度、较大剂量时,对感觉神经和运动神经的阻滞比较一致;但低浓度、小剂量时几乎只阻滞感觉神经。该药的血浆蛋白结合率高,故尤其适用于硬膜外镇痛如分娩镇痛。硬膜外阻滞的浓度为0.5%,而0.75%~1.0%浓度者可产生较好的运动神经阻滞。成人一次限量为150mg。

二、局麻方法

(一) 表面麻醉

将穿透力强的局麻药施用于黏膜表面,使其透过黏膜而阻滞位于黏膜下的神经末梢,使黏膜产生麻醉现象,称表面麻醉。眼、鼻、咽喉、气管、尿道等处的浅表手术或内镜检查常用此法。眼用滴入法,鼻用涂敷法,咽喉气管用喷雾法,尿道用灌入法。常用药物为1%~2%丁卡因溶液或2%~4%利多卡因溶液。因眼结合膜和角膜组织柔嫩,故滴眼需用0.5%~1%丁卡因溶液。气管和尿道黏膜吸收较快,应减少剂量。

(二) 局部浸润麻醉

将局麻药注射于手术区的组织内,阻滞神经末梢而达到麻醉作用,称局部浸润麻醉。基本操作方法:在预定的手术切口线一端进针,做皮内注射浸润至切口全长,使皮肤呈桔皮样状。再由浅入深依次逐层浸润皮下组织、肌膜、肌肉、腹膜。如此浸润一层切开一层,注射器和手术刀交替使用,以期麻醉确切(图8-3)。常用药物为0.25%~0.5%的普鲁卡因溶液,或0.25%~0.5%的利多卡因溶液。

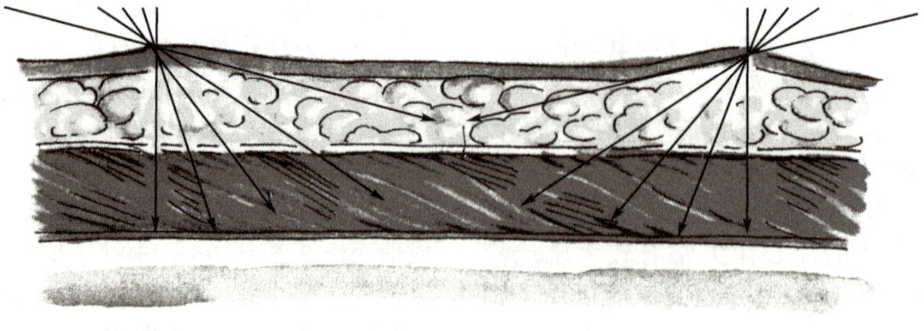

图8-3　局部浸润麻醉技术

局部浸润麻醉时应注意:①注入组织内的药液要有一定容积,在组织内形成张力,借水压作用使药液与神经末梢广泛接触,从而增强麻醉效果;②为避免用药量超过一次限量,应降低药液浓度;③每次注药前都要回抽,以免误注入血管内;④实质脏器和脑组织等无痛觉,不用注药;⑤药液中含肾上腺素浓度 1∶40 万~1∶20 万(即 2.5~5μg/ml)可减缓局麻药的吸收,延长作用时间。

(三)区域阻滞

围绕手术区,在其四周和底部注射局麻药,阻滞进入手术区的神经纤维,称区域阻滞。适用于肿块切除术,特别是乳房良性肿瘤的切除术、头皮手术等(图 8-4)。

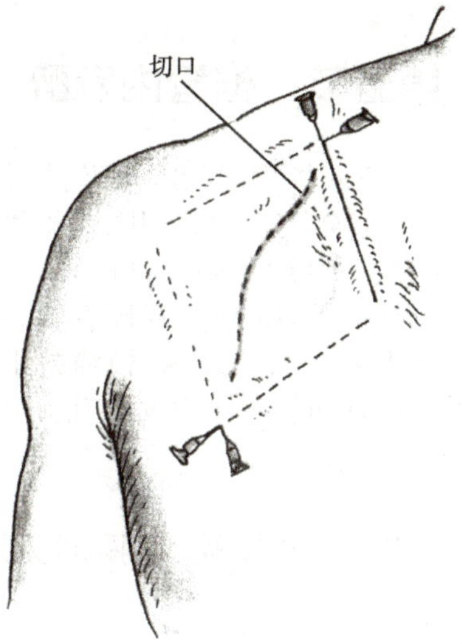

图 8-4 区域阻滞技术

(四)神经阻滞

在神经干、丛、节的周围注射局麻药,阻滞其冲动传导,使所支配的区域产生麻醉作用,称神经阻滞。神经阻滞只需注射一处即可获得较大的麻醉区域。但有引起严重并发症的可能,故操作时必须熟悉局部解剖,了解穿刺针所要经过的组织,以及附近的血管、脏器和体腔等。常用神经阻滞有肋间、眶下、坐骨、指(趾)神经干阻滞,颈丛、臂丛神经丛阻滞,以及诊疗用的星状神经节和腰交感神经节阻滞等。

1. 臂丛神经阻滞 臂神经丛主要由 $C_{5\sim8}$ 和 T_1 脊神经的前支组成,主要支配整个手、臂运动及绝大部分手、臂感觉。这些神经自椎间孔穿出后,经过前、中斜角肌之间的肌间沟,在肌间沟中相互合并组成臂神经丛。然后在锁骨上方第一肋骨面上横过而进入腋窝,并延续成正中、桡、尺和肌皮神经。在肌间沟中,臂神经丛为椎前筋膜和斜角肌筋膜所形成的鞘膜包裹,此鞘膜在锁骨上方延伸为锁骨下动脉鞘膜,在腋窝则形成腋鞘。因此,臂神经丛阻滞可在肌间沟、锁骨上和腋窝三处进行,分别称为肌间沟径路、锁骨上径路和腋径路(图 8-5)。阻滞时必须将局麻药注入鞘腹内才能见效。

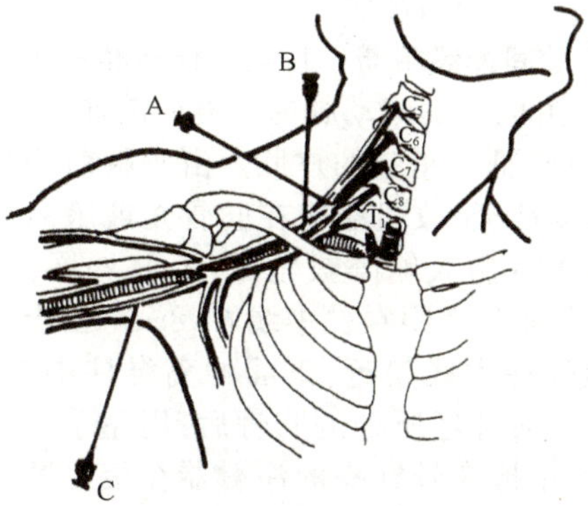

图 8-5 臂丛神经阻滞
A. 肌间沟径路;B. 锁骨上径路;C. 腋径路

适应证与并发症:臂神经丛阻滞适用于上肢手术,肌间沟径路可用于肩部手术,腋径路更适用于前臂和手部手术。但这三种方法都有可能出现局麻药毒性反应。肌间沟径路和锁骨上径路还可发生膈神经麻痹、喉返神经麻痹和霍纳综合征(Horner syndrome)。霍纳综合征是因星状神经节被阻滞,出现同侧瞳孔缩小、眼睑下垂、鼻黏膜充血和面部潮红等症候群。如穿刺不当,锁骨上径路可发生气胸,肌间沟径路可引起高位硬膜外阻滞,或药液误注入蛛网膜下腔而引起全脊髓麻醉。

2. 颈神经丛阻滞 颈神经丛由 $C_{1\sim4}$ 脊神经前支组成,分为深丛和浅丛。深丛主要支配颈前及颈侧面的深层组织。浅丛沿胸锁乳突肌后缘从筋膜下冒出至表面,分成许多支,支配颈部皮肤。C_4 和 T_1 支配的皮肤区域相邻。C_1 主要是运动神经,故不需要阻滞(图 8-6)。

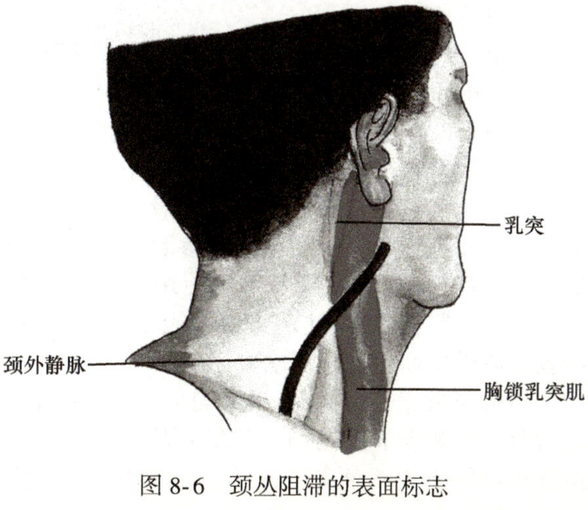

图 8-6 颈丛阻滞的表面标志

适应证和并发症：可选用于颈部手术，如甲状腺手术、气管切开术等。浅丛阻滞并发症很少见。深丛阻滞的并发症有：①局麻药毒性反应：颈部血管丰富，吸收较快，如误入椎动脉，药液直接进入脑内；②药液误注入蛛网膜下腔或硬膜外腔；③膈神经麻痹；④喉返神经麻痹：故不能同时作双侧深丛阻滞；⑤霍纳综合征。

3. 肋间神经阻滞 $T_1 \sim L_2$ 脊神经前支均行走于相应肋间，在肋间动脉的下方向前伸进，支配肋间肌、腹壁肌及相应的皮肤。由于腋前线处已分出外侧皮神经，故阻滞应在肋骨角或腋后线处进行。操作时病人侧卧或俯卧，上肢外展，前臂上举。肋骨角位于距脊柱中线 6～8cm 处，上面的肋骨角距脊柱中线较近，下面的离脊柱中线较远。摸清要阻滞神经所处的肋骨后，用左手食指固定皮肤，右手持 7 号针头的注射器在接近肋骨下缘处垂直向内刺入，滑过肋骨下缘后深入 0.2～0.3cm，回抽无血或空气后注入局麻药液 3～5ml（图 8-7）。

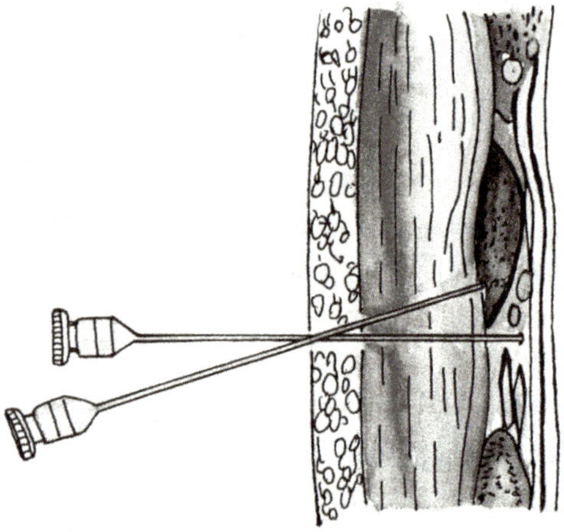

图 8-7 肋间神经阻滞方法

并发症：①气胸；②局麻药毒性反应：因药液误注入肋间血管或阻滞多根肋间神经用药量过大和吸收过快所致。

4. 指（或趾）神经阻滞 用于手指（或脚趾）手术。支配手指背侧的神经是桡神经和尺神经的分支，手掌和手指掌面的神经是正中神经和尺神经的分支，每指有 4 根指神经支配，即左右两根掌侧指神经和背侧指神经。指神经阻滞可在手指根部或掌骨间进行。趾神经阻滞可参照指神经阻滞法。在手指、脚趾以及阴茎等处使用局部麻醉药时不可加入肾上腺素，注药量也不能太多，以免血管收缩或受压而引起组织缺血坏死。

指根部阻滞方法：在指根背侧部进针，向前滑过指骨至掌侧皮下，注射 1% 利多卡因溶液 1ml，再退针至进针点皮下注药 0.5ml。手指另一侧如法注射（图 8-8）。

笔记栏

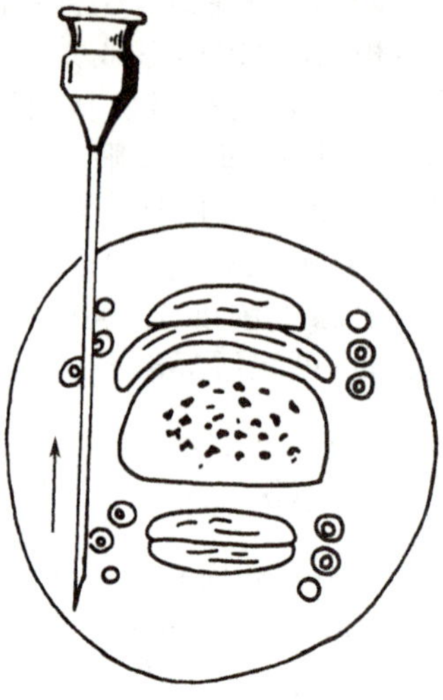

图 8-8 指（趾）神经阻滞

第五节 椎管内麻醉

将局麻药注入椎管内的不同腔隙，使脊神经所支配的相应区域产生麻醉作用，称椎管内麻醉。根据局麻药注入的腔隙不同，将椎管内麻醉分为蛛网膜下腔麻醉（简称腰麻）和硬脊膜外腔麻醉。椎管内麻醉时，病人神志清醒，镇痛效果确切，肌松良好，但对生理功能有一定的扰乱，也不能完全消除内脏牵拉反射。

一、椎管内麻醉的解剖基础

（一）脊柱和椎管

脊柱由脊椎重叠而成。脊椎由位于前方的椎体和后方的椎弓所组成，中间为椎孔，所有上下椎孔连接在一起即成椎管。椎管上起枕骨大孔，下止于骶裂孔。正常脊柱有 4 个生理弯曲，即颈、胸、腰和骶尾弯曲（图 8-9）。颈曲和腰曲向前突，胸曲与骶曲向后突。病人仰卧时，C_3 和 L_3 所处位置最高，T_5 和 S_4 最低。这对实施腰麻时药液的分布有重要影响。

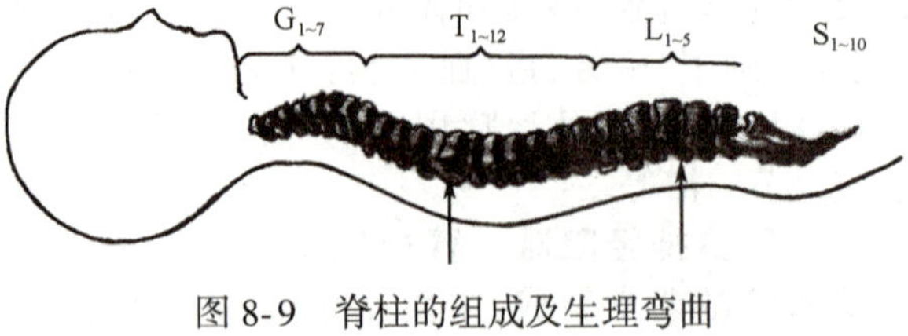

图 8-9 脊柱的组成及生理弯曲

（二）韧带

连接椎弓的韧带与椎管内麻醉关系密切。从外至内分别是棘上韧带、棘间韧带和黄韧带（图

8-10)。棘上韧带连结脊椎棘突,质地较坚韧,老年时常发生钙化。棘间韧带连结上下两棘突,质地较疏松。黄韧带连接上下椎板,覆盖着椎板间孔,几乎全由弹力纤维构成,组织致密坚韧,针尖穿过时有阻力,穿过后有落空感。作椎管内麻醉时,穿刺针经过皮肤、皮下组织、棘上韧带、棘间韧带和黄韧带,即进入硬膜外腔。如再刺过硬脊膜和蛛网膜即至蛛网膜下腔。

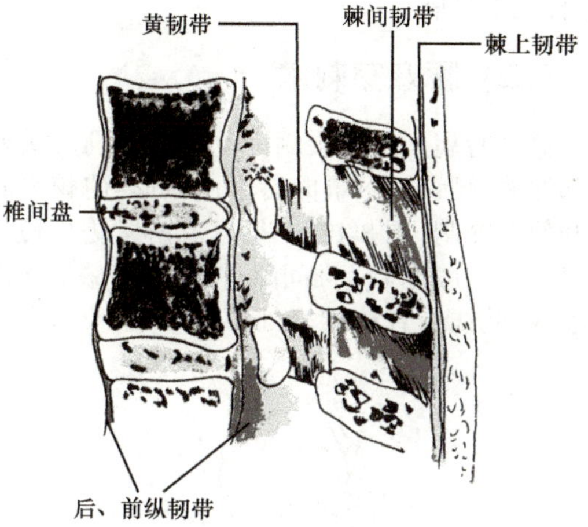

图 8-10 椎管外韧带组织

(三)脊髓、脊膜与腔隙

椎管内有脊髓和三层脊髓被膜。脊髓下端成人一般终止于 L_1、L_2 椎体之间,新生儿在 L_3 下缘,并随年龄增长而逐渐上移。故成人作腰椎穿刺应在 L_2 以下的腰椎间隙,而儿童则在 L_3 以下间隙。

脊髓的被膜自内至外为软膜、蛛网膜和硬脊膜。硬脊膜由坚韧的结缔组织形成,血供较少,刺破后不易愈合。软膜紧贴脊髓,其和蛛网膜之间的腔隙称蛛网膜下腔。蛛网膜下腔上与脑蛛网膜下腔沟通,下端止于 S_2 水平,内有脑脊液。在 S_2 水平,硬脊膜和蛛网膜均封闭而成硬膜囊。硬脊膜与椎管内壁(即黄韧带和骨膜)之间的腔隙为硬膜外腔,内有脂肪、疏松结缔组织、血管和淋巴管。硬膜外腔在枕骨大孔处闭合,与颅腔不通,其尾端止于骶裂孔。硬脊膜和蛛网膜之间有一潜在腔隙,称为硬膜下腔。

(四)根硬膜、根蛛网膜和根软膜

硬脊膜、蛛网膜和软膜均沿脊神经根向两侧延伸,包裹脊神经根,故分别称为根硬膜、根蛛网膜和根软膜。根硬膜较薄,且愈近椎间孔愈薄。根蛛网膜细胞增生形成绒毛结构,可以突进或穿透根硬膜。根蛛网膜和根软膜之间的腔隙称根蛛网膜下腔,它和脊髓蛛网膜下腔相通。

(五)骶管

骶管是骶骨内的椎管腔。由于硬膜囊终止于 S_2 水平,因此骶管是硬膜外腔的一部分,并与腰段硬膜外腔相通,在此腔内注入局麻药所产生的麻醉称骶管阻滞。骶管内有稀疏结缔组织、脂肪和丰富的静脉丛,容积约 25~30ml。骶管下端终止于骶裂孔,骶裂孔呈 V 或 U 形,上有骶尾韧带覆盖,两旁各有一豆大骨性突起,称为骶角。骶裂孔和骶角是骶管穿刺定位时的重要解剖标志。

(六)脊神经

脊神经共 31 对:颈神经(C)8 对,胸神经(T)12 对,腰神经(L)5 对,骶神经(S)5 对和尾神经(Co)1 对。每条脊神经由前、后根合并而成。前根由运动神经纤维和交感神经传出纤维(骶段为副交感神经传出纤维)组成。后根由感觉神经纤维和交感神经传入纤维(骶段为副交感神经传入纤维)组成,进入脊髓后角。各种神经纤维粗细依次为运动纤维、感觉纤维及交感和副交感纤维。后者最易为局麻药所阻滞。

二、椎管内麻醉的机制及生理

(一)脑脊液

成人总容积约 120~150ml,其中脊髓蛛网膜下腔内仅 25~30ml。脑脊液透明澄清,pH 为 7.35,比重 1.003~1.009,在腰麻时起稀释和扩散局麻药的作用。

(二)药物作用部位

腰麻时,局麻药直接作用于脊神经根和脊髓表面。硬膜外阻滞时,局麻药经多种途径发生作用,其中以椎旁阻滞、经根蛛网膜绒毛阻滞脊神经根以及局麻药通过硬膜进入蛛网膜下腔产生的阻滞为主要作用方式。

(三)麻醉平面与阻滞作用

麻醉平面是指感觉神经被阻滞后,用针刺法测定皮肤痛觉消失的范围。交感神经被阻滞后,能减轻内脏牵拉反应;运动神经被阻滞后,能产生肌肉松弛。由于神经纤维的粗细不同,交感神经最先被阻滞,且阻滞平面一般要比感觉神经高 2~4 个节段;运动神经最晚被阻滞,其平面比感觉神经约低 2~4 个节段。各神经节段在人体体表的分布区如图 8-11 所示。

(四)椎管内麻醉对生理的影响

1. 对呼吸的影响 椎管内麻醉对呼吸的影响

笔记栏

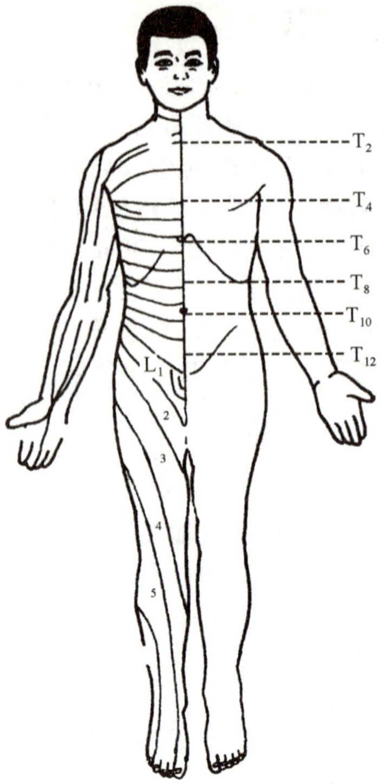

图 8-11 脊神经在体表的节段分布

取决于阻滞平面的高度，尤以运动神经被阻滞的范围更为重要。如胸脊神经被阻滞，肋间肌大部或全部麻痹，可使胸式呼吸减弱或消失，但只要膈伸经（$C_{3\sim5}$）未被阻滞，仍能保持基本的肺通气量。如隔肌也同时麻醉，腹式呼吸也减弱或消失，则将导致通气不足甚至呼吸停止。故采用高位硬膜外阻滞时，为防止对呼吸的严重不良影响，应降低局麻药浓度，使运动神经不被阻滞或受阻滞轻微。

2. 对循环的影响 ①低血压：椎管内麻醉时，由于交感神经被阻滞，引起小动脉舒张，外周阻力降低。静脉扩张使静脉系统内血容量增加，回心血量减少，心输出量下降而导致低血压。由此可见，血压下降幅度与麻醉平面和范围以及病人全身情况密切相关。②心动过缓：由于交感神经被阻滞，迷走神经兴奋性增强，可使心率减慢。当高平面阻滞时，心脏加速神经也被阻滞，导致心动过缓。

3. 对其他系统的影响 椎管内麻醉下，迷走神经功能亢进，胃肠蠕动增加，容易诱发恶心呕吐。对肝肾功能也有一定影响，并可发生尿潴留。

三、蛛网膜下腔麻醉

将局麻药注入到蛛网膜下腔，阻断部分脊神经的传导功能而引起相应支配区域的麻醉作用，称为蛛网膜下腔阻滞，又称脊麻或腰麻。

（一）分类

可根据给药方式、麻醉平面和局麻药药液的比重分类。

1. 给药方式 可分为单次法和连续法。

2. 麻醉平面 阻滞平面达到或低于 T_{10} 为低平面，高于 T_{10} 但低于 T_4 为中平面，达到或高于 T_4 为高平面腰麻。高平面腰麻对呼吸循环功能影响很大，现已不用。

3. 局麻药液的比重 所用药液的比重高于、等于、低于脑脊液比重时，分别称为重比重、等比重、轻比重腰麻。

（二）腰麻穿刺术

穿刺时病人一般取侧卧位，两手抱膝，头颈向胸部屈曲，腰背部尽量向后弓成弧形，使棘突间隙张开便于穿刺（图 8-12）。鞍区麻醉常为坐位。成人穿刺点一般选 $L_{3\sim4}$ 椎间隙，在两侧髂嵴最高点作一连线；此线与脊柱相交处即为 L_4 棘突或 $L_{3\sim4}$ 棘突间隙。

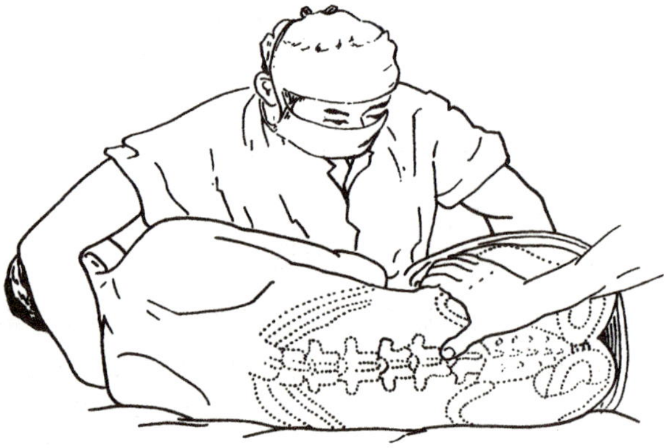

图 8-12 腰椎间隙定位图

直入法穿刺：以 0.5%～1% 普鲁卡因溶液在穿刺点正中作皮丘，并在皮下组织和棘间韧带化逐层浸润，腰椎穿刺针与病人背部垂直。当针穿过黄韧带时，多有明显落空感，再进针刺破硬脊膜和蛛网膜，出现第二次落空感。拔出针芯见有脑脊液自针内滴出，即表示穿刺成功，将装有局麻药的注射器与穿刺针衔接，注药后将穿刺针连同注射器一起拔出。

侧入法穿刺：在棘突中线旁开 1～1.5cm 处进针，针干向中线倾斜，约与皮肤呈 75°角，避开棘上韧带而刺入蛛网膜下腔（图 8-13）。适用于棘上韧带钙化的老年病人、肥胖病人或直入法穿刺有困难者。

（三）常用局麻药

1. 丁卡因 为白色结晶，成人一次常用量 10mg，最多不超过 15mg。常用浓度为 0.33%，用脑脊液 1ml 溶解丁卡因 10mg，再加 10% 葡萄糖溶液和 3% 麻黄碱溶液各 1ml，配制成 1∶1∶1 重比

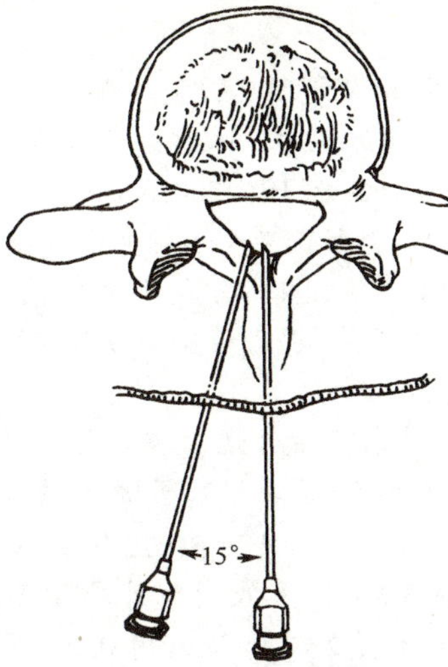

图 8-13 直入法与侧入法

重溶液。起效时间约 5~10 分钟，作用时间约 2~2.5 小时。将丁卡因 10mg 溶于注射用水 10ml 内，即配成 0.1% 的轻比重溶液。

2. 布比卡因 常用剂量为 8~15mg，常用浓度 0.5%~0.75%，用 10% 葡萄糖溶液配成重比重溶液，起效时间和作用时间与丁卡因类似。以注射用水稀释成 0.25% 浓度以下，为轻比重溶液。

（四）麻醉平面的调节及影响影响麻醉平面的因素

局麻药注入蛛网膜下腔以后，应在短时间内调节和控制麻醉平面。一旦超过药液与神经组织结合所需时间，麻醉平面就不容易调节。如果麻醉平面过低导致麻醉失败，平面过高对机体生理影响较大，甚至危及病人的生命安全。

影响麻醉平面的因素很多，局麻药是影响麻醉平面的主要因素，剂量越大，平面越高。假如这些因素不变，则穿刺间隙、病人体位或注药速度等是调节平面的重要因素。

1. 穿刺间隙 由于脊柱的生理弯曲，病人仰卧时 L_3 位置最高，T_5 和 S_4 最低。因此在 $L_{2\sim3}$ 间隙穿刺并注入重比重局麻药液，病人转为仰卧位后，药液在脑脊液中沿着脊柱的坡度向胸段流动，麻醉平面容易偏高。如在 $L_{4\sim5}$ 间隙穿刺注药，则病人仰卧后大部分药液将向骶段流动，麻醉平面容易偏低。

2. 患者体位 病人体位对于麻醉平面的调节十分重要。患者在注药结束转为仰卧位后，应随时测定麻醉平面，并根据手术区对麻醉平面的要求，改变病人体位进行调节。例如平面过低时，由于重比重药液在脑脊液中向低处扩散，可将手术台调至头低位，使平面上升。一旦平面足够，立即将手术台调至水平位，并严密观察病人的呼吸和血压变化。调节平面应在注药后 5~10 分钟内完成。假如手术部位在下肢。如只需阻滞肛门和会阴区，可使病人取坐位在 $L_{4\sim5}$ 间隙穿刺，以小量药液（约一般量的 1/2）作缓慢注射，则局麻药仅阻滞骶尾神经，称鞍区麻醉。

3. 注药速度 注药速度越快，麻醉范围越广，注药速度越慢，则麻醉范围越局限。一般的注药速度为每 5s 注射 1ml。

（五）并发症

1. 术中并发症

（1）血压下降、心率减慢：腰麻时血压下降可因脊神经被阻滞后，麻醉区域的血管扩张、回心血量减少、心输出量降低所致。血压下降的发生率和严重程度与麻醉平面有密切关系。麻醉平面愈高，阻滞范围愈广，发生血管舒张的范围愈大，故血压下降愈明显。一般低平面腰麻血压下降者较小。合并有高血压或血容量不足者，自身代偿能力低下，很容易发生低血压。若麻醉平面超过 L_4，心加速神经被阻滞、迷走神经相对亢进，易引起心动过缓。预防措施：麻醉初期快速静脉输液 200~300ml 扩充血容量，血压降低时可静注麻黄碱 5~10mg，心率过缓者可静注阿托品。

（2）呼吸抑制：常出现于高平面腰麻的病人，因胸段脊神经阻滞，肋间肌麻痹所致。病人感到胸闷气短，吸气无力，说话费力，胸式呼吸减弱，发绀。当全部脊神经被阻滞，病人呼吸停止，血压下降，甚至心脏停搏。处理措施：立即借助面罩给予吸氧或辅助呼吸，一旦呼吸停止，应立即气管内插管和人工呼吸。

（3）恶心呕吐：常见于：①麻醉平面过高，发生低血压和呼吸抑制，造成脑缺血缺氧而兴奋呕吐中枢；②迷走神经亢进，胃肠蠕动增强；③牵拉腹腔内脏；④病人对术中辅助用药较敏感等。应针对原因进行处理，如提升血压、吸氧、麻醉前用阿托品、暂停手术牵拉等。氟哌利多、昂丹司琼等药物有一定的预防和治疗作用。

2. 术后并发症

（1）腰麻后头痛：腰麻后产生头痛的机制主要为：硬脊膜和蛛网膜的血供较差，穿刺孔不易愈合，因此发生脑脊液漏出，导致颅内压降低和颅内血管扩张，从而引起血管性头痛。发生率 3%~30%，常出现于麻醉后 2~7 天，年轻女性病人较多见。其特点是抬头或坐起时头痛加重，平卧后减轻或消失。约半数病人症状在 4 天内消失，一般不超过一周，但也有病程较长者。头痛的发生与穿刺针粗细有关，穿刺针较粗或反复穿刺者的发生率较高。

为预防腰麻后头痛，应采用细穿刺针(26G)穿刺，避免反复多次穿刺，围术期输入足量液体并防止脱水。发生腰麻后头痛者应平卧休息，可服镇痛或安定类药，针灸或用腹带捆紧腹部也有一定疗效。头痛严重者可于硬膜外腔内注入生理盐水，或5%葡萄糖液，或右旋糖酐15~30ml，必要时可采用硬膜外充填疗法。

(2) 尿潴留：较常见。主要因支配膀胱的副交感神经纤维很细，对局麻药很敏感。阻滞后恢复较晚，即使皮肤感觉恢复，仍可发生尿潴留。下腹部或肛门、会阴手术后切口疼痛，以及病人不习惯卧床排尿等因素也可引起尿潴留。可以热敷、针灸或药物治疗，必要时留置导尿管。

(3) 化脓性脑脊膜炎：可因直接或间接原因引起，如皮肤感染、脓毒症者等，严重者可危及生命，重在预防。

(4) 腰麻后神经并发症

1) 脑神经麻痹：一般在腰麻后1周发病、常先有剧烈头痛、羞明、眩晕，继而出现斜视和复视。其发病机制可能与腰麻后头痛相似。治疗：纠正腰麻后低颅内压，给予维生素B族以及对症治疗，大多数病人在6个月内能自愈。

2) 粘连性蛛网膜炎：比较罕见。病程发展较慢，常先出现感觉障碍，逐渐发展成感觉丧失和瘫痪。发生原因不明，可能与药物、异物、化学刺激或病毒等因素有关。

3) 马尾丛综合征：其特点是局限于会阴区和下肢远端的感觉和运动障碍，轻者仅表现为尿潴留，严重者大小便失禁。如因穿刺时损伤马尾丛神经纤维，一般数周或数月后可能自愈。

(六) 适应证和禁忌证

腰麻适用于2~3小时以内的下腹部、盆腔、下肢和肛门会阴部手术，如阑尾切除、疝修补、半月板摘除、痔切除、肛瘘切除术等。禁忌证：①中枢神经系统疾患，如脑脊膜炎、脊髓前角灰质炎、颅内压增高等；②休克；③穿刺部位有皮肤感染；④脓毒症；⑤脊柱外伤或结核；⑥急性心力衰竭或冠心病发作。对老年人心脏病、高血压等病人应严格控制用药量和麻醉平面。不能合作者，如小儿或精神病病人，一般不用腰麻。

四、硬膜外阻滞

将局麻药注射到硬脊膜外腔，阻滞部分脊神经的传导功能，使其所支配区域的感觉或(和)运动功能消失的麻醉方法，称为硬脊膜外腔阻滞，又称硬膜外阻滞或硬膜外麻醉。有单次法和连续法两种，临床常用连续法。

案例 8-2

患者，男，40岁。因患胆囊结石在持续硬膜外麻醉下行胆囊切除术。术前检查：T 37.2℃，P 72次/分，R 16次/分，BP 120/76mmHg。心肺检查无阳性发现，脊柱无畸形。辅助检查：血常规及出凝血时间正常。麻醉方式：选用持续硬膜外麻醉。麻醉前用药：苯巴比妥钠0.1mg、阿托品0.5mg，术前30分钟肌注。

患者入手术室后开通上肢静脉输注乳酸林格液，在侧卧位下经$T_{8\sim9}$间隙行硬膜外穿刺，感觉落空感后，注液无阻力，气泡不变形，回抽无脑脊液流出，置入硬膜外导管3cm，置管方向向头侧。麻醉用药选用0.5%罗派卡因+1%利多卡因合剂。经硬膜外导管注入试验剂量3ml，5分钟后用7号针测试无麻醉平面，追加初量8ml。10分钟后测麻醉平面在$T_{4\sim11}$，手术开始。术毕病人生命体征稳定，平安送回病房。

问题：

1. 选用硬膜外麻醉行胆囊手术时，如何选择硬膜外穿刺间隙？

2. 判断穿刺针进入硬膜外腔的依据有哪些？

(一) 硬膜外穿刺术

硬膜外穿刺可在颈、胸、腰、骶各段椎间隙进行。由于硬膜外腔内无脑脊液，药液注入后依赖本身的容积向两端扩散，故一般选择手术区域中央的相应间隙穿刺。各种手术选择的穿刺间隙及导管置入方向可参考表8-2。

表8-2 硬膜外阻滞穿刺间隙的选择

手术部位	手术名称	穿刺间隙(插管方向)
颈部	甲状腺、颈淋巴系手术	$C_{5\sim6}$或$C_{6\sim7}$(向头)
上肢	双侧手术、断肢再植术	C_7或T_1(向头)
胸壁	乳房手术	$T_{4\sim5}$(向头)
上腹部	胃、肝、胆、胰、脾等手术	$T_{8\sim9}$(向头)
中腹部	小肠手术	$T_{9\sim10}$(向头)
腰部	肾、肾上腺、输尿管上段手术	$T_{10\sim11}$(向头)
下腹部	阑尾手术	$T_{11\sim12}$(向头)
盆腔	子宫、直肠等手术	$T_{12}\sim L_1$，$L_{4\sim5}$(均向头)，双管法
腹股沟区	腹股沟疝、髋关节等手术	$L_{1\sim2}$(向头)
下肢	大腿、小腿手术	$L_{2\sim3}$(向头) $L_{3\sim4}$(向头)
会阴	肛门、会阴部手术	$L_{3\sim4}$(向尾)或骶管阻滞

笔记栏

案例 8-2

胆囊切除术的手术部位在上腹部，其切口范围由 $T_{6\sim10}$ 脊神经支配。因此，硬膜外穿刺间隙选用 $T_{8\sim9}$ 并向头侧置管。

硬膜外穿刺有直入法和侧入法两种。穿刺体位、进针部位和针所经过的层次与腰麻基本相同。但硬膜外穿刺时，当针尖穿过黄韧带即达硬膜外腔。硬膜外穿刺成功的关键是不能刺破硬脊膜，故特别强调针尖刺破黄韧带时的感觉，并可采用下列方法来判断硬膜外针尖是否到达硬膜外腔。

1. 阻力消失法　在穿刺过程中，当抵达黄韧带时阻力增大，并有韧性感。这时将针芯取下，接上内有生理盐水和小气泡的注射器，推动注射器时有阻力，同时气泡被压小，说明仍未到达硬膜外腔。继续缓慢进针，当针尖刺破黄韧带时有落空感，注液无阻力，小气泡不再缩小，回抽无脑脊液流出，表示针尖已达硬膜外腔（图 8-14）。

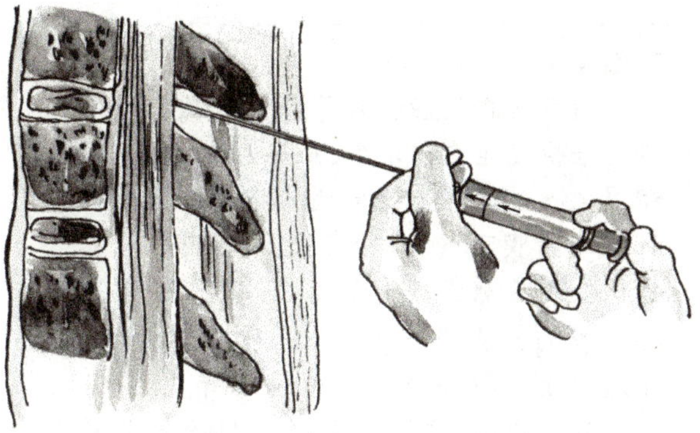

图 8-14　用注射器试探阻力

2. 负压现象　穿刺针抵达黄韧带后，同上法先用盛有生理盐水和小气泡的注射器试验阻力，然后取下注射器并与盛有液体的玻璃毛细接管相连接，继续缓慢进针。当针进入硬膜外腔时，在有落空感的同对，管内液体被吸入，为硬膜外腔特有的"负压现象"。确定针尖在硬膜外腔后，可通过穿刺针置入导管，导管留在硬膜外腔内的长度约 3～4cm，退出穿刺针并固定好导管供连续注药用（图 8-15，图 8-16）。

案例 8-2

该患者在硬膜外穿刺过程中，感觉到落空感，经注液无阻力，注射器内气泡不变形，回抽无脑脊液流出，为判断穿刺针进入硬膜外腔的依据。

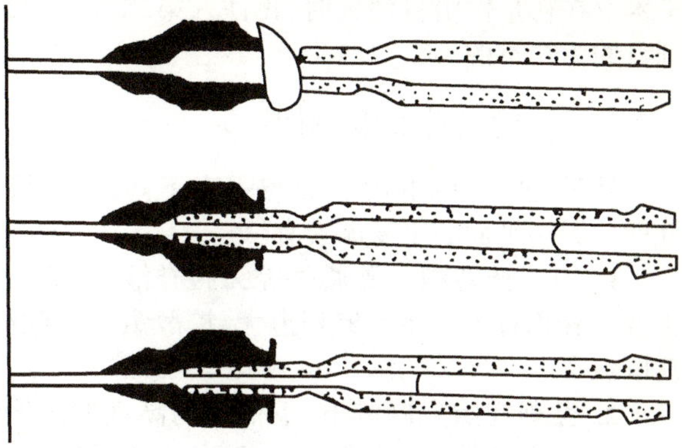

图 8-15　毛细管负压法

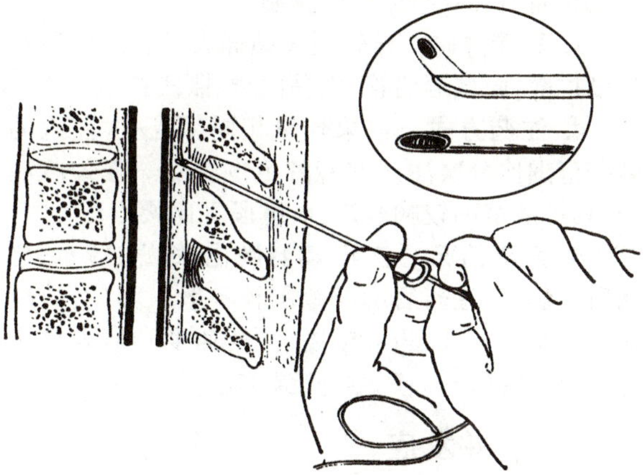

图 8-16　硬膜外腔内插入导管

（二）常用局麻药和注药方法

常用药物：利多卡因、丁卡因、布比卡因和罗哌卡因。如病人无高血压，可在药液内加入 1∶(20～40)万肾上腺素溶液（浓度为 5μg/ml）。一般用 1.5%～2% 利多卡因溶液，起效时间 5～8 分钟，作用维持时间约 1 小时左右。丁卡因溶液用 0.25%～0.33% 浓度，起效时间 10～20 分钟，维持时间 1.5～2 小时。布比卡因溶液一般用 0.5%～0.75% 浓度，起效时间 7～10 分钟，维持时间 2～3 小时。罗哌卡因溶液常用 0.75% 浓度，维持时间 3～4 小时。

注药方法：穿刺置管成功后，由于硬膜外阻滞用药的容积和剂量都比腰麻约大 3～5 倍，如将全部药液误注入蛛网膜下腔，必将导致全脊髓麻醉。因此，第一次用药应选择起效时间短的利多卡因溶液，并先注入试验剂量（相当于腰麻注药量）3～5ml，观察 5～10 分钟。如果将导管置入蛛网膜下腔，注入试验剂量后 5 分钟内即出现麻醉平面，并伴有明显的下肢运动障碍和血压下降等现象，应立即停止给药。如确证无腰麻现象，则根据试验剂量的效果决定追加剂量。试验剂量和追加剂量称为初量。注入初量后，麻醉作用完全即可开始手术。在初量作用将消失时，再注入第二次量，其剂量约为初量的1/2～2/3。

（三）麻醉平面的调节

硬膜外阻滞的麻醉平面与腰麻不同，是节段性的。影响平面的主要因素有：

1. 局麻药容积 硬膜外腔无脑脊液，药液的扩散与容积有关。注入容积愈大，扩散愈广，麻醉范围愈宽。

2. 穿刺间隙 麻醉上、下平面的高低取决于穿刺间隙的高低。如间隙选择不当，有可能上或下平面不符合手术要求而导致麻醉失败，或因平面过高而引起呼吸循环的抑制。

3. 导管方向 导管向头端插入，药液易向胸、颈段扩散；向尾端插管，则易向腰、骶段扩散。

4. 注药方式 如果药量相同，则一次注入的麻醉范围比分次注入的麻醉范围要宽。在颈段注药，其扩散范围较胸段广，而胸段又比腰段广。

5. 患者情况 老年、动脉硬化、妊娠、脱水、恶病质等病人，注药后麻醉范围较一般人为广，故应减少药量。此外，药液浓度、注药速度和病人体位等也可对麻醉平面产生一定影响。

（四）并发症

案例 8-3

患者，女，24岁。因足月孕在硬膜外麻醉下行剖宫产术。术前血压130/86mmHg，心率82次/分，实验室各项检查正常，无硬膜外麻醉禁忌证。

入室后开通上肢静脉持续输注林格液，在侧卧位下行T_{12}～L_1椎间隙硬膜外穿刺术。感觉落空感后，注液无阻力，气泡不变形，回抽无脑脊液流出。置入硬膜外导管3cm，置管方向向头侧。麻醉用药选用2%利多卡因溶液。经硬膜外导管注入试验剂量3ml，5分钟后用7号针测试无明显麻醉平面，追加初量10ml。3分钟后患者意识消失、血压0/0mmHg，心律50次/分，呼吸停止。立即给予面罩加压控制呼吸，行气管插管机械通气，快速静脉输液。同时，静脉注射肾上腺素0.5mg、多巴胺溶液5μg/kg静脉滴注，维持心率在60次/分以上，血压在110/70mmHg左右。15分中后病人意识恢复，测麻醉平面在C_2以下，经硬膜外导管回抽能抽出透明液体。40分钟后麻醉平面在T_8以下，同时自主呼吸恢复。在全麻下完成手术。术毕病人生命意识清醒，自主呼吸恢复良好，生命体征稳定，麻醉平面消失，拔管后安全送回病房。

问题：

该患者在麻醉实施初期发生意识消失、血压0/0mmHg，心律50次/分，呼吸停止的原因是什么？如何处理？

1. 术中并发症

（1）全脊髓麻醉：是由于硬膜外麻醉所用局麻药大部分或全部误注入到蛛网膜下腔，使全部脊神经被阻滞的现象。患者可在注药后几分钟内发生呼吸困难、血压下降、意识模糊或消失，继而呼吸停止。一旦发生全脊髓麻醉，应立即以面罩加压给氧并紧急气管内插管进行人工呼吸，加速输液，并以血管加压药维持循环稳定。若处理及时和正确，可避免严重后果，否则可导致心搏骤停。

为了防止全脊髓麻醉的发生，施行硬膜外阻滞时，必须严格遵守操作规程，穿刺时仔细谨慎，导管置入硬膜外腔后应回吸无脑脊液。用药时必须给试验剂量，确定未误入蛛网膜下腔后方可继续给药。

案例 8-3

该患者在经硬膜外导管注入试验量及初量后很快发生意识消失、血压0/0mmHg，心律50次/分，呼吸停止，高度怀疑局麻药可能误注入蛛网膜下腔，即全脊髓麻醉现象。患者意识恢复后测麻醉平面在C_2以下，经硬膜外导管能抽出透明液体，证实硬膜外导管进入了蛛网膜下腔，产生了全脊髓麻醉。

处理原则：立即以面罩加压给氧并紧急气管内插管进行人工呼吸，加速输液，并以血管加压药维持循环稳定。

（2）局麻药毒性反应：硬膜外腔内有丰富的静脉丛，对局麻药的吸收很快；导管可误入血管内，将局麻药直接注入血管内；导管损伤血管也可加快局麻药的吸收。以上原因都可引起不同程度的毒性反应。此外，一次用药剂量超过限量，也是发生毒性反应的常见原因。

（3）血压下降：主要因交感神经被阻滞而引起的阻力血管和容量血管的扩张，导致血压下降，尤其是上腹部手术时更易发生。硬膜外阻滞发生的低血压具有以下特点：①硬膜外阻滞起效较慢，故血压下降也出现较晚。②低血压发生的频率与程度与麻醉平面呈正相关。

（4）呼吸抑制：硬膜外阻滞可影响肋间肌及膈肌的运动，导致呼吸肌无力。为了减轻对呼吸的抑制，可降低用药浓度，以减轻对运动神经的阻

笔记栏

滞。上胸段可用1%~1.5%的利多卡因溶液,平面虽高,但对呼吸功能的影响较小。

(5)恶心呕吐:与腰麻相同。

2. 术后并发症　硬膜外阻滞的术后并发症一般较腰麻为少。少数患者出现腰背痛或暂时性尿潴留,一般不严重。但也可发生严重神经损伤,甚至截瘫,其致病原因有损伤、血肿、感染、脊髓血管病变等。对于这些并发症,应以预防为主。

(1)神经损伤:可因穿刺针直接创伤或导管因质硬而损伤脊神经根或脊髓,或因局麻药的神经毒性所致。表现为局部感觉或(和)运动的障碍,并与神经分布相关。在穿刺或置管时,如患者有电击样异感并向肢体放射,说明已触及神经。异感持续时间长者,说明损伤严重,应放弃阻滞麻醉。一般采取对症治疗,数周或数月可自愈。

(2)硬膜外血肿:硬膜外麻醉后若出现麻醉作用持久不退,或消退后再出现肌无力、截瘫等,都是血肿形成压迫脊髓的征兆。应及早做出诊断,争取在血肿形成后8小时内进行椎板切开减压术,清除血肿。如超过24小时则一般很难恢复。由于凝血功能障碍或应用抗凝药者容易发生硬膜外血肿,因此,有凝血功能障碍或正在抗凝治疗者,禁用硬膜外阻滞。

(3)脊髓前动脉综合征:如脊髓较长时间血供不足,可引起脊髓缺血性改变,甚至坏死,称脊髓前动脉综合征。患者一般无感觉障碍,主诉躯体沉重,翻身困难,部分病人能逐渐恢复,也有些患者出现截瘫。原因可能有:①原有动脉硬化血管腔狭窄,常见于老年人;②局麻药中肾上腺素浓度过高,引起脊髓前动脉持久收缩;③麻醉期间有较长时间的低血压。

(4)硬膜外脓肿:因无菌操作不严格,或穿刺针经过感染组织,引起硬膜外腔感染并逐渐形成脓肿。临床表现出脊髓和神经根受刺激和压迫的症状,如放射性疼痛、肌无力及截瘫,并伴有感染征兆。应予大剂量抗生素治疗,并及早进行椎板切开引流。

(5)导管拔出困难或折断:可因椎板、韧带以及椎旁肌群强直,使导管拔出困难。处理时可将患者处于原穿刺体位,一般可顺利拔出。如导管折断,无感染或神经刺激症状者,残留体内的导管一般不需要手术取出,但应严密观察。

(五)适应证和禁忌证

最常用于各种腹部、腰部和下肢手术,且不受手术时间的限制。还可用于颈部、上肢和胸壁手术,但对麻醉医师的麻醉操作和管理技术要求很高。禁忌证与腰麻相似,凡患者穿刺点有皮肤感染、凝血机制障碍、休克、脊柱结核或严重畸形、中枢神经系统疾患等均为禁忌。对老年、妊娠、贫血、高血压、心脏病及低血容量等患者,应减少用药剂量,并加强管理。

五、骶管阻滞

经骶裂孔将局麻药注入骶管腔内,阻滞骶脊神经,称骶管阻滞,是硬膜外阻滞的一种。适用于直肠、肛门和会阴部手术。

1. 骶管穿刺术　患者取侧卧位或俯卧位。侧卧位时腰背向后弓曲,两膝向腹部靠拢。俯卧位时腿部垫一小枕,两腿略分开,脚尖内倾脚后跟外旋,以放松臀部肌。穿刺前先触及尾骨尖端,在沿中线向头方向约3~4cm处可摸到一个V形或U形凹陷,其两旁各有一豆大骨质隆起的骶角,此凹陷即骶裂孔。在骶裂孔中心将针垂直刺过皮肤和覆盖骶孔的骶尾韧带。当穿透韧带时,有阻力突然消失的落空感。此时将针干与皮肤呈30°角方向进针,即可进入骶管腔。如角度太大,针尖容易触及骶管前壁;角度太小,针尖可触及骶管后壁。凡遇骨质,均应调整角度,使其与骶管纵轴方向一致,针干即可顺利进入。针插入骶管腔后,推进深度约2cm即可。S_2的骨质标志是髂后上嵴连线,穿刺针不得进入过深而越过此连线,否则有刺入蛛网膜下腔的危险(图8-17)。穿刺成功后接上注射器,回抽无血液和脑脊液即可注入局麻药。注药时应无阻力,注药后无局部皮下肿胀。

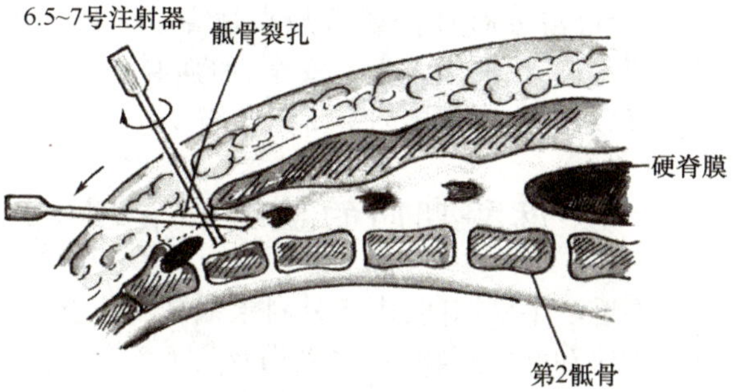

图8-17　骶管穿刺

2. 常用局麻药　骶管阻滞可用1.5%利多卡因溶液或0.5%布比卡因溶液(均加适量肾上腺素),成人用药量一般为20ml。其麻醉时间分别为1.5~2小时和4~6小时。采取分次注药法,先注入试验剂量5ml,观察5分钟,如无不良反应,再将其余15ml注入。

3. 并发症　骶管内有丰富的静脉丛,如穿刺时损伤血管,使局麻药吸收加快,可发生毒性反应。如穿刺针插入过深,进入硬膜囊内,则药液可误注入蛛网膜下腔而发生全脊髓麻醉。此外,术后尿潴留者也较多见。如病人骶管畸形、穿刺点有感染、穿刺困难或回抽有血液者,可改用鞍区麻醉或硬膜外阻滞。

六、蛛网膜下腔与硬膜外腔联合阻滞

蛛网膜下腔与硬脊膜外腔联合阻滞又称腰麻-硬膜外联合阻滞，近年来较广泛用于下腹部及下肢手术。其特点是既有腰麻起效快、镇痛完善与肌肉松弛的优点，又有硬膜外阻滞所具有麻醉平面易调控、麻醉时间能满足手术的需要及麻醉药品费用较低等长处。腰麻-硬膜外联合阻滞的穿刺方法有以下两种：

两点法：患者体位与腰麻相同，先选 T_{12} ~ L_1 棘突间隙行硬膜外腔穿刺并置入导管，然后再于 L_3 ~ L_4 棘突间隙行蛛网膜下腔穿刺。

一点法：患者体位同两点法，经 L_2 ~ L_3 棘突间隙用特制的联合穿刺针作硬膜外腔穿刺，穿刺成功后再用配套的25G腰穿针经硬膜外穿刺针内行蛛网膜下腔穿刺，见脑脊液流出即可注入腰麻量局麻药。然后退出腰穿针，再经硬膜外针向头端置入硬膜外导管，并固定导管备用。由于所用腰穿针很细，故对硬脊膜损伤很小，术后头痛的发生率明显减少，但注药时间需45~60s。目前临床上多采用此法。

第六节　麻醉监测与管理

随着医学科学技术不断发展，手术范围不断扩大，对麻醉安全性的要求越来越高。为保证手术顺利进行，保护病人生命安全，加强麻醉监测与管理，已成为临床麻醉的重要组成部分。

一、麻醉期间的监测和管理

在麻醉手术期间，由于外科疾病或并存疾病、麻醉方法和麻醉药物、手术创伤及失血等因素，都可对病人生理功能产生不同程度的影响。呼吸功能是麻醉时最容易和最先受到影响的重要功能之一。

（一）对呼吸功能的监测

全身麻醉、椎管内阻滞麻醉、麻醉用药及并存的呼吸疾病，都是麻醉期间影响呼吸功能的重要因素，因此，麻醉期间保持呼吸功能正常是一项十分重要的任务。动脉血氧分压（PaO_2）、二氧化碳分压（$PaCO_2$）和血液pH是监测呼吸功能、衡量呼吸管理是否合理、判断呼吸功能是否正常的主要依据。

笔记栏

对机械通气的全麻病人，应密切注意麻醉机的运行，有条件者可监测 $ETCO_2$，以保证病人的通气功能正常，并连续观察心率、血压、SpO_2 等。对保持自主呼吸的病人，应观察病人的呼吸道是否畅通。如有呼吸道梗阻，需立即查明原因并解除梗阻，避免发生缺氧和二氧化碳蓄积。同时要密切观察意识、呼吸运动的类型、幅度、频率和节律、口唇、黏膜、皮肤及手术野出血的颜色，判断病人有无低氧血症，必要时应监测动脉血气指标。

（二）对循环功能的监测

麻醉期间引起循环障碍的原因有以下几方面：

（1）重要器官功能障碍：如术前患者心、肾功能不全，对麻醉手术承受能力降低，导致心力衰竭、低心输出量、心律失常等。

（2）血容量绝对或相对不足，如术前存在低血容量、麻醉方法和麻醉药物对外周血管的扩张或心肌收缩力的抑制及术中失血失液等。病人表现为血压降低、脉压小、心率增快、尿量减少等症状。此外，由于植物神经反射引起的血压降低，常伴有心动过缓。因此，在麻醉手术期间，应尽量减轻麻醉方法和麻醉药物对循环功能的影响，及时补充血容量，保持循环稳定。

（3）麻醉的深度对循环的影响：麻醉太浅可引起机体的应激反应，使血压升高，心率增快。麻醉过深既可抑制心肌收缩功能，又可使外周血管舒张，引起外周血管阻力降低和相对血容量不足，结果使血压降低。因此，根据病情和手术要求及时调节麻醉深度，对于维持循环稳定是非常重要的，必要时可应用血管活性药物来支持循环功能。

循环监测的常规指标有无创血压、心率、呼吸、SpO_2、体温等参数。这些指标作为生命重要体征，为每一麻醉患者必须的常规监测。在麻醉期间应每隔5~15分钟测定和记录一次。病情需要时可实施有创监测。

此外，麻醉期间还应密切观察全身情况。非全麻患者应注意神志和表情的变化。严重低血压和缺氧可使患者的表情淡漠和神志突然丧失，血压急剧下降。局麻药毒性反应时，可出现精神兴奋症状，严重者可发生惊厥。

体温监测十分必要。小儿的体温调节中枢发育尚未完善，保持体温的能力很差，其体温容易受麻醉及周围环境温度的影响。体温过高可代谢增快，氧耗量增加，严重者可引起高热惊厥。体温降低时，患者对麻醉的耐受能力也降低，容易发生麻醉过深而引起循环抑制，麻醉后苏醒时间也延长。

二、麻醉恢复期的监测和管理

手术和麻醉虽然结束，但手术及麻醉对病人

的生理影响并未完全消除。在此期间,病人的呼吸及循环功能仍然处于不稳定状态,各种保护性反射仍未完全恢复,其潜在的危险性并不亚于麻醉期间。因此,麻醉恢复期的监测和管理十分重要。

(一) 常规监测

在麻醉恢复期应常规监测心电图、血压、脉搏、呼吸频率及 SpO_2,并每 5~15 分钟记录一次,直至病人完全恢复。手术较大者,不论是全麻或神经阻滞麻醉,术后都应常规吸氧。

(二) 全麻后苏醒延迟的处理

常见原因为全麻药的残余作用,包括吸入及静脉全麻药、肌松药和麻醉性镇痛药等。可因麻醉过深引起,亦可因患者的病理生理改变而引起药物代谢和排泄时间延长所致。病人术后仍可处于不同程度的昏迷状态。遇此情况,首先应维持循环稳定、通气功能正常和充分供氧。如系残余吸入麻醉药所致,可通过改善通气和高流量吸氧(>5L/min)将药物迅速排出。残余肌松药及麻醉性镇痛药的作用,应以相应的拮抗剂进行拮抗。此外,麻醉期间发生的并发症,如电解质紊乱、血糖过高或过低、脑出血或脑血栓形成等,都可引起病人的意识障碍。因此,对术后长时间不醒者,应进一步检查其原因,并针对病因治疗。

(三) 保持呼吸道通畅

全麻后或阻滞麻醉应用辅助药都可影响病人神志的恢复。在此期间非常容易发生呼吸道梗阻,应密切观察。呼吸道不全梗阻表现为呼吸困难并有鼾声,吸气时辅助呼吸肌用力,出现三凹征和鼻翼扇动。呼吸道完全梗阻者,病人有强烈的呼吸行为而无气体交换,如果未能及时发理和处理,可危及病人的生命。引起呼吸道梗阻的常见原因为舌后坠和分泌物太多;处理方法为托起下颌、放置口咽或鼻咽通气道,及时将分泌物吸出。颈部手术后血肿形成也可压迫气管导致呼吸道梗阻,应立即通知外科医师,并以面罩加压给氧,在紧急情况下可在床旁将伤口开放,以解除对气管的压迫。

(四) 维持循环系统稳定

发生术后低血压的常见原因有:①低血容量:表现为黏膜干燥、心率快及少尿。应检查血红蛋白含量及 HCT,以除外内出血。对于顽固性低血压者,应监测尿量、直接动脉压、CVP 或 PCWP。②静脉回流障碍:可发生于机械通气、张力性气胸、心包填塞等。③血管张力降低:可发生于椎管内麻醉、过敏反应,肾上腺皮质功能低下等。也可见于应用抗高血压药、抗心律失常药及复温时,应针对原因处理。

发生术后高血压的常见原因有:①术后疼痛,尿储留。②低氧血症和(或)高碳酸血症。③颅内压升高。④高血压病患者术前停用抗高血压药。应针对病因治疗。一般情况下,血压中度升高可不处理,但对合并冠心病、主动脉或脑血管瘤及颅内手术者,应以短效降压药控制血压在适当水平。

(五) 恶心、呕吐的处理

恶心、呕吐以全麻后病人发生率较高,对保持呼吸道的通畅十分不利,如果发生误吸则更加危险。应注意观察,准备好吸引器,预防性应用格雷司琼可减少恶心、呕吐的发生率。

第七节 控制性降压和全身低温

一、控制性降压

控制性降压(controlled hypotension)是指利用药物或(和)麻醉技术使动脉血压降低并控制在一定水平,以利于保持术野清晰,方便手术精细操作和减少手术出血的方法。

(一) 施行控制性降压的基本原则

1. 保证组织灌注 必须在血容量正常下实施控制性降压,才能保证组织器官的血液灌注量,以满足机体代谢功能的需要。

2. 加强监测 降压期间应监测 ECG、SpO_2、尿量。动脉血压,最好是直接动脉测压,以防血压过低。

3. 严格掌握降压标准 ①术前血压正常者,在控制性降压时,收缩压不应低于 80mmHg 或 MAP 在 50~65mmHg 之间。或以降低基础血压的 30% 为标准。②根据手术野渗血情况进行适当调节,以手术野的渗血量有明显减少为好。如手术野呈苍白干燥,表明血压过低,应予避免。③降压应在手术渗血最多或手术最主要步骤时施行,以尽量缩短降压时间。④MAP 降至 50mmHg 时,每次降压持续时间不宜超过 30 分钟。⑤手术时间长者,若以降低基础收缩血压的 30% 为标准时,每次降压持续时间最长不宜超过 1.5 小时。

4. 重视体位调节 注意体位对局部血压的影响,尽量让手术部位于最高位置;虽然全身血压降低较少,但局部渗血会显著减少。下肢降低 15°可降低血压 10~20mmHg,有利于血压的控制。

（二）控制性降压的方法

1. 吸入麻醉药降压 加深吸入麻醉可达到一定程度的降低效果。异氟烷和恩氟烷对血管平滑肌有明显舒张作用,可明显降低外周血管阻力而降低动脉血压,对心肌收缩力和CO的影响较小,有利于保证组织灌注。另外,其降压起效快,停药后血压恢复迅速无反跳作用,适用于短时间的降压。如需长时间降压,多与其他降压药复合应用。

2. 血管扩张药降压 常用药有以下几种:

（1）硝普钠:该药通过直接扩张血管平滑肌使血压降低,作用迅速,降压效果满意,调节容易,不影响心肌收缩力,对脑血流和颅内压的影响也不明显,是目前临床上常用的控制性降压药。静脉常用量为0.5~5.0μg/(kg·min),持续微泵输注,1~2分钟起效,4~6分钟可将血压降到预定值,停药2~5分钟后血压即可恢复。最大用量不宜超过10μg/(kg·min),以免引起氰化物中毒。

（2）硝酸甘油:是仅次于硝普钠选用的降压药。该药对所有血管平滑肌都有松弛作用,但以松弛容量血管平滑肌的作用最强,对CO无明显影响,可降低心肌氧耗量。一般用量为1~5μg/(kg·min)微泵持续静注,起效时间为2~5分钟,停药5~10分钟后血压即可恢复。

（三）适应证、禁忌证和并发症

1. 适应证 ①心脏大血管手术:如动脉导管未闭、颅内动脉瘤及脑膜血管瘤手术等,降低血管张力,为手术实施创造条件。②减少手术视野的渗血,方便手术操作,同时减少失血量,如血运非常丰富的组织和器官施行手术,包括髋关节脊柱的手术、后颅窝及显微外科手术等。③麻醉期间控制血压过度升高,防止发生心血管并发症,如恶性高血压、嗜铬细胞瘤等。

2. 禁忌证 有严重心血管疾病者、肝肾功能等障碍、酸碱平衡失调、低血容量、休克及严重贫血者。

3. 并发症 可能发生全麻后苏醒延迟,反应性出血等;心肌缺血、心律失常等;急性肾衰竭,表现为少尿或无尿;动静脉血栓形成,包括脑血管、冠状动脉及其他血管。

二、全身低温

全身低温(简称低温,hypothermia),是将机体体温降低到一定程度,降低机体代谢,减少氧耗量,以适应心脏大血管等手术治疗的需要,并保护重要器官的缺氧性损害。

低温的分类:34~32℃为轻度低温,31~28℃为浅低温,27~20℃为深低温,20~10℃为超深低温。

（一）低温对生理的影响

降温早期,病人血管收缩,血压升高,心率加快。随着降温持续,血压逐渐下降,有心功能不全或血容量不足的病人下降更为显著,心率也逐渐减慢。低温时可出现各种心律失常。如果发生房室传导阻滞而难以纠正时,应立即停止降温。室颤为低温时的最严重心律失常,最易发生室颤的体温为24~26℃时。

低温可使各重要组织器官的代谢率降低,氧耗量减少。体温在26℃时,全身氧耗量可降低50%,耐受循环暂停的时间显著延长(表8-3)。

表8-3 不同温度下循环中断的安全时间和代谢率

体温(℃)	37	32	32~28	28~20	20~15
耐受循环中断安全时间(分钟)	<3	3~	4~	10~	40~60
代谢率	100	80	80~60	60~25	25~15

低温时,脑代谢、神经系统的兴奋性与传导性均降低。体温降至20℃时,脑电活动逐渐消失。

低温可使肝血流量减少,抑制胆汁分泌和降低肝糖原含量,抑制肝的解毒功能,影响药物代谢速度。在低温时,吗啡和巴比妥类药物的作用增强,肌松药的作用时间延长。肾血流量及肾小球滤过率减少,肾小管的分泌和重吸收功能降低。血液黏稠度增高,血小板减少使凝血时间延长。

（二）适应证

由于体内各器官在低温时的氧耗量并不相同,应根据临床的需要采用不同程度的低温。深低温常与体外循环配合进行复杂的心内手术。浅低温适用于短小的心内手术或大血管手术必须阻断动脉主干时,以保护远心端的脏器功能。脑复苏病人及神经外科手术应用轻度低温可以延长阻断脑循环的时间,降低颅内压,减轻脑水肿。另外,难以控制的高热也常采用轻度低温。

（三）降温方法

1. 体表降温法 是将冰袋置于病人颈部、腋窝、腹股沟等大血管处,使体温逐渐降低。该法为物理降温,降温速度较慢,适合小儿及成人高热,需要将体温降到36℃左右时。

2. 变温毯降温法 变温毯的应用越来越多,将病人置于特制的变温毯上,可根据需要降低体

笔记栏

温。该法操作简便易行，降温速度较慢，常用于手术期间需要轻度低温时。

为了防止降温时的寒颤反应，可酌情应用镇静药，如地西泮、咪达唑仑、氯丙嗪等。

3. 体外循环血液降温法 指在体外循环手术中，采用人工心肺机及变温器进行血液降温，在较快时间内将病人体温将至预定温度的方法，适用于在全身麻醉下实施心脏大血管手术浅低温、深低温和超深低温时。该方法降温迅速、安全。

降温过程中应密切监测病人的血压、ECG、呼吸及 SpO_2，并连续监测食管或直肠内温度，当手术关键性操作完成后即可开始复温。

（唐显玲）

第九章 重症监测治疗与复苏

第一节 重症监测治疗

一、概　　述

危重病医学(critical care medicine,CCM)是一门研究危重病症发生、发展及治疗的科学,有多学科交叉、渗透的特点。其研究的对象狭义上主要是急性重症病人,包括由于各种疾病或创伤等所引起的单个或多个脏器功能衰竭或严重代谢紊乱,广义上包括一切随时可能发生生命危险的疾病或综合征。重症监测治疗室(intensive care unit,ICU)是集中各有关专业知识和技术人才,先进的监测和治疗设备,对重症病例的生理功能进行严密监测和及时有效治疗的专门单位。ICU 的特点有:①病人来自多专科;②可对病人生命功能进行连续、定量、动态、及时的监测,可实现早诊断,早治疗;③具有先进的治疗手段;④ICU 医师和多专科医师协同诊治;⑤训练有素的护理人员;⑥现代管理模式带来的高质量和高效率。ICU 已成为现代化医院中不可缺少的医疗单位,是医院综合水平的体现。

目前 ICU 的组织形式大致可分为:①综合 ICU:收治全院各科室的危重病人,是受院部管辖的独立科室。②专科 ICU:多由临床二级科室设立,如心脏内科 ICU(cardiac care unite CCU)等。③部分综合 ICU:介于前两者之间,多由一级临床科室为基础组成,如外科、内科、麻醉科 ICU 等。不同形式可根据各医院的特点及条件而定。ICU 管理得当才能充分发挥其在救治危重病人中的作用,协调和综合管理极为重要。

二、ICU 的工作内容

由于 ICU 病人病情变化快,且常常是多个系统器官功能失调,治疗措施多,及时判断病情和治疗效果极为重要。主要工作内容是对重症病人进行严密监测,及时对病情进行分析和判断,发现和预测重症病人的病情变化和发展趋势;积极有效地治疗改善和促进器官功能的恢复,或进行生命支持治疗以便争取时间治疗原发病。其监测治疗的主要内容包括:循环、呼吸、体液平衡、血液及凝血、代谢、肝肾功能、神经系统功能、胃肠功能及营养等。

(一)循环系统

1. 循环监测　心电图是常规监测项目,主要是了解心率、心律失常及心肌缺血;血流动力学监测,尤其是有创直接压力和心输血量的监测,可以实时反映病人的循环状况,为临床诊断、治疗和预后评估提供可靠依据(表 9-1)。

表 9-1　血流动力学参数及正常参考值

参数	计算方法	正常范围
动脉血压		
收缩压		90~140(mmHg)
舒张压		60~90(mmHg)
平均动脉压		70~105(mmHg)
中心静脉压(CVP)		6(1~10)(mmHg)
肺毛细血管楔压(PCWP)		9(5~16)(mmHg)
心输出量(CO)		5~6L/min
心脏指数(CI)	CO/BSA(体表面积)	2.8~4.2L/(min·m^2)
心搏出量(SV)	CO/HR	60~90ml/beat
心搏指数(SI)	SV/BSA	45~60ml/(beat·m^2)
左室做功指数(LVSWI)	SI·(MAP-PCWP)·1.36/100	45~60g·m/m^2
右室做功指数(RVSWI)	SI·(MAP-CVP)·1.36/100	5~10g·m/m^2
外周血管总阻力(TPR)	(MAP-CVP)·80/CO	90~150kPa·s/L(900~1500dyn·s/cm^5)
肺血管阻力(PVR)	(PAP-PCWP)·80/CO	15~25kPa·s/L(150~250dyn·s/cm^5)

笔记栏

2. 根据监测结果评估循环功能和决定治疗原则　在ICU经常要根据监测的数据，对心率、心律、心脏前负荷、后负荷和心肌收缩性做出正确评价，指导治疗。心输出量(cardiac output，CO)和中心静脉压(center vein pressures，CVP)二者之间关系可描绘成心功能曲线。在一定限度内，CO随CVP的升高而升高，形成心功能曲线的上升支，而进一步增加CVP就会引起CO不变或下降，形成心功能曲线的下降支。正常或在多数病理情况下，心脏在曲线的上升支工作。临床监测CVP的目的是为了提供一定的前负荷以保证CO。临床上由于CO不能常规测定，常依靠动脉血压的高低、脉压差的大小，结合CVP的变化对病情做出判断，指导治疗。表9-2可作参考。

表9-2　动脉压、中心静脉压变化及可能原因

动脉压	中心静脉压	原因
低	低	血容量不足
低	高	心功能不全，心输出量减少
低	正常	心输出量低，容量血管过度收缩
正常	低	心功能良好，血容量轻度不足
正常	高	容量血管收缩，肺循环阻力高

当患者以左心功能不全为主时，CVP不能反映左心室功能，则应监测肺毛细血管楔压(pulmonary capillary wedge pressure，PCWP)。PCWP低于10mmHg，表示心脏前负荷降低，有效循环血量不足。当PCWP高于18mmHg时，说明心脏前负荷升高或左室功能欠佳，常造成急性左心功能不全和肺水肿。此时，PCWP的高低和肺水肿的发生有紧密关系。应用利尿药或血管扩张药降低前负荷，可使PCWP降低，保护心肌功能，CO增加或维持不变。当TPR低于100kPa·s/L时，表示心脏后负荷降低，应首先补充血容量，并可辅以适量血管收缩药治疗。当TPR高于200kPa·s/L时，表示心脏后负荷升高，应用血管扩张药可使心搏出量(stroke volume，SV)和CO增加，并降低心肌氧耗量。当心肌收缩性降低时，表现为心脏指数(cardiac index，CI)和左心室排血做功指数(left ventricular stroke work index，LVSWI)降低，可用正性心肌力药物治疗，必要时应用主动脉内球囊反搏辅助。当心肌收缩力增强，心率增快，血压升高，心肌氧耗量增加时，适当应用β-肾上腺能受体阻滞剂或钙通道阻断剂，可降低心肌的氧耗量，起到心肌保护作用。可见血液动力学监测是疾病的诊断、治疗及评价治疗效果的重要依据。

(二) 呼吸系统

1. 呼吸功能监测　严重创伤及手术后肺部并发症是ICU病人死亡的主要原因之一。肺功能监测是ICU常见的监测项目，主要监测肺容量、肺通气功能、肺换气功能、肺呼吸动力功能和动脉血气，以判断肺功能情况、治疗效果及氧的输送和组织利用状况。常用呼吸功能监测参数见表9-3。

表9-3　常用呼吸功能监测参数

参数	正常值
潮气量(V_T，ml/kg)	5~7
呼吸频率(RR，BPM)	12~20
死腔量/潮气量(V_D/V_T)	0.25~0.40
动脉二氧化碳分压($PaCO_2$，mmHg)	35~45
动脉氧分压(PaO_2，mmHg)	80~100
动脉血氧饱和度(SaO_2，%)	96~100
肺内分流量(Qs/Q_T，%)	3~5
肺活量(VC，ml/Kg)	65~75
最大吸气力(MIF，cmH_2O)	75~100

2. 呼吸治疗

(1) 氧治疗(oxygen therapy)：氧治疗是通过不同的供氧装置或技术，使病人的吸入氧浓度(FiO_2)高于大气的氧浓度，以达到纠正低氧血症和提高氧供的目的。氧治疗可使FiO_2升高，当肺通气功能正常时，有利于氧由肺泡弥散至血液，使PaO_2升高。但当肺泡完全萎陷或肺泡血液灌流完全停止，氧弥散受限，则氧治疗的效果差。轻度通气障碍、肺部感染等，对氧治疗较为敏感，疗效较好。对于贫血性缺氧或心输出量降低者，必须治疗病因，而氧治疗是必需的辅助治疗方法。氧治疗方法有：

1) 非控制性氧疗：对吸入气中的氧浓度没有精确控制的吸氧方法。常用于没有通气障碍或通气功能有轻度抑制的低氧血症病人及发生低氧血症高度危险的病人。常用方法有：鼻导管给氧法、面罩给氧法、带储气囊面罩给氧法、氧账或头罩给氧法。它所提供的气流量不能满足病人吸气总量，因而在吸入一定氧的同时还吸入一定量的空气。因此FiO_2不稳定，也不易控制，适用于不需要精确控制FiO_2的病人，见表9-4。

表9-4　非控制性氧疗时供氧流量与FiO_2的关系

吸氧方法	鼻导管吸氧				面罩吸氧					储气囊面罩吸氧		
氧流量(L/min)	1	2	3	4	5	6	5~6	6~7	7~8	6	7	8~10
FiO_2(%)	24	28	32	36	40	44	40	50	60	60	70	>80

2）控制性氧疗：是指通过控制吸入氧浓度来提高血氧饱和度的吸氧方法。需要有特制面罩或呼吸机。常用 Venturi 通气面罩，病人所吸入的气体都由该装置供给。当氧气以喷射状进入面罩时，在其周围形成负压以吸引空气通过侧孔进入面罩，使氧气和空气在面罩内混合。通过选配不同口径的氧气喷嘴、调节氧气流量大小、调节氧气喷嘴周围空气进入侧孔的多少，FiO_2可以较稳定控制。呼吸机给氧法是利用有空气氧气混合器的呼吸机，根据病情需要精确调节 FiO_2。一般适用于需要呼吸支持的低氧血症病人，如麻醉后复苏或术后不需要立即拔出气管导管的病人、各种急性呼吸衰竭、慢性呼吸系统疾病、肌肉痉挛性疾患的肌麻痹治疗、重症肌无力等。一般来说，因呼吸功能衰竭引起的低氧血症，机械通气使肺通气功能恢复后即可纠正。因肺实质病变引起的低氧血症，单纯依赖机械通气有时很难改善，应该采取氧治疗、胸部物理治疗、呼气末正压（PEEP）和循环支持治疗等综合治疗措施。

3）氧疗注意事项：①重视病因治疗，氧疗不能替代对原发病的治疗。②根据低氧血症机制的不同选择合适的氧疗方法。③选择合适的 FiO_2，指既能达到适当氧合，又不引起 CO_2潴留及氧中毒等相关并发症的最低氧浓度。一般临床常用的 FiO_2为 30%～50%，长期吸氧时不应超过 60%。病人需长期高浓度吸氧或高浓度吸氧无效时，应改用机械通气等方法。④保持气道通畅：保持吸入气体的湿化；定时检查和更换各种导管；定时雾化吸入；及时清除气道分泌物；定时实施适当的胸部物理治疗等。⑤评价氧疗效果：常用的指标有病人的全身情况；SpO_2；血气分析；血乳酸等。⑥防治各种氧疗并发症。

4）氧疗并发症：①高碳酸血症。②吸收性肺不张。③氧中毒：高氧性肺损害；胎儿及新生儿视网膜血管病变；中枢神经系统损害等。④机械通气引起的肺损伤、纵隔气肿、皮下气肿、气胸、呼吸道感染、缺氧等。正确认识机械通气对生理的影响，选择适当的通气模式、呼吸参数及辅助治疗措施，对于提高机械通气疗效和减少并发症具有重要意义。

（2）胸部物理治疗（chest physiotherapy，Cpt）、吸入气预先湿化和加温治疗：胸部物理治疗是几种维护呼吸道卫生、辅助呼吸道内分泌物排出、预防或逆转肺萎陷方法的总称，包括体位引流、拍背、胸部震颤、辅助咳嗽和呼吸功能训练等。

（三）水、电解质和酸碱平衡

笔记栏

体内水的容量和分布及溶解于水中的电解质浓度都由人体的调节功能加以控制，细胞内外液的容量、电解质浓度、渗透压等能维持在一定范围内，这种平衡是细胞正常代谢，维持脏器功能所必需的条件，也是药物在体内发挥作用的基础。但在危重病人，因某种病因、病理生理改变或不正确的治疗措施，使其自身调控能力受到限制或完全丧失，这不仅可使原发病加重或恶化，而且可引起相应器官的功能障碍，严重时可以成为威胁生命的主要原因。水、电解质和酸碱平衡是 ICU 患者的主要监测治疗内容。

（四）血液及凝血功能

对一些易发生出、凝血异常的重症患者，进行必要的临床和出、凝血实验监测，有助于洞悉病情的变化，及时采用有效的止血或抗凝治疗措施。尤其对弥散性血管内凝血（disseminated intravascular coagulation，DIC）、严重的肝疾病、肾功能衰竭、严重创伤、体外循环等较大手术后病人，要进行出、凝血监测和治疗。临床监测主要包括详细了解出血史、出血倾向、诱因、过敏史、家族史及完善的体格检查；实验室监测由于止血/凝血机制及参与因子复杂，监测项目多，主要对血管因素、血小板数量及功能、凝血因子及纤维蛋白溶解的情况等进行监测，综合分析处理。

（五）肾功能的监测与保护

监测肾功能的动态变化不仅能评价肾脏本身的状态，而且还可评估全身的组织灌注、体液平衡状态及心血管功能等。在重危病人中，肾功能的监测更为重要，如在发生多系统器官功能衰竭（multiple system organ failure，MSOF）时，肾功能衰竭可严重影响到其他器官功能的治疗，死亡率明显增加。监测肾功能的动态改变，发现肾功能不全的早期征兆，及时治疗，避免发生急性肾功能衰竭。比如，在 ICU 大量药物的应用与肾功能保护之间常常发生矛盾，如能及早发现药物的肾毒性，则可及时调整用药。

（六）危重病人的营养

营养支持的目的是有效供给病人的能量和营养物质，促进病人对能量的利用。营养是机体生长、组织修复、维持机体免疫力和正常生理功能的物质。各种创伤、感染、器官功能障碍等，病人处于应激状态，修复创伤和恢复器官功能所需能量明显增加，代谢率也增加。危重疾病本身可能并非源自胃肠道，但却常常伴随有胃肠功能紊乱或胃肠道显性或隐性的器质性改变，如急性应激性溃疡、非结石性胆囊炎、肠道细菌移位等。一方面影响营养物质摄取，另一方面胃肠道可以作为疾病发生发展的动因，参与或加重机体的应激反应，导致全身炎症反应综合征。若不给予营养支持，势必引起营养状态的恶化，机体表现出某一种或几种或全部营养素缺乏而引起严重后果。危重病人的营养支持是各种综合治疗措施的一个重要组成部分。掌握评价患者能量的储存情况、营养不良的程度、所处代谢状态及耐受能力等是营养支持的基本要求。

营养支持的途径要根据病人胃肠功能的情况而定，只要胃肠功能允许，尽量采用肠内营养。肠内营养与全静脉营养有很多优点：营养物质经门静脉系统吸收到肝内，有利于合成内脏蛋白与代谢调节；可以改善和维持肠道黏膜的结构完整性，维持肠黏膜屏障功能，有防止肠道细菌移位的作用；在同样能量和氮摄入条件下，肠内营养支持的病人体重增加和氮保留均优于全静脉营养；促进肠蠕动，增加肠血流，营养肠道本身；使用方便，费用低等。

代谢支持和代谢调理：危重病人在严重应激状态下发生代谢障碍，此时分解代谢较合成代谢明显，仅提供过多的能量并不能达到降低分解代谢、增加合成代谢的目的，需要代谢支持。其应用原则是：①支持的营养物质由碳水化合物、脂肪和氨基酸混合而成；②减少葡萄糖负荷，40%的非蛋白能量由脂肪乳剂供给；③每天蛋白质供给增至2～3g/kg；④每天提供的非蛋白能量为146J/kg，非蛋白能量：氮不超过418J：1g。代谢调理是应用药物或生物制剂改变机体对疾病的反应，抑制机体分解激素，降低净蛋白质分解率，保存蛋白质。代谢调理是营养支持和代谢支持应用于代谢亢进病人的发展。

三、病情的评估

临床上，对重症病人的病情评估及其转归的预测难度很大，目前还没有统一的方法。一般来说，根据病人生理功能紊乱的程度，可将病情粗略分为四级：Ⅰ级病例生理功能较稳定，无需经常观察和做有创监测者。Ⅱ级病例生理功能尚未稳定，为了防止意外发生，需要严密监测者。Ⅲ级指目前病人的生理功能虽然基本稳定，但随时有可能发生突发性危险，必须进行有创监测和加强护理者。Ⅳ级为必须进行较复杂的监测和特殊治疗，才能使病情改善者。Ⅲ～Ⅳ级病例都必须收入ICU治疗。但这种方法没有客观指标，容易受到经验和条件的影响。

治疗干预评分系统（therapeutic intervention scoring system，TISS）是根据病人所需要采取的监测、治疗、护理和诊断性措施进行评分的方法。病情越重，TISS评分越高。通常，积分为40分以上者都属高危患者。

急性生理及慢性健康评估系统（acute physiology and chronic health evaluation，APACHE Ⅱ）是目前较常采用的评估方法。APACHE Ⅱ分为急性生理改变和慢性健康状况两部分，积分越高病情越重，可定时进行评分和进行动态比较，评估病情，预测结局。

第二节 心肺脑复苏

案例 9-1

患者，男，21岁。被人刺伤右颈部及双上肢后10分钟入院。

10分钟前因打架被人用尖刀刺伤右颈部及双上肢。用手按压颈部伤口，但仍出血不止，后被人送往医院。既往体健，无特殊疾病史。

体格检查：P 152次/分，R 24次/分，血压测不出。意识模糊，烦躁不安。面色苍白，唇指紫绀，四肢湿冷。颈部用衣服按压，仍有活动性出血。双上肢刀刺伤处经按压后已无明显出血。2分钟后出现抽搐，深昏迷，压眶反应消失。双侧瞳孔6～7mm，对光反射消失，眼球居中固定。呼吸心跳停止。

辅助检查：血常规：WBC 10.4×10^9/L，RBC 1.7×10^{12}/L，Hb 58g/L。

问题：

1. 应立即采取什么措施？
2. 应完善什么监测及检查？

一、概　　述

现代医学将任何为抢救生命而采取的医疗措施均称为“复苏”，如对心跳骤停、严重心律失常、呼吸停止、休克、中毒、严重创伤等的救治均属于广义复苏的范畴。通常所说的“复苏”是狭义的，即心肺复苏（cardiopulmonary resuscitation，CPR），是指心跳呼吸突然停止时所采取的一切抢救措施，以人工呼吸替代病人的自主呼吸，以心脏按压形成暂时的人工循环并诱发心脏的自主搏动。由于从心脏停搏到细胞坏死的时间以脑细胞最短，因此，维持脑组织的灌流是心肺复苏的重点。脑复苏是心肺复苏的根本目的，仅有心跳、呼吸而无脑功能的人，对社会及家庭都是十分沉重的负担。因此，心肺复苏成功的关键不仅是自主呼吸和心跳的恢复，更重要的是中枢神经系统功能的恢复。故将“心肺复苏”扩展为“心肺脑复苏”（cardiopulmonary cerebral resuscitation，CPCR）。

复苏的方法包括人工呼吸、心脏按压、氧疗、电除颤、电复律、心脏起搏、体内或体外反搏、辅助循环、降温、血液透析、输血输液以及各种药物的应用等等。复苏的对象可以是个别病人，也可以是众多的遇难者。复苏的任务在于抢救生命，防止伤残和后遗症，争取使患者完全康复或能生活自理，因而争取时间具有重要重义。总之，心肺脑复苏要突出一个"早"字，及时发现、及时诊断、及时抢救、及时脑保护才是复苏成功的关键。可以看出复苏不仅是医疗问题，也是一个社会问题，需要把医疗专业力量与社会大众力量结合起来，动员和组织全社会的力量进行互救，普及复苏基本知识和技术的教育，对于尽早建立复苏措施具有重要意义。

心肺脑复苏的基本内容包括：基础生命支持（basic life support，BLS）、进一步生命支持（advanced life support，ALS）和长期生命支持（prolonged life support，PLS）三个阶段。

二、基础生命支持

BLS是一系列的操作技术，包括判断技能和干预技术两个方面。其中判断技能十分重要，因为它是整个救治过程的启动环节。要求非常短暂、迅速、准确。《2000年国际心肺复苏和心血管急救指南》（以下简称《2000指南》），通常对是否存在呼吸的判断及评价时间均力求不超过10s。对有无脉搏的判断，早期的复苏标准一直将脉搏检查作为判断心脏是否跳动的金标准。但研究结果证实：大多数人，甚至临床医护人员检查颈动脉搏动所需时间都比标准中规定的5～10s要长，大约只有15%的人员能在规定时间内完成脉搏检查，且总的准确率不高。故《2000指南》规定对非专业急救人员在行CPR之前，不再要求将检查颈动脉搏动作为一个诊断步骤。

初期复苏是呼吸、循环骤停时的现场急救措施，多为徒手或应用取之即得的设备，用简单易行的措施建立人工呼吸和循环，恢复生命器官（特别是心脏和脑）的血液灌流和供氧。可归纳为ABC三步：A（airway）指保持呼吸道通畅，B（breathing）指进行有效的人工呼吸，C（circulation）指建立有效的人工循环。人工呼吸和心脏按压是初期复苏时的主要措施。

（一）保持呼吸道通畅

呼吸道通畅是施行人工呼吸（artificial respiration）的首要条件。上呼吸道梗阻的主要原因是舌后坠和呼吸道异物；下呼吸道梗阻的主要原因是支气管痉挛、分泌物、黏膜水肿和误吸等。利用托下颌或（和）将头部后仰的方法可消除由于舌后坠引起的呼吸道梗阻；为排出呼吸道内异物或口腔内的分泌物、血液、呕吐物等，可将头后仰并转向一侧，以利于其流出口外；对于口内浅部的固体异物，可用手指抠出，口腔深部的甚至声门附近的异物，可先试冲击病人中、下胸部，继之以捶背、头转向一侧及用手指在口腔内抠出；最好使用吸引器予以清除。有条件（后期复苏）可通过放置口咽或鼻咽通气道、食管堵塞通气道或气管内插管等方法，以维持呼吸道通畅。

（二）人工呼吸

在保持呼吸道通畅的同时，应立即施行人工通气。在事故现场，无任何气管插管用具和呼吸机，应毫不迟疑采用人工呼吸，以免延误抢救时机。人工呼吸方法可分为两类：一类是徒手人工呼吸法，其中以口对口（鼻）人工呼吸最适于现场复苏。另一类是利用器械或特制的呼吸器以求得最佳的人工呼吸，主要用于后期复苏和复苏后处理，应由专业人员使用。口对口人工呼吸法：患者仰卧并使头后仰，一手将其下颌向上、后方钩起以保持呼吸道通畅，另一手压住病人前额保持头后仰位，同时以拇指和食指将患者的鼻孔捏闭。然后深吸一口气，以嘴唇密封住病人的口部（小儿则同时封住口鼻）用力吹入（小儿则缓缓吹入），见到患者胸部上升时停止吹气。此时松开捏住患者鼻孔的手，或抬起头以松开压住鼻孔的脸颊，让患者凭其胸肺的弹性被动的呼出气体（图9-1）。施行过程中应观察胸壁是否起伏，吹气时的阻力是否

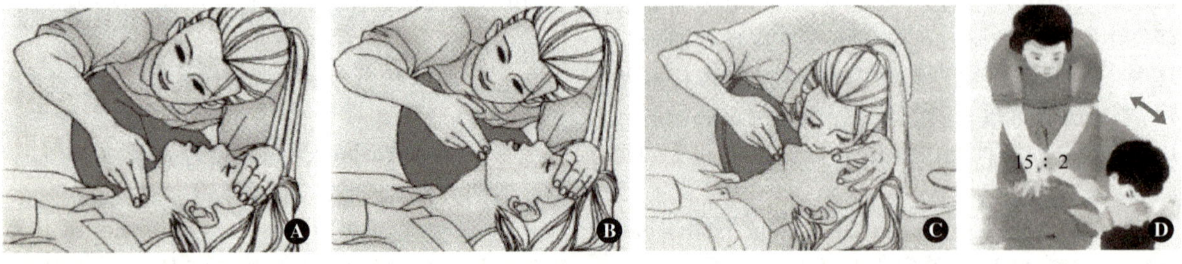

图9-1 人工呼吸演示图

图中A、B、C、D依次为呼吸心跳停止的判断、打开气道、口对口人工呼吸、胸外心脏按压

过大，否则应重新调整呼吸道的位置或清除呼吸道内的异物或分泌物。吹气频率成人为每分14～16次，小儿每分20次。吹入气的量远比频率重要，每次深吸气时必须尽量多吸气，吹出时必须用力，这样可使吹出的气体中氧浓度较高，可达16%以上，二氧化碳的含量可降至2%，病人所获得的潮气量成人可高达800ml。对于原来肺功能正常者，PaO_2可达10kPa（75mmHg），SaO_2高于90%。这种方法的缺点是操作者易感疲乏。

（三）心脏按压

心脏按压是指间接或直接按压心脏以形成暂时的人工循环的方法。心脏停搏时丧失其排血能力，使全身血液循环处于停止状态。可表现为三种类型：①心室停顿（ventricular standstill）或称心搏停止（asystole），心脏完全处于静止状态；②心室纤颤（ventricular fibrillation，VF），心室呈不规则蠕动而无排血功能；③电-机械分离（electro-mechanical dissociation），心电图显示有心电活动（心室复合波），但无机械收缩和排血功能。当病人的神志突然丧失，大动脉搏动消失（触诊颈总动脉或股动脉）及无自主呼吸，即可诊断为呼吸循环骤停。切忌反复测血压或听心音、等待心电图，势必延长缺血时间。人工循环与人工呼吸同时进行才能达到复苏的目的。心脏按压可建立有效循环，分为胸外心脏按压和开胸心脏按压两种方法。

1. 胸外心脏按压（external chest compression）传统概念认为，胸外心脏按压之所以能使心脏排血，是由于心脏在胸骨和脊柱之间直接受压，使心室内压升高推动血液循环，即心泵机制。近来研究认为，压迫胸壁所致的胸内压改变起着主要作用。在胸外心脏按压时，胸内压力明显升高并传递到胸内的心脏和血管，再传递到胸腔以外的大血管，驱使血液流动。当按压解除时，胸内压下降并低于大气压，静脉血又回流到心脏，称为胸泵机制。可能两种机制均起作用。操作方法正确，即能建立暂时的人工循环。

施行胸外心脏按压时，病人必须平卧于硬板上，双下肢可稍抬高，便于静脉回流；术者立于或跪于病人一侧，一手掌跟部按压于胸骨中、下1/3的交界处，另一手掌交叉重叠于前者之上；手指向上方翘起，肘关节伸直，凭自身重力通过双臂和双手掌，垂直向脊柱方向加压，使胸骨下陷4～5cm（儿童为2.5～4.0cm，婴儿为1～2cm）。然后立即放松，使胸廓自行恢复原位但双手不离开胸壁。如此反复进行（图9-1）。按压与松开的时间比为1∶1时心输出量最大，按压频率以80～100次/分为佳（婴幼儿100～120次/分）。单人复苏时，心脏按压15次进行口对口呼吸2次（15∶2）。双人复苏时，心脏按压5次进行口对口人工呼吸1次（5∶1）。

根据动物及人体研究结果证实CPR期间按压频率>80次/分时血流最为理想。《2000指南》规定按压频率为100次/分。因为心跳骤停期间，冠状动脉压随按压时间延长而逐渐增高，15次不间断心脏按压比5次不间断按压后进行人工通气所产生的冠状动脉压要高。在每次通气停顿以后，要连续几次按压后，脑及冠状动脉灌注压才能达到呼吸停顿前水平。因此《2000指南》新规定，气道建立之前，无论单人或双人实施复苏救治，心脏按压/通气之比均要求为15∶2。

心脏按压有效的标志是：可以触及颈动脉或股动脉的搏动；紫绀消失，皮肤转红；可测得血压；散大的瞳孔开始缩小，甚至出现自主呼吸。但瞳孔的变化只能作为复苏效果的参考，不宜根据瞳孔的变化来决定是否继续复苏。

胸外心脏按压较常见的并发症是肋骨骨折。肋骨骨折可损伤内脏，引起内脏穿孔、破裂及出血等。尤以心、肺、肝和脾较易遭受损伤，应尽量避免。老年人由于骨质疏松、胸廓又缺乏弹性，肋骨骨折更易发生。

2. 开胸心脏按压（open chest compression）虽然胸外心脏按压可使主动脉压升高，但右房压、右室压及颅内压也升高。因此冠脉的灌注压和血流量并无明显改善，脑灌注压和脑血流量的改善也有限。而开胸直接心脏按压更容易刺激自主心跳的恢复，且对中心静脉压和颅内压的影响较小，因而增加心肌和脑组织的灌注压和血流量。但开胸心脏按压在条件和技术上的要求都较高，且难以立即开始，可能会延迟复苏时间。因此，对于胸廓严重畸形，胸外伤引起的张力性气胸，多发性肋骨骨折，心包填塞，胸主动脉瘤破裂需要立即进行体外循环者，以及心脏停搏发生于已行开胸手术者，应该首选开胸心脏按压。不少学者建议胸外按压8～10分钟，最长20分钟无效，应果断开胸心脏按压。尤其在手术室内，应于胸外心脏按压的同时，积极作开胸准备，尽早行开胸心脏按压。

开胸心脏按压应在无菌条件下进行。于左侧第4肋间，距离胸骨左缘2～2.5cm和左腋前线之间切口；术者将手掌伸进胸腔并将心脏托于掌心，以除拇指以外的四指握住心脏、对准大鱼际肌部位进行按压。忌用指端着力，以免损伤心肌。

三、进一步生命支持

ALS是初期复苏的继续，是借助于器械、设备、先进的复苏技术以争取最佳疗效的复苏阶段。后期复苏的内容包括：继续BLS；借助专用设备和专门技术建立和维持有效的肺泡通气和循环功

笔记栏

能；监测心电图，识别和治疗心律失常；建立和维持静脉输液，调整体液、电解质和酸碱平衡失调；采取一切必要措施（药物、电除颤等）维持患者的循环功能稳定。

（一）呼吸道的管理

口咽或鼻咽通气道的应用对维持呼吸道通畅较为容易，但更适用于自主呼吸已恢复者；为了获得最佳肺泡通气和供氧，或需要行机械通气治疗者，应施行气管内插管或行气管切开术。

（二）呼吸器的应用

呼吸器进行人工呼吸的效果较徒手人工呼吸更有效。便携式呼吸器，已广泛用于临床。应用时只需将面罩紧扣于病人口鼻部，另一手将呼吸囊握于手掌中挤压，将囊内气体吹入病人肺内。当松开呼吸囊时，胸廓和肺被动弹性回缩而将肺内气体“呼”出。由于单向活瓣的导向作用，呼出气体只能经活瓣排入大气。呼吸囊在未加压时能自动膨起，并从另一活瓣吸入新鲜空气，以备下次挤压所用。呼吸囊上还附有供氧的侧管，能与氧源连接，借以提高吸入氧浓度。便携式呼吸器种类较多，尤其适用于有气管内插管者和病人的转运。多功能呼吸器是性能完善、结构精细的自动机械装置。可进行有效的机械通气，起到呼吸治疗的作用。

（三）监测

应尽快监测心电图，对心脏停搏时的心脏的状态及在复苏过程中出现的其他心律失常进行诊断，为治疗提供重要依据。在后期复苏期间，尤应重视呼吸、循环和肾功能的监测。在人工呼吸或机械通气时，都应维持 PaO_2 在正常范围，至少不低于 8kPa（60mmHg），$PaCO_2$ 在 4.8～5.3kPa（36～40mmHg）之间。应密切监测血压并维持其稳定，在条件允许时应监测直接动脉压，也便于采取动脉血样行血气分析。留置导尿管监测尿量、尿比重及镜检，有助于判断肾的灌注和肾功能改变，也为输液提供参考。对于循环难以维持稳定者，应放置中心静脉导管监测 CVP，也便于给药和输液。

（四）药物治疗

用药的目的是为了激发心脏复跳，提高室颤阈或心肌张力，为除颤创造条件，防治心律失常（arrhythmia）；增加心、脑灌注压和灌注量；纠正体液、酸碱和电解质紊乱等。复苏时的给药务必做到迅速准确，给药途径有静脉、气管内和心内。首选静脉用药，静脉中又首选中心静脉。如果开放静脉困难，已经气管内插管，应由气管内给药；若能借助一个细导管深入到支气管内注药则效果更好。肾上腺素、利多卡因和阿托品都可经气管内给药，一般先将以上药物的常规用量以注射用水稀释到 10ml，经气管内插管迅速注入。注药后立即行人工呼吸，使药物弥散吸收。但药物也可被气管内分泌物所稀释，或因气管黏膜血循环量不足而吸收减慢，需加大用量才能产生与静脉给药相等的效应。因此，气管内给药法一般只作为给药的第二途径。因心内注射引起的并发症较多，如张力性气胸、心包填塞、心肌或冠状血管撕裂，肾上腺素注入心肌内还可引起顽固性室颤等。故只有当静脉或气管内注药途径仍未建立又急需用药时，才采用心内注射肾上腺素。

1. 儿茶酚胺和拟肾上腺素药 肾上腺素（epinephrine）是心肺复苏中的首选药物，具有 α 与 β 肾上腺能受体兴奋作用，有助于自主心律的恢复；其 α 受体兴奋作用可使外周血管阻力增加，而不增加冠脉和脑血管的阻力，因而可增加心肌和脑的灌流量；能增强心肌收缩力，使心室纤颤由细颤转为粗颤，提高电除颤成功率。在心脏按压的同时用肾上腺素能使冠脉和心内、外膜的血流量明显增加，并增加脑血流量。每次静脉用量为 0.5～1.0mg 或 0.01～0.02mg/kg，必要时每 3～5 分钟可重复一次。1963 年以前，曾误认为肾上腺素的有益作用是 β 受体兴奋作用。但动物实验证实单纯 β 受体兴奋剂（异丙肾上腺素、多巴酚丁胺）用于复苏无效；而 α 受体激动剂（肾上腺素、去甲肾上腺素、去氧肾上腺素、甲氧明及多巴胺）都有效。尽管如此，迄今为止，尚无一种 α 受体激动药优于肾上腺素。对肾上腺素的最佳应用剂量一直是临床研究和争议的问题之一。有主张若反复用药无效时，可使用 5～10mg 大剂量。但在《2000 指南》中仍建议不常规大剂量静脉应用肾上腺素，对追加剂量是否递增或采用大剂量尚无定论。

2. 阿托品（atropine） 能降低心肌迷走神经的张力，提高窦房结的兴奋性，促进房室传导，对窦性心动过缓有较好疗效，尤其适用于有严重窦性心动过缓合并低血压、低组织灌注或合并频发室性期前收缩者。严重窦性心动过缓时，异位心电活动亢进，可诱发室颤。如以阿托品使心率增快达 60～80 次每分左右，不仅可防止室颤的发生，而且可增加心输血量。心脏停搏时阿托品用量为 1.0mg 静注，心动过缓时的首次用量为 0.5mg，每隔 5 分钟可重复注射，直到心率恢复达 60 次/分以上。

3. 利多卡因（lidocaine） 是治疗室性心律失常的有效药物，尤其适用于治疗室性期前收缩或阵发性室性心动过速。它能提高心室纤颤的阈值，减少心室纤颤的发生和复发，用于除颤后又复

笔记栏

心室纤颤而需反复除颤的病例。还可为电击除颤创造有利条件。常用剂量为 1~1.5mg/kg，缓慢静脉注射，必要时可重复应用，亦可以 2~4mg/min 的速度静脉输注。

4. 氯化钙(calcium chloride) 钙离子在心肌收缩和冲动形成过程中起重要作用，能增加心肌的张力和收缩力，延长心脏收缩期。交感神经兴奋药对心脏的作用也是通过钙离子起效的。但钙离子浓度过高，可使心肌和血管平滑肌过度收缩，加重心肌缺血缺氧，使用应慎重。建议只有在某些因高血钾或低血钙引起的心脏停搏，钙通道阻滞剂过量中毒所至致心搏骤停和电机械分离的患者中应用。成人常用 10% 氯化钙溶液 2~4mg/kg，缓慢静脉注射，一旦心搏转呈有力，即适可而止。

5. 碳酸氢钠(sodium bicarbonate) 复苏初期采取胸外按压、有效通气、大剂量肾上腺素等措施后，心脏复苏不能成功，需要治疗乳酸血症与呼吸性酸中毒。碳酸氢钠为复苏时纠正急性代谢性酸中毒的主要药物。当 pH 低于 7.20 时，容易发生顽固性室颤；使心肌收缩力减弱；使拟交感胺类药物的效应降低，为心脏复跳造成不利的内环境。在复苏早期呼吸性酸中毒主要依靠过度通气来纠正。最好应根据血液 pH 及动脉血气分析结果来指导碱性药物的应用。当碱剩余(SBE)达到-10mmol/L 以上时，才以碳酸氢钠来纠正。用量可按以下公式计算。

碳酸氢钠(mmol)=SBE×体重(kg)/4

早期过多过快应用碳酸氢钠易致碱血症，对复苏十分不利：①碱血症并不能提高除颤的成功率和最终成活率；②碱血症使氧离曲线左移而抑制血红蛋白释放氧；③$NaHCO_3$离解出的 HCO_3^- 与 H^+结合又可产生大量的 CO_2，后者能自由通过血脑屏障和细胞膜，进入脑和心肌细胞形成“反常性”细胞内酸中毒；④碱血症使 K^+从细胞外向细胞内转移而致低钾血症；⑤碳酸氢钠可引起高钠血症和血浆渗透压升高。首次碳酸氢钠的剂量可按 1mmol/kg(约相当于 84mg/kg 或 5% 碳酸氢钠溶液 1.66ml/kg)给予，以后每隔 10 分钟追加量不多于初始量的 1/2。速度不宜过快，应匀速输注，成人注射 5% 碳酸氢钠溶液以 15ml/min 左右的速度为宜。同时，应进行过度通气以防 CO_2 蓄积。

6. 其他 在复苏时应用其他血管活性药物务必慎重，一般只宜视为暂时性提高血压的措施，不宜作为长时间维持血压的办法。多巴胺对心血管的作用与用量有关，用量为 1~3μg/(kg·min)时主要兴奋多巴胺受体，对肾及内脏血管有扩张作用，而不增加心率和血压；4~10μg/(kg·min)时主要兴奋肾上腺能受体，可使心率增快，心肌收缩力增强和心输出量增加，外周及肺血管阻力增加不明显；10μg/(kg·min)以上时可兴奋肾上腺能受体，明显增加外周和肺血管阻力，导致肾血管收缩、心动过速和心输出量降低。复苏时开始以 2~5μg/(kg·min)的速度静脉输注，并根据血流动力学的改变进行调节。去甲肾上腺素适用于外周血管阻力降低合并明显低血压者，开始以 0.04μg/(kg·min)的速度静脉输注，并根据血压高低来调节。异丙肾上腺素主要用于治疗房室传导阻滞，严重窦性心动过缓且对阿托品治疗无反应者，以2~20μg/min 的速度静脉输注，维持心率为 60 次/分左右即可。

《2000 指南》特别强调在心跳骤停的救治过程中，药物治疗是基于 BLS、电除颤、气道管理等救治措施之后。强调 CPR 期间尽可能少用氯化钙、去甲肾上腺素、异丙肾上腺素等药物。在抗心律失常用药方面，因药物之间作用复杂，一般情况下主张应用一种药物。如单一抗心律失常药物用量足够而不能终止心律失常时，应将采用电复律作为首选，并非更换药品或加用另一种药物。

(五) 体液治疗

由于组织缺血缺氧，无氧代谢增加和酸性代谢产物的蓄积，可使血管平滑肌麻痹和血管扩张引起外周血管阻力降低；使毛细血管壁的通透性增加导致不同程度的血管内液外渗，引起相对或绝对的血容量不足。为了防治脑水肿而采取的脱水治疗，则进一步加重低血容量。因此，心脏停搏后应适当扩容才能保持循环功能的稳定。监测 CVP 有一定指导意义。

(六) 心室纤颤和电除颤

心跳骤停时最常见的心律失常是心室纤颤，不及时处理数分钟之内即可能转为心脏停搏。电除颤(defibrillation)是终止室颤的最有效的方法，应尽快施行电除颤。室颤后每延迟电除颤一分钟，死亡率将增加 7%~10%。对于这些患者除颤时间的早晚是决定能否存活的关键。室颤有粗颤和细颤之分，如不能将细颤转变为粗颤，则除颤效果不佳。初期复苏的各种措施再加上注射肾上腺素，一般均能使细颤转变为粗颤。

体外电复律，将一个电极板放在右侧第二肋间(心底部)，另一个电极板放在左乳头下(心尖部)；能量选择 200~300J，再次选择可用 300~360J，小儿为 2J/kg；胸内每次 40~70J，小儿为 5~50J。对其他治疗无反应的室上性或室性心动过速，也可用电转复治疗，但所需要的电能较低。一般来说，治疗室性心动过速所需电能不超过 50J，治疗心房扑动只需 25J，治疗阵发性室上性心动过速和心房纤颤则需要75～100J。除颤不成功应立即行胸外心脏按压和人工呼吸,除颤器重新充电备重复除颤。并进一步纠正不利于除颤的因素(如心肌缺血、血钾过低、温度低于30℃、严重酸血症、存在顽固的异位兴奋灶和手术造成的血流动力学障碍等)后,再行电除颤。

(七)心脏起搏术

起搏器(pacemaker)是以电刺激波激发心肌收缩的仪器。起搏已成为治疗严重心动过缓、房室传导阻滞的重要手段。但心脏停搏后经过心肺复苏未能恢复自主心跳者,对人工起搏几乎没有反应。且可造成不必要的心脏按压中断,因此起搏不应作为心肺复苏的常规治疗方法。起搏对于冲动形成或(和)传导障碍而循环功能仍存在者来说,具有重要治疗意义。如果知道病人发生心脏停搏前已存在完全性心脏传导阻滞,或心跳虽已恢复必须在使用阿托品及异丙肾上腺素方能维持心率时,宜使用起搏器。

案例9-1

本病例发现呼吸心跳停止后,立即一边手术止血,一边行心肺复苏术。气管插管,接氧气呼吸囊人工呼吸;胸外心脏按压;建立静脉通道并交叉配血,快速输入胶体及晶体溶液;静推肾上腺素1.0mg、阿托品1.0mg,隔3分钟重复一次;7分钟后有全血输入,心电监护显示频发室性早搏,当即静注利多卡因100mg,同时静点5%的碳酸氢钠溶液100ml。并给予200J除颤,除颤后心跳未恢复。继续心脏按压,静注肾上腺素2mg,阿托品1mg,利多卡因100mg后,第二次以300J除颤后心跳恢复。心电监护仪显示患者心跳恢复窦性节律,但血压仍未测出,继续输入多巴胺5μg/(kg·min)、阿托品、血定安等药物后,血压逐渐回升至110/82mmHg,心率120次/分,瞳孔回缩,直径约5mm,便给予激素、脱水剂降低颅内压。此时距心跳停止已15分钟。期间已将出血控制,为颈内动脉破裂,颈内静脉断裂。动脉裂口长达周径的1/2,行动脉修补,静脉缝扎止血。期间输入全血1200ml,输入胶体1000ml、平衡盐溶液1500ml、头部冰帽降温,并测定动脉血气、电解质、$P_{ET}CO_2$及尿量等。

四、长期生命支持

PLS是ALS的延续,心搏一旦恢复,为巩固CPR成果,为脑复苏创造条件,还要争分夺秒做好后续处理。包括进一步支持循环与呼吸功能,促进肾功能恢复,纠正酸碱平衡失调及电解质紊乱,防治多器官功能衰竭及脑损伤,防治感染及查明并排除导致心跳骤停的原发因素等。

(一)维持良好的呼吸功能

心脏复跳后无论自主呼吸是否出现,都应进行呼吸支持直至呼吸功能完全正常。复苏后应对呼吸系统进行详细检查,并检查胸肺X线片,以判断气管内插管的位置、有无肋骨骨折、气胸及肺水肿。氧合功能对复苏后治疗尤其是对心、脑功能的恢复十分重要。如果发生低氧血症,应尽快治疗。维持良好的通气功能还有利于降低颅内压,可借助轻度过度通气,维持$PaCO_2$在3.3～4.7kPa(25～35mmHg)之间,以减缓脑水肿的发展。

(二)确保循环功能的稳定

复苏后期必须严密监测循环功能。监测ECG、动脉压、CVP及尿量,必要时应放置Swan-Ganz漂浮导管监测PCWP和心输出量。及时对循环功能进行评估及纠正。心搏恢复后,往往伴有血压不稳定或低血压,常见原因有:①有效循环血量不足。②心肌收缩无力和心律失常。③酸碱失衡和电解质紊乱。④复苏时的并发症未纠正。

(三)防治肾衰竭

呼吸心跳骤停易致肾损害,严重者可发生肾衰竭。复苏后肾衰竭常使整个复苏工作陷于徒劳,必须强调预防。最有效的预防方法是维持循环稳定,保证肾脏的灌注压;尽量避免应用使肾血管严重收缩及损害肾功能的药物;纠正酸中毒及使用肾血管扩张药物(如小剂量多巴胺);利尿药的使用等都是保护肾功能的措施。并监测肾功能,以便早期发现肾功能改变及时治疗。

(四)脑复苏

脑复苏(cerebral resuscitation)是指脑急性缺血缺氧后,为减轻中枢神经系统损害所采取的措施。大量的实践证实,及时有效的复苏,多数猝死病人心跳呼吸可恢复。但由于中枢神经系统的严重损害,已恢复的心跳呼吸可再度停止,或遗留永久性不可逆性的脑损害。传统观念认为,大脑完全缺血缺氧4～5分钟即可发生永久性损害;但近年来实验研究提示,因神经系统不同部位对缺血缺氧耐受性的差异,脑复苏时间应延长几倍,且应贯穿于复苏的全过程。

复苏中对神经系统的监测结果可推测心脏停搏距心肺复苏开始的时间。体温升高及肌张力的亢进、痉挛、抽搐乃至惊厥,都是脑缺氧性损伤的体征,说明脑缺氧的时间较长。体温的上升常先于肌张力的改变,但如不连续监测,则未必能及时发现。对肌张力的改变也应反复检查。估计心肺复苏不够及时,且已呈现明显的脑缺氧性损伤体征时,应立即进行脑复苏。对心脏停搏时间很短(4 分钟以内)的病人而盲目地进行脑复苏,很可能使本来能自然恢复的病程复杂化,甚至丧失恢复的机会。如果脑损伤的程度已使病人的肌张力完全丧失(即"软瘫")时,病情往往已接近"脑死亡"的程度,目前的脑复苏措施还无法使其恢复。

脑细胞从缺血到再灌注再到完全坏死的病理变化过程非常复杂,至今仍然是医学研究的热点。因急性全脑缺血后脑损害,是多种因素或机制共同或先后作用的结果。因此,试图用单一的某种药物或措施难以逆转其病理改变。目前脑复苏仍采用综合治疗措施,总的原则是:降低颅内压、减低脑代谢、改善脑循环、阻止病理生理进程,促进脑功能恢复。

复苏后的危重患者,常出现不同程度的脑水肿,及时而适当的限水和予以脱水剂治疗是必要的。脑复苏时的脱水应以减少细胞内液和血管外液为主,而血管内液不仅不应减少和浓缩,还应保持正常或高于正常并适当稀释。脱水应以增加排出量来完成,不应使入量低于代谢需要。脱水时应维持血浆胶体渗透压不低于 2.0kPa(15mmHg),血浆清蛋白在 30g/L 以上,维持血液渗透压在 280~330mmol/L。脱水治疗一般以渗透性利尿为主,快速利尿药(如呋塞米)为辅助措施。甘露醇是最常用的渗透性利尿药,用量为每次 20% 甘露醇溶液0.5~1.0g/kg 静脉滴注,每日 4~6 次,必要时可加用呋塞米 20~40mg 以保持利尿有效。如发生颅内压突然剧增或疑有脑病发生时,可一次快速注入 20% 甘露醇溶液 50~60ml(ml/kg)。血浆清蛋白的利尿作用缓和且持续,可与甘露醇同时使用。而且清蛋白有利于维持血浆胶体渗透压和血容量,以缓解因脱水而使血容量紧缩的不利影响。高张葡萄糖也有渗透性利尿作用,但有加重脑水肿的可能,因而不作为脱水治疗的主要用药。一般于两次甘露醇用药之间,静注 50% 葡萄糖溶液 50ml,或可弥补甘露醇药效难以连续的不足。一般在第 3~4 天脑水肿达到高峰,因此脱水治疗应持续 5~7 天。

低温可降低脑代谢及耗氧,降低颅内压和脑静脉压,改善脑水肿,增加脑细胞对缺氧的耐受性。但低温可增加血液黏稠度,减少心排血量,致心律失常,易感染等。所以,国外对低温持保守态度。国内外学者推荐,重点是头部降温,关键时刻是脑缺血缺氧最初 10 分钟。低温是一较复杂的技术,不宜认为凡是心脏停搏者都必须降温。心脏停搏未超过 3~4 分钟或病人已呈软瘫状态时,不是低温的适应证。心脏停搏时间较久或病人呈现体温升高或肌张力增高者,应予降温。如果心脏停搏的时间不明,应密切观察,若病人出现体温升高趋势或有肌紧张及痉挛表现时,应立即降温。如待体温升高达顶点或出现惊厥时才开始降温,疗效则难以满意。脑组织是降温的重点,头部以冰帽降温效果较好。将冰袋置于颈侧、腋窝、腹股沟等大血管经过的部位,可达到全身降温的目的。开始降温时宜将体温迅速降达预期水平,一般为 36~33℃。但在降温时易发生寒战反应,因此在降温之前即应开始用丙嗪类、苯二氮䓬类或巴比妥类药,以防发生寒战反应。降温幅度可因病人而异,但以降温达到足以使肌张力松弛、呼吸血压平稳为准。降温可持续到病人神志开始恢复或好转为止。复温时只需逐步减少冰袋使体温缓慢回升即可。降温所用的辅助药则宜于体温恢复 1~2 天后再行停止。

具有抗炎和抑制自由基反应的甾体药,已证实在脑出血患者和部分性脑缺血实验动物有较好的脑保护作用。对全脑缺血-缺氧治疗的效应仍待进一步证实。大剂量糖皮质激素可防止和减轻自由基引起的脂质过氧化反应,保护质膜和亚细胞的完整性,降低毛细血管通透性,有利于线粒体和溶酶体等亚细胞结构的功能改善,促进 Na^+-K^+-ATP 酶的功能恢复,防止或减轻脑水肿。激素的应用对高血糖和胃溃疡影响不大,但和继发性感染关系密切,故不宜长期使用。

其他药物和方法　高压氧可减轻脑水肿,降低颅内压,升高动脉血氧分压,脑组织和脑脊液氧分压也相应升高,氧弥散增强,可为缺血组织提供一定的氧供。国外曾提倡将钙通道阻滞药用于脑复苏。在脑局灶性缺血、脑卒中的实验和临床实践中发现,借此可防止或解除血管痉挛、改善 CBF、减轻细胞内酸中毒和缩小脑梗死范围,但在全脑缺血后是否能起复苏效应尚有疑问。钙拮抗药尼莫地平有减轻脑血管痉挛,改善脑血流和钙通道阻滞作用,但未能证实可提高脑复苏率。硫酸镁是 NMDA 受体的非竞争性拮抗剂,是否能起到脑保护作用尚有待进一步证实。氧自由基清除剂对脑复苏有一定价值。

笔记栏

案例 9-1

本患者心跳恢复后，继续动态测定动脉血气、电解质及 $P_{ET}CO_2$、尿量和体温；并立即行直接动脉测压、中心静脉测压、脑功能的评价等。治疗重点为脑复苏：在通气、循环维持较好的基础上，用 20% 甘露醇溶液 0.5～1.0g/kg 静脉滴注，每天 4～6 次，必要时加用呋塞米 20～40mg。经过以上处理后，患者又出现面部肌肉抽动，四肢内收痉挛。立即静脉注射地西泮 20mg，必要时用肌松药静脉点滴。其进一步复苏治疗应在 ICU 内进行。

（王清秀）

笔记栏

第十章 疼痛治疗

> **案例 10-1**
>
> 患者，男，76 岁。右胸、背部带状疱疹后 3 个月，患部剧痛 2 个月。
>
> 患者 3 个月前感右胸、背部轻度疼痛，伴全身低热，2 天后沿 $T_{4\sim6}$ 肋间神经走向出现红色散在丘疹和小水疱。皮肤科以带状疱疹治疗至疱疹消退、结痂脱落出院。但一周后患部产生疼痛，并逐渐加剧，呈突发性、间断性烧灼痛和跳痛。曾用阿司匹林、曲马朵及阿司匹林乙醚涂布镇痛治疗。有前列腺炎及高血压病史，无结核、乙肝和糖尿病等病史。
>
> 体格检查：T 36.7℃，P 92 次/分，R 22 次/分，BP 170/95mmHg。痛苦病容，精神差，搀扶入室，用手将患侧衣服撑起害怕与患部摩擦。患部轻度色素沉着，疼痛发作时可见患部肌肉明显痉挛。心肺检查无明显阳性体征，腹平软，双下肢不浮肿。
>
> 辅助检查：血尿常规、心电图、胸部 X 线片均正常；出凝血时间轻度延长。
>
> **问题：**
>
> 1. 考虑为何种诊断？
> 2. 如何处理？

第一节 概 述

长期以来，人们认为疼痛是疾病的伴随症状，往往只注重对疾病的治疗，忽视了对疼痛的控制。以致很多患者忍受着疼痛的折磨。随着医学科学的进步，人们逐渐认识到疼痛的重要性。世界疼痛大会将疼痛确认为继呼吸、脉搏、体温和血压之后的“人类第 5 大生命指征”。世界卫生组织于 2000 年提出“慢性疼痛是一类疾病”。

疼痛（pain）是与真正的或潜在的组织损伤有关，或用损伤来描述的一种不愉快的感觉和情绪。包括痛觉和痛反应两种成分。有强烈的情绪色彩。痛觉遍布于身体的各个部位。一般认为痛觉感受器是游离的神经末梢，广泛分布于皮肤、角膜、牙髓、血管壁及深部组织如肌腱、关节及内脏中。根据传入纤维的直径，可将伤害感受器分为两类，一类为细的有髓鞘 A_δ 传入纤维传导的“A_δ 伤害性感受器”，一类为无髓鞘传入纤维传导的“C 伤害性感受器”。A_δ 纤维和 C 纤维为痛觉传导纤维。任何伤害性刺激均是痛觉感受器的适宜刺激。伤害性刺激包括炎症、损伤、冷、热及压迫等物理、化学刺激。任何形式的刺激，只要达到一定的强度就会成为伤害性刺激而引起痛觉。痛觉感受器几乎不产生适应。

由于疼痛生理学、镇痛药理学及疼痛治疗技术方面与麻醉学的关系非常密切，疼痛诊疗学已成为麻醉学的重要组成部分，现已发展成为专门研究和阐述疼痛及疼痛性疾病的诊断与治疗的学科。现代疼痛治疗学的范畴包括许多疼痛性疾病、某些非疼痛性疾病、癌痛镇痛和术后镇痛等。按病因及治疗目的，疼痛诊治的疾病大致可分为以下四种：①各种急、慢性疼痛性疾病，许多骨、关节、软组织或神经血管的疾病，常存在损伤、炎症、水肿、肌紧张或血管痉挛等病理改变，同时伴有疼痛。通过疼痛治疗不仅可缓解疼痛，还起到解除肌痉挛、改善血液循环、消炎消肿的作用。②与自主神经系统有关的疾病的治疗，交感和副交感神经的功能紊乱，常有血管舒缩功能障碍和疼痛，如雷诺病、反射性交感神经萎缩症等。采用以神经阻滞为主的治疗后，可调节自主神经功能，舒张血管，改善血液循环，缓解疼痛等。③恶性肿瘤镇痛。④手术创伤、分娩镇痛等。

（一）疼痛的临床分类

可简单地按疼痛的程度、起病的缓急、疼痛部位和病因分类。临床疼痛的分类可帮助我们了解疼痛的性质、诊断和治疗。

1. 按疼痛程度分类 ①轻微疼痛（微痛、隐痛、触痛）；②中度疼痛（切割痛、烧灼痛）；③剧烈疼痛（绞痛、剧痛）。

2. 按起病缓急分类

（1）急性疼痛（acute pain）：如发生于创伤、手术、急性炎症、心肌梗死等。

（2）慢性疼痛（chronic pain）：如慢性腰腿痛、晚期癌症痛等。

3. 按疼痛部位分类 ①浅表痛：位于体表或黏膜，以角膜和牙髓最敏感。性质多为锐痛，比较局限，定位明确。主要由 A_δ 纤维传导。②深部痛：内脏、关节、韧带、骨膜等部位的疼痛。一般为钝痛，不局限，病人常只能笼统地说明疼痛部位。主要由 C 类纤维传导。内脏痛是深部痛的一种，往

笔记栏

往会在远离脏器的体表皮肤出现牵涉痛。另外，还可按解剖部位分为：头痛，颌面痛，颈项痛，肩、上肢痛，胸痛，腹痛，腰背痛，盆腔痛，下肢痛，肛门、会阴痛。

（二）疼痛程度的评估

由于疼痛是一种主观感觉，要客观判定疼痛的轻重比较困难。

测定和评估疼痛的常用方法有：

1. 视觉模拟评分法（visual analogue scale，VAS） VAS是目前临床上最常用的疼痛程度的定量方法。即在纸上画一条10cm长的直线，两端分别标明“0”，和“10”的字样。“0”代表无痛，“10”代表最剧烈的疼痛。让患者根据自己所感受的疼痛程度，在直线上标出相应位置，然后用尺量出起点至记号点的距离长度（以cm表示），即为评分值。评分值越高，表示疼痛程度越重。常用于疼痛缓解的评估，又称为疼痛缓解视觉模拟评分法。

2. 语言评价量表（verbal rating scale，VRS） 病人描述自身感受的疼痛状态，一般将疼痛分为4级：①无痛，0分；②轻微疼痛，1分；③中度疼痛，2分；④重度痛，3分；⑤极重度痛（不可忍受的痛），4分。此法很简单，病人容易理解，但不够精确。

3. 数字评价量表（numerical rating scale，NRS） 将疼痛用0到10这十一个数字表示。0表示无痛，10表示最痛，受测者根据个人疼痛在其中一个数上作记号。

4. 疼痛问卷表（pain questionnaires） 是一种多因素评分方法，常用的有McGill问卷表、简化的McGill问卷表、简明疼痛问卷表等。

5. 行为测定法 如面部表情、躯体姿势、行为和肌紧张度等。

6. 其他 如通过生理测定法和生化测定法。生理测定法是通过测定心率、血压、呼吸、局部皮肤温度等来评估。生化测定法是通过测定神经内分泌的变化来评估。

第二节 疼痛对生理的影响

疼痛是机体对疾病本身和手术造成的组织损伤产生的一种复杂的生理反应，其结果对病人的康复产生众多不良影响，也是术后或创伤后并发症和死亡率增多的重要因素。许多术后或创伤后呼吸和循环系统的并发症都与疼痛和应激反应有关。

1. 精神情绪 急性疼痛引起病人精神兴奋、焦虑烦躁，甚至哭闹不安。长期慢性疼痛可使人精神抑郁、表情淡漠。

笔记栏

2. 内分泌系统 疼痛可引起应激反应，刺激兴奋交感神经和肾上腺髓质，促使体内释放多种激素，如儿茶酚胺、皮质激素、血管紧张素Ⅱ、抗利尿激素、促肾上腺皮质激素、醛固酮、生长激素和甲状腺素等。由于儿茶酚胺可抑制胰岛素的分泌和促进胰高血糖素分泌增加，后者又促进糖原异生和肝糖原分解，最后造成血糖升高和负氮平衡。

3. 循环系统 剧痛可兴奋交感神经，血中儿茶酚胺和血管紧张素Ⅱ水平的升高可使血压升高、心动过速和心律失常，对伴有高血压、冠脉供血不足的病人极为不利。而醛固酮、皮质激素和抗利尿激素的增多，又可引起病人体内水钠储留，进一步加重心脏负荷。内脏疼痛有时可引起副交感神经兴奋，使血压下降，脉率减慢；剧烈的内脏疼痛甚至可以引起心搏停止。

4. 呼吸系统 胸、腹部手术后的急性疼痛对呼吸系统影响很大。因疼痛引起的肌张力增加，使总顺应性下降；病人呼吸浅快，肺活量、潮气量和功能残气量均降低，肺泡通气/血流比值下降，易产生低氧血症。同时病人可因疼痛而不敢深呼吸和用力咳嗽，积聚于肺泡和支气管内的分泌物不能很好地咳出，易酿成肺炎或肺不张，这在老年人更易发生。故术后疼痛是术后肺部并发症的重要因素之一。即使与呼吸无关部位的疼痛，由于精神紧张，兴奋不安，也可以产生过度换气。

5. 消化系统 疼痛引起的交感神经兴奋可能反射性抑制胃肠道功能，平滑肌张力降低，括约肌张力增高。慢性疼痛常引起食欲不振，消化功能障碍。较强的深部疼痛可引起恶心、呕吐。一般多伴有其他植物神经症状，表现为消化管运动和消化腺分泌停止或延缓。

6. 泌尿系统 由于反射性血管收缩，垂体抗利尿激素增加，尿量减少。又可因手术后切口疼痛或因体位不适应，造成排尿困难，长时间排尿不畅可引起尿路感染。

7. 凝血机制 如手术后急性疼痛等应激反应可改变血液黏稠度，使血小板黏附功能增强，纤溶功能降低，使机体处于一种高凝状态，促进血栓形成。这对临床上有心血管或脑血管疾病或已有凝血机制异常的患者尤其不利，甚至可引起术后致命的并发症或血栓形成造成心脑血管意外等。在经历血管手术的病人，凝血机制的改变可能影响手术效果，如血管手术部位的血栓形成等。

8. 其他 疼痛可致机体淋巴细胞减少，白细胞增多和单核-吞噬细胞系统处于抑制状态，引起免疫功能下降，不利于防治感染和控制肿瘤扩散；疼痛尚可使创伤或手术部位的肌张力增加，不利于病人早期下床活动，可能影响机体恢复过程。

案例 10-1

带状疱疹后神经痛(postherpetic neuralgia,PHN)是依据疼痛持续时间长短而定的。急性期带状疱疹痛指出疹最初30天内的疼痛;PHN是指急性期后持续疼痛超过3个月者。但亦有观点认为疱疹结痂脱落、皮损愈合后仍遗留或重新出现疼痛者即为PHN。一般在老年人和全身状态不良的病人中多发,本患者可诊断为PHN。治疗神经病理性痛十分困难,多采用个体化的综合治疗方案。

第三节 常用的疼痛治疗方法

非甾体抗炎药、阿片肽类镇痛药或局麻药均能很好地控制急性疼痛。而慢性疼痛或许没有明确的损伤或炎症,并且非甾体抗炎药和阿片药常对其无效。目前临床上治疗慢性疼痛还十分困难。

引起急性疼痛的疾病很多,慢性疼痛性疾病也很多。疼痛治疗多学科交叉性强,欲取得良好的效果,必须具有丰富广泛的基础与临床知识,具有多学科的诊断与治疗经验。对病人主诉、体征及各种实验室检查及影像学检查结果应深入细致地分析,利用多种工具和手段进行诊断和鉴别诊断,治疗前要尽可能确诊。

一、疼痛的药物治疗

疼痛的药物治疗是最基本、最常用的方法。常用的疼痛治疗药物有:解热镇痛抗炎药、局部麻醉药、麻醉性镇痛药、糖皮质激素、神经破坏药等。

1. 解热抗炎镇痛药 解热镇痛药和抗炎镇痛药统称解热抗炎镇痛药,又称为非甾体类抗炎药(nonsteroidal anti-inflammatory drugs,NSAIDs)。解热镇痛药的代表药为阿司匹林,抗炎镇痛药的代表有吲哚美辛、布洛芬、双氯酚酸钠等。前列腺素是外周重要的致痛因子,NSAIDs通过抑制体内前列腺素的生物合成,降低前列腺素致痛作用,也降低末梢感受器对缓激肽等致痛因子增敏作用。这些药物对头痛、牙痛、神经痛、肌肉痛或关节痛的效果较好,对创伤性剧痛和内脏痛无效。NSAIDs有封顶效应,当使用一种NSAIDs药物,疼痛得不到缓解时,不宜再更换其他NSAIDs类的药物(除非有副作用时)。

2. 麻醉性镇痛药(narcotic analgesics) 通过激动阿片受体产生强烈的镇痛作用,又叫阿片类镇痛药。常用的有吗啡、哌替啶、芬太尼、可待因和二氢埃托啡等。因这类药物很多有成瘾性,仅用于急性剧痛和晚期癌症疼痛。

3. 局部麻醉药(local anesthetic) 局部应用于神经末梢或神经干,可逆地阻断神经冲动的产生和传导,主要用于神经阻滞疗法。临床上疼痛治疗中常用的有利多卡因、布比卡因、罗哌卡因等。

4. 精神神经安定药 催眠镇静药,以苯二氮䓬类最常用,如地西泮、咪达唑仑等,也用巴比妥类药物。但应注意反复使用后,可引起药物依赖性和耐药性。抗癫痫药如卡马西平用于治疗神经病理性痛及阿片类药物引起的肌阵挛;抗抑郁药如三环类抗抑郁药可通过改变中枢神经系统的递质功能,显著改善一些慢性疼痛的症状。

5. 维生素类 维生素类在神经组织代谢中起重要作用。在神经机能障碍时,使用维生素营养神经,辅助手术和药物治疗。常用的有维生素B_1、B_6、B_{12}及维生素C等。

6. 糖皮质激素类 具有抗炎、抗毒素作用。可解除小动脉痉挛、增强心肌收缩力、改善微循环、减轻结缔组织的病理增生、提高中枢神经系统的兴奋性、抑制炎症及组织损伤后的修复等。将其与局麻药合用于神经阻滞,可提高疗效。常用药物以氢化可的松为代表,还有泼尼松、氢化泼尼松龙、α甲基强地松龙、地塞米松等。

7. 组织松解药 如透明质酸酶、蛋白水解酶、免疫抑制剂和免疫增强剂等。

8. 神经破坏药(neurolytic drugs) 指对神经具有破坏作用,使神经细胞脱水、变性、坏死,使神经传导中断,达到较长时间的感觉和运动功能丧失的一类化学性药物。临床常用的有无水乙醇和苯酚。

案例 10-1

神经毁损是治疗PHN最为直接有效的方法,尤其是肋间神经及脊神经后支毁损常用来治疗胸背部、腰背部PHN。

9. 其他 如曲马朵、可乐定、氯胺酮等。

二、神经阻滞疗法

神经阻滞(nerve bloke)是指在末梢的脑脊髓神经、脑脊髓神经节、交感神经节等神经附近使用化学方法(局麻药等)或物理方法(加温、冷冻、机械压迫等),以阻断神经传导功能的一种诊疗方法。通常用于外科手术麻醉。而通过神经阻滞达到解除疼痛,改善血液循环,治疗疼痛性疾病的目的称为神经阻滞疗法。是慢性疼痛的主要治疗手段。包括用局麻药不损毁神经的阻滞方法和用神

笔记栏

经破坏药、射频热凝术、冷冻术及穿刺针机械损毁术等神经阻滞法。

神经阻滞疗法临床应用进展包括慢性痛的发生机制及神经阻滞的镇痛机制的研究,连续输注给药技术的研究,神经阻滞定位技术的研究等。

1. 神经阻滞疗法的适应证 神经阻滞可以阻滞从神经末梢到神经干、神经丛、神经节、脊髓及脑神经及其分支的各个环节,适应范围广。应用于急性疼痛效果显著,对慢性顽固性疼痛的疗效也优于口服药物治疗和物理疗法,联合药物及其他方法的综合治疗效果更好。传统的外周神经阻滞有赖于患者的配合和针刺异感的出现,常需反复穿刺定位,易发生神经损伤和增加患者痛苦。周围神经刺激定位仪是用于周围神经阻滞定位的新方法,可明显提高周围神经阻滞的成功率,减少并发症的发生。具体适应证见表 10-1,图 10-1。

2. 神经阻滞疗法的禁忌证 ①阻滞局部有感染、全身重症感染者;②有出血倾向者;③有药物过敏史等。

表 10-1 神经阻滞疗法的适应证

急性疼痛		急性腰扭伤、足扭伤、四肢骨折、心绞痛、急性胰腺炎、肾绞痛、手术后痛
慢性疼痛	全身	带状疱疹及带状疱疹后神经痛、退行性骨关节病、复杂性区域疼痛综合征、糖尿病性神经病变、癌痛
	头部	偏头痛、紧张性头痛、丛集性头痛、颞动脉炎、其他头痛
	面部	三叉神经痛、舌咽神经痛、非典型面痛、颞下颌关节病、其他面部痛
	颈肩上肢	颈椎病、胸廓下口综合征、外伤性颈综合征、肩周炎、肱骨外上髁炎、腱鞘炎
	胸背痛	心绞痛、肋间神经痛、肋骨软骨炎、胸膜痛
	腹腔器官	消化性溃疡、慢性胰腺炎、胆石症、尿路结石、慢性内脏痛、痛经、肠系膜血栓
	腰下肢	各种腰痛、椎间盘突出症、腰肌劳损、肌筋膜炎、坐骨神经痛、椎间关节病
	四肢	血栓闭塞性脉管炎、关节炎、幻肢痛
	会阴	尾骨痛、肛门痛、阴部溃疡、痔痛
麻痹	面神经麻痹、外伤性麻痹、末梢神经麻痹、喉返神经麻痹	
痉挛	面神经痉挛	
其他	雷诺病、硬皮病、冻伤、梅尼埃病、实发性耳聋、青光眼、网膜血管闭塞、角膜溃疡、多汗症、小腿溃疡、骨折、脑血栓、脑梗死、外伤后水肿、慢性鼻窦炎、过敏性鼻炎、痛风。诊断及鉴别诊断性神经阻滞等	

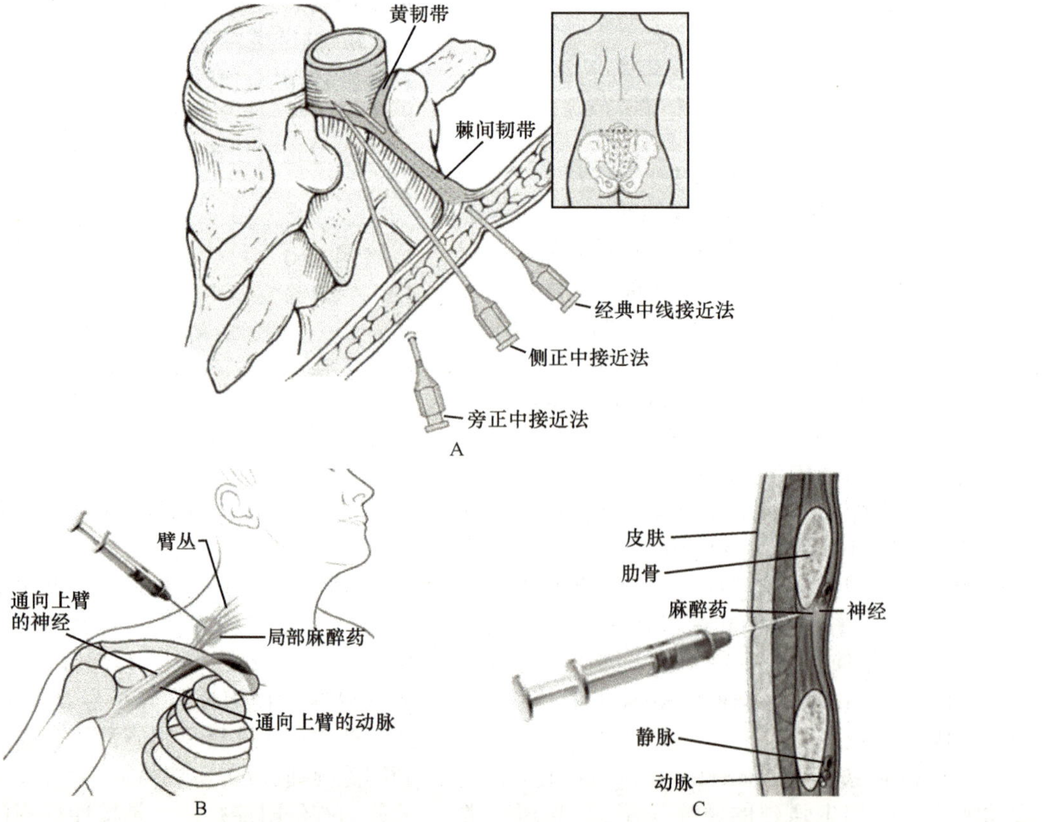

图 10-1 椎管内阻滞(A)、臂丛阻滞(B)、肋间神经阻滞(C)示意图

笔记栏

三、患者自控镇痛

患者自控镇痛(patient controlled analgesia, PCA)是近年提出的按需镇痛(demand analgesia)概念与微电脑技术相结合而发展起来的一种新的镇痛给药方法;是通过一种特殊的注射泵,允许患者自行给药的方法。它弥补了传统镇痛方法存在的镇痛不足和忽视患者个体差异,以及难以维持血药浓度稳定等问题。PCA 按其给药途径和参数设定的不同,可分为①患者自控静脉镇痛(PCIA);②患者自控硬膜外镇痛(PCEA);③患者自控皮下镇痛(PCSA);④患者自控外周神经镇痛(PCNA)。

PCA 最早用于术后急性疼痛,现在也用于分娩镇痛、创伤引起的疼痛、心绞痛、神经病理性痛及癌性痛等。以往对术后疼痛和分娩疼痛的处理未能引起医师的足够重视,患者也往往将术后切口痛和分娩痛视为一种无法避免的经历。随着对疼痛病理生理的认识,人们已将术后镇痛和分娩镇痛视为提高病人安全性、减少术后并发症、促进患者术后早日恢复的重要环节,十分有必要在临床常规开展术后镇痛和分娩镇痛。目前各种 PCA 已广泛用于术后镇痛。为减少药物对胎儿的影响,分娩镇痛多采用 PCEA,麻醉平面控制在 T_{10} 以下,临床可用低浓度长效局麻醉药(如罗哌卡因、布比卡因)加少量阿片类镇痛药(如芬太尼)。

注意事项:PCA 的药物配方种类较多,PCIA 主要以麻醉性镇痛药为主,常用吗啡、芬太尼或曲马朵等。PCEA 则以局麻药和麻醉性镇痛药复合应用,常用 0.1%~0.2% 布比卡因溶液加小量的芬太尼或吗啡。无论采用 PCIA 或 PLEA,医生都应事先向病人讲明使用的目的和正确的操作方法,以便病人能按照自己的意愿注药镇痛。PCA 开始时,常给一个负荷剂量作为基础,再以背景剂量维持。镇痛不全时,病人可自主给予单次剂量,以获得满意的镇痛效果。在此期间,医生应当根据病情及用药效果,合理调整单次剂量、锁定时间以及背景剂量,目的在于防止镇痛不足或用药过量。

案例 10-1

神经阻滞疗法尽可能在发病后立即进行。一般认为发疹后三天以内进行神经阻滞效果较好。神经阻滞疗法,尤其是交感神经阻滞的意义在于:①纠正疼痛的恶性循环;②阻断疼痛传导;③改善血供;④提高免疫力和抗炎症作用。该患者发病早期可应用星状神经节阻滞和硬膜外阻滞(联合应用效果更好),亦可行肋间或椎旁脊神经阻滞。住院患者用 PCEA 和 PCNA 效果显著。

四、疼痛的其他疗法

1. 物理疗法 简称理疗。在疼痛治疗中应用很广,种类很多,常用的有电疗、光疗、磁疗等。电疗法有短波、超短波、微波等高频电疗,以及直流电离子导入、感应电、电兴奋电疗法等。光疗法常用近红外线和远红外线两种。其主要作用是消炎、镇痛、解痉、改善血液循环、软化瘢痕和兴奋神经肌肉等。

2. 经皮神经电刺激疗法(transcutaneous electrical nerve stimulation, TENS) 采用电脉冲治疗仪,通过放置在身体相应部位皮肤上的电极板,将低压的低频和高频脉冲电流透过皮肤刺激神经,以提高痛阈、缓解疼痛。电极板可直接放在疼痛部位或附近,或支配疼痛区域之神经区,如带状疱疹引发的肋间神经痛可放置于该神经的起始部位。

3. 神经刺激疗法(neuro-stimulation) 通过电极适当刺激产生疼痛的目标神经,从而产生麻木样的感觉来覆盖疼痛区域,达到镇痛的目的。可以进行刺激的神经有:脊髓、马尾、外周神经、迷走神经。

4. 微创疗法 射频热凝疗法、小针刀疗法,此方法效果确切,可控性好。

5. 心理疗法 心理因素在慢性疼痛治疗中起着重要作用。心理疗法中的支持疗法就是采用解释、鼓励、安慰和保证等手段,帮助病人消除焦虑、忧郁和恐惧等不良心理因素,从而调动病人主观能动性,增强机体抗病痛的能力,积极配合治疗。此外,还有催眠与暗示疗法及生物反馈疗法等。

案例 10-1

由于 PHN 病程迁延不愈,疼痛剧烈,生活质量低下,对患者的精神影响非常大,很多老人因此卧床不起,引起肺部感染等并发症而有生命危险。心理治疗也非常重要。

6. 中医疗法 针灸疗法在我国具有悠久的历史,针刺疗法止痛确切,又较灸法常用。适用于各种急、慢性疼痛治疗。推拿疗法是根据病情在患者身体的特定部位或体表穴位,施用各种手法矫正骨与关节解剖位置异常,改善神经肌肉功能,调整脏器的功能状态,以达到治疗目的。

第四节 癌性疼痛的治疗

约 50% 的中期癌症、70% 晚期癌症患者伴有疼痛,有些患者可能因此绝望并产生轻生念头。这对患者、家庭和社会都带来很大影响。癌性疼

笔记栏

痛的原因可以是肿瘤本身引起的、与肿瘤有关的疼痛综合征或是与肿瘤诊断和治疗相关的疼痛。癌性疼痛是可以治疗的。其治疗有多种方法，如病因治疗（放疗、化疗、外科手术治疗、激素治疗等）、药物治疗、心理治疗、理疗等。其中 WHO 提出的三阶梯治疗方法能使绝大多数患者的疼痛得到缓解。若综合应用以上多种治疗方法可使一些顽固性痛得到控制。

一、癌痛的病因治疗

放疗、化疗、手术和激素疗法是治疗癌肿的方法，同时也可用作晚期癌症止痛。但多数患者在肿瘤治疗尚未起效，或无法进行肿瘤治疗的情况下常需要镇痛治疗。因此大多数癌痛患者常常需要抗肿瘤治疗与镇痛治疗同时进行。

二、癌痛的药物治疗

根据不同程度的疼痛分别选用第一、第二、第三阶梯的不同止痛药物，并根据疼痛性质和不同阶段加用辅助用药。治疗原则：①按阶梯给药；②口服给药；③按时给药；④个体化用药；⑤辅助用药（WHO 推荐三阶梯疗法，图 10-2）。

1. 第一阶梯 轻度疼痛时，选用非阿片类镇痛药，代表药物是阿司匹林、布洛芬等。必要时加用镇痛辅助药。

2. 第二阶梯 中度癌痛及第一阶梯治疗不理想时，可加用弱阿片类药如可待因等，也可并用第一阶段的镇痛药和辅助药。

3. 第三阶梯 对第二阶段治疗效果差的重度癌痛，选用强阿片类药如吗啡。也可辅助第一、第二阶段的用药。其选用应根据疼痛的强度（如中、重度癌痛者）而不是根据癌症的预后或生命的时限。常用缓释或控释剂型。

4. 辅助用药 加用一些辅助药可以减少镇痛药的用量和副作用。常用的辅助药有①弱安定药，如地西泮和艾司唑仑等；②强安定药，如氯丙秦和氟哌啶醇等；③抗忧郁药，如阿米替林等。

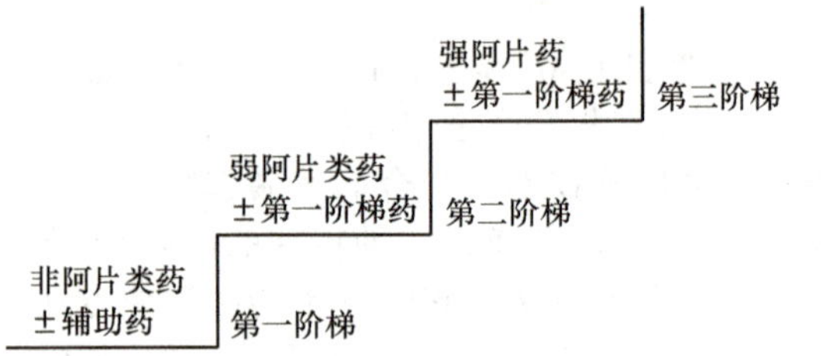

图 10-2 癌痛三阶梯治疗法

根据疼痛强度，可在任何阶段开始治疗。根据疗效，可以提高或降低 1~2 个阶段

三、癌痛的介入治疗

经过以上治疗，仍有少部分病人效果不明显，或者因为药物的副作用，如恶心、呕吐和便秘等，不能继续接受药物治疗。因此，近年来在三阶梯治疗方案中增加以介入治疗（或称创伤性治疗）为主的第四阶梯，或称改良式三阶梯治疗，即在麻醉学或影像学的指导下，通过穿刺针、导管等介入器材，对疼痛的产生或传导进行干预治疗。主要包括用局麻药不损毁神经的阻滞方法和用神经破坏药、射频热凝术、冷冻术及穿刺针机械损毁术、脊髓电刺激或椎管内输注阿片、病人自控镇痛等。吗啡、芬太尼、舒芬太尼已被成功应用于椎管内输注，并与局麻药结合应用起到良好的止痛效果。患者自控镇痛技术，由于使用简便、止痛可靠、便于达到个体化治疗等优点，也在癌痛中应用，适用于不能口服用药、顽固性晚期癌性痛、肿瘤侵犯神经导致的剧烈神经痛和终末期癌痛等。

顽固性终末期癌痛和 PHN 一样，治疗十分困难。亦采用个体化的综合治疗方案。

（王清秀）

第十一章 围手术期处理

手术是一种重要的治疗手段，同时又是一种创伤过程。围手术期处理（perioperative management）就是为患者做术前准备和术后的康复治疗。麻醉和手术给病人带来的创伤会加重患者的生理负担，手术前的准备就是要采取各种措施，尽可能使患者术前能接近生理状态，更安全地耐受手术。手术后的处理，重要的是防止各种并发症的发生，尽快恢复生理功能，促使病人早日康复。

第一节 术前准备

术前的准备工作概括为二个方面：①病人思想方面的准备和提高病人对手术耐受性的准备。②医生方面思想准备，对疾病认知程度、手术方式选择和术后恢复的预测等。

术前准备与疾病的轻重缓急及手术的范围大小有密切关系。根据手术缓急程度不同，大致分为三类：①急症手术：如实质器官破裂出血和空腔器官穿孔，这些都需紧急手术以抢救患者的生命。②限期手术：如恶性肿瘤根治术，手术时间虽然也可以选择，但不宜过久延迟手术时间，应该在短时间内做好充分术前准备。③择期手术：如胃、十二指肠球部溃疡的胃大部切除术、腹股沟疝修补术及良性肿瘤切除术，均应在充分的术前准备后进行手术。

为了提高病人对手术的耐受力，术前应对患者全面体格检查，对全身各重要器官心、肺、肝、肾功能作全面检查。及时发现问题，在术前予以纠正。

病人对手术的耐受力，可以归纳为二类：

第一类耐受力良好，指患者的全身情况较好，各重要器官无器质性疾病，或其功能处于代偿状态。

第二类耐受力不良，指病人全身情况欠佳，全身重要器官有器质性疾病，或其功能处于失代偿状态。

对第一类病人，只需进行一般性术前准备，就可以施行任何类型手术。对第二类病人需要深入细致的检查和准备，待全身情况改善后，才施行手术。

（一）一般准备

一般准备主要包括心理和生理两方面。

1. 心理准备 手术病人难免有不同程度的恐惧、紧张、焦虑等情绪，特别是手术方式、麻醉效果及术后的预后担心。所以，医务人员应从关怀、鼓励出发，就疾病情况、手术的必要性、手术方式、麻醉选择、手术后可能发生的并发症和风险，以适当的言语和安慰的口气，向病员及家属进行沟通解释，获得病人的信任和理解配合。同时履行书面知情同意手续，包括手术知情同意书、麻醉知情同意书等，由患者本人（或委托家属）签署。委托家属需患者签委托同意书。

2. 生理准备 主要指对病人生理状态的准备，使患者在术前有一个较好的生理状态调整，以便能安全顺利渡过手术和术后的治疗全过程。

（1）适应手术后变化的锻炼：大多数人不习惯在床上大小便，尤其是手术后更不容易在床上大小便，因此术前就应适应性练习。术后因切口疼痛不愿咳嗽，应教会如何咳嗽和咳痰的方法。有吸烟习惯的病人，术前1~2周应停止吸烟。

（2）输血和补液的准备：凡施行大手术者，术前均应作好血型和交叉配合试验，备好一定数量的全血或成分血。凡有水、电解质及酸碱平衡失调和贫血的，术前应予以纠正。

（3）胃肠道准备：术前8~12小时开始禁食；术前4小时开始禁止饮水，以防因麻醉或手术过程中呕吐引起误吸窒息或造成吸入性肺炎。必要时可用胃肠减压。如果涉及胃肠道手术，术前1~2日开始进流质饮食。有幽门梗阻的病人，术前应进行洗胃。一般性手术，术前一日晚上应作温肥皂水灌肠。如果施行结肠或直肠手术，应在术前三日开始口服肠道制菌药物，术前一日晚上或手术当天清晨行清洁灌肠或全结肠灌洗，以减少术后感染机会。

（4）预防感染：手术前病人体质好坏，将影响术后感染的发生和身体恢复。因此，手术前采用多种措施提高病人体质是十分必要的。例如：手术前一日对手术区域皮肤进行准备。剃除毛发，肥皂水清洁皮肤。对烧伤病人的植皮和骨、关节手术要求更高。手术前要及时处理龋齿和已发现的感染灶。手术前不与感染者接触。杜绝呼吸道感染者进入手术室。严格遵循无菌技术原则，手术操作轻柔，尽量减少组织损

笔记栏

伤。这些都是预防感染的重要措施。下列情况需要预防性使用抗生素：①涉及感染病灶或切口接近感染区域的手术；②肠道手术；③操作时间长、损伤大的手术；④开放性损伤、创面已有污染或广泛软组织损伤、创伤至清创的间隔时间较长，或已无法彻底清创者；⑤癌肿手术；⑥涉及大血管的手术；⑦需要植入人工制品的手术；⑧脏器移植术。

(5) 热量、蛋白质和维生素：术前准备、手术创伤和术后饮食限制，是机体严重的耗能阶段，会造成热量、蛋白质和维生素的摄入不足，影响组织修复和创口的愈合。因此对择期和限期手术的病人，都应有一段时间（最好一周左右）通过口服或静脉途径，提供充足的热量、蛋白质和维生素。

(6) 其他：手术前一日应认真检查各项准备工作。如果当晚因思想紧张影响睡眠，应给予适当镇静剂保证良好睡眠。如果有与疾病无关的体温升高或妇女月经来潮等，应推迟手术日期。进手术室前先排完小便，如果手术时间较长，应留置导尿管。因病情或手术需要，术前应放置胃管，有可活动义齿应予取下，以免术中脱落造成误咽或误吸。

（二）特殊准备

对手术耐受力较差的病人，除一般的术前准备外，根据患者具体情况，作好各种特殊准备。

1. 营养不良 营养不良的患者常伴有低蛋白血症，往往伴有贫血，血容量减少，因而耐受失血、休克的能力削弱。低蛋白血症可引起组织水肿，影响愈合。营养不良的病人抵抗力降低，容易发生感染，这些都应在术前尽量得到纠正。如果血浆清蛋白的测定值在30～35g/L，应补充含丰富蛋白质的饮食；如果低于30g/L，则需要通过静脉补充人血浆、人体白蛋白予以纠正。

2. 高血压 目前患高血压的患者比较普遍，病人血压在160/100mmHg（21.3/13kpa）以下，可不必作特殊准备。如果血压过高，麻醉和手术应激可诱发脑血管意外和充血性心力衰竭，因此术前应选用合适的降血压药物，使血压降至一定水平，但并不要求一定要降至正常才做手术。对原有高血压病史，进入手术室血压骤升者，应与麻醉师根据具体情况选择手术或延期手术。

3. 心脏疾病 有心脏疾病的患者施行手术的死亡率明显高于非心脏疾病者，术前应对心脏危险因素进行评估和处理。Goldman 等提出的心脏危险指数系统（cardiac risk index system CRIS）是对年龄≥40岁，接受非心脏手术患者，对心脏功能进行量化评估，具有一定的临床价值（表 11-1）。具体分级是：CRIS 1级：0～5分，2级：6～12分，3级：13～25分，4级≥26分。如果为4级，表示禁忌进行择期手术。CRIS 的优点是半数以上积分是可以控制的。

表 11-1 心脏危险指数系统

危险因素	得分
病史	
年龄>70岁	5
心肌梗死发病<6个月	10
主动脉瓣狭窄	3
体格检查	
充血性心力衰竭表现（第三心音奔马律、颈静脉怒张）	11
卧床不起	3
实验室检查	
氧分压<8.0kpa（60mmHg）	3
二氧化碳分压>6.7kpa（50mmHg）	3
血钾<3mmol/L	3
血尿素氮>18mmol/L	3
血肌酐>267μmol/L	3
手术	
急诊	4
胸腔内	3
腹腔内	3
主动脉	3

CRIS 分级与非心脏大手术时严重并发症的发生率见表 11-2。

表 11-2 CRIS 分级与严重并发症发生率（%）

	CRIS 分级			
	1级	2级	3级	4级
较小手术	0.3	1	3	19
大手术（非心脏）	1	4	12	48

手术前准备中应注意的几个问题：①对长期使用低盐和利尿剂的病人，术前应注意纠正水和电解质失调。②贫血病人的氧合能力差，对心脏供氧有影响，术前应少量多次输血纠正。③有心律失常者，应根据不同病因区别对待，对偶发的室性期前收缩，一般不需特殊处理。如有心房纤颤伴心室率增快，或确定为冠心病出现心动过缓者，都应经过有效的内科治疗，使心率控制在正常范围内。④急性心肌梗死病人6个月内，不宜施行手术；6个月以上，无心绞痛反复，可在良好的心电监护下施行手术。

4. 肺功能障碍 肺功能障碍的主要表现是轻微活动后即感呼吸困难，尤其是既往有慢性阻塞性肺疾病，老年、肥胖、吸烟、急性呼吸道感

笔记栏

染及预期行肺、食管、纵隔肿瘤手术的病人，术前均应先行肺功能测定，对肺功能进行评估（表11-3）。

表 11-3 动脉血气分析、肺最大通气量与肺功能关系

项目	肺功能		
	正常	轻度不全	重度不全
氧分压（kPa）	9.3↑	8.0	6.6↓
氧饱和度（%）	90↑	90	84↓
二氧化碳分压（kPa）	5.2	6.4	7.1↑
最大通气量（%）	70↑	60~70	60~40↓

手术前准备包括如下几方面：①停止吸烟1~2周，鼓励患者练习深呼吸和咳嗽，以增加肺通气量和排出呼吸道分泌物。②术前使用支气管扩张剂。可改善阻塞性肺疾病的肺功能，增加肺活量。③对咳痰黏稠患者，可用蒸气吸入。咳脓痰患者术前应使用抗生素。④麻醉前使用阿托品类药物减少呼吸道分泌物，但用药要适量，以免增加痰液黏稠度，造成排痰困难。使用苯巴比妥钠药物减少患者紧张情绪，增强术中麻醉效果和降低麻醉负反应。⑤对急性呼吸道感染和哮喘正在发作者，择期手术应推迟。

5. 糖尿病 外科患者并发糖尿病已不少见，这类患者手术耐受力较差。术前应控制血糖水平，纠正水、电解质紊乱和酸、碱失衡，包括糖尿病并发症的处理：①仅以饮食控制病情者，术前不需特殊准备。②口服降糖药的病人，应服药至术前一日晚上。如果服长效降糖药如氯磺丙脲（chlorpropamide），应在术前2~3日停服。禁食患者则静脉输注葡萄糖加胰岛素维持血糖在5.6~11.2mmol/L较为合适。③平时用胰岛素来维持正常糖代谢者，在手术日晨停用胰岛素。④伴有酮酸中毒患者，如需急症手术，应当尽可能纠正酸中毒，术中静脉滴注胰岛素，监测控制血糖。

6. 肝脏疾病 手术前常规肝功能检查是必要的。对于肝功能损害患者应加强护肝疗法，改善全身情况，增加肝糖原储备量，纠正贫血、低蛋白血症，增加凝血因素，补充多种维生素等，增强患者手术耐受力。对有严重肝功损害患者，除急症抢救外，多不宜施行手术。

7. 肾脏疾病 手术前应常规检测肾功能，因为麻醉和手术创伤都会加重肾脏的负担。术前检查血钠、钾、钙、磷、血尿素氮和肌酐，对评价肾功能很有帮助。对已有肾功能不全的患者，选用肾毒性药、氨基糖苷类抗生素、非甾体类抗炎药和麻醉药应要慎重。根据24小时内生肌酐廓清率和血尿素氮测定值来分析判断，肾功能损害程度大致分三类（表11-4）。

表 11-4 肾功能损害程度

测定方法	肾功损害		
	轻度	中度	重度
24小时肌酐廓清率（ml/min）	51~80	21~50	<20
血尿素氮（mmol/L）	7.5~14.3	14.6~25.0	25.3~35.7

8. 凝血障碍 手术前应常规检测凝血酶原时间（prothrombin time，PT），活化部分凝血活酶时间（activated partial thromboplastin time，aPTT）及血小板计数。但仅凭这些检查能识别严重凝血异常的也仅占0.2%。因此详细病史采集和体格检查尤为重要。应询问病人及家族成员有无出血和血栓栓塞史；有无出血倾向和输血史；有无营养不良的饮食习惯；是否存在肝、肾疾病；有无使用抗凝治疗等。如果临床确定有凝血障碍，择期手术前应作相应的治疗处理。

第二节 术后处理

术后处理是围手术期处理的一个重要阶段，将直接影响病人术后健康恢复；是连接手术前准备、手术及术后康复的桥梁，术后如果处理得当，可使术后反应减轻到最小程度。手术后处理的目的，是要采取各种必要措施，尽可能减轻手术给患者带来的痛苦和不适，预防和处理各种并发症，使病人能早日康复。

（一）卧位

手术后，应根据麻醉及患者的全身状况、术式、疾病的性质等选择卧姿，让病人处于舒适和便于活动的体位。全身麻醉尚未清醒的病人应平卧，头转向一侧，使口腔内分泌物及呕吐物易于流出，避免误吸入气管。蛛网膜下腔阻滞麻醉的病人，亦应平卧或头低卧位12小时，以防止因脑脊液外渗致头痛。全身麻醉清醒后，蛛网下腔麻醉12小时后，以及硬膜外麻醉、局部麻醉等患者，可根据病情需要安置卧式。

施行颅腔手术后，如无休克或昏迷，可取15°~30°头高脚低斜坡卧位。施行颈、胸手术后，多采用高半坐位卧位，以利呼吸及有效引流。腹部手术后，多取低半坐位卧位或斜坡卧位，以减少腹壁张力，有利于呼吸；特别是腹腔污染重的尚可减轻毒素吸收，有利术后处理。

脊柱和臀部手术后，可采用俯卧或仰卧位。休克病人应取下肢抬高15°~20°，头部和躯干抬高20°~30°的特殊体位。肥胖病人可采取侧卧位，有利于呼吸和静脉回流。

（二）监测

由于病人受手术和麻醉影响，术后短时内生

命体征可能会出现一些波动。大手术或重危病人手术后可以送进重症监测治疗室(intensive care unit,ICU)。大多数病人可直接返回病房,但仍需常规心电监测生命体征,包括体温、脉律、血压、呼吸频率、血氧饱和度及每小时尿量,记录出入水量,有心、肺疾患及重危病人必要时应监测中心静脉压(central venous pressure,CVP)和肺动脉楔压(经Swan-Ganz导管)。

(三) 静脉输液

手术前的禁食禁饮、长时间手术野中不显性液体丢失,以及手术广泛解剖和组织创伤,都将使大量液体重新分布到第三间隙。因此,手术后病人常需足够液体以维持体内的内环境稳定。术后输液的用量、成分和输注速度,取决于手术的大小,病人各器官功能状态和疾病严重程度。肠梗阻、肠坏死、胃肠穿孔病人,术后24小时内应补给较多晶体液。但也要防止矫枉过正,尤其是有心、肺、肝、肾功能障碍者;此时,估计恰当的输液量更显得十分重要。

(四) 引流物的处理

引流在外科十分常见。引流的种类较多,应根据疾病性质、手术大小、部位的不同选择不同的引流方式。无论何种引流物检查放置时都必须注意不要有扭曲、阻塞、压迫,要保持通畅,妥善固定防止滑脱,并记录、观察引流物的量和性状,当引流和预防治疗目的达到后即应及时拔除。一般乳胶片术后1~2天拔除;烟卷式引流条72小时内拔除;引流管多用于渗液较多或预防术后吻合口瘘,应视具体情况决定拔除时间。胃肠减压管一般在胃肠功能恢复、肛门排气后拔除。

(五) 饮食

何时开始进何种饮食,应视手术范围大小及是否涉及胃肠道而定。通常根据下列情况来掌握。

1. 非腹部手术 视手术大小、麻醉方法和病人的反应来决定开始进食时间。一般小手术、局部麻醉下实施的手术,体表或肢体手术,引起的全身反应较轻,术后即可进饮食。手术大,全身反应较重者,需待术后2~3天方可进食。蛛网膜下腔阻滞和硬膜外腔阻滞麻醉者,术后3~6小时即可进食。全身麻醉者,应待麻醉清醒、胃肠道反应消失后,才可进食。

2. 腹部手术 择期胃肠道手术,术后2~3天,待胃肠功能恢复,肛门排气后,可以开始进少量流汁,4~5天进半流汁,6~8天可恢复普通饮食。目前多采用液状肠内营养制剂代替普通流汁饮食;前者富含各种营养成分,有利恢复。

笔记栏

试进食及进少量流汁期间,由于摄入不足,应适当经静脉补充水、电解质和营养。对禁食时间较长者,还需通过静脉提供肠外营养,以免内源性能量和蛋白质过度消耗。

(六) 各种不适处理

1. 疼痛 麻醉作用消失后,手术创伤和切口会出现疼痛,患者为减轻疼痛而不愿活动,被迫采用被动体位,甚至不愿咳痰、翻身、深呼吸,以致肺分泌物排除困难,导致肺舒张不全。疼痛还可致心动过速和血压升高,增加心脏负荷,促成心脏并发症。因此,术后镇痛是十分必要的,镇痛不会影响病人的恢复。常用的麻醉类药有吗啡、哌替啶和芬太尼,在达到镇痛作用条件下,药物剂量宜小,间隔时间应逐渐延长,尽早停用镇痛剂有利于胃肠功能的恢复。硬膜外阻滞可留置导管数日,也可以使用镇痛泵以缓解疼痛。

2. 恶心、呕吐 术后早期恶心、呕吐常见原因是麻醉反应,也可能与疼痛、使用镇痛药有关。如果数日仍存在恶心、呕吐,应注意有无电解质及酸碱失衡,有无胃扩张和早期粘连性肠梗阻发生。其他引起恶心、呕吐的原因如颅内高压、尿毒症、糖尿病酸中毒等,应查明原因,进行针对性治疗。

3. 发热 发热是术后最常见的症状。一般体温升高幅度在1.0℃左右,不应超过39.0℃。术后早期发热常是由于代谢性或内分泌异常引起。如术后3~6天体温恢复或接近正常后再度发热,且持续不退,应考虑出现并发症。如发现切口感染、肺部感染或手术区域残余感染等,应及时寻找原因,进行妥善处理,必要时可行相应的检查,寻找病灶,也可使用退热药或物理降温对症治疗。

4. 腹胀 术后早期腹胀一般是由于手术打击及麻醉的影响致胃肠道蠕动受抑制,肠腔内积气不能排出所致。随着胃肠功能的恢复,肛门排气,即可自行缓解。如果术后数日仍感腹胀,肛门不排气,肠鸣音缺失,多提示可能是腹膜炎所致的肠麻痹。如果腹胀伴阵发性腹痛、肠鸣音亢进,甚至出现气过水声或金属音,提示早期肠粘连或粘连性肠梗阻,应作进一步检查和处理。

严重腹胀可致膈肌升高,影响呼吸功能;也可使下腔静脉受压,影响血液回流;对胃肠吻合和切口的愈合均有影响,应作积极处理。

处理原则:持续胃肠减压,放置肛管排气。如非胃肠道手术,可应用促进肠蠕动的药物。对因腹腔感染引起的肠麻痹或确定为机械性肠梗阻者,应再次手术去除病因。

5. 呃逆 术后发生呃逆并不少见,多为暂时性，但有时可为顽固性呃逆，原因可能为中枢性或膈肌受刺激引起。

处理原则：早期呃逆可抽取胃内积气和积液，可压迫眶上缘，短时间吸入二氧化碳，给予镇静，解痉药物。施行上腹部手术后，出现顽固性呃逆，要警惕吻合口或十二指肠残端漏导致的膈下感染，应作X线、B超或CT检查。一旦确定有隔下感染，应积极引流，积极处理。

6. 尿潴留　手术后尿潴留较为常见，尤其是老年患者。全身麻醉或蛛网膜下腔麻醉后排尿反射受抑制，切口疼痛引起膀胱和后尿道括约肌反射性痉挛，以及患者术后不习惯床上排尿等，都是常见原因。

手术后尿潴留可引起尿路感染。凡是术后6~8小时尚未排尿，或虽有排尿，但排尿甚少，次数频繁，都应在耻骨上区叩诊检查。如发现明显浊音区，即表明有尿潴留，应作好及时处理。

处理原则：首先安定情绪，焦虑、紧张会加重括约肌的痉挛，使排尿困难。如果病情允许，让病人坐或站立床沿排尿。也可以下腹热敷、轻揉、按摩、针灸穴位，用止痛镇静药解除切口疼痛，或用氯贝胆碱等刺缴膀胱壁层肌收缩药物，这些都可促使病人自行排尿。如果以上措施仍无效，则可在严格无菌技术下进行导尿。尿潴留时间较长，潴留尿量超过500ml以上者，应留置尿管1~2天，有利于膀胱壁的逼尿肌恢复收缩力。有骶前神经损伤、前列腺肥大等也需要放置导尿管，放置时间可能要更长一些。

（七）缝线拆除

缝线拆除时间可根据切口部位，局部血流相应情况，病人年龄来决定。一般头、面、颈部术后4~5天拆线，下腹部、会阴部术后6~7天拆线，胸部、上腹部、背部、臀部手术7~9天拆线，四肢手术10~12天拆线。关节部位手术可适当延长。减张缝合14天拆线。青、少年病人可适当缩短拆线时间，老年、营养不良、肝硬化腹水患者可延迟拆线时间，也可根据情况采用间隔拆线。电刀切口应推迟1~2天拆线。

对于初期完全缝合的切口，拆线时记录切口愈合情况。切口可分为三类：①清洁切口（Ⅰ类切口）：指无菌手术切口，如甲状腺大部切除和疝修补术；②可能污染切口（Ⅱ类切口）：指手术时可能带有污染切口，如胃大部切除，肠切肠吻合术。皮肤不易彻底消毒的部位、6小时内的伤口清创逢合、新缝合的切口再度切开者也属此类；③污染切口（Ⅲ类切口）：指邻近污染区域或组织直接暴露于污染物的切口，如阑尾穿孔的手术等。

切口的愈合也分为三级：①甲级愈合用“甲”字代表，指愈合优良，无不良反应；②乙级愈合用“乙”字代表，指愈合处有炎症反应，如红肿、硬结，血肿等，但未化脓；③丙级愈合，用“丙”字代表，指切口化脓，需作切开引流处理。

应用上述分类、分级的方法，观察切口愈合情况并做出记录，如甲状腺大部切除手术后愈合优良，则记以“Ⅰ/甲”，胃大部切除术后的切口血肿，则记以“Ⅱ/乙”，余类推。

第三节　术后并发症的防治

由于手术给机体带来的组织损伤和生理变化，手术时的细菌污染，以及疼痛等因素，术后可能产生一些并发症。掌握其发生的原因及临床表现，如何预防或一旦发生后应采取何种治疗措施，是术后处理的一个重要的组成部分。术后并发症可分为二类：一类是各种手术后都可能发生的并发症；另一类是与手术方式相关的特殊并发症，如胃大部切除术后的倾倒综合征，后一类将在有关章节内介绍。

（一）术后出血

术中止血不完善，创面渗血止血不彻底，原痉挛的小动脉断端舒张出血，结扎线松脱，凝血障碍等都是造成术后出血的原因。

临床表现和诊断：术后出血可以发生在手术切口，空腔脏器及体腔内。一旦覆盖切口的敷料被血渗湿时，就应考虑有手术切口出血。此时，应打开敷料检查切口，如有血液持续渗出，应拆除部分缝线寻找出血点，诊断并不难。但体腔手术后出血，由于位置深且隐蔽，常不易被发现，后果严重。腹部手术后腹腔内出血，如果不是较大血管出血，早期临床表现不突出，尤其是没有放置引流管者，只有通过密切的临床观察，必要时可行腹腔穿刺，才能明确诊断。如果胸腔手术后，从胸腔引流管内，每小时引流出血液量持续超过100ml，就提示有内出血。拍胸片，可显示胸腔积液。术后出现早期失血性休克的临床表现：病人烦躁，无高热、心脏疾患等原因的心率持续增快。往往先于血压下降之前出现。中心静脉压低于0.49kPa（5cmH_2O）；每小时尿量小于25ml，在输给足够血液和液体后，休克征象和检测指标均无好转，或继续加重，或一度好转后又恶化者，都提示有术后出血。

预防和治疗：手术中务必严格止血，结扎务必规范牢靠，手术结束后应再次检查手术创面有无出血，缝合切口时止血要彻底，不留死腔。这些都是预防出血的要点，发现确有出血，应再次手术止血。

笔记栏

(二)切口感染

切口感染是术后常见并发症。术后3~4天,切口疼痛不缓解,甚至加重,或减轻后又加重,并伴有体温升高,切口局部红肿、压痛,应首先考虑切口感染可能性,诊断并不难,须及时检查处理。

手术后切口感染的原因除了细菌侵入外,还与血肿、异物、局部组织血供不良,全身抵抗力低等因素有关。切口感染的预防:①手术时严格遵守无菌技术;②手术中操作轻柔,严密止血,不留死腔;③手术前、后注意提高病人抵抗力,纠正贫血、低蛋白血症;④不轻易使用预防性抗生素;⑤感染或污染性切口,术毕应用等渗盐水或0.05%浓度碘伏冲洗切口;⑥估计手术后发生感染机会较大的,可放置引流物。处理原则:在切口红肿处拆除切口缝线,通畅引流脓液,同时行细菌培养。累及筋膜和肌肉的严重感染,需急诊切开清创。选用相应的抗生素静脉滴注控制感染。

(三)发热

发热是术后最常见症状,约有72%患者体温超过37℃,41%高于38℃。术后发热并不一定表示感染。非感染性发热比感染性发热早。术后1~2天低热多由于术后组织创伤、生理代谢改变所致。术后第一个24个小时如果体温超过39℃,若能排除输血、输液反应,多应考虑早期感染。

非感染性发热主要原因:手术时间长,广泛组织损伤,术中输血,药物过敏,麻醉剂(氟烷或安氟烷)引起的肝中毒等。术后低热应视为机体对损伤的一种代偿反应。如体温不超过38℃,可不予特殊处理。高于38.5℃,病人感到不适,应给予物理降温或适当退热药对症治疗。感染性发热的危险因素包括病人体弱、高龄、营养状况差、糖尿病、吸烟、肥胖、使用免疫抑制剂或原已存在感染病灶。

(四)切口裂开

切口裂开可以发生在全身各个部位,但腹部手术最多见。常见原因有:①营养不良,组织愈合能力差,如年老、衰竭、肝硬化腹水病人等;②切口缝合技术有缺陷,如缝线打结不紧、滑脱、组织对合不全等;③切口感染,留有死腔,以致切口无法如期愈合;④腹腔内压突然增高,如剧烈咳嗽、高度腹胀等。

临床表现和诊断:切口裂开常发生于术后1周之内。多见于病人在一次腹部突然用力时,自觉切口裂开,有的可以听到线结崩裂声,随之切口疼痛,并有大量红色液体从切口流出,甚至可见肠袢或网膜脱出。切口裂开分为完全和部分裂开;前者为切口全层裂开;后者则是除皮肤缝线完整未裂开外,深层组织全部裂开。

预防和治疗:首先是针对病因进行治疗,同时对存在此种并发症可能的患者作预防性处理:①在依层缝合腹壁切口的基础上,加用全层腹壁减张缝合;②应在良好麻醉、腹壁完全松弛情况下缝合切口,避免强行缝合造成腹膜等组织的撕裂;③及时处理腹胀,减轻腹腔压力;④患者咳嗽时,最好平卧,以减轻咳嗽时横膈突然下降,骤然增加腹内压;⑤适当的腹部加压包扎,术后加用腹带,有一定的预防作用。

切口完全裂开时,要立即用无菌敷料覆盖切口,送手术室。在良好麻醉下进行清创缝合,同时加用减张缝合,术后放置胃肠减压。如果病人在医院外,短时间无法立即手术者,应选清洁盆碗类物品倒扣在腹壁上,并进行固定,防止在运送中肠袢脱出造成嵌顿坏死。切口部分裂开的处理,视病人具体情况而定。

(五)肺部感染和肺不张

常发在胸、腹部大手术后,多见于老年人、长期吸烟和患有急、慢性呼吸道感染者。这些患者术后呼吸活动受到一定限制,肺的顺应性差,肺底部肺泡和支气管内容易积聚分泌物,如不能咳出,就会堵塞支气管,造成肺不胀。如超过72小时,肺炎则不可避免。

临床表现和诊断:主要表现为术后早期发热,呼吸和心率增快等。体格检查,可见颈部气管可能向一侧偏移,肺底部听诊呈浊音或实音,听诊时有局限性湿性啰音,呼吸音减弱、消失或管性呼吸音。血气分析中氧分压下降,二氧化碳分压升高。胸部X线检查,可见肺局限性斑片状阴影或实变阴影,或典型肺不张征象。血常规检查,见白细胞和中性粒细胞计数增高。

预防:保持顺畅呼吸活动是主要的预防措施。①术前锻炼深呼吸,腹部手术者,需练习胸式深呼吸。胸部手术者,练习腹式深呼吸。②减少肺泡和支气管内的分泌物。吸烟者,术前1~2周应停止吸烟。③手术后避免限制呼吸的固定或绑扎。④协助、鼓励排出支气管内分泌物,可利用体位排痰或使用排痰药物。⑤防止术后呕吐物或口腔分泌物误吸。

治疗:要鼓励患者深呼吸、咳痰、多翻身,解除支气管阻塞,使不张的肺重新膨胀。帮助患者咳痰的方法:用双手按住患者季肋部或切口两侧,限制腹部或胸部活动的幅度,在深吸气后用力咳痰,并作间断深呼吸。痰液黏稠不易咳出时,可使用蒸气吸入,超声雾化器或口服氯化铵等使痰液变稀,以利咳出。如果痰量过多、过稠,不易咳出或

笔记栏

咳痰无力，必要时可考虑作气管切开，便于吸引痰液。

（六）尿路感染

尿潴留是术后并发尿路感染的基本原因，感染可引起膀胱炎，上行感染则可引起肾盂肾炎。

临床表现和诊断：急性膀胱炎的主要表现为尿频、尿急、尿痛，有时尚有排尿困难。一般无全身症状，尿液检查有较多的红细胞和脓细胞。急性肾盂肾炎多见于女性，主要表现为发冷发热，肾区疼痛，白细胞计数增高，中段尿作镜检可见大量的白细胞和细菌。尿液培养可以明确菌种（大多数是革兰染色阴性的肠源性细菌），为选择有效抗生素提供依据。

预防和治疗：为防止出现尿潴留，术后应指导病人自主排尿。及时处理尿潴留，是预防膀胱炎及上行性感染的主要措施。尿潴留的处理原则是在膀胱过度膨胀前设法排尿，如尿潴留量超过500ml时，应放置尿管作持续引流。经导尿管冲洗膀胱时，应严格掌握无菌技术。尿路感染的治疗，主要是应用有效抗生素，维持充足的尿量，以及保持排尿通畅。

（万礼仪）

第十二章 外科病人的营养代谢

机体的正常代谢及良好的营养状态，是维护生命活动的重要保证。任何代谢紊乱或营养不良，都可影响组织、器官功能，严重者可致器官功能衰竭。外科领域不少危重病症都会存在不同程度的营养不良和代谢紊乱，如果不积极采取措施予以纠正，往往很难救治成功。营养支持治疗已经成为危重病人治疗中不可缺少的重要措施。目前的营养支持方式有肠外营养及肠内营养两种。

第一节 人体的基本营养代谢

人体代谢的营养物质可分为以下五类：碳水化合物、脂肪、蛋白质、维生素、矿物质（包括电解质及微量元素）。其中碳水化合物和脂肪主要提供能量，而蛋白质是构成机体的主要成分，是生命的物质基础。

一、能 量 代 谢

能量是维持人体生命活动最根本的需要，也是营养学最基本的问题。机体每天消耗的能量包括以下几方面：基础能量消耗（basal engery expenditure，BEE）或静息能量消耗（resting enengy expenditure，REE）、食物的生热效应、兼性生热作用、运动的生热效应。BEE 是指人体在清醒而又极端安静状态下，无骨骼肌活动，无食物及精神紧张等因素，在一定环境温度下的能量消耗。BEE 可按 Harris-Benedict 公式计算：

男性 $BEE(kcal)=66.5+13.7\times W+5.0\times H-6.8\times A$

女性 $BEE(kcal)=655.1+9.56\times W+1.85\times H-4.68\times A$

式中：W 为体重（kg）；H 为身高（cm）；A 为年龄（年）。

目前，在临床上，可应用间接能量测定仪（代谢车）测得病人的实际静息能量消耗。代谢车检测的结果提示，REE 比 H-B 公式计算的 BEE 值低 10% 左右。为此，在应用 H-B 公式时应作相应校正，即计算所得的 BEE 扣去 10%，就是病人实际 REE。临床上，估计能量需要的方法是：BEE×应激系数。一般轻度应激为 1.3，中度应激为 1.5，重度应激为 2.0。也可以按每天基本需要量为 25kcal/kg、中度应激为 25～30kcal/kg、重度应激为 30～35kcal/kg 来给与。

机体内能产生能量的物质包括碳水化合物（以糖原的形式储存体内）、蛋白质及脂肪。生理情况下，机体热量 15% 来源于蛋白质，75% 来源于碳水化合物和脂肪（这部分热量称为非蛋白热量）。机体内糖原的含量有限，仅能提供 900kcal 的热量。体内无储备的蛋白质，均是各器官、组织的组成成分。若蛋白质作为主要能源而被消耗（饥饿或应激状态下），必然会使器官功能受损。脂肪是体内最大的能源仓库，约占体重的 25%。饥饿时消耗脂肪以供能，对组织器官的功能影响不大。但在消耗脂肪的同时，也有一定量的蛋白质被氧化供能。

二、蛋白质代谢

蛋白质是生命的物质基础，是构成机体的主要成分。70kg 体重男性，约有蛋白质 10～11kg。氨基酸是蛋白质的基本单位，可分为必需氨基酸（essential amino acids，EAA）和非必需氨基酸（non-essential amino acids，NEAA）两类。EAA 在体内不能合成，只能由外源性提供。NEAA 在体内可以合成，但其中的一些氨基酸在体内的合成率很低，当机体需要量增加时则需体外补充，称为条件必需氨基酸，例如精氨酸、谷氨酰胺、组氨酸、半胱氨酸等。机体在患病时因摄入减少，EAA 来源不足，体内 NEAA 的合成会受到影响。因此从临床营养角度，应把 NEAA 放在与 EAA 同等重要的地位。

谷氨酰氨（glutamine，Gln）在组织中含量丰富，它是小肠黏膜、淋巴细胞及胰腺腺泡细胞的主要能源物质，为合成代谢提供底物，促进细胞增殖。Gln 还参与抗氧化剂谷胱甘肽的合成。机体缺乏 Gln 可导致小肠、胰腺萎缩，肠屏障功能减退及细菌移位等。骨骼肌中缺乏 Gln 可使蛋白质合成率下降。Gln 缺乏还易导致脂肪肝。创伤、应激时很容易发生 Gln 缺乏。目前，不仅把 Gln 视作一种条件必需氨基酸，甚至把它看作为一种具有特殊作用的药物。

精氨酸的特殊作用也受到重视。精氨酸可刺激胰岛素和生长激素的释放，从而促进蛋白质合成。精氨酸还是淋巴细胞、巨噬细胞以及参与伤口愈合细胞的很好能源。

支链氨基酸（branched-chain amino acids,

笔记栏

BCAA)属 EAA 范围,包括亮氨酸、异亮氨酸及缬氨酸。BCAA 可以与芳香氨基酸竞争透过血脑屏障,在肝性脑病时有利于对脑内氨基酸谱失衡的纠正。机体在应激状态下,BCAA 成为肌肉的能源物质,补充 BCAA 将有利于代谢。

蛋白质合成受多种因素的影响,其中氨基酸的输入、胰岛素、生长激素等作用的加强,均可明显地促进蛋白质合成。蛋白质分解的影响因素也很多,包括胰高血糖素、皮质激素、肾上腺素等。许多细胞因子,例如白介素-1 及白介素-6、肿瘤坏死因子等都是蛋白质分解的刺激因子。

蛋白质每天的转换率为 3%(250～300g/d),经粪便排出的氮量仅 1g/d。吸收的氨基酸主要用于蛋白质合成,约 250g/d。每天合成的蛋白质中,有肌肉蛋白 50g,血浆蛋白 20g(包括白蛋白、球蛋白及纤维蛋白原等)及血红蛋白 8g 等。正常机体的蛋白质(氨基酸)需要量为 0.8～1.0g/(kg·d),相当于氮量 0.15g/(kg·d);应激、创伤时蛋白质需要量则增加,可达 1.2～1.5g/(kg·d)[约为氮 0.2～0.25g/(kg·d)]。提供热量对于蛋白质合成极为重要,只有在热量充分保证的情况下,才会有正常的蛋白质合成。因此,在营养支持时,热量的提供要与氮量的提供保持恰当的比例,才有利于机体的营养代谢。一般非蛋白热量(kcal)与氮量(g)之比应为(100～150):1。

三、营养状态的评定

对病人营养状态的评定,既可判别其营养不良的程度,又是营养支持治疗效果的评价指标。临床上常用的方法有:

1. 人体测量　常用指标有体重、三头肌皮皱厚度、上臂周径等。体重变化可反映营养状态,但应排除脱水或水肿等影响因素。体重低于标准体重的 15%,提示存在营养不良。三头肌皮皱厚度是测定体脂储备的指标,上臂周径测定可反映全身肌肉及脂肪的状况。上述测定值若低于标准值的 10%,则提示存在营养不良。

2. 人体组成测定　是近年来评价营养状况的新方法。利用人体成分分析仪(目前常用的方法是生物电阻抗法),可测定出机体内水分、肌肉、瘦体组织、脂肪、体细胞总数、矿物质的含量,对营养状况的评价很有意义。

3. 三甲基组氨酸测定　三甲基组氨酸是肌纤蛋白和肌球蛋白的最终分解产物,不再被合成代谢所利用。测定尿中三甲基组氨酸排出量可反映机体蛋白质分解量。其值越大,反映体内分解代谢越明显。

4. 内脏蛋白测定　包括血清白蛋白、转铁蛋白及前白蛋白浓度测定。是营养评定的重要指标。营养不良时该测定值均有不同程度下降。白蛋白的半寿期较长(20 天),转铁蛋白及前白蛋白的半寿期均较短,分别为 8 天及 2 天,后者常能反映短期内的营养状态变化。

5. 淋巴细胞计数　周围血淋巴细胞计数可反映机体免疫状态。计数<1.5×10^9/L 常提示营养不良。

6. 氮平衡试验　在没有消化道及其他额外的体液丢失(如大面积烧伤或消化道瘘等)的情况下,机体蛋白质分解后基本是以尿素形式从尿中排出。因此测定尿中尿素氮含量(注意要准确收集 24 小时尿液并计量),加常数 2～3g(表示以非尿素氮形式排出的含氮物质和经粪便、皮肤排出的氮)即为出氮量。入氮量则是静脉输入的氨基酸液的含氮量或经消化道摄入蛋白质的含氮量(6.25g 蛋白质等于 1.0g 氮)。氮平衡(g)=入氮量(g)-出氮量(g)。

第二节　饥饿、创伤后的代谢变化

机体在饥饿或创伤的情况下,受神经-内分泌的调控,可发生一系列病理生理变化,包括物质代谢及能量代谢的变化。营养支持治疗时,需适应这些变化。

一、饥饿时的代谢变化

机体对饥饿的代谢反应是调节机体的能量需要:减少活动和降低基础代谢率,减少能量消耗,从而减少机体组成的分解。单纯饥饿引起的代谢改变与严重创伤或疾病诱发的代谢反应虽有所不同,但其反应的唯一目的均是维持生存。

为使机体更好地适应饥饿状态,许多内分泌物质参与了这一反应。其中主要有胰岛素、胰高血糖素、生长激素、儿茶酚胺、甲状腺素、肾上腺皮质激素及抗利尿激素等。这些激素的变化直接影响机体碳水化合物、蛋白质及脂肪等的代谢。

饥饿早期(2～3 天),机体首先利用碳水化合物提供能量。但体内糖原储存有限,一般在饥饿的 24 小时内即被耗竭。糖原耗尽后,机体对葡萄糖需求则依赖于糖异生作用。此时,骨骼肌蛋白分解增加,分解成的游离氨基酸成为糖异生的前体物质。随着饥饿的持续,机体重要的适应性改变之一是脂肪动员增加,脂肪酸逐渐取代蛋白质作为主要能源,从而减少对葡萄糖及糖异生作用的需求,也减少蛋白质的消耗。此时,肌肉增加对游离脂肪酸的利用,约 90% 的热卡来自脂肪酸氧化供能。此外,肝脏也增加对脂肪酸的利用。肝

笔记栏

脏氧化脂肪酸的主要产物是酮酸、乙酰乙酸和γ-羟丁酸。饥饿时肝脏酮体生成是酮体生成酶活性增加及血中游离脂肪酸负荷增加的结果。一旦早期饥饿阶段过去后，肝脏酮体产生将超过葡萄糖的产生。在此阶段，肝脏葡萄糖的输出量少于30%机体总能耗量。这些变化的结果，使机体更多依赖脂肪而较少依赖蛋白质分解供能，从而使机体得以能较长时间生存。因此，饥饿2周后，机体的肌肉蛋白质分解量从每天75g下降至每天20～30g，每天的尿氮排泄量减少至2～4g。这一机制使机体能够保存大量的瘦体组织群（lean body mass，LBM），使生命得以维持。

饥饿可导致机体组成的显著变化，包括水分丢失，大量脂肪分解。蛋白质分解，使组织、器官重量减轻，功能下降。这种变化涉及所有器官，例如肾浓缩能力消失，肝蛋白丢失，胃肠排空运动延迟，消化酶分泌减少，肠上皮细胞萎缩等。长期饥饿可使肺的通气及换气能力减弱，心脏萎缩、功能减退。最终可导致死亡。成人可耐受的最大体重丢失为35%～40%。

二、创伤、感染后的代谢变化

创伤、感染等外界刺激传导至下丘脑，后者随即通过神经-内分泌发生一系列反应。此时交感神经系统兴奋，胰岛素分泌减少，肾上腺素、去甲肾上腺素、胰高血糖素、促肾上腺皮质激素、肾上腺皮质激素及抗利尿激素分泌增加。

创伤、感染后机体的静息能量消耗增加。正常成人的REE约为25kcal/(kg·d)。创伤、感染时视其严重程度REE可增加20%～40%不等，大面积烧伤的REE可增加50%～100%。通常的择期性手术，REE的增加幅不大，约10%左右。

与饥饿时不同，感染、创伤等应激状态下机体碳水化合物代谢特征是高血糖症、糖耐量下降。由于胰岛素抵抗机制，机体葡萄糖的氧化利用率下降，而葡萄糖的产生却增加，从而导致高血糖。

创伤、感染后机体最明显的代谢反应是蛋白质分解增加、负氮平衡，其程度和持续时间与应激程度、创伤前营养状况、患者年龄及应激后营养素摄入有关，并在很大程度上受体内激素反应水平的制约。创伤早期，蛋白质丢失尤为明显，随后蛋白质丢失量逐渐下降并恢复正常。创伤后机体蛋白质代谢改变主要是循环中糖皮质激素、胰高血糖素、儿茶酚胺增加和胰岛素作用下降所致。尿中氮、硫化物、磷酸盐、钾、镁、肌酐排泄增加，提示细胞内物质分解。

创伤、感染后机体氨基酸浓度及氨基酸谱也发生一系列变化，尽管血浆游离氨基酸易于测定，但细胞内的游离氨基酸却更能反映机体蛋白质的合成和分解代谢变化。细胞内氨基酸浓度是血浆的30倍左右。必需氨基酸占细胞内总氨基酸的8%，而谷氨酰胺、谷氨酸及丙氨酸等非必需氨基酸占79%，其中谷氨酰胺约占细胞内总游离氨基酸的61%。创伤、感染等应激时，细胞内总游离氨基酸及谷氨酰胺浓度下降，而苯丙氨酸、酪氨酸、丙氨酸及支链氨基酸浓度升高。细胞内谷氨酰胺浓度下降是创伤等应激后危重病人的典型反应，其下降程度与疾病严重程度密切相关。目前认为，谷氨酰胺是细胞内蛋白质代谢的调节剂。

体脂分解增加是创伤后机体代谢改变的又一特征。脂肪组织约占正常人体体重的25%，是体内最大的燃料库。脂肪分解为甘油及游离脂肪酸，给大多数组织细胞提供能量。正常情况下，禁食可动用脂肪储备，而葡萄糖可抑制脂肪分解。在创伤应激时，脂肪分解成为体内主要能量来源，且不受外源性葡萄糖摄入的抑制。

第三节 营养支持的方法

营养不良或因病而可能发生营养不良的病人均是营养支持的指证。给患者进行营养支持目前主要有两种方法：肠外营养（parenteral nutrition，PN）和肠内营养（enteral nutrition，EN）。

一、肠外营养

肠外营养是指当患者不能从胃肠道进食的情况下，通过静脉途径供给患者所需要的营养素，包括热量、氨基酸、维生素、电解质以及各种微量元素，以维持患者的正常代谢和营养状况的一种营养治疗方法。凡不能或不宜进食超过5～7天的患者都是PN的适应证，如各种消化道瘘、急性坏死性胰腺炎、短肠综合征以及腹部大手术后的病人等。另外，严重感染、脓毒症、大面积烧伤、肝肾衰竭、恶性肿瘤围手术期及放疗化疗期间、肠道炎性疾病的急性期（如溃疡性结肠炎、Crohn病等）也是PN的适应证。

（一）肠外营养制剂

1. 能量来源 提供足够的能量是营养支持的基本要求，也是保持正氮平衡的关键。PN时提供能量的制剂主要是葡萄糖和脂肪乳剂。

葡萄糖是PN的主要能源物质。机体所有器官、组织都能利用葡萄糖能量，补充葡萄糖100g/24h就有显著的节省蛋白质的作用。另外，其来源丰富、价格低廉，通过血糖、尿糖的监测能了解其利用情况，相当方便。但葡萄糖的应用也有不少缺点。首先是用于 PN 的葡萄糖溶液往往是高浓度的，25%及50%葡萄糖溶液的渗透压分别高达1262mmol/L及2525mmol/L，对静脉壁的刺激很大，不可能经周围静脉输注。其次是机体利用葡萄糖的能力有限，为5mg/(kg·min)，过量或过快输入可能导致高血糖、糖尿，甚至高渗性非酮性昏迷。目前 PN 时已不用单一的葡萄糖能源。

脂肪乳剂是 PN 的另一种重要能源。以大豆油或红花油为原料，磷脂为乳化剂，制成的乳剂有良好的理化稳定性，微粒直径与天然乳糜微粒相仿。乳剂的能量密度大，10%溶液含热量1kcal/ml。10%溶液为等渗，可经周围静脉输入。应激时其氧化率不变、甚至加快。脂肪乳剂安全无毒，但最大用量为2g/(kg·d)。脂肪乳剂可按其脂肪酸碳链长度分为长链三酰甘油(LCT)及中链三酰甘油(MCT)两种。LCT 内包含人体的必需脂肪酸(EFA)——亚油酸、亚麻酸及花生四烯酸，临床上应用最普遍。MCT 的主要脂肪酸是辛酸及癸酸。MCT 在体内代谢比 LCT 快，代谢过程不依赖肉毒碱，且极少沉积在器官、组织内。但 MCT 内不含 EFA，且大量输入后可致毒性反应。临床上对于特殊病人(例如肝功能不良)常选用兼含 LCT 及 MCT 的脂肪乳剂(两者重量比为1:1)。

2. 复方氨基酸　目前使用的复方氨基酸是按人体代谢需要配制的，是肠外营养的唯一氮源，有平衡型和特殊型两类。平衡型是按正常机体需要配制的，包含8种必需氨基酸和8~12种非必需氨基酸，适合大多数患者。特殊型是按照不同病人的不同需要配制的，其所含氨基酸成分作了调整，例如专用于肝病患者的制剂中支链氨基酸含量较高，芳香族氨基酸较少；用于肾病剂型中含8种必需氨基酸，仅有少量精氨酸、组氨酸；用于创伤或危重患者的含 BCAA 较多，或为补充谷氨酰胺而含谷氨酰胺二肽。

3. 电解质　肠外营养时需补充钾、钠、氯、钙、镁及磷。有关的制剂，其中不少是临床常用制剂，例如10%氯化钾溶液、10%氯化钠溶液、10%葡萄糖酸钙溶液及25%硫酸镁溶液等。磷在合成代谢及能量代谢中发挥重要作用，肠外营养时的磷制剂有无机磷及有机磷两种。前者因易与钙发生沉淀反应而基本不用。有机磷制剂为甘油磷酸钠，含磷10mmol/10ml。

4. 维生素　用于肠外营养的维生素制剂有水溶性及脂溶性两种，均为复方制剂。如含水溶性维生素的水乐维他，含脂溶性维生素的维他利匹特。每支注射液包含正常人各种维生素的每日基本需要量。

5. 微量元素　也是复方制剂，每支含锌、铜、锰、铁、铬、碘等多种微量元素，每支含正常人每天的基本需要量。

(二) 营养液的配制

肠外营养所需的营养素种类较多。从生理角度，将各种营养素在体外先混合在一起，再输入病人体内是较为合理的(目前一般将营养液装入2~3L的塑料袋内，形成全营养混合液)。同时进入体内的各种营养素，各司其职，对合成代谢有利。另外，混合后高浓度葡萄糖可被稀释，渗透压降低，使经周围静脉输注成为可能。混合后输注，还可使单位时间内的脂肪乳剂输入量大大低于脂肪乳剂的单瓶输注，可避免因脂肪乳剂输注过快的副反应。混合液在输注过程中成全封闭状态，无需排气及更换输液瓶，大大减少了污染的机会。全营养混合液应在无菌环境下配制，配制过程要符合规定的程序，由专人负责，以保证混合液的质量。

(三) 肠外营养的途径

肠外营养的输入途径分为周围静脉输入法和中心静脉输入法。周围静脉输入法适用于用量小、时间短(不超过2周)，且营养液渗透压不高的患者。对长期肠外营养支持的病人，则经中心静脉输入为妥。可经颈内静脉或锁骨下静脉穿刺进行。近来多采用经外周插入中心静脉置管(PICC)来完成。全营养混合液通常需要12 ~16小时输完，必要时可连续24小时输注。

(四) 肠外营养的并发症及处理

1. 技术性并发症　在行中心静脉穿刺过程中，因技术问题可能发生气胸、血胸、误入锁骨下动脉、误伤臂丛神经、胸导管甚至误伤膈神经、气管等。最严重的并发症是空气栓塞。一旦发生，可能导致病人死亡。目前采用 PICC 来完成肠外营养，可避免此类并发症。

2. 感染性并发症　肠外营养的感染性并发症主要是导管性脓毒症，其发生与置管技术、导管使用及导管护理有密切关系。临床表现为突发的寒战、高热，重者可致感染性休克。在找不到其他感染灶可解释其寒战、高热时，应考虑导管性脓毒症的可能。发生上述症状后，应先做输液袋内液体的细菌培养及血培养，丢弃输液袋及输液管，更换新的输液管道；观察8小时，若发热仍不退，则应拔除中心静脉导管，并作导管尖端的培养。一般拔管后不必用药，发热可自退。若24小时后发热仍不退，则应选用抗生素。为了减少感染应注意：置管时严格遵守无菌操作规程；应用全封闭输液系统；定期导管护理；采用 PICC 输注营养液。

3. 代谢性并发症　其发生原因可归纳为三方

面：补充不足、糖代谢异常，以及肠外营养本身所致。

补充不足所致的并发症主要是：①电解质紊乱，如低钾血症、低钠血症、低磷血症等。尤其是低磷血症更易发生，应特别注意补充。②微量元素缺乏：较常见的是锌缺乏，表现为口周及肢体皮疹、皮肤皱痕及神经炎等；铜缺乏可产生小细胞性贫血；铬缺乏可致难控制的高血糖发生。对病程长者，在肠外营养液中常规加入微量元素注射液可预防缺乏症的发生。③必需脂肪酸缺乏（EFAD）：长期肠外营养时若不补充脂肪乳剂，可发生必需脂肪酸缺乏症。表现为皮肤干燥、鳞状脱屑、脱发及伤口愈合延迟等。每周补充脂肪乳剂一次，可预防 EFAD 的发生。

糖代谢紊乱所致的并发症主要是低血糖及高血糖。另外，还可发生肝功能损害，主要原因是葡萄糖的超负荷引起的肝脂肪变性。临床表现为血胆红素升高及转氨酶升高。为减少这种并发症，应采用双能源，以脂肪乳剂替代部分能源，减少葡萄糖用量。

肠外营养本身引起的并发症有：①胆囊内胆泥和结石形成：长期全肠外营养，因消化道缺乏食物刺激，胆囊收缩素等胃肠激素分泌减少，容易在胆囊中形成胆泥，进而结石形成。实施 TPN 3 个月者，胆石发生率可高达 23%。尽早改用肠内营养是预防胆石的最有效的措施。②胆汁淤积及肝酶谱升高：部分病人 PN 后会出现血清胆红素、ALT、SGPT 的升高。引起这种胆汁淤积和酶值升高的原因有葡萄糖超负荷、PN 时肠道缺少食物刺激、体内的谷氨酰胺大量消耗，以及肠屏障功能受损使细菌及内毒素移位等。通常由 TPN 引起的这些异常是可逆的，TPN 减量或停用（改用肠内营养）可使肝功能恢复。③肠屏障功能减退：肠道缺少食物刺激和体内谷氨酰胺缺乏是引起肠屏障功能减退的主要原因。其严重后果是肠内细菌、内毒素移位，损害肝脏及其他脏器的功能，引起肠源性感染，最终导致多器官功能衰竭。为此，应尽早改用肠内营养，补充谷氨酰胺是保护肠屏障功能的有效措施。

二、肠 内 营 养

肠内营养（enteral nutrition，EN）是经口摄入或管饲途径，通过胃肠道供给机体各种必需营养素以满足患者的代谢和营养需要的方法。对于消化道具有部分消化功能者应首选肠内营养方式；此方法节省费用，使用安全，易于监护且符合生理。食物进入胃肠道后对消化道产生刺激能促使消化道激素的分泌，从而能够预防肠黏膜萎缩、加速胃肠道功能的恢复。另外肠内营养没有严重的并发症，这也是其优点之一。“只要肠道有功能，就首先利用它（If the gut works，use it first!）”是营养支持方法选择的基本原则。EN 具体适应证有：①胃肠道功能正常，但营养物质摄入不足或不能摄入者，如昏迷患者、大面积烧伤、复杂大手术后等；②胃肠道功能基本正常但伴有其他脏器功能不良者，如肝肾功能衰竭或糖尿病；③胃肠道功能不良者，如消化道瘘、短肠综合征、炎性肠病、腹部手术后、急性胰腺炎等。这类病人胃肠道有一定消化吸收功能，但行肠内营养要掌握好应用时机、选择好制剂种类和输注途径。

（一）肠内营养制剂

肠内营养制剂的种类繁多，根据其所含的营养素是否全面，可分为完全配方制剂和不完全配方制剂。前者所含营养素全面，包括碳水化合物、蛋白质、脂肪或其分解产物，也含有生理需要量的电解质、维生素和微量元素等，可完全满足机体的营养代谢需要。后者仅含有某一种或几种营养素成分，如蛋白质、维生素等，一般只能作为营养补充。临床上应用最多的是完全性膳食，可分为以下几类：

1. 以整蛋白为主的制剂 称为多聚体膳，其蛋白质源为酪蛋白或大豆蛋白，碳水化合物源为麦芽糖、糊精。脂肪源为玉米油或大豆油。不含乳糖，溶液的渗透压较低，约 320mmol/L，通常用于胃肠道功能正常者。

2. 以蛋白水解产物（氨基酸或短肽）**为主的制剂** 称为要素膳，其蛋白质源为乳清蛋白水解产物、肽类或结晶氨基酸，碳水化合物源为低聚糖、糊精，脂肪源为大豆油及中连三酰甘油（甘油三酯）。也不含乳糖。渗透压较高，为 470～850mmol/L。适用于胃肠道消化、吸收功能不良者。

有些制剂还含有膳食纤维、谷氨酰胺、鱼油、核苷酸等特殊营养素。具有调整肠动力功能、刺激肠黏膜增生、增加机体免疫功能的作用。

3. 特殊制剂 是为适应机体各种特殊需要而配制的制剂。如肝功能衰竭用制剂、肾功能衰竭用制剂、创伤用制剂、减肥用制剂、糖尿病用制剂等。

肠内营养制剂的剂型分为粉剂及溶液两种，前者需加水后配制后使用。后者为即用型的。两种溶液的最终浓度为 24%，可供能 1.0kcal/ml。

（二）肠内营养的实施

1. 应用途径 实施 EN 有两种方法：口服和管饲。肠内营养制剂多有特殊气味，病人多不愿

笔记栏

意口服，另外应用的量常常受限，难以达到机体的需要量。一般多作为营养补充。管饲是临床上最常用的方法。可通过鼻胃管、鼻十二指肠管、鼻空肠管来进行，也可以通过胃造瘘和空肠造瘘来实施。鼻胃管放置相对容易，多用在昏迷的病人。但放置鼻十二指肠管、鼻空肠管在技术上有一定难度，一般需要特殊的导管和其他器械的辅助，如内镜、X 线透视等。胃造瘘多需要手术，也可在内镜下进行，如经皮内镜胃造口术（PEG）。空肠造瘘多用在腹部手术的病人，作为一种附加手术进行，以便术后给病人行 EN。

2. 输注方法和速度　EN 有两种输注方法：持续法和循环法。持续法是指将每天的肠内营养液在 24 小时内均匀输注，而循环法一般每天输注 18～20 小时。营养液的输入应缓慢、匀速，可应用输液泵控制输注速度。为使肠道适应，开始浓度应低（10%～12%），速度宜慢（50ml/h）。以后每天增加速度和浓度，2～3 天后可至最大需要量。室温较低时，为减少对胃肠道的刺激应将营养液适当加温。

（三）肠内营养的并发症及处理

肠内营养的并发症较少，多不严重。常见的有：

1. 机械性并发症　置管时造成鼻、咽、食管损伤；误吸致吸入性肺炎，多是应用鼻胃管的病人同时伴有胃潴留所致。预防措施为：让患者取半卧位输注；营养液输注 30 分钟后，如回抽液量大于 150ml，则考虑有胃潴留，应改用鼻空肠管输入。

2. 胃肠道并发症　腹胀、腹泻最为常见，发生率为 3%～5%。其原因为营养液浓度过高、输入速度过快。故在应用 EN 过程中强调营养液的浓度与输注速度要适当。因渗透压过高所致症状，可酌情给予阿片酊等药物以减慢肠蠕动。

3. 代谢性并发症　较少发生，一般可有糖代谢紊乱、水电解质失调等。故在治疗过程中应密切观察尿糖、水、电解质等的变化，及时补充。

（陈强谱）

第十三章 外科感染

外科感染(surgical infection)一般是指需要实施外科手术治疗的感染性疾病和发生于创伤、烧伤、手术、器械检查或插管等治疗后的感染。外科感染较为常见,约占所有外科疾病的1/3～1/2。外科感染具有以下特点:①混合感染较多,即感染由几种致病菌引起,即使开始为单一病菌,在病情演变过程中也常常发展为几种病菌同时存在的混合感染;②与全身症状相比较,外科感染一般都有明显的局部症状与体征;③主要病理改变为器质性病变,病变常集中在某一个部位,多数情况下需要实施切开引流、切除等手术治疗;④医院内和内源性感染增多,治疗难度增大。

外科感染通常分为特异性和非特异性两大类。

1. 非特异性感染(nonspecific infection) 通称化脓性或一般性感染,具有以下特点:①同一种致病菌可以引起不同的化脓性感染。②不同的致病菌可以引起同一种疾病。③有外科化脓性感染的共同特征:红、肿、热、痛和功能障碍。非特异性外科感染常见的致病菌有葡萄球菌、链球菌、大肠埃希菌、铜绿假单胞菌(绿脓杆菌)、变形杆菌等。其临床特点为:①葡萄球菌:革兰染色阳性球菌。常存在于人的鼻腔、咽部黏膜、皮肤及其附属腺体。金黄色葡萄球菌毒力较强,主要产生溶血毒素、杀白细胞素和血浆凝固酶,临床特点为感染局部出现局限性组织坏死,生成的脓液稠厚,黄色,无臭味,常伴有转移性脓肿,可以引起全身性感染。表皮葡萄球菌也可以引起化脓性感染,而且对多数抗生素具有耐药性。②链球菌:革兰染色阳性球菌。存在于人的口腔、鼻腔、咽部和肠腔内。常见的有溶血性链球菌、草绿色链球菌、粪链球菌(肠球菌)等。其中溶血性链球菌可产生溶血素和多种酶,如透明质酸酶、溶纤维蛋白酶、链激酶等,这些酶类可以溶解并破坏感染部位的正常组织及感染发生后由纤维素形成的脓肿壁,使得感染易于扩散;脓液特点为淡红色、量多稀薄。临床常见疾病有急性蜂窝织炎、丹毒、急性淋巴管炎等。③大肠埃希菌:兼性革兰染色阴性厌氧菌。大量存在于肠道内,是人体肠道内的正常菌群,能合成对人体有益的维生素B和维生素K,一般情况下不致病,当机体抵抗力下降或大肠埃希菌侵入人机体其他部位(易位)时引发感染。脓液特点为稠厚、有粪臭味。大肠埃希菌是混合感染的常见病原菌。④铜绿假单胞菌:革兰染色阴性杆菌,常存在于肠道与皮肤上,是继发感染的重要病原菌,临床上多见于大面积烧伤创面感染和创伤后晚期创面感染。铜绿假单胞菌可产生具有诊断意义的绿脓素,脓液特点为绿色,具有特殊的甜腥臭。⑤变形杆菌:革兰染色阴性杆菌,存在于肠道与下尿道中,是尿路感染、急性腹膜炎及大面积烧伤创面感染的致病菌之一,脓液有特殊的恶臭味。⑥肠球菌:革兰染色阳性球菌。可存在于人体上呼吸道、口腔或肠道,在人粪便中的数量仅次于大肠埃希菌,可以引起心内膜炎、胆囊炎、脑膜炎、尿路感染及伤口感染等多种疾病。⑦厌氧菌:厌氧菌是人体内的正常菌群,存在于胃肠道、口腔等部位。在外科感染中厌氧菌检出率较高,很多严重软组织感染并发组织坏死几乎都与厌氧菌有关。厌氧菌感染近年来已经受到外科医师的重视,甲硝唑是临床治疗厌氧菌感染的首选药物。

2. 特异性感染(specific infection) 是指引起一般性外科感染致病菌以外的病原菌所引起的外科感染。结核杆菌引起的骨结核、破伤风梭菌引起的破伤风、产气夹膜杆菌引起的气性坏疽等都属于特异性感染。

急性外科感染病程一般在3周以内,病变以急性炎症为主,进展较快,如急性阑尾炎、急性胆囊炎等。破伤风、气性坏疽等特异性感染因其发病后病程短、病情重而需要紧急处理,也属于急性外科感染。慢性感染病程在2个月或2个月以上,可由急性感染迁延不愈转化为慢性感染,如慢性阑尾炎、慢性胆囊炎等;慢性感染也可以起病隐匿,进展缓慢,如脊柱结核发病隐匿、病程较长。亚急性感染的病程介于急性与慢性感染之间。外源性感染是指病原体由体表或外界环境侵入人体组织所引起的感染;引起内源性感染的病原体正常情况下可以存在于人体内,经空腔脏器侵入正常组织或易位而引发感染。条件性感染或机会感染是指平常非致病菌或致病力低下的病菌数量增多和毒性增大,在人体抵抗力下降的情况下乘机侵入人体引起的感染,也可因大量应用广谱抗生素而引起。发生于抗菌药物应用过程中出现的新的感染称之为二重感染或菌群交替症。医院内感染是指在入院48小时后发生的感染,主要由条件致病菌引起。医院内感染的主要危害是延长了患者的住院时间、加重了患者的痛苦及经济负担。

笔记栏

卫生行政部门及医院都已重视并加大了对医院内感染的预防和监督管理力度,医院内感染发生率的高低一定程度上反映了医院的管理水平。

人体皮肤、黏膜表面有多种微生物存在,正常情况下不会致病。当致病菌大量侵入人体组织内并滞留、繁殖,或存在于人体的正常菌群易位成为致病菌,或人体局部与全身防御功能降低时即可发生感染。因此,应该从人体和致病菌两个方面综合考虑引起外科感染发生的致病因素。

致病菌的毒力是指病原体形成毒素和胞外酶的能力,以及病原体侵入人体后滞留、繁殖的能力。致病菌的致病因素与致病菌的毒力和数量密切相关,它包括:①病菌毒素和胞外酶:外毒素产生于病菌体内,直接被病菌释放出来或随病菌体崩解后游离出来,如溶血酶可破坏血细胞、肠毒素可损害肠黏膜、破伤风痉挛毒素作用于神经细胞而引起骨骼肌痉挛。内毒素为革兰阴性菌细胞壁的脂多糖成分,可以引起发热、白细胞增多或减少、休克等全身反应。胞外酶可由多种病菌产生并释出,它可以侵蚀组织细胞,如蛋白酶可以使组织蛋白水解,玻璃质酸酶可以分解组织而使感染易于扩散,胶原酶可以使胶原降解,磷脂酶可以使磷脂水解。②侵入人体组织的病菌数量:在污染创面病原菌数量少于 $10^5/cm^3$ 时一般不会引起感染,如有坏死组织、异物等存在,引发感染所需病原菌数量远低于此数目。③病菌黏附因子:它可以使病菌易于附着、滞留于人体组织细胞上;病原菌的荚膜或微荚膜可以抗拒吞噬细胞的吞噬作用,可使病菌在组织细胞内生存繁殖,即使被吞噬后仍可以继续生存繁殖并造成对组织细胞的损害。④其他:如结核杆菌释放出磷脂、糖脂、脂质、蛋白结核菌素,形成较独特的浸润、结节、肉芽肿、干酪坏死等。

人体易被感染的局部因素有:①皮肤黏膜的破裂与缺损:造成了人体第一道防御屏障的不完整或丧失,使病菌易于侵入机体。②人体内管腔阻塞:管腔内容物淤积,病菌得以大量蓄积繁殖并侵袭组织造成感染。③局部组织血液循环障碍:吞噬细胞、抗体等难以到达损伤部位或已经发生感染的部位,同时局部组织修复能力必然有所下降,局部组织缺血、缺氧,都有助于感染的发生与发展。④异物、坏死组织存在:吞噬细胞难以发挥有效的吞噬功能,感染不但易于发生,而且发生后难以彻底控制。⑤留置导管处置不当:为病菌侵入血管内、管道腔内或体腔内开放了直接通道。⑥皮肤黏膜病变:在皮肤黏膜本身存在病变的情况下感染容易发生。

在全身抵抗力明显下降或存在缺陷时,感染易于发生,可见于下述情况:①严重创伤、大面积烧伤、休克等。②糖尿病、尿毒症、肝硬化等慢性疾病。③严重的营养不良或低蛋白血症。④先天性或获得性免疫缺陷性疾病如艾滋病。⑤应用免疫抑制剂、肾上腺糖皮质激素、抗癌药等。⑥接受放射线辐射或放射线治疗。⑦易感人群:老年人和婴幼儿属于易感人群。

非特异性感染的病理变化主要表现为致病菌侵入机体引发的急性炎症反应。病菌毒力的大小、局部和全身抵抗力的强弱、治疗是否及时正确等直接影响炎症的局部病变和临床病程的演变。病变的结局一般为:①炎症消退、脓肿局限;②炎症扩散;③转为慢性炎症。

特异性感染具有特殊的病理改变,如结核的病理表现为病变局部较独特的浸润、结节、肉芽肿、干酪样坏死,病变液化后形成冷脓肿;气性坏疽患者肌肉细胞死亡、崩解,组织水肿,组织间有积气存在等。

外科感染的诊断一般应具备临床表现、实验室检查结果和影像学检查三个方面的依据。典型的局部临床表现为红、肿、热、痛和功能障碍。全身表现有发热、头痛、乏力、食欲减退等。严重外科感染引发脓毒症及感染性休克时,主要脏器发生功能障碍,可以出现贫血、水肿、低蛋白血症。特异性表现如破伤风发作时全身随意肌紧张性收缩及阵发性痉挛,气性坏疽临床检查可以有捻发音、捻发感等。详细采集既往史、外伤史等相关病史的内容,有助于做出正确的临床诊断。

实验室检查白细胞总数可以大于 $12\times10^9/L$ 或小于 $4\times10^9/L$,白细胞核左移时提示感染存在。通过显微镜涂片检查脓液、渗出液等,可以初步判断致病菌是革兰阴性菌或阳性菌、球菌或杆菌。对脓液、渗出液等进行细菌培养加药物敏感试验可以确定引起局部感染的致病菌及其敏感抗生素。血液培养加药物敏感试验可以确定引起全身性感染的致病菌及其敏感抗生素。

B 型超声波检查可以探测出肝脏、胆囊、肾脏等部位的病变,可以确定胸腹腔、关节腔的积液,是深部脏器脓肿定位并指导脓肿穿刺的首选方法。腹部 X 线平片有助于诊断膈下脓肿;C T 腹腔脓肿诊断正确率可以达到 90%。

手术是治疗外科感染的重要手段。浅表感染形成的脓肿,出现波动感应及时切开引流,引流要求彻底、通畅,设法做到有脓必排、排脓必畅。对深在的感染应视其所在组织器官及病情进展情况,在充分考虑全身状态的情况下,实施手术治疗;也可以先行保守疗法后再行手术治疗,如急性胰腺炎、急性胆囊炎等的临床治疗;保守疗法应该在有效的抗炎、补液、补充营养成分情况下进行,要做好充分的手术准备,严密观察病情变化,需要的时候立即进行手术治疗。切除手术是指切除感染的脏器如胆囊切除、阑尾切除等。

第一节 浅部化脓性感染

一、疖

【病因和病理】

单个毛囊及其周围组织的急性化脓性感染称之为疖(furuncle)。炎症一般可以扩展至皮下组织,致病菌主要为金黄色葡萄球菌,多发生于毛囊和皮脂腺丰富的部位,如头颈部、面部、腋窝、腹股沟、会阴部和小腿。正常情况下皮肤毛囊内有细菌存在,但并不发生炎症,在人体局部和全身抵抗力降低的情况下,细菌迅速大量繁殖引起疖。局部皮肤不洁、擦伤、刺激等因素都可以诱发疖。不同部位同时发生的疖或一段时间内反复发生的疖称为疖病,疖病的发生说明人体全身抵抗力较低。

【临床表现】

早期临床表现为局部红肿、疼痛、硬结,局部逐渐肿胀隆起,数日后疖肿中心部位出现黄白色脓头,破溃后流出脓栓,炎症逐渐消退。

疖一般不出现明显的全身症状。如果疖的炎症病变范围较大,或疖发生于血运丰富的部位,也可以出现周身不适、寒战、发热、头痛等全身症状。

颜面部位的疖,尤其是发生于面部危险三角区(鼻、唇及其周围)的疖要特别予以正确处理,切忌随意挤压和挑刺。否则,病菌或脓栓可随内眦静脉和眼静脉向颅内扩散,引起颅内化脓性海绵状静脉窦炎,临床表现眼部及其周围组织的进行性肿胀和硬结,伴有发热、头痛、呕吐、意识丧失等症状。

疖应该与皮脂腺囊肿并发感染、痤疮伴有感染、痈等疾病相鉴别。皮脂腺囊肿并发感染前一般有圆形无痛性肿块的病史,切开引流时有皮脂腺囊肿壁存在,需要一并清除以防感染控制后皮脂腺囊肿复发;痤疮伴有感染时局部病灶比较小;痈的病变范围较大,可以有多个脓头,常出现畏寒、发热等全身症状。

【预防】

保持皮肤清洁、避免皮肤擦伤等都可以预防疖的发生。盛夏季节要特别注意勤洗澡、勤理发、勤换衣服。对局部已经生成的疖可用碘酊或乙醇溶液涂抹,可以防止感染扩散。

【治疗】

疖在早期红肿阶段局部可行碘酊、鱼石脂软膏涂抹等治疗,也可用热敷、超短波红外线照射等物理治疗。脓肿已经形成而且有脓点、波动感时,可用针头或尖刀片剔出脓栓,创口放置呋喃西林湿纱条。禁忌挤压,尤其在面部危险三角区。全身症状明显时可以应用抗菌药物如青霉素、磺胺等。

二、痈

【病因和病理】

临近或相邻多个毛囊及其周围组织的急性化脓性感染称为痈(carbuncle)。致病菌以金黄色葡萄球菌为主。早期炎症大多自一个毛囊开始,一般沿着阻力比较小的皮下脂肪柱向皮下深层蔓延,至深筋膜后再向四周扩散并累及邻近的多个毛囊和脂肪柱,随后向上侵及毛囊群和皮肤表面,出现多个簇拥的脓头,局部皮肤血液循环障碍,发生坏死、破溃,脓液溢出(图 13-1)。

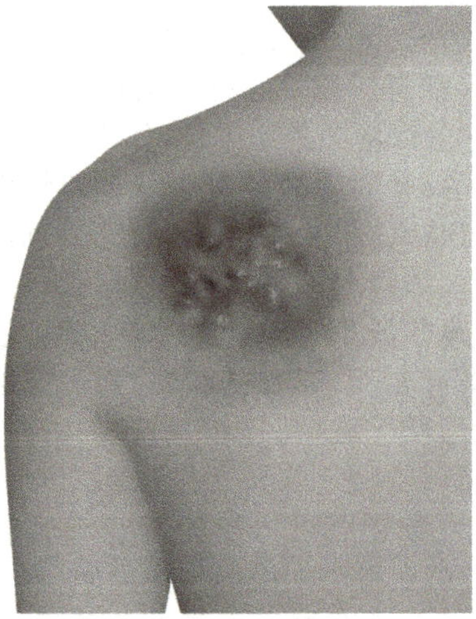

A

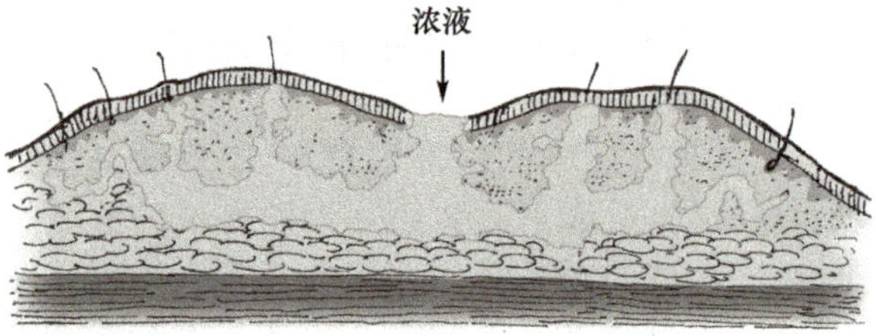

B

图 13-1 痈

A. 肩背部痈;B. 痈的切面

【临床表现】

痈好发于皮肤厚韧的项背部。临床上中年以上发病,老年人多见,部分病人有糖尿病病史。

发病早期,局部皮肤呈现斑片状淡红色炎症浸润区,可以高出皮面,范围较大,界限不清,质地较硬,压痛明显,表面可以出现多个脓点。随后炎症浸润区中央部位皮肤组织发生坏死、破溃,破口处呈蜂窝状并溢出脓液,局部淋巴结肿大疼痛。

患者一般有明显的全身症状，如畏寒、发热、恶心、呕吐、全身不适、白细胞计数增加等。发生于项背部的痈因局部皮肤厚韧，脓肿形成后难以自行破溃，全身反应较重。

根据局部临床表现一般不难做出痈的诊断。需要注意的是应该检查患者是否伴有糖尿病、肝硬化等慢性疾患。

【预防】

保持个人清洁卫生，重视对老年患者的护理，积极治疗糖尿病等慢性消耗性疾病，有助于预防痈的发生。

【治疗】

痈的治疗应及早全身应用抗生素，加强对原有慢性消耗性疾病的治疗与护理，如有糖尿病应及时给予胰岛素治疗或调整胰岛素用量。痈的局部外科治疗非常重要，痈切开引流手术的具体要求是：①在肿胀明显处作十字或双十字切口。为利于充分引流，切口要足够大，一般要超出病变皮肤边缘至正常皮肤；②切口要足够深，一般达深筋膜浅层；③打断多个脓腔之间的间隔，使多个小的脓腔变为一个大的腔隙，清除所有化脓或未化脓但已失活的组织，大的腔隙内填塞生理盐水纱条并及时更换纱条和敷料；根据创口及创基的肉芽组织生长情况逐渐减少纱条填塞量，创口经认真换药后一般可以自行愈合，创面较大难以愈合者可以考虑皮肤移植修复(图 13-2)。

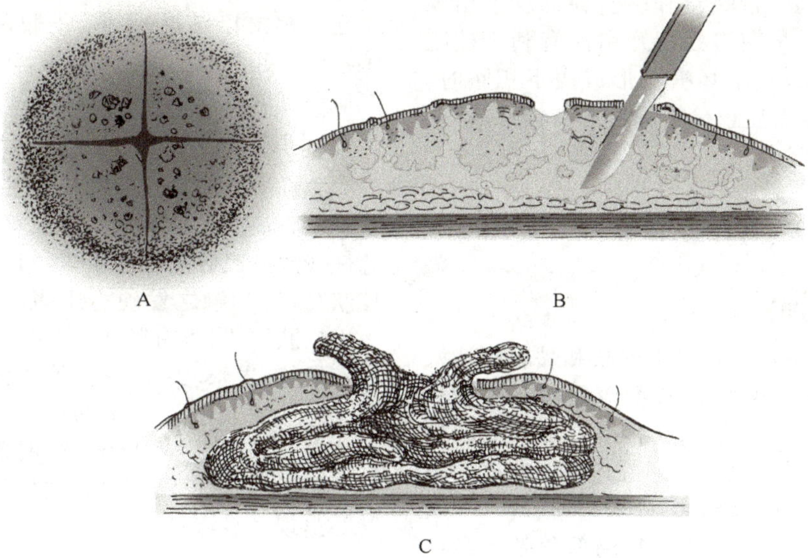

图 13-2 痈的切开引流

A. 十字切口；B. 切口长度要超出病变皮肤边缘，深达深筋膜浅层；C. 伤口内填塞纱条

三、急性蜂窝织炎

【病因和病理】

急性蜂窝织炎(acute cellulitis)是发生于疏松结缔组织的急性化脓性感染，致病菌主要为乙型溶血性链球菌。由于乙型溶血性链球菌产生的溶血素、透明质酸酶、链激酶等可以对组织产生侵蚀作用，炎症病变不易局限；此外发生感染的局部组织结构疏松，炎症病变易于扩散；病理表现为局部炎症组织与正常组织无明显界限、炎症扩展速度较快，常出现明显的毒血症或菌血症症状。

【临床表现】

急性蜂窝织炎因其致病菌种类和发生部位的不同而有不同的临床表现。一般表浅的皮下蜂窝织炎表现为局部的红肿、疼痛，病变区域界线不清，引流区域淋巴结可以肿大疼痛。深在的急性蜂窝织炎外观局部肿胀不明显，有深部压痛，全身症状较明显，如发热、寒战、头痛、乏力、白细胞计数增加等。急性口腔、颌下和颈部的蜂窝织炎可以引发喉头水肿，压迫气管，造成呼吸困难。皮肤损伤后发生的产气性皮下蜂窝织炎有皮下捻发音，破溃后有臭味，致病菌为厌氧肠球菌、拟杆菌，病变主要在皮下结缔组织，可以发生于会阴部、腹部。新生儿皮下坏疽的致病菌为金黄色葡萄球菌，好发于背部、臀部，临床特点为发病急、扩展快，患儿发热、哭闹、拒乳、不安或昏睡、全身情况不良；发病初起局部皮肤发红，质地稍硬，迅速扩展，中央部变软，触之皮下空虚有漂浮感，可以出现水疱，继而局部皮肤坏死呈褐色或黑色，可以破溃，脓液较多的时候也可有波动感。老年人皮下坏疽以男性多见，多在长时间浸泡、沐浴并躺卧休息以后发生，受压部位大片皮肤红肿疼痛、皮肤暗灰，有波动感，穿刺可以抽出脓性物；出现明显的全身症状：寒战、心悸、头痛、谵妄甚至昏睡。

【预防】

注意对婴幼儿皮肤的保洁、保温，避免局部粪便、尿液浸渍皮肤。加强对老年人的护理，避免皮肤受潮受压，避免局部皮肤擦伤、长时间受压等。

【治疗】

早期局部可用热敷、外敷中药、超短波理疗等治疗，口服或静脉应用抗生素。经积极保守治疗后仍然不能控制炎症者，应考虑多处切开引流。尤其是口底、颌下的急性蜂窝织炎，在短期积极的抗炎治疗无效的情况下，病情仍在加重者应及时切开减压，以防引发喉头水肿压迫气管。新生儿皮下坏疽局部皮肤出现病理改变，局部皮下出现空虚有漂浮感时，早期多处切开引流有利于控制炎症扩散。老年人皮下坏疽已形成皮下积脓时，除切开引流外，尚需注意检查有否患有糖尿病等，并设法改善全身状态。

四、丹　毒

【病因和病理】

丹毒(erysipelas)是发生于皮肤和黏膜网状淋巴管的急性化脓性感染，由乙型溶血性链球菌引起。致病菌自皮肤、黏膜原有病损处侵入皮肤黏膜网状淋巴管内引起化脓性感染。炎症在皮内扩散，蔓延较快，可以引起局部淋巴结炎性肿大。病变不超越真皮下层，一般不引起局部化脓和组织坏死。丹毒反复发作可以引起皮内网状淋巴管阻塞，淋巴液回流受阻，造成皮肤增厚和淋巴水肿。

【临床表现】

丹毒好发于下肢和面部，起病急，可有恶寒发热、头痛、不适等全身症状。局部皮肤斑片状发红、灼热、疼痛、肿胀、微隆起、界线清楚；红肿区压之褪色，解除压迫后红色即刻恢复。红肿向四周蔓延，中央区红色可减退，红肿区有时可以出现水疱；引流区域淋巴结肿大、疼痛。实验室检查白细胞计数可以升高。

【预防】

应积极治疗皮肤原有疾病，避免皮肤和黏膜受损，杜绝病菌的侵入等可防止丹毒的发生。积极治疗足癣等相关疾病有助于预防丹毒的复发。

【治疗】

治疗以应用抗菌药物为主，如全身静脉应用青霉素。为防止复发，抗菌药物治疗应持续到全身症状和局部症状消失后3~5天。此外应注意卧床休息，抬高患肢以利于消肿。对复发性丹毒可以考虑用小剂量X线照射治疗。

笔记栏

五、急性淋巴管炎和淋巴结炎

【病因和病理】

致病菌自病损的皮肤黏膜或其他感染病灶侵入，经组织淋巴间隙进入淋巴管内引起淋巴管及其周围组织的急性炎症，称为急性淋巴管炎(acute lymphagitis)。主要病理变化为淋巴管壁和周围组织水肿、增生，淋巴管腔内充满细菌、脱落的内皮细胞。如果炎性病变累及所属淋巴结则引起急性淋巴结炎(acute lympadenitis)，表现为淋巴结炎性肿大。头面部、颈部、口腔的感染可引起颌下与颈部淋巴结炎，上肢、乳腺、胸壁等部位的感染可以引起腋窝淋巴结炎；下肢、下腹部、会阴等部位的感染可引起腹股沟淋巴结炎。常见致病菌为乙型溶血性链球菌和金黄色葡萄球菌。

【临床表现】

急性淋巴管炎分为网状淋巴管炎(丹毒)和管状淋巴管炎。管状淋巴管炎又可分为深、浅两种。急性浅层淋巴管炎临床上常可以见到一条或多条皮肤“红线”，触之发硬有压痛。急性深层淋巴管炎无皮肤红线，可有肿胀、疼痛。急性淋巴管炎可以有发热、畏寒、头痛、乏力等全身症状。

急性浅表淋巴结炎时受累及的淋巴结可肿大、疼痛、触痛，轻者自愈，严重者局部红、肿、热、痛，多个炎性淋巴结可粘连成团块状，甚至形成脓肿并出现全身症状。

【预防】

及时正确地处理外伤，积极治疗原发感染病灶如扁桃体炎、中耳炎、口腔龋齿、牙髓感染、手指感染、足癣等有助于预防急性淋巴管炎和急性淋巴结炎的发生。

【治疗】

以口服或全身应用抗菌药物治疗为主，积极处理原发疾病或原发感染病灶。肿大的淋巴结一般不做处理，对已经形成的淋巴结脓肿可以切开引流；浅表“红线”向近心侧延伸较快时，可以用较粗的针头在红线的几个点垂直刺入皮下，再加以抗菌药液湿敷治疗。休息、抬高患肢等有助于治疗和恢复。

第二节　手部急性化脓性感染

手部感染多数发生于手部外伤以后，如刺伤、擦伤、切割伤等；也可发生于不正确的清创术后。手部特别是手掌部解剖学上的特点，决定了手部感染的临床特点：

（1）手的掌面皮肤厚而质韧，伸展性小；表皮厚且角化明显；真皮层与末节指骨骨膜、中近指节处腱鞘及掌深筋膜间有垂直于皮面的致密结缔组织纤维条索相连，这些纤维条索将皮下软组织分隔形成多个密闭的腔隙，使手的掌侧炎症发生以后局部肿胀不明显。但这种解剖学结构上密闭腔隙内的压力可以骤然升高，压迫手掌部神经而产生剧痛；此外手掌侧炎症也不易向四周扩散，但可沿着纤维腔隙向深部扩散，引起腱鞘炎和骨髓炎等。

（2）手掌侧皮下组织化脓感染可穿透真皮层，在厚韧的角化表皮下形成积脓而且难以破溃，与皮下积脓共同形成“哑铃状脓肿”。治疗时简单切开厚韧的表皮难以达到充分引流的目的。

（3）手的背部皮下组织疏松，感染发生后肿胀明显；手部淋巴引流多从手的掌侧引流至手的背侧，手掌部的感染常因为表现为手背部的肿胀而被忽视。

（4）手部的腱鞘和滑囊与掌深间隙等一些特殊筋膜间隙相通，感染易于沿着这些间隙蔓延，累及全手及前臂（图 13-3）。

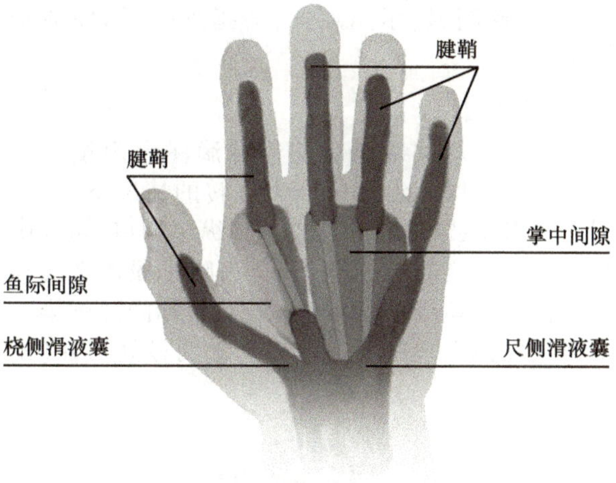

图 13-3　手掌侧的腱鞘、滑液囊和深部间隙

手部感染的致病菌多为金黄色葡萄球菌。外科手术治疗手部感染时应注意以下几点：①发生腱鞘、滑囊感染和脓性指头炎时，为防止出现缺血性坏死宜早期切开减张，出现手指搏动性疼痛时即有切开指征。②要慎重选择手术切口，术后遗留瘢痕不能影响手的触摸活动及运动功能。③强调无创伤操作原则，注意保护手部的精细结构。④手术后应尽早开始功能锻炼。

一、甲沟炎、脓性指头炎

【临床表现】

甲沟炎是发生于甲沟及其周围组织的化脓性感染，多见于甲沟部位刺伤、挫伤、剪指甲损伤以后，致病菌为金黄色葡萄球菌；脓性指头炎是手指末节掌面皮下组织的急性化脓性感染，可以由局部皮肤破损以后直接发生，也可继发于甲沟炎。

甲沟炎起初为一侧甲沟皮下组织红肿、疼痛，逐渐发展累及全部甲根皮下以及对侧甲沟后，形成半环形脓肿，疼痛加剧；炎症向甲下蔓延形成甲下积脓，致使指甲与甲床分离；炎症向深层蔓延则形成脓性指头炎，指头出现剧痛、跳痛，可有畏寒发热、周身不适、白细胞增多等全身症状。如果肿胀加重而疼痛减轻提示指端神经末梢受压并发生营养障碍而产生麻痹；并发末节指骨骨髓炎则难以愈合。

【预防】

手指发生微小损伤以后要及时在受伤部位涂抹碘酊等消毒液，用无菌敷料包扎预防感染。避免工作中手部损伤，修剪指甲不应伤及指甲周围软组织。

【治疗】

甲沟炎的治疗早期可以选用鱼石脂软膏、中药等外敷，或者用超短波、红外线等物理疗法，口服抗生素等。已经形成脓肿者，可以在神经阻滞麻醉下行手术切开引流。一般在甲沟处纵行切开，指甲下已有积脓时应分离并切除部分指甲或拔除全部指甲；拔甲操作时要注意避免损伤甲床，以免新生指甲发生畸形。

脓性指头炎初期也可用外敷药物治疗。肿胀明显，出现剧痛并伴有全身症状者应及时在神经阻滞麻醉下行手术切开引流。手术切口应选择在末节指侧面，脓肿较大者做双侧面切开对口引流，但不可做成鱼口形切口以免术后形成瘢痕，影响指腹感觉（图 13-4）。

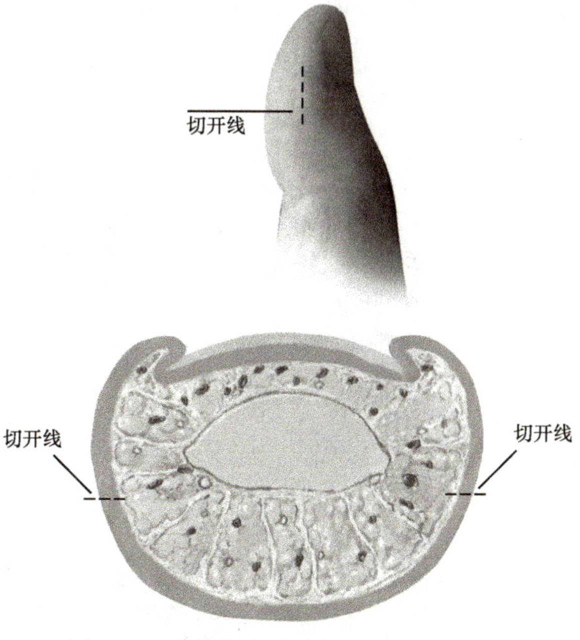

图 13-4　脓性指头炎手术切开的切口位置

二、化脓性腱鞘炎、化脓性滑囊炎

【临床表现】

化脓性腱鞘炎可以是手部损伤后腱鞘直接发生的感染,也可由邻近组织感染蔓延至腱鞘而发生。包绕拇指与小指的腱鞘分别与桡侧滑液囊和尺侧滑液囊相通,因此拇指的腱鞘炎可蔓延至桡侧滑液囊,小指的腱鞘炎可蔓延至尺侧滑液囊;食指、中指和无名指腱鞘不与滑液囊相通,但发生化脓性腱鞘炎后可扩散至掌深间隙。

化脓性腱鞘炎病情发展较快,典型的体征为:患指中节、近节肿胀;指间关节轻度屈曲活动受限;轻微的伸指活动可以引起剧痛;整个腱鞘均有明显压痛。化脓性腱鞘炎为腱鞘内感染,多有全身症状;若不及时切开引流减压可以造成肌腱坏死,患指活动功能丧失。

桡侧滑液囊感染时拇指肿胀、微曲,外展和伸直活动受限,拇指与大鱼际处压痛明显。尺侧滑液囊感染时小指和无名指呈半屈曲位,伸直活动受限;小指及小鱼际处肿胀压痛明显。

【治疗】

治疗应早期应用抗菌药物,可以口服磺胺类药物如复方新诺明或肌内注射青霉素。抬高患肢可减轻疼痛促进肿胀消退。局部外敷药物、红外线或超短波理疗等治疗有利于炎症消退。经积极治疗后,若病情无好转而且局部肿胀继续加剧,要及时切开引流减张。化脓性腱鞘炎应选择纵行于手指中、近节侧面的切口,切开皮肤皮下组织及腱鞘,内置引流条。不能选择手指掌面正中切口,以免肌腱损伤或后期瘢痕粘连而影响患指活动功能。桡侧滑液囊感染在拇指中节侧面或大鱼际掌面选择切口,尺侧滑液囊感染则在小指侧面或小鱼际掌面选择切口。

三、掌深间隙感染

【临床表现】

手掌深部间隙是位于屈指肌腱和滑液囊深层的疏松组织间隙,其桡侧为大鱼际,尺侧为小鱼际。掌腱膜和第三掌骨相连的纤维组织将此间隙分隔为桡侧的鱼际间隙和尺侧的掌中间隙。示指腱鞘炎蔓延可以引起鱼际间隙感染;中指和无名指腱鞘炎蔓延则可以引起掌中间隙感染。掌深间隙感染多由邻近的感染蔓延所致。

掌深间隙感染多有发热、头痛、白细胞增多等全身症状,继发出现肘部或腋窝淋巴结肿大、疼痛。掌中间隙感染时手掌掌心肿胀隆起、压痛,手背明显肿胀;中指、无名指和小指屈曲活动受限。鱼际间隙感染手掌掌心凹陷仍然存在,大鱼际处肿胀、压痛明显,示指屈曲,拇指外展、屈伸活动受限。

【治疗】

治疗掌深间隙感染应静脉滴注大剂量抗生素。在局部保守治疗病情无好转的情况下,应及时切开引流;掌中间隙感染选择纵形切口,切开中指与无名指之间的指蹼掌面,为防止损伤掌浅动脉弓,切口不应超过远侧掌横纹;鱼际间隙感染一般直接选择大鱼际肿胀和搏动最明显处切开(图13-5)。

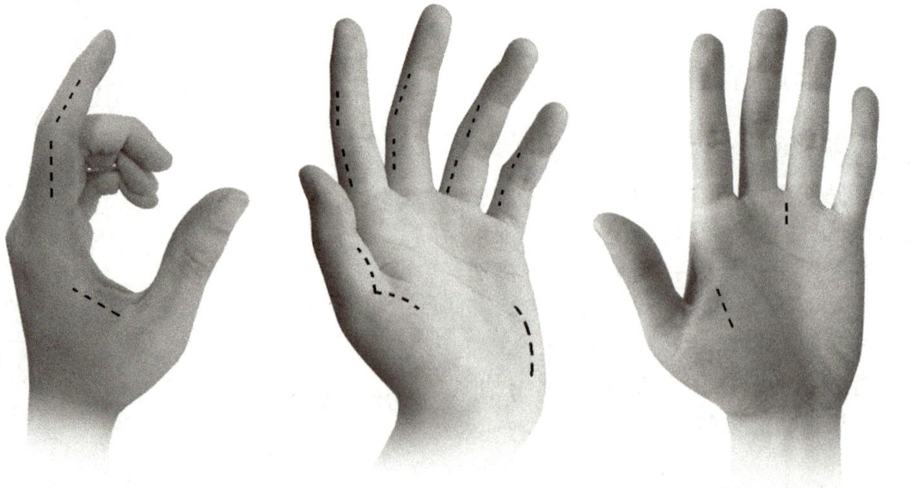

图13-5 手掌侧腱鞘炎、滑囊炎、掌深间隙感染手术切口位置

A. 示指掌侧腱鞘炎与鱼际间隙感染手术切口位置;B. 手指腱鞘炎与桡、尺侧滑囊炎手术切口位置;C. 掌深间隙感染手术切口位置

第三节　全身性外科感染

脓毒症(sepsis)是指有全身性炎症反应表现(如体温、循环、呼吸等明显改变)的感染。菌血症(bacteremia)是脓毒症的一种,即血培养检出病菌者,目前多指有明显症状的菌血症,不限于以往一过性菌血症的概念。脓毒症与菌血症均为全身性感染。

感染可以引起体温、呼吸、心率和白细胞计数等全身性改变;这是由于感染过程中细菌大量繁殖、释放毒素对机体产生毒性作用,刺激机体产生并大量释放多种炎性介质(如肿瘤坏死因子,白介素-1、白介素-6、白介素-8、氧自由基、一氧化氮等),引起全身性炎症反应,称之为全身炎症反应综合征(SIRS)。在严重创伤、休克、胰腺炎等情况下,也可以出现全身炎症反应综合征的表现。过多的炎性介质也可互相介导,加重对组织和器官的损害,如多个器官功能受损并且失代偿则称为多器官功能不全综合征(MODS),严重者出现感染性休克。

【病因】

在致病菌数量多、毒力强、机体抗感染能力低下等引发全身性感染的基本因素存在的情况下,外科全身性感染常继发于严重创伤后的各种化脓性感染(如大面积烧伤创面感染、开放性骨折合并感染)或外科各种化脓感染性疾病(如急性弥漫性化脓性腹膜炎、急性梗阻性化脓性胆管炎等)。静脉留置导管时间过长,尤其是中心静脉置管,如留置导管发生感染,病菌可直接进入血液循环而引起全身性感染。肠源性原因引起的全身性感染是指肠黏膜屏障功能受损或衰竭,肠腔内致病菌与内毒素经肠道易位而引起。此外,糖尿病、贫血、恶性肿瘤等慢性消耗性疾病患者全身抗感染能力低下,接受化疗和放疗、长期使用激素、免疫抑制剂、抗肿瘤药物等使免疫功能受到抑制,长期使用抗生素造成菌群失调等,都是引发外科全身性感染的常见原因。

引起外科全身性感染的常见致病菌有:①革兰染色阴性杆菌:主要有大肠埃希菌、拟杆菌、铜绿假单胞菌、变形杆菌等;此类致病菌的主要毒性为内毒素,引起的脓毒症一般比较严重,可以出现三低现象,即低体温、低白细胞、低血压;发生感染性休克也较多见。②革兰染色阳性球菌:常见的革兰染色阳性球菌有金黄色葡萄球菌、表皮葡萄球菌、肠球菌。金黄色葡萄球菌有许多耐药菌株,可以经过血液播散而引起转移性脓肿;也可引起高热、皮疹、休克。表皮葡萄球菌近年感染率有明显增加;肠球菌多在腹腔内混合感染中发现,耐药性较强。③厌氧菌:既往无芽孢厌氧菌因普通培养无法检出而被忽略,近代发现许多感染灶内都有厌氧菌存在,如腹腔脓肿、阑尾脓肿、肛周脓肿、脓胸、脑脓肿、口腔颌面部坏死性炎症、会阴部感染等,这些发现得益于厌氧培养技术的提高。2/3的厌氧菌感染同时有需氧菌存在,两类细菌有协同作用。④真菌:属于条件性致病菌,常见真菌有白色念珠菌、曲霉菌、毛霉菌等。在持续应用抗生素、免疫功能低下、长期留置静脉导管等情况下易于发生真菌感染。

【临床表现】

1. 脓毒症的主要临床表现为　①起病急骤,骤起寒战高热,体温可达40~41℃;也可以体温低下,病情危重进展迅速。②头痛头晕、恶心呕吐、腹胀、面色苍白或潮红、出冷汗、神志淡漠或烦躁。③心率加快、脉搏细速、呼吸急促或呼吸困难。④可触及肝脾肿大,严重者出现黄疸、皮下出血淤斑等。⑤病情恶化、感染未能控制则出现感染性休克、多器官功能障碍或衰竭。

2. 实验室检查　①白细胞计数明显升高,可以高达(20~30)×10^9/L以上;白细胞计数也可降低,核左移,幼稚型白细胞增多,细胞内可以出现毒性颗粒。②出现不同程度的酸中毒、氮质血症、溶血、肝肾功能受损,尿中出现蛋白、血细胞、酮体等。③血液细菌培养阳性。

【临床分型】

临床一般分为革兰染色阳性球菌型脓毒症、革兰染色阴性杆菌性脓毒症和真菌性脓毒症。

1. 革兰染色阴性杆菌型脓毒症　常见致病菌为大肠埃希菌、铜绿假单胞菌、变形杆菌等。多见于严重的胆道感染、尿路感染、肠道感染和大面积烧伤创面感染,其毒素可以使外周血管收缩,血管通透性增加,微循环停滞,微血栓形成,细胞缺血缺氧。临床特点为:①突然寒战起病,呈现间歇热,严重时体温不升或低于正常;②四肢厥冷、发绀、少尿或无尿,白细胞计数可以降低;③休克发生时间早,持续时间长。

2. 革兰染色阳性球菌型脓毒症　多见于严重的痈、急性蜂窝织炎、骨关节化脓性感染等,主要致病菌为金黄色葡萄球菌。临床特点为:①发热呈稽留热或驰张热;②面色潮红、四肢温暖干燥,多有谵妄和昏迷;③多有皮疹、腹泻呕吐、转移性脓肿,容易并发心肌炎;④毒素可使外周血管扩张,阻力降低,发生休克时间较晚,血压下降缓慢。

3. 真菌型脓毒症　常见致病菌为白色念珠菌。临床表现与革兰染色阴性杆菌型脓毒症相似,表现为突然寒战、高热、神志淡漠或嗜睡、血压下降、休克、白细胞计数升高、全身情况迅速恶化。

笔记栏

【诊断】

根据原发感染性疾病的临床表现，结合典型脓毒症的临床表现，可以做出初步诊断。依据原发感染病灶的部位、性质、脓液性状及特征性临床表现，也可初步考虑是革兰染色阳性球菌型脓毒症或是革兰染色阴性杆菌型脓毒症。血液细菌培养阳性可以确诊脓毒症。血液细菌培养结合脓液细菌培养可确定致病菌种类。需要注意的是，如果根据临床表现考虑脓毒症，但血液细菌培养阴性，此时不能随意除外脓毒症，应连续数日抽血或一日内多次抽血送检，最好在预计发生寒战、高热前采集血液标本。多次抽血送检仍然阴性者应考虑是否存在厌氧菌感染，应做血液厌氧菌培养；此外还应考虑做尿液和血液真菌检查和培养。

【治疗】

1. 积极处理原发感染病灶 在明确原发感染病灶的基础上，及时正确地予以外科处理。根据病情需要实施切开引流手术、感染脏器切除手术，加强创面换药及引流，清除坏死组织和异物，以及消除死腔、解除梗阻、恢复血供等。已经发生感染的静脉置管应立即拔除。

2. 应用抗菌药物 应遵循早期、联合、足量的用药原则，根据细菌培养结果再做适当的调整。真菌性脓毒症要用抗真菌药物治疗。

3. 支持疗法 根据需要补充血容量，输注新鲜血液，纠正低蛋白血症，静脉输注高营养液体等，以增强机体的抗感染能力。积极处理原有的慢性疾患如糖尿病、肝硬化、尿毒症等。

4. 对症治疗 高体温者应给予降温，低体温者应注意保温；如出现酸中毒、低血钾等各种酸碱和电解质紊乱应采取积极的措施予以纠正；对重症患者的认真监护和精心护理非常有益于患者的治疗和康复。

第四节 有芽孢厌氧菌感染

一、破 伤 风

案例 13-1

患者，男性，27 岁。因下颌僵硬、四肢抽搐 3 天入院。

患者约 2 周前在建筑工地作业时，左足跟底部刺入细长铁钉。拔出铁钉后局部少量出血，自用创可贴包扎，铁钉刺口很快愈合，因无特殊不适而未予关注。近 3 天以来，患者逐渐出现下颌僵硬、咀嚼不便，四肢抽搐，每日有 2~3 次发作，每次抽搐持续约 2 分钟，自感头颈活动困难，腰背部疼痛。1 天前抽搐开始频繁发作，且每次抽搐时间逐渐延长，约 3~4 小时抽搐发作 1 次，每次抽搐发作时出现咬肌痉挛、张口困难，头颈后仰；患者神志清楚，无高热和感觉异常。既往体健，无肝炎、结核、糖尿病等病史。

体格检查：T 38.4℃，P 89 次/分，R 23 次/分，BP 145/95mmHg。神志清、颈项抵抗阳性、腹背肌和四肢肌张力亢进。抽搐发作时苦笑面容、言语困难、颈项强直，腰部前凸，四肢屈膝、弯肘、半握拳呈角弓反张状态，无深浅感觉障碍。每次抽搐持续约 3~5 分钟。左足根底部铁钉刺入伤口已愈合，但有轻度肿胀；于肿胀最明显处切开后有血性分泌物流出。

辅助检查：①血常规：白细胞计数 8×10^9/L，血红蛋白 126g/L。②血生化：K^+ 4.3mmol/L、Na^+ 140mmol/L、Cl^- 101mmol/L、Ca^{2+} 2.3mmol/L，血糖 4.47mmol/L，肝肾功能正常。③心电图：心率 89 次/分，窦性心律。④颅脑 CT：平扫正常。

问题：

1. 首先应考虑为如何诊断？
2. 受伤后早期如何预防其发生？
3. 如何给予及时正确的外科处理？

【病因】

破伤风（tetanus）是与创伤相关联的一种特异性外科感染。引起破伤风的致病菌是破伤风梭菌，其革兰染色阳性，属专性厌氧芽孢杆菌；存在于人畜的肠道中，随粪便排出于体外，以芽孢形态广泛分布于自然界，土壤中尤为多见。破伤风梭菌在环境中生存能力强，人体创伤伤口的污染率也很高，但破伤风发病率仅为污染者的 1%~2%，发病的基本条件为缺氧环境。外伤，尤其是在盲管外伤、深部刺伤、开放性损伤等情况下，伤口深部可以形成缺氧环境，如伤口小而深，伤口的外口容易被坏死组织及血凝块填塞，伤口的深部则易于形成缺氧的环境。消毒不严人工流产后的子宫腔及新生儿脐带残端结痂下也可以成为缺氧的环境。污染局部组织血供障碍、并存需氧菌感染可以使创伤局部变得更为缺氧，更利于破伤风梭菌的生长繁殖。

案例 13-1

患者约 2 周前左足跟底部被细长铁钉刺伤，建筑工地铁钉多粘有泥土，故伤口已被存在于泥土中的破伤风梭菌污染；铁钉刺伤伤口较深、伤口很快愈合，都易于在伤口深部形成缺氧的环境，具备了破伤风发病的基本条件。

笔记栏

【病理生理】

破伤风梭菌进入人体伤口后，在伤口内缺氧的环境下迅速生长繁殖，产生并释放出大量的外毒素，主要为痉挛毒素。痉挛毒素经血液循环和淋巴液回流至脊髓、脑干处，与高位神经元突触相结合，抑制了突触抑制性神经递质的释放，使得突触兴奋性递质的量增多，周围运动神经元失去了中枢神经的抑制作用而兴奋性增强，致使全身随意肌紧张性收缩、阵发性痉挛。此外毒素还可以阻断脊髓对交感神经的抑制，交感神经兴奋性增强，导致血压升高、心率加快等。

【临床表现】

潜伏期平均为6~10天，亦可以在伤后1~2天发病，或摘除伤后多年留于体内异物后发病。新生儿断脐7天后发病者称为“七日风”。一般无特殊的前驱症状，可以表现为全身乏力、头痛、头晕等。但如果在受伤后出现的前驱症状中，有咀嚼无力、局部肌肉发紧、扯痛、反射亢进等表现，应高度警惕破伤风的发生。

破伤风的典型症状是全身随意肌在紧张性收缩（肌强直、发硬）的基础上阵发性的痉挛。全身随意肌的痉挛按一定的顺序发生，先是咀嚼肌，表现为咀嚼不便、张口困难、牙关紧闭；随后为面部表情肌，出现皱眉、口角下缩、咧嘴苦笑；累及颈项肌表现为颈项强直、头略后仰、不能做点头动作；背腹肌发作因背肌肌力大于腹肌肌力导致躯干扭曲、腰部前凸，结合头颈后仰、四肢屈曲、弯肘、半握拳，形成人体“角弓反张”或“侧弓反张”；四肢肌因屈肌肌力大于伸肌肌力造成屈膝、弯肘、半握拳；膈肌受累则出现面部青紫、通气困难、呼吸暂停；膀胱括约肌痉挛出现尿潴留。

光线、声响、触动、饮水等都可以成为痉挛发作的诱发因素；痉挛发作时神志清楚、表情痛苦，每次持续数秒至数分钟，强烈的肌肉痉挛可以使肌肉断裂、骨折，重者可因呼吸肌痉挛和声门痉挛窒息死亡。病程一般为3~4周，经积极治疗或无特殊并发症发生，发作逐渐减轻，约一周缓解。肌紧张和反射亢进可持续一段时间。恢复期可出现幻觉、言语行动错乱等精神症状，多可以恢复。

【诊断】

有外伤史，尤其存在深在伤口并出现典型的临床表现可作为主要诊断依据，实验室检查很难诊断破伤风。凡在伤后有肌紧张、扯痛、张口困难、颈部发硬、反射亢进等情况，应警惕发生破伤风的可能。

案例 13-1

患者左足跟底部细长铁钉刺伤后10余天发病，初起出现下颌僵硬、咀嚼不便，逐渐出现四肢抽搐，自感头颈活动困难，腰背部疼痛；外伤病史及外伤后出现的早期症状较为典型。也有更为典型的临床表现，如在抽搐发作时出现咬肌痉挛，苦笑面容，张口困难，头颈后仰，颈项强直，腹背肌和四肢肌张力亢进，角弓反张，但感觉正常，神志清楚等。所以应首先考虑破伤风的诊断。

【鉴别诊断】

破伤风应与下述疾病鉴别：①化脓性脑膜炎：虽有颈项强直但无阵发性痉挛；有剧烈头痛、高热，喷射性呕吐等颅内压增高表现；此外脑脊液检查压力增大、脑脊液内白细胞计数升高。②狂犬病：有疯狗或疯猫咬伤病史，以吞咽肌抽搐为主，听见水声或看见水后立即出现痉挛。③其他：如颞下颌关节炎、子痫、癔病等。

案例 13-1

患者颈项强直，有抽搐发作，无颅内压增高表现，可除外化脓性脑膜炎。无疯狗或疯猫咬伤病史可除外狂犬病。

【并发症】

呼吸系统并发症最为常见，如肺不张、肺部感染，重者则呼吸停止、窒息。此外还可出现尿潴留、酸中毒、循环衰竭等。

【预防】

破伤风是可以预防的疾病。对各种外伤伤口实施及时正确的外科处理是预防破伤风的关键，包括创伤后尽早彻底清创、3%过氧化氢液清洗伤口、改善局部血液循环等。人体可通过人工免疫产生免疫力。人工免疫分为自动和被动两种方法。自动免疫最可靠的方法为注射破伤风类毒素，注射后人体产生抗体。被动免疫一般是在伤后肌内注射破伤风抗毒素（TAT）1500U，必要时剂量加倍，有过敏者进行脱敏法注射。

案例 13-1

患者在细长铁钉刺入左足跟底部后，应该及时对局部铁钉刺伤伤口施行彻底清创，清除伤口内污染泥土，扩大、敞开深在的伤口，并用3%过氧化氢溶液或1：5000的高锰酸钾溶液冲洗伤口，肌内注射破伤风抗毒素（TAT）1500U，可以预防破伤风的发生。

【治疗】

破伤风是一种极为严重的疾病，死亡率高，需要采取综合措施紧急处理。

1. 清除毒素来源、彻底清创 清除坏死组织和异物，敞开深在的伤口并充分引流，用3%过氧化氢溶液或1∶5000的高锰酸钾溶液冲洗伤口，设法改变伤口内缺氧环境，消除破伤风梭菌生长的基本条件。

案例 13-1

患者左足跟底部铁钉刺入伤口即使已经愈合，必须重新切开、紧急施行彻底清创手术。清除伤口内坏死组织、分泌物，敞开深在的伤口，以3%过氧化氢溶液或1∶5000的高锰酸钾溶液冲洗伤口。

2. 中和游离毒素 对已经进入血液循环但尚未与神经元突触相结合的游离毒素，可以通过注射破伤风抗毒素对其进行中和，早期应用效果良好。破伤风抗毒素的治疗用量远大于预防用量，一般首次治疗用剂量为10万~20万U，以后每日肌内注射5000~10 000U至症状好转。早期还可应用破伤风人体免疫球蛋白。

3. 抑制和解除痉挛 患者应住单间隔离病房，避免光线和噪声的刺激。应用镇静剂和解痉药物可降低对外界刺激的敏感性。可肌内注射安定10mg，每日3~4次，水合氯醛30~40ml灌肠，苯巴比妥100mg肌内注射。病情严重者可用冬眠1号合剂缓慢静脉滴注，更为严重者可缓慢静注硫喷妥钠100~250mg。

4. 防治并发症 保持呼吸道通畅、防治窒息或肺不张；发作频繁、药物控制效果不显著的病人应尽早进行气管切开，以改善通气；也可用高压氧舱进行辅助治疗；为防止肺部感染选用抗生素静脉输入。此外应防止发作时坠床、骨折、舌咬伤等。

5. 抗生素 青霉素能够抑制破伤风梭菌，可以大剂量静脉滴注，也可肌内注射。伤口存在混合感染时应考虑联合应用抗生素。

6. 加强支持疗法、加强护理 注意营养和水分输入，调整电解质平衡。必要时可进行肠外营养支持治疗。气管切开病人应做好呼吸道雾化、湿化等特殊护理。定时翻身预防褥疮发生。医护人员应操作轻柔、耐心细微，避免诱发痉挛。

案例 13-1

临床诊断：破伤风

诊断要点

1. 建筑工地左足跟细长铁钉刺伤病史，伤口愈合快。

2. 伤后10余天逐渐出现下颌僵硬、咀嚼不便，四肢抽搐等症状。头颈活动困难，腰背部疼痛；1天前抽搐开始频繁发作，发作时咬肌痉挛、张口困难，头颈后仰。患者神志清，无感觉异常。

3. T 38.4℃，P 89次/分，BP 145/95mmHg。颈项抵抗阳性、腹背肌和四肢肌张力亢进。抽搐发作时苦笑面容、言语困难、颈项强直，角弓反张，无深浅感觉障碍。左足跟底部愈合伤口切开后有血性分泌物流出。

治疗原则：

1. 对已愈合左足跟底部铁钉刺口重新切开、急症彻底清创。敞开伤口，3%过氧化氢溶液或1∶5000的高锰酸钾溶液冲洗伤口。

2. 注射破伤风抗毒素中和游离毒素。

3. 抑制和解除痉挛。

4. 应用抗生素治疗。

5. 加强全身支持疗法。

6. 加强护理。

二、气性坏疽

案例 13-2

患者，男，29岁。骑摩托快速行进时与迎面驶来农用卡车相撞，致使左上、下肢外伤。因高热、受伤左下肢沉重、疼痛难忍，于伤后14小时入院。

体格检查：T 39.8℃，P 110次/分，R 23次/分，BP 105/75mmHg。抬入病房，急性病容，面色蜡黄，口唇苍白，头颈正常；胸廓无畸形，心率增快，110次/分，呼吸急促，腹部未见异常。左上肢外侧皮肤片状擦伤，轻度肿胀。左小腿后外侧皮肤软组织及肌肉组织广泛严重挤压捻挫，有28cm×7cm大小皮肤软组织缺损；肌肉外露，呈现暗紫色，切割刺激不收缩不出血，肌肉组织间隙内有气泡溢出；创口内有较多血性渗出液，泥土砂石污染严重，腐臭味明显。左小腿及左足肿胀明显。

辅助检查：白细胞计数12×10^9/L，左小腿X线平片显示肌肉组织间存在积气，组织间渗出液涂片检查有较多革兰染色阳性粗短杆菌。

问题：

1. 首先应考虑为何诊断？受伤后早期如何预防其发生？

2. 如何给予及时正确的外科处理？

【病因】

气性坏疽(gas gangrene)是梭状芽孢杆菌引起的肌肉坏死或肌肉炎症,主要由产气夹膜杆菌、水肿杆菌、腐败杆菌及溶组织杆菌等引起。此类致病菌存在于人畜粪便及土壤中,伤口受其污染的较多,但发病较少。虽有污染但伤口内不存在缺氧环境时不易发生气性坏疽。在开放性骨折伴有血管损伤、挤压伤并有深部肌肉损伤、止血带绑扎肢体时间过长或石膏过紧造成肌肉损伤和缺血、外伤后肌肉组织毁损、邻近肛周和会阴部位严重损伤等情况下发生气性坏疽的可能性较大。

【病理生理】

梭状芽孢梭菌进入人体伤口内,在缺氧的条件下生长繁殖,产生并释放多种酶和外毒素。有些酶可通过脱氮、脱氨、发酵的作用产生不溶性气体聚集于组织间;有些酶能溶解组织蛋白使组织细胞坏死、渗出,出现组织恶性肿胀;在局部组织积气与明显肿胀的情况下,局部组织尤其是筋膜腔内压力加大,血管受压造成血运障碍,加重了创伤局部组织内的缺血缺氧,更有利于厌氧菌的生长繁殖,进一步加重病情。此类致病菌还可以产生卵磷脂酶、透明质酸酶,使炎症易于扩散;产生的外毒素可引起溶血,造成心、肝、肾等脏器损害。病变累及的肌肉呈砖红色,外观如熟肉无弹性。肌纤维组织间有大量气泡和大量革兰染色阳性粗短杆菌。

【临床表现】

发病最早可在伤后8~10小时,最迟伤后5~6天,一般1~4天。案例13-2因车祸致使左小腿严重受伤,左小腿后外侧皮肤软组织及肌肉组织广泛严重挤压捻挫,有28cm×7cm大小皮肤软组织缺损;肌肉外露,创口泥土砂石污染严重,由于伤后早期未给予足够重视,处理不当,伤后出现高热、左下肢沉重、剧痛。气性坏疽临床表现特点为病情突然恶化、烦躁不安,有恐惧感或欣快感,皮肤、口唇苍白、大量出汗,呼吸急促、心率增快、体温升高;可逐渐出现溶血性贫血、黄疸、血红蛋白尿、酸中毒、全身情况迅速恶化。

患者常诉伤肢沉重、剧痛,持续加重且止痛药物一般不能缓解。临床检查伤口有大量浆液性、血性渗出物,可有气泡从伤口中冒出;皮下如已有积气可触及捻发音或捻发感;伤口恶臭,切割肌肉不出血、不收缩;渗出物涂片见革兰染色阳性粗短杆菌;X线拍片检查软组织间存在积气。

【诊断】

早期诊断主要根据局部表现。临床检查伤口周围触之有捻发音或捻发感、X线平片显示肌肉组织间有气体积聚、伤口分泌物涂片可见革兰染色阳性粗短杆菌,再结合外伤病史及局部肌肉损伤的情况基本可以做出诊断。

案例 13-2

左上、下肢外伤后高热、伤肢沉重、疼痛难忍,T 39.8℃,P 110次/分,R 23次/分,起病急骤,急性病容,面色蜡黄,口唇苍白,心率增快,呼吸急促。左小腿后外侧皮肤软组织及肌肉组织广泛严重挤压捻挫,有28cm×7cm大小皮肤软组织缺损;肌肉外露,呈现暗紫色,切割刺激不收缩不出血,肌肉组织间隙内有气泡溢出;创口内有较多血性渗出液,泥土砂石污染严重,腐臭味明显。左小腿及左足明显肿胀。辅助检查:白细胞计数12×10^9/L,左小腿X线平片显示肌肉组织间存在积气,组织间渗出液涂片检查有较多革兰染色阳性粗短杆菌,首先应考虑气性坏疽的诊断。

【鉴别诊断】

组织间积气亦可见于食管、气管因手术损伤或病变而致溢气,体检亦可有皮下气肿、捻发音,但无明显全身症状,局部肿痛不明显。梭状芽孢杆菌性蜂窝织炎也可产生气体,发病慢,病变仅位于皮下不累及肌肉,全身症状轻。兼性需氧菌感染如大肠埃希菌、克霉伯杆菌等也可产气,主要是可溶性的CO_2,不大量积聚,无恶臭。厌氧性链球菌感染也可产气,但病情轻发展慢,切开减张引流及抗炎治疗后易于治愈。

【预防】

应高度重视易于发生此类感染的创伤如开放性骨折伴有血管损伤、挤压伤并有深部肌肉损伤、肢体止血带绑扎时间过长或石膏固定过紧、存在肌肉毁损的创伤等。预防措施有:①早期彻底清创:清除失活、坏死组织及异物。②伤口充分敞开引流:尤其对深在伤口,消除死腔。③在筋膜腔压力增大的情况下应尽早行筋膜切开减张。④外伤伤口清创应常规使用3%过氧化氢溶液或1∶1000高锰酸钾溶液冲洗,对有可能发生气性坏疽的伤口应使用3%过氧化氢溶液或1∶1000高锰酸钾溶液湿敷。⑤早期给予大量青霉素和甲硝唑治疗。

案例 13-2

患者应该在受伤后尽可能早地进行彻底的清创，去除伤口内所有失活、坏死的组织，清除污染伤口内的泥土砂石；应多处切开深筋膜减张，伤口充分敞开引流；伤口用3%过氧化氢溶液或1∶1000高锰酸钾溶液冲洗后再用其湿敷，早期给予大量青霉素和甲硝唑。要严密观察病情变化，根据需要再次清创。这些措施有助于预防气性坏疽的发生。

【治疗】

气性坏疽发生后病情进展迅速、预后较差，应尽快积极治疗，以挽救患者生命、降低截肢率。

1. 紧急清创 术前准备应快速充分，包括静脉输注青霉素和甲硝唑、输血、纠正水和电解质平衡紊乱。由于深部病变范围常常大于体表所见病变范围，手术切开要遵循广泛、多处的原则，切开范围包括伤口周围水肿区域和皮下及组织间气体积聚肿胀区域。切开后充分显露探查，彻底清除变色、不收缩、不出血的肌肉，对感染广泛者应果断进行截肢手术以挽救生命。术中大量3%过氧化氢溶液冲洗并湿敷伤口，必要时再次清创。

2. 应用抗生素 首选抗生素为青霉素，每日用量在1000万U以上；也可以联合应用其他抗生素。

3. 高压氧治疗 可以提高组织间的氧含量，造成不利于病菌生长的有氧环境，进而提高治愈率、减少伤残率；此外还可以提高血红蛋白的携氧量，有利于机体恢复。

4. 全身支持疗法 包括补液输血、纠正水电解质和酸碱平衡失调、补充营养、对症处理等。

案例 13-2

临床诊断：

1. 左小腿气性坏疽
2. 左上肢皮肤擦伤

诊断要点：

1. 左小腿严重外伤病史。
2. 高热、左下肢沉重、剧痛，全身情况差。
3. 左小腿后外侧皮肤软组织及肌肉组织广泛严重挤压捻挫，有28cm×7cm大小皮肤软组织缺损；肌肉外露，创口泥土砂石污染严重。
4. 肌肉暗紫色，切割刺激不收缩不出血，肌肉组织间隙内有气泡溢出；创口内有较多血性渗出液，腐臭味明显。左小腿及左足明显肿胀。
5. 组织间渗出液涂片检查有大量革兰染色阳性粗短杆菌。

治疗原则：

1. 紧急清创，案例13-2感染广泛，应果断实施截肢手术以挽救生命。
2. 抗生素治疗。
3. 高压氧治疗。
4. 全身支持疗法。

（马少林）

第十四章 创伤和战伤

创伤(trauma)主要是指机械力作用于人体所造成的损伤。在战时与非战时都有很高的发生率,需要外科的救治。而许多非创伤的患者接受手术治疗时,也受到一定的创伤,亦可遵循创伤学原则予以处理。

由于损伤原因、形态、受伤部位和致伤因素的不同,临床上对创伤有不同的分类方法。

按致伤原因分类,如摔伤、挫伤、扭伤、切伤、刺伤、撕裂伤、挤压伤、火器伤等。

按受伤的部位和组织器官分类,如颅脑伤、胸部伤、腹部伤、骨折、脱位、血管伤等。

按伤处与外界的关系分类,如开放伤、闭合伤、穿透伤、贯通伤等。

此外,还根据受伤者的生理状态,分为轻度、中度、重度和特重4类创伤。

本章的内容是创伤学概论。各种创伤的特点和诊治方法将在其他章节内阐述。

第一节 创伤概论

一、创伤的生物力学

创伤多为外界机械性物体接触或侵袭机体所造成,如锐器伤、钝器伤等。还有部分创伤是体内结构之间牵张力失衡所造成,如肌肉强烈收缩造成的肌腱、韧带或肌肉本身的损伤等。通常称造成创伤的主要因素为暴力,即指可使组织结构的正常连续性或完整性发生缺损的动力。因为创伤的形成同时与受到动力作用的机体组织性能密切相关,例如有病变的骨质在一般的肢体运动时也可发生骨折,故暴力的大小不是损伤程度的绝对参考。创伤的发生机制应从致伤动力和机体条件两方面进行判断。

(一) 致伤动力

决定致伤动力的主要因素包括外来致伤物的质量及其运动速度。致伤物的质量巨大,例如交通事故、工程倒塌等造成挤压伤时,巨大的动力构成巨大的冲量,使伤者的组织受严重损伤。致伤物的速度极高,例如火器发射的子弹或弹片,具有很大的动力和冲量,所以能造成比一般刺伤更严重的组织损伤。同理,人体处于高速状态如乘坐于汽车、飞机内,突然遭到阻止碰撞,也可发生严重损伤。

(二) 力的致伤作用

力作用于人体的某部位,迅速转输到相对静止的组织,促使后者发生运动,直至能量耗尽为止。此过程历时极短,但可导致组织的形态结构和功能的改变,即创伤。下列致伤动力与受作用组织的关系和条件,与创伤形成密切相关。

(1) 致伤物与受伤部位的动力作用方式。相同的力量,垂直接触机体组织时创伤最大;成角接触时因有分力而使创伤较轻;切线接触时创伤最小。

(2) 致伤物与受伤部位相接触的面积。相同的力量下,接触面积愈小,致伤物切入组织的作用愈强;由于动力集中在接触点上,对未接触的组织损伤较轻。反之,接触面积较大,致伤物的切入作用较弱;而受伤组织范围可能稍大。这是一般的锐器损伤和钝器损伤的主要区别。

(3) 致伤物与机体接触的时间和次数。接触时间愈长或次数愈多,输入机体组织的动能愈多,其破坏性愈大。

(4) 机体组织都具有一定的抗裂性能,即张力强度。各种组织的张力强度不相同。受到外力作用时,张力强度较小的组织比强度较大者容易发生创伤。例如:在相同的撞击下,皮下结缔组织比皮肤容易受伤,肌肉比肌腱容易受伤。

(5) 机体各种组织的可塑性、弹性或顺应性不同,受到动力作用时其损伤也不同。例如闭合性骨折时,皮肤之所以未破损,主要因其可塑性较大,而骨组织的可塑性较小。同理,青枝骨折只发生在小儿,罕见于成年后。

(6) 机体各种组织传导动力的性能不一。例如,骨组织能迅速传导动力,某处受冲击时可引起他处的骨折或脱位;而软组织受冲击时,一般不至于造成远处的损伤。

(7) 致伤动力作用于机体时,由于组织结构和所含介质(水、气等)的不同,体内可能发生加速-减速的损伤或加压-减压的损伤。前者如头部击伤可能造成受伤对侧的颅内损伤。原因是外力使脑组织发生加速运动,但受到对面的颅骨阻止时脑脊液迅速挤开,结果使脑组织受损。后者如高速的子弹造成弹道。由于子弹具有很高的动能,进人组织瞬间产生向创道周围组织的压力,创

笔记栏

道扩张使周围组织受损；压力解除时创道内径又缩回，但组织损伤程度已较严重。

(8) 任何影响组织抗裂强度的疾病，如维生素C缺乏病、佝偻病、甲状旁腺功能亢进症等，以及直接破坏组织结构的感染或肿瘤等，均可使病人在一般无损害性的应力作用下，发生骨折、出血或器官破裂。

临床上检查创伤病人时，了解致伤物种类、暴力作用或直接受伤的部位、受伤当时的体位姿势以及既往的病史等，有助于估计创伤的性质和范围。

二、创伤病理

(一) 创伤性炎症

在致伤因子的刺激下，损伤后数小时内就会出现炎症反应。如有细菌污染、异物存留或有较多坏死的组织，则炎症反应更为严重。其病理变化与一般急性炎症反应基本相同。

伤后局部小血管先有短时间的收缩，很快转入扩张，毛细血管壁的通透性增高，血浆和血细胞渗至间质内。起初，游走出的白细胞以中性粒细胞为主，继而以单核细胞为主，后者在血管外成为巨噬细胞。

临床上，创伤性炎症表现为局部红、肿、热、痛。红、肿、热主要是因为肥大细胞释放组胺，使微血管扩张和通透性增高，形成充血和渗出所致；疼痛是因组织内压增高、缓激肽等引起。

创伤性炎症对组织修复有积极作用，如中性粒细胞在补体和免疫球蛋白的调理下能吞噬和杀灭细菌；巨噬细胞可清除局部的组织碎片、死菌和异物；渗出的血浆纤维蛋白原转变为纤维蛋白后，能在组织间隙内起支架作用；局部血流量增加，为增生细胞提供充分的营养成分。但是，过度的炎症反应可因大量血浆渗出而使血容量减少，组织内压过高，局部血循环受阻，组织破坏产物和细胞碎片入血后可损害其他器官。

炎症反应与免疫反应两者关系很密切。许多免疫因子可激发、诱导以至调控炎症反应；炎症细胞，如中性粒细胞和单核细胞也有重要的免疫功能。严重创伤后机体免疫功能发生紊乱或失调，既可能低下，也可能亢进。

严重创伤后早期，各种免疫细胞和多种体液介质参与了早期的炎症反应，补体系统。如C3a、C3b、C5a、C5b等活化，对中性粒细胞，单核/巨噬细胞等的功能起调理作用。此时免疫细胞处于一种激发状态(pre-primed state)，如病情平稳，则炎症反应逐渐消退，损伤组织得以修复；如再次出现致伤因素(如组织坏死、出血、感染等)，则可使处于激发状态的炎症细胞释放大量炎症性介质，如吞噬细胞释放肿瘤坏死因子(TNF-α)、白介素(IL-1β、IL-6、IL-8)等，作用于某些靶细胞后，又使靶细胞释放新的介质，这样多级的介质释放，称为瀑布样反应，或称级联反应，最终可形成全身炎症反应综合征(SIRS)。SIRS是“免疫亢进”的表现，此时促炎反应占优势，由于对外界刺激反应过于强烈，因而会招致自身细胞损伤；反之，当抗炎反应占优势时，则表现为“免疫麻痹”，或称代偿性炎症反应综合征(compensatory anti-inflammatory response syndrome，CARS)，使机体对外来刺激反应低下，因而易于引起感染。SIRS和CARS都反映了机体炎症反应失控，严重者可导致多器官功能障碍综合征(multiple organ dysfunction，MODS)。

(二) 创伤的全身性反应

1. 体温变化　伤后常有发热，为炎症介质(如TNF、IL等)作用于体温中枢的效应。并发感染时体温明显增高；并发深度休克时体温反应受抑制。体温中枢受累严重可发生高热或体温过低。

2. 神经内分泌系统的反应　创伤刺激、失血、失液、精神紧张等，可引起神经-内分泌方面的变化。特别是交感神经-肾上腺髓质、下丘脑-垂体-肾上腺皮质以及肾素-醛固酮的变化，密切关系到器官功能和代谢变化。

(1) 伤后交感神经兴奋，其广泛的神经触突产生去甲肾上腺素；同时交感神经又促使肾上腺髓质释出大量肾上腺素。儿茶酚胺大量释放对伤后机体的重要作用有：①调节心血管功能。增加心率和心肌收缩，使皮肤、骨骼肌、肾、胃肠等的血管收缩，保障心、脑等生命器官的血液供给。②动员体内能源。促进糖原分解，抑制胰岛素和增加胰高糖素，使血糖增高。同时，促使肌组织和脂肪分解。③去甲肾上腺素可降低细胞的环单磷酸腺苷(cAMP)，而肾上腺素可增高细胞的cAMP，因此两者分泌的变化对许多器官均可能有影响。

儿茶酚胺的生物半衰期很短，故释放和消失都较迅速，有利于机体适应紧急状态。但如果创伤刺激持久或低血容量迟迟不得补充，或者过多使用外源性儿茶酚胺，则将引起缺血性组织器官损害和体内能源过多消耗。

(2) 下丘脑-垂体为调节多种内分泌的重要器官。创伤刺激通过各种感受器和神经通路，促使该系统内分泌释放，如疼痛可促使促肾上腺皮质激素(ACTH)、抗利尿激素(ADH)和生长激素(GH)释出增多。

患者如有垂体损伤、肾上腺出血或萎缩、或长期使用皮质激素等情况，受伤后就缺乏相应的皮质激素分泌，血压往往难以维持，需用外源性皮质

笔记栏

激素。

(3) 伤后醛固酮释出可增多,与ACTH释出增多相关。但主要原因是肾血液灌流减少,促使球旁器分泌肾素;肾素促使血管加压素原变成血管加压素,后者刺激皮质分泌醛固酮。醛固酮能增强肾小管对钠离子的再吸收,与ADH保留水的作用协同保持细胞外液。

3. 代谢变化　如果有较长时间的组织低灌流,或者并发休克,伤后碱中毒会迅速被酸中毒代替。其主要原因之一是组织内尤其是骨骼肌组织内的乳酸积存。创伤以后的禁食或饮食过少、肾或肝功能衰竭、失钠等,也可引起或加重代谢性酸中毒。此外,肺功能不全可引起呼吸性酸中毒。

伤后机体的能量消耗增加,在饮食不足或禁食的情况下,势必动用体内的能源。然而体内能源动用不仅是"饥饿"所致,更因为创伤后出现应激反应和某些其他变化。

创伤后的蛋白质代谢,除了参与葡萄糖异生,还关系到伤处组织修复、器官功能、免疫功能等,其变化甚为复杂。

创伤后在醛固酮等的作用下,肾保钠排钾,有较多的钾盐从尿丢失;但是创伤组织细胞可释出K^+,故血清K^+浓度常在正常范围内。若发生伤后碱中毒,则可出现低血钾。若发生少尿或无尿,则可出现高血钾。

(三) 创伤的并发症

常见的并发症是感染。开放性创伤一般都有细菌污染,容易发生感染。闭合性创伤如果累及消化道、呼吸道等,也可引发感染。因此,创伤处理需着重预防感染。

另一并发症是休克。大量失血、神经系统的应激反应和严重的感染(重症脓毒血症)是发生休克的主要原因。休克过程中,全身的大部分组织器官都处于血液低灌流或缺血状态,功能发生障碍而危及生命。休克复苏后,组织器官恢复血液循环,但可能发生缺血-再灌注损害,一部分组织发生细胞凋亡;严重时可导致多器官功能不全综合征(MODS)。

其他的并发症包括应激性溃疡和凝血功能障碍等。

第二节　创伤的修复

各种致伤因子作用于不同的组织所造成的创伤,其修复过程不一。然而,各种创伤的修复又有一定的共同性规律,本节主要讨论创伤修复的一般共性及其原理。

一、组织修复的基本过程

组织修复和伤口愈合大致经历三个基本阶段:①炎症反应。②组织增生和肉芽形成。③伤口收缩与瘢痕形成。三个阶段彼此重叠。

(1) 炎症反应:伤后立即开始,通常持续3~5天,其主要改变是血液凝固和纤维蛋白溶解、免疫应答、微血管通透性增高、炎性细胞(起初为中性粒细胞,随后为单核细胞)渗出。其意义在于清除致伤因子(如病原体等外来异物)和坏死组织,防止感染,以奠定组织再生与修复的基础。

(2) 组织增生和肉芽形成:伤后24~48小时伤缘上皮细胞开始增生,一部分基底细胞与真皮脱离,向缺损区移行,并可见有丝分裂。同时,伤处出现胞质丰富、呈梭形或星形的成纤维细胞及成肌纤维细胞。血管形成主要是由已有的血管延长出新的毛细血管,已有的血管袢也可能延长。新的毛细血管主要由损伤处附近的小静脉长出,它包括三个主要步骤,即内皮细胞移动、分化和成熟。首先,在血管形成刺激物的刺激下,内皮细胞产生某些蛋白酶,降解受到刺激一侧的血管基膜。约24小时后,内皮细胞穿过基膜,向刺激物的方向移动,并开始分裂增殖,形成实心的细胞条束。以后由于内皮细胞成熟和血流的冲击,新生细胞条束的中间部分开通,血流由此进人,形成新生的毛细血管。毛细血管新生枝生长速度每天可达0.1~0.6mm,甚至2mm。增生的成纤维细胞与新生的毛细血管合称为肉芽组织,肉芽组织表层的成纤维细胞与毛细血管平行排列。由于以毛细血管弓为基础,加上周围成纤维细胞,使肉芽肉眼观察时呈"颗粒状"。肉芽组织因含丰富的血管和炎性渗出物,故色鲜红,较湿润,触之易出血。此时神经尚未长人,故无痛觉。肉芽组织除填补和修复缺损的组织外,还有较强的抗感染力和吸收、清除坏死组织的作用。

(3) 伤口收缩与瘢痕形成:伤后3~5天,伤口的边缘开始向中心移动、收缩,以消除创面,恢复机体组织的连续性。这一过程就是伤口收缩。它常发生在创面尚未完全上皮化时。伤口收缩的机制是:起初,是由于伤缘上皮细胞微纤维束收缩所致。因伤缘上皮呈梭形,其长轴与伤缘平行,胞质中微纤维与细胞长轴平行,收缩时类似于钱包口收拢,故称"钱包收拢"效应(purse string effect);最后为位于伤口中央的肌成纤维细胞发生收缩,即"牵拉"效应(pull effect)。

随着愈合过程的进展,胶原纤维不断增加,成纤维细胞和毛细血管逐渐减少,最后转变为细胞和血管均少而纤维较多的瘢痕组织。

笔记栏

二、细胞、生长因子和纤维连接蛋白在创伤修复中的作用

(一)细胞

1. 中性粒细胞 在花生四烯酸衍化物、C5a、血小板衍化生长因子(PDGF)、血凝块中的血清和其他物质的化学趋化作用诱导下,中性粒细胞最早进入损伤部位,通过吞噬、氧自由基抗菌效应和补体激活等方式清除坏死组织和异物,保护正常组织,防止发生感染。中性粒细胞可释放各种介质和酶,如花生四烯酸及其衍化物、白三烯、硫酸软骨素、肝素等,这些有助于单核细胞、成纤维细胞、内皮细胞趋化迁移和基质结构的降解。

通常在伤后2~3天,在坏死组织与正常组织间,有一条由中性粒细胞构成的分界带,它可促使坏死组织分离脱落,为组织修复创造条件。

2. 巨噬细胞 血液中的单核细胞到达损伤区后转化为巨噬细胞。伤后7天,伤口内的细胞中80%为巨噬细胞。这些细胞吞噬坏死组织、细胞碎片和细菌产物,起到清除"废墟"的作用,故曾被称为"清道夫细胞"。但是,巨噬细胞更重要的作用是通过释放各种生物活性物质对创伤愈合进行调控。如转化生长因子α、β,(TGF-α、TGF-β)、血小板衍化生长因子A(PDGF-A)、胰岛素样生长因子(IGF)等。这些生长因子对成纤维细胞的趋化、增殖及胶原合成都有重要的影响。巨噬细胞对血管生成也有重要作用,如分泌的EGF有促进血管内皮细胞增生的作用,血小板衍化内皮细胞生长因子(PDECGF)有促进血管平滑肌细胞增生的作用。巨噬细胞还分泌胶原酶、弹性蛋白酶、纤维溶酶原激活剂等,可促进纤维蛋白及基质中的胶原降解,对伤口组织的重建起重要作用。

3. 血小板 可使流出血管外的血液发生凝固,凝血块填塞伤口,起到保护作用。活化的血小板可发动和驱动整个愈合过程。

4. 淋巴细胞 在巨噬细胞协同下,淋巴细胞可产生淋巴激肽(lymphokines),它可促使细胞分裂和血管生长。T淋巴细胞可释放一种蛋白质,对人体真皮成纤维细胞有化学趋化作用。

5. 肥大细胞 肥大细胞颗粒内有ATP酶、磷酸酶、蛋白酶、酯酶等各种酶,胞质内有肝素、5-羟色胺、组胺等生物活性物质。伤口处的肥大细胞在伤后24小时减少,3~5天增多,第8天最多。肥大细胞主要分泌组胺和肝素,一方面作为炎症介质发挥作用(如伤后早期释放组胺使血管扩张);另一方面,肝素是组胺的拮抗剂,它有促使酶失活、抗毒和刺激原纤维形成的作用。此外,肥大细胞还参与合成肉芽组织中的黏多糖。

笔记栏

(二)生长因子

创伤愈合的各个阶段都有生长因子的参与和调控,分述如下。

1. 炎症反应期 由血小板释放出的PDGF、IGF-1、EGF、TGF-β等,作为炎症细胞的趋化剂而发挥重要作用。巨噬细胞在伤口处合成并分泌TGF-β、TGF-α、碱性成纤维细胞生长因子(bFGF)、MDGF和亲肝素性上皮生长因子(HB-EGF),刺激成纤维细胞、表皮细胞和血管内皮细胞向伤口移动。

2. 组织增生和肉芽形成期 成纤维细胞分泌IGF-1、bFGF、TGF-α、PDGF和角化细胞生长因子(KGF);内皮细胞合成bFGF和PDGF;角化细胞合成TGF-β、TGF-α和角化细胞来源的自分泌因子(KAF)。这些生长因子刺激细胞增殖、细胞间基质蛋白合成和血管生成。

3. 伤口收缩与瘢痕形成期 PDGF、TGF-β等在肉芽组织转变为瘢痕的过程中具有重要作用。

(三)纤维连接蛋白

纤维连接蛋白(Fn)是一组大分子蛋白质,分子量为44万~45万。分为血浆Fn(存在于血液、淋巴液和脑脊液中)和组织Fn(广泛存在于细胞外基质内)。多种上皮细胞、软骨细胞、施万细胞、神经细胞均可产生Fn,而成纤维细胞的粗面内质网、血浆内小泡和高尔基复合体中均有Fn。

在创伤愈合过程中,血浆Fn最早出现于凝血块内,随着成纤维细胞的长入,伤区内Fn含量增加,沿胶原分布于肉芽组织中。当新生上皮覆盖创面和胶原成熟时,Fn逐渐消失。Fn在创伤修复中有以下几方面的作用。

1. 血浆Fn参与凝血过程 血小板内的α颗粒含有Fn,血小板被激活后可排出Fn,Fn和纤维蛋白等物质结合,促进血小板凝聚和血液凝固。

2. 对单核细胞和中性粒细胞有化学趋化作用 在肝素的辅助下,Fn可使巨噬细胞吞噬变性胶原、纤维蛋白和细胞碎片的功能明显增强,并促使其释放FGF。

3. 使成纤维细胞和内皮细胞向伤区移动 移入伤区的成纤维细胞可迅速合成分泌大量Fn和Ⅲ型胶原。Fn和Ⅲ型胶原有很强的亲和性,并都沉积于基质内。当肉芽成熟时,Fn和Ⅲ型胶原减少并为Ⅰ型胶原所取代。单核细胞在Fn作用下大量合成生长因子,刺激内皮细胞生长,从而促进新生血管形成。

4. 促使上皮细胞向伤区移动 肉芽组织内的Fn具有引导和促进上皮细胞移动以覆盖创面的作用。角膜损伤后,如加入外源性Fn,可加速上皮细

胞的移动。

三、成纤维细胞增生与胶原合成

创伤愈合的稍后期，伤处有大量的成纤维细胞，它是主要的修复细胞。其来源有二：一是邻近组织中未分化的间质细胞和成纤维细胞在生长因子和化学趋化物作用下分化、迁移而来；二是PDGF、FGF、TGF-β、EGF等生长因子刺激成纤维细胞有丝分裂而增生。成纤维细胞在积极参与组织修复后最终分化为纤维细胞。

1. 成纤维细胞的增生与调控　成纤维细胞是通过有丝分裂而实现增生的。每次分裂的全过程称为一细胞周期。每个周期可分为分裂期（M期）和间期（包括G_1、S、G_2期），暂时脱离细胞周期不进行增殖的细胞称为G_0期细胞。生长因子调控细胞分裂增殖与G_0期和G_1期有关。在G_1期中间可能存在某一细胞分裂的限制点。G_1期细胞停止在限制点内则处于休止状态，一旦越过限制点就进入增生状态。间期细胞是否能越过限制点，受生长因子等因素的影响。例如，PDGF、FGF、EGF、TGF-α、IGF及胰岛素等，都促使G_0、G_1期效应细胞进入分裂前的活跃态，因而将这些生长因子称为活力因子；而EGF、TGF-α、IGF和胰岛素等促使活跃态细胞进一步发展向S期过渡，所以将这些生长因子称为增进因子。两类因子在时间和效应上的可连续协同作用，推动细胞通过限制点，进入S期，开始合成DNA。此后，分裂增殖过程不再依赖生长因子的作用，并依次通过S期、G_2期和M期，完成一次分裂后再回到G_1期。

IGF、生长调节素和糖皮质激素的协同作用可使S～G_2期细胞迅速进入M期，迅速增生的成纤维细胞本身又产生一定的IGF。在生长因子协同调节细胞周期中，PDGF可促使成纤维细胞跨过G_0/G_1期；EGF作用于G_0/G_1期前6小时，能让足够数量的细胞进入G_0/G_1期中的严格生长静止点，即V点；IGF的进一步作用是在G_0/G_1期的后6小时促进细胞进入S期，从而加速了细胞周期的转变。生长因子对细胞分裂增殖的影响是双向的，即在一定条件下刺激一些效应细胞的有丝分裂，而在另一些情况下却抑制其分裂。

2. 胶原的合成与调控　成纤维细胞的主要功能是合成胶原纤维。在创伤愈合中胶原大致经历细胞内合成、细胞外沉积和被再吸收的动态过程。成纤维细胞在粗面内质网内合成前胶原，合成后由高尔基体分泌排出细胞外。前胶原在细胞外液中转变为原胶原。原胶原分子按一定规律排列，聚合成微原纤维，许多微原纤维聚合成原纤维。

在创伤愈合过程中，伤口的高乳酸环境和生长因子均可刺激成纤维细胞合成胶原，合成速度与血流灌注量和氧分压（PaO_2）有关。

生长因子在胶原的合成代谢中起重要调节作用，主要是通过影响胶原蛋白基因表达而实现的。

在伤口愈合过程中，部分胶原被再吸收，这种变化早在清除坏死组织时就已出现，在后期纤维组织改造时更为常见。这是因胶原酶使胶原降解、溶解后被吸收所致。此外，胶原还可被炎症细胞、新生的血管内皮细胞溶解。机体经过胶原合成和胶原降解吸收，对愈合中和愈合后的组织进行改造，使组织修复得以完善，并使胶原、胶原团块重新组成为张力强度较高、有一定收缩性能和弹性的瘢痕组织。

愈合伤口的张力强度与胶原的合成、吸收和改造直接有关。伤口张力强度是指伤口破裂所需单位面积的力，可用一些物理方法测得。通常，伤后3～5天，伤口的张力很小，后因纤维增生而使张力强度迅速增加，持续约2周，其后的张力强度则增加缓慢。

四、伤口愈合类型

伤口愈合一般分为一期愈合和二期愈合两种类型。

1. 一期愈合　一期愈合通常指创口小、清洁、无感染、不产生或很少产生肉芽组织的愈合，典型的实例是外科切口的愈合。皮肤和皮下组织被切开后会发生出血，刀口之间形成凝血块，将断离两端连接。伤后24小时内，血凝块被中性粒细胞崩解后释放出的酶所溶解。第3～4天，巨噬细胞吞噬和清除残留的纤维蛋白、红细胞和细胞碎片。约在伤后第3天，毛细血管每天以2mm左右的速度从伤口边缘长入，形成血循环。同时，邻近的成纤维细胞增生并移行进入伤口。伤后一周，胶原纤维跨越切口，将其连接。一期愈合过程中，最初跨伤口的往往是表皮，伤后24小时，伤缘周围3～4mm范围内的表皮基底细胞移行，呈扁形，形成继续向前伸延的一层“薄膜”，即一单层扁平上皮细胞。在这些移动的表皮中，很少见到有丝分裂，细胞增生主要发生于表皮基底层和邻近的汗腺及皮脂腺上皮。新生的表皮在血凝块下面长入真皮；伤后48小时，表皮跨越伤口搭桥，形成复层上皮，长入真皮的表皮细胞以后被吸收消失。

2. 二期愈合　二期愈合又称间接愈合，多发生于创口较大、坏死组织较多、伴有感染或未经及时外科处理的伤口。因伤口不能直接对合，需经肉芽组织填补缺损的组织，然后才能愈合，其过程即前述的炎症反应-肉芽组织增生-瘢痕形成。在伤口愈合中的上皮细胞活动包括细胞的移行、分裂和分化三个过程。较小的伤口,其上皮形成主要依靠细胞移行。细胞移行从基底开始,细胞先变大,出现大量伪足突起,并平行排列在伤口表面,依靠这些伪足突起和细胞桥粒,细胞可固定在纤维蛋白渗出物或其下的间质上。较大的伤口,其上皮形成不仅有赖于上皮移行,而且要进行有丝分裂,远离伤口的表皮中就可看到有较多的有丝分裂。基底细胞是上皮再生的来源。再生的上皮细胞具有吞噬纤维蛋白和组织碎屑的功能,并能生成胶原分解酶,参与伤口的清理和改建。通常,上皮形成与肉芽组织生长成熟同步,如肉芽凹陷于(低于)或凸出于(高于)伤口平面,上皮难以移行、伸展和覆盖,从而延缓伤口的愈合。

新近的研究表明,在表皮基底层和毛囊根部附近,存在一些有潜在分化能力的表皮干细胞。这些细胞在创伤后有可能分化为表皮细胞。例如在深Ⅱ°烧伤后,残存的一些表皮干细胞,通过增殖、分化后可形成表皮细胞。

第三节 创伤的检查与诊断

首先观察病人的生命体征,其次检查受伤部位和其他方面的变化。应抓紧时间做出诊断,以便立即着手救治。病情严重时,常需边检查边治疗。

一、全身检查

严重创伤或伴有并发症时常出现不同程度的全身反应。因此,伤后全身状态的改变性反应和(或)并发症的表现,大体可反映创伤的严重程度。首先要观测生命体征有助于判定伤员全身变化的程度。

急救医学中设计了多种创伤严重度评分法,评分的指标一般均含有生命体征的项目,有的兼有部位表现的计分,医院前常用的评分法为CRAMS评分法,CRAMS为循环、呼吸、腹胸部、运动和语言几个英文字的缩写。医院内常用的创伤严重度评分法为ISS(injury severity score)。ISS是在创伤简明定级标准(abbreviated injury score, AIS)的基础上形成的。创伤评分法虽然比较简略,但可帮助急救人员迅速区分创伤的严重性,利于组织急救(尤其对同时接收多名伤员),并可回顾检验急救工作质量。

临床上患者出现呼吸、脉搏、血压、意识、体温等方面的失常,各有一定的病理生理基础,需进一步检查以明确诊断,及时施行复苏和治疗。例如:发现脉率增快和血压降低,应即检查有无活动性出血,监测中心静脉压、每小时尿量等,以了解血容量不足或心功能不全,并即着手防治休克。

严重的创伤包括多发伤、有休克等并发症或经过复苏术抢救的病人,应置于ICU接受监测治疗;无ICU设备时,也需要对循环、呼吸、意识、肾等功能状态密切观察和记录,并及时予以处理。

二、闭合性创伤检查

诊断闭合性创伤,一般较开放性创伤困难。找出带有特征性的症状、体征、实验室检查所见等,就比较容易确定诊断。例如:肢体受伤后,除了疼痛和肿胀,同时出现运动障碍、外观畸形、骨擦音等,表示有完全性骨折。对于复杂的或多处的创伤、临床表现缺乏特征性或表现隐蔽的创伤,为了确定诊断和鉴别诊断,常需选用下列检查法。

(1) 试验穿刺:胸腔穿刺发现有血胸或气胸,表明有肺和胸膜损伤;腹腔穿刺发现有血液、胆汁、气体或污物,表明有血管、胆道、肠管或其他脏器损伤。但需注意可能有技术误差,如腹腔穿刺时可能刺入胀气的肠管,吸出肠内容物,因而误认为肠破裂;反之,已有脏器破裂但出血少或针头被堵,也可能抽不出血来。为减少误差,需细心操作,必要时借助超声波检查作引导或再次穿刺,或改变穿刺点,或穿刺后置入导管,以提高诊断的准确性。

试验穿刺可能造成副损伤,如出血、内脏穿破等,并可能使细菌沾染深部,因此应慎重选择适应征和用正确的操作方法。

(2) 影像学检查:对创伤有重要的诊断价值。一般较常用的是X线摄片或透视以及超声波检查。X线检查适用于骨折、脱位、金属异物存留和胸腹腔的游离气体等。B超适用于检查肝、脾、肾等脏器和局部积液,还可指引穿刺点;过于肥胖、肠积气或腹壁有创伤时不宜采用。

计算机体层扫描(CT)主要用于检查颅脑损伤;MRI可清晰显示内脏器官,对脊髓、颅凹、骨盆等处损伤的诊断效果很好。血管损伤需用血管造影方法检查。核素示踪法虽能帮助诊断某些创伤,但在临床上不够实用。

(3) 放置导尿管:有助于诊断泌尿系损伤,如尿道断裂等。

(4) 手术探查高度怀疑有内脏破裂等严重创伤时,常需作探查手术。如开颅术、心包探查术等。手术探查前虽未完全明确诊断,但施行这种手术不是单纯为了明确诊断,更重要的是为了抢救和进一步治疗。因此,其适应证应具备下述条件:①尽量了解受伤史、临床表现,进行了可能做到的化验、X线等检查,至少已有初步诊断或了解主要的受伤部位;②患者出现某些生命体征的改变,怀疑有大出血或内脏破裂,估计施行手术能改善病人的状态;③同时采取各种非手术的治疗措施,以保障病人安全。

三、伤口检查

开放性伤口,如有进行性出血、开放性气胸、腹部肠管脱出等情况,应先作止血、堵塞和覆盖等紧急处理,待手术时再作仔细检查。检查要点如下。

(1) 伤口大小、深度、形状:常可提示致伤原因和损伤类型。如切割伤伤口多呈浅的线条状,一般枪弹伤伤口多呈较小圆形或椭圆形,爆炸性武器伤的伤口呈哆开式或"拖把"状,生锈铁钉戳入体内时伤口既小又深,易发生厌氧菌感染。

(2) 伤口的沾污情况,直接关系到感染发生率,是选择伤口处理方法的重要根据之一。比较清洁的伤口,清创后适宜作一期缝合;沾染较多者则不适宜缝合。

(3) 伤口的性状:颅脑伤后从耳道、鼻腔流出脑脊液,表明有颅底骨折;伤口组织有捻发音,肌肉呈粉红色、有异味,预示有厌氧菌感染;伤口有黄色稠厚无臭的脓液为葡萄球菌感染;有暗红色稀薄脓液、无臭味为链球菌感染;有灰白色黏稠无臭味脓液并有假膜覆盖者为大肠埃希菌感染;有绿色脓液及臭味者为铜绿假单胞菌感染。

(4) 伤口内异物存留:浅层易发现,深层需依靠X线摄片。必要时可用探针检查。

检查伤口时,不可增加病人痛苦,要防避增加沾染或使伤口重新出血。

第四节　创伤的急救和治疗

一、急　　救

创伤的治疗是从现场的一般急救开始。如发生窒息、大出血、呼吸困难等情况,必须立即着手抢救。否则患者会在短时间内死亡。即使发生心搏呼吸停止,只要可能抢救,就应立即施行复苏术以挽救病人生命。对各种类型的创伤,妥善的急救处理能为后继的治疗奠定良好的基础,预防或减轻并发症。

(一) 现场管理

当各种事故或灾害造成人员损伤时,现场的管理工作至关紧要。应由公安人员、医务人员及有关的其他公职人员协同办理。

(1) 控制现场环境,保证致伤因素不再继续伤害人身。例如:交通道路上除了肇事车辆必须扣留外,其余一般车辆应迅速疏散;火险或带电的电缆必须立即设法熄灭或断电流;不安全的建筑物周围应疏散人员。

(2) 维持秩序和交通。现场只留有工作人员和伤员(尚未检查处理前),围观者必须退出。保证现场与外界的交通通畅,使救援车辆和伤员的运送不受阻挡。保管好伤员的财物。

(3) 清点伤员人数,初步估计每个伤员的伤情(见下),组织急救人员的力量。伤员人数较多时,重伤者应由有经验的医务人员负责处理,轻伤者也可请有一般急救常识的人员协助。

(4) 保持与急救中心、公安部门等的通信联系,及时报告现场情况,以取得支持和配合。

(二) 现场检伤

重点是区分伤情轻重,使危及伤员生命的损伤能及早得到处理。限于现场的具体条件,所用的方法应比较简捷(这方面知识在平时可向非医务人员普及,有利于现场急救)。

(1) 神志清醒,能对语言准确反应,表示中枢神经功能尚好;否则,表示功能障碍。

(2) 呼吸平稳,每分钟20次左右,发音清楚,表示气管和肺的换气良好;否则表示气道不通畅或肺功能障碍。

(3) 脉搏在桡动脉上触知清楚有力,一般反映收缩压>90mmHg;桡动脉搏动不够清楚,但颈动脉搏动尚可触清,一般反映收缩压可达50mmHg。

(4) 面色苍白且手足发凉,表示失血较多或有休克。

(5) 受伤部位的表现,如伤口、外出血、剧烈疼痛、局部肿胀、畸形或不能运动等。

区分伤情轻重也可用前述的CRAMS评分法。

(三) 一般的急救

迅速施行伤口止血、包扎、固定(制动)等,并将患者搬运到医院。这阶段的工作主要是保护性措施,即减轻创伤刺激,防止再损伤和避免增加细菌沾染,有下列注意事项。

(1) 伤口止血有多种方法,根据出血性质和伤口形状选择。常用的填塞压迫止血法以机体自身止血机能、血管收缩和血液凝固为基础。如果患者的止血机能原有缺陷,填塞压迫法就不能有效地制止伤口出血。对四肢伤口出血,用止血带是最有效的临时止血法。但是止血带远侧的组织缺氧,可使细胞受损破坏,严重者可导致急性肾功能衰竭。止血带使用不当还可损伤神经、血管等。所以,用它阻断血流的持续时间愈短愈好(勿超过1小时),注意阻断部位和松紧度。需要施行断肢(指)再植者不应

笔记栏

用止血带；如有动脉硬化症、糖尿病、慢性肾病等，伤肢也须慎用止血带。抗休克裤(服)可用以控制下肢或骨盆大出血，保持上半身血容量和心脑的灌流，兼有固定下肢骨折的作用；但头颈和胸部有创伤时禁用抗休克裤，以免加重局部出血；取下前必须扩充血容量和准备确定性止血，且必须缓慢地排出囊内气体，防止血压骤降。

(2) 包扎伤口需用无菌敷料，缺少敷料时应选用清洁的织物。包扎要松紧适宜和稳固，以免移位、脱落或阻碍血循环。从伤口脱出的肠管等，原则上不应在现场还纳，可覆盖保护物品和包扎，待清创时处理。

(3) 创伤部位的制动，不仅骨折时需要，其他的创伤也需要，可减轻疼痛刺激、防避再出血或损伤。肢体制动可用夹板副木之类，躯干的制动可借助于担架和束带。应注意搬动病人时勿使伤处移位、扭曲、震动等。

(四) 重伤的急救

若伤后迅速出现呼吸和(或)循环的功能障碍，应当即施行A(气道)B(呼吸)C(循环)的急救。在现场先采取人力所能做到的措施，例如：清除伤员口鼻腔内的异物、血块等，托起下颌骨以免声门被软腭阻塞(但注意勿使颈椎等损伤加重)，施行徒手的心肺复苏术等。继而将伤员搬上急救车、乃至送入医院，继续急救和治疗。

(1) 心跳呼吸骤停时，从现场开始体外心脏按压及口对口呼吸；接着用气管内插管支持呼吸，在心电图监测下用电除颤和肾上腺素等药物，并兼顾脑复苏。

(2) 呼吸障碍的原因较多。伤后迅速发生者常因上呼吸道梗阻和胸部伤，所以首先检查这两方面的改变，并予以处理。腹部伤造成膈疝、高位脊髓损伤等也可引起呼吸困难。

1) 上呼吸道梗阻：见于颌面伤、颈部伤、颅脑伤等情况下，其他部位受伤者也可能因有异物等阻塞上呼吸道，发生呼吸困难。急救措施包括清理鼻咽腔、吸除血和分泌物、置入牙垫和通气管或气管内导管、切开环甲部气管并置管通气(情况紧急时先用粗针穿人气管)和给氧。

2) 胸部伤：开放性气胸应临时闭住伤口，及早清创。张力性气胸应临时穿刺降低胸内压；有的张力性气胸有伤口通向外界，应予封闭；继而用闭式引流。连枷型肋骨骨折有胸壁扇动，临时先予包扎以纠正反常呼吸，继而设法固定骨折处。血胸也可能影响呼吸；血气胸影响大，要注意支气管和肺的破裂。临时作穿刺排气血；继而插入闭式引流，考虑是否应手术。

3) 其他：外伤性膈疝引起呼吸困难时，先用面罩或气管内插管的正压通气法，准备手术处理。高位脊髓伤使呼吸肌瘫痪，也需用正压通气法。

(3) 循环障碍在伤后迅速发生者，大多数由于失血过多，引起血压降低和低血容量性休克，见于血管破裂、肝脾或多处的损伤出血。肢体的出血易发现和制止(临时用局部纱布填压或上止血带)。闭合性创伤有体腔内出血，先作穿刺和留置导管引流，以估计出血量和出血速度；需要时立即开胸或开腹以制止出血。开放的体腔内出血也需立即手术。有时伤处出血速度甚快，手术应争分夺秒，最好在急救车内或将伤员直接送入手术室进行处理。要建立2~3条静脉通路，其中一条达中心静脉，既可快速补充血容量，又可监测中心静脉压，以免血容量扩张过快，引起出血更多和右心负荷过重。

胸部伤有心包内出血时，可引起心包填塞。应从剑突左下作心包穿刺抽血；若颈静脉仍怒张、心音未复原，则应及时手术处理。

(4) 意识障碍在伤后直接出现，为颅脑伤所致。心跳呼吸骤停复苏后、深度休克、重度缺氧等也可引起意识障碍。从现场开始，对此种昏迷或半昏迷的患者，要注意保障呼吸道通顺以及防避再损伤。争取使用颅脑的降温法。颅脑伤经过CT等检查，选择进一步治疗的方法。其他的意识障碍应治疗其病因。

二、治　　疗

创伤后的病情变化，取决于创伤的部位和性质、患者的原有机体条件以及急救的时间和方法等多方面因素。一般而言，轻度创伤未累及重要器官者，以局部治疗为主。创伤损及重要器官者既需要局部的治疗，同时必须施行全身性支持疗法。

(一) 局部治疗

1. 治疗原则 清洁伤口，如某些切割伤，可在无菌条件下直接缝合，以达到一期愈合。对于污染的伤口如无明显感染，经清洁处理后，仍可直接缝合，即使有轻度炎症反应，仍可达到一期愈合。污染伤口是否发生感染，与以下致病条件有关：①沾染细菌的数量和毒性；②有无异物，异物性状和多少；③伤口内失活组织多少、死腔大小等；④受伤部位的血循环；⑤机体的防御机能(白细胞功能、免疫反应等)。另一方面，污染伤口是否发生感染，又与治疗的时间和方法相关。换言之，取决于能否及时清除伤口的细菌、异物、失活组织等不利因素，以及能否充分发挥机体的防御机能。伤后已经发生感染的伤口是否能较顺利地逐渐愈合，同样也取决于上述的伤后致病条件和治疗是否适宜。

对污染伤口的一般处理方法称为清创术(曾

笔记栏

称扩创术)。清创术(debridement)是指伤后早期充分清除坏死或失去生机的组织、血块、异物等,控制伤口出血,尽可能将已污染的伤口变为清洁伤口,争取为伤口早期愈合创造良好的局部条件。对常见的软组织伤口,清创术的步骤包括:反复冲洗伤口,消毒周围皮肤,彻底止血,清除异物和失活组织,切除伤口边缘组织,然后缝合伤口。

2. 基本要求

(1) 受伤至处理伤口的时间,是选择清创术的一个指标,曾定为6小时,后来延长至8小时、12小时或更长时间。事实上,有的清创术在伤后24小时实施,伤口愈合仍较顺利。

(2) 休克伤员应在伤情稳定后再清创。如有活动性内出血,应在抗休克的同时手术止血。

(3) 根据先重后轻的原则,应对影响呼吸循环功能、出血不止或已上止血带的伤部,优先清创。处理多发伤时,应对危害最大的伤部先作清创。

(4) 遇见伤口污秽、异物较多、组织形状破碎,或是子弹伤(弹道周围组织伤重),应特别重视伤口清理,应扩大伤口,切开深筋膜,彻底止血,切除失活组织,取出异物,修整伤口边缘不整齐的组织,然后缝合伤口。火器伤伤口,除特殊部位(如头面部、手部和外阴部)外,一般不作初期缝合。某些刃器造成的伤口,比较清洁、边缘平整、组织新鲜,就可减少冲洗,不必切除创缘组织。

(5) 伤口止血应彻底,以免术后继续出血,形成血肿而影响愈合。清创术中应尽量不结扎各部位的主要血管。有的刺伤或子弹伤可损及深处较大的血管,但血管的伤口短时间内暂被血块或组织块封闭。如果清创时疏忽血管损伤,只将筋膜、皮肤等缝合,术后可继续出血形成巨大血肿,或造成筋膜间室综合征、动脉瘤或动静脉瘘。

(6) 清创术的后阶段操作是修复伤口。各种组织器官的修复方法不一,总的要求是:①分清组织层次,使相同的组织层对合。②所缝合的组织应具有相当的张力强度,如皮肤、黏膜肌层、筋膜、腱膜、胸膜、腹膜等。而脂肪、肌纤维、神经纤维等张力强度较小。③组织缝合(吻合)部分不应有过大的牵张力。否则,此部分组织缺血严重,终将坏死分离。为了防止缝合处哆开,可用外固定、组织的游离伸展、移植等方法,防止局部牵张力过大。④缝合后的伤口不宜残留死腔。

修复软组织伤口一般均用丝线、肠线或合成材料线。为了促进愈合,现有不少较新研制的修补材料,含有胶原、纤维蛋白原等成分。例如:修补表皮缺损时用胶原微泡沫膜(CMP)、冻干胶原壳聚糖(LCGC)、Biobrance尼龙网(含成纤维细胞的尼龙网)等。又如:纤维蛋白粘合剂(Tissel、HG-4)可敷贴血管缝合处、肝脾创面、胸膜缺损面等。

(7) 为避免伤口内渗液渗血积存,伤口缝合可加引流或者延期缝合。二期外科处理时,如发现引流不畅或有坏死组织,应再次清创。

3. 方法和步骤

(1) 先用纱布保护伤口,充分清洗伤口周围皮肤,去除污垢,按无菌原则常规消毒、铺巾。

(2) 沿肢体长轴(在关节部位,应沿正常皮纹方向),做S形切口,扩大伤口,切开皮肤和深筋膜,充分显露伤道。切口长度以消除深部组织张力为度。如深筋膜下的张力较大,可在深筋膜上加作十字形切口。

(3) 由浅入深地逐层切除一切失活组织,皮肤一般只切除0.2~0.3cm。对头、面、手和外阴部皮肤更要尽量保存。

(4) 清除血块、组织碎片和异物,特别是大关节腔内的异物,但远离主伤道的异物不要勉强取出,以免损伤多余的组织,扩大污染范围。对浅表点状小弹片伤可用针头拨出弹片。

(5) 长骨干骨折时,除污染严重、远离原位的游离小碎骨片应取除外,与软组织相连接或较大的游离碎骨片都应保留,并作适当复位,以防骨缺损。非承重的扁平骨碎片均应取除。

(6) 妥善止血,有条件时,修补中等以上大小的主要血管;对肌肉断面的小出血点,可用热盐水纱布压迫止血或电灼止血,不必结扎。如怀疑有四肢大血管伤,应备好止血带。

(7) 神经或肌腱损伤一般不作初期修复,应清除表面污物,断端行定位缝合,用肌肉或筋膜覆盖,避免暴露。

(8) 清除完毕,用过氧化氢溶液及灭菌盐水冲洗创腔,清除微小异物和组织碎片。创腔内用纱布疏松充填,外加厚层敷料包扎,除有明显的感染或继发性出血外,不宜频繁更换敷料。

(9) 颅、胸、腹、关节腔的穿透伤,必须缝合腹膜、硬脑膜和关节囊。

(10) 四肢骨折、关节伤和大块软组织伤,清创后要用夹板或前后石膏托制动,或用金属外固定架固定,禁用管形石膏。

(11) 盲管伤引流不畅时作低位引流。

(12) 早期清创后,为缩短愈合时间,减少瘢痕、畸形和功能障碍,必须尽早封闭伤口。

(二) 全身治疗

1. 抗生素的应用　抗生素不能代替清创处理,不应单纯依赖抗生素而忽视伤口处理。

首先要决定伤后是否需要抗生素防治感染,主要根据伤处的污染程度和机体的抗感染能力。有以下情况之一时可预防性应用抗生素:①污染

笔记栏

较重、失活组织和凝血块较多的开放性创伤,尤其是火器伤和爆炸伤;②颌面、会阴部损伤,闭合性损伤累及内脏器官如胃肠道等;③组织缺氧时间较长;④创伤重、尤其并发休克者,患者原有慢性病症(如糖尿病、低蛋白血症等),有免疫抑制(如皮质激素、抗癌药等)或缺陷者。

决定用药时,根据沾染或感染的致病菌种类,选择抗生素种类。不但要考虑致病菌对药物的敏感性,还应考虑药物对机体的影响。然后确定是否需联合用药及其剂量和途径、用药时间等。

2. 体液调整 伤后出现体液失衡可能由于几方面因素:①不能正常进饮食;②体液额外丢失,如消化液的吐出或漏出、血浆渗出、过度换气或体温增高使水分蒸发增加;③伤后神经内分泌系统反应可使肾保留水、钠和排出钾、氢离子;④组织低灌流或肾、肺的功能失常,可引起体液 pH 变化。此外,输液、输血、用药(如利尿剂)也可能影响体液平衡。常见的情况有以下几种。

(1)脱水:伤后的脱水一般为等渗性,表现有口渴、尿少、血浓缩等,可给予等渗盐水或平衡盐液。可能发生或已发生休克时,输液需要增加剂量和速度,血浆丢失较多时需补给一定的胶体液。大量输液时应重视其不利作用,严重创伤后垂体后叶抗利尿激素及醛固酮分泌增加,出现排尿减少,这时应避免给水过多,以防体内水过剩,发生"水中毒"。输液还可加重伤处组织水肿,甚至可能诱发肺水肿等。故应观察病人的血压、尿量、中心静脉压等,需要时给予利尿剂。

(2)血清钾异常:血钾浓度在伤后可出现高低波动。伤后早期,因组织破坏、输入库存血和醛固酮等作用,可发生血钾增高和排钾增多,稍后排钾减少,但仍可出现负钾平衡,需及时补充;如有创面、胃肠道、瘘管等液体丧失,也可引起低钾血症,出现肌无力、腹胀等症状。至蛋白合成阶段,钾需要量又有所增加,故应予以补充。一般在伤后 3~4 天不需补钾,以后酌情补给。

(3)血清钙降低:大量输血、胰损伤、高位肠瘘等情况下需补充钙剂。

(4)酸碱失衡:伤后出现组织低灌流、缺氧、分解代谢加速等情况时可发生酸中毒,此时应输注平衡盐液和碳酸氢钠;如出现过度换气可发生呼吸性碱中毒。呕吐和胃肠减压后引起的低氯血症,醛固酮分泌增多引起的保钠排钾效应,均可导致代谢性碱中毒。有时还存在呼吸性和代谢性混合型的多种失衡。

3. 营养供给 轻度创伤的病人能较早恢复饮食,补偿体质的消耗。较重的和严重的创伤后,分解代谢加速,且胃肠功能降低或不能进饮食,因此出现体内细胞群缩减和负氮平衡,需要营养治疗。

笔记栏

对伤后营养状态的估计或监测可用多种方法。如用核素稀释试验测定可交换钾和钠总量,以推算体细胞群;测三头肌皮褶厚度以反映脂肪储存量;测上臂中点周长减三头肌皮褶厚度以反映肌肉厚度;测 24 小时尿肌酐量计算肌酐/身高指数可反映肌肉量;用放射免疫法测总铁结合力以计算转铁蛋白(一种 β-球蛋白)等。在一般医院里估计病人营养的可行方法有:①测量体重和观察病人有无明显消瘦、无力和肌肉变软等。②测量蛋白质(包括氨基酸)摄入量以及尿中尿素氮量,以计算机体的氮平衡;24 小时氮平衡-10~-5g 为轻度氮负平衡,-15~-10g 为中度负氮平衡,低于-15g 为重度负氮平衡。③测定淋巴细胞数和白蛋白,若明显减少表示营养不足。若发现病人营养不足,必须给予补充以免影响创伤治愈。

4. 休克和多器官衰竭的预防 创伤并发休克,在早期可能由于强烈的创伤刺激、失血过多、胸部伤有心包填塞或纵隔受挤压等;继而发生休克大多与感染密切相关。伤后 24 小时起可出现肺、肾、脑或胃肠等器官的功能障碍,由于组织缺血-再灌注、细胞损伤和(或)感染可产生大量损害性物质,如血小板活化因子、肿瘤坏死因子、内皮素、氧自由基等。两个或更多的器官发生功能障碍即为多器官功能不全,为创伤后期的严重并发症和重要的死因。所以,处理创伤,包括从现场急救开始,必须尽力防治休克以缩短组织缺血乏氧的时间,防治感染以减轻致病菌的损害作用。还应根据创伤的特点,有重点地预防某些器官衰竭发生,例如颅脑伤并发应激性溃疡、挤压伤并发急性肾功能衰竭、高浓度氧正压通气支持呼吸并发氧中毒等。

5. 心理治疗 创伤可引起患者的心理反应。当创伤较重而患者意识清楚时,可发生惊恐、焦虑、抑郁或愤恨等思想情绪变化。而强烈的心理反应不但影响患者的食欲、睡眠、功能练习等,而且可能使其不配合治疗,延误创伤治愈和机体康复。

患者的思虑起初常起源于疼痛、生活起居活动受限、伤部的出血或组织破坏等;稍后,就有对未来的种种猜测估计,如外貌受损、畸形、家庭关系、经济负担、工作损失、社会地位等。

心理治疗的要点如下:

(1)耐心倾听患者的诉述,询问患者的亲友(包括他们对患者个性的理解和认识)。然后用交谈的方式解除患者思想上的疑虑。

(2)增强患者对治疗的信心。例如:患者感觉疼痛,应选用镇痛法;同时用制动、抗感染药、营养供给等方法,逐渐使创伤修复,改善患者的自我感觉。

(3)一部分患者的焦虑属于经济、家庭、日后工作等方面的问题,需要其家庭成员、亲戚、友人和工作单位负责人做安抚工作。

（4）度过急性期后，指导患者循序渐进地增加饮食、练习肌肉运动、参加文娱活动等，能使身心两方面受益，及早恢复正常生活。

（5）轻度的焦虑有失眠、食欲减退等，可用安定等药物。如焦虑、抑郁或烦躁较重，甚至与外科医护人员完全不合作，则应请心理、精神科医师会诊处理。

第五节　战伤救治

现代战争中，由于应用了许多新的致伤武器，因而使得战伤变得更为复杂。尽管如此，战伤救治原则并未改变，这些基本原则是：①快抢快救，先抢后救；②全面检查，科学分类；③在后送中连续检测与治疗；④早期清创，延期缝合；⑤先重后轻，防治结合；⑥整体治疗。

战时为使伤员得到及时、合理的救治，需采取分级救治的组织形式进行。一般分为连抢救组和营救护所急救、团救护所紧急救治、师救护所和集团军医院早期治疗，战区基地医院和战略后方医院专科治疗。

一、战伤急救

（一）通气

伤员如发生窒息，可危及生命，因此，维持伤员气道通畅至为重要。

气道通气不畅原因很多。如异物被压入呼吸道内，局部骨折移位咽后壁血肿、口腔内大血块，昏迷伤员舌后坠，会厌肌松弛，误吸呕吐物和血块、义齿脱落等。

急救时首先要清除呼吸道异物，发生舌后坠时应立即解除。上述措施如达不到气道通畅的目的，可采用口对口呼吸、气管插管、环甲膜穿刺。颈部气管有创伤时，先控制出血及清理血块，伤口与喉或气管相通时，可先从裂口置入气管导管，周围用油纱填塞。同时，要迅速清理呼吸道内血块和分泌物，送伤员到医院后再作正规的气管切开。

（二）心跳呼吸骤停的复苏

心跳呼吸骤停 4 分钟内进行有效心肺复苏者，存活率可达 50%，超过 10 分钟者基本为零。因此，复苏开始越早越好。通常可采用胸外心脏按压（见第九章）。

（三）止血

急性创伤性大出血是伤后早期死亡的主要原因之一，因此要尽快做到有效的止血。

（1）指压止血简单实用，但只是一种应急措施，不能持久应用。

（2）加压包扎止血常用而有效。一般用无菌纱布或敷料填塞伤口，外加敷料垫压后以绷带加压缠绕即可。

（3）加垫屈肢止血。在小腿、足、前臂或手出血不伴骨折时，可用一厚棉垫或纱布卷塞在腋窝或肘窝处，然后屈曲止血。

（4）止血带止血。若上述方法止血无效或四肢大动脉出血时，可用止血带止血。此法操作简便，使用得当可挽救生命，反之可出现肢体坏死，甚至死亡。因此，使用止血带时要严格遵守操作规程。

1）止血带类型：①充气止血带：与体表接触面积较大，施压均匀，可减少局部组织和神经损伤。②橡皮止血带：适用于现场急救，但施压面积小，压力不易掌握，易造成局部组织和神经损伤。

2）止血带使用注意事项：上止血带的部位尽可能靠近伤口，上肢出血的止血带通常扎在上臂上 1/3 处（中 1/3 处易损伤桡神经），下肢出血扎在大腿中上 1/3 交界处。如伤肢已毁损无法保留时，应尽量靠伤口近侧扎止血带，而且在截肢前不要放松止血带。

上止血带前皮肤应加垫几层布类，以免损伤皮肤；松紧要适宜，能阻断动脉出血（喷射状）即可；注明上止血带和松止血带时间。上止血带时间过长，可引起肢体缺血坏死，因此 1 小时需放松 1 次，每次 2~3 分钟，松开时伤口处要加压。

（四）包扎

包扎的目的是保护伤口，减少污染并止血，预防感染并制动。包扎材料有绷带卷、三角巾、四头巾等，也可应用就便材料，如毛巾、衣服、手帕、布单等。

（1）包扎方法：①绷带包扎：环绕、螺旋法适用于肢体粗细相一致的部位；螺旋反折法适用于肢体粗细不均的部位；“8”字和人字形法常用于关节处。②三角巾包扎：操作时边要固定，角要拉紧，中心伸展，可用于身体任何部位。

（2）包扎注意事项包扎前充分暴露伤口，判明出血性质，伤口覆盖灭菌敷料或干净布类，然后作一般包扎或加压包扎；伤口或伤口周围不敷洒任何药粉；伤口脱出的肠管应加盖保护后包扎，并作固定；开放性气胸包扎时，在敷料外加盖不透气材料如塑料布等。包扎动作轻柔，不要在身体受压部和伤口上面打结。

（五）固定

固定可减少疼痛，防止骨折端在搬运中刺伤神经和血管。

常用的固定器材有：折叠型铁丝夹板、梯形铁丝夹板、充气夹板等。在没有夹板的情况可用就便器材，如树枝、木棍、箱板、枪支及患者健肢等。

所有骨折、关节损伤、血管神经伤和广泛软组织伤的伤员，搬运前需作好固定；固定器材皮肤间用纱布、棉花等隔开。防止固定过松过紧；固定四肢时，要指、趾外露；如肢体出现肿胀，剧痛、麻木、发凉、苍白等现象时，说明过紧而致血循环障碍，应立即松解。

（六）搬运与后送

搬运是为了让伤员尽快离开阵地，搬至隐蔽地，避免再次受伤；后送是将伤员从连队送至各级救护所和医院。通常有徒手搬运和担架搬运两种。伤情轻者可自己行走，互救者扶持伤员；稍重者可由单人或双手抱持，但对脊柱骨折者禁用徒手搬运。

搬运途中应严密观察生命体征，确保气道通畅；发生呼吸心跳骤停时，立即就地抢救。

二、火器伤的治疗

火器伤（firearm wound）的全身治疗与一般创伤相同，局部治疗早期主要是伤口清创术。稍后期，如创面清洁、肉芽新鲜、整齐，无过多的渗液或脓性积聚，创缘无红肿和压痛，可在清创后4~7天将伤口作延期缝合。因伤口感染或错过延期缝合时机，待感染控制后，且创面清洁，肉芽健康时，在清创后8~14天进行早二期缝合。对于较宽阔的创面，皮缘游离亦难以对合时，可行肉芽创面的部分缝合，使创面比原来缩小1/3~1/2，剩余的创面可经薄层游离植皮使其愈合。对于伤口较长或有骨质外露的创面，可采用分期分段缝合法。初期处理15天后，如伤口的肉芽底部已形成硬结，影响愈合时，应先将硬结切除，显露出健康组织创面，修整皮缘并作潜行游离，彻底止血，然后缝合伤口。必要时可作减张缝合或施行减张切开，使伤口对合，称为晚二期缝合。晚二期缝合实际上是要使已老化的伤口转变为新鲜的伤口，故切除肉芽组织及纤维组织必须彻底。此外，对不能作延期缝合或二期缝合的伤口，可采取游离植皮法闭合伤口。

第六节　冲　击　伤

普通炸弹或核武器爆炸后瞬间，可释放出巨大的能量，使爆心处的压力和温度急剧上升。并借周围介质（气体、液体或固体）迅速向四周传播，从而形成了一种高压和高速的波，这就是冲击波。炮弹和飞机的超音速飞行，炸药爆炸时高压气体的突然释放，也会产生性质相似的冲击波。冲击波作用于人体后因释放能量而产生的各种损伤称为冲击伤或爆震伤（blast injury）。

（一）听器和眼冲击伤

1. 听器冲击伤　战时，听器冲击伤主要由航弹和炮弹爆炸所致，其他如地雷、鱼雷、手榴弹和反坦克弹等爆炸，或炮手开炮时未进行有效防护，也可引起听器冲击伤。核爆炸时，听器冲击伤更为常见。平时爆炸事故中，也可发生相当数量的听器冲击伤。

（1）病理改变：外耳可发生出血、流液和耳廓机械性损伤。中耳可出现鼓膜充血、内陷、出血和破裂，后者的发生率为30%~70%，好发部位在紧张部的前下象限或中央部。严重损伤时可发生听小骨脱位和骨折，脱位多见于槌砧关节，骨折多发生在槌骨柄。内耳可发生耳蜗出血和毛细胞损害，少数情况下可发生前庭损伤。

（2）症状与体征：主要表现为耳聋、耳鸣、眩晕、耳痛、头痛和流液等症状。

（3）诊断：主要依靠受冲击波致伤的病史和相应的症状和体征，耳镜检查及听力测定更有利于确诊。

（4）治疗：中耳冲击伤治疗的关键在于防止感染和促进鼓膜愈合。禁止向中耳滴注油液和冲洗，防止水灌入耳内，切勿用力擤鼻。鼓膜破裂者需清理外耳道碎片污物，并用消毒液轻轻灌洗。破裂的鼓膜约80%可自愈。伤后60天，破裂鼓膜不能自愈者可作修补术。全身治疗包括大量使用神经营养剂、扩张和改善微循环药物或措施，如吸浓氧或高压氧，给予三磷酸腺苷（ATP）、静脉注射甲基泼尼松龙、右旋糖酐-40等。此外，全身应用抗生素宜尽早进行。

2. 眼冲击伤　冲击波可直接作用于眼部而造成眼挫伤。但爆炸时扬起的泥土、砂石和爆炸物颗粒等作用于眼球而造成的间接损伤则更为多见。

（1）病理改变：眼睑常见有水肿和瘀血斑；角膜混浊、溃疡以至穿孔；球结合膜可出现出血、水肿或破裂；角膜穿孔时常伴有眼球内出血。如穿入眼前房的异物很小，角膜表面可无明显损伤，但后表面上可看到环状混浊，伤后48小时左右消退。但此时有可能出现继发感染，部分伤员可发生视神经萎缩。眼底镜检查有时可见有视网膜血管内有气栓。

（2）临床症状和体征：轻者仅有烧灼感、羞明、视力模糊，稍重者可发生暂时失明。有的早期失明在伤后20天左右才能判明预后。反之，早期视力较好，也不能排除数月后发生继发性视网膜剥离和晚发性创伤性脉络膜炎。严重者可造成永久性失明。

（3）诊断：主要依据受伤史和症状体征。

（4）治疗：眼挫伤如肿胀严重，可在伤后24小时内多次冷敷，24小时后改用热敷。如附近有伤口则禁用，以免发生感染。有眼球内出血者应卧床休息，口服维生素K、维生素C、路丁、中药宁血汤等。有虹膜睫状体炎时需用扩瞳药，结膜下注射透明质酸酶，肌内注射胰蛋白酶或给予泼尼松激素类药物。

结膜异物可用生理盐水冲洗，或用棉签轻轻擦去，然后给予抗菌眼药水或眼膏。角膜异物可用放大镜检查后取出，冲洗，给予多黏菌素B眼药水或庆大霉素眼药水，以防铜绿假单胞菌感染。

眼球穿孔时，先滴上0.5%～1%丁卡因液溶液以麻醉和解痉，局部消毒和修剪脱出的组织后缝合，给予抗生素治疗；伤后局部用1%～2%阿托品眼药水或眼膏扩瞳，局部包扎。

前房积脓时，用0.025%庆大霉素溶液冲洗，异物不便立即取出时可在稍后期进行。如未发生毁损伤，一般不作眼球摘除术。

（二）肺、心冲击伤

1. 肺冲击伤 肺是冲击波作用的“靶器官”，是最易致伤的内脏器官。

（1）病理改变：主要病变为肺出血、肺水肿、肺破裂和肺大泡，此外还可见有肺萎陷和肺气肿。肺出血时常可见有典型的血性肋间压痕。

（2）症状和体征：轻者仅有短暂的胸痛、胸闷和憋气感，甚至无明显症状或体征。中度损伤时，伤后1～3天内可出现咳嗽、咯血或血丝痰，少数伤员有呼吸困难，听诊时常可查出变化不定的散在性湿性啰音或捻发音。重度损伤时可出现一定程度的呼吸困难和咯血性痰；体检中有时发现病变部叩之呈实音，听诊中可查出呼吸音减弱或有管状呼吸音，并常听到较广泛的湿性啰音。上述体征一般在1～2天后减轻，如合并其他损伤或继发感染，则上述变化持续较久或逐渐加重。极重度损伤时常因有严重出血、水肿而使大量血液或血性泡沫液流入气管，以至从口鼻部喷出，从而造成呼吸困难。同时，可因缺氧而出现发绀、躁动不安、抽搐以至窒息。听诊时可闻及广泛的干、湿性啰音。有些伤员出现极度烦躁和颤抖，因而可能被误认为急性战时神经官能症。

（3）诊断：除依靠病史、症状体征外，还可酌情采用以下一些辅助诊断方法。

胸部X线检查：轻者仅见病变部纹理增粗，边缘模糊；稍重者可见有散在性斑点状或小片状阴影；更重者则出现大片密度增高的阴影，也可同时出现大片云雾状阴影或磨玻璃样改变，有时可遍及一侧或两侧大部肺叶。如伤后早期连续拍片，发现伤后48小时胸片上的异常阴影有所扩大，应考虑合并其他病症或感染的可能。

动脉血氧分压（PaO_2）和其他酸碱指标：肺损伤严重时，PaO_2可降低。其他酸碱指标，如碳酸氢根（HCO_3^-）、碱剩余（BE）、二氧化碳分压（$PaCO_2$）、pH等，变化较轻微。

肺分流量：伤后早期就有显著变化，其变化程度与伤情基本一致；伤前多在5%以内，伤后最高达20%以上。

（4）治疗：伤情轻者经休息和对症治疗后数日内即可恢复；较重者或合并有其他损伤时，需进行积极的综合治疗。

1）休息：凡怀疑有肺损伤者，应尽量避免激烈活动，以减轻心肺负担和防止加重出血。

2）保持呼吸道通畅：有呼吸困难者应保持半卧位；有支气管痉挛者（呼气较吸气更困难），可作颈部迷走神经封闭，或给予异丙肾上腺素等支气管扩张剂；气管或支气管腔内有分泌物时应及时吸出，如有严重上呼吸道阻塞或有窒息危险时，应作气管切开。

3）吸氧：对于有呼吸困难或PaO_2有降低趋势的伤员，经吸引未发现气管和支气管腔内有血性液体时，应用口罩或鼻插管给氧（5～8L/min）常能获得较满意的效果。如吸氧后不能纠正PaO_2的降低，或已发生呼吸衰竭者（多发生在伤后12～36小时），则需采取机械辅助呼吸措施。

4）正压通气：通常采用定容型呼吸机，吸入浓度在50%以内的氧气，进行间歇正压通气（IPPB）。经一段时间后，PaO_2仍低于10.7kPa（80mmHg）时，宜改用持续正压通气（CPPB）。

5）治疗气栓：发生气栓的伤员，可给予607.9kPa（6atm）高压气［其中氧不能超过253.3kPa（2.5atm）］持续2小时，继之减压。当减至283.7kPa（2.8atm）时，立即改用100%氧气，以后间歇性应用。此法可缩短减压所需时间，改善组织氧合作用，降低减压病的发生率。此外，甘露醇也可辅助治疗气栓。怀疑有气栓而需空运时，应尽量降低飞行高度。因为在高空低压条件下易发生气栓。搬运怀疑有气栓的伤员时，应让伤员左侧仰卧，头低于足部，使气栓留在心脏和进入下肢。

6）防治肺水肿和保护心功能：发生肺水肿时，可先将氧气通过50%或95%乙醇溶液湿化后再吸入，以降低气管内分泌物或水肿液的表面张力。还可用脱水疗法，如静脉注入20%甘露醇溶液。氢化可的松静脉注射可治疗间质性肺水肿。有心力衰竭者可给予洋地黄类药物。

7）防治出血和感染：可应用各种止血剂。有严重肺破裂伴有大量出血者，应立即手术，缝合破裂口或做肺叶切除术。给予抗生素以防治肺部感染。

8）镇静止痛：可给予哌替啶或盐酸吗啡，但呼吸功能不良或伴有脑挫伤者禁用吗啡。胸壁疼痛者可作肋间神经封闭。

9）输血输液：合并有其他严重损伤（如内脏破裂、烧伤等）而造成全血或血浆丢失时，需及时输血输液以恢复血容量和心输出量。

2. 心冲击伤 因冲击波直接作用而引起的心脏损伤，其发生率较低，程度多较轻。

（1）病理改变：主要病变为心壁出血、心肌纤维断裂或坏死。出血多发生在心内膜下，重者可累及肌层和外膜下。坏死多见于右心室。心肌纤维断裂多见于早期死亡的人员，此时常同时可见有冠状动脉气栓。

（2）症状和体征：轻伤常无明显的症状和体征。有冠状动脉供血不足时可有心前区剧痛、胸闷、憋气感和出冷汗等冠状血管功能不全的症状，严重者可出现急性左心衰竭。有冠状动脉气栓者可出现急性心肌梗死征象。

（3）诊断：除受伤史和临床征象外，心电图及谷草转氨酶（SGOT）等检查有助于判定心肌供血不足和损伤。

（4）治疗：心脏有损伤时，肺常有更为严重的损伤，因此治疗时应着重保护心肺功能，如给予强心药物、利尿剂、脱水剂等。

（三）腹部冲击伤

空气冲击波所致的腹部冲击伤中，以肝脾损伤最为多见。水下爆炸时，肠管等含气的空腔脏器更易发生损伤。

1. 病理改变 肝脾冲击伤的主要病变为被膜下出血、血肿、破裂以至碎裂；胃肠道损伤时常见的病变为浆膜下出血，其次是黏膜层出血、浆膜面撕裂、胃破裂、肠壁穿孔。肠系膜出血或血肿相当常见。膀胱充盈时可因腹壁直接受压而发生破裂。

2. 症状和体征 因损伤部位和伤情不同而有不同的表现。

（1）腹痛：最常见，受伤当时突然发生。仅有轻度挫伤者，经3~4天后症状逐渐消失；有内脏破裂者，经短暂的缓解后腹痛常再次加重。

（2）恶心、呕吐：近半数腹部冲击伤伤员，伤后有恶心和呕吐，短暂或持续不等。

（3）休克：腹腔内大量出血或严重的弥漫性腹膜炎可产生休克。因内出血而引起的休克，其严重程度与出血量大体一致。因腹膜炎而引起的脓毒性休克，腹膜刺激征表现得更为突出。

（4）腹膜刺激征：因内出血而引起的腹膜刺激征较轻，因肠穿孔、肝破裂（常有胆汁溢出）而引起的刺激征则较为严重。

（5）其他：肾和膀胱损伤时可发生血尿；肠黏膜损伤或肠穿孔时可出现暗紫色或黑色血便；结肠或直肠损伤时可见大便中带有新鲜血；肠穿孔时可出现膈下积气、气腹和肝浊音界消失。

3. 诊断 多数情况下，依受伤史、临床表现和辅助检查就可确诊。此外，X线检查可确定有无气腹；腹腔穿刺有助于查明有无内出血和脏器破裂；腹腔灌洗能查出少量出血；腹腔镜对诊断肠道和其他内脏伤很有帮助；导尿可发现有无血尿。如无尿导出或仅有少量血尿，可从导管内注入50~100ml无菌等渗液，数分钟后再吸出，如吸出量明显少于注入量，则证明有膀胱破裂。

4. 治疗 未确定诊断前不要经口给饮食和液体。有麻痹性肠梗阻者，在有效的肠蠕动恢复以前，需持续进行胃肠减压。各脏器损伤的具体治疗方法与一般腹部创伤治疗相同。

（四）颅脑冲击伤

颅脑冲击伤主要系动压所致的损伤，但超压所致的肺损伤后不久（0.5~3小时），可发生间接的脑水肿。

颅脑冲击伤的病理改变为：软脑膜和脑实质血管有充血和点状出血，液体渗出至血管周围。有时可见有气栓和神经细胞的早期变性。经抛掷而致伤时可造成颅骨骨折、硬膜外和硬膜下血肿、脑挫伤和脑水肿等病变。

颅脑冲击伤的诊断和治疗与一般颅脑创伤相同。

第七节 核武器损伤

核武器爆炸造成的损伤称为核武器伤（nuclear weapon injury）。核武器爆炸时产生光（热）辐射、冲击波、早期核辐射三种瞬时杀伤因素，随后还产生放射性沾染。人员受单一杀伤因素的作用后可发生单一伤，如光辐射引致烧伤、冲击波引致冲击伤、早期核辐射或放射性沾染引致放射损伤。如受两种或两种以上杀伤因素的共同或相继作用，则可发生复合伤。当量在万吨级以下核爆炸时，早期核辐射的杀伤范围大于光辐射和冲击波，因此发生的伤类主要是单纯急性放射病和放射性复合伤。万吨级以上核爆炸时，光辐射的杀伤范围最大，冲击波次之，早期核辐射最小，因此主要发生单纯烧伤和多类复合伤。在10

笔记栏

万吨级，特别是百万吨级核爆炸时，早期核辐射所及地域的暴露人员将因发生极重度的冲击伤和烧伤而现场死亡。存活的伤员中，基本上都是单纯烧伤和烧冲复合伤。

不同爆炸方式对杀伤作用亦有一定影响。万吨以上核爆炸时，在当量相同的条件下，地爆时早期核辐射杀伤范围大于空爆，光辐射的杀伤范围则小于空爆；地爆时总的杀伤范围比空爆时小，但对近区的杀伤比空爆严重；地爆和低空爆时，放射性沾染严重。

核爆炸后因热力作用而致的损伤称为核爆炸烧伤（nuclear weapon burn），包括由光辐射直接作用引起的直接烧伤（即光辐射烧伤或热辐射烧伤，heat radiation burn）以及由光辐射引起物体燃烧而致的间接烧伤（火焰烧伤，flame burn）。间接烧伤与平时烧伤相同，而光辐射烧伤却具有一定的特点。但是，不少情况下二者可同时存在。

（一）光辐射烧伤的主要特点

1. 深度 多以浅Ⅱ°为主。这是因为光辐射的温度虽很高，但持续的时间很短（如 2 万吨当量的原子弹爆炸时，光辐射作用的时间为 1.7s）；但大当量核爆炸时，光辐射作用的时间较长（如 100 万吨当量核爆炸时，光辐射作用时间为 10s，500 万吨当量为 24.7s），火球直径大（如 500 万吨当量空爆时，火球直径达 3.6km），因此也可能造成大批深度烧伤伤员。

2. 朝向性 由于光辐射是直线传播（也可能反射），因此没有直接接受照射的部位，一般不发生光辐射烧伤；而朝向爆心的暴露部位最易发生烧伤。

3. 衣下烧伤 当光冲量尚不致引起衣物燃烧，但热能传及衣下皮肤，超过皮肤烧伤阈值后，可发生衣下皮肤烧伤。

4. 特殊部位烧伤 如吸入热气流、炽热尘砂和有毒气体，可发生呼吸道烧伤。核爆炸当时，如睁眼直视火球，会因眼球聚光作用而发生视网膜烧伤。

此外，因核爆炸时火球表面亮度达几百万坎（cd，1cd = 1 烛光/cm^2），相当于太阳表面亮度的十几倍。远处人员睁眼观看强光时，可发生暂时性视力障碍，即闪光盲（flash blindness），闪光盲不属于烧伤。

（二）诊断和治疗

有关烧伤面积、深度的判定及病程分期等与平时烧伤基本相同。治疗上需注意：尽早覆盖创面以减少污染；如有放射性沾染应作清洗处理；根据伤情需要给予镇痛剂、抗休克；将伤员尽快后送至医疗机构。

第八节 化学武器伤

战争中使用毒物杀伤对方有生力量、破坏敌方军事行动的有毒物质称化学战剂或简称毒（战）剂，由此类武器造成的人员损伤称为化学武器伤。化学战剂的种类很多，按临床和毒理作用可分为：①神经性毒剂，如塔崩、沙林、梭曼、VX 等，主要损害神经系统；②糜烂性毒剂，如芥子气和路易剂，主要损害皮肤、眼和呼吸道；③全身中毒性毒剂，如氢氰酸和氯化氰，主要损害呼吸系统；④窒息性毒剂，如光气，主要损害呼吸系统；⑤失能性毒剂，如 BZ，主要损害中枢神经系统；⑥刺激剂，如苯氯乙酮、亚当剂等，主要刺激眼和上呼吸道。化学武器的致伤特点是：毒性强，中毒途径多，持续时间长，杀伤范围广。对化学武器最好是充分利用防护器材进行防护，染毒后尽快消除毒剂，并有针对性地进行抢救和治疗。

第九节 战伤复合伤

战伤中，凡两种或两种以上性质不同的杀伤因素（如放射线、热辐射、冲击波、化学战剂等）同时或相继作用于同一人体所造成的损伤称为战伤复合伤（war combined injury）。

一、核爆炸复合伤

核爆炸复合伤（nucleo-combined injury）分为放射性复合伤和非放射性复合伤两类。命名时按先重后轻的原则，如放烧冲复合伤，表示此种复合伤中放射损伤最重，烧伤其次，冲击伤最轻。

放射性复合伤的特点是死亡率增高（超过各单项伤的死亡率之和）、造血组织破坏感染加重，病程发展快而重。烧冲复合伤在死亡率、休克、感染、心肺损伤等方面也有不同程度的加重效应，但总体上不如放射复合伤那样突出。

对战伤复合伤的诊断主要依据受伤史、体表烧伤情况、早期症状体征和白细胞检查等。

战伤复合伤的治疗原则是：对单一伤的有效救治措施，同样也适用于复合伤，但要考虑到复合伤伤情，特别是互相加重效应的特点。重点解决主要损伤，兼顾次要损伤。

放射复合伤的外科治疗应注意如下几点：

手术时机：除伤后因严重休克需进行复苏外，原则上应尽早手术，争取在极期（危重期）到来前伤口愈合。极期中手术，易加重出血和感染，伤口又不易愈合，故仅限于作紧急救治手术。如需要

笔记栏

作的手术较大,伤情又较严重,则不应勉强作早期手术,待恢复期病情较为稳定时进行。

麻醉选择:局麻和硬膜外麻醉在整个病程中均可应用。笑气、硫喷妥钠在初期和假愈期中也可应用,较安全。

损伤创面的处理:处理基本原则和方法与一般烧伤相同。但应尽一切努力,在极期来到前消灭创面。

骨折的处理:放射损伤复合骨折时愈合缓慢,故固定时间常较单纯骨折延长 1/4~1/2 倍。在有放射性沾染时,髓内钉固定易引起感染和骨坏死,故不宜采用。开放性骨折,特别是创面有放射性沾染时,应尽早作初期外科处理,彻底清除血块、异物和坏死组织,伤口作延期缝合。其余处理的原则与单纯骨折时相同。

二、毒剂复合伤

创伤合并有毒(战)剂伤害称为毒剂复合伤(chemico-combined injury)。

特点是:容易发生休克(中毒性或创伤性休克);创伤部位容易出血及再生修复过程延缓,伤口愈合慢;容易继发感染(局部或全身性)和各种并发症(如骨折不易愈合或畸形)等。

(一)临床表现

1. 神经性毒剂(沙林、梭曼、VX 等) 此类毒剂经伤口吸收后不久,局部出现持续性肌颤。数分钟至半小时内出现全身中毒症状,如流涎、出汗、呼吸困难、惊厥、昏迷等。血液检查可发现胆碱酯酶活力明显下降。

2. 糜烂性毒剂(芥子气、路易剂) 此类毒剂可直接引起皮肤或黏膜化学性烧伤,并可吸收引起全身中毒。

芥子气染毒的伤口,最初可见油状液滴,有大蒜样气味。数小时后发生红斑水肿,1 天后伤口周围皮肤出现水疱。以后数日,组织坏死逐渐扩大,由表面糜烂而致深层溃疡,并常发生感染,伤口愈合缓慢,愈合后常有瘢痕形成和色素沉着。

毒剂经伤口进入体内后,数小时可引起全身中毒,出现神经、消化、造血、呼吸、循环等系统的症状和体征;其致死剂量可减少到皮肤完整时的 1/5~1/4。

路易剂染毒的伤口,染毒当时立即发生局部剧痛,染毒处可见有液滴,并有天竺葵叶汁气味,伤口组织常有青灰色斑点,肌肉如煮熟状。几十分钟后伤口发生出血和水肿,组织坏死严重。伤口愈合延缓,但较芥子气略快。路易剂全身吸收作用比芥子气强,症状发展快,常出现休克、体温下降、肺水肿和中枢神经抑制症状。

3. 窒息性毒剂(双光气) 双光气伤口染毒时,局部疼痛较剧烈,易出血。数小时内可出现明显肺水肿。

(二)诊断

(1)中毒史:怀疑或确定敌人使用化学武器后,就应考虑到有发生毒剂复合伤的可能性。在此基础上,进一步了解敌人施用化学毒剂的时间、地点和种类,并弄清伤员受伤的地点、伤口有无液滴和特殊气味。

(2)症状体征:仔细观察伤口局部的变化,如出血、水肿水疱、肌颤和色泽等,注意全身性中毒的临床表现。

(3)化验检查:有目的地进行有关毒剂中毒的化验检查,如神经性毒剂中毒时测血液胆碱酯酶活性,芥子气中毒时测血液化学和血象变化,路易氏剂中毒时测尿中砷含量等。

(4)毒剂检验:从敷料和伤口分泌物取样作毒剂鉴定,如能在鉴定前了解到防化分队现场毒剂侦察的结果,则更有利于毒剂的鉴定。

(三)救治

如发生毒剂复合伤,伤员数量可能较多。由于毒剂吸收快,伤情发展迅速,故应及早救治。

1. 急救 对中毒者,要强调自救、互救。使用制式防毒面具或就便防护器材,迅速撤离染毒区。如发现眼睛、皮肤或服装染毒时,应尽快消毒。对伤口及周围皮肤上的毒剂液滴,可用纱布等敷料蘸吸,然后包扎后送。四肢的伤口,尤其是怀疑有染毒时,应在其近侧端扎上止血带,以防毒剂进一步吸收。发现有全身中毒症状时,应及时给予相应的抗毒剂和其他急救措施。

2. 治疗 对有全身中毒症状者,除采取各种对症性措施外,特别要注意保持呼吸道通畅,保护心肺功能。对路易剂和窒息性毒剂中毒的伤员,要积极防治肺水肿,如给予氨茶碱、甘露醇、高渗葡萄糖液等;心功能减弱者可给予毒毛旋花子甙 K 等强心剂。大面积芥子气烧伤时要早期补充足量液体,输注全血。

复合有神经性毒剂的损伤,要积极治疗神经性毒剂所致的中毒。

对各种复合创伤进行外科手术时要加强防护,备有橡皮或塑料围裙、手套等皮肤防护用品,并使用消毒剂,以防再度染毒。

(曹 力)

笔记栏

第十五章 烧伤、冷伤、咬螫伤

第一节 热力烧伤

案例 15-1

患者,男,27 岁,面颈、胸腹及四肢等多处火焰烧伤后 2 小时入院。

患者约 2 小时前在陈旧的办公楼三楼办公,因电源线老化而引发楼内起火。火势扩散迅速,患者在脱离火灾现场的过程中,面颈、胸腹及四肢等多处被火焰烧伤,且吸入较多灼热烟雾。脱离火灾现场后即被送往医院。

体格检查:T 37.9℃,P 120 次/分,R 26 次/分,BP 75/50mmHg,体重 74kg。神志清楚,精神较差,意识淡漠,口渴,肢端湿冷。发育正常,营养中等。面颈、胸腹部、双上肢、双臀部、双大腿、双小腿、会阴部烧伤;头发及眉毛烧焦,鼻毛烧焦缺如,鼻腔有黑色焦炭样物。声音嘶哑,干咳并咳出少量碳末痰。咽部充血红肿,面颈部肿胀明显。双大腿前面、腹部及脐周创面有多处散在片状蜡白样病变区,痛觉消失,隐约可见粗大血管网。双上肢大部分疱皮脱落,创面微红,红白相间,痛觉迟钝。其余大部创面有大小不等的水庖,疼痛明显。心率增快,心音低弱,呼吸急促,双肺呼吸音增粗。

辅助检查:血常规检查血红蛋白 178g/L、白细胞 14.4×10^9/L、中性粒细胞 88.9%。尿常规颗粒管型(+),尿红细胞计数 45 个/μl,尿白细胞计数 20 个/μl。血生化检查 K^+ 3.8mmol/L、Na^+ 134mmol/L、Cl^- 104mmol/L、Ca^{2+} 2.2mmol/L。心电图(ECG)检查心率 120 次/分、窦性心动过速。

问题:

1. 如何估算烧伤创面的面积和判断烧伤创面的深度?如何估计烧伤的严重程度?
2. 如何诊断吸入性损伤?
3. 如何制定烧伤休克的早期补液方案?

由热力、电流、化学物质、放射线等造成的组织损伤泛称为烧伤(burn)。通常所说的烧伤是指比较常见的热力烧伤(thermal injury),是由热力(如火焰、灼热的气体或液体等)引起的组织损伤。

一、烧伤的现场急救与转送

(一)现场急救

1. 迅速脱离热源、去除致伤原因 发生热力烧伤后,受伤人员应尽快脱离热源,如脱离火灾现场、扑灭燃烧火焰、脱去着火或沸液浸湿的衣裤等;可以就地缓慢翻滚压灭火焰,用水浇灭火或跳入附近水池河沟内灭火。切忌奔跑呼叫或双手扑打灭火,以免风助火势引起头面颈、双手和呼吸道烧伤。脱离热源后及时用自来水或清洁的凉水淋洗、浸泡、湿敷创面,可阻止热力继续加深创面、缓解疼痛。

2. 保护受伤部位 为避免进一步污染,最好用吸水性好的消毒敷料覆盖包扎烧伤创面,现场无消毒敷料时可利用清洁被单、衣服等做简单覆盖包扎。创面不能涂擦有色外用药物,以免影响对烧伤创面深度的判断。

3. 迅速处置危及生命的紧急情况 烧伤同时合并有窒息、出血、开放性胸部损伤、中毒等紧急情况应给予及时处理;特别要注意保持呼吸道通畅,在条件允许的情况下,对缺氧患者应及时给予面罩吸氧或行气管插管吸氧。合并 CO 中毒者应尽快移至通风处。

(二)转送

(1)轻度烧伤病人现场急救后即可转送。大面积严重烧伤病人原则上应首先在当地医疗机构尽早展开救治,避免早期长途转送。必须转送者也要在休克被控制、全身状况基本稳定之后进行。

(2)确定转送的患者要建立稳妥可靠的静脉输液通道、留置导尿管,以便在转送途中不间断的进行有效的液体复苏治疗。在转送途中根据患者口渴、烦躁、心率、血压、尿量等调整输液速度。

(3)转送过程中要保证呼吸道通畅。大面积烧伤患者最好完成气管切开后再转送。转送过程中还应对复合外伤进行观察和处理。为稳定患者情绪可适量应用镇静、镇痛药物。

二、烧伤伤情判断

烧伤伤情判断的基本依据是烧伤面积和深

度、是否存在吸入性损伤及吸入性损伤的严重程度。

(一) 烧伤面积估算

一般采用中国新九分法估算烧伤面积，即将人体全身体表面积划分为 11 个 9%，另加 1% 构成 100% 的体表面积。成人头面颈部占体表面积 9%（1×9%）；双上肢各占 9%（2×9%）；躯干前后各占 13% 及会阴占 1%（3×9%）；臀部及双下肢占 46%（5×9%+1%）（图 15-1，表 15-1）。

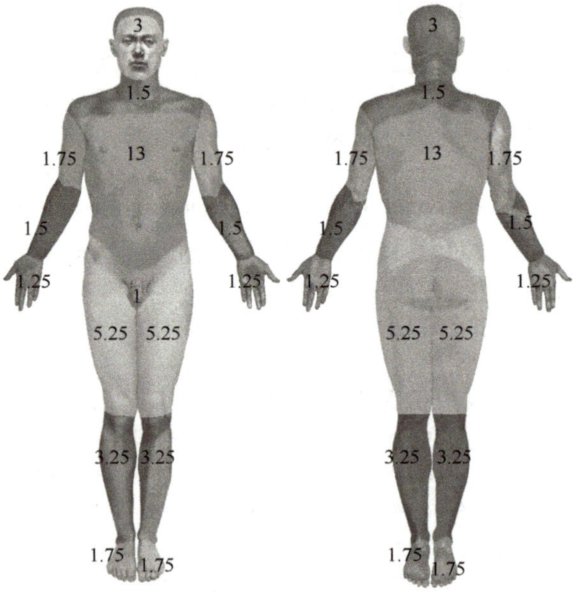

图 15-1 成人体表各部所占百分比示意图

表 15-1 中国新九分法

部位		占成人体表%		占儿童体表%
头颈	发部	3	9	9+(12-年龄)
	面部	3		
	颈部	3		
双上肢	双上臂	7	9×2	9×2
	双前臂	6		
	双手	5		
躯干	躯干前	13	9×3	9×3
	躯干后	13		
	会阴	1		
双下肢	双臀	5*	9×5+1	9×5+1-(12-年龄)
	双大腿	21		
	双小腿	13		
	双足	7*		

*成年女性双臀和双足各占 6%

儿童躯干和双上肢体表面积所占百分比与成人相似。但头大下肢小，并且随着年龄的增长而变化，一般按下述方法计算儿童头颈部与双下肢烧伤面积：头颈部面积=[9+(12-年龄)]%，双下肢面积=[46-(12-年龄)]%（表 15-1）。

不论性别与年龄，病人五指并拢的一个手掌面积约为其体表面积的 1%，如医务人员手的大小与患者接近，可用医务人员手掌估算患者的烧伤面积，此法称之为烧伤面积手掌估算法，用于测算小面积烧伤较为便捷，并可作为九分法的辅助估算方法（图 15-2）

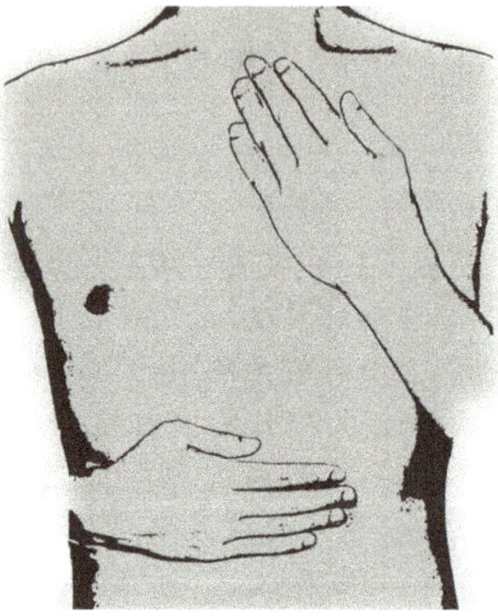

图 15-2 手掌法

手五指并拢单掌面积为体表面积的 1%

案例 15-1

患者为成年男性，面颈部烧伤面积 6%、胸腹部 13%、双臀部 5%、双上肢 18%、双大腿 21%、双小腿 13%、会阴 1%，估算烧伤总面积应为 77% 体表总面积（total body surface aera，TBSA）。

(二) 烧伤深度分类

采用三度四分法，即将烧伤创面的深度分为Ⅰ°烧伤、浅Ⅱ°烧伤、深Ⅱ°烧伤和Ⅲ°烧伤。Ⅰ°烧伤和浅Ⅱ°烧伤又称为浅度烧伤，深Ⅱ°烧伤和Ⅲ°烧伤称为深度烧伤。

1. Ⅰ°烧伤 仅损伤表皮浅层，生发层健在，创面再生能力强。烧伤创面表面红斑、干燥，有烧灼感，3～7 天脱屑痊愈，短期内可有色素沉着。

2. 浅Ⅱ°烧伤 损伤累及表皮生发层和真皮乳头层。局部红肿明显、形成大小不一的水疱，内含淡黄色澄清液体，水疱皮剥脱后创面红润、潮湿、疼痛明显。创面上皮的再生依靠残存表皮生发层和皮肤附件（汗腺、毛囊）上皮的增生。如无感染发生，创面一般在 1～2 周内愈合。愈后通常不留有瘢痕，但多数有不同程度的色素沉着。

3. 深Ⅱ°烧伤 损伤伤及皮肤真皮层，介于浅Ⅱ°和Ⅲ°之间，深浅不一，也可有水疱，水疱皮剥脱后创面微红，红白相间，痛觉较迟钝。由于真皮内尚有皮肤附件残存，其增殖后可形成上皮小岛。如无感染发生，可于 3～4 周内逐渐由上皮小岛扩展融合修复创面，愈合后常出现瘢痕增生。

4. Ⅲ°烧伤　损伤皮肤全层，甚至深达肌肉、骨骼。创面无水疱形成，呈现蜡白或焦黄色，甚至可以发生碳化，痛觉消失，局部温度低，皮层凝固性坏死后形成焦痂，触之如皮革，痂下可见树枝状栓塞的血管。由于皮肤及其附件全部烧毁，无上皮再生来源，创面必须依靠皮肤移植修复。局限的小面积Ⅲ°烧伤创面可依靠周围健康皮肤的上皮爬行覆盖并收缩愈合（图 15-3）。

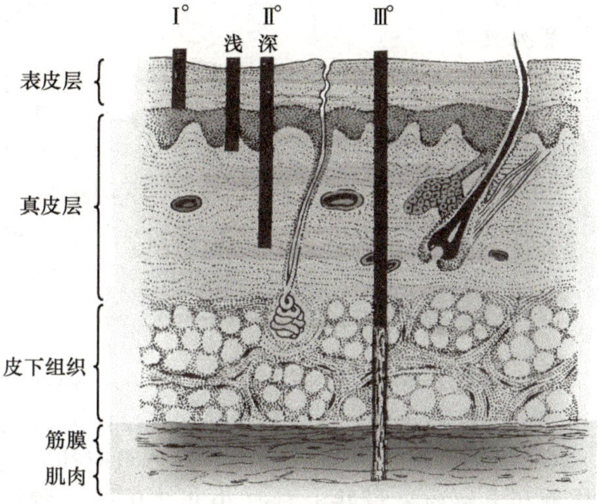

图 15-3　热力烧伤深度分度示意图

案例 15-1

患者为成年男性，面颈、胸腹、双臀、双上肢、双大腿、双小腿、会阴部烧伤。双大腿前面及腹部脐周创面呈现有多处散在片状蜡白样病变区，痛觉消失，隐约可见粗大血管网，考虑为Ⅲ°烧伤，多处散在片状蜡白样病变区可用手掌法估算。双上肢大部分疱皮脱落，创面微红，红白相间，痛觉较迟钝，考虑为深Ⅱ°烧伤。其余大部创面均有大小不等的水疱，疼痛明显，考虑为浅Ⅱ°烧伤。因此，本例Ⅲ°烧伤面积为 9%，深Ⅱ°烧伤面积 18%，浅Ⅱ°烧伤面积 50%，烧伤总面积为 77% TBSA。

（三）烧伤严重性分度

为了指导临床治疗，需要对烧伤的严重程度做出较为准确的评估。国内通常采用下列分度方法：

1. 轻度烧伤　Ⅱ°烧伤面积在 10% 以下。

2. 中度烧伤　Ⅱ°烧伤面积在 11% ~ 30% 之间，或Ⅲ°烧伤面积不足 10%。

3. 重度烧伤　总面积 31% ~ 50% 之间；或Ⅲ°烧伤面积在 11% ~ 20% 之间；或Ⅱ°、Ⅲ°烧伤面积不足上述百分比，但已发生烧伤休克等并发症，或伴有呼吸道烧伤和其他较严重的复合伤。

4. 特重烧伤　烧伤总面积 50% 以上；或Ⅲ°烧伤面积 20% 以上；或已有严重并发症。

案例 15-1

患者为成年男性，面颈、胸腹、双臀、双上肢、双大腿、双小腿、会阴部烧伤。经估算Ⅲ°烧伤面积为 9%，深Ⅱ°烧伤面积 18%，浅Ⅱ°烧伤面积 50%，烧伤总面积为 77% TBSA，伴有吸入性损伤，属特重烧伤。

（四）吸入性损伤

除热力直接损伤呼吸道外，吸入灼热烟雾中所含的大量化学物质（如 CO、氰化物等）也可对呼吸道产生局部腐蚀和全身中毒作用，故称之为吸入性损伤。在相对密闭的火灾现场，死于吸入性窒息者多于烧伤。严重吸入性损伤的处理是烧伤救治中的突出难题。

吸入性损伤的诊断依据为：①发生热力烧伤的现场相对密闭；②有呼吸道刺激症状，咳出碳末痰，呼吸困难，肺部可有哮鸣音；③面、颈、口鼻周围常有深度烧伤，鼻毛烧焦、声音嘶哑。

案例 15-1

办公楼内起火，火灾现场相对密闭；面颈部烧伤，并吸入较多灼热烟雾。体格检查：呼吸急促 26 次/分，鼻毛烧焦缺如，鼻腔有黑色焦炭样物，声音嘶哑，干咳并咳出少量碳末痰，咽部充血红肿明显，双肺呼吸音增粗。诊断为吸入性损伤。

三、病理生理和临床分期

根据烧伤病理生理和临床特点，一般人为地将烧伤的临床过程分为三期，各期均有临床观察与处理的重点。

1. 急性体液渗出期（休克期）　人体组织被热力灼伤后立即出现体液渗出，一般持续到伤后 36~48 小时。小面积烧伤体液渗出量较少，通过人体代偿不会引起全身有效循环血量的改变；大面积烧伤体液大量渗出丢失，引起机体有效循环血量降低而出现休克。大面积烧伤休克属于低血容量性休克，烧伤后逐步发生，伤后 3 小时最为明显，8 小时达到高峰，之后逐渐趋缓；伤后 48 小时开始恢复，渗出的水肿液开始回收，血压逐渐平稳，尿量开始增多。根据上述液体丢失规律，烧伤休克早期的补液速度应遵循先快后慢的原则。

2. 感染期　烧伤后体表皮肤生理屏障作用受损或丧失，组织坏死并有液体渗出，致病菌易于生长繁殖,故在创面完全愈合前均有发生感染的可能。全身性感染可见于大面积严重烧伤患者,在经受了创伤、休克的重度打击后,严重烧伤患者全身抗感染能力低下,早期即可发生全身性感染,而且预后较差。在伤后2~3周,烧伤所造成的凝固性坏死组织开始出现广泛溶解,发生全身性感染的可能性又趋增大。大面积烧伤创面下发生侵入性感染,创面结痂下致病菌数量明显增多,形成烧伤创面脓毒症,创面表现晦暗、糟烂、坏死斑等,严重者亦可致死。早期及时有效地纠正休克、早期切痂或削痂植皮修复封闭创面、及时清除坏死组织等均为防止全身性感染的有力措施。浅度烧伤创面发生感染后其损伤程度可加重加深,还可出现创周组织蜂窝织炎。

3. 修复期　浅度烧伤能够自行修复,深Ⅱ°烧伤靠上皮岛融合修复;Ⅲ°烧伤一般靠皮肤移植修复。

四、烧伤早期处理

烧伤患者入院后,如有明显疼痛可给予镇静止痛药物,酌情进食,依据烧伤面积大小选择口服或静脉补液,制定液体复苏方案,选用抗生素,预防性使用破伤风抗毒素。Ⅰ°烧伤一般只需保持创面局部清洁,Ⅱ°以上烧伤则需行创面清创术。

烧伤创面清创术包括剃除创面周围毛发、清洁创面周围健康皮肤、用灭菌或消毒液冲洗创面、去除创面污垢和异物、包扎创面。面颈与会阴部烧伤创面不适宜包扎而予以暴露。浅Ⅱ°烧伤完整的水疱皮应予以保留,已破裂、脱落的水疱皮或深度烧伤的水疱皮均应去除。

中、重度烧伤按以下程序处理:①仔细询问采集烧伤病史,记录血压、脉搏、心率、呼吸、体重;留置导尿管并开始观察记录每小时尿量、尿比重、尿pH值等。②尽快建立稳妥可靠的静脉输液通道并开始液体复苏。③重度烧伤患者或有严重吸入性损伤者应及早行气管切开。④清创并同时进行烧伤伤情判断、仔细检查有无复合伤、有无环形焦痂压迫等。⑤根据伤情判断,制定补液复苏计划及烧伤休克早期防治措施。

五、烧 伤 休 克

烧伤休克为低血容量性休克,临床表现与失血性休克相似,防治的关键在于早期预防和早期诊断。烧伤休克发生后如不能尽快得到控制可明显增加各种后续治疗的难度。

(一)临床表现与诊断

①心率增快、脉搏细弱、听诊心音低弱;②测量血压早期脉压变小、随后血压下降;③呼吸浅、快;④成人尿量低于20ml/小时;⑤口渴难忍,小儿尤其明显;⑥烦躁不安,是脑组织缺血缺氧的表现;⑦周围静脉充盈不足、肢端湿冷,病人述畏寒;⑧实验室检查有血液浓缩、低血钠、低蛋白、酸中毒等改变。

案例 15-1

患者脉搏120次/分、呼吸26次/分、血压75/50mmHg、口渴,心率增快,心音低弱,呼吸急促,肢端湿冷。心电图(ECG)检查:心率120次/分,窦性心动过速。Na^+ 134mmol/L。诊断为烧伤休克。

(二)治疗

1. 早期补液方案　按照烧伤病人的烧伤面积和体重计算补液量。在烧伤后第一个24小时内,每1%烧伤面积(Ⅱ°、Ⅲ°)按每公斤体重应补充胶体液和电解质液量共1.5ml(小儿2.0ml)。胶体液(血浆)和电解质液(平衡盐液)的比例为0.5:1;广泛深度烧伤或特重烧伤此比例可改为0.75:0.75。另加5%葡萄糖溶液补充需要水分量2000ml(小儿另按年龄、体重计算);总量的一半应于伤后8小时内输入,另一半于以后16小时输入。烧伤后第二个24小时内补胶体和电解质液的量为第一个24小时的一半,补充需要的水分量仍为5%葡萄糖溶液2000ml。

案例 15-1

烧伤总面积为77% TBSA、体重74kg,烧伤后第一个24小时应补充液体总量为:77×74×1.5+2000=10 547ml。因属于特重烧伤,其胶体液输入量为77×74×0.75=4273.5ml,电解质液77×74×0.75=4273.5ml,补充水分需要量为5%葡萄糖溶液2000ml,输入速度先快后慢。第二个24小时胶体液量减半为2136ml、电解质液量减半为2136ml,补充水分需要量仍然为5%葡萄糖溶液2000ml。

常用胶体溶液有血浆、全血、血浆蛋白和血浆代用品,一般以血浆为首选。在血浆来源困难的情况下,可选用血浆增量剂如右旋糖酐,但用量不宜超过1000ml,并尽快以血浆取代。白蛋白溶液价格较高且缺乏球蛋白、凝血因子等,也只是在无血浆供给的情况下使用。平衡盐溶液是最为理想的电解质溶液，其渗透压、电解质、缓冲碱含量及pH均与血浆相似，可以避免单纯输入氯化钠溶液引起的高氯血症，并纠正或减轻烧伤休克引起的代谢性酸中毒。在深度烧伤面积较大的情况下常常出现明显的代谢性酸中毒或血红蛋白尿，输入液体成分中应增配等渗碱性溶液（1.25%碳酸氢钠溶液或1/6mol/L乳酸钠溶液），以纠正代谢性酸中毒并碱化尿液，避免血红蛋白降解产物在肾小管沉积。胶体、电解质溶液和水分应交叉输入，尤其要注意避免自开始就输入大量水分而加重低钠血症。低钠血症可导致脑细胞“水中毒”，小儿反应明显，表现为神志恍惚、高热、呕吐、惊厥、昏迷甚至死亡。

2. 输液速度与输液成分的调整　根据患者临床表现、观察记录结果，适时分析调整输液速度与成分。观察项目应包括：①尿量：要求成人尿量均匀维持在30～50ml/h，低于20ml/h应加快补液、高于50ml/h则放慢补液速度。有血红蛋白尿者尿量要求偏多；有心血管疾病、复合脑外伤或老年人则尿量要求偏低。②神志：神志清楚、安静合作可视为循环良好。③末梢循环：肤色红润、肢体温暖、脉搏心跳有力、静脉和毛细血管充盈良好为末梢循环良好的表现。④血压、心率：应维持收缩压在12.0kPa（90mmHg）以上，脉压2.6kPa（20mmHg）以上，心率在120次/分以下。⑤呼吸：维持呼吸平稳，如有呼吸增快应考虑是否有缺氧、代谢性酸中毒、肺水肿、急性肺功能不全等，应及时调整补液方案。⑥有无烦渴：口渴原因复杂，一般不以此作为加速补液的依据，但有烦渴时应加快补液速度。⑦血液浓缩：大面积严重烧伤早期血液浓缩常常难以完全纠正，如不明显且循环情况良好无需强行纠正，以免输液过量。⑧中心静脉压：应维持在0.784～1.176kPa（8～12mmH_2O），一般血压低、尿量少、中心静脉压低表明回心血量不足，应加快补液速度；中心静脉压高而血压低，多表明心输出能力差，应慎重补液。

3. 其他治疗措施　酌情应用镇静、镇痛药物对防治休克有一定作用。经上述积极治疗仍不能有效控制休克时，应考虑其他药物治疗，如应用强心药物、血管活性药物、肾上腺皮质激素等药物，及时处理并发症。

六、烧伤全身性感染

全身性感染是烧伤较常见的并发症，也是大面积烧伤致死的主要原因，病死率高达60%。引起烧伤全身性感染的常见致病菌有金黄色葡萄球菌、铜绿假单胞菌和肠道革兰染色阴性杆菌。烧伤全身性感染的发生与烧伤休克的严重程度以及是否得到及时纠正密切相关。发生途径也是多方面的，可由创面感染直接引起，也可由静脉留置导管感染等原因造成。临床需要密切观察病情变化才能做出早期诊断。

（一）诊断

①体温变化：出现较早，体温骤升或骤降，起病时常伴有寒战。体温不升者提示革兰阴性杆菌感染。②精神症状：出现也较早，可兴奋多语、定向障碍，随后可出现错觉妄想，甚至躁动，也可表现为嗜睡、淡漠，甚至昏迷。③心率加快（成人140次/分以上）。④呼吸改变：呼吸急促，严重者出现成人呼吸窘迫综合征。⑤创面改变：创面周围急性炎症浸润明显，渗出增多、创缘变锐、创面加深、生长停滞、腐败恶臭、出血点增多或出现出血斑。⑥消化道症状：食欲减退、恶心腹胀。⑦实验室检查：白细胞计数骤升或骤降、中性粒细胞中毒颗粒增多，其他如尿素氮、肌酐清除率、血糖、血气分析等可发生异常改变。⑧血压下降多属晚期症状。

（二）防治

防治原则与措施有全身支持疗法、消除与杜绝感染来源、合理有效应用抗菌药物、精心护理及无菌隔离等。

1. 全身支持疗法　①鼓励病人树立战胜伤痛的信心和决心，积极配合治疗，确保病人有足够的睡眠与休息。②积极预防烧伤休克的发生，已发生烧伤休克者应及时给予纠正，并设法减轻休克的程度和缩短休克的病程。③加强营养：烧伤病人能量消耗大，应设法予以补充营养。大面积烧伤患者可少量多次输注复方氨基酸、脂肪乳、全血等。加强营养有助于防止发生贫血和低蛋白血症，增强病人抗感染能力和愈合能力。④纠正水和电解质代谢紊乱：常见有脱水、低钾血症、代谢性酸中毒等。每日补充水分，一般维持尿量在1000ml/天；及时补钾；根据血气分析检测结果纠正酸碱平衡紊乱。

2. 及时消除与杜绝感染来源　烧伤创面是全身性感染致病菌的主要来源，烧伤创面损伤程度愈深愈有利于感染的发生与发展。积极正确处理创面是消除与杜绝感染来源的最重要措施，尤其对深度烧伤创面应尽早进行切痂或削痂，皮片移植覆盖修复创面，愈合后即可消除感染的来源。

3. 精心护理与无菌隔离　烧伤患者护理工作量大，护理工作的好坏直接影响治疗效果。要遵守无菌操作原则，设法保持静脉通道稳妥可靠；做到气管插管护理耐心细致、安全正确使用翻身床、

笔记栏

出入量记录详实可靠等，都有利于大面积烧伤病人的临床治疗与康复。进行暴露疗法的大面积烧伤患者为防止或减轻创面感染，应实施无菌隔离，重点是接触隔离。室内定时通风保持干燥，医护人员要勤洗手，操作时戴手套，使用物品都要特别注意除污、消毒、灭菌等。

4. 合理有效应用抗菌药物 小面积浅度烧伤可不用或短期应用抗菌药物，大面积深度烧伤要尽早应用抗菌药物，用药时间也较长。可根据创面分泌物性状和细菌培养结果选用抗菌药物。发生全身感染时抗菌药物的使用要及时、足量、联合；感染控制后及时停药，不能完全依赖体温来决定是否停用抗菌药物，因创面未痊愈前难免有一定程度的体温升高。长时期使用广谱抗生素可造成菌群失调或二重感染。

七、烧伤创面处理

Ⅰ°烧伤除保持创面清洁、保护烧伤局部外，一般无需特殊处理。小面积或肢体浅Ⅱ°烧伤多采用包扎疗法，水疱皮完整应予保存，亦可抽出水疱液后消毒包扎，水疱皮可保护创面并利于创面愈合；应注意肢体包扎不宜过紧。

大面积烧伤、面颈部和会阴部烧伤采用暴露或半暴露疗法；采用暴露疗法时室温要保持在30℃以上，易于创面保持干燥。深Ⅱ°度以上深度烧伤应尽早去痂植皮修复。手术去痂分为切痂和削痂。切痂主要用于Ⅲ°度以及手、关节等功能部位的深度烧伤，切痂平面除手背和颜面外一般达深筋膜浅层，切痂后创面自体皮片移植修复；深Ⅱ°度烧伤早期可行削痂术，方法与用滚轴刀切取皮片相似，削痂削除了坏死组织，使创面变得新鲜，在新鲜创面上进行皮片移植或敷料包扎后创面易于愈合。大面积烧伤病人残存正常皮肤很少，覆盖创面可采用大张异体皮开洞嵌植小块自体皮，也可采用异体皮下移植微粒自体皮。此外，为解决创面覆盖难题，人表皮培养技术有较快发展并有成功应用于临床的报道，对人工皮肤也有较多研究并已有产品在临床使用。

烧伤创面局部均需涂抹外用抗菌药物，常用药物为磺胺嘧啶、磺胺米隆等。创面避免涂用深色药物以免影响创面观察。已感染烧伤创面更应积极换药，局部可用湿敷、淋洗、浸泡等方法充分引流，彻底去除坏死组织，及时予以覆盖，全身应用抗生素。

八、皮肤移植术

笔记栏

自体皮肤移植分为游离皮肤移植和带蒂皮肤移植两大类；前者称为游离皮片移植，后者称为皮瓣移植。同种异体皮肤移植只能短期存活，异种皮肤则存活时间更短，只能起到临时覆盖创面的作用。

（一）游离皮肤移植（皮片移植）

1. 移植皮片的厚度及特点 分为4种：①刃厚皮片：成人厚度为0.15~0.25mm，包含表皮和部分真皮乳头层。刃厚皮片移植后易于成活但远期收缩明显，不耐磨；供皮区损伤轻微易于愈合，可以重复取皮。②中厚皮片：厚度0.3~0.6mm，包含表皮和真皮的1/3~1/2厚度，移植后较易成活，适用于关节、手背等功能部位的修复。③全厚皮片：含皮肤全层，存活后远期效果好，其弹性、色泽等近似正常。但全厚皮片取皮量有限，如大块切去则供皮区缺损难以缝合，需另行植皮修复。④保留真皮下血管网皮片：包括全层皮肤、真皮下血管网、少量皮下脂肪，是游离皮肤移植最厚的一种。适用于皮肤全层缺损、轻度凹陷部位的修复。

2. 移植皮片的切取方法 ①滚轴式取皮刀切取法：主要用于刃厚皮片的切取，也可用于中厚皮片的切取。②鼓式切皮器切取法：主要用于各种厚度的中厚皮片的切取。③手术刀切取法：主要用于全厚及保留真皮下血管网皮片的切取（图15-4）。

3. 烧伤植皮的常用方法有 ①大张中厚（厚断层或薄断层）自体皮片移植：常用于手等功能部位切痂或削痂后的创面、清创彻底的肉芽创面、颜面部深度烧伤创面。皮片成活后外观质地较好。②小片或邮票状刃厚、薄断层自体皮片移植：多用于自体皮来源充足的中小面积烧伤、深度烧伤切痂或削痂后的创面修复。皮片成活后瘢痕增生较少。③点状刃厚皮片移植：易于成活，适用于大面积烧伤创面修复，皮片成活后瘢痕增生较多，外观及功能欠佳，颜面、功能部位不适用。④大张异体皮开洞嵌植小片自体皮：广泛深度烧伤大面积切痂或削痂后创面覆盖。⑤网状自体皮移植：将切取的大张中厚自体皮片戳出均匀密集的孔洞，舒展拉开皮片成网状移植于创面，四周缝合固定。适用于大面积切痂或削痂后创面覆盖。⑥微粒皮移植：适用于广泛深度烧伤患者大面积切痂或削痂后创面修复。方法是将断层自体皮片剪成1~2mm直径的微粒，均匀的撒布于创面，外敷大张异体皮，微粒自体皮成活扩张后覆盖创面，异体皮脱落。

（二）带蒂皮肤移植（皮瓣移植）

1. 皮瓣移植适应证 ①主要用于深部组织外

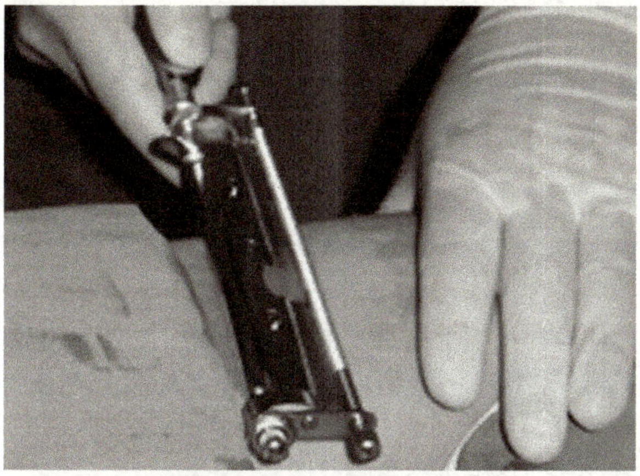

A

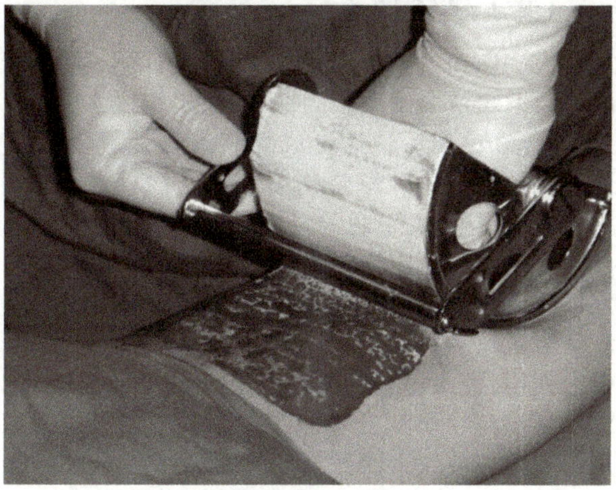

B

图 15-4 皮片切取法

A. 滚轴切皮刀取皮法;B. 鼓式切皮器取皮法

露创面的修复,如深度烧伤或严重电击伤后深部大血管、神经甚至骨关节外露的修复。②烧伤后鼻、耳廓等缺损的再造修复。③烧伤或电击伤后洞穿性缺损的再造修复。④外观或功能要求较高部位的修复治疗。

2. 移植皮瓣的分类 分为任意皮瓣和轴型皮瓣两大类。任意皮瓣的设计一般遵循 1.5∶1 的长宽比,不要跨越人体正中线,转移时注意蒂部不能扭转。皮瓣蒂部含有知名血管的皮瓣称之为轴型皮瓣,常见的有岛状皮瓣、肌皮瓣、游离皮瓣等。

3. 皮瓣移植的并发症 ①感染:感染发生后皮瓣可部分或全部坏死。②血肿或血清肿:术中彻底止血、术后充分引流可以预防其发生。③皮瓣撕脱:术后应包扎固定牢靠,密切观察;如已发生需二次手术缝合固定。④皮瓣血运障碍:动脉性血运障碍主要表现为皮瓣缺血,静脉性血运障碍表现为皮瓣淤血肿胀。皮瓣发生血运障碍需及时处理,如应用血管活性药物、拆除部分缝合线、解除皮瓣蒂部受压或扭转等。

案例 15-1

诊断:

1. 火焰烧伤 77% TBSA(浅Ⅱ°50%、深Ⅱ°18%、Ⅲ°9%)

2. 吸入性损伤

3. 烧伤休克

诊断要点:

1. 全身多处火焰烧伤病史。

2. 双大腿前面及腹部脐周创面呈现有多处散在片状蜡白样病变区,痛觉消失,隐约可见粗大血管网。

3. 双上肢大部分疱皮脱落,创面微红,红白相间,痛觉较迟钝。

4. 大部分创面均有大小不等的水疱,疼痛明显。

5. 鼻毛烧焦缺如、鼻腔有黑色焦炭样物、声音嘶哑、干咳并咳出少量碳末痰、咽部充血红肿、面颈部肿胀较明显。

6. 脉搏 120 次/分、血压 75/50mmHg、心率加快,口渴,心音低弱,肢端湿冷。心电图(ECG)检查:心率 120 次/分,窦性心动过速。

治疗原则:

1. 住烧伤重症病房,尽快建立稳妥可靠的静脉输液通道。急查血常规、血生化、血气分析、血型、交叉配血等;留置导尿,进行烧伤特别护理,详细记录出入量等。

2. 尽早行气管切开、保持呼吸道通畅。

3. 及时开始烧伤休克液体复苏治疗。

4. 注射破伤风抗毒素预防破伤风。

5. 病情平稳后行创面早期处理,清创后选择包扎或暴露疗法。

6. 早期、足量、联合应用抗菌类药物。

第二节 电烧伤和化学烧伤

一、电 烧 伤

电烧伤(electric burn)主要包括电弧烧伤和电接触烧伤,是电能转化成热能而引起的组织损伤。电弧烧伤的临床特点和急救治疗与火焰烧伤基本相同;电接触烧伤为电流进入人体后转化为热能所造成的深部组织损伤。本章重点介绍电接触烧伤。

(一) 致伤机制

电流对人体组织细胞造成损伤的严重程度取决于进入人体电流强度的大小、电流的性质、电压

笔记栏

的高低、人体触电的部位、触电时间的长短等。进入人体的电流强度大、电压高、触电时间长则造成的组织损伤重。电流转化为热能的多少取决于电流所经过组织电阻的大小，电流通过电阻大的组织时局部产生热能也大；人体组织电阻大小依次为：骨骼、脂肪、肌腱、皮肤、肌肉、血液和神经。

电流穿过皮肤进入人体后，迅速沿电阻低的血液和血管神经前行，导致全身性损伤；局部血管壁变形和血栓形成。也可造成关节屈面烧伤。

（二）临床表现

1. 全身损伤 轻者恶心、心悸、头晕、短暂意识障碍；严重者可立即发生神志丧失、室颤、呼吸心跳骤停，经及时抢救多可恢复。

2. 局部损伤 电流通过人体有"入口"和"出口"。入口损伤重于出口，皮肤烧伤面积一般不大，呈椭圆形状，中心部位炭化。电烧伤对人体组织破坏严重，损伤可深达骨骼、肌肉、内脏，故电烧伤后常常发生组织的进行性坏死，一般在伤后一周坏死范围明显增大。临床可表现成群肌肉、骨骼甚至肢体坏死；组织坏死后局部大血管可自发破裂而继发大出血。局部坏死组织容易发生严重感染，如并发气性坏疽则可造成更为严重的后果。

（三）救治

1. 早期处理

（1）急救：立即使用不导电物体如木棍拨开电源、关闭电闸，尽快使触电者脱离电源。有心跳和呼吸骤停者立即进行心肺复苏，并心电监护2～3天。

（2）液体治疗：液体补充量要多于体表烧伤面积估算量，因除皮肤烧伤外常有深层组织严重损伤。另外可能发生广泛肌肉与红细胞破坏而释放大量血（肌）红蛋白，出现严重血（肌）红蛋白尿，在酸中毒的情况下血（肌）红蛋白容易沉积于肾小管，促使急性肾衰的发生。为保护肾功能输入液体中要增加碱性溶液以适当碱化尿液，输入甘露醇利尿也可保护肾功能。

（3）早期切开减压：尽早行筋膜和焦痂切开有利于减轻筋膜腔内和焦痂水肿压力，改善局部血液循环，减少组织坏死。

2. 清创 应在电烧伤后10天内尽早清创，彻底切除坏死失活组织。坏死皮肤组织切除后，无深部组织暴露者可行游离皮肤移植修复；如有肌腱、血管、神经甚至骨骼深部组织外露，应行皮瓣移植修复。电烧伤部位广泛或一次清创难以彻底时，可考虑分次逐渐清创，延迟植皮或二期皮瓣移植修复。电烧伤患者的损伤血管有随时破裂而发生继发性大出血的可能，故入院后床旁应备有止血带、急症手术包等。当发生紧急出血时，用止血带止血或即刻床旁手术结扎破裂血管止血。

笔记栏

3. 抗生素 电烧伤为开放性损伤，伤后应常规注射破伤风抗毒素并应用有效的抗生素。

二、化学烧伤

化学烧伤（chemical burn）除由化学物质与人体接触部位发生化学反应释放热能引起人体组织损伤外，某些化学物质尚具有特殊的致伤机制。化学烧伤的严重程度取决于致伤化学物质的性质、浓度、接触量及接触时间。

（一）酸烧伤

酸烧伤多由硫酸、盐酸、硝酸等引起。高浓度酸可使组织蛋白发生凝固性坏死、组织脱水，一般无水疱形成，伤后快速形成的焦痂限制了酸向深部组织的侵蚀。硫酸烧伤后焦痂呈深棕色，硝酸为黄棕色，盐酸为黄色。早期判断深度较困难，一般焦痂颜色越深则烧伤越深。急救时可用大量清水冲洗烧伤部位，其他处理与热力烧伤基本相同。

氢氟酸为氟化氢的水溶液，有溶解脂肪和脱钙的作用，侵入深层可引起软组织和骨骼坏死，有剧烈疼痛感。早期处理除用大量清水冲洗外，可用氧化锌甘油软膏涂抹，氯化钙或硫酸镁湿敷，也可于创周浸润注射加入1%普鲁卡因溶液的5%～10%葡萄糖酸钙注射液（0.5ml/2cm^2），使氟氢酸化合成氟化钙，以减轻损伤。

（二）碱烧伤

氢氧化钠（钾）、氨水等强碱作用于组织可使组织脱水，与组织蛋白形成碱性复合物，被脂肪组织皂化可产热，造成对组织的进一步损伤。碱离子可向周围及深层组织穿透，故碱烧伤后创面可继续扩大和加深。强碱烧伤创面呈黏滑或皂状焦痂，色潮红，有小水疱，一般都较深。焦痂或坏死组织脱落后创面凹陷，经久不愈。碱烧伤后用大量清水冲洗创面，一般不用中和剂。

（三）磷烧伤

白磷与空气接触可自燃而引起热力烧伤。磷氧化产生P_2O_3和P_2O_5，为强氧化剂，遇水后形成磷酸与次磷酸可引起酸烧伤。经创面吸收或呼吸道吸入可引起广泛内脏损害和全身中毒。

现场急救应立即去除污染衣物，以浸湿敷料覆盖创面，防止残留磷颗粒自燃。尽快去除创面上的磷及化合物磷酸。清创时可用1%硫酸铜溶液涂抹经大量清水冲洗后的创面，残余磷颗粒形成不再燃烧、黑色无毒的磷化铜，便于识别清除。

磷易溶于油质而被吸收，故伤口忌用油纱敷料，可用3%～5%磷酸氢钠溶液湿敷料包扎。深度烧伤创面应尽快清创后植皮修复。加大输液量、静脉滴注葡萄糖酸钙及利尿剂可减轻全身磷中毒。

第三节　冷　　伤

低温引起的人体组织损伤称为冷伤（cold injury），分为冻结性冷伤、非冻结性冷伤和冻僵。

一、冻结性冷伤

人体组织局部冻结而发生的损伤称为冻结性冷伤（frost cold injury），是狭义的冻伤，多发生于意外事故、战时、接触液氮等制冷剂。

（一）病理特点

人体局部组织接触生物冰点（−3.6～−2.5℃）以下低温时，血管发生强烈收缩。如接触时间过长或接触温度过低，细胞内、外液形成冰晶，细胞可脱水、变性，血液高凝、血栓形成。冻伤复温后局部血管扩张、充血、渗出，细胞肿胀、破裂。损伤局部炎症反应剧烈，组织缺血缺氧，发生坏死。

（二）临床特点

1. Ⅰ°冻伤　损伤表皮层。局部充血、水肿，呈现红色或紫红色。复温后皮肤热而干燥，自觉局部痒感、灼热、麻木，数日后自愈。

2. Ⅱ°冻伤　损伤真皮层。有水疱形成，水疱周围组织充血、水肿。疼痛明显，也可自愈。

3. Ⅲ°冻伤　损伤累及全层皮肤以及皮下组织。形成厚壁水疱，水肿明显，皮肤呈紫红、紫绀或青紫色。

4. Ⅳ°冻伤　损伤累及肌肉和骨骼。皮肤紫蓝色、青灰色。无水疱或出现少数小的血性水疱。水肿出现较晚但较明显。局部组织温度低，痛觉和触觉丧失。2～6周后干性坏死脱落形成残端或创面，合并感染后组织发生腐烂或湿性坏死，合并气性坏疽则危及生命。

（三）治疗

1. 急救和复温　尽快脱离低温环境和冰冻物质，温水化解冻结衣裤、鞋袜后将其去除。急救的关键是迅速复温，但不能用高温火炉烘烤。一般快速复温的方法为：用40～42℃恒温温水浸泡冻伤部位，时间30分钟左右可使体温接近正常。浸泡时间不宜过长，浸泡时可适当按摩局部。如疼痛剧烈，可服用镇静或镇痛药物。

2. 局部治疗　Ⅰ°冻伤保持创面清洁干燥，数日后自愈。Ⅱ°冻伤经复温、清创后给予包扎或暴露，疑有感染者局部应用抗菌药物。Ⅲ°、Ⅳ°冻伤待其坏死组织界线清楚时予以彻底清创，根据组织缺损深度和范围选择修复方式，并发肢体湿性坏疽或气性坏疽者常需要截肢。

3. 全身治疗　①注射破伤风抗毒素。②应用改善肢体血液循环的药物和活血化瘀的中药。③全身应用抗生素防治感染。④支持疗法：补充热量、蛋白质、维生素等。

二、非冻结性冷伤

发生于冰点以上（0～10℃）的低温和潮湿环境。常见有冻疮（chilblain）、战壕足（french foot）和浸渍足（immersion foot）等，多有个体易感因素。

（一）冻疮

我国入冬和初春季节常见。好发于身体暴露部位和肢体末梢，手足多见。病变为真皮血管炎症反应，血管扩张、充血、渗出。起病时皮肤出现红斑、发绀、发凉、肿胀，有灼热、灼痛感。可出现水疱，合并感染后形成浅表溃疡或糜烂。无感染发生者一般在离开低温环境后可自愈。温水浸浴、局部涂沫防冻霜剂和1%呋喃西林霜剂可加快愈合。

（二）战壕足和浸渍足

战壕足于低温、潮湿的壕沟停留时间过长后发生，浸渍足则是长时间在冷水中浸泡所引起。下肢长时间姿势固定、缺乏活动，血液循环差也是重要的发病诱因。病变肢体血液循环紊乱、血栓形成，组织变性坏死。战壕足早期血管充血明显，晚期肌肉变性、坏死、蜂窝织炎。浸渍足早期足背发亮肿胀、动脉搏动消失，充血出现水疱，皮温下降，重者组织坏死。

预防措施包括避免长时间在冷水和潮湿环境中停留、寒冷环境作业时穿戴防水防寒服装鞋帽、肢体多做运动等。治疗原则为快速复温、预防感染、改善肢体血液循环和对症处理。

三、冻　　僵

人体全身处于低温环境中，如长时间在野外暴风雪低温环境中发生全身冻伤时，体温由表及里逐渐降低。当人体中心体温（肛温）低于35℃以下时称体温过低，即冻僵。

（一）临床特点

人体中心体温（肛温）过低时，多数人难以控制自己的动作,肢体乏力、僵硬;逐渐出现意识模糊、判断力差、昏迷、血压下降、心率和呼吸减慢;以至昏迷,心律失常、呼吸抑制,最终心跳、呼吸停止。得到救治后常出现肺炎、肺水肿、心肾功能不全、休克、脑水肿等并发症。

(二) 救治

救治原则为尽快复温,复温过程中要监护生命体征。可用温暖棉被、毛毯包裹、口服热饮料等进行被动复温;如被动复温体温升高不满意可考虑主动复温,将病人浸泡在40℃热水中,或用电热毯复温;吸入加热加湿空气或氧气,有利于心、肺等生命器官的功能恢复。做好复温后脏器并发症的早期诊断与治疗,重视局部冻伤创面的处理。

第四节 咬螫伤

一、兽、畜类咬伤

兽、畜类咬伤是常见外伤。农村牧区多为狗、猪、马、猫、鼠等咬伤。城市家养宠物明显增多,以宠物狗、猫等动物咬伤多见。兽、畜类咬伤后伤口污染严重,污染细菌主要来自动物口腔、爪甲,致病菌可为需氧菌也可为厌氧菌,如葡萄球菌、溶血性链球菌、大肠埃希菌等。咬伤后要立即清创,清除一切失活组织和异物,以生理盐水反复冲洗伤口,再用3%过氧化氢溶液冲洗,这对较深伤口尤为重要。一般伤口清创后不予缝合。必须于伤后12小时内注射破伤风抗毒素,早期应用青霉素、甲硝唑等抗菌药物。兽、畜类咬伤后并发的传染病以狂犬病最为常见,而且预后差。判定咬伤人的动物是否有狂犬病是决定治疗与预后的关键。一般观察伤人动物两周未出现狂犬病症状者可不用预防治疗。肯定或高度怀疑被患有狂犬病的动物咬伤者,要敞开伤口,进行主动免疫和被动免疫。被动免疫为20IU/kg的人抗狂犬病免疫球蛋白半量伤口局部浸润注射,半量臀部肌内注射;主动免疫是用狂犬病疫苗,共接种5次,每次2ml肌内注射,于伤后1天、3天、7天、14天和28天完成。

二、蛇 咬 伤

无毒蛇咬伤无需特殊处理。毒蛇咬伤时通过毒牙可将蛇毒注入组织和血液循环而引起严重后果,需要急救。

蛇毒是多种酶和多肽组成的混合物,分为三类:①神经毒:主要作用于延髓和脊髓神经节细胞,可以阻断神经肌肉接头,见于金环蛇、银环蛇和海蛇。局部症状较轻,出现麻木感并向肢体近侧蔓延。全身症状约在伤后2小时出现,表现为头晕、恶心呕吐、吞咽困难、疲乏无力、肌肉酸痛、眼睑下垂、步态不稳等。重者视物模糊、言语不清、呼吸困难、紫绀、肢体瘫痪、惊厥昏迷、休克、呼吸麻痹、心力衰竭等。若能度过1~2天危险期很快痊愈,无后遗症。②血循毒:有凝血、抗凝、血管损坏、心脏损害等作用,见于尖吻蝮蛇、竹叶青蛇、蝰蛇。受伤局部淋巴结肿大、疼痛,全身症状迅速出现。可有头昏、恶心、腹痛腹泻、发热谵妄、结膜下出血、咯血、呕血、血尿,重者出现DIC、循环衰竭、肾功能衰竭。血循毒病程和危险期较长,伤后5~7天仍有死亡的可能,常留有局部坏死和内脏功能异常。③混合毒:兼有上述两种毒,见于蝮蛇、眼镜蛇、眼镜王蛇等,两种毒素的表现均可出现但侧重不同。

蛇咬伤治疗的主要目的为尽快排除毒素,减少毒素吸收,减轻局部和全身损害。①绑扎伤肢:现场立即用条带绑扎肢体伤口近侧5~10cm处,以阻断静脉和淋巴回流,每10~20分钟松绑1次,每次1~2分钟。②排除毒液:逆行挤压伤口可促使部分毒液排出。口腔黏膜正常无破损并无龋齿者可用嘴吸吮排毒。将伤肢侵入凉水,伤肢休息制动可减少毒素的吸收。在咬伤现场也可用刀具割开咬伤处,并用清水冲洗伤口以争取救治时间。③伤口处理:伤口局部消毒后以过氧化氢溶液或0.05%高锰酸钾溶液反复冲洗伤口,拔出残留毒牙;以牙痕为中心或两牙痕间切开伤口,深达皮下组织,从周围向中心反复挤捏,伤口处用吸引器抽吸或拔火罐,促使毒素排除。将胰蛋白酶能直接破坏毒素,将胰蛋白酶2000U加入0.5%普鲁卡因溶液10~20ml伤口内及伤口周围注射,深达肌层,必要时12小时后重复使用。④抗蛇毒血清:是蛇毒咬伤的特效解毒药。如能确定毒蛇类别,单价抗蛇毒血清效果最好,不能确定者用多价血清。用前应做皮试,皮试阳性者给予脱敏注射。⑤中药:常用的有南通蛇药、广州蛇药和上海蛇药,口服或外敷使用,半边莲、七叶一支花、八角莲、滴水珠等对毒蛇咬伤治疗有效。⑥对症治疗:防治感染、纠正休克、改善呼吸及肾功能等。

三、虫 螫 伤

(一) 蜂螫伤

春、夏、秋季多见于农村。蜜蜂和黄蜂的尾部有毒腺和刺,螫人时将尾刺刺入人体皮肤并释放出毒液。毒液中含有组胺样物质、激肽、透明质酸、磷脂酶A、神经毒素等。

蜂螫伤后局部一般红肿、痛痒,少数可有水疱、化脓、坏死,很少出现全身症状。黄蜂螫伤局部症状更为明显。蜂群螫伤者除多处螫伤局部红肿外,可有发热、头痛、恶心呕吐、烦躁等,严重者休克、昏迷、死亡。可出现血红蛋白尿、急性肾衰。对峰毒过敏者可出现荨麻疹、哮喘以至过敏性休克。

蜜蜂螫伤者应设法取出尾刺,伤口用5%碳酸氢钠溶液、肥皂水、3%氨水湿敷;黄蜂螫伤的伤口则敷用食醋、南通蛇药。有全身危重症状出现时采取相应的急救措施。

(二)蜈蚣咬伤

蜈蚣第一对足咬伤或刺伤人体后,毒液自其出口进入人体。蜈蚣毒液酸性,含有组胺样物质、溶血性蛋白质、蚁酸等。伤处痛痒,重者出现坏死、淋巴结炎、淋巴管炎、头痛眩晕、恶心呕吐、发热抽搐、甚至昏迷。

伤后即刻用5%碳酸氢钠溶液、肥皂水清洗伤口,并应用止痛药物及抗生素。

(三)蝎螫伤

与毒腺相通的蝎尾刺刺入人体后注入毒液。蝎毒主要成分为神经毒素、溶血毒素和出血毒素。螫伤后局部大片红肿、剧痛、发麻。儿童可有全身症状,表现为头痛头晕、恶心呕吐、发热寒战、肌肉强直,重者出现心律失常、血压降低、内脏出血、抽搐昏迷。

伤后即刻在伤肢近心端绑扎,局部冷敷,切开皮肤伤口吸出毒液,设法取出毒刺。用0.05%高锰酸钾溶液或碱性溶液冲洗伤口,伤口周围用0.5%普鲁卡因溶液环状封闭,口服或局部应用蛇药,应用抗蝎毒血清。重者可用地塞米松或葡萄糖酸钙静脉注射,进行支持对症处理。

(四)毒蜘蛛咬伤

蜘蛛毒液含有神经毒素和溶组织毒素。蜘蛛伤人后一般仅有局部症状,螫伤处楔状红点,周围红肿疼痛、红斑、渗血,发生坏死后形成溃疡。全身症状少见,可有发热寒战、头痛头晕、恶心呕吐、肢体麻木、视力障碍、全身肌肉痉挛,重者发生溶血、急性肾衰、DIC等。致死性并发症多见于小儿和老年人。

伤后立即于伤肢近心端绑扎,切开伤口抽吸毒液。伤口周围0.5%普鲁卡因溶液环状封闭,外敷蛇药,条件允许可静脉注射抗毒素。肌肉痉挛明显者静脉注射10%葡萄糖酸钙溶液。肾上腺皮质激素可减轻局部和全身反应。应用抗菌药物防治感染,积极防治急性肾衰和DIC。

(五)蚂蟥(水蛭)咬伤

蚂蟥常栖息于热带亚热带水田、池塘或河沟中。接触人体后用吸盘叮在人体皮肤上,其吸盘上的腭齿咬伤皮肤且不易脱落,局部微痒并出现水肿性丘疹。水蛭分泌的水蛭素有抗凝作用,故伤口出血较多。

蚂蟥吸附于皮肤后可轻拍其周围,也可用醋、酒精、盐水或清凉油涂抹,促使虫体自行脱落;不应强行扯除以免吸盘断裂滞留皮内而引起感染。伤口流血可用0.5%碘伏消毒后适当加压包扎。如有残留吸盘应设法取出。

(马少林)

笔记栏

第十六章 肿 瘤

第一节 概 论

肿瘤(tumor)是机体中正常细胞在不同的始动与促进因素长期作用下,所产生的增生与异常分化所形成的新生物。正常细胞转变为肿瘤细胞后就具有异常的形态、代谢和功能,并在不同程度上失去了分化成熟的能力。肿瘤生长旺盛,并具有相对的自主性,即使致瘤因素已不存在,仍能持续性生长。根据生物学特性及对机体危害性的不同,肿瘤可分为良性和恶性两大类,恶性肿瘤虽经治疗仍可发生复发和转移,常导致患者死亡。

一、流行病学

肿瘤是一种常见病、多发病,其中恶性肿瘤是目前危害人类健康最严重的一类疾病。全世界每年约有1000万人患恶性肿瘤,因恶性肿瘤死亡的人数约为600万;在我国每年新发病例为200万,死亡人数为160万。目前在我国,随着人口的老龄化,城镇污染的日益严重,以及形成的不良生活和饮食习惯,恶性肿瘤的发病率和死亡率都有所增加。恶性肿瘤的发病率存在着地区、人群、性别及种族的差异,同一种恶性肿瘤在不同地区、国家的发病率和死亡率存在差异,如胃癌以日本、智利和我国发病最高,北美大洋洲国家最低。

二、致癌因素

绝大多数肿瘤是环境因素和内在因素联合作用引起的。其中,环境与行为对恶性肿瘤的发生有重要作用。同时机体内在的遗传、免疫和内分泌因素也产生重要的影响。

(一)环境因素

包括吸烟、膳食、环境污染、药物、放射线和感染源等。其中,吸烟和膳食尤其应予以重视。一般环境致癌因素可分为生物、物理和化学三大类。生物因素包括病毒、幽门螺杆菌、寄生虫等,其中主要是病毒。物理因素包括放射线、紫外线和石棉等,放射线是常见的致癌因素。化学因素包括烷化剂、多环芳香烃类化合物、芳香胺类与氨基偶氮染料、亚硝胺类、真菌毒素和植物毒素、一些金属元素等。

(二)内在因素

内在的遗传、免疫和内分泌因素与肿瘤的发生也存在直接或间接的关系。如视网膜母细胞瘤、肾母细胞瘤和神经母细胞瘤等为常染色体显性遗传肿瘤。非获得性或获得性免疫缺陷者易发生恶性肿瘤,如获得性自身免疫缺陷病(AIDS)患者易患恶性肿瘤。肾移植患者长期使用免疫抑制剂,肿瘤发生率较高。雌激素和催乳素与乳腺癌的发生有关,子宫内膜癌与雌激素也有关。

三、发病机制

肿瘤的发生发展是一个十分复杂的过程,尽管这些年对肿瘤发病机制的研究有了很大进展,但还有许多未知领域。以下几点为国际上所公认:①肿瘤从本质上来说是基因病。②肿瘤的形成是瘤细胞单克隆性扩增的结果。③环境和遗传的致癌因素引起的细胞遗传物质改变的主要靶基因是原癌基因和肿瘤抑制基因。④肿瘤的发生不只是单个基因突变的结果,而是一个长期的、分阶段的、多种基因突变累积的过程。⑤机体的免疫监视体系在防止肿瘤发生上起重要作用,肿瘤的发生是免疫监视功能丧失的结果。

目前的研究表明,各种环境和遗传的致癌因素首先以协同或序贯的方式引起细胞非致死性的DNA损害,从而引起细胞基因水平上的改变,包括原癌基因的激活、肿瘤抑制基因的失活、细胞周期调控基因和凋亡调节基因的失控、DNA修复基因的失活及端粒酶活性提高等改变,进而引起表达水平的异常,使靶细胞发生转化。被转化的细胞可先呈多克隆性的增生,经过一个漫长的多阶段的演进过程,其中一个克隆相对无限制的扩增,经附加突变,选择性地形成具有不同特点的亚克隆,从而获得浸润和转移的能力,形成恶性肿瘤。

四、分类和命名

通过对肿瘤进行分类和命名可以区分肿瘤的性质、判断其组织来源,有助于选择治疗方案并评价患者的预后。

笔记栏

（一）分类

根据生物学特性及其对机体危害性的不同，肿瘤可分为良性与恶性两大类。必须指出，良性和恶性肿瘤之间有时并无绝对界限，有些肿瘤其生物学行为界于二者之间，称为交界性肿瘤。它们表现为局部复发，但常不发生转移，如卵巢交界性浆液性乳头状囊腺瘤和交界性黏液性囊腺瘤、中间型血管内皮瘤等。此类肿瘤有恶变倾向，多次复发后可逐渐向恶性发展，临床上应加强随访。

（二）命名

一般来说，良性肿瘤在其来源组织名称后加一“瘤”字，例如来源于纤维结缔组织的良性肿瘤称为纤维瘤；来源于腺体和导管上皮的良性肿瘤称为腺瘤；含有腺体和纤维两种成分的肿瘤则称为纤维腺瘤。来源于上皮组织的恶性肿瘤统称为“癌”，命名时在其来源组织名称之后加一“癌”字，例如来源于鳞状上皮的恶性肿瘤称为鳞状细胞癌；来源于腺体和导管上皮的恶性肿瘤称为腺癌。来源于间叶组织者统称为“肉瘤”，其命名方式是在来源组织名称之后加“肉瘤”二字，例如纤维肉瘤、横纹肌肉瘤、骨肉瘤等。如一个肿瘤中既有癌的成分，又有肉瘤的成分，则称为“癌肉瘤”。

有少数肿瘤不按上述原则命名。来源于幼稚组织的肿瘤称为母细胞瘤，其中大多数为恶性，如神经母细胞瘤、肾母细胞瘤等；也有良性者如骨母细胞瘤、软骨母细胞瘤等。有些恶性肿瘤因成分复杂或由于习惯沿袭，在肿瘤的名称前加“恶性”二字，如恶性畸胎瘤、恶性黑色素瘤、恶性神经鞘瘤等。有些恶性肿瘤冠以人名，如尤文肉瘤和霍奇金淋巴瘤；有些是按肿瘤细胞的形态命名，如透明细胞癌和燕麦细胞癌。而白血病、精原细胞瘤等则是少数采用习惯名称的恶性肿瘤，虽称为“病”或“瘤”，实际上都是恶性肿瘤。瘤病多用于多发性良性肿瘤，如神经纤维瘤病，或在局部呈广泛弥漫生长的良性肿瘤，如脂肪瘤病和血管瘤病。

五、肿瘤病理学

（一）肿瘤的一般形态和结构

1.肿瘤的肉眼观形态 肿瘤的形态多种多样，根据肿瘤的数目、大小、形态、颜色、质地、硬度及包膜的情况，在一定程度上可反应肿瘤的良恶性。

2.肿瘤的组织结构 各种肿瘤的形态结构虽然多种多样，但任何一个肿瘤在镜下都可分为实质和间质两部分。肿瘤的实质是肿瘤细胞的总称，是肿瘤的主要成分。肿瘤的生物学特点以及各肿瘤的特殊性主要是由肿瘤的实质决定的。肿瘤的分类、命名和组织学诊断通常是根据肿瘤的实质细胞形态进行的。肿瘤的间质一般由结缔组织和血管组成，有时还有淋巴管、淋巴细胞、纤维母细胞、肌纤维母细胞等成分。间质成分不具特异性，起着支持和营养肿瘤实质的作用。

（二）肿瘤的异型性

肿瘤组织在细胞形态和组织结构上都与其来源的正常组织有不同程度的差异，这种差异称为异型性。肿瘤异型性的大小反映了肿瘤组织的分化成熟程度。异型性小者，说明肿瘤与其来源的正常细胞和组织相似，肿瘤组织分化程度高；异型性大者，表示肿瘤与其来源的正常细胞和组织有很大的不同，分化程度低。识别这种异型性的大小是区别肿瘤性增生和非肿瘤性增生、鉴别肿瘤的良恶性以及恶性程度高低的主要组织学依据。肿瘤的异型性表现在肿瘤组织结构的异型性和肿瘤细胞的异型性两方面。

1.肿瘤组织结构的异型性 是指肿瘤组织在空间排列方式上（包括极向、器官样结构及其与间质的关系等方面）与其来源的正常组织的差异。良性肿瘤细胞的异型性常不明显，一般都与其来源组织相似。因此，良性肿瘤的诊断主要依据组织结构的异型性。恶性肿瘤组织结构异型性明显，瘤细胞排列更为紊乱，失去正常的排列结构、层次或极向。

2.肿瘤细胞的异型性 包括肿瘤细胞大小形态的多形性，细胞核的多形性（包括核的大小、形状、核质比例、核分裂象及病理性核分裂象），细胞胞质的改变以及细胞超微结构的改变。良性肿瘤细胞的异型性小，一般都与其起源的已经分化成熟的正常细胞相似。恶性肿瘤细胞常具有高度的异型性。

（三）肿瘤生长和扩散

浸润与转移是恶性肿瘤最重要的生物学特性，并且是恶性肿瘤患者死亡的主要原因。

1.肿瘤生长速度 各种肿瘤的生长速度有极大的差异。肿瘤的生长速度与肿瘤细胞倍增时间、生长分数、瘤细胞生成与丢失的比例和肿瘤血管生成等因素有关。一般来说，分化好的良性肿瘤生长较缓慢，如果其生长速度突然加快，就要考虑发生恶性转变的可能。分化差的恶性肿瘤生长较快，短期内即可形成明显的肿块，并且由于血管形成及营养供应相对不足，易发生坏死、出血等继发改变。如果没有新生血管形成来供应营养，肿瘤在达到 $1\sim2mm^3$ 的范围后（约 10^7 个细胞）将不再增大，对机体不构成危害。因此诱导血管生成的能力是恶性肿瘤生长、浸润和转移的前提之一。

2.肿瘤生长方式 肿瘤可以呈膨胀性、外生性和浸润性生长。膨胀性生长是大多数良性肿瘤所表现的生长方式。由于瘤细胞生长缓慢,不侵袭周围正常组织,随着肿瘤体积的逐渐增大,有如膨胀的气球,推开或挤压四周组织。一般均不明显破坏器官的结构和功能。而发生在体表、体腔表面或管道器官(如消化道,泌尿生殖道等)表面的肿瘤,常向表面生长,形成突起的乳头状、息肉状或菜花状肿物。这种方式称为外生性生长,良性肿瘤和恶性肿瘤都可呈外生性生长。但恶性肿瘤在外生性生长的同时,其基底部往往也呈浸润性生长。浸润性生长是大多数恶性肿瘤的生长方式。瘤细胞分裂增生侵入周围组织间隙、淋巴管或血管内,浸润并破坏周围组织。

3.肿瘤的扩散 恶性肿瘤不仅可以在原发部位生长、蔓延,还可以通过多种途径转移到身体其他部位。

(1) 直接蔓延:随着恶性肿瘤的不断增大,恶性肿瘤细胞常连续地沿着组织间隙、淋巴管、血管或神经束衣浸润,破坏邻近正常器官或组织,并继续生长,称为直接蔓延。如晚期直肠癌侵及骨盆壁。

(2) 转移:恶性肿瘤从原发部位侵入淋巴管、血管或体腔,迁徙到其他部位继续生长,形成与原发瘤同样类型的肿瘤,这个过程称为转移。常见的转移途径有淋巴道、血道或种植转移三种:

1) 淋巴道转移:恶性肿瘤细胞侵入淋巴管后,随淋巴液首先到达局部淋巴结。例如外上象限乳腺癌常先转移到同侧腋窝淋巴结,肺癌常先转移到肺门淋巴结。恶性肿瘤到达局部淋巴结后,先聚集于边缘窦,继续增殖而累及整个淋巴结。有时由于瘤组织侵出被膜而使得多个淋巴结相互融合成团块。局部淋巴结发生转移后,可继续转移至下一站的其他淋巴结,最后可经胸导管进入血流再继发血道转移。但有些恶性肿瘤可以发生逆行转移或越过相应的引流淋巴结发生"跳跃式"转移。在临床上最常见的是肺和胃肠道恶性肿瘤转移到锁骨上淋巴结。

2) 血道转移:恶性肿瘤细胞侵入血管后可随血流到达远处器官继续生长,形成转移瘤。由于毛细血管和静脉壁较薄,同时管内压力较低,故恶性肿瘤多经毛细血管或静脉入血。少数亦可经淋巴道入血。血道转移的途径包括进入全身体循环静脉系统的肿瘤细胞经右心到肺;进入肺静脉的肿瘤细胞经左心到达全身各器官;侵入门静脉系统的胃肠道肿瘤细胞转移到肝;侵入胸、腰、骨盆静脉的恶性肿瘤细胞也可以通过吻合支进入椎静脉系统,如前列腺癌可经过椎静脉系统转移至脑,可不伴有肺的转移。

3) 种植性转移:体腔内器官的恶性肿瘤蔓延至器官表面时,其瘤细胞脱落,像播种一样种植在体腔内各器官的表面,形成多发转移瘤,这种转移方式称为种植性转移。临床上,常见原发于腹腔器官的恶性肿瘤可种植到大网膜、腹膜、腹腔内器官表面甚至卵巢等处;肺癌常在胸腔内形成广泛的种植性转移;脑部的恶性肿瘤可经脑脊液转移到脑的其他部位或脊髓。值得注意的是手术及穿刺等操作也可能造成医源性种植性转移。

4.恶性肿瘤浸润和转移的机制 恶性肿瘤浸润和转移的机制主要涉及恶性肿瘤细胞的局部浸润和远处转移两方面。下面以上皮来源的恶性肿瘤(癌)的浸润和血行转移为例,说明其机制。

(1) 局部浸润:恶性肿瘤的局部浸润是由一系列步骤组成的复杂过程,具体可分为四步。第一步:细胞粘附分子表达减少,导致肿瘤细胞彼此之间的粘附力减弱。第二步:癌细胞与基膜的紧密附着。癌细胞可表达多种整合素及其受体与基质黏附。第三步:细胞外基质的降解。在癌细胞与基膜紧密接触后,细胞外基质的成分可被癌细胞分泌的蛋白溶解酶溶解,基膜出现缺损。第四步:癌细胞的移出。癌细胞借助于自身的阿米巴运动通过被溶解的基底膜缺损处游出。

(2) 血行播散:进入血管的单个癌细胞绝大多数被机体的自然杀伤细胞消灭。但是被血小板凝聚成团的癌细胞形成的瘤栓不易被消灭,并可与栓塞处的血管内皮细胞黏附,然后通过前述机制穿过血管内皮和基膜,形成新的转移灶。

(四)癌前病变、非典型增生及原位癌

正确认识癌前病变、非典型增生及原位癌,是防止肿瘤发生发展、利于肿瘤早期诊治的重要环节。

1.癌前病变 是指某些具有癌变潜在可能性的良性病变,如长期存在即有可能转变为癌。因此早期发现与及时治疗癌前病变对肿瘤的预防具有重要的实际意义。临床上常见的癌前病变有:黏膜白斑、皮肤慢性溃疡、慢性子宫颈炎伴宫颈糜烂、慢性萎缩性胃炎及胃溃疡、乳腺囊性增生、结直肠息肉状腺瘤、慢性溃疡性结肠炎和肝硬化。必须指出,癌的形成往往经历一个漫长逐渐演进的过程,平均为15~20年。并非所有的癌前病变都必然转变为癌。

2.非典型性增生 是癌前病变的形态学改变。指增生上皮细胞出现一定程度的异型性,但还不足以诊断为癌。镜下表现为增生的细胞层次增多,排列紊乱,极性消失;细胞大小不一,形态多样,核大深染,核质比例增大,核分裂象增多,但多属正常核分裂象。非典型性增生多发生于鳞状上皮,也可发生于腺上皮。对于发生在鳞状上皮的

笔记栏

非典型性增生，根据其异型性程度和（或）累及范围可分为轻、中、重三级。轻、中度非典型性增生在病因消除后可恢复正常；而重度非典型性增生则很难逆转，常转变为癌。近年来提出的上皮内瘤变，将轻、中和重度非典型性增生分别称为上皮内瘤变Ⅰ、Ⅱ和Ⅲ级，并将原位癌也列入上皮内瘤变Ⅲ级。

3.原位癌 指异型增生的细胞已累及上皮的全层，但尚未浸破基膜而向下浸润生长者。原位癌是一种早期癌，如果早期发现和积极治疗，可防止其发展为浸润癌。

（五）肿瘤对机体的影响

肿瘤因其良恶性、大小及发生部位不同，对机体的影响也有所不同。早期或微小肿瘤，常无明显临床表现。以下所述是指中晚期肿瘤对机体的影响。

1.良性肿瘤 由于分化较成熟，生长缓慢，无浸润和转移，一般对机体影响较小。但因其发生部位或有相应的继发改变，有时也可引起较为严重的后果。主要表现为：局部压迫和阻塞，继发性溃疡、出血和感染，以及某些激素分泌增多产生的症状。

2.恶性肿瘤 由于分化不成熟，生长快，浸润破坏器官的结构及功能，并可发生转移，因而对机体的影响严重。恶性肿瘤除可引起与上述良性肿瘤相似的局部压迫和阻塞症状外，还可引起更为严重的后果。恶性肿瘤可因浸润而继发出血、坏死、穿孔、病理性骨折及感染，可压迫、浸润局部神经而引起顽固性疼痛。恶性肿瘤晚期患者可出现恶病质，可导致死亡。有些肿瘤可还可出现异位内分泌综合征。

第二节 肿瘤的诊断和分期

一、诊 断

肿瘤的诊断主要是为了确定患者有无肿瘤及其良恶性质，了解恶性肿瘤浸润的范围及转移情况，以确定肿瘤的分期，为治疗方案的制定及预后的评价提供帮助。进行诊断的主要依据包括病史、体征、实验室检查、各种影像诊断方法及肿瘤标志物等，但最终诊断仍有赖于病理学检查。目前临床中尚无理想的特异性强的早期诊断方法，仍有待于进一步研究。

（一）病史

病史包括患者的年龄、症状以及过去史等。

1. 年龄 儿童肿瘤多为胚胎性肿瘤（如肾母细胞瘤）或白血病；青少年恶性肿瘤多为肉瘤，如骨、软组织及淋巴造血系统肉瘤。中老年恶性肿瘤则以癌多见，但青年患者如发生癌，常病情恶化快，多以转移灶或继发症状为主诉。

2. 症状 一般肿瘤患者早期多无明显症状，常难以觉察，当出现不适症状时常已属晚期。常出现的症状包括局部肿块，疼痛、溃疡、出血、梗阻、淋巴结肿大等。良性肿瘤发展缓慢，恶性肿瘤发展迅速，晚期常有贫血、发热、体重下降、夜汗、乏力、胸腹水、恶病质等。

此外，不同肿瘤还可出现一些特有症状，如胃癌患者可有食欲下降、反酸、嗳气等胃部不适，患者常误认为是胃炎。支气管肺癌患者可出现阻塞的肺叶反复感染，常误认为是感染。肿瘤发生骨转移可有疼痛、甚至发生病理性骨折。

一些特殊部位的肿瘤可引起机体相应功能的改变。例如颅内肿瘤引起颅内压增高、定位症状和精神性格改变。一些神经内分泌系统来源的肿瘤可引起机体相应的症状，例如肾上腺嗜铬细胞瘤引起高血压。脑垂体前叶的嗜酸性细胞腺瘤可引起巨人症。胰岛细胞瘤分泌过多的胰岛素，可引起阵发性血糖过低。甲状旁腺腺瘤可以产生过多的甲状旁腺激素，导致纤维囊性骨病。

3. 过去史 应注意肿瘤患者是否有家族史或遗传史、癌前病变或相关疾患的病史。如乙型肝炎、肝硬化病史与肝癌相关，鼻咽癌与EB病毒反复感染有关，慢性萎缩性胃炎、慢性胃溃疡与胃癌有关，肠道腺瘤性息肉与大肠癌有关。在个人史中，行为与环境相关的情况，如吸烟、长期饮酒、是否来自于某肿瘤高发地区、饮食习惯或职业因素有关的接触与暴露史等，往往对肿瘤的诊断能够提供帮助。

（二）体格检查

通过仔细全面的体格检查，检查肿块及相应淋巴引流区域等，得到初步的诊断印象，为进一步检查方法的选择提供重要依据。因此，体格检查在诊断过程中起到重要的作用。

1. 肿块 不同组织所易发生的肿瘤不同，明确肿块所在解剖部位，有助于判断肿块的组织来源与性质。

肿块的性状包括肿瘤的大小、数目、外形、生长方式、血管分布、质地、表面温度、有无触痛、有无继发出血、感染、坏死、边界是否清晰、有无包膜及活动度等情况，这些均有助于肿瘤的分析诊断。良性肿瘤大多边界清楚，活动度好，有包膜，膨胀性生长，质地较软或与发生的组织相同，如骨瘤质地硬、脂肪瘤则较软。恶性肿瘤呈浸润性生长，边界不清，没有包膜或有假包膜，活动度差，局部有溃疡、出血。

2. 区域淋巴结的检查 需对肿瘤相应的淋巴引流区进行检查,如肺癌、胃癌需检查锁骨上淋巴结;肛管或阴道癌需检查腹股沟淋巴结。当发现区域淋巴结增大而患者其他部位未见肿瘤病灶时,还需切取区域增大的淋巴结进行病理学检查,以明确是否为肿瘤及其组织学来源。

(三) 实验室检查

1. 常规检查 常规检查包括血、尿、便常规,其阳性结果常可提供诊断的线索,尤其是具有高危因素(如年龄)的患者,需要给予充分重视。胃癌患者可出现贫血及大便隐血。白血病患者血常规可出现明显改变。大肠肿瘤患者可有黏液血便、大便隐血阳性或贫血。泌尿系统肿瘤可见血尿。多发性骨髓瘤可见尿中出现 Bence-Jones 蛋白。恶性肿瘤患者常可伴血沉加快。

2. 肿瘤标志物检测 肿瘤标记物是指能够反映出细胞恶性演变各个阶段中表型及基因型的特性或特征的物质。它存在于肿瘤组织及体液中,可用于肿瘤的诊断以及作为肿瘤靶向治疗和免疫治疗的靶点,同时也是肿瘤患者随访的重要指标。在肿瘤患者的诊断、治疗和随访中具有重要意义。肿瘤标志物可分为蛋白质类、糖类、酶类、激素类、肿瘤代谢产物类和基因类。现就临床上常用的肿瘤标志物进行阐述。

(1) 蛋白质类肿瘤标志物

1) 甲胎蛋白(AFP):是原发性肝癌的一种特异性较强的肿瘤标记物。对肝癌的早期诊断、鉴别诊断、病情监测和高危人群的普查均有较高的应用价值。但在病毒性肝炎、肝硬化及部分胆管上皮癌、肝母细胞瘤、畸胎瘤患者中也可出现 AFP 水平的升高。

2) 癌胚抗原(CEA):是一种大分子糖蛋白。CEA 升高提示有消化道恶性肿瘤可能。但 CEA 在胰腺癌、乳腺癌、小细胞性肺癌、甲状腺髓样癌患者中也可升高,因此 CEA 仅可作为辅助诊断依据。它对临床疗效的分析和判断预后有一定的帮助。

3) 前列腺特异性抗原(PSA):仅存在于人前列腺组织中,在其他细胞中不表达。PSA 对前列腺癌患者的诊断具有较高的临床价值,但 PSA 在前列腺癌早期检测中还缺乏足够的特异性和敏感性。

4) 细胞角蛋白(CK):是构成上皮细胞骨架中间丝的成分,存在于所有的正常上皮细胞中。CK 是非小细胞性肺癌常规应用的肿瘤标志物。

(2) 糖类肿瘤标志物

1) CA125:CA125 水平升高见于卵巢癌、胰腺癌、肝癌、乳腺癌、子宫内膜炎以及急性胰腺炎等多种疾病。血清 CA125 水平的升高与肿瘤复发和肿瘤负荷增加有关,在卵巢癌患者的诊断、治疗及预后中均有重要意义。

2) CA19-9:肝癌、胰腺癌、胃癌和结肠癌患者中 CA19-9 均可升高。其中,胰腺癌的 CA19-9 阳性表达率最高,在临床中已将 CA19-9 作为一种比较可靠的胰腺癌肿瘤标志物。

3) CA153:与乳腺癌相关性较高,其水平的升高常提示病情恶化、肿瘤发生了复发或转移,且早于其他临床症状,具有较高的价值。

(3) 酶类肿瘤标志物

1) 碱性磷酸酶(AKP):肝及成骨细胞可分泌 AKP,故肝癌、骨肉瘤时血清 AKP 均可增高。阻塞性黄疸者由于排泄受阻亦可升高。

2) 酸性磷酸酶(ACP):测定前列腺癌患者血清 ACP 的水平,有助于判断病情和临床分期。如前列腺癌骨转移伴增生性骨反应者,酸性及碱性两种磷酸酶均可增高。

(4) 激素类肿瘤标志物:一些非内分泌组织的细胞经恶性转化成肿瘤细胞后可分泌激素,出现内分泌-肿瘤综合征。如在临床上人绒毛膜促性腺激素(β-HCG)已被广泛应用于绒癌的诊断及治疗。

(5) 基因类肿瘤标记物:包括癌基因、抑癌基因和端粒酶等的检测,如检测 *p53*、*ras* 等基因的点突变。

3. 基因诊断 采用分子生物学的技术方法来检测受检者的某一特定基因的结构(DNA 水平)或功能(RNA 水平)是否存在异常,以此对相应的疾病进行诊断的方法,称为基因诊断。肿瘤基因诊断即检测患者核酸中有无特定的序列以确定是否有肿瘤或癌变的特定基因存在,从而做出诊断。

20 世纪 90 年代发展起来的 DNA 芯片技术,极大的提高了基因诊断的效率。DNA 芯片是指固着在固相载体上的 DNA 微阵列,可快速、准确的对大量样本同时进行基因表达、突变和多态性的检测。在肿瘤诊断方面与传统方法相比具有较大优势,其操作简单快速、自动化程度高、检测靶分子种类多、成本低、效率高、结果准确客观。DNA 芯片技术在基因组水平上对肿瘤进行研究,可以了解肿瘤细胞基因表达谱的改变,解释肿瘤发生、发展的分子机制,为肿瘤诊断、评价患者预后及选择治疗方案提供理论指导。

(四) 影像学检查

通过 X 线、超声波、核素、电子计算机断层扫描(CT)、磁共振(MRI)、正电子发射计算机断层扫描(PET)、PET/CT 等各种方法对患者的组织或器官进行成像,检查患者有无肿块及其所在部位、肿块的形态与大小,为肿瘤患者的诊断和治疗提供帮助。

(1) X 线检查:透视检查经济简便,可直接观

笔记栏

察器官运动及其功能。平片便于进行仔细观察和前后对比。肺肿瘤、骨肿瘤患者分别在X线图像上可见相应的阴影。胃肠道肿瘤阻塞肠腔时可出现肠梗阻声像。硒静电X线(干板摄影)和钼靶X线球管的摄影,应用于软组织及乳腺组织,图像清晰。有时为了辅助诊断还可进行造影检查,包括:胃肠道造影、肾盂静脉造影、胆囊造影、逆行输尿管肾盂造影、胆道与胰管逆行造影、血管造影等。

(2) CT检查:CT是通过计算机图像处理技术获取所检查组织和器官的影像,以了解肿瘤的形态和性质。CT在临床上应用广泛,可用于颅内肿瘤、实质性脏器肿瘤、实质性肿块及淋巴结等的诊断,尤其是对腹部实质性肿瘤(如胰腺)的诊断具有重要意义。

(3) 超声显像:超声显像是利用正常组织与病变组织声阻抗的不同,对出现的反射波图像进行诊断,从而判断肿块的形态和性质。具有安全、简便、无创等特点。超声显像可应用于胸、腹水的定位以及肝、胆、胰、脾、肾、子宫、卵巢等多种器官的检查,尤其是在胰腺的检查中,超声和CT优于其他检查方法,是诊断胰腺肿瘤的可靠工具。但超声显像不适宜气体较多的组织或器官(如肺和肠腔)。

(4) MRI检查:MRI是利用核磁共振原理获得物体内部结构信息的成像技术,在临床中用于显示人体组织的图像。MRI不会产生能对人体正常组织造成损害的电离辐射,同时能选择任意方向和平面进行成像,甚至能够对含有液体的导管(如胆道)进行水成像(MRCP),在对病变的定位、病变性质的判断上具有较大优势。在神经系统及软组织图像、泌尿系统、头颅肿瘤(如鼻咽癌、眼部肿瘤等)的检查中,MRI优于CT等其他检查方法。

(5) 放射性核素显像:是将放射性核素或其标记物(示踪剂)引入人体内,根据其化学或生物学特性在人体内所表现的生物学行为,经探测仪器处理信息后,获得组织或器官的成像。常用的放射性核素有^{99m}锝、^{131}碘、^{198}金、^{32}磷、^{133}氙等十余种。在肿瘤学诊断中采用的示踪剂进入人体后能在肿瘤部位浓集或形成缺损,为肿瘤的诊断提供帮助。临床上甲状腺肿瘤、肝肿瘤、骨肿瘤、脑肿瘤及大肠癌等常用放射性核素检查。其中,对骨肿瘤诊断阳性率较高,可早于X线发现骨转移肿瘤,但易有假阳性。

正电子发射计算机断层扫描(PET),其原理是将人体代谢所需要的物质(如葡萄糖、蛋白质、核酸、脂肪酸等)标记上短寿命的放射性核素(如^{18}F等)制成显像剂注入到人体内后进行扫描成像。PET是目前唯一可以在活体分子水平完成生物显像的影像技术,也称为功能分子显像。由于恶性肿瘤细胞分裂迅速,新陈代谢快,需要消耗大量的葡萄糖,因此在肿瘤学诊断中所使用的PET示踪剂主要是氟化脱氧葡萄糖(^{18}F-FDG)。在PET图像上,示踪剂的异常浓集提示有肿瘤组织可能。

(6) PET/CT检查:PET/CT是把PET和CT两种技术有机结合在一起,同时行CT和PET扫描。再把CT扫描得到的图像和PET扫描得到的图像通过特殊的软件融合在一起。PET/CT是解剖图像与功能图像的融合,在获得的图像中既有精细的解剖结构,又反映了分子生物学信息,具有准确、灵敏等优点。PET/CT在早期发现肿瘤,鉴别肿瘤良恶性,治疗和预后评价中均起到重要作用。

(五) 内镜检查

内镜是指利用先进的光学设备对体腔内器官进行检查和疾病诊断治疗的一种方法。可分为金属和纤维内镜两种。在临床上既能通过内镜对胸、腹腔及胃肠道等腔隙或管道进行直接观察,也可取组织活检。必要时对更狭窄的腔隙(如输尿管、胆总管或胰管)通过内镜注入造影剂作X线造影检查。常用的内镜包括气管镜、胸腔镜、腹腔镜、食管镜、胃镜、纤维肠镜、乙状结肠镜、直肠镜、膀胱镜、阴道镜及子宫镜等。

(六) 病理学检查

尽管影像学检查等技术能够提供肿瘤的大小、位置以及是否侵犯周围器官组织等信息,但对肿瘤性质的最终诊断还有赖于病理学检查。肿瘤病理学诊断的准确性与治疗方案的正确选择高度相关。从取材的方法来看,可分为细胞学与组织学两部分。

(1) 细胞学检查:取材方便,但有一定的假阴性率和假阳性率,常需要多次重复,结果才有诊断价值。①脱落细胞检查:肿瘤细胞易于脱落,取胸水、腹水、尿液沉渣及痰液可直接涂片。此外还可进行食管拉网、胃黏膜洗脱液、宫颈刮片及内镜下肿瘤表面刷脱细胞。②穿刺涂片:对肿块或肿大的淋巴结进行细针穿刺,位置较深的肿块可在超声或CT引导下进行穿刺,但有增加针道种植转移的风险。

(2) 组织学检查:常规石蜡切片技术准确性高,包括对手术切除标本和内镜活检标本的病理学检查。位于深部或体表较大肿瘤可在术中切除组织,送冰冻病理切片检查。冷冻切片技术方便快速,但存在一定的误诊和漏诊率。

当通过常规病理切片诊断有困难时,可借助特殊染色(组织化学染色)、免疫组织化学技术、电子显微镜以及分子生物学技术等辅助检查进行诊断。

（七）流式细胞术（FCM）

FCM能够对肿块组织的DNA进行分析从而诊断肿瘤。同时还能进行DNA倍体分析，结合临床病理类型，对一些恶性肿瘤进行早期诊断，跟踪随访并给予早期治疗，以提高肿瘤患者的治愈率和生存率。

二、肿瘤分级和分期

为了合理制定治疗方案，正确地评价疗效，判断预后，需要对肿瘤患者进行肿瘤的分级和分期（一般用于恶性肿瘤）。

（一）分级

恶性肿瘤的分级是根据其分化程度的高低、异型性的大小及核分裂数的多少来确定恶性程度的级别。目前常用的是三级分级法，即Ⅰ级为高分化（低度恶性），Ⅱ级为中分化（中度恶性），Ⅲ级为低分化（高度恶性）。该种分级方法虽有优点，对临床治疗和判断预后有一定意义，但缺乏定量标准，不能排除主观因素。而且即使是分化程度为Ⅰ级的恶性肿瘤患者，如果发现较晚，已经出现广泛浸润和远处转移，其预后仍然不佳。目前有待于进一步研究建立更精确的分级标准。

（二）分期

目前肿瘤分期主要采用TNM方法，但在临床中常遇到同一病理类型及分期的患者采用相同治疗方案，治疗结果却不同。为了解决这个问题，近年来提出了肿瘤的分子分期方法。

1.TNM分期 该方法是由国际抗癌联盟提出的，是在解剖学水平上对肿瘤发生发展进行分期的一种方法，对判定患者的预后具有重要的指导意义。T是指原发肿瘤（tumor）、N为淋巴结（node）、M为远处转移（metastasis）。同时在字母后标以0至4的数字，表示肿块在各方面侵犯的严重程度和范围，从而清楚地表示了恶性肿瘤的原发灶、淋巴转移及其他远处转移的程度。

目前主要是通过病理形态学检查确定TNM分期。由于取材等方面的局限性，对TNM分期有一定的影响。PET/CT能够反应肿瘤生物学特性的变化，可以提高TNM分期的准确性，尤其是N和M。但目前PET/CT检查费用昂贵，且设备数量少，仅分布于大中城市的少数医院。

2.分子分期 是指利用分子生物学技术（如PCR技术）检测肿瘤特异性标志基因，进行精确的肿瘤分期的方法，是在分子水平上对肿瘤发生发展进行分期。但由于缺乏标准化的检测方法，目前大多处于基础研究阶段，尚未应用于临床。

笔记栏

第三节 肿瘤的治疗和预防

一、肿瘤治疗现状

肿瘤治疗的相关研究发展迅猛。在近十几年里相继提出了肿瘤干细胞、肿瘤靶向治疗、肿瘤饥饿疗法等新的理论和治疗方法。新的化疗药（如奥沙利铂、卡培他滨、吉西他滨等）、靶向药物（如Herceptin、Avastin、Gleveec等）成功上市，均为肿瘤患者的治疗带来了巨大的希望。这些新的理论和药物使肿瘤患者的生存率得到显著提高，生存时间大大延长。

但是肿瘤患者在治疗的过程中仍存在的一些问题，如治疗缺乏统一规范，患者接受的治疗方案存在巨大差异，治疗程序不连贯，甚至还有部分患者接受了不合理的治疗。为了解决以上诸多问题，英国学者提出了采取多学科参与肿瘤治疗的模式。目前英美等国均有自己的各种类型肿瘤治疗指南，并对肿瘤专科医师实施规范化培训，多学科参与肿瘤患者治疗的模式已日渐成熟。

二、肿瘤综合治疗

肿瘤综合治疗是指根据患者病情的机体状况，肿瘤的具体部位、病理类型、分期，有计划地合理地应用多个学科各种有效治疗手段，以提高肿瘤患者的治愈率。近年来，肿瘤多学科综合治疗模式（MDT）的提出使肿瘤综合治疗得到进一步的发展。MDT主要是针对某一器官或系统的肿瘤而组建的，由来自多个相关学科的专家组成的工作组，工作组定期举行会议对肿瘤患者的诊断及治疗进行讨论，提出对患者最终的诊疗意见。通过MDT可以优化患者治疗的方案，合理利用医疗资源，促进学科间的合作和沟通，从而使患者接受到科学合理的治疗，获得最大收益。同时MDT也为其成员提供了交流机会和学术平台。目前MDT在我国尚处于起步阶段。

肿瘤具体治疗方法包括手术、放疗、化疗、生物治疗及中医药等。具体治疗方案的选择应根据肿瘤性质、发展程度和患者全身状态进行选择。良性肿瘤及交界性肿瘤采取手术治疗即可，但手术切除须彻底，以防止肿瘤复发或恶变。恶性肿瘤则需采用综合治疗。首次治疗的正确与否对预后有密切关系。

（一）手术治疗

外科手术治疗是肿瘤治疗中应用最早的方法

之一，目前仍然是肿瘤治疗中最有效的方法。临床约60%的肿瘤以手术为主要治疗手段。

1.手术适应证 ①肿瘤病灶局限或虽有侵犯周围组织，甚至有区域淋巴结转移，但可行手术切除者。②合并有远处转移，但转移灶较局限，可行手术切除者。③肿瘤体积大或与大血管有粘连等，可用其他治疗方法（如放疗、化疗等）减容后再行手术切除。④肿瘤已属晚期无法行根治行手术，可行姑息性手术以减轻症状、改善患者的生活质量。

2.手术禁忌证 ①全身情况差、恶病质、严重贫血、代谢紊乱等不能短期纠正者。②肿瘤广泛侵润，不能连同受累器官或肢体一并切除者。③肿瘤广泛转移者。

3.手术方式 应根据肿瘤分期采用相应手术方式，大体有如下四种：

(1) 根治性手术：手术切除的范围包括原发癌所在的全部或部分器官，以及周围正常组织和区域淋巴结整块切除。如乳癌根治术应行全乳腺、胸大肌和胸小肌及腋窝、锁骨下淋巴结整块切除。肉瘤的根治术，应该根据肿瘤的具体部位而定，手术切除范围应包括其周围3cm的正常组织。如肿瘤来自肌肉，则需将涉及的肌肉自起点达止点全部肌群切除，恶性程度高的则需行截肢或关节离断术，截肢应在肌肉起始点之上。

(2) 扩大根治术：在原根治范围基础上增加了部分邻近器官或区域淋巴结的切除。手术切除范围较根治术更广，创伤更大。例如：乳癌扩大根治术增加了内乳区淋巴结清扫。

(3) 姑息性手术：是以手术解除或减轻症状，减轻患者痛苦，提高生活质量，延长生存时间为目的的手术。如晚期胃癌出现幽门梗阻行胃空肠吻合术，直肠癌晚期出现肠梗阻行肠造瘘术。

(4) 腔镜手术：术后恢复快，具有微创的特点。随着腹腔镜技术的进一步成熟以及新型器械的不断进步，通过腔镜进行胃癌、壶腹周围癌、大肠癌等肿瘤的根治或姑息手术均取得了较好的疗效。在临床上还可通过内镜对腔隙或管道内小的病变如结肠息肉等进行直接切除，对肠梗阻患者可以置入支架以缓解梗阻，待患者一般情况较好时再考虑行手术治疗。

4.无瘤原则 在进行术前检查和手术的过程中应严格遵守无瘤原则，以避免肿瘤的播散和种植，具体包括：术前检查应轻柔，避免不必要的检查；尽量避免局部麻醉，以防止局部压力升高导致肿瘤播散；手术不要过分强调小切口，要充分暴露肿瘤，避免挤压肿瘤；手术探查及术中应注意及时更换可疑接触过肿瘤的手套、纱布、器械和消毒巾，尽量避免以上物品的重复使用；术中用纱布垫将肿瘤病灶与正常组织隔离，尽量使用锐性分离和电刀，以减少肿瘤播散机会；应先阻断需切除组织的血管，如为消化道肿瘤则需先阻断消化道，以防止肿瘤血道、消化道转移；手术切除应由周围向病灶进行，将肿瘤原发灶整块切除，避免切开肿瘤组织。

（二）化学疗法

近年来，随着低毒、高效的新一代化疗药物（如奥沙利铂、卡培他滨、吉西他滨等）以及新辅助化疗方案的出现，肿瘤患者的生存率不断得到提高。目前已能单独应用化疗治愈绒毛膜上皮癌、睾丸精原细胞瘤、Burkitt淋巴瘤、急性淋巴细胞白血病等。对某些肿瘤可获得长期缓解，如粒细胞白血病、霍奇金病、肾母细胞瘤、乳癌等。化疗药物只能杀灭一定百分比的肿瘤细胞，仍可出现临床复发。

1. 适应证 ①造血系统恶性肿瘤和化疗效果较好的实体瘤，如白血病、多发性骨髓瘤、恶性淋巴瘤等、皮肤癌、绒癌、恶性葡萄胎、精原细胞瘤及卵巢肿瘤等。②一些肿瘤行根治性手术后联合化疗，如胃癌、肺癌根治术后化疗。③原发性肝癌和肝转移瘤的肝介入化疗和栓塞等。④晚期有广泛转移的一些肿瘤患者，可行姑息性化疗。

2. 药物分类 按作用原理分为：①烷化剂类：由其氮芥基团作用于DNA、RNA、酶和蛋白质，导致细胞死亡。如环磷酰胺、氮芥、卡莫司汀、白消安、洛莫司汀、司莫司汀、二溴脱氧己六醇等。②抗代谢类药：此类药物对核酸代谢物与酶结合反应有相互竞争作用，影响并阻断了核酸的合成。如氟尿嘧啶、卡培他滨（希罗达）、甲氨蝶呤、巯嘌呤、替加氟、阿糖胞苷、吉西他滨（双氟脱氧胞苷）、羟基脲等。③抗生素类：该类抗肿瘤药物可以影响核酸的合成，如放线菌素D（更生霉素）、丝裂霉素、培洛霉素、多柔比星、表柔多星、平阳霉素、柔红霉素、博莱霉素等。④生物碱类：主要通过干扰细胞内纺锤体的形成，使细胞停留在有丝分裂中期。常用的有长春新碱、长春碱、伊立替康（开普拓）、羟喜树碱及鬼臼毒素类依托泊苷（VP-16）、替尼泊苷（VM-26）、紫杉醇（泰素）、多西紫杉醇（泰索帝）。⑤激素类：能改变内环境进而影响肿瘤生长，有的能增强机体对肿瘤侵害的抵抗力。常用的有他莫昔芬（三苯氧胺）、氟他胺、法乐通、己烯雌酚、黄体酮、丙酸睾酮、甲状腺素、泼尼松及地塞米松等。⑥其他：不属于以上诸类，如甲基苄肼、羟基脲、*L*-门冬酰胺酶、顺铂、卡铂、奥沙利铂（草酸铂）、亚砷酸、全反式维A酸等。

细胞增殖周期包括DNA合成前期（G_1期）、DNA合成期（S期）、DNA合成后期（G_2期）、有丝分裂期（M期）和静止期（G_0期）。不同的药物可作用于细胞增殖周期不同阶段，因此可按药物对细胞增殖周期的抑制作用的不同进行分类。具体可分为：①细胞周期非特异性药物，该类药物直接作用于DNA，如烷化剂及抗生素类等，对整个周期中的细胞均有杀灭作用；②细胞周期特异性药物：一些化疗药可作用于细胞增殖的全部或大部分周期时期，如氟尿嘧啶等抗代谢类药物；还有部分药物只针对细胞增殖周期的某一时期，如抗代谢药主要作用于S期，长春新碱对M期有抑制作用。

3. 给药方式和方案　给药方式包括全身给药和局部给药两种，全身性用药一般有静脉点滴或注射、口服、肌内注射。局部给药可以提高肿瘤局部的药物浓度，包括瘤内注射、腔内注射、鞘内注射和介入化疗等。单一药物治疗肿瘤缓解期短而易产生耐药，效果往往不理想。联合化疗则可以发挥联合抑制、互补抑制和序贯抑制等作用。如细胞周期特异性和非周期特异性化疗药物联合使用、烷化剂与阻止DNA修复的药物合用、作用于代谢过程相关环节的化疗药物合用均可明显提高化疗效果。

4. 副反应　多数化疗药缺乏理想的选择性杀灭作用，在杀灭或抑制肿瘤细胞的同时，对机体正常细胞，尤其是增殖较快的细胞也有杀灭作用。所以用药后可能出现各种不良反应。常见的有：①白细胞、血小板减少；②消化道反应，如恶心、呕吐、腹泻、口腔溃疡等；③毛发脱落；④心脏、肝、肾、肺等脏器毒性；⑤免疫抑制作用和潜在致癌、致畸作用。化疗药物的治疗剂量和中毒剂量十分接近，需注意预防并及时处理化疗的副反应。

（三）放射疗法

放射线是一种高能电磁辐射线，其中的光子、粒子、中子能穿透组织，可影响细胞的代谢，从而达到抑制和破坏肿瘤细胞的目的，但对正常细胞也有一定损伤。根据照射方式不同可分为外照射（用各种治疗机）与内照射（如组织内插植镭针、碘粒子125植入等）两种方法。随着技术的进步，外照射近年来取得了较大的进展，如三维适形放疗和调强放疗：①三维适形放疗：是根据CT、MRI所得的病灶与周围器官和组织的三维解剖，计算出放射野应有的放射线强度分布并实施治疗。从而使放射剂量分布在空间三维方向上与肿瘤性状一致，保护了周围正常组织特别是一些重要器官。②调强放疗：可以改变靶区内的放射线强度分布，使靶区放射线剂量达到理想的分布，并可最大限度的保护靶区内外敏感的正常组织。

1.适应证　各种肿瘤对放射线的敏感性不同，未分化癌对放射线高度敏感，低分化癌中度敏感，高分化癌对放射线不敏感。对放射线敏感的肿瘤都可采取放射治疗，如淋巴造血系统肿瘤、性腺肿瘤、多发性骨髓瘤、肾母细胞瘤、基底细胞癌、宫颈鳞癌、鼻咽癌、乳癌、食管癌、肺癌、胃肠道腺癌、肉瘤等。骨转移疼痛、纵隔淋巴结转移出现压迫症状的患者，行放疗可以减轻症状。

2.副反应　放射治疗的副反应有骨髓抑制、皮肤黏膜改变及胃肠道反应等。因此在放疗过程中必须定期检测血常规。当白细胞低于$3\times10^9/L$，血小板低于$80\times10^9/L$时须暂停治疗，同时给予利血生、粒细胞集落刺激因子等升白细胞及血小板治疗。

（四）生物治疗

肿瘤生物治疗主要是通过调动宿主天然防御机制或给予机体某些物质来获得抗肿瘤的效应。生物治疗包括免疫治疗与基因治疗两大类。近年来提出了“肿瘤靶向治疗”的新观念。

1.免疫治疗　肿瘤的非特异性免疫疗法，包括接种卡介苗、短棒状杆菌、麻疹疫苗等（主动免疫），以及白介素-2、干扰素等。特异性免疫疗法有接种自身或异体的瘤苗、肿瘤免疫核糖核酸等。免疫是抗肿瘤的一种合理的方法，但需继续研究以提高疗效及安全性。

2.基因治疗　肿瘤基因治疗是应用基因工程技术，干预存在于靶细胞的相关基因的表达水平以达到治疗的目的。由于基因治疗存在一定的风险和副作用，因此目前大部分仍处于临床及实验研究阶段。

3.肿瘤细胞和分子靶向治疗　肿瘤靶向治疗是指利用特异性的载体，将药物或其他杀伤肿瘤细胞的活性物质选择性地运送到肿瘤部位，把治疗作用或药物效应尽量限定在特定的靶细胞、组织或器官内，而不影响正常细胞、组织或器官的功能，从而提高疗效、减少毒副作用的一种方法。其中，肿瘤细胞和分子靶向治疗是目前肿瘤靶向治疗的热点之一，具体可分为以下两类：①靶向肿瘤血管生成治疗药物：一些抑制肿瘤血管生成的药物（如血管生长因子单克隆抗体Avastin）已经进入了临床。②分子靶向抗肿瘤治疗：包括针对HER/ErbB（表皮生长因子受体，EGFR）家族的靶向治疗药和格列卫（Gleveec）。如HER2特异性单抗Herceptin在欧美已被批准应用于早期HER2阳性的乳腺癌患者。Gleveec已用于慢性粒细胞白血病和间质瘤患者的临床治疗。

（五）中药治疗

中医药治疗的作用主要是扶正固本、调节和增强机体免疫力、改善症状和减轻放化疗所引起

笔记栏

的不良反应,常可作为其他疗法的辅助治疗。

(六) 内分泌治疗

某些肿瘤中存在内分泌受体,可特异性地与激素相结合,采用内分泌治疗有一定效果。如乳腺癌、前列腺癌、子宫内膜癌、卵巢癌、甲状腺癌等的生长均与激素有关。他莫昔芬可与雌激素竞争结合雌激素受体,已用于乳腺癌的治疗。

(七) 疼痛治疗

疼痛对患者的情绪影响较大,严重者甚至可影响患者对治疗的配合。WHO 提出了癌性疼痛的三阶梯疗法:根据轻、中、重不同程度的疼痛,单独或联合应用阿司匹林等非类固醇抗炎药、可待因等弱阿片类药、吗啡等强阿片类药,以及其他辅助方法处理癌性疼痛。其原则包括口服给药、按时给药、按阶梯给药和个体化原则。

(八) 其他治疗

其他疗法如骨髓移植治疗白血病,影像设备引导下对肝癌病灶进行无水乙醇(热盐水)注射或微波、激光和射频消融(RFA)等微创治疗,以及诱发肿瘤细胞发生程序化死亡的热疗等,在临床治疗中均取得了一定的进展。

三、肿瘤患者的随访

如有条件应对肿瘤患者进行终身随访。最初三年内通常每 3 个月复查一次,以后每半年复查一次,超过 5 年后可每年复查一次。通常采用 3 年、5 年、10 年生存率来表示治疗效果。

四、肿瘤的预防

人类癌症的发生中有 80% 以上是由环境因素所致。根据已知的致癌和保护因素,大部分癌症是可以避免和预防的。癌症三级预防具体如下:

1. 一级预防 是指通过采取有效的预防措施消除或减少可能致癌的因素,防止癌症的发生,降低癌症的发病率。如吸烟,大气、水源与土壤等污染,以及职业性、医源性、天然性与内源性等因素,其中影响最大的因素为吸烟和不良饮食。

2. 二级预防 是指对特定的癌症高风险人群进行筛查,对患者予以及时治疗,降低癌症的死亡率。通过筛查还可提高患者对癌症的认识水平,从而实现早期发现、早期治疗的目的。如乳腺癌、食管癌、胃癌、宫颈癌及大肠癌等均可进行高危人群的筛查。

3. 三级预防 提高生存质量及减轻痛苦、延长生命。主要是对症性治疗,如对癌痛的治疗、临终关怀等。

第四节 常见体表肿瘤与肿块

体表肿瘤可来源于皮肤、皮肤附件及皮下组织等浅表部位,各种来源的良恶性肿瘤差别较大,处理方法也有所不同。

一、皮 肤 癌

皮肤癌(skin carcinoma)以鳞状细胞癌和基底细胞癌最为常见。好发于长期暴露日晒的裸露部位,如头、面、颈及手背等。

(一) 基底细胞癌

来源于皮肤或附件基底细胞,恶性程度很低,发展缓慢,呈浸润性生长,不容易转移。如能早期发现、及时治疗,是可以治愈的。初期多为斑块状丘疹或疣状隆起,质硬,表面呈蜡状,而后破溃为不规则溃疡灶状,边缘隆起,可侵蚀周边组织及器官,成为侵蚀性溃疡。可行手术切除、放疗或激光治疗。

(二) 鳞状细胞癌

鳞状细胞癌生长较快,早期即形成溃疡。表面呈结节样或菜花状,向深部浸润深浅不一,破坏性大者常累及骨骼并多见区域性淋巴结转移。鳞状细胞癌常伴有感染恶臭。以手术治疗为主,并进行区域淋巴结清扫,也可行放疗或激光治疗。

二、痣与黑色素瘤

案例 16-1

患者,男,55 岁,因左足踇趾破溃 1 年就诊。

患者 1 个月前出现左足黑痣处瘙痒,抓挠后黑痣即有增大、溃烂,患者未予以重视。近几日患者左足部溃烂无明显好转,入院治疗。

体格检查:左足踇趾末节见一黑色皮肤溃疡,直径约 4mm,有黑色血性渗液,无压痛;左腹股沟可触及增大淋巴结 1 枚。

问题:

1. 首先应考虑何诊断?
2. 还需进行哪些辅助检查?
3. 如何处理?

(一) 黑痣(pigment nevus)

黑痣可分为三种:①交界痣:位于表皮和真皮交界处。多见于手掌、足底、口唇及外生殖器部位,直径在1~2mm。有癌变可能,可发展为黑色素瘤。②皮内痣:存在于真皮层内。表面光滑,界线清楚。颜色较深而均匀,可生有汗毛。一般不发生癌变。③混合痣:为上述两种混合而成,外表一般像皮内痣,含有交界痣的成分,因此也有癌变可能。

(二) 黑色素瘤(melanoma)

一部分由黑痣恶变而来,也可自行发生。为高度恶性肿瘤,病情发展快,可迅即出现卫星结节及转移,伴有妊娠时发展更快。黑色素瘤患者的预后大多很差。当黑痣色素加深、变大,或有搔痒不适或有感染、破溃及出血时,有发生恶变可能,应及时行手术治疗。手术治疗采用局部扩大切除,病变位于肢端者常需行截指(趾)术,并行相应淋巴引流区域内的淋巴组织清扫。术后可行淋巴引流区域局部放疗,以控制复发。

案例 16-1

诊断:左足踇趾黑色素瘤伴左腹股沟淋巴结转移

诊断要点:

1. 左足踇趾原有黑痣,黑痣经刺激后增大溃烂。
2. 左腹股沟有淋巴结增大。
3. 辅助检查:行B超和CT检查以明确有无其他部位转移。

治疗原则:

1. 手术切除黑痣送病检,确认诊断后行手术截趾和左腹股沟、盆腔淋巴结清扫。
2. 免疫治疗。
3. 抗生素预防感染。

三、脂 肪 瘤

案例 16-2

患者,男,32岁,摄影师。双上臂多发皮下结节10余年。

患者于10余年前双上臂出现多个皮下结节,局部皮肤无红肿及疼痛,患者未予处理。此后皮下结节均有不同程度增大,且出现新发结节,个别结节较大,明显突出,影响工作和外观。

体格检查:双上臂可触及皮下结节各2枚,直径5~15mm不等,质软,无触痛,边界清楚,活动度可,表面光滑,皮肤无红肿及破溃,皮温不高。

问题:

1. 首先应考虑何诊断?
2. 如何处理?

脂肪瘤(lipoma)为常见于皮下脂肪组织的圆形、囊样、质软、外有包膜的一种良性肿瘤,可发生于身体各处。一般无明显症状,但也有引起局部疼痛者。生长缓慢,单发者可体积巨大;多发者瘤体常较小,直径约1~2cm。很少恶变,一般不需要处理,但位于深部者有发生恶变可能,应及时行手术切除。

案例 16-2

临床诊断:双上臂多发脂肪瘤

诊断要点:

1. 发现皮下结节10余年,结节增大缓慢。
2. 结节质软,无触痛,边界清楚,移动度好,表面光滑,皮肤无红肿及破溃,皮温不高。

治疗原则:

1. 手术切除包块。
2. 需注意完整切除包膜,以防复发。
3. 术后将切除包块送病检。
4. 抗生素预防感染。

四、纤维瘤、瘤样纤维组织增生及纤维肉瘤

(一) 纤维瘤

纤维瘤(fibroma)常见于四肢及躯干的真皮层或皮下,一般较小、生长缓慢、有包膜、表面光滑、质地较硬、可以推动。切面灰白色,可见编织状条纹,如混有其他成分则可呈不同颜色。如纤维黄色瘤,因伴有内出血,含铁血黄素,呈深咖啡色,有恶变可能,手术应切除彻底。

(二) 瘤样纤维组织增生

纤维结缔组织呈肿瘤样增生,形成瘤样肿块。如增生性筋膜炎、增生性肌炎和带状瘤等,与纤维瘤区别在于局部呈浸润性生长,没有包膜。切除不完整时可以多次复发但不转移。

（三）纤维肉瘤

纤维肉瘤(fibrosarcoma)的发生部位与纤维瘤相似,以四肢皮下组织多见。边界不清,无包膜,质地细腻如鱼肉状,浸润性生长。纤维肉瘤分化好者生长慢,转移及复发较少见;分化差者生长快,易发生转移,切除后易复发。

五、神经鞘膜肿瘤

神经鞘膜肿瘤包括神经鞘瘤与神经纤维瘤两大类。

（一）神经鞘瘤

神经鞘瘤(schwannoma)由神经鞘细胞组成,可见于四肢神经干的分布部位。根据病灶与神经的解剖关系可分为中央型和边缘型两种。边缘型:起源于神经边缘,肿瘤位于神经索侧面,较易手术切除。中央型:起源于神经干中央,故其包膜即为神经纤维。肿瘤呈梭形。手术切除难度大,应沿神经纵行方向切开包膜分离肿瘤,以免损伤神经。

（二）神经纤维瘤

神经纤维瘤(neurofibroma),包含神经纤维细胞及少量神经索,可混有脂肪和毛细血管等。肿块质软,为多发性,大多无症状,可偶有疼痛,皮肤上常有程度不一的咖啡斑。大多幼年起病,可伴有智力迟钝,某些器官畸形,或原因不明头痛、头晕,可有先天性因素或家族史。经常受压迫或摩擦的肿瘤,有恶变可能,可行手术切除。

六、血 管 瘤

血管瘤可分为毛细血管瘤、海绵状血管瘤及蔓状血管瘤,以前两种较常见。

（一）毛细血管瘤

毛细血管瘤(hemangioma capillanisum)多见于女婴,早期可见皮肤有红点或小红斑,此后逐渐增大,伴局部皮肤隆起。瘤体边界清楚,压迫可有退色。其中,部分患者的毛细血管瘤可自行消退。瘤体较小时行手术切除或液氮冷冻治疗均可取得较好的效果;当瘤体增大时再进行治疗易留有瘢痕。亦可行放射或激光治疗。

（二）海绵状血管瘤

海绵状血管瘤(hemangioma cavernosum)由小静脉和脂肪组织构成。多数生长在皮下组织内,也可发生在肌肉、骨或内脏等部位。位置较表浅的海绵状血管瘤,皮肤可呈蓝色或青紫色,局部膨隆。位置较深未波及皮肤者,仅有局部膨隆。肿块质软而境界不清,可伴有触痛或肿胀感。由于海绵状血管瘤有引发严重出血的危险,因此应及早施行血管瘤切除术。术前需充分估计病变范围,术中要注意控制出血并彻底切除病变组织。也可辅以硬化剂注射或激光治疗。

（三）蔓状血管瘤

蔓状血管瘤(hemangioma racemosun)由较粗的迂曲血管构成,大多数为静脉,也可有动脉或动静脉瘘。可发生于皮下、肌肉及骨组织,范围大者可超过一个肢体。因动静脉短路,蔓状血管瘤病变处皮肤组织营养障碍,可发生坏死、溃疡及出血,经久不愈。累及较多的肌群者可影响运动能力。多采用手术切除治疗,术前必须充分做好准备,详细了解血管瘤范围(如血管造影),设计好手术方案。

七、囊性肿瘤及囊肿

案例 16-3

患者,男,46 岁,发现右臀部包块 5 年。

患者于 5 年前无意中摸到右臀部有一约“鸽蛋”大小包块,无疼痛,患者未予处理。此后包块逐渐增大,影响坐立,偶有胀痛。

体格检查:右臀部可触及一约 8cm×9cm 大小包块,质韧,无触痛,边界清楚,移动度好,表面光滑,皮肤无红肿及破溃,包块表面皮肤局部呈青色,皮温不高。

问题:

1. 首先应考虑何诊断?
2. 应如何处理?

（一）皮样囊肿

皮样囊肿(dermoid cyst)为囊性畸胎瘤。属良性肿瘤,预后较好,少数可发生恶变。浅表者可见于眉梢或颅骨骨缝处,可与颅内交通呈哑铃状。手术前应做好充分估计和准备。

（二）皮脂腺囊肿

皮脂腺囊肿(sebaceous cyst)是由于皮脂腺排泄管堵塞而造成的假性肿瘤。多发于头部、耳的周围、颈项部、肩部、背部等。大小不等,圆形局限,位置表浅肿块较大者可见皮下呈青绿色。囊内为皮脂与表皮角化物聚集的油脂样“豆渣物”,多与表皮粘连在一起,易继发破溃、

笔记栏

出血、感染。感染控制后可行手术切除。需完整切除包膜,以预防皮脂腺囊肿复发。

案例 16-3

临床诊断:右臀部皮脂腺囊肿

诊断要点:

1. 发现右臀部包块 5 年。

2. 右臀部可触及一约 8cm×9cm 大小包块,质韧,无触痛,边界清楚,移动度好,表面光滑,皮肤无红肿及破溃,包块表面皮肤局部呈青色,皮温不高。

治疗原则:

1. 手术切除包块,注意完整切除包膜,以预防皮脂腺囊肿复发。

2. 将切除包块送病理。

3. 抗生素预防感染。

(三) 表皮样囊肿

表皮样囊肿(epidermoid cyst)是皮肤表皮细胞进入皮下生长所形成的囊肿。主要是外伤所致,故易受外伤或磨损部位多见,如指端、手掌、臀部、肘部,尤其是从事手工操作的工人较常见。囊肿壁由表皮所组成,囊内为角化物和脱落的表皮细胞。应予手术完整摘除,如有囊壁破裂残留易出现复发。

(四) 腱鞘或滑液囊肿

腱鞘或滑液囊肿(synovial cyst)为假性肿瘤,是腱鞘中的结缔组织发生退行性变以后形成的。在手腕背面、足背等处多见。经局部加压后可吸收消失;对于囊肿较大,症状明显的患者,可行手术切除。

(王志强)

第十七章 器官移植

第一节 肝脏移植

经过肝脏病学家及临床医生的努力，众多肝胆方面的疑难问题得到了解决，但是诸如各种原因引起的肝脏急、慢性功能丧失，即所谓的终末期肝病，却很难治疗。肝脏移植技术的兴起和近年来的长足进步，为解决终末期肝脏疾病提供了有效的治疗手段。现在全世界每年近数万例终末期肝脏疾病病人经肝脏移植而获得了新生。以致有人认为器官移植是“21世纪医学之巅”。本节重点讨论肝脏移植。

案例 17-1

患者，女，52岁。因反复乏力、腹胀、黑便2年余，加重9天入院。

患者2年前无明显诱因出现乏力、腹胀，并出现黑便，行B超检查提示肝硬化、脾肿大，结合肝功能、血常规等检查诊断为乙肝肝硬化、门脉高压症，经对症治疗缓解出院。此后上述症状反复发作，呈逐年加重趋势，表现为黑便次数增多，腹胀加重，保守治疗效果不好。于入院前9天上述症状再次发作，腹胀明显，经观察不能缓解。有乙型肝炎病史20年，无结核、糖尿病等病史。

体格检查：T 36.5℃，P 80次/分，R 18次/分，BP 90/60mmHg。慢性病容，精神差。巩膜轻度黄染。浅表淋巴结无肿大。心肺检查无明显阳性体征。腹部膨隆，无压痛。脾下缘平脐，内侧过中线，质地硬，移动性浊音阳性。肠鸣音3次/分。

辅助检查：血常规：WBC 2.9×10^9/L，PLT 312×10^9/L，Hb 76g/L。肝功能 ALB 24g/L。彩色B超：肝脏形态大小失去正常，肝裂增宽，门静脉、脾静脉增宽，门静脉流速变慢，巨脾。中量腹水。CT：肝脏缩小、以右半肝为主，肝脏形态改变，肝裂增宽，脾脏增大。腹水。胃镜：食管胃底静脉曲张（重度）。

问题：

1. 晚期肝硬化病人治疗方案的选择是什么？
2. 肝脏移植的基本概念和方法是什么？
3. 肝移植风险和并发症有哪些？

一、诊断和治疗选择

该案例诊断要点：①乙型肝炎病史；②出现腹胀、乏力、呕血、黑便等症状；③查体：腹壁静脉曲张，腹部膨隆，脾脏增大，移动性浊音阳性，肠鸣音减弱；④彩超：肝脏形态大小改变，门静脉血流减慢或逆流，门、脾静脉曲张，脾大、腹水。CT：肝脏形态改变、体积缩小，肝裂增宽，门静脉增宽。脾大、腹水；⑤肝功能异常，低蛋白血症。根据以上结果，该患者乙肝肝硬化失代偿期诊断明确；可供选择的治疗方法有内科保守治疗，外科断流术、分流术等方法，但均不能根本上解决肝脏硬化问题。肝移植是终末期肝病病人的最佳治疗方法。

二、终末期肝病的概念

该概念指没有其他有效治疗手段的进行性肝病的终末状态，以及虽未发生肝功能衰竭，但是反复消化道大出血、大量腹水等导致患者生活质量严重低下，并随时威胁患者生命安全等疾病状态。

三、终末期肝病的病理生理改变

由于全肝弥漫性肝细胞变性、坏死，继而出现纤维-血管组织增生和肝细胞的结节状再生。这种变化反复交替进行，最终使肝脏的小叶结构和血液循环体系逐渐破坏并改建，导致肝脏功能失代偿。包括：门静脉挤压、扭曲、分支减少、肝内分流；肝脏对血管活性物质的灭活降低导致扩血管和缩血管物质相互失衡，水盐代谢紊乱；肝脏解毒功能丧失引起氨等毒性产物积聚。最终可出现肝性脑病、门静脉高压、脾功能亢进、顽固性腹水等临床表现。

四、肝脏移植的适应证

原则上为进行性、不可逆性和致死性终末期肝病而无其他有效治疗方法者，包括肝脏的良性病变和恶性肿瘤。良性病变有先天性胆道闭锁、先天性代谢障碍性疾病、多发性肝腺瘤病、巨大肝血管瘤、多囊肝、病毒性和酒精性肝硬化、硬化性胆管炎、爆发性肝衰竭、Budd-Chiari综合征、严重

笔记栏

肝外伤。恶性病变主要为早期原发性肝癌。

五、肝脏移植的禁忌证

禁忌证包括严重感染、活动性肺结核、HIV阳性;肝外恶性肿瘤和吸毒酗酒者;生命重要器官如心、肺、肾的功能不全或衰竭(不排除此类疾病行多脏器联合移植的可能性);不能控制的心理变态等心理学问题;肝癌已有明显黄疸、顽固性腹水、腹腔内或远处转移。

总之,对候选肝移植的受者要进行全身多脏器功能、营养状况等评估,进一步确定诊断,并证实该诊断是进行肝脏移植的适应证;了解患者及家属接受肝脏移植手术及术后过程的经济及心理准备情况。最后综合评估,确定适合的手术时间。

六、肝脏移植基本方法

1. 基本概念

(1) 热缺血时间:指从供器官血液供应停止到冷灌注开始所间隔的时间。这一期间的缺血对器官的损害最为严重,应尽量缩短,一般在10分钟以内,最好在5分钟以内。

(2) 冷缺血时间:指从供器官冷灌注到移植后血供开放前所间隔的时间,包括器官保存阶段。尽管目前可以将器官保存24小时以上,但是过长的冷缺血时间对器官的长期存活有影响。

(3) 无肝期:指从受体肝脏血液供应停止到供肝门静脉吻合完成、血液复流间隔的时间。

2. 供肝灌注、切取与保存 这是肝移植不可或缺的重要一步,供肝质量直接影响手术成功率和受体生存质量。现以国内常用的快速切取法介绍取肝程序。

腹部正中大"+"字切口,尽可能显露手术区域。

迅速游离显露腹主动脉,在分叉部近端插管(尖端带有气囊),在腹腔干水平以上阻断主动脉,以阻止灌注液进入胸主动脉。开始灌注,灌注压力100cmH_2O,灌注速度>100ml/min。接着在肠系膜根部游离门静脉插管2~3cm,以同样的灌注速度和压力进行灌注,直至肝脏颜色开始变白并逐渐冷却后开始切肝。同时经胆囊和胆总管灌注胆道。

游离肝周组织和脏器,尽量将入肝和出肝管道留足够长,并绝对保证肝动脉、门静脉的完整和长度。切取后将肝脏迅速置入装有灭菌灌注液的塑料袋及冰盒中待用。

3.肝移植术式

(1) 原位肝移植(orthotopic liver transplantation):是在体外静脉转流下将病肝肝后下腔静脉整段切除后,受体肝上下腔静脉与供肝肝上下腔静脉吻合,受体肝下下腔静脉与供肝肝下下腔静脉吻合,重建肝后下腔静脉;接着吻合门静脉,开放血流结束无肝期。再依次吻合肝动脉和胆管,完成手术。

(2) 背驮式肝移植(piggy-back liver transplantation):是在经典式肝移植基础上的改进。即保留受体肝后下腔静脉及肝静脉共干,将后者与供肝肝上下腔静脉吻合或者将供肝肝后下腔静脉纵行切开与受者肝后下腔静脉侧侧吻合。优点是避免了体外转流,简化了手术。

(3) 原位部分肝移植:随着肝移植技术和抗排斥药物的成熟,供体的短缺成为限制其广泛开展的主要问题,部分肝移植可在一定程度上增加供肝来源。原位部分肝移植包括以下几种:①活体部分肝移植(living donor liver transplantation, LDLT):供肝取自健康的捐献者,一般根据供受体各自情况,选择切取左外叶、左半肝、带尾状叶的左半肝、扩大左半肝、右半肝切取等。但无形中增加了供体发生危险的可能性,存在伦理上的争议。②减体积肝移植(reduced-size liver transplantation, RLT):是在Couinaud肝段的基础上根据受者的年龄、体重、实际需要供肝的大小和解剖特点,决定采用多大体积以及何部分的供肝,剩余部分舍弃。③劈裂式肝移植(split liver transplantation, SLT):是将1个供肝按照受体情况分离为两部分,提供给两个受体。常将肝脏分为左右半肝,或右半肝和左外叶,提供给两个受者。

七、肝脏移植术后并发症

1. 原发性肝功能不良或肝无功能 发生原因有供体严重脂肪肝、冷热缺血时间过长、手术中肝脏损伤以及术后血管并发症等。一旦发生只有再次肝脏移植,治疗时间的选择是关键。

2. 血管并发症 ①肝动脉血栓形成及肝动脉狭窄:肝动脉血栓形成是肝移植手术后早期最严重的并发症之一。其临床表现多样化,最常表现为突然发生的肝脏酶谱的改变,一般与血管过细和应用凝血物质过多有关,亦与排斥反应有关。诊断最有效简便的方法是彩色多普勒超声检查。大多数确诊后均需再次肝脏移植,部分病人经再次动脉化和介入等治疗可取得较好的效果。②门静脉血栓形成:术后早期门静脉血栓形成亦是致命性的,一经诊断需再血管化或再移植;术后后期则形成肝外型门脉高压症,需行分流手术减压。③肝静脉闭塞或狭窄:随着移植外科技术的提高,此种并发症较少见;完全性梗阻则需再次肝脏移植。

3. 胆道并发症 有胆漏、胆管狭窄、胆管炎症结石等，主要与吻合口血供差、吻合技术有关。缺血性需重新吻合，或先期解决肝动脉狭窄或栓塞问题。技术性因素造成者部分需要再手术，大多经保守治疗治愈。局限性胆漏可经保守治疗治愈，但弥漫性腹膜炎需再手术。胆管结石处理基本同非移植手术。

4. 排斥反应　急性排斥多见，见第二节。

八、肝脏移植的预后

目前肝移植的 1 年存活率为 80%～90%，5 年存活率达 70%～80%，最长存活时间已达 30 多年。长期疾病导致的生理和心理方面的损害经肝移植后大多得到纠正，可以恢复正常的生活与工作，生活质量好。

案例 17-1

诊断：乙型肝炎肝硬化失代偿期、门静脉高压症。

诊断要点：

1. 乙型肝炎病史。

2. 出现腹胀、乏力、黑便等症状。

3. 体格检查：腹壁静脉曲张，腹部膨隆，脾脏肿大，移动性浊音阳性，肠鸣音减弱。

4. 彩色 B 超：肝脏形态大小改变，门静脉血流减慢或逆流，门、脾静脉曲张，腹水。CT：肝脏形态改变、体积缩小，肝裂增宽，门静脉增宽。腹水。

治疗原则(治疗方法的选择)：

1. 针对出血、脾脏功能亢进及腹水行对症治疗，在保守治疗效果差的情况下考虑外科治疗。

2. 对不能进行肝脏移植的病人，外科治疗以断流术和分流术为主。

3. 肝脏移植是根治性手术。

第二节　肝移植急性排斥反应

在肝移植的初始阶段，排斥反应是影响移植效果的主要因素。随着环孢素的临床应用，肝移植排斥反应明显减少，但仍然是临床的主要问题之一。肝移植排斥反应共分三类：超急性、急性和慢性排斥反应。急性排斥反应多见，本节重点予以叙述。

案例 17-2

患者，男，55 岁。因肝移植术后 25 天，黄疸、发热 1 天入院。

患者 25 天前因乙肝肝硬化行同种异体肝移植手术，术后恢复良好，于术后 17 天出院。出院后坚持按时口服抗排斥药物，FK506、骁悉、泼尼松三联抗排斥，无不适。于 1 天前无明显诱因出现乏力、食欲下降，尿色深、黏膜黄染现象。后又出现体温升高，自测体温最高 38.7℃。为进一步检查治疗入院。病史中无头痛、咳嗽、咽痛、鼻塞等症状。

体格检查：T 38.4℃，P 109 次/分，R 21 次/分，BP 133/84mmHg。慢性病容，精神差。皮肤黏膜黄染。浅表淋巴结无肿大。心肺检查无明显阳性体征。腹软，肝脾未触及，肝区叩痛，移动性浊音阳性。肠鸣音 4 次/分。双下肢无水肿。

辅助检查：血常规：WBC 4.9×10^9/L，Hb 97g/L。肝功能：ALT 155.7μmmol/L，AST 122.2mmol/L，TB 297.2 mmol/L，DBIL 151.3mmol/L，Alb 31g/L。FK506 浓度 13,76。B 超：肝脏回声增强，光点粗，门静脉血流减慢，排斥反应可能。

问题：

1. 该患者可能的诊断是什么？

2. 鉴别诊断是什么？

3. 处理方法是什么？

一、定　　义

肝移植急性排斥反应是指由于供受体之间的基因差异激发的同种移植肝的炎症，主要影响小叶间胆管和血管的内皮细胞，包括门静脉和肝静脉，偶尔波及肝动脉。

二、组织病理学改变

①汇管区炎症：混合炎性细胞浸润汇管区，以单核细胞浸润为主，包括中性粒细胞、嗜酸粒细胞或激活的淋巴细胞等，这是急性排斥反应时最早出现的病理改变。②门静脉和/或终末肝静脉内皮下炎症：淋巴细胞附着于内皮表面或内皮下浸润，有时也累及肝动脉及其分支；③胆管炎症及胆管损害：小胆管上皮细胞炎症和损伤，表现为胞质空泡样变和嗜伊红染色、核固缩甚至坏死和消失。病理诊断急性排斥反应至少需要符合以上 3 项中的两项。

小胆管的炎症细胞浸润和损害是急性排斥反应的重要特征。同时可看到肝细胞坏死、肝小叶中央坏死和桥接坏死等病理变化。而动脉炎在活检中很难取到。临床上根据受累肝细胞和血管的数量将急性排斥反应分为轻中重度三级。

三、临床表现

急性排斥反应的典型临床表现为移植后发热、肝脏肿大伴有压痛，黄疸加深，胆汁分泌骤减和胆汁色变淡，肝功异常，血清胆红素急剧上升，碱性磷酸酶上升，凝血酶原时间延长等。

四、诊断和鉴别诊断

肝移植病人出现上述临床症状后，应高度怀疑急性排斥反应的可能；结合肝脏功能的改变，基本可以确诊。最终诊断仍需病理诊断，病理组织学标准最低限度应包括上述病理指标中至少2项组织病理学改变。如果超过50%的胆管受损或有明确的门静脉或终末肝静脉分支内皮细胞下炎症，则进一步支持急性排斥反应的诊断。

移植术后早期肝功能异常除急性排斥反应外，还包括原发病复发、保存再灌注损伤、药物中毒、感染、血管和胆道并发症等。保存再灌注损伤的组织学特点为肝细胞程度不等的气球样变、脂肪变、坏死和胆汁淤积，无汇管区炎性细胞浸润、胆管炎及静脉内皮炎的三联表现。免疫抑制药物中毒的组织学表现与保存再灌注损伤相似，常伴有较高的血药浓度和药物其他毒副作用。CMV感染可引起血管内皮炎症，使胆管上皮MHC Ⅱ类抗原和黏附分子表达增强，参与排斥反应发生。

五、治　　疗

对于亚临床型和轻度急性排斥反应可不予激素冲击治疗，密切观察并适当提高普乐可复用量后多数可缓解；但治疗过程中要注意监测血药浓度并行肝活检，一旦病理证实排斥反应已缓解或消失应及时减药以避免中毒。对于中重度急性排斥反应一般首选静脉注射甲泼尼松龙500~1000 mg冲击治疗2~3天，再循环用药，从20 mg/(kg · d)开始每日递减，5~6天内降至0.3 mg/(kg · d)。治疗期间需合用抗细菌、抗真菌和抗病毒药物，对于原先使用环孢素A的患者可换用普乐可复。对于激素冲击治疗无效的严重排斥反应患者可使用抗淋巴细胞球蛋白（ALG）、抗胸腺细胞球蛋白（ATG）或OKT3。对于不可逆的排斥反应患者应考虑再次肝移植。

总之，急性排斥反应仍是肝移植不可忽视的问题。由于现有的免疫抑制药物都存在不同程度的不良反应，免疫抑制过度或不足对患者都十分不利。因此，应采用合理的、个体化的免疫抑制方案，有效预防并降低急性排斥反应。

案例 17-2

诊断：肝移植后急性排斥反应

诊断要点：

1. 肝移植病史。

2. 移植后发热、肝脏肿大伴有压痛，黄疸加深，血清胆红素急剧上升，碱性磷酸酶上升等。

3. 病理组织学改变中至少2项组织病理学改变。

治疗原则：

1. 对于亚临床型和轻度急性排斥反应可不予激素冲击治疗，密切观察并适当提高普乐可复用量后多数可缓解。

2. 对于中重度急性排斥反应一般首选静脉注射甲泼尼松龙500~1000 mg冲击治疗2~3天，再循环用药。治疗期间需合用抗细菌、抗真菌和抗病毒药物。

3. 对于原先使用环孢素A的患者可换用普乐可复。

4. 对于激素冲击治疗无效的严重排斥反应患者可使用抗淋巴细胞球蛋白（ALG）、抗胸腺细胞球蛋白（ATG）或OKT3。

5. 对于不可逆的排斥反应患者应考虑再次肝移植。

第三节　肾脏移植

根据世界各国的统计，各种病因导致的终末期肾功能衰竭（尿毒症）患者的发生率为50~150人/百万人口，而中国的统计数是90~100人/百万人口。以此计算我国每年有10多万新增尿毒症病例，全球每年将新增50~60万病例。

血液透析和腹膜透析是广泛应用的治疗终末期肾病的有效手段。但是，长期透析高昂的费用、并发症和终末期肾病自身导致的各种并发症，使得这些病人生活质量低下，肾脏移植后并发症和死亡率增高。而同种异体肾移植术已被公认是治疗终末期肾病最有效的手段。随着组织配型、器官保存、新型免疫抑制剂的不断进步，手术技巧的日趋成熟，肾移植的疗效在各类器官移植中属最稳定、最显著的。

笔记栏

案例 17-3

患者,男,38 岁。因全身浮肿、无小便 2 年入院。

患者 2 年前无明显诱因出现鼻塞、头痛等不适,自服"消炎药物"等治疗后无明显好转,并出现全身浮肿及小便减少,逐渐开始无尿。诊断为"慢性肾功能衰竭"行血液透析及对症支持治疗,透析后浮肿有所减轻,肾功能未见明显好转。两年来一直进行血液透析,生活质量差。无乙型肝炎、结核、糖尿病等病史。

体格检查:T 36.7℃,P 74 次/分,R 19 次/分,BP 160/100mmHg。慢性病容,精神差。皮肤黏膜苍白,巩膜无黄染。浅表淋巴结无肿大。心肺检查无明显阳性体征。腹软,肝脾未触及,移动性浊音阳性。肠鸣音 3 次/分。眼睑及全身低垂部位凹陷性水肿。

辅助检查:血常规:WBC 4.9×10^9/L,Hb 56g/L。尿常规:蛋白(+),红细胞(+);肾功能:Cr 755.7μmmol/L,BUN 22.2mmol/L,UA 497.2mmol/L,K^+ 5.32mmol/L,Na^+ 138.9mmol/L,P 1.88mmol/L,Ca^{2+} 2.01mmol/L。B 超:双肾损伤声像图。静脉肾盂造影:未发现尿路结石梗阻征象。

问题:

1. 该患者诊断是什么?
2. 慢性肾功能衰竭治疗方法的选择是什么?最佳治疗方案是什么?
3. 肾移植的适应证和可能的危险性是什么?

一、诊断和治疗选择

该病人全身浮肿、无尿,长期需要透析维持生命,肌酐、尿素氮增高,慢性肾功能衰竭的诊断明确。关键问题是采取何种治疗方法最有利于提高病人的生活质量。肾移植应是最佳选择。

二、同种异体肾移植的适应证与禁忌证

1. 适应证 各种肾脏疾病发展至慢性肾衰竭终末阶段,经一般治疗无明显效果,需要依赖透析来维持生命者均是肾脏移植的适应证。具体如下:①年龄 60 岁以下的终末期肾病患者和大于 2 岁的患者。②慢性肾炎终末期,或其他肾脏疾病导致不可逆的肾脏功能衰竭者。③尿毒症血透或腹透治疗者,不存在由于尿毒症或高血压所致的不可逆转的并发症,如慢性心衰,呼衰等。④全身一般情况好,体内无潜在感染灶,能耐受肾移植手术者。⑤无活动性消化道溃疡,肿瘤,肝炎及结核病史,无精神、神经病及家族史者。⑥受者与供肾者组织配型良好者。

2. 绝对禁忌证 ①具有潜在恶性肿瘤者。②顽固性心功能衰竭者。③慢性呼吸功能衰竭者。④严重血管病变者。⑤凝血功能障碍者。⑥精神病患者或对某些药物、毒品嗜好成瘾者。⑦严重泌尿系先天性畸形者。⑧活动性肺结核患者。⑨严重糖尿病患者。⑩HIV 病毒感染或携带者。⑪重症进行性肝病和终末期肝病不作肝肾联合移植者。

3. 相对禁忌证 ①大于 60 岁或小于 2 岁者。②再次移植者。③乙肝只作肾移植者。④糖尿病未控制或其并发症未作充分治疗者。⑤消化性溃疡活动者。⑥活动性肾炎。

三、同种异体肾移植的准备原则

1. 尸体供肾基本要求 ①供者自愿捐献,年龄不超过 45 岁。②热缺血时间小于 10 分钟,冷缺血时间最好不超过 24 小时。③无全身细菌及病毒感染。④无高血压、糖尿病和恶性肿瘤。⑤肾功能正常,无肾脏疾病和尿路感染。

2. 亲属活体供肾者要求 ①供者年龄 25~45 岁为宜。②无泌尿系统疾病及肿瘤病史。③肝、肾功能及肝炎免疫正常。④供者精神和心理学方面正常。⑤HIV 检测阴性。⑥无吸毒史。

3. 供受体间配型

(1)血型:原则上必须是相同血型,或至少符合输血原则。

(2)淋巴细胞毒交叉配合实验:指受者的血清与供者的淋巴细胞之间的配合程度。原则上必须阴性或小于 10%,方可行肾移植术。

(3)群体反应性抗体(PRA):用于检测患者是否拥有针对供体的特异性抗体及其程度。一般认为 PRA 结果小于 10% 为无致敏者,术后急性排斥反应率较低,移植肾存活较长。PRA 结果为 10%~30% 者为轻度致敏。PRA 大于 40% 为高度致敏,急性排斥率较高,远期存活率低。

(4)HLA 配型:国际通用标准要求测定供者与受者 6 个位点的相容程度,即 HLA-A、HLA-B、HLA-DR/DP/DQ 位点的相容程度。由于相配位点的多少影响移植物的长期存活率,原则上尽量寻找 HLA 相配位点较多的供者。

(5)混合淋巴培养:将供者与受者的淋巴细胞放在一起培养,观察转化率。转化率应小于 20%~30%。

四、同种异体肾移植的手术基本原则

笔记栏

关于活体供肾的切取,可根据条件采用开放手

术的方式。一般切取左肾作为供肾,但未生育的女性供者原则上切取右肾作为供肾。尸肾的灌注可采用原位灌注和离体灌注法。根据术者习惯有双肾分别切取和双肾整块切取法。尽量缩短热缺血时间。

目前有各种各样的肾保存液。尸体供肾的保存和运输,应尽量使用成本低,优点较突出的保存液,尽量缩短运输时间,以缩短冷缺血时间。

目前同种异体移植的手术已比较成熟。大致原则是将修补好的供体肾移植于右髂窝或左髂窝,肾动脉与髂内动脉端端吻合或与髂外动脉端侧吻合,肾静脉与髂外静脉端侧吻合,输尿管再植于膀胱。

五、肾移植预后

首次尸肾移植1年存活率达80%以上,患者存活率达90%~95%,亲属活体供肾则疗效更佳。到目前为止,全球肾移植人数已近60万例次,我国已超过3.5万例次。

案例 17-3

诊断:慢性肾功能衰竭。

可供选择的治疗方法:①血液透析;②腹膜透析;③肾移植。

最佳治疗方案:活体肾脏移植。

(陈明清)

第二篇　神经外科

第十八章　颅内压增高

第一节　概　　述

颅内压(intracranial pressure,ICP)指颅内容物对颅腔壁的压力,颅内压增高(increased intracranial pressure)指颅内压超过 2.0kPa(200mmH_2O)。若颅内压持续在 2.0kPa 以上,引起相应的综合征(如头痛、呕吐、视乳头水肿等),称为颅内压增高综合征(hypertensive intracranial syndrome)。通常将颅内压增高综合征简称为颅内压增高,故临床上所说的颅内压增高即指颅内压增高综合征。颅内压是保证中枢神经系统内环境稳定、完成脑生理功能的必要条件,颅内压增高是颅脑损伤、脑肿瘤、脑出血、脑积水和颅内炎症等常有的征象,是神经外科常见的临床病理综合征。了解颅内压的调节和颅内压增高发生机制是学习和掌握神经外科学的重点和关键。

一、颅内压的形成与正常值

颅腔及其内容物是组成颅内压的解剖学基础,脑脊液的液体静力压和脑血管张力变动的压力是组成颅内压的生理学基础。正常成人颅腔是由颅底骨和颅盖骨组成的腔体,有容纳和保护脑组织及其附属物(血管、神经等)的作用。除了出入颅腔的孔隙(特别是枕骨大孔)与颅外相通外,可以把颅腔看作一个近似完全密闭的容器。组成颅腔的颅骨坚硬不能扩张,所以颅腔容积是恒定的,通常为 1400~1500ml。颅腔内有三种内容物,即脑组织、脑脊液、血液,三者与颅腔容积相适应,使颅内保持一定的压力称为颅内压。正常颅内压成人为 0.7 ~ 2.0kPa(70 ~ 200mmH_2O),儿童为 0.5 ~ 1.0kPa(50 ~ 100mmH_2O)。由于脑脊液介于颅腔壁和脑组织之间,所以脑脊液的静水压能反映颅内压,临床上通常以侧卧位时腰椎穿刺测量的脑脊液静水压数值代表颅内压。通过采用颅内压监护装置,临床上还可以进行持续地颅内压动态观察。

二、颅内压的调节与代偿

颅内压受多种生理因素的影响,与血压和呼吸关系密切,收缩期颅内压略有增高,舒张期颅内压稍有下降;呼气时压力略增,吸气时压力稍降;咳嗽、喷嚏、憋气、用力等也引起颅内压相应明显波动;测压时如压迫颈静脉,颅内压立即升高,说明颅内压对静脉压的变动很敏感。由于颅腔容积固定,因此,颅腔内脑组织、脑血流量和脑脊液都不允许有大幅度的增减,如其中之一的体积增大时,必须有其他的内容物同时或至少其中之一的体积缩减来平衡。在正常生理情况下,颅内三大内容物中脑组织的体积比较恒定,因此,颅内压在正常范围内的调节就成为脑血流量和脑脊液之间的平衡。当发生颅内压增高时,首先被压缩出颅腔的是脑脊液,再压缩脑血容量。脑脊液的总量约占颅腔总容积的 10%,血液则依据脑血流量的不同约占总容积的 2% ~ 11%。颅内压的调节除脑血流量的改变及部分颅内的静脉血被挤到颅外血液循环外,主要通过脑脊液量的增减来调节,即通过脑脊液的分泌减少吸收增多或分泌增多吸收减少代偿颅内压的波动,以维持颅内压不变。另外当颅内压增高时,有一部分脑脊液被挤入脊髓蛛网膜下腔,也起到一定的调节颅内压的作用。在疾病情况下,通过生理调节作用以取得颅内压代偿的能力是有限度的,当颅内病变的发展超过了可调节的限度,或病变发展迅速,虽有生理调节功能,但来不及发挥生理调节功能的有效作用,即产生颅内压增高。允许颅内增加的临界容积约为 5%,超过此范围颅内压开始增高。当颅腔内容物体积增大或颅腔容量缩减超过颅腔容积的8% ~10%时,则会产生严重的颅内压增高。

三、颅内压增高的原因

引起颅内压增高的原因可分为三大类:

1. 颅腔内容物的体积增大　如脑炎、颅脑

笔记栏

损伤等致脑组织体积增大(脑水肿);脑脊液循环通路阻塞或脑脊液生成过多致脑脊液积聚(脑积水)(图 18-1);颅内静脉回流受阻或脑血液过度灌流使颅内血容量增多(高热、二氧化碳蓄积和碳酸血症、颅内各种血管性疾病如脑动静脉畸形、丘脑下部或脑干血管运动中枢附近受到刺激后所导致的急性脑血管扩张、高血压脑病等)。

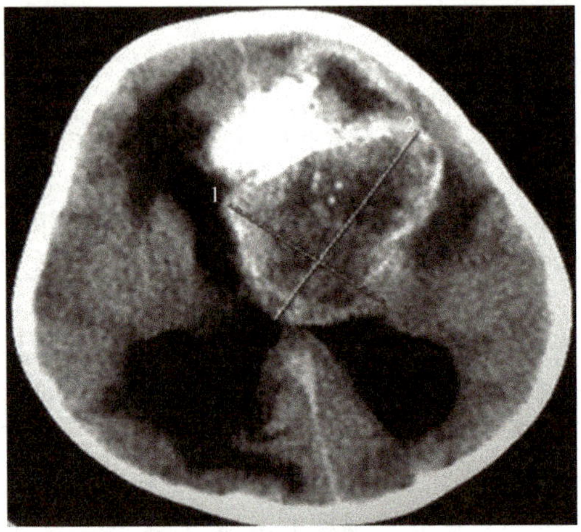

图 18-1 脑积水 CT 像

2. 颅内占位性病变挤占颅内空间使之相对变小 如颅内血肿、脑肿瘤、脑脓肿等。颅内占位性病变不仅压迫脑组织,使脑组织移位,占据不能扩张的有限颅内空间,还可破坏脑组织、压迫脑回流血管、阻碍脑脊液的吸收致脑水肿、脑积水,引起颅内压增高(图 18-1)。

3. 颅腔的容积变小 见于颅骨先天性病变和畸形如狭颅症(图 18-2)、颅底凹陷症;颅骨异常增生症;外伤性颅骨广泛凹陷性骨折(图 18-3)等。颅腔狭小使脑组织受压,影响脑的正常发育和生理功能,产生一系列的症状和不同程度的颅内压增高。

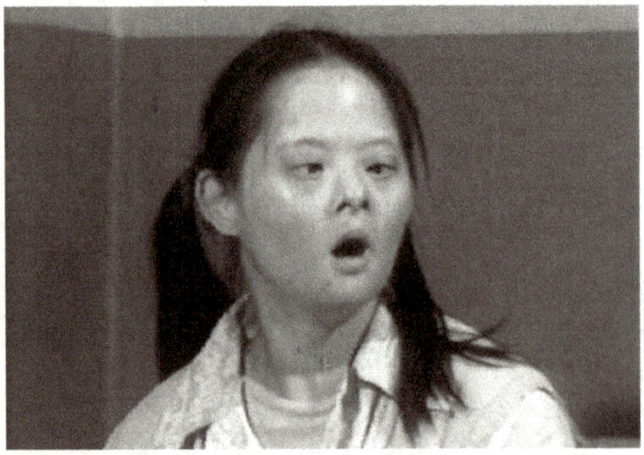

图 18-2 狭颅症图

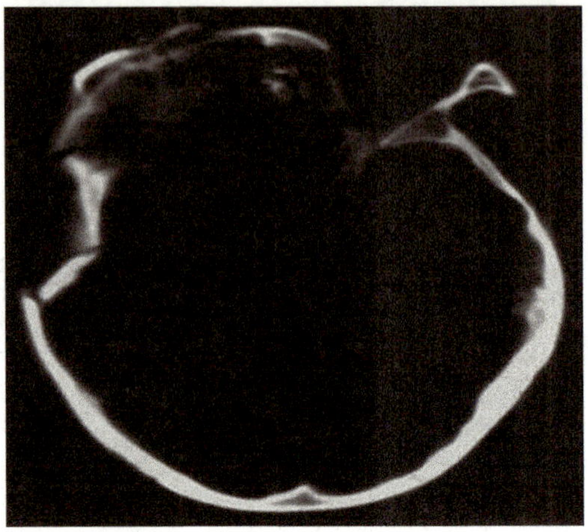

图 18-3 广泛性凹陷性骨折图

四、颅内压增高的病理生理

1. 影响颅内压增高的因素

(1)年龄:婴幼儿及小儿的颅缝未闭合或尚未牢固融合,颅内压增高可使颅缝裂开而相应地增加颅腔容积,从而缓和或延长了病情的进展(图 18-4)。老年人由于脑萎缩使颅内的代偿空间增多,故病程亦较长。

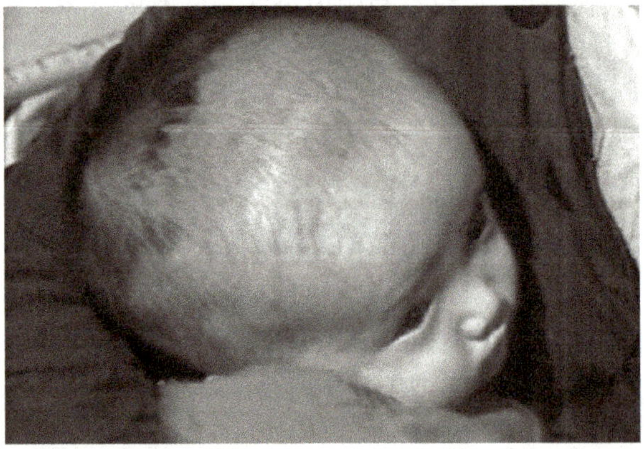

图 18-4 巨颅症图

(2)病变的扩张速度:当颅内占位性病变时,随着病变的缓慢增长,可以长期不出现颅内压增高症状。若颅内压增高处于代偿的范围之内,释放少量脑脊液仅仅引起微小的压力下降;若颅内压增高已超过代偿范围的临界点,释放少量脑脊液即可使颅内压明显下降,这一现象称为体积压力反应(volume-pressure response ,VPR)。一旦颅内压代偿功能失调,则病情将迅速发展,往往在短期内即出现颅内高压危象或脑疝。当颅内发生急性大出血或出现急性脑水肿时,几乎等不及生理调节发挥作用,颅内压已经明显增高。

（3）病变部位：在颅脑中线或颅后窝的占位性病变，由于病变容易阻塞脑脊液循环通路而发生梗阻性脑积水，故颅内压增高症状可早期出现而且严重（图 18-1）。颅内大静脉窦附近的占位性病变，由于早期即可压迫静脉窦，引起颅内静脉血液的回流或脑脊液的吸收障碍，使颅内压增高症状亦可早期出现。

（4）伴发脑水肿的程度：脑寄生虫病、脑脓肿、脑结核球、脑肉芽肿等由于炎症性反应均可伴有较明显的脑水肿，故早期即可出现颅内压增高症状。

（5）全身系统性疾病：全身性疾病的影响可导致颅内压生理调节功能的衰竭和血脑屏障的破坏。在疾病过程中，原已取得平衡的颅内压力，可因病人出现酸碱平衡失调、尿毒症、肝昏迷、毒血症、肺部感染、缺血缺氧等并发症使生理调节失衡及血脑屏障破坏，引起继发性脑水肿致颅内压增高。高热往往会加重颅内压增高的程度。

2. 颅内压增高的后果　颅内压持续增高，可引起一系列中枢神经系统功能紊乱和病理变化。主要病理改变包括以下 6 点：

（1）脑血流量的降低，脑缺血甚至脑死亡：正常成人每分钟约有 1200ml 血液进入颅内，这是一较为恒定的数值，是通过脑血管的自动调节功能来完成的。其公式为：

$$\text{脑血流量(CBF)} = \frac{\text{平均动脉压(MAP)} - \text{颅内压(ICP)}}{\text{脑血管阻力(CVR)}}$$

公式中的分子部分（平均动脉压－颅内压）又称为脑的灌注压（CPP）。因此，该公式又可改写为：

$$\text{脑血流量(CBF)} = \frac{\text{脑灌注压(CPP)}}{\text{脑血管阻力(CVR)}}$$

由公式可看出，脑的血液循环与动脉血压和颅内压的改变关系密切，动脉血压骤然显著升高或降低可影响脑的血流量，改变颅内血管床的容积，颅内压即随之升降；颅内压增高后又影响脑的血液循环，使脑血流量减少。此变化在一定范围内可通过脑血管的自动调节功能来代偿：正常的脑灌注压为 9.3 ～ 12kPa（70 ～ 90mmHg），脑血管阻力为 0.16 ～ 0.33kPa（1.2 ～ 2.5mmHg），此时脑血管的自动调节功能良好。如因颅内压增高而引起的脑灌注压下降，则可通过血管扩张，以降低血管阻力的自动调节反应使上述公式的比值不变，从而保证了脑血流量的稳定。如果颅内压不断增高使脑灌注压低于 5.3kPa（40mmHg）时，脑血管自动调节功能失效，这时脑血管不能再作相应的进一步扩张以减少血管阻力，公式的比值就变小，脑血流量随之急剧下降，就会造成脑缺血。当颅内压升至接近平均动脉压水平时，颅内血流几乎完全停止。此时如为病人做脑血管造影，脑内血管不能显示，意味着病人处于严重的脑缺血状态，情况危急。

（2）脑移位和脑疝：参见本章第三节。

（3）脑水肿：颅内压增高可直接影响脑的代谢和血流量从而产生脑水肿，使脑的体积增大，进而加重颅内压增高。脑水肿时液体的积聚可在细胞外间隙，也可在细胞膜内。前者称为血管源性脑水肿，后者称为细胞中毒性脑水肿。血管源性脑水肿多见于脑损伤、脑肿瘤等病变的初期，主要是由于毛细血管的通透性增加，导致水分在神经细胞和胶质细胞间隙潴留，促使脑体积增加所致。细胞中毒性脑水肿可能是由于某些毒素直接作用于脑细胞而产生代谢功能障碍，使钠离子和水分子潴留在神经细胞和胶质细胞内所致，但没有血管通透性的改变，常见于脑缺血、脑缺氧的初期。在颅内压增高时，由于上述两种因素可同时或先后存在，故出现的脑水肿多数为混合性，或先有血管源性脑水肿以后转化为细胞中毒性脑水肿。

（4）库欣（Cushing）反应：库欣于 1900 年曾用等渗盐水灌入狗的蛛网膜下腔以造成颅内压增高，当颅内压增高接近动脉舒张压时，血压升高、脉搏减慢、脉压增大，继之出现潮式呼吸，血压下降，脉搏细弱，最终呼吸停止，心脏停搏而导致死亡。这一实验结果与临床上急性颅脑损伤所见情况十分相似：颅内压急剧增高时，病人出现血压升高（全身血管加压反应）、心跳和脉搏缓慢、呼吸节律紊乱及体温升高等各项生命体征变化，这种变化即称为库欣反应。库欣反应实质为一代偿机制：当颅内压增高时，脑血流量因脑灌注压的降低而减少；为维持脑血流，由脑的灌注压＝平均动脉压－颅内压得知，只能提高血压。这是通过加压反射增加心排量来实现的，表现为心搏有力、缓慢、收缩压升高、脉压差增大。同理，颅内压增高脑组织因脑血流减少而缺氧，只有通过呼吸的加深、变慢为之代偿。然而代偿都有一定限度，一旦失代偿，即表现为血压下降、脉搏细数、潮式呼吸，继之呼吸、心搏停止而死亡。库欣反应多见于急性颅内压增高病例，慢性者则不明显。

（5）胃肠功能紊乱及消化道出血：部分颅内压增高的病人可首先出现胃肠道功能的紊乱，出现呕吐、胃及十二指肠出血及溃疡和穿孔等。这与颅内压增高引起下丘脑自主物神经中枢缺血而致功能紊乱有关：交感神经兴奋，胃黏膜血管痉挛导致胃黏膜缺血，胃黏膜的屏障功能受损；副交感神经兴奋，胃窦部 G 细胞及胃黏膜主细胞、壁细胞分泌胃泌素、胃蛋白酶和盐酸增多，为缺血胃黏膜提供消化性物质。两者的兴奋性紊乱共同造成胃黏膜广泛损害，表现为上消化道出血。因此，应激性溃疡是颅内压增高的外在表现之一，也往往是全身多系统器官功能衰竭的始动因素。

(6) 神经源性肺水肿：在急性颅内压增高病例中，发生率高达5%～10%。这是由于下丘脑、延髓受压导致α-肾上腺素能神经活性增强，血压反应性增高，左心室负荷过重，左心房及肺静脉压增高，肺毛细血管压力增高，液体外渗，引起肺水肿。病人表现为呼吸急促，痰鸣，并有大量泡沫状血性痰液。

在颅内压增高的过程中，上述后果可互为因果恶性循环，促使病情迅速恶化。例如颅内占位性病变压迫邻近静脉，产生脑局部淤血、缺氧引起脑组织水肿或因阻塞脑脊液循环通路引起脑积水，使颅内压增高。而脑水肿、脑积水、脑移位，造成静脉系统受压迫的范围扩大，使脑水肿更广泛，脑脊液回流更减少，进一步加重颅内压增高。颅内压严重增高时可引起脑疝，脑疝加重脑脊液和脑血循环的障碍，结果颅内压更高，反过来又促使脑疝更严重。

第二节 颅内压增高

颅内压增高是神经外科临床上最常见的重要问题，尤其是中型与重型颅脑损伤、脑出血，经常伴有颅内压升高。脑瘤等颅内占位性病变的患者，早晚都会引起不同程度的颅内压增高症状。急性脑缺血性疾病引起的大面积脑梗死，以及有些全身性疾病、传染病、中毒、代谢性疾病等同样也可出现颅内压增高。严重者产生脑疝，病人常由继发性脑干损伤致死。因此，对颅内压增高的处理，早期诊断、早期治疗是关键。

一、颅内压增高的类型

1. 根据病因不同分类 颅内压增高可分为两类：

(1) 弥漫性颅内压增高：弥漫性颅内压增高多由颅腔狭小或脑实质的体积增大而引起。其特点是颅腔内各部位及各分腔之间压力均匀升高，不存在明显的压力差，因此在脑室造影，颅脑CT等检查上，脑组织及中线结构没有明显移位。临床常见的弥漫性脑膜炎、弥漫性脑水肿、交通性脑积水等造成的颅内压增高都属此种类型。一般这类病人对颅内压增高的耐受性较好，释放出部分脑脊液后增高的颅内压可见到明显下降，颅内压增高症状可明显好转，压力解除后神经功能恢复也较快。但部分严重的急性弥漫性脑肿胀病情发展快，易致枕骨大孔疝。

笔记栏

(2) 局灶性颅内压增高：多因颅内某一部位有局限性的扩张病变引起。在病变部位压力首先增高，使附近的脑组织受到来自病灶的挤压而发生移位，并把压力传向远处，造成颅内各腔隙间的压力差，这种压力差导致脑室、脑干及中线结构移位。神经外科临床上见到的颅内压增高大多数属于此种类型。其原因常见有颅内各种占位性病变，如肿瘤、脓肿、囊肿、肉芽肿等。病人对这种类型颅内压增高的耐受力较低，压力解除后神经功能的恢复较慢且常不完全，这可能与脑移位和脑受压引起的脑血管自动调节功能损害和血-脑屏障的局部破坏有关。由于脑局部受压较久，局部的血管长期处于张力消失状态，血管壁肌层失去了正常的舒缩能力，因此血管腔被动地随颅内压的降低而扩张，血-脑屏障破坏，血管壁通透性增加并有渗出，甚至发生脑实质的出血和水肿。所以即使压力已被解除，神经功能在短期内仍不易恢复。

2. 根据病变发展的快慢不同分类 颅内压增高可分为急性、亚急性和慢性三类：

(1) 急性颅内压增高：见于急性颅脑损伤引起的颅内血肿、高血压性脑出血等。其病情发展快，颅内压增高所引起的症状和体征严重，生命体征(血压、呼吸、脉搏、体温)变化剧烈。

(2) 亚急性颅内压增高：病情发展较快，但没有急性颅内压增高那么紧急，颅内压增高的反应较轻或不明显。亚急性颅内压增高多见于发展较快的颅内恶性肿瘤、转移瘤及各种颅内炎症等。

(3) 慢性颅内压增高：病情发展较慢，可长期无颅内压增高的症状和体征，病情发展时好时坏。多见于生长缓慢的颅内良性肿瘤、慢性硬脑膜下血肿等。

急性或慢性颅内压增高均可导致脑疝发生。脑疝发生后，移位脑组织被挤进小脑幕裂孔、硬脑膜裂隙或枕骨大孔中，压迫脑干，产生一系列危急症状。脑疝发生又可加重脑脊液和血液循环障碍，使颅内压力进一步增高，从而使脑疝更加严重。

二、引起颅内压增高的疾病

能引起颅内压增高的常见的中枢神经系统疾病如下：

1. 颅脑损伤 由于颅内血管损伤而发生的颅内血肿，脑挫裂伤伴有的脑水肿是外伤性颅内压增高常见原因。外伤性蛛网膜下腔出血，血块沉积在颅底脑池而引起的脑脊液循环障碍，以及红细胞阻塞蛛网膜颗粒所引起的脑脊液吸收障碍等，也是颅内压增高的常见原因。其他如外伤性蛛网膜炎及静脉窦血栓形成或脂肪栓塞亦可致颅内压增高，但较少见。

2. 颅内肿瘤 颅内肿瘤出现颅内压增高者约

占80%以上。一般肿瘤体积愈大，颅内压增高愈明显。但肿瘤大小并非是影响颅内压增高程度的唯一因素，肿瘤的部位、性质和生长速度也有重要影响。例如位于脑室或中线部位的肿瘤，虽然体积不大，但由于堵塞室间孔、中脑导水管或第四脑室脑脊液循环通路，易产生梗阻性脑积水，因而颅内压增高症状可早期出现而且显著。位于颅前窝和颅中窝底部或位于大脑半球凸面的肿瘤，有时瘤体较大但颅内压增高症状出现较晚。而一些恶性胶质瘤或脑转移癌，由于肿瘤生长迅速，且肿瘤周围伴有严重的脑水肿，故多在短期内即出现较明显的颅内压增高。

3. 颅内感染　脑脓肿病人多数有明显的颅内压增高。化脓性脑膜炎亦多引起颅内压增高，并随着炎症的好转，颅内压力亦逐渐恢复正常。结核性脑膜炎晚期，因脑底部炎症性物质沉积，使脑脊液循环通路受阻，往往出现严重的脑积水和颅内压增高。

4. 脑血管疾病　由多种原因引起的脑出血都可造成明显的颅内压增高。颅内动脉瘤和脑动静脉畸形发生蛛网膜下腔出血后，由于脑脊液循环和吸收障碍形成脑积水，而发生颅内压增高。颈内动脉血栓形成和脑血栓，脑软化区周围水肿，也可引起颅内压增高。如软化灶内出血，则可引起急剧的颅内压增高，甚至可危及病人生命。

5. 脑寄生虫病　脑囊虫病引起的颅内压增高的原因有：①脑内多发性囊虫结节可引起弥散性脑水肿；②单个或数个囊虫在脑室系统内阻塞导水管或第四脑室，产生梗阻性脑积水；③葡萄状囊虫体分布在颅底脑池时引起粘连性蛛网膜炎，使脑脊液循环受阻。脑棘球蚴病或脑血吸虫性肉芽肿，均在颅内占有一定体积，由于病变较大，因而产生颅内压增高。

6. 颅脑先天性疾病　婴幼儿先天性脑积水多由于导水管的发育畸形，形成梗阻性脑积水；颅底凹陷和先天性小脑扁桃体下疝畸形，脑脊液循环通路可在第四脑室正中孔或枕大孔区受阻；狭颅症，由于颅缝过早闭合，颅腔狭小，限制脑的正常发育，从而引起颅内压增高。

7. 良性颅内压增高　又称假脑瘤综合征，以脑蛛网膜炎比较多见，其中发生于颅后窝者颅内压增高最为显著。颅内静脉窦（上矢状窦或横窦）血栓形成，由于静脉回流障碍引起颅内压增高。其他代谢性疾病、维生素A摄入过多、药物过敏和病毒感染所引起的中毒性脑病等均可引起颅内压增高。但多数颅内压增高症状可随原发疾病好转而逐渐恢复正常。

8. 脑缺氧　心跳骤停或昏迷病人呼吸道梗阻，在麻醉过程中出现喉痉挛或呼吸停止等均可发生严重脑缺氧。另外，癫痫持续状态和喘息状态（肺性脑病）亦可导致严重脑缺氧和继发性脑水肿，从而出现颅内压增高。

三、临床表现

颅内压增高的主要症状和体征如下：

1. 头痛　这是颅内压增高最常见的症状之一。程度不同，以早晨或晚间较重，部位多在额部及颞部，可从颈枕部向前方放射至眼眶。头痛程度随颅内压的增高而进行性加重。当用力、咳嗽、弯腰或低头活动时常使头痛加重。头痛性质以胀痛和撕裂痛为多见。

2. 呕吐　当头痛剧烈时，可伴有恶心和呕吐。呕吐呈喷射性，易发生于饭后，有时可导致水电解质紊乱和体重减轻。

3. 视神经乳头水肿　这是慢性颅内压增高的重要客观体征之一。表现为视神经乳头充血，边缘模糊不清，中央凹陷消失，视盘隆起，静脉怒张。若视神经乳头水肿长期存在，则视盘颜色苍白，视力减退，视野向心缩小，称为视神经继发性萎缩。此时如果颅内压增高得以解除，往往视力的恢复也并不理想，甚至继续恶化和失明。急性颅内压增高发病初期因时间短，故一般无视神经乳头水肿。

以上三者是慢性颅内压增高的典型表现，称之为颅内压增高"三主征"。通常颅内压增高的三主征各自出现的时间并不一致，可以其中一项为首发症状。颅内压增高还可引起一侧或双侧展神经麻痹和复视。

4. 意识障碍及生命体征变化　见于急性或慢性颅内压增高失代偿期。疾病初期意识障碍可出现嗜睡，反应迟钝。严重病例，可出现昏睡、昏迷、伴有瞳孔散大、对光反应消失、发生脑疝，去脑强直。生命体征变化为血压升高、脉搏徐缓、呼吸不规则、体温升高等病危状态甚至呼吸停止，终因呼吸循环衰竭而死亡。

5. 其他症状和体征　头晕、猝倒，头皮静脉怒张。在小儿患者可有头颅增大、颅缝增宽或分裂、前囟饱满隆起。头颅叩诊时呈破罐声及头皮和额眶部浅静脉扩张。

四、诊　　断

通过全面而详细地询问病史和认真地神经系统检查，可发现许多颅内疾病在引起颅内压增高之前已有一些局灶性症状与体征，由此可做出初步诊断。如小儿的反复呕吐及头围迅速增大，成人的进行性剧烈的头痛、癫痫发作，进行性瘫痪及各种年龄病人的视力进行性减退等，都应考虑到有颅内占位性病变的可能。应注意鉴别神经功能性头痛与颅内压增高所引起的头痛的区别。当发现有视神经乳头水肿及头痛、呕吐三主征时，则颅内压增高的诊断大致可以肯定。但由于病人的自觉症状常比视神经乳头水肿出现的早，应及时地做以下辅助检查，以尽早诊断和治疗。

1. 电子计算机X线断层扫描(CT) 目前CT是诊断颅内占位性病变的首选辅助检查措施。它不仅能对绝大多数占位性病变做出定位诊断，而且还有助于定性诊断。CT具有无创伤性特点，易于被患者接受。

2. 磁共振成像(MRI) 在CT不能确诊的情况下，可进一步行MRI检查，以利于确诊。MRI同样也具有无创伤性，但检查费用高昂。

3. 脑血管造影(cerebral angiography) 主要用于疑有脑血管畸形或动脉瘤等疾病的病例。数字减影血管造影(DSA)，不仅使脑血管造影术的安全性大大提高，而且图像清晰，使疾病的检出率提高。

4. 头颅X线摄片 颅内压增高时，可见颅骨骨缝分离，指状压迹增多，鞍背骨质稀疏及蝶鞍扩大等。X线片对于诊断颅骨骨折，垂体瘤所致蝶鞍扩大以及听神经瘤引起内听道孔扩大等，具有重要价值。但单独作为诊断颅内占位性病变的辅助检查手段现已少用。

5. 腰椎穿刺 腰穿测压对颅内占位性病变患者有一定的危险性，有时引发脑疝，故应当慎重进行。已发生脑疝时严禁腰穿。

五、治疗原则

1. 一般处理 凡有颅内压增高的患者，应留院观察。密切观察神志、瞳孔、血压、呼吸、脉搏及体温的变化，以掌握病情发展的动态。有条件时可作颅内压监护，根据监护中所获得压力信息来指导治疗。频繁呕吐者应暂禁食，以防吸入性肺炎。不能进食的病人应予补液。补液过多可促使颅内压增高恶化，故以往认为急性颅脑损伤入量应限制在1500ml，并限盐。近来认为颅脑损伤应用脱水剂时不应限制液体与钠入量，否则可导致低血压，脑灌注压降低，使脑缺血缺氧而死亡率倍增。正确的补液方案应该以维持出入液量的平衡为度；脱水同时量出为入，适量补充隐性丧失，维持机体略微脱水。注意补充电解质并调整酸碱平衡。用轻泻剂来疏通大便，不能让病人用力排便，不可作高位灌肠，以免颅内压骤然增高。对意识不清的病人及咳痰困难者要考虑作气管切开术，以保持呼吸道通畅，防止因呼吸不畅而使颅内压更加增高。给予氧气吸入有助于降低颅内压。

2. 病因治疗 对于外伤、炎症、脑缺血缺氧等原因引起的脑水肿，应首先用非手术治疗，包括给氧、抗生素、高渗降压药物等。占位性病变所引起者应采用手术治疗切除病变，位于人脑非功能区的良性病变，应争取作根治性切除；不能根治的病变可作大部切除、部分切除或减压术。由于脑脊液通路受阻而形成脑积水者，可做脑脊液分流手术。但颅内压增高病人往往情况紧急，有时对确定病因诊断的各种检查来不及进行而病人已处于较严重的紧急状态，此时应先做暂时性的症状处理，以争取时机利用一切可能的检查手段，确定病因后再给予去病因治疗。颅内压增高已引起急性脑疝时，应分秒必争进行紧急抢救或手术处理。

3. 脱水治疗 适用于颅内压增高但暂时尚未查明原因或虽已查明原因但仍需要非手术治疗的病例。高渗利尿剂选择应用的原则是：若意识清楚，颅内压增高程度较轻的病例，先选用口服药物。若有意识障碍或颅内压增高症状较重的病例，则宜选用静脉或肌内注射药物。

(1) 常用口服的药物有：①氢氯噻嗪25～50mg，每天3次；②乙酰唑胺250mg，每天3次；③氨苯蝶啶50mg，每天3次；④呋塞米20～40mg，每天3次；⑤50%甘油盐水溶液60ml，每天2～4次。

(2) 常用的可供注射的制剂有：①20%甘露醇溶液250ml，快速静脉滴注，每天2～4次；②20%尿素转化糖或尿素山梨醇溶液200ml，静脉滴注，每天2～4次；③呋塞米20～40mg，肌内或静脉注射，每天1～2次。此外，也可采用浓缩2倍的血浆100～200ml静脉注射；20%人血清清蛋白溶液20～40ml静脉注射，对减轻脑水肿、降低颅内压有效。

(3) 应注意颅内血肿时应用脱水剂可导致：①加速出血；②延误诊断；③缩小脑组织代偿空间，一旦出现脑疝时再用甘露醇无效。因此，脱水剂不能滥用，尤其是诊断不明时不能作为常规用药。如行保守治疗，应用脱水剂应密切观察病情变化及CT随诊，一旦血肿增多症状加重，应即行手术。遇急性颅内压增高已有脑疝征象时，亦必须立即用20%甘露醇溶液250ml快速静脉滴注或静脉注射，并可加用呋塞米40mg静脉注射。注意应随时监测血电解质、血细胞比容、酸碱平衡及肾功能等，以维持良好的周围循环和脑灌注压。脱水治疗的同时，可短期应用地塞米松等激素类药物。

4. 激素应用 地塞米松5～10mg静脉或肌内注射，每天2～3次；氢化可的松100mg静脉注射，每天1～2次；泼尼松5～10mg口服，每天1～3次，可减轻脑水肿，有助于缓解颅内压增高。临床上一般激素不单独使用，而是与甘露醇等脱水剂合用，既可获得良好的降压效果，也可以减少甘露醇

笔记栏

的用量,从而减少甘露醇对肾脏功能的损伤。

5. 冬眠低温疗法或亚低温疗法　有利于降低脑的新陈代谢率,减少脑组织的氧耗量,防止脑水肿的发生与发展,降低颅内压。

6. 脑脊液体外引流　对于脑积水及某些肿瘤引起的严重颅内压增高患者,行脑室穿刺脑脊液外引流是极为有效的抢救措施。在颅内压监护的情况下,可经脑室管装置缓慢放出脑脊液少许,以缓解颅内压增高。在穿刺外引流时切忌放脑脊液过快,否则颅内压的突然波动,可能出现颅内血肿等并发症。

7. 其他治疗　大剂量异戊巴比妥钠或硫喷妥钠注射可降低脑的代谢,减少氧耗及增加脑对缺氧的耐受力,使多数颅内压增高的病人颅内压降低。但需在有经验的专家指导下应用。在给药期间,应作血药物浓度监测。辅助过度换气目的是使体内 CO_2 排出。当动脉血的 CO_2 分压每下降 1mmHg 时,可使脑血流量递减 2%,从而使颅内压相应下降。疼痛者可给予镇痛剂,但应忌用吗啡和哌替啶等类药物,以防止对呼吸中枢的抑制作用导致病人死亡。有抽搐发作的病例,应给予抗癫痫药物治疗。烦躁病人给予镇静剂。控制颅内感染或预防感染,可根据致病菌药物敏感试验选用适当的抗生素。预防用药应选择广谱抗生素,术中和术后应用为宜。

第三节　脑　　疝

案例 18-1

患者,男性,8 岁。因头部外伤伴意识障碍 2 小时入院。

患者于 2 小时前从 3 米高树上不慎跌下,左枕部着地,呼之不应,伴呕吐,呕吐物为胃内容物,尿失禁。

体格检查:T 37.2℃,P 102 次/分,R 30 次/分,BP 140/90mmHg。昏迷,左枕部头皮血肿约 4.0cm×3.0cm。双侧瞳孔不等大,右侧瞳孔直径 4.0mm,直接和间接对光反射均消失;左侧瞳孔直径 1.5 mm,对光反射存在。呼吸浅快,心肺腹部检查未见阳性体征。四肢肌张力高。右侧肢体有不自主活动,对疼痛刺激有屈曲动作;左侧肢体无自主活动,对疼痛刺激呈过伸反应,Babinski 征阳性。

问题:

1. 该患者受伤机制是什么?
2. 首先应考虑何诊断?
3. 确诊还需行哪些辅助检查?
4. 手术探查的部位是哪儿?

一、解剖学基础

颅腔被小脑幕分成幕上腔及幕下腔,幕下腔容纳脑桥、延髓及小脑。幕上腔又被大脑镰分隔成左右两分腔,容纳左右大脑半球。由于两侧幕上分腔借大脑镰下的镰下孔相通,所以两侧大脑半球活动度较大。中脑在小脑幕切迹裂孔中通过,其外侧面与颞叶的钩回、海马回相邻。发自大脑脚内侧的动眼神经越过小脑幕切迹走行在海绵窦的外侧壁直至眶上裂。颅腔与脊髓腔相连处的出口称为枕骨大孔。延髓下端通过此孔与脊髓相连。小脑蚓锥体下部两侧的小脑扁桃体位于延髓下端的背面,其下缘与枕骨大孔后缘相对。

二、概　　念

当颅内某分腔有占位性病变时,该分腔的压力大于邻近分腔的压力,脑组织从高压力区向低压力区移位,导致脑组织、血管及颅神经等重要结构受压和移位,有时被挤入硬脑膜的间隙或孔道中,从而出现一系列严重临床症状和体征,称为脑疝(brain hernia)。

三、病因及分类

颅内任何部位占位性病变发展到严重程度均可导致颅内各分腔压力不均而引起脑疝。常见病因有:①外伤所致各种颅内血肿,如硬膜外血肿、硬膜下血肿及脑内血肿;②颅内脓肿;③颅内肿瘤尤其是颅后窝、中线部位及大脑半球的肿瘤;④颅内寄生虫病及各种肉芽肿性病变;⑤医源性因素,对于颅内压增高病人,进行不适当的操作如腰椎穿刺,放出脑脊液过多过快,使各分腔间的压力差增大,则可促使脑疝形成。根据移位的脑组织及其通过的硬脑膜间隙和孔道,可将脑疝分为以下常见的三类:①小脑幕切迹疝又称颞叶疝。为颞叶的海马回、钩回通过小脑幕切迹被推移至幕下;②枕骨大孔疝又称小脑扁桃体疝,为小脑扁桃体及延髓经枕骨大孔推挤向椎管内;③大脑镰下疝又称扣带回疝,一侧半球的扣带回经镰下孔被挤入对侧分腔(图 18-5)。

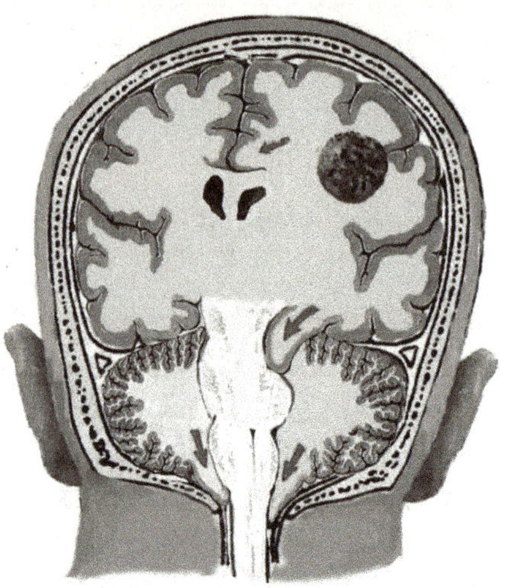

图 18-5 大脑镰下疝图

四、病 理

当发生脑疝时,移位的脑组织在小脑幕切迹或枕骨大孔处挤压脑干,脑干受压移位可致其实质内血管受到牵拉,严重时基底动脉进入脑干的中央支可被拉断而致脑干内部出血,出血常为斑片状,有时出血可沿神经纤维走行方向达内囊水平。由于同侧的大脑脚受到挤压而造成病变对侧偏瘫,同侧动眼神经受到挤压可产生动眼神经麻痹症状。移位的钩回、海马回可将大脑后动脉挤压于小脑幕切迹缘上致枕叶皮层缺血坏死。小脑幕切迹裂孔及枕骨大孔被移位的脑组织堵塞,从而使脑脊液循环通路受阻,则进一步加重了颅内压增高,形成恶性循环,使病情迅速恶化。

五、临床表现

不同类型的脑疝各有其临床特点,在此仅简述小脑幕切迹疝及枕骨大孔疝的临床表现:

1. 小脑幕切迹疝 小脑幕切迹疝为中脑受压,中脑从小脑幕裂孔穿过,腹侧为大脑脚。被盖部走行的是网状上行激动系统;其中间有中脑导水管通过。动眼神经则从中脑发出,经由小脑幕裂孔前侧方走行。有了如上具体的形象化解剖概念,小脑幕切迹疝的临床表现便一目了然:①网状上行激动系统为意识的开关系统,其受压将导致病人严重的意识障碍直至昏迷;②中脑导水管为脑脊液循环的必由之路,一旦堵塞将引起颅内压急剧升高,表现为剧烈头痛、呕吐、库欣反应;③大脑脚内走行的为锥体束,支配对侧的肢体运动,其受压则表现为对侧肢体瘫痪并伴有锥体束征;④动眼神经受压致受压侧瞳孔散大,伴光反射消失。如此,就能更好地理解小脑幕切迹疝的临床表现。

(1) 颅内压增高的症状:表现为剧烈头痛,与进食无关的频繁的喷射性呕吐。头痛程度进行性加重伴烦躁不安。急性脑疝患者视神经乳头水肿可有可无。

(2) 瞳孔改变:病初由于患侧动眼神经受刺激导致患侧瞳孔变小,对光反射迟钝;随病情进展患侧动眼神经麻痹,患侧瞳孔逐渐散大,直接和间接对光反射均消失,并有患侧上睑下垂、眼球外斜。如果脑疝进行性恶化,影响脑干血供时,由于脑干内动眼神经核功能丧失可致双侧瞳孔散大,对光反射消失,此时病人多已处于濒死状态。

(3) 运动障碍:表现为病变对侧肢体的肌力减弱或麻痹,病理征阳性。脑疝进展时可致双侧肢体自主活动消失,严重时可出现去脑强直发作,这是脑干严重受损的信号。

(4) 意识改变:由于脑干内网状上行激动系统受累,病人随脑疝进展可出现嗜睡、浅昏迷至深昏迷。

(5) 生命体征紊乱:由于脑干受压,脑干内生命中枢功能紊乱或衰竭,可出现生命体征异常。表现为心率减慢或不规则,血压忽高忽低,呼吸不规则、大汗淋漓或汗闭,面色潮红或苍白。体温可高达41℃以上或体温不升。最终因呼吸循环衰竭而致呼吸停止,血压下降,心脏停搏。

案例 18-1

该患者 P 102 次/分,R 30 次/分,BP 140/90mmHg,昏迷伴呕吐,提示有急性颅内压增高。双侧瞳孔不等大,右侧瞳孔直径 4.0mm,直接和间接对光反射均消失,说明右侧动眼神经麻痹。四肢肌张力高,右侧肢体有不自主活动,对疼痛刺激有屈曲动作;左侧肢体无自主活动,对疼痛刺激呈过伸反应,Babinski 征阳性,为相应的锥体束受损。符合小脑幕切迹疝的临床表现。

2. 枕骨大孔疝 由于脑脊液循环通路被堵塞,颅内压增高,病人剧烈头痛。频繁呕吐,颈项强直,强迫头位。生命体征紊乱出现较早,意识障碍出现较晚。因脑干缺氧,瞳孔可忽大忽小。由于位于延髓的呼吸中枢受损严重,病人早期可突发呼吸骤停而死亡。

六、处 理

脑疝是由于急剧的颅内压增高造成的。在做出脑疝诊断的同时,应按颅内压增高的处理原则快速静脉输注高渗降颅内压药物,以缓解病情,争取时间。当确诊后,根据病情迅速完成开颅术前

笔记栏

准备，尽快手术去除病因，如清除颅内血肿或切除脑肿瘤等。如难以确诊或虽确诊而病因无法去除时，可选用下列姑息性手术，以降低颅内高压和抢救脑疝。

1. 侧脑室体外引流术 经额、眶、枕部快速钻颅或锥颅，穿刺侧脑室并安置硅胶引流管行脑脊液体外引流，以迅速降低颅内压，缓解病情。特别适于严重脑积水患者，这是临床上常用的颅脑手术前的辅助性抢救措施之一。

2. 脑脊液分流术 脑积水的病例可施行侧脑室-腹腔分流术(ventriculo-peritoneal shunt)。侧脑室-心房分流术现已较少应用。导水管梗阻或狭窄者，可选用侧脑室-枕大池分流术或导水管疏通术。

3. 减压术 小脑幕切迹疝时可采用颞肌下减压术；枕骨大孔疝时可采用枕肌下减压术。重度颅脑损伤致严重脑水肿而颅内压增高时，可采用去骨瓣减压术，但目前已较少应用。以上方法称为外减压术。在开颅手术中可能会遇到脑组织肿胀膨出，此时可将部分非功能区脑叶切除，以达到减压目的，称为内减压术。

案例 18-1

(1) 高处跌下，运动的头遇到静止物体，为减速性脑损伤。除着力点冲击伤外，更常见惯性力所致的着力对侧部位的对冲伤。

(2) 左枕部着地右瞳散大，表明病变主要在对侧即右侧额颞部，亦即应手术探查部位。

(3) 病变的性质应为对冲性脑损伤。除致脑挫裂伤外，患者迅即昏迷伴瞳孔散大，为小脑幕切迹疝表现，提示颅内血肿。

(4) 正确的诊断应为硬膜下血肿或脑内血肿。为何不是硬膜外血肿？因硬膜外血肿有其出血来源：硬脑膜血管；板障血管；静脉窦，均与受力点及骨折线有关，而罕见于受力点对侧。

(5) 该案例严禁腰穿。血肿在X线平片上不显影，确诊应行CT、MRI和脑血管造影检查。

(潘 昕)

第十九章 颅脑损伤

颅脑损伤(craniocerebral trauma, head injury)常见于交通、工矿、爆炸及坠落等事故,自然灾害,跌倒、火器伤及各种锐器、钝器对头部的伤害;常复合其他部位损伤。颅脑损伤分为头皮损伤(scalp injury)、颅骨损伤(skull injury)与脑损伤(brain injury),三者既可单独发生,也常合并存在。脑损伤的程度及其处理效果对预后起决定作用。

第一节 头皮损伤

案例 19-1

患者,女,23岁,因长发头皮卷入机器伴昏迷20分钟入院。同车间工友陈述病史。

患者20分钟前,长发散落,卷入压板机中,撕脱头皮,并扎伤右手,伴头顶残留皮肤活动性出血。同车间工友用电线捆扎额枕一圈后,急送医院。途中神志渐不清,燥动。未呕吐、无抽搐及大小便失禁。

体格检查:T 36℃, P 134次/分, R 28次/分, BP 90/45mmHg。神志浅昏迷,双瞳圆形等大,直径4mm,对光反射灵敏。双额眉弓、翼点、颞鳞、枕外粗隆以上头皮缺损,顶结节连线前、颞肌附着缘及额眉弓以内约12cm×15cm颅骨裸露。松懈捆扎电线见皮损缘多点喷血。右手背及小鱼际部挫裂伤。胸腹、脊柱及四肢未见异常。生理反射灵敏,Babinski征阴性。GCS评分12分。

问题:

1. 患者属哪一类头皮损伤?如何诊断?
2. 如何处理此型头皮损伤?应重点注意什么?

一、头皮血肿

头皮血肿(scalp hematoma)多系钝器伤所致,依头皮层次(图19-1),分为皮下血肿(subcutaneous hematoma)、帽状腱膜下血肿(subgaleal hematoma)、骨膜下血肿(subperiosteal hematoma)三种。皮下血肿范围较局限,周围组织肿胀,触之中央凹陷感,易与凹陷性骨折混淆,需行颅骨X线摄片作鉴别,2周内可自行吸收。帽状腱膜下血肿因该层组织疏松可蔓延至整个帽状腱膜下层,可致小儿及体弱者休克或贫血,常需4~6周方能吸收;有的需穿刺抽吸及加压包扎,极少数需切开清除血肿并止血引流。骨膜下血肿范围常不超过颅缝,常见于婴幼儿产伤后,不易吸收,可穿刺抽吸及加压包扎。处理血肿时不可忽视颅骨及脑的损伤。

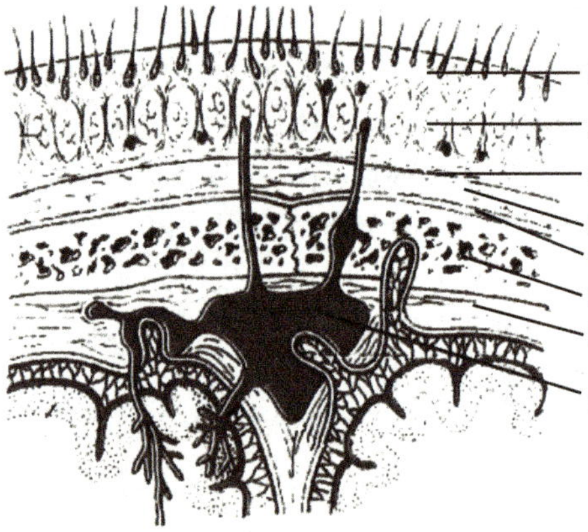

图19-1 头皮各层示意图

二、头皮裂伤

头皮裂伤(scalp laceration)多由锐器或钝器致伤。因血管丰富,破裂后不易闭合,出血严重,可引起休克。处理按压迫止血及清创缝合原则,同时注意:①是否存在颅骨及脑损伤;②须检查伤口深处有无骨折及碎骨块,若有脑脊液或脑组织外溢,须按开放性脑损伤处理;③头皮血供丰富,其清创缝合的时限允许放宽至24小时。头皮小缺损者可行松解或转移皮瓣来修复。

三、头皮撕脱伤

头皮撕脱伤(scalp avulsion)多因发辫被机器卷入,头皮受到强烈的牵扯所致,使头皮成块自帽状腱膜下层或骨膜下撕脱,损伤重,出血多,易发生休克。治疗包括压迫止血、清创、防治休克和感染;并根据情况:①转移皮瓣或中厚皮片植皮;②清理整块撕脱的头皮,行显微小血管吻合,头皮原位再植;③无前两者条件的颅骨裸露区,可在外板上多处钻孔达板障,待肉芽组织生长后植皮。

笔记栏

案例 19-1

(1) 急诊室用头皮夹控制活动性出血，建立静脉通道，输注林格液抗休克。

(2) 急诊颅脑 CT 检查，明确颅内情况。此患者未见颅内血肿及脑挫裂伤。

(3) 诊断：头皮撕脱伤伴出血性休克。

(4) 手术室清创、止血，因撕脱头皮完全毁损，未能再植；创面整洁，于裸露外板每隔 1cm 多处钻孔达板障，油纱覆盖；1～3 个月后在生长良好的肉芽组织分次植皮修复创面。抗感染，预防破伤风。

案例 19-1

(1) 头皮撕脱伤可伴出血性休克，急诊应注意控制出血、抗休克。

(2) 须行 CT 检查，以明确是否合并脑损伤。

(3) 合理处理及修复创面。

第二节 颅骨损伤

案例 19-2

患者，男，48 岁，因顶部重物砸伤伴昏迷 1 小时入院。同伴陈述病史。

患者 1 小时前被重 40kg 棱形钢自 4m 高处成 60°角滑下，砸伤顶部。伤后即昏迷，意识障碍进行性加深，30 分钟后出现呕吐、抽搐及尿失禁。120 急救入院。

体格检查：T 36.7℃，P 67 次/分，R 14 次/分，BP 147/75mmHg。神志浅昏迷；双瞳圆形等大，直径 2.5mm，对光反射迟钝。痛刺激肢体逃避。耳、鼻无血性液体。顶部正中头皮挫裂伤口 5cm，可见粉碎凹陷骨折，陷入深度近 1.5cm，活动性出血。胸腹及其他部位未发现异常。Babinski 征阴性。GCS 评分 6 分。

问题：

1. 首诊此伤者，需进一步作什么检查以明确诊断？

2. 此类伤者最易合并什么损伤？

3. 如何治疗？术前、术中应作好怎样的准备？

颅骨骨折（skull fracture）指颅骨受暴力作用所致颅骨结构改变，取决于暴力性质、大小和颅骨结构。颅骨骨折可不合并严重的脑损伤，而无颅骨骨折时也可存在严重的脑损伤。然而，颅骨骨折提示伤者所受暴力重，因而合并脑损伤的概率高。按骨折部位可分为颅盖骨折（fracture of skull vault）和颅底骨折（fracture of skull base）；按骨折形态分为线形骨折（linear fracture）与凹陷骨折（depressed fracture）；按骨折与外界相通与否分为开放性（open fracture）与闭合性骨折（closed fracture）。开放性骨折或累及气窦的颅底骨折可合并骨髓炎或颅内感染。

一、线形骨折

线形骨折多发生于颅盖部，颅骨 X 线片可确诊。单纯线形骨折本身无需处理，但应警惕是否合并脑、脑膜血管及静脉窦的损伤，需严密观察及动态 CT 复查，及时发现与处理继发的硬膜外血肿。因开放性骨折或累及气窦致颅内积气，应注意预防颅内感染。

颅底线形骨折多为颅盖骨折的延伸，也可因间接暴力所致，按涉及部位分为：

（一）颅前窝骨折

颅前窝骨折（fracture of anterior fossa）累及眶顶与筛骨，伴鼻出血、广泛眶周瘀血斑（“熊猫眼”征）及球结膜下瘀血斑。若脑膜及骨膜均破裂，脑脊液经额窦或筛窦由鼻腔流出形成脑脊液鼻漏（CSF rhinorrhea）。若筛板或视神经管骨折，可伴嗅神经或视神经损伤。

（二）颅中窝骨折

颅中窝骨折（fracture of middle fossa）常累及颞骨岩部，脑膜和骨膜均破裂时，脑脊液经中耳由鼓膜裂孔流出形成脑脊液耳漏（CSF otorrhea）；如鼓膜完好，脑脊液经咽鼓管流往鼻咽部，常伴第Ⅶ或Ⅷ对颅神经损伤。如累及蝶骨、蝶窦和颞骨内侧可伤及脑垂体和第Ⅱ、Ⅲ、Ⅳ、Ⅴ及Ⅵ对颅神经，并伴脑脊液鼻漏。若伤及颈内动脉海绵窦段可形成颈内动脉海绵窦瘘而出现搏动性突眼及颅内杂音；破裂孔或在颈内动脉管处的破裂，可发生致命性鼻或耳出血。

（三）颅后窝骨折

颅后窝骨折（fracture of posterior fossa）因累及颞骨岩部后外侧，伤后 1～2 天常出现乳突部皮下瘀血斑（Battle 征）。若累及枕骨基底部，可在伤后数小时出现枕下部肿胀及皮下瘀血；若累及枕大孔或岩骨尖后缘，可合并第Ⅸ～Ⅻ对颅神经损伤，出现声音嘶哑，吞咽困难。

颅底骨折诊断及定位主要依据上述临床表现。迟发、特定部位的瘀血斑以及不是暴力直接作用点等，可同单纯软组织挫伤相区别。必要时可收集流出液作葡萄糖定量来确定脑脊液漏。脑脊液漏的存在说明颅脑已开放。颅骨X线片可显示颅内积气，但仅30%~50%能显示骨折线；CT检查不但有助于诊断眼眶及视神经管等骨折、判断颅内积气，还可明确脑损伤情况。

颅底骨折常无需特殊治疗，应着重观察与处理合并的脑和脑神经损伤及脑脊液漏。因脑脊液漏属于开放伤，须预防颅内感染，不可堵塞或冲洗，不行腰穿；取头高位卧床休息，避免用力咳嗽、打喷嚏和擤涕，给予抗生素。绝大多数漏口能在1~2周自行愈合。超过1个月脑脊液漏仍未停止，或仍伴颅内积气，应考虑手术修补硬脑膜，以封闭瘘口。对碎骨片挫伤或血肿压迫引起的视神经损伤致视力减退者，应争取在12小时内行视神经探查减压术。

二、凹陷性骨折

凹陷性骨折见于颅盖骨折，好发于额骨及顶骨，多为全层凹陷，少数为内板凹陷。成人凹陷性骨折多为粉碎性骨折(comminuted fracture)，其边缘多有环形骨折线；而婴幼儿可呈乒乓球凹陷样骨折(depressed “ping-pong”fracture)，无骨折线。骨折部的切线位X线片可显示骨折凹陷深度。CT扫描既可了解骨折情况，还可明确是否合并脑损伤。

婴幼儿乒乓球样骨折在生长过程中多可自行复位。凹陷性骨折手术适应证：①合并脑损伤或大面积的骨折片陷入颅腔，导致颅内压增高，CT示中线结构移位，有脑疝可能者，应行急诊去骨瓣减压术；②因骨折片压迫脑重要部位引起神经功能障碍，如偏瘫、癫痫等，应行骨折片复位或取出手术；③非功能部位的小面积凹陷性骨折，无颅内压增高，深度超过1cm，为相对适应证，可考虑择期手术；④大静脉窦处的凹陷性骨折，如未引起神经体征或颅内压增高，即使陷入较深，也不宜手术；必须手术时，术前和术中都需做好处理大出血的准备；⑤开放性骨折的碎骨片易致感染，须全部取出；硬脑膜如果破裂应予缝合或修补。

案例 19-2

1. 诊断　顶部伤处颅骨切线位、正侧位片示粉碎凹陷骨折，深度1.5cm。CT示右顶叶脑挫裂伤，合并中1/3矢状窦损伤，呈进行性颅内压增高症。

2. 治疗

(1) 术前：作好中1/3矢状窦损伤修补准备，在常规准备基础上，备足血源。

(2) 术中：先清除异物，反复冲洗后，取好备修矢状窦用的颞肌筋膜。于凹陷骨折周围正常部钻孔，铣或咬一圈，孤立凹陷骨折块，清除外面松散骨块，了解矢状窦损伤范围。于正常硬膜上固定备用颞肌筋膜瓣一边，牵引筋膜瓣，迅速取除嵌入矢状窦的骨块，覆盖筋膜瓣，示指适度在筋膜瓣外压迫矢状窦裂口，缝合筋膜瓣另三边，周围明胶海绵压迫。再处理脑损伤。注意出血，适情输血。

(3) 术后：抗感染，引流及降颅压等对症治疗。

案例 19-2

1. 直接暴力致顶骨粉碎凹陷骨折，常合并矢状窦及脑损伤、伴颅内压增高。

2. 慎重把握手术指征：骨折凹陷1.5cm、伴必须处理的矢状窦及脑损伤、颅内压增高症。

3. 充分做好矢状窦损伤修补的准备及方法。

第三节　脑　损　伤

案例 19-3

患者，男，34岁。因车祸致头部外伤伴昏迷30分钟入院。肇事司机陈述病史。

患者中速骑摩托车，被60km/h行驶小车从左前方撞击。患者头颈向左前方过屈后，身体随摩托车向右前方飞出3米，空中旋转，右颞顶部及躯体先后着力于水泥地面。伤后即昏迷，伴右耳、鼻及头皮伤口出血。无呕吐、抽搐，未解大小便。120急救入院。

体格检查：T 36℃，P 128次/分，R 24~38次/分，BP 108/25mmHg。神志昏迷。双瞳孔不等大，且多变。右瞳非圆形、2.5mm。左瞳圆形、1.5mm。双瞳对光反射极迟钝。痛刺激左侧肢体伸直，右侧有屈曲反应。右耳、鼻血性液体流出。右颞顶部头皮挫裂伤口5cm，活动性出血。呼吸欠稳定，口腔呼出血性泡沫。心脏、胸腹及其他部位未发现异常。Babinski征左侧(+++)，右侧(++)；GCS评分5分。

问题：

1. 接诊此类颅脑损伤患者，你应如何分析可能的颅脑损伤机制？

笔记栏

2. 为明确诊断及病情，首选检查是什么？还需做哪些辅助检查？

3. 如何判断及观察病情变化并做出相应处理？

一、闭合性脑损伤的机制

脑损伤按脑组织与外界是否相通，分为开放性（open brain injury）和闭合性（closed brain injury）。前者多由锐器或火器直接造成，皆伴头皮裂伤、颅骨骨折及硬脑膜破裂（dural laceration），有脑脊液漏（CSF leak）；后者为头部接触钝性物体及间接暴力致伤，不伴或可伴头皮及颅骨损伤，但硬膜完整，无脑脊液漏。

造成闭合性脑损伤的机制甚为复杂，可简化概括为由两种作用力所造成：①接触力：物体与头部直接碰撞，由于冲击、凹陷骨折或颅骨的急速内凹和弹回，而导致局部脑损伤；②惯性力：来源于受伤瞬间头部的减速或加速运动，使脑在颅内急速移位（直线和旋转运动），同颅壁相撞，与颅底摩擦，受大脑镰、小脑幕牵扯，颅内压骤变，脑各层受力强度及方向不一而产生切应力。使脑的有关部分受磨擦、牵扯、扭曲、碰撞、剪切等而致多处或弥散性脑损伤。闭合性脑损伤常是由几种机制和因素共同作用的结果（图 19-2，图 19-3）。

受伤时头部若为固定状态，则仅受接触力影响；运动中的头部突然受阻于固定物体，除有接触力作用外，尚有因减速引起的惯性力起作用。大而钝的物体向静止的头部撞击时，除产生接触力外，并同时引起头部的加速运动而产生惯性力；小而锐的物体击中头部时，其接触力可能足以造成颅骨骨折和脑损伤，但其能量因消耗殆尽，已不足以引起头部的加速运动。单由接触力造成的脑损伤，其范围可较为固定和局限，可无早期昏迷表现；而由惯性力引起的脑损伤则甚为分散和广泛，常有早期昏迷表现。受力侧的脑损伤称为冲击伤（impact lesion），其对侧者称为对冲伤（contre-coup lesion）；例如跌倒时枕部着地引起的额极、颞极及其底面的脑损伤，属对冲伤。实际上，因颅前窝与颅中窝的凹凸不平，各种不同部位和方式的头部外伤，均易在额极、颞极及其底面发生惯性力的脑损伤。常将脑损伤方式归纳为直接与间接损伤两大类。①直接损伤：加速、减速损伤及挤压伤；②间接损伤：传递性损伤为臀部或双足着地，外力沿脊柱传递到颅底致伤；甩鞭式损伤常发生在颅颈交界处；胸部挤压伤时也可并发脑损伤。

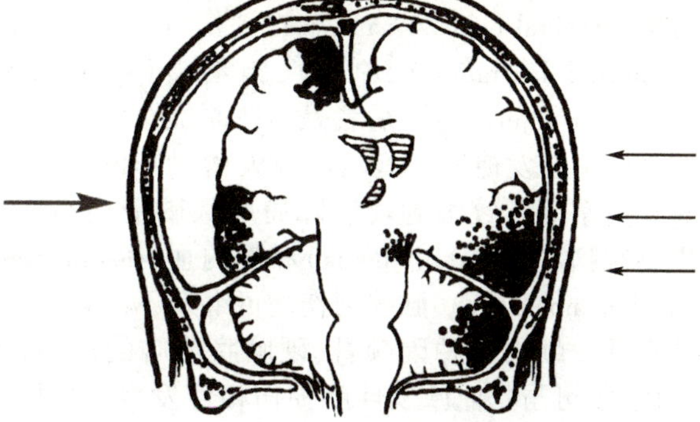

图 19-2　头部作减速运动时的脑损伤机制
粗箭头表示头部运动的方向，细箭头表示头部受到外界物体的阻止

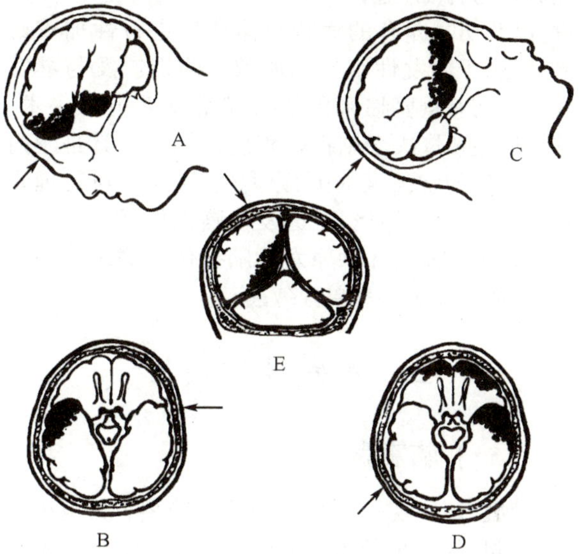

图 19-3　闭合性脑损伤时脑挫裂伤的原理与好发部位
箭头示外力的方向和作用部位，加黑区示脑伤
A. 前额受力所致的额颞叶伤灶；B. 颞部受力所致的对侧颞叶伤灶；C. 枕部受力所致的额颞叶伤灶；D. 颞枕部受力所致的额颞叶伤灶；E. 顶盖部受力所致的颞枕叶内侧伤

案例 19-3

受伤机制：

1. 首先受惯性力作用，头颈向左前方过屈，形成颅颈交界甩鞭式间接损伤。

2. 右颞顶部着地。受接触力及再次惯性力作用，脑遭受瞬间的减速伤：冲击伤与对冲伤并存。

3. 旋转中，头着力于水泥地面，尚存在切应力的作用，中线结构受到剪切性损伤。

二、闭合性脑损伤分类

闭合性脑损伤分原发性脑损伤（primary brain injury）和继发性脑损伤（secondary brain injury）两

笔记栏

类。前者指伤后立即发生的脑直接损伤，包括脑震荡（cerebral concussion）、脑挫裂伤（cerebral contusion and laceration）、原发性脑干损伤（primary brain stem injury）等。后者是指在原发性颅脑损伤的基础上继发神经细胞内环境失衡，如 Ca^{2+} 超载、氧自由基等导致细胞功能障碍所致脑受损病变，主要有脑水肿（brain edema）和颅内血肿（intracranial hematoma）等。脑挫裂伤均可继发不同程度的脑水肿。颅内血肿因颅骨、硬脑膜或脑的出血而形成，既可与其他原发性脑损伤相伴发生，也可单独发生。继发性脑损伤因致颅内压增高或脑压迫而造成危害。原发性脑损伤的症状与体征在伤时立即出现，并不再继续加重。伤时没有的神经系统症状与体征，过一段时间后出现，并进行性加重，以及伤时即有的症状与体征呈进行性加重之势，皆属于继发性脑损伤所致。鉴别原发与继发性脑损伤有重要临床意义：前者常无需开颅手术，其预后主要取决于脑损伤程度；后者，尤其是颅内血肿所致的常需及时开颅手术，其预后与处理是否及时、正确关系密切，原发性脑损伤轻者更是如此。以下先简述几种原发性脑损伤的病理和临床表现；颅内血肿将另单独叙述。

三、原发性脑损伤

（一）脑震荡

脑震荡呈现一过性的脑功能障碍，脑组织无肉眼可见的病理改变；显微镜下可见神经结构紊乱。机制尚未明了，可能与惯性力所致的弥漫性脑损伤或脑干网状结构损害有关。主要症状：伤时立即出现短暂的意识障碍，可神志不清或完全昏迷数秒或数分钟，一般不超过半小时；清醒后不能回忆受伤当时乃至伤前一段时间内的情况，即逆行性遗忘（retrograde amnesia）。较重者在意识障碍期间可有面色苍白、出汗、血压下降、心动徐缓、呼吸浅慢、肌张力降低、各种生理反射迟钝或消失，但随意识的恢复趋于正常。此后可伴头痛、头昏、恶心呕吐等，常在数日内好转，部分病人症状迁延较长。无神经系统阳性体征，脑脊液正常，CT 检查脑组织无异常。

（二）脑挫裂伤

【病理】

多发生在脑皮质，也可发生在脑深部。可单发，亦可多发，好发于额极、颞极及其底面。浅表者呈点片状出血灶。如脑组织损伤较轻、软脑膜仍持完整者称脑挫伤；如软脑膜、血管与脑组织均破裂者，伴外伤性蛛网膜下腔出血（traumatic subarachnoid hemorrhage）则称脑裂伤。两者常同时并存，合称为挫裂伤，严重时合并脑深部结构损伤。显微镜下，由伤灶中央向周围可见血块、碎烂和坏死脑组织、星芒状出血点、水肿区，脑组织结构不清。临床更重视脑挫裂伤的继发性改变：脑水肿和出血或血肿形成。脑挫裂伤常并存血管源性和细胞毒性水肿，前者因血脑屏障破坏致通透性增加，可伤后立即出现；而脑细胞内环境失衡，如 Ca^{2+} 超载、自由基等致细胞功能障碍，继发细胞毒性水肿，伤后 2～3 天明显，3～7 天内发展到高峰。水肿由伤灶向四周扩展，严重者迅速遍及全脑，可并发弥漫性脑肿胀，导致颅内压增高或脑疝。轻者脑水肿可逐渐消退，伤灶日后形成瘢痕、囊肿或与硬脑膜粘连，成为外伤性癫痫（traumatic epilepsy）灶。如蛛网膜与软脑膜粘连，影响脑脊液吸收，致外伤性脑积水（traumatic hydrocephalus）。广泛的脑挫裂伤可在数周后形成外伤性脑萎缩（traumatic brain atrophy）。

【临床表现】

1.意识障碍 受伤当时立即出现。意识障碍的程度和持续时间与脑挫裂伤的程度、范围直接相关，绝大多数在半小时以上，重症者可长期待续昏迷。少数范围局限的脑挫裂伤，如果不存在惯性力所致的弥散性脑损伤，可不出现早期意识障碍。

2.局灶症状与体征 受伤当时立即出现与伤灶相应的神经功能障碍或体征，如运动区损伤出现锥体束征、肢体抽搐或偏瘫，语言中枢损伤出现失语等。发生于“哑区”的损伤，则无局灶症状或体征出现。

3.头痛与恶心呕吐 可能与颅内压增高、植物神经功能紊乱或外伤性蛛网膜下腔出血等有关；后者尚可有脑膜刺激征、脑脊液检查有红细胞等表现。

4.颅内压增高与脑疝 为继发脑水肿或颅内血肿所致，使早期的意识障碍或瘫痪程度有所加重，或意识好转、清醒后又变为模糊，同时有血压升高、心率减慢、瞳孔不等大以及锥体束征等表现。

CT 检查既可了解脑挫裂伤的具体部位、范围（伤灶表现为低密度区内有散在的点、片状高密度出血灶影）及周围脑水肿的程度（低密度影范围），还可明确脑室、池受压及中线结构移位等情况。

（三）弥散性轴突损伤

弥散性轴突损伤（diffuse axonal injury）属于惯性力所致弥散性脑损伤，常见于交通事故颅脑损伤者。脑不同结构受力强度及方向不一，致脑的扭曲变形，脑内产生剪切或牵拉，造成脑白质广泛性轴突损伤。病变以中线结构受损为主，如大脑半球、胼胝体、小脑及脑干；显微镜下示轴突断

笔记栏

裂的结构改变。可与脑挫裂伤并存或继发脑水肿。主要表现为受伤时立即出现的昏迷时间较长。昏迷原因主要是广泛的轴索损害,使皮层与皮层下中枢失去联系。累及脑干者可伴一侧或双侧瞳孔散大,光反应消失,或同向凝视等。神志好转后可因继发脑水肿而再次昏迷。CT 扫描可见大脑皮质与髓质交界处、胼胝体、脑干、内囊区域或三脑室周围白质区多个点状或小片状出血灶;MRI 能提高微小出血灶的检出率。

(四) 原发性脑干损伤

不同于因脑疝所致的继发性脑干损伤;其症状与体征在受伤当时即已出现,不伴有颅内压增高表现。单独的原发性脑干损伤较少见,常与弥散性脑损伤并存。可有脑干神经组织结构紊乱、轴突断裂、挫伤或软化等病理改变。主要表现为受伤当时立即昏迷,且程度深、持续时间长。昏迷原因与脑干网状结构受损、上行激活系统功能障碍有关。瞳孔不等、极度缩小或大小多变,对光反应无常;眼球位置不正或同向凝视;出现病理反射、肌张力增高、中枢性瘫痪等锥体束征以及去大脑强直等。累及延髓时,则出现严重的呼吸循环功能紊乱。MRI 检查有助于明确诊断,了解伤灶具体部位和范围。

(五) 下丘脑损伤

下丘脑损伤(hypothalamus injury) 常与弥散性脑损伤并存。主要表现为受伤早期的意识或睡眠障碍、高热或低温、尿崩症(diabetes insipidus)、水与电解质紊乱、消化道出血或穿孔以及急性肺水肿等。这些表现如出现在伤后晚期,则为继发性脑损伤所致。

四、颅 内 血 肿

外伤性颅内血肿(intracranial hematoma)的形成可引起颅内压增高而致脑疝,及时正确的处理在可很大程度上改善预后。按血肿来源和部位可分为硬膜外血肿(epidural hematoma)、硬膜下血肿(subdural hematoma)及脑内血肿(intracerebral hematoma)。血肿常与原发性脑损伤相伴发生,也可在无原发性脑损伤时单独发生。按引起颅内压增高或早期脑疝症状所需时间,将血肿分为三型:72 小时以内者为急性型,3 天至 3 周以内者为亚急性型,超过 3 周为慢性型。

(一) 硬脑膜外血肿

【形成机制】

以急性型多见,约占 85%,与颅骨损伤密切相关,多发生在头部直接损伤部位,骨折或颅骨瞬时变形撕破骨沟内的硬脑膜血管或静脉窦出血,或骨折板障出血。血液聚积于硬膜外间隙,使硬膜与颅骨分离,继而撕裂一些小血管,使血肿更加增大。硬膜外血肿一般多见于颅盖部,是因为硬脑膜在颅盖部与颅骨附着较松,易于分离,而与颅底骨附着较紧。出血来源为硬脑膜中动脉和静脉,板障血管和静脉窦等损伤;其中以脑膜中动脉最常见,其主干或前支的出血速度快,可在 6~12 小时或更短时间内出现症状;故血肿最常发生于颞区(图 19-4),多为单个血肿,也可为多个,位于一侧或两侧,或跨于横窦上下。少数由静脉窦或板障出血形成的血肿出现症状可较迟,可表现为亚急性或慢性型。引起颅内压增高与脑疝所需的出血量,可因出血速度、代偿机能 、原发性脑损伤的轻重等而异,一般成人幕上达 20ml 以上,幕下达 10ml 时,即有可能引起,绝大多数属急性型。

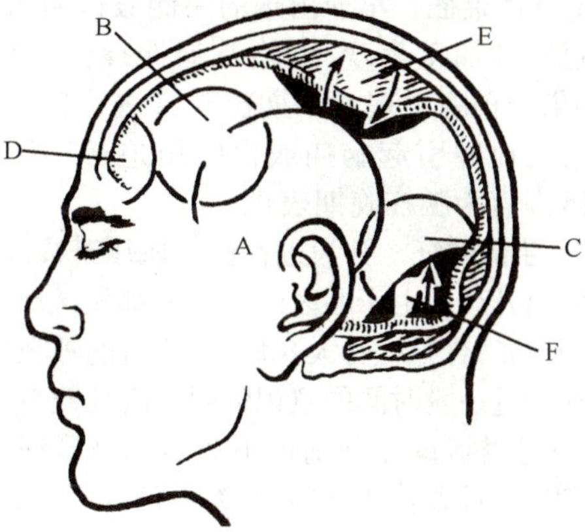

图 19-4　210 例小脑幕上硬脑膜外血肿的分布
A. 颞区 157 例(74.7%);B. 额顶区 25 例(11.9%);C. 枕顶区 12 例(5.7%);D. 额极区 8 例(3.8%);E. 矢状窦上下骑跨型 2 例(0.9%);F. 横窦上下骑跨型 6 例(2.8%)

【临床表现与诊断】

1.外伤史　颅盖部,特别是颞部的直接暴力伤,局部有伤痕或头皮血肿,颅骨 X 线摄片发现骨折线跨过脑膜中动脉沟;或后枕部受伤,有软组织肿胀、皮下瘀血,颅骨 X 线摄片发现骨折线跨过横窦;皆应高度重视有硬脑膜外血肿可能。

2.意识障碍　血肿本身引起的意识障碍为脑疝所致,通常在伤后数小时至 1 ~2 天内发生。还因受到原发性脑损伤的影响,故意识障碍呈现三种类型:①当原发性脑损伤很轻(脑震荡或轻度脑挫裂伤),最初的昏迷时间很短,而血肿的形成又不是太迅速时,则在最初的昏迷与脑疝的昏迷之间有一段意识清楚时间,大多为数小时或稍长,超过 24 小时者甚少,称为"中间清醒期(lucid interval)";②若原发性脑损伤较重,或血肿形成较迅速，则见不到中间清醒期，可有“意识好转期”，未及清醒却又加重，也可表现为持续进行性加重的意识障碍；③少数血肿是在无原发性脑损伤或脑挫裂伤甚为局限的情况下发生，早期无意识障碍，仅因血肿引起脑疝时才出现意识障碍。大多数伤员在进入脑疝昏迷之前，已先有头痛、呕吐、烦躁不安或淡漠、嗜睡、定向不准、遗尿等表现，此时已足以提示脑疝发生。

3. 瞳孔改变 小脑幕切迹疝早期患侧动眼神经因牵扯受到刺激，患侧瞳孔可先缩小，对光反应迟钝；随着动眼神经和中脑受压，该侧瞳孔旋即表现进行性扩大、对光反应消失、睑下垂以及对侧瞳孔亦随之扩大。应区别于单纯前颅窝骨折所致的原发性动眼神经损伤（primary injury of oculomotor nerve），其瞳孔散大在受伤当时已出现，无进行性恶化表现。视神经受损的瞳孔散大，有间接对光反应存在。

4.锥体束征 早期出现的一侧肢体肌力减退，如无进行性加重表现，可能是脑挫裂伤的局灶体征；如果是稍晚出现或早期出现且进行性加重，则应考虑为血肿引起脑疝或血肿压迫运动区所致。去大脑强直为脑疝晚期表现。

5. 生命体征 常为进行性的血压升高、心率减慢和体温升高。由于颞区的血肿大都先经历小脑幕切迹疝，然后合并枕骨大孔疝，故严重的呼吸循环障碍常在经过一段时间的意识障碍和瞳孔改变后才发生；额区或枕区的血肿则可不经历小脑幕切迹疝而直接发生枕骨大孔疝，可表现为一旦有了意识障碍，瞳孔变化和呼吸骤停几乎同时发生。

CT 检查：发现颅骨内板与脑表面之间有双凸镜形或弓形高密度影，可有助于确诊。CT 检查还可对血肿定位、定量，了解脑室、池受压及中线结构移位，以及脑挫裂伤、脑水肿、多个或多种血肿并存等情况。

（二）硬脑膜下血肿

硬脑膜下血肿是指出血积聚于硬脑膜下腔。是颅内血肿中最常见者，常呈多发性或与别种血肿合并发生。

Ⅰ 急性硬脑膜下血肿

【形成机制】

急性硬脑膜下血肿（acute subdural hematoma）根据其是否伴有脑挫裂伤分为复合性血肿和单纯性血肿。前者的出血来源可为脑挫裂伤所致的皮层动脉或静脉破裂，也可由脑内血肿穿破皮层流到硬脑膜下腔；大多由对冲性脑挫裂伤所致，好发于额极、颞极及其底面。后者较少见，为桥静脉损伤所致，可不伴有脑挫裂伤，血肿较广泛地覆盖于大脑半球表面（图 19-5）。

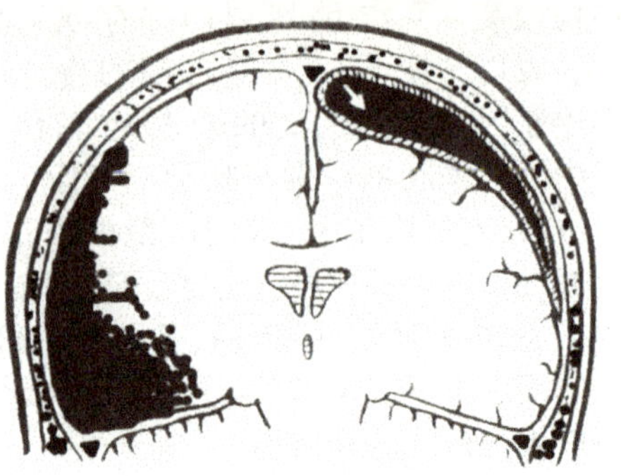

图 19-5 两种硬脑膜下血肿

左侧为急性型，右侧为慢性型（注意血肿四周有包膜包围）

【临床表现与诊断】

由于多数有脑挫裂伤及继发的脑水肿同时存在，故病情一般多较重。如脑挫裂伤较重或血肿形成速度较快，则脑挫裂伤的昏迷和血肿所致脑疝的昏迷相重叠，表现为意识障碍进行性加深，无中间清醒期或意识好转期表现。颅内压增高与脑疝的其他征象也多在 1～3 天内进行性加重，单凭临床表现难以与其他急性颅内血肿相区别。如脑挫裂伤相对较轻，血肿形成速度较慢，则可有意识好转期存在，其颅内压增高与脑疝的征象可在受伤 72 小时以后出现，属于亚急性型，此类血肿与脑挫裂伤的继发性脑水肿很难从临床表现上做出区别。少数不伴有脑挫裂伤的单纯性硬脑膜下血肿，其意识障碍过程可与硬脑膜外血肿相似，有中间清醒期，唯因其为桥静脉出血，中间清醒期可较长。

CT 检查：颅骨内板与脑表面之间出现高密度、等密度或混合密度的新月形或半月形影，可有助于确诊。可明确脑室受压及中线结构是否移位。

Ⅱ 慢性硬脑膜下血肿（chronic subdural hematoma）

【形成机制】

可能为相对独立于颅脑损伤之外的疾病，其出血来源和发病机制尚不完全清楚。好发于 50 岁以上老人，仅有轻微头部外伤或没有外伤史，有的病人本身尚患有血管性或出血性疾病。血肿可发生于一侧或双侧，大多覆盖于额顶部大脑表面，介于硬脑膜和蛛网膜之间，形成完整包膜。血肿增大缓慢，一般在 2～3 周后，由于脑的直接受压和颅内压增高两种原因引起临床病象。出血原因，可能与老年性脑萎缩的颅内空间相对增大有关，遇到轻微惯性力作用时，脑与颅骨产生相对运动，使进入上矢状窦的桥静脉撕裂出血。血液积聚于硬脑膜下腔，引起脑膜内层炎性反应形成包膜，新生包膜产生组织活化剂进入血肿腔，使局部纤维蛋白溶解过多，纤维蛋白降解产物升高，后者的抗血凝作用，使血肿腔内失去凝血机能，导致包膜新生的毛细血管不断出血及血浆渗出，从而使血肿再扩大。慢性压迫使脑供血不全和脑萎缩更加显著，造成此类病人的颅内压增高程度与血肿大小不成比例。早期包膜较薄，如及时作血肿引流，受压脑叶易于复位而痊愈；久后，包膜可增厚、钙化或骨化。

【临床表现与诊断】

(1) 慢性颅内压增高症状：如头痛、恶心、呕吐和视乳头水肿等。

(2) 血肿压迫所致的局灶症状和体征：如轻偏瘫、失语和局限性癫痫等。

(3) 脑萎缩、脑供血不全症状：如智力障碍、精神失常和记忆力减退等。

本病易误诊为神经管能症、老年性痴呆、高血压脑病、脑血管意外或颅内肿瘤等。中老年人，不论有无头部外伤史，如有上述临床表现时，应想到本病可能。

CT 检查：多呈现颅骨内板下低密度的新月形、半月形或双凸镜形影像，可有助于确诊；少数也可呈现高密度、等密度、混杂密度或密度上低下高分界征像，与血肿腔内的凝血机制和病程有关。还可见到脑萎缩以及包膜的增厚与钙化等。可明确脑室受压、中线结构移位及脑积水情况。

(三) 脑内血肿

【形成机制】

两种类型：①浅部血肿的出血均来自脑挫裂伤灶，血肿位于伤灶附近或伤灶裂口中，部位多数与脑挫裂伤的好发部位(图 19-3)一致，少数与凹陷性骨折的部位相应；②深部血肿多见于老年人，血肿位于白质深部，脑表面可无明显挫伤。

【临床表现与诊断】

以进行性意识障碍加重为主，与急性硬膜下血肿甚相似。其意识障碍过程受原发性脑损伤程度和血肿形成的速度影响；由凹陷性骨折所致者，可能有中间清醒期。

CT 检查：在脑挫伤灶附近或脑深部白质内见到圆形或不规则高密度血肿影，血肿周围可见低密度水肿区，有助于确诊。

(四) 脑室内出血与血肿

【形成机制】

外伤性脑室内出血(traumatic intraventricular hemorrhage)，多见于脑室邻近的脑内血肿破入脑室，或外伤时脑室瞬间扩张所形成的负压，使室管膜下静脉破裂出血。出血量小者，因有脑脊液的稀释作用，血液常不凝固，出血量大者可形成血肿。

【临床表现与诊断】

病情常较复杂严重，除有原性脑损伤、脑水肿及颅内其他血肿的临床表现外，脑室内血肿可堵塞脑脊液循环通路发生脑积水，引起急性颅内压增高，使意识障碍更加严重；脑室受血液刺激可引起高热等反应，一般缺乏局灶症状或体征。CT 检查如见脑室扩大，脑室内有高密度凝血块影或血液与脑脊液混合的中等密度影，有助于确诊。

(五) 迟发性外伤性颅内血肿

【形成机制】

迟发性外伤性颅内血肿(delayed traumatic intracranial hematoma)指伤后首次 CT 检查时无血肿，而在以后 CT 检查中发现了血肿，或在原无血肿的部位发现了新的血肿，此现象可见于各种外伤性颅内血肿。其机制可能是外伤当时血管受损，但尚未全层破裂，因而 CT 检查未见出血；伤后由于损伤所致的局部二氧化碳蓄积、酶的副产物释放以及脑血管痉挛等因素，使得原已不健全的血管壁发生破裂而出血，形成迟发性血肿。

【临床表现与诊断】

伤后经历了一段病情稳定期后，出现进行性意识障碍加重等颅内压增高的表现，确诊须依靠多次 CT 检查的对比。迟发性血肿常见于伤后 24 小时内，而 6 小时内的发生率较高，24 小时后较少。

五、开放性脑损伤

开放性脑损伤因损伤原因不同，有创口、可伴失血性休克、易招致颅内感染，须清创、修复硬脑膜使之成为闭合性脑损伤。除此之外，其脑损伤的临床表现、诊断与处理原则与闭合性脑损伤相似。

(一) 非火器所致开放性脑损伤

由利器所致开放性脑损伤，脑挫裂伤或血肿主要由接触力所致，常局限于着力点部位；由钝器所致者，除着力点的开放性脑损伤外，尚可有惯性力所致的对冲性脑挫裂伤和血肿存在。创伤局部往往掺杂有大量异物如头发、布片、泥沙、玻璃碎片和碎骨片等，清创时如未能彻底清除，可致颅骨或颅内感染。开放性脑损伤因脑脊液及坏死液化脑组织从伤口溢出，或脑组织由硬脑膜和颅骨缺损处向外膨出，故在一定程度上缓和了颅内压增高；但大部分合并凹陷性骨折的开放性脑损伤，因骨折片彼此相嵌重叠和硬脑膜裂口较小，其颅内压增高与闭合性脑损伤者无异。发生于皮质功能区或其邻近部位的开放性脑损伤，局灶症状和体征较闭合性者明显，且易伴发外伤

笔记栏

性癫痫。CT检查有助于了解颅骨骨折、异物和碎骨片的分布,更有助于了解脑损伤。

(二) 火器所致开放性脑损伤

除具有非火器伤的特点外,尚有弹片或弹头所形成的伤道(图19-6)特点。碎骨片常位于伤道的近侧端,弹片或弹头如未穿出颅外,常在伤道的远端。伤道部位和类型可根据损伤方式、创口位置、局灶症状和体征,以及颅骨X线摄片所见骨折碎片和异物分布情况来判断。意识障碍的进行性加重常提示脑疝的存在,依其出现早晚结合临床表现,可推测是否已有颅内血肿、脑水肿或颅内感染发生。CT检查对诊断和治疗有很大的帮助,可了解伤道、脑挫裂伤的部位和范围,颅骨骨折、碎骨片和异物的分布,以及有无颅内血肿和脑脓肿发生等。

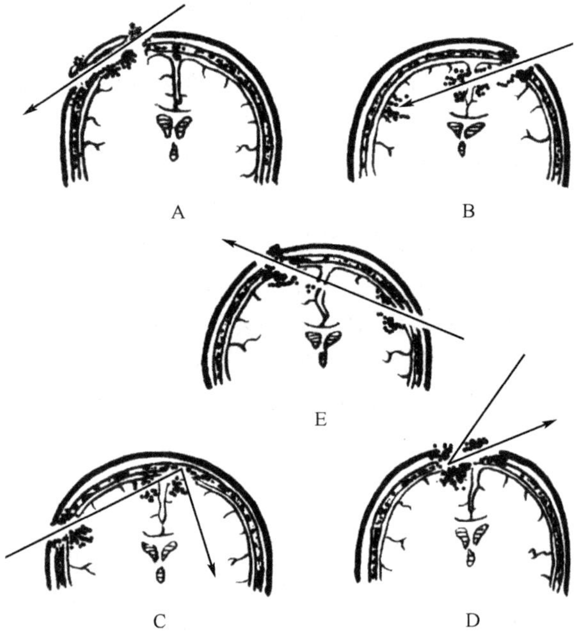

图19-6 火器所致开放性脑损伤的几种不同形式
A. 切线伤;B. 盲管伤;C. 颅内反跳伤;D. 颅外反跳伤;E. 对穿伤

案例19-3 检查结果

1. 先行CT检查,示:以左额颞顶为主白质内点灶性高密度区,左额颞硬膜下极薄层中、低密度影;左侧脑室较右侧小,轻度受压;中线无移位,中脑大脑脚及脑桥高密度点灶影;环池、四叠体池缩小,且均含中、高密度成分。右额颞至颅底有骨折线。

2. 因考虑颈延髓挫伤,CT检查后行MRI检查,示:左额颞顶为主半球白质内点灶性中心短T1信号,周围长T2信号;脑干及颈延髓也呈现细小灶性短T1信号、长T2信号改变。枕-环-枢节段未见移位及管腔受压或变形。

3. 颈椎、胸、右肩关节X线片及肝脾等CT检查未见异常。

六、脑损伤的处理

涉及面广,但处理重点是颅内血肿与继发性脑损伤,如脑疝的预防和早期发现,特别是颅内血肿的早期发现和处理,以争取良好的预后。对原发性脑损伤的处理在病情观察的基础上,主要对已有的昏迷、高热等病症的护理及对症治疗,预防并发症,以减轻对脑组织与机体的进一步危害。

(一) 病情观察

动态的病情观察是鉴别原发性脑损伤与继发性脑损伤的重要手段,目的是为了早期发现脑疝,判断疗效和及时改变治疗方案。即使是无原发昏迷的轻度颅脑损伤,也均应进行一段时间的动态观察与追踪,以防遗漏迟发性颅内血肿。动态的病情观察以意识观察最为重要。

1. 意识 在脑损伤中,引起意识障碍的原因为脑干损伤、皮质或轴索弥散性受损或丘脑、下丘脑的受损等。意识障碍的程度可视为脑受损的轻重;意识障碍出现的迟早和有无继续加重,可作为区别原发性和继发性脑损伤的重要依据。

意识观察既重要又不易掌握,而意识障碍程度的分级方法众多,现介绍其中两种:

(1) 传统方法:分为意识清楚、意识模糊、浅昏迷、昏迷和深昏迷五个阶段或级别。意识模糊为最轻或最早出现的意识障碍,是最需要熟悉和关注的。在此阶段对外界反应能力降低,语言与合作能力减低,但尚未完全丧失,可有淡漠、迟钝、嗜睡、语言错乱、定向障碍(不能辨别时间、地点、人物)、躁动、谵妄和遗尿等表现;重的意识模糊与浅昏迷的区别仅在于前者尚保存呼之能应或呼之能睁眼这种最低限度的合作。浅昏迷指对语言已完全无反应、对痛觉尚敏感的意识障碍阶段,痛刺激(压迫眶上神经)时,能用手做简单的防御动作,或有回避动作,或仅能表现皱眉。昏迷指痛觉反应已甚迟钝,随意动作已完全丧失,可有鼾声、尿潴留表现,瞳孔对光反射与角膜反射尚存。深昏迷时对痛刺激的反应完全丧失,双瞳孔散大,对光反射与角膜反射完全丧失,可有生命体征紊乱。

(2) Glasgow昏迷评分法:从睁眼、语言、运动三方面分别定出具体评分标准,以三者积分表示意识障碍程度。最高为15分,表示意识清楚;8分以下为昏迷,最低为3分(表19-1)。

表 19-1 Glasgow 昏迷评分法

睁眼反应	分值	语言反应	分值	运动反应	分值
正常睁眼	4	能对答，* 定向正确	5	能按吩咐运动	6
呼唤睁眼	3	能对答，定向有误	4	刺痛时能定位	5
刺痛睁眼	2	胡言乱语，不能对答	3	刺痛时肢体回缩、逃避	4
不能睁眼	1	仅能发音，无语言	2	刺痛时双上肢呈过度屈曲	3
		不能发音	1	刺痛时四肢呈过度伸展	2
				刺痛时肢体无反应	1

* 定向：指对人物、时间和地点的辨别

2. 瞳孔 瞳孔变化可因动眼神经、视神经以及脑干等部位的受损引起，应用某些药物或剧痛、惊骇时也会影响瞳孔，故是最常值得关注的。一侧小脑幕切迹疝引起的同侧瞳孔进行性散大，直接和间接对光反应消失，睑下垂是最重要的信号；但要注意在脑疝的早期，因动眼神经受刺激，患侧瞳孔可先缩小，对光反应迟钝，并存在意识障碍的加深。应区别原发性动眼神经损伤引起的瞳孔散大，其特点是受伤当时就出现瞳孔散大，为单纯颅底骨折所致。视神经损伤引起的瞳孔散大，有间接对光反应存在。

3. 神经系体征 原发性脑损伤引起的偏瘫局灶体征，在受伤当时就出现，且不再继续加重；继发性脑受损如颅内血肿或脑水肿引起者，则在伤后逐渐出现，若同时还有意识障碍进行性加重表现，则应考虑为小脑幕切迹疝。

4. 生命体征 生命体征紊乱为脑干受损征象。受伤早期出现呼吸、循环改变，多为原发性脑干损伤所致；伤后与意识障碍和瞳孔变化同时出现的进行性心率减慢，血压（收缩压）升高，为小脑幕切迹疝所致；枕骨大孔疝可无明显的意识障碍和瞳孔改变而突然呼吸停止。开放性脑损伤早期可因出血休克而有血压、脉搏改变。脑损伤时可因颅内压增高等原因而致某些心电图异常，如窦性心动过缓、早搏、室性心动过速及 T 波低平等。

5. 其他 观察期间出现剧烈头痛或烦躁不安，可能为颅内压增高或脑疝预兆；原为意识清楚的病人发生睡眠中遗尿，应视为已有意识障碍；病人躁动时，脉率未见相应增快，可能已有脑疝存在；意识障碍的病人由能够自行改变体位到不能变动，为病情加重的表现。

（二）特殊监测

1. CT 检查 目的：①伤后 6 小时内检查结果阴性，不能排除颅内血肿可能；多次 CT 复查有利于早期发现迟发性血肿。②多次 CT 复查可了解早期的脑挫裂伤伴发脑水肿范围或血肿体积有无扩大，脑室、池受压和中线结构移位等重要情况，利于及时处理。③指导非手术治疗过程中和术后确定疗效及修改治疗方案，了解血肿的吸收、脑水肿的消散及后期有无脑积水或脑萎缩等转归。

2. 颅内压监测 用于部分重度脑损伤有意识障碍的伤员，其目的：①了解颅内压变化：对脑挫裂伤合并脑水肿，可较早发现颅内压增高，及时采取措施，控制颅内压在一定程度以内。颅内压在 5.3kPa（530mmH_2O）以下时，压力高低与治疗结果无明显相关性，但达到或超过此一压力时，则示严重颅内高压，死亡率剧增。②作为手术指征的参考：颅内压呈进行性升高，有颅内血肿可能，提示需手术治疗；颅内压稳定在 2.7 kPa（270mmH_2O）以下时，提示无需手术治疗。③判断预后：经各种积极治疗颅内压仍持续在 5.3kPa（530mmH_2O）或更高，提示预后极差。

案例 19-3

1. 入急诊科时昏迷，GCS 评分 5 分；2 小时后有好转，浅昏迷，GCS 评分 6 分；6 小时意识障碍加深，昏迷，GCS 评分 5 分。表现有“中间好转期”。

2. 双瞳孔不等大，且多变；右瞳非圆形、2.5mm。左瞳圆形、1.5mm；双侧对光反射极迟钝。6 小时后右瞳缩小至 1mm，左瞳圆形，2.5mm，双侧对光反射消失。

3. 入院时已行气管插管，但仍呼吸不稳定，R 12~30 次/分；P 65~80 次/分，BP 130/75mmHg。

4. 6 小时复查 CT，示：右额颞骨折处双凸镜形高密度影，容积近 40 ml。右侧脑室受压、环池近消失，中线移位 0.8cm。原左额颞硬膜下薄层血肿影几乎无变化。

3. 脑诱发电位 可反应脑干、皮质下和皮质等不同部位的功能情况，对确定受损部位、判断病情严重程度和预后等有帮助。

（三）脑损伤分级

分级的目的是为了便于制订诊疗常规、评价

笔记栏

疗效和预后,并对伤情进行鉴定。

1. 按伤情轻重分级 ①轻型(Ⅰ级):单纯脑震荡,有或无颅骨骨折,昏迷在20分钟以内,有轻度头痛、头晕等自觉症状,神经系统和脑脊液检查无明显改变。②中型(Ⅱ级):轻度脑挫裂伤或颅内小血肿,有或无颅骨骨折及蛛网膜下腔出血,无脑受压征,昏迷在6小时以内,有轻度的神经系统阳性体征,有轻度生命体征改变。③重型(Ⅲ级):多处颅骨骨折,广泛脑挫裂伤,脑干损伤或颅内血肿,昏迷在6小时以上,意识障碍逐渐加重或出现再昏迷,有明显的神经系统阳性体征,有明显生命体征改变。

2. 按Glasgow昏迷评分法 将昏迷时间6小时以上,处于13~15分者定为轻度,8~12分为中度,3~7分为重度。有人将3~5分评为特重型。

任何分级均须与脑损伤的病理变化、临床观察和CT检查等密切联系,以便动态、全面地反映伤情。例如受伤初期仅为单纯脑震荡轻型伤员,可因颅内血肿继发脑损害而再次昏迷,变成重型;虽CT检查发现颅内小血肿,无中线结构移位,在受伤初期仅短暂昏迷或无昏迷,但经观察无病情变化,则仍属中型;早期属轻或中型的伤员,6小时以内CT检查无颅内血肿,然而动态复查发现血肿,且伴中线结构明显移位,此时尽管其意识尚清楚,则已属重型。

(四)急诊处理要求

1. 轻型(Ⅰ级)

(1)留急症室观察24小时。

(2)观察意识、瞳孔、生命体征及神经系体征变化。

(3)颅骨X线摄片,必要时作头颅CT检查。

(4)对症处理。

(5)向家属交待有迟发性颅内血肿可能。

2. 中型(Ⅱ级)

(1)意识清楚者留急症室或住院观察48~72小时,有意识障碍者需住院。

(2)观察意识、瞳孔、生命体征及神经系体征变化。

(3)颅骨X线摄片,头部CT检查。

(4)对症处理。

(5)有病情变化时,头部CT复查,作好随时手术准备工作。

3. 重型(Ⅲ级)

(1)首先确保呼吸道通畅,须住院或在重症监护病房。

(2)观察意识、瞳孔、生命体征及神经系体症变化。

(3)选用头部CT监测,颅内压监测或脑诱发电位监测。

(4)积极处理高热、躁动、癫痫等,有颅内压增高者,给予脱水等治疗;维持良好的周围循环和脑灌注压。

(5)注重昏迷的护理与治疗。

(6)有手术指征者应尽早手术;有脑疝时,先予20%甘露醇溶液250ml及呋塞米40mg静脉推注,并立即手术。

案例19-3

1. 诊断 重型颅脑外伤:①原发性脑干损伤;②左额颞脑挫裂伤伴硬膜下血肿;③弥散性轴索损伤;④右额颞硬膜外血肿;⑤右额颞及颅底骨折;⑥右额颞头皮挫裂伤。

2. 处理 ①急诊科气管插管,重症监护;②动态CT监测,颅内压监测;③作好术前准备;④CT复查发现右额颞硬膜外血肿,约40ml,即行血肿清除术:用小棉球堵塞棘孔而止血。

(五)昏迷病人的护理与治疗

长期昏迷多因较重的原发性脑损伤或继发性脑损伤未能及时处理所致。昏迷期间如能防止各种并发症,保持内外环境的稳定,使机体不再受到脑缺血、缺氧、营养障碍或水、电解质紊乱等不利因素影响,则相当一部分患者可望争取较好的预后。

1. 呼吸道 保证呼吸道通畅、充足气体交换是首要的。在现场急救和运送中须注意清除呼吸道分泌物,呕吐时将头转向一侧以免误吸。深昏迷者须抬起下颌,或置入口咽通气管,以免舌根后坠阻碍呼吸。估计长时间昏迷的危重者,宜尽早行气管插管或切开;呼吸减弱、潮气量不足者,应及时行呼吸机辅助,动态监测血气,调整和维持正常呼吸生理。重点防治呼吸道感染:及时清除呼吸道分泌物,保持吸入空气的温度和湿度,注意消毒隔离与无菌操作,以及定期做呼吸道分泌物细菌培养和药敏试验。

2. 头位与体位 头位升高15°有利于脑部静脉回流,对脑水肿的治疗有帮助。坚持采用定时翻身、气动床缛等方法,不断变更身体与床缛接触部位,以免骨突出部位的皮肤持续受压缺血,防止褥疮。

3. 营养 营养障碍将降低机体的免疫力和修复功能,易于发生或加剧并发症。早期采用肠道外营养,如静脉输入20%脂肪乳溶液、7%氨基酸溶液、20%葡萄糖溶液与胰岛素以及电解质、维生素等,以维护需要;待肠蠕动恢复后,即可采用肠道内营养来逐步替代之，通过鼻胃管或鼻肠管给予每天所需营养；1个月以上的肠道内营养可考虑行胃造瘘术，以避免鼻、咽、食管的炎症和糜烂与上呼吸道分泌物的清理困难。肠道内营养可应用牛奶、蛋黄、糖等混合膳，配制成4.18kJ/ml(1kcal/ml)，另加各种维生素及微量元素，也可用合格的商品制剂。总热量和蛋白质，成人每日约8400kJ和10g氮的供应即可，有高热、感染、肌张力增高或癫痫时，须酌情增加。定时测量体重和肌丰程度，监测氮平衡、血浆白蛋白、血糖、电解质等生化指标，以及淋巴细胞计数等免疫学测试，以便及时调整热量和各种营养成分的供应。

4. 尿潴留 长期留置导尿管是引起泌尿道感染的主要原因。应尽可能采取非导尿方法，如在膀胱未过分膨胀时，用热敷、按摩来促使排尿；必须导尿时，严格执行无菌操作，选择优质硅胶带囊导尿管，并尽早拔除导尿管。尿管留置时间应不超过3～5天；经常查尿常规、尿细菌培养及药敏试验。须长期导尿者，可行耻骨上膀胱造瘘术，以减轻泌尿系感染。

5. 促苏醒 关键在于早期防治脑水肿和及时解除颅内压增高，并避免缺氧、高热、癫痫、感染等不良因素对脑组织的进一步危害；病情稳定后如未清醒，可选用药物胞二磷胆碱、乙酰谷酰胺、氯脂醒、乙胺硫脲以及能量合剂等药物或高压氧舱治疗，对一部分伤员的苏醒可有帮助。

（六）脑水肿的治疗

1. 脱水疗法 适用于病情较重的脑挫裂伤，有头痛、呕吐等颅内压增高的表现，腰椎穿刺或颅内压监测压力偏高，CT发现脑挫裂伤合并脑水肿，以及手术治疗前后。常用药物为甘露醇、呋塞米及清蛋白等。用法有：①20%甘露醇溶液0.5～1g/kg(成人每次250ml)静脉快速滴注，于15～30分钟内滴完，依病情轻重每6、8或12小时重复一次；②20%甘露醇溶液与呋塞米联合应用，可增强疗效，成人量前者用125～250ml每8～12小时一次；后者用20～60mg，静脉或肌内注射，每8～12小时一次；两者可同时或交替使用；③清蛋白与呋塞米联合应用，可保持正常血容量，不引起血液浓缩，成人用量前者10g/d，静脉滴入；后者用20～60mg，静脉或肌内注射，每8～12小时一次；④甘油，很少引起电解质紊乱，成人口服量1～2g/(kg·d)，分3～4次，静脉滴注量10%甘油溶液500ml/d，5小时内输完。20%甘露醇溶液、呋塞米与清蛋白联合应用是目前最理想的脱水疗法。

遇急性颅内压增高已有脑疝征象时，须立即用20%甘露醇溶液250ml静脉推注，同时用呋塞米40mg静脉注射。

在应用脱水疗法过程中，须适当补充液体与电解质，维持正常尿量，维持良好的周围循环和脑灌注压，并随时监测电解质、血细胞比容、酸碱平衡及肾功能等。应用甘露醇时，可能出现血尿，并须注意其一过性的血容量增加可能使原有隐匿型心脏病患者发生心衰。

2. 防治脑血管痉挛 临床应用尼莫地平(尼莫通)较多，尽早期(6～8小时内)使用；具有阻断Ca^{2+}内流，减轻Ca^{2+}超载，拮抗儿茶酚胺释放而缓解血管痉挛，改善脑循环，降低血脑屏障的通透性，从而改善脑水肿。同时可早期少量静脉缓注Mg^{2+}拮抗Ca^{2+}的作用；此外尚需早期应用抗自由基的药物：维生素C、维生素E、超氧化物歧化酶等。

3. 过度换气 适用于重度脑损伤早期，已行气管内插管或气管切开者。静脉给予肌松弛剂后，借助于呼吸机作控制性过度换气，使血CO_2分压降低，促使脑血管适度收缩，从而降低颅内压。CO_2分压宜维持在4.00～4.67kPa(30～35mmHg)之间，不应低于3.33kPa(25mmHg)，持续时间不宜超过24小时，以免引起脑缺血。

4. 激素 皮质激素传统用于重型脑损伤，已为循证医学所否定；如若使用，以尽早短期使用为宜。用药期间可加重或诱发消化道出血、感染，宜同时应用质子泵抑制剂如奥美拉唑等及适量抗生素。

5. 其他 曾用于临床的尚有氧气治疗、亚低温治疗、巴比妥治疗等。

（七）手术治疗

1. 开放性脑损伤 应尽早(争取伤后6小时内)行清创缝合术，使之成为闭合性脑损伤。在应用抗生素的前提下，72小时尚可行清创缝合。术前须仔细检查创口，分析颅骨X线片与CT检查片，充分了解骨折、碎骨片及异物分布情况，骨折与大静脉窦的关系、脑挫裂伤及颅内血肿等；火器伤者还需了解伤道方向、途径、范围及其内的血肿、异物等情况。清创由浅而深，逐层进行，彻底清除碎骨片、头发等遗物，吸出脑内或伤道内的凝血块及碎裂的脑组织，彻底止血。碎骨片最易引起感染而形成外伤性脑脓肿，故必须彻底清除；为避免增加脑损伤，对位置较深或分散存在的金属异物可暂不取出。如无明显颅内渗血，也无明显脑水肿或感染征象存在，应争取修复和缝合硬脑膜，以减少颅内感染和癫痫发生率。硬脑膜外可置放引流。其他的手术治疗原则同闭合性脑损伤。

2. 闭合性脑损伤 闭合性脑损伤的手术主要是针对颅内血肿或重度脑挫裂伤合并脑水肿引起

的颅内增高和脑疝，其次为颅内血肿引起的局灶性脑损害。

CT检查在临床诊断和观察中的广泛应用，改变了以往的“血肿即是手术指征”的观点。一部分颅内血肿病人，在有严格观察及特检监测的条件下应用脱水等非手术治疗，可取得良好疗效。颅内血肿可暂不手术的指征为：无意识障碍或颅内压增高症状，或虽有意识障碍或颅内压增高症状但已有明显减轻好转者；无局灶性脑损害体征；CT检查所见血肿不大（幕上者<40ml，幕下者<10ml），中线结构无明显移位（移位<0.5cm），也无脑室或脑池明显受压情况；颅内压监测压力<2.7kPa（270mmH_2O）。但上述伤员在非手术治疗的同时，须严密观察及特检监测，并作好随时手术的准备，如备血，剃头等，一旦有手术指征，即可尽早手术。

颅内血肿的手术指征为：①意识障碍程度逐渐加深；②颅内压的监测压力在2.7kPa（270mmH_2O）以上，并呈进行性升高表现；③有局灶性脑损害体征；④虽无明显意识障碍或颅内压增高症状，但CT检查血肿较大（幕上>40ml，幕下>10ml），或血肿虽不大但中线结构移位明显（移位>1cm）、脑室或脑池受压明显者；⑤在非手术治疗过程中病情恶化者；⑥颞叶血肿因易致小脑幕切迹疝，硬脑外血肿因不易吸收，均应适情放宽手术指征。

重度脑挫裂伤合并脑水肿的手术指征为：①意识障碍进行性加重或一侧瞳孔先扩大、散大或脑疝先兆；②CT检查发现中线结构明显移位、脑室、脑池明显受压；③在脱水等非手术治疗过程中病情恶化者。

凡有手术指征者皆应及时手术，以便尽早去除颅内压增高的病因和解除脑受压。已发生小脑幕切迹疝征象时，更应力争在30分钟或最迟1小时以内将血肿清除或去骨瓣减压；超过3小时者，将产生严重后果。

常用的手术方式：

（1）开颅血肿清除术：术前经CT检查血肿部位明确者，可直接开颅清除血肿。对硬脑膜外血肿，骨瓣大小以便于清除血肿和止血为宜；遇到脑膜中动脉主干出血，止血有困难时，可寻找棘孔，用小棉球堵塞之而止血。对硬脑膜下血肿，在打开硬脑膜后，可在脑压板的协助下用生理盐水将血块冲出。对脑内血肿，可穿刺或切开皮质达血肿腔冲洗、吸除血肿，电凝活动性出血点。下列情况清除血肿后，宜敞开硬脑膜或将敞开硬脑膜裂隙用颞筋膜修复，并去骨瓣减压：术前已有明显脑疝征象或CT检查中线结构明显移位的硬脑膜外血肿；合并脑挫裂伤和脑水肿的硬脑膜下血肿、脑内血肿。

（2）去骨瓣减压术：对有手术指征的重度脑挫裂伤合并脑水肿者，作大骨瓣开颅术，敞开硬脑膜并去骨瓣减压。同时还可辅助以内减压术：清除挫裂糜烂及血循环不良的脑组织。严重广泛脑挫裂伤或脑疝晚期伴严重脑水肿，可行双侧去骨瓣减压。

（3）钻孔探查术：已具备伤后意识障碍进行性加重或出现再昏迷等手术指征，因条件限制术前未能作CT检查，或就诊时脑疝已十分明显，已无时间作CT检查，钻孔探查术是有效的诊断和抢救措施。钻孔在瞳孔首先扩大的一侧开始，或根据神经系体征、头皮伤痕、骨折部位及对冲伤等受伤原理来选择；多数钻孔探查需在两侧多处进行。通常先在颞前部（翼点）钻孔，如未发现血肿或疑其他部位还有血肿，则依次在额顶部、眉弓上方、颞后部以及枕下部分别钻孔。注意钻孔处有无骨折，如钻透颅骨后即见血凝块，为硬脑膜外血肿；如未见血肿而硬脑膜紫兰着色则稍扩大骨孔，以便切开硬脑膜寻找硬脑膜下血肿；作脑穿刺或脑室穿刺，寻找脑内或脑室内血肿。发现血肿后即作较大的骨瓣或扩大骨孔以便清除血肿和止血；且常需敞开硬脑膜并去骨瓣减压，以减轻术后脑水肿引起的颅内压增高。

（4）脑室引流术：脑室内出血或血肿合并脑室扩大，应行脑室引流术。脑室内主要是未凝固的血液，可行颅骨钻孔穿刺脑室置管引流；如主要为血凝块，则行开颅术，切开皮质入脑室清除血肿后置管引流。

（5）钻孔引流术：常用于慢性硬膜下血肿，经颅骨钻孔，切开硬脑膜及血肿腔外壁达血肿腔，置管冲洗清除血肿液，注意头位尽可能减少腔内积气。血肿较小者行顶部钻孔引流；血肿较大者可行顶部和颞部双孔引流。术后引流48~72小时，病人取头低位，同时给予大量生理盐水和等渗溶液静脉滴注，以促进原受压脑组织膨起复位，消除死腔。

案例 19-3

1. 指征 ①意识障碍程度好转后再逐渐加深，有“中间好转期”；②CT复查发现右额颞硬膜外血肿，约40ml，右侧脑室受压近消失，中线移位0.8cm。

2. 手术 翻右额颞瓣清除血肿，发现脑膜中动脉主干及前支撕裂出血，电凝后沿主干沟至中颅窝底找到棘孔，用小棉球堵塞之而止血；未打开硬脑膜及去骨瓣减压。

（八）对症治疗与并发症处理

1. 高热　常见原因为脑干或下丘脑损伤以及呼吸道、泌尿系统或颅内感染等。高热造成脑组织相对性缺氧，加重脑的损害，故须采取积极降温措施。常用物理降温法有冰帽，或头、颈、腋、腹股沟等处放置冰袋或敷冰水毛巾等。如体温过高物理降温无效或引起寒战时，需采用冬眠疗法。常用氯丙嗪及异丙嗪各 25mg 或 50mg 肌注或静脉慢注，用药 20 分钟后开始物理降温，保持直肠温度 36℃左右，依照有无寒战及病人对药物的耐受性，可每 4~6 小时重复给药，一般维持 3~5 天。冬眠药物可降低血管张力，并使咳嗽反射减弱，故须注意掌握好剂量以维持血压；为保证呼吸道通畅及吸痰，常需气管切开。

2. 躁动　观察期间的伤员突然变得躁动不安，常为意识恶化的预兆，提示有颅内血肿或脑水肿可能；意识模糊的病人出现躁动，可能为疼痛、颅内压增高、尿潴留、体位或环境不适等原因引起，须先寻找其原因作相应的处理，然后方可给予镇静剂。

3. 蛛网膜下腔出血　为脑裂伤所致。有头痛、发热及颈强直等表现，可给予解热镇痛药作为对症治疗。伤后 2~3 天当伤情趋于稳定后，为解除头痛可每日或隔日作腰椎穿刺，引流适量血性脑脊液，直至脑脊液清亮为止。受伤早期当颅内血肿不能排除，或颅内压明显增高脑疝不能排除时，禁忌作腰椎穿刺，以免促使脑疝形成或加重脑疝。

4. 外伤性癫痫　任何部位脑损伤均可发生癫痫，但以大脑皮层运动区、额叶、顶叶皮层区受损发生率最高。早期（伤后 1 个月以内）癫痫发作的原因常是颅骨凹陷性骨折、蛛网膜下腔出血、颅内血肿和脑挫裂伤等；晚期癫痫（伤后 1 个月以上）发作主要由脑瘢痕、脑萎缩、脑内囊肿、蛛网膜炎、感染及异物等引起。重症脑伤者应早期预防癫痫发作，可用苯妥英钠等，常无需超过 1 周。癫痫发作时用地西泮（安定）10~20mg 静脉缓慢注射，如未能制止抽搐，须再重复注射，直至制止抽搐，然后将安定加入 10% 葡萄糖溶液内静脉滴注，每日用量不超过 100mg，连续 3 天。癫痫完全控制后，苯妥英钠 0.1g、1 次/8 小时，或丙戊酸钠等应继续服药 1~2 年，必须逐渐减量后才能停药，突然中断服药，常是癫痫发作的诱因。脑电图尚有棘波、棘慢波或阵发性慢波存在时，不应减量或停药。

5. 消化道出血　为下丘脑或脑干损伤引起应激性溃疡所致，大量使用质激素也可诱发。除了输血补充血容量、停用激素外，应用质子泵抑制剂奥美拉唑 40mg 静脉注射，每 8~12 小时 1 次，直至出血停止，然后用 H_2受体拮抗剂雷尼替丁 0.4g 或西咪替丁 0.8g 静脉滴注，每天 1 次，连续 3~5 天。

6. 尿崩　为下丘脑受损所致，尿量每日>4000ml，尿比重<1.005。给予垂体后叶素首次 2.5~5U 皮下注射，记录每小时尿量，如超过 200ml/h 时，追加 1 次用药。也可采用醋酸去氨加压素静脉注射、口服或鼻滴剂。较长时间不愈者，可肌注长效的鞣酸加压素油剂。尿量增多期间，须注意补钾（按每 1000ml 尿量补充 1g 氯化钾计算）。定时监测血电解质。意识清楚的伤员因口渴能自行饮水补充，昏迷伤员则须根据每小时尿量来调整静脉或鼻饲的补液量。

7. 急性神经源性肺水肿（acute neurogenic pulmonary edema）　可见于下丘脑和脑干损伤。主要表现为呼吸困难、咳出血性泡沫痰、肺部满布水泡音；血气分析显示 PaO_2降低和 $PaCO_2$升高。患者应取头胸稍高位，双下肢下垂，以减小回心血量；气管切开，保持呼吸道通畅，吸入经过水封瓶内 95% 乙醇溶液的 40%~60% 浓度氧，以消除泡沫；最好是用呼吸机辅助呼吸，行呼气终末正压换气；并给予呋塞米 40mg、地塞米松 10mg、毛花苷 C（西地兰）0.4mg 和 50% 葡萄糖溶液 40ml 静脉注射，以增加心输出量、改善肺循环和减轻肺水肿。

案例 19-3　术后治疗

1. 术后 3 天仍处于昏迷状态，行气管切开，定时清除呼吸道分泌物。

2. 脱水使用 20% 甘露醇溶液 250ml、呋塞米 10 mg 各 8~12 小时一次、联合应用清蛋白 10g/12 小时；注意维持水电解平衡。

3. 早期防治脑血管痉挛应用尼莫地平 8mg/（8~12）h；25%硫酸镁溶液 20 ml 静脉缓滴。

4. 对症处理：给氧、镇静、控制高热、预防癫痫及应激性溃疡，留置尿管，3~5 天后置鼻胃管行肠内营养支持等。

5. 术后 5 天，复查 CT 见无中线结构明显移位后，行腰穿引流血性脑脊液直至清亮，同时注意意识、瞳孔及生命体征的变化。

6. 此病人近 100 天时方逐渐清醒，需行防褥疮护理及康复理疗。生活基本能自理出院。

案例 19-3

1. 交通事故所致颅脑创伤，受伤机制复杂：既有间接性挥鞭性损伤，也有直接着力点伤、对冲伤（减速伤）与剪切伤。

2. 原发性脑损伤多种并存：①原发性脑干损伤合并弥散性轴索损伤；②左额颞脑挫裂伤伴硬膜下血肿；③右额颞骨折继发右额颞硬膜外血肿。

3. 密切动态地观察病情：意识、瞳孔及生命体征的变化，多次 CT 复查，必要时 MRI 进一步明确脑损伤状况。

4. 注意保持呼吸道通畅，气管插管或切开；把握好手术清除血肿的指征；控制脑水肿，使用甘露醇、呋塞米与清蛋白三联脱水。

5. 对症处理：给氧、镇静、早期防治脑血管痉挛、控制高热、预防癫痫及应激性溃疡、腰穿放出血性脑脊液、留置尿管、营养支持等。

6. 昏迷期长，需防褥疮护理及康复治疗。

（于如同）

第二十章 颅内肿瘤

第一节 概 述

颅内肿瘤(intracranial tumors)可分为原发性和继发性肿瘤两大类。原发性颅内肿瘤发生于脑组织、脑膜、脑神经、垂体、血管及残余胚胎组织等。继发性肿瘤则是指身体其他部位恶性肿瘤转移或侵入颅内的肿瘤。原发性颅内肿瘤的发病率约在7.8~12.5/(10万/年)左右,其中半数为恶性肿瘤,约占全身恶性肿瘤的1.5%,可发生在任何年龄,但以20~50岁常见。儿童及少年患者以后颅窝及中线部位的肿瘤为多,如髓母细胞瘤、颅咽管瘤及松果体区肿瘤等。成年患者多为胶质细胞瘤(如星形细胞瘤、胶质母细胞瘤等),其次为脑膜瘤、垂体瘤及听神经瘤等。颅内肿瘤在40岁左右成年人为发病高峰期,此后随年龄增长发病率下降。老年患者胶质细胞瘤及脑转移瘤多见。颅内原发肿瘤的发生率在性别上无明显差异,男性患者可能略多于女性。其发生部位在小脑幕上与幕下比例约为2∶1。

一、病 因

颅内肿瘤的病因尚无定论,可能与以下因素有关。

1. 遗传因素 如神经纤维瘤病可合并视神经胶质瘤及其他胶质瘤、脑膜瘤等;有结节性硬化的儿童极易合并室管膜下巨细胞性星形细胞瘤;Von Hippel-Lindau病常患有小脑血管网织细胞瘤;而Ii-Fraumeni综合征的家庭成员有患星形细胞瘤的高风险;Sturge-Weber及多发基底细胞痣综合征都可合并脑肿瘤。肿瘤形成是基因突变、缺失或DNA重排,这些变化可是随机的、遗传而来的,也可由于物理、化学、生物等因素诱导而来。与脑肿瘤相关癌基因有*EGFR*,*sis*(PDGF),MDM_2以及*erB*,*rosI*,*rnet*, H-*ras*,N-*ras*,*fos*,N-*myc*,*g1i*;等。肿瘤抑制基因以*p*53研究最多,其基因定位于17p。22号染色体长臂上一个肿瘤抑制基因丢失,与神经纤维瘤病(NF2)和脑膜瘤有关。其他抑癌基因位点有染色体10(PTEN/MMACI),9p(*p*16基因),13q及19q、11p15.5等。另外肿瘤生长及进展还依赖一些生长因子的变化。

2. 环境因素 放射线和化学品如亚硝胺、杀虫剂等均有引起脑肿瘤可能。头部外伤与脑膜瘤形成关联;有些脑肿瘤发现有SV40、水痘病毒(Hodgkim's病)、乳多空病毒等的DNA。

3. 胚胎残留 胚胎发育中一些细胞或组织被残留或包裹在颅内,进一步分化生长成肿瘤,如颅咽管瘤、脊索瘤和畸胎瘤等。

二、病理学分类

1993年WHO根据颅内肿瘤组织来源将其分为十类:神经上皮组织肿瘤、脑神经及脊神经肿瘤、脑膜肿瘤、淋巴瘤及血液性肿瘤、生殖细胞肿瘤、囊肿及肿瘤样病变、鞍区肿瘤、局部肿瘤的局限性扩张、转移性肿瘤和未分类肿瘤。新的WHO分类已将*p*53突变及EGFR扩增等作为参考标准。

三、发 病 部 位

大脑半球发生脑肿瘤机会最多,其次为蝶鞍、鞍区周围、桥脑小脑角、小脑、脑室及脑干。某些肿瘤在颅内可生成2个以上的多发性肿瘤。不同性质的肿瘤各有其好发部位:星形细胞瘤、少突胶质细胞瘤、多形性胶质母细胞瘤好发于大脑半球的皮层下白质内;室管膜瘤好发于脑室壁;髓母细胞瘤好发于小脑蚓部;脑膜瘤好发于蛛网膜颗粒的主要分布部位如大静脉窦的壁及静脉分支处;颅底的嗅沟、鞍区、斜坡上部,以及从第Ⅲ至第Ⅻ对脑神经穿出颅腔的骨孔附近;神经鞘瘤好发于桥脑小脑角;血管母细胞瘤好发于小脑半球;颅咽管瘤好发于鞍上区;脊索瘤好发于颅底、鞍背及斜坡。颅内转移瘤可发生于颅内各个部分,但以两侧大脑半球居多。因此,临床上有时可依据肿瘤部位来推测肿瘤的性质。

四、临 床 表 现

因肿瘤的组织生物学特性、原发部位而异。颅内压增高症状和定位症状为其共性。

1. 颅内压增高 2/3的颅内肿瘤患者有颅内压增高症状,原因有:①肿瘤体积超过颅内的代偿能力;②肿瘤周围的脑水肿;③脑脊液循环通路梗阻;④肿瘤压迫使静脉回流障碍。

(1)头痛:70%~80%以头痛为首发症状。肿

笔记栏

瘤压迫，牵拉颅内疼痛敏感结构如硬脑膜、血管和脑神经，均可引起头痛。头痛在晨醒、咳嗽和大便时加重，呕吐后可暂时缓解。

(2) 呕吐：占 50%~60%，后颅窝肿瘤常见。多在清晨呈喷射状，系颅压增高或肿瘤直接压迫呕吐中枢或前庭神经核引起。

(3) 视神经乳头水肿：一般为双侧性。一侧视神经受到附近肿瘤的直接压迫则可使该侧视神经发生原发性萎缩，而对侧表现为视神经乳头水肿，称为 Foster-Kennedy 综合征。颅内压增高晚期病人视力减退、视野呈向心性缩小，最终可失明。以上为颅内压增高三主征。

(4) 精神障碍：可由于脑组织被肿瘤破坏、脑积水及颅内压增高引起，表现为迟钝、性格改变，甚至痴呆、昏迷。

(5) 生命体征变化：一般在颅内压急剧升高及发生脑疝时出现生命体征变化，表现为脉缓、呼吸深慢、血压升高，最后呼吸不规则而停止、而脉搏及血压仍可维持一段时间。

2. 定位症状 是肿瘤直接刺激、压迫和破坏脑神经的结果，因肿瘤部位而异。初起时多为刺激性症状，以后为破坏性症状。

(1) 刺激症状：大脑半球肿瘤早期可表现为癫痫，发作类型与肿瘤部位有关，额叶肿瘤多为癫痫大发作，中央区及顶叶多为局灶性发作，颞叶肿瘤表现为伴有幻嗅的精神运动性发作。脑电图局灶性慢波对大脑半球肿瘤有诊断价值。

(2) 破坏症状：额叶肿瘤常有精神障碍，主要表现为记忆障碍与性格改变，尤其是近记忆力的减退或丧失，而远记忆力保存。性格改变也很常见。位于优势半球颞上回后部的肿瘤可引起感觉性失语。顶叶下部角回和缘上回肿瘤可导致失算、失读、失用及命名性失语；语言运动中枢受损产生运动性失语；枕叶肿瘤可引起视野障碍；中央前后回肿瘤出现对侧肢体运动和感觉障碍；位于额、颞叶前部非优势大脑半球“哑区”的肿瘤可无定位症状。另外，肿瘤侵及丘脑下部时表现有内分泌障碍；肿瘤影响四叠体时出现瞳孔不等大、眼球上视障碍。小脑蚓部受累时发生肌张力减退及躯干和下肢共济运动失调，小脑半球肿瘤出现同侧肢体共济失调。脑干肿瘤呈现为交叉性麻痹。

(3) 压迫症状：鞍区肿瘤可引起视力视野障碍。海绵窦区肿瘤压迫Ⅲ、Ⅵ、Ⅳ和Ⅴ脑神经表现为眼睑下垂、眼球运动障碍、面部感觉减退海绵窦综合征。早期出现的脑神经症状，有定位诊断价值。根据肿瘤部位分成大脑半球、鞍区、小脑、桥小脑角和脑干肿瘤。近年，将源于脑底，颅底骨上、下的肿瘤称为颅底肿瘤。

笔记栏

3. 老年和儿童颅内肿瘤特点 老年人和儿童颅内肿瘤的临床表现具有不典型性。老年人因脑细胞退行性变，脑萎缩使颅内空间相对增大，发生颅脑肿瘤时颅内压增高不明显易误诊。老年以幕上脑膜瘤和转移瘤多见。儿童颅内肿瘤占全身肿瘤 7%，多沿中线生长，大多数位于幕下，以髓母细胞瘤、星形细胞和室管膜瘤常见；幕上以颅咽管瘤为多。伴颅内压增高时常掩盖肿瘤定位体征，易误诊为胃肠道疾病。

五、诊断及术前评价

颅内肿瘤的诊断首先要详细询问病史，全面和有重点的进行全身和神经系统查体，得出初步印象。典型的颅内肿瘤临床表现具有头痛、呕吐、视乳头水肿、神经功能缺失等症状和体征。而根据肿瘤生物学特性、病人对所患肿瘤的理解程度及对治疗结果的期盼综合考虑，充分利用现有的治疗手段设计出一套完整的、个体化、合理的治疗方案，称为术前评估(preoperative evaluation)。诊断颅脑肿瘤时应考虑定性诊断和定位诊断两个方面：①是颅内肿瘤，还是脑部炎症、变性或脑血管等其他病变；②肿瘤部位与周围结构关系；③肿瘤性质及其生物学特性。对有视力、视野障碍、单侧失聪、肢体运动障碍、癫痫、停经泌乳的病人，应及早行影像学检查以便确诊。

1. X 线平片 头颅平片对垂体腺瘤、颅咽管瘤、听神经瘤等具有一定的辅助诊断价值。颅骨破坏或骨质增生多见于脑膜瘤、脊索瘤和颅骨骨瘤。垂体瘤可见蝶鞍扩大；听神经瘤患侧内听道扩大。颅咽管瘤鞍上出现斑点状或蛋壳形钙化。儿童颅内压增高颅缝分离、脑回压迹增多。

2. CT 和 MRI 可清晰显示脑沟回，脑室系统。MRI 还可见脑血管；因无颅骨伪影，适用后颅窝和脑干肿瘤。CT 或 MRI 增强检查时，富于血运或使血脑屏障受损的肿瘤影像加强。功能 MRI 可揭示肿瘤与大脑皮层功能之间的关系。肿瘤 CT 异常密度和 MRI 信号变化、脑室受压和脑组织移位、瘤周脑水肿范围，可反映瘤组织及其继发改变如坏死、出血、囊变和钙化等情况，并确定肿瘤部位、大小、数目、血供和与周围重要结构解剖关系，结合增强扫描对绝大部分肿瘤可做出定性诊断。

3. 数字减影脑血管造影(DSA) 可显示全脑各部位的动静脉的分布情况，广泛用于诊断颅内动脉瘤、动静脉畸形等血管疾病。

4. 正电子发射体层摄影术(positron emission tomography，PET) 利用能发射正电子的 ^{11}C、^{13}N、^{15}O 等同位素，测量组织代谢活性蛋白质的合成率以及受体的密度和分布等，反映人体代谢和功能，帮助诊断肿瘤和心脑血管疾病。对早期发现肿瘤，研究脑肿瘤恶性程度，确定肿瘤属原发、转移或复发及脑功能有一定价值。

5. 活检 肿瘤定性困难、影响选择治疗方法时，可应用立体定向和导航技术取活检行组织学检查确诊。

六、治 疗

1. 内科治疗

（1）降低颅内压：颅内压增高是颅内肿瘤产生临床症状并危及病人生命的重要病理生理环节。降低颅内压在颅内肿瘤治疗中处于十分重要的地位。

内科保守的治疗方法有：抬高头位15°～30°，解除呼吸道阻塞，吸氧，控制液体入量等。但最主要的是采用脱水降压药物。此类药物分两类：①渗透性脱水药：作用是提高血液渗透压，将脑组织水分转移至血管内，由肾排出，起到脱水降压作用。②利尿性脱水药：通过利尿作用，增加尿量，造成机体脱水，间接的使脑组织消肿，降低颅内压力。应用脱水药时应注意防止水、电解质平衡紊乱。

（2）抗癫痫治疗：癫痫是脑肿瘤常见的症状之一，手术前后均可发生。幕上脑膜瘤、转移瘤等开颅术后发生癫痫几率较高。术前须维持抗癫痫药有效血药浓度，术后3个月无癫痫发作可逐渐停药。术前有癫痫史者或术后出现癫痫，应连续服抗癫痫药；无癫痫发作，可在几个月内缓慢停药。

2. 外科治疗 手术是治疗颅内肿瘤最直接、最有效的方法。目的是切除肿瘤降低颅内压和解除肿瘤对脑神经压迫。颅内肿瘤的直接切除手术有三条基本原则：①尽可能彻底切除肿瘤；②防止和避免加重损伤脑部的重要功能区域；③必须缓解颅内压增高，解除脑脊液通路上的梗阻。常用的方法有：肿瘤切除术、内减压术、外减压术和脑脊液外引流术及脑脊液分流术。锁孔手术（keyhole approach），神经导航（neuronavigation），术中实时MR或CT手术等微创神经外科（minimal invasive neurosurgery）技术，充分利用脑正常沟、裂切除肿瘤，最小程度干扰正常脑神经，是现代神经外科手术发展方向。良性肿瘤尽可能全切，恶性肿瘤切除须获得充分脑减压，为放射治疗和化学治疗创造机会。合并脑积水时，可行分流术缓解颅内高压。

3. 放射治疗 ①常规放射治疗：用于辅助治疗。生殖细胞瘤和淋巴瘤对放射线高度敏感，经活检证实后可列为首选。中度敏感肿瘤有髓母细胞瘤、室管膜瘤、多形性胶质母细胞瘤、生长激素垂体腺瘤和转移瘤；其他垂体腺瘤、颅咽管瘤、脊索瘤、星形细胞瘤和少枝胶质细胞瘤对放射线低度敏感。病情许可，术后7～10天即可开始放射治疗，全脑照射一般为40Gy/4周，儿童宜减少20%，也可5周内完成。对容易种植的髓母细胞瘤、生殖细胞瘤、中枢神经系统恶性淋巴瘤和室管母细胞瘤还应行全脑和第2骶椎以上全脊髓照射。放射性脑坏死与肿瘤复发，临床和MRI均很难鉴别，其鉴别有赖于PET检查和单光子发射计算机扫描（SPECT）。②瘤内放射治疗，将放射范围小的液体同位素（如^{32}P、^{198}Au等）注入瘤腔，或将颗粒状同位素植入瘤体内，依靠γ或β射线的电离辐射作用杀伤肿瘤细胞，适用囊性颅咽管瘤、胶样囊肿和星形细胞瘤。③立体定向放射（γ-刀、X-刀）。

4. 化学药物治疗 术后应及早进行，如病人体质好，也可与放射治疗同时进行。选择毒性低、小分子、高脂溶性和易通过血-脑屏障的化疗药物。目前仍以亚硝基脲类为主，如卡莫司汀（BENU）和洛莫司汀（CCNU）；其他类有VP26，VP16及顺铂等，大多作用于肿瘤细胞的去氧核糖核酸聚合酶，抑制核糖核酸或去氧核糖核酸合成，对增殖细胞的各期都有作用。生殖细胞瘤和髓母细胞瘤效果较好，胶质瘤则差。

5. 免疫治疗 研究发现，只有在肿瘤残留细胞不超过10^5时，免疫治疗的效用最大。因此，在进行免疫治疗之前，应依靠常规治疗方法最大限度地减少残留的肿瘤细胞数量。有希望的免疫治疗是淋巴因子活化杀伤细胞（LAK）和白细胞介素-2（IL-2）。LAK细胞在加入IL-2后其活性更加增大。但对胶质瘤抗原有特异性攻击力的LAK细胞尚未很好解决，故特异性主动、被动免疫治疗效果有限。另一很有希望的免疫治疗脑胶质瘤的方法是细胞杂交技术，通过大量特异的单克隆抗体产生的毒性物质致肿瘤细胞死亡，正处在探索阶段。

6. 基因治疗 已经证实，脑肿瘤的发生、发展与有关癌基因的扩增或过表达及抑癌基因的突变或丢失有关。基因治疗是近年来研究的热点，但目前仍处于试验研究阶段。

7. 光疗及中药等方法治疗 颅内肿瘤尚在探索中。

第二节 常见颅内肿瘤

一、神经上皮组织肿瘤

来自神经系统胶质细胞和神经元细胞的肿瘤，统称为胶质瘤，是颅内最常见恶性肿瘤，占颅内肿瘤的40%～50%。根据瘤细胞的分化情况又可分为：星形细胞瘤、少突胶质瘤、室管膜瘤、髓母细胞瘤、多形性胶质母细胞瘤等。

案例 20-1

患者,男,49 岁。1 个月前出现发作性左侧肢体抽搐,有短暂意识不清,无大小便失禁。患者病程中感明显头痛,呈发作性,以清晨明显,疼痛以额颞部为甚,时有恶心、呕吐。入院查体:神志清楚,双瞳孔等大等圆,直径 2.5cm,光反应灵敏;左眼视力 0.6,右眼视力 0.4,双眼底视乳头水肿。左侧肢体肌力Ⅲ~Ⅳ级,右侧肢体肌力Ⅴ级,双侧肢体肌张力正常。心、肺、腹无异常。

问题:

1. 此患者可能的临床诊断?定位诊断如何?
2. 需做哪些检查?如何处理?治疗原则?
3. 脑胶质瘤的分类?
4. 星形细胞瘤的分级和预后?

(一)星形细胞肿瘤

星形细胞肿瘤(astrocytic tumors)起源于星形细胞,约占神经上皮性肿瘤 40%,占颅内肿瘤的 13%~26%,男:女约为 3:2,发病高峰为31~40 岁。星形细胞瘤可发生于中枢神经系统任何部位,成年人多位于大脑半球,以额叶、颞叶多见,顶叶次之,枕叶则少见。儿童多发生于小脑半球。WHO(1993 年)将星形细胞瘤分为Ⅰ级毛细胞型星形细胞瘤;Ⅱ级星形细胞瘤;Ⅲ级间变(恶性)星形细胞瘤;Ⅳ级多形性胶质母细胞瘤;其中Ⅰ,Ⅱ级组织学分化相对良好,恶性程度较低,生长缓慢。Ⅲ、Ⅳ分化不良,恶性程度高,生长迅速。

【病因】

确切的病因目前尚未明确,与多因素、多基因的改变有关。研究发现,17 号染色体远端(短臂)的等位基因的丢失,包括了 *p*53 抑癌基因在绝大多数的星形细胞瘤中均可见到,表明在肿瘤的起源和发展中起重要作用。9 号染色体短臂和 10 号染色体等位基因的丢失和表皮生长因子受体(EGFR)基因的扩增在星形细胞瘤的发生中也起一定的作用。新近的研究表明,星形细胞瘤中原癌基因 *C-sis* 有过度表达,Erb-B1 则有扩增。*C-sis* 的过度表达导致 PDGF-β(血小板源性生长因子-β)链的增加。Erb-B1 扩增则可使 EGFR 过度表达。

【病理】

大体标本,肿瘤为数厘米的结节至较大块状。分化较好的肿瘤,境界不清;而分化程度较低的肿瘤由于生长快速易有变性、坏死和出血,加之细胞密度较大似与周边脑组织有一"境界",但"境界"外仍有瘤细胞的浸润。瘤体多呈灰白色,状如烂鱼肉,并可形成大小不等的囊腔。镜下,以细胞形态,可分为原浆型、纤维型和肥胖型星形细胞瘤,前二者为低度恶性,后者恶性程度较前二者增加。若肿瘤细胞出现间变,细胞密度增大,异型性明显,出现核分裂象,血管内皮细胞增生,则为间变性星形细胞瘤,恶性程度较高。

(1)原浆型星形细胞瘤:主要见于大脑,颞叶多见。肿瘤部位多表浅,大体标本上,见受累脑回增宽、柔软、变平。肿瘤多呈灰红色,在脑内浸润生长,无包膜,常有囊性变。光镜下肿瘤细胞形态具有原浆型星形细胞形态特征,胞体较大,胞质明显,核呈圆形或卵圆形,多无病理性核分裂象。间质嗜伊红染色,无胶质纤维。

(2)纤维型星形细胞瘤:可发生于脑内各部位。成人以大脑半球较多见,青少年较多见于小脑、脑干和丘脑。肿瘤多呈灰黄、灰白色,质地较坚韧,有囊性变,瘤体内出血、坏死少见。发生于小脑时,常有巨大囊肿形成,使肿瘤偏向一侧。光镜下,该瘤的突出特点是瘤内富含神经胶质纤维。细胞小,胞质不明显,无核分裂及异型。

(3)肥胖型星形细胞瘤:好发于大脑半球内,成人多见。浸润性生长,呈灰红色,质软。光镜下可见典型的肥大细胞,胞体大,呈球形或多角形,胞质均匀染伊红色,有短而粗的突起。瘤细胞有时排列于血管周围,形成假玫瑰花样。瘤细胞核呈卵圆形,核小而偏于一侧。核分裂象少见。

上述多种瘤细胞的混合体称为混合型星形细胞瘤。

【临床表现】

星形细胞瘤生长缓慢,平均病史 2~3 年,可达 10 余年;分化不良型肿瘤生长较快,病史较短。有肿瘤占位效应或阻塞脑脊液循环可引起颅内压增高。约 1/3 大脑半球星形细胞瘤以癫痫为首发症状。若肿瘤侵犯额叶、胼胝体或扩散到对侧额叶,表现为精神障碍,表情淡漠,情感异常、记忆力减退、性格改变、对周围事物不关心等。

【诊断】

分化良好的星形细胞肿瘤 MRI 多呈长 T1、长 T2 信号,瘤周水肿轻微,注射 Dd-DTPA 后肿瘤一般无明显增强;CT 表现为非强化的低密度病灶,与脑实质分界较清楚,有或无占位效应。恶性星形细胞肿瘤多明显强化,肿瘤呈略高或混杂密度影,可伴囊变、钙化、出血,肿瘤形态不规则,与脑实质分界不清,占位征象及瘤周水肿明显。

少数星形细胞瘤表现为囊性,又以位于小脑者多见。囊性者边缘清楚,增强扫描视囊壁的细

笔记栏

胞性质表现出环状增强或无增强，有时可显示附壁结节增强。

星形细胞瘤与脑梗死急性期及脱髓鞘病变的急性期在临床诊断上难以鉴别，多需诊断性治疗或加强随访以区别。

【治疗】

星形细胞瘤的治疗包括手术治疗和非手术治疗。

1. 手术治疗 大多数浸润生长的大脑半球星形细胞瘤无法手术治愈，尤其是老年病人。手术应以延长病人高质量生存时间为目标，在不增加神经功能损伤前提下，尽量切除肿瘤。术后行全脑加瘤床放射治疗。小脑半球星形细胞瘤完整切除后有望根治。

分化良好的星形细胞瘤的手术治疗目前尚存在争议，由于肿瘤生长缓慢，患者可较长时期无症状，随访的影像学上也可长期无明显改变。因此有人认为，对长期无症状的患者可对其进行间隔期为3个月的随访。甚至有人认为手术或放疗可加重症状，甚至促使肿瘤的恶变。但据文献报道，分化良好的星形细胞瘤（Ⅰ～Ⅱ级）患者死亡时未转化为恶性者（Ⅲ～Ⅳ级）是少见的（<14%）。

2. 非手术治疗

（1）对症处理及支持治疗：患者出现颅内高压症状及其他症状（如精神症状、癫痫等）时，应积极对症处理。

（2）星形细胞瘤放疗及化疗目前同样存在争议。迄今为止，并无设计合理的完整研究证明放疗对星形细胞瘤患者预后的有效性。但多数学者同意：对丘脑、脑干等处的星形细胞瘤，如直径<3cm，可采用γ-刀治疗，对手术未能全切肿瘤的患者，术后应进行放疗。瘤床放射剂量应达到54Gy。化疗的作用仍在探讨中。

案例 20-1

CT扫描示右额叶低密度占位，边界不清。MRI示右额叶病灶信号呈长T1、长T2，形态不规则，病灶范围约4cm×6cm大小。右侧侧脑室明显受压，中线结构左移。CT、MRI增强扫描，病灶无明显强化。

入院诊断：右额叶脑胶质瘤。入院后经术前准备，在全麻下行右额叶占位切除术。术后病理诊断为星形细胞瘤Ⅲ级。

【肿瘤复发和预后】

星形细胞肿瘤疗效判定标准目前尚不统一，可参考增强CT影像为判定标准：①显效：肿瘤病灶消失；②有效：肿瘤缩小50%以上；③微效：肿瘤缩小在25%～50%之间；④无变化：肿瘤缩小25%以下，增大在25%以内者；⑤恶化：肿瘤增大超过25%或出现新病灶。

肿瘤复发与再手术：①肿瘤复发，指原手术部位及其周围2cm范围内重新发现肿瘤。根据临床表现判断肿瘤复发，主客观因素干扰多。术后3天内复查增强CT和MRI，记录肿瘤切除程度，对日后判断肿瘤是否复发十分重要。术后数天，手术部位出血块及血性脑脊液显示高密度；充血脑组织被强化，都影响对残余肿瘤的观察。②再手术指征，恶性星形细胞肿瘤复发，再手术的必要性及适应证存在争论。全身状态好、两次手术间隔6个月以上者，再手术效果可能良好。

【预后】

星形细胞瘤经手术、放疗等综合治疗后，预后尚佳。患者年龄、病程、临床表现、肿瘤切除程度、肿瘤的病理类型均可影响患者的预后。40岁以下分化良好星形细胞肿瘤，若手术全切肿瘤能使生存期延长。丘脑或脑室肿瘤，肿瘤直径≥5cm，疗效差。分化不良的星形细胞瘤治疗困难，预后差，90%于确诊后2年内死亡。

病程长、年龄轻、肿瘤位于小脑且为境界清楚的囊性星形细胞瘤患者，如能将瘤壁结节完全切除，可望获得根治。

（二）多形性成胶质细胞瘤

多形性成胶质细胞瘤（glioblastoma multiforme, GBM）亦称多形性胶质母细胞瘤，系星形细胞肿瘤中恶性程度最高的胶质瘤，在瘤内很难找到起源细胞的原型。占神经上皮性肿瘤20%，仅次于星形细胞瘤。好发年龄30～50岁，男多于女，为（2~3）：1。以大脑半球最常见，常累及数个脑叶，并可经胼胝体延至对侧大脑半球，向皮层深部侵犯丘脑、基底节等部位，浸润范围广。儿童发病则多见于脑干部位。

原发性GBM的病因尚不清楚，继发性GBM多由间变性星形细胞瘤恶变而来，少数可由混合性胶质瘤、少突胶质细胞瘤或室管膜瘤等各种神经胶质瘤演变而来。目前有研究发现，原发性GBM的分子发生机制上其分子改变以EGFR的扩增与过量表达为主，而继发性GBM的分子改变则以*p53*的突变为主。

肿瘤起源于白质，呈浸润性生长，肿瘤生长迅速，易产生坏死、囊变。组织学表现复杂，为明显多形性，同一肿瘤不同部位亦不一致。肉眼观，肿瘤体积较大，常沿神经纤维束方向呈浸润生长，故额叶肿瘤常沿胼胝体侵入对侧，呈“蝴蝶”状。额、顶叶肿瘤可沿钩束到达颞叶，表现为多脑叶受累。肿瘤在脑内呈浸润性、膨胀性生长，瘤周围脑组织水肿明显，加之肿瘤生长速度快，有时肿瘤看似具有清楚的边界，但实际上瘤周脑组织仍受肿瘤浸润。肿瘤切面呈灰红色，瘤体常因出血坏死而形成大小不一的囊腔，局部呈红褐色，瘤质软易碎，血运丰富。

光镜下，GBM 的主要特点：①肿瘤细胞的多形性。②瘤细胞高度增殖。细胞原型多样甚至不明。③出血坏死明显。特征性表现为“假栅栏”样。④血管明显增生。是 GBM 镜下的另一特征性表现。

GBM 起病较急，病程短，很快出现颅内压增高的症状和神经功能障碍。

1.精神症状 由于肿瘤多位于额叶，且广泛浸润，并可侵及对侧额叶，因此，精神症状较为常见，如反应迟钝、淡漠、智力减退等。

2.颅内高压症状及体征 GBM 生长迅速，瘤周围水肿明显，故颅高压症状出现较早。头痛明显，常有呕吐、视力下降和视神经乳头水肿的表现。

3.局灶性神经症状、体征 偏瘫、偏侧感觉障碍、失语和同向偏盲均较常见。肿瘤位于丘脑、基底节、脑干等部位时可出现相应的症状与体征。

4.脑积水 多见于病变发生于脑干的儿童病例，晚期常出现阻塞性脑积水。

5.意识障碍 肿瘤晚期的病人，可有程度不等的意识障碍。

【诊断】

根据病人发病较快，早期出现头痛、精神症状明显、偏瘫、偏侧感觉障碍、失语等症状，并有严重的颅内压增高表现，应考虑 GBM 的可能，结合影像学表现，可做出临床诊断。

CT 显示肿瘤呈边界不清混杂密度，低密度为肿瘤囊变及坏死；高密度为肿瘤出血，瘤周水肿严重，中线移位明显。增强扫描，肿瘤呈不均匀的环状或斑块状强化。MRI T2 加权像肿瘤与水肿呈明显的高信号，增强后 T1 加权像肿瘤强化明显，可区分出水肿的脑组织。

【治疗】

1. 手术尽可能切除肿瘤，同时充分减压 相对局限于额、颞、枕叶的肿瘤，可将肿瘤连同脑叶一并切除；对基底节、丘胞以至脑干的肿瘤，则只能做到部分切除，术后选用放、化疗。

2. 化学治疗 化疗及其他辅助治疗手段也有一定的效果。目前，除常规的全身给药外，为提高肿瘤局部药物浓度，减少全身毒性反应，有采用介入法行动脉内化疗，超选择性动脉插管导入眼动脉分支以上的颈内动脉，甚或直接导入肿瘤供养血管给药。也有改进常规的头皮下埋置 Ommya 囊进行间质内化疗法，采用植入性药物发送装置，将脂质体、纤维素衍生物等多聚体作为载体，与药物混合或包裹后植入瘤腔，使药物随多聚体降解从中有控制地缓解释放及扩散。但临床效果仍需进一步研究。

3. 免疫治疗 如细胞杂交技术，通过大量特异的单克隆抗体产生的毒性物质致肿瘤细胞死亡，正处在探索阶段。

4. 基因治疗 是近年来研究的热点，但目前仍处于试验研究阶段。

（三）少突胶质细胞瘤

少突胶质细胞瘤（oligodendroglioma）系起源于少突胶质细胞、肿瘤细胞形态以少突胶质细胞为主的浸润性胶质瘤，生长较缓慢，恶性程度较低，占颅内胶质瘤的 7% 左右，发病高峰 30～40 岁，男性多于女性，为 2：1。确切的病因目前尚未明确，有研究表明，少突胶质细胞瘤的发生与 19 号染色体长臂（19q）的杂合子丢失有关。

少突胶质细胞瘤好发于大脑半球白质浅层，约半数患者见于额叶，其次为颞叶、顶叶，幕下少见。肉眼观，瘤体常呈灰红色，边界清楚、不规则球形，肿瘤钙化、囊性变常见。光镜下，瘤细胞大小一致，形态单一，圆形少有突起，胞核圆形居中，有核周空晕。细胞弥散排列，但有环绕神经元呈卫星状排列的倾向，间质富有血管并可伴有不同程度的钙化。如瘤细胞分化差，细胞异型性明显，核分裂象较多，则称为间变性少突胶质细胞瘤。如瘤细胞中有多量的星形胶质细胞瘤成分时，则称为混合性少突星形胶质细胞瘤。少突胶质细胞瘤的免疫组化染色半乳糖苷酶、碳酸苷酶同功酶、CD57 呈阳性反应，GFAP 常呈阴性反应。

少突胶质细胞瘤大多生长缓慢，病程较长，从出现症状到颅内压增高一般为 3～5 年，长者可达十余年；多为渐进性发展，也可有突然加重。随肿瘤部位的不同，可出现相应的病灶症状。

1.癫痫 为最常见的症状，85% 的患者有癫痫发作病史。半数病人以癫痫为首发症状。

2.偏瘫和偏侧感觉障碍 较常见，约 1/3 的患者出现此症状体征。主要是肿瘤侵犯运动和感觉区所致。

3.精神症状 也较常见。由于此瘤多位于额叶，并广泛浸润，还可沿胼胝体向对侧额叶扩延所致。

4.颅内压增高 一般出现较晚，除头痛、呕吐外，视力下降和视神经乳头水肿者约占 1/3。

【诊断】

根据其生长缓慢，癫痫发生率高及精神症状常见等，结合影像学上病变多位于额叶，肿瘤钙化、囊性变率高的特点，可做出临床诊断。

肿瘤内的钙化是少突胶质细胞瘤最显著的影

笔记栏

像特点。30%~70%头颅X线片可见肿瘤钙化斑。CT肿瘤为边缘不清的等密度，有的可见边界清楚的低密度囊变区。90%可有条带状、团块状或点状钙化，对定性诊断很重要。MRI肿瘤T1加权像呈低信号，T2加权像为高信号，肿瘤边界较清楚；瘤体增强较明显。

【治疗】

手术行肿瘤全切是治疗的首选方案。对边界较清楚，有假包膜的肿瘤应全切除。对手术未能全切，病程短、肿瘤生长迅速或复发的少突胶质细胞瘤患者，行放射治疗是有益的。复发的肿瘤，若病人全身情况允许，可再次手术。

少突胶质细胞瘤患者的预后较其他胶质瘤为佳。肿瘤全切者，可获得长期生存；有文献报告，术后平均存活13年，个别病例术后生存近40年。肿瘤次全切除，术后行放疗者，5年生存率约85%，平均生存期约8年。复发的患者，肿瘤恶性程度增加，50%~70%的复发肿瘤为间变性少突胶质细胞瘤，15%为多形性胶质母细胞瘤，预后均较差。

（四）室管膜瘤

案例20-2

患者，女，24岁。无明显诱因的发作性头痛、头晕3年，对症治疗后症状好转；近1个月来症状明显加重，伴有恶心，无呕吐。体位改变时症状可减轻或加重。

入院查体：神志清楚，双瞳孔等大等圆，直径2.5cm，光反应灵敏；左眼视力1.0，右眼视力0.8，双眼底视乳头轻度水肿。双侧肢体肌力Ⅴ级，肌张力正常。心、肺、腹无异常。

问题：

1. 此患者可能的临床诊断？定位诊断如何？
2. 需做哪些检查？如何处理？治疗原则？
3. 脑室肿瘤的临床特点是什么？
4. 常见的脑室肿瘤有哪几类？

室管膜瘤（ependymoma）是儿童及青少年中较常见的一种胶质瘤，占颅内神经胶质瘤的12%。多位于幕下，肿瘤常起源于脑室壁上的室管膜细胞，突出于脑室系统内，多见于侧脑室、第四脑室底部及第三脑室，偶见于脊髓的中央管。可穿过脑室壁侵入脑实质，可经第四脑室的正中孔或侧孔长入小脑延髓池及桥池内。肿瘤与周围脑组织分界清楚，有时有假囊形成。病理上可分为三个亚型：①上皮型；②细胞型；③乳头型。

肿瘤全切除不容易。该瘤有种植性转移倾向，可通过脑脊液“种植”播散。恶性程度不如髓母细胞瘤高，但预后差。病人多伴有颅内压增高，共济失调、眩晕。幕上肿瘤会发生癫痫。手术切除后仍会复发，术后需放射治疗及化学治疗。室管膜下室管膜瘤（subependymoma）常发生于脑室室管膜下胶质细胞，分化好，生长缓慢，预后较好。

由于肿瘤生长较慢且多位于深部，容易影响脑脊液循环，所以经常早期出现颅高压的症状。第三脑室的室管膜瘤常具有活瓣状阻塞导水管上口作用，引起的发作性头痛呕吐常与体位有关，第四脑室内的室管膜瘤常引起梗阻性脑积水，有颈部强痛，强迫性头位及颅缝裂开等。MRI T1加权像为混杂信号，T2加权像为显著高信号，CT有时可见钙化。

侧脑室内的室管膜瘤多数可全部切除，第三脑室内的室管膜瘤可经侧脑室入路切除，第四脑室者可切开蚓部取瘤。如脑瘤不能全部切除，至少应使脑脊液通路通畅，术后再用放射治疗。预后取决于肿瘤部位、瘤组织的分化程度以及病人的年龄。年龄越小、位于第四脑室的室管膜瘤和分化差的室管膜瘤预后都差，手术后常复发。少数病例还可以见有脑室系统或蛛网膜下腔肿瘤播散。如脊髓转移，应行全脊髓小剂量照射。术后行脑脊髓放射治疗，5年生存率41%，儿童预后差，仅为30%。

案例20-2

头颅CT扫描示左脑室内略高密度影，边界清楚，强化扫描占位轻度强化，脑室系统形态结构正常，中线结构无明显移位。MRI示左侧脑室一长T1、长T2的肿瘤，大小约3cm×5cm×6cm，轻度增强。

入院诊断：脑室内肿瘤。完善术前准备后行经额脑室内肿瘤切除术。术后病理诊断为室管膜瘤。

（五）髓母细胞瘤

案例20-3

患者，女，6岁，因头痛、呕吐、视物模糊伴行走不稳6个月入院。

入院查体：神志清楚，言语流利，身体向后轻度倾斜。双眼底视乳头水肿，生理性凹陷消失。双下肢肌张力较高，双侧Babinski征阳性，闭目难立征阳性。

辅助检查：颅脑MRI示四脑室内长T1、长T2异常信号灶，信号均匀一致，明显强化，病灶与小脑蚓部关系密切，侧脑室重度扩大，周围间质水肿明显。

入院诊断：髓母细胞瘤。

积极术前准备，先行侧脑室穿刺释放脑脊液，后在全麻下行枕下后正中入路肿瘤切除术。

术后病理诊断为髓母细胞瘤。

问题：

1. 髓母细胞瘤的发病年龄及好发部位有何特点？

2. 髓母细胞瘤的预后如何？

髓母细胞瘤（medulloblastoma）是儿童最常见恶性肿瘤，高度恶性。占儿童颅内肿瘤15%～20%。多10岁前发病，男：女为2：1。肿瘤常起自小脑蚓部，并向第四脑室、两侧小脑半球及延髓部侵犯。肿瘤生长迅速，早期可阻塞第四脑室及导水管下端引起梗阻性脑积水。患儿的主要临床表现为恶心、呕吐，行走不稳，头围增大、颅缝裂开。在小儿中很像脑积水而误诊。CT和MRI可见后颅窝中线实性肿瘤，MRI WT2像为轻度高信号，肿瘤增强明显。

手术尽量切除肿瘤，术后放射治疗或化疗，一半病人可生存5年。术后30%～40%的患者需行侧脑室-腹腔分流术，分流可造成肿瘤种植的危险。文献报告5%的病人发生颅外、骨、淋巴结和肺转移。

二、脑 膜 瘤

案例20-4

患者，男，48岁。因头痛半年、左侧肢体活动差2个月入院。

患者半年前无明显诱因出现头痛，时伴恶心不适，呕吐3次，呈喷射性，所吐为胃内容物，对症处理后症状时轻时重。近2个月来出现左侧肢体无力，活动不佳，伴有感觉减退。在当地医院行颅脑CT平扫检查见右侧蝶骨嵴有一等密度占位。

入院查体：神志清楚，双瞳孔等大等圆，直径2.5cm，光反应灵敏；左眼视力0.6，右眼视力0.5，双眼底视乳头轻度水肿。左侧肢体肌力Ⅳ级，右侧肢体肌力Ⅳ级，肌张力正常。心、肺、腹无异常。

问题：

1. 此患者可能的临床诊断？脑膜瘤的好发部位有哪些？

2. 需做哪些进一步检查？如何处理？治疗原则如何？

脑膜瘤（meningioma）是成人常见的良性肿瘤，发病率仅次于胶质瘤。约占颅内肿瘤的20%，男：女为1：1.8，平均高发年龄45岁，儿童少见。可发生在任何有蛛网膜细胞的部位，与蛛网膜颗粒的关系密切。脑膜瘤与硬脑膜紧密相连，构成肿瘤的蒂，通过该处接受颈外动脉的供血，但也有不与硬脑膜相连的，如发生在侧脑室内的脑膜瘤。脑膜瘤位于矢状窦旁者最常见，其他好发部位为：大脑凸面、蝶骨嵴、鞍结节、前颅底和嗅沟、小脑幕、岩骨尖、小脑脑桥角、斜坡及枕骨大孔区、后颅凹、脑室内等部位。肿瘤边界清，生长缓慢。根据肿瘤的病理组织形态可分为内皮细胞型、纤维型、过渡型、砂粒型、血管瘤型等。多发脑膜瘤占8%，常见于神经纤维瘤病病人。恶性脑膜瘤较少见，呈浸润性生长，与脑组织界限不清，引起严重脑水肿；可转移至肺；术后易复发，预后差。

CT显示肿瘤密度均匀一致，可伴有钙化，有或无脑水肿，基底较宽，常附着在硬脑膜，注射对比剂后明显强化。MRI T2加权像上可显示肿瘤和硬脑膜窦通畅情况，增强后可见“硬脑膜尾征”。脑血管造影有助于了解肿瘤供血，术前栓塞可减少术中出血。

案例20-4

头颅CT增强示右侧蝶骨嵴一明显强化的占位。MRI检查示右侧蝶骨嵴一6cm×6cm×8cm的长T1、长T2的圆形占位，增强明显强化，且有“脑膜尾征”。

入院诊断：右侧蝶骨嵴脑膜瘤

入院后完善各项术前检查后，择期在全麻下经右侧翼点入路开颅肿瘤切除术。术中发现肿瘤血供十分丰富。术后病理诊断为脑膜瘤。

脑膜瘤的治疗首选手术切除。手术彻底切除肿瘤后可获得治愈，但有少数病例肿瘤呈润润性生长，手术切除后可复发。除凸面脑膜瘤，对深部体积大的脑膜瘤应分块切除，减少脑组织损伤。彻底切除应包括受侵犯的硬脑膜及与之相邻的颅骨。前1/3上矢状窦被肿瘤全部阻塞时可一并切除；冠状缝后尚通畅的矢状窦不能切除，以免发生严重静脉性脑梗死。无法切除的肿瘤基底可用激光或双极电凝烧灼，术后放射治疗。对于偶然发现无症状小脑膜瘤可定期作MRI随访；大部分脑膜瘤全切除预后良好，颅底或侵袭生长的脑膜瘤有复发可能。

笔记栏

三、听神经瘤

案例 20-5

患者，男，46 岁，因右侧耳鸣伴听力下降一年入院。患者一年前无明显诱因出现右侧耳鸣，为持续高音调，近来听力逐渐下降，难以听清正常说话声，且感面部麻木。外院 X 线片示内听道口稍扩大。

体格检查：一般情况可，神志清楚，双瞳孔等大等圆，直径 2.5cm，光反应灵敏；左眼视力 1.2。右眼视力 1.5。右耳听力下降。双侧肢体肌力Ⅴ级，肌张力正常。心、肺、腹无异常。

问题：

1. 此患者可能的临床诊断是什么？
2. 需做哪些进一步检查？
3. 听神经瘤的临床分期、分级是什么？
4. 手术切除听神经瘤的常见手术入路有哪些？

听神经瘤（acoustic neuroma）多起源于前庭神经上支 Schwann 细胞，发生在内听道段，部分发生于Ⅷ脑神经近脑干侧。为良性肿瘤，多为单侧，占颅内肿瘤 8%～10%，占桥小脑角肿瘤 65.0%～72.2%。

多以单侧高频耳鸣隐匿起病，缓慢进展，逐渐听力丧失，其临床表现可分为 4 期，第 1 期：肿瘤较小，只影响听神经的功能，表现为头昏、眩晕、耳鸣和耳聋；第 2 期：肿瘤直径已达 2cm 左右，突出表现为在第 1 期的症状基础上出现面神经和三叉神经受累的症状，病人可有面部麻木，面肌运动障碍和味觉改变；第 3 期：肿瘤直径已达 3cm 以上，第Ⅸ、Ⅹ、Ⅺ颅神经和小脑半球及脑干症状均较明显，可有声音嘶哑、吞咽困难等症状。第 4 期：除上述症状更趋严重外，尚有因导水管和第四脑室受压及环池的受阻而出现颅高压症状，可伴复视、共济失调和锥体束征阳性，听力纯音测定通常为感觉性听力丧失。

薄层轴位 MRI 显示内听道圆形或卵圆形强化肿瘤，大肿瘤可有囊性变，CT 见内听道扩大，伴骨质破坏，同时显示乳突气房发育情况，对选择迷路入路有帮助。依听神经瘤直径大小分为四级，1 级：1～10mm 内听道内肿瘤；2 级：11～20mm 内听道内和脑池内肿瘤；3 级：21～30mm 肿瘤与脑干相邻；4 级：31mm 以上肿瘤压迫脑干移位。

治疗可根据病人年龄、肿瘤大小、术前听力和脑神经受损情况而定。以手术切除为主，全切除后可得到根治，反之则可复发。早期发现直径小于 3.0cm 听神经瘤，用 γ-刀放射治疗可取得良效；也可密切观察听力变化，每 6 个月检查一次 MRI 或 CT，如肿瘤生长较快应手术。

肿瘤直径大于 3.0cm 应力争手术全切肿瘤，并注意保留面神经功能。乙状窦后枕下入路最常用，可显露脑神经和脑干，保留部分病人听力。听力丧失的中、小型听神经瘤经迷路入路，可较好保护面神经；内听道内或侵入桥小脑角小型肿瘤，残存听力良好，可选用中颅窝入路。术中面神经离断可一期颅内吻合，或二期行面-副神经吻合术。

病人全身状况差、肿瘤与脑干或主要动脉紧密粘连不能分离时，可考虑作包膜内或次全切除，术后可行立体定向放射治疗。

案例 20-5

颅脑 CT 及 MRI 显示右侧 CPA 区 4cm×6cm×4cm 大小的占位，中度强化，CT 骨窗位示内听道口稍扩大。听觉诱发电位示右侧波幅明显降低。

入院诊断：右桥脑小脑角听神经瘤。

完善各项术前准备后，行经枕下乙状窦后入路桥脑小脑角占位切除术。术后病理诊断：神经鞘瘤。手术顺利，患者康复出院。

四、原发中枢神经系统淋巴瘤

原发中枢神经系统淋巴瘤（primary CNS lymphoma PCNSL）指仅存在于中枢神经系统，而全身其他部位未发现的淋巴瘤。占原发颅内肿瘤的 0.85%～2%，近年发病率在升高，男性略多于女性。本病高危因素是胶原性血管病和免疫抑制如脏器移植。艾滋病（AIDS）占 PCNSL 的 1.9%。肿瘤多位于幕上额叶、大脑深部和脑室周围。病程短，多在半年以内，病人有情神症状、癫痫和肢体运动障碍。增强 CT/MRI 可见中央灰质或胼胝体均匀一致的增强病灶伴周围水肿，75% 与室管膜或脑膜相连。单一手术治疗平均生存期仅为3.3～5 个月，但手术可以明确诊断和降低颅内压。本病对放射治疗十分敏感，可很快改善临床症状，在病理诊断明确肿瘤性质后，应首选放射治疗。

五、生殖细胞肿瘤

案例 20-6

患者，男，11 岁。因头痛、头晕 1 年，加重伴恶心、呕吐 1 个月入院。

入院查体：神志清楚，精神稍差，言语流利，唇部及腋下毛发生长较多，喉结发育明显。双眼视力差，均为 0.6，视野正常，眼底示视乳头边界不清，色淡。双眼球向上活动不能。

颅脑 CT 示:松果体区混杂密度肿瘤,呈分叶状生长,约 4cm×4cm×3cm,双侧脑室及第三脑室前下部均扩大。MRI 增强示占位明显强化。

入院诊断:松果体区占位(生殖细胞瘤)

问题:

1. 松果体区常见的肿瘤有哪些?
2. 松果体区常用的手术入路有哪些?
3. 生殖细胞瘤的治疗原则如何?
4. 放射治疗对生殖细胞瘤的治疗效果如何?

WHO 将生殖细胞肿瘤分为生殖细胞瘤(germ cell tumors)、胚胎性癌、内胚窦瘤、绒毛膜上皮癌、畸胎瘤和混合性生殖细胞肿瘤六类。其中 2/3 为生殖细胞瘤,占颅内肿瘤的 0.5%~5%,占儿童颅内肿瘤的 0.3%~15%。男性多于女性,为(2~3):1。多发生在间脑中线部位。松果体区和鞍上区分别占 51%和 30%;8.5%为多发。除成熟畸胎瘤外,均易经脑脊液转移。肿瘤边界较清楚,一般无包膜,呈灰红色、质软、易碎,瘤内可见出血、囊性变和钙化。成熟型畸胎瘤内有分化成熟的三个胚层衍化的器官样组织,如表皮和皮肤、胃肠腺的黏膜、脂肪肌肉以及骨和软骨组织。

松果体区肿瘤压迫中脑顶盖,出现 Parinaud 综合征,即眼球不能上视,但不伴眼会聚运动麻痹;导水管受压引起梗阻性脑积水、颅内压增高和共济失调。青春期常见性早熟。肿瘤位于鞍上出现视力视野障碍、尿崩和垂体腺功能减退;阻塞侧脑室 Monro 孔引起脑积水。肿瘤位于基底节丘脑,病人出现偏瘫、偏身感觉障碍等症状。

X 线片松果体区异常钙化是松果体区肿瘤特征性表现。MRI/CT 注射对比剂后,病变常均匀一致明显强化,瘤周水肿不明显。基底节生殖细胞瘤形态不规则,瘤内钙化囊变多见,有的甚至表现囊性病灶。畸胎瘤 CT 平扫为混杂密度病灶,MRI 为混杂信号,有时可在 T1、T2 加权像均出现高信号,提示存在脂肪成分。与生殖细胞瘤相关标记物有 PLAP,tonin,褪黑素、促性腺激素、甲胎蛋白等。

治疗原则是根据不同肿瘤性质,选用手术、放射治疗、和化学治疗或联合治疗。生殖细胞瘤对放射治疗很敏感,最低放射剂量 15Gy 可见生殖细胞瘤消退。手术可明确病理诊断和降低颅内压,解除神经压迫。特大鞍上或松果体区生殖细胞肿瘤手术切除,术后辅助放射治疗和化疗效果更好。合并脑积水的病人可先行分流手术。肿瘤种植播散影响预后,全脑和脊髓照射有预防作用。近年采用综合治疗效果较好。

案例 20-6

经积极准备,在全麻下行右顶枕开颅经胼胝体后部入路松果体区肿瘤切除术。术后病理诊断:生殖细胞瘤。

六、上皮样囊肿和皮样囊肿

案例 20-7

患者,女,59 岁,因反复发作性右侧面部疼痛 5 年,言语不流利、耳鸣、走路不稳 2 周入院。

患者 5 年前无明显诱因出现右侧面部剧烈疼痛,呈刀割样,在当地医院按三叉神经痛给予卡马西平、封闭等治疗,疼痛可缓解,后反复发作数次。2 周前,患者出现言语不流利、耳鸣及走路不稳,遂来院就诊,行颅脑 CT 发现桥脑小脑角 4cm×8cm×6cm 的低密度占位。增强无强化。

体格检查:双瞳孔等大等圆,直径 2.5cm,光反应灵敏;左眼视力 0.5,右眼视力 0.5。右侧面部痛觉减退,右侧角膜反射减弱。咽反射减弱。言语欠流利,发音不清晰。右侧指鼻试验、轮替试验及跟膝胫试验均欠稳准,闭目难立征阳性。双侧肢体肌力Ⅴ级,肌张力正常。心、肺、腹无异常。

入院诊断:桥脑小脑角占位(上皮样囊肿)

完善术前检查后,行乙状窦后入路肿瘤切除术。术后病理:上皮样囊肿。

问题:

1. 上皮样囊肿和皮样囊肿有何异同?
2. 治疗原则如何?

上皮样囊肿和皮样囊肿(epidermoid and dermoid cyst)是先天性良性肿瘤。均起源于残留在中枢神经系统的异位的胚胎上皮细胞。这两种囊肿基本上是属于同一类的单一组织型瘤。二者之间的差别只是囊肿壁结构和囊肿内容物稍有不同而已。

上皮样囊肿,又称胆脂瘤,占颅脑肿瘤 0.5%~1.5%。好发于桥脑小脑角,由鳞状上皮层状排列,内含角蛋白,细胞碎片和胆固醇,囊肿破裂会出现无菌性脑膜炎。上皮样囊肿可位于硬脑膜外、硬脑膜下、蛛网膜下腔、脑实质及脑室内等处,常可从其起始部位呈指状突出伸入邻近脑池、沟裂和脑实质,涉及较广范围。且皮样囊肿可发生于任何年龄,但以中青年多见,平均年龄 30 岁左右。囊肿为良性,很少恶变,生长缓慢,病程很长,常为数年到十数年不等。症状与体征因肿瘤的部位不同而表现出各自的临床特点。

皮样囊肿占颅内肿瘤 0.3%，内含皮肤附属器官如毛发和皮脂腺，有些可见成熟骨。多发生在儿童。肿瘤多位于中线如囟门、Ⅳ脑室、鞍上和椎管，出现相应表现。CT 表现肿瘤低密度，略高于脑脊液，不被强化，无脑水肿。MRI T1 加权像为不均匀低信号，T2 加权像为与脑脊液相似的高信号。临床上常以颅内压增高为主要症状。

治疗以手术切除为原则。上皮样囊肿刺激性强，会导致化学性脑膜炎，应尽量全切除，但不应勉强切除囊壁而损伤脑神经。术中应用生理盐水和地塞米松盐水（100mg/L）反复冲洗术野，术后给予皮质激素静点，可减少脑膜炎和脑积水的发生。肿瘤若能全切除，预后良好。有部分囊壁残留，但囊内容物得以清除者，术后一般可长期缓解。生存 20 年以上者可达 92%。

七、蝶鞍区肿瘤

案例 20-8

患者，女，35 岁。因月经不规律 2 年，闭经、泌乳 1 年入院。

入院查体：中年女性，神志清楚，言语流利。双眼视力下降，右眼 0.5，左眼 0.6，视野呈双颞侧偏盲，眼底检查示视乳头边界清楚，色淡。余脑神经检查无明显异常。双侧乳头挤压可见溢液。四肢肌力，肌张力正常。颅脑 CT 示鞍区肿瘤，由鞍内向鞍上发展，最大层面约 3cm×3cm。颅脑 MRI 示肿瘤向上压迫视交叉，约 3cm×3cm×4cm。入院后查 PRL 112ng/ml。

术前诊断：鞍区巨大 PRL 腺瘤。

经积极术前准备，行经单侧鼻腔蝶窦入路垂体腺瘤切除术。术后病理诊断为 PRL 腺瘤。

案例 20-9

患者，男，24 岁，因四肢关节疼痛伴双眼视物不清两个月入院。

入院查体：神志清楚，言语流利，双眼视力下降，右眼 0.6，左眼 0.6，视野呈双颞侧偏盲，眼底检查示视乳头边界清楚，色淡。四肢肌力，肌张力正常。四肢末梢肢端肥大明显、口唇肥厚、双手杵状肢。余脑神经检查无明显异常。颅脑 CT 示鞍区肿瘤，由鞍内向鞍上发展，最大层面约 2cm×3cm。颅脑 MRI 示肿瘤约 2cm×3cm×3cm。入院后查 GH 62ng/ml。

入院后完善各项辅助检查，行经鼻腔蝶窦垂体瘤切除术。术后病理示：生长激素腺瘤。

问题：

1. 常见的鞍区占位有哪些？
2. 垂体瘤的分类有哪些？
3. 垂体瘤的手术方法和治疗原则如何？

（一）垂体腺瘤

垂体腺瘤（pituitary adenoma）是一种颅内内分泌肿瘤，起源于垂体前叶。绝大多数为良性，生长缓慢，易诊断，疗效好。发病率仅次于脑胶质瘤和脑膜瘤，约占颅内肿瘤 10%，常规尸检中发现率更高。起病年龄多为 30～40 岁，男女发病率均等。

【病理分类】

（1）根据常规病理染色，垂体腺瘤可分为嫌色性、嗜酸性、嗜碱性和混合性四类。垂体腺瘤一般为良性，发生恶变者少见。肿瘤直径小于 1 cm，生长限于鞍内者属垂体微腺瘤；肿瘤直径大于 1 cm并已超过鞍膈者则为大腺瘤；若肿瘤直径大于 3 cm 称巨腺瘤常侵犯海绵窦硬脑膜、蝶窦，浸润血管壁、静脉窦和脑组织，为侵袭性垂体腺瘤。

（2）根据腺瘤内分泌功能可分为：①泌乳素腺瘤（PRL 瘤），常出现女性停经-泌乳综合征（Forbers-Albright syndrome），男性阳痿及无生育功能；②生长激素腺瘤（GH 瘤），出现成人肢端肥大症，儿童或青春期巨人症；③促肾上腺皮质激素腺瘤（ACTH 瘤），可导致库欣病（Cushing's disease）；④促甲状素腺瘤（TSH 瘤）；⑤黄体生成素/卵泡刺激素腺瘤（FSH/LH 瘤）；⑥混合性激素分泌瘤；⑦无功能性腺瘤。以上各型可依据特殊免疫组织化学染色方法鉴别。

【临床表现】

垂体腺瘤体积较大时压迫视神经，引起视力下降甚至失明、双颞侧偏盲以及眼底视乳头原发萎缩等症状。功能性（分泌性）垂体腺瘤常因垂体或靶腺功能亢进或减退导致相应症状，GH 腺瘤主要表现为：青春期前发病者为巨人症，青春期后发病者为肢端肥大症；PRL 腺瘤的主要表现为：女性病人停经、泌乳、不育等，男性病人性欲减退、阳痿、体重增加、毛发稀少等。ACTH 腺瘤的主要表现为皮质醇增多症，如满月脸、"水牛背"、皮肤紫纹、高血压、性功能减退等。肿瘤内出血、坏死导致肿瘤卒中或垂体梗塞时，病人可突然头痛，视力急剧下降，剧烈单眼或双眼疼痛，呈现蛛网膜下腔出血症状，严重时嗜睡甚至昏迷。侵袭性垂体瘤会引起脑神经麻痹等海绵窦综合征。

【垂体腺及其靶腺功能检查】

血 PRL、GH；T_3、T_4、TSH；FSH/LH 等；血浆 ACTH，24 小时尿皮质醇；性激素水平和空腹血糖等其他检查。

【影像学检查】

头颅 X 线侧位显示蝶鞍扩大，鞍底破坏，鞍背变薄、竖直、鞍底双边。冠状位 CT 扫描可显示蝶窦骨质破坏情况。MRI 垂体信号与灰质信号相同，正常垂体腺前后径在育龄女性≤11mm，其他成年人≤9mm；75% 微腺瘤 T1 为低信号，T2 为高信号，多可见垂体柄移位。鞍区球形占位病变应行脑血管造影与巨大颅内动脉瘤鉴别。

【治疗】

手术摘除肿瘤是治疗的首选方法。

1. 手术适应证 ①非分泌性肿瘤体积较大引起视力视野障碍；②垂体腺瘤卒中；③经溴隐停治疗不能控制的 PRL 瘤；④GH 瘤；⑤原发性库欣病（ACTH 瘤）。

2. 手术人路 经蝶窦显微镜下手术可取得满意的效果。蝶窦气化不良或甲介型蝶窦、哑铃形肿瘤或合并鼻腔急慢性炎症则不宜经蝶入路；瘤体大，向鞍旁、鞍后及前颅窝底发展，视力障碍明显者应经额或翼点入路切除肿瘤。

3. 放射治疗 除 GH 瘤对放射线较敏感，其他垂体腺瘤均不敏感。立体定向放射治疗适用垂体微腺瘤。

4. 药物治疗 垂体靶腺功能低下的治疗原则是缺什么补什么，常用泼尼松、甲状腺素、睾酮类和女性激素等。围手术期和放射治疗期均应根据病情调整相应激素用量。

溴隐亭（bromocriptine）是目前治疗 PRL 瘤最有效药物，可使 90% PRL 腺瘤体积缩小，女性病人泌乳消失，恢复月经甚至正常生育。但一旦停药，肿瘤又会长大，需终生服药。奥曲肽（octreotide）对 90% 肢端肥大病人有效，约半数病人用后肿瘤缩小。

（二）颅咽管瘤

颅咽管瘤（craniopharyngioma）系起源于垂体胚胎发生过程中颅颊管、颅颊裂残存的鳞形上皮细胞的肿瘤，为颅内最常见的先天性肿瘤。约占颅内肿瘤的 5%。多见于儿童及少年，男性多于女性。肿瘤大多位于鞍上区，可向第三脑室、下丘脑、脚间池、鞍旁、两侧颞叶、额叶底及鞍内等方向发展，常与第 3 脑室底粘连。少数可长在松果体、颅后窝等部位。瘤体较大时囊变，囊液墨绿色含胆固醇结晶。肿瘤钙化率高达 85%。

有关颅咽管瘤的组织发生，目前有两种学说。

1. 先天性剩余学说 认为在退化的颅咽管部位，颅颊囊前壁的残留部分，尤其是垂体前叶结节部残存的鳞形上皮细胞，是颅咽管瘤发生的起源。目前这一学说被人们广泛接受。

2. 鳞状上皮化生学说 认为鳞形上皮细胞巢是垂体细胞化生的产物，而不是胚胎残留。

（1）肉眼观：肿瘤形态多呈球形、不规则形或结节状，体积大小悬殊，界限清楚。肿瘤大多为囊性多房状或部分囊性，少数为实质性。囊壁厚薄不一，壁内面有多处散在的钙化灶，是颅咽管瘤的重要特征之一。囊性者多位于鞍上，囊内含有黄褐色或暗褐色囊液，并含有大量胆固醇结晶，这也是颅咽管瘤的重要特征之一。肿瘤实质部分常位于囊之后下方，呈结节状，内有钙化灶，与周围组织粘连紧密。

（2）光镜下：可分为牙釉质型和鳞状乳头型两种。①牙釉质型，此型多见，主要见于儿童。最外层为柱状上皮细胞，向中心渐次移行为星形细胞，瘤组织常有退行性变、角化及小囊肿，囊内有很多散在的钙化灶。②鳞状乳头型，由分化良好的鳞状上皮细胞组成，呈乳头状、索状排列。多为实质性肿瘤，不多见。无论哪一型的颅咽管瘤，上皮分化均良好，无核分裂。

【临床表现】

颅咽管瘤的症状与体征因发病年龄、肿瘤的大小、部位及发展方向而不同。大致可分为视力视野症状、内分泌紊乱症状、颅内压增高症状及局灶症状。儿童与青年患者的首发症状以颅内高压多见，成人病例则以视神经压迫症状多见。所有病人均可能产生内分泌改变，但成人往往较早发现。

1. 视觉障碍 视力下降、视野缺损。视神经、视交叉及视束受压，早期可有视力减退，晚期可致失明。视野缺损变异较大，可有象限性缺损、偏盲、暗点等，以双颞侧视野缺损较多见。视神经原发性萎缩多见于成人，儿童则常有视乳头水肿的表现。

2. 颅内压增高症状 出现头痛、呕吐、视乳头水肿、外展神经麻痹等。在儿童如骨缝未闭，可见骨缝增宽、头围增大、头皮静脉怒张，叩击呈“破罐声”等。多由于肿瘤阻塞室间孔所致。

3. 下丘脑、垂体功能障碍 内分泌紊乱为主的表现。儿童较成人多见。临床表现为尿崩症、肥胖、毛发稀少等。儿童体格发育迟缓，性器官发育不良。成人性功能低下，妇女可产生闭经-溢乳综合征。晚期可有嗜睡、乏力、体温调节失常、精神症状等。

4. 局灶症状 肿瘤向周围生长引起邻近结构功能受损而出现的症状与体征。肿瘤向鞍旁生长者可产生海绵窦综合征，引起Ⅲ、Ⅳ、Ⅵ对颅神经障碍等；向蝶窦、筛窦生长者可致鼻出血、脑脊液

笔记栏

鼻漏等;向颅前窝生长者引起记忆力减退、定向力差、大小便不能自理等精神症状,还可有癫痫、嗅觉障碍等;向颅中窝生长者可产生颞叶癫痫和幻嗅、幻味等;少数病例,肿瘤可向后生长而产生脑干症状,甚或长到后颅窝引起小脑症状。

【诊断】

对临床上出现视力视野障碍、内分泌功能紊乱、颅内压增高症状的病例应考虑颅咽管瘤的可能,结合影像学表现可做出临床诊断。

颅咽管瘤的影像学表现:

1. X线头颅平片 70%~80%的病例可显示肿瘤钙化影,尤以儿童常见。是诊断的重要依据之一。钙化斑多位于鞍上,也可见于鞍内或鞍旁,形状不定;实体肿瘤钙化呈点片状或团块状,囊壁钙化呈弧线状或蛋壳状。鞍内型者蝶鞍呈球形扩大,前床突及鞍底可见吸收和破坏。

2. 头颅CT、MRI CT轴位、冠状位扫描可见肿瘤囊变区呈低密度影,肿瘤实质部分呈均一密度增高区,囊壁及肿瘤区可见钙化灶。增强扫描可见实质部分均一增强,囊性肿瘤仅有囊壁增强。在MRI上,因肿瘤多有囊性部及实质部,瘤内成分不同,成像可呈多种信号灶。T1W表现为较低、等或高信号,T2W表现为高信号,信号强度均匀或不均匀。

内分泌检查也常作为颅咽管瘤的辅助诊断。颅咽管瘤患者的血清GH、LH、FSH、ACTH、TSH等均可降低,有时PRL增高。

【治疗】

本病以手术切除为主,术后辅以放疗或瘤内化疗等。

1. 手术治疗 手术的目的是解除肿瘤对视神经交叉及其他神经组织的压迫,解除颅内压增高,对下丘脑-垂体功能障碍则较难恢复。原则上应力争做到肿瘤全切除,以防复发。若肿瘤与下丘脑及周围重要神经血管粘连紧密,则不强求全切。手术要求打通脑脊液循环,难以通畅者应行分流术。

(1)肿瘤直接切除术:根据肿瘤的生长部位、大小、形状、与周围组织的关系和接近脑脊液通路等因素,可选择不同的手术入路,各有优、缺点。常用的有:经额底入路、翼点入路、经蝶入路、终板入路、经胼胝体或侧脑室入路等。以经胼胝体入路、翼点入路应用最广泛,适于鞍内向鞍上、鞍旁、鞍后生长,甚至突入第三脑室的肿瘤。

(2)立体定向囊液抽吸术:对肿瘤主要为囊性且囊液较多时,可采用抽吸囊液后,注入放射性核素或化疗药物行内放疗或内化疗。对于一般情况较差、下丘脑症状严重、无法耐受开颅手术的患者,也宜采取此法,或先行囊液抽吸术,待患者情况好转后再行开颅手术。

2. 放射治疗 ①外放疗:采用手术加放疗,病人的生存率比单纯手术的病人为高,而无复发病人的生存率更高。近年有条件的单位采用γ-刀治疗并取得一定疗效。②内放疗:立体定向行囊液抽吸后,囊内注入放射性核素;或立体定向穿刺加置入贮液囊的方法,在帽状腱膜下置入Ommaya囊,可反复抽液及注入放射性核素。常用的放射性核素有:^{32}P、^{90}Y、^{198}Au。

3. 瘤内局部化疗 目前尚无特殊有效药物,临床上很少采用全身化疗。有人用博来霉素注入肿瘤囊内,显示有使囊液分泌减少,肿瘤细胞退化的作用。瘤内局部化疗对囊性肿瘤效果较好。

4. 术后并发症的处理 尿崩症为常见症状,为手术时损伤垂体柄所致。一般数天至2周可恢复,但也有少数持续很长时间。处理上:①记录患者24小时出入量,并据此补充液体。②症状轻者可先给氢氯噻嗪,严重者可给予短效后叶加压素。③保持水、电解质平衡,防止内环境紊乱。其他并发症如:中枢性高热、急性肾上腺皮质衰竭等均应积极对症处理。而术前、术中及术后应用足量的地塞米松是预防和治疗术后并发症的重要措施。

早期确诊、采用显微外科技术、争取首次手术全切除、加强激素替代治疗及术后监护等,对提高疗效有重要意义。

八、脊索瘤

脊索瘤(chordoma)占颅内肿瘤0.1%~0.5%。为浸润性缓慢生长的肿瘤,来源于胚胎残留结构脊索组织。好发于中线的骨性结构,如颅底斜坡、蝶鞍中线附近和岩尖等部位,位于硬膜外,也可突破硬膜。向前可生长至鞍旁或鞍上,甚至伸入前颅窝;向前下可突入鼻腔或咽后壁;向后可进入颅后窝,突向一侧而伸入桥小脑角,或沿中线向后生长压迫脑干,挤压导水管,影响脑脊液循环。其他好发部位位于髓尾部和椎体。以20~40岁多见,男性为女性2~3倍。肿瘤可有或无包膜,切面呈半透明、灰白色胶胨状,浸润破坏颅底骨及其附近的脑神经和脑实质。半数瘤内有结节状钙化、出血和囊变。近10%脊索瘤细胞增殖活跃,黏液显著减少并有核分裂现象。

颅内脊索瘤起病常较缓慢,病史较长,平均为3~4年,也有个别急性发病者。最常见的代表性症状为不定期的弥散性头痛,多因进展缓慢而常不引起重视。颅内压增高症状较少,程度也较轻。

神经系统定位症状及体征则随肿瘤的部位而不同。斜坡部肿瘤主要向三个部位发展:

（1）向鞍区发展者，常累及视交叉、视神经和垂体。表现为视力减退、视野缺损（常为双颞侧偏盲），继之出现原发性视神经萎缩。垂体功能紊乱者，男性可表现为性欲减退，阳痿；女性则可出现闭经-溢乳综合征。个别可有下丘脑受累，如肥胖、多饮多尿及嗜睡等。

（2）向鞍旁颅中窝发展者，主要出现同侧第Ⅲ～Ⅵ颅神经受累症状；其中尤以动眼和外展神经受累多见，90%的患者有眼球运动麻痹。有时可有海绵窦综合征的表现。肿瘤向下发展可突入鼻咽腔，引起鼻塞、鼻出血或吞咽不便，鼻咽腔检查可发现肿瘤。

（3）向颅后窝发展者，突向桥小脑角而表现为桥小脑角综合征；向后方生长者则易压迫脑干及邻近颅神经和血管，早期症状除头痛外，常有两侧锥体束征及眼球震颤、共济失调、第Ⅴ～Ⅷ颅神经受累。晚期可出现后组颅神经（第Ⅸ～Ⅻ）不同程度的麻痹。

头颅X线片可见以鞍背和斜坡为中心的骨质破坏区，少数显示钙化。CT呈等密度或略高密度影，分叶状团块伴骨质破坏，瘤内可有残留的骨片，增强后不均匀强化。MRI可见骨组织为软组织所取代，呈不均匀信号，可增强。

【治疗】

1. 手术治疗 手术切除是本病的主要治疗方法。颅内脊索瘤解剖位置深在，手术暴露困难，加之肿瘤与脑底重要结构如脑干、脑底动脉、垂体、颅神经等紧密相毗邻，有时肿瘤将上述结构重要结构包绕，因此手术难度较大，常无法全切除肿瘤。

手术入路应视肿瘤主体的位置而定。鞍区型肿瘤一般选用额下和鼻蝶入路；颅中窝型肿瘤可采用颞下或外侧裂入路；颅后窝型肿瘤的入路可依肿瘤的具体部位确定：主要突向桥小脑角者，可取乳突后入路；位于颈静脉孔区者，可采用枕下极外侧入路或颞下窝入路；位于枕骨大孔腹侧者，可经口咽入路，也可经枕下极外侧入路。鼻咽型脊索瘤中，位置较低者，可经口咽入路；位置较高者，可用前方颅底入路。有的脊索瘤需多种手术入路的联合应用或分期手术。

在选择不同的手术入路时，除考虑肿瘤的部位外，还应考虑：术者对可供选择入路的掌握程度、手术组的经验和配合、颅颈稳定性等。

2. 放射治疗 脊索瘤对放疗不敏感。对减慢肿瘤的生长速度可能会有一定的作用。

脊索瘤属良性肿瘤，病程较长，肿瘤经彻底切除后可长期不复发。有资料报告，肿瘤全切除与次全切除率为69%；全切除者5年生存率高于65%，复发率为16%；活检组虽经术后放疗，5年生存率约为36%。颅神经损害广泛者，预后不佳。少数组织类型为恶性者，平均生存期为半年到一年。

九、脑转移瘤

案例 20-10

患者，男，65岁，因刺激性干咳3年，头痛、头晕伴行走不稳半年余入院。

体格检查：神志清楚，言语流利。左侧肢体肌张力较差，左手指鼻试验阳性，左膝腱反射减退，闭目难立征阳性。辅助检查：颅脑MRI示左小脑半球长T1、长T2异常信号灶，强化明显，周围大片水肿带。胸片示右肺上叶密度均匀、边缘不规则阴影。胸部CT示右肺上叶软组织肿块，边缘不规则，呈分叶状，可见短毛刺。腹部B超未见异常。

入院诊断：左小脑半球转移癌、肺癌。

完善术前准备，行左小脑半球肿瘤切除术。病理结果：低分化腺癌。

问题：

1. 脑转移瘤的临床特点及影像学特点？
2. 脑转移瘤的治疗原则？

脑转移瘤（metastasis tumor of brain）入颅途径为血液，可单发或多发性，80%位于大脑中动脉分布区。肺、乳腺和胃的腺癌易造成脑转移，肉瘤脑转移少见。黑色素瘤、绒毛膜癌和支气管癌所致脑转移瘤常伴瘤内出血。15%以脑转移灶为首发症状，其中43%～60%胸部X线片可见原发或转移灶。小脑转移瘤是成人后颅窝常见肿瘤，转移途径包括硬脊膜外静脉丛和椎静脉。75%脑转移瘤表现为脑实质功能损害或癌性脑膜炎（carcinomatous meningitis）。一半病人有颅内压增高表现，如嗜睡、淡漠。肿瘤卒中时病情突然加重。因肿瘤压迫可出现肢体运动障碍。15%病人发生癫痫。脑脊液检查有助于诊断癌性脑膜炎。确定为脑转移瘤后，还要进一步检查明确原发病灶。

伴颅内压增高的单发病灶可手术切除。多发转移灶可采用全脑放射治疗或立体放射治厅。激素可减轻脑水肿。

十、血管网织细胞瘤

案例 20-11

患者，男，40岁，因头痛、眩晕一年半，加重伴行走不稳、右手持物不稳3个月入院。

体格检查:神志清楚,言语流利。双眼底视乳头中度水肿。右侧肢体肌力稍差,肌张力轻度减退。右手指鼻试验、轮替动作阳性,右膝反射轻度减退。闭目难立征阳性。辅助检查:颅脑MRI示右小脑半球外侧部较大囊性占位,内有一瘤结节,强化后瘤结节呈均一明显强化,侧脑室中度扩大,周围间质明显水肿。

入院诊断:右小脑半球血管网织细胞瘤、中度脑积水。

完善术前检查后,在全麻下行旁正中切口右小脑半球血管网织细胞瘤切除术。术后病理:血管网织细胞瘤。术后患者症状完全消失。

问题:

1. 血管网织细胞瘤的发病特点如何?
2. 手术治疗原则如何?

血管网织细胞瘤(angioreticuloma)又称成血管母细胞瘤,为颅内真性血管性肿瘤,来源于胚胎中胚叶细胞的残余。多见于小脑半球。占颅内肿瘤1.0%~2.5%,小脑肿瘤的85%,延髓肿瘤的3%。好发年龄20~40岁,男多于女。

肿瘤为良性,边界清楚。血供丰富,呈红色或紫红色,常有脑表面的大血管直接供血。70%小脑病变为囊性合并瘤结节,结节富于血管呈红色,可小至2mm。囊液黄色透明,蛋白含量高。囊壁为小脑而非肿瘤组织。本病有家族倾向,可合并视网膜血管瘤,为Von Hipple-Lindau病一部分。可伴红细胞增多症。临床表现为颅内压增高和小脑体征。

CT表现为低密度囊性或实性占位病变、注药后肿瘤实质部分显著强化。MRI可见瘤内实质部分流空,以及周围脑组织含铁血黄素形成的低信号区。脑血管造影可显示密集的血管团。

治疗首选手术切除。对实质性肿瘤应争取全切除,术中应沿肿瘤边界分离,阻断供血;电凝肿瘤表面,肿瘤缩小后切除。术前栓塞肿瘤血管有助于手术切除。囊性肿瘤切除结节即可,不必切除囊壁,放射治疗可延缓肿瘤生长。

(于如同)

第二十一章 颅内和椎管内血管性疾病

脑血管疾病的发病率和死亡率都很高，严重地威胁着人类健康，它与恶性肿瘤和冠心病构成人类死亡的三大疾病。

第一节 自发性蛛网膜下腔出血

蛛网膜下腔出血（subarachnoid hemorrhage，SAH）系指颅内血管破裂后血液流入蛛网膜下腔。SAH分为颅脑损伤性和自发性（非损伤性）两大类。自发性SAH又分为两种，一为脑底部或脑表面病变血管破裂而血液流入蛛网膜下腔，称作原发性SAH；一为脑实质内出血而血液穿破脑组织进入蛛网膜下腔，称作继发性SAH。

【病因】

自发性蛛网膜下腔出血最常见的原因是脑动脉瘤和脑血管畸形，约占本病的70%左右，可发生在任何年龄。其他原因有动脉硬化、脑底异常血管网症（烟雾病，Moyamoya病）、颅内肿瘤卒中、血液病、动脉炎、脑炎、脑膜炎及抗凝治疗的并发症，但均属少见。

【临床表现】

1.出血症状 通常先表现为剧烈的头痛。这种头痛常不能缓解，典型的头痛伴有恶心呕吐、面色苍白、全身冷汗。半数病人可出现精神症状，如烦躁不安、意识模糊、定向力障碍等。以一过性意识障碍多见，严重者呈昏迷状态，甚至出现脑疝而死亡。发病前多数病人处于精神高度紧张或用力状态，如体育锻炼、性交或排大便时。脑膜刺激征明显，常在蛛网膜下腔出血后1～2天内出现。多数病人出血后经对症治疗，病情逐渐稳定，意识情况和生命体征好转，脑膜刺激症状减轻。颅内动脉瘤在首次破裂出血后，如未及时适当治疗，部分病人可能会再次或三次出血。第一次出血的死亡率大约为40%，第二次出血的死亡率在67%以上。

2.局限性神经功能缺失症状 最常见的是偏瘫、颅神经麻痹或视野缺损。出血前后出现偏瘫和轻偏瘫者约占20%，是由于病变或出血形成的血肿直接压迫运动区皮质和其传导束所致。突发头痛伴有眼睑下垂，提示存在同侧颈内动脉-后交通动脉动脉瘤或大脑后动脉动脉瘤。

【诊断】

1.头部CT CT扫描及时可显示基底池或其他蛛网膜下腔部位的出血，在出血后12小时内进行CT检查，SAH准确率几近100%。颈内动脉瘤破裂出血以大脑外侧裂最多。大脑中动脉瘤破裂血液积聚患侧外侧裂，也可流向环池、纵裂池。基底动脉瘤破裂后，血液主要聚积于脚间池与环池附近。随着时间的延迟，CT扫描的敏感性明显下降，出血后1周，只有50%的SAH病人能通过CT明确诊断。另外，CT扫描常常能显示SAH的其他并发症，如脑内血肿、脑室内血肿、脑积水、脑梗死和脑水肿。当SAH是由于其他原因如动静脉畸形或肿瘤所致时，增强CT扫描可以明确诊断。

2.头部MRI 发病后一周内的急性SAH在MRI很难查出。磁共振血管造影（MRA）是非创伤性的脑血管成像方法，对头颈及颅内血管性疾病可作为诊断的筛选手段。

3.腰椎穿刺 对CT已确诊的SAH不再需要做腰穿检查。因为伴有颅内压增高的SAH腰穿可能诱发脑疝。如为动脉瘤破裂造成的SAH，腰穿有导致动脉瘤再次破裂出血的危险。

【病因检查】

1.CT三维血管造影（3D-CTA） CT血管造影是最近发展很快的一项技术，采用螺旋CT进行1mm层厚的扫描后，采用三维立体血管成像能清晰显示动脉瘤的形态、瘤体指向、动脉瘤与载瘤动脉的关系。具有快速、微创、经济、为手术提供便利等优点，逐渐作为蛛网膜下腔出血及可疑动脉瘤病人的首选检查方法。

2.数字减影血管造影（DSA） 是脑血管病诊断的最可靠检查手段。能明确动脉瘤大小、部位、单发或多发，有无血管痉挛；动静脉畸形的供应动脉和引流静脉以及侧支循环情况。对怀疑脊髓动静脉畸形者还应行脊髓动脉造影。

3.磁共振血管造影（MRA） 对于急性SAH病例MRA并不是常规的检查方法。由于敏感性的限制，MRA检查不能发现直径小于3mm的动脉瘤。

【治疗】

自发性蛛网膜下腔出血治疗的关键在于防止再出血，即在找到出血来源之后，进行必要的针对性治疗。

1.一般治疗 出血急性期，即蛛网膜下腔出血后的2～4周，复发率和病死率很高。过早活动，情绪激动，用力大便，剧烈咳嗽等，均可导致再出血，病人应绝对卧床休息。可应用止血剂。头痛剧烈者可给止痛、镇静剂，并应保持大便通畅。当伴颅

笔记栏

内压增高时，应用甘露醇脱水治疗。

2.尽早病因治疗　如开颅动脉瘤夹闭，动静脉畸形或脑肿瘤切除等。

第二节　颅内动脉瘤

颅内动脉瘤（intracrainial aneurysm）是由于脑动脉的局部异常改变产生的动脉壁异常扩大，是引起自发性蛛网膜下腔出血的首位病因。在脑血管意外中，仅次于脑血栓和高血压脑出血，位居第三。本病好发于30~70岁人，青少年少见。

案例 21-1

患者，女性，65岁。因突发意识障碍伴头痛呕吐7小时入院。

患者于7小时前解小便时突然出现意识障碍，呼之不应，伴呕吐，呕吐物为胃内容物，呈非喷射状呕吐。20分钟后意识稍好转，诉头痛，呈炸裂样剧痛，伴小便失禁。病程中无高热寒战、肢体抽搐、口吐白沫、肢体瘫痪等。无高血压病、糖尿病、高血脂病史。

体格检查：T 36.0℃，P 74次/分，R 21次/分，BP 210/110mmHg。意识朦胧，不能按指令准确完成动作。颈部抵抗。双侧瞳孔不等大，左侧瞳孔直径5.0mm，直接、间接对光反射均消失；右侧瞳孔直径2.0mm，对光反射存在。呼吸浅快，心肺腹部检查未见阳性体征。四肢肌力4级、肌张力正常。双侧生理反射存在、Babinski征、Chaddock征、Oppenheim征和Conda征均为阴性。

辅助检查：头颅CT示脑沟与脑池广泛密度增高，以侧裂池、环池为著。颅脑CTA和DSA检查提示：右侧颈内动脉-后交通动脉段水平局部见一囊状凸起，凸出于管腔轮廓之外，且形态不规则。（图21-1~图21-3）。

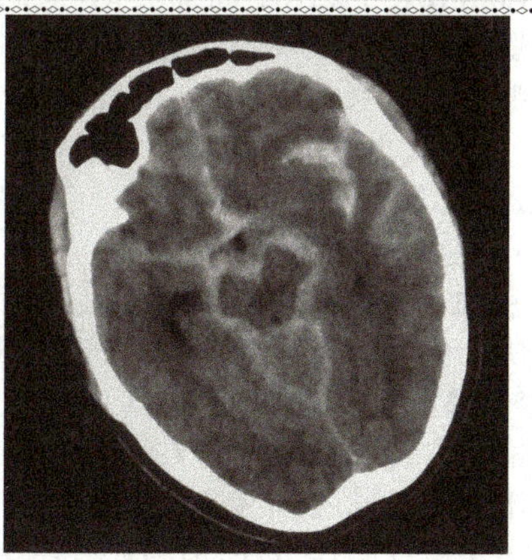

图21-1　自发性蛛网膜下腔出血CT图像

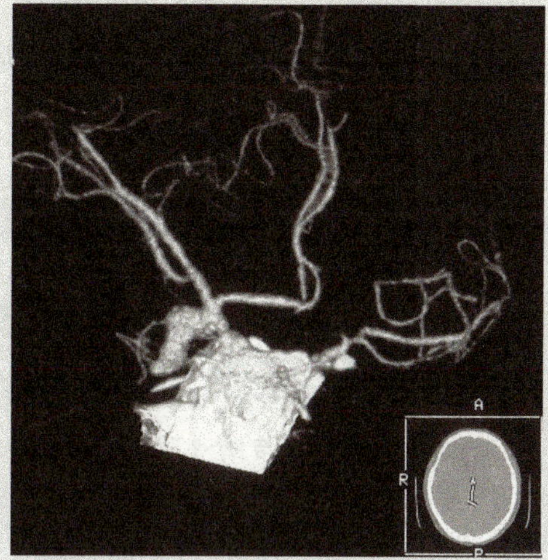

图21-2　左后交通动脉瘤3D CTA影像

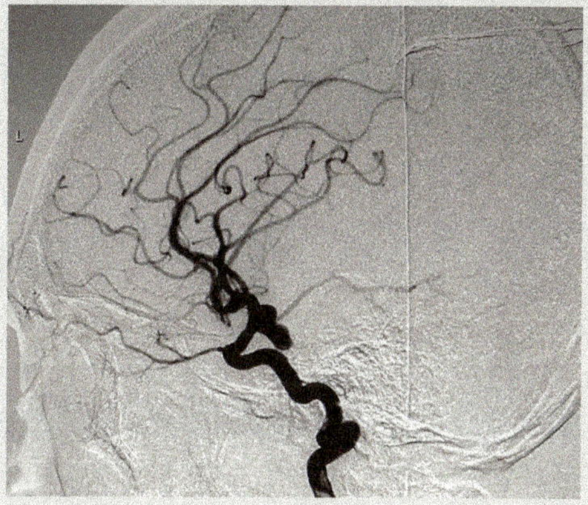

图21-3　左后交通动脉瘤DSA侧位影像

问题：

1. 首先应考虑何诊断？
2. 还有哪些辅助检查有助于诊断？
3. 最可能的病因是什么？
4. 如何处理？

【病因】

动脉瘤发病原因尚不清楚。绝大部分动脉瘤与先天性因素有关，如动脉管壁中层缺少弹力纤维、平滑肌层缺乏、动脉发育异常或缺陷等。颅内动脉粥样硬化、细菌性感染和外伤等后天性因素，使动脉内弹力层发生破坏，渐渐形成动脉瘤。但临床相对少见。

【分类】

依动脉瘤形态大致分为囊状、梭形及壁间动脉瘤三种。依动脉瘤发生的位置可分为：①前循环动脉瘤：位于前半环颈内动脉系统，约占颅内动脉瘤的90%，主要包括颈内动脉瘤（后交通动脉、眼动脉与末端分叉处的动脉瘤），大脑前动脉瘤（包括前交通动脉瘤），大脑中动脉瘤；②后循环动脉瘤：指后半环椎-基底动脉系统，约占颅内动脉瘤的10%，包括椎动脉瘤，基底动脉瘤和大脑后动脉

笔记栏

瘤。依动脉瘤直径大小又可归纳为四类：小于0.5cm为小型，直径在0.6~1.5cm为一般型，直径在1.6~2.5cm属大型，直径大于2.5cm为巨大型。此外，颅内发现两个或两个以上的动脉瘤称为颅内多发性动脉瘤，约占颅内动脉瘤的20%。

案例 21-1

该病例既往无高血压病、糖尿病、高血脂病史。排便时突然出现意识障碍，呼之不应，伴呕吐，呕吐物为胃内容物，呈非喷射状呕吐。20分钟后意识稍好转，诉头痛，呈炸裂样剧痛。头颅CT示脑沟与脑池密度增高，以侧裂池、环池为著。颅脑CTA示：右侧颈内动脉-后交通动脉段局部见一囊状凸起，凸出于管腔轮廓之外，考虑右侧颈内动脉-后交通动脉动脉瘤。颈内动脉-后交通动脉动脉瘤是最常见的颅内动脉瘤。该病例最可能的病因是颅内动脉瘤破裂致蛛网膜下腔出血。

【临床表现】

1.动脉瘤破裂出血症状 中、小型动脉瘤未破裂出血，临床可无任何症状。动脉瘤一旦破裂出血，临床表现为严重的蛛网膜下腔出血，发病急剧，患者剧烈头痛，形容如“头要炸开”。频繁呕吐，大汗淋漓，体温可升高。颈强直，克氏征阳性。也可能出现意识障碍，甚至昏迷。部分患者出血前有劳累，情绪激动等诱因，也有的无明显诱因或在睡眠中发病。约1/3的患者，动脉瘤破裂后未及时诊治而死亡。动脉瘤的出血倾向与其直径的大小、类型有关。直径小于4mm的动脉瘤不易出血，90%的出血发生于大于4mm的动脉瘤。巨型动脉瘤易在腔内形成血栓，瘤壁增厚，出血倾向反而下降。囊状动脉瘤容易出血，特别是其囊上有小突起者。多数动脉瘤破口会被凝血封闭而出血停止，病情逐渐稳定。随着动脉瘤破口周围血块溶解，动脉瘤可能再次破溃出血。二次出血多发生在第一次出血后2周内；约10%的再出血发生在第一次出血后24小时内。

2.局灶症状 取决于动脉瘤的部位，毗邻解剖结构及动脉瘤大小。动眼神经麻痹常见于颈内动脉-后交通动脉瘤和大脑后动脉的动脉瘤，表现为单侧眼睑下垂，瞳孔散大，内收、上、下视不能，直、间接光反应消失。有时局灶症状出现在蛛网膜下腔出血之前，被视为动脉瘤出血的前兆症状，如轻微偏头痛、眼眶痛、继之出现动眼神经麻痹，此时应警惕随之而来的蛛网膜下腔出血。大脑中动脉的动脉瘤出血如形成血肿或其他部位动脉瘤出血后脑血管痉挛脑梗死，病人可出现偏瘫，运动性或感觉性失语。巨大动脉瘤影响到视路，病人可有视力视野障碍。

3.血管痉挛 脑动脉瘤第一次出血造成病人死亡及脑缺血和血管痉挛的占60%。典型的血管痉挛发生于出血后3~5大，并在7~10大后达到高峰，2~3周后减弱。血管痉挛的机制仍未明了，蛛网膜下腔出血本身或其降解产物中的一种或多种成分可能是导致血管痉挛的原因。局部血管痉挛只发生在动脉瘤附近，病人症状不明显，只在脑血管造影上显示。广泛脑血管痉挛，会导致脑梗死发生，病人意识障碍、偏瘫、甚至死亡。

动脉瘤出血后，病情轻重不一。为便于判断病情，选择造影和手术时机，评价疗效，国际常采用Hunt五级分类法：

一级：无症状，或有轻微头痛。

二级：严重头痛，颈强直，假性脑膜炎体征，颅神经功能缺失症状。

三级：轻度意识障碍，躁动不安和轻度脑症状。

四级：中等度意识障碍、偏瘫，早期去脑强直和自主神经障碍。

五级：深昏迷、去脑强直，濒危状态。

【诊断】

动脉瘤破裂前多无症状，诊断较困难。只有发生出血或有局灶体征时才怀疑动脉瘤。

1. 腰椎穿刺 怀疑蛛网膜下腔出血时，腰椎穿刺是可靠的检查手段。腰椎穿刺检查脑脊液多呈粉红色或血色。但可能诱发动脉瘤破裂出血和脑疝，故一般不再作为确诊SAH的首选。

2. CT、MRI检查 出血急性期，CT确诊SAH阳性率极高，安全迅速可靠。出血一周后，CT不易诊断。增强CT扫描可检出直径大于1.0cm的动脉瘤。MRI对确诊SAH意义不大，但对于较大的动脉瘤可见动脉瘤内流空现象，效果优于CT。MRA可提示不同部位动脉瘤，常用于颅内动脉瘤筛选。3D-CTA从不同角度了解动脉瘤与载瘤动脉的关系，对判明动脉瘤的位置、形态、内径、数目、血管痉挛和确定手术方案都十分重要，逐渐成为蛛网膜下腔出血及可疑动脉瘤病人的首选检查方法。

3. 脑血管造影 是确诊颅内动脉瘤最可靠的方法。DSA更为清晰，经股动脉插管全脑血管造影，可避免遗漏多发动脉瘤。

病情在三级以下，及早行CTA检查明确诊断，尽快手术夹闭动脉瘤，可以防止动脉瘤再次破裂出血。CTA检查阴性，可能因脑血管痉挛而动脉瘤未显影。高度怀疑动脉瘤者，可根据病情决定再行DSA检查。如仍为阴性，应在3个月后直接行DSA检查。

笔记栏

【治疗】

1.手术时机选择　颅内动脉瘤的手术时机目前争议较大。原则上一旦发生了蛛网膜下腔出血应及早手术治疗。一般认为病情一、二、三级病人,应尽早造影,争取在一周内手术。病情属四级以上,提示出血严重,可能有脑血管痉挛和脑积水,此时手术危险性较大,待数日病情好转后再进行手术。但仍有相当比例的病人在等待的过程中因再出血死亡。

2.手术方法　开颅夹闭动脉瘤蒂是最理想的方法,为首选。因它既不阻断载瘤动脉,又完全彻底消除动脉瘤。对于颈内动脉颅外段、岩段、海绵窦段和椎基底动脉瘤,因开颅手术的风险较大,可首选气囊或弹簧圈栓塞的介入治疗。孤立术是在动脉瘤的两端夹闭载瘤动脉,在未能证明脑的侧支供血良好情况时应慎用。动脉瘤壁加固术疗效不肯定,应尽量少用。

3.围手术期治疗　动脉瘤破裂后,病人应绝对卧床休息,尽量减少不良的声、光刺激,最好将病人置ICU监护。便秘者应给缓泻剂。维持正常血压,适当镇静治疗。合并脑血管痉挛时,早期可试用钙离子拮抗剂等扩血管治疗。

案例 21-1

该患者入院后予以急诊行开颅动脉瘤夹闭术。术后予以脱水降低颅内压,防治脑血管痉挛,维持水、电解质、酸碱平衡,对症支持治疗。术后1天患者意识渐清晰,头痛渐好转,四肢活动正常,双侧瞳孔等大等圆,对光反射均存在。

案例 21-1

临床诊断:蛛网膜下腔出血,左颈内动脉-后交通动脉动脉瘤破裂。

诊断要点:

1.无高血压病、糖尿病、高血脂病史。

2.排便为诱因。

3.突然发病,意识障碍,炸裂样头痛、呕吐、颈部抵抗;双侧瞳孔不等大,左侧瞳孔直径5.0mm、对光反射消失。

4.头颅CT示蛛网膜下腔出血,颅脑CTA和DSA检查提示:左侧颈内动脉-后交通动脉段局部见一囊状凸起,凸出于管腔轮廓之外。

治疗原则:

1.全身支持治疗。

2.尽早行开颅动脉瘤夹闭术。

3.降低颅内压、防治脑血管痉挛。

4.维持水、电解质、酸碱平衡,对症治疗。

第三节　颅内和椎管内动静脉畸形

颅内和椎管内血管畸形(vascular malformations)是指脑和脊髓的血管发育异常,并对正常的脑和脊髓的血流产生影响的畸形血管团。按其病理改变一般分为五种类型:①动静脉畸形(arteriovenous malformations, AVM)。②海绵状血管瘤(cavernous hemangioma)。③毛细血管扩张(telangiectases)。④静脉畸形(venous malformations)。⑤静脉曲张(varices)。其中以动静脉畸形最为多见。

(一)颅内动静脉畸形

案例 21-2

患者,男,17岁。因突发头痛伴左侧肢体无力5小时入院。

患者5小时前排便时突然出现头痛,随即感左侧肢体无力。头痛程度渐加重。病程中患者抽搐一次,呕吐数次,尿失禁。既往无头痛和抽搐史。

体格检查:T 37℃,P 78次/分,R 18次/分,BP 126/72mmHg。神志烦躁,双侧瞳孔等大等圆,直径2.5mm,光反射存在。颈抵抗(+)。左侧肢体肌力0级,左侧Babinski征(+)。

辅助检查:头颅CT示右顶叶脑出血破入脑室;头颅3D CTA示右顶叶内见一片高密度影,边缘清晰,周围可见不规则异常扭曲强化血管影;右侧脑室受压变形移位,中线结构轻度左移,其余脑实质未见异常强化征象。三维重建后见双侧后交通动脉缺如,构成Willis环的各主要血管形态无明显异常;右侧顶叶内可见异常增粗、扭曲的血管影与大脑镰连续。DSA检查发现右顶枕叶内存在异常血管团。(图21-4)。

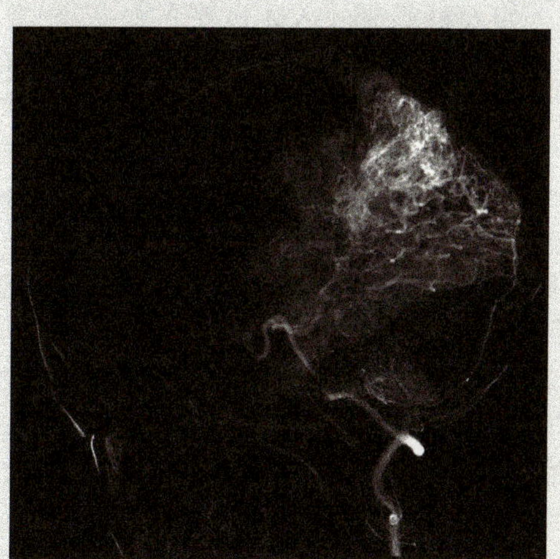

图21-4　右顶枕叶动静脉畸形DSA影像

笔记栏

问题:

1. 首先应考虑何诊断?
2. 还有哪些辅助检查有助于诊断?
3. 如何处理?

颅内动静脉畸形(arteriovenous malformation, AVM)是由于胚胎期血管发育异常,导致动脉血液不经毛细血管或小静脉网而直接流入静脉的一种病变。动静脉畸形的血管由一支或几支弯曲扩张的动脉供血和静脉引流而形成,内部是处在一种高灌注压、高流量状态;供血动脉因优势血流有较多的血液流入静脉而逐渐扩大变粗;导出静脉因引流出较多的血液,亦随之扩张屈曲;并且有侧支循环形成加入到病变内。病变逐渐发展扩大,形成含有动脉及静脉管腔大小不等的错综扭曲扩张的畸形血管团。手术时可见红色的动脉血液直接流入静脉内,使静脉呈鲜红色,宛如动脉,称静脉的动脉化。由于畸形血管管壁薄弱,在病变内有反复的小出血。并由于畸形血管的盗流,导致周围脑组织因缺血而萎缩,呈胶质增生带,有时伴陈旧性出血。颅内 AVM 可位于大脑半球的任何部位,多呈楔形,其尖端指向侧脑室。病变血管破裂可发生蛛网膜下腔、脑内或脑室内出血,常形成脑内血肿,造成脑组织的严重损害。

【临床表现】

1.出血 病变畸形血管破裂出血为最常见的症状,并且多为首发症状。出血时出现意识障碍,头痛呕吐等症状,但小的出血临床症状不明显。出血多发生在脑内。约 1/3 引起蛛网膜下腔出血,占蛛网膜下腔出血的 9%。出血的好发年龄为 20~40 岁。一般认为单支供应动脉供血、体积小、部位深在,以及后颅窝 AVM 容易急性破裂出血。妇女妊娠期,AVM 破裂的危险性增大。近年研究发现,在各年龄组未破裂的 AVM,每年出血率为 2% 左右。年轻病人 AVM 出血的危险高于老年病人。总的说来,AVM 破裂出血的病情较动脉瘤出血相对较轻。这是由于出血源多为病理循环的静脉,压力低于脑动脉压。另外,出血较少发生在基底池,出血后的脑血管痉挛也少见。

2.癫痫 约 10%~30% 病人有癫痫症状,亦常为首发症状,在一部分病人为唯一的症状。一半以上为局限性发作,亦可为大发作。癫痫发作大多见于大的病变,主要由于邻近病变的脑缺氧,发生营养代谢障碍及病变的刺激所引起。一部分出过血的 AVM 也会发生癫痫。

3.头痛 一半 AVM 病人曾有头痛史。一般表现为阵发性非典型的偏头痛。头痛可能与供血动脉、引流静脉以及窦的扩张有关,有时与 AVM 小量出血、脑积水和颅内压增高有关。

4.神经功能缺损 约 10% 病人由于"盗血"现象,邻近病变的及其远端的脑组织长期缺血发生萎缩,导致神经功能缺损呈进行性,表现为运动、感觉、视野以及语言功能障碍。个别病人可有头颅杂音或三叉神经痛。

【诊断】

1.CT 经加强扫描 AVM 表现为混杂密度区,大脑半球中线结构无移位。在急性出血期,CT 可以确定出血的部位及程度。3D-CTA 能良好的显示畸形血管团大小、范围、供血动脉、引流静脉情况,可作为 AVM 的初选检查。

2.MRI 因病变内高速血流表现为流空现象。另外,MRI 能清楚显示病变与脑解剖关系,为切除 AVM 选择手术入路提供依据。

3.脑血管造影 是确诊本病的必须手段。全脑血管造影(DSA)并连续拍片,可了解畸形血管团大小、范围、供血动脉、引流静脉以及血流速度。有时还可见由对侧颈内动脉或椎基底动脉系统的盗血现象,对手术成功切除有重要价值。

4.脑电图检查 患侧大脑半球病变区及其周围可出现慢波或棘波。对有抽搐的病人,术中脑电图监测,切除癫痫病灶,可减少术后抽搐发作。

【治疗】

(1) 显微手术切除为治疗颅内 AVM 的最根本方法。病变位于非重要功能区均应进行开颅切除。对 AVM 出血形成血肿的急诊病人,有条件者应在术前完成脑血管造影,以明确畸形血管情况,在清除血肿的同时切除畸形血管团。病人已发生脑疝,无条件行脑血管造影,可紧急开颅手术,先清除血肿降低颅压,抢救生命,待二期手术再切除畸形血管。未行血管造影贸然切除畸形血管是危险的。

(2) 对位于脑深部重要功能区如脑干、间脑等部位的 AVM,不适宜手术切除,可考虑伽玛刀或 X-刀治疗,使畸形血管内皮缓慢增生,血管壁增厚,形成血栓而闭塞。但治疗期间仍有出血可能。

(3) 血管内介入治疗:对于巨大动静脉畸形,可在术前或放疗前行微粒、乙醇或液态聚合物栓塞,以降低治疗相关的致残率。随着栓塞技术的改进,它将成为更有效的手术辅助治疗,甚至可作为单一的治疗措施。

(4) 各种治疗后都应复查脑血管造影,了解畸形血管是否消失。对残存的畸形血管团还需辅以其他治疗,避免再出血。

笔记栏

案例 21-2

该病例发病时突然出现头痛，随即感左侧肢体无力，头痛程度渐加重。且有抽搐症状。CT 检查示右顶叶脑出血破入脑室。CTA 检查显示右顶叶畸形血管团征象。此时病人神志处于烦躁不安状态，有脑疝形成趋势。遂在作好术前准备情况行 DSA 进一步明确供血动脉、回流静脉及畸形血管团之间的关系。DSA 检查证实右顶枕叶脑动静脉畸形，发现大脑后发出的三根供血动脉和两根粗大的回流静脉引流到上矢状窦。手术先清除血肿，待颅压降低后，找到畸形血管团予以切除。术后病人恢复良好，现已正常上学。

案例 21-2

临床诊断：右顶枕叶脑动静脉畸形

诊断要点：

1.无高血压病、糖尿病、高血脂病史。

2.年轻，发病突然，排便为诱因。

3.发病时突然出现头痛，随即感左侧肢体无力，头痛程度渐加重。有抽搐症状。

4.头颅 CT 示右顶叶脑出血破入脑室。头颅 CTA、DSA 显示右顶枕叶畸形血管团征象。

治疗原则：

1.全身支持治疗。

2.手术清除脑内血肿并切除动静脉畸形团。

3.降低颅内压、防治脑血管痉挛。

4.维持水、电解质、酸碱平衡，对症治疗。

（二）脊髓血管畸形

脊髓血管畸形（SCAVM）是一种少见病，平均发病年龄在 20 岁左右。男性发病率较女性高约 4 倍。病变系先天脊髓血管发育异常，由一团扩张迂曲的畸形血管构成，内含一根或几根增粗的供应动脉和扩张迂曲的引流静脉。本病可位于髓内或（和）髓外，亦可在硬脊膜外形成动静脉瘘。由于脊髓各节段供血来源不同，按 AVM 所在部位可分为三组：颈段、上胸段和下胸-腰-骶段，以后者最常见。

【临床表现】

主要包括两大类症状。

（1）脊髓受压症状：因动脉血不经毛细血管网直接进入静脉引起静脉压增高，远侧静脉血流淤滞，血管扩张迂曲，压迫脊髓或神经根。表现为：①疼痛：早期常有短暂性神经根痛，间或剧痛，呈刺痛或灼痛。部位与病变节段吻合。②感觉症状：肢体麻木、蚁走感，常有躯体深、浅感觉障碍。③运动症状：肢体无力，逐渐加重，一侧或双侧肢体完全或不完全瘫痪。④括约肌症状：大小便失禁。

（2）出血：病变血管破裂引起脊髓蛛网膜下腔出血或脊髓内出血。表现为：突然头痛、截瘫、颈项强直，克氏征阳性。

【诊断】

脊髓 AVM 在 MRI 为流空的血管影，有时为异常条索状等 T2 信号。合并出血时，病变中混有不规则点片状短 T1 高强度信号。MRI 也可明确髓内海绵状血管瘤诊断。脊髓血管造影可清楚地显示 AVM 的位置范围，为手术切除提供依据。

【治疗】

本病以手术切除为主。显微外科手术切除表浅局限的脊髓 AVM 和髓内海绵状血管瘤效果满意。对无症状的髓内病变手术需慎重。AVM 范围广泛，可介入治疗后再作手术切除。脊髓 AVM 的特异的血管构造如未被重视，术后可出现严重的并发症。

第四节　脑底异常血管网症

脑底异常血管网症又称烟雾病（Moyamoya disease）或自发性基底动脉环闭塞症。本病双侧颈内动脉末端及大脑前、大脑中动脉起始部动脉内膜缓慢增厚，动脉管腔逐渐狭窄以至闭塞，脑底穿通动脉代偿性扩张。扩张的血管在血管造影时的形态如烟囱里冒出的袅袅炊烟，故日本人形象地称之为烟雾病。

【病因】

烟雾病的发病原因至今尚不清楚。可能与遗传有一定的关系。例如在同胞间的发病率比普通人高出 42 倍，患者子女的发病率比正常人高出 37 倍。最近又发现烟雾病的发生与 3 号染色体 3p24. 2-26、6 号染色体 D6s441 及 17 号染色体的基因异常有关。过去也有人认为头颈部的感染如扁桃体炎、结膜炎是烟雾病的诱因；但大宗病例统计学分析显示，烟雾病的发生与这些局部感染没有相关性，而可能是全身性疾病的一种局部反映。

【病理】

烟雾病发病机制较为复杂。主要病理改变是颈内动脉内膜弹力纤维增生，逐渐使颈内动脉管腔狭窄，最终发生闭塞。血管内膜的病变多发生在颈内动脉的末端，大脑前及大脑中动脉的起始段，偶尔波及到大脑前和大脑中动脉主干以及颈外动脉，乃至身体其他部位的血管。因这些颅内供血动脉血管内膜增厚、管腔狭窄导致脑血流量减少，为补偿脑血流量的减少，脑底及脑表面的细

笔记栏

小血管代偿性扩张,形成了烟雾状血管。当代偿性血管扩张形成增加脑血流的速度小于因脑供血动脉狭窄脑血流减少的速度时,即产生了脑缺血症状,出现脑梗死、脑萎缩、脑软化等。

【临床表现】

表现为因颈内动脉闭塞引起的脑缺血和代偿扩张的烟雾状血管破裂诱发的脑出血两种类型。

儿童患者主要表现为脑缺血症状,如短暂性脑缺血发作(TIA)、缺血性脑卒中和脑血管性痴呆等。成人患者多表现为脑出血症状,常为脑内出血、脑室内出血和蛛网膜下腔出血三种类型。可有头痛、昏迷、偏瘫及感觉障碍。

【诊断】

如果患者出现不明原因的上述症状,CT 和 MRI 影像显示脑缺血或脑出血性改变,应行 CTA、MRA 或 DSA 检查。如发现双侧颈内动脉末端狭窄或闭塞伴有烟雾状血管形成,即可确诊。

1.脑血管造影(3D-CTA,DSA) 可见颈内动脉床突上段狭窄或闭塞;在基底节部位纤细的异常血管网,呈烟雾状;广泛的血管吻合,如大脑后动脉与胼周动脉吻合网,颈外动脉与颞动脉吻合。

2.头部 CT 可显示脑梗死、脑萎缩或脑(室)内出血或蛛网膜下腔出血。

3. 头部 MRI 表现为脑梗死、脑软化、脑出血和脑萎缩。MRA 提示脑血管异常,也可见烟雾状的脑底异常血管网征象。

【治疗】

对脑缺血的病人,内科扩血管、类固醇及抗生素治疗效果不佳,各种血管重建方法效果不同。颞浅动脉-大脑中动脉(STA-MCA)直接搭桥是最常用的直接血管重建法。间接方法有硬脑膜动脉血管连通术,脑肌血管连通术及脑大网膜血管连通术。STA-MCA 搭桥主要用于成人;儿童血管较细,更多采用间接血管重建方法。

急性脑内出血造成脑压迫者,应紧急手术清除血肿。单纯脑室内出血铸型,可行侧脑室额角穿刺引流。对血肿吸收后继发脑积水,可行侧脑室-腹腔分流术。

第五节 颈动脉海绵窦瘘

颈动脉海绵窦瘘(carotid-cavernous fistula, CCF)多因头部外伤引起,常合并颅底骨折;少数继发于硬脑膜动静脉畸形(dural arteriovenous malformation)或破裂的海绵窦动脉瘤。外伤性颈内动脉海绵窦瘘是指位于海绵窦内的颈内动脉或其分支,因外伤破裂直接与静脉交通,形成动、静脉瘘;其原因常为颅底骨折而致,在颅脑损伤中的发生率约为 2.5%。由于颈内动脉海绵窦段被其出入口处的硬脑膜牢牢固定,故当骨折线横过颅中窝或穿行至鞍旁时,即可撕破该段动脉或其分支。有时亦可因骨折碎片、穿透伤或飞射物直接损伤而造成。据统计 75% 以上的颈内动脉海绵窦瘘均为外伤所致。

【临床表现】

受损的动脉或当即破裂或延迟破裂,故伤后至动、静脉瘘症状出现的时间不一:急者立刻出现;迟者数日、数周不等,常有一无症状的间歇期而后发病。

颈内动脉一旦破入海绵窦内,不仅因受损动脉的血液直接流入静脉系统形成短路循环,引起所有汇入海绵窦的静脉怒张,而且由于瘘口的盗血,使颈内动脉所属各支血液逆流,造成有关的脑域缺血,严重时可出现脑机能损害和颅内压增高,甚至因动静脉瘘大量分流而致代偿性心脏扩大。有时出血经颅底骨折缝流入蝶窦,可引起致命的大量鼻出血。若出血进入蛛网膜下腔,则将导致急性颅内高压,终因脑疝而死亡。典型的颈内动脉海绵窦瘘首发症状,多为病人自己听到的连续性杂音,随心脏的收缩而增强,常影响睡眠。由于眼静脉、蝶顶窦、外侧裂及基底静脉回流受阻,随之于伤后 24 小时之内,即有患侧眼球结合膜充血水肿、外翻,眼球前突并伴有与心跳一致的搏动。约有 70% 的病人眼球运动受限,特别是外展神经和动眼神经的受累,可引起复视,严重时可导致结合膜炎、角膜溃疡、眼球受压致青光眼及视神经萎缩,甚至失明。

【诊断】

在患侧颈内动脉造影像上,仅见海绵窦内一团造影剂阴影,远端脑血管充盈较差,瘘口的确切部位难以确定。采用椎动脉造影同时压迫患侧颈动脉,使造影剂由后交通支逆行经颈内动脉海绵窦瘘口溢出,则往往清晰可见。同时行健侧颈内动脉造影也可了解 Willis 环是否完整,估计脑动脉代偿情况,有助于判断患侧颈内动脉血流是否可以中断。另外,通过选择性颈外动脉造影能显示有无颈内动脉的分支与海绵窦底部脑膜中动脉、脑膜副动脉及咽升动脉相吻合,形成颈外动脉供血(图 21-5,图 21-6)。

【治疗】

手术的目的在于恢复海绵窦的正常生理状态,解除所属静脉系统的压力,促使突出的眼球得以回复,挽救视力,消除杂音,防止脑缺血。

笔记栏

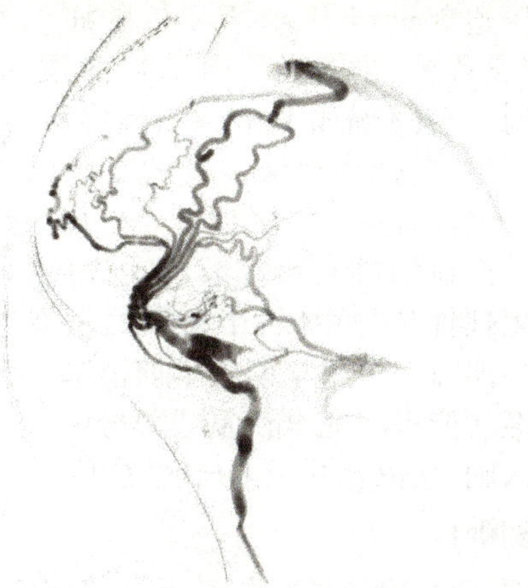

图 21-5　颈内动脉海绵窦漏 DSA 侧位

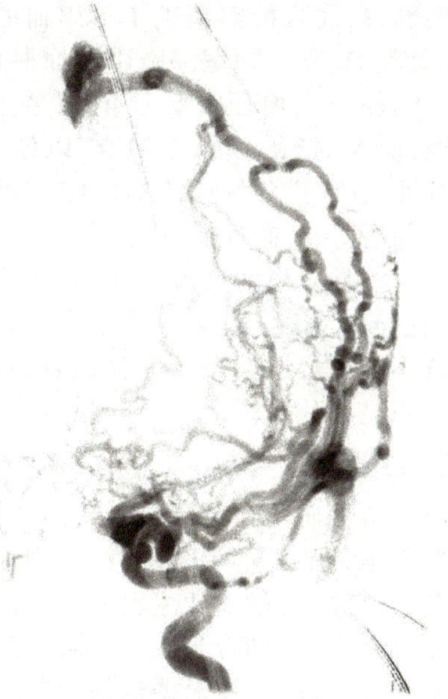

图 21-6　颈内动脉海绵窦漏 DSA 正位

1.介入神经放射治疗　为首先。经导管将气囊或弹簧圈等栓塞材料放置在瘘口处，封闭瘘口，可消除头颅杂音，使眼球回纳，恢复眼球运动。对复发者可再次治疗。(图 21-7，图 21-8)

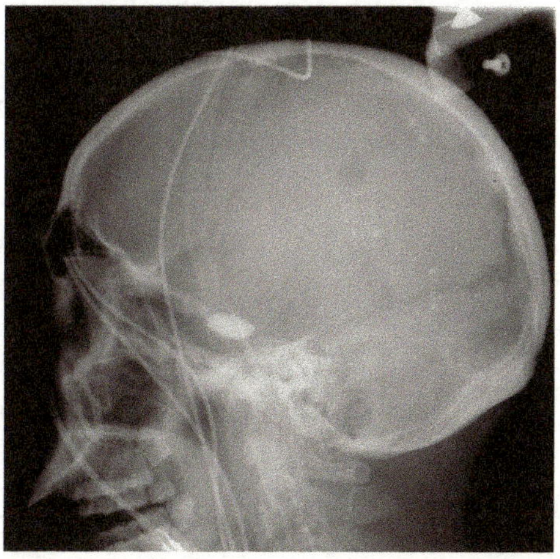

图 21-7　颈内动脉海绵窦漏可脱球囊栓塞术后

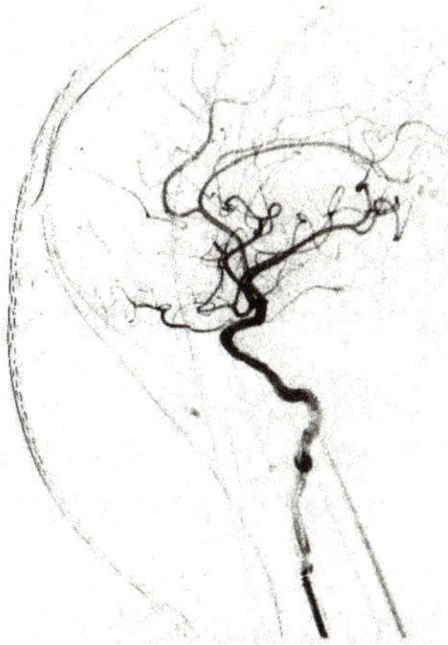

图 21-8　颈内动脉海绵窦漏可脱球囊栓塞术后 DSA 侧位

2.开颅手术　施行瘘孔的孤立术、铜丝栓塞术及直接瘘口填塞修补术。带线肌瓣颈内动脉栓塞术（又称放风筝法）和开颅铜丝导入海绵窦手术，目前临床已较少应用。

第六节　脑卒中的外科治疗

（一）缺血性脑卒中的外科治疗

各种原因的脑血管疾病在未发生急性发作之前为一缓慢过程，发生急性发作称为卒中（stroke）。脑的供应动脉狭窄或闭塞可引起缺血性脑卒中，严重者可引起死亡。其中缺血性脑卒中的发病率约占脑卒中总数的 60%～70%。颈内动脉和椎动脉都可出现闭塞和狭窄，年龄多在 40 岁以上，男性较女性多。颈内动脉或椎动脉狭窄和闭塞的主要原因是动脉粥样硬化。

【临床表现】

根据脑动脉狭窄和闭塞后，神经功能障碍的轻重和症状持续时间，分短暂性脑缺血发作（transient ischemic attack，TIA）和脑梗死两种类型。

1.短暂性脑缺血发作（transient ischemic attack，TIA）　颈内动脉缺血表现为，突然肢体运动和感觉障碍、失语，单眼短暂失明等，少有意识障碍。椎动脉缺血表现为，眩晕、耳鸣、听力障碍、复视、步态不稳和吞咽因难等。症状持续时间短，可反复发作，甚至一天数次或数十次。可自行缓解，不留后遗症。脑内无明显梗死灶。

2.脑梗死　脑组织（包括神经元、胶质细胞和血管）由于缺血而发生坏死称为脑梗死。脑梗死包括：①可逆性缺血性神经功能障碍；②发展性卒中；③完全性卒中。可逆性缺血性神经功能障碍与 TIA 基本相同，但神经功能障碍持续时间超过 24 小时，有的病人可达数天或数十天，最后逐渐完

笔记栏

全恢复。脑部可有小的梗死灶，大部分为可逆性病变。发展性卒中症状逐渐发展，在几小时、几天、几周，甚至几个月内呈阶梯状或稳步恶化，常于6小时至数日内达高峰。完全性卒中突然出现中度以上程度的局部神经功能障碍，于数小时内达高峰，并且稳定而持续的存在。脑部出现明显的梗死灶，神经功能障碍长期不能恢复。

【诊断】

1.脑血管造影、CTA、DSA 是不可缺少的重要检查，可以发现血管狭窄、闭塞或扭曲的部位、性质、范围及程度。

2.头部CT和MRI 急性脑缺血性发作24~48小时后，CT可显示缺血病灶。MRI检查对早期脑梗死的诊断有一定的帮助。发生脑梗死后6小时，梗死灶内水分已经增加3%~5%，此时梗塞灶呈长T1和长T2改变，表示存在细胞毒性脑水肿。MRA可显示动脉系统的狭窄和闭塞。

3.经颅多普勒超声探测 可作为诊断颈内动脉起始段和颅内动脉狭窄、闭塞的筛选手段。

4.脑血流量测定 ^{133}氙(^{133}Xe)清除法局部脑血流测定，可显示不对称性脑灌注，提示局部脑缺血病变。

【外科治疗】

1.颈动脉内膜切除术(carotid endarterectomy) 适用颈内动脉颅外段严重狭窄(狭窄程度超过50%)，狭窄部位在下颌骨角以下，手术可及者。完全性闭塞24小时以内亦可考虑手术，闭塞超过24~48小时，已发生脑软化者，不宜手术。

2.颅外颅内动脉吻合术 对预防TIA发作效果较好。可选用颞浅动脉-大脑中动脉吻合，枕动脉-小脑后下动脉吻合，枕动脉-大脑后动脉吻合术等。

(二)出血性脑卒中的外科治疗

出血性脑卒中又称为颅内出血，是脑卒中的常见形式。出血性脑卒中多发于50岁以上高血压动脉硬化病人，男多于女，是高血压病死亡的主要原因。出血是因粟粒状微动脉瘤破裂所致，多位于基底节壳部，可向内扩延至内囊部。随着出血量的增多形成血肿，破坏脑组织，其周围产生的水肿区压迫邻近组织，甚至发生脑疝。血肿周围水肿区(又称为"半暗区")的发生、发展，同基质金属蛋白酶增高，炎症介质和兴奋性谷氨酸释放，自由基的产生，病灶中血液本身的毒性以及血脑屏障破坏等因素有关。该区被认为是加重病情的重要因素。出血沿神经束扩散使其分离，导致神经纤维的生理性传导中断，半暗区的发展进一步加重这种功能障碍。超早期或早期清除血肿可使受损的神经功能得以完全恢复或部分恢复。而丘脑出血破入脑室，以及脑干内出血，愈后不良。

【诊断】

根据高血压病史及临床特点，一般不难做出临床诊断。脑CT、MRI扫描对诊断最有帮助，不仅可以早期确诊，而且能够精确了解出血的部位、出血量、波及范围、有无脑室穿破以及血肿周围脑组织情况。既往有高血压动脉硬化史，突然意识障碍和偏瘫，应及时行头颅CT检查，以便鉴别脑出血或脑梗死。CT对急性脑出血的定位准确，表现为高密度影区。出血性脑卒中分为轻、中、重三型：轻型：病人意识尚清或浅昏迷，轻偏瘫；中型完全昏迷，完全性偏瘫，两瞳孔等大或仅轻度不等；重型：深昏迷，完全性偏瘫及去脑强直，双瞳散大，生命体征明显紊乱。

【外科治疗】

目的是清除血肿，降低颅内压，防止和减轻出血后的血细胞分解和脑组织水肿等继发改变所致的恶性循环，提高生存率和生存质量。此外，颅内压降低更有利于血压的控制。目前治疗高血压脑出血的手术方法较多，须根据病情、意识状态和血肿情况综合考虑，选择恰当手术方式。根据不同类型、不同血肿量的高血压脑出血，采用钻颅血肿碎吸或小骨窗开颅手术，一般均能达到清除血肿、降低颅内压的目的。病人神志清楚，病情无进行性恶化者，不宜手术；年老体弱或患有心肺功能不全、不能耐受开颅手术的病人，则根据具体情况选择钻颅碎血或立体定向手术。

(虞正权)

笔记栏

第三篇　胸心外科

第二十二章　胸部损伤

第一节　肋骨骨折

案例 22-1

患者 ,男,32 岁。因右胸车撞伤伴胸痛 1 小时入院。

患者于 1 小时前被汽车撞及右胸部,感胸部疼痛,深呼吸、咳嗽或活动时加剧,无血痰及呼吸困难。伤后即被他人送入医院。患者平素体健,无传染病接触史及药物过敏史。

体格检查:T 37℃,P 86 次/分,R 20 次/分,BP 120/80mmHg。神志清醒,对答切题。无紫绀,双侧瞳孔等大等圆,光反射灵敏。颈软,颈静脉无怒张,气管居中。右胸第 4~6 肋腋前线处有一约 6cm×6cm 大小面积红肿,局部压痛,挤压胸部疼痛加重,并可闻及骨擦音。胸壁无畸形,双肺呼吸音清晰。心率 86 次/分,律齐,心音有力,未闻及杂音,腹部平软,无压痛及反跳痛。脊柱四肢无畸形,活动自如。生理反射存在,病理反射未引出。

问题:

1. 该患者应考虑何诊断?
2. 需要做哪些检查有助于诊断?
3. 明确诊断后如何处理?

肋骨骨折(rib fracture)是胸部最常见的闭合性损伤。第4~7 肋骨长而薄,最易折断。第 1~3 肋骨粗短,且有锁骨、肩胛骨保护,不易发生骨折。第 8~10 肋前端肋软骨形成肋弓与胸骨相连,第 11~12 肋前端游离,弹性都较大,均不易骨折。多根多处肋骨骨折将使局部胸壁失去完整肋骨支撑而软化,出现反常呼吸运动,即吸气时软化区胸壁内陷,呼气时外突,又称为连枷胸(flail chest)(图 22-1)。

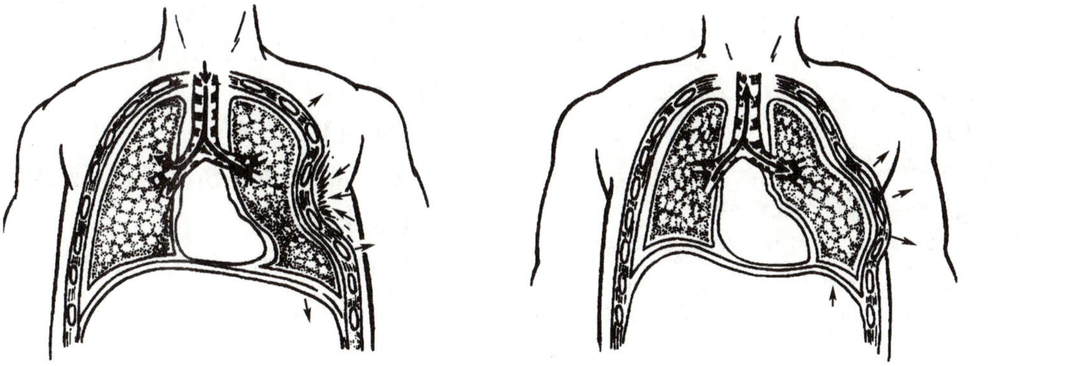

图 22-1　胸壁软化区的反常呼吸运动

A. 吸气;B. 呼气

【病因】

可由直接暴力和间接暴力所引起。常见的原因有车祸、坠落及挤压等。

【临床表现】

1. 症状　胸痛、呼吸困难,深呼吸或活动后症状加重。"连枷胸"时,软化的胸壁出现反常呼吸,并可伴严重缺氧和呼吸困难症状。胸痛使呼吸变浅、咳嗽无力,呼吸道分泌物增多、潴留,易致肺不张和肺部感染。

2. 体征　胸部可见红肿或淤血,骨折部位有触痛、压痛及挤压痛,有时可触及骨折端或骨擦感。"连枷胸"者,可见胸壁软化及反常呼吸运动。

【诊断】

(1) 胸部外伤史。

笔记栏

(2) 有较典型的临床表现。

(3) X线检查可明确骨折部位、数目及类型，以及有无血、气胸等并发症。

案例 22-1

胸部有明确的外伤史。有较典型的临床表现。入院后胸部X线检查见右第5、6肋骨骨折(腋前线,单处),未见血、气胸。临床诊断:右胸第5、6肋骨骨折、右胸壁软组织挫伤。

【治疗】

原则:镇痛、清理呼吸道分泌物、固定胸廓和防治并发症。

1. 镇痛 可口服或注射止痛药物,也可行肋间神经阻滞或硬膜外置管镇痛。

2. 局部固定 主要用于止痛和控制反常呼吸。常用的固定方法是多头胸带包扎法。由于宽胶布条重叠固定法严重限制呼吸运动,并常有胶布过敏和张力性水泡等并发症,现已不主张常规使用。手术内固定法很少应用,一般只用于肺功能处于临界水平的大面积连枷胸患者或需同侧开胸处理合并损伤的患者。

3.“连枷胸”的处理 范围小、不影响呼吸功能的“连枷胸”,通常不用特殊处理。范围较大、但呼吸功能未受严重损害者,可行软化胸壁的外牵引固定。严重的“连枷胸”伴呼吸功能受损者,应采用气管插管机械通气的方法治疗。

4. 合并症的处理 合并气胸、血胸或心脏损伤时,要同时处理。

案例 22-1

诊断要点:

1. 有胸部明确外伤史(车祸)。

2. 胸部疼痛,深呼吸、咳嗽或活动时加剧。右胸第4~6肋腋前线处有一约6cm×6cm大小面积红肿,局部压痛,挤压胸部疼痛加重,并可闻及骨擦音。

3. 胸部X线检查见右第5、6肋骨骨折。

治疗原则:镇痛、多头胸带包扎固定胸廓,防止肺不张和肺部感染等并发症。

处方及医生指导:

镇痛:扶他林75mg,每天一次。

多头胸带包扎固定胸廓。

鼓励咳痰,防止肺不张和肺部感染。

第二节 气 胸

案例 22-2

患者,男,50岁。因左胸部砖块砸伤伴疼痛、胸闷30分钟入院。

患者于30分钟前工作时,被高处坠落的砖块砸及左胸背部,感胸痛、胸闷,不敢深呼吸及咳嗽,无咯血。无昏迷史。伤后被120急送医院。平素体健,无传染病及遗传病病史。无药物过敏史。

体格检查:T 37℃,P 90次/分,R 21次/分,BP 110/70mmHg。神志清醒,对答切题。无紫绀,双侧瞳孔等大等圆。光反射灵敏。颈软,颈静脉无努张。气管右移。左胸背部有一约5cm×4cm皮肤擦伤。胸廓挤压征阳性。左侧胸廓饱满,可触及捻发音,触觉语颤减弱,叩诊呈鼓音,呼吸音减弱。心率90次/分,律齐,各瓣膜听诊区未闻及病理性杂音。腹平软,无压痛及反跳痛,肝脾肋下未触及,移动性浊音阴性。脊柱四肢无畸形及活动障碍。

问题:

1. 首先应考虑何诊断?
2. 应做哪些辅助检查有助于诊断?
3. 如何处理?

胸膜腔内积气称为气胸(pneumothorax)。它的形成多由于肺组织、气管、支气管、食管破裂,空气逸入胸膜腔,或因胸壁伤口穿破胸膜,外界空气进入所致。气胸可分为闭合性气胸、开放性气胸和张力性气胸三类。

【病因】

多由撞击伤、挤压伤、利器伤及火器伤等造成。

【临床表现】

1. 症状 胸痛、胸闷、呼吸困难、甚至紫绀、休克。开放性损伤时,有时可闻及气体进出胸壁伤口的气流声。

2. 体征 胸部有擦伤、瘀血或开放性伤口。患侧胸廓饱满,有时可伴有气体进出胸腔发出的吸吮样声音。皮下气肿也较常见。患侧语颤减弱,叩诊呈鼓音,呼吸音减弱或消失,纵隔向健侧移位。

案例 22-2

本例患者有胸痛、胸闷。胸部有擦伤。患侧胸廓饱满,皮下气肿;患侧语颤减弱,叩诊呈鼓音,呼吸音减弱。纵隔向健侧移位。

【诊断】

1. 闭合性气胸(closed pneumothorax) 临床症状与肺组织压缩程度有关。肺组织压缩量小于30%时,临床症状不明显;肺组织压缩量大于30%时,呼吸困难较明显,并随肺萎缩的增加而加重。体征:胸壁可有损伤,患侧胸廓饱满,有时可有皮下气肿。患侧语颤减弱,叩诊呈鼓音,呼吸音减弱或消失,纵隔向健侧移位。胸部X线检查能明确气胸的存在、程度及有无胸部合并伤(如骨折,血胸等)。

2. 开放性气胸(open pneumothorax) 胸膜腔通过胸壁伤口与外界大气相通,空气可以随呼吸动作进出胸膜腔,形成开放性气胸。呼、吸气时,两侧胸膜腔压力不均衡出现周期性变化,使纵隔在吸气时移向健侧,呼气时移向伤侧,称为纵隔扑动(mediastinal flutter)(图22-2)。有典型的胸部穿通伤病史和严重呼吸困难症状。体检可见胸部有气体进出胸腔发出吸吮样声音的伤口,气管移向健侧,叩诊呈鼓音,呼吸音消失。胸部X线检查能明确气胸的程度和伴随的损伤。

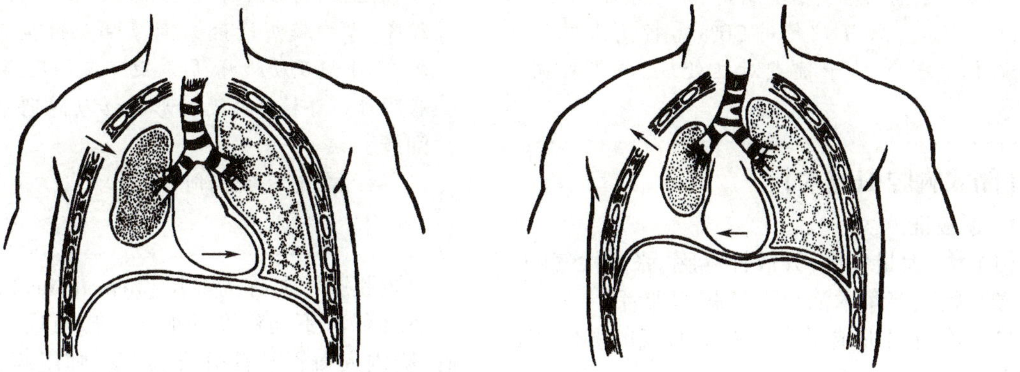

图22-2 开放性气胸的纵隔扑动

A. 吸气;B. 呼气

3. 张力性气胸(tension pneumothorax) 张力性气胸为气管、支气管或肺损伤处形成活瓣,气体随每次吸气进入胸膜腔并积累增多,导致胸膜腔压力高于大气压,又称为高压性气胸。呼吸困难十分明显,并有进行性加重,甚至出现紫绀或休克症状。体检:呼吸极度困难,患侧胸廓饱满,皮下气肿通常十分明显,范围较广,语颤消失、气管显著偏向健侧,叩诊呈鼓音,呼吸音消失。胸部X线检查可见纵隔向健侧移位明显,有广泛皮下气肿,常伴有合并伤。

案例22-2

本例患者根据症状、体征,首先要考虑有气胸的存在,为进一步明确诊断应做X线检查。此患者X线检查后见左侧气胸,肺压缩60%,左3、4肋骨骨折。此患者诊断为:胸部外伤,左侧闭合性气胸、左3、4肋骨骨折、左胸部皮肤擦伤。

【治疗】

1. 闭合性气胸 肺压缩30%以下、症状不明显者,可不做特殊处理。肺压缩30%以上、症状明显者,行胸穿抽气治疗或放置胸腔闭式引流管,同时给与止痛和预防性抗生素治疗。

2. 开放性气胸 急救处理要点:将开放性气胸立即变为闭合性气胸并排气减压。伴有合并损伤者,给予相应处理。最后清创缝合伤口,并给予抗生素及破伤风抗毒素预防治疗。

3. 张力性气胸 应急情况下可用粗针头于锁骨中线第二肋间穿刺排气减压,可暂时缓解症状,然后行闭式胸腔引流术(图22-3)。术后要密切观察病情及引流管排气情况,明确有无严重肺裂伤及大气道损伤。必要时应及时开胸处理胸内损伤。

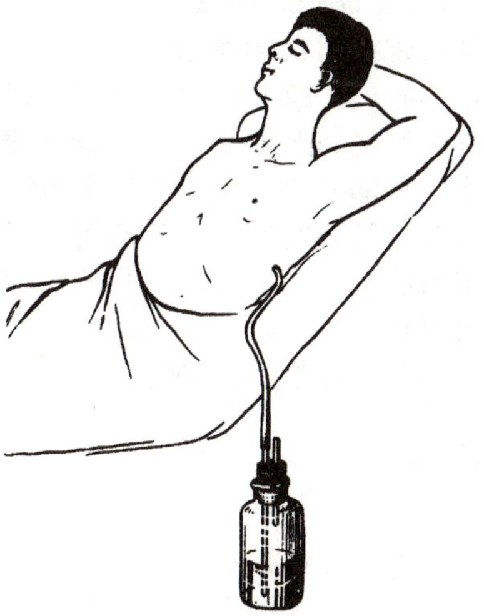

图22-3 闭式胸腔引流术

案例22-2

此患者为闭合性气胸,肺压缩60%,需行闭式胸腔引流术;于左锁中线第2肋间隙置胸引管一根,引出较多气体,患者症状明显改善。另外,给予抗生素及对症处理。

案例 22-2

诊断要点：

1. 患者有胸部外伤史。

2. 患者有胸痛、胸闷。

3. 胸部有擦伤，患侧胸廓饱满，皮下捻发感，患侧语颤减弱，叩诊呈鼓音，呼吸音减弱，纵隔向健侧移位。

4. X 线检查见左侧肺压缩 60%，左 3、4 肋骨骨折。

治疗原则：患者为左侧闭合性气胸，左 3、4 肋骨骨折。肺压缩超过 30% 需行闭式胸腔引流术。另外，给予抗炎对症处理，胸带外固定。

【闭式胸腔引流术】

1. 适应证

(1) 中、大量气胸、开放性气胸、张力性气胸。

(2) 胸腔穿刺术治疗下气胸增加者。

(3) 需使用机械通气或人工通气的气胸或血气胸者。

(4) 拔除胸腔引流管后气胸或血胸复发者。

2. 方法 气胸引流一般选前胸壁锁中线第 2 肋间隙，血胸则在腋中线与腋后线间第 6 或第 7 肋间隙。

消毒、局部浸润麻醉，切开皮肤，钝性分离肌层，经肋骨上缘置入带侧孔的胸腔引流管。引流管的侧孔应深入胸腔内 2～3cm。引流管外接闭式引流装置，保证胸腔内气、液体克服 3～4cmH_2O 的压力能通畅引流出胸腔，而外界空气、液体不会吸入胸腔(图 22-3)。术后经常挤压引流管以保持管腔通畅，记录每小时或 24 小时引流液量。引流后肺膨胀良好，已无气体和液体排出，可在病人深吸气屏气时拔除引流管，并用凡士林纱布封闭伤口。

3. 并发症

(1) 引流不畅或皮下气肿。

(2) 出血。

(3) 胸腔感染。

(4) 复张性肺水肿。

(5) 膈肌或肺损伤。

第三节 血 胸

案例 22-3

患者，男性，46 岁。右胸刀刺伤伴胸闷、口渴 1 小时入院。

患者 1 小时前被他人用水果刀刺伤右胸，伤后即到当地诊所就诊，予以缝合 2 针。后渐感胸闷、口渴，遂转入上级医院，胸部 X 线检查见右胸腔中等量积液，患者无血痰及咯血，伤后未有小便。

体格检查：T 36.5℃，P 110 次/分，R 22 次/分，BP 100/60mmHg。神志清醒，对答切题。面色苍白。气管向左侧偏移，右胸肋间隙饱满，右胸第 5 肋间腋前线有一 2cm 皮肤裂伤(已缝合)，右胸叩诊呈浊音，右肺呼吸音减低。心率 110 次/分，律齐，各瓣膜听诊区未闻及病理性杂音。腹平软，无压痛及反跳痛，肝脾肋下未触及，移动性浊音阴性。脊柱四肢无畸形及活动障碍。

问题：

1. 首先应考虑何诊断？

2. 如何处理？

胸膜腔积血称为血胸(hemothorax)，胸部创伤中 70% 伴有不同程度的血胸。出血通常来源于心脏、胸内大血管及其分支、胸壁、肺组织、膈肌和心包血管出血。当胸腔内迅速积聚大量血液，超过肺、心包和膈肌运动所引起的去纤维蛋白作用时，胸腔内积血发生凝固，形成凝固性血胸(coagulating hemothorax)。凝血块机化后形成纤维板，限制肺与胸廓活动，损害呼吸功能。血液是良好的培养基，经伤口或肺破裂口侵入的细菌，会在积血中迅速滋生繁殖，引起感染性血胸(infective hemothorax)，最终导致脓胸。持续大量出血所致胸膜腔积血称为进行性血胸。少数伤员因肋骨断端活动刺破肋间血管或血管破裂处血凝块脱落，发生延迟出现的胸腔内积血，称为迟发性血胸。血胸可分为：少量血胸(胸膜腔积血少于 500ml)，中量血胸(胸膜腔积血量 500～1000ml)和大量血胸(胸膜腔积血量大于 1000ml)。

【病因】

胸部闭合性和开放性损伤均可引起血胸。

【临床表现】

1. 症状 因出血的速度和量而异。少量血胸可无明显症状，或仅在 X 线检查时发现肋膈角变钝、消失。中等量血胸表现为不同程度的内出血症状。大量血胸则表现为明显的内出血症状及休克。肺有损伤时，可咯血或咳血痰。

2. 体征 与胸腔积液相似，同时伴有胸部损伤及内出血的体征。

【诊断】

(1) 有明确的胸部外伤史。

（2）有较典型的临床表现。

（3）胸穿检查：抽出鲜红不凝的血液可确立诊断；但在凝固性血胸时，胸穿不一定抽得血液。

（4）实验室检查：血色素及血球压积有不同程度的下降。合并感染时，白细胞计数可增高。

（5）X线检查：少量血胸仅见肋膈角变钝或消失；中等量血胸的液面可从膈顶到肺门水平不等；大量血胸的液面可达肺门水平以上。患侧肺组织相应受压，纵隔可移向健侧。合并气胸时，可见气液平面。

具备以下征象则提示存在进行性血胸：

（1）持续脉搏加快、血压降低，或虽经补充血容量血压仍不稳定。

（2）闭式胸腔引流量每小时超过200ml，持续3小时。

（3）血红蛋白量、红细胞计数和血细胞比容进行性降低，引流胸腔积血的血红蛋白量和红细胞计数与周围血相接近，且迅速凝固。

具备以下情况应考虑感染性血胸：

（1）有畏寒、高热等感染的全身表现。

（2）抽出胸腔积血1ml，加入5ml蒸馏水，无感染呈淡红透明状，出现浑浊或絮状物提示感染。

（3）胸腔积血无感染时红细胞白细胞计数比例应与周围血相似，即500：1；感染时白细胞计数明显增加，比例达100：1可确定为感染性血胸。积血涂片和细菌培养发现致病菌有助于诊断，并可依此选择有效的抗生素。

案例 22-3

患者有胸部外伤史。有胸闷、口渴等压迫和内出血的表现。有胸腔积液的体征和X线的表现。据以上资料，首先考虑患者为创伤性血胸。

【治疗】

1. 少量血胸 只需注意观察病情变化，同时给予止血及预防性抗生素治疗，不需特别处理。

2. 中量血胸 首先可试行胸穿抽液。部分病人经几次胸穿而治愈。效果不佳者，可行胸腔闭式引流，同时给予抗生素和对症处理。胸腔内仍有不易自止的活性出血应急诊手术止血。手术止血的方法有常规开胸手术或电视胸腔镜手术止血。

3. 大量血胸 多伴有严重的休克，应在积极抗休克治疗的同时行胸腔闭式引流。

4. 合并损伤的治疗 如肋骨骨折、肺裂伤等应做相应处理。

案例 22-3

患者入院后，首先予以右侧胸腔穿刺，抽出鲜红不凝的血液，患者创伤性血胸诊断明确。考虑患者在伤后短时间内出血较多，遂立即行胸腔闭式引流，以观察有无进行性血胸。当时引出600ml血性液。在引流的同时予以积极补液扩容。随后观察2小时，每小时引流都大于200ml，提示有进行性血胸的存在，予以果断的开胸手术，术中发现肋间动脉活动性出血。

案例 22-3

诊断要点：

1. 患者有胸部外伤史。

2. 患者有胸闷、口渴等压迫和内出血的表现。

3. 有胸腔积液的体征和X线的表现。

4. 胸穿检查：抽出鲜红不凝的血液。

治疗原则：中等量以上的血胸应及时做胸腔闭式引流术，如有开胸手术指征应及时手术。同时予以抗休克、抗感染、对症治疗，并处理合并伤。

第四节 创伤性窒息

创伤性窒息（traumatic asphyxia）是钝性暴力作用于胸部所致的上半身广泛皮肤、黏膜、末梢毛细血管淤血及出血性损害。当胸部与上腹部受到暴力积压时，病人声门紧闭，胸内压力骤然剧增，右心房血液经无静脉瓣的上腔静脉系统逆流，造成末梢静脉及毛细血管过度充盈扩张并破裂出血。

【临床表现】

临床表现为面颈上胸部皮肤出现针尖大小的紫蓝色淤斑，以面部与眼眶部为明显。口腔、球结膜、鼻黏膜淤斑甚至出血。视网膜或视神经出血可产生暂时性或永久性视力障碍。鼓膜破裂可致外耳道出血、耳鸣，甚至听力障碍。伤后多数病人有暂时性意识障碍、烦躁不安、头晕、瞻妄，甚至四肢痉挛性抽搐，瞳孔可扩大或极度缩小，上述表现可能与脑内轻微点状出血和脑水肿有关。若有颅内静脉破裂，病人可发生昏迷或死亡。

【治疗】

创伤性窒息所致出血点及淤斑,一般于2~3周后自行吸收消退。病人预后取决于承受压力大小、持续时间长短和有无合并伤。少数伤员在压力移除后可发生心跳呼吸停止,应做好充分抢救准备。一般病人在严密观察下对症处理,有合并伤者应针对具体伤情给予积极处理。

第五节 胸腹联合伤

案例 22-4

患者,男,43岁。左胸季肋部刀刺伤伴胸闷、腹痛20分钟入院。

患者于20分钟前被他人用刀刺伤左胸季肋部,伤后感胸闷、腹痛,急诊入院。

查体:T 36.8℃,P 120次/分,R 24次/分,BP 90/50mmHg。神志清醒,对答切题,面色苍白。气管向右侧偏移,左胸肋间隙饱满,左胸第7肋间腋前线处有一4cm长皮肤裂伤,随呼吸运动有气体进出发出的响声,并有血液溢出。左胸上部叩诊呈鼓音、下部呈浊音,左肺呼吸音减低。心率120次/分,律齐,各瓣膜听诊区未闻及病理性杂音。无心音遥远及心包摩擦音。腹部膨隆,有压痛及反跳痛,肝脾肋下未触及,移动性浊音阳性。脊柱四肢无畸形及活动障碍。

辅助检查:胸、腹部CT检查示左肺压缩80%、左侧中等量胸腔积液;腹腔积液、脾脏失去正常形态。

问题:

1. 首先应考虑何诊断?
2. 处理原则?

穿透性膈肌伤多由刃器或火器致伤,伤道深度与方向直接与胸腔脏器受损有关。钝性膈肌的致伤暴力大,损伤机制复杂,常伴有多部位损伤。穿透伤同时伤及胸腹腔内脏和膈肌,致伤物入口位于胸部,称为胸腹联合伤(thoracoabdominal injuries),伤口位于腹部则称为腹胸联合伤(abdomino-thoracic injuries)。受损胸腔内脏多为肺和心;腹腔内脏右侧多为肝,左侧常为脾,其他依次为胃、结肠、小肠等。火器伤功能大,穿透力强,多造成贯通伤,甚至导致穹隆状膈肌的多处贯通伤;刃器伤多为盲管伤。

【临床表现】

胸腹联合伤一般存在胸部伤口外出血、气促、腹胀、腹痛和呕吐等症状。胸部检查常有血胸、血气胸或血心包的相应体征。腹部体检多能发现腹部压痛,腹肌紧张,腹部膨胀,肝浊音界升高和腹部移动性浊音等表现。由于伤后早期胸腔出血和腹膜炎的临床表现有时不明显,容易漏诊,延误及时手术治疗。处理下胸部穿透伤时应高度警惕内脏和膈肌损伤的可能性。床旁B超检查能快速准确地判断胸腔腹腔积血情况,胸腔穿刺术和腹腔穿刺术也是明确胸腹腔积血的简单而有效的措施。X线检查有助于判断金属异物存留、腹内空腔脏器破裂和腹内脏器疝入胸腔,但检查需耗费时间和搬动病人,伤情危急者需慎重选择。

案例 22-4

患者有胸部刀刺伤史。有胸闷、腹痛的临床表现。有血、气胸及腹腔实质性脏器破裂的体征。CT检查有血、气胸及脾破裂的表现。据以上资料首先考虑患者为胸腹联合伤:创伤性血气胸、膈肌破裂、脾破裂。

【治疗】

胸腹联合伤应急诊手术治疗。优先处理胸部吸吮伤口和张力性气胸,安置胸膜腔引流,并改善呼吸功能。建立大口径的静脉通道,补充血容量,纠正失血性休克。根据伤情与临床表现选择经胸或经腹手术径路,迅速控制胸腹腔内出血,仔细探察胸腹腔内脏器官损伤情况,并对受损的器官与膈肌予以修补或切除。

案例 22-4

处理原则:

1. 快速建立静脉通道,补充血容量,抗休克。

2. 变开放性伤口为闭合性伤口,置胸腔闭式引流,改善呼吸功能。

3. 在抗休克的同时急诊手术。考虑患者有肺损伤的可能,宜采用经胸手术径路,同时兼顾脾脏损伤的处理及腹腔的探查。

第六节 心脏损伤

心脏损伤(cardiac injury)可分为钝性心脏损伤与穿透性心脏损伤。钝性损伤多由腹部撞击、减速、挤压、冲击等暴力所致,损伤严重程度与暴力的撞击速度、质量、作用时间、心脏收缩时相和心脏受力面积有关,心脏在等容收缩期遭受暴力的后果最为严重。穿透伤多由锐器、刀刃或火器所致的心脏破裂;火器伤多导致心脏贯通伤,异物存留心脏也较多见。近年心脏介入诊断治疗的发展,使心导管所致的医源性心脏损伤有所增多。

笔记栏

一、心脏挫伤

心脏挫伤(cardiac contusion)轻者为心外膜或心内膜下心肌出血,少量心肌纤维断裂;重者为心肌广泛挫伤,大面积心肌出血,甚至坏死。心脏挫伤修复后遗留瘢痕者可能日后发生室壁瘤。严重心脏挫伤的致死原因多为严重心律失常或心力衰竭。

【临床表现】

轻度心脏挫伤,可能无明显症状;中度挫伤可能出现胸痛、心悸、气促,甚至心绞痛等症状。病人可能存在胸前壁软组织损伤和肋骨骨折。心脏挫伤的诊断主要依赖临床医师的警惕性与辅助检查。传统的辅助检查为:①心电图:可能存在 ST 段抬高,T 波低平或倒置,心动过速或房性、室性早搏等心律失常。②超声心动图:可显示心脏结构和功能改变。③磷酸肌酸激酶及其同工酶(CK,CK-MB)和乳酸脱氢酶及其同工酶(LDH,LDH1,LDH2)的活性测定值明显升高。心电图与超声心动图的敏感性较差;实验室检测上述酶活性的特异性较差,骨骼肌损伤也能使测定值升高。20 世纪 90 年代开始使用单克隆抗体微粒子化学发光或电化学检查磷酸肌酸激酶同工酶质量(CK-MB-mass)和心肌肌钙蛋白(cardiac troponin)I 或 T(cTn I or cTnT)。前者的准确性优于活性测定,后者仅存在于心房和心室肌内,不会因骨骼肌损伤影响检测值,特异性高。采用食管超声心动图可减少胸部损伤时经胸探头检查的痛苦,还能提高心脏挫伤的检出率。

【治疗】

心脏挫伤的处理,主要为休息、严密监护、吸氧、镇痛等。临床特殊治疗主要针对可能致死的并发症,如心率失常和心力衰竭。这些严重的并发症一般在伤后早期出现,但也有迟发者。心脏挫伤后是否会发生严重的并发症常难以预测,一般主张以急诊病人的血流动力学是否稳定和心电图描记是否异常,作为进入监护病室的标准。

二、心脏破裂

大多数因穿透性暴力伤及心脏所致,少数可由钝性暴力导致心脏破裂(cardiac rupture)。钝性心脏破裂伤员绝大多数死于事故现场,极少数伤员可能通过有效的现场急救而存活送达医院。心脏破裂好发的部位依次为右心室、左心室、右心房和左心房。

【临床表现】

心脏破裂的病理生理及临床表现取决于心包、心脏损伤的程度和心包引流情况。致伤物和致伤动能较小时,心包与心脏裂口较小,心包裂口易被血凝块阻塞而引流不畅,出血滞留于心包腔而导致心脏压塞。临床表现为静脉压升高,心音遥远、心搏微弱,脉压小、动脉压降低的 Beck 三联征(Beck's triad)。迅速解除心脏压塞,并控制心脏出血能成功的挽救病人生命。致伤物和致伤动能较大时,心包和心脏裂口较大,心包裂口不易被血凝块阻塞,大部分出血流入胸腔,临床表现主要为失血性休克。即使解除心脏压塞,控制出血,也难于迅速纠正失血性休克,抢救成功率相对较低。少数穿透性心脏伤病人伤后就诊时间早或心包积血速度较缓慢,可在伤后早期缺乏症状与体征,仅有胸部损伤史与胸部较小的伤口,延误诊断和处理将失去宝贵的抢救时机。

穿透性心脏破裂的诊断要点为:①胸部伤口位于心脏体表投影区域或其附近;②伤后时间短;③Beck 三联征,失血性休克和大量血胸的体征。穿透性心脏伤的病情进展迅速,企图依靠胸部 X 线、心电图、超声波、超声心动图,甚至心包穿刺术明确诊断都是耗时、准确性不高的方法。抢救成功的关键是尽早开胸手术,手术前不应采用其他任何不必要治疗措施而延误手术时间。

【治疗】

已有心脏压塞或失血性休克者应立即在急诊室施行诊室开胸手术。在气管插管全身麻醉下,经前外侧开胸切口入胸,切开心包缓解压塞,控制出血,迅速补充血容量。大量失血者需回收胸腔内积血,经大口径输液通道回输。情况稳定后采用无损伤带针缝线修补心脏裂口,必要时加垫缝合。就诊时生命体征平稳、伤后时间短,不能排除心脏损伤者,应送至具备全身麻醉手术条件的手术室,局麻下扩探伤道。若伤道进入心包,需改为全身麻醉开胸探查。心脏介入诊疗过程中发生的医源性心脏损伤多为导管尖端所致,口径较小,且同时使用了低剂量肝素。中和肝素抗凝作用并作心包穿刺抽吸,多能避免开胸手术。心脏破裂抢救存活后常遗留残余病变,如异物存留心脏、创伤性室间隔缺损、瓣膜损伤、创伤性室壁瘤、心律失常、假性动脉瘤或反复发作的心包炎。临床医生应重视伤员出院后随访,明确残余病变的诊断,并作相应的处理。

三、室间隔穿破

室间隔穿破(penetration of ventricular septum)可有钝性暴力或穿透性暴力所致。一般好发于肌部室间隔,可以是单个裂口也可能为多个裂口。创伤性室间隔缺损一旦出现,左向右分流血量较大，病人耐受性差，心排血量下降并可能很快出现急性心力衰竭。心脏检查可在胸骨左缘下方听到粗糙响亮的全收缩期杂音，常伴有收缩期震颤。这种新近出现的特征性杂音可以在伤后数小时内或数天后出现。二维超声心动图可见心室间隔连续性中断，彩色多普勒超声发现心室水平左向右血液分流。室间隔裂口小、分流血量少、能用药物治疗控制症状者，宜观察2~3个月，不能自行闭合时再择期手术。持续或进行性心功能不全或急性心力衰竭者应尽早手术，挽救生命。

四、瓣膜、腱索或乳头肌损伤

钝性暴力与穿透性暴力均可导致瓣膜装置损伤。易损伤的部位依次为主动脉瓣、二尖瓣和三尖瓣。损伤多为瓣膜撕裂和腱索乳头肌断裂所致的瓣膜关闭不全。特征性心脏杂音与超声心动图有助于诊断。治疗首先应积极药物治疗，改善心功能，视病变严重程度和心功能不全的情况，决定手术时机。手术方式视损伤情况，选择瓣膜成形术或人工心脏瓣膜置换术。

（黄继江）

笔记栏

第二十三章 胸壁疾病

第一节 漏斗胸

案例 23-1

患儿,男,4.5岁。"前胸凹陷"4年,伴活动后胸闷半年。

体格检查:一般情况可,全身浅表淋巴结无肿大。头颈部未见异常,胸骨凹陷,以胸骨下端和剑突连接处最深,累及双侧第3~7肋软骨。双肺呼吸音清晰,心脏各听诊区未闻及杂音。腹平软,脊柱四肢无畸形。胸部X线及CT示前胸廓中央凹陷,双肺纹理和心脏大血管形态正常。漏斗指数:0.32。

问题:

1.对该患儿做何种诊断?

2.根据胸壁畸形情况,你考虑的治疗方法是什么?

漏斗胸(funnel chest)是胸前壁的凹陷畸形。通常胸骨柄和第1、第2肋软骨正常,胸骨角以下的胸骨凹陷和连接于两侧的肋软骨向后向内弯曲(图23-1)。

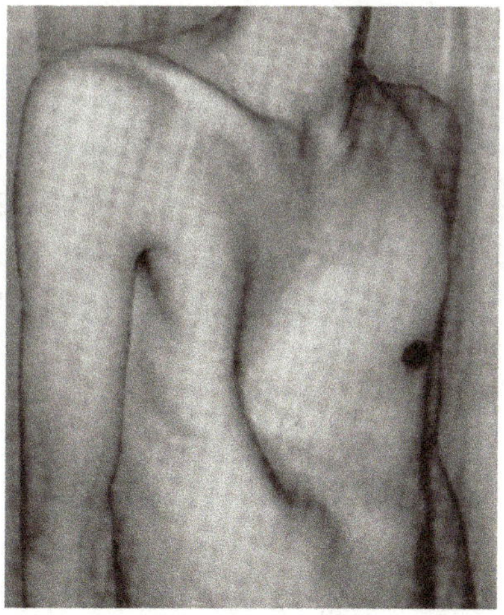

图23-1 漏斗胸畸形患者

【病因】

漏斗胸是儿童最常见的胸壁疾病,发生率每300~400新生儿中1人患病,男性多于女性(4∶1),有人种的差异。病因尚未明确,似乎为肋软骨生长过度所致,亦有认为与膈肌胸骨部发育过短相关(图23-2)。37%的漏斗胸有家族史。

【临床表现】

婴幼儿对漏斗胸的耐受力较好,可以没有症状。若扁桃体、腺样体肥大或上呼吸道阻塞者,舟状的前胸壁和弯曲的背部更加突出。

年龄较大的患者主诉运动后凹陷畸形的胸前区或心前区隐痛,呼吸困难。短暂的房性心律失常可产生心悸、昏厥,提示可能合并二尖瓣脱垂。畸形严重者压迫心脏和肺,影响呼吸和循环功能,导致心慌、气短,反复呼吸道感染,体形瘦弱,活动耐力下降。

漏斗胸的典型体征表现为两肩前倾,前胸陷落,后背如弓,腹部凸出。

胸部X线和CT检查:肺纹理增粗,心脏左移,胸廓前后径狭窄(图23-2)。

【治疗】

原则上漏斗胸除畸形较轻者外,应予手术治疗。一般3~4岁后即可手术矫正;3岁前有假性漏斗胸可能。手术方法有胸骨翻转术、胸骨抬举术和微创矫形术。

1.胸骨翻转法(sternal turnover) 分带血管蒂和无蒂胸骨翻转术两种。前一种手术将胸骨及其两侧的胸廓内动、静脉和腹直肌蒂(或只带腹直肌)翻转180°,具有维持胸骨正常血供,确保胸骨正常发育的优点。后一种手术即和田(Wada)法,直接游离切下畸形的胸骨和肋软骨后,翻转缝合,术后并发症主要包括骨坏死和形成瘘管。

2.胸骨抬举法(Ravitch手术) 切除肋骨过长部分,胸骨角前面楔形截骨将胸骨抬高到正常位置,用钢针或无钢针两侧肋软骨牵拉向上固定胸骨(tripod fixation,Haller)。

3.微创手术(minimally invasive repair of pectus excavatum,MIRPE) 如Nuss手术。以漏斗胸矫形钢板经胸骨后矫正畸形,术中应注意避免损伤心包、血管和纵隔器官,防止大出血和术后感染。与传统手术比较具有手术时间短、美观、出血少(5~20ml)、恢复快、住院周期短和长期效果好等优点(图23-3)。

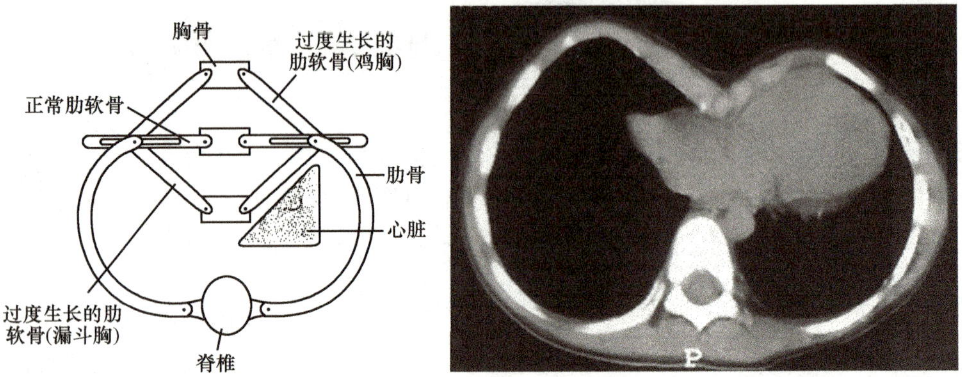

图 23-2 漏斗胸发病模式和 CT 扫描表现

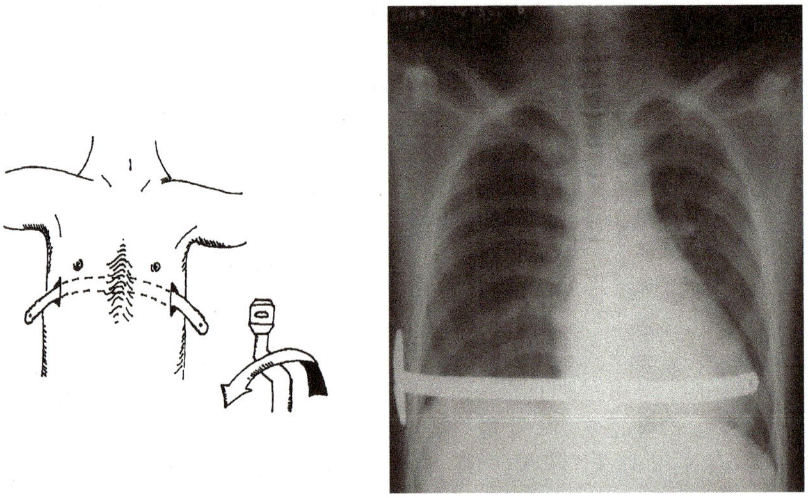

图 23-3 漏斗胸矫形钢板(Lorenz bar)翻转 180°凸面向前矫治胸壁畸形

案例 23-1

漏斗胸因胸廓变形而影响外观和正常发育,有的患儿产生自卑感,根据病史及检查容易诊断。体检时应全面评估凹陷的程度、有无合并畸形与精神状态。判断凹陷程度的方法有:①盛水量(C);②胸脊间距(L):胸凹陷最深处与脊椎前沿的距离;③漏斗指数($FI=abc/ABC$):为胸部凹陷纵径、横径和深度的积(abc)除以胸骨长度、胸廓横径和胸骨角至椎体水平距离的积(ABC);④胸指数(pectus index,$PI=A\text{-}B/C\text{-}D$):为 CT 扫描胸腔横径($A-B$)除以前后径($C-D$)的值。

$C>30$ml、$L<7$cm、$FI>0.2$ 或 $PI>3.25$ 者以手术治疗为宜。

本例患儿 $FI=0.32$,在气管插管加静脉复合麻醉下行闭式矫正(closed repair)即 Nuss 手术(图 23-4),痊愈出院。

要点提示

1. 漏斗胸是小儿常见的胸壁畸形。

2. 病因不清,部分病例中有家族倾向,也可能是胎儿时期胸骨、肋骨和脊柱发育不平衡所造成。

3. 外观检查即可明确诊断。

4. 手术治疗的目的是矫正畸形,改善心肺功能,消除心理障碍。手术时机 3 岁后最适宜。

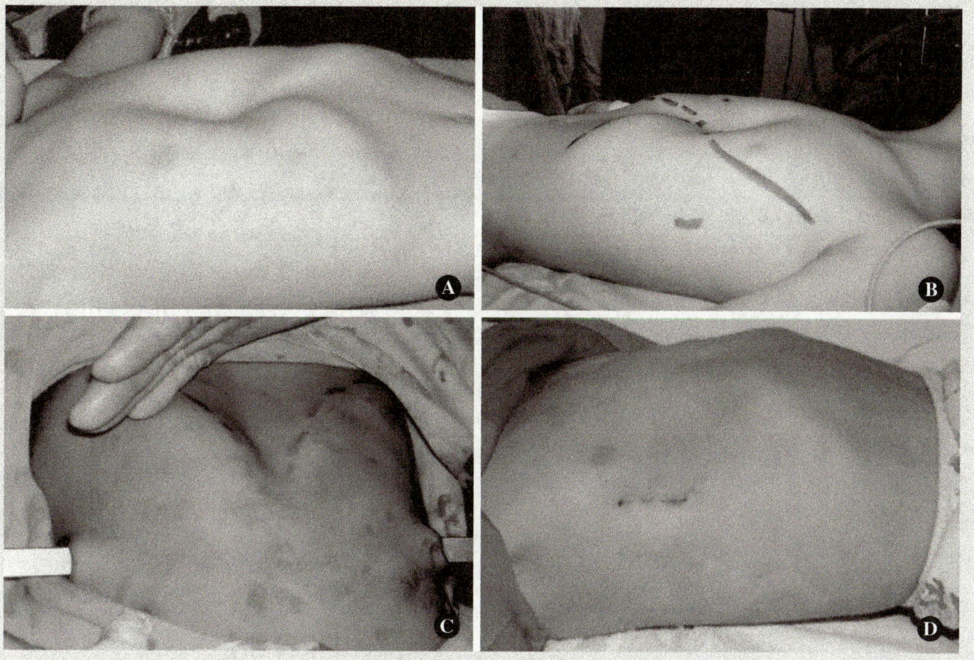

图 23-4 案例 23-1 手术前(A)、腋中线小切口(B)、导向穿通矫形(C)和术后状况(D)

第二节 非特异性肋软骨炎

案例 23-2

患者,女,48 岁。左前上胸壁小肿块一年。时有隐隐作痛,咳嗽时疼痛加剧,反复发作。查体:左胸第 3 肋软骨部位有约 3cm×2.5cm 肿块,质硬、与肋骨不可分开、固定、肿块处轻微压痛、无红热(图 23-5)。胸部 X 线检查无异常。

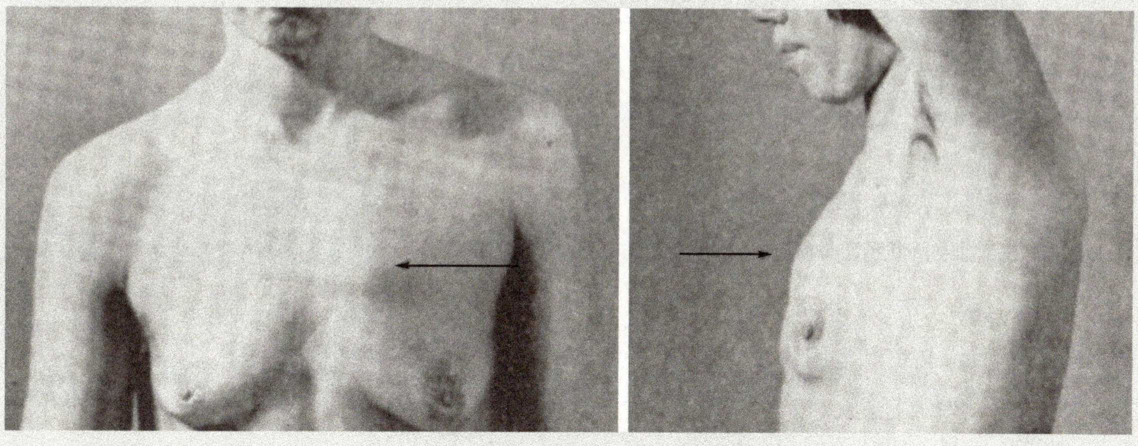

图 23-5 左前胸壁第 3 肋软骨处肿块(箭头所示)

问题:

1. 诊断最大可能是什么?
2. 应注意与哪些疾病相鉴别?

非特异性肋软骨炎(肋软骨增生症)是肋软骨的非化脓性炎症,因 Tietze 于 1921 年首先报道此病,故又称 Tietze 病(Tietze's disease)。好发于青壮年,女性多于男性。病因不明,可能与

笔记栏

病毒感染、胸肋关节韧带损伤、内分泌异常，有关或是一种血清学检查阴性的风湿性疾病。肋软骨病理切片除软骨细胞体积增大外组织结构无异常。

【临床表现及诊断】

肋软骨炎表现为肋软骨局部疼痛、压痛、隆起和肿大，通常为第2～4肋，单侧多见，偶可发生于肋弓。症状时轻时重，可反复发作。咳嗽、上肢活动、转身或劳累时加重。皮肤无红肿，皮下组织正常。病程长短不一，在2～3个月内消失或迁延数年。诊断要点：无明显诱因的胸痛，或发病前曾有上呼吸道感染、劳损和慢性损伤病史；肋软骨膨胀性增大伴压痛；胸部X线检查及实验室检查无异常发现。鉴别诊断应排除胸内心肺病变、肋骨结核及肋骨骨髓炎等。

【治疗】

一般保守治疗，解除病人思想顾虑，给予止痛和非甾体类消炎药。

局部治疗有热敷、理疗、痛点封闭、肋软骨肿大处骨膜刺孔减张，以及微创骨膜切开手术(图23-6)。

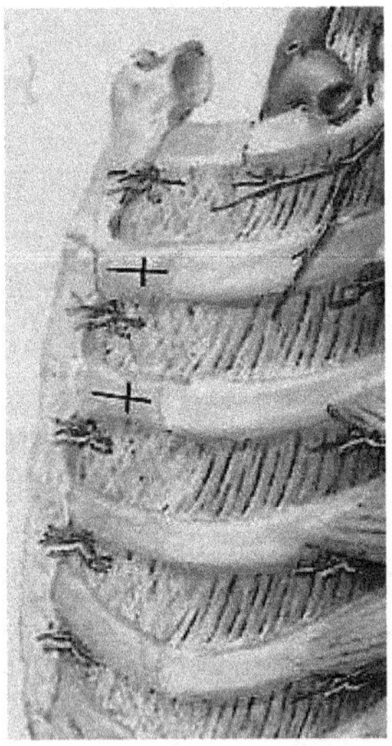

图23-6 肋软骨骨膜切开减张(+所示)

患者心理负担较重，肋软骨疼痛肿大明显，或不能排除恶性肿瘤时，可考虑肋软骨切除。

第三节 胸壁结核

案例23-3

患者，男，29岁。反复发作右胸背疼痛，伴间歇性局部皮肤红肿、溃疡和渗脓2年。患病以来无低热、盗汗、咳嗽和咯血等症状。

体格检查：T 36.4℃，P 76次/分，R 17次/分，BP 115/70mmHg。营养中等，全身浅表淋巴结无肿大。双肺呼吸音清晰，未闻及干、湿性啰音。双肺叩诊为清音。心脏各瓣膜听诊区未闻及病理性杂音。右侧胸背部第9、10后肋处见1cm×1.5cm皮肤破溃、缺失，其内肉芽组织生长，周围无红肿，无波动感，有轻压痛。

辅助检查血、尿常规及肝肾功能无异常，抗结核抗体(TB-Ab)阴性，PPD试验阴性。胸部X线检查无异常。

问题：

1.诊断是什么？需和哪些疾病相鉴别？

2.应完善哪些检查？怎样处理？

胸壁软组织、胸骨、肋骨以及骨膜受到结核杆菌的感染被称为胸壁结核(tuberculosis of the chest wall)。以青少年多见，有时也见于儿童。

【病因和病理】

胸壁结核为全身结核的一部分，常继发于肺和胸膜结核，原发结核灶与胸壁结核可同时存在。结核杆菌进入胸壁的主要来源有：①淋巴播散：从肺或胸膜淋巴管累及胸壁，为胸壁结核最常见的感染方式；②直接蔓延：肺或胸膜的结核病灶直接破坏壁层胸膜，向胸壁各层扩散；③血行途径：结核杆菌通过体循环进入胸壁，临床较少发生，多见于免疫力极低的病人。结核脓肿好发于腋后线前方的第3～7肋，由胸壁深处穿透肋间肌蔓延至皮下浅层，病理上表现为单个或多个脓肿、瘘管、再脓肿的形式，呈哑铃或葫芦状，甚至形成网络隧道病灶(图23-7)。

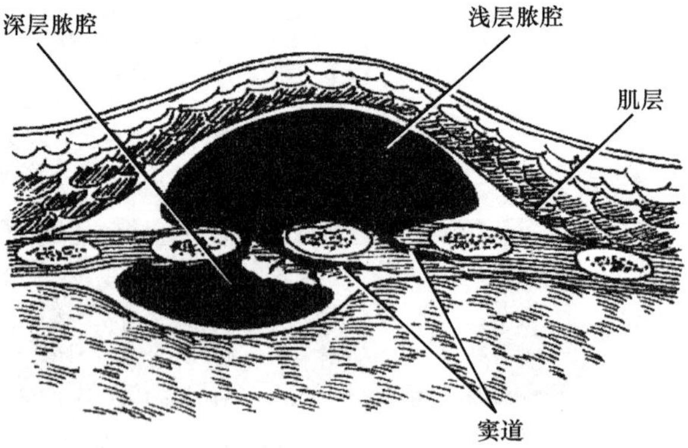

图23-7 胸壁结核哑铃型脓肿及窦道

脓肿受重力坠积的影响，可向下向外流注至侧胸壁、脊柱旁或上腹壁，当继发化脓性感染时自行溃破。

【临床表现及诊断】

1. 一般结核感染的反应 临床症状多不显

著。结核病灶有活动时，患者自觉虚弱、疲乏、盗汗及低热等。

2. 寒性脓肿　胸壁上出现半球形肿块，局部无红、肿、热、痛，伴有波动感，即所谓的“冷脓肿”。

3. 急性炎症反应　如寒性脓肿继发化脓性感染，可产生局部和全身感染的症状。

4. 窦道　脓肿穿破皮肤，形成经久不愈、形态特殊的慢性窦道或溃疡，窦道边缘皮肤悬空，部分瘢痕收缩，创面肉芽浮肿。窦道组织活检可明确诊断。

5. 辅助检查　X线摄片可见肺、胸膜、肋骨或胸骨结核病变，但X线检查阴性并不能排除胸壁结核的诊断；超声检查可判断胸壁肿块为实质性还是液性；脓腔穿刺抽液，涂片、培养细菌学检查有助于诊断，但阳性率较低。组织活检可提高确诊率。

胸壁结核的诊断一般不困难，但应与胸壁肿瘤、外穿性结核性脓胸、胸壁放线菌病、胸壁伤寒、化脓性胸骨或肋骨骨髓炎等相鉴别。

【治疗】

1. 全身治疗　包括营养支持、注意休息及合理的抗结核治疗。

2. 胸壁结核病灶清除术　在全身治疗的基础上，只要病情稳定，无活动性肺结核和胸膜结核，心、肝、肾等重要器官功能无明显异常者，均应对病灶进行彻底清除。术前抗结核治疗2周以上，防止手术造成结核播散。其他部位有进行性结核病灶者，暂不宜手术。当脓肿或窦道混合细菌感染时，术前加用抗菌类药物治疗。手术要点可归纳为：切除病变的皮肤及窦道口，彻底清除脓肿、肉芽组织、窦道和坏死肋骨(图23-8，图23-9)。以周围肌皮瓣填塞，消灭死腔，伤口引流并加压包扎。术后常规抗结核治疗半年至一年。

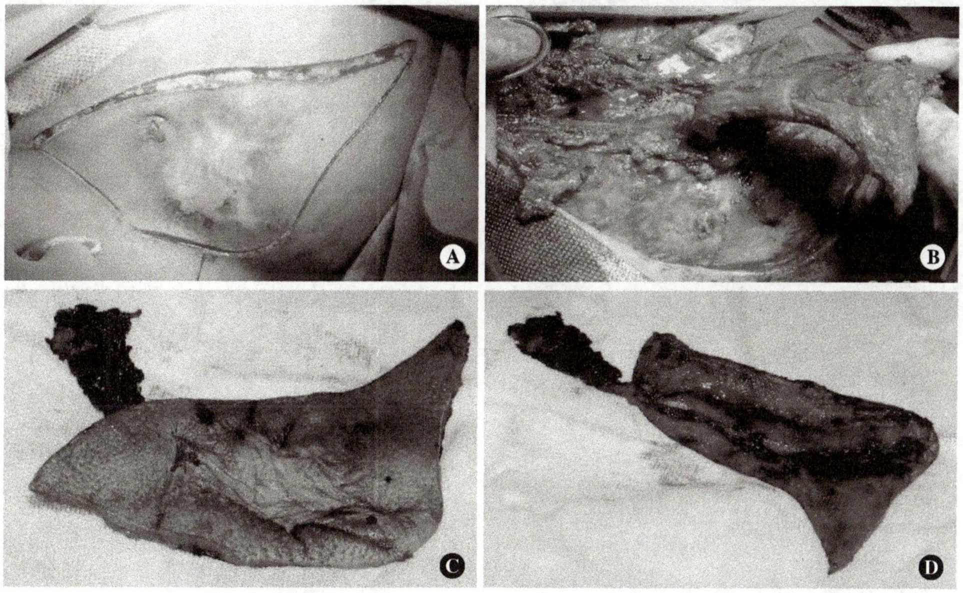

图23-8　胸壁结核病灶清除(A，B)和手术标本(C，D)

3. 特殊治疗　较小的胸壁脓肿或年老体弱的患者，试行穿刺抽尽脓液，腔内注射抗结核药如链霉素液0.5g，局部加压包扎。

4. 关于脓肿切开引流问题　单纯的胸壁结核脓肿禁忌切开引流；只有合并化脓性急性感染时，才可行脓肿切开引流。

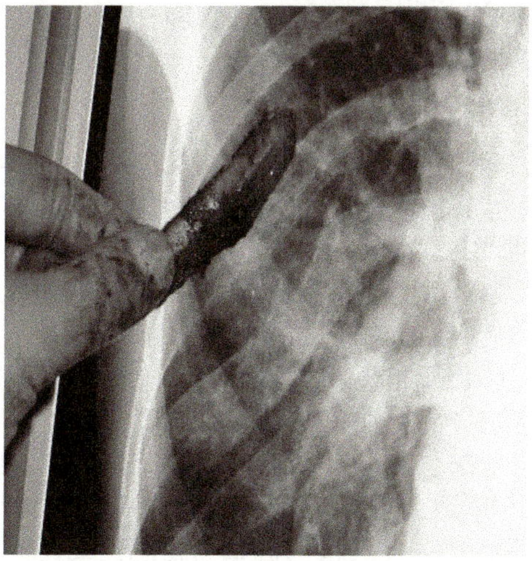

图23-9　切下的病变肋骨

案例23-3　分析讨论

该病例特点为青年男性，反复右胸背下部皮肤溃破流脓2年，体检发现窦道口及肉芽组织生长。入院时拟诊为胸壁结核。但PPD试验(-)，因此需要和胸壁深部软组织感染等疾病相鉴别。结核性窦道口皮肤边沿有悬空现象，取肉芽组织活检可进一步鉴别诊断。病理检查证实为胸壁慢性化脓性炎。

要点提示：

1. 胸壁结核指胸壁软组织、胸骨、肋骨或骨膜的结核病变。

2. 多表现为胸壁寒性脓肿和慢性窦道。

3. 手术治疗的原则是彻底清除病灶，消灭残腔和加压包扎。

第四节 胸壁肿瘤

案例 23-4

患者，女，54 岁。右胸壁巨大包块近 50 年，伴发热 22 天(图 23-10)。

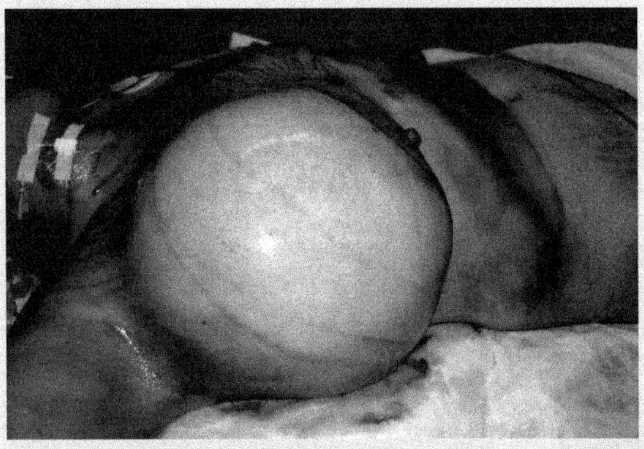

图 23-10 右胸壁肿块

患者 4 岁时发现前外侧胸壁有一“小碗”大小的包块，无任何症状，肿块进行性增大，一直未经诊治。近一年来肿块生长加快。体格检查：体温 38.2℃。一般情况可，神清合作。右腋下与右乳之间的前胸壁见 18cm×20cm 肿块，局部皮肤静脉曲张，表面无红肿；肿块质地韧，边界清，光滑，活动度差，伴压痛。右上肢肩关节内收受限。

实验室检查：WBC 10.3×10^9/L，中性粒细胞 0.8638。胸片示右侧胸壁巨大软组织肿块影。CT 示右胸壁外侧与胸小肌之间占位性病变，并呈前大后小两个病变，大者 16cm×19cm，小者为 5cm×7cm(图 23-11)。

问题：

1.你是否想到乳腺肿瘤？怎样鉴别？

2.对该患者的治疗你认为应该如何处理？

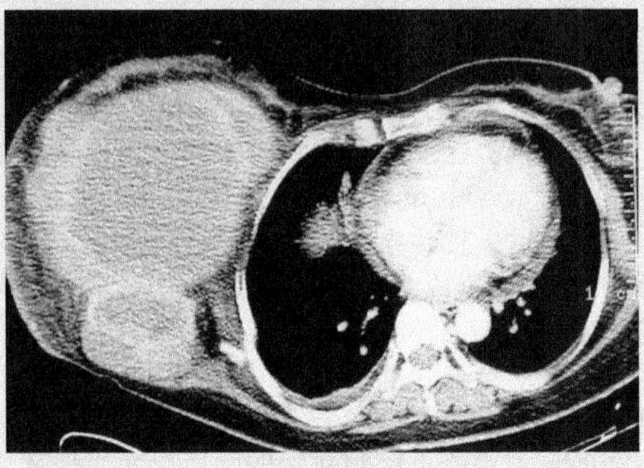

图 23-11 CT 示右胸壁前外侧肿瘤

胸壁肿瘤(tumor of the chest wall)一般是指发生于胸壁深层组织如胸骨或肋骨、骨膜、血管、神经等的肿瘤，不包括皮肤、皮下组织及乳腺肿瘤。可分为原发性和继发性两类。原发肿瘤又分为良性与恶性。原发性胸壁肿瘤发病率低、恶性程度高，且软组织源性肿瘤多于骨和软骨源性肿瘤。良性肿瘤平均发病年龄为 26 岁，恶性肿瘤平均发病年龄为 40 岁。男女发病率为 2∶1。原发性胸壁骨肿瘤，20% 发生于胸骨，80% 发生于肋骨。发生于前胸壁及侧胸壁者多于后胸壁。继发性胸壁肿瘤是由其他部位的肿瘤转移而来，或临近器官的原发肿瘤(乳腺、肺、胸膜或纵隔原发肿瘤)直接侵犯胸壁形成的肿瘤。

【病理】

胸壁肿瘤组织来源广泛，病理类型繁多，有些恶性肿瘤可以发生在原有良性肿瘤的基础上。来源于胸壁软组织肿瘤有脂肪瘤、纤维瘤、血管瘤、神经类肿瘤及各种肉瘤。起源于骨骼的常见肿瘤有软骨瘤、骨软骨瘤、骨纤维不典型增生、成骨细胞瘤、巨细胞瘤、动脉瘤样骨囊肿、肉瘤、Asking 瘤及孤立性浆细胞瘤等。

【临床表现】

胸壁肿瘤在全身肿瘤中并不多见。临床可无任何症状，偶然或体检时发现。临床表现取决于肿物的部位、大小、组织类型、生长速度及邻近组织的受累程度。主要症状为疼痛性包块，多为持续性钝痛，最初易被误诊为非特异性肌肉或骨骼病变。肿物压迫臂丛神经出现肢体麻木，压迫颈胸交感链产生霍纳(Horner)综合征，压迫肋间神经疼痛较显著，甚至反射至上腹部。瘤体向胸腔内生长，可导致刺激性咳嗽、气促、呼吸困难或胸腔积液等症状。发展快的肿瘤常是恶性或良性瘤恶变的征兆。胸骨肿瘤几乎为恶性；软骨瘤多发生于肋骨与肋软骨交界处；软骨肉瘤增大迅速；肋骨纤维性不典型增生多位于后部肋骨；晚期恶性肿瘤可有远处转移、血胸、恶病质等。

【诊断】

胸部 X 线对胸壁肿瘤的发现与评估有重要价值。例如软骨瘤（chondroma）影像学上可见骨质内圆形或卵圆形的溶骨性病灶伴局部点片状钙化；骨纤维不典型增生（fibrous dysplasia）为侵及骨皮质的纺锤状溶骨性破坏；软骨肉瘤（chondrosarcoma）可见大的分叶状骨皮质破坏；Ewing 肉瘤（Ewing's sarcoma）可见溶骨和硬化，出现“洋葱皮”样影像；骨肉瘤（osteosarcoma）有日光照射征；浆细胞瘤（plasmacytomas）呈现典型的穿凿样溶骨病灶。CT 有助于显示病变的程度，确定手术切除的范围。MRI 可判断肿瘤是否侵犯、压迫大血管或脊柱。胸膜外肿块在切线位观察，病变的最大直径位于病变的中部，病变与胸壁成锐角（图 23-12）。

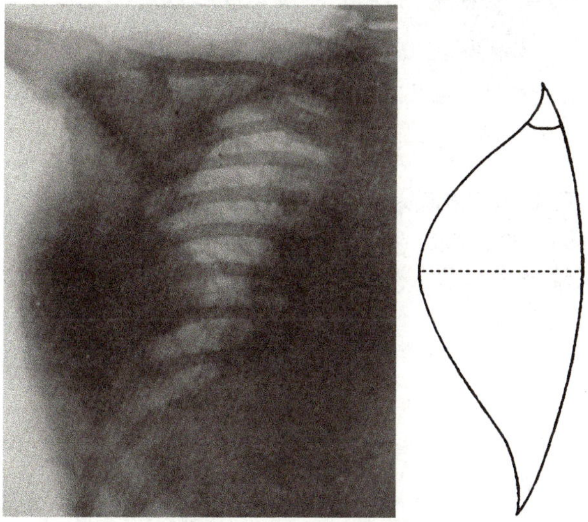

图 23-12　胸壁肿瘤的胸膜外征象

另外，骨髓瘤（myeloma）病人尿液中 Bence-Jones（本-周）蛋白阳性；有广泛骨质破坏的恶性肿瘤，血清碱性磷酸酶升高。

病理学检查：细针穿刺诊断准确率低，带芯粗针穿刺活检准确率大于 95%，而切取活检（excisional biopsy）诊断价值更高。

【治疗】

原发性胸壁肿瘤不论良性或恶性，在诊断后均应积极手术治疗。转移性胸壁肿瘤若原发病灶已切除，也可再次手术治疗。良性者切除肿瘤及周围 2cm 的正常组织；恶性肿瘤的手术范围应广泛而完整，包括肿瘤边沿 4cm 以上的正常组织和瘤体上、下方正常肋骨各一根，所有受累组织如肺、心包等应整块切除。

肿瘤切除后胸壁缺损小无需修复重建；切除 2 根以上相邻肋骨或直径>5cm 的缺损，均需重建胸壁。胸壁的修复技术包括骨性胸廓的重建和软组织覆盖。骨性胸廓的重建方式有：Marlex 补片、复合 Marlex 甲基丙烯酸甲酯“三明治”补片、2mm 厚 Gore-Tex 聚四氟乙烯补片和 Prolene 补片。软组织重建使用带蒂的肌瓣、肌皮瓣或大网膜瓣，使胸壁稳定性增加（图 23-13）。

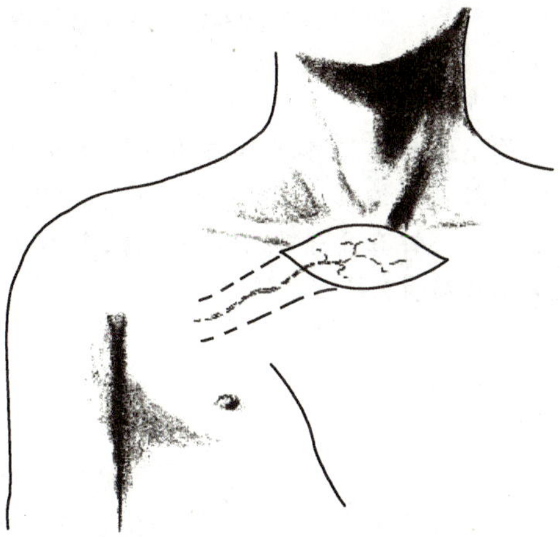

图 23-13　胸大肌皮瓣修复胸骨缺损

胸壁恶性肿瘤切除后，联合化疗及放射治疗，以提高治疗效果。

案例 23-4

患者的病史特点为胸壁肿物近 50 年，长期无特殊症状，肿瘤生长缓慢，多属良性。随包块的逐渐增大，上肢活动受到一定影响。近期发热，白细胞和中性粒细胞升高，提示肿瘤合并感染可能。通常生长较快的肿瘤为恶性，或良性肿瘤恶性变。肿瘤迅速发展可引起中心出血、坏死、感染或溃破。该案例胸部 CT 扫描显示为软组织囊性肿瘤，并排除乳腺组织肿瘤。手术后病理检查为血管瘤（图 23-14）。患者痊愈出院，上肢功能恢复正常。

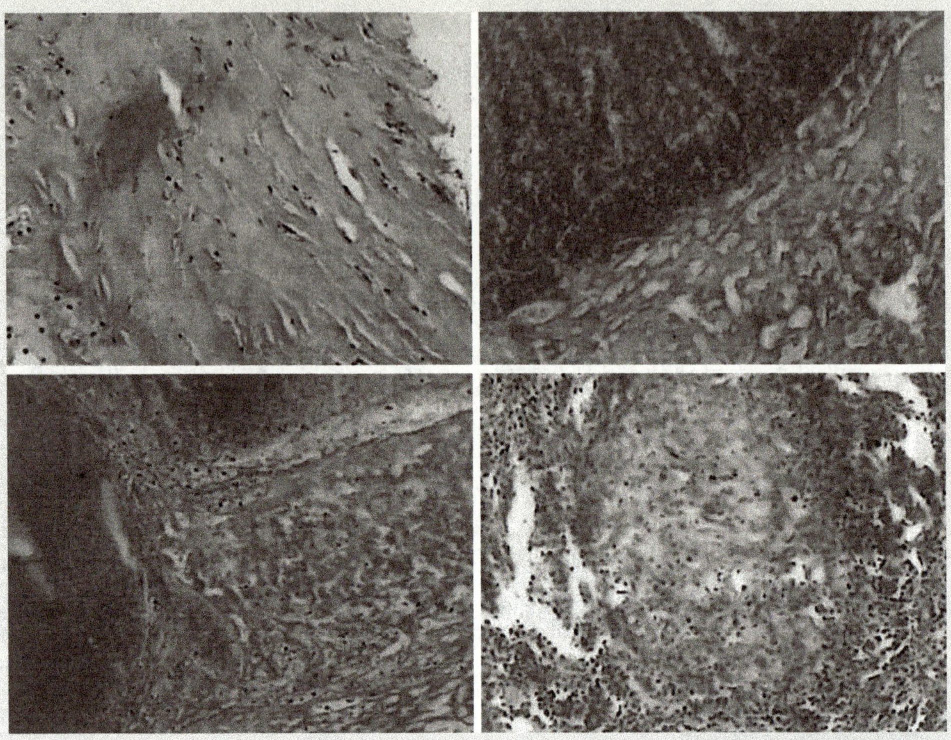

图 23-14　巨大血管瘤,血栓形成伴化脓性炎症及肉芽肿形成

要点提示：

胸壁肿瘤包括各种各样的骨骼及软组织肿瘤。最常见的症状是局部疼痛和胸壁肿块。胸壁肿瘤的诊断主要依据病史、临床症状、查体、影像学表现、实验室检查及组织活检。胸壁原发性肿瘤成功治疗的关键在于早期诊断和积极手术切除肿瘤。结合现代的重建技术,可使患者获得很好的疗效及生存质量。

（洪志鹏　陈明清）

第二十四章 脓　　胸

脓胸(empyema)指胸膜腔内的化脓性感染，产生脓性渗出液积聚。

【分类】

(1) 按病理发展过程：当致病菌侵入胸腔并造成胸腔的急性感染时为急性脓胸(acute empyema)，一般病程在6周至3个月以内；当胸膜被厚层纤维板覆盖，肺不能扩张，引流不再能使脓腔缩小时称为慢性浓胸(chronic empyema)，病程在6周至3个月以上。

(2) 按受累范围：脓液占据整个胸膜腔，称全脓胸。脓液积聚于肺和局部胸壁之间、叶间、肺与纵隔或膈肌之间，称局限性脓胸(包裹性脓胸)。

(3) 按致病菌：分为化脓性、结核性和特异病原性脓胸。

【病因和病理】

造成脓胸的三大病因为肺内感染、胸腔手术后并发症和胸部创伤。病原菌以金黄色葡萄球菌最为常见、肺炎球菌和链球菌次之。少数患者可为多种细菌的混合感染。病程长者，往往合并革兰阴性杆菌感染如大肠埃希菌、铜绿假单胞菌等。

细菌进入胸腔的三条途径为：①直接侵入或污染(临近胸膜的器官化脓性感染、胸腔操作、外伤)。②通过淋巴管进入(膈下、纵隔、肝脓肿、化脓性心包炎等)。③血源性播散(全身败血症、脓毒血症)。

脓胸的病理演变过程共有三个阶段。Ⅰ期：渗出期(急性期)。胸膜显著肿胀，以渗出液稀薄，细胞成分少，黏度低；胸膜表面的纤维蛋白不影响肺膨张。Ⅱ期：纤维化脓期(过渡期)，有较多的纤维蛋白层积，形成较厚的纤维板，合并浑浊的脓性液体。Ⅲ期：机化期(慢性期)。大量纤维母细胞和毛细血管生长，肺被禁锢在纤维板中，不能膨张。

第一节 急性脓胸

【临床表现及诊断】

全身中毒表现症状有高热、精神萎靡、纳呆、心悸、脉速，血常规白细胞增多，中性粒细胞升高等。呼吸系统症状有咳嗽、吐痰、呼吸困难、发绀及胸痛等。胸部体征表现为患侧呼吸动度减弱，肋间隙突出，有触痛。积脓部位叩诊呈浊音。听诊呼吸音及语颤减低。大量积脓时纵隔向健侧移位。

在诊断脓胸的同时，始终应注意寻找原发疾病，例如龋齿、残根、活动性牙周炎等。注意肺炎等急性感染病史，近期外伤与手术史和临近器官(肝、纵隔)感染史。支气管镜检查排除异物与肿瘤。

X线检查患侧胸腔一片密度增高影，肺被压缩或部分压缩，胸腔积液。侧位胸片上，脓液常位于后外侧，并延伸到膈肌，呈倒写的“D”字样阴影(孕妇征)。CT扫描有助于区别肺脓肿与脓胸，了解病变程度(图24-1)。

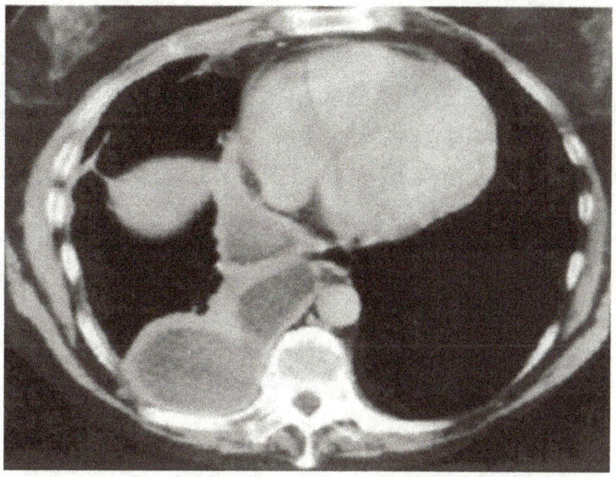

图24-1　CT示胸腔积脓和“胸膜分离征”

超声检查可确定有无积液、胸膜增厚，并能指导胸腔穿刺(图24-2)。

胸腔穿刺抽出脓液可以确定诊断。抽出的积液应常规进行革兰染色，需氧菌及厌氧菌培养，病毒、结核及真菌培养，并作抗生素敏感试验。

积液的生化分析，大部分学者认为 $pH<7.0$，葡萄糖浓度 $<50mg/dl$，乳酸脱氢酶(LDH) $>1000U/L$，应当进行引流；如 $pH>7.30$，糖 $>60mg/dl$，LDH $<1000U/L$ 则不需引流。

【治疗】

急性脓胸的治疗原则是控制感染，排除脓液，促使肺扩张，消灭脓腔。

1. 支持治疗　包括呼吸护理，加强营养，治疗并发症和引起脓胸的病因。给予高维生素、高蛋白饮食，对体质衰弱及贫血的病人少量多次输注新鲜血，纠正贫血，提高机体抵抗力。

笔记栏

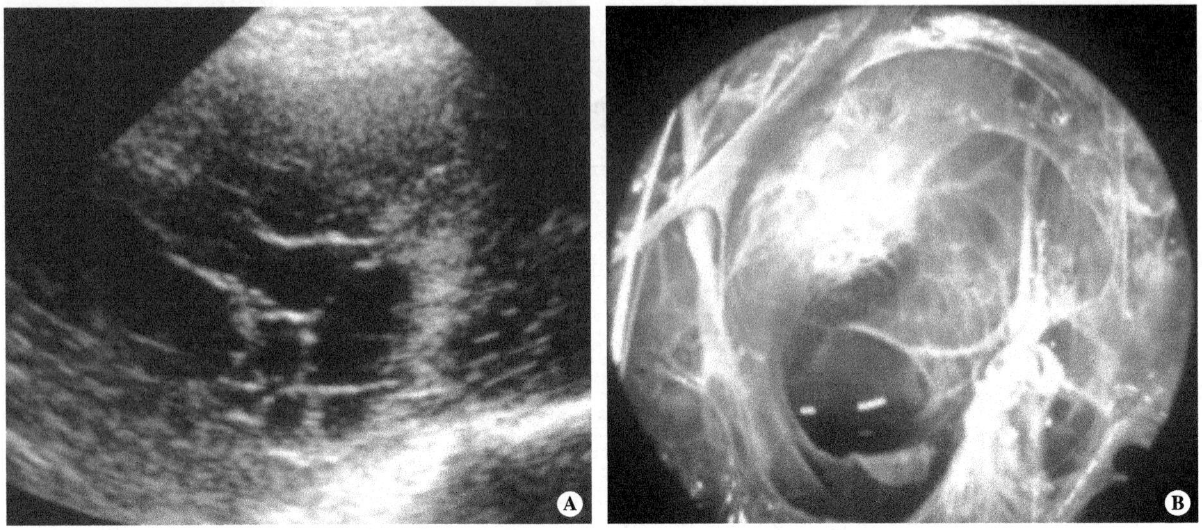

图 24-2 超声(A)、胸腔镜(B)示胸腔积液与多房纤维分隔

2. 控制感染 选用足量、有效的抗生素控制感染,并根据细菌培养和药物敏感试验,及时调整抗生素。

3. 外科引流 外科引流清除脓液是脓胸处理的关键,可通过闭式胸腔引流、开胸或胸腔镜进行治疗。脓胸时膈肌常向上牵拉,因此胸腔镜手术必须注意防止穿破膈肌。图 24-3 表示乳头水平线、胸大肌外侧缘及背阔肌前缘构成手术“安全三角区”。

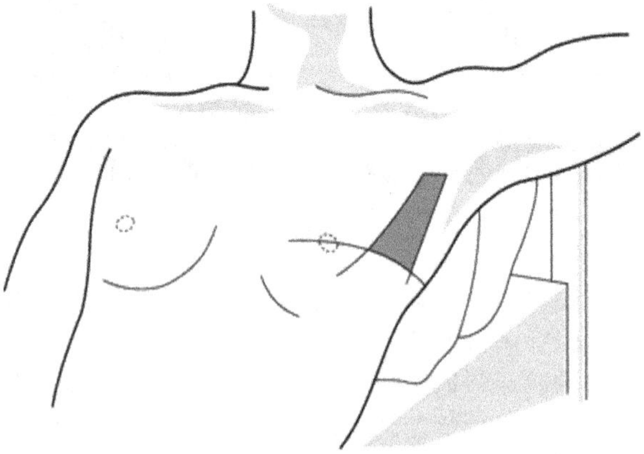

图 24-3 胸壁“安全三角区”

4. 胸腔灌洗 对脓液多而黏稠的患者可进行胸腔灌洗。链激酶 25 万单位或尿激酶 10 万单位加入 0.9% NaCl 溶液 100ml 中,每日经胸管滴注;滴注后夹管 6~12 小时,然后吸出。

第二节 慢性脓胸

【临床表现及诊断】

脓胸慢性化多数是由于诊断较晚,急性期引流不当,存在反复的再次感染(例如食管吻合口漏、支气管胸膜瘘等)异物存留,或特异性感染。

患者由于长期感染和体质消耗,呈现全身慢性中毒症状:低热、乏力、食欲不振、营养不良、低蛋白血症、消瘦和恶液质。胸部症状有慢性咳嗽、咯脓痰及胸闷不适。检查时可见患侧胸壁塌陷、肋间隙变窄、呼吸运动减弱或消失,叩诊呈实音,呼吸音减弱或消失,纵隔向患侧移位。如已作引流或外穿,胸壁上可见流脓的瘘管。部分病人有杵状指(趾)。长期慢性病人肝、肾、脾等脏器可发生淀粉样变,使肝、脾肿大,肝功能不良。

胸片见患侧胸膜增厚,呈一片模糊致密阴影;有的其中见空腔和液平,心脏和气管向患侧移位,膈肌抬高,肋间隙变窄等。脓腔碘油造影可明确脓腔的位置和大小。CT 可显示增厚的胸膜、脓腔和肺部情况(图 24-4)。

【治疗】

慢性脓胸的治疗原则是改善全身状况,提高机体抵抗力;消除病因和脓腔;尽量使肺复张,恢复肺功能。

如脓胸引流不畅,应在适当的部位另作肋间或肋床引流,以改进引流。

胸膜纤维板剥脱术(图 24-5)适用于肺内无病变或病变已愈合,肺组织仍能膨胀的患者。手术将脏层和壁层胸膜上增厚的纤维板剥除,使肺扩张,达到消灭脓腔的目的。

胸廓成形术适用于肺组织有纤维化,难于扩张,肺内有活动性结核病灶或存在支气管胸膜瘘,不宜实施纤维板剥脱,但肺组织尚可保留的病人。手术将脓腔对应的肋骨和壁层胸膜内的纤维板剥脱,清除脏层胸膜上的病变组织,使胸壁塌陷。

胸膜肺切除术将脓胸纤维板与肺一并切除,

适用于肺内病变也需切除者，例如慢性肺脓肿、支气管扩张、肺结核空洞、咯血、支气管胸膜瘘等。

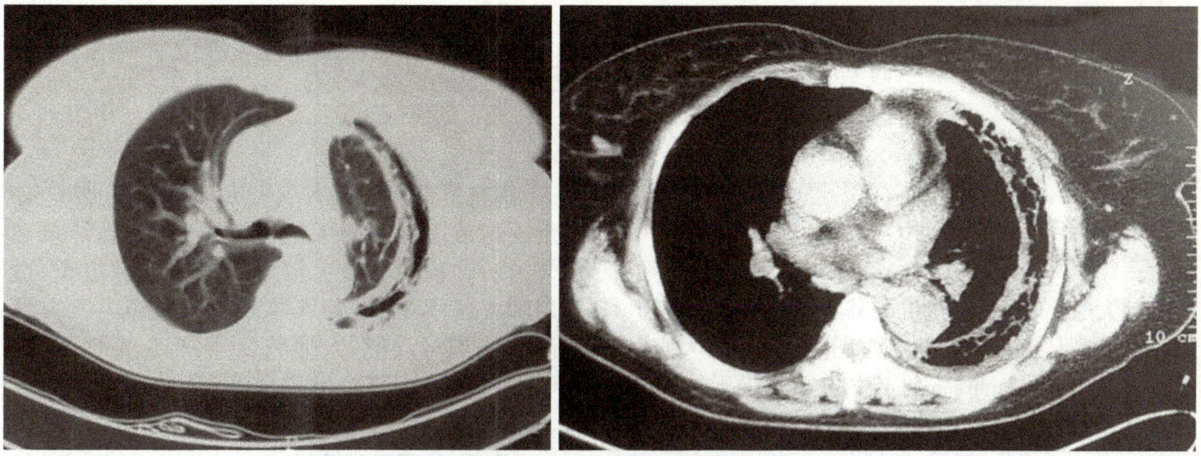

图 24-4 左侧慢性脓胸，纤维板形成、肋间隙变窄（肺或纵隔窗）

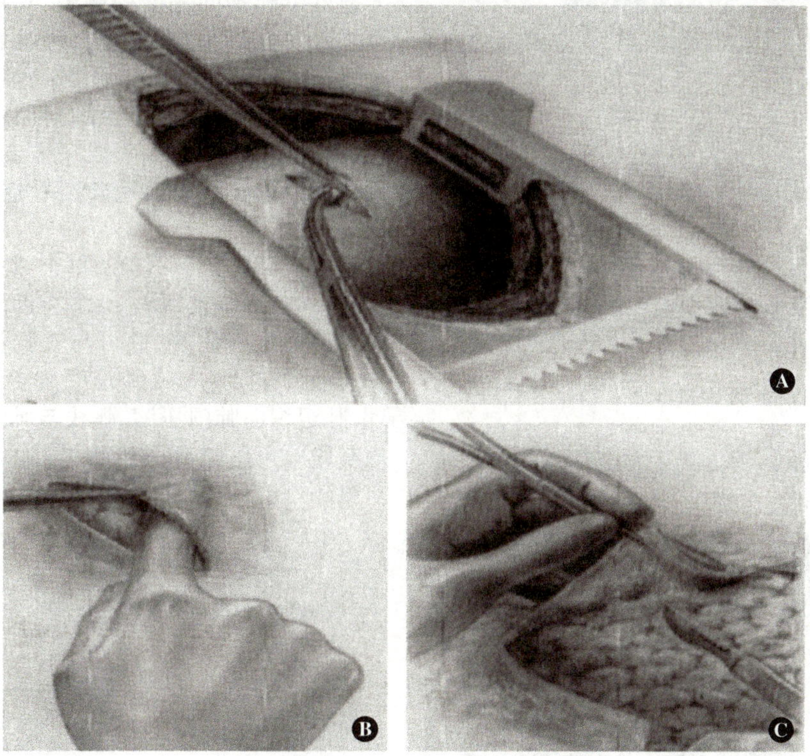

图 24-5 纤维板剥脱术

（洪文娟 洪志鹏）

第二十五章 肺部疾病

第一节 肺大疱

肺大疱(pulmonary bulla)指肺泡壁破坏使肺组织形成直径大于1cm的充气空腔(图25-1),也称大疱性肺气肿(bullous emphysema)。发生在胸膜下的称为胸膜下大疱,发生在肺内的称为肺内大疱。

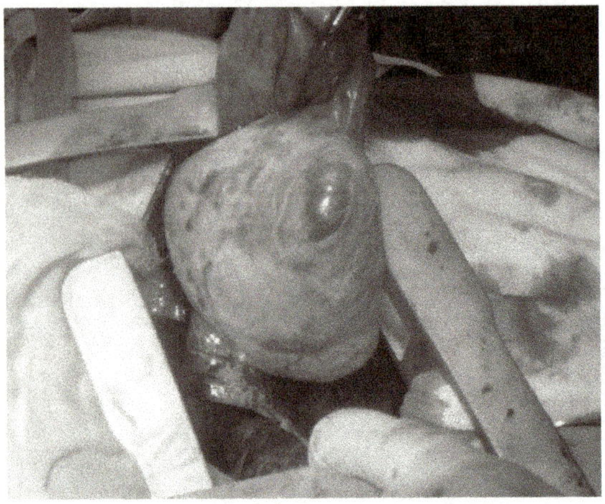

图25-1 肺大疱

【病因和病理】

引起肺大疱的确切病因尚不清楚,可能与吸烟和 α_1 抗胰蛋白酶缺陷有关。大疱壁薄,由肺泡扁平上皮组成。有的肺大疱继发于肺炎、肺结核和肺气肿。体积大的肺大疱可压迫周围肺组织,造成余肺膨胀不全,影响气体交换。当肺内压突然增高如剧烈运动时,大疱破裂,引起自发性气胸。有时疱与壁层胸膜会形成粘连,若粘连带断裂出血,可产生血气胸。

【临床表现及诊断】

单发小的肺大疱可无任何症状。多发大的肺大疱可引起不同程度的胸闷、气短。肺大疱破裂合并自发性气胸,产生呼吸困难和胸痛。肺大疱并感染,可有发热、咳嗽、咳脓痰等表现。

体格检查时,肺大疱部位叩诊呈鼓音,呼吸音明显减弱。巨大的肺大疱呼吸音可完全消失,纵隔向对侧移位。肺大疱破裂后造成气胸,常可出现皮下气肿。

胸片可见大小不一的单个或多个薄壁透亮空泡,周围肺组织被压缩。CT有助于发现胸片上不易发现的疱性病变,并可与气胸相鉴别。气胸与肺大疱的鉴别:气胸肺透亮度更高,完全无肺纹理,肺组织向肺门压缩,弧线与肺大疱相反。肺大疱在肋膈角可见到肺组织,气胸时肺组织完全推向纵隔(图25-2)。

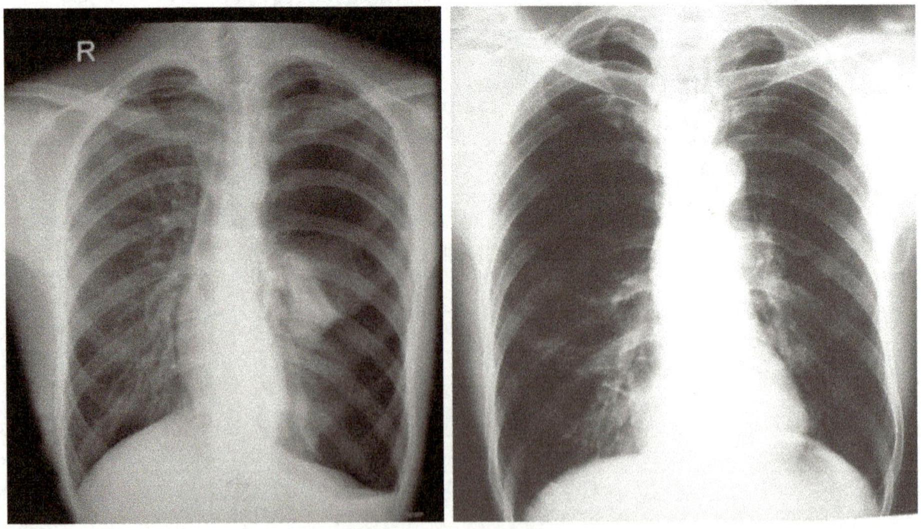

图25-2 胸部X线气胸与肺大疱的鉴别
A. 左侧气胸;B. 右侧肺大疱

【治疗】

1. 非手术治疗 包括禁烟、呼吸功能锻炼和预防、控制感染。肺大疱未破裂者,注意勿误诊为气胸,禁忌胸腔穿刺治疗,以免造成医源性气胸,

笔记栏

甚至张力性气胸。

2. 手术治疗 手术指征包括：①中度到重度慢性呼吸困难及活动能力下降的病人，②肺大疱占据 1/3 以上的肺野，③肺血管造影显示受累肺野血流减少，④肺大疱合并气胸、感染或大咯血者。一般而言，无症状的病人，影像学显示肺没有被压迫的患者不需要手术治疗。

目前常用的外科手术方式有肺大疱外引流术（Monaldi 手术）、肺大疱切除术、胸腔镜、肺叶或肺段切除、肺移植。

Monaldi 手术：经骨膜下切除大疱上面的一段肋骨，长约 2.5cm，壁层胸膜连同疱壁一起作荷包缝合，荷包内插入粗 Foley 导管，气囊充气，收紧荷包，末端连接水封瓶加上负压吸引。可用于不能耐受开胸手术的危重患者尤其是呼吸机辅助呼吸的病人。

肺大疱切除术：对体积较大的肺大疱，术中切开大疱后，仔细缝合漏气部位，切除多余的疱壁，缝合切缘（图 25-3）。对较小的肺大疱作缝扎或结扎。通常不作肺切除，只有切除肺大疱后，正压通气试验余肺不能膨胀，才行肺叶切除术。

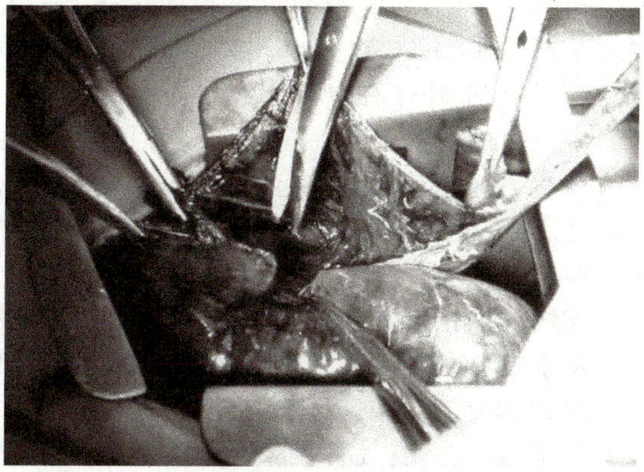

图 25-3 开胸肺大疱切除

胸腔镜：用于肺大疱的局部切除效果最好（图 25-4）。

肺移植：由血管和大疱性肺实质改变引起的终末期慢性阻塞性肺病可考虑肺移植。

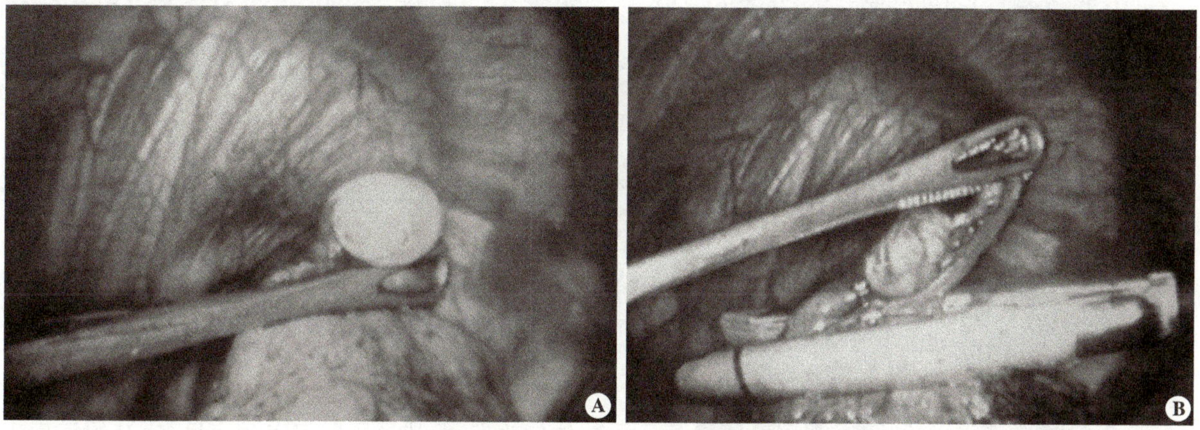

图 25-4 胸腔镜肺大疱切除

第二节 支气管扩张的外科治疗

支气管扩张（bronchiectasis）是指支气管管腔的持续性扩张（图 25-5），常伴有支气管壁成分和周围肺实质的炎症性破坏。

【病因和病理】

支气管扩张是各种不相关联的疾病所造成的终末改变，例如百日咳、麻疹、支气管肺炎、肺结核。病因可归纳为阻塞性和非阻塞性两类。

阻塞的原因有肿瘤、异物、支气管壁的局灶性炎症、黏稠的支气管分泌物、极度肿大的淋巴结造成的外来压迫。如阻塞在早期解除，支气管扩张性病变可消退。否则继发炎症或纤维化，将使病变不可逆。

非阻塞的原因在于反复的肺炎发作。肺炎引

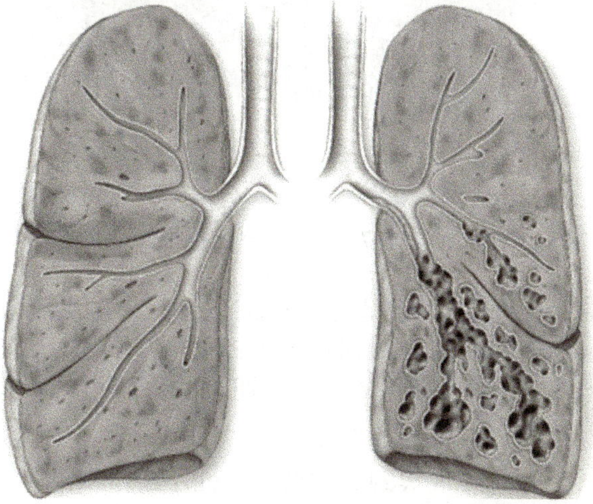

图 25-5 正常肺（A）与左肺下叶及上叶舌段支气管扩张（B）

起肺不张，导致胸膜腔内负压增加，借助实性不膨胀的肺组织，牵引支气管壁扩张。常见于年轻人，左肺多于右肺，下叶多于上叶，左下叶总是伴有左舌叶受累，右下叶伴有中叶受累。

先天性缺陷者多为弥漫性支气管扩张。常染色体隐性纤毛运动功能不良综合征，亦称 Kartagener 综合征，表现为慢性鼻窦感染、支气管扩张、完全性内脏转位及不育症。

支气管扩张可发生于单一肺段或多个肺段，一旦发生在肺的某个区域，便固定在该区域。只有出现新的肺部感染或肺不张，病变才会扩大。根据扩张的形态，支气管扩张可分为囊状扩张、柱状扩张和混合型扩张（图 25-6~图 25-8）。

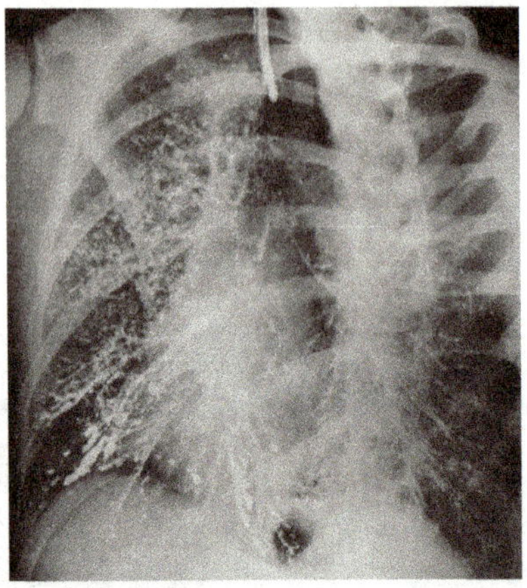

图 25-6　支气管柱状扩张

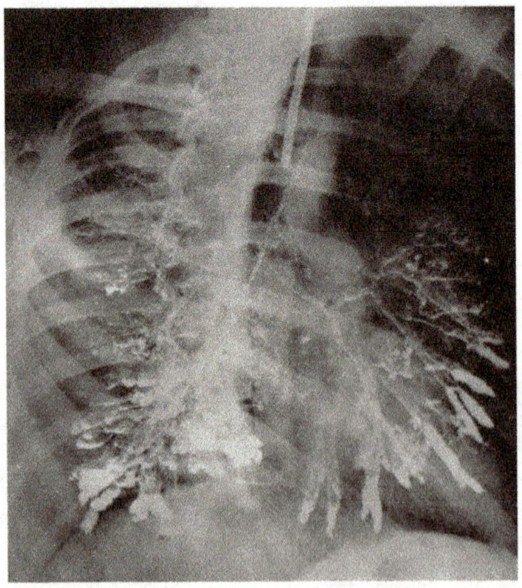

图 25-7　支气管囊状扩张

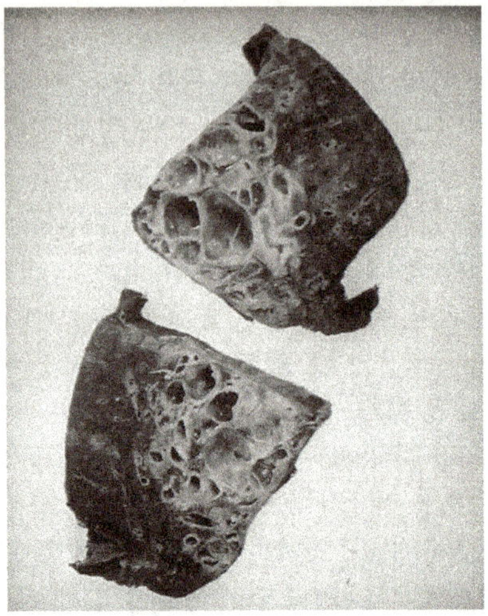

图 25-8　左肺下叶支气管扩张切除术后标本

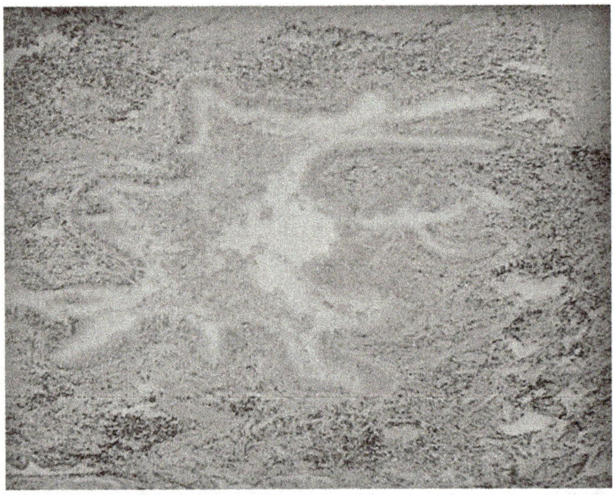

图 25-9　支气管扩张、黏膜和肌层破坏

镜下，支气管呈慢性炎症，以淋巴细胞浸润为主；晚期软骨破坏、肌肉消失；支气管动脉增大变形，与肺动脉间形成吻合支（图 25-9）。

【临床表现及诊断】

临床主要表现为咳嗽、咳大量脓痰和咯血。

咳痰与病变部位、程度、支气管引流是否通畅有关。痰液呈黄绿色脓样，静置后分为三层，上层为泡沫、中层为黏液、下层为脓性物及坏死组织。体位改变，尤其是早晨起床时痰最多，有的每日痰量可超过 500ml。随病情发展痰量可逐渐增多。临床上将咳痰为主的称为“湿性支气管扩张”。

咯血为唯一症状的，临床上称为“干性支气管扩张”。多见于结核病变或囊状扩张者。咯血量从痰中带血至大量咯血，但与病变的程度和范围不一定平行。

早期支气管扩张可无异常体征，反复的呼吸道和肺部感染，可引起反复发热、乏力、贫血、营养不良、杵状指。肺部听诊闻及局限性的湿啰音和呼气性啰音。

支气管扩张的诊断，主要手段是支气管造影，对不能接受支气管碘油造影的病人，CT 扫描是一种较为理想的诊断方法；高分辨率、薄层（1.5~5mm）CT 对支气管扩张有很高的分辨率。胸片上可见肺纹理增多增粗、蜂窝状或环状阴影（印戒征）、肺不张、胸膜增厚等。CT 可见囊状或柱状支气管扩张征象（图 25-10）。

笔记栏

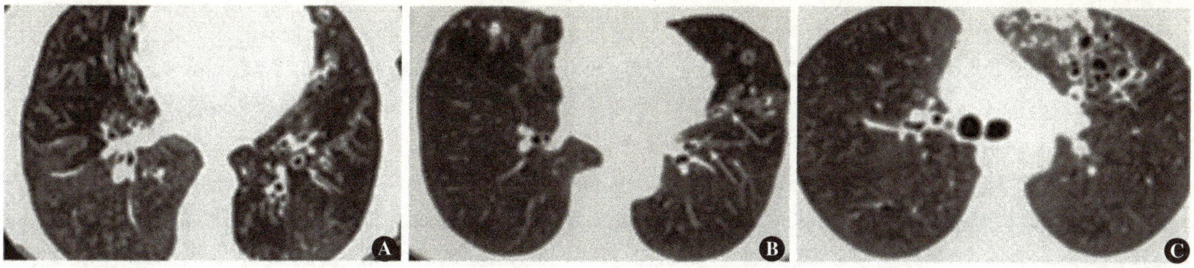

图 25-10　支气管扩张 CT 表现

A. 支气管壁变厚扩张；B. 串珠状改变；C. 成团成簇或曲张

【外科治疗】

支气管扩张的治疗包括内科、中医中药和外科治疗。虽然多数情况下保守治疗足以控制炎症性的发病途径，但是外科手术治疗是不可逆性支气管扩张唯一可望根治的方法。

1. 手术适应证　一般情况较好，心、肺、肝、肾等重要器官功能无障碍。支气管扩张以单侧分布为主，非手术治疗无效的病人。双侧病变但咳痰、咯血的主要来源明确，或病变范围<50%者。反复大咯血不止，经积极保守治疗或介入治疗无效者。

2. 手术禁忌证　一般情况较差，心、肺、肝、肾功能不全，不能耐受手术者；

病变范围分布广泛，术后严重影响呼吸功能者；合并肺气肿、哮喘、肺心病者禁忌手术。

3. 术前准备　包括术前检查、控制感染和支持治疗。

术前检查除胸外科常规外，须作痰细菌培养和药物敏感试验，指导临床用药；支气管镜检查，观察出血部位，排外异物或肿瘤；心功能和呼吸功能测定，了解心脏和肺的情况。

控制感染有益于减少痰量，尽可能使痰量<50ml/d。体位引流、拍背、呼吸保健和锻炼、抗生素超声雾化吸入均可提高排痰效果。

支持治疗可改善机体抵抗力，并提高病人对手术的承受能力。纠正贫血，清除慢性感染灶，防止其诱发呼吸道感染。

4. 手术原则　支气管扩张外科治疗的目的是去除所有的受累肺组织，同时最大限度的保留肺功能。

5. 术后处理　严格遵循胸外科术后处理原则，加强护理，对患者进行严密监护。包括临床监护（神志、皮肤颜色、呼吸频率及幅度、外科皮下气肿范围、镇痛治疗效果）、血流动力学和呼吸监护、胸腔引流管监护、胸部 X 线检查和生化指标检测，可及时发现术后并发症。

术后补液特别是单位时间内不宜过多过快，一般控制为 1.5ml/(kg·h)，以免造成肺水肿，对全肺切除术后、心功能较差或老年患者更应注意（图 25-11）。大多数患者应在术后第一天恢复正常饮食。

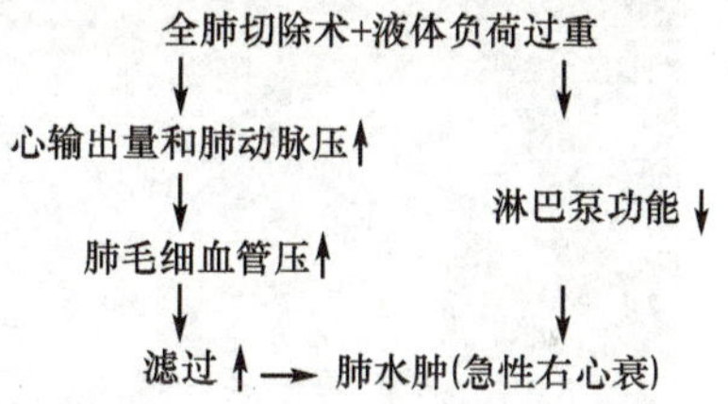

图 25-11　术后输液过多致心功能衰竭

患者术后早期普遍存在一定程度的低氧血症，致病机制有二：一是通气/血流比例（V/Q）失调，二是氧弥散异常。因此，手术后应常规给予吸氧，纠正低氧血症。

药物治疗包括预防、控制感染，应用祛痰剂协助排痰；预防深静脉血栓形成及维持水电解质平衡。

（洪文娟　洪志鹏）

第三节　肺结核的外科治疗

案例 25-1

患者，女，32 岁。反复咳嗽、咳痰、痰中带血 2 年，咯血加重一月。痰为黄色脓痰。咯血呈间隙发作，量 50～60ml。病程中伴有胸闷、心慌、心悸和气促。无低热、盗汗、纳差等症状。患病以来体重减轻 5kg。入院前曾在结核病医院给予规范的抗结核治疗。辅助检查：胸片示双肺内点结状钙化及纤维条索影。左肺上野见斑片状模糊阴影，其内小空洞形成，左上肺尖及纵隔胸膜呈幕状粘连。结核抗体(+)，PPD 试验(+)。气管镜涂片未检出抗酸杆菌。经对症治疗好转后建议病人到结核病院继续治疗。

半年后因饮酒引起大咯血4次,每次量600~800ml,呼吸心跳骤停,经120现场抢救,复苏成功后,送入我院。CT显示双肺纤维空洞型肺结核并左上肺支气管扩张。行左肺上叶切除术。病理诊断:左肺上叶结核并慢性非特异性感染。继续抗结核治疗。

3个月后,患者出现发热,体温38~39℃。伴胸痛和呼吸困难。CT复查双肺陈旧性结核,多发肺大疱,右肺代偿性肺气肿,左肺体积变小,左肺上叶残端未见瘘口,排除支气管胸膜瘘(图25-12)。因慢性脓胸再次行纤维板剥脱及左肺下叶切除术。病检为左肺下叶结核、胸膜纤维板结核样改变,支气管断端未见结核。痊愈出院,门诊随访术后康复良好。

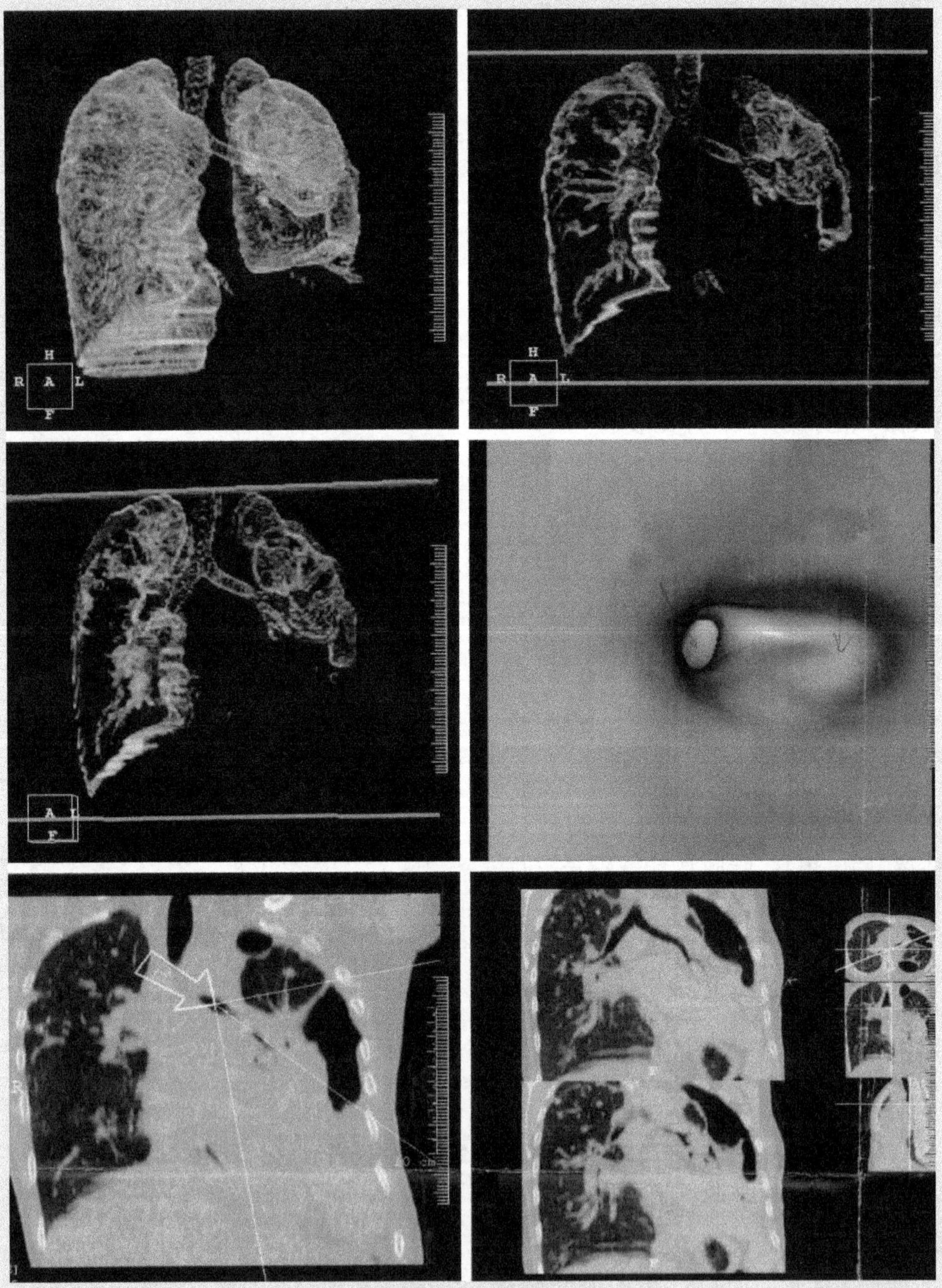

图25-12　双肺结核左上叶切除术后CT三维成像

问题:

1. 肺结核外科治疗的原则是什么?
2. 毁损肺的临床判断指标有哪些?

肺结核的外科治疗是采用外科的方法，治疗药物或其他方法不能治愈的肺结核，是肺结核综合治疗的一个组成部分。

结核病是由结核分枝杆菌（mycobacterium tuberculosis）引起的慢性传染病，可侵及许多脏器，以肺部受累形成肺结核最为常见。排菌病人为重要的传染源。随着抗结核化学治疗、社会卫生及经济状况的改善和发展，全球结核发病率和死亡率显著降低。但20世纪80年代末期以后，由于耐药菌株的出现，人群流动的增多，不能有效控制传染源及艾滋病流行等原因，使结核病的发病率又有增高的趋势。

【基础知识】

结核分枝杆菌是世界上最主要的传染性杀手之一。1882年德国细菌学家Koch发现并证明其为结核病的致病菌。为需氧杆菌，不产生内、外毒素，也无荚膜和侵袭性的酶。但致病性极强，可能与细菌在组织细胞内繁殖引起的炎症、菌体成分和代谢产物的毒性、人体的免疫病理反应有关（图25-13）。

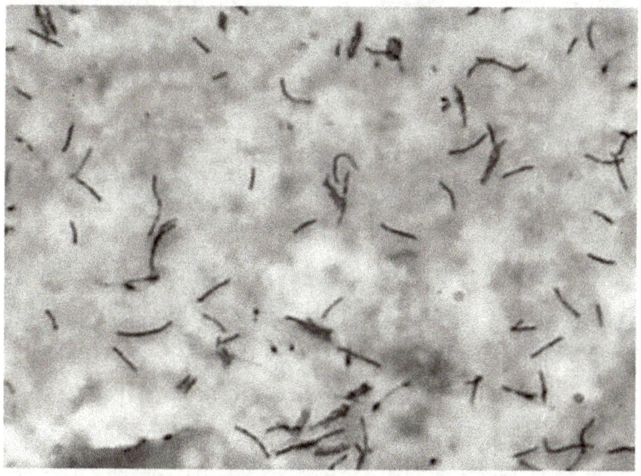

图25-13 结核分枝杆菌

细长、0.4μm×（1～4）μm

在肺结核的形成和发展过程中，原发性肺结核或儿童期结核一般不需要外科治疗，除非累及胸膜；粟粒性肺结核是全身血行播散性结核病的一部分，若形成脓胸需外科引流；坏死性空洞性肺结核，为肺结核外科治疗的主要适应证。

【肺切除术】

肺切除术是外科治疗肺结核的重要手段，旨在消灭慢性传染源、预防疾病复发和治疗各种严重并发症。例如，大咯血（失血量>600ml/24h，致命性大咯血≥150ml/h或≥300～400ml/次）、支气管胸膜瘘、可疑癌症、肺不张、结核化疗耐药久治不愈的感染。手术类型包括肺楔形切除、肺段切除、肺叶切除和一侧肺切除。肺结核外科切除的原则是切除全部肉眼所见的病变。

1. 肺切除的指征

（1）开放性空洞，伴或不伴排菌，经4～6个月抗结核治疗后仍不闭合者。

（2）结核球，球形病灶直径>2cm，或怀疑肿瘤。

（3）毁损肺（肺的组织结构破坏和功能基本丧失，图25-14），广泛的干酪性或纤维干酪性病变，不论痰检查是否阳性。

（4）不可逆性破坏性病变，如支气管狭窄、支气管扩张。

（5）反复或持续性咳血，常源于空洞或支气管扩张。

（6）胸廓成形术失败。

（7）肺叶或一侧肺不能膨胀，伴包裹性结核性脓胸。

2. 肺切除的禁忌证

（1）进展或活动期肺结核，或肺内其他部位出现新的浸润病灶。

（2）一般情况和机体代偿能力差。

（3）临床检查和心肺功能测定不能耐受手术。

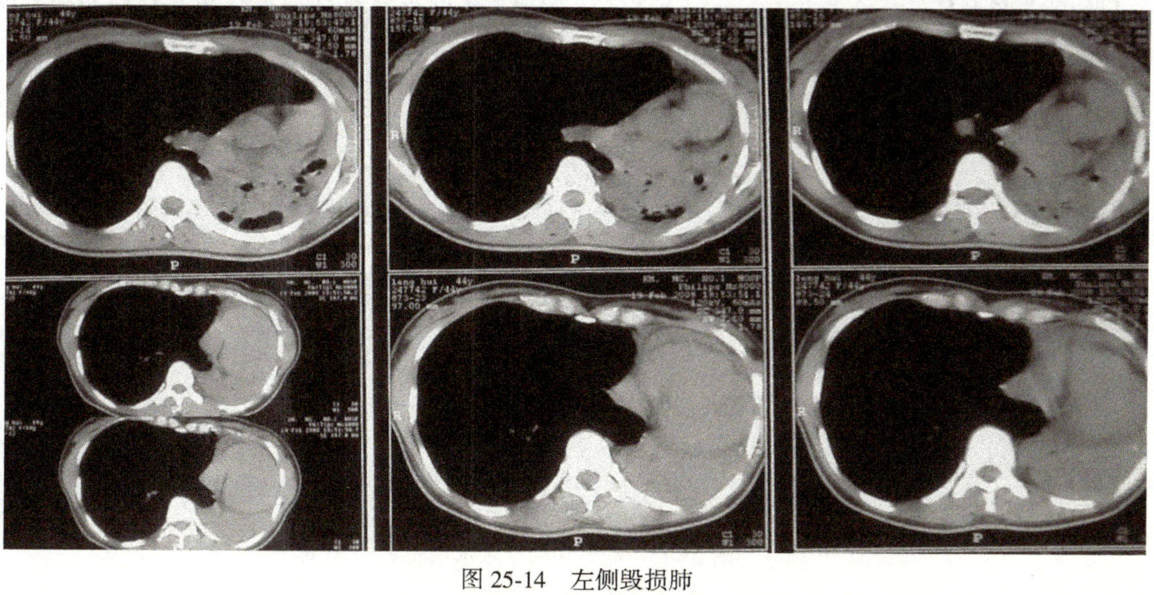

图25-14 左侧毁损肺

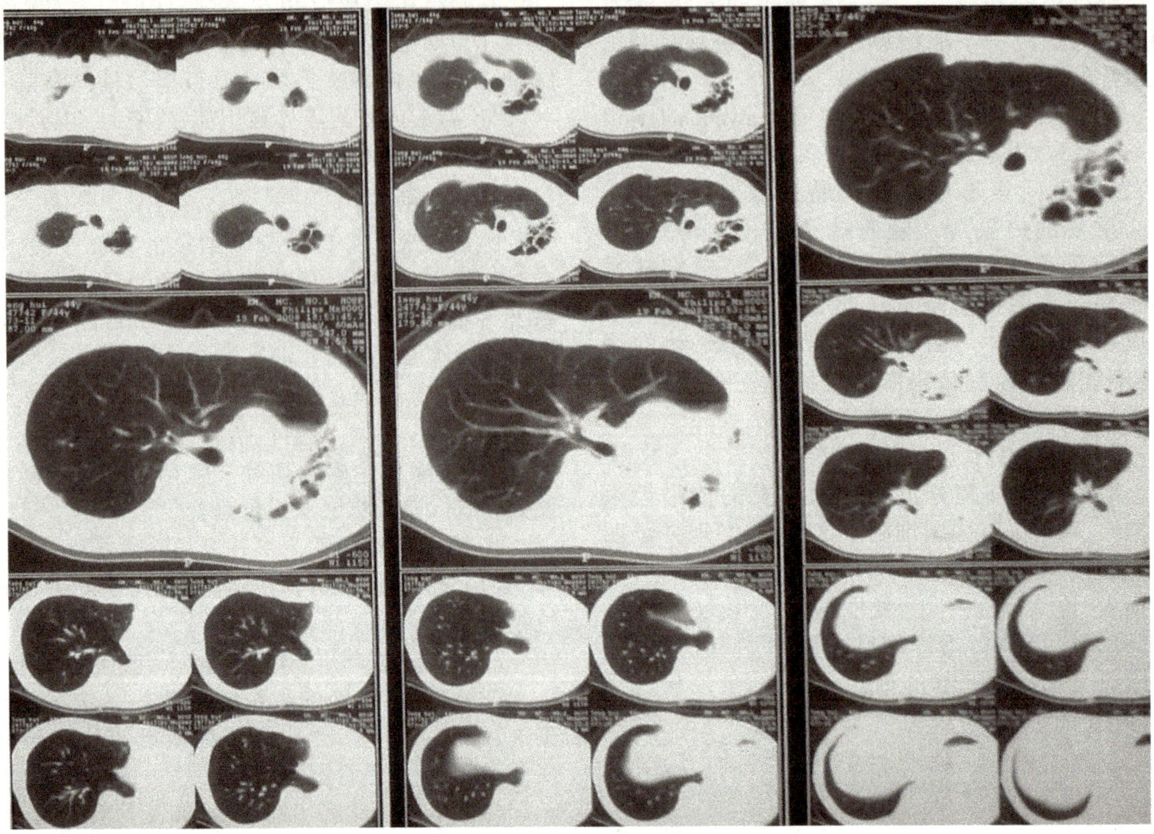

图 25-14 左侧毁损肺(续)

(4) 合并肺外结核,病情仍在进展或恶化。

3. 术前准备及术后处理 有助于提高手术治疗效果,减少术后并发症。手术合并症,诸如支气管胸膜瘘、结核播散,多发生于术前痰结核菌阳性者。对有耐药,或发现支气管内膜结核的病人,术前应给予有效的抗结核药物治疗,直到病情稳定。在多数外科治疗结核的报道中,80%~85%的患者在术后2~5年后仍有非活动性肺结核。因此,术后继续抗结核治疗至少6~12个月。

【胸廓成形术】

胸廓成形术(thoracoplasty)是切除多根肋骨,使胸壁向病肺塌陷,压缩病肺组织,从而消灭空腔;减缓局部血液和淋巴回流,减少毒素吸收,并产生局部缺氧,不利于结核菌繁殖;同时减少病肺呼吸运动,使其得以静息,有利于组织愈合。

胸廓成形术要求切除足够的肋骨(图 25-15)。对上肺空洞,需切除第1~7肋。上3根肋骨的前端要包括肋软骨,以下逐渐少切。后端要切除胸椎横突和肋骨颈部。手术一期或两期完成。胸廓成形术的主要缺点是术后并发脊柱和胸廓畸形(图 25-16)。

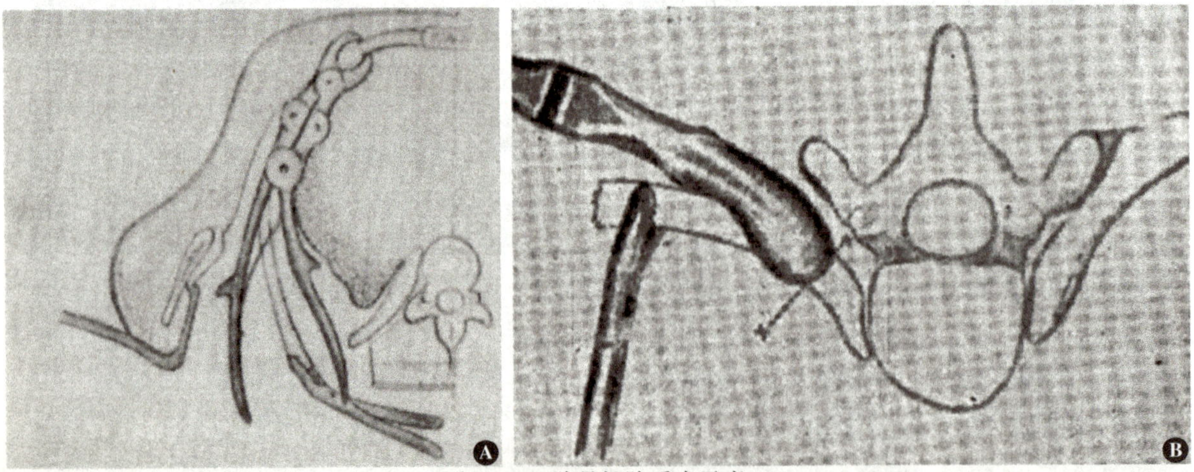

图 25-15 肋骨切除手术示意

A. 切断前肋;B. 分离后肋

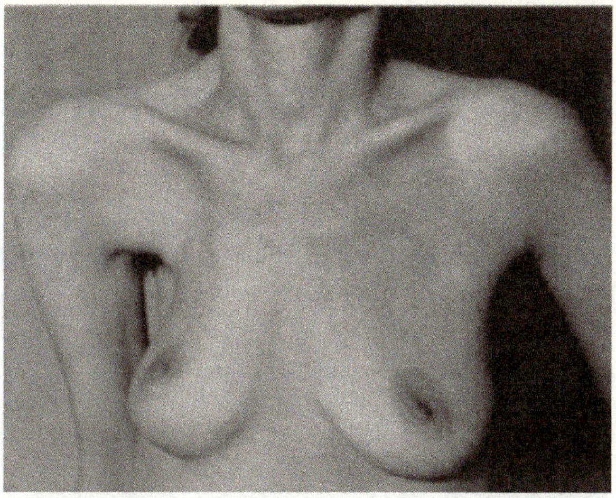

图 25-16 右侧胸廓成形术后

案例 25-1

该患者起初两次入院以咯血症状为主，根据病史和检查，诊断为双肺结核并咯血。但反复支气管镜检查未能发现出血来源。CT 检查左肺上叶毁损最严重，出血可能性极大。术中见左肺上叶与胸壁粘连，色泽暗淡，肺膨胀不全，多处见干酪样物质；左下叶色泽、功能基本完好。故行左肺上叶切除术，保留下叶。术后三个月又因结核性脓胸再次手术。回顾病史患者围手术期进行了规范的抗结核治疗，但病情越来越重，可能与结核耐药有关。

（洪志鹏 黄 韬）

第四节 肺棘球蚴病

案例 25-2

患者，女，43 岁，纳西族。因偶然健康体检发现肺、肝脏多发占位性病变一周入院。现病史中无任何临床症状和体征。仅 CT 发现右肺上叶 6cm×8cm、左肺下叶 3cm×5cm 和肝脏 8cm×10cm 边界清楚的囊性占位病变（图 25-17）。既往有牧犬饲养及密切接触史。

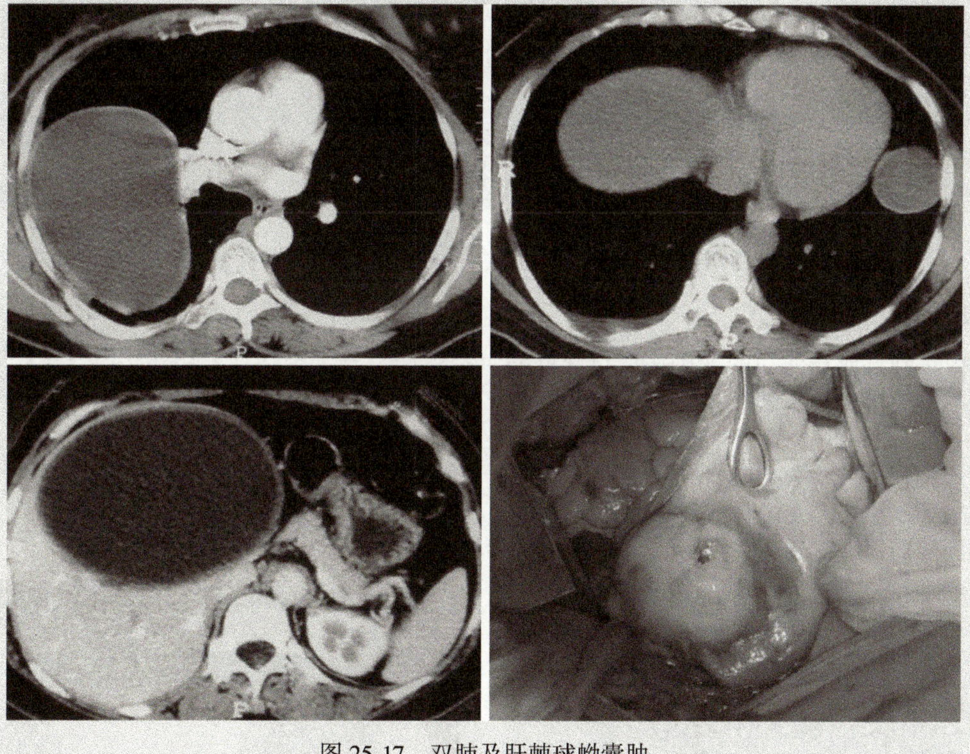

图 25-17 双肺及肝棘球蚴囊肿

问题：

1. 根据 CT 可能的诊断是什么？
2. 需进一步完善哪些检查？

肺棘球蚴病（pulmonary echinococcuosis）是一种人、畜共患的寄生虫病。病原体为细粒棘球绦虫的蚴体。当其被人吞食后，在胃、十二指肠中孵化成幼虫，穿过胃肠黏膜，随血流或淋巴管至全身各处，在肝、肺等脏器中发育引起包虫囊肿，囊肿内含有大量的头节、子囊和囊砂，具有较强的传染性（图 25-18，图 25-19）。

笔记栏

【临床表现】

包虫囊肿生长缓慢，如无并发症，可多年没有临床症状。偶因胸部X线检查被发现。常见的症状有刺激性咳嗽伴胸痛。巨大的囊肿可引起压迫症状，如纵隔移位、肺不张、肺炎等。典型症状是血痰，有的甚至大咯血，系包囊虫死亡的结果。查体叩诊有局部浊音，听诊呼吸音减低，可闻及湿啰音。囊肿破裂(90%以上病例破入支气管)产生呛咳，咳出大量白色泡沫囊液、破碎的内囊等，若阻塞呼吸道引起窒息。囊肿破入胸腔，形成胸水、支气管胸膜瘘，合并感染则形成脓胸。囊肿破裂后囊液内抗原被机体吸收，病人有发热或其他过敏反应，例如荨麻疹、过敏性休克、喉水肿及肺水肿等。肝顶部包虫囊肿穿通膈肌、胸膜、肺及支气管，形成胆管-胸膜-支气管瘘，病人咳大量胆汁性痰液。偶尔可因大量囊液溢出与阻塞而引起窒息。

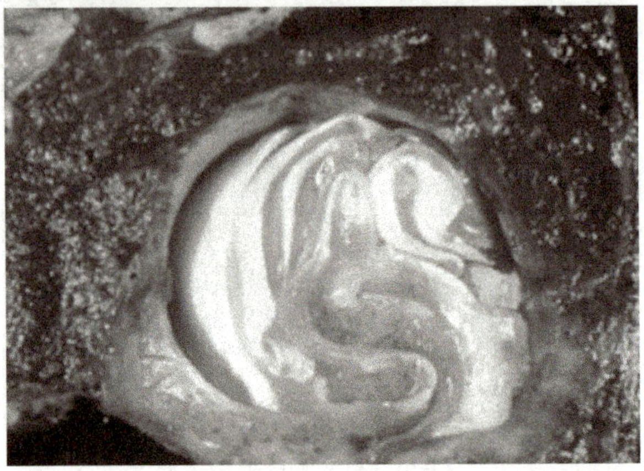

图 25-18 肺棘球蚴囊肿

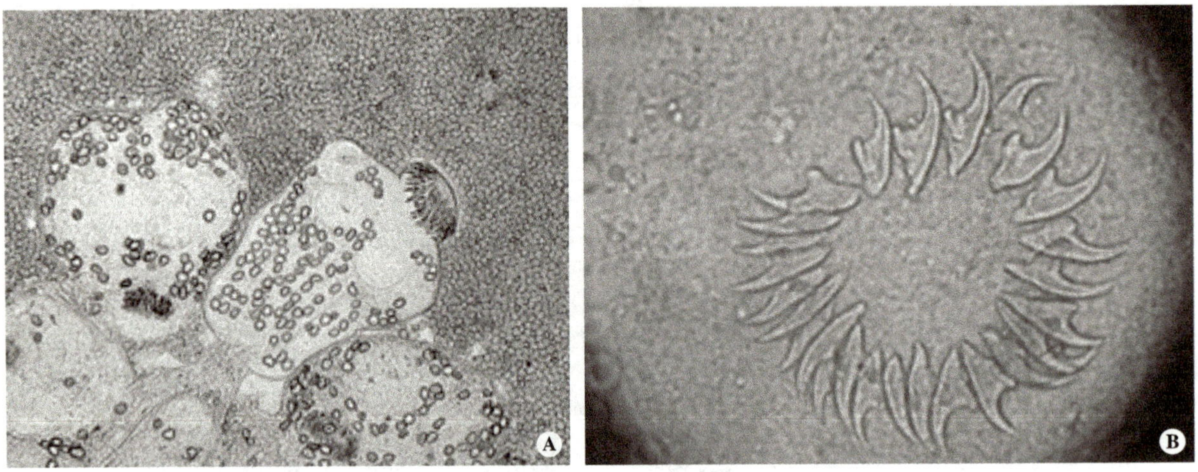

图 25-19 头节(A)及小钩围成的环(B)

【诊断】

患者曾有到过或居住在棘球蚴病流行区的病史。有牧羊犬的接触史。若病人咳出粉皮样囊壁(图 25-20)、包虫沙和带有咸味的清亮液体，可拟诊为肺棘球蚴病。绝大多数X线或CT具有特征性表现：肺内单发或多发的大小不等、密度均匀、边界清楚的圆形或椭圆形阴影。

影像学可见①新月征(moon sign, crescent sign)：肺包虫囊肿与小支气管相通时，空气进入内囊和外囊之间，在囊肿上缘形成的弧形透明袋；②水上百合征(water-lily sign)：表示内囊破裂塌陷，漂浮于囊液表面(图 25-21)；③双弓征(double-dome arch sign)：在液平面上方的两个弧形阴影。B超可见囊液平段。

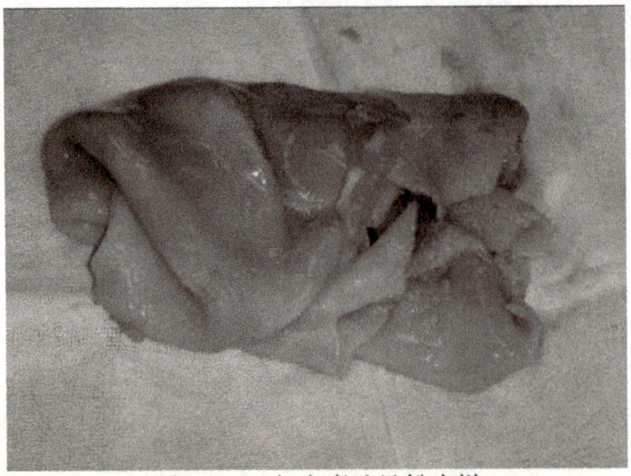

图 25-20 包虫囊壁呈粉皮样

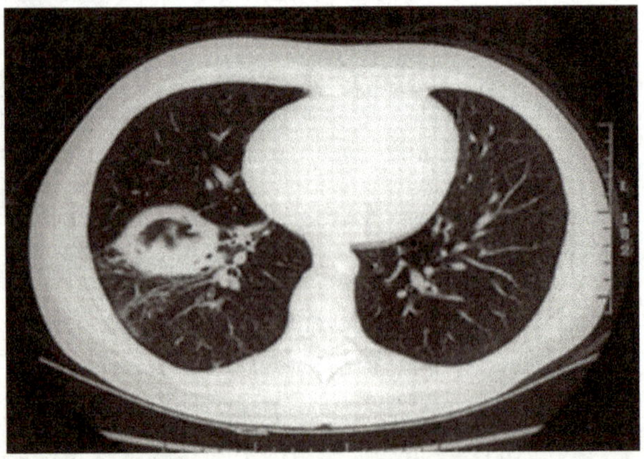

图 25-21 右肺下叶水上百合征

实验室检查嗜酸粒白细胞比例增高，棘球蚴补体结合试验（Weinberg complement fixation test）阳性，棘球蚴囊液皮内试验（Casoni 试验）阳性。

【预防】

肺棘球蚴病是一类具有传播性的疾病。预防的关键在于消灭传染源，加强群众的健康知识教育，加强卫生管理如屠宰场等。注意个人饮食卫生，饭前洗手，保护水源。

【治疗】

1. 手术治疗 外科手术是治疗肺棘球蚴病有效的方法。手术方式包括囊肿摘除术、内囊摘除术和肺叶或肺段切除术。术中以 10% 氯化钠溶液或 0.1% 西替溴胺（cetimide）溶液以杀灭头节；术前两周至术后两周服阿苯达唑减少术中并发症及术后复发。对囊肿破入胸腔形成脓胸的患者可行引流术。

2. 药物治疗 手术禁忌或术后复发但无法手术者，可行药物治疗。阿苯达唑 12～15mg/(kg·d)。4 周 1 个疗程，间歇 2 周，共 6～10 个疗程。

案例 25-2

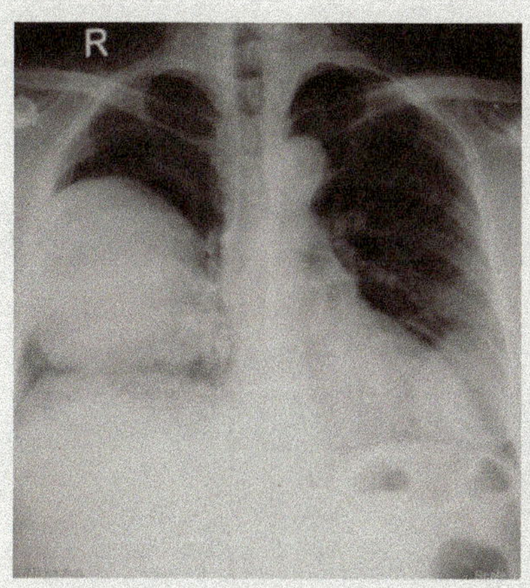

图 25-22 双肺及右上腹囊肿

该病例具有以下特点：青壮年少数民族，现病史中无任何症状，既往有牧犬饲养和密切接触史。胸部 X 线表现为双肺和肝内多发囊肿，四周界限分明，边缘光滑，密度高而均匀呈类圆形（图 25-22）。胸透见囊肿形态随呼吸运动而改变，呼气时变扁平，体积缩小；吸气时变圆，体积增大（棘球蚴囊肿呼吸征，Escudero-Nenerow）。

诊断首先考虑肺棘球蚴病。但应与肺结核、肺部炎症、肺癌和非寄生虫性肝囊肿或胸腔囊肿如心包囊肿、支气管囊肿等疾病相鉴别。

完善各项术前检查后，行手术治疗。术中见右肺上叶被囊肿全部占据，遂行右肺上叶切除术。然后打开膈肌，见肝右叶顶部巨大囊性变，打开外囊，完整切除内囊。再经左侧第 6 肋间开胸，左下叶外基底段囊肿类似无壳鸡蛋，与肺组织边界清楚，将囊肿完整剔出（图 25-23）。术后标本送疾病控制中心行棘球蚴病检查，找到原头蚴、小钩。明确诊断。

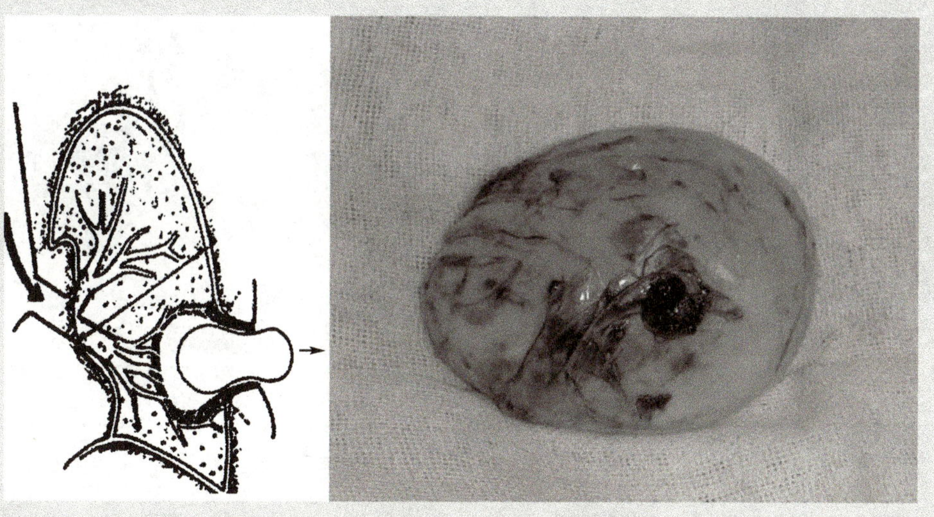

图 25-23 肺棘球蚴囊肿内囊摘除术

第五节 肺和支气管肿瘤

肺和支气管肿瘤包括原发性和转移性肿瘤。本节重点阐述肺癌和支气管腺瘤。

一、肺　　癌

案例 25-3

患者,男,58 岁。反复咳嗽、痰中带血 3 个月余,加重伴乏力、体重下降 1 个月。

患者 3 个月前出现咳嗽、带少量白黏痰,偶有血丝,量少,鲜红色。无呼吸困难、胸痛、心慌,亦无低热、盗汗、纳差等,患者未予注意。1 个月来痰中带血量较前增加,伴胸闷、乏力和体重下降。吸烟 20 年,每天 20 支。

体格检查:一般情况可。全身浅表淋巴结未触及肿大。口唇无紫绀,双肺呼吸音清晰,未闻干、湿啰音,右上肺呼吸音减低。心率 82 次/分,律齐。腹平软,无压痛及反跳痛,肝脾未触及肿大,双下肢无浮肿。见杵状指、趾。生理反射存在,病理反射未引出。

辅助检查:血、尿、大便常规正常,肝肾功能无异常。PPD 试验(-)。肿瘤标记物 CEA,CA125 稍高,CYFRA21-1,CA153,NSE,HCG 正常。凝血功能正常。胸部 X 线检查右肺上叶不张;CT 右肺上叶支气管阻塞;支气管镜右肺上叶开口见肿物(图 25-24)。

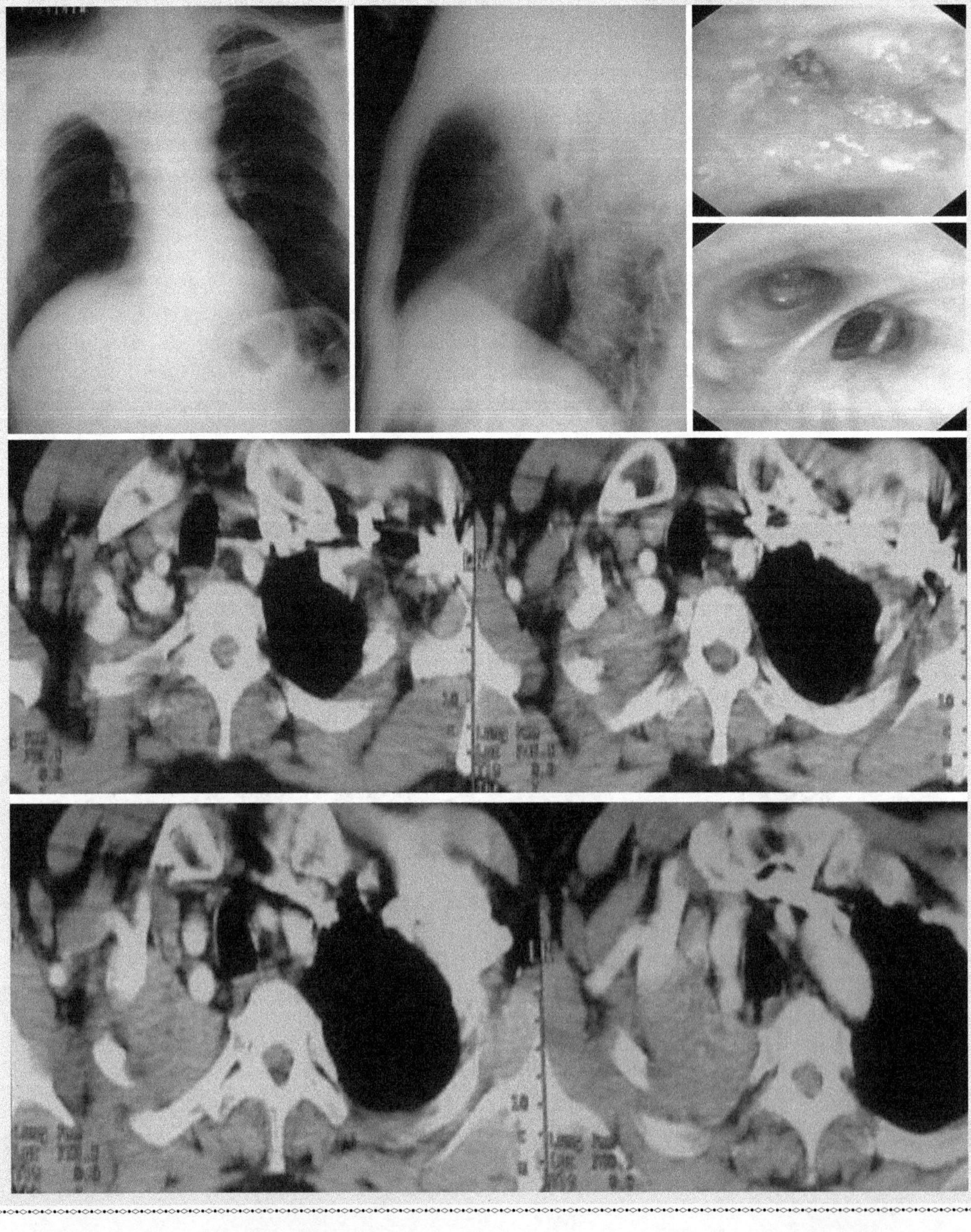

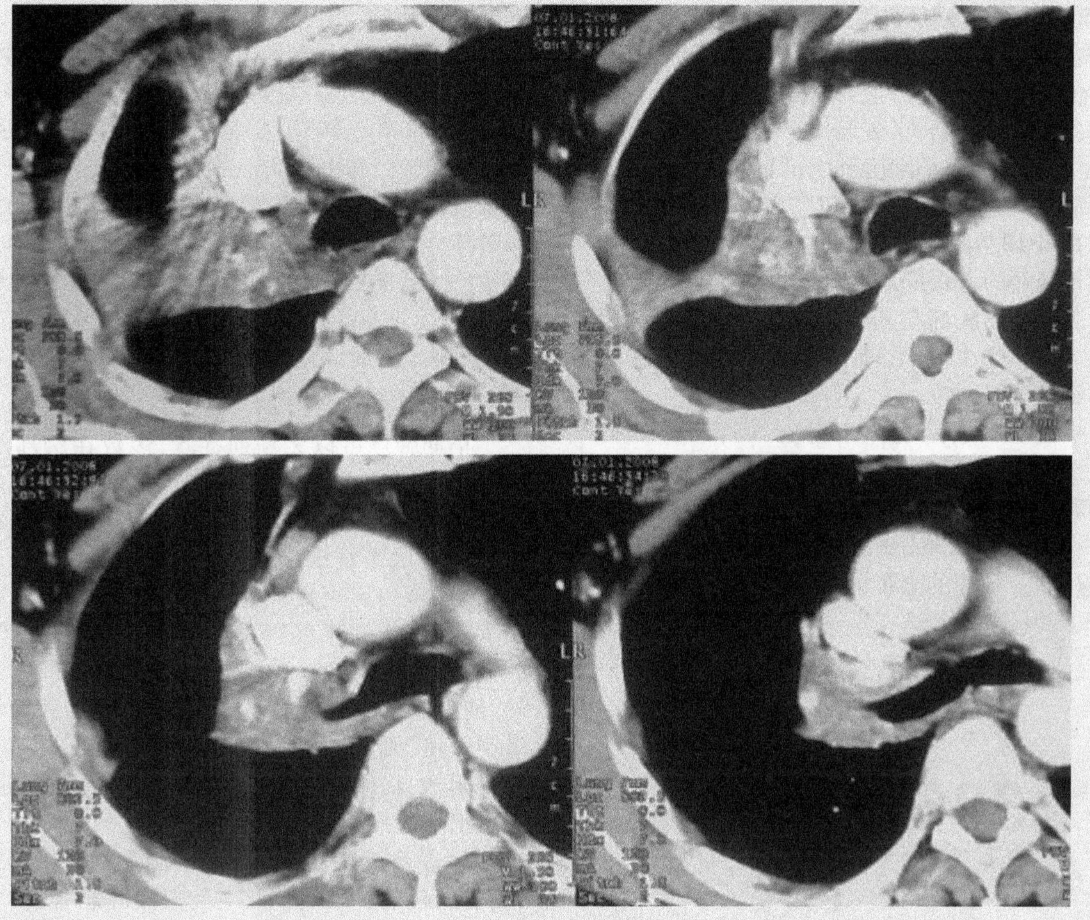

图 25-24　影像学及支气管镜表现

问题：

1. 试述本病例临床特点、诊断？应与哪些疾病相鉴别？
2. 还须进一步完善哪些检查？
3. 治疗措施如何？

肺癌(lung cancer)大多起源于支气管黏膜上皮，因此也称支气管肺癌(bronchopulmonary carcinoma)。全世界每年因肺癌而死亡的人数超过110万，是最常见最致命的癌症之一。性别比例(男：女)为7：2。在我国，肺癌的发病率居于男性各种肿瘤的首位。

【病因】

肺癌的病因至今不完全明确。大量证据表明，吸烟是大多数人群肺癌发生的主要因素。烟草产物含有大量致癌物质和致炎因子。

肺癌的职业性致癌物有石棉、晶化二氧化硅、氡、多环芳香烃混合物和重金属。环境污染可能是肺癌死亡率较高的一个原因。

机体内在的因素可能对肺癌的发生、发展有重要作用，例如免疫功能、代谢活动、遗传基因、肺部慢性感染等。

细胞转化为恶性，要经过控制细胞的生长、分化和存活的多基因改变。在肺癌的发生和发展过程中，有多种遗传标记物异常，包括等位基因缺失(LOH)、染色体不稳定和失衡、癌基因和肿瘤抑制基因突变、通过启动子超甲基化所致的表遗传基因沉默和控制细胞增殖基因的异常表达。

【病理】

肺癌主要分为两类：非小细胞肺癌(non small cell lung cancer，NSCLC)和小细胞肺癌(small cell lung cancer，SCLC)。两种肺癌的治疗方法不同。

1. 非小细胞肺癌　又分为三种组织学类型：

(1) 鳞状细胞癌：是最常见的类型，约占全部肺癌的一半，以角化或细胞间桥为组织学特点。典型的鳞癌位于大支气管，由支气管上皮化生而来，生长缓慢，对放疗化疗敏感。淋巴转移发生早，血行转移较晚。

(2) 腺癌：大多数腺癌起源于周围细支气管的基底细胞或肺泡Ⅰ型上皮细胞，很少发生在大的支气

笔记栏

管，女性多见，血行转移较早，淋巴转移较晚。细支气管肺泡癌特有的生长方式是沿着细胞间隔蔓延，不侵犯肺泡间隔，可侵犯胸膜或经支气管播散到其他肺叶。在胸部 X 线分结节型和弥漫型两种形态。

（3）大细胞癌：半数起源于大支气管，男性多见，早期转移。与小细胞肺癌的区别是胞质丰富、边界清楚、核大、核仁明显。

2. 小细胞肺癌 一般起源于大支气管，即支气管神经嵴的 Kulchitsky 细胞，这种细胞位于支气管黏膜腺体的底部与基膜之间。男性多见。侵袭性强。胞质极少，核仁小而模糊。特点是胞质内含神经内分泌颗粒。

中心型肺癌是起源于主支气管和肺叶支气管，位置靠近肺门的肺癌（多见于男性，鳞癌、大细胞癌和小细胞癌）。起源于肺支气管以下的肺癌，位置在肺的周围部分称为周围型肺癌（多见于女性，腺癌）。肺癌的分布情况，右肺多于左肺，上叶多于下叶（图 25-25）。

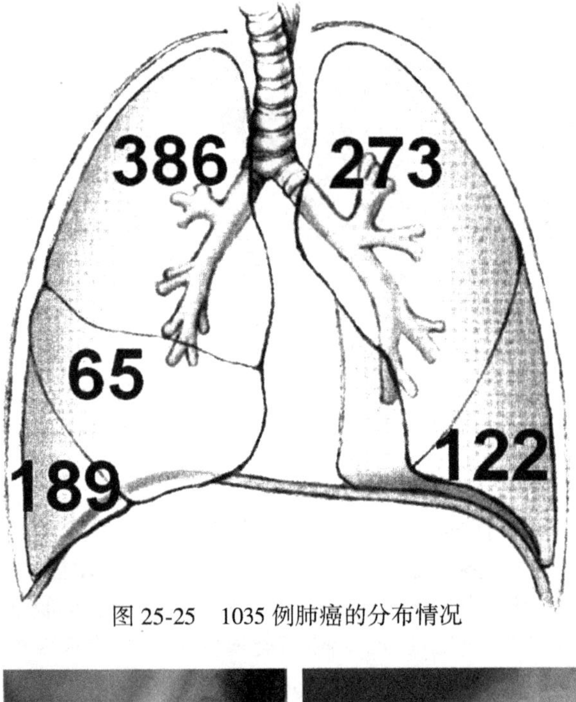

图 25-25 1035 例肺癌的分布情况

此外，少数患者可同时存在不同的癌组织，成为混合型肺癌。

肺癌的扩散和转移有三条途径：①直接扩散：肺癌向邻近组织直接浸润，累及胸膜、心包、胸壁、肋骨等。②淋巴转移：是常见的转移方式，一般按由外周向肺门和由下向上的规律转移，最后转移到锁骨上或颈部淋巴结。肺癌转移发生在对侧的为交叉转移。肺癌侵入胸壁或膈肌后，可向腋下或上腹部主动脉旁淋巴结转移。③血行转移：是肺癌晚期的表现，癌细胞经肺静脉、心脏、体循环转移到全身。常见于肺、脑、骨、肝、肾上腺等（图 25-26）。

【临床表现】

早期肺癌可以无任何症状，多数在胸部 X 线检查时发现，这部分人不到 5%。而 95% 以上病人就诊时都有临床症状。主要包括以下几个方面。

1. 呼吸系统症状 咳嗽是支气管内癌肿刺激的结果，起初为短促而频繁的干咳。随着癌肿的长大，肺部引流不畅继发感染时，产生脓性痰液；肿瘤组织坏死导致血痰，表现为痰中带血点、血丝、间断少量咯血或大咯血；纵隔淋巴结肿大气管隆突受压，则出现阵发性咳嗽。气管或主支气管部分阻塞，临床上出现喘鸣、胸闷或气促。胸膜受累可引起胸痛，多呈锐性刀割样痛。

2. 循环系统症状 上腔静脉受肿瘤压迫或侵犯，可引起面、颈、上肢及上胸部静脉怒张，皮下水肿，上肢静脉压升高。心包受累，继而心包积液，使心脏压塞，心输出量减少、血压降低、脉压减少。临床表现为呼吸困难，颈静脉怒张，心电图上低电压。心律失常，心力衰竭。肝肿大等。

3. 神经系统症状 肺肿瘤的胸内蔓延，可能造成肋间神经、臂丛、颈交感神经、喉返神经或膈神经受累，病人出现胸或胸背痛、上沟瘤综合征（Pancoast 综合征，同侧肩和上臂痛）、上肢运动障碍、Horner 综合征、声嘶或膈肌麻痹。

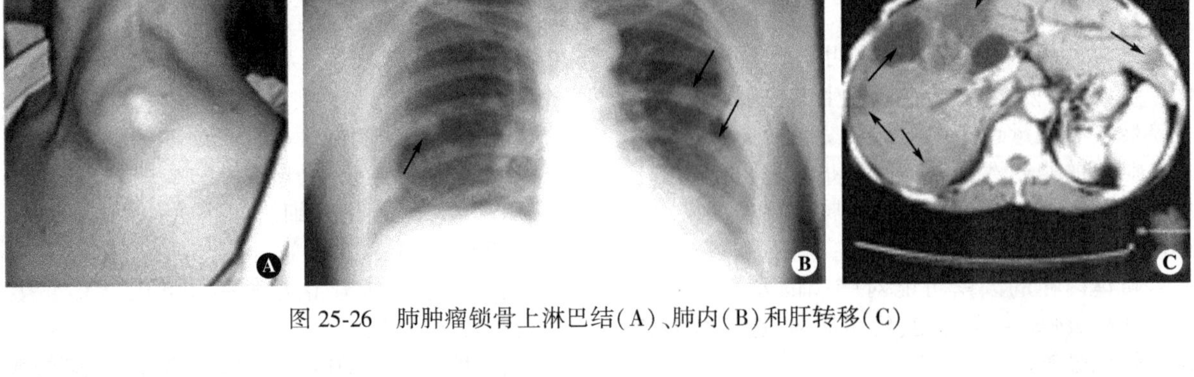

图 25-26 肺肿瘤锁骨上淋巴结（A）、肺内（B）和肝转移（C）

笔记栏

4. 消化系统症状　肿瘤浸润食管，进行性吞咽困难。

5. 全身症状　发热见于肿瘤组织的坏死、脑转移或肺部感染。疾病的早期可为低热，当伴随感染的发生，可产生高热，呈间断、持续或稽留热。

6. 远处转移症状　肺癌转移至脑时，可出现头痛、呕吐、眩晕、复视、共济失调、意识障碍、精神障碍、运动障碍和失语等中枢神经和颅内高压的症状。骨转移时可有骨痛和病理性骨折。转移至肝时，可有厌食、肝区疼痛、肝大、黄疸和腹水等。

7. 肺外症状（副癌综合征）　由于肿瘤产生的内分泌物质，出现肥大性肺性骨关节病（杵状指、骨关节痛、骨膜增生等，见图 25-27，图 25-28），Cushing 综合征，重症肌无力，男性乳腺增大，抗利尿激素分泌异常综合征，肌病和神经综合征，高钙血症等。肾上腺转移多无症状。

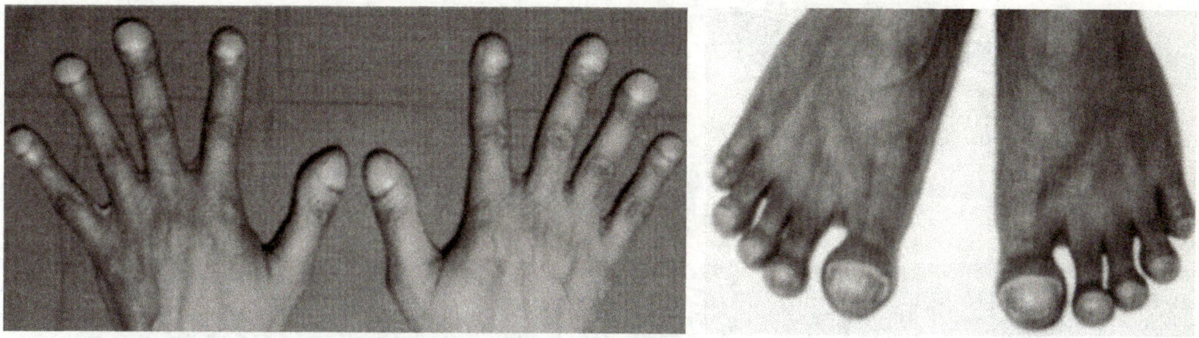

图 25-27　杵状指（趾）

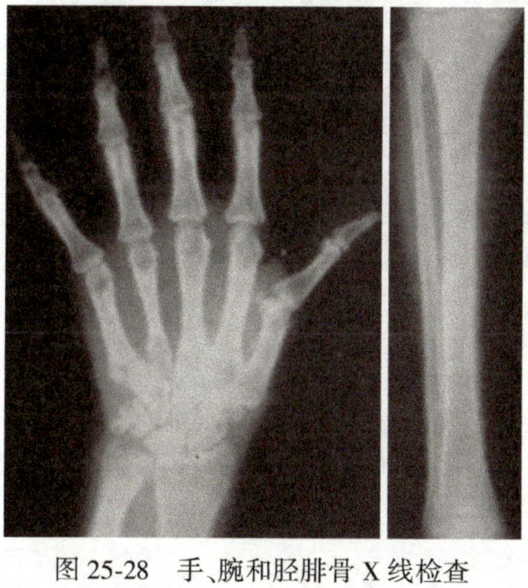

图 25-28　手、腕和胫腓骨 X 线检查
骨膜增生和轻度脱钙

8. 非特异性症状　如食欲不振、疲劳和不适感。可能与肿瘤远处转移有关。

【诊断】

1. 病史采集和体格检查　是评价肺癌患者最主要最基本的步骤。应注意询问吸烟史或长期被动吸烟史；职业状况，例如有无石棉、煤焦油、煤烟、放射性物质的接触史。体重减轻>5%提示可能存在疾病局部进展或转移。体格检查应注意颈部和锁骨上淋巴结有无肿大，气管位置是否偏移，胸腔积液情况和肺外体征的表现。

2. 胸部 X 线检查　后前位和侧位胸片是肺癌诊断的主要检查。典型的影像表现是边沿规则或不规则的孤立性肺结节或肿块。上纵隔增宽，隆突角增宽、僵直，主支气管下缘压迹表示纵隔淋巴结转移可能。肿瘤侵及膈神经可见患侧膈肌麻痹（图 25-29）。周围型肺癌直接侵犯胸壁可以见到骨破坏（肋骨、椎体受侵）。

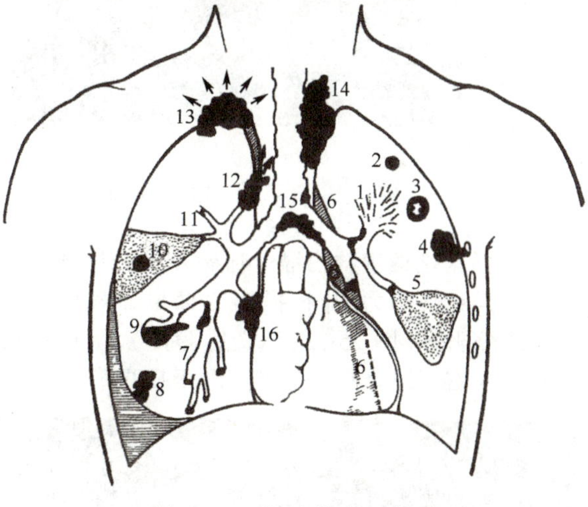

图 25-29　肺癌的常见表现

1. 支气管腔内生长；2. 典型的圆形病灶；3. 肿瘤空洞；4. 胸膜下病灶侵犯胸壁；5. 肺段阻塞；6. 肺不张；7. 继发性支气管扩张；8. 临近胸膜病变并积液；9. 肿瘤坏死；10. 合并脓肿形成；11. 阻塞性肺气肿；12、13. 肿瘤累及纵隔；14. 上纵隔或气管旁淋巴结受累；15、16. 肿瘤扩展至支气管或心包

3. CT 检查　CT 可以发现胸片上看不到的病灶。能确定病变的大小、与周围结构的关系及邻近组织的情况。纵隔淋巴结肿大（结节直径>1cm）者 70% 有转移。

4. 痰细胞学检查　准确率为 80% 以上，样品送检 3 次有最佳的诊断敏感性。

5. 支气管镜检查　常规支气管镜检查的重要价值在于：①提供诊断的组织病理学信息。②分

笔记栏

期并可明确肿瘤的部位，正常支气管近端到肿瘤的距离，肿瘤与隆突之间的关系，近端气道有无受压。隆突下淋巴结穿刺活检，可以确定有无淋巴结转移。③检查肺癌以外的其他病变。

6. 纵隔镜检查 直接对气管支气管区域包括隆突下区的淋巴结情况进行检查和活检用于肺癌的分期，以及对纵隔淋巴结肿大疾病的诊断，例如结节病、组织胞质病和淋巴瘤（图 25-30）。

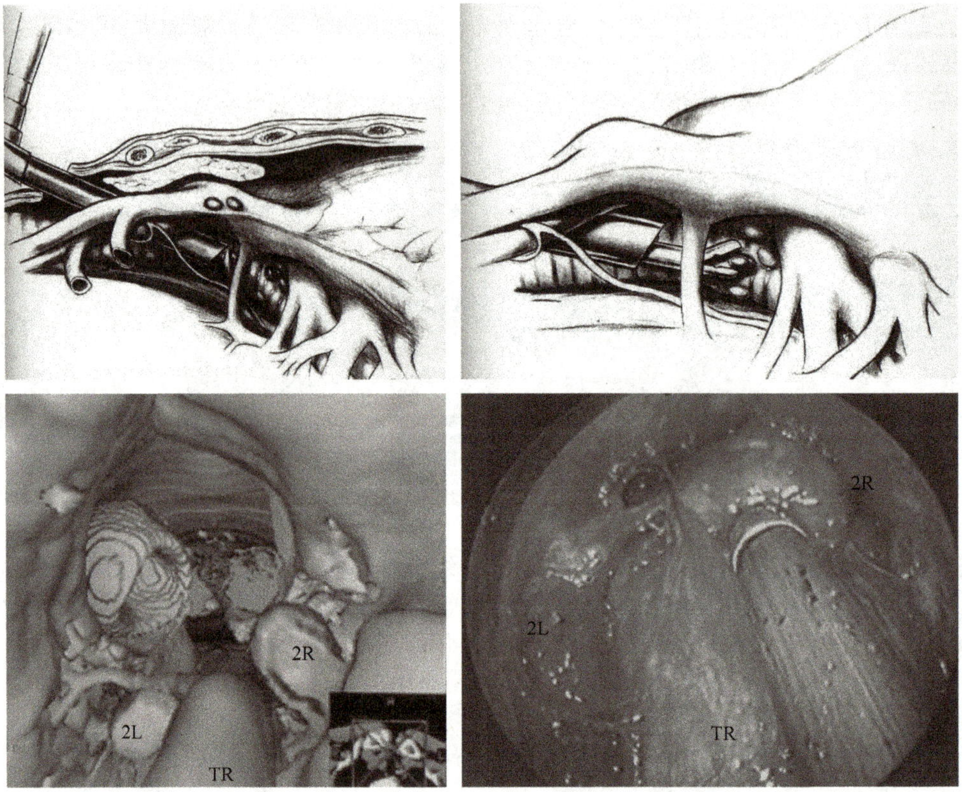

图 25-30 纵隔镜检查

TR. 气管；2L. 左侧第二区淋巴结；2R. 右侧第二区

7. 放射性核素肺扫描 肺癌及其转移灶与放射性核素有亲和力，肺扫描癌变部位显现放射性核素浓缩阴影（图 25-31，见文后彩图），阳性率可达 90% 左右。结合其他检查有助于提高确诊率。

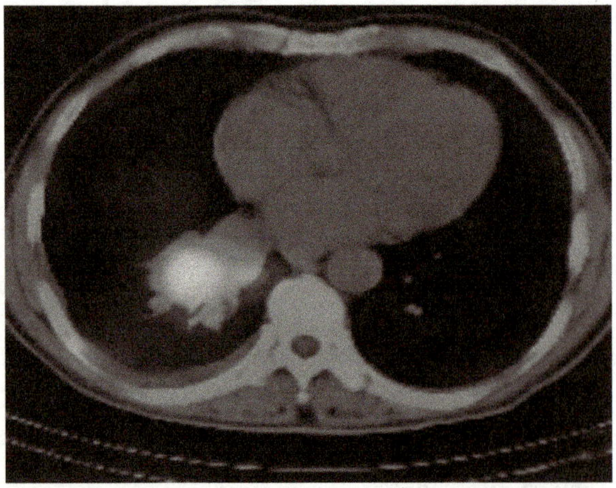

图 25-31 肺核素 SQ-168 亲肿瘤显像

8. 正电子发射断层扫描 正电子发射断层扫描（PET）是一种非侵袭型的影像检查，设计原理是利用恶性细胞对葡萄糖的代谢增强。区别良恶性病变的敏感性为 94%，特异性为 80%（图 25-32，见文后彩图）。

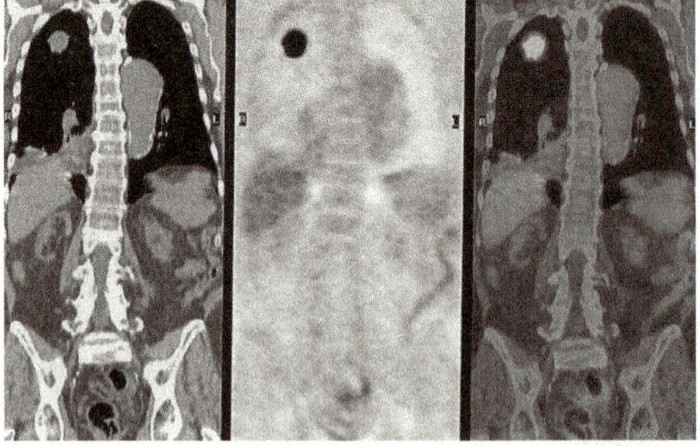

图 25-32 非小细胞肺癌冠状位 CT，PET，CT-PET 显示右肺上叶^{18}氟脱氧葡萄糖摄取增高

9. 磁共振检查 用于确定肺癌与周围大血管之间的关系。对肺癌侵及椎体和椎管者、脊椎旁神经源性肿瘤的准确性高于 CT。造影剂过敏者，MRI 检查更为重要。

10. 经胸壁穿刺活组织检查 适用于周围型肺内占位性病变的诊断(图 25-33)。

11. 转移病灶活组织检查 晚期肺癌患者,已有锁骨上、颈部、腋下淋巴结转移或皮下转移结节者可切取组织行病理切片检查,明确诊断。

12. 胸水检查 可导致胸腔积液的疾病多达60~70种。胸部X线发现的胸水并不一定是恶性胸腔积液。周围型肺癌特别是靠近脏层或壁层胸膜者,恶性积液的可能性极大。中心型肺癌的肺不张或肺实变产生的胸水,只有查到癌细胞才能诊断为恶性胸腔积液。

13. 剖胸检查 若多项检查均未能明确病变的性质,而肺癌的可能性又不能排出,患者无手术禁忌证,应剖胸探查。

14. 肿瘤标记物检查 对肺癌的诊断有一定帮助,但缺乏特异性。

【分期】

分期是衡量具体患者肿瘤范围的方法。根据不同的分期,可对患者制定相应的治疗方案、估计预后、比较预期生存曲线、评价治疗方法的效果和比较不同研究的结果。

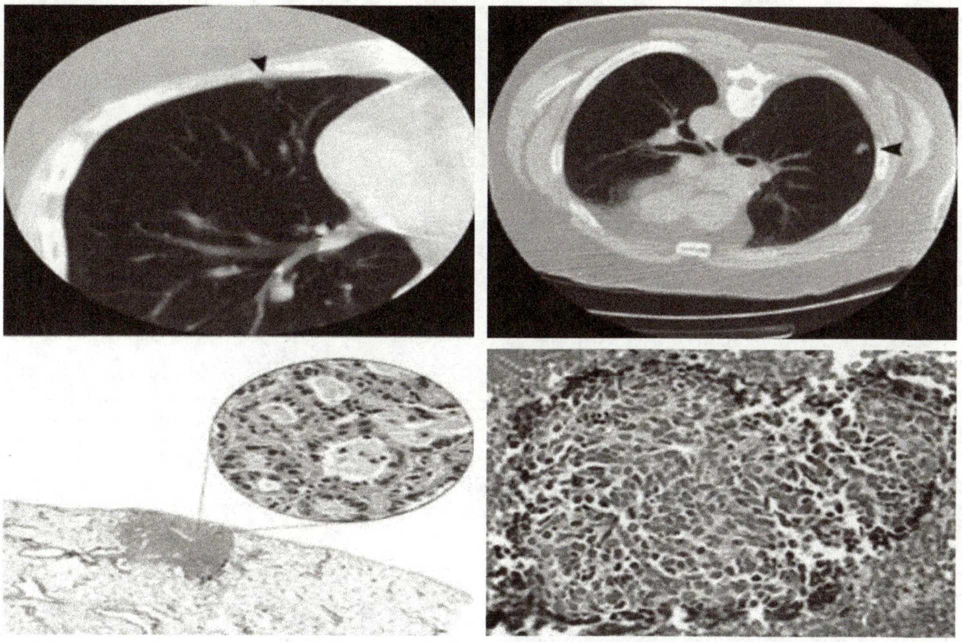

图 25-33 细针穿刺活检肺部微小病灶

根据病史、体格检查、影像学和有创检查,在治疗前就可对肺癌作临床分期(cTNM)。若手术切除,根据手术所见和病理学特征确定最后的病理分期(pTNM)。

国际抗癌联盟(UICC)最新版肺癌 TNM 分期标准以循证医学为依据,以生存时间为参考,更精确地对肺癌的分期进行了更新(表 25-1,图 25-34,见文后彩图)。

表 25-1 国际肺癌 TNM 分期(2009)

	T	N	M
0期	Tis	N0	M0
ⅠA	T1a,b	N0	M0
ⅠB	T2a	N0	M0
ⅡA	T1a,b	N1	M0
	T2a	N1	M0
	T2b	N0	M0
ⅡB	T2b	N1	M0
	T3	N0	M0
ⅢA	T1,T2	N2	M0
	T3	N1,N2	M0
	T4	N0,N1	M0
ⅢB	T4	N2	M0
	任何T分期	N3	M0
Ⅳ	任何T分期	任何N分期	M1a,M1b

肺癌 TNM 分期及相关解剖

1. T——分期

TX:未发现原发肿瘤;或者通过痰细胞学或支气管灌洗发现癌细胞,但影像学及支气管镜无法发现。

T0:无原发肿瘤证据。

Tis:原位癌。

T1:肿瘤最大径≤3cm;周围包绕肺组织及脏层胸膜,支气管镜检肿瘤侵及叶支气管,未侵及主支气管。

T1a:肿瘤最大径≤2cm;T1b:肿瘤最大径>

2cm 但≤3cm。

T2:肿瘤最大径>3cm,≤7cm;侵及主支气管,但距隆突 2cm 以上;侵及脏层胸膜;有阻塞性肺炎或部分肺不张,不包括全肺不张。符合以上任何一个条件即归为 T2。

T2a:肿瘤最大径>3cm,≤5cm;T2b:肿瘤最大径>5cm,≤7cm。

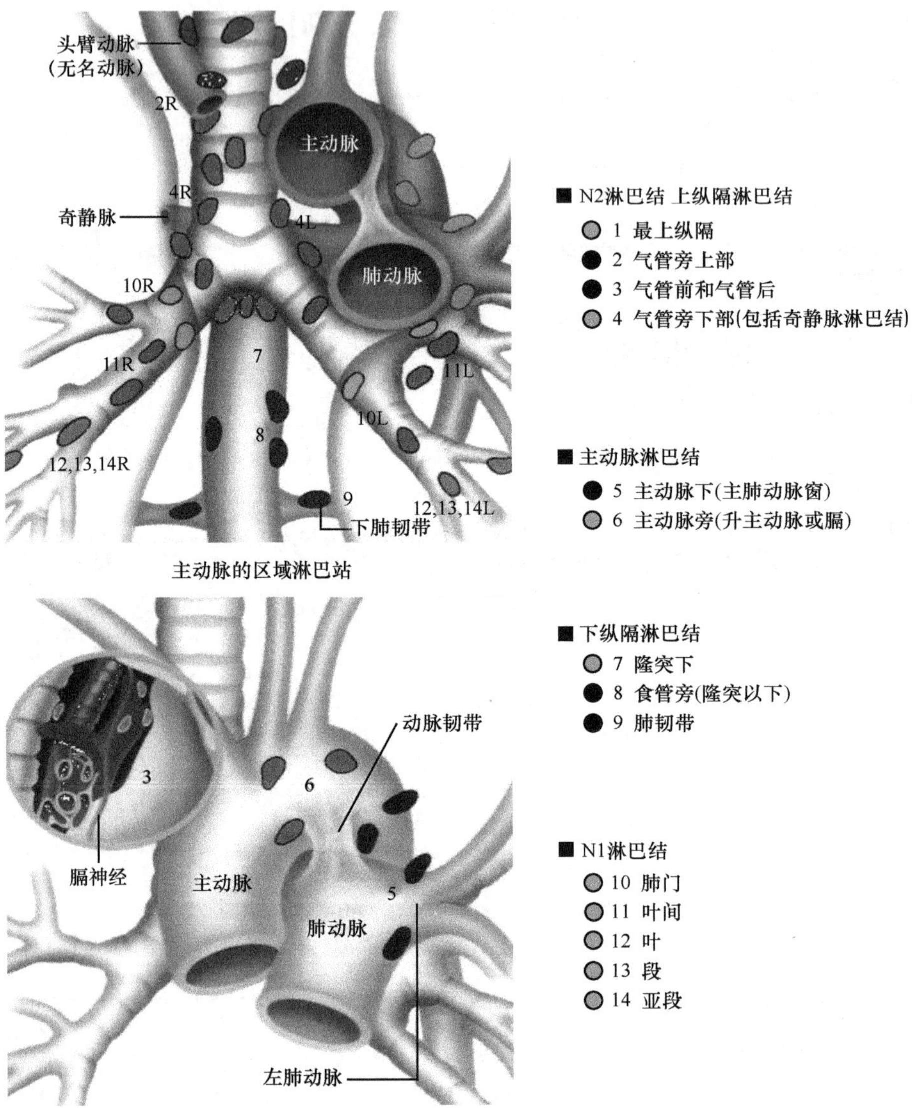

图 25-34 肺癌分期的区域淋巴结

T3:肿瘤最大径>7cm;直接侵犯以下任何一个器官:胸壁(包含肺上沟瘤)、膈肌、膈神经、纵隔胸膜、心包、距隆突<2cm(不常见的表浅扩散型肿瘤,不论体积大小,侵犯限于支气管壁时,虽可侵犯主支气管,仍为 T1),但未侵及隆突;全肺不张并肺炎,同一肺叶出现孤立性癌结节。符合以上任何一个条件即归为 T3。

T4:无论大小,侵及以下任何一个器官,包括:纵隔、心脏、大血管、隆突、喉返神经、主支气管、食管、椎体;同侧不同肺野内孤立性癌结节。

2. N——分期

NX:区域淋巴结无法评估。

N0:无区域淋巴结转移。

N1:同侧支气管周围及(或)同侧肺门淋巴结以及肺内淋巴结有转移,包括直接侵犯而累及的。

N2:同侧纵隔内及(或)隆突下淋巴结转移。

N3:对侧纵隔、对侧肺门、同侧或对侧前斜角肌及锁骨上淋巴结转移。

3. M——分期

MX:远处转移不能被判定。

M0:无远处转移。

M1:有远处转移。

M1a:胸膜播散(恶性胸腔积液、心包积液或胸膜积液)以及对侧肺叶出现癌结节(许多肺癌胸腔积液是由肿瘤引起的,少数患者胸液多次细胞学检查阴性,既不是血性也不是渗液,如果各种因素和临床判断认为与肿瘤无关,那么不应该把胸腔积液考虑入分期的因素内,患者仍应分为T1~3)。

M1b:肺及胸膜外的转移。

【鉴别诊断】

肺癌与肺部炎症、肺结核病、肺部良性肿瘤等一些呼吸系统的疾病在临床症状、放射影像显示共存相似之处,易于延误诊断。

1. 肺部炎症 癌性阻塞性肺炎易与支气管肺炎混淆,支气管肺炎起病急,感染症状重,胸部X线斑点状或片状模糊阴影抗炎治疗后吸收较快。癌性空洞继发感染与原发性肺脓肿比较,癌性空洞先有肿瘤症状如咳嗽、血痰等,后有发热、脓痰等继发感染的症状,胸片偏心空洞,壁厚、内壁凹凸不平(图25-35)。肺脓肿先有感染症状例如寒战、高热、咳大量脓臭痰,周围血白细胞总数和中性粒细胞比例增高等,胸片空洞壁薄,内有液平,周围有炎症改变。

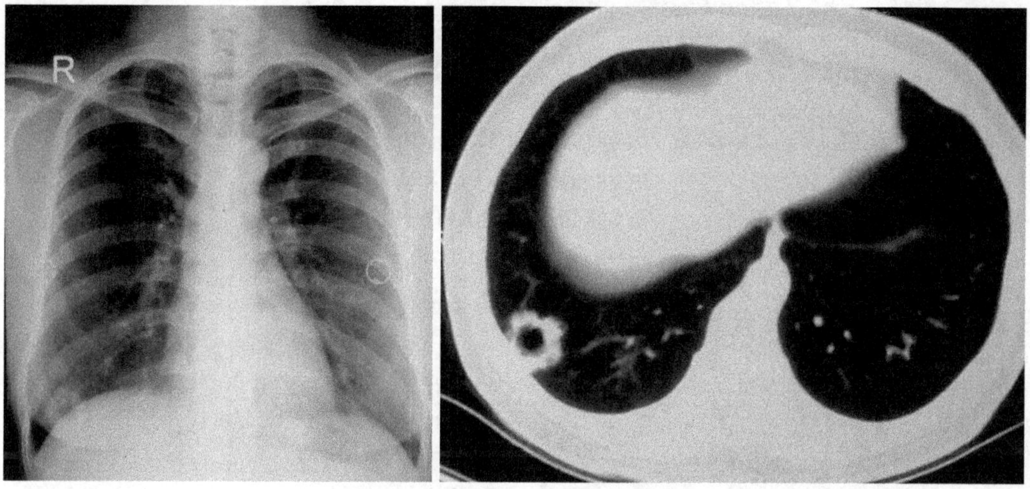

图25-35 右肺下叶周围型肺癌

2. 肺结核病 肺结核球应与周围型肺癌相鉴别。一般结核球好发于上叶尖后段(S^1、S^2)和下叶背段(S^6),肺内另有散在结核病灶,块影密度不均,见稀疏透光区和钙化。粟粒性肺结核与弥漫性细支气管肺泡癌鉴别较难时,可诊断性抗结核治疗。肿瘤可发生于各个肺叶,但当发生于上叶前段(S^3),中叶和舌叶(S^{4+5}),以及下叶前、外、后基底段(S^{8+9+10})时,应多考虑肺癌的可能性。支气管镜检查有助于肺门淋巴结结核与中心型肺癌的鉴别。

3. 肺部良性肿瘤 影像学致密的或同心性钙化,是唯一可以除外恶性肿瘤的表现。如不能证明肿物为良性,即应手术切除。

【治疗】

肺癌的治疗方法有外科手术、放射治疗、化学疗法、免疫治疗和中医中药等。非小细胞肺癌和小细胞肺癌的治疗原则不同:前者以手术为主,后者以化疗为主。

1. 外科治疗 外科治疗是控制肺癌原发病灶最有效的方法。I期患者术后5年生存率达70%~85%。最实用的手术方法是肺叶切除和全肺切除,其次为支气管袖状肺叶切除(图25-36)和支气管袖状肺动脉袖状肺叶切除。手术的目的是彻底切除肺癌原发病灶、局部和纵隔淋巴结。外科手术是早期非小细胞肺癌首选的治疗方法,适用于Ⅰ、Ⅱ期肺癌患者和部分特殊的Ⅲ期病例。

胸腔镜肺切除术是一种微创的肺切除方法,具有胸部损伤小,手术视野大,术后恢复快等优点。适用于肺癌的分期、高危病人的姑息切除和早期肺癌患者的解剖性切除(图25-37)。

2. 放射治疗 是一种局部治疗方式。不同病理类型肺癌对放疗敏感性排序:小细胞肺癌>鳞癌>腺癌和细支气管肺泡癌。通常放疗采用直线加速器进行。肿瘤无法切除者一般总剂量大约为60Gy,在6周内分30次照射。放疗引起的毒性反应包括肺炎、食管炎、皮肤脱屑、骨髓病和心脏异常。适用于Ⅲb期患者、选择的Ⅲa期患者和有手术禁忌证的患者。治愈性放射治疗只限于全部肿瘤可用足剂量并可耐受治疗的病人。辅助放射治疗旨在预防肿瘤局部复发,特别是开胸手术时纵隔淋巴结清除不完全。姑息放射治疗可以抑制肿瘤发展、延迟肿瘤扩散和缓解症状。

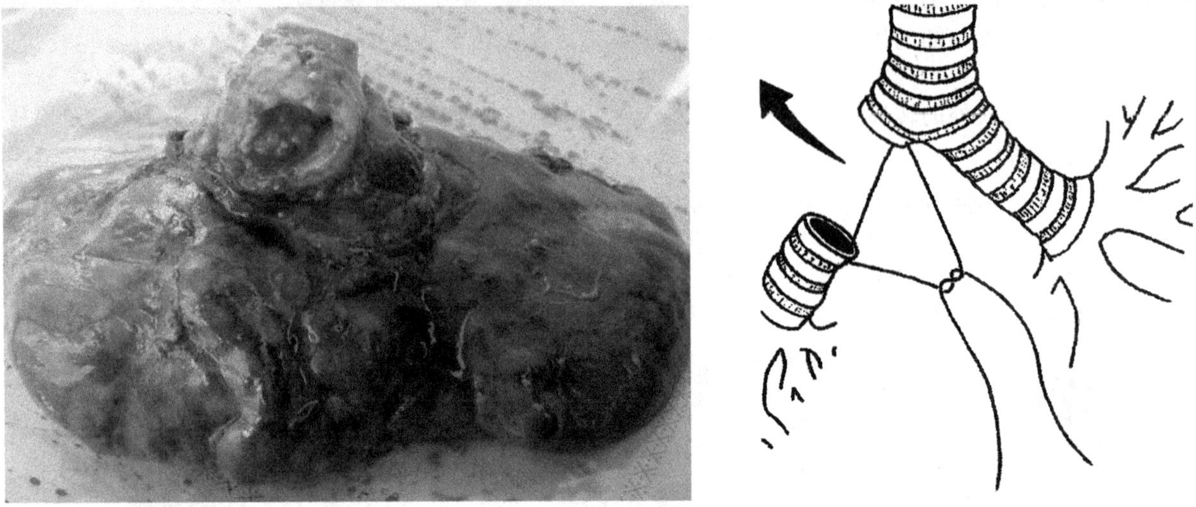

图 25-36 右肺上叶袖切

手术标本见支气管腔内癌肿

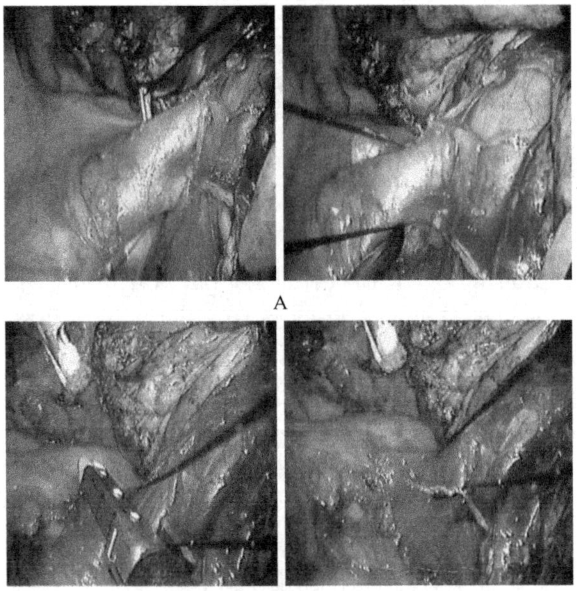

A

B

图 25-37 胸腔镜肺手术

A. 左肺动脉过线;B. 左肺动脉缝合切割

3. 化学治疗 是小细胞肺癌的基本治疗方法。对非小细胞肺癌,手术后辅助化疗可能延长Ⅱ期、Ⅲ期患者的无病生存期,结合放射治疗对广泛淋巴结受累或手术切缘阳性者可以降低全身复发及延长无病生存期。对边缘性可手术患者,术前辅助化疗(新辅助化疗)具有可行性、安全性和有效性,使手术不是最佳初始治疗的病人的肿瘤缩小,而完全可以接受手术,同时能清除全身的微小病灶。

案例 25-3

本病例在病史采集中,症状较少,缺乏特异性。临床特点为中老年男性,有长期大量吸烟史;咳血痰,胸闷和体重下降。体检重点强调右上肺呼吸音减低及杵状指。实验室检查血清 CEA,CA125 稍高。胸片为右上肺不张,CT 检查更清楚的明确了肿瘤的定位。支气管镜检查及活检进一步做出了肺鳞状细胞癌的定性诊断。治疗采取外科为主的综合治疗,包括右肺上叶袖式切除术和术后辅助化疗。

(洪志鹏 陈明清)

二、支气管腺瘤

支气管腺瘤起源于支气管或气管黏膜腺体,为低度恶性肿瘤。女性多于男性(2∶1)。

【分类】

支气管腺瘤有三种组织学类型:支气管类癌、支气管囊性腺样癌和黏液表皮样癌。占所有肺癌病例的 1%～2%。

1. 支气管类癌 特点是胞质含有神经内分泌颗粒。起源于呼吸道 Kulchitzky 细胞,这些细胞能够制造和储存活性肽激素,患者可表现为类癌综合征(面红、面部皮肤色素沉着和腹泻)。肿瘤表面黏膜完整,小部分凸向支气管腔,大部分向管腔外生长并侵犯周围组织。

2. 支气管囊性腺样癌 好发于气管和大的支气管，起源于黏液分泌细胞。肿瘤由小而深染的细胞构成巢穴状，直接浸润黏膜下和神经周围淋巴管，远超出肉眼所见和可触及的范围。

3. 黏液表皮样癌 起源于气管、支气管黏膜中较小的黏膜分泌腺。大部分肿瘤生长在气管和支气管近端，直至叶支气管。分高度恶性和低度恶性两种；前者可转移至区域淋巴结并可血行播散，后者可以浸透支气管壁，但不侵及血管，不转移。

【临床表现】

常见的症状与气管、支气管受刺激和阻塞有关，如咳嗽、咯血、喘息、呼吸困难和反复呼吸道感染。

【诊断】

放射影像学可显示肿块阴影，或支气管阻塞征象。支气管镜检查有助于诊断。

【治疗】

与非小细胞肺癌治疗原则相同，无纵隔淋巴结转移者应彻底手术切除。不能完全切除的病人辅以放疗，可起到姑息治疗的作用。

（洪志鹏 熊国盛）

笔记栏

第二十六章 食管疾病

食管(esophagus)是输送食物的肌性管道。它的上端在环状软骨处与咽部相连接,下端穿过膈肌食管裂孔后与胃贲门相接。食管分为颈、胸、腹三部分。颈段长约5cm,由食管入口至胸骨柄上缘平面。胸段长约18cm,又分为上、中、下三段:①上段自胸骨柄上缘至气管分叉平面;②中段从气管分叉平面至贲门全长度的上一半;③下段指气管分叉平面至贲门全长度的下一半。胸中段与胸下段交界处接近肺下静脉水平。腹段仅1~2cm,通常将食管腹段包括在胸下段内。

食管有三个生理狭窄。第1个狭窄位于环状软骨下缘,即相当于食管入口处,距上切牙15cm;第2个狭窄位于左主支气管及主动脉弓处,即第4~5胸椎之间的高度,距上切牙约25cm;第3个狭窄位于膈肌的食管裂孔处,距上切牙约40cm。食管的这三个狭窄,是异物滞留和食管癌的好发部位(图26-1)。

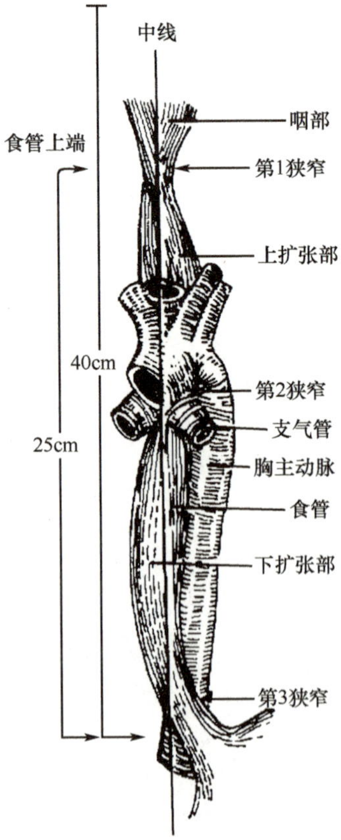

图26-1 食管的解剖

食管壁分黏膜、黏膜下层、肌层和外膜四层。黏膜包括上皮层和固有腺;黏膜下层由疏松结缔组织组成,内有血管、淋巴管和神经丛;肌层分为两层,内层环行,外层纵行,肌肉收缩产生蠕动,推动食物进入胃内;外膜层除腹段为浆膜外,其余为纤维膜。

第一节 食管癌

案例 26-1

患者,男,56岁,农民。因进行性吞咽困难4个月入院。

患者自诉4个月前在吞咽食物后偶感胸骨后停滞或异样感,但不影响进食;此后出现进行性吞咽困难,初时对固体食物,而后对半流质、流质饮食也有困难;近二周出现进食后呕吐症状,体重减轻。有近30年吸烟饮酒史。无乙型肝炎、结核等传染病史。

体格检查:T 36.9℃,P 69次/分,R 20次/分,BP 128/78mmHg。患者消瘦,精神不振。颈部及锁骨上窝未触及肿大淋巴结。胸廓对称,双肺呼吸音清晰。腹部平软,肝、脾肋下未触及。移动性浊音阴性。肠鸣音4次/分。

辅助检查:①血常规:WBC 9.5×10^9/L,N 0.63,RBC 3.13×10^{12}/L,Hb 108g/L。②胸部X线检查显示纵隔增宽,食管钡剂造影显示食管在气管分叉平面下明显狭窄。③食管镜检查示距上切牙26~32cm处见菜花样新生物,表面糜烂、充血水肿、质硬,管腔狭窄,镜体不能通过。④肝胆脾B超、头颅CT未见异常。

问题:

1. 根据以上资料,你考虑是何疾病?
2. 食管癌可经哪些途径转移,易侵犯哪些器官?
3. 食管癌的临床表现有哪些?需要与哪些疾病相鉴别?
4. 食管癌手术适应证有哪些?
5. 目前治疗手段有哪些?切除食管癌有哪几种方法?

食管癌是常见的一种消化道恶性肿瘤,估计全世界每年约有30万人死于该病。发病率和死亡率各国差异很大。我国是世界上食管癌高发区之一，以华北地区发病率最高，其中河南省居首位。男多于女，男女之比约为2∶1。占各部位癌死亡率的第二位，仅次于胃癌。发病年龄多在40岁以上。

【病因病理】

食管癌的病因至今尚不甚明了。近年来研究显示，食管癌的人群分布与年龄、性别、职业、种族、地理、饮食生活习惯、遗传易感性等有一定关系。可能的病因如下：

1. 亚硝胺 这类化合物及其前体分布很广，可在体内、外形成，致癌性强。在食管癌高发区，粮食、蔬菜中亚硝胺的检出率比低发区高。

2. 真菌 某些真菌能促使亚硝胺及其前体的形成，有致癌作用。

3. 营养与微量元素 食物中缺乏维生素A、B_2、C以及动物蛋白，新鲜蔬菜、水果摄入不足，某些微量元素如钼、锌、铜、镁等在粮食、蔬菜、饮水中含量偏低，是食管癌高发区的一个共同特点。

4. 饮食生活习惯 进食过快，食物过硬、过热，长期饮酒、吸烟，口腔不洁等因素，易造成食管黏膜的炎症与创伤，可能与食管癌的发病有关。

5. 食管癌遗传易感因素 食管癌有明显的家族聚集现象，故遗传因素及环境条件可能与食管癌的发病有关。

食管癌的发病部位以胸中段多见，下段次之，上段较少。食管鳞癌约占95%；起源于食管腺体或异位胃黏膜的食管腺癌约占4%；小细胞癌、腺棘癌、癌肉瘤和黑色素瘤较少见。早期食管癌病灶小，多数仅局限于黏膜内（原位癌），黏膜红肿、隆起、局部凹陷、糜烂或颗粒状斑块。中、晚期食管癌肿块较大，逐渐累及食管全周，肿块可突入管腔内，亦可穿透食管壁全层至食管周围组织。

根据病理形态，临床上食管癌可分为四型：①髓质型：最常见，约占70%。管壁明显增厚，并向腔内外生长，常累及食管周径的全部或绝大部分。切面呈灰白色，为均匀致密的实体肿块。②蕈伞型：约占10%。肿瘤向黏膜表面生长，形成卵圆形扁平肿块，向腔内呈蘑菇样突起，故名蕈伞。隆起边缘与周围黏膜境界清楚，瘤体表面可有浅表溃疡，底部凹凸不平。③溃疡型：约占10%。肿瘤的黏膜面呈深陷而边界清楚的溃疡，大小和外形不一，深入肌层，堵塞管腔程度较轻，但可穿透管壁而累及食管周围邻近器官。④缩窄型，即硬化型，约占7%。肿瘤形成明显环形或短管型狭窄，累及食管全部周径。狭窄上方食管明显扩张，较早出现梗阻症状。

食管癌通过三种方式播散：①直接浸润：癌细胞沿黏膜和黏膜下播散。继而向上、下及肌层浸润，穿透肌层后很容易进入疏松的食管外膜侵入邻近器官，如气管、胸主动脉、心包、支气管等部位。②淋巴管转移：癌细胞沿黏膜下淋巴管长轴和横轴转移，进入食管旁、纵隔及颈部和上腹部淋巴结，这是食管癌的主要扩散方式；约25%病例的淋巴结转移为跳跃式。③血行转移：此转移方式多属晚期。但某些病例由于肿瘤独特的生物活性，较早期即有血行转移至肝、肺、骨和肾上腺等。

【临床表现】

临床表现与肿瘤的大小、部位、分期、肿瘤临床病理分型等有密切关系。

早期由于病变只局限于黏膜表层，症状主要可表现为：①咽下食物哽噎感，食物通过缓慢并有滞留感，多为间隔出现，常通过饮水后缓解消失；②胸骨后闷胀不适或疼痛，多为隐痛、刺痛或烧灼样痛；③食管异物感；④剑突下疼痛；⑤咽喉部干燥与紧缩感。以上症状可以多个同时存在，时轻时重，进展缓慢，且断续发作，易被病人忽略。

中、晚期食管癌典型的症状为进行性吞咽困难。初起时难咽固体食物，继而半流质，最后水和唾液也不能咽下，症状呈进行性加重。吞咽困难程度除与病期有关外，与肿瘤的类型亦有关。缩窄型出现梗阻症状早而重，溃疡型或向腔外生长出现梗阻症状较晚。少数病例可无梗阻症状。肿瘤常合并局部炎症水肿，抗生素可使症状暂时缓解，肿瘤部分坏死脱落也可出现梗阻症状缓解，常误认为病情好转征象。呕吐见于梗阻症状比较严重的病人，梗阻上段食管扩张，压力增高，将刚进入的食物伴唾液呕出。呕吐物的特点不含胃液和胆汁。持续性胸背部疼痛为晚期癌肿外侵或转移瘤压迫纵隔神经或肋间神经的征象。若肿瘤侵及邻近器官可引起相应的症状，如压迫气管、支气管可引起呼吸困难。侵入气管或支气管并穿破时可发生食管气管瘘，出现刺激性咳嗽或进食呛咳，并发生呼吸系统感染。若喉返神经受累可出现声音嘶哑。侵犯膈神经而致膈神经麻痹时，可发生呼吸困难及膈肌反常呼吸运动。若压迫颈交感神经节，可产生Horner综合征。最后出现恶病质状态。若有肝、脑等脏器转移，可出现黄疸，腹水，昏迷等状态。

早期食管癌无特殊体征，晚期病人有不同程度的脱水、消瘦、体重下降。应特别注意锁骨上淋巴结有无肿大，腹部有无包块和有无胸水、腹水等远处转移体征。

> **案例 26-1**
>
> 本病例入院时消瘦,精神不振。有进行性吞咽困难的典型症状。近二周出现进食后呕吐。
>
> 体检颈部及锁骨上窝未触及肿大淋巴结。肝、脾肋下未触及。肝胆脾 B 超、头颅 CT 未见异常。

【诊断与鉴别诊断】

早期发现、早期诊断、早期治疗是提高食管癌治愈率的主要因素。临床实践说明,目前食管癌治疗效果不满意的主要原因之一,是病人来院就医太晚,就诊时多已属晚期,难以找到最佳治疗方案。因此,健康宣传和高发区进行普查工作仍需要进一步加强。1990 年以来,我国通过在高发区进行食管癌普查,使食管癌早期发现率提高到 80%;但在城市医院,早期食管癌病例仍只占食管癌病人总数的 2% ~4%。对可疑病例,均应作食管吞稀钡 X 线双重对比造影。目前已开展多种诊断方法可供选择。

1. 食管吞钡 X 线检查 是诊断食管癌和贲门癌的常用重要手段。早期 X 线表现:①食管黏膜皱襞紊乱、迂曲或中断;②局部小的充盈缺损;③管壁局部僵硬,蠕动中断。中、晚期表现:①局部不规则充盈缺损,严重者明显狭窄,狭窄上方食管有不同程度的扩张;②如肿瘤溃疡大而深,可见不规则之龛影;③食管僵硬、成角,食管轴移位,蠕动减弱,钡剂通过受阻;④肿瘤向腔外生长形成大肿块时可见软组织块影。

2. 食管内镜检查 纤维食管镜或胃镜检查是诊断食管癌和贲门癌的可靠方法。不仅可直接观察到病变的存在、形态、范围,并可采取活体组织做病理检查,是早期食管癌及肿瘤定性、鉴别诊断必不可少的步骤。

> **案例 26-1**
>
> 本病例取病变组织活检病理报告为食管鳞状上皮细胞癌。

3. 带网气囊食管脱落细胞检查 早期病例阳性率可达 90%,是我国创用的一种简便易行的普查筛选诊断方法。

4. 食管内超声(EUS)及体表超声检查 EUS 用于判断癌肿浸润食管壁的深度,准确率可达 90%;还可测出食管壁外肿大的淋巴结及判断肿瘤位于食管腔内或壁外。近年来,也采用体表超声诊断高位食管癌,判断颈部、腹部淋巴结转移及腹内脏器转移。在体表超声引导下用细针作颈淋巴结穿刺活检,可明确病变性质。

笔记栏

5.胸部 CT 可观察食管腔是否变形,管壁变厚程度,肿瘤大小,与周围脏器如气管、支气管、主动脉弓、心包、心房和降主动脉粘连或侵犯情况。更可确定肝脏、上腹淋巴结及双肺有否转移灶,气管旁、主动脉窗及双锁骨上有否肿大淋巴结。但 CT 判断食管癌淋巴转移的敏感度只有 45%。

6. 正电子发射断层扫描(PET) PET 预测食管癌淋巴结转移的敏感度为 76%。用 PET 对食管癌进行分期和对淋巴结性质的判断,更准确和具体;对选择手术方案、指导切除有转移的淋巴结、选择放疗方案及判断术后疗效有较大的价值。

食管癌诊断明确后,还应进行临床分期,以了解病情阶段,制定治疗方案和比较治疗效果。

> **案例 26-1**
>
> 本病例胸部 X 线检查显示纵隔增宽,食管钡剂造影显示食管在气管分叉平面下明显狭窄。食管镜检查示距上切牙 26 ~ 32cm 处见菜花样新生物,表面糜烂、充血水肿、质硬,管腔狭窄,镜体不能通过。病变组织活检,病理报告为食管鳞状上皮细胞癌。可以确诊为中晚期食管癌(胸中段)。

1987 年国际抗癌联盟(UICC)制订的食管癌 TNM 分期标准与我国(1976 年)的分期标准对比见表 26-1。

表 26-1 国际抗癌联盟(UICC)食管癌 TNM 分期标准(与我国标准对照比较)

国际 TNM 分期	分期标准			我国分期
0	Tis	N0	M0	0
Ⅰ	T1	N0	M0	Ⅰ
Ⅱa	T2	N0	M0	Ⅱ
	T3	N0	M0	Ⅲ
Ⅱb	T1	N1	M0	
	T2	N1	M0	
Ⅲ	T3	N1	M0	
	T4	任何 N	M0	Ⅳ
Ⅳ	任何 T	任何 N	M1	

Tis:原位癌;T1:肿瘤只侵及黏膜固有层或黏膜下层;T2:肿瘤侵及肌层;T3:肿瘤侵及食管外膜;T4:肿瘤侵及邻近器官;N0:无区域淋巴结转移;N1:有区域淋巴结转移;M0:无远处转移;M1:有远处转移。

中、晚期食管癌诊断大多容易。但早期无咽下困难时,误诊并不少见,诊断中应注意鉴别。早期无吞咽困难时应与食管炎、食管憩室和食管静脉曲张相鉴别。已有咽下困难时,应与食管良性肿瘤、贲门失弛症、食管良性狭窄等相鉴别。诊断方法主要依靠吞钡 X 线食管摄片和纤维食管镜检查。细胞学检查为鉴别诊断的可靠依据,初诊为食管癌的病人均应有细胞学的依据。

【预防】

我国在20世纪50年代末就开始了食管癌防治的研究。在高发区农村建立防治研究点，在高发区人群中采取宣教和应用食管细胞学诊断方法开展普查。迄今在食管癌防治方面取得了较好的效果。具体措施有：①病因学预防：改良饮水（减少水中亚硝胺及其他有害物质）、防霉去毒、改变不良生活习惯、应用化学药物（亚硝胺阻断剂）等。②发病学预防：应用预防药物（维A酸类化合物、维生素 B_2、B_6、C、E、K 等）、积极治疗食管上皮增生、处理癌前病变，如食管炎、息肉、憩室等。③大力开展防癌宣传教育，普及抗癌知识，在高发区人群中做普查、筛检。

【治疗】

食管癌的治疗方法主要有外科治疗、放射治疗、化学治疗和综合治疗。

1. 手术治疗　手术是治疗食管癌首选方法。早期发现、早期诊断、早期手术是食管癌、贲门癌治疗的主要原则。国内外统计，食管癌的切除率为58%～92%，手术并发症发生率为6.3%～20.5%；切除术后5年和10年生存率分别为8%～30%和5.2%～24%。我国食管癌的临床外科治疗结果优于国际上的统计数字。

（1）手术适应证：①全身情况良好，较好的心肺功能储备，各主要脏器功能基本正常，估计能耐受手术者；②无远处转移灶；③估计局部病变可切除；④无顽固性胸痛和背痛，无声音嘶哑或刺激性咳嗽。手术前应根据临床病理分期、病理类型、病变部位、长度、软组织块影、食管轴线、肿瘤的大小与周围组织的关系及淋巴结转移情况综合分析，估计手术切除的可能性。对较大的鳞癌、估计切除可能性小而病人全身情况良好者，可先采用术前放疗，待瘤体缩小后再作手术。

（2）手术禁忌证：①高龄，90岁以上。②患者有严重心肺功能不全、射血分数<50%，肺功能FEV1<50%。③病变侵犯范围大，已有明显外侵及穿孔征象，如声嘶、呛咳等。④已有远处转移，包括肝、肺及腹水征。有颅脑单发转移灶的病例，行开颅切除后是否再作食管手术，应视情而定。

（3）切除食管癌的方法：主要根据不同的临床分期而选择手术方法：①食管原位癌可经内镜在原位癌黏膜下注射生理盐水，使肿块鼓起，然后切除该区黏膜及肿块。②肿瘤只浸润达黏膜下的Ⅰ期病例，可经颈部和上腹部切口，非开胸径路将食管癌钝性翻转剥脱。③癌肿已浸润黏膜下层尚无淋巴结转移，或侵达肌层和外膜且有淋巴结转移，均要开胸作根治性食管癌切除及胸、腹部淋巴结清扫。④近10年来采用经电视胸腔镜作食管癌切除，但有较大的争论。

（4）手术径路：①左后外侧切口：大多数的病例都采用左侧径路。此切口从左第Ⅵ肋床进胸，行食管癌切除及重建消化道。除位于主动脉弓水平（距上切牙22～25cm）的食管癌外，都可采用此切口。②左颈、左胸后外侧切口：此种切口适用于颈段、主动脉弓上水平的食管癌切除及重建术，不需变换体位。③右胸后外侧、腹部正中和右颈三联切口：适用于胸上段食管癌，容易游离切除癌瘤及清扫右纵隔及隆突下淋巴结。④右胸前外侧、腹部正中和右颈三联切口：此三联切口不需改变体位、重新铺单，可缩短手术时间。

（5）替代食管的器官及移植径路：在食管癌切除后的消化道重建术中，要选择合适的食管替代器官。常用的代食管器官是胃，有时用结肠或空肠（图26-2，图26-3）。替代食管的胃和空肠袢可经食管床或左肺门后推向上，与食管作颈部、胸腔顶、弓上和弓下吻合术，其中经食管床的距离最短。游离的结肠袢可经胸骨后前纵隔或胸前皮下隧道，向上拉入左颈作食管结肠端侧吻合术。经皮下径路的距离最长，但万一发生术后并发症时，处理较易。常见的术后并发症是吻合口瘘和吻合口狭窄。

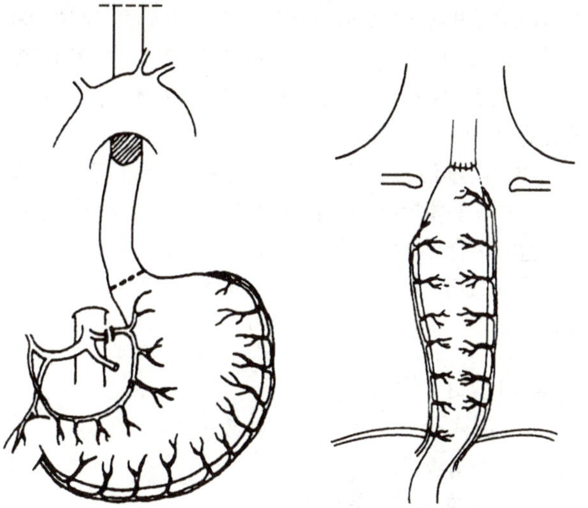

图26-2　食管癌切除后胃代食管术
A. 中、上段食管癌的切除范围；B. 胃代食管颈部吻合术

（6）手术类型：①根治性切除。对肿瘤的根治性切除，应注意长度和广度。切除的长度应在距癌瘤上、下5～8cm以上。切除的广度应包括肿瘤周围的纤维组织及所有淋巴结的清除（特别注意颈部、胸顶上纵隔、食管气管旁和隆凸周围、腹内胃小弯、胃左动脉及腹主动脉周围等处）。有人认为癌常沿黏膜下的纵长侵犯较广或癌灶有时可能呈多灶型出现，故宜作全食管切除术；②对晚期食管癌，不能根治或放射治疗、进食有困难者，可作姑息性减状手术，如：食管腔内置管术、食管胃转流吻合术、食管结肠转流吻合术或胃造瘘术等。

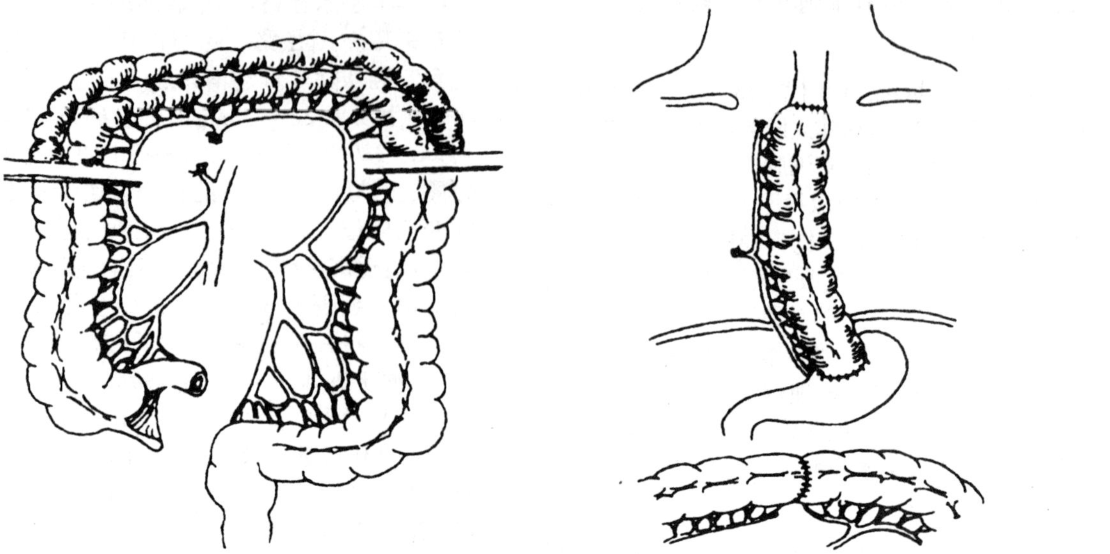

图 26-3　横结肠代食管术

2. 放射治疗　①放射与手术配合应用：术前照射能使癌肿及转移的淋巴结缩小，肿瘤周围小血管和淋巴管闭塞，可提高切除率，减少术中癌扩散。对术中切除不全的病变，留置银夹标记，术后3~6周内开始作放射治疗。②单纯放射疗法：多用于颈、胸上段食管癌，因手术难度大，并发症较多，疗效常不满意；也适用于禁忌手术而病变不长，患者可耐受放疗者。

3. 化学治疗　对食管癌效果不够理想。多采用化疗与手术治疗相结合或与放疗、中医中药相结合的综合治疗。常用药物有环磷酰胺、氟尿嘧啶、平阳霉素、顺铂等，但要定期检查血象，注意药物反应。

案例 26-1

临床诊断：中晚期食管癌(胸中段)。

诊断要点：

1. 有近30年吸烟饮酒史。

2. 进行性吞咽困难的典型症状，近2周出现进食后呕吐。

3. 入院时患者消瘦，精神不振。WBC 9.5×10^{9}/L，RBC 3.13×10^{12}/L，Hb 108g/L。

4. 胸部X线检查显示纵隔增宽，食管钡剂造影显示食管在气管分叉平面下明显狭窄。

5. 食管镜检查示距上切牙26~32cm处见菜花样新生物，表面糜烂、充血水肿、质硬，管腔狭窄，镜体不能通过。病变组织活检，病理报告为食管鳞状上皮细胞癌。

治疗原则：

1. 全身支持疗法，纠正贫血、低蛋白血症和电解质平衡紊乱。

2. 抗生素治疗。

3. 了解心、肺、肝、肾功能状况。

4. 做好手术前准备工作，行食管癌切除后胃代食管术。

第二节　食管良性肿瘤

食管良性肿瘤较少见。按其组织发生来源可分为腔内型、黏膜下型和壁内型。腔内型包括息肉和乳头状瘤；黏膜下型包括血管瘤及颗粒细胞成肌细胞瘤；壁内型最常见的为食管平滑肌瘤，发生于食管肌层。男性较为常见，约占食管良性肿瘤的3/4。

【临床表现】

食管良性肿瘤病人的症状和体征主要取决于肿瘤的解剖部位和体积大小。

主要症状为下咽不适或进食时有梗阻感，偶有胸骨后疼痛。由于中、下段食管肌层主要由平滑肌组成，故平滑肌瘤多见于该二段食管。肿瘤呈圆形、椭圆形，多发者呈马蹄形，色灰白，质坚韧，有完整包膜；主要向腔外生长，巨大者可突入腔内，病人出现呕吐和消瘦等症状。

【诊断】

食管平滑肌瘤的诊断要结合临床症状，主要依靠X线食管造影和纤维食管镜检查。食管X线吞钡造影可见圆形或椭圆形充盈缺损，边缘光滑锐利，与正常食管间相交为锐角。局部黏膜无破坏，但由于被肿瘤挤压，黏膜被展平，该处只附有少量钡剂，较周围浅薄，形成“瀑布征”或称“涂抹征”。巨大的平滑肌瘤在后纵隔可见软组织影。纤维食管镜检查发现为黏膜外肿瘤,局部黏膜正常。食管腔内超声检查可证实肿瘤位于食管壁肌层,亦可发现可能同时存在的食管囊肿。做食管腔内检查时,切忌作黏膜活检,以免损伤黏膜形成瘢痕,导致以后做平滑肌瘤摘除术时撕破黏膜。许多纵隔肿瘤、囊肿以及各种类型的淋巴结受累可压迫食管产生外压性改变,CT 和 MRI 检查有鉴别诊断价值。

【治疗】

食管良性肿瘤不论哪一型都需进行外科手术治疗。食管平滑肌瘤绝大多数病例可在黏膜外摘除瘤体。如切破黏膜,可用 4-0 聚丙烯缝线作内翻缝合,以纵隔胸膜缝合固定。切除巨大肿瘤后,食管壁遗留下较大缺损,可用膈肌瓣或带血管蒂肋间肌修补。巨大的食管平滑肌瘤累及较多的肌层,只好做食管部分切除,食管-胃吻合术。食管良性肿瘤手术治疗效果满意,预后良好,恶变者罕见。

第三节　腐蚀性食管灼伤

因吞服强酸或强碱等化学腐蚀剂引起食管化学性灼伤称腐蚀性食管灼伤(erosive burn of esophagus)。强碱产生严重的溶解性坏死,强酸产生蛋白凝固性坏死。严重食管灼伤可并发食管瘢痕狭窄。

【病因病理】

食管灼伤的严重程度与腐蚀剂的种类、浓度、剂量、接触时间以及伴随的呕吐情况有关。通常腐蚀剂与食管三个生理狭窄段接触的时间最长,因此常在这些部位发生较广泛的灼伤。

致伤化学物中强碱产生严重的溶解性坏死,组织穿透力强,使脂肪皂化及蛋白溶解,黏膜高度肿胀,发生组织坏死,甚至可以引起穿孔,形成纵隔炎或出血,最后形成瘢痕,引起食管狭窄。强酸产生蛋白凝固性坏死,但损伤常局限于黏膜,水肿轻,形成的溃疡较浅,愈合后不一定形成瘢痕狭窄;但酸类吸收后常引起酸中毒,严重者可导致死亡。灼伤程度可以分为三度:①Ⅰ度:食管黏膜和黏膜下层充血、水肿和上皮脱落,不累及肌层,一般不造成食管瘢痕性狭窄。②Ⅱ度:灼伤深达食管肌层,在急性期组织充血、水肿、渗出,组织坏死脱落后形成溃疡。3~6 周内发生肉芽组织增生,以后纤维组织形成瘢痕而导致狭窄,梗阻症状逐渐加重。③Ⅲ度:灼伤累及食管全层和周围组织,可导致食管穿孔和纵隔炎。

【临床表现】

吞服腐蚀剂之后立即感到唇、口腔、舌、咽部、胸骨后、上腹部强烈的灼痛,随后出现反射性呕吐,吐出物常为血性。严重时可出现虚脱、高热或昏迷等中毒症状。伤后 1~2 周炎症水肿逐渐消退,可进流质或半流质饮食,3~4 周后吞咽困难逐渐加重,严重时可发展到唾液都难咽下。后期出现脱水、营养不良和贫血貌。吞钡 X 线检查见受累食管黏膜呈锯齿状,管腔狭窄。依据有吞服腐蚀剂病史及上述有关临床症状,结合 X 线检查,容易做出诊断。应注意灼伤早期食管或胃穿孔的可能性,并应判断是否存在喉头水肿。

【治疗】

1. 早期治疗　伤后尽早服植物油或蛋白水,以保护食管和胃黏膜;无条件时可吞服生理盐水或清水稀释。积极处理并发症,包括喉头水肿、休克、胃穿孔、纵隔炎等。防止食管狭窄,使用抗生素和皮质激素减轻炎症反应、预防感染、纤维组织增生及瘢痕形成。补充营养和维持水电解质平衡。

2. 食管扩张疗法　对狭窄段较短的病例,可在伤后 2~3 周后食管急性炎症、水肿开始消退后进行。需在食管镜或 X 线引导下反复多次扩张。

3. 手术治疗　对严重长段狭窄及扩张失败者应手术治疗。方法为切除或旷置狭窄段食管,游离胃或结肠(或空肠),将保留血供的胃或肠在胸腔或颈部与狭窄段以上的正常食管吻合。胃代食管或肠代食管移置途径可经胸膜腔、胸骨后或前胸皮下,根据病人具体情况而定。

第四节　贲门失弛症

贲门失弛症(achalasia of cardia)属食管神经源性疾病,在吞咽时食管体部无蠕动,贲门括约肌松弛不良。

【病因病理】

病因迄今未明。一般认为多数病人食管肌层副交感神经节数目减少或发生变性,胆碱能功能减退,食管失去正常推动力,导致食管蠕动功能减弱或消失。贲门松弛障碍,以致食物淤滞,食管扩张及肌层肥厚。食物长期潴留于食管腔内,造成黏膜充血、水肿、糜烂、溃疡等,严重者食管形成一巨大、屈曲、无张力的巨囊,俗称巨食管症。时间久后,少数病人可诱发癌变。

【临床表现与诊断】

本病多见于 20~50 岁,女性稍多。主要症状为吞咽不畅、胸骨后沉重感或阻塞感。症状时轻时重,轻时能进普食,重时下咽困难明显。发作常与精神因素有关。后期可呈持续性进食困难。食物潴留在食管内可导致呕吐,若反流入气管可引起气管误吸致反复呼吸道感染。食管 X 线钡餐检查，可见食管明显扩张并可有液平，食管下端及贲门部呈鸟嘴状狭窄，出现逆蠕动，边缘黏膜光滑完整。内镜检查可确诊，并可排除食管肿瘤。

【治疗】

1. 非手术治疗 病程短且病情较轻者，可服解痉镇静药。少吃多餐，细嚼慢咽，以软食流质为主，禁忌过冷过热食物。饭后散步等有利食物下排。部分轻症早期病人可先试用扩张术。扩张的方法有用机械、水囊、气囊、钡囊等。多次扩张可达到缓解症状的目的。

2. 手术治疗 采用食管下段贲门肌层切开术（Heller 手术）。避免切破黏膜或损伤迷走神经。亦可采用 Heller 手术附加其他类型的手术，如加做膈肌瓣成形或胃底固定术、幽门成形术等。

第五节 食管憩室

由于先天性或后天性因素使食管壁的黏膜层或全层向外膨出，形成囊袋，称为食管憩室（diverticulum of the esophagus）。按发病机制和病理改变，食管憩室有牵出型和膨出型两种。牵出型憩室多在食管中段，为全层外牵形成，故称真性憩室；而假性憩室只有黏膜膨出食管壁外，常位于咽部和膈上 5～10cm 段食管（图 26-4）。

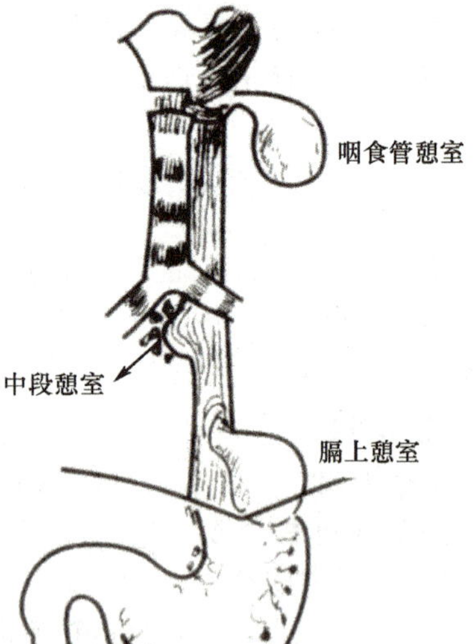

图 26-4 食管憩室

一、咽食管憩室

【病因病理】

咽食管憩室属膨出型假性憩室。位于食管上端的后面，因咽下缩肌和环咽肌收缩不协调，使食管黏膜经此两肌之间薄弱的三角区膨出而形成囊袋。憩室壁由食管黏膜及黏膜下层构成，也可能有部分肌层组织随之膨出。憩室直径 2～10cm 较常见。憩室可以并发炎症、溃疡或穿孔，压迫食管造成梗阻，也可癌变。

【临床表现与诊断】

咽食管憩室初期可无症状。就医时多在成年期，病人觉咽喉不适，口涎增多。后期有下咽困难，饮水时有咕噜声；颈部摸及质软、活动、牵拉食管的囊性肿块。呕吐液有隔天食物残渣，有恶臭味，夜间误吸会引起肺炎。大的憩室并发食管梗阻，压迫喉返神经而出现嘶哑。根据查体所见则可诊断；食管 X 线钡餐检查可明确诊断及判断其与食管的相连处。为进一步明确有否憩室炎变、溃疡或癌变，应作纤维食管镜检查，但要预防穿孔。

【治疗】

年迈或心肺功能差，不能耐受手术的病人，宜采用保守治疗。教会病人细嚼食物，食后挤压憩室并饮水，以减少食物淤积和炎症。膨出型憩室一般逐渐长大，应争取手术切除；术前要禁食，清洁憩室，减少炎症。麻醉诱导期严防误吸。

二、食管中段憩室

【病因病理】

多发生在气管分叉水平，属牵出型真性憩室。肺门淋巴结结核侵犯相邻的食管壁，愈合后形成瘢痕，牵拉食管壁全层，包括其瘢痕组织；憩室直径一般为 1～2cm，多为单发，也有多发。憩室与食管腔的通口较宽，故不易积存食物，但也可并发炎症。在憩室远端食管，有 0.5% 病例发现食管癌。

【临床表现与诊断】

食管中段憩室很少并发溃疡，但也有并发出血的病例。由于食管壁瘢痕组织影响食管蠕动，病人也可有胸闷、胸痛和进食不畅感。为明确诊断，应作食管 X 线钡餐造影和纤维食管镜检查。

【治疗】

大多数牵出型憩室的症状不明显，特别是多发性胸中段较小的憩室，不必外科治疗，采用抗炎及解痉镇痛药物后，症状多可缓解。对有明显症状或并发出血、穿孔的病例应考虑手术治疗。对较小的憩室，当剥离粘连后即回缩入食管腔内，可不必切除，只缝合肌层裂口即可。对较大的憩室，切除憩室后，将黏膜和肌层分别缝合，外以胸膜再行加固。

三、膈上憩室

【病因病理】

为膨出型假性憩室，极少数为全层膨出的真

性憩室，多见于膈上食管右后侧面。在膈上15cm左右的一段食管，由于肌层发育异常或因疾病（食管裂孔疝等），使胸下段食管腔内压力增高，致使黏膜向外膨出形成囊袋，逐渐扩大，向一侧下垂，使其与食管腔通道形成锐角，致食物积存囊内不易排出，并发炎症、溃疡、出血、穿孔，甚至癌变。膈上憩室直径可达10~15cm。多见于成年病人。

【临床表现与诊断】

由于憩室巨大，多有食管梗阻症状。呕吐淤积数天的食物残渣发生恶臭味。口臭和夜间误吸后并发肺炎。并发憩室炎和溃疡引起胸闷、上腹痛和呕血。诊断方法主要靠食管X线钡餐造影和纤维食管镜检，但要避免食管镜检查导致憩室穿孔。

【治疗】

膈上憩室常不断扩大，应及早手术切除。术前应禁食3天以上，并经胃管冲洗憩室内的食物残渣，抗炎治疗，控制憩室炎后才进行手术。麻醉诱导期严防误吸。切除憩室后，应同期矫正食管、贲门和膈肌的其他疾病。

（白育庭）

第二十七章 原发性纵隔肿瘤

纵隔包括胸廓入口之下,膈肌之上,胸骨之后,脊柱之前和两肺之间的区域。内有呼吸、循环和消化系统的核心部分,有神经、淋巴和内分泌系统。以胸骨角和第 4 胸椎下缘的水平连线为界,将纵隔分为上纵隔和下纵隔,下纵隔又包括前纵隔、中纵隔和后纵隔(图 27-1)。

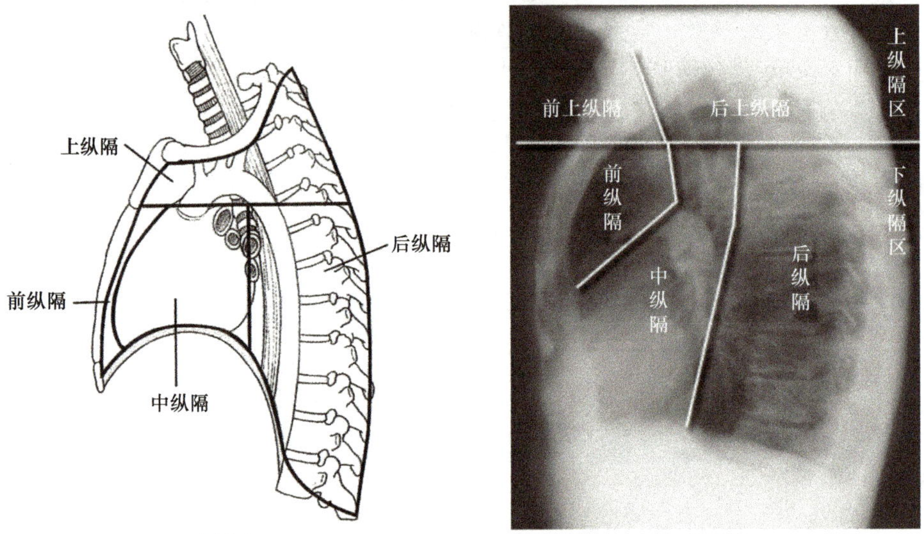

四分法　　五分法

图 27-1　纵隔分区

原发性纵隔肿瘤可发生于纵隔的任何区域。在常见的肿瘤中,上纵隔有胸骨后甲状腺肿、胸腺瘤和淋巴源性肿瘤;前纵隔有畸胎瘤和皮样囊肿;中纵隔有支气管和心包囊肿;后纵隔有神经源性肿瘤。

【临床表现】

纵隔肿瘤的临床症状取决于肿瘤本身和所累及的周围结构。良性病变一般无症状,有症状的多为恶性。

1. 非特异性症状　如胸闷、胸痛。

2. 特异性症状　①重症肌无力:50% 以上的病人有胸腺瘤或胸腺增生。②病人咳出毛发、皮脂腺或豆腐渣样物质:为畸胎瘤破溃入肺。③高血压及腹泻:为神经节细胞瘤的功能性症状。④Cushing综合征:纵隔神经内分泌肿瘤分泌过量的促肾上腺皮质激素。⑤高钙血症:纵隔甲状旁腺肿瘤分泌的甲状旁腺激素过多。⑥甲状腺毒症:纵隔甲状腺肿瘤分泌过量的甲状腺素,临床表现与甲状腺功能亢进症类似。⑦男性乳腺肥大或性早熟:可见于非精原细胞性生殖细胞瘤。

3. 压迫症状　纵隔肿瘤刺激和压迫呼吸、循环、消化、神经系统可造成相应的症状,例如呼吸困难、上腔静脉综合征、Horner 综合征等。

【诊断】

在病史和体格检查的基础上,常规胸部 X 线检查可明确肿瘤在纵隔内的定位,缩小鉴别诊断的范围。进一步的 CT 检查,能对病变精确定位,区分囊性或实质性,鉴别正常脂肪组织(心包脂肪垫)。CT 增强扫描可判别淋巴结病变和血管异常,提供手术进路,抉择术式。对造影剂过敏或肾功能不全的病人可做 MRI。

B 超有助实质性、血管性或囊性肿瘤的鉴别。放射性核素检查对胸骨后甲状腺肿(^{131}I 或^{123}I)、嗜铬细胞瘤(^{131}I)、淋巴瘤(镓)有诊断价值。浅表淋巴结活检有助明确诊断。支气管镜可进行肺门或纵隔淋巴结活检,并可评估气道情况。胸腔镜、纵隔镜可获得组织标本或切除肿瘤。

纵隔肿瘤在纵隔内的特征性分布,只能作为鉴别诊断的参考,不能作为诊断的依据。

诊断性放射治疗,观察短期内肿瘤大小的变化,有助于恶性淋巴瘤的鉴别。

【治疗】

原发性纵隔肿瘤原则上首选手术治疗。若有手术禁忌证,则可选用放疗和化疗。恶性淋巴瘤以放射治疗和化疗为主。

(洪志鹏　邓勇军)

第二十八章 心脏疾病

第一节 心内手术基础措施

一、体外循环

体外循环(extracoporeal circulation or cardiopulmonary bypass, CPB)是将回心的静脉血从上、下腔静脉或右心房引出体外,在人工心肺机内进行氧合和排出二氧化碳(气体交换),再由血泵输回体内动脉进行血循环;如此,血液可不经过心肺进行气体交换。在体外循环下,可阻断心脏血流,切开心脏,进行心内直视手术。体外循环技术是心外科的基本条件。完成体外循环的装置称为人工心肺机(artificial hear-lung machine)。

(一) 人工心肺机的构件和功能

1.血泵(人工心) 是人工心肺机的主要部件,代替心脏排血功能,驱动氧合器内的氧合血输回体内动脉。常用的转压式血泵由泵头和泵管组成,血液单向流动,调节转速可控制转流量。临床已应用的离心泵是更理想的血泵,可减少血液成分破坏,较长时间地转流。

2.氧合器(人工肺) 是人工心肺机的另一主要部件,代替肺的功能,氧合静脉血和排出二氧化碳。鼓泡式氧合器:使输入的氧气与引出体外的静脉血混合,形成血气泡,进行气体交换;经去泡后流入贮血器,再经血泵泵回体内。氧合性能好、操作方便、价格低,但由于血、气直接接触,易引起血液蛋白变性、有形成分破坏;安全使用时限在3小时以内。膜式氧合器:又称为膜肺,血液通过薄膜或中空管壁的透析作用进行气体交换。血、气不直接接触,无须去泡过程,具有良好的气体交换性能和血液保护作用,适宜较长时间转流;但价格较高,主要应用于复杂心脏病手术。

3.变温器 是血液降温和升温装置。在水箱里将一定温度的水经管道输入与氧合器并为一体,进行冷热交换。变温过程中,水和血之间的温差需保持在10℃以内。

4.微栓过滤器 由20~40μm微孔的涤纶或聚酯、聚丙烯等高分子材料滤网组成的装置,置于动脉供血管路,用以过滤血液中的血小板聚积块、纤维素和心内吸引器吸入的微粒、组织碎片等,是一道安全屏障。

(二) 体外循环的预充和血液稀释

转流前,静脉引流管、氧合器、血泵和动脉段管道内必须充满液体,充分排尽动脉段管道内的空气,这部分液体即为预充液。可为预充的液体有5%葡萄糖溶液、生理盐水、乳酸林格液等晶体溶液和血浆、白蛋白、代血浆、库血或自体血等胶体溶液。根据病人年龄、体重、术前红细胞比容或血红蛋白含量、预计血液稀释度而确定预充液的质与量,多采用中度稀释,使病人转流后的红细胞比容为20%~25%。血液稀释的目的是降低血液黏稠度,改善微循环,增进组织灌注,减少红细胞损伤,减轻凝血机制紊乱。成人多以晶体液预充,小儿需一定比例的全血预充。发绀型先心病患儿常需白蛋白或血浆预充。

(三) 低温转流

机体代谢与体温直接相关,每降低7℃,组织代谢率下降50%。为防止重要器官缺血、缺氧,常以降低体温来提高体外循环的安全性。降温的程度则根据手术类型、手术方法等情况预先确定或临时调整。临床上将低温分为浅低温(32~28℃)、深低温(27~20℃)、超深低温(20~15℃)。一般采用浅低温。随着人工心肺机的性能日趋优良、心内操作技巧提高以及手术时间的缩短,常温或次常温(32~35℃)心内直视手术日渐多用。体外循环中测量体温的部位有鼻咽部、食管和直肠。临床上多采用两处同时监测。

(四) 体外循环的实施

1. 体外循环的建立与撤除 一般以胸骨正中切口进胸显露心脏,右心耳注入肝素(2~3mg/kg体重)以全身肝素化。经升主动脉插动脉供血管,插管与人工心肺机动脉端连接;经右房或上、下腔分别插腔静脉引流管,与人工肺机静脉血回收管相接,建立体外循环(图28-1)。套绕上、下腔静脉阻断带和升主动脉牵引带后,监测活化凝血时间(ACT),其值由正常的80~120s延长至480~600s方可开始体外循环。心内操作完毕,心脏恢复血液灌注和跳动后,使心脏空跳,以偿还氧债,冲走酸性代谢产物,再逐渐增加心脏负荷,以便顺利脱机。逐渐增加心脏负荷的体外循环亦称辅助循环。心肺转流结束后,依次拔除动静脉插管,并注

笔记栏

入鱼精蛋白中和肝素。

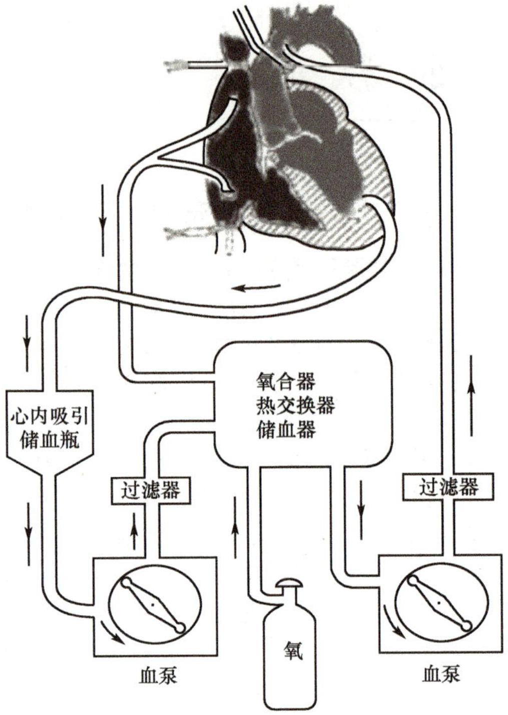

图 28-1 人工肺机静脉血回收管相接建立体外循环图

2. 体外循环灌注流量 体外循环流量的高低直接影响各器官,尤其脑、肝、肾等重要器官的组织灌注和术后的功能恢复。所需灌注流量与温度密切相关。体温高,灌注流量要高;体温低,灌注流量则相应调低。灌注流量按公斤体重或体表面积两种方法计算。成人37℃时的灌注流量一般为50~75ml/(kg·min)。儿童的基础代谢率高,灌注流量要偏高。10~15kg患儿灌注流量120~150ml/(kg·min),10kg以下为125~175ml/(kg·min)。

3.体外循环中的监测 为保证体外循环的安全性,术中除需严密监测ACT、温度、灌注流量外,以下监测指标亦十要重要。①动脉压:常用桡动脉或足背动脉穿刺测压。体外循环中动脉压一般维持在50~70mmHg。②中心静脉压:常行锁骨下静脉、颈内静脉或大隐静脉穿刺测压,作为血容量高低的指标。③泵压:经动脉段的过滤器接压力表,监测泵压。该压力反映自血泵至主动脉插管端的阻力,一般在150~200mmHg。④血气:体外循环为非生理性循环,易产生酸碱失调,动态监测血气以调整和维持PO_2、PCO_2、pH、BE、HCO_3值在正常范围。⑤电解质:体外循环中的电解质变化以K^+最为显著,多发生低钾血症。维持正常血清K^+浓度,对心脏复苏和复苏后的心功能恢复十分重要。

二、心肌保护

心肌保护(myocardial protection)是减少心内直视手术心肌缺血缺氧造成损害的措施与方法,是在研究心肌缺血性损伤的基础上形成的。体外循环下心内直视手术需阻断心脏血流,致使心肌缺血、缺氧。缺血、缺氧时心肌氧化产能障碍,仅靠无氧酵解提供少量能量。由于血运中断,心肌代谢产物不能及时清除,严重缺氧时的大量乳酸堆积会加重组织酸中毒,而抑制糖酵解过程,高能磷酸盐储备迅速消耗。心肌能量缺乏,导致心肌细胞质膜功能障碍,大量Ca^{2+}细胞内流,致使细胞内Ca^{2+}超负荷,心肌发生持续性收缩,消耗能量且作用于已受损的心肌细胞,造成心肌细胞破裂,细胞内酶大量释放,导致心肌细胞死亡。心脏血流阻断时间越长,这种缺血性改变会愈重。

1. 缺血再灌注损伤(ischemic reperfusion injury) 心肌在缺血一段时间后恢复氧合血灌注时,损害会更严重。主要表现为心肌水肿、氧利用能力下降、高能磷酸盐水平低下和心肌顺应性差等改变。缺血再灌注损伤的机制复杂,主要原因有:①能量耗竭:当缺血时,线粒体内氧化过程完全停止,AMP再磷酸化生成ADP及ATP受到抑制。积聚在心肌内的AMP分解成腺苷、肌苷及次黄嘌呤,从细胞内弥散至细胞外。复灌后高能磷酸盐类的前体缺乏,即缺乏生成恢复心肌功能所必需的ATP的原料。②Ca^{2+}超负荷:长时间缺血、缺氧后,心肌细胞聚积大量的H^+;再灌注时,引起H^+-Na^+交换和Na^+-Ca^{2+}交换,使Ca^{2+}大量内流。当ATP衰竭时,无力将过量的Ca^{2+}泵回肌质网内和细胞外。③氧自由基损伤:缺血缺氧后心肌细胞胞质内增高的Ca^{2+}激活组织内的黄嘌呤去氢酶转变为黄嘌呤氧化酶,使次黄嘌呤与再灌注时血内丰富的氧作用,生成大量O_2^-自由基,而内生性自由基清除剂不敷所需,导致细胞损害。

缺血再灌注损伤严重者,导致心内膜下坏死、心脏复苏困难、心脏复跳后搏动无力或顽固性心律失常;中度损伤则引起术后低心排综合征。体外循环中有效地预防心肌缺血再灌注损伤,保护心肌功能,涉及心脏手术成败。

2. 心脏停搏液 以心脏能量供需平衡理论为基础研制出来的心脏停搏液具有良好的心肌保护效果。临床应用的心脏停搏液种类很多,大致可归纳为三大类:①以ST. Thomas医院为代表的晶体停搏液(表28-1);②稀释血停搏液;③富含能量底物的晶体或血停搏液。无论何种心脏停搏液，其心肌保护作用的机制均是：①使用高钾化学诱导方法使心脏迅速停搏，避免缺血时心肌电、机械活动，减少能量消耗。常用钾浓度为 20 mmol/L。②降低心肌温度。可大大降低心肌代谢和能量需要，保存心肌的能量储备。心脏表面冰水淋浴和 4℃ 的心脏停搏液心脏灌注后，心肌温度迅速降低。③提供氧和能量底物，常在心脏停搏液中加用葡萄糖、磷酸肌酸、门冬氨酸、辅酶 Q_{10} 等，以维持心脏缺血期间和恢复灌注后所需的能量物质。此外，心脏停搏液还必须是偏碱（pH7.6～8.0）、高渗（320～380 mmol/L）和具有良好的膜稳定作用的特性，以保护缺血心肌的适宜代谢环境、完整的细胞结构和质膜离子泵功能。

表 28-1 Thomas 医院停搏液

成分(mmol/L)	No. 1	No. 2
氯化钠	144.0	110.0
氯化钾	20.0	16.0
氯化镁	16.0	16.0
氯化钙	2.4	1.2
碳酸氢钠	--	10.0
盐酸普鲁卡因	1.0	--
pH	5.5～7.0	7.8
渗透压(mmol/L)	300～320	285～300

3. 心脏停搏液的灌注方法 有顺行、逆行和顺行-逆行联合灌注三种方法。①顺行灌注：有两种灌注法。升主动脉插针灌注：凡主动脉瓣关闭良好的病人均可用此方法进行停搏液灌注。于升主动脉前壁近心端预置小荷包缝线，于荷包线内插入停搏液灌注针，灌注针与灌注管相连接；固定灌注针，阻滞升主动脉的同时，开始停搏液灌注。灌注速度以 250～300ml/min 为适宜；首次量一般为 10～25ml/kg，每隔 20～30 分钟重复灌注。冠状动脉口插管灌注：适用于主动脉瓣关闭不全、佛氏窦瘤破裂或主-肺动脉窗病变者。切开主动脉前壁，将冠状动脉灌注管直接插入冠状动脉口进行灌注，灌注压力以不高于 80mmHg 为宜。②逆行灌注：适用于不能直接顺行灌注和冠状动脉狭窄或阻塞的病人，是将特制带囊的冠状静脉窦灌注管置入冠状静脉窦内进行停搏液灌注的方法。开始灌注时，气囊自动膨起堵住管外窦口间隙，以防停搏液漏入右房。灌注压不宜超过 50mmHg。③顺行-逆行联合灌注：主要应用于主动脉瓣关闭不全及需在主动脉根部手术操作和手术时间较长的病例。首次多采用顺行灌注，以后改为逆行灌注。其优点是可减少冠状动脉口插管，灌注时不必中断手术，缩短了心脏缺血时间。

无缺血和缺血再灌注过程的心脏、心内直视手术的心肌保护无疑是最佳的心肌保护方法。由此，发展起来的不停跳下冠状旁路手术、体外循环下顺行或逆行冠状动脉灌注下的多种心内直视手术已广为应用。

（郝 明）

第二节 先天性心脏病的外科治疗

一、动脉导管未闭

案例 28-1

患儿，男，8 岁。因活动后心悸、气促 2 个月入院。

患儿 2 个月来剧烈活动后出现心悸、气促，胸部不适。平素易患感冒，肺炎。

体格检查：T 36.5℃，P 110 次/分，R 28 次/分，BP 105/50mmHg。发育正常，营养中等，神志清楚。皮肤黏膜无黄染、紫绀。胸廓对称，双肺呼吸音清晰；左缘第 2 肋间触及胸骨震颤，可闻连续性机器样杂音，P_2 音亢进，心律齐。腹部平软，肝脾肋下未扪及。股动脉可闻枪击音。

辅助检查：①心电图：电轴左偏。②X 线：左心室增大的表现，主动脉结大，肺动脉段突出，肺纹理增粗。③多普勒彩超：主动脉弓降部与左肺动脉根部有异常管道，长约 0.6cm，直径约 0.7cm，主动脉向肺动脉湍流频谱。

问题：

1. 根据所学过的心内科知识，你考虑什么诊断？
2. 胎儿期间动脉导管的作用是什么？
3. 需要与哪些心脏疾病鉴别？

动脉导管是胎儿期血液由肺动脉流入主动脉的正常通道。出生后肺动脉阻力下降，前列腺素 E_1 及 E_2 显著减少，血液氧分压增高，绝大多数于生后 24 小时内导管平滑肌收缩，内膜增厚并向管腔内突入、填塞，阻断导管的血流。2～3 个月后，内膜纤维组织弥漫性增生，逐渐纤维化至永久性闭塞，成为动脉韧带。约 85% 的足月产婴儿于生后 2 个月内完全闭合。早产儿由于出生后继续发育，导管自然闭合可能性大，但因对前列腺素敏感，闭合稍晚。逾期不闭合者即为动脉导管未闭（patent ductus arteriosus，PDA）（图 28-2）。占先天性心脏病（congenital heart disease，CHD）的 12%～

15%。PDA 可单独存在或与主动脉缩窄、室间隔缺损、法洛四联症等并存。

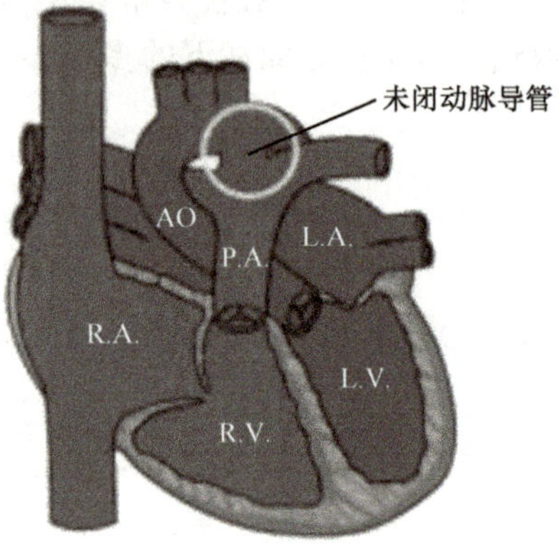

图 28-2 动脉导管未闭

【解剖】

动脉导管的粗细、长短不一。按其形态可分为:①管型:两端管径均等;②漏斗型:主动脉端粗,肺动脉端细;③窗型:主、肺动脉紧连,导管粗而短;④动脉瘤型:导管中部呈瘤样膨大,管壁很薄。上述类型中以管型多见。

【病理生理】

出生后主动脉压力升高,肺动脉阻力下降,无论收缩期或舒张期,主动脉压力均超过肺动脉压力,主动脉血经动脉导管持续流向肺动脉,形成左向右分流。分流量大小取决于导管的粗细以及主动脉和肺动脉之间的压力阶差。左向右分流使肺循环血量增加,左心容量负荷加重,导致左心肥大,甚至左心衰竭。由于肺血量增加,肺循环压力升高,右心负担加重,至右心肥大。肺小动脉长期承受大量主动脉血流而引起痉挛性收缩和继发性管壁增厚,肺循环阻力逐渐增高。当肺动脉压力等于主动脉舒张压时,仅收缩期存在分流。当其压力接近或超过主动脉压力,呈双向或逆向分流,临床上出现发绀,形成艾森曼格(Eisenmenger)综合征,最终致右心衰竭而死亡。

【临床表现】

1. 症状 临床症状与导管粗细、分流量大小和肺血管阻力有关。导管细、分流量小,常无症状;导管粗、分流量大,症状明显,易发生肺部感染、气促、乏力,反复心力衰竭。

2. 体格检查 在胸骨左缘第 2 肋间可闻及连续性机器样杂音,收缩期增强,舒张期减弱,局部常触及震颤。收缩压正常,舒张压降低,脉压差增大。出现甲床毛细血管搏动、四肢动脉可触及水冲脉、股动脉可闻枪击音等周围血管征。分流量大者,心尖部可闻及舒张期杂音。肺动脉高压者,仅有收缩期杂音或杂音消失,而肺动脉瓣第二音亢进。

3. 辅助检查

(1) 心电图:正常或左心室肥大,肺动脉高压时则左右室肥大。

(2) X 线检查:左心缘向左下延长;主动脉结突出,可呈漏斗状;肺动脉圆锥平直或隆起,肺血管影增多。透视下肺门有“舞蹈”征象。

(3) 超声心动图:示左心房、左心室增大;彩色多普勒超声能发现经导管的异常彩色血流信号,可测得导管的长度、内径和分流量大小。

【诊断与鉴别诊断】

根据杂音的性质和位置、周围血管征,结合心电图、X 线胸片和超声心动图检查,一般不难诊断。但应与主-肺动脉间隔缺损、主动脉窦瘤破裂、冠状动-静脉瘘和室间隔缺损伴主动脉瓣关闭不全等心脏病相鉴别。临床症状、体征不典型的病例,借助右心导管检查或逆行主动脉造影可以确诊。

【治疗】

1. 手术适应证 早产儿、婴幼儿反复发生肺炎、呼吸窘迫和心力衰竭,内科难以控制,应及时手术。导管细、无症状,不影响发育者,多主张学龄前择期手术。紫绀型心脏病合并的动脉导管未闭,不能单独结扎导管,应同时矫治心脏畸形。艾森曼格综合征是手术禁忌证。

2. 手术方法 近年来导管栓塞法和电视胸腔镜下导管结扎术在一些有条件的医院开展,具有切口小、创伤轻等优点。但开胸手术仍是动脉导管未闭的主要治疗方法。

(1) 左胸切口:全麻插管后右侧 90°卧位,经典切口是后外侧切口第 4 或第 5 肋间进胸。近年有采用腋中线纵形切口或听三角切口。胸膜外显露动脉导管三角区。①结扎术:纵形切开导管三角区纵隔胸膜,显露动脉导管,游离导管上、下缘和后壁,绕导管套两根浸石蜡油 10 号丝线;行导管钳闭试验,若无心率增快或血压下降,麻醉或药物降压至动脉压 70~80mmHg 后结扎,先主动脉侧,后肺动脉侧。此法最为常用。②钳闭术:显露、游离导管后,根据导管的粗细选择适宜规格的钽钉钳闭导管。操作简便,效果确实。③切断缝合术:导管充分游离降压后,用两把导管钳或 Pott-Smith 钳平行钳夹动脉导管,在两钳之间的主动脉侧用 4-0 或 5-0prolene 线连续缝合切缘,然后缝合肺动脉侧切缘(图 28-3)。此法适用于导管粗大、术中损伤出血或感染后不宜结扎和钳闭的病例。

笔记栏

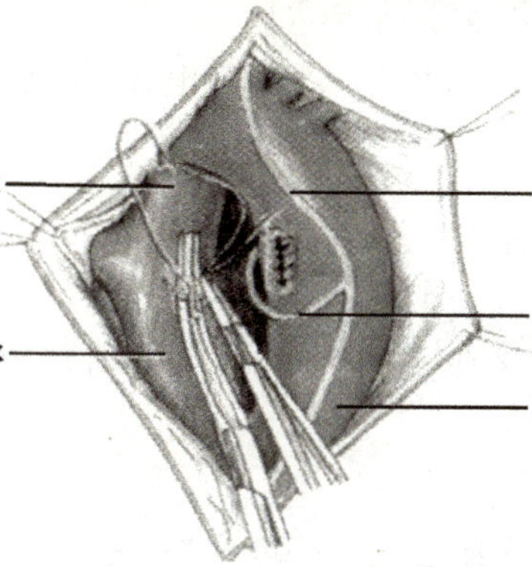

图 28-3 手术操作图

(2) 胸骨正中切口:适用于:①左侧胸膜粘连重,显露动脉导管困难;②动脉导管结扎后再通;③导管太粗,或呈窗型;④合并心内畸形需一并矫治。在全麻气管插管下和体外循环支持下处理动脉导管。术式有两种:①心包外结扎术:并体循环下显露、游离肺动脉分叉处心包返折,紧贴肺动脉游离导管左右间隙和后壁,套 10 号丝线结扎动脉导管;②肺动脉切口内缝合法:体外循环血流降温,在降温过程中以手指按压导管表面以阻断导管流血;鼻咽温度降至 20~25℃时,减低流量,切开主肺动脉、经切口显露动脉导管内口,气囊管经导管插入主动脉堵塞导管,用带垫片的双头针褥式缝合,或补片修补动脉导管。

案例 28-1

临床诊断:动脉导管未闭(管型)

诊断要点:

1. 活动后心悸、气促。

2. 胸骨左缘第 2 肋间可闻连续性机器样杂音,触及震颤,P_2 音亢进。

3. 脉压差增大,周围血管征(+)。

4. 心电图检查:电轴左偏。

5. X 线:示左心室大,主动脉结大,肺段凸,肺血多。

6. 多普勒彩超:明确导管类型、内径,发现异常彩色血流信号。

治疗原则:

1. 单纯性动脉导管未闭,无手术禁忌证。

2. 经左胸切口行动脉导管结扎术;有条件者亦可行介入导管栓塞。

二、肺动脉口狭窄

案例 28-2

患儿,男,9 岁。因自幼发现心脏杂音,劳累后心悸、气促、胸闷 3 个月入院。

患儿幼时在当地医院检查发现心脏杂音,未进一步诊治。近 3 个月来活动后心悸、气促、胸闷。

体格检查:T 36.5℃,P 86 次/分,R 24 次/分,BP 95/65mmHg。发育稍差,营养中等。皮肤黏膜无黄染,面颊、指端呈暗红色。心前区较饱满,双肺呼吸音清晰。胸骨左缘第 2 肋间可触及收缩期震颤,胸骨左旁可扪及抬举感,胸骨左缘第 2 肋间可闻Ⅳ级收缩期喷射样杂音,向左颈部传导;P_2 音减弱,心律齐。腹部平软,肝脾肋下 2cm。

辅助检查:①心电图:电轴右偏,右心室肥大劳损。②X 线检查:右心房、右心室增大,心尖圆钝,肺动脉段隆起,肺野清晰,肺纹理减少。③多普勒彩超:右室增大,室壁肥厚,肺动脉瓣口狭窄,肺动脉主干明显扩张,并测得收缩期湍流频谱。

问题:

1. 根据以上症状,考虑怎么诊断?

2. 杂音的性质与其他心脏病有什么区别?根据病理解剖和血流动力学加以解释。

肺动脉口狭窄(pulmonary stenosis)系指右室和肺动脉之间存在的先天性狭窄畸形。

【解剖】

有三种类型:肺动脉瓣狭窄、右心室漏斗部狭窄和肺动脉主干及其分支狭窄。瓣膜狭窄最常见(图 28-4);通常为瓣叶增厚、交界融合,瓣口呈鱼嘴状突向肺动脉,肺动脉主干呈狭窄后扩张,可有不同程度的肺动脉瓣环狭窄。右室漏斗部狭窄可呈隔膜性狭窄和管状狭窄。隔膜性狭窄在右室漏斗部下方形成环状纤维性隔膜,将右心室分隔成两个大小不等的心室腔,其上方扩大的薄壁心室腔称为第三心室。管状狭窄是由肥厚的右心室前壁、室上嵴和异常粗大的隔束和壁束所致。肺动脉主干及其分支可为一处或多处环形狭窄或发育不良。肺动脉口狭窄可以单独存在,也可以是复杂心血管畸形的一部分。

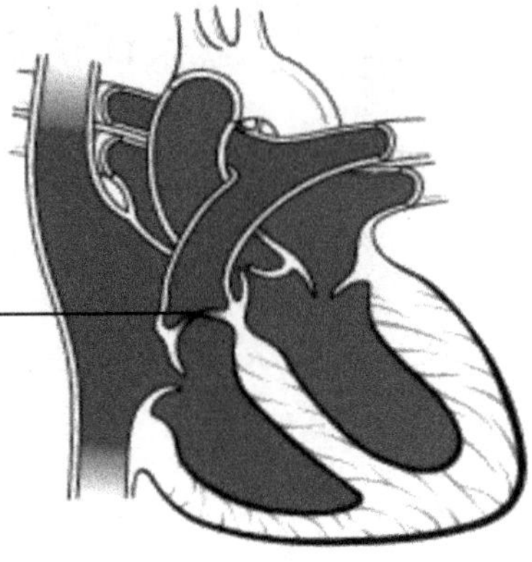

图 28-4 瓣膜狭窄图示

【病理生理】

肺动脉口狭窄引起右心室血液排出受阻，压力增高，右心室与肺动脉之间存在压力阶差，其大小取决于肺动脉口狭窄的程度。压力阶差<40mmHg为轻度狭窄，40～100mmHg 为中度狭窄，>100mmHg 为重度狭窄。因静脉回心血流受阻，心排血量减少，血液瘀滞，可出现周围性发绀。合并室间隔缺损或房间隔缺损，可出现右向左分流，而发生中央性发绀。右心室长期负荷增加引起右心室向心性肥厚，心力衰竭，甚至死亡。

【临床表现】

1. 症状 症状与狭窄程度、是否存在室间隔缺损或房间隔缺损有关。轻度狭窄者可无症状或症状轻微。常见的症状是稍活动即感心悸、气促、胸闷甚至晕厥，劳动耐力差、易疲劳，症状随年龄增长而加重。并存卵圆孔未闭者，活动后出现发绀。重症者休息时亦可出现发绀。晚期病人常有颈静脉充盈、肝肿大、下肢浮肿，甚至腹水等右心衰竭征象。

2. 体格检查 肺动脉瓣膜狭窄者胸骨左缘第2肋间可闻及响亮而粗糙的收缩期喷射样杂音，并向左上方向传导。多数伴有收缩期震颤。肺动脉第二音减弱或消失。右室漏斗部狭窄的收缩斯杂音位置较低。

3. 辅助检查

(1) 心电图：根据狭窄程度可示正常、电轴右偏、右心室肥大劳损、T 波倒置和 P 波高尖。

(2) X 线检查：可显示右心室、右心房增大，两肺野清晰、肺纹理减少，肺动脉段凸出。但漏斗部狭窄者肺动脉段凸出不明显。

(3) 超声心动图：可显示狭窄的类型和程度。肺动脉瓣膜狭窄显示肺动脉主干增宽，瓣叶增厚，回声增强，开放受限和右室壁增厚。漏斗部狭窄显示右室流出道狭小，小梁和肌柱增粗。彩色多普勒超声能显示狭窄瓣口的高速血流信号，可测得最大跨瓣压差。

【诊断与鉴别诊断】

根据临床表现，结合心电图、胸部 X 线、超声心动图检查可做出诊断。必要时行心导管右心室测压和造影检查，有助于确诊。部分法洛四联症病例，右室流出道梗阻不明显，其表现类似肺动脉口狭窄，超声心动图和心导管造影检查可提示存在室间隔缺损和主动脉骑跨，有助于鉴别诊断。

【治疗】

1. 手术适应证 轻度狭窄，无明显症状，胸部 X 线和心电图检查无明显改变，无需手术。中度以上狭窄，有明显临床症状，心电图提示右心室肥大或伴劳损，右心室与肺动脉间压力阶差>50mmHg，均有手术指征。重度狭窄者，病理进展迅速，继发的右室流出道梗阻会加重狭窄，需尽早手术。

2. 手术方法 由于体外循环技术已十分成熟和安全，曾用的几种非体外循环手术已弃用。胸骨正中切口，在体外循环心脏跳动或停搏下，根据狭窄类型选择心脏切口。肺动脉瓣膜狭窄通常纵形切开主肺动脉，直视下行瓣膜交界切开术；漏斗部狭窄，则切开右室流出道前壁，切除狭窄的纤维环或肥厚的壁束和隔束，疏通右室流出道。若疏通后的右室流出道仍狭窄，则用自体心包片或聚四氟乙烯管片加宽流出道。若存在瓣环狭窄，则切开瓣环，行跨越瓣环的右室流出道加宽术。近年有人对瓣膜型狭窄，采用经导管的肺动脉瓣球囊扩张术，由于无需剖胸，术后恢复快，较受欢迎；但部分病例扩张效果不理想，且可有肺动脉瓣膜关闭不全的并发症发生。

病案 28-2

临床诊断：肺动脉瓣狭窄

诊断要点：

1. 劳累后常有心悸、气促，胸闷。

2. 胸骨左缘第 2 肋间可触及收缩期震颤，胸骨左缘第 2 肋间可闻Ⅳ级收缩期喷射样杂音，P_2 音减弱。

3. 心电图检查：电轴右偏，右心室肥大劳损。

4. X 线：右心室、右心房增大，肺动脉圆锥隆起，肺血少。

5. 多普勒彩超：右室大，室壁肥厚、肺动脉瓣狭窄、肺动脉主干扩张，并测得收缩期湍流频谱。

治疗原则：

1. 单纯性肺动脉瓣膜狭窄，无手术禁忌证。

笔记栏

2. 体外循环心脏跳动或停搏下，纵形切开主肺动脉行瓣膜交界切开术；若伴有漏斗部肥厚肌束，则经右室切口，疏通右室流出道，并行瓣膜交界切开。

三、房间隔缺损

案例 28-3

患儿，男，16 岁。因活动后心悸、气促 2 个月入院。

患儿 2 个月来剧烈活动后出现心慌、气促，胸部不适。幼时易患感冒。

体格检查：T 36℃，P 70 次/分，R 22 次/分，BP 100/70mmHg。发育正常，营养中等，神志清楚。皮肤黏膜无黄染、紫绀。胸廓对称，心前区稍膨隆，双肺呼吸音清晰。胸骨左缘第 2 肋间可闻Ⅱ级收缩期吹风样杂音，P_2 音亢进伴分裂，心律齐。腹部平软，肝脾肋下未扪及。

辅助检查：①心电图：电轴右偏，不全性右束支传导阻滞。②X 线检查：右心房、右心室增大，主动脉结小，肺动脉段突出，肺纹理增粗。

问题：

1. 该患儿症状和 PDA 相似而体征不同，你考虑什么诊断？
2. 在明确诊断之前，应做什么检查？
3. 该病杂音产生的机制是什么？

房间隔缺损（atrial septal defect, ASD）是胚胎发育期的原始心房分隔成左、右心房过程中，因某种因素影响，第一房间隔和第二房间隔发育障碍或吸收过多，间隔上遗留缺损，致左右心房间存在血液分流的先天性畸形，是常见的先天性心脏病。

【解剖】

可分为原发孔缺损和继发孔缺损两种类型，以后者居多，占先天性心脏病的 10% 左右。继发孔房间隔缺损位于冠状静动窦的后上方，绝大多数为单孔（图 28-5），少数为多孔或呈筛状，可伴肺静脉异位引流。根据相应解剖部位可分为四种类型：①中央型（卵圆孔型）：最常见（占 75% ~ 80%），呈椭圆形；②下腔型：缺损较大，房间隔下缘完全缺如或仅残留极少薄膜样组织；③上腔型：缺损位于上腔静脉与右房连接处；④混合型：缺损巨大，常兼有上腔型和下腔型的特点。原发孔房间隔缺损位于冠状静脉窦的前下方，由于左侧心内膜垫前后结节分离，缺损巨大，常伴有不同程度二尖瓣大瓣裂缺。

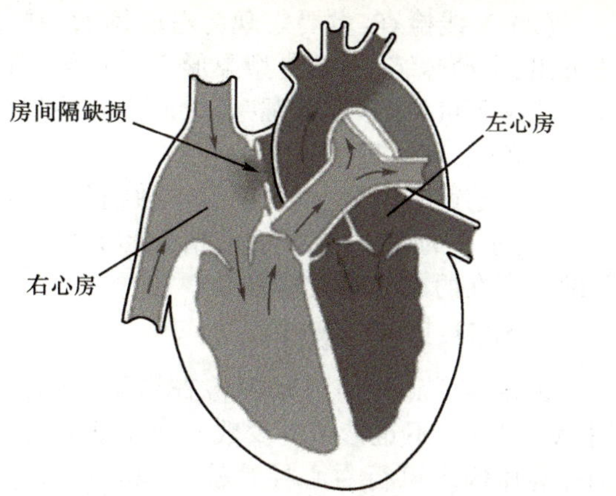

图 28-5 房间隔缺损图示

【病理生理】

正常左心房压力为 8 ~ 10mmHg，右心房压力 3 ~ 5mmHg。房间隔缺损时，左心房血液经缺损向右心房分流。分流量的多少取决于心房间压力阶差、缺损的大小和左右心室充盈阻力。原发孔房间隔缺损的分流还与二尖瓣的反流程度有关。左向右分流使大量血液经肺动脉瓣流入双肺，正常肺动脉瓣变得相对狭窄。长期高容量负荷导致右心房、右心室增大和肺动脉扩张。肺循环血量增加使肺动脉压升高，引发肺小动脉反应性痉挛，长期肺小动脉痉挛使肺小动脉管壁增厚和纤维化，导致梗阻性肺高压。当右心房压力高于左心房时，出现右向左分流，引起发绀，即所谓艾森曼格（Eisenmenger）综合征，最终因右心衰而死亡。原发孔房间隔缺损病人，因存在二尖瓣反流，心房压差更大，其病理改变重于继发孔房间隔缺损。

【临床表现】

1. 症状 儿童期继发孔房间隔缺损多无明显症状，即使中等量以上分流，临床症状也不明显，常为体检时发现。多在青春期后才出现劳力性气促、乏力、心悸等症状。病情发展为梗阻性肺动脉高压，可出现紫绀。原发孔房间隔缺损症状出现早，表现重。

2. 体格检查 表现为左前胸略膨隆，右心搏动增强；胸骨左缘第 2 ~ 3 肋间可闻及Ⅱ ~ Ⅲ级吹风样收缩期杂音，部分病人杂音不明显，但肺动脉瓣第二音（P_2）分裂。肺动脉高压者，P_2 亢进。当发生右心衰竭时，肝肿大，甚至出现腹水和下肢水肿。原发孔房间隔缺损除上述体征外，在心尖部可闻Ⅱ ~ Ⅲ级收缩期杂音。

3. 辅助检查

（1）心电图：继发孔房间隔缺损，呈电轴右偏，不完全或完全性右束支传导阻滞，P 波高大，右室肥大。原发孔房间隔缺损，常呈电轴左偏和 P—R 间期延长，可有左室高电压和左室肥大。

（2）X线检查：主要表现为右心增大，肺动脉段突出，主动脉结小，呈典型梨形心。肺部充血改变。透视下可见肺门“舞蹈”征。原发孔缺损可呈左心室扩大，肺纹理增粗。

（3）超声心动图：可明确显示缺损的位置、大小、心房水平的血流信号、右心增大和原发孔房间隔缺损存在的二尖瓣大瓣裂。

【诊断与鉴别诊断】

根据体征和超声心动图检查结果，结合心电图、X线特征，不难诊断。少数不典型病例或有肺动脉高压病人可行右心导管检查，其右心房血氧含量比上、下腔静脉高出1.9%容积，或导管进入左心房，则房间隔缺损诊断可确立。测得的肺动脉压力和换算得出的肺血管阻力，有助于判断合并肺高压病人的手术适应证。少数分流量很高的病人，肺动脉瓣区的收缩期杂音很响，应与高位室间隔缺损、肺动脉瓣狭窄相鉴别。

【治疗】

1. 手术适应证 ①房间隔缺损已有右心负荷过重，即使无症状，应手术治疗，适宜的手术年龄为学龄前；原发孔房间隔缺损，应尽早手术；②成年人和已有轻至中度肺动脉高压的房间隔缺损，应及时手术；③高度肺动脉高压和年龄在50岁以上的房间隔缺损仍为左向右分流者，经内科治疗情况改善后可手术治疗，但手术风险高。艾森曼格综合征为手术禁忌证。

2. 手术方法 近年开展起来的导管伞堵法，不开胸，创伤小，但费用高，适用于有选择的病例。绝大多数仍是在直视下行房间隔缺损修补手术。经胸骨正中或右胸前外侧切口第4肋间进胸，建立体外循环。心脏停跳或跳动下切开右房，视缺损大小而行直接缝合或用自体心包片或涤纶补片修补缺损。原发孔房间隔缺损多采用心脏停跳下修补二尖瓣大瓣裂和房间隔缺损。缝合缺损下缘时，应缝于瓣叶基底处，以免损伤传导束，并发Ⅲ度房室传导阻滞。

案例28-3

临床诊断：继发孔房间隔缺损

诊断要点：

1. 劳力性心悸、气促。

2. 肺动脉瓣区可闻Ⅱ级收缩期吹风样杂音，P_2音亢进伴分裂。

3. 心电图检查：电轴右偏，不全性右束支传导阻滞。

4. X线：示典型梨形心，右心房、右心室增大，主动脉结小，肺段凸，肺血多。

5. 应做多普勒彩超检查，以明确缺损大小、部位、分流情况，预测肺动脉压。

治疗原则：

1. 根据多普勒彩超检查，若无手术禁忌证，应积极手术治疗。

2. 可经胸骨正中或右胸前外侧切口，体外循环心脏停跳或跳动下，行直接缝合或用自体心包片或涤纶补片修补缺损。有条件者亦可行介入栓塞治疗。

四、室间隔缺损

案例28-4

患儿，男，5岁。因发现心脏杂音5年入院。

患儿出生后由产科医生发现心脏杂音，未做进一步检查。婴儿期经常发生呼吸道感染。平素活动正常，近期跑跳后有气促。

体格检查：T 36.4℃，P 98次/分，R 22次/分，BP 95/70mmHg。发育正常，营养中等，查体合作。皮肤黏膜无黄染、紫绀。胸廓对称，双肺呼吸音清晰。胸骨左缘第3、4肋间可闻Ⅳ级全收缩期杂音，并可触及收缩期震颤，P_2音稍亢进，心律齐。腹部平软，肝脾肋下未扪及。

辅助检查：①心电图：电轴左偏。②X线检查：左心缘向左下延长，主动脉结小，肺动脉段平直，肺纹理增粗。③多普勒彩色超声：左心房、左心室扩大，室间隔膜部回声缺失0.7cm，显示左向右过隔彩色血流信号。

问题：

1. 患儿有心脏杂音而无症状，你考虑什么诊断？

2. 该病杂音产生的机制是什么？

3. 血流左向右分流见于哪些常见先天性心脏病？Eisenmenger综合征的发生机制是什么？

室间隔缺损（ventricular septal defect，VSD）是胎儿期室间隔发育不全或相互融合不良所致心室间异常交通，引起血液左向右分流，导致血流动力学异常。室间隔缺损居先天性心脏病的首位，约占20%～30%。可以单独存在，也可以是复杂心血管畸形的一部分。

【解剖】

根据缺损位置不同，分为漏斗部、膜部及肌部缺损三大类型和若干亚型。其中膜部缺损最多（图 28-6），漏斗部缺损次之，肌部缺损最少见。部分膜部小室间隔缺损有可能在 3 岁以前完全或部分自然闭合；三尖瓣隔瓣是其闭合的材料，瓣叶、腱索与缺损边缘粘连、融合，将缺损完全遮盖，则杂音和分流消失。

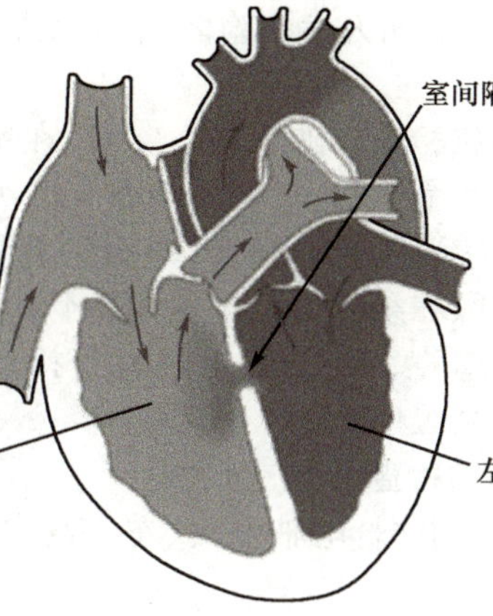

图 28-6 室间隔缺损图示

【病理生理】

室间隔缺损产生左向右分流，分流量取决于缺损的大小和左、右心室压力阶差及肺血管阻力。小缺损左向右分流量少，通常不致引起肺动脉压力升高，也不影响病人的自然寿命。大缺损左向右分流量多，回流至左心血量亦明显增加，左心负荷加重，左心房、左心室扩大；由于肺循环血流量过高，肺小动脉痉挛产生肺动脉高压，右室收缩负荷增加，致右室肥大。随病程进展，肺小动脉管壁内膜增厚，管腔变小，阻力增大，终至器质性肺动脉高压，最后导致右向左分流，出现 Eisenmenger 综合征。

【临床表现】

1. 症状 室间隔缺损小，一般无明显症状。缺损大、分流量大者，症状出现较早，表现为活动后气促、乏力，反复呼吸道感染。严重者体弱、多汗、发育不良，发生慢性充血性心力衰竭。室间隔缺损病人，易并发感染性心内膜炎。

2. 体格检查 小缺损除胸骨左缘第 3～4 肋间闻及Ⅲ级以上粗糙的全收缩期杂音外，无其他明显体征。缺损大、分流量大者，左前胸明显隆起，杂音最响的部位可触及收缩期震颤。高位室间隔缺损的杂音和震颤位于第 2 肋间。肺动脉高压者，心前区杂音变得柔和、短促，而肺动脉瓣区第二音明显亢进。

3. 辅助检查

（1）心电图：缺损小，示正常或电轴左偏。缺损大，肺动脉压高，示左室高电压、肥大或双室肥大。严重肺动脉高压，则示右心肥大或伴劳损。

（2）X 线检查：缺损小，分流量小，X 线改变轻。中等以上缺损和分流量者，心影轻到中度扩大，左心缘向左下延长，肺动脉段凸出，肺血增多。肺动脉阻塞性病变时，肺门血管影明显扩张，甚或呈残根征，而肺外周纹理减少。

（3）超声心动图：左心房、左心室扩大，或双室扩大。二维超声可显示室间隔缺损的部位、大小。彩色多普勒超声可显示分流方向和分流量，并可判断肺动脉压力。

【诊断】

根据杂音的部位和性质，结合超声心动图、X 线检查和心电图表现，不难确诊。严重肺动脉高压者，可行可心导管检查。通过各心腔压力、血氧含量可计算出心内分流量和肺血管阻力，对手术适应证的把握有指导意义。

【治疗】

1. 手术适应证 缺损很小，无症状和房室扩大，可长期观察。缺损小，肺血多，房室已有扩大者，应在学龄前手术。缺损大，分流量大，肺动脉高压者，应尽早手术。肺动脉瓣下缺损易并发主动脉瓣叶脱垂所致主动脉瓣关闭不全，亦应尽早手术。反复肺部感染，药物难以控制的充血性心力衰竭的病人，应及时手术。艾森曼格综合征为手术禁忌证。

2. 手术方法 导管伞堵法是治疗室间隔缺损的新技术，目前已有较成熟的经验，但有严格适应证，远期效果尚待进一步评估。开胸手术仍是治疗的主要方法。

（1）基本方法：全麻气管插管，经胸骨正中切口进胸（膜部室间隔缺损可采用右胸前外侧切口第 4 肋间进胸），建立体外循环，心脏停跳或跳动下完成室间隔缺损修补手术。

（2）心脏切口：肺动脉瓣下和部分室上嵴上缺损多采用肺动脉切口修补室间隔缺损，以保护心室功能；膜周部、隔瓣后和部分肌部缺损采用右心房切口修补；上述两切口无法良好显露时则采用右室流出道切口；肌部缺损多采用平行于室间沟的左室切口。

（3）修补方法：视缺损的大小、类型和缺损周边情况而定。对边缘有纤维组织的小缺损，可直接缝合。缺损≥1cm，或位于肺动脉瓣下者，用涤纶补片修补。三尖瓣隔瓣部分粘连覆盖的缺损，应切开隔瓣显露缺损，以涤纶补片修补之。在修补缝合时，应缝在距三尖瓣环 0.2cm 的隔瓣根部和窦部室间隔的右室面上，以避免损伤心脏传导束而出现Ⅲ度房室传导阻滞。

案例 28-4

临床诊断：室间隔缺损（膜部）

诊断要点：

1. 剧烈活动后心悸、气促。

2. 胸骨左缘第 3、4 肋间可闻Ⅳ级全收缩期杂音，并可触及收缩期震颤，P_2 音亢进。

3. 心电图检查：电轴左偏。

4. X 线：左心室增大，肺段平直，主动脉结小，肺血多。

5. 多普勒彩超：明确各心腔大小、缺损大小、部位、分流情况。

治疗原则：

1. 单纯膜部室间隔缺损，无手术禁忌证，应积极手术治疗。

2. 可采用胸骨正中切口或右胸前外侧切口，建立体外循环；经右心房切口心脏停跳或跳动下，行室间隔缺损直接缝合或补片修补。

五、主动脉窦动脉瘤破裂

主动脉窦动脉瘤破裂（rupture of aortic sinus aneurysm）是一种少见的先天性心脏病，又称 Valsalva 窦动脉瘤破裂。东方国家发病率高于西方，男性居多。

【解剖】

主动脉窦是主动脉根部的扩大部分，几乎完全位于心脏内。右冠状动脉窦毗邻右室流出道，无冠状动脉窦紧邻左、右心房，左冠状动脉窦邻近左心房、房间隔。环形纤维管状带是主动脉窦壁的重要组成部分，远端与主动脉中层弹性纤维相连接，近端移行为心肌。若发育异常，局部薄弱，因长期承受主动脉内高压而逐渐向外膨出，形成主动脉窦动脉瘤。动脉瘤呈乳头状囊袋，一般长约 0.5～3.5cm，直径 0.5～1.2cm。瘤体顶端最薄弱，一旦破裂，可形成一个或多个破口。主动脉窦动脉瘤好发于右冠状动脉窦，且大多破入右心室；其次为无冠状动脉窦，多破入右心房。近半数病人合并室间隔缺损，且多数为肺动脉瓣下型缺损；少数合并主动脉瓣关闭不全。

【病理生理】

膨向右室流出道的主动脉窦动脉瘤较大时，可阻塞右室流出道。因升主动脉内压力在收缩期和舒张期均高于右心室，一旦动脉瘤破裂，即形成连续性左向右的血液分流，增加右心容量负荷和肺血流量；分流量大者，可引发肺动脉高压和右心衰竭。若动脉瘤破入右心房，由于右心房压力更低，故引发右心衰竭的时间早、程度重。

【临床表现】

1. 症状 除位于右室流出道较大的主动脉窦动脉瘤可出现右室流出道阻塞征象外，一般无症状。主动脉窦动脉瘤破裂的发病年龄可自几岁至 60 岁以上，80% 在 20～40 岁之间。大约 40% 的病人有突发心前区剧痛病史，常于剧烈活动时发病。随即可出现心慌、胸闷等症状，可迅速恶化至心力衰竭。大多数病人发病隐匿，病情发展缓慢，逐渐出现症状。

2. 体格检查 破入右心室者，在胸骨左缘第 3～4 肋间可触及震颤和听到Ⅲ～Ⅳ级收缩中期增强的连续性机械样杂音，向心尖传导。破入右心房者震颤和杂音的位置偏向胸骨中线或右缘。常有脉压增宽、水冲脉、毛细血管搏动等周围管征和右心衰竭体征。

3. 辅助检查

（1）心电图：电轴左偏、左室高电压、肥大或双室肥大。

（2）X 线检查：心影增大，肺动脉段突出，肺血增多，肺野充血。

（3）超声心动图：病变主动脉窦明显隆起，舒张期脱入右室流出道或房间隔中下部。彩色多普勒超声可显示分流方向和分流量，并可判断肺动脉压力。

【诊断与鉴别诊断】

根据病史、体征，结合心电图、X 线和超声心动图检查，可做出诊断。需与动脉导管未闭、主-肺动脉间隔缺损、肺动脉瓣下室间隔缺损合并主动脉瓣关闭不全等病相鉴别。对不典型病例，可行心导管和升主动脉逆行造影或 MRI 检查予以鉴别。

【治疗】

1. 手术适应证 主动脉窦动脉瘤无论破裂与否均应手术治疗。因大量主动脉血流直接注入右心腔而迅速引发右心衰竭，一般仅能存活一年左右。一经确诊，应及时手术。急性破裂者需先积极治疗心力衰竭，若效果不好，则尽早手术。伴室间隔缺损、主动脉瓣中重度关闭不全等合并症，需一并矫治。

2. 手术方法 在体外循环心脏停搏下，根据动脉瘤所破入的心腔和是否合并室间隔缺损，主动脉瓣关闭不全而选择右心房、右心室或升主动脉切口。由破口两侧向动脉瘤基底部剪开瘤壁，距基底部 2～3mm 剪除瘤体。基底部较小，可用带垫片的双头针间断褥式缝合数针，再连续缝合加固。若基底部较大，多采用涤纶补片修补。

笔记栏

六、法洛四联症

案例 28-5

患儿,男,10岁,因自幼发现口唇紫绀、心脏杂音入院。病史母亲代述。

患儿出生时即有轻度口唇紫绀,检查发现心脏杂音。随年龄增长口唇紫绀进一步加重,喜蹲踞,活动后气促,偶有晕厥。

体格检查:T 36℃,P 90次/分,R 24次/分,BP 90/65mmHg。体重21 kg。发育差,营养中等,查体合作。口唇紫绀,杵状指(趾)。心前区隆起,双肺呼吸音清晰。胸骨左旁可扪及抬举感,胸骨左缘第2、3、4肋间可闻收缩期杂音,并可触及收缩期震颤,P_2音消失,心律齐。腹部平软,肝脾肋下2cm。

辅助检查:①血常规:红细胞7×10^{12}/L,血红蛋白180g/L,红细胞比容0.64。②心电图:电轴右偏,右心室肥大。③X线:心尖圆钝,肺动脉段凹陷,心影呈"木靴形",肺野清亮,肺纹理减少。④多普勒彩超:右心室增大,室壁肥厚,右心室漏斗部狭窄,肺动脉主干测得收缩期湍流频谱,主动脉骑跨60%,室间隔连续性中断1.8cm,右向左分流。

问题:

1. 根据以上资料,应考虑是何种紫绀性心脏病?

2. 该病的病理基础是什么?解释杵状指(趾)的形成和蹲踞现象。

3. 应如何矫治这种心脏病?

法洛四联症(tetralogy of Fallot,TOF)是右室漏斗部和圆锥动脉干发育异常所致的一种具有特征性肺动脉狭窄和室间隔缺损的心脏畸形,是最常见的紫绀型先天性心脏病。在所有先天性心脏病中,本病占12%~14%。1888年Follot详细阐述了法洛四联症的四种基本病变,即①肺动脉狭窄;②室间隔缺损;③主动脉骑跨;④右心室肥厚。故称此病为法洛四联症(图28-7)。常见的合并畸形有房间隔缺损、右位主动脉弓、动脉导管未闭和左位上腔静脉。

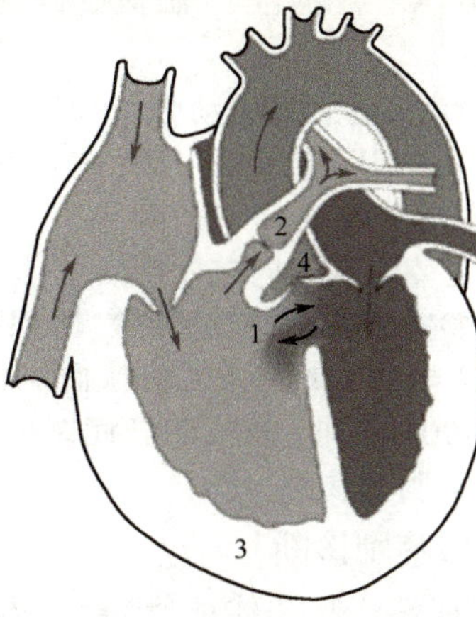

图28-7 法洛四联症机制图
1. 室间隔缺损;2. 肺动脉狭窄;3. 右心室肥厚;
4. 主动脉骑跨

【解剖】

本病的病理基础是特征性室间隔缺损及肺动脉狭窄。主动脉骑跨与室间隔缺损的位置和大小有关,右心室肥大则由肺动脉狭窄所致。肺动脉狭窄又称右室流出道梗阻,可位于右室体部、漏斗部、肺动脉瓣、瓣环、主肺动脉和左右肺动脉等部位。常有两个以上部位的狭窄存在。随着年龄增长,右室体异常肌束、漏斗部隔、壁束肥大,纤维环和心内膜增厚而加重右室流出道梗阻,甚至导致继发性漏斗部闭锁。法洛四联症的室间隔缺损位于主动脉瓣下,缺损巨大,约等于主动脉开口,可分为嵴下型和肺动脉瓣下型两种。前者最为多见,其心脏的传导系统穿行于缺损后下缘的左心室内膜下。

【病理生理】

肺动脉狭窄使右心室排血障碍,右心室压力升高,右心室肥大肥厚。右室流出道梗阻的程度决定经室间隔缺损的分流和肺血流量。梗阻重,肺血少,大量右向左分流的血液进入体循环,血氧饱和度下降明显,发绀严重;梗阻轻,产生双向分流或左向右分流为主,发绀轻或无。持久的低氧血症刺激骨髓造血系统,红细胞和血红蛋白增多。重症病人血红蛋白可在180g/L以上。

【临床表现】

1. 症状 紫绀、喜蹲踞和缺氧发作是法洛四联症的主要临床症状。右室流出道梗阻重,新生儿期即有紫绀,哭闹时更明显,随年龄增长而加重。蹲踞姿态可增加躯干上部血流量和体循环阻力,提高肺循环血流量,以改善中枢神经系统缺氧状况。漏斗部重度狭窄病人易发生昏厥、抽搐,甚至昏迷、死亡。

2. 体格检查 生长发育迟缓,口唇、眼结膜和指(趾)端紫绀,呈杵状指(趾)。听诊在胸骨左缘第2~4肋间可闻及Ⅱ~Ⅲ级喷射性收缩期杂音,严重肺动脉狭窄者,杂音很轻或无杂音。肺动脉瓣区第二音减弱或消失。

3. 辅助检查

(1) 心电图:电轴右偏,右心室肥大。

(2) X线检查:心影正常或稍大,肺动脉段凹

笔记栏

陷,心尖圆钝,呈"靴状心"。肺血管纤细,升主动脉增宽。

(3)超声心动图:升主动脉内径增宽,骑跨于室间隔上方;室间隔连续性中断;右心室增大,室壁增厚,右室流出道或肺动脉瓣狭窄。彩色多普勒超声显示心室水平右向左分流信号。

(4)实验室检查:红细胞计数、压积和血红蛋白均增高,且与紫绀成正比,动脉血氧饱和度降低,在40%~90%之间。重度四联症血小板和全血纤维蛋白原均明显减少。

【诊断与鉴别诊断】

根据特征性症状和体征,结合心电图、X线和超声心动图检查,不难做出诊断。为选择适宜的手术治疗方案,部分病人尚需作右心导管和选择性心血管造影检查。右心导管检查可发现右心室压力高、肺动脉压力低,右、左心室和主动脉收缩压基本相同。选择性右心造影可显示主、肺动脉的位置关系、主动脉骑跨的程度、右室流出道梗阻的部位和程度,以及左心室发育情况。

【治疗】

1. 手术适应证 法洛四联症手术虽无年龄限制,但已愈趋年幼。反复缺氧发作、昏迷、抽搐的婴幼儿,需及时手术。临床表明,2岁以内侧支循环少,心肌继发改变轻,心室功能好,此时手术效果最佳。而左室发育不全(左室舒张末期容量指数<30ml/m²)和左、右肺动脉发育不良[McGoon比值(左、右肺动脉直径之和与膈肌平面降主动脉直径之比)<1.2]为一期纠治手术的禁忌证,可行姑息手术即体-肺分流术。

2. 手术方法

(1)姑息手术:目的是增加肺循环血流量,改善发绀及缺氧症状,促进肺血管和左心室发育。目前临床常用以下三种:①锁骨下动脉-肺动脉吻合术:左胸后外侧第4肋间切口入胸,将锁骨下动脉远端与左肺动脉行端侧吻合。②中心分流术:胸骨正中切口,部分钳夹升主动脉和肺动脉主干,视年龄体重用直径3.5~6.0mm的膨体聚四氟乙烯管分别与主动脉和肺动脉行端侧吻合。③右室流出道补片扩大术:在体外循环下,不关闭室间隔缺损,疏通右室流出道,行右室流出道跨越瓣环或仅限于右室流出道的心包补片限制性扩大术。姑息手术后应严密观察,定期做检查,争取一年左右行二期矫治手术。

(2)矫治手术:1岁以上病例,采用常规体外循环下完成心内手术;1岁以内或体重<10kg者,常在深低温停循环下施行,应用冷晶体或含血心脏停搏液进行心肌保护。建立体外循环后,右心房或右心室切口行心内探查,剪除肥厚的隔束和壁束,疏通右室流出道,修补室间隔缺损,以自体心包片或人造血管片行右室流出道或跨瓣环的右室流出道扩大术(图28-8)。法洛四联症根治术后常见并发症为低心输出量综合征(low cardiac output syndrome)、室间隔缺损残余漏和心律失常,最严重的是低心输出量综合征,亦是术后死亡的主要原因。缩短心肌缺血时间,采用良好的转流技术和心肌保护方法,以及满意的心脏畸形纠正,是降低该综合征发生率的关键。

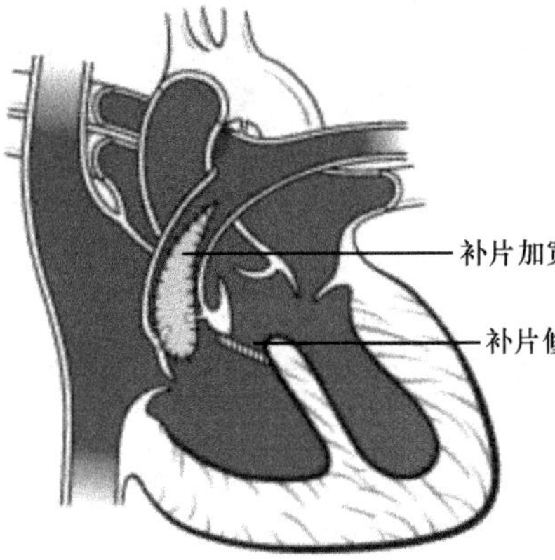

图28-8 右心室流出道扩大术后图

案例28-5

临床诊断:法洛四联症

诊断要点:

1. 口唇紫绀随年龄增长进一步加重,喜蹲踞,活动后气促,偶有晕厥。

2. 全身皮肤黏膜紫绀,杵状指(趾)。

3. 心前区可扪及抬举感,胸骨左缘第2、3、4肋间可闻及收缩期杂音,触及收缩期震颤,P_2音消失。

4. 血常规:红细胞计数、血红蛋白、血球压积明显升高。

5. 心电图:电轴右偏,右心室肥大肥厚。

6. X线:心尖圆钝,肺动脉段凹陷,心影呈"木靴形",肺野清亮,肺血少。

7. 多普勒彩超:明确心腔大小、右心室流出道狭窄、主动脉骑跨程度、室间隔缺损以及血流频谱。

治疗原则:

1. 诊断明确。需进一步检查了解左心室发育情况,有无一期纠治手术的禁忌证。

2. 若左心室发育良好,采用胸骨正中切口,建立体外循环;剪除肥厚的隔束和壁束,彻底疏通右心室流出道;补片修补室间隔缺损,必要时补片加宽右室流出道。

3. 若左室发育不良，则行姑息手术。

（郝　明　郭利明）

第三节　后天性心脏病的外科治疗

一、慢性缩窄性心包炎

案例 28-6

患者，男，19 岁。劳累后心慌、胸闷、气促、乏力 2 年，加重 45 天入院。

患者 2 年前出现高热、咳嗽、心慌等，在当地医院以"感冒"治疗，症状缓解。此后每当劳累后便出现心慌、胸闷、乏力、干咳，伴腹胀不适、食欲不振，颜面部、下肢浮肿；症状进行性加重，活动耐力明显下降。近 45 天来卧床休息亦感心慌、气促、腹胀，面部、下肢浮肿不缓解。病程中未再出现高热，无呕吐、呕血、黑便、晕厥等症状发生。既往身体健康，无结核病史，无外伤、手术史。

体格检查：T 37.2℃，P 85 次/分，R 27 次/分，BP 108/72mmHg。慢性病容。口唇、甲床发绀，颈静脉怒张、搏动。双肺呼吸音粗，无干、湿啰音。心尖搏动消失，心浊音界不大，心音低钝，未闻及杂音。腹膨隆，肝脏触及肿大，肋缘下 7cm，质韧，无压痛，移动性浊音阳性。双侧下肢凹陷性水肿。

辅助检查：①血常规：Hb 92g/L，WBC 3.8×10^9/L。②心电图：窦性心律，QRS 低电压。③超声心动：心包回声增强、增厚，部分区域有钙化，各瓣膜形态、功能正常。④X 线胸部平片：双肺纹理粗乱、肋膈角消失、双侧胸腔少量积液；心影大小正常，左、右心缘平直，心包增厚、钙化。

问题：

1. 此患者应考虑何诊断？
2. 还有哪些辅助检查有助于诊断和治疗选择？
3. 应采取怎样的治疗策略？

慢性缩窄性心包炎（chronic constrictive pericarditis）是由于心包的慢性炎症性病变所致心包增厚、粘连、甚至钙化，使心脏的舒张和收缩受限，心功能逐渐减退，造成全身血液循环障碍的疾病。

【病因】

造成慢性缩窄性心包炎的原因有多种。但由于切除的病变心包病理检查缺乏特征性改变，因此明确病因比较困难。最常见的原因是心包的结核性感染；此外，化脓性心包炎和非特异性心包炎也可导致心包缩窄。胸部损伤后血心包及心脏直视手术后部分病人可并发心包缩窄。尿毒症、恶性肿瘤侵入心包以及纵隔肿瘤的放射治疗也可引起心包缩窄。

【病理和病理生理】

脏层心包和壁层心包因慢性炎症出现纤维素沉积、纤维化，壁层心包与脏层心包粘连，心包腔消失，心包增厚，形成坚硬的纤维瘢痕组织，病史长者甚至出现钙化。心包增厚一般在 0.3～0.5cm，有时可达 1cm 以上；增厚程度可不均匀，某些部位增厚显著。心脏长期受束缚可导致心肌萎缩和心肌纤维化。

由于心脏受到增厚坚硬的心包所束缚，限制了心脏的舒张，使心脏的充盈血量减少，静脉血液回流受阻，体静脉系统压力增高，使身体各脏器淤血。心脏充盈血量减少，同时心肌萎缩、心肌纤维化导致心肌收缩力降低，因此心输出量减少，引起各脏器动脉供血不足。由于肾血流量减少，造成水、钠潴留，使血容量增加，导致静脉压进一步增加，出现肝肿大、腹水、胸水、下肢水肿等一系列体征。左心受束缚，使肺静脉血液回流受阻，出现肺淤血、肺静脉及肺动脉压力升高。

【临床表现】

1. 症状　主要是呼吸困难和右心功能不全的表现。常见的症状为容易疲劳无力、咳嗽、气促、腹部饱胀、食欲不振、下肢浮肿等。劳累后气促、心悸，但如有大量胸水或因腹水使膈肌抬高，则静息时亦感气促。肺部明显淤血者，可出现端坐呼吸。

2. 体格检查　颈静脉怒张，可伴有搏动；肝肿大、腹水、下肢水肿。心尖搏动减弱或消失，心浊音界一般不增大，心音遥远。脉搏细速，有奇脉，收缩压较低，脉压差小，静脉压常升高达 1.9～3.9kPa（20～40cmH_2O）。胸部检查可有一侧或双侧胸膜腔积液症。

3. 辅助检查

（1）实验室检查：血象一般无明显改变，但可有轻度贫血。红细胞沉降率正常或稍增快。肝功能可能异常，血清白蛋白降低。

（2）心电图检查：各导联 QRS 波低电压，T 波平坦或倒置。部分病人可有心房颤动或窦性心动过速。

（3）X 线检查：心影大小接近正常，左右心缘变直，主动脉弓缩小，心脏搏动减弱或消失。在斜位或侧位片上显示心包钙化较为清晰。胸片上还可显示胸膜腔积液。

笔记栏

(4) CT和磁共振检查:可以清楚地显示心包增厚及钙化的程度和部位,有助于鉴别诊断。

(5) 超声心动图检查:可显示心包增厚、粘连或积液,心房扩大、心室缩小和心功能减退。

(6) 心导管检查:右心房和右心室舒张压升高,右心室压力曲线示收缩压接近正常,舒张早期迅速下倾,再迅速升高,并维持在高平面。肺毛细血管和肺动脉压力均升高。

【诊断】

根据病史和临床体征,以及超声心动图检查,大多数病人的诊断并无困难。缩窄性心包炎需与肝硬化、结核性腹膜炎、充血性心力衰竭和心肌病相鉴别。CT检查可明确心包的增厚钙化程度和范围。少数病例为了明确诊断需要施行心导管检查。

【治疗】

缩窄性心包炎明确诊断后,应尽早施行手术,以免病期迁延过久,导致病人全身情况不佳,心肌萎缩加重,肝功能进一步减退,从而增加手术的危险性,影响手术效果。手术前需改善病人的营养状况,纠治电解质紊乱、低蛋白血症和贫血,给予低盐饮食和利尿药物。有较大量腹水或胸水者,术前1、2天应予抽除,以改善呼吸和循环功能。

通常采用胸骨正中切口,先切开左心前区增厚的心包纤维组织,切开脏层心包显露心肌后,即可见到心肌向外膨出,搏动有力。然后,沿分界面细心地继续剥离左心室前壁和心尖部的心包,再游离右心室,最后,予以切除。心包切除的范围,两侧达膈神经,上方超过大血管基部,下方到达心包膈面。有些病例的上、下腔静脉入口处形成瘢痕组织环,亦应予以剥离切除。剥离心包时,应避免损伤心肌和冠状血管。如钙斑嵌入心肌,难以剥离时,可留下局部钙斑。

手术中要避免麻醉过深,严密监测中心静脉压、动脉压和心电图,控制输血输液,以防缩窄解除后心室过度膨胀,发生急性心衰。

心包剥离后,心脏舒张及收缩功能大多立即改善,静脉压下降,静脉血液回流量增多,淤滞在组织内的体液回纳入血循环;动脉压升高,脉压增大。心脏的负担加重,应即时根据情况给予强心、利尿药物。术后要加强对病人的心、肺、肾功能的监测,输液量不宜过多,注意保持水电解质平衡。对病因为结核者应继续抗结核治疗。

案例 28-6

临床诊断:慢性缩窄性心包炎

诊断要点:

1. 有劳累后心慌、胸闷、气促、乏力、下肢浮肿症状,且进行性加重。

2. 体格检查有颈静脉怒张搏动、肝大、腹水、下肢水肿、心尖搏动消失、心音低钝、脉压差小等典型体征。

3. 心电图示QRS低电压;超声心动示心包回声增强、增厚,部分区域有钙化;X线胸部平片示心包增厚、钙化。

治疗原则:

1. 对症支持改善全身状况。

2. 限制盐摄入,积极利尿,腹水抽吸,以减轻心脏负荷,改善循环和呼吸功能。

3. 行心包部分切除术。

4. 如考虑病因为结核感染,术前、术后还应给予抗结核药物治疗。

二、二尖瓣狭窄

案例 28-7

患者,女,48岁。劳累后心慌、胸闷、气短5年,加重伴下肢浮肿、不能平卧10天入院。

患者5年前无诱因出现劳累后心慌、胸闷、气短,休息后能缓解。症状进行性加重,活动耐力明显下降。2年前开始在当地就诊,口服药物治疗,具体情况不详,症状缓解不佳,只能负担轻微家务活动。10天前症状明显加重,并出现下肢浮肿,不能平卧休息。病程中无高热、咳脓痰、昏迷、晕厥等症状,无心前区疼痛。无关节炎、溃疡病、糖尿病、结核病史,无外伤、手术史。

体格检查:T 36.6℃,P 82次/分,R 25次/分,BP 126/77mmHg。二尖瓣面容,半坐卧位。颈静脉充盈。双肺呼吸音粗,双肺下部弥漫细水泡音。心前区无隆起,心尖区可触及舒张期震颤,心浊音界扩大,心律不齐,心尖区闻及3/6级舒张期隆隆样杂音,第一心音减弱,无开瓣音,肺瓣区第二心音亢进。腹软,肝脏触及肿大,肋缘下5cm,质韧,无压痛。移动性浊音阴性。双下肢凹陷性水肿。

辅助检查:①心电图:异位节律,心房纤颤,电轴右偏,心肌劳累。②X线胸部平片:双肺血增多,心影增大呈"梨形",可见双房影。③超声心动:左房、右室、右房扩大,二尖瓣前、后叶增厚钙化,开口减小,面积约为1.2cm^2;多普勒探及三尖瓣收缩期少量反流。

问题：

1. 此患者应作何诊断？
2. 可能的病因是什么？
3. 需怎样进一步处理？
4. 应选择什么手术方法？

后天性心脏瓣膜病是最常见的心脏病之一，二尖瓣病变最多见，绝大多数二尖瓣狭窄（mitral stenosis）是由风湿热引起。在风湿性心脏瓣膜病中，最常累及二尖瓣，主动脉瓣次之，三尖瓣很少见，肺动脉瓣则极为罕见。风湿性病变可以单独损害一个瓣膜区，也可以同时累及几个瓣膜区，常见的是二尖瓣合并主动脉瓣病变。风湿性二尖瓣狭窄发病率女性较高。在儿童和青年期发作风湿热后，往往经过数年甚至十几年才出现临床症状。

【病理】

二尖瓣两个瓣叶在交界处粘连融合，造成瓣口狭窄。瓣叶增厚、挛缩、僵硬和钙化都进一步加重瓣口狭窄，并限制瓣叶活动。如果瓣膜下方的腱索和乳头肌纤维硬化融合缩短，可将瓣叶向下牵拉，形成漏斗状。僵硬的瓣叶将失去开启、闭合功能。一般小瓣（后瓣）的病变较大瓣（前瓣）更为严重。风湿性二尖瓣狭窄可分为下列两种类型：

1. 隔膜型狭窄 大瓣病变较轻，活动限制较少，主要是交界增厚粘连。

2. 漏斗型狭窄 大瓣和小瓣均增厚、挛缩或有钙化，病变累及腱索和乳头肌，将瓣叶向下牵拉，瓣口狭窄呈鱼口状，常伴有关闭不全。

【病理生理】

正常成年人二尖瓣瓣口面积为4～5cm^2，每分钟约有4～5L血液在舒张期从左心房通过二尖瓣瓣口流入左心室。若瓣口面积小于1.5cm^2时，即可产生血流障碍，在运动后血流量增大时更为明显。瓣口面积缩小至1cm^2或1cm^2以下时，血流障碍更加严重，左心房压力升高，呈现显著的左心房-左心室舒张压力阶差。左心房逐渐扩大，肺静脉和肺毛细血管扩张、淤血，造成肺部慢性梗阻性淤血，影响肺泡换气功能。运动时肺毛细血管压力升高更为明显。压力升高到40mmHg，超过正常血浆渗透压30mmHg，即可产生急性肺水肿。早期病例较易发生急性肺水肿，晚期由于肺泡与毛细血管之间的组织增厚，毛细血管渗液不易进入肺泡内，因此，肺水肿的发生率减少。肺静脉和肺毛细血管压力升高，可引起肺小动脉痉挛，血管壁增厚，管腔狭窄。肺小动脉痉挛收缩，可以阻止大量血液进入肺毛细血管床，并限制肺毛细血管压力的过度升高，从而减低肺水肿发生率。但是由于肺小动脉阻力增高，肺动脉压力也显著增高。重度二尖瓣狭窄病例，肺动脉收缩压可升高达80～90mmHg，平均压升高达40～50mmHg，使右心室排血负担加重，逐渐肥厚、扩大，终于发生右心衰竭。

【临床表现】

1. 症状 临床症状的轻重主要取决于瓣口狭窄的程度。当瓣口面积缩小至2.5cm^2左右，心脏听诊虽有二尖瓣狭窄的杂音，静息时可无症状出现。瓣口面积小于1.5cm^2时，左心房排血困难，肺部慢性淤血，肺顺应性减低，临床上可出现气促、咳嗽、咯血、紫绀等症状。气促通常在活动时出现，其轻重程度与活动量大小有密切关系。在剧烈体力活动、情绪激动、呼吸道感染、妊娠、心房纤颤等情况下，有时可以诱发阵发性气促、端坐呼吸或急性肺水肿。咳嗽多在活动后和夜间入睡后，肺淤血加重时出现。约10%～20%病例有咯血。肺淤血引起的咯血，为痰中带血；急性肺水肿引起的咯血，为血性泡沫痰液。有的病例由于支气管黏膜下曲张静脉破裂，可引起大量咯血。此外，还常有心悸、心前区闷痛、乏力等症状。

2. 体格检查 肺部慢性淤血的病例，常有面颊与口唇轻度发绀，称为二尖瓣面容。并发心房颤动者，则脉律不齐。右心室肥大者心前区可扪到收缩期抬举性搏动。多数病例在心尖区能扪到舒张期震颤。心尖区可听到第一音亢进和舒张中期隆隆样杂音，这是风湿性二尖瓣狭窄的典型杂音。在胸骨左缘第3、第4肋间及心尖区常可听到二尖瓣开瓣音。但在瓣叶高度硬化，尤其合并有关闭不全的病例，心尖区第一音则不脆，二尖瓣开瓣音常消失，肺动脉瓣区第二音常增强，有时轻度分裂。重度肺动脉高压伴有肺动脉瓣功能性关闭不全的病例，在胸骨左缘第2、第3或第4肋间，可能听到舒张早期高音调吹风样杂音（Graham Steel杂音），在吸气末增强，呼气末减弱。右心衰竭病人可出现肝肿大、腹水、颈静脉怒张、下肢水肿等征象。

3. 辅助检查

（1）心电图检查：轻度狭窄病例，心电图可以正常。中度以上狭窄可出现电轴右偏，P波增宽、呈双峰或电压增高。肺动脉高压病例，可示右束支传导阻滞，或右心室肥大。病程长的病例，常示心房颤动。

（2）X线检查：轻度狭窄病例，X线片可无明显异常。中度或重度狭窄，常见到左心房扩大：食管吞钡检查可发现左心房向后压迫食管，心影右缘呈现左、右心房重叠的双心房阴影。主动脉结缩小、肺动脉段隆出、左心房隆起、肺门区血管影纹增粗。肺间质性水肿的病例，在肺野下部可见横向线条状阴影，称为Kerley线。长期肺淤血的病例，由于肺组织含铁血黄素沉着，可呈现致密的

笔记栏

粟粒形或网形阴影。

(3) 超声心动图检查：M型超声心动图显示瓣叶活动受限制，大瓣正常活动波形消失，代之以城墙垛样的长方波，大瓣与小瓣呈同向活动。左心房前后径增大。二维超声心动图可直接显现二尖瓣瓣叶增厚和变形、活动异常、瓣口狭小、左房增大，并可检查左房内有无血栓、排除左房黏液瘤等。多普勒超声估测跨瓣压差及肺动脉压力增高的程度。

(4) 心导管检查：二尖瓣狭窄病例一般不需要施行心导管检查，仅在杂音不典型，诊断存在疑虑时进行。可以测量肺动脉压力和肺毛细血管楔压，以反映左房压力，再结合心输出量和心率计算二尖瓣口面积。怀疑同时有冠心病者可行冠状动脉造影。

【诊断】

根据病史、体征、X线、心电图和超声心动图检查即可确诊。

【治疗】

外科治疗的目的是扩大二尖瓣瓣口，矫治瓣膜病变，解除左心房排血障碍，缓解症状，改善心功能。

1. 手术适应证 无症状或心脏功能属于Ⅰ级者，不主张施行手术。心功能Ⅱ级以上者均应手术治疗。对隔膜型二尖瓣狭窄，特别是瓣叶活动好，没有钙化，听诊心尖部第一心音较脆，有开瓣音的病人，同时没有房颤、左房内无血栓时，可进行经皮穿刺球囊导管二尖瓣交界扩张分离术。这种方法不需剖胸手术，损伤小，病人恢复较快。或在全麻下剖胸行闭式二尖瓣交界分离术。二尖瓣狭窄伴有关闭不全或明显的主动脉病变，或有心房纤颤、漏斗型狭窄、瓣叶病变严重，有钙化或左房内有血栓，或二尖瓣术后再狭窄的病例，则不宜行球囊扩张和闭式二尖瓣交界分离术。应在体外循环直视下行二尖瓣交界切开分离术或瓣膜成形术。若瓣膜及瓣下结构病变严重，已有重度纤维化、挛缩、钙化等则需切除瓣膜，作人工瓣膜置换术。

2. 术前准备 重度二尖瓣狭窄伴有心力衰竭或心房颤动者，术前应给予适量毛地黄和利尿剂，纠正电解质失衡，待全身情况和心脏功能改善后进行手术。术前应对病人作好解释工作，并给予镇静剂，以免情绪紧张，诱发急性肺水肿。

3. 手术方法 经皮球囊导管二尖瓣交界扩张分离术已在内科学中介绍，以下介绍闭式和直视二尖瓣手术。

(1) 闭式二尖瓣交界分离术：通常经左胸后外侧第5肋间或左前胸第4肋间切口进胸。在膈神经前方纵形切开心包。术者右示指经左心耳切口检查二尖瓣瓣叶和瓣口等情况。在左心房内示指的引导下，将二尖瓣扩张器由左心室心尖部插入，通过瓣口，分次扩张，从2.5cm起到3.0～3.5cm左右（图28-9）。怀疑左心耳内有血栓或左心耳细小无法容纳手指的病例，可采用右侧途径，经右前胸前4肋间切口进胸，解剖房间沟，经左心房切口放入示指和右径二尖瓣扩张器，进行瓣膜交界分离扩大术。

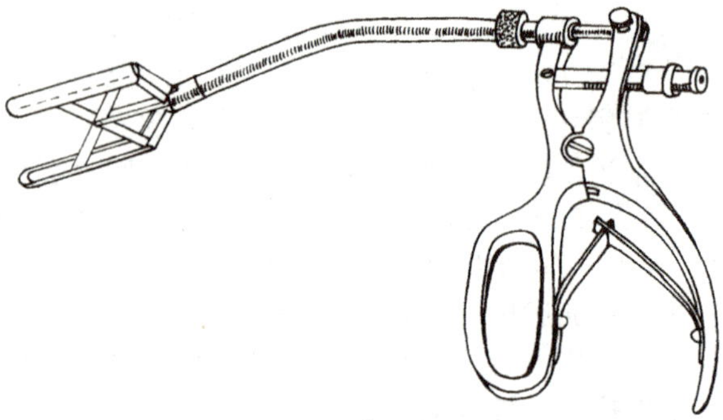

A

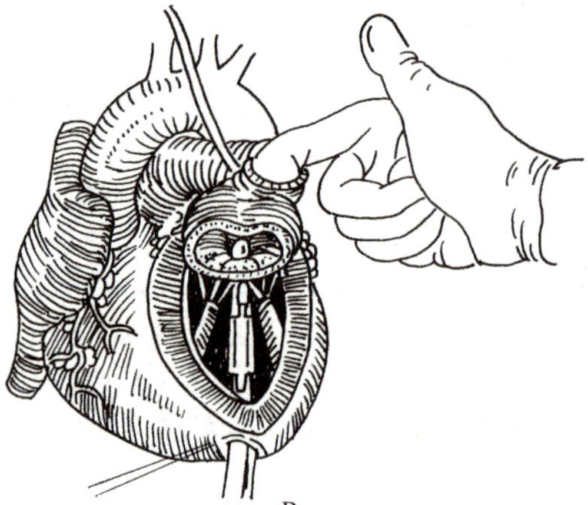

B

图28-9 闭式二尖瓣狭窄交界扩张分离术

A. 二尖瓣扩张器；B. 扩张器经左心尖插入瓣口

闭式分离术的手术死亡率一般在2%以下。约有75%的病例疗效良好。但术后5年内约有10%的病人因再度发生狭窄，需再手术。目前由于经皮球囊扩张术的广泛应用，直视手术的安全性明显提高，因此闭式二尖瓣交界分离术已很少进行。

(2) 直视手术：需在体外循环下进行。通常采用正中胸骨切口。经房间沟或房间隔切开进入左心房，显露二尖瓣，切开融合交界，扩大瓣口；切开、分离粘连融合的腱索和乳头肌，以改善瓣叶活动度。如瓣膜病变严重，已有重度纤维化、硬化、挛缩或钙化，则需切除瓣膜，作人工瓣膜置换术。

案例28-7

临床诊断：风湿性心脏瓣膜病
二尖瓣狭窄
房颤心律
心功能Ⅳ级

诊断要点：

1. 有劳累后心慌、胸闷、气短等症状，且进行性加重。

2. 体格检查有心尖区舒张期隆隆样杂音，第一心音减弱，肺瓣区第二心音亢进；二尖瓣面容，肝肿大，下肢水肿等典型体征。

3. 心电图示心房纤颤，电轴右偏。X线胸部平片示肺血增多，梨形心及双房影。超声心动示左房、右室、右房扩大，二尖瓣叶增厚钙化，开口减小。

治疗原则：

1. 对症支持改善全身状况。

2. 强心利尿改善心脏功能，纠正心功能不全。

3. 在体外循环下行直视二尖瓣成形或人工瓣膜置换术。

三、二尖瓣关闭不全

案例 28-8

患者，女，35岁。因胸闷、气短、心慌、乏力伴双下肢浮肿1年半入院。

患者1年半前无诱因出现劳累后胸闷、气短、心慌、乏力，并伴双下肢浮肿，休息后症状有缓解。症状进行性加重，活动耐力明显下降。半年前住院行内科药物治疗，症状缓解，出院后坚持服用强心利尿及扩血管药物，症状仍明显加重，有时出现心前区疼痛不适。病程中无高热、昏迷、晕厥、端坐呼吸及咯血等症状。无关节炎史，无溃疡病、糖尿病、结核病史，无外伤、手术史。

体格检查：T 37.0℃，P 80次/分，R 22次/分，BP 125/70mmHg。皮肤、巩膜无黄染，颈静脉充盈。双肺呼吸音粗，无啰音。心前区无隆起，心尖搏动左外下移位，心浊音界扩大，心律不齐，心尖区闻及3/6级全收缩期杂音，第一心音减弱，肺瓣区第二心音亢进。腹软，肝脏触及肿大，肋缘下2cm，移动性浊音阴性；双侧下肢凹陷性水肿。

辅助检查：①心电图：异位节律，心房纤颤，电轴左偏，左心室肥大。②X线胸部平片：双肺血增多，左房、左室扩大。③超声心动：左房、左室扩大，二尖瓣前、后叶关闭对合不拢，收缩期前叶脱向左房，多普勒探及二尖瓣收缩期大量反流，估测肺动脉收缩压68mmHg。

问题：

1. 此患者应作何诊断？

2. 可能的病因是什么？

3. 需怎样进一步处理？

4. 应选择什么手术方法？

在我国，风湿性二尖瓣关闭不全（mitral regurgitation或mitral insufficiency）仍较多见，半数以上病例合并狭窄。主要病理改变是瓣叶和腱索增厚、挛缩、瓣膜面积缩小、瓣叶活动度受限制以及二尖瓣瓣环扩大等。退行性变、感染性心内膜炎、乳头肌功能障碍等引起的二尖瓣关闭不全也越来越多。

【病理生理】

左心室收缩时，由于两个瓣叶不能对拢闭合，一部分血液反流入左心房，使排入体循环的血流量减少。由于左心房血量增多，压力升高，逐渐产生左心房代偿性扩大和肥厚，左心室也逐渐扩大和肥厚。随着左心房、左心室扩大，二尖瓣瓣环也相应扩大，使二尖瓣关闭不全加重，左心室长时期负荷加重，最终产生左心衰竭。同时导致肺静脉瘀血，肺循环压力升高，最后可引起右心衰竭。

【临床表现】

1. 症状 病变轻、心脏功能代偿良好者可无明显症状。病变较重或历时较久者可出现乏力、心悸、劳累后气促等症状。急性肺水肿和咯血的发生率远较二尖瓣狭窄少。临床上出现症状后，病情可在较短时间内迅速恶化。

2. 体格检查 主要体征是心尖搏动增强并向左向下移位。心尖区可听到全收缩期杂音，常向左侧腋中线传导。第一心音减弱或消失，肺动脉瓣区第二心音亢进。晚期病例可出现肝肿大、腹水等右心衰竭体征。

3. 辅助检查

（1）心电图检查：较轻的病例心电图可以正常。较重者则常显示电轴左偏、二尖瓣型P波、左心室肥大和劳损。

（2）X线检查：左心房及左心室明显扩大。吞钡X线检查见食管受压向后移位。

（3）超声心动图检查：M型超声显示二尖瓣活动曲线异常，左心室和左心房增大。二维超声可直接显示二尖瓣结构形态异常，收缩期前后瓣叶对合不良。多普勒检查发现收缩期左室血经二尖瓣反流入左房。

（4）心导管及心血管造影：对临床表现与体征不符，或有心绞痛病史者，需行心导管及造影检查，明确诊断，判断二尖瓣反流程度，评价心脏功能，确定是否合并冠心病。

【治疗】

二尖瓣关闭不全症状明显，心功能受影响，心

笔记栏

脏扩大时,应及时在体外循环下进行直视手术。手术方法可分为两种:

1. 二尖瓣修复成形术 利用病人自身的组织和部分人工代用品修复二尖瓣装置,使其恢复功能,包括瓣环的重建和缩小、乳头肌和腱索的缩短或延长、人工瓣环和人工腱索的植入、瓣叶的修复等,手术的技巧比较复杂,术中应检验修复效果,看关闭不全是否纠正。如仍有明显关闭不全,则应重新进行二尖瓣置换术。

2. 二尖瓣置换术 二尖瓣严重损坏,不适于施行瓣膜修复术的病例需行二尖瓣置换术。切除二尖瓣瓣叶和腱索,沿瓣环保留 0.3~0.5cm 的瓣叶组织,将人工瓣膜缝合固定于瓣环上(图 28-10)。

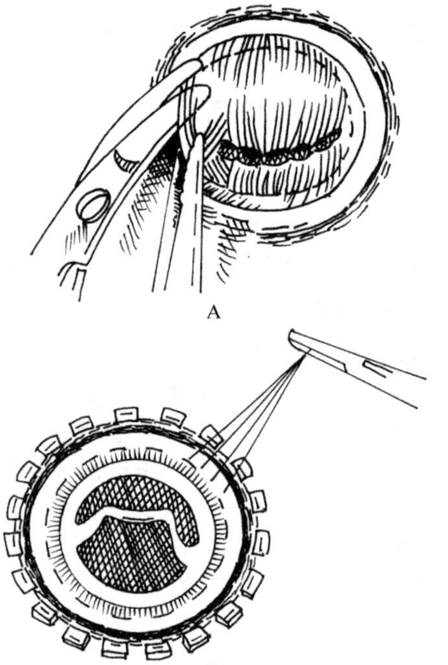
A

B

图 28-10 人造瓣膜置换术

A. 沿瓣环保留少量瓣叶组织,切除病变二尖瓣;B. 人工机械瓣膜缝合,固定于瓣环上

临床上使用的人工瓣膜有机械瓣膜、生物瓣膜两大类(图 28-11,图 28-12)。各有其优缺点,应根据情况选用。瓣膜术后要重视心功能的维护、机械瓣置换术后的抗凝治疗、病人的远期随访和治疗等。

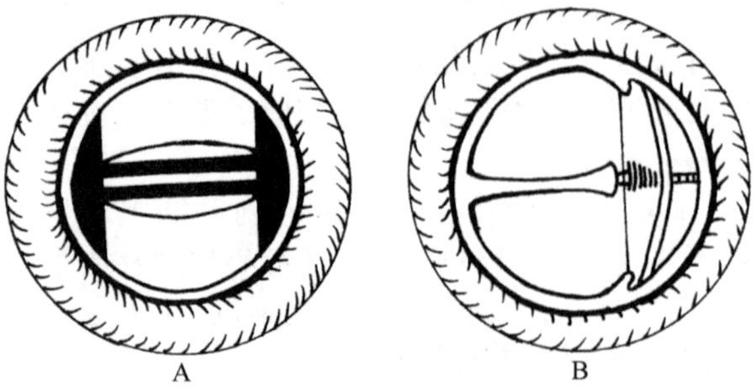
A B

图 28-11 机械瓣膜

A. 双叶瓣;B. 单叶侧倾碟瓣

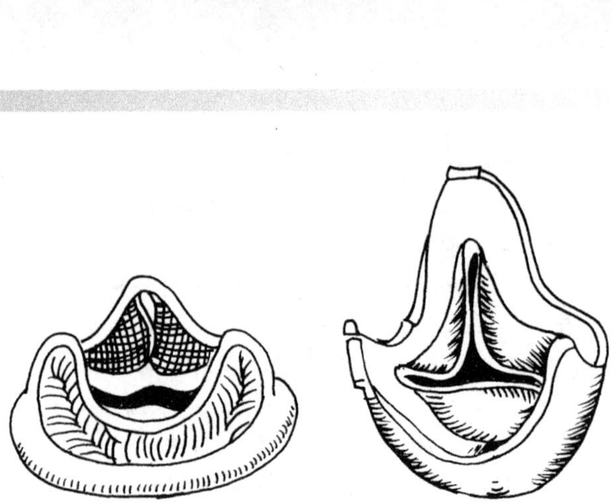
A B

图 28-12 生物瓣膜

A. 猪瓣;B. 同种生物瓣

案例 28-8

临床诊断:二尖瓣关闭不全(退变性)

房颤心律

心功能Ⅲ级

诊断要点:

1. 有胸闷、气短、心慌、乏力及双下肢浮肿等症状。

2. 体格检查有心尖区全收缩期杂音,第一心音减弱,肺瓣区第二心音亢进,肝肿大,下肢水肿等体征。

3. 心电图示心房纤颤,电轴左偏,左心室肥大。X 线胸部平片示肺血增多,左房、左室扩大。超声心动示左房、左室扩大,二尖瓣前、后叶关闭对合不拢,收缩期前叶脱向左房,多普勒探及二尖瓣收缩期大量反流。

治疗原则:

1. 对症支持改善全身状况。

2. 强心利尿改善心脏功能,纠正心功能不全。

3. 在体外循环下行直视二尖瓣成形或人工瓣膜置换术。

四、主动脉瓣狭窄

案例 28-9

患者,男,58 岁。因胸闷、憋气、心前区疼痛不适 3 年,加重 15 天入院。

患者 3 年前出现劳累后胸闷、憋气、心前区疼痛不适,有时伴有头晕、眼花,休息后症状有缓解。在当地医院诊断为"冠心病",服药治疗,症状仍逐渐加重,活动耐力下降。15 天前症状明显加重,不能下床活动,且出现

笔记栏

端坐呼吸，伴大汗淋漓、心慌及心前区疼痛。发病以来无高热、昏迷、晕厥及咯血等症状。有高血压病史9年，无关节炎、溃疡病、糖尿病史，无外伤、手术史。

体格检查：T 36.4℃，P 68次/分，R 20次/分，BP 120/80mmHg。半坐卧位。双肺呼吸音粗，无啰音；心前区无隆起，心尖搏动左外下移位，心前区未触及震颤，心浊音界扩大，心律齐，主动脉瓣区闻及3/6级喷射性收缩期杂音。腹软，肝脏未触及肿大，下肢无水肿。

辅助检查：①心电图：窦性心律，电轴左偏，左心室肥大，ST段改变。②X线胸部平片：双肺血增多，左室扩大，心脏呈"靴形"，主动脉弓迂曲增宽。③超声心动：左房扩大、左室肥厚扩大，升主动脉增宽，主动脉瓣为二叶式，瓣叶增厚、钙化、活动度降低，瓣口狭窄，多普勒估测跨瓣压差69mmHg。

问题：

1. 此患者应作何诊断？
2. 还需进行什么检查明确诊断？
3. 应选择什么手术方法？

主动脉瓣狭窄(aortic stenosis)的常见病因是风湿性病变，主动脉瓣叶增厚粘连，瓣口狭窄、钙化，常合并主动脉瓣关闭不全及二尖瓣病变。先天性主动脉瓣二瓣化畸形的病人，在成年或老年时发生瓣叶钙化，瓣口狭窄。退行性病变也可导致瓣叶钙化，引起主动脉瓣狭窄。

【病理生理】

正常主动脉瓣瓣口面积约为$3cm^2$。由于左心室收缩力强，代偿功能好，轻度狭窄并不产生明显的血流动力学改变。当瓣口面积减小到$1\ cm^2$以下时，左心室排血就受到阻碍，左心室收缩压增高，有时可达300mmHg。左心室排血时间延长，主动脉瓣闭合时间延迟。静息时输出量尚可接近正常水平，但运动时不能相应地增加。左心室与主动脉出现收缩压力阶差。压力阶差的大小，反映主动脉瓣狭窄的程度。中度狭窄压力阶差常为30～50mmHg，重度狭窄则可达50～100mmHg或更高。左心室壁逐渐高度肥厚，最终导致左心衰竭。重度狭窄病例，由于左心室高度肥厚，心肌氧耗量增加，主动脉平均压又低于正常，进入冠状动脉的血流量减少，常出现心肌血液供应不足的症状。

【临床表现】

1. 症状 轻度狭窄病例没有明显的症状。中度和重度狭窄者可有乏力、眩晕或昏厥、心绞痛、劳累后气促、端坐呼吸、急性肺水肿等症状，并可并发细菌性心内膜炎或猝死。

2. 体格检查 胸骨右缘第2肋间能扪到收缩期震颤。主动脉瓣区有粗糙喷射性收缩期杂音，向颈部传导，主动脉瓣区第二音延迟并减弱。重度狭窄病例常呈现脉搏细小、血压偏低和脉压小。

3. 辅助检查

(1) 心电图检查：显示电轴左偏、左心室肥大、劳损、T波倒置，一部分病例尚可呈现左束支传导阻滞、房室传导阻滞或心房颤动。

(2) X线检查：早期病例心影可无改变。病变加重后示左心室增大，心脏左缘向左向下延长，升主动脉可显示狭窄后扩大。

(3) 超声心动图检查：M型检查显示主动脉瓣叶开放振幅减小，瓣叶曲线增宽，舒张期可呈多线。在二维或切面超声图像上可见到主动脉瓣叶增厚、变形或钙化，活动度减小和瓣口缩小等征象。

(4) 心导管检查：左心导管检查可以测定左心室与主动脉之间的收缩压力阶差，明确狭窄的程度。选择性左心室造影可显示狭窄的瓣口、左心室腔大小，以及是否伴有二尖瓣关闭不全。对45岁以上，或有高脂血症及吸烟史的病人，应实施冠状动脉造影检查，明确是否存在冠心病。

【治疗】

临床出现心绞痛、昏厥或心力衰竭症状后，病情往往迅速恶化，可在2～3年内死亡，故应争取尽早施行手术治疗，切除病变的瓣膜，进行人工瓣主动脉瓣膜置换术。经皮穿刺气囊导管作扩张分离术应严格选择病人，仅在少数狭窄较轻又不适合手术的病人才考虑选用。此法难以完善地解除瓣膜狭窄，且易造成关闭不全和钙化赘生物脱落，导致栓塞并发症。

案例 28-9

临床诊断：主动脉瓣狭窄

诊断要点：

1. 有胸闷、心绞痛、呼吸困难及心衰症状。
2. 体格检查有主动脉瓣区喷射性收缩期杂音等体征。
3. 心电图示电轴左偏，左心室肥大，ST段改变。X线胸部平片示"靴形"心，主动脉弓迂曲增宽。超声心动示左室肥厚扩大，升主动脉增宽，主动脉瓣二瓣畸形，瓣叶增厚、钙化、瓣口狭窄，多普勒估测跨瓣压差69mmHg。

治疗原则：

1. 对症支持治疗，限制活动。
2. 强心、利尿、扩张冠状动脉，改善心脏功能，纠正心功能不全。

3. 冠状动脉造影明确或排除冠状动脉病变。

4. 在体外循环下行主动脉瓣人工瓣膜置换术。

（张庆广）

五、主动脉瓣关闭不全

案例 28-10

患者，男，51岁。因劳累后胸闷、憋气、心慌2年入院。

患者2年前无诱因出现劳累后胸闷、憋气、心慌，伴有头痛、头晕，休息后症状有缓解。10个月前因“感冒”在当地接受输液治疗，出现端坐呼吸及咳泡沫血痰，治疗10天后缓解。近6个月症状加重，双侧下肢明显无力，不能从事任何体力活动。发病以来曾出现劳累后晕厥1次，自行缓解。无高热、心前区疼痛等症状。无高血压、关节炎、溃疡病、糖尿病史，无外伤、手术史。

体格检查：T 36.6℃，P 87次/分，R 22次/分，BP 140/55mmHg。半坐卧位。颈动脉明显搏动。双肺呼吸音粗，无啰音。心前区无隆起，心尖搏动左外下移位，搏动弥散，未触及震颤，心浊音界扩大，心律齐，胸骨左缘第3、4肋间闻及3/6级叹息样舒张期杂音。腹软，肝脏未触及肿大，下肢无水肿；水冲脉，毛细血管搏动，股动脉枪击音。

辅助检查：①心电图：窦性心律，左室肥厚，心肌缺血。②X线胸部平片：左室扩大，心脏呈“靴形”，主动脉结增大。③超声心动：左房扩大、左室肥厚扩大，升主动脉增宽，主动脉瓣叶关闭不拢，多普勒探及舒张期主动脉瓣大量反流 。

问题：

1. 此患者应作何诊断？
2. 还需进行什么检查明确诊断？
3. 应选择什么手术方法？

主动脉瓣关闭不全（aortic regurgitation or aortic insufficiency）的常见病因，主要有风湿性病变、感染性心内膜炎、马方综合征（Marfan's syndrome）、升主动脉瘤、升主动脉夹层动脉瘤等引起的主动脉瓣环扩张。此外，黏液样退行性变也可导致主动脉瓣关闭不全。

【病理生理】

主要的血流动力学改变是舒张期血液自主动脉反流入左心室。由于主动脉与左心室之间舒张压力阶差较大，瓣口关闭不全的面积即使仅为0.5cm^2，每分钟反流量也可达2～5L。左心室在舒张期同时接受来自左心房和主动脉反流的血液，因而充盈过度，肌纤维伸长，收缩力相应增强，逐渐扩大、肥厚。在心脏功能代偿期，左心室输出量可以高于正常。左心室功能失代偿时，出现心输出量减少，左心房和肺动脉压力升高，可导致左心衰竭。由于舒张压低，冠状动脉灌注量减少和左心室高度肥厚，氧耗量加大，因而造成心肌供血不足。

【临床表现】

1. 症状 轻度关闭不全病例，心脏代偿功能较好，没有明显症状。早期症状为心悸、心前区不适、头部强烈搏动感。重度关闭不全者常有心绞痛发作、气促，并可出现阵发性呼吸困难、端坐呼吸或急性肺水肿。

2. 体格检查 心界向左下方增大，心尖部可见抬举性搏动。在胸骨左缘第3、4肋间和主动脉瓣区有叹息样舒张早、中期或全舒张期杂音，向心尖区传导。重度关闭不全者出现水冲脉、动脉枪击音、毛细血管搏动等征象。

3. 辅助检查

（1）心电图检查：显示电轴左偏和左心室肥大、劳损。

（2）X线检查：左心室明显增大，向左下方延长。主动脉结隆起，升主动脉和弓部增宽，左心室和主动脉搏动幅度增大。逆行升主动脉造影，可见造影剂在舒张期从主动脉反流入左心室。按反流量的多少，可以估计关闭不全的程度。

（3）超声心动图检查：主动脉瓣开放与关闭的速度均增快，舒张期呈多线。由于舒张期血液反流入左心室，冲击二尖瓣，可出现二尖瓣前瓣高速颤动。左心室内径增大，流出道增宽。二维或切面超声心动图常可显示主动脉瓣叶在舒张期未能对拢闭合。超声多普勒检测可估计反流程度。

【治疗】

临床上出现症状，如呈现心绞痛、左心室衰竭或心脏逐渐扩大，则可在数年内死亡，故应争取尽早施行人工瓣膜置换术。

案例 28-10

临床诊断：主动脉瓣关闭不全

诊断要点：

1. 有劳累后胸闷、憋气、心慌症状。

笔记栏

2. 体格检查有主动脉瓣区叹息样舒张期杂音及周围血管征。

3. 心电图示左室肥厚,心肌缺血。X线胸部平片示"靴形"心。超声心动示左室肥厚扩大,升主动脉增宽,主动脉瓣叶关闭不拢,多普勒探及舒张期主动脉瓣大量反流 。

治疗原则:

1. 对症支持治疗。

2. 强心、利尿、扩张血管改善心脏功能。

3. 冠状动脉造影明确或排除冠状动脉病变。

4. 在体外循环下行主动脉瓣人工瓣膜置换术。

六、冠状动脉粥样硬化性心脏病

案例 28-11

患者,男,70岁。因反复发作心前区疼痛8年,症状加重30天入院。

患者8年前出现劳累后心前区疼痛,休息后症状有缓解;症状反复发作,在当地医院诊断为冠心病,坚持服药治疗。30天前症状加重,心前区疼痛程度加重,持续时间延长,10天前疼痛发作后含化药物不缓解,伴大汗、恶心,急诊入当地医院诊断为急性心肌梗死,经治疗症状有缓解,但仍有心前区疼痛发作,为进一步诊治收入院。既往高血压史10年,无糖尿病史。

体格检查:T 36.0℃,P 62次/分,R 18次/分,BP 130/80mmHg。半坐卧位。双肺呼吸音清,无啰音。心前区无隆起,心浊音界正常,心律不齐,心音低钝,未闻及杂音。腹软,肝脏未触及肿大,下肢无水肿。

辅助检查:①心电图:窦性心律,偶发室性早搏,电轴左偏,左室肥厚,心肌缺血,T波倒置。②X线胸部平片:左室扩大,主动脉迂曲。③冠脉造影:左前降支开口完全闭塞,对角支粗大,开口处70%狭窄,回旋支多处狭窄,近段90%弥漫型狭窄,右冠多处60%~90%狭窄 。

问题:

1. 此患者应作何诊断?

2. 还需进行什么检查明确诊断?

3. 应选择什么手术方法?

冠状动脉粥样硬化性心脏病(atherosclerotic coronary artery disease)简称冠心病;近20年来发病率明显升高,在国内已成为一常见病、多发病。冠心病多在中年以上发病,男性发病率与死亡率明显高于女性。主要病变是冠状动脉内膜脂质沉着、局部结缔组织增生、纤维化或钙化,形成粥样硬化斑块,造成管壁增厚、管腔狭窄或阻塞。冠状动脉粥样硬化主要侵犯冠状动脉主干及其近段的分支。左冠状动脉的前降支与回旋支的发病率较右冠状动脉为高。

【病理生理】

正常人在静息时冠状动脉血流量约为每分钟250ml,占心排血量的5%;而心脏重量仅占体重的0.5%。心肌摄氧量比较恒定,从每1000ml冠状动脉血流量中摄氧约150ml。心肌细胞氧分压是调节冠状动脉血流量的主要因素。当体力活动或情绪激动时,心脏搏动次数增多,收缩力增强,以及心室壁张力增高,致心肌需氧量增大,动脉血氧分压降低,冠状动脉血流量就相应增多,以满足心肌氧的需要。如冠状动脉管腔狭窄则心肌需氧量增大时,冠状动脉供血量不能相应增多,临床上呈现心肌缺血的症状。长时间心肌严重缺血可引致心肌细胞坏死。

【临床表现】

管腔狭窄轻者可不出现心肌缺血的症状。病变严重者冠状动脉血流量可减低到仅能满足静息时心肌需要的氧量;但当体力劳动、情绪激动等情况下,心肌需氧量增加就可引起或加重心肌血氧供给不足,出现心绞痛等症状。

冠状动脉发生长时间痉挛或急性阻塞,血管腔内形成血栓,使部分心肌发生严重、持久的缺血,可以造成局部心肌坏死,亦即心肌梗死。心肌梗死最常发生在左冠状动脉前降支分布的区域。急性心肌梗死可引起严重心律失常、心源性休克、心力衰竭或心室壁破裂,目前死亡率仍然较高。

心肌梗死后,坏死的心肌被瘢痕组织替代,病变的心室壁薄弱,可形成室壁瘤。病变波及乳头肌,或腱索坏死断裂,即产生二尖瓣关闭不全。病变波及心室间隔,可以穿孔,成为室间隔缺损。

心肌长期缺血缺氧,引起心肌广泛变性和纤维化,导致心脏扩张。临床表现为一种以心功能不全为主的综合征,称为缺血性心肌病,预后较差。

【治疗】

目前,冠心病的治疗可分为内科药物治疗、介入治疗和外科治疗三类。应根据病人的具体情况选择,而且几种治疗宜互相配合应用,以提高疗效。

冠心病外科治疗主要是应用冠状动脉旁路移植手术(简称"搭桥")为缺血心肌重建血运通道,改善心肌的供血和供氧,缓解和消除心绞痛症状,改善心肌功能,延长寿命。手术治疗的主要适应证为心绞痛经内科治疗不能缓解,影响工作和生活,经冠状动脉造影发现冠状动脉主干或主要分支明显狭窄,其狭窄的远端血流通畅的病例。所

笔记栏

谓明显狭窄系指冠状动脉管径狭窄超过 50%，此时管腔的面积即减少超过 75%，狭窄远端的血流即会明显减少，临床上出现明显的缺血症状。左冠状动脉主干狭窄和前降支狭窄应及早手术，因这些病例容易发生猝死。冠状动脉的主要分支，如前降支、回旋支和右冠状动脉有两支以上明显狭窄者，即使心绞痛不重，也应列为"搭桥"的适应证。术前进行选择性冠状动脉造影时，除了要准确地了解冠状动脉粥样硬化病变的部位、狭窄程度和病变远端冠状动脉血流通畅情况，并测定左心室功能。冠状动脉管径狭窄超过 50% 以上，左心导管测压及左心室造影显示左心室功能较好，左心室射血分数大于 30% 的病例，适宜施行手术治疗。

冠状动脉旁路移植术即采取一段自体的大隐静脉，将静脉的近心端和远心端分别与狭窄段远端的冠状动脉分支和升主动脉作端侧吻合术，以增加心肌血液供应量（图 28-13）；或采用胸廓内动脉与狭窄段远端的冠状动脉分支端侧吻合术（图 28- 14）。对于多根或多处冠状动脉狭窄病例，可采用单根大隐静脉或胸廓内动脉与邻近的数处狭窄血管作序贯吻合术（图 28- 15）。

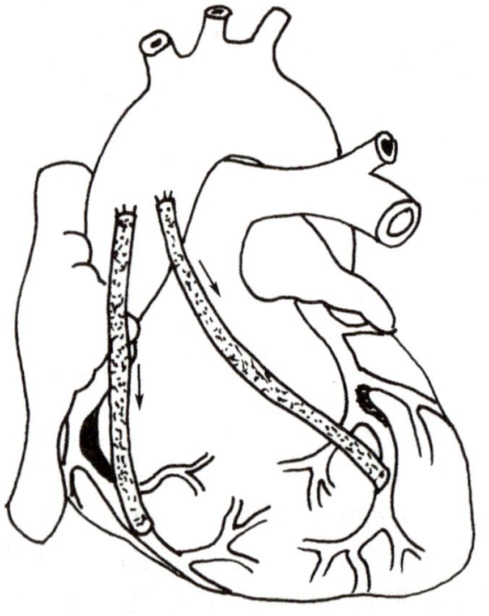

图 28-13　升主动脉与冠状动脉大隐静脉旁路移植术

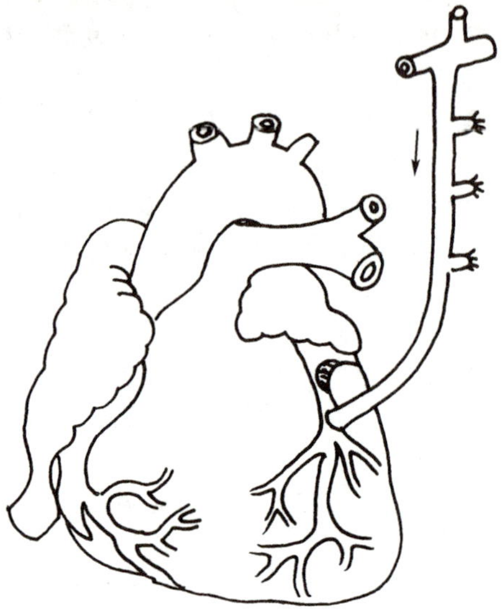

图 28-14　胸廓内动脉远端与左冠状动脉吻合术

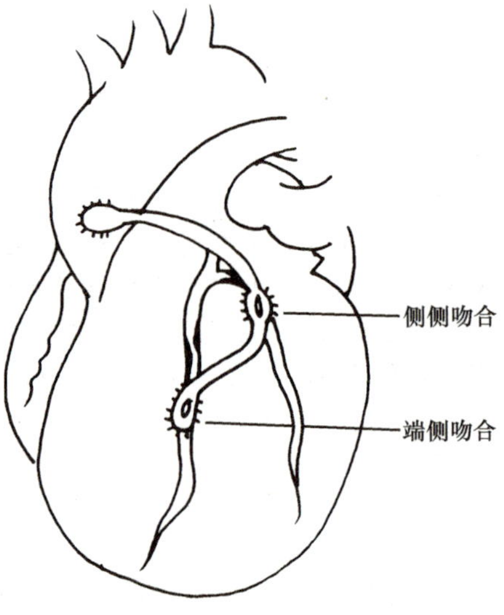

图 28- 15　序贯吻合术

近年来提倡用动脉如胸廓内动脉、胃网膜右动脉、桡动脉等作为冠状动脉旁路手术的移植物，动脉移植物的远期通畅率大大高于自体大隐静脉，明显提高了手术的远期效果。另外，不用体外循环，在心脏跳动下进行冠状动脉旁路移植术取得较大进展，加快了病人的恢复，缩短了住院时间，取得了良好效果。

冠状动脉旁路术后约有 90% 以上的病人症状消失或减轻，心功能改善，可恢复工作，延长寿命。

心肌梗死引起的室壁瘤、心室间隔穿孔、乳头肌或腱索断裂所致的二尖瓣关闭不全等并发症也可进行手术治疗，如室壁瘤切除术、室间隔穿孔修补术和二尖瓣替换术等，并根据情况同时争取作冠状动脉旁路移植术。手术后冠状动脉再狭窄还可再次或三次手术。近年来开始应用激光在左心室外膜向心腔内打孔，在心肌上建立新的血运，称为激光心肌打孔血运重建术。临床试用有一定的改善心肌供血、缓解和减轻症状的效果，现仍在继续观察和研究。对于晚期缺血性心肌病、心脏扩张、心力衰竭者可根据情况采用心室辅助手术以及心脏移植手术等治疗，以挽救病人生命。

案例 28-11

临床诊断：冠心病
　　　　　三支病变
　　　　　无 Q 波型心肌梗死

诊断要点：

1. 有心绞痛发作症状及心肌梗死病史。

笔记栏

2. 心电图示心肌缺血、T 波倒置。
3. 冠脉造影示严重三支病变。
治疗原则：
1. 行冠状动脉搭桥术。
2. 继续给予严格内科药物治疗。

七、心脏黏液瘤

案例 28-12

患者，女，56 岁。因阵发性晕厥伴心悸 5 年，症状加重半年入院。

患者 5 年前在劳动时突发晕厥，5 分钟后清醒，诉心悸、胸闷，休息后症状完全消失。此后每年均发作 1~2 次，多在劳作时发生，未行诊治。近半年来症状明显加重，发作晕厥 4 次，心悸、胸闷加重，不能下床活动。发病以来经常低热，无偏瘫、失语、剧烈腹痛、肢体感觉活动障碍等症状，无剧烈胸痛表现。既往无关节炎、高血压及糖尿病史。

体格检查：T 36.5℃，P 98 次/分，R 22 次/分，BP 120/70mmHg。平卧位。双肺呼吸音清，无啰音。心前区无隆起，心浊音界正常，心律齐，心尖区可闻及舒张期扑落音。腹软，肝脏未触及肿大，下肢无水肿。

辅助检查：①心电图：窦性心动过速。②X 线胸部平片：肺纹理增多，左房扩大。③超声心动：左房内径增大，左房内可见一团块状回声，大小为 69mm×44mm，有蒂连于房间隔下段，收缩期脱入左房内，舒张期经二尖瓣口部分脱入左室，二尖瓣关闭欠佳。

问题：
1. 此患者应作何诊断？
2. 应选择什么方法治疗？
3. 怎样确定手术时机？

心脏肿瘤分原发性肿瘤和继发性或转移性肿瘤，转移性肿瘤较多见。心脏原发性肿瘤中良性肿瘤占 75%，如心脏黏液瘤（cardiac myxoma）（50%）、横纹肌瘤（20%）以及纤维瘤、血管瘤、畸胎瘤等；恶性肿瘤占 25%，如各种肉瘤（20%）、淋巴瘤、间皮瘤等。由于心脏黏液瘤占原发性心脏肿瘤的 50%，有其独特的临床过程，在心脏外科中比较重要。

根据我国的统计资料，心脏黏液瘤病人年龄大多数在 30～50 岁之间（70%），男女发病率为 1∶1.27。心脏各房室均可发生黏液瘤，但以位于左心房者最多，超过 93%；其次为右心房；心室黏液瘤较少见。少数病人可有多发性心脏黏液瘤，并有再发倾向及家族史。

【病理】

黏液瘤起源于心内膜下具有多向分化潜能的间叶细胞。心房间隔卵圆窝区富含此类细胞，因而是好发部位。肿瘤长大后呈息肉样肿块突入心脏，常有瘤蒂附着于房间隔或心房壁，瘤体能随心动周期而活动。肿瘤多呈椭圆形或圆形，有时有分叶或形似菜花、珊瑚及葡萄串状，长 3～5cm，重 30～100g。外观呈半透明、晶莹的胶冻，色彩多样：淡黄、浅绿或暗紫，夹杂红色出血区。肿瘤表面有薄层包膜，但质脆易碎，碎屑进入血循环可导致体循环动脉或肺动脉栓塞。组织学检查见大量富含酸性黏多糖的基质及少量弹性纤维和胶原纤维，基质内有散在的或排列成条索状的梭状或星状细胞。此外，尚可见到淋巴细胞、浆细胞、红细胞、含有含铁血黄素的吞噬细胞和平滑肌细胞。在肿瘤基部毛细血管比较丰富。

黏液瘤多属良性，但少数病例可能发生恶变，成为黏液肉瘤或出现远处转移。心脏黏液瘤的主要病理生理改变是突入心腔内的瘤体妨碍正常血流。左心房黏液瘤常造成二尖瓣瓣口梗阻，影响瓣膜的开放和闭合，产生二尖瓣狭窄或关闭不全。

【临床表现与诊断】

心脏黏液瘤的临床表现复杂多样，主要取决于瘤体的位置、大小、生长速度、瘤蒂的长短，以及是否发生脱落、出血、坏死等。常见的临床表现有三类：

1. 血流阻塞表现 左房黏液瘤最常见的临床症状是由于二尖瓣血流受阻引起心悸、气急等，与风湿性二尖瓣病变类似。体格检查在心尖区可听到舒张期或收缩期杂音，肺动脉瓣区第二音增强。瘤体活动度较大的病例，在病人变动体位时，杂音的响度和性质可随之改变。右房黏液瘤造成三尖瓣瓣口阻塞时可出现颈静脉怒张、肝肿大、腹水、下肢水肿等与三尖瓣狭窄或缩窄性心包炎类似的症状。移动度较大的黏液瘤如突然阻塞房室瓣瓣孔，病人可发作晕厥、抽搐，甚至猝死。

2. 动脉栓塞表现 左房黏液瘤可发生中枢神经系统栓塞，出现偏瘫、失语、昏迷等症状。内脏血管如肠系膜动脉栓塞可出现急性腹痛及肠坏死，周围动脉栓塞可导致肢体疼痛及缺血坏死等。右房黏液瘤发生肺动脉栓塞可出现胸痛及胸膜刺激症状，反复发生肺动脉栓塞可导致肺动脉高压。有的病例摘除栓子经病理检查后才明确诊断。

3. 全身反应 由于黏液瘤出血、变性、坏死，引起全身免疫反应，常有发热、消瘦、食欲不振、关节疼痛、荨麻疹、疲乏无力等症状。血化验可发现贫血、血沉增快、血清蛋白电泳改变等。

左房黏液瘤胸部 X 线检查可显示左心房、右心室增大、肺部瘀血等与二尖瓣病变类似的征象。心电图表现亦与二尖瓣病变相似，但黏液瘤病例很少出现心房颤动。

左心房黏液瘤的临床诊断易与风湿性二尖瓣病变混淆，黏液瘤病例多无风湿热病史，病程较短，症状和体征可能随体位变动而改变。超声心动图检查可以看到黏液瘤呈现的能移动的云雾状团块回声，可明确肿瘤位置、瘤体大小、与心腔壁的关系、瘤体活动情况以及房室瓣受累及功能状况。超声心动图检查诊断准确率极高。

【治疗】

黏液瘤明确诊断后，为改善症状和避免发生严重的并发症，应尽早实施手术切除肿瘤。手术需在体外循环下进行，左房黏液瘤常用经右房-房间隔切口，将瘤体连同蒂部附着的部分房间隔组织一并切除，然后直接缝合或补片修补房间隔切口。手术过程中应注意阻断循环前不要搬动心脏、挤捏心脏或用手指作心内探查，以避免瘤体脱落造成栓塞。切除过程中尽量避免肿瘤碎裂，切除肿瘤后应详细检查各个心腔，并用生理盐水反复清洗心腔，以防遗漏多发性黏液瘤或残留肿瘤碎屑。

黏液瘤手术治疗效果良好，手术死亡率和复发率均低。但少数病例可以再发（2%），故术后必须定期随诊，并作超声心动图复查。

案例 28-12

临床诊断：左房黏液瘤

诊断要点：

1. 有发作性晕厥及心悸、胸闷症状。

2. 体格检查有心尖区舒张期扑落音。

3. 超声心动示左房团块状回声，随心室收缩舒张而活动，二尖瓣功能受累。

治疗原则：

1. 对症支持治疗。

2. 限制活动。

3. 限期行左房黏液瘤切除术。

（张庆广）

笔记栏

第二十九章 胸主动脉瘤

案例 29-1

患者,男,50岁。因突发胸背部剧烈疼痛1个月入院。

患者1个月前无明显诱因突然出现胸背部剧烈疼痛,疼痛为持续性撕裂样,伴面色苍白、全身冷汗,无昏迷。急诊在当地医院治疗。发病后上肢血压达190/110mmHg,给予降压及止痛治疗。4天后剧烈疼痛逐渐缓解,行MRI检查发现主动脉夹层。出院后口服药物治疗,血压维持在150/90mmHg左右,仍有胸背部疼痛不适。发病以来无高热、剧烈咳嗽、声音嘶哑、偏瘫、失语、剧烈腹痛、肢体疼痛等症状。为进一步诊治入院。既往高血压史5年,无外伤及糖尿病史。

体格检查:T 37.0℃,P 58次/分,R 19次/分,BP 180/110mmHg。自主体位。胸廓无畸形,双肺呼吸音清。心前区无隆起,心浊音界正常,心律齐,心音有力,未闻及杂音。腹软,肝脏未触及肿大,未触及包块。四肢脉搏对称、有力,下肢无水肿。

辅助检查:①心电图:窦性心律,电轴左偏,左室高电压。②X线胸部平片:左室增大,降主动脉增粗、迂曲。③超声心动:左室舒张功能降低,降主动脉夹层形成。④MRI:降主动脉增粗,最大横径6.5cm,自左锁骨下动脉开口以远至髂动脉均发现主动脉内膜剥离。

问题:

1. 此患者应作何诊断?
2. 病因是什么?
3. 应怎样治疗?

由于先天性或后天性疾患,造成主动脉壁正常结构的损害,尤其是承受压力和维持大动脉功能的弹力纤维变脆弱和破坏,主动脉在血流压力的作用下逐渐膨大扩张,形成主动脉瘤。胸主动脉的各个部位,如升主动脉、主动脉弓、降主动脉均可发生主动脉瘤。

【病因】

1. 动脉硬化 动脉粥样硬化时主动脉壁内皮细胞变性或脱落,胆固醇和脂质浸润沉着,形成粥样硬化斑块;或是老年性动脉硬化,发生弹力纤维层变性,均可使主动脉壁受到破坏,逐渐膨出扩张形成动脉瘤。此类主动脉瘤多见于降主动脉,常呈梭形。患者年龄均在40岁以上。

2. 主动脉囊性中层坏死 某些先天性疾患和遗传性疾患使主动脉壁中层发生囊性坏死,弹力纤维消失,伴有黏液性变,主动脉壁薄弱,形成的主动脉瘤常位于升主动脉,呈梭形或梨形。有时还形成夹层动脉瘤。多见于青年人,如马方(Marfan)综合征等。

3. 胸部创伤 多因胸部挤压伤、汽车高速行驶突然减速碰撞胸部或从高处坠下,引起胸主动脉破裂。常发生在比较固定的主动脉弓与活动度较大的降主动脉近端之间。主动脉全层破裂者,伤员在短时间内即因大量失血致死。如主动脉内膜和中层破裂,但外层或周围组织仍保持完整,则可形成假性动脉瘤或夹层动脉瘤。

4. 细菌性感染 常继发在感染性心内膜炎的基础上。主动脉壁中层受损害,局部形成动脉瘤,大多呈囊形。

5. 梅毒 主动脉壁弹性纤维被梅毒螺旋体所破坏,形成主动脉瘤,多见于升主动脉和主动脉弓,呈梭形。梅毒感染侵入人体后,往往经历10~20年才产生动脉瘤。

【病理及分类】

按照主动脉壁病变层次和范围可分为:①真性动脉瘤:即全层瘤变和扩大;②假性动脉瘤:瘤壁无主动脉壁的全层结构,仅有内膜面覆盖的纤维结缔组织;③夹层动脉瘤。

按照病理形态可将胸主动脉瘤分为三类:①囊性动脉瘤:病变仅累及局部的主动脉壁,突出呈囊状,与主动脉腔相连的颈部较窄。②梭形动脉瘤:病变累及主动脉壁全周,长度不一,瘤壁厚薄不均匀。动脉瘤壁及邻近主动脉壁可有钙化,动脉瘤内壁可附有血栓。动脉瘤变大后,可压迫和侵蚀邻近器官和组织,产生相应的临床症状,最后常因自行破裂引起大出血致死。③夹层动脉瘤(dissecting aortic aneurysm):主动脉壁发生中层坏死或退行性病变,当内膜破裂时,血液在主动脉压力的作用下,在中层内形成血肿并主要向远端延伸形成夹层动脉瘤。夹层动脉瘤可向外穿破入心包腔、胸膜腔、纵隔或腹膜腔引起出血死亡。少数病例可再向内穿破入主动脉腔,症状得到缓解。

临床上按动脉瘤发生的部位常分为升主动脉瘤、弓部动脉瘤和降主动脉瘤。

笔记栏

夹层动脉瘤根据夹层累及范围分类，常用的有 DeBakey 分类和 Stanford 分类两种分类法。DeBakey分类法：Ⅰ型：夹层从升主动脉根部开始，累及主动脉弓及部分或全部降主动脉。Ⅱ型：夹层仅累及升主动脉。Ⅲ型：夹层仅累及降主动脉。Stanford 分类法：A 型：夹层从升主动脉近端开始，累及到弓部及降主动脉。B 型：夹层累及胸部和腹部降主动脉。

【临床表现】

胸主动脉瘤(thoracic aortic aneurysm)仅在压迫或侵犯邻近器官和组织后才出现临床症状。常见症状为胸痛；肋骨、胸骨、脊椎受侵蚀以及脊椎神经受压迫的病例，胸痛更为明显。主动脉弓部动脉瘤压迫气管、支气管可引起刺激性咳嗽和上呼吸道部分梗阻，导致呼吸困难；喉返神经受压，产生声音嘶哑；交感神经受压迫可引起 Horner 综合征；膈神经受压迫则产生膈肌麻痹；左无名静脉受压迫可使左上肢静脉压高于右上肢。升主动脉根部动脉瘤，可导致主动脉瓣瓣环扩大，产生主动脉瓣关闭不全的症状和体征。动脉瘤变大后，可延伸到颈部胸骨切迹上方或侵蚀破坏胸廓骨骼，胸壁出现搏动性肿块。

胸主动脉瘤破裂时可出现急性胸痛、休克、血胸、心包填塞等，造成快速死亡。

急性主动脉夹层动脉瘤常发生在高血压动脉硬化和中层囊性坏死的病人。症状为剧烈的胸骨后或胸背部疼痛，随着壁间血肿的扩大，压迫和阻塞主动脉的分支而产生复杂多样的症状，如昏迷、偏瘫(颈动脉受压)；急腹痛(肠系膜动脉受压)、无尿、肢体疼痛等。若动脉瘤发生破裂，则病人多很快死亡。

【诊断】

动脉瘤较小，临床上尚无症状的病例，往往在胸部 X 线检查时，才发现动脉瘤块影。透视或超声扫描检查可能见到扩张性搏动。目前，对怀疑患有胸主动脉瘤的病人有许多影像学检查方法，不但可明确胸主动脉瘤的诊断并与纵隔肿瘤及其他疾病相鉴别，且可清楚地了解主动脉瘤的部位、范围、大小、与周围器官的关系，特别是胸主动脉的分支受侵的情况、动脉瘤腔内有无血栓形成和有无破裂等，为治疗提供可靠的信息。这些检查包括：胸部 CT、磁共振、超速 CT 及三维成像、胸主动脉造影、数字减影造影术等，可根据病人的具体情况选择应用。

【治疗】

动脉瘤切除人工血管替换术是最有效的治疗方法，胸主动脉瘤直径大于 5cm，如无手术禁忌证，应及早手术治疗。但阻断主动脉血流的方法与主动脉的重建比较复杂，涉及不少重要器官在阻断血流时的保护问题。手术有较大的危险性，处理不当可发生严重的并发症。

1. 较小的囊形主动脉瘤 主动脉壁病变比较局限者，可游离主动脉瘤后，于其颈部放置钳夹，切除动脉瘤，妥善缝合切口或用织片缝补主动脉切口。

2. 梭形主动脉瘤或夹层动脉瘤 如病变位于降主动脉且长度比较局限者，可切除病变降主动脉后，用人工血管重建血流通道(图 29-1)。对夹层动脉瘤，亦可环状切开主动脉，分别连续缝合近、远段主动脉壁，使分离的内层与外层相闭合，再缝合主动脉切口或用人工血管置换。

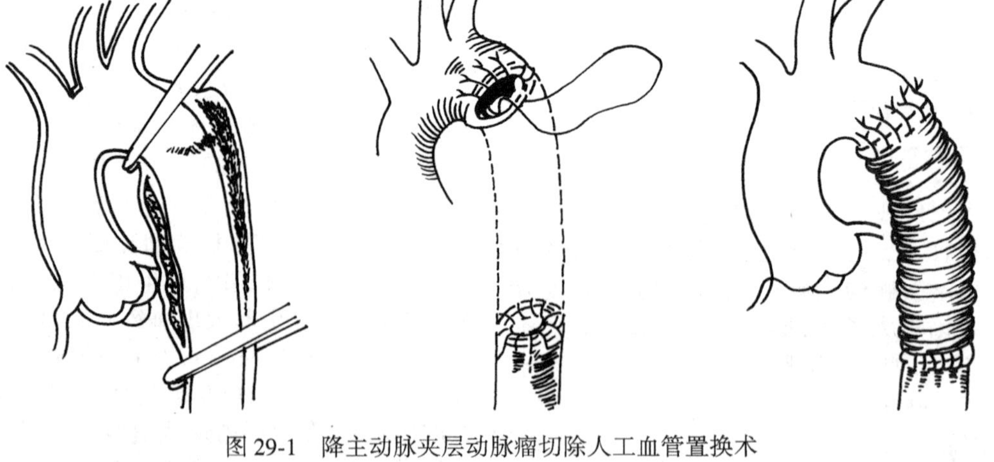

图 29-1 降主动脉夹层动脉瘤切除人工血管置换术

由于手术中必须阻断动脉瘤近段和远段的主动脉，血流受阻，可能引起心脏排血严重障碍和脑、脊髓、腹腔脏器缺血性损害。因此，必须应用低温或人工心肺机作左心转流(从左心房引出血流，经机器泵入股动脉)或应用体外循环技术。在某些情况下，也可作外分流术，即在拟予切除的病变的主动脉近、远段之间暂时连接一段管道，以便在阻断主动脉时，能保证重要脏器和组织得到充足的血液供应。

3. 升主动脉瘤或升主动脉瘤合并主动脉瓣关闭不全　在体外循环下行升主动脉瘤切除、人工血管重建术，或应用带人工瓣膜的复合人工血管置换升主动脉，并进行冠状动脉口移植术（Bentall手术）或其他更复杂的手术。

4. 主动脉弓部动脉瘤　应用体外循环合并深低温停止循环，经上腔静脉或右锁骨下动脉进行脑灌注保护，行主动脉弓切除、人工血管重建术或更广泛的人工血管置换术。

胸主动脉瘤手术方法复杂，对全身及主要脏器功能如心、脑、脊髓、肾、肝及腹腔器官影响较大，术后应严密监护，防止出血、感染，并积极维护重要器官功能的恢复，才能取得良好治疗效果。

案例 29-1

临床诊断：DeBakey Ⅲ型夹层动脉瘤

诊断要点：

1. 有突发剧烈胸背疼痛症状。

2. 有多年高血压病史，且治疗不规范。

3. X 线胸部平片发现降主动脉增粗，MRI 发现胸、降主动脉及腹主动脉夹层形成。

治疗原则：

1. 积极控制血压，预防并发症。

2. 在左心转流下行部分胸、降主动脉人工血管置换术。

（张庆广）

第四篇　普通外科

第三十章　颈部疾病

第一节　甲状腺疾病

甲状腺位于颈前区的舌骨下区，该区上为舌骨，下为胸骨上缘，两侧为胸锁乳突肌前缘。甲状腺区前方的解剖层次依次为皮肤、浅筋膜、颈深筋膜前层、舌骨下肌群、颈深筋膜中层。甲状腺分左、右两叶，位于甲状软骨下方、气管的两旁，中间以峡部相连。峡部有时向上伸出一锥体，可与舌骨相连。甲状腺由两层被膜包裹：外层被膜是甲状腺假被膜，又称甲状腺外科被膜，即颈深筋膜中层，包绕并固定甲状腺于气管和环状软骨上。内层被膜称甲状腺固有被膜，很薄，紧贴腺体；两层被膜间有疏松的结缔组织，手术时分离甲状腺应在此两层被膜之间进行。正常的甲状腺随吞咽动作而上下移动，既不能清楚地看到，也不易摸到。

甲状腺的动脉主要有两侧的甲状腺上动脉（颈外动脉的分支）和甲状腺下动脉（锁骨下动脉的分支）供应。甲状腺上、下动脉的分支之间，甲状腺上、下动脉分支与咽喉部、气管、食管的动脉分支之间，都有广泛分布的吻合支相互沟通。部分人还有甲状腺最下动脉。甲状腺有三根主要静脉，即甲状腺上、中、下静脉；甲状腺上、中静脉血液流入颈内静脉，甲状腺的下静脉血液直接流入无名静脉。甲状腺的淋巴网非常丰富，其引流淋巴结也很多，但最终大多汇流入沿颈内静脉排列的颈深淋巴结群。颈部淋巴结可分为七群：①颏下、下颌下淋巴结，下以二腹肌前腹为界，上以下颌骨为界；②颈内静脉上群淋巴结，上以二腹肌后腹为界，下以舌骨为界；③颈内静脉中群淋巴结，上以舌骨为界，下以环甲膜为界；④颈内静脉下群淋巴结，上以环甲膜为界，下以锁骨为界；⑤颈后三角淋巴结，后侧以斜方肌前缘为界，前侧以胸锁乳突肌后缘为界；⑥上自舌骨、下至胸骨上间隙，颈动脉鞘内缘至气管旁、气管前淋巴结；⑦胸骨上凹以下至上纵隔淋巴结。

甲状腺周围的神经主要有喉上神经、喉返神经。喉上神经分为喉内支、喉外支。喉内支伴随喉上动脉穿过甲状舌骨膜入喉，支配舌后至声襞之间的黏膜感觉。喉外支在咽下缩肌侧面与甲状腺上血管伴行，常位于血管的后内方，下行至甲状腺上极，支配环甲肌，使声带紧张。

喉返神经来自迷走神经，支配声带运动。其下降后形成一个回返的线路，在右侧环绕右锁骨下动脉，左侧环绕主动脉弓，上行于甲状腺背面，气管食管沟之间。左喉返神经位置较深，距正中线较近，多在气管食管沟内垂直上行，且多在动脉的后方。右喉返神经位置较浅，距正中线较远，多在气管食管沟的前方，多是斜行的，且位于动脉的前方。在甲状腺下极，喉返神经与甲状腺下动脉的分支交叉。在甲状腺上极，喉返神经在甲状软骨下角的前下方入喉，二者之间这一段即所谓喉返神经的“危险区”，手术时最易损伤该段神经。

甲状腺是人体的内分泌器官，其分泌的激素主要是甲状腺素，还有降钙素。甲状腺的结构单位为滤泡。甲状腺素是一类含碘酪氨酸的有机结合碘，有四碘甲状腺原氨酸（T_4）和三碘甲状腺原氨酸（T_3）两种。甲状腺素合成完毕后便与甲状腺球蛋白结合，储存在甲状腺滤泡中。释放入血的甲状腺素与血清蛋白结合，其中90%为T_4，10%为T_3。游离甲状腺素为其活性形式。T_3的活性大约是T_4的4~5倍。甲状腺素在体内有广泛的生理作用，其中最主要的是促进组织氧化及产热作用；此外，对人体的生长、成熟也有重要作用，对神经系统与心血管系统的功能状态以及某些物质代谢均起到一定的调节或促进作用。

甲状腺功能主要由血液中甲状腺素来维持，受下丘脑-垂体前叶系统的控制和调节，同时受到交感神经和副交感神经的调节，以及甲状腺的自身调控。下丘脑分泌的促甲状腺素释放激素（TRH）可以促进垂体前叶分泌促甲状腺素（TSH），有加速甲状腺素分泌和促进甲状腺素合成的作用。当人体交感神经兴奋，甲状腺素的需要量激增时，或甲状腺素的合成发生障碍时，血中甲状腺素浓度下降，即可刺激垂体前叶，引起TSH的分泌增加（反馈作用），而使甲状腺合成和分泌甲状腺素的速度加快；当血中甲状腺素浓度增加至一定程度后，它又可反过来抑制TSH的分泌（负

笔记栏

反馈作用），使合成和分泌甲状腺素的速度减慢。通过这种反馈与负反馈作用，维持着人体内在活动的动态平衡。

一、单纯性甲状腺肿

案例 30-1

患者，女，15 岁。颈部增粗 2 年。病史中无心慌、呼吸困难，无情绪易激动、食欲亢进及易出汗。

体格检查：神志清楚，一般情况好，心肺无异常。颈部对称，见颈静脉怒张及颈动脉异常搏动；甲状腺弥漫肿大，质地软，未触及明显结节，无触痛，随吞咽上下移动；气管居中。未闻及血管杂音。

颈部超声检查：甲状腺弥漫性增大，回声均匀，未见肿大的淋巴结，甲状腺血供正常。血 T_3、T_4、TSH、A-TG、A-TPO、HTG 均正常。

问题：

1. 该患者考虑什么疾病？
2. 发病的原因是什么？
3. 如何治疗？

【病因及病理】

单纯性甲状腺肿的病因可分为三类：①甲状腺素原料（碘）缺乏；②甲状腺素需要量增高；③甲状腺素合成和分泌障碍。碘的缺乏是引起单纯性甲状腺肿（simple goiter）的主要因素。高原、山区中含碘量不足；因此，高原山区的居民患此病的较多，故又称"地方性甲状腺肿"（endemic goiter）。由于身体摄取的碘减少，血中甲状腺素浓度因之降低，通过神经-体液调节途径，使垂体前叶分泌大量 TSH，促使甲状腺肿大。这种肿大实际上是甲状腺的代偿性肿大，是甲状腺功能不足的表现。青春发育期、妊娠期或绝经期妇女，有时也可发生轻度的弥漫性甲状腺肿大，这是由于人体对甲状腺素的需要量暂时性的增高所致，是一种生理现象。这种甲状腺肿大常在成年或妊娠结束后自行缩小。案例 30-1 即为生长发育期的女性。由于甲状腺素合成和分泌过程中某一环节的障碍，例如久食含有硫脲的萝卜、白菜等，可阻止甲状腺素的合成，或先天缺乏合成甲状腺素的酶，因而引起血中甲腺素减少，促使甲状腺肿大。

在单纯性甲状腺肿的发病机制中，甲状腺生长免疫球蛋白（TGIs）、遗传因素、细胞因子和生长因子也可能起到一定作用。

单纯性甲状腺肿病变初期，扩张的滤泡较为均匀地散布在腺体各部，形成弥漫性甲状腺肿。若未经及时治疗，病变继续发展，扩张的滤泡集成数个大小不等的结节，逐渐形成结节性甲状腺肿（nodular goiter）。有些结节因血液供应不良，可发生退行性变而引起囊肿形成、纤维化或钙化等改变。

【临床表现】

一般无自觉症状，基础代谢率正常。甲状腺可有不同程度肿大，能随吞咽上下移动。早期，两则呈对称的弥漫性肿大，腺体表面平滑，质地柔软。随后，在肿大腺体的一侧，也可在两侧触及多个（或单个）结节；一般常存在多年，增长很慢。

案例 30-1

该病例仅有颈部增粗 2 年，无心慌、呼吸困难、情绪易激动、食欲亢进及易出汗。体格检查：甲状腺弥漫性肿大，质地软，未及明显结节，无触痛，随吞咽上下移动。颈部超声检查：双侧甲状腺弥漫性增大，回声均匀，未见肿大的淋巴结。血 T_3、T_4、TSH、A-TG、A-TPO、HTG 均正常。

囊肿样变的结节可并发囊内出血，结节可在短期内较快增大。较大的单纯性甲状腺肿可压迫邻近器官而产生相应症状。常见的为气管受压、移向对侧，或使之弯曲、狭窄而影响呼吸。气管受压过久，可使气管软骨变性而软化。少数病人由于喉返神经或食管受压而引起声音嘶哑或吞咽困难。甲状腺肿向胸骨后生长延伸，即形成胸骨后甲状腺肿，容易压迫气管和食管；有时还能压迫颈深部大静脉，引起头颈部静脉血液回流障碍，可出现面部青紫、肿胀及颈胸部表浅静脉扩张。

结节性甲状腺肿，可继发甲状腺功能亢进，也可发生恶变。

【预防】

全国各地已普遍进行了单纯性甲状腺肿的普查和防治工作，发病率已大大降低。

在流行地区，甲状腺肿的集体预防极为重要，一般多用碘化食盐。常用剂量为每 10～20kg 食盐中均匀地加入碘化钾或碘化钠 1.0g，此量足够满足人体每日的需碘量。有些地区采用肌内注射碘油，较服用碘化食盐更为有效、可靠。因为碘油在体内吸收很慢，并可随身体需碘情况自行调节。

【治疗】

单纯性甲状腺肿治疗的目的有三：①解除局部压迫症状；②防止甲状腺肿加重；③美容。

1. 定期随访　青春发育期或妊娠期的生理性甲状腺肿，甲状腺轻度肿大且无局部压迫症状者，可以不给予药物治疗，应多食含碘丰富的海带、紫菜等。定期行甲状腺超声和甲状腺功能测定，注

笔记栏

意甲状腺大小、结节以及甲状腺功能的变化。案例 30-1 即可以采用定期随访。

2. 甲状腺素治疗 甲状腺素治疗单纯性甲状腺肿的机制在于:给予小量甲状腺素,可以抑制垂体前叶 TSH 的分泌,缓解甲状腺的增生和肿大。常用剂量为 30~60mg,每天 2 次,3~6 个月为一疗程。

3. 甲状腺手术 对于 20 岁以前年轻人的弥漫性单纯性甲状腺肿,手术治疗不但妨碍了此时期甲状腺的功能,复发率也很高。有以下情况时,应及时行手术治疗,施行甲状腺大部切除术:

(1) 压迫气管、食管或喉返神经而引起临床症状者。

(2) 胸骨后甲状腺肿。

(3) 巨大甲状腺肿影响生活和工作者。

(4) 结节性甲状腺肿继发功能亢进者。

(5) 结节性甲状腺肿疑有恶变者。

4. 甲状腺^{131}I 治疗 以往^{131}I 治疗非毒性甲状腺肿主要用于年老不能耐受手术的患者。近年来有研究显示^{131}I 治疗多结节性甲状腺肿,可使甲状腺体积减小,且甲状腺功能低下的发生率较低。

案例 30-1

临床诊断:单纯性甲状腺肿。

发病原因:青春发育期女性,机体对甲状腺素的需要量暂时性增高,是一种生理现象。

治疗:定期随访,可以不给予药物治疗,应多食含碘丰富的海带、紫菜等。定期行甲状腺超声和甲状腺功能测定等,注意甲状腺大小、结节以及甲状腺功能的变化。

二、甲状腺功能亢进的外科治疗

甲状腺功能亢进(hyperthyroidism)(简称甲亢)是指由于甲状腺本身或甲状腺以外的多种原因引起的甲状腺激素增多,进入循环血中,作用于全身的组织和器官,造成机体的神经、循环、消化等各系统的兴奋性增高和代谢亢进为主要表现的疾病的总称。

【甲亢的病因分类】

①甲状腺性:包括毒性弥漫性甲状腺肿(Graves 病,原发性甲亢)、毒性甲状腺腺瘤(功能自主性甲状腺腺瘤)、碘引起的甲亢(碘甲亢),亚急性及慢性淋巴细胞性甲状腺炎(桥本甲状腺炎)以及甲状腺癌引起的甲亢。②垂体性:垂体 TSH 腺瘤,占各种类型垂体瘤的 1%。③小儿(新生儿及儿童)甲亢。④医源性甲亢:由于各种原因,摄入了过多的甲状腺素而引起的甲亢。所有的类型中以毒性弥漫性甲状腺肿(Graves 病)最为常见(表 30-1)。

表 30-1 各种原因甲亢的相对发病率

甲亢病因	发病率
Graves 病	70%~85%
甲状腺炎	5%~25%
毒性结节性甲状腺肿	5%~15%
毒性腺瘤	3%~30%
外用药(医源性)	不常见
甲状腺癌	少见
TSH 瘤	少见
滋养细胞肿瘤	少见
异位原因引起	很少见

案例 30-2

患者,女,34 岁。近 9 个月出现反复心慌,易乏力,紧张多虑,易生气,夜间休息差,记忆力明显下降,明显怕热。9 个月来体重下降约 10kg。在外院诊断为"Graves 病",行内科治疗,症状改善不明显。

体格检查:T 36.8℃,P 95 次/分,R 19 次/分,BP 135/65mmHg。神志清楚,查体合作。双眼轻微前突,炯炯有神。话语多。颈软,无抵抗。甲状腺呈Ⅲ度肿大,质地软,无明显结节感,可随吞咽动作上下移动,可闻及明显的血管杂音。气管受阻挡无法扪及,未触及颈部肿大淋巴结。

辅助检查:①彩超:甲状腺呈弥漫性增大,血流丰富呈"火海"征,未见明显肿块。②甲状腺功能:FT_3 明显升高,FT_4 升高,TSH 降低。

问题:

1. 除外科手术外,还可以做什么治疗?
2. 如要外科手术,术前要做哪些准备?

【发病机制】

毒性弥漫性甲状腺肿(Graves 病)的发病机制尚未完全明确。目前多数认为,原发性甲亢是一种自身免疫性疾病,此类病人血中有刺激甲状腺的自身抗体,包括长效甲状腺刺激素(long acting thyroid stimulator,LATS)、甲状腺刺激免疫球蛋白(thyroid stimulating immunoglobulin,TSI)、长效甲状腺刺激素保护因子(LATS-P)、人甲状腺刺激素(HTS)、促甲状腺受体抗体(TR-Ab)。尽管这些物质名称各不相同,但都能刺激甲状腺上皮细胞增生,分泌大量 T_3 或 T_4。除了免疫因素,遗传因素和环境因素也可能在毒性弥漫性甲状腺肿的发病过

笔记栏

程中起到一定的作用，具体机制尚不明确。

【临床表现】

临床上，毒性弥漫性甲状腺肿（Graves 病）约占85%～90%。表现为甲状腺弥漫性、两侧对称性肿大，常伴有眼球突出，故又称"突眼性甲状腺肿"。发病年龄多在20～40岁，女性多见，男女之比为1∶4左右。患者性情急躁、容易激动、失眠、双手颤动、怕热、多汗、食欲亢进但反而消瘦、心悸、脉快有力（脉率常在每分钟100次以上，休息及睡眠时仍快）、脉压差增大、内分泌功能紊乱。其中脉率增快及脉压差增大尤为重要，常可作为判断病情程度和治疗效果的重要标志。

案例 30-2

该患者反复心慌，易乏力，紧张多虑，易生气，夜间休息差，记忆力明显下降，怕热。9个月来体重下降约10kg。

【诊断】

主要依靠临床表现，尚需结合一些辅助检查。主要有：

1. 基础代谢率测定　可根据脉压和脉率计算一般在清晨病人完全安静、空腹时测量血压、脉率。常用计算公式为：基础代谢率（%）=［脉率（次/分）+脉压（mmHg）］－111。基础代谢率正常为±10%，+20%～+30%为轻度甲亢，+30%～+60%为中度，+60%以上为重度。

2. 甲状腺摄^{131}碘率测定　正常甲状腺24小时内摄取人体总^{131}碘量的30%～40%。若在2小时内超过总量的25%，或在24小时内超过总量的50%，且吸^{131}碘高峰提前出现，都表示有甲亢。

3. 血清 T_3、T_4、FT_3、FT_4、A-TG、A-TPO、HTG 测定　甲亢时，血清T_3可高于正常4倍左右，而T_4仅为正常的2.5倍，因此T_3更为敏感。另外，测定游离T_3、T_4更能反映甲状腺的功能状态。抗体升高，则有存在桥本病的可能。

【外科治疗】

手术、抗甲状腺药物及放射性^{131}碘是治疗甲亢的主要方法。目前在我国，手术仍是治疗甲亢的常用而有效疗法，长期治愈率达95%以上，手术死亡率低于1%。

1. 手术指征　①药物治疗无效：正规抗甲亢药物治疗2年仍不能停药者；不能耐受药物治疗或出现严重并发症者。②高功能腺瘤。③腺体较大的甲亢，伴有压迫症状或胸骨后甲状腺肿。④妊娠中期的甲亢病人具有上述指征者，应考虑手术治疗，并可以不终止妊娠。⑤疑有甲状腺癌。

青少年甲亢或症状较轻者，老年病人或有严重器质性疾病不能耐受手术者，为手术禁忌证。

2. 术前准备　甲亢手术需经过一定特殊准备后再手术，以保证手术的安全，从而减少并发症。最基本的条件是要控制症状，如心动过速、心率失常得到控制。

（1）术前检查：除常规检查外，还应包括：①颈部摄片，了解有无气管受压或移位；②心电图检查；③喉镜检查，确定声带功能；④测定基础代谢率。

（2）一般准备：对精神过度紧张或失眠者可适当应用镇静剂或安眠药，消除病人的恐惧心理。

（3）药物准备：是术前准备的重要环节。

1）碘剂准备：采用卢戈溶液，每日3次，从每次5滴开始，逐日每次增加一滴，至每次16滴为止，以后维持该剂量，共2周左右为宜；也可每次10滴（相当于0.5ml），每日3次，口服10～14天后行手术治疗。也可口服碘化钾，每次60mg，3次/天。由于碘剂主要是抑制蛋白水解酶的作用，阻抑甲状腺激素释放，而不能持续阻止甲状腺激素合成，应用3周以后将进入不应期，故必须严格掌握手术时机，服碘前完成各项检查，确定病人不存在手术禁忌证，对女性病人应注意手术时间避开月经期。

2）普萘洛尔：是肾上腺素能受体阻滞剂，能控制甲亢症状，且用药后不引起腺体充血，有利于手术操作，缩短术前准备时间，但病人体内甲状腺素并不降低。剂量从每天60mg开始，每6小时口服给药一次。剂量逐日增加，随心率而调节，一般至每天160mg，服药4～7日后待心率降至正常，才可以施行手术。由于普萘洛尔在体内半衰期不到8小时，故于术前1～2小时必须再口服一次。术后继续服用4～7天。术前不用阿托品，以防心动过速。哮喘病人及心动过缓者禁用。

3. 手术及手术后注意事项

（1）麻醉：通常采用气管插管全身麻醉，尤其对腺体较大，并有气管受压、移位、胸骨后甲状腺肿或气管软化，以及精神紧张者。以保证术中呼吸道通畅，顺利完成手术。

（2）手术：操作应轻柔、细致，按解剖层次进行，严密止血，避免损伤喉返、喉上神经，保护甲状旁腺。充分显露腺体，紧贴甲状腺上极结扎切断甲状腺上动脉；应在颈总动脉内侧，结扎甲状腺下动脉主干，以免损伤喉返神经。通常需切除腺体的80%～90%，同时切除峡部，保留6～8g甲状腺组织（成人拇指末节大小甲状腺组织相当于3～4g）。腺体切除过少，术后甲亢易复发；切除过多，术后易发生甲状腺功能低下（如黏液性水肿）。必须保留两叶腺体背面部分，以免损伤喉返神经和甲状旁腺。术野常规放置引流管24～48小时。

(3) 术后观察和护理：密切注意病人呼吸、体温、脉搏和血压的变化。如脉率过快、体温升高应充分注意，可肌内注射苯巴比妥钠或冬眠合剂Ⅱ号。患者采取半卧位，以利呼吸和引流创口内积血。帮助病人及时排痰，保持呼吸道通畅。术后要继续服碘剂，由每天3次，每次16滴开始，逐日每次减少1滴，7~10天后停用。

4. 手术的主要并发症

(1) 术后呼吸困难和窒息：是术后最危急的并发症，多发生在术后48小时内。如不及时发现、适当处理，可危及生命。各种原因引起的呼吸困难，其症状产生的时间及发展的速度有所不同。常见原因为：①出血及血肿压迫。多数为残留甲状腺切面渗血、颈前肌群或软组织出血。偶尔为血管结扎线脱落所引起。②喉头水肿。主要是手术创伤所致，也可因气管插管引起。术前服用抗甲状腺药物过度，合并有甲状腺功能减退者容易发生。③气管塌陷。由于甲状腺肿长期压迫气管，可致气管软化。甲状腺未切除前，由于腺体的牵拉，气管不致塌陷；甲状腺大部分(包括峡部)切除后，可使软化的气管塌陷，加上肺内负压作用，更加重气管塌陷。④双侧喉返神经损伤。很少发生。双侧喉返神经后支损伤后，声带处于内收位使声门关闭。处理：手术后即出现的呼吸困难，则应在床边拆开切口及颈前肌，清除血肿，严密止血；在创口处理的同时或处理后，根据病人呼吸困难的改善情况及程度，决定是否作气管插管或气管切开；但这种情况往往伴有喉头水肿，在不能确切保证呼吸道通畅的情况下，作气管切开比较安全。喉头水肿的轻症状病例无须治疗，中等度的病例应嘱其不说话，可采用皮质激素作蒸气吸入，静脉滴注氢化可的松300mg/d；对严重病例应紧急作气管切开。

(2) 喉返神经损伤：多数系手术直接损伤，如神经被切断、缝扎、挤压及牵拉等。少数为术后血肿压迫或瘢痕组织牵拉所致。约2/3以上的病人是暂时性损伤，可在手术后几周内恢复功能。一侧喉返神经损伤引起的声音嘶哑，可由健侧声带过度地内收而代偿，喉镜检查虽仍可见患侧声带外展，但无明显的声音嘶哑。双侧喉返神经损伤会导致声带麻痹，引起失音或严重的呼吸困难。

(3) 喉上神经损伤：多数系分离切断甲状腺上动、静脉时未贴近甲状腺，或集束结扎甲状腺上动、静脉所致。喉上神经内支损伤，可使咽喉黏膜感觉丧失，易引起误咽，尤其是喝水时呛咳。喉上神经外支损伤，可引起环甲肌瘫痪，使声带松弛，病人发音产生变化，常感到发音弱、音调低、无力、缺乏共振，最大音量降低。

(4) 甲状腺旁腺功能减退(hypoparathyroidism)：手术时甲状腺被误切、挫伤或血液供应受损，均可引起甲状旁腺功能减退。主要症状是神经应激性增高，可有焦虑、肢端或口周麻木，Chvostek及Trousseau征阳性。严重时可有腕、足痉挛，甚至发生咽喉及膈肌痉挛。多数病人不出现典型的临床表现，而在测定血清钙时发现低血钙、高血磷、血PTH明显降低。症状通常发生在术后1~7天，多数在术后48小时内出现症状。治疗：严重低血钙、手足抽搐时，应静脉注射钙剂，采用10%葡萄糖酸钙溶液10ml于4~5分钟内注入，可重复使用。若病人能进食，可同时口服及静脉注射钙剂，并同时口服维生素D_2或D_3，每日5万~10万U。定期监测血清钙浓度，以调节钙剂的用量。甲状旁腺未完全丢失，一般半年内可以恢复功能；但如甲状旁腺完全丢失，需要终身服用药物。

(5) 甲状腺危象(thyroid crisis)：是甲亢手术后危及生命的并发症之一。发病原因尚不明了，但危象发生多数与术前准备不充分、甲亢症状未能很好控制及手术应激有关。甲状腺危象多数发生于手术后12~36小时。主要表现为发热和心率增快，症状往往发展很快，体温可迅速升至39℃，脉率增至120~140次/分以上。可出现大汗、烦躁不安、谵妄，甚至昏迷；也可表现为神志淡漠、嗜睡。可有呕吐及水泻，以及全身红斑及低血压。治疗：①支持治疗：包括应用镇静剂，物理或药物降温，预防性应用抗生素，充分供氧及补充能量，维持水、电解质及酸碱平衡。镇静剂可采用苯巴比妥钠100mg，或冬眠合剂Ⅱ号半量，肌内注射6~8小时一次。②应用碘剂：口服卢戈溶液，首次60滴，以后每4~6小时服30~40滴。病情重者可用碘化钠1g，加入10%葡萄糖液500ml中滴注。③肾上腺皮质激素的应用：一般用氢化可的松300mg于24小时内静脉滴注。④应用β肾上腺素受体阻滞剂：普奈洛尔口服每次20~80mg，每4~6小时一次。还可用利血平1~2mg肌内注射，或胍乙啶10~20mg口服。

案例 30-2

1. 对于Graves病，目前除内科药物治疗和外科手术外，还经常采用放射性碘治疗。该患者亦可考虑采用这种治疗方法。但由于有放射性，所以对人体有一定的损害，且一次治疗常不能达到治疗效果或易复发，这是放射性碘治疗的缺点。

2. 关于手术治疗：①由于甲亢病人多有神经精神症状，较之一般病人对手术的恐惧心理更甚，因此术前首先要做好病人的心理治

笔记栏

疗,缓解病人的紧张焦虑情绪。②术前要充分了解病人的心脏功能,必要时行心脏彩超。③术前行喉镜检查,了解声带和气管情况,对手术的困难要心中有数。④应用抗甲状腺药物或(和)β受体阻滞剂将基础代谢率控制在正常范围。⑤术前2周左右开始服用碘剂,碘剂的作用是抑制蛋白水解酶的作用,减少甲状腺球蛋白分解,抑制甲状腺素的释放。此外还能减少甲状腺的供血,减少腺体内充血,使甲状腺变小变硬,更利于手术操作。但由于碘剂并不能抑制甲状腺素的合成,停用碘剂后,会造成甲状腺素的大量释放;因此,不手术的病人,不应服用碘剂。

三、甲状腺炎

案例 30-3

患者,女,32岁。5天前突然出现颈前疼痛,初发时伴有低热,约37.8℃。自行按感冒服药治疗后,发热缓解。但疼痛渐加重,转头和吞咽时较明显。夜间休息较差,时有心悸、怕热、多汗等症状。

体格检查:T 36.5℃,P 88次/分,BP 115/75mmHg。神志清楚,无突眼。颈软,颈部皮肤正常。甲状腺呈Ⅰ度肿大,左叶稍明显,无明显结节感,伴有明显压痛,活动度较好。左侧胸锁乳突肌后缘可及4枚肿大淋巴结,质软,活动好,无压痛。

辅助检查:①彩超:甲状腺轻度弥漫性肿大,内见明显血流信号。无结节,无钙化。双侧颈部可见数枚肿大淋巴结影。②甲状腺功能:T_3轻度升高,T_4正常,TSH正常。③血常规:WBC:9.7×10^9/L。

问题:

1. 考虑如何诊断?
2. 还需要做哪些检查以确诊。
3. 治疗原则是什么?

(一)亚急性甲状腺炎

亚急性甲状腺炎又称肉芽肿性、巨细胞性或De Quervain甲状腺炎。常继发于上呼吸道感染。其发病原因是由于病毒感染,破坏了部分甲状腺滤泡,释出的胶体引起甲状腺组织内的异物样反应。在组织切片上可见到白细胞、淋巴细胞及异物巨细胞浸润;病变滤泡周围出现巨细胞性肉芽肿是其特征。本病是一种可以自行恢复的甲状腺感染性疾病。

【临床表现】

本病多见于30~50岁女性,儿童少见。表现为甲状腺部位有逐渐发生的或骤然的疼痛、肿胀,质地较硬、有压痛;疼痛常波及至患侧耳、颞枕部。病人体温多升高,血沉增快。部分病人有声音嘶哑及吞咽困难。在发病后的1周内,约半数患者有甲亢症状。病程约为3个月,痊愈后甲状腺功能多不减退。

案例 30-3

该患者5天前突然出现颈前疼痛,初发时伴有低热,约37.8℃。疼痛渐加重,转动头部和吞咽时较明显。夜间休息较差,时有心悸、怕热、多汗等症状。

【诊断】

病人在1~2周前有上呼吸道感染史。基础代谢率略增高,但甲状腺摄取^{131}碘量显著降低,这种分离现象对诊断有参考价值。试用泼尼松治疗,甲状腺肿胀很快消退,疼痛缓解。

【治疗】

口服泼尼松,每天3次,每次10mg,2周后减量,全程6~8周;同时加用甲状腺干制剂,效果较好。停药后如果复发,则予放射治疗,效果较持久。抗生素治疗无效。

案例 30-3

小 结

1. 诊断:亚急性甲状腺炎。

2. 常用的实验室检查:①血沉和血常规:患者在急性期常出现血沉加快,有时非常明显,可达80~100mm/h。血WBC可以升高或正常。②摄碘率:明显低于正常水平,至恢复期时才逐渐回至正常。③甲状腺功能检查:疾病早期,患者常出现T_3、T_4升高,TSH下降。但常不能出现明显的甲亢症状。④彩色多普勒检查:常只能发现甲状腺的肿大或无囊壁的低回声结节,有利于与甲状腺肿瘤的鉴别。

3. 治疗:本病为自限性疾病;非化脓性,抗生素治疗无效。疼痛明显者可以应用非甾体类镇痛药;早期患者可以应用肾上腺皮质激素,泼尼松30~40mg/d,分次给药,可迅速缓解症状,但要持续用药2~3周,然后逐渐减量,全程6~8周。如治疗效果不满意,则要重新考虑诊断,必要时行穿刺细胞学检查。如患者在早期出现甲亢症状,一般不需要应用抗甲亢药物,可采用普萘洛尔10mg,一天2次。

(二)慢性淋巴细胞性甲状腺炎

慢性淋巴细胞性甲状腺炎又称桥本(Hashimoto)甲状腺肿、自身免疫性甲状腺炎,是一种自体免疫性疾病,也是甲状腺肿合并甲状腺功能减退最常见的原因。组织学上,腺组织被大量淋巴细胞所浸润,并形成淋巴滤泡。

【临床表现】

好发年龄在30~50岁之间,女性多见。病程较长,多伴甲状腺功能减退,也可以表现为甲状腺功能正常或亢进。甲状腺可弥漫性增大、对称,表面平滑,质地较硬;也可表现为结节性肿大或表现为甲状腺单个结节。血中A-TG、A-TPO可升高或显阳性。甲状腺摄取^{131}I量减少。

【诊断】

(1)凡患者有甲状腺功能减退,甲状腺弥漫性增大、对称,表面平滑,质地较硬,甲状腺摄取^{131}碘量减少,只要其血中的A-TG或A-TPO阳性或升高,即可诊断。

(2)如临床表现不典型,则需要有高浓度的抗甲状腺抗体测定结果,即两种抗体用放射免疫法测定时,连续2次结果≥60%以上。

(3)同时有甲亢表现者,上述高滴度的抗体至少有一种持续存在半年以上,必要时结合甲状腺摄碘率测定。

(4)如临床疑有本病,而检测血中抗体滴度不高或为阴性者,必要时应作针吸或手术活检的组织病理学检查。目前针吸活检是简单有效的重要方法。

【治疗】

(1)多数病人不需要特殊治疗。确诊后,如甲状腺较小又无明显症状,血中TSH在正常范围,不急于治疗,可以随诊。血中的抗甲状腺抗体阳性或超出正常值也不必处理。

(2)治疗指征是甲状腺肿和甲状腺功能异常。足量的甲状腺制剂对于抑制TSH和退缩甲状腺肿有效;糖皮质激素可以使肿大的甲状腺缩小,并可使血中的抗甲状腺抗体的滴度降低,但副作用大,停药以后病情易复发,一般不推荐使用;已有甲状腺功能减退或明显的亚临床甲减时,必须用甲状腺素替代治疗,以防止对心血管的不利影响,中年以上最好用*L*-型甲状腺素;有甲亢表现者,需用抗甲状腺药物治疗,但剂量不要大,持续时间也应酌情缩短,防止因治疗甲亢发生甲状腺功能降低。

(3)本病很少需要手术治疗。对于那些行抑制治疗后仍有压迫症状,或影响美容,或不能除外甲状腺恶性病变存在时,应当采取手术治疗。

笔记栏

四、甲状腺腺瘤

甲状腺腺瘤(thyroid adenoma)起源于甲状腺滤泡细胞,是临床上最常见的甲状腺良性肿瘤。病理上可分为滤泡状和乳头状囊性腺瘤和混合型腺瘤三种类型,前者最常见。根据甲状腺有无分泌功能又分为功能性甲状腺腺瘤和无功能性甲状腺腺瘤,后者较常见。

案例30-4

患者,女,29岁。1周前无意中发现颈前有一肿块,无任何不适,对吞咽、呼吸等无明显影响。无心慌、怕热、消瘦、食欲亢进、低热盗汗等。

体格检查:颈软,无抵抗,气管不偏移。颈前左侧可扪及一约2cm×2cm大小的肿块,类圆形,表面光滑,境界清楚,无压痛,可随吞咽上下移动。颈部未扪及肿大淋巴结。未闻及血管杂音。

辅助检查:①甲状腺功能检查:T_3、T_4、TSH等均在正常范围。②彩色多普勒超声检查:甲状腺左叶5.1cm×4.2cm大小,其中下极可见一2.0cm×1.8cm肿块,边界清楚,与周围血管有分界,肿块呈囊实性,周边血流信号不明显,内未见明显钙化。

细针穿刺细胞学检查:甲状腺滤泡状腺瘤。

问题:

1. 是否有手术指征?
2. 手术范围包括哪些?

【临床表现】

1. 症状 甲状腺腺瘤可见于任何年龄,以30~40岁的妇女好发,男:女约为1:2.5。初发症状多为颈前肿块,多为单个结节,生长缓慢,为圆形或椭圆形。

案例30-4

该例患者为年轻女性,无意中发现颈前肿块,呈圆形,无其他不适症状,符合甲状腺腺瘤的临床表现。

有些甲状腺腺瘤可以伴发内出血或瘤体坏死、液化形成囊性变。囊内急性出血时,肿瘤体积可在短期内迅速增大,局部出现胀痛。

2. 体格检查 颈前可以触及圆形或椭圆形肿块,质地较韧,表面光滑,边界清楚,无压痛,与皮肤无粘连,能随吞咽上下移动,这一点很重要,据此可诊断肿块是否来源于甲状腺。

3. 辅助检查

（1）彩色多普勒超声检查：高频彩超可显示肿瘤是实质性还是囊性；可以检查出肿瘤内是否有钙化灶，尤其是沙粒样钙化。要特别重视钙化灶周围有无血流，血流丰富时要高度怀疑甲状腺癌的可能。

案例 30-4

该例患者彩色多普勒超声检查甲状腺左叶下极见一 2.0cm×1.8cm 肿块，边界清楚，肿块呈囊实性，周边血流信号不明显，内未见明显钙化，符合甲状腺腺瘤的表现。

（2）细针穿刺细胞学检查：可以明确甲状腺结节的性质，诊断符合率在 70%～80% 以上。

【诊断】

根据临床表现、体检颈前可触及随吞咽上下移动的圆形肿块、彩色多普勒超声检查、细针穿刺细胞学检查，可以做出较为明确的诊断。

案例 30-4

该患者颈前发现 2cm 的圆形肿块，超声及穿刺细胞学检查均支持甲状腺滤泡状腺瘤的诊断，因此手术前诊断较为明确。

【鉴别诊断】

1. 结节性甲状腺肿 ①甲状腺腺瘤大多表现为单发；结节性甲状腺肿基本为多发②细针穿刺细胞学检查可以做出较为明确的诊断。

2. 甲状腺癌 ①儿童期出现的甲状腺结节 50% 为恶性；年轻男性的单发甲状腺结节甲状腺癌的比例较女性高，应提高警惕，以免漏诊。②原有的甲状腺结节在短期内迅速增大，且质地较硬，边界不清，活动度小，应高度怀疑癌变的可能。

3. 慢性淋巴细胞性甲状腺炎 表现为甲状腺双侧或单侧弥漫性小结节或巨块状肿块，质地较硬，TPOAb、TgAb 皆为阳性，细针穿刺细胞学检查有助于诊断。

【治疗】

甲状腺单发结节的腺瘤约 10% 发生恶变；约 20% 的腺瘤有甲亢症状，故应早期手术切除。

手术方式：①甲状腺部分切除术：如腺瘤小，可行包括少量正常甲状腺组织的腺瘤切除。②甲状腺次全切除术：一般应行患侧包括腺瘤在内的甲状腺次全切除。③甲状腺腺叶切除：切除腺瘤在内的一侧腺叶。需要强调的是，无论甲状腺切除的范围大小，其标本都必须立即行冷冻切片检查，判定有无恶变，以便确定正确的手术术式。

案例 30-4

该例患者术前明确为甲状腺腺瘤，应行手术切除。

在有快速病理检查的条件时，可行甲状腺左叶部分或次全切除。

案例 30-4

临床诊断：甲状腺左叶腺瘤

诊断要点：

1. 颈前肿块病史。

2. 体检颈前左侧可触及随吞咽活动的圆形肿块。

3. 超声检查示甲状腺左叶囊实性肿块。

4. 细针穿刺细胞学检查示滤泡状腺瘤。

治疗原则：手术治疗。

五、甲状腺癌

甲状腺癌（thyroid carcinoma）是最常见的甲状腺恶性肿瘤，约占全身恶性肿瘤的 1%。近年来的发病人数有持续增加趋势，尤以女性增加明显。绝大部分的甲状腺癌起源于滤泡上皮细胞。

案例 30-5

患者，女，41 岁。颈前肿块伴声嘶 3 个月。患者 3 个月前出现颈前肿块，继而出现声音嘶哑，并逐渐加重。3 个月来肿块无明显增大。

体格检查：颈软，无抵抗。甲状腺右叶可扪及一质硬肿块，约 2cm×2cm，边界不清，无压痛，随吞咽上下活动度小，颈部未触及明显肿大淋巴结。

辅助检查：

1. 甲状腺功能检查：T_3、T_4 等无异常，HTG 明显升高。

2. 放射性核素检查：甲状腺右叶见一冷结节。

3. 超声检查：甲状腺右叶见一 2.0cm×2.0cm 肿块，肿块为实质性，内见细小钙化点，周边血流丰富。肿块与周围血管有分界，未发现肿大的淋巴结。

4. 喉镜：右侧声带固定不活动。

5. X 线检查：气管受压，略向左移位。

问题：

1. 诊断要点是什么？

2. 需与哪些疾病进行鉴别？

【病因病理】

甲状腺癌的病因尚不明了,可能与甲状腺部位的放射线照射、碘、甲状腺的良性疾病、女性激素、遗传因素等相关。甲状腺癌在甲状腺疾病中的发生率约为5%~10%。

甲状腺癌有下面四种常见的病理类型:甲状腺乳头状癌、滤泡状癌、髓样癌和未分化癌。其中乳头状癌和滤泡状癌常见,而髓样癌及未分化癌少见。

1. 乳头状癌(papillary carcinoma) 是指具有滤泡细胞分化、典型的乳头/滤泡结构及其核特征性改变的恶性上皮细胞肿瘤。约占甲状腺癌的60%~80%,是临床最多见的类型。女性患者是男性患者的1.5~3倍。常见于中青年女性和儿童,以21~40岁的妇女最多见。此型分化好,生长缓慢,恶性度低,人与癌瘤可以长期共存,甚至可达数十年以上。

乳头状癌多中心性发生超过20%,此点与手术方案的制定密切相关。虽然部分乳头状癌患者较早出现颈淋巴结转移,但总体来说预后良好。如果肿瘤侵犯到甲状腺腺体以外、发生远处转移、年龄超过45岁和肿瘤直径超过5cm等,则提示患者的预后相对较差。

案例 30-5

该患者为中年女性,3个月前出现颈前肿块,继而出现声音嘶哑,并逐渐加重。3个月来肿块无明显增大趋势,说明肿瘤生长缓慢。

2. 滤泡状癌(follicular carcinoma) 可以表现为滤泡状结构,也可以是无滤泡和胶样物的低分化结构的恶性肿瘤。约占甲状腺癌的10%~20%,好发年龄40~60岁,女性多于男性。恶性程度较乳头状癌高,属中度恶性,且有侵犯血管倾向。约1/3的病人在早期就出现远处转移,肺转移多见,其次是骨转移。颈部淋巴结转移的比例明显较乳头状癌低。

3. 未分化癌(anaplastic thyroid carcinoma) 约占5%~10%,多见于老年人,发病年龄多超过65岁。病情发展迅速,高度恶性。早期侵袭周围器官和组织,出现相应的压迫症状,而且有50%~90%的病人出现颈部淋巴结转移。预后很差,大多在12个月以内死亡,平均存活3~6个月,一年存活率仅5%~15%。死亡原因多为肿瘤压迫气管引起窒息或者出现远处转移。

4. 髓样癌(medullary thyroid carcinoma) 约占甲状腺癌的3%~8%。发生于滤泡旁细胞(C细胞),可分泌降钙素(calcitonin)。病情进展缓慢,男女发病率相似。由于癌肿产生5-羟色胺和降钙素,病人可出现腹泻、心悸、脸面潮红和血钙降低等症状;散发型髓样癌多见于中年人;家族遗传型多见于年轻人和儿童;髓样癌的特殊类型还可能出现内分泌腺的增生或肿瘤的症状。恶性程度中等,部分病人有颈部淋巴结转移。

笔记栏

【临床表现】

1. 肿块 多数为偶然发现的颈部肿块,少数为体检时查出。质地偏硬,活动度较小。

2. 淋巴结肿大 如甲状腺癌可以发现颈部淋巴结肿大,单个或多个,亦可以融合成团;有些病例首先发现颈部淋巴结肿大,而甲状腺触摸不到肿块,称为隐匿性甲状腺癌。

3. 压迫症状 甲状腺癌肿进展快,或患者就诊晚,肿瘤有可能对周围器官产生压迫症状:①声音嘶哑:压迫喉返神经,出现声音嘶哑。②吞咽困难:压迫食管出现吞咽困难。③呼吸困难:压迫气管可致呼吸困难。④其他:颈交感神经节受压,可产生Horner综合征;颈丛浅支受侵犯时,病人可有耳、肩等处疼痛。

案例 30-5

患者甲状腺右叶可扪及一质硬肿块,约2cm×2cm,边界不清,无压痛,随吞咽上下活动度小,符合甲状腺癌的临床表现。

该患者声音嘶哑,提示喉返神经已受到压迫。

【诊断】

主要根据以下临床表现:

(1)儿童和男性年轻人的甲状腺肿块,恶性肿瘤的可能性较高,应高度警惕。

(2)甲状腺肿块质硬,增大迅速,活动度小,位置固定,可触及颈淋巴结肿大,伴有压迫症状者如声音嘶哑、呼吸困难等,患甲状腺癌的可能性大。

(3)存在多年的甲状腺肿块,在短期内迅速增大;长期水样腹泻、面色潮红、伴其他内分泌肿瘤者,应怀疑为甲状腺癌。

【辅助检查】

1. 彩色多普勒超声检查 甲状腺癌结节的包膜不完整或无包膜,可呈蟹足样改变,肿瘤周边血流丰富。可以发现颈部有无肿大的淋巴结。

2. 细针穿刺细胞学检查 用细针穿刺甲状腺肿块,进行细胞学检查,以鉴别甲状腺良、恶性肿瘤;对于临床触摸不清的甲状腺肿块,可在超声引导下进行,确诊率明显提高。

3. CT及MRI 表现为甲状腺内低密度影,密度不均,与正常组织界限不清。可以发现肿瘤侵犯周围器官和组织,观察肿瘤与颈内静脉、颈总动脉的关系,了解气管旁、颈动脉鞘周围有无肿大的淋巴结。但是价格较贵,不作为首选的检查方法。

4. X线检查 可以观察甲状腺肿瘤对气管的

压迫情况，了解气管是否移位，检查气管壁是否有软化；吞钡检查可以了解食管是否受到侵犯和压迫；可以观察甲状腺内是否有钙化灶。

5. 放射性核素扫描 可以了解甲状腺肿块是冷结节还是热结节。如果为冷结节，有 10%～20% 的可能性为恶性肿瘤。

案例 30-5

此患者甲状腺右叶可见一 2.0cm×2.0cm 实质性肿块，内见细小钙化点，周边血流丰富，应高度怀疑甲状腺癌的可能。该例患者应进行细针穿刺细胞学检查。

【鉴别诊断】

1. 慢性淋巴细胞性甲状腺炎 发病缓慢，多因甲状腺肿大首诊。可表现为双侧甲状腺弥漫性肿大，亦可以单侧肿大；结节多数形状不规则，质地中等偏硬。血清甲状腺抗体升高和细针穿刺细胞学检查可以做出诊断。

2. 单纯性甲状腺肿 大多无意中发现颈前肿块，可一个或多个，触诊肿块较光滑，质地中等；有单纯性甲状腺肿的家族史或在该病的流行地区；细针穿刺细胞学有助于诊断。

3. 硬化性甲状腺炎 表现为一侧或两侧甲状腺的肿大，质地坚硬。有些患者有进行性发展的倾向，出现压迫症状，如呼吸困难、声音嘶哑、吞咽困难等，手术前与甲状腺癌很难区分。

【临床分期】

国际和国内均采用 TNM 分期；而 1997 年国际抗癌联盟和美国癌症协会第五次修订结果指出，影响甲状腺癌病人分期的有关因素首先是病理类型，其次是肿瘤的大小和淋巴结受侵犯程度；同时，年龄是非常重要的影响因素，是一个独立的预后指标。综合国际上多个预后指标及评分标准，一般将无远处转移年龄<45 岁、肿瘤限于甲状腺内、原发灶<5cm，列为低危组，预后较好；将出现远处转移、肿瘤侵及甲状腺包膜外、原发灶>5cm、年龄>45 岁者列为高危组，预后较差。(表 30-2)

表 30-2 AJCC 对甲状腺癌的分期

	乳头状癌或滤泡状癌		髓样癌	未分化癌
	年龄<45 岁	年龄>45 岁	任何年龄	任何年龄
Ⅰ期	M0	T1	T1	—
Ⅱ期	M1	T2～T3	T2～T4	—
Ⅲ期	—	T4 或 N1	N1	—
Ⅳ期	—	M1	M1	全部

注：T，原发肿瘤的大小(T1≤1cm；1cm≤T2≤4cm；T3>4cm；T4，肿瘤超出甲状腺包膜)；N0，无区域淋巴结转移，N1 有区域淋巴结转移；M0 无远处转移，M1，有远处转移。

【治疗】

甲状腺癌需要通过手术、内分泌、放射性核素、放疗、化疗及生物治疗等序贯程序来进行综合治疗，其中手术占有主导地位，是治疗甲状腺癌的首选方法。不论甲状腺癌病理类型如何，其手术治疗原则是：彻底清除原发病灶以及区域淋巴结转移灶，最大限度地减少并发症的发生，以便能对肿瘤进行准确分期，为手术后可能进行的放射性核素治疗提供条件。

1. 甲状腺的切除范围

(1) 分化型甲状腺癌：包括乳头状癌和滤泡状癌。甲状腺的切除范围目前仍有分歧，但是基本上有以下三种基本术式。

1) 一侧甲状腺腺叶+峡部切除术：低危组甲状腺癌的病人，如果手术中探查对侧甲状腺无异常，采取一侧腺叶加峡部切除是公认的最起码的切除范围。小于一叶切除的术式不应采用。

案例 30-5

患者的年龄 41 岁，超声检查未发现肿大的淋巴结，甲状腺肿块大小在 2cm 左右，应为低危组。采用一侧甲状腺腺叶+峡部切除术是适宜的。

2) 患侧腺叶+峡部+对侧腺叶次全或大部切除术：此术式介于腺叶切除和甲状腺全切除之间，理论上疗效可以与全切除相比，并发症和腺叶切除相似，适用于大多数甲状腺癌病人。

3) 甲状腺全切除或近全甲状腺切除术：此术式作为欧美国家甲状腺癌的主要手术方式，手术指征较为宽松。目前适合我国国情的全甲状腺切除的适应证为：①双侧甲状腺癌。②伴有远处转移需要进行全身放射性核素治疗者。③病变累及甲状腺包膜外的高危病人。

另外，对位于甲状腺峡部的分化型甲状腺癌，其切除范围应注意以下两点：①低危组如肿瘤<1cm、包膜内型、无转移的年轻病人，可采用双侧腺叶次全切除术。②高危组病人应行甲状腺全切除或近全切除术。

(2) 甲状腺髓样癌：甲状腺髓样癌分散发型(80%)和家族型(20%)两大类。对散发型大多采用患侧腺叶+峡部+对侧腺叶次全切除术；对家族型可施行甲状腺全切除术。

(3) 甲状腺未分化癌的手术范围：对肿瘤局限于腺体内者可行全甲状腺切除术；对病变弥漫侵犯、固定、远处转移有气管压迫者，应行气管切开或去容积手术。

2. 区域淋巴结转移灶的处理 临床上最常见的分化型甲状腺癌，特别是乳头状癌，容易发生颈部淋巴结转移,转移率达 20% ~ 50%,微转移率达 90%。颈部淋巴结清扫是治疗甲状腺癌颈部转移最有效的方法,是其他疗法所不能替代的。对有颈淋巴结转移者或高危组病人,在切除原发灶的同时应行改良型或传统型颈部淋巴结清扫术。对于 N0 病人,应根据原发灶的位置、侵犯被膜情况以及气管食管旁的淋巴结状况,来决定是否进行颈部淋巴结清扫术。关于甲状腺癌颈清扫的具体术式有以下三种:

(1) 传统型颈淋巴结清扫术:适应高危组病人、病期较晚,淋巴结多且侵犯到淋巴结包膜外或累及周围组织者。清扫范围包括切除胸锁乳突肌、颈内静脉、副神经及Ⅱ、Ⅲ、Ⅳ、Ⅴ、Ⅵ区颈淋巴结。

(2) 改良型颈淋巴结清扫术:适用于高危组病人,淋巴结较少且局限在淋巴结包膜内者。清扫范围与传统型颈清扫术相同,但保留胸锁乳突肌、颈内静脉及副神经。

(3) 中央区或区域性颈淋巴结清扫术:适用于低危组的病人。手术中检查并清扫Ⅵ区淋巴结,如淋巴结转移阴性,则清扫范围包括颈总动脉内侧、甲状腺周围、气管食管沟之间及上纵隔的淋巴结组织。如Ⅵ区淋巴结阳性,则清扫Ⅱ ~ Ⅳ区淋巴结。

案例 30-5

患者的年龄 41 岁,超声检查未发现肿大的淋巴结,肿块大小在 2cm 左右,属低危组,可以进行中央区淋巴结清扫。

3. 内分泌治疗 分化型甲状腺癌细胞表面表达 TSH 受体,对 TSH 刺激起反应。给予高于生理剂量的甲状腺素片,可抑制垂体 TSH 分泌,使甲状腺癌的复发率和相关死亡率下降,延长远期生存期。可用干燥甲状腺片,每天80 ~ 120mg,也可用左甲状腺素,每天 100μg。对于甲状腺癌高危组的病人,应将 TSH 抑制到<0. 1mU/L;低危组的病人应将 TSH 抑制到 0. 1 ~ 0. 5mU/L,并定期测定血浆 T_4 和 TSH,以此调整用药剂量。在内分泌治疗的过程中,应注意可能出现的亚临床甲亢、加重心绞痛、发生心房 纤颤和绝经后妇女发生骨质疏松危险性增加等副反应,并作出相应的处理。

案例 30-5

患者应进行内分泌治疗。

4. 放射性核素治疗 分化型甲状腺癌来源于甲状腺滤泡上皮,多数具有促甲状腺素受体,其吸碘功能虽较正常甲状腺组织差,但仍比非甲状腺组织高出许多。手术后进行放射性碘核素治疗的目的,是为了减少甲状腺癌的局部复发、有利于进行全身碘扫描及通过血清 Tg 测定检测甲状腺癌复发和转移。一般用于以下病人①Ⅲ、Ⅳ期分化型甲状腺癌病人。②部分年龄>45 岁的Ⅱ期病人。③肿瘤病灶多发、出现淋巴结转移、甲状腺外或血管浸润及存在远处转移者。

5. 外照射治疗 主要用于未分化型甲状腺癌的治疗。对于分化型甲状腺癌,如果局部浸润较明显,手术难以切除或姑息性切除者,特别是一些不摄取核素碘的病灶,临床上有一定的疗效。

6. 化学治疗 未分化癌对化疗较敏感,常常进行联合化疗。分化型甲状腺癌对化疗不敏感,只在部分晚期不能手术或出现远处转移的病人,与其他治疗方法联合时采用,不宜常规应用。常用药物有多柔比星、环磷酰胺、长春新碱等。

案例 30-5

临床诊断:甲状腺癌(右叶)

诊断要点:

1. 发现颈前肿块伴声音嘶哑。
2. 右侧颈部可及质硬肿块,活动度小。
3. 超声检查:甲状腺右叶实质性肿块,内见细小钙化点,周边血流丰富。
4. 喉镜:右侧声带固定不活动。
5. X 线检查:气管受压,略向左移位。

治疗原则:

1. 手术治疗。
2. 手术方式:甲状腺右叶及峡部切除,加或不加中央区淋巴结清扫术。
3. 内分泌治疗:手术后服用甲状腺素片进行抑制治疗。

第二节 原发性甲状旁腺功能亢进

【解剖及生理概要】

甲状旁腺紧密附于甲状腺左右二叶背面,数目不定,一般为 4 枚。呈卵圆形或扁平形,外观呈黄、红或棕红色,平均重量每枚 35 ~ 40mg。从甲状旁腺独特的胚胎发育情况看,甲状旁腺的分布十分广泛。上甲状旁腺多数位于以喉返神经与甲状腺下动脉交叉上方 1cm 处为中心、直径 2cm 的一个圆形区域内(约占 80%)。下甲状旁腺有 60% 位于甲状腺下、后、侧方,其余可位于甲状腺前面,或与胸腺紧密联系,或位于纵隔。甲状旁腺分泌甲状旁腺素(parathyroid hormone, PTH),其主要靶器官为骨和肾,对肠道也有间接作用。PTH 的生理功能是调节体内钙和磷的平衡,它促进破骨细胞的作用,使骨钙(磷酸钙)溶解释放入血,致血钙和血磷浓度升高。当其血中浓度超过肾域值时，便经尿排出，导致高尿钙和高尿磷。PTH 同时能抑制肾小管对磷的回收，使尿磷增加、血磷降低。因此当发生甲旁亢时，可出现高血钙、高尿钙和低血磷。PTH 不受垂体控制，而与血钙离子浓度之间存在反馈关系，血钙过低可刺激 PTH 释放；反之，血钙过高则抑制 PTH 释放。

案例 30-6

患者，女，45 岁。最近 3 年曾多次出现双侧肾结石，并两次手术取石。近 2 个月患者自觉全身乏力，嗜睡，并常有明显胃痛，空腹更明显。在外院行 KUB 平片，发现右肾盂结石，并有骨盆及腰椎明显骨质疏松。

体格检查：神志清楚，表情较淡漠。肾区叩击痛阳性。上腹部深压痛。髂腰骨压痛阳性。

辅助检查：①胃镜检查发现胃窦部多处小溃疡。②血清 Ca^{2+} 2. 8mmol/L。

问题：

1. 诊断要点是什么？
2. 还可以做哪些检查以确诊？

原发性甲状旁腺功能亢进（primary hyperparathyroidism）简称甲旁亢，是指甲状旁腺病变引起的自主性 PTH 分泌过多，从而产生高钙低磷血症及一系列临床表现的疾病，常见的原因多系甲状旁腺肿瘤或增生。文献报告一般人群中的发病率约为 25/100 000，发病率随年龄的增加而明显增高，尤其是绝经后妇女。由于人种不同，发病率差异较大，白种人的发病率远比黄种人高。

【病理及病理生理】

原发性甲旁亢病因包括腺瘤、增生及癌肿。甲状旁腺腺瘤（parathyroid adenoma）的细胞成分主要是主细胞，往往为单个腺体发病，约占所有原发性甲旁亢的 80%，多发性腺瘤约占 1%～5%。甲状旁腺增生（parathyroid hyperplasia）是第二种常见的甲状旁腺疾病，约占 12%，4 枚腺体均可发病。癌肿少见，约占甲旁亢的 1%～2%。

功能亢进的甲状旁腺分泌释放过多的 PTH 进入血液，与相应的靶器官肾、骨等反应，最终引起血浆和细胞外液中钙离子浓度增加，高尿钙和低血磷。高尿钙可以引起肾小管钙化或泌尿系结石，阻塞尿路，病人可伴发肾盂肾炎等，最终造成肾功能衰竭。长期的高血钙也可以异位钙化，多发生在软骨、关节滑膜、肌腱、动脉壁、胃黏膜、肺等处。后期出现骨骼病变，这是因为 PTH 引起的破骨细胞和成骨细胞的活性增加，骨基质溶解吸收明显，新骨矿化延迟或不良。典型病变是纤维素性囊性骨炎，严重的骨质疏松容易发生病理性骨折及骨骼畸形。

【临床表现】

原发性甲旁亢包括无症状型及症状型两类。自 20 世纪 60 年代血生化自动分析仪应用以来，诊断为无症状型原发性甲旁亢的病例逐渐增多。近年来，欧美等国的多数病人系无症状型。这种病例无明显症状，或仅有骨质疏松等非特异性症状常在普查时因血钙增高而被确诊。我国目前以症状型原发性甲旁亢为常见。临床表现可归纳为以下几类：

1. 高血钙引起的临床表现

（1）消化系统：平滑肌张力下降，胃肠蠕动减弱导致腹胀、便秘和食欲下降。部分病人出现反酸、上腹疼痛及恶心呕吐。复发性胰腺炎可能与胰腺钙盐沉着、胰管阻塞等有关。

（2）泌尿系统：病人常并发泌尿系感染、肾功能不全或结石。弥漫性肾小管内钙盐沉积可以导致钙化性肾病和肾功能衰竭。

（3）神经肌肉系统：以头痛、肌肉无力、肌肉疼痛和肌肉张力下降等较为常见。肌肉无力多伴有肌肉疼痛，运动后症状加重，休息亦难恢复。

（4）精神症状：约有 1/5 病人伴有程度不同的精神障碍，如倦怠、失眠、焦虑、记忆力下降、注意力不集中和表情淡漠等。严重的精神症状主要与血钙显著升高和高血钙危象有关。

（5）异位钙化：长期的高血钙可以导致软骨、胸膜、角膜等处的异位钙化，出现关节疼痛、带状角膜炎等。

2. 骨骼病变的临床表现 早期表现为背、脊柱、髋、肋骨及四肢骨痛。骨骼病变发展到一定阶段时病人诉全身疼痛，不能负重，活动困难，甚至不能行走、起床或翻身。骨压痛明显而广泛，可有骨畸形、鸡胸、驼背、O 型或 X 型腿、髋内翻、身材变矮、自发性骨折、局限性或广泛性骨囊肿等。

案例 30-6

该患者最近 3 年曾多次出现双侧肾结石，并两次手术取石。胃镜检查发现胃窦部多处小溃疡。KUB 平片检查骨盆及腰椎明显骨质疏松。

【诊断】

根据上述临床表现，结合实验室检查、定位检查来确定诊断。

1. 实验室检查

（1）血钙测定：是发现甲旁亢的首要指标。正常人的血钙值在不同医院可能有差别，多为

2.1~2.5mmol/L。一般来说甲旁亢的患者要有多次(大于3次)血钙测定值升高。

(2)血磷测定:血磷的诊断价值较血清钙小,正常血清磷变动于0.65~0.97mmol/L之间。甲旁亢的患者血清磷浓度降低。

(3)甲状旁腺素(PTH)测定:为确定甲旁亢最可靠的直接证据。在甲状旁腺腺瘤患者,其分泌的PTH常为正常值的数倍而非仅略有增加。

2. 定位检查 由于甲状旁腺正常时很小,即使发生病变,与其他脏器相比也比较小,且甲状旁腺部位变化较大;因此,手术前确定病变腺体的位置对于提高手术的成功率、选择手术方法、缩短手术时间、减少术后复发等有非常重要的意义。主要方法有:

(1)B超检查:检查时,病人仰卧,颈部后伸,肩部垫枕,作纵切面及横切面检查。正常甲状旁腺呈圆形或卵圆形,直径2~4mm,腺体内部回声较低。前方为甲状腺,侧方为颈总动脉及颈内静脉。

(2)放射性核素扫描:可用^{99m}Tc作扫描,或用铊(T1)作甲状旁腺双重造影。^{99m}Tc MIBI的定位准确率可达90%以上。放射性核素扫描的阳性率及敏感性均较高,对病变腺体位于甲状腺以外的病人特别有用。

【鉴别诊断】

需与继发性甲旁亢(secondary hperparathyroidism)及家族性低尿钙性高血钙(familial hypocalciuric hypercalcemia)鉴别。

继发性甲旁亢一定存在肾功能衰竭,所以易于识别。一些甲旁亢的晚期也可以出现肾功能衰竭,这时的鉴别有一定的困难,但继发性甲旁亢可以出现血磷升高或正常;尿钙正常或降低。

家族性低尿钙性高血钙是一种良性的常染色体显性遗传病。其临床特点为;①病人自幼儿时期即出现高血钙;②尿钙排出减少;③不引起肾功能障碍;④不合并其他内分泌肿瘤;⑤血浆PTH正常或降低。

【治疗】

外科手术是唯一有效治疗原发性甲状旁腺功能亢进的方法。约20%的无症状型病人在5年内出现症状需进行定期的随访。对于有症状或合并并发症的病人,一般均需要手术探查治疗。

1. 一般内科治疗

(1)多饮水,限制食物中钙的摄入量:如忌食牛奶,注意补充钠、钾、镁盐等,并忌用噻嗪类利尿剂、碱性药物和抗惊厥药。

(2)降钙素治疗:鲑鱼降钙素4~8U/kg,肌内注射,每6~12小时1次,可根据病情酌情增减剂量;也可用密钙息(miacalcic,一种合成的鲑鱼降钙素)50~100U/次,肌内注射,每天或隔天一次。

(3)磷酸盐治疗:常用制剂有很多种,如磷酸钠或磷酸钾,每天1~2g。近年来,有采用二磷酸酯类药物治疗,其疗效和耐受性均优于中性磷酸盐。

2. 外科治疗

(1)甲状旁腺腺瘤:原则是切除腺瘤,对早期病例效果良好。病程长并有肾功能损害的病例,切除腺瘤后可中止甲旁亢的继续损害,但对已有肾功能损害,若属严重者,疗效较差。

由于原发性甲旁亢中单发腺瘤约占80%,目前多数主张作单侧探查,可从定位检查有阳性发现的一侧开始。切除病变腺体后立即作冷冻切片以确定诊断。

(2)甲状旁腺增生:可行甲状旁腺次全切除,即切除3 1/2枚腺体,保留1/2枚腺体,同时作甲状旁腺自体移植,并冻存部分腺体,以备后用;另一种方法是甲状旁腺全切除。

(3)甲状旁腺癌:应作整块切除,且应包括肿瘤周围一定范围的正常组织。

手术并发症及术后处理:一般第一次手术的成功率为90%,血清钙的测定是判断手术成功与否极好的指标。一般术后24~48小时内血清钙会明显下降,病人会感到面部、口周或肢端发麻,严重者可发生手足抽搐。可静脉注射10%葡萄糖酸钙溶液,剂量视低血钙症状而定。一般在术后3~4天恢复正常。但若甲状旁腺腺瘤大、甲状旁腺癌、X线检查显示骨骼改变重及碱性磷酸酶明显升高者,低血钙症状往往重且持续时间长,可加用口服钙剂及维生素D治疗。术后出现血清钙下降,往往表示手术成功,病变腺体已经切除。并发症很少,偶尔可发生胰腺炎,原因尚不清楚。若探查范围广泛,且操作不仔细时,有损伤喉返神经等周围重要结构的可能。

案例30-6

1. 原发性甲状旁腺功能亢进症最常见于甲状旁腺腺瘤,且多单发。由于大量分泌PTH,导致高钙血症和低磷血症。病人出现反复发作的泌尿系统结石,广泛的骨吸收,脱钙,可以伴发难治性消化道溃疡,后期可以有神经精神症状。

2. 采用放免方法检查PTH,如有明显升高,则基本可以确诊。螺旋CT进行颈部薄层扫描或MRI,如有甲状旁腺腺瘤,常可发现。

第三节 颈淋巴结结核

案例 30-7

患者,女,21 岁。1 个月前发现右侧颈部有一肿块,按压后有轻微疼痛;近 1 周发现肿块表面皮肤发红,偶尔出现低热。

体格检查:T:37.8℃。颈软,对称,无明显抵抗。右侧胸锁乳突肌后缘可触及两枚肿大淋巴结,表面皮肤红,皮温不高,按压后有疼痛,活动度较差。双侧甲状腺未触及肿大及肿块。

辅助检查:①耳鼻咽喉部检查未发现异常。②血常规提示 WBC 5.9×10^9/L,淋巴细胞计数明显增高。③胸片示右肺小钙化灶。④彩超示右颈部多发淋巴结肿大,内见钙化,甲状腺未见异常。

问题:

1. 考虑什么诊断,还要与哪些疾病鉴别?
2. 还要做哪些检查以确诊?
3. 治疗原则是什么?

多见于儿童和青年人。结核杆菌大多经扁桃体、龋齿侵入,近 5% 继发于肺和支气管结核病变,且常在人体抵抗力低下时发病。

【临床表现】

1. 全身表现 患者可有不同程度的低热、盗汗、食欲不振、消瘦、咳嗽、咳痰等表现,一般无高热。

2. 局部表现 胸锁乳突肌的前、后缘有多个大小不等的肿大淋巴结,可发生于颈剖一侧或两侧。肿大的淋巴结较硬,无痛,可推动。淋巴结可与皮肤和周围组织发生粘连;多个淋巴结也可融合成团,形成不易推动的结节性肿块。晚期,淋巴结发生干枯坏死、液化,形成寒性脓肿。

【诊断】

根据结核病接触史及局部体征,特别是已形成寒性脓肿,或已溃破形成经久不愈的窦道或溃疡时,多可做出明确诊断。当诊断有困难时,可穿刺或切除一个或数个淋巴结做病理检查。

【治疗】

全身治疗包括合理营养和休息,给予抗结核药物。局部治疗可根据下列原则:

(1) 少数局限的、较大的、可推动的淋巴结,可考虑手术切除。手术时注意勿损伤副神经。

(2) 寒性脓肿尚未穿破者,可行穿刺抽吸治疗。应从脓肿周围的正常皮肤处进针,尽量抽尽脓液,然后向脓腔内注入 5% 异烟肼溶液冲洗,并留适量于脓腔内,每周 2 次。

(3) 对溃疡或窦道,如继发感染不明显,可行刮除术,伤口不加缝合,开放引流。

(4) 寒性脓肿继发化脓性感染者,需先行切开引流,待感染控制后,必要时再行刮除术。

案例 30-7

1. 诊断:考虑为颈部淋巴结结核。

鉴别诊断:①颈部慢性淋巴结炎:多有口周头面部原发炎症病灶,必要时可以穿刺或活检。②转移性肿瘤:常有原发肿瘤症状,肿块常质地坚硬,生长速度快,并多有多个淋巴结融合。③恶性淋巴瘤:多有全身其他部位的淋巴结肿大,肝脾均有肿大,周围血检查有异常。

2. 辅助检查

(1) 结核菌素试验。

(2) 穿刺细胞学检查。

(3) 如诊断困难,可行淋巴结活检。

3. 治疗

(1) 全身抗结核治疗,注意营养和休息。

(2) 该患者肿大淋巴结较局限,活动度较好,未形成寒性脓肿,可以考虑手术切除。

(曹苏生)

第三十一章 乳房疾病

成年女性的乳房是两个半球形的性征器官。乳腺疾病是妇女常见病，乳腺癌发病率近年明显上升，占妇女恶性肿瘤的首位或第二位。

成年女性的乳房在前胸第2~6肋骨水平的浅筋膜浅、深层之间，可呈现半球形、水滴形或圆锥形突出于体表并向腋窝方向延伸形成腋尾；位于胸骨旁至腋中线、锁骨下至乳房下皱襞之间的范围，由皮肤、皮下组织和乳腺腺体组织构成。乳头富含神经末梢，感觉敏锐。乳房皮下和腺体间质含脂肪组织、结缔组织、血管、神经和淋巴管。乳腺的基本单位腺泡分泌乳汁，10~100个腺泡组成一个小叶，20~40个小叶组成一个腺叶（乳段），每侧乳房含有15~20个腺叶，以乳头为中心呈放射状排列。腺叶之间无相交通的导管，故在手术切开乳腺实质时应取放射状切口。男性乳腺无小叶结构，故男性乳腺癌无小叶癌。腺体分泌的乳汁由导管引流至乳晕下，汇入乳管壶腹部，最后从乳头排出。

乳腺实质上是位于浅筋膜内的器官，它与皮肤之间存在着一个手术层面，手术时沿浅筋膜的浅层与皮肤之间进行分离，保留皮下毛细血管网，可以有效地预防术后皮瓣坏死和积液等并发症。乳腺的后方为浅筋膜的深层，与胸大肌表面的深筋膜之间为疏松结缔组织，因此乳腺在胸肌表面有一定的移动度，这个腔隙称为乳房后间隙，为乳腺手术的又一解剖标志。浅深筋膜之间有韧带相连，它是垂直于胸壁的纵向条索状纤维结构，贯穿于乳腺的小叶导管之间，起固定乳腺结构的作用，称为悬韧带（Cooper韧带）。

乳腺的动脉血供主要来源于胸肩峰动脉、胸外侧动脉、胸廓内动脉和肋间动脉穿支等。乳腺的静脉回流是乳腺癌血行转移的最重要途径，静脉与相应动脉伴行。乳腺深部的血液回流注入肋间静脉，进而注入奇静脉或半奇静脉，它们与椎静脉相交通，乳腺癌细胞可经此途径进入椎静脉系统，从而引起椎骨、颅骨和盆骨等的转移。

乳腺的主要淋巴液引流途径：①乳房大部分淋巴液经胸大肌外侧缘淋巴管流至腋窝淋巴结；再流向锁骨下淋巴结；部分乳房上部淋巴液可流向胸大小肌间淋巴结（Rotter淋巴结），直接到达锁骨下淋巴结。继续向上侧流向锁骨上淋巴结，后者是乳腺癌术后随访的必查部位。②部分乳房内侧的淋巴液通过肋间淋巴管流向胸骨旁淋巴结，它位于胸廓内血管旁的胸膜外脂肪中，在第1~3肋间较为恒定。③两侧乳房间皮下有交通淋巴管，一侧乳房淋巴液可流向另一侧，这可造成肿瘤细胞在皮内播散或皮下转移。④乳房深部淋巴网可自腹直肌鞘到达膈下和腹膜下丛（Gerota通路），引起肝和腹膜后淋巴结转移。

临床上以胸小肌为标志将腋淋巴结分为三组，Ⅰ组即腋下（胸小肌外侧）组：在胸小肌外侧者，包括乳腺外侧组、中央组、肩胛下组及腋静脉淋巴结和胸大小肌间淋巴结。Ⅱ组即腋中（胸小肌后）组：胸小肌深面的腋静脉淋巴结。Ⅲ组即腋上（锁骨下）组：胸小肌内侧锁骨下静脉淋巴结。乳腺癌的淋巴转移并非完全按照由近及远的解剖顺序。原发肿瘤区域淋巴引流的第一组淋巴结称为前哨淋巴结。

乳腺是机体多种激素和生化物质的靶器官，其生理活动受下丘脑-垂体-卵巢轴的影响最大。青春期女性乳房发育双侧可不同步；育龄妇女的乳腺会随月经出现周期性变化，月经来潮前乳腺组织生理性充血、增生，乳房胀痛，月经过后可缓解，故乳房检查在月经过后一周左右为宜。妊娠哺乳时乳腺明显增生，腺泡分泌乳汁。中年妇女的腺体开始退化，间质成分增多。绝经后腺体老化萎缩，脂肪组织大量填充。临床上人为地以乳头乳晕为中心按水平线和垂直线将乳腺分为外上、外下、内下、内上及乳头乳晕所在的中央区域。临床体检时按一定顺序进行，不应漏掉任何一个区域。

第一节 乳房检查

一、乳房体检

检查室应温暖、光线明亮，最好在月经后1周左右进行。两侧乳房应充分显露，以利全面检查和双侧对比。

1. 视诊 患者取坐位。观察两侧乳房的形状、大小是否对称。发现局部隆起或凹陷首先考虑肿瘤的可能。乳房静脉扩张常见于炎症和恶性肿瘤，应注意乳房皮肤有无发红、水肿及“橘皮样”改变，这是由于毛囊处的皮肤不能随其他部位皮肤肿胀而形成的点状小凹陷。两侧乳头是否在同一水平，乳头移位、抬举及近期出现的内陷，可能为乳腺癌所致，乳头乳晕皮肤的糜烂和湿疹样改变常是湿疹样癌的主要征象。

笔记栏

2. 触诊 患者端坐，两臂自然下垂，乳房肥大者可取平卧位。要养成顺序检查的习惯以防漏检。触诊的手法是将手指并拢，掌指关节略弯曲，以末节指腹平放在乳房上触诊。不要用手指捏握乳房组织，触诊的力度应适合。应循序对乳房外上（包括腋尾部）、外下、内下、内上各象限及中央区作全面检查。先查健侧，后查患侧。

发现乳房肿块后，应注意肿块大小、位置、数量、形状、表面性状、质地、界限、活动度等。轻轻捏起肿块表面皮肤如有凹陷则与皮肤粘连，应警惕乳腺癌可能。恶性肿瘤的边界不清、质地硬、表面不光滑、活动度小。肿块较大还应检查其与深部组织的关系，可将患侧手掌放于腰部向后用力紧张胸肌，如果肿块的活动度下降表示肿块与胸筋膜发生粘连。卧位触诊有助于发现深部或较小的肿块。最后轻挤乳头、依次挤压乳晕四周，注意有无乳头溢液，记录溢液导管开口的位置、数量和溢液的性状。

坐位也是检查腋窝淋巴结和锁骨上窝淋巴结的最佳体位。检查者将其前臂牵拉，固定于屈曲位，放置在检查者的前臂上，不过度外展；右手扪左腋窝，左手扪右腋窝，自腋顶部从上而下扪查中央组淋巴结；然后手指掌面转向腋窝前壁，在胸大肌深面触诊胸肌组淋巴结；肩胛下组淋巴结可在受检者背后从前方向背阔肌表面进行触摸。最后触诊锁骨下及锁骨上淋巴结。如果有淋巴结肿大，要注意其位置、数量、大小、质地、是否触痛、有无融合及活动度等。

二、X线检查

常用方法是钼靶X线摄片（radiography with molybdenum target tube）。其辐射剂量很低，致癌危险性接近自然发病率，是目前有效的早期发现乳腺癌的方法，甚至是不可触及的乳腺癌。其X线表现为界限模糊、边界不规则或呈毛刺征的高密度肿块影。另一X线征象是微小钙化灶，一般表现为泥沙样，成簇或沿导管呈区段分布，若在每平方厘米中有15个以上的细小钙化点，常需考虑为乳腺癌。在X线检查下留置引导钢丝，是准确切除不可触及病灶的重要途径。目前还有数字化X线显像技术，并有立体定位穿刺活检设备，可以降低假阳性率。乳头溢液性疾病还可以进行乳管造影，显示扩张的乳管和占位、阻断等征象。

三、超声检查

属无损伤性，且可反复检查。可以对乳房、腋窝、锁骨上下区进行多角度检查，能发现X线上尚不能显影的早期钙化。对年轻女性更为合适。对乳腺囊性或实性肿瘤的鉴别价值很大。乳腺癌表现为病灶外形不规则，边缘呈锯齿状或蟹足状，内部呈不均匀低回声，可有钙化强回声，多见丰富的粗大血流信号。对小于0.5cm的肿瘤，超声易漏诊。

四、其他影像学检查方法

磁共振成像（MRI）检查具有良好的软组织分辨率和无X线辐射的优点。发现隐匿病灶的敏感性可能优于X线和超声，尤其对致密型乳腺可以提高早期乳腺癌、小乳腺癌及多中心性乳腺癌的检出率，并对乳腺癌术前分期有显著优势。正电子发射体层扫描（PET）对发现和鉴别恶性肿块独具价值。

五、乳管镜检查

乳头溢液未扪及肿块者，可作乳腺导管内镜（乳管镜）检查。可以直接观察到放大的乳腺大、中导管内壁、腔内及小导管开口的病理变化。结合导管内冲洗液细胞学检查及病变活检，部分病人可明确病变的性质、数量及部位，提高手术的准确性。

六、细胞学和病理学检查

目前常用细针穿刺细胞学检查，多数病例可获得较肯定的细胞学诊断，确定病变为良性或恶性。细胞学检查主要有原发灶和转移灶的细针抽吸细胞学检查、乳头溢液的涂片细胞学检查、湿疹样疾病和溃疡性病灶的刮片（或印片）细胞学检查。

空心针穿刺活检，可连续取出条状组织，获得组织学的诊断；其诊断的可靠性和准确性都高于细胞学诊断。对疑为乳腺癌者，可将肿块连同周围乳腺组织完整切除作快速病理检查。

七、肿瘤标志物检测

目前对于乳腺癌还没有一种理想的血清肿瘤标志物。外周血CA153、CEA和PSA水平可以升高，但这些指标对早期乳腺癌的敏感性和特异性都不高，多用来对乳腺癌病人的随访。在病期较晚和复发转移病人，上述标志物可以明显增高。

第二节 多乳房、多乳头畸形

案例31-1

患者，女性，38岁。左腋下肿块3年。

3年前，患者发现左腋下肿块，并渐增大，经前期胀痛，未经治疗。

体格检查:发育正常,营养良好。双侧乳房及乳头对称。左腋下隆起,见一乳头状物,无分泌物;扪及3cm×4cm肿块,质地韧,不光滑,边界不清,轻压痛。

问题:

如何明确诊断及处理?

乳腺起源于外胚层。在胚胎发育的第5、6周,胚胎腹面从腋窝到腹股沟内侧间的乳嵴上,形成一对原始乳线,约6~8对乳腺始基。正常情况下只有胸部的一对始基发育成乳房,其他始基出生时退化消失。未完全退化者日后将发育成副乳或副乳头,表现为多乳房、多乳头畸形。副乳一般成对出现,多位于双侧腋下,在经期、妊娠或哺乳期可出现胀痛;亦可与正常乳腺一样患良、恶性疾病。若副乳较大影响美观、胀痛明显或发生肿瘤,需行手术切除。

案例 31-1

诊断:中年女性,腋下肿块伴经前期胀痛,考虑与内分泌有关。乳腺是身体多种激素的靶器官,下丘脑-垂体-卵巢轴对乳腺的生理病理影响最大,乳腺会随月经出现周期性变化。所以,经前胀痛的肿块,位于腋下者应考虑为副乳。

治疗:肿块较大质韧但未扪及硬结,不考虑副乳癌。病人经前期胀痛较明显且影响外观,可以手术切除并送病理检查。

第三节 急性乳腺炎

案例 31-2

女性,27岁。初产后哺乳4周,右侧乳房外上象限红肿痛2天。

体格检查:体温39℃,痛苦面容。哺乳期乳腺,右乳肿胀明显,外上象限表面皮肤潮红,轻度水肿;触及4cm×4cm肿块,压痛明显,边界不清,无波动感。

血常规:白细胞1.3×10^6/L,中性粒细胞0.9。

给青霉素治疗2天,乳房皮肤变成暗红,肿块中央有波动感,穿刺抽出黄绿色脓液。革兰染色为阳性球菌,遂在局麻下放射状切开引流,术中用食指分开脓肿间隔,脓腔较大,靠近乳晕。于脓腔最低位乳晕旁作弧形切口、行对口引流,脓腔填塞纱布。术后继续抗炎治疗,3周后脓肿愈合。

问题:

1. 考虑为什么诊断?
2. 如何治疗?

急性乳腺炎(acute mastitis)是乳腺的细菌性化脓性炎症,多见于初产妇哺乳的3~6周。

【病因】

①乳汁淤积:乳汁是良好的培养基。乳儿吸吮不全或乳管阻塞,乳汁引流不畅,是细菌在乳腺内致病的重要条件。②细菌入侵:乳头皲裂或破损后,乳儿鼻腔或咽喉部位的细菌突破皮肤防御屏障,沿淋巴管入侵,或直接侵入乳管,上行至腺小叶而感染。多数发生于初产妇,缺乏哺乳经验及个人卫生习惯不良。乳头皮肤娇嫩,易致乳头皮肤损伤。

【临床表现】

乳房局部或全部疼痛,伴有局部皮肤水肿、变硬、红热等局部表现和寒战、发热等全身性症状。初起呈蜂窝织炎样表现,随着病情发展,局部出现肿块,形成脓肿,脓肿可以是单房或多房。查体可有波动感,深部脓肿还可穿至乳房与胸肌间的疏松组织中,形成乳房后脓肿。超声检查常可发现液性暗区,穿刺可抽到脓液。脓肿可向外溃破,腋窝淋巴结可肿大、触痛。外周血白细胞计数升高。感染严重者,可并发脓毒症发生中毒性休克。(图31-1)

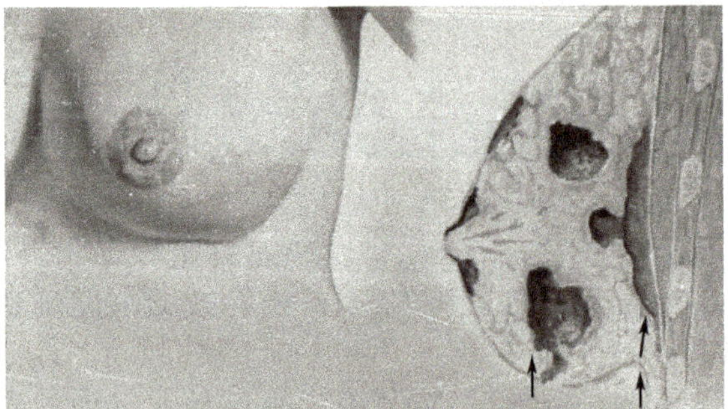

图31-1 急性乳腺炎及乳房脓肿位置示意图

【治疗】

治疗原则是消除感染,排空乳汁。在抗菌治疗之前即应进行乳汁或脓液的细菌培养和药物敏感试验,但不必等待结果。尽早抗菌治疗常可防止脓肿形成。最常见的致病菌为金黄色葡萄球菌,目前多已耐药。宜选用耐酶药物或加有抗耐药制剂的青霉素类药物,也可选用红霉素或头孢菌素;若无效则应根据药敏结果更换抗菌药。

较小的肿脓,若无溃破迹象,可在抗菌的同时反复抽吸,也可用小切口引流,并用生理盐水每日冲洗,治愈后外观好。对较大的脓肿,主要治疗措施是及时作脓肿切开引流。应在波动最明显处切开,强调麻醉充分,引流通畅。为避免损伤乳管而形成乳瘘,一般采用放射状切口;乳晕下脓肿的环乳晕弧形切口;深部脓肿或乳房后脓肿则在乳房下皱襞处做弧形切口。切开后以手指分离脓肿的多房间隔,以充分引流。脓腔较大时,可在脓腔的最低部位另作切口作对口引流。术毕用碘伏盐水纱条充填脓腔,勿过紧。

一般不停止哺乳,因停止哺乳可造成乳汁瘀积,也影响乳儿的喂养。无脓肿形成者和以抽吸法或小切口引流治疗的小脓肿患者,患侧继续哺乳有利于病变乳段乳汁的引流和乳腺炎的治疗。患侧停止哺乳者要用吸乳器排净乳汁。局部理疗以利炎症消散。健侧乳房可继续哺乳。注意避免药物通过乳汁对乳儿造成不利影响。脓肿引流后形成乳瘘较长时间不愈合者要终止泌乳,常用的方法有口服己烯雌酚 1~2mg,每天 3 次,共 3 天;或肌内注射苯甲酸雌二醇,每次 2mg,每天 1 次至乳汁停止分泌为止;亦可口服溴隐亭 1.25mg,每天 2 次,服用 1~2 周。

【预防】

避免乳汁淤积,保持乳头清洁、防止破损。指导孕产妇经常清洗乳头,矫正乳头内陷。养成良好的哺乳习惯,每次哺乳应将乳汁吸空,如有淤积,可按摩或用吸乳器排净乳汁。哺乳前后洗净两侧乳头,注意乳儿口腔卫生。及时治疗乳头破损或皲裂。

案例 31-2

该患者为初产妇,哺乳期。右侧乳房红肿热痛,伴有体温升高,血白细胞升高,急性乳腺炎的诊断应成立。

病史当中还应询问有无乳汁淤积或乳头破损。脓肿穿刺尤为必要,可早期发现脓肿,确定脓肿的位置,为切开引流指示方向。最好术前行超声检查,明确有无多房脓肿的可能,避免引流不畅再次手术。

第四节 乳腺囊性增生病

案例 31-3

患者,女,40 岁。双侧乳房多处结节 3 年,伴经前期乳房明显胀痛,经后疼痛感消失。

体格检查:双乳房多处大小不等肿块,以外上象限明显,质地韧、扁平状、不光滑、边界不清、有压痛。B 超:双乳房多处乳腺组织增厚,结构紊乱,腺体内可见大小不一的无回声区。

问题:

1. 如何明确诊断?
2. 如何治疗?

本病也称慢性囊性乳腺病(简称乳腺病,Mastopathy)或乳腺小叶增生,是乳腺实质的良性增生。病理学上表现为各种乳腺结构不良,增生可发生于腺管周围并伴有大小不等的囊肿形成,腺管内不同程度的乳头状增生伴乳管囊状扩张。发生于小叶实质者,表现为乳管及腺泡上皮增生。临床和尸体解剖发现,有上述病理学改变的妇女占成年女性的绝大多数,部分病例临床表现与乳腺癌相似,应注意鉴别。

【病因】

与内分泌功能紊乱有关。女性激素代谢障碍,雌、孕激素比例失调,使乳腺实质增生过度和复旧不全。乳房各部位非均一性及实质成分中激素受体的质和量不同,使乳房各部位的增生程度不等。与乳腺癌的关系尚难确定,不足 5% 的病灶病理学检查有上皮非典型增生,这类患者患乳腺癌的相对危险性增高。

【临床表现】

多见于中年女性。乳房胀痛为最常见的主诉,典型表现为月经来潮之前出现乳腺疼痛加重,月经来潮后减轻或消失。体检发现一侧或双侧乳腺局部或弥漫性增厚,形状不规则;肿块呈结节状、扁平状或颗粒状,大小不一,质韧而不硬,常有触痛,与周围乳腺组织分界不清。双侧乳房病情可能不一,疼痛程度与结节也无绝对平行关系,疼痛可牵涉到腋、肩和背部。病情在精神压力大、情绪波动、劳累及生活不规律时可较明显,结节硬度和触痛在月经来潮前可加重。增生结节不与腺体外组织粘连,不造成乳房局部隆起;少数病人可有乳头溢液,单孔或多孔,浆液性或淡黄色多见,血性者少见。

【诊断】

根据病史与体检,诊断一般不难。重要的是乳腺癌与本病有同时存在的可能。孤立、质硬的增生结节临床上很难与乳腺癌相鉴别,乳腺癌也可表现为局部或弥漫性的腺体厚韧,常误诊为增生。不能除外恶性可能者应考虑行超声检查,35 岁以上女性还应进行 X 线钼靶摄片和针吸细胞学检查,必要时进行手术活检确诊。

【治疗】

本病的治疗主要为对症治疗,辅以自我调节,缓解精神压力,保持情绪平稳,调整生活规律,注重劳逸结合,放慢生活节奏,采用低脂饮食等,症状大多会逐渐减轻,也可口服中成药调理,常用逍

笔记栏

遥丸、乳癖消、小金丸等，小剂量他莫昔芬（三苯氧胺）的不良反应轻，效果较好。用法为10mg/d，连用2~3个月为一疗程，无效者可加倍口服一疗程。治疗后3~6个月要进行复查，时间安排在月经后7~10天进行；若肿块无明显消退或疑有恶变者，应予切除做病理检查，并注意随访。

案例 31-3

该案例为中年女性，双侧乳房多发结节多年，经前期乳房胀痛加重。结合体格检查及B超检查，乳腺囊性增生病的诊断可以确立。最需要鉴别诊断者为乳腺癌，如可能与多灶性癌共存，但此比例不高。必要时可进行X线钼靶摄片和切除病理检查，来排除乳腺恶性肿瘤。治疗上可选用中成药或他莫昔芬，对有乳腺癌高危因素者，建议密切随访。

第五节 乳房肿瘤

一、乳腺纤维腺瘤

案例 31-4

患者，女性，21岁，未婚，发现左乳房肿块1周，无不适感。

体格检查：双乳及乳头对称，乳头无溢液，皮肤无红肿。左乳房外下象限扪及2cm×2cm肿块，圆形，表面光滑，无压痛，边界清楚，质地坚韧，有弹性感，活动度大，与皮肤和胸肌无粘连，腋下未扪及肿大淋巴结。

B超示左乳头下方一圆形低回声，边界清晰。

问题：

如何诊断及治疗？

【病因】

雌激素在本病的发生中起刺激作用，所以纤维腺瘤（fibroadenoma）发生于卵巢功能期，绝经后纤维腺瘤可退化。该瘤既含有上皮成分，也有基质成分，属良性病变。

【临床表现】

该瘤为最常见的乳腺肿瘤，高发年龄是20~25岁，多为单发，但约15%可同时或先后多处发生，包括双侧。以乳房外上象限多见。病人常无自觉症状，偶然触到，肿块生长缓慢，表现为球状、卵状或分叶状肿块，表面光滑，易于推动，有弹性感，多与周围乳腺组织分界清楚。少数分界不清，活动略受限。陈旧的或绝经后妇女的纤维腺瘤可发生变性或钙化；极少数纤维腺瘤内同时含有乳腺癌，多为原位癌或微小癌。月经周期对肿块的大小没有影响。因本病年轻人多见，超声检查应作为首选方法，纤维腺瘤多表现为边缘整齐，有包膜，后方回声增强，血流较少的成像。某些乳腺癌和肉瘤也有类似纤维腺瘤的临床表现，针吸细胞学检查可帮助鉴别。

还有一类以快速生长，在短时间内达到较大体积为临床特征的纤维腺瘤，称为巨纤维腺瘤；其在临床、病理、治疗及预后各方面与普通型纤维腺瘤区别不大。月经初潮前后发病且快速生长的纤维腺瘤也称为少年纤维腺瘤。上述两种纤维腺瘤常可导致乳房外观改变，肿瘤表面皮肤浅静脉扩张充盈，张力大，肿瘤边界清楚，非浸润性生长。单发者完整切除后复发率低。

【治疗】

手术切除是治疗纤维腺瘤唯一有效的方法。只要临床诊断为纤维腺瘤者，尤其是妊娠前后发现的纤维腺瘤，多应手术切除，手术时将肿瘤连同其包膜整块切除，并包括周围少量的正常乳腺组织。切除标本必须常规送病理检查。恶变率约为0.1%。

案例 31-4

诊断：左乳纤维腺瘤。

该患者为年轻女性，雌激素分泌旺盛，是乳腺纤维腺瘤的好发年龄。无意中发现乳房内肿块。查体有典型的纤维腺瘤的表现，诊断不难。治疗以手术切除为佳，标本需病理检查，彻底止血，不放置引流，皮内缝合以求美观。

二、乳管内乳头状瘤

案例 31-5

患者，女，45岁。左乳头间断性溢血2个月，棕褐色偶鲜红色。

体格检查：肥胖，乳房及乳头外观无异常。挤压左乳头乳晕有血性液体溢出，未扪及肿块，腋下淋巴结不大。

辅助检查：①乳腺导管造影：示左乳头大导管内见一米粒大充盈缺损，所属导管扩张呈树枝状分枝影。②乳头溢液涂片：见大量红细胞及少量上皮细胞。

乳管内乳头状瘤（intraductal papilloma）多见于经产妇，40~50岁多发。75%病例发生在大乳管近乳头的壶腹部，为中央型乳管内乳头状瘤，瘤体直径一般0.3~0.5cm，棕褐色，有蒂，其表面常可见绒毛状突起，质软而脆，表面血管丰富，壁薄易破裂出血。另25%为周围型乳头状瘤和乳头状瘤病，常为双侧性，较少出现乳头溢液，治疗后复发率较高。镜下的多发性乳头状瘤又称为乳头状瘤病，其患乳腺癌的风险略有增加。

【临床表现】

一般无明显局部不适。约3/4可出现乳头溢液，多为血性或陈旧血性或黄色液体。肿瘤小，常不能触及；少数在乳晕附近可触及肿块，圆形，质软，轻压后在相应乳孔溢出血性液体。钼靶X线一般无阳性发现。乳管造影可见乳管扩张、乳管内充盈缺损或乳管阻塞现象。乳管内镜检查可见瘤体。

【治疗】

对单发的乳管内乳头状瘤应切除病变的乳管系统，常行乳段切除，很少复发。术前需正确定位，用指压确定溢液的乳管口，细导管插入后缓慢注射亚甲蓝，沿显色部位作放射状切口，切除相应的乳腺组织。病理检查如为恶性应施行乳癌根治性手术。乳管内乳头状瘤恶变率为6%～8%；起源于小乳管的周围型乳头状瘤危险因素较高。

案例 31-5

临床诊断：左乳导管内乳头状瘤。

该患者为中年女性，左乳头血性溢液，未扪及肿块。乳管造影发现大乳管内有一充盈缺损，诊断明确。有条件者可行乳管镜检查，可发现瘤体，多表现为乳管内红色或淡红色实性占位，如草莓或桑葚状，表面细小颗粒样。钼靶摄片一般无阳性发现。治疗上可在硬膜外麻醉下经溢液乳孔注入亚甲蓝，从乳头根部自乳晕外方做放射状切口，找到蓝染乳管，沿乳管周围将病变乳管和部分乳腺组织一并切除。标本需送快速病理检查，以防乳腺导管内癌。

三、乳房肉瘤

乳房肉瘤（breast sarcoma）是较少见的恶性肿瘤，只占乳房恶性肿瘤的1%左右；包括叶状囊肉瘤、间质肉瘤、纤维肉瘤、脂肪肉瘤、骨肉瘤、血管肉瘤、平滑肌肉瘤和淋巴肉瘤等多种。叶状囊肉瘤常较大，切面有肉眼可见的叶状裂隙，裂隙的表面被覆上皮细胞，而间质成分则有明显核分裂和异形性。另有一种具类似特征的良性肿瘤，称为分叶状纤维腺瘤，也是由良性上皮成分和富于细胞的间质成分组成。

本病常见于中年女性，表现为无痛性肿块，生长较快，光滑，圆形或分叶状，有明显境界；肿块持续生长可使乳房皮肤紧张，表浅静脉怒张，并可出现皮肤破溃；乳头一般不会内陷或被直接浸润；腋淋巴结转移很少见（脂肪肉瘤除外），而以肺、纵隔和骨转移为主，肿瘤发生坏死或感染者腋淋巴结可肿大。超声和钼靶X线表现常与纤维腺瘤相同，对可疑病变建议切除活检而非细针穿刺。

根据肿瘤大小和侵犯范围，乳房肉瘤手术包括局部广泛切除或全乳切除，有时需切除受累的肌肉和胸壁组织。辅助放疗或全身性化疗的效果有待进一步确定。

四、乳腺癌

案例 31-6

患者，女，48岁。无意中发现右乳房外上象限无痛性肿块3周，无乳头溢液。体格检查：心、肺、腹部检查正常。右乳房外上略隆起，表浅静脉充盈，并见局部皮肤凹陷，乳头向外上歪斜，双乳头不在同一水平线上，右乳房外上象限约10点位距乳头3cm触及直径3.5cm肿块，边界不清，质地硬，表面不光滑，活动度小，与表面皮肤粘连而与胸大肌无粘连，右腋窝扪及1.5cm左右大小的淋巴结，光滑、活动、较硬。左乳未及肿块。

钼靶X线：示右乳房外上象限约3cm大的肿块影，边缘有细小毛刺，肿块内可见钙化灶，颗粒状密集细小。

问题：

1. 首先应考虑何诊断？
2. 还有哪些辅助检查有助于诊断？
3. 如何处理？

乳腺癌（breast cancer）是女性最常见的恶性肿瘤之一，是危害女性健康的重要疾病。在西方国家和我国许多大城市，已成为女性最常见的恶性肿瘤。近年来我国乳腺癌发病已呈明显上升趋势，在20世纪70年代已成为上海市女性恶性肿瘤的首位。乳腺癌的早期诊断是提高治愈率的关键之一。

【病因和流行病学】

乳腺癌的确切病因尚不清楚，但与雌激素作用的强度和时间有关，或与一些基因的先天异常或DNA损伤有关。雌酮和雌二醇对乳腺癌的发病有直接关系。乳腺组织和乳腺癌的生长均需雌激素的刺激，多数乳腺癌都有雌激素受体的表达，称为激素依赖性肿瘤，内分泌治疗敏感。年轻妇女发病率低，育龄妇女的发病率随着年龄的增长而快速升高,高峰在40~50岁之间,而在绝经后5~10年又有一个小高峰,可能与年老者雌酮含量提高有关。月经初潮年龄早、绝经年龄晚、未孕及初产年龄大者患乳腺癌的危险相对较大;多产者危险性较小,哺乳也有一定保护作用。某些乳腺良性疾病且病理证实为上皮不典型增生者、年轻时受到低剂量电离辐射者会增加患乳腺癌的机会。营养过剩,肥胖和高脂肪饮食可加强雌激素对乳腺上皮细胞的刺激,增加发病机会。不同地区乳腺癌的发病率差别很大,西方工业化国家发病率高,年发病率可达100/10万,亚洲国家较低,年发病率为15/10万~25/10万左右。城镇居民发病率高于乡村居民。移民流行病学的研究提示低发地区居民移居到高发地区后,其后裔的发病率逐渐接近当地居民水平,因此环境和生活方式因素在乳腺癌的发病中也具有重要意义。乳腺癌还有一定的家族聚集倾向,一级亲属中有1名和2名乳腺癌的妇女,患乳腺癌的相对危险性分别为1.5~2.0和5.0。约5%~10%的乳腺癌是由某种遗传基因突变引起的,如抑癌基因*p*53及位于第17、第13染色体上的*BRCA*-1和*BRCA*-2基因。另外每天饮酒者体内雌激素水平上升,患乳腺癌危险性增加。经常体育锻炼及保持适当体重者危险性下降。口服避孕药几乎不增加妇女患乳腺癌的风险。男、女发病危险相差约100倍。

【病理类型】

乳腺癌有多种分型方法,临床上常将乳腺癌分为四类共18型,这四种类型乳腺癌的5年和10年生存率差别很大,反映了乳腺癌由非浸润性癌(原位癌)→早期浸润→浸润性癌的各个不同发展阶段。

1. 非浸润性癌 包括导管内癌(癌细胞未突破管壁基膜)、小叶原位癌(癌细胞未突破末梢乳管或腺泡基膜)。此型属早期,预后较好。

2. 早期浸润性癌 包括早期浸润性导管癌(癌细胞突破管壁基膜,向间质浸润)、早期浸润性小叶癌(癌细胞突破末梢乳管或腺泡基膜,开始向间质浸润,但仍局限于小叶内)。此型仍属早期,预后较好。

3. 浸润性特殊癌 包括乳头状癌(癌实质以乳头状结构为主)、髓样癌(癌细胞胞质丰富,间质纤维组织少,癌巢周围有大量淋巴细胞浸润)、小管癌(高分化腺癌)、腺样囊性癌、黏液腺癌(癌实质中上皮黏液成分占半量以上)、大汗腺样癌、鳞状细胞癌和乳头湿疹样癌(Paget病)。此型分化较高,预后尚好。

4. 浸润性非特殊癌 包括浸润性小叶癌、浸润性导管癌、硬癌、髓样癌(无大量淋巴细胞浸润)、单纯癌(介于硬癌和髓样癌之间)、腺癌(癌实质中腺管状结构占半量以上)等。此型一般分化低,预后较差,是乳腺癌中最常见的类型,占80%。

5. 其他罕见癌 分泌型(幼年型)癌,伴化生性癌和腺纤维瘤癌变等,预后不 。

【临床表现】

早期表现是患侧乳房出现无痛、单发的小肿块,少数可有两个或更多病灶,甚至可同时出现于双侧。常是病人无意中发现而就医。原发灶较小、较深及较软时可无任何症状和体征。典型者肿块多较硬,表面不光滑,与周围组织分界不清楚,在乳房内不易被推动。乳腺癌侵犯乳房悬韧带形成的皮肤凹陷称为"酒窝征"。癌肿发展后可使局部隆起。靠近乳头及乳晕的癌肿侵及乳管使之缩短,可有乳头、乳晕的抬举,乳头扁平、回缩、凹陷及移位。也可出现乳头溢液,多为血性。肿瘤向表面可侵入和阻塞皮下淋巴管、引起淋巴回流障碍,致皮肤水肿厚韧,形成"橘皮征"。癌细胞大量进入皮下淋巴网并迅速扩散时,皮肤可呈暗红色,类似于急性乳腺炎。约50%病例乳腺癌发生于外上象限。

案例31-6

在本病例表现为右乳房外上象限无痛性肿块,局部隆起,乳头歪斜及"酒窝征"。触诊肿块硬,不光滑,与皮肤有粘连。较为典型。

乳腺癌发展至晚期,肿瘤向深面可侵犯胸筋膜深层,胸大小肌及胸壁组织,与其形成不同程度的粘连和固定。如癌细胞侵入大片皮肤,可出现多数小结节,甚至彼此融合,形成厚硬的"铠甲胸"征象,影响呼吸;表皮逐渐变薄而破溃,形成溃疡,常有苔、痂及分泌物,恶臭易出血。

偶有病人在原发灶还不可触及时就发生淋巴结转移,称为隐匿性乳腺癌。淋巴结转移最初多见于腋窝,质硬无压痛可推动。随病情进展,转移淋巴结逐渐增多增大,癌细胞突破淋巴结被膜后与周围组织或淋巴结融合、固定,甚至与皮肤粘连。侵犯或压迫腋神经时,可出现上肢疼痛和运动障碍;淋巴回流受阻则会出现上肢的淋巴水肿;腋静脉回流受阻则会出现上肢浅静脉充盈,青紫水肿。癌细胞继续侵入锁骨下淋巴结以至锁骨上淋巴结,进而可经胸导管(左侧)或淋巴干(右侧),最终注入颈内静脉或锁骨下静脉。癌细胞还可通过淋巴管的侧支循环转移到对侧腋窝淋巴结、膈肌下和腹膜下淋巴丛、肝和腹膜后淋巴结,从而导致全身性转移。

癌细胞除经淋巴途径进入静脉,也可直接侵入血循环而致远处转移。浸润性癌随时有进入血循环的可能,区域淋巴结受累越严重这种可能性

笔记栏

就越大。乳腺癌血行转移的最常见部位是骨、肺和肝。其中骨转移以椎骨、肋骨和盆骨最为常见。骨转移表现为局部疼痛、骨质破坏,肺转移可出现胸痛、气急和呼吸困难,肝转移可出现肝肿大、黄疸等。全身性转移的癌细胞恶性度高,侵袭力强,是乳腺癌致死的主要原因。

炎性乳腺癌(inflammatory breast carcinoma)是一种病程进展迅速、预后差、高度恶性的乳腺肿瘤。短期出现乳房皮肤1/3以上面积的炎症样发红、水肿,病程越晚,颜色越暗。可伴有疼痛及局部皮肤温度增高。扪诊感觉普遍坚实,肿瘤的边界多不清楚。极少发生于妊娠哺乳期,以绝经后病人为主。炎性乳腺癌的组织学类型无特殊性。

乳头湿疹样乳腺癌(Paget病)恶性程度低,发展慢,以乳头和乳晕的湿疹样改变为突出表现。初期乳头局部发红、瘙痒和烧灼感,进一步表现为皮肤逐渐增厚粗糙、渗出、糜烂如湿疹样。病灶表面反复出现痂皮和脱落,病变逐渐累及乳晕区及周围皮肤,乳头内陷溃烂或缺失。部分病例乳晕区可扪及肿块。病理检查可发现大而圆的Paget细胞(图31-2)。

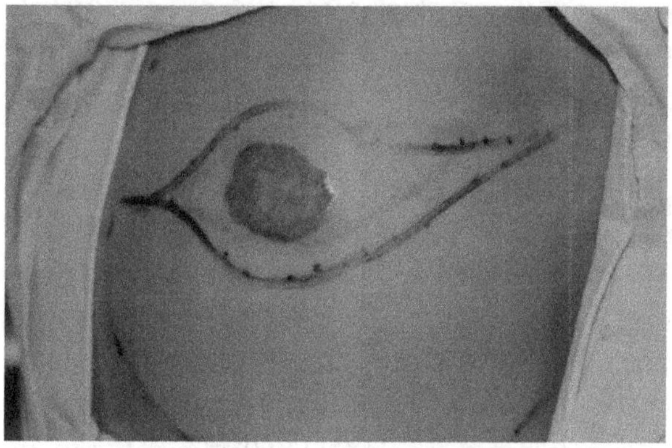

图31-2 乳头湿疹样乳腺癌

【检查与诊断】

详细询问病史及体格检查后,结合必要的辅助检查,大多数乳房肿块能够确诊。体检时对乳房肿块以外的体征亦应重视,切忌只依体检阴性而排除乳腺癌。少数乳腺癌在钼靶X线上可无明显异常征象,应结合超声检查或CT、MRI检查,确诊需病理学资料。应明确双乳情况,确定病灶位置与范围,术前胸片、超声检查排除肺、肝及腹腔转移,必要时采用放射性核素骨扫描以排除骨转移。诊断时应与下列疾病鉴别:

1. 纤维腺瘤 常见于年轻女性。但少数乳腺癌可有较为清楚的边界和较大活动度,而与良性肿瘤相似。故40岁以后的女性近期发现的乳腺肿块,必须行病理检查排除乳腺癌。

2. 乳腺囊性增生病 多见于中年女性,以周期性乳房胀痛和肿块为特点。局部乳腺组织增厚和肿块常与周围组织分界不清,一般月经来潮后肿块缩小、变软。如肿块局部偏硬、持续增大、且病人有乳腺癌高危因素者,应切除行病理检查。

3. 外伤性乳房脂肪坏死 亦可表现为界限不清且活动度差的乳腺肿块,质地偏硬,并可有乳房皮肤凹限、乳头内陷及移位。脂肪坏死常发生在乳腺组织的浅表部位,临床上不易与乳腺癌相鉴别,甚至影像学特征也和浸润性导管癌相似,故需针吸细胞学检查或切除活检。

4. 浆细胞性乳腺炎 是乳腺组织的无菌性炎症。炎症细胞中以浆细胞为主。初期出现的乳房肿块与乳腺癌十分相似,肿块软化形成脓肿,破溃后易形成瘘管且不易愈合。本病发展缓慢,多数病人有先天性乳头凹陷。可行X线钼靶排除乳腺癌,针吸细胞学检查可确诊。急性期抗炎治疗,炎症消退后若肿块仍存在,则需手术切除,严重者甚至行单纯乳房切除。

5. 乳腺结核 是由结核杆菌所致乳腺组织的慢性炎症。病程长、发展慢,以中青年女性为主。乳腺肿块可有疼痛但无周期性,质地偏硬,边界不清,有时出现皮肤水肿及腋窝淋巴结肿大。穿刺细胞学检查有助于排除乳腺癌。治疗包括全身抗结核治疗和乳腺区段切除术。

乳腺癌的分期对准确估计病情、判断预后、制定治疗方案、客观评价疗效和学术交流,都具有十分重要的意义。现多采用国际抗癌联盟(UICC)制定的TNM分期系统。UICC1997年第5版乳腺癌的TNM临床分期法如下:

T——原发癌。

Tx:原发癌无法评价(例如已切除)。

To:无原发癌证据。

Tis:原位癌(非浸润性癌,未查到肿块的乳头湿疹样乳腺癌)。

T1:肿瘤最大径≤2cm。

T2:肿瘤最大径>2cm,≤5cm。

T3:肿瘤最大径>5cm。

T4:不论肿瘤大小,直接侵犯胸壁(包括肋骨、肋间肌、前锯肌,不包括胸肌)或皮肤以及炎性乳腺癌。

N——区域淋巴结。

Nx:区域淋巴结无法分析。

N0:区域淋巴结无转移。

N1:同侧腋淋巴结转移,可推动。

N2:同侧腋窝淋巴结转移且相互融合,或与其他结构融合固定。

N3:同侧胸骨旁淋巴结转移。

M——远处转移。

Mx:有无远处转移无法评价。

笔记栏

M0:无远处转移。

M1:有锁骨上淋巴结转移或远处转移。

根据以上情况进行组合,乳腺癌的分期如下:

0 期:TisN0M0。

Ⅰ期:T1N0M0。

ⅡA 期:T0N1M0、T1N1M0、T2N0M0。

ⅡB 期:T2N1M0,T3N0M0。

ⅢA 期:T0N2M0、T1N2M0、T2N2M0、T3N1M0、T3N2M0。

ⅢB 期: T4 任何 N M0,任何 TN3M0。

Ⅳ期:任何 T 任何 N M1。

一般将Ⅰ、Ⅱ期称为早期浸润癌,Ⅲ期称为局部晚期癌,Ⅳ期称为晚期癌或转移性癌。

案例 31-6

此病例乳房有酒窝征,乳头有歪斜。右乳房外上象限扪及 3.5cm 大小肿块,质地硬,右腋窝扪及质硬肿大的淋巴结。乳腺钼靶 X 线检查乳房内见毛刺状肿块,并见颗粒状钙化灶。高度疑诊乳腺癌。

此患者可以进行细针抽吸细胞学检查或切除肿块病检,以明确诊断和病理类型,为临床治疗提供依据。

【预防】

乳腺癌的病因学预防(一级预防)目前尚难以做到,但应尽量减少一些发病因素的影响(如适龄生育及哺乳),积极治疗乳腺囊性增生病尤其是乳腺小叶非典型增生,和通过改变生活方式来降低乳腺癌的发生率。重视乳腺癌的早期发现(二级预防),建立一套完整的筛查乳腺癌的制度和预防体系,做到早期诊断和早期治疗。乳房钼靶摄片是目前最有效的早期发现乳腺癌的方法,对高危人群可定期进行;另外,乳腺彩色多普勒超声检查和乳腺磁共振检查,亦越来越多地应用于临床。

【治疗】

以手术治疗为主的综合性治疗,是现代乳腺癌治疗的模式;结合辅助性化学治疗、放射治疗、内分泌治疗和生物治疗,可获得最大的生存机会和最佳生活质量。手术适应证为临床分期 0 期、Ⅰ期、Ⅱ期和部分Ⅲ期的患者。全身情况差、年老体弱不能耐受手术、重要脏器有严重疾病以及有远处转移者为手术禁忌。

(一) 手术治疗

1894 年 William Halsted 报道的乳腺癌根治术使乳腺癌的外科治疗迈入了新纪元。该术式是以乳腺癌的局部播散、尤其是淋巴道的播散为理论依据的。因此,乳腺癌根治术要求将患侧乳腺及表面皮肤、胸肌和腋窝组织作整块切除。20 世纪 50 年代在根治术的同时将胸骨旁淋巴结一并切除,即乳腺癌扩大根治术,但术后生存率并无明显改善。20 世纪 70 年代 Fisher 对乳腺癌的生物学行为作了深入研究,提出了"乳腺癌一开始即是一个全身性疾病"的观点。逐渐认识到乳腺癌手术治疗失败往往是因为癌细胞的全身播散,而非局部手术不彻底。故此后改良根治术被广泛采用。保留乳房的乳腺癌切除术也被越来越多的临床医生和女性患者所接受。

1. 乳腺癌根治术(radical mastectomy) 手术切除范围包括整个患侧乳房、胸大肌、胸小肌、腋窝及锁骨下淋巴结的整块切除。尽可能采取横梭形切口,皮肤切除范围一般距肿瘤边缘 3cm;皮瓣分离范围上至锁骨,下至肋缘腹直肌鞘,外至背阔肌前缘,内到胸骨旁或中线。清除腋下组,腋中组和腋上组淋巴结。该术式创伤大,对外形影响大,对上肢功能活动亦有一定影响。主要适用于部分Ⅲ期患者。

2. 乳腺癌扩大根治术(extensive radical mastectomy) 即在乳腺癌根治术的基础上,再切除胸廓内动、静脉及其周围的淋巴结(胸骨旁淋巴结)。主要适用于肿瘤位于乳腺内上象限者和胸骨旁淋巴结有转移者。

3. 乳腺癌改良根治术(modified radical mastectomy) 有两种术式:一是保留胸大肌,切除胸小肌;一是保留胸大肌和胸小肌。前者淋巴结清除范围与根治术相仿,后者不能清除腋上组淋巴结。该术式由于保留了胸肌,术后外观效果好,上肢功能影响小,且与根治术相比对Ⅰ期、Ⅱ期乳腺癌的生存率无明显差异。目前已取代根治术成为国内最常用的手术方式。

4. 全乳房切除术(total mastectomy) 手术切除整个乳腺及胸肌筋膜,该术式适宜于原位癌、微小癌及年迈体弱不能耐受根治术者。

5. 保留乳房的乳腺癌切除术(lumpectomy and axillary dissection) 手术需完整切除肿块,一般至少包括肿块周围 1.5~2.0cm 的正常乳腺组织;术中快速病理切片检查确保切缘无肿瘤,并做腋窝淋巴结清扫。术后必须辅以放疗及化疗。主要适用于有保乳意愿、肿瘤直径<4cm、乳房较大、术后美观效果较好者。禁忌证包括:2 次局部切除切缘病理检查仍阳性,多灶性病变或多中心性病变,患侧乳房或胸壁有放疗史以及近期不能分娩的孕妇。

上述五种手术均属治疗性手术。如腋窝淋巴结阴性、原发肿瘤较小、孤立并位于乳房周围,可考虑保留乳头乳晕复合体,对乳房重建十分重要。由于乳腺癌是一种全身性疾病，且呈生物学多相性，治疗结果个体差异较大。手术方式的选择应根据病理类型、疾病分期及辅助治疗的条件来个体化制定。

乳腺癌前哨淋巴结活检适用于临床体检腋淋巴结阴性的乳腺癌患者。当原发肿瘤直径小于2cm时，前哨淋巴结预测腋淋巴结有无癌转移的准确性接近100%。早期乳腺癌前哨淋巴结阴性的病人可免行腋淋巴清扫。

（二）化学药物治疗

乳腺癌是一种全身性的疾病，化疗（chemotherapy）在其治疗中占有重要地位，手术前后的辅助性全身化疗可以提高患者的生存率。乳腺癌是实体瘤中应用化疗最有效的肿瘤之一，手术去除了大量的肿瘤负荷，残存的肿瘤细胞易被化疗药物杀灭。目前辅助化疗强调术后早期应用，联合用药，足量用药，疗程一般6个周期，以杀灭局部区域淋巴结及远处脏器的亚临床微小转移灶。一般认为除原位癌及微小癌（癌瘤直径<1cm）外均适宜辅助化疗。

术前化疗又称为新辅助化疗，多用于Ⅲ期病例。可使肿瘤缩小、肿瘤降期，从而提高手术切除率，提高保留乳房手术的成功率，同时能杀灭一些亚临床型的转移灶。新辅助化疗的疗程一般3～4周期，目前大多采用包含蒽环类药物的联合化疗方案。

1. CMF方案　是最早采用的联合化疗方案。剂量及疗程如下：环磷酰胺（C）400mg/m^2，甲氨蝶呤（M）20mg/m^2，氟尿嘧啶（F）400mg/m^2，每4周为一个疗程，每疗程中第1天、第8天静脉注射，共用6个疗程。适用于低度及中度复发危险病例、70岁以上患者、心脏功能不全或高血压患者。

2. CAF方案　20世纪80年代以后应用于临床，治疗晚期乳腺癌。环磷酰胺（C）600mg/m^2，第1天、第8天静脉注射；多柔比星（A）60mg/m^{2}或表柔比星（E）70mg/m^2，第1天静脉注射；氟尿嘧啶（F）500mg/m^2，第1天、第8天静脉注射，每4周为一个疗程，共6～8个疗程。

3. 含紫杉类方案　紫杉醇（泰素）和多西紫杉醇（泰素帝）为抗微管类抗肿瘤药。在蒽环类化疗的基础上（4周期化疗后），加用紫杉类药物能进一步提高疗效。多柔比星（A）60mg/m^2，环磷酰胺（C）600mg/m^2，每2周一次。4周期后改用紫杉醇（T）175mg/m^2，每2周一次，共4个周期。

其他较常用的药物还有长春瑞滨（诺维本NVB），属于长春花碱类的抗肿瘤药物。单药或与蒽环类、铂类、紫杉类等联合应用常有较好效果。常用剂量为25～30mg/m^2，第1天、第8天静脉滴注，每3周为一个疗程。

化学药物治疗常见的不良反应是白细胞降低和消化道反应。化疗前病人应白细胞>4×10^9/L，血红蛋白>80g/L，血小板>50×10^9/L。如白细胞<3×10^9/L，应延长用药间隔时间。使用蒽环类药物者要注意心脏毒性，表柔比星和吡柔比星的副作用小于多柔比星。消化道反应较重者应给予对症处理。化疗期间还应定期检查肝、肾功能。

（三）内分泌治疗

早在1896年，Beatson首先报道卵巢切除可使进展期乳腺癌肿块缩小。1967年Jensen发现了人类乳腺癌中含有雌激素受体（ER），ER含量高者，称激素依赖性肿瘤，这些病例对内分泌治疗（endocrinotherapy）有效。而ER含量低者，称激素非依赖性肿瘤，对内分泌治疗效果差。以后又发现乳腺肿瘤中含有孕激素受体（PgR）。激素治疗相对毒副反应低，有效时间长，目前在乳腺癌病理标本中检测ER和PgR。常用的内分泌汉疗方法有：

1. 抗雌激素药物　他莫昔芬（tamoxifen，三苯氧胺）的结构式与雌激素相似，通过与雌二醇竞争ER而抑制后者对癌细胞的刺激作用。其作用强度与ER的含量呈正相关，疗效与用药时间有关，同时能降低对侧乳腺癌的发生。他莫昔芬的用量为每天20mg，服药时间为5年。加大剂量或再延长用药时间不能提高疗效。ER阳性的患者化疗完成后加用他莫昔芬，比单用化疗和单用他莫昔芬效果都好。他莫昔芬的不良反应较轻，主要有乏力、颜面潮红、皮疹、阴道干燥、静脉血栓、体重增加和眼部副作用。极少数病例可能发生子宫内膜癌，但与其降低复发转移、预防和降低对侧乳腺癌发生的作用相比，利大于弊。对异常的阴道流血要提高警惕，定期用超声检查子宫内膜厚度。

2. 芳香化酶抑制剂　20世纪90年代相继应用于临床，主要药物为来曲唑（弗隆）和瑞宁德。其作用机制为阻断绝经后病人肾上腺分泌的雄烯二酮向雌酮的转变，减少体内雌激素的来源。用于绝经后、ER阳性的乳腺癌患者的辅助治疗。该药避免了子宫内膜增生和子宫内膜癌的问题，有资料显示其疗效优于他莫昔芬。

3. 卵巢去势术　用于绝经前病人，去除卵巢功能，减少雌激素的产生。卵巢切除术的优点是彻底阻断卵巢来源的雌激素，缺点是手术创伤及不可逆性。放疗卵巢去势所需时间长，阻断卵巢功能可能不完全及造成盆腔组织的放射损伤，现已少用。药物性卵巢去势克服了手术和放疗的

笔记栏

缺点,对绝经前激素受体阳性患者,能提高疗效和生活质量;目前以诺雷德(Zoladex)为代表,能有效抑制卵巢功能,化疗后加用诺雷德可能效果更好。

(四)放射治疗

放射治疗(radiotherapy)是乳腺癌局部治疗的一项重要手段。早期乳腺癌保乳手术后放射治疗是不可或缺的。降低局部复发率对Ⅰ期、Ⅱ期乳腺癌的患者,改良根治术后胸壁和区域淋巴结的放射治疗,可能降低局部复发率。对Ⅲ期以上患者,术后病理报道淋巴结有4个以上转移、腋中组和腋上组淋巴结有转移、原发灶位于乳房中央区或内上象限而病理证实胸骨旁淋巴结有转移者,多应施行放射治疗。对局部复发患者,可以手术切除后放射治疗。

(五)生物治疗

生物治疗是指用药物干扰肿瘤细胞形成的分子通路反应,刺激宿主对肿瘤的防御机制或恢复肿瘤细胞正常表型,达到肿瘤治疗目的。其特征是选择性作用于肿瘤发生和发展所必须的分子靶点。约20%~30%乳腺癌病人存在*her*-2基因的过度表达,往往提示预后不良。赫赛汀(herceptin)是第一个直接针对细胞外*her*-2受体的单克隆抗体,已在临床上用于*her*-2高表达的乳腺癌的治疗并取得一定疗效。

案例 31-6

临床诊断:右乳腺癌

诊断要点:

1. 乳房无痛性质硬肿块,不光滑,边界不清。
2. 腋下扪到肿大质硬淋巴结。
3. 钼靶提示肿块边缘毛刺状,肿块内颗粒状密集细小的钙化灶。
4. 可采用穿刺细胞学检查以利确诊。
5. 可行超声检查或MRI检查,了解周围组织情况。

治疗原则:

1. 选用改良根治术。
2. 若病人有保乳意愿,亦可行保留乳房的乳腺癌切除术,术后加用辅助性放、化疗。
3. 改良根治术后加用化疗。如淋巴结转移数多于4个,还可行放射治疗。
4. 化疗结束后进行内分泌治疗。

第六节 男性乳房肥大症

男性乳腺增生称为男性乳房肥大症(gynecomastia)。好发于青春期前后及老年期,是男性乳腺腺体的良性增殖。因缺乏孕激素的刺激,故只有腺管增生而无腺泡形成。

【病因】

较复杂。一般与体内雌激素和雄激素对靶器官作用关系失调有关。乳儿由于受母体来源雌激素的影响,多有一过性的乳腺腺体增生。近半数青春期男孩会有一定程度的乳腺肥大,16岁前后多退化。在老年男性,乳房肥大的比例随年龄的增加而增高,多属生理性。内源性或外源性雌激素增加和雌激素代谢异常会增高雌激素水平,如垂体腺瘤、肾上腺皮质疾病、睾丸肿瘤和肝脏疾病等均可引起男性乳房肥大。抗雄激素药物、乳腺组织对激素作用敏感性的差异,会使个体在激素水平正常时也发生乳房肥大。

【临床表现】

主要表现为乳晕下出现扁圆形肿块,多为单侧,无明显不适。少数可有乳房疼痛及压痛。乳房的皮肤无异常,乳头溢液少见。增生的腺体小者直径1~2cm,大者近成年女性乳房,质地韧有时略硬。肥胖者胸部脂肪沉积可造成假性乳房肥大,但触诊肿块柔软。需要注意的是必须与男性乳腺癌相鉴别,乳腺癌质地硬,因浸润性生长致边界不清,活动受限,必要时手术切除病检。

【治疗】

一般不需治疗。青春期男孩的乳腺增生,多在发病1~2年内自行消失。注意去除诱因,询问用药史,及时发现垂体、生殖系统、肾上腺、肝脏等处的疾病,必要时检查相关激素的含量。疼痛严重、影响外观者的非青春期患者,可行保留乳头乳晕的皮下乳腺切除。药物治疗有雄激素(甲基睾丸素)、他莫昔芬和芳香化酶抑制剂。

(郭 萌)

笔记栏

第三十二章 腹外疝

人体内某一器官或组织离开其正常解剖部位，通过先天或后天形成的缺损或薄弱点进入另一部位，即称为疝。疝最常发生于腹部，腹部疝又以腹外疝最为多见。凡是腹内脏器或组织通过腹壁先天或后天形成的孔隙、缺损或薄弱区向体表突出，在局部形成一肿块者称为腹外疝。如脏器进入原有的腹腔内间隙内而形成的疝，则称腹内疝，例如小网膜孔疝、膈疝等。真正的腹外疝必须位于有腹膜壁层所组成的囊袋内，与内脏脱出有别，后者无腹膜壁层覆盖。借此可使两者相鉴别。（图 32-1）

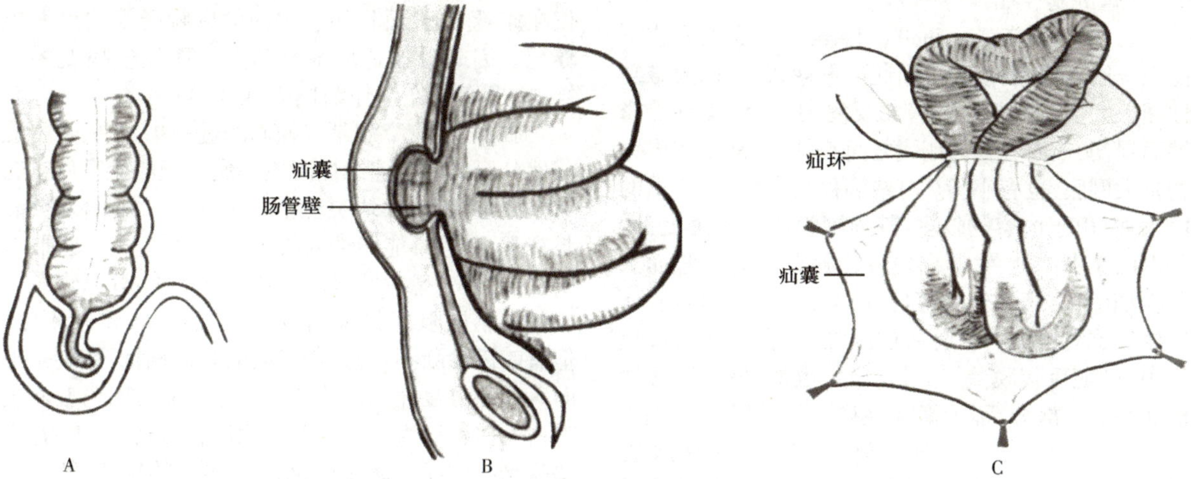

图 32-1 腹外疝

A.滑动疝盲肠成为疝囊的组成部分；B.肠管壁疝；C.逆行性嵌顿疝

腹外疝是腹部外科最常见的疾病之一，并以突出的解剖部位命名。其中以腹股沟疝发生率最高，占90%以上，股疝次之，占5%左右。另外，较常见的腹外疝还有切口疝、脐疝和白线疝。腰疝等罕见。

【病因】

腹壁强度降低和腹内压力增高是腹外疝发病的两个主要原因。

1. 腹壁强度降低 引起腹壁强度降低的因素很多。最常见的因素有：①因先天而形成的解剖结构因素引起。如精索或子宫圆韧带穿过腹股沟管，腹动、静脉穿过股部，脐血管穿过脐环等处。②先天发育不全。如腹白线发育不全，腹膜鞘突未闭等。③手术切口愈合不良、外伤、感染、腹壁神经损伤、老年、久病、肥胖所致肌萎缩等。

2. 腹内压力增高 慢性咳嗽、慢性便秘、排尿困难（如前列腺良性增生肥大）、腹水、妊娠、举重、婴幼儿经常啼哭等是引起腹内压力增高的常见原因。正常人虽然常有腹内压增高情况，但腹壁强度和完整性较好，则很少发生疝。

【病理解剖】

典型的腹外疝由疝环、疝囊、疝内容物和疝被盖四部分组成。

1. 疝环 它是疝囊从腹腔突出的出口部位，多呈环形，亦称疝门，相当于腹壁薄弱或缺损处。各类疝多依疝环部位而命名，如腹股沟疝、股疝、脐疝等。

2. 疝囊 疝囊是腹膜壁层经疝门而突出的囊袋状结构，可分为疝囊颈、疝囊体、疝囊底三部分。疝囊颈指疝囊与腹腔相连接的狭窄部，位置相当于疝环，由于肠内容物经常经此而进出，故常受摩擦而增厚。特别在老年患者，病史长，受所用疝带的软压垫的长期压迫，可使疝囊颈格外肥厚坚韧。疝囊体是疝囊的膨大部分，形成的囊腔是疝内容物留居之处。疝囊底指疝囊的顶端部分。

3. 疝内容物 即指从腹腔突出而进入疝囊的脏器和组织。常见的内容多是活动度大的。以小肠占首位，其次是大网膜；其他有盲肠、阑尾、乙状结肠、横结肠、膀胱、卵巢、输卵管、Meckel 憩室等，但较少见。

4. 疝被盖 指疝囊以外的腹壁各层组织，通常由筋膜、肌肉、皮下组织和皮肤组成，可因疝的部位有所增减。上述各层组织常因疝内容出入、留居而被扩大或受压，以致萎缩、变薄。

笔记栏

【临床类型】

腹外疝按疝的内容物能否回纳分为易复性疝、难复性疝；按疝的内容物有无血循环障碍分为嵌顿性疝、绞窄性疝。

1. 易复性疝(reducible hernia) 凡疝内容很容易回纳入腹腔的，称为易复性疝，也叫可复性疝。一般说来，在腹外疝早期，腹内容物仅在病人站立、行走以及咳嗽、用力排便等腹内压增高时疝出；而在平卧时或用手轻推可回纳入腹腔。有的腹股沟疝的疝囊位于腹股沟管内，肠内容物疝出时，视诊还不能看到，称为隐匿性疝，很易自然回纳，也属可复性疝。

2. 难复性疝(irreducible hernia) 疝内容物不能完全回入腹腔，但并不引起严重症状的，称为难复性疝。大多是由于疝内容物反复突出，疝囊颈受摩擦而损伤，疝内容物与疝囊之间有粘连，常见疝内容物是大网膜，也有小肠。有些病程长、腹壁缺严重的巨大疝，由于内容物较多，其周围组织已萎缩变薄，基本已无支撑力、大量疝内容物随着重力下坠而久留在疝囊内；腹腔容积相应变小，无法再予容纳，逐渐变成难复性疝。腹腔后位的脏器，在疝的形成过程中，可随后腹膜壁层而被下牵，也滑经疝门，遂构成疝囊的一部分，称为滑动性疝。常见脏器右侧为盲肠，左侧为乙状结肠与降结肠，前位是膀胱(图 32-1)。由于滑动过程容易发生粘连，滑动性疝通常也属难复性疝。滑动性疝的病理学特点是和疝囊相连的组织内含有供应盲肠等脏器的主要血管，损伤、切断后可使其失去活力。临床上滑动性疝绝大多数是男性，常见于 50 岁以上，多见于腹股沟，右侧，患者肥胖，疝块巨大，柔软。部分内容多能复位，但不能全部回纳。

3. 嵌顿性疝(incarcerated hernia) 疝环较窄小时，疝内容物可因腹内压增加而强行扩张疝囊颈进入疝囊，随后因疝囊颈的弹性收缩，又将内容物卡住，使其不能回纳，这种情况称为嵌顿性疝。如嵌顿的内容为小肠，则产生急性肠梗阻症状。嵌顿性疝的主要病理特征是肠腔受压梗阻，但其供应的动静脉血运尚未受阻。嵌顿性疝可造成嵌顿的近端与远端肠袢同时完全性梗阻，所以属于闭袢性肠梗阻，因而也叫嵌闭性疝。若系膜在疝环处受压，先使静脉回流受阻，导致肠壁淤血和水肿，疝囊内肠壁及其系膜渐增厚，颜色由正常的淡红逐渐转为深红，囊内可有淡黄色渗液积聚。于是肠管受压情况加重而更难回纳。此时肠系膜内动脉的波动上能触及，嵌顿如能及时解除，病变肠管可恢复正常。

需要提出的是，如果嵌顿的内容物仅为肠壁的一部分，系膜侧肠壁及其系膜并未进入疝囊，称为肠管壁疝，或称瑞契(Richter)疝(图 32-1)。如嵌顿的内容物为美克尔憩室，则称为里脱(Littre)疝。

4. 绞窄性疝(strangulated hernia) 嵌顿性疝如不及时解除，肠管及其系膜受压情况不断加重，可使动脉血流减少，最后导致完全阻断，称为绞窄性疝。此时肠系膜动脉搏动消失，肠壁逐渐失去光泽、弹性和蠕动能力，最终变黑坏死。疝囊内渗液变为淡红色或暗红色血水。如继发感染，疝囊内渗液则为脓性。感染严重时，可引起疝外被盖组织的蜂窝织炎。积脓的疝囊可自行穿破或误被切开引流而发生粪瘘(肠瘘)。嵌顿和绞窄常多为一个肠段，但有时嵌顿的内容物为两个以上肠袢使肠袢呈 W 形状者，称逆行性嵌顿性疝(图 32-1)；不仅在疝囊内的，而且在腹腔内的嵌顿肠管均可发生坏死。因此手术必须将全部嵌顿而发生病变的肠袢，拖出切口外作仔细检查，以防遗漏。

临床上，绞窄疝是嵌顿疝的进一步发展，是不能截然分开的两个连续性阶段。疝嵌顿或绞窄后有三大主要症状：①疝块突然疝出肿大，伴有明显疼痛，与往常不同，不能回纳入腹腔；②疝块坚实、变硬、有明显压痛，令患者咳嗽时疝块无冲击感；③出现急性机械性肠梗阻症状根据以上典型症状，诊断不难。但有时因诊断不及时或漏诊，而延误病情，特别是平时无典型可复性疝病史者，临床上股疝无典型病史者占大多数。为了做到及时确诊，对急腹症患者，不要忘记疝的相关病史的询问和体征的检查；特别对肥胖妇女，要留意股疝嵌顿的可能。如发现有坚硬肿块、压痛、局部温度较对侧为高，X 线直立透视发现肿块附近有多个液平面聚集，均有助于诊断。

虽然腹股沟疝较股疝常见，但后者发生嵌顿多出一倍。儿童的疝，由于疝环组织一般比较柔软，嵌顿后绞窄的机会较小。

第一节 腹股沟疝

案例 32-1

患者，男性，63 岁。因右腹股沟区出现可复性肿块 15 年、肿块不能回纳伴腹痛 5 小时入院。

患者 15 年前右侧腹股沟区出现可复性肿块。站立行走或咳嗽时肿块突出、伴局部酸胀及腹部胀痛。肿块可下至阴囊，平卧时肿块消失。起病后患者未曾诊治。5 小时前患者因重体力劳动，肿块突出，且不能还纳入腹腔；同时伴有腹痛及局部酸胀感，腹痛呈阵发性绞痛，并伴有肛门停止排气。

体格检查：一般情况尚可，心肺检查未见明显异常。腹部平坦，未见明显胃肠型。右下腹明显压痛，无反跳痛与肌紧张，未触及包块,肝脾不肿大。腹部叩诊无移动性浊音,双肾区无叩击痛;听诊肠鸣音活跃。右腹股沟区可见 11cm×7cm×7cm 大小肿块,下端进入阴囊,局部触痛明显,肿块质软,不能回纳至腹腔。肿块透光试验阴性。

问题:

1. 首先考虑为何诊断?
2. 腹股沟疝的病因?
3. 直疝与斜疝的鉴别诊断?
4. 腹股沟疝的手术方式?

腹股沟区是前外下腹壁一个三角形区域,其下界为腹股沟韧带,内界为腹直肌外缘,上界为髂前上棘至腹直肌外侧缘的一条水平线。腹股沟疝就是指发生在这个区域的腹外疝。

腹股沟疝有多种分类法,通常将其分为斜疝和直疝两种。疝囊经过腹壁下动脉外侧的腹股沟管深环(内环)突出,向内、向下、向前斜行经过腹股沟管,再穿出腹股沟管浅环(皮下环),并可进入阴囊,称为腹股沟斜疝(indirect ingunal hernia)。疝囊经过腹壁下动脉内侧的直疝三角区直接由后向前突出,不经过内环,也不进入阴囊,为腹股沟直疝(direct inguinal hernia)。本节结合上述病例,重点讨论腹股沟斜疝的诊断、鉴别诊断及手术方式。

腹股沟斜疝是最多见的腹外疝,约占全部腹外疝的 90%,或腹股沟疝的 95%。男女发病率约为 15∶1,右侧比左侧多见。

2003 年,中华医学会外科学分会疝和腹壁学组对成人腹股沟疝分型进行了修订。①分型方法:根据疝环缺损大小、疝环周围腹横筋膜的坚实程度和腹股沟管后壁的完整性,将腹股沟疝分成Ⅰ、Ⅱ、Ⅲ、Ⅳ型。Ⅰ型:疝环缺损 ≤1.5cm(约 1 个指尖),疝环周围腹横筋膜有张力,腹股沟管后壁完整;Ⅱ型:疝环缺损最大直径 1.5~3.0cm(约 2 个指尖),疝环周围腹横筋膜存在但薄且张力降低,腹股沟管后壁不完整;Ⅲ型:疝环缺损≥3.0cm(大于两指),疝环周围腹横筋膜或薄而无张力或已萎缩,腹股沟管后壁缺损;Ⅳ型:复发疝。②文件记载格式:腹股沟斜疝(左或右侧)Ⅰ型(或Ⅱ、Ⅲ、Ⅳ型),或腹股沟直疝(左或右侧)Ⅰ型(或Ⅱ、Ⅲ、Ⅳ型)。

【解剖概要】

1. 腹股沟区的解剖结构 腹股沟区的腹壁层次与腹前壁其他部一样,由浅及深分为 7 层:皮肤、浅筋膜(Camper 筋膜)、深筋膜(Scarpa 筋膜)、肌肉层(腹外斜肌、腹内斜肌、腹横肌以及它们的腱膜)、腹横筋膜、腹膜外脂肪和腹膜(壁层)。

(1) 皮肤、浅筋膜。

(2) 腹外斜肌:其在髂前上棘与脐之间连线以下移行为腱膜。该腱膜下缘在髂前上棘至耻骨结节之间向后、向上返折并增厚形成腹股沟韧带。韧带内侧端一小部分纤维又向后、向下转折而形成腔隙韧带(陷窝韧带),它填充着腹股沟韧带和耻骨梳之间的交角,其边缘呈弧形,为股环的内侧缘。腔隙韧带向外侧延续的部分附着与耻骨梳,为耻骨梳韧带(图 32-2)。这些韧带在腹股沟疝传统的修补术中极为重要。腹外斜肌腱膜纤维在耻骨结节上外方形成一三角形的裂隙,即腹股沟浅环(外环或皮下环)。腱膜深面与腹内斜肌之间有髂腹下神经及髂腹股沟神经通过,在实施疝手术时应避免其损伤。

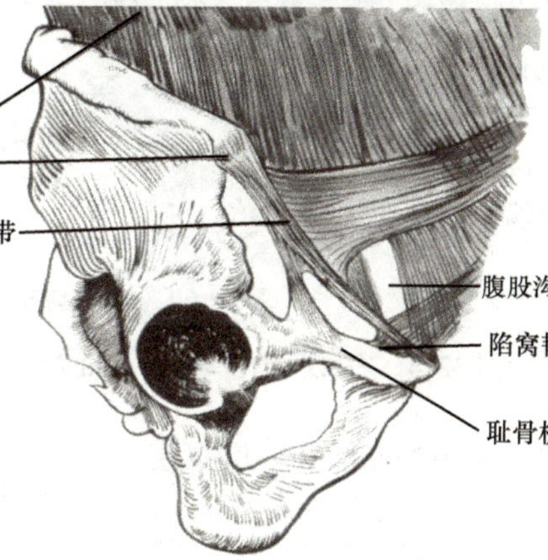

图 32-2 腹股沟区的韧带

(3) 腹内斜肌和腹横肌:腹内斜肌在此区起自腹股沟韧带的外侧 1/2。肌纤维向上走行,其下缘呈弓状越过精索前方、上方,在精索内后侧止于耻骨结节。腹横肌在此区起自腹股沟韧带外侧 1/3,其下缘也呈弓状越过精索上方,在精索内后侧与腹内斜肌融合而成腹股沟镰(或称联合腱),也止于耻骨结节。

(4) 腹横筋膜:位于腹横肌深面。其下面部分的外缘 1/2 附着于腹股沟韧带,内侧 1/2 附着于耻骨梳韧带。腹横筋膜至腹股沟韧带向后的游离缘处加厚形成髂耻束,现代疝修补术特别强调这一结构。在腹股沟中点上方 2cm、腹壁下动脉外侧处,男性精索或女性子宫圆韧带穿过腹横筋膜而造成一个卵圆形裂隙,即为腹股沟管深环(内环或腹环)。在男性,腹横筋膜由此向下包绕精索,成为精索内筋膜。深环内侧的腹横筋膜组织增厚,称凹间韧带(图 32-3,图 32-4)。在腹股沟韧带内侧 1/2,腹横筋膜还覆盖着股动、静脉,并在腹股沟韧带后方伴随这些血管下行至股部。

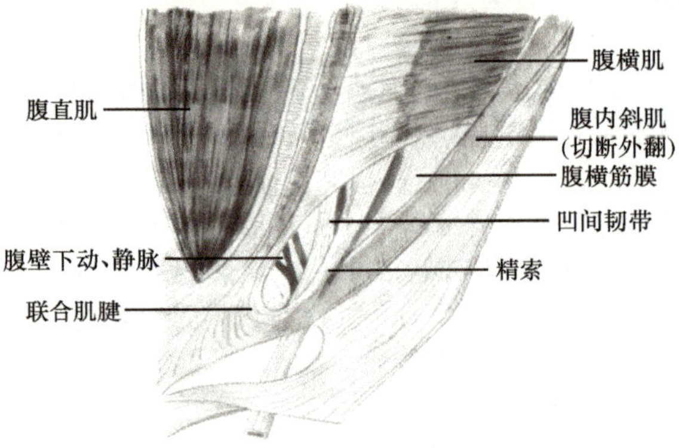

图 32-3 左腹股沟区解剖层次(前面观)

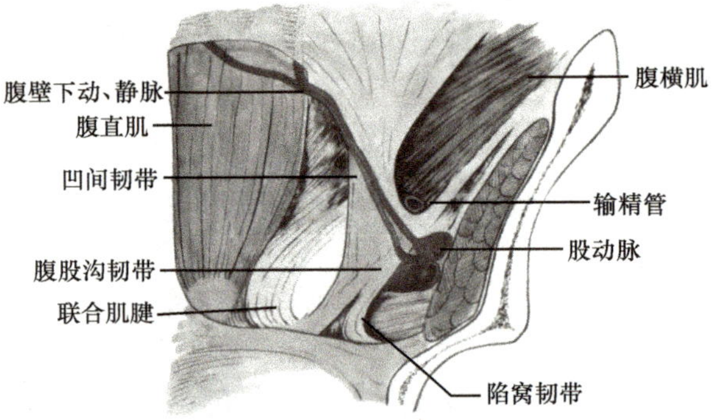

图 32-4 右腹股沟区解剖(后面观)

(5) 腹膜外脂肪和壁层腹膜。

由以上可见,在腹内斜肌和腹横肌的弓状下缘与腹股沟韧带之间有一空隙存在。在腹股沟内侧 1/2 部分,腹壁强度较为薄弱,这就是腹外疝好发于腹股沟区的重要原因。

2. 腹股沟管解剖结构 腹股沟管位于腹前壁、腹股沟韧带内上方,大体相当于腹内斜肌、腹横肌弓状下缘与腹股沟韧带之间的空隙。成人腹股沟管的长度为 4~5cm。腹股沟管的内口即深环,外口即浅环。它们的大小一般可容一指尖。以内环为起点,腹股沟管的走向由外向内、由上向下、由深向浅斜行。腹股沟管的前壁有皮肤、皮下组织和腹外斜肌腱膜,但外侧 1/3 部分尚有腹内斜肌覆盖;管的后壁为腹横筋膜和腹膜,其内侧1/3尚有腹股沟镰;上壁为腹内斜肌、腹横肌的弓状下缘;下壁为腹股沟韧带和腔隙韧带。女性腹股沟管内有子宫圆韧带通过,男性则有精索通过。

3. 直疝三角(Hesselbach 三角) 直疝三角的外侧边是腹壁下动脉,内侧边为腹直肌外侧缘,底边为腹股沟韧带。此处腹壁缺乏完整的腹肌覆盖,且腹横筋膜又比周围部分薄弱,故易发生疝。腹股沟直疝即在此由后向前突出,故称直疝三角。直疝三角与腹股沟管深环之间有腹壁下动脉和凹间韧带相隔(图 32-5)。

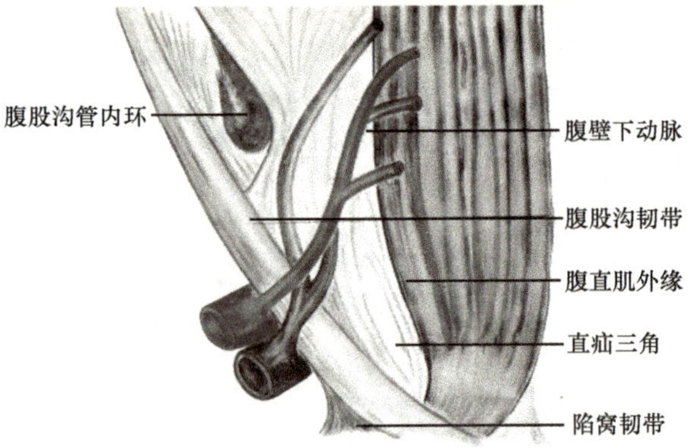

图 32-5 直疝三角(后面观)

【病因及发病机制】

腹股沟斜疝有先天性和后天性之分。

1. 先天性解剖异常 胚胎早期,睾丸位于腹膜后第 2~3 腰椎旁,以后逐渐下降,同时在未来的腹股沟管深环处带动腹膜、腹横筋膜以及各肌层经腹股沟管逐渐下移,并推动皮肤而形成阴囊。随之下移的腹膜形成鞘突,睾丸紧贴在其后壁。鞘突下段在婴儿出生不久成为睾丸固有鞘膜,其余部分自行萎缩闭锁而形成纤维索带。如鞘突不闭锁或闭锁不完全,就成为先天性斜疝的疝囊(图 32-6)。右侧睾丸下降比左侧略晚,鞘突闭锁也较迟,故右侧腹股沟疝较多。

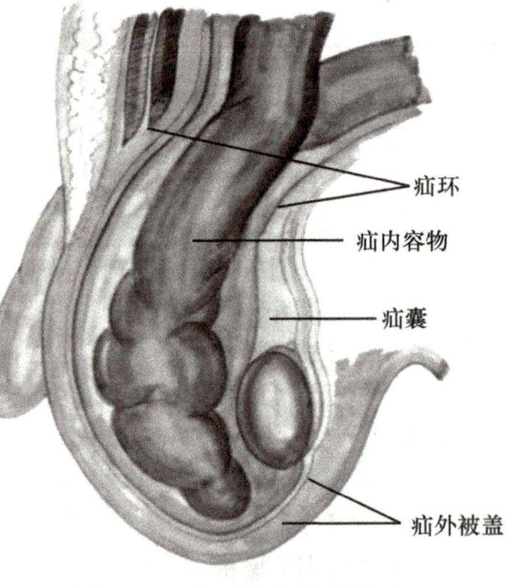

图 32-6 先天性腹股沟斜疝

2. 后天性腹壁薄弱或缺损 任何腹外疝,都存在腹横筋膜不同程度的薄弱或缺损。此外,腹横肌和腹内斜肌发育不全对发病也起着重要作用。腹横筋膜和腹横肌的收缩可把凹间韧带牵向上外方,而在腹内斜肌的深面关闭了腹股沟深环。如腹横筋膜或腹横肌发育不全,这一保护作用就不能发挥而容易发生疝(图 32-7)。已知腹肌松弛时弓状下缘与腹股沟韧带是分离的。但在腹内斜肌收缩时,弓状下缘即被拉直而向腹股沟韧带靠

笔记栏

拢，有利于覆盖精索并加强腹股沟管的前壁。因此，腹内斜肌弓状下缘发育不全或位置偏高者易发生腹股沟疝（特别是直疝）。

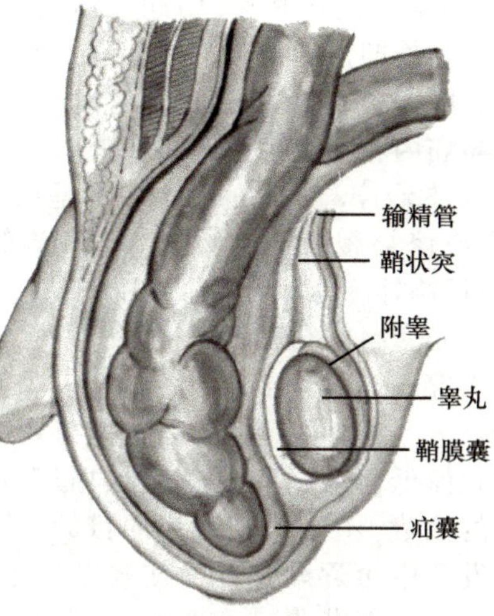

图 32-7　后天性腹股沟斜疝

【临床表现和诊断】

重要的临床表现是腹股沟区有一突出的肿块。有的患者开始时肿块较小，仅仅通过深环进入腹股沟管，疝环处仅有轻度坠胀感，此时诊断较为困难；一旦肿块明显，并穿过浅环甚至进入阴囊，诊断就较容易。

易复性斜疝除腹股沟区有肿块和偶有胀痛外，并无其他症状。肿块常在站立、行走、咳嗽或劳动时出现，多呈长梨形，并可降至阴囊或大阴唇。用手按肿块并嘱病人咳嗽，可由膨胀性冲击感。平卧休息或用手将肿块向腹腔推送，肿块可向腹腔回纳而消失。回纳后，用手指通过阴囊皮肤深入浅环，可感浅环扩大、腹壁软弱；此时如病人咳嗽，指尖有冲击感。用手指紧压腹股沟管深环，让病人起立咳嗽，斜疝疝块不再出现；但移去手指后，可见疝块由外上向内下鼓出。疝内容物如为肠袢，则肿块柔软、光滑，叩之鼓音；回纳疝块时常有阻力；一旦回纳，疝块即消失，并常在肠袢进入腹腔时发出咕噜声。内容物如为大网膜，则肿块坚韧呈浊音，回纳缓慢。

案例 32-1

本病例为右侧腹股沟区出现可复性肿块。站立行走或咳嗽时突出，肿块突出时伴局部酸胀及腹部胀痛，肿块可下至阴囊，平卧时肿块消失。因此应首先考虑为右腹股沟斜疝。

难复性斜疝在临床表现方面除胀痛稍重外，其主要特点是疝块不能完全回纳。滑动斜疝疝块除不能完全回纳外，尚有消化不良和便秘等症状。滑动疝多见于右侧，左右发病率约为 1∶6。滑动疝虽不多见，但滑入疝囊的盲肠或乙状结肠可能在疝修补术时被误认为疝囊的一部分而被分开，应特别注意。

嵌顿疝通常发生在斜疝，强力劳动或排便等腹内压剧增是其主要原因。临床上表现为疝块突然增大，并伴有明显疼痛。平卧或用手推送不能使肿块回纳。肿块紧张发硬，且有明显触痛。嵌顿内容物如为大网膜，局部疼痛常较轻微；如为肠袢，不但局部疼痛明显，还可伴有腹部绞痛、恶心、呕吐、便秘、腹胀等机械性肠梗阻的临床表现。本例患者右腹股沟可复性肿块多年，强力劳动后肿块突出并进入阴囊、不能还纳，且伴有腹痛及肛门停止排气。因此，本例可诊断为右腹股沟斜疝嵌顿。疝一旦嵌顿，自行回纳的机会较少；多数病人的症状逐步加重。如不及时处理，终将成为绞窄性疝。肠管壁疝（Richter 疝）嵌顿时，由于肿块不明显，又不一定有肠梗阻的表现，容易忽略。

案例 32-1

本例患者 5 小时前因重体力劳动，肿块突出，且不能还纳入腹腔，同时伴有腹痛及局部酸胀感；腹痛呈阵发性绞痛，并伴有肛门停止排气。查体：听诊肠鸣音活跃；右腹股沟区可见 11cm× 7cm×7cm 大小肿块，下端进入阴囊，局部触痛明显，肿块质软，不能回纳至腹腔。肿块透光试验阴性。因此可诊断为右腹股沟斜疝嵌顿。

绞窄性疝的临床症状多较严重。有时肠袢坏死穿孔，疼痛可因疝块压力骤降而暂时缓解，这时不可认为病情好转。绞窄时间较长者，嵌顿组织发生坏死感染，侵及周围组织，引起急性炎症。严重者可发生脓毒症。

腹股沟直疝常见于年老体弱者。其主要临床表现是当病人直立时，在腹股沟内侧端、耻骨结节上外方出现一半球形肿块，并不伴有疼痛或其他症状。直疝的疝囊颈宽大，疝内容物又直接从后向前顶出，故平卧后疝块多能自行消失，不需用手推送复位。直疝绝不进入阴囊，极少发生嵌顿。疝内容物常为小肠或大网膜。膀胱有时可进入疝囊，成为滑动性直疝，此时膀胱即成为疝囊的一部分，手术时应予以注意。

腹股沟疝诊断一般不难，但确定是腹股沟斜疝还是直疝，有时并不容易（表 32-1）。特别困难者可行疝囊造影检查。方法是：在下腹部穿刺注入造影剂后变换体位，2～4 分钟后俯卧位摄片。

表 32-1 斜疝与直疝的鉴别

	斜疝	直疝
发病年龄	多见于儿童及青壮年	多见于老年人
突出途径	经腹股沟管突出，可进入阴囊	由直疝三角突出，不进阴囊
疝块外形	长梨形或椭圆形	半球形，基底较宽
回纳疝块后压住深环	疝块不再突出	疝块仍可突出
精索与疝囊的关系	精索在疝囊后方	精索在疝囊前外方
疝囊颈与腹壁下动脉的关系	在腹壁下动脉外侧	在腹壁下动脉内侧
嵌顿机会	较多	极少

【鉴别诊断】

腹股沟疝的诊断一般并不难。常须与以下疾病鉴别：

1. 睾丸鞘膜积液 睾丸鞘膜积液所出现的肿块完全局限于阴囊内，其上界可清楚地摸到；透光试验，鞘膜积液多为透光（阳性），疝块不能透光（阴性）。但小儿的疝块，因组织菲薄，常能透光，勿与鞘膜积液混淆。腹股沟斜疝时，可在肿块后方触及实质感的睾丸；鞘膜积液时，睾丸在积液之间，故肿块各方均呈囊性而不能触及实质感的睾丸。

2. 精索鞘膜积液 肿块较小，在腹股沟管内，牵拉同侧睾丸可见肿块移动。

3. 交通性鞘膜积液 肿块的外形与睾丸鞘膜积液相似。站立活动时肿块缓慢的出现并增大。平卧后肿块逐渐缩小；挤压肿块，其体积也可逐渐的缩小。透光试验为阳性。

4. 隐睾 腹股沟管内下降不全的睾丸可被误认为斜疝或精索鞘膜积液。隐睾肿块较小，挤压时可出现特有的胀痛感觉。如患侧阴囊内睾丸缺如，则可明确诊断。

5. 急性肠梗阻 肠管被嵌顿的疝可伴发急性肠梗阻。因此，不能仅满足于肠梗阻的诊断而忽略了疝的存在，尤其是病人比较肥胖或疝块比较小时，更易遗漏疝的发现而延误治疗。

【治疗】

腹股沟疝如不及时正确处理，疝块可逐渐增大，最终会加重腹壁的损坏或导致其他严重并发症而影响劳动力，甚至发生嵌顿或绞窄而威胁病人的生命。因此，除少数特殊情况外，腹股沟疝一般均应尽早实施手术治疗。

1. 非手术治疗 对于一岁以下的婴幼儿可暂不手术。因为婴幼儿腹肌可随躯体生长逐渐强壮，疝有可能自行消失而痊愈。可采用疝带压住腹股沟管深环，防止疝块突出，使腹肌有发育强壮加强腹壁的机会。

年老体弱或伴有其他严重疾病而禁忌手术者，可在回纳疝内容物后，用疝带顶住疝环，阻止疝块突出。长期使用疝带可使疝囊颈经常受到摩擦变得肥厚坚韧而增加疝嵌顿的发病率，并有促使疝囊与疝内容物发生粘连的可能。

2. 手术治疗 手术的基本原则是疝囊高位结扎、加强或修补腹股沟管管壁。腹股沟管的修补包括：内环修补，腹股沟的前壁和（或）后壁修补。

（1）疝囊高位结扎术：显露疝囊颈，予以高位结扎或贯穿缝合，然后切去疝囊。这样就能堵住腹内器官进入疝囊的通道。若未能显露疝囊颈部而致结扎偏低，只是把一个较大的疝囊转化为一个较小的疝囊，不能达到治疗的目的。婴幼儿的腹肌在发育中可逐渐强壮而使腹壁加强，单纯疝囊高位结扎常能获得满意的疗效，不必施行修补术。有些绞窄性斜疝因肠管坏死而局部有严重感染，通常也采取单纯疝囊高位结扎而不施行修补术，因感染常使修补失败；腹壁的缺损应在以后择期手术修补。

（2）疝修补术：加强或修补腹股沟管管壁。成人腹股沟疝病人都存在程度不同的腹股沟管前壁或后壁薄弱或缺损。单纯疝囊高位结扎不足以预防腹股沟疝的复发，只有在薄弱或缺损的腹股沟管前壁或后壁得到加强或修补之后，才有可能得到彻底的治疗。

修补或加强腹股沟管前壁最常用的方法是Ferguson 法。它是在精索前方将腹内斜肌下缘和联合腱缝至腹股沟韧带上，借以消灭腹内斜肌弓状下缘于腹股沟韧带之间的空隙。仅适用于腹横筋膜无显著缺损、腹股沟管后壁尚健全的病例。

修补或加强腹股沟管后壁常用的方法有四种：①Bassini 法：将精索提起，在其后方把腹内斜肌下缘和联合腱缝至腹股沟韧带上，置精索于腹内斜肌和腹外斜肌腱膜之间。②Halsted 法：与上法很相似，但将腹外斜肌腱膜也在精索后方缝合，从而把精索移至腹壁皮下层与腹外斜肌腱膜之间。③McVay 法：是在精索后方把腹内斜肌下缘和联合腱缝至耻骨梳韧带上。④Shouldice 法：上述三种修补术有一共同缺点，即将不同结构的解剖层次，强行缝合在一起，引起较大张力，也不利于愈合。此外，现代观念认为，所有成年腹股沟疝病人，都存在腹横筋膜不同程度的薄弱或缺损，而Shouldice 法就是把疝修补手术的重点放在腹横筋膜这一层次上。将腹横筋膜自耻骨结节处向上切开，直至内环，然后将切开的两叶予以重叠缝合，先将外下叶缝于内上叶的深面，再将内上叶的边

笔记栏

缘缝于髂耻束上，以再造合适的内环，发挥其括约肌作用。然后按 Bassini 法将腹内斜肌下缘和联合腱缝至腹股沟韧带深面。浅环通常在修补术中显露疝囊前切开，缝合切口时可再塑，使其缩小。

(3) 无张力疝修补术：上述传统的疝修补术都存在缝合张力大、术后手术部位有牵拉感、疼痛和修补的组织愈合差等缺点。现代疝手术强调在无张力的情况下进行缝合。常用的修补材料是纤维网。其最大的优点是，应用方便、省时，术后手术部位疼痛较轻，疝复发率低。

手术方法：分离出疝囊后，将疝囊内翻送入腹腔，无需按传统的方法高位结扎疝囊。合成纤维网疝补片有多种，现在常用的补片为"工"字形，将其填充在疝的内环处以修复缺损和腹壁薄弱区。

(4) 经腹腔镜疝修补术：①经腹膜前法。②完全经腹膜外法。③经腹膜内法。④单纯疝环缝合法。前三种方法的基本原理是从后方用合成纤维网片加强腹壁的缺损；③最后一种方法是用钉或缝线使内环缩小，只用于较小的、病症较轻的斜疝。

3. 嵌顿性和绞窄性疝的处理原则 嵌顿性疝需要紧急处理，但应根据病人的具体情况采取不同的处理方法。

嵌顿性疝具备下列情况者可先试行手法复位：①嵌顿时间在 3～4 小时以内，局部压痛不明显，也无腹部压痛或腹肌紧张等腹膜刺激征者；②年老体弱或伴有其他较严重疾病而估计肠袢尚未绞窄坏死者。复位方法是让病人取头底足高卧位，注射吗啡或派替啶，以止痛和镇静，并松弛腹肌。然后托起阴囊，持续缓慢的将疝块推向腹腔，同时用左手轻轻按摩浅环和深环以协助疝内容物回纳。此法虽有可能使早期嵌顿性斜疝复位，暂时避免手术，但有挤破肠管、把已坏死的肠管送回腹腔，或疝块虽消失而实际仍有一部分肠管未回纳等可能。因此，手法必须轻柔，切忌粗暴；复位后还需密切观察腹部情况，注意有无腹膜炎或肠梗阻的表现。如有这些表现，应尽早手术探查。由于嵌顿疝复位后，疝并未得到根治，大部分病人迟早仍需手术修补，而手法复位本身又带有一定的危险性，所以要严格掌握其指征。

除上述情况外，嵌顿性疝原则上需要紧急手术治疗，以防止疝内容物坏死并解除伴发的肠梗阻。绞窄性疝的内容物已坏死，更需手术。术前做好必要的准备非常重要，如有脱水或电解质紊乱，应迅速补液或输血。手术的关键在于正确判断疝内容物的活力；在扩张或切开疝环、解除疝环压迫的前提下，凡肠管呈紫黑色、失去光泽和弹性、刺激后无蠕动、相应肠系膜内无动脉搏动者，即可判定肠坏死。如肠管尚未坏死，则可将其送回腹腔，按一般易复性疝处理。不能肯定是否坏死时，可在其系膜根部注射 0.5% 普鲁卡因溶液，再用温热等渗纱布覆盖该段肠管或将该段肠管暂时送回腹腔，10～20 分钟后，再行观察。如肠壁转为红色，肠蠕动和肠系膜内动脉搏动恢复，则证明肠管尚具有活力，可回纳腹腔。如肠管确已坏死，或经上述处理后病理改变并未见好转，或一时不能肯定肠管是否已失去活力时，则在病人全身情况允许的前提下，切除该段肠管并进行一期吻合。病人情况不允许肠切除吻合时，可将坏死或活力可疑的肠管外置于腹外，并在其近侧端切一小口，插入一肛管减压解除梗阻；7～14 天后，全身情况好转，再施行肠切除吻合术。绞窄的内容物如系大网膜，可予切除。

案例 32-1

若本例患者肠管未坏死，术中可直接还纳，同时施行疝囊高位结扎加腹股沟管后壁加强修补术（Bassini 法）。

手术处理中应注意：①如嵌顿的肠袢较多，应特别警惕逆行性嵌顿的可能。不仅要检查疝囊内肠袢的活力，还应检查位于腹腔内的中间肠袢是否坏死。②切勿把活力可疑的肠管送回腹腔，以图侥幸。③少数嵌顿性疝或绞窄性疝，临手术时因麻醉的作用疝内容物自行回纳腹内，以致在术中切开疝囊时无肠袢可见。遇此情况，必须仔细探查肠管，以免遗漏坏死肠袢于腹腔内；必要时另作腹部切口探查之。④凡施行肠切除吻合术的病人，因手术区污染，在高位结扎疝囊后，一般不宜作疝修补术，以免因感染而致修补失败。

4. 复发性腹股沟疝的处理原则 传统的疝修补术后的复发率一般仍较高。斜疝术后复发率约在 4% 左右，但也有高达 10% 的报告；直疝术后复发率比斜疝高 4～6 倍，多在术后 1 年内复发。采用无张力疝修补术则可明显降低术后复发率。

造成复发的原因很多。病人全身和局部因素：如老年体弱、腹壁肌肉软弱严重、局部缺损过大，术后没能控制引起腹内压增加的伴随病；此外，术后过早地参加体力劳动，也是造成术后复发的因素，应以注意。手术的因素①疝囊未能高位结扎。②内环未能恰当的修补。③修补处张力过大。④术中损伤神经和术后并发血肿。⑤感染。

治疗：再行手术修补。根据腹股沟管壁缺损情况，可采用 Bassini、Mc Vay 术，或施行疝成形术（自体阔筋膜移植或应用网状合成材料）。

第二节 股 疝

案例 32-2

患者,女,43岁。因右腹股沟区出现可复性包块5个月,包块不能回纳伴腹痛2小时入院。

患者5个月前右侧腹股沟区出现可复性包块,约核桃大。站立行走或咳嗽时突出,伴局部酸胀及腹部胀痛,平卧时肿块消失。起病后患者未曾诊治。2小时前患者登山时,包块突出,且不能还纳入腹腔,同时伴有腹痛及局部酸胀感,腹痛呈阵发性绞痛,伴有肛门停止排气。

体格检查:一般情况尚可,心肺检查未见明显异常。腹部平坦,未见明显胃肠型。右下腹明显压痛,无反跳痛与肌紧张,未触及包块,肝脾不肿大。腹部叩诊无移动性浊音,双肾区无叩击痛。听诊肠鸣音活跃。卵圆窝处有一半球形隆起,3cm× 3cm×2cm 大小,局部触痛明显,肿块质软,不能回纳至腹腔。

问题:

1. 首先考虑何诊断?
2. 股疝与斜疝的鉴别诊断?
3. 股疝与曲张的大隐静脉团块鉴别?

凡经股环、股管而自卵圆窝突出的疝,叫做股疝,约占腹外疝的5%。股疝多见于中年以上的经产妇女,右侧较多见。

案例 32-2

本例患者为中年女性,经产妇。右侧腹股沟区卵圆窝处可复性包块5个月,应首先考虑股疝的可能性。

【股管解剖概要】

股管是一个潜在性狭长(漏斗形)间隙,长约1.0~1.5cm,内含脂肪、疏松结缔组织和淋巴结。股管有上、下两口;上口称股环,椭圆形,直径约1.5cm,上覆盖有股环隔膜。股管前界是腹股沟韧带,内界是陷窝韧带,后界是耻骨梳韧带,外界是股静脉。股管下口为卵圆窝,是阔筋膜上的一个缺陷,呈椭圆形,上有一层薄膜覆盖,称为筛状板。大隐静脉也在此穿过筛状板而汇入股静脉。

【病因及病理解剖】

女性骨盆较宽大,联合肌腱及陷窝韧带常发育不全或变薄,导致股环宽大松弛,加上腹内压增高的诱因,使下坠的腹腔内脏经股环进入股管,自卵圆窝突出,故女性多见。疝内容物多为小肠和大网膜。由于股管几乎是垂直向下的,疝内容物似直线状下坠,但一出卵圆窝后,却突转向前,形成一锐角。加以股环本身狭小,周围韧带坚韧,因此容易发生嵌顿和绞窄。在腹外疝中,股疝嵌顿者最多,高达60%。股疝一旦嵌顿,可迅速发展为绞窄性疝,应特别注意。

【临床表现】

易复性股疝的症状较轻,常不为病人注意,尤其肥胖者更易被疏忽和漏诊。股疝之疝块通常不大。由于疝囊外有丰富的脂肪组织,平卧而回纳疝内容物后,有时疝块并不完全消失。由于疝囊颈狭小,当咳嗽增加腹压时,局部咳嗽冲击感不明显。一部分病人可在久站后感到患处胀痛、下坠不适。

发生嵌顿时局部明显疼痛,出现急性肠梗阻症状。肠梗阻严重者可以掩盖股疝局部症状,故对急性肠梗阻病人,尤其是中年妇女,应注意检查有无股疝,以免漏诊。

【鉴别诊断】

股疝的诊断有时并不容易,应特别注意与下列疾病鉴别:

1. 腹股沟斜疝 腹股沟斜疝位于腹股沟韧带的上内方,股疝则位于腹股沟韧带的下外方,一般不难鉴别。应注意的是,较大的股疝除疝块的一部分位于腹股沟韧带下方以外,一部分有可能在皮下伸展至腹股沟韧带上方。用手指探查外环是否扩大,有助于两者鉴别。

2. 脂肪瘤 股疝疝囊外常有一增厚的脂肪组织层,在疝内容物回纳后,局部肿块不一定完全消失,易被误认为脂肪瘤。但脂肪瘤的基底不固定,活动度较大。股疝疝囊外增厚的脂肪组织层基底宽、边界不清且活动度小。

3. 肿大的淋巴结 嵌顿性股疝常被误诊为腹股沟区淋巴结炎。淋巴结炎不伴有腹痛、腹胀等肠梗阻表现。

4. 曲张的大隐静脉团块 卵圆窝处结节样膨大的大隐静脉在站立或咳嗽时增大,平卧时消失,可能被误诊为易复性股疝。压迫股静脉近心端可使结节样膨胀增大;此外,下肢其他部分同时有静脉曲张对鉴别诊断有重要意义。

5. 髂腰部结核性肿块 脊柱或骶髂关节结核所致寒性脓肿可沿腰大肌流至腹股沟区,并表现为一肿块。这一肿块也可有咳嗽冲击感,且平卧时也可暂时缩小,可与股疝相混淆。仔细检查可见这种脓肿多位于腹股沟的外侧部、偏髂窝处,且有波动感。检查脊柱常可发现腰椎有病征。

【治疗】

股疝易嵌顿,又易发展为绞窄,应紧急手术治疗。最常见的手术方法是 McVay 修补术。有两种手术径路：腹股沟上切口和腹股沟下切口。

1. 腹股沟上修补术 切口同腹股沟斜疝修补术，逐层切开腹外斜肌腱膜，显露腹股沟韧带。将腹内斜肌、圆韧带（在男性为精索）牵向内上方，显露腹股沟管后壁，在腹壁下动脉内侧切开腹横筋膜，即可发现疝囊进入股管。然后边游离，边向上提出疝囊，也可在卵圆孔处用力向上推压，直到疝囊完全游离，提出切口外，切开疝囊，回纳疝内容物，以丝线作高位缝扎，切除多余疝囊壁。按照 McVay 术式，将腹内斜肌下缘和联合腱缝至耻骨梳韧带和陷窝韧带。然后还可缝合耻骨肌筋膜和腹股沟韧带，以封闭股环。最后，逐层缝合切口。

案例 32-2

本例患者采用此入路。术中证实股疝嵌顿，疝内容物为小肠，肠壁稍青紫；解除压迫后，肠壁颜色渐恢复正常，蠕动好，遂还纳入腹腔。

2. 腹股沟下修补法 卵圆窝处直切口。切开筛筋膜，直接显露疝囊。细心推开股静脉和大隐静脉，向上分离至疝囊颈部切开疝囊，回纳疝内容物，高位贯穿缝扎疝囊颈，剪去多余疝囊壁。然后，将腹股沟韧带、陷窝韧带与耻骨梳韧带缝合，以关闭股环。在外侧应注意勿损伤或压紧股静脉。也可采用无张力疝修补法。

嵌顿性或绞窄性股疝手术时，因疝环狭小，回纳疝内容物常有一定困难。遇有这种情况时，可切断腹股沟韧带以扩大股环，但在疝内容物回纳后，应仔细修复切断的韧带。

第三节 其他腹外疝

（一）切口疝

切口疝是发生于腹壁手术切口处的疝。临床上比较常见，占腹外疝的第三位。腹部手术后切口获得一期愈合者，切口疝的发病率通常在 1% 以下；如切口发生感染，则发病率可达 10%；切口裂开者可高达 30%。

【病因】

1. 切口类型 在各种常用的腹部切口中，切口疝多见于腹部纵行切口。最常发生切口疝的是经腹直肌切口，下腹部因腹直肌后鞘不完整而更多。其次为正中切口和旁正中切口。原因是：除腹直肌外，腹壁各层肌及筋膜、鞘膜等组织的纤维大体上都是横向走行的，纵行切口势必切断这些纤维；在缝合这些组织时，缝线容易在纤维间滑脱；已缝合的组织又经常受到横向牵引力而容易发生切口裂开。此外，纵行切口虽不致切断强有力的腹直肌，但因肋间神经可被切断，其强度可能因此而降低。

2. 切口感染 除上述解剖因素外，手术操作不当是导致切口疝的主要原因。其中最主要的是切口感染所致的腹壁组织破坏，由此引起的腹部切口疝占全部病例的 50% 左右。其他如引流物留置过久，切口过长以致切断肋间神经过多，腹壁切口缝合不严密，手术中因麻醉效果不佳、缝合时强行拉拢创缘而致组织撕裂等情况，均可导致切口疝的发生。

3. 其他因素 手术后腹部明显胀气或肺部并发症导致剧烈咳嗽而致腹内压剧升，也可使切口内层哆开而发生切口疝。此外，创口愈合不良也是一个重要因素。发生切口愈合不良的原因很多，如切口内血肿形成、肥胖、老龄、营养不良或某些药物（如皮质激素）。

【临床表现】

腹部切口疝的主要症状是腹壁切口处逐渐膨隆，有肿块出现。肿块通常在站立或用力时更为明显，平卧休息则缩小或消失。较大的切口疝有腹部牵拉感，伴食欲减退、恶心、便秘、腹部隐痛等表现。多数切口疝无完整疝囊，疝内容物常可与腹膜外腹壁组织粘连而成为难复性疝，有时还伴有不全性肠梗阻。

检查时可见切口瘢痕处肿块，小者直径数厘米，大者可达 10～20cm，甚至更大。有时疝内容物可达皮下。此时常可见肠型和肠蠕动波，触诊可感到肠管咕噜声引起的颤动。肿块复位后，多数能触及腹肌裂开所形成的疝环边缘。腹壁肋神经损伤后腹肌薄弱所致的切口疝，虽有局部膨隆，但无边缘清楚的肿块，也不能明确触及疝环。

切口疝的疝环一般比较宽大，很少发生嵌顿。

【治疗】

原则上应手术治疗。手术步骤：①切除疝表面原手术瘢痕；②显露疝环，沿其边缘清楚地解剖出腹壁各层组织；③回纳疝内容物后，在无张力的情况下拉拢疝环边缘，逐层细致的缝合健康的腹壁组织，必要时可用重叠缝合法加强之。以上要求对于较小的切口疝是容易做到的。对于较大的切口疝，因腹壁组织萎缩的范围过大，要求在无张力前提下拉拢健康组织有一定的困难。对于这种病例，可用合成纤维网片或自体筋膜组织进行修补。如在张力较大的情况下强行拉拢，即使勉强完成了缝合修补，术后难免不再复发。

（二）脐疝

疝囊通过脐环突出的疝称脐疝。临床分小儿

脐疝与成人脐疝两种。二者发病原因及处理原则不尽相同。

1. 小儿脐疝 发病原因是脐环闭锁不全或脐部瘢痕组织不够坚强，在腹内压增加的情况下发生。小儿腹内压增高的主要原因有经常啼哭和便秘。小儿脐疝多属易复性，临床上表现为啼哭时脐疝脱出，安静时肿块消失。疝囊颈一般不大，但极少发生嵌顿和绞窄。有时，小儿脐疝的覆盖组织可因外伤或感染而破溃。

临床发现没有闭锁的脐环延迟至2岁时多能自行闭锁。因此，除了嵌顿或穿破等紧急情况外，在小儿2岁之前可采取非手术疗法。满2岁后，如脐环直径仍大于1.5cm，则可手术治疗。原则上，5岁以上儿童的脐疝均应采取手术治疗。

非手术治疗的方法是，回纳疝块后，用一大于脐环、外包纱布的硬币或小木片抵住脐环，然后用胶布或绷带加以固定勿使移动。6个月以内的婴儿采用此法治疗，效果较好。

2. 成人脐疝 为后天性疝，多发生于中年肥胖的经产妇，约占各类疝的1%～4%。该病亦见于腹内压增高的慢性疾患者。疝内容物初期为大网膜，随后还有小肠、结肠等。常与疝囊壁形成广泛粘连。主要的临床表现为脐部有半球状疝块突出。内容物可回纳，亦伴咳嗽冲击痛，可有消化不良、腹部不适与隐痛。一般较小的脐疝症状不明显。成人脐疝的疝环边缘坚韧、弹性小，可发生嵌顿与绞窄。孕妇或肝硬化腹水着，如伴发脐疝，有时会发生自发性或外伤性穿破。

【治疗】

手术是唯一的治疗方法，嵌顿时应紧急手术。脐疝手术修补的原则是切除疝囊，缝合疝环；必要时可重叠缝合疝环两旁的组织。手术时应注意保留脐眼，以免对病人产生心理上的影响。

（三）白线疝

可发生于腹壁正中线（即白线）的不同部位，但绝大多数在脐上，故也称上腹疝。

白线的腱纤维均为斜行交叉，这一结构可使白线做出形态和大小的改变，以适应躯体活动或腹壁呼吸活动时的变化，如在伸长时白线变窄，缩短时变宽。但当腹胀时需同时伸长和展宽，就有可能撕破交叉的腱纤维，从而逐渐形成白线疝。上腹部白线深面是镰状韧带，它所包含的腹膜外脂肪常是早期白线疝的内容物。白线疝进一步发展，突出的腹膜外脂肪可把腹膜向外牵出形成一疝囊，于是腹内组织（通常是大网膜）可通过疝囊颈而进入疝囊。下腹部两侧腹直肌靠得较紧密，白线部位腹壁强度较高，故很少发生疝。

早期白线疝肿块小而无症状，不易被发现。以后可因腹膜受牵拉而出现明显的上腹疼痛，并伴有消化不良、恶心、呕吐等症状。病人平卧，将疝块回纳后，常可在白线区触及缺损的空隙。

疝块较小而又无明显症状者，可不必治疗。症状明显者，可行手术。一般只需切出突出的脂肪，缝合白线缺损。如果有疝囊存在，则应结扎囊颈，切除疝囊，并缝合疝环（即白线缺损）。白线缺损交大者，可用合成纤维网片修补。

（四）半月线疝

经腹直肌外缘半月线突出的疝称半月线疝。腹直肌在半环线以下无后鞘，半月线疝多见于半月线和半环线交接处。疝环为腹横筋膜、腹横肌和腹内斜肌中的裂隙，疝囊位于腹外斜肌的深面。半月线疝一般不易确诊，常误诊为脂肪瘤，多半因嵌顿手术时才发现。半月线疝均应手术治疗。依一般手术原则，找出疝囊切开之，回纳内容物后在囊颈处缝扎，切除多余的疝囊，腹横筋膜缺损处用丝线缝合。半月线疝手术简单，效果良好，很少复发。

（温 泉）

笔记栏

第三十三章 腹部损伤

腹部损伤可以由机械性、化学性和放射性等因素引起。根据有无皮肤破损，腹部损伤分为开放伤和闭合伤；根据有无腹膜破损，开放伤可分为穿透伤和非穿透伤；根据有无出口，穿透伤又可分为贯通伤和盲管伤。

腹部损伤的关键问题在于判断有无内脏损伤。肝、脾、肾等实质器官或大血管损伤短时间内即可因出血而危及生命，而胃肠道、胆道等空腔脏器损伤则可因腹腔感染等严重并发症危及生命。因此，早期诊断和及时治疗对腹部外伤患者的救治有着十分重要的意义。

实质性器官或大血管损伤主要表现为低血容量性休克，空腔脏器破裂主要表现为弥漫性腹膜炎。但由于致伤因素和损伤程度的不同，腹部外伤的临床表现可以有很大差异，多发性损伤的临床表现则更为复杂。

第一节 脾 破 裂

案例 33-1

患者，男，45 岁。因外伤后左上腹疼痛 2 周、加重 2 小时入院。

患者 2 周前骑自行车时不慎摔倒，左侧肢体着地；伤后感左上腹疼痛，呈持续性钝痛，无腰背部放射痛；无心慌胸闷，饮食、睡眠及大小便无明显异常改变。2 周来，因疼痛可以忍受，未到医院就诊。2 小时前左上腹疼痛突然加重，伴心慌、冷汗、面色苍白。

体格检查：T 36.5℃，P 112 次/分，R 21 次/分，BP 98/50mmHg。贫血貌，心肺检查无明显阳性体征。腹部微隆，未见肠型及蠕动波；腹肌软，左上腹压痛，肝、脾肋下未触及；移动性浊音阳性；肠鸣音 4 次/分。

辅助检查：①左下腹腹腔穿刺抽出 3ml 不凝血；②血常规：Hb 96g/L；③B 超：腹腔积液，脾脏回声欠均匀；④CT：腹腔积液，脾脏不均质。

问题：

1. 首先应考虑何诊断？
2. 还有哪些辅助检查有助于诊断？
3. 如何处理？

脾脏尽管位于左季肋深部，有肋骨保护，但脾组织甚为脆弱，血运丰富，受伤后容易破裂，在腹部闭合伤中，脾破裂（splenic rupture）居于首位。根据损伤原因，脾破裂可分为创伤性、医源性和自发性破裂；根据破裂部位，脾破裂可分为中央型破裂、包膜下破裂和真性破裂。

【临床表现和诊断】

中央型破裂和包膜下破裂包膜完整，因临床上并无明显出血征象而不易被发现，可形成血肿而最终被吸收；但有些血肿在某些微弱外力影响下，可以突然转为真性破裂，这种情况可发生于外伤后 1～4 周，应予警惕。真性破裂最为常见，包括脾包膜撕裂、脾实质撕裂、部分脾实质碎裂、脾门破裂、脾完全性破裂等。撕裂伤若不累及脾实质的中间区和脾门区血管，则出血量不大；若损伤波及脾门血管或脾粉碎性破裂，则可引起急性大出血，甚至未及抢救已致死亡。

根据外伤史及内出血的临床表现，创伤性脾破裂诊断并不困难。自发性脾破裂和非腹腔手术引起的医源性脾破裂诊断比较困难。通过对临床症状的严密观察以及腹腔穿刺和超声检查，常常能够了解腹腔积血和脾破裂情况。

【治疗】

脾破裂一经诊断，在积极抗休克的同时，应迅速完善手术前准备，急诊行剖腹探查手术。至于手术方式，因脾组织脆弱，破裂后不易止血、缝合或修补，故通常采用脾切除术。如脾脏裂口大而出血凶猛，可先捏住脾蒂以控制出血；然后快速清理手术野，充分显露，以便钳夹脾蒂，切忌在血泊中盲目钳夹。如果腹内确无其他脏器破裂，可收集未污染的腹内积血，过滤后进行自体输血。

案例 33-1

在本病例，患者 2 周前有明确腹部外伤史及左上腹疼痛；2 小时前疼痛突然加重，并伴有心慌、冷汗、面色苍白、心率增快、血压下降等休克表现；腹腔穿刺抽到不凝血，B 超、CT 均提示腹腔积血、脾破裂；该病例具有典型的迟发性脾破裂表现。如果进一步行 X 线检查，透视有可能发现左侧膈肌抬高，运动受限；平片可能发现左膈升高，胃受压右移，胃结肠间距增宽，左侧下位的肋骨骨折等。但本病例由于病程长，有污染可能，不可回收腹腔积血。

笔记栏

由于脾脏组织脆弱,不易缝合止血,传统上对于脾破裂一律行脾切除术。20世纪80年代以来,由于对脾脏免疫功能的认识,有人主张行裂口修补术或脾部分切除术保留脾脏全部或部分功能,以免日后招致严重的脾切除术后爆发性感染(over-whelming post-splenectomy infection, OPSI)。OPSI一般多见于术后2~3年,以3岁以下婴幼儿多见,致病菌以肺炎球菌为主,其次为嗜血性流感杆菌、脑膜炎双球菌、金黄色葡萄球菌等。OPSI发病隐匿,初期仅有轻微的咽痛和发热,继而骤起高热、头痛、恶心呕吐,乃至昏迷、休克,常伴有出血倾向,可在数小时至十几小时内死亡,死亡率可达50%~80%。保脾手术已有较多成功的报道。对于表浅或局限的脾脏破裂,可以考虑试用。对于某些破损严重而难以修补或保留的粉碎性脾破裂,有人主张将切除的脾脏切成小薄片,移植于大网膜内,总量约占原脾的1/3,以恢复脾功能;成人的OPSI发生率甚低,多无此必要。目前认为,行保脾手术时应遵循以下原则:①年龄越小越应争取行保脾手术。②抢救生命第一,保留脾第二,即在保证生命安全的基础上才可行保脾手术。③保脾手术后必须严密观察与随访。

案例 33-1

临床诊断:脾破裂(迟发性)

诊断要点:

1. 左上腹外伤史。
2. 左上腹疼痛并突然加重。
3. 入院时有明显休克表现:心慌、出虚汗、面色苍白、心率增快、血压下降。
4. 腹腔穿刺抽到不凝血。
5. 血常规示Hb降低;B超、CT提示腹腔积血、脾破裂。

治疗原则:

1. 积极抗休克。
2. 迅速完善手术前准备。
3. 急诊行剖腹探查、脾切除术。

第二节 肝 破 裂

肝破裂(liver rupture)在致伤因素、病理类型和临床表现方面与脾破裂相似,但因可能有胆汁溢入腹腔,腹痛和腹膜刺激征常较脾破裂明显,有时血液可通过胆道进入十二指肠而出现黑便及呕血。

【分级】

肝损伤分级目前尚无统一标准,较为广泛接受的有1994年美国创伤外科协会提出的6级分法:Ⅰ级,血肿:包膜下血肿,占肝表面<10%;裂伤:包膜撕裂,实质裂伤深度<1cm。Ⅱ级,血肿:包膜下血肿,占肝表面10%~50%,实质内血肿直径<10cm;裂伤:深度1~3cm,长度<10cm。Ⅲ级,血肿:包膜下血肿,大于肝表面积50%或正在扩大,包膜下血肿破裂,实质内血肿>10cm或正在扩大;裂伤:实质深度>3cm。Ⅳ级,裂伤:实质破裂累及肝叶25%~75%或者在一叶内累及1~3个肝段。Ⅴ级,裂伤:实质破裂累及肝叶>75%或在一叶内累及3个以上肝段;血管伤:近肝静脉损伤,如肝后下腔静脉伤或主要肝静脉伤。Ⅵ级,血管伤:肝脏撕脱。

国内黄志强提出了简单实用的3级分法:Ⅰ级:裂伤深度<3cm;Ⅱ级:伤及肝动脉、门静脉、肝总管的2~3级分支;Ⅲ级:伤及肝动脉、门静脉、肝总管或其一级分支合并伤。

【治疗】

肝破裂的治疗长期以来多遵循手术探查这一基本原则,然而不少肝外伤病人在手术时出血已停止或仅需极简单的操作。近年来,随着B超、CT、MRI等影像学技术的发展以及监护手段的改进,临床上对病情稳定的肝破裂可在严密观察下实施非手术治疗。

1. 非手术治疗 有单纯保守治疗和介入治疗。单纯保守治疗措施主要包括:绝对卧床休息、禁食补液、胃肠减压、预防感染、动态观察肝功能生化指标、严密监测生命体征等。介入治疗是指通过肝动脉造影技术根据肝破裂的部位对肝固有动脉或其分支进行栓塞以达到止血目的。非手术治疗的指征包括:Ⅰ~Ⅱ级肝损伤,血流动力学稳定,肝破裂相关性输血少于2个单位,无其他需手术治疗的腹腔脏器伤,具有重症监护和B超、CT观察条件等。

2. 手术治疗 原则是彻底清创、确切止血、消除胆汁溢漏通畅引流。

肝创面的处理方法包括:①单纯缝合术:适用于Ⅰ~Ⅱ级肝裂伤。②清创性缝合术:对于肝深度裂伤伴有失活肝组织时,先行失活肝组织清除,再将裂伤对拢缝合。③切开缝合术:对于肝脏的深度裂伤,疑有大的血管、胆管分支断裂时,先将裂口延长,处理裂口内血管及胆管后再缝合。④清创性肝部分切除术:对于有大块肝组织碎裂或挫伤严重,无法以缝合等方法修复的肝破裂,应行不规则性肝部分切除术。

对于经以上方法行肝创面处理后仍不能确切止血的,可以采用:①肝动脉结扎术:结扎肝总动脉最安全,但止血效果有时不满意;结扎左或右肝动脉效果肯定,但术后肝功能可能波动;结扎肝固有动脉有一定危险，故应慎用。②纱布填塞术：此方法早在 1908 年由 Prningle 首先使用，二次世界大战后随肝修补术的使用被逐渐弃用。目前将其作为临时止血措施，如患者需转院治疗时使用；更多情况下，则是作为救治严重肝外伤时采取的损伤控制性手术（damage control surgery）。损伤控制性手术是指为救治严重创伤患者，在早期采用快捷而简单的操作，控制伤情的恶化，给患者获得复苏的时间和机会，后期再进行确定性处理。对于肝组织大块缺损，止血不满意，无条件或患者病情不允许行较大手术的情况下，可在肝脏创口内用大网膜、明胶海绵、氧化纤维堵塞后，再用长纱条顺序填入裂口以压迫止血。纱条尾端自腹壁切口或另作戳创引出腹壁外，术后第 5 天起，每日抽出纱条一段，7～10天取完，此期间必须加强抗生素治疗以防感染。③全肝血流阻断术：肝脏损伤严重，伴有肝静脉主干或下腔静脉撕裂时，需采用下腔静脉转流，暂时阻断下腔静脉及肝门诸血管，使肝脏暂时处于“无血状态”，然后修补肝静脉主干或下腔静脉的裂口。

经过妥善的清创及止血处理后，应在创面或肝周放置多孔硅胶双套管行负压吸引以引流出血液和胆汁，既可以预防感染，也能及时发现活动性出血和胆瘘的发生。

第三节 胰腺损伤

胰腺由于位置深而隐蔽，一方面损伤机会较小，另一方面容易导致漏诊。胰腺损伤（pancreatic injury）后常并发胰液漏或胰瘘，死亡率较高，可达 20%左右，应高度警惕。

单纯胰腺损伤出血量一般不大，无明显休克表现；部分病例渗液局限在网膜囊内，腹膜炎体征往往也不明显，不易早期诊断。有下列情况时，应警惕有胰腺损伤的可能：①上腹部有严重挤压伤，特别是暴力直接作用于上腹中线，可使胰腺挤压于脊柱，造成胰头、胰体的断裂伤；②胰体断裂后胰液外渗可早期出现腹膜刺激征，部分伤员因膈肌受刺激出现背部疼痛，部分伤员形成胰腺假性囊肿；③腹腔穿刺液胰淀粉酶含量升高；④B 超发现胰腺回声不均和（或）周围积血、积液，CT 发现胰腺轮廓不整齐和（或）周围积血、积液。

胰腺损伤的处理原则：①高度怀疑或诊断为胰腺损伤者，应立即手术治疗。②在剖腹探查时发现胰腺附近腹膜后血肿，特别是网膜囊有腹膜后血肿，应切开腹膜进行探查。③包膜完整的胰腺挫伤，仅做局部引流即可。④主胰管未损伤的一般裂伤，可用丝线褥式缝合修补，然后放置引流。⑤胰腺头部断裂伤，结扎头侧主胰管并缝合断端，将尾侧断端与空肠行 Roux-Y 吻合。⑥胰颈、体、尾部的严重挫裂伤或横断伤，宜行胰腺近端缝合、远端切除术。⑦胰头损伤合并十二指肠破裂者，可施行十二指肠憩室化手术。⑧胰头严重毁损无法修复时行胰头十二指肠切除。⑨术后腹腔内应放置双腔管负压吸引，一般引流 10 天以上。⑩应用生长抑素并延长禁食时间，以预防胰瘘。

第四节 胃和十二指肠损伤

胃损伤（gastric injury）在闭合性腹部损伤中较少见，在开放性腹部损伤中常合并其他腹腔脏器损伤。胃的血液供应丰富，处理后容易愈合。胃后壁或贲门胃底部较小的破裂易被忽视，手术探查时应切开胃结肠韧带，对胃后壁进行详细的检查。胃裂伤原则上采用缝合修补；广泛的挫裂伤而修补困难时，可施行胃部分切除术。

十二指肠的大部分位于腹膜后，损伤的发生率很低；如果发生，较多（3/4 以上）见于十二指肠二、三部。十二指肠损伤（duodenal injury）如发生在腹腔内部分，可引起明显的腹膜炎症状，一般不致耽误手术时机。损伤如发生在腹膜后部分，早期常无明显体征，以后可因向腹膜后溢出的空气、胰液和胆汁在腹膜后疏松结缔组织内扩散，而引起严重的腹膜后感染；此时可逐渐出现持续而进行性加重的右上腹和背部疼痛（可向右肩和右睾丸放射），但并无腹膜刺激征；有时可有血性呕吐物出现。早期 X 线平片见右肾和腰大肌轮廓模糊。有时可见腹膜后有气泡；积气多时，肾脏轮廓可清晰显示。口服水溶性造影剂可见其外溢。直肠内指检有时可在骶前扪及捻发感，提示气体已达盆腔腹膜后间隙。

手术探查时如发现十二指肠附近腹膜后血肿、组织被胆汁染黄或在横结肠系膜根部有捻发音，应强烈怀疑十二指肠腹膜后破裂的可能。此时应切开十二指肠外侧后腹膜或横结肠系膜根部后腹膜，以便探查十二指肠降部与横部。十二指肠裂口不大时，可横行修补；裂口较大不能修补时，可覆盖一段带蒂空肠缝合于破裂处；如肠管损伤严重或完全断裂，可闭合断裂端，另作胃空肠吻合，为十二指肠内容物提供出路；十二指肠损伤合并胰腺损伤时，可采用十二指肠憩室化或胰十二指肠切除术。以上手术方式均应附加减压手术，如置胃管、胃造口、空肠造口、胆总管造瘘等，以保证十二指肠良好愈合。

笔记栏

第五节 小肠和结肠破裂

案例 33-2

患者,女,55 岁。因节育环取出术后腹痛 6 小时入院。

患者 6 小时前在某医院行节育环取出术,术后感下腹部剧烈疼痛。疼痛呈持续性,并迅速波及全腹,无放射痛。无心慌胸闷、恶心呕吐、腹胀腹泻、畏寒发热。发病后感小便困难,大便未解。无乙型肝炎、结核、糖尿病等病史。

体格检查:T 37.8℃,P 92 次/分,R 20 次/分,BP 130/85mmHg。急性病容,巩膜无黄染。浅表淋巴结无肿大。心肺检查无明显阳性体征。腹部平坦,腹肌紧张,中下腹部压痛、反跳痛阳性。肝、脾肋下未触及。移动性浊音阴性。肠鸣音减弱。

问题:

1. 首先应考虑何诊断?
2. 哪些辅助检查有助于诊断?
3. 最可能的病因是什么?
4. 如何处理?

小肠由于分布范围广,较容易受伤。小肠破裂(small intestine rupture)发生后可立即出现剧烈腹痛,并伴有明显的腹膜炎体征,故诊断一般并不困难。但一部分病人的小肠裂口不大,或穿破后被食物残渣、纤维蛋白素甚至突出的黏膜所堵,可能无弥漫性腹膜炎及气腹的表现。

案例 33-2

在本病例,患者有剧烈腹痛及明显的腹肌紧张和中下腹压痛、反跳痛等典型的消化道穿孔表现。为明确诊断,入院后对患者进行了血常规、腹部立位平片、腹部彩超等检查;结果血常规提示 WBC 14.6×10^9/L,彩超提示肝肾隐窝及盆腔积液,腹部立位平片见双侧膈下游离气体。结合患者有节育环取出病史,首先应考虑医源性小肠破裂。

小肠破裂的手术方式以简单修补为主,一般采用间断横向缝合以防修补后肠腔狭窄。有以下情况时,则应采用部分小肠切除吻合术:①裂口较大或裂口边缘部肠壁组织挫伤严重者;②小段肠管有多处破裂者;③肠管大部分或完全断裂者;④肠系膜损伤影响肠壁血液循环者。

案例 33-2

该患者急诊在硬膜外麻醉下行剖腹探查术。术中发现腹腔有淡黄色浑浊渗液及肠内容物共约 1200ml;空肠有两处较大的破裂口相距约 40cm,两破裂口间肠管充血水肿明显并覆盖大量脓苔。子宫颈前壁发现有一约 1cm 长边缘不整齐的裂口,考虑取环器械误伤并穿透子宫壁进入腹腔后钩破空肠壁两处。行子宫修补,小肠部分切除(约50cm)吻合术。

结肠破裂(colon rupture)发生率较小肠为低。但因结肠内容物液体成分少而细菌含量多,故腹膜炎出现得较晚,但较严重。位于腹膜后的结肠受伤后容易漏诊,常常导致严重的腹膜后感染。

由于结肠壁薄,血液供应差,含菌量大,故结肠破裂的治疗不同于小肠破裂。结肠破裂的手术方式有:①Ⅰ期修补术:对于肠管裂口小、受伤时间短、腹腔污染轻、全身情况良好的病人,右半结肠可以行Ⅰ期修补术;②Ⅰ期修补+近端造口术、对于肠管裂口小、受伤时间短、腹腔污染轻、全身情况良好的病人,左半结肠可以行Ⅰ期修补并行近端造口术;③Ⅰ期切除+近端造口术;对于肠管损伤范围大,但受伤时间短、腹腔污染轻、全身情况良好的病人,可以行Ⅰ期切除+近端造口术;④肠管修补外置术:对于肠管裂口偏大,或局部挫伤重,虽然可以修补,但有肠瘘之虞者,可以将肠管修补后外置于腹壁下或腹壁外观察,如果发生肠瘘,可以开放为造口,如果Ⅰ期愈合,置于腹壁下的肠管不必再还纳腹腔,置于腹壁外的肠管 7~10 天可还纳入腹腔;⑤肠管外置术:对于病情危重,不能耐受长时间手术,可将肠袢游离后拖出腹腔,待全身情况改善后再处理。

案例 33-2

临床诊断:子宫穿孔、小肠破裂。

诊断要点:

1. 节育环取出术病史。
2. 急性腹痛。
3. 典型的腹膜炎体征。
4. 血常规示 WBC 增加。
5. 彩超示腹腔积液、X 线提示双侧膈下游离气体。

治疗原则:

1. 急诊行剖腹探查手术。
2. 联合应用抗生素。

第六节　直肠损伤

案例 33-3

患者,女,20 岁。因下腹部挤压伤后会阴部疼痛伴肛门流血 2 小时入院。

患者 2 小时前作业时被航车挤压下腹部,伤后即感会阴部疼痛,伴肛门少量流血。有心慌、虚汗、口渴、乏力。无恶心呕吐,无大小便失禁。既往体健,无手术及外伤史。

体格检查:T 36℃,P 122 次/分,R 21 次/分,BP 68/30mmHg。神志模糊,重度贫血貌。心肺检查无明显阳性体征。腹部平坦,未见肠型及蠕动波。腹肌软,无固定压痛反跳痛,未触及包块,肝、脾肋下未触及。肠鸣音正常。肛门口有血迹,会阴部见开放性伤口约 3cm,检查伤口与直肠相通;直肠指检发现左右两侧均有破裂口,并可触及骨折断端。骨盆挤压试验阳性,双侧大腿上段肿胀明显,有波动感。

辅助检查:①腹腔穿刺未抽到不凝血;②血常规:Hb 76g/L;③彩超:肝胆胰脾未见明显异常,腹腔无积液,下腹部腹膜后见巨大血肿回声,双侧大腿上段皮下积液;④骨盆 X 线片:双侧耻骨及坐骨支骨折。

问题:

1. 考虑哪些诊断?
2. 如何处理?

直肠因为位置深在并有骨盆保护,损伤较为少见。直肠开放性损伤的常见原因有骑跨伤、尖锐物穿透伤、弹片伤、爆炸伤、骨盆骨折断端的刺伤等,分娩时也可因产力过强致会阴与直肠撕破;直肠闭合性损伤的原因有高空坠落、腹部挤压、直肠内异物刺伤等。医源性损伤常见于下腹部手术、内镜检查、取活检或息肉电切,极少数因肛表测体温、灌肠时插管导致直肠损伤。偶有报道自发性直肠破裂。

直肠损伤(rectal injury)发生在腹膜返折之上,其临床表现与结肠损伤基本相同;如发生在返折之下,则将引起严重的直肠肛管周围感染。直肠损伤后,直肠指捡可发现直肠内出血,有时还可扪到直肠破裂口或骨折断端。

案例 33-3

该患者下腹部挤压伤 2 小时,伴有明显的休克表现。体格检查发现骨盆骨折、直肠下段破裂。腹腔穿刺未抽到不凝血;血常规提示重度贫血;彩超示肝胆胰脾未见异常,腹腔无积血,腹膜后及双侧大腿上段血肿形成;骨盆 X 线片提示双侧耻骨及坐骨支骨折。根据这些病历资料,可以诊断为失血性休克、骨盆多发性骨折、直肠下段破裂、腹膜后血肿。

腹膜返折以上的直肠破裂应剖腹进行修补,同时施行乙状结肠双筒造口术,2~3 个月后闭合造口。腹膜反折以下直肠破裂时,应充分引流直肠周围间隙以防感染扩散,同时也应施行乙状结肠造口术,使粪便改道直至伤口愈合。

案例 33-3

本病例腹部伤为直肠下段破裂,患者失血性休克应是骨盆骨折引起的腹膜后出血所致。可以先输血输液,在休克纠正、全身情况改善后,再行局部清创引流+乙状结肠造口术。

案例 33-3

临床诊断:失血性休克、骨盆多发性骨折、直肠下段破裂、腹膜后血肿。

诊断要点:

1. 下腹部挤压伤病史。
2. 会阴部疼痛、肛门流血、休克症状。
3. 血常规 Hb 76g/L;彩超示下腹部腹膜后血肿;骨盆 X 线片示双侧耻骨及坐骨支骨折。

治疗原则:

1. 快速输血输液抗休克。
2. 抗生素治疗。
3. 休克纠正、全身情况改善后行局部清创引流+乙状结肠造口术。

第七节　腹膜后血肿

腹膜后血肿(retroperitoneal hematoma)常为腹部多发性损伤的一种临床表现,其诊断较为复杂困难。腹膜后出血多来自腹膜后脏器(胰、肾、十二指肠、大血管等),但最常见原因是骨盆骨折,约占所有病例 1/3 左右。由于腹膜后组织疏松,出血容易在腹膜后间隙广泛扩散而形成巨大血肿,还可渗入肠系膜间。

腹膜后血肿因出血程度与范围各异,临床表现并不恒定。由于常合并其他部位的多发伤,腹膜后血肿症状常被掩盖。血肿很大时,可产生腰背痛、腹痛、腹胀等症状,容易和腹壁严重挫伤或腹腔内出血等混淆。盆腔腹膜后血肿时，可出现直肠刺激症状，直肠指检常可触及包块。如 X 线检查发现有骨盆、腰椎骨折，腰大肌阴影模糊等，即提示有腹膜后血肿。超声和 CT 检查可以帮助明确诊断。

首先应输血输液治疗出血性休克。对于少量出血，往往能自行局限、吸收，不需手术治疗。如大量输血仍不能纠正休克，或疑有内脏损伤时，应紧急手术探查。探查时对于不同部位的腹膜后血肿，根据不同的具体情况加以处理：上腹正中部位的腹膜后血肿，常有重要脏器和大血管的损伤，应积极探查。双肾区的腹膜后血肿，如怀疑有结肠损伤、血尿症状、血肿进行性增大或血肿已破并有血外溢时，应予探查。骨盆区的腹膜后血肿，如是穿透伤，应切开探查，以除外大血管损伤，并可检查有无膀胱、直肠损伤；如是闭合伤，常有脊柱及骨盆骨折，应尽量避免切开血肿，因后腹膜有自然压迫止血作用。联合部位的血肿，因涉及范围大，常有腹膜后大血管损伤，出血迅猛，应迅速探查，及时止血。

（牛万成）

笔记栏

第三十四章 急性化脓性腹膜炎

案例 34-1

患者,男,57 岁。摔伤后腹痛 2 天入院。

患者于 2 天前行走时不慎前倾摔伤,当即出现腹痛、恶心、呕吐,呕吐物为胃内容物。无头痛、意识障碍,无大、小便失禁。在当地医院输液、对症治疗,效果不佳,腹痛逐渐加剧。既往无特殊病史。

体格检查:T 38.7℃, P 106 次/分, R 36 次/分,BP 90/58mmHg。表情淡漠,痛苦貌。浅表淋巴结不肿大。巩膜无黄染,双侧瞳孔等大,对光反射存在。颈软、气管居中,心、肺正常。腹部膨隆,皮肤有擦伤;全腹压痛、肌紧张和反跳痛,肝、脾未扪及。腹部有叩痛,移动性浊音阳性,肠鸣音消失。

问题:

1. 可能的诊断是什么?
2. 哪些辅助检查有助于诊断?
3. 治疗原则是什么?

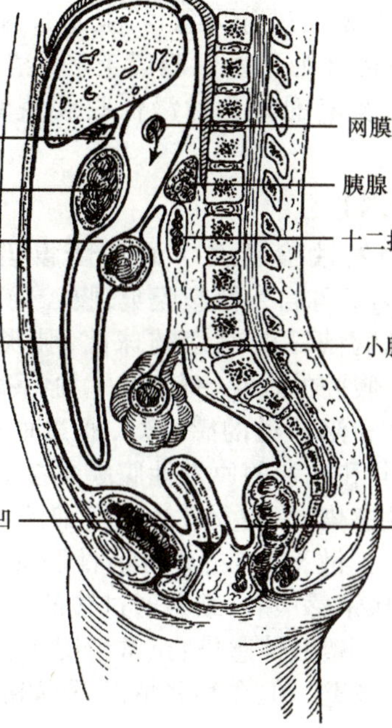

图 34-1 腹膜解剖模式图

腹膜炎是腹腔脏层腹膜和壁层腹膜的炎症。从广义而言,无论是因细菌、化学、物理损伤等引起的腹膜炎症,均称为腹膜炎。但细菌引起的化脓性腹膜炎最为常见,故最具临床重要性。

【解剖生理概要】

腹膜分为互相连续的壁层腹膜和脏层腹膜两部分。壁层腹膜贴附腹壁、横膈脏面和盆壁的内面;脏层腹膜将内脏悬垂或固定于膈肌、腹后壁或盆腔壁,形成网膜、肠系膜及几个韧带。

腹膜腔是壁层腹膜和脏层腹膜之间潜在的间隙,男性是密闭的,女性的腹膜腔则经输卵管、子宫、阴道与体外相通。腹膜腔是人体最大的体腔。正常情况下,腹腔内有 75~100ml 草黄色澄清的液体,起润滑作用。在病变时,腹膜腔内可容纳数升液体或气体。腹膜腔分为大、小腹膜腔两部分,即腹腔和网膜囊,二者经网膜孔相通(图 34-1)。

大网膜是腹膜的一部分,自横结肠下垂遮盖其下的脏器。大网膜有丰富的血液供应和大量脂肪组织,其活动度大,能够自行移动到所及病灶处将其包裹填塞,使炎症局限,有修复病变的作用。

壁层腹膜主要受体神经(肋间神经和腰神经的分支)的支配,因此对各种刺激敏感,痛觉定位准确。受炎症刺激时可引起反射性腹肌紧张、压痛、反跳痛,是诊断腹腔内炎性病变的重要临床依据。膈肌中心部分的腹膜受到刺激时,通过膈神经的反射可引起肩部放射痛或呃逆。脏层腹膜受自主神经支配,来自交感神经和迷走神经末梢,痛觉定位差,但对牵拉、胃肠腔内压力增加或炎症压迫等刺激较为敏感,通常表现为钝痛,感觉多局限于脐周、腹中部;重刺激可引起心率变慢,血压下降和肠麻痹。

腹膜的表面是一层扁平的间皮细胞,排列规则。深面依次为基膜、浆膜下层,含有血管丰富的结缔组织、脂肪细胞、巨噬细胞、胶原和弹力纤维。腹膜有很多皱襞,其面积几乎与全身的皮肤面积相等,约 1.7~2.0m^2。腹膜是双向的半透性薄膜,水、电解质、尿素及一些小分子物质能透过腹膜。腹膜能向腹腔内渗出大量液体,内含淋巴细胞、巨噬细胞和脱落的上皮细胞。在急性炎症时,腹膜分泌大量的渗出液,起到稀释毒素和减少刺激的作用。渗出液中的巨噬细胞能吞噬细菌、异物和破碎组织。其中的纤维蛋白沉积在病变周围,产生粘连,以防止感染扩散并修复受损组织。但是由此而产生的腹腔内广泛的纤维性粘连,则引起肠管成角、扭曲、成团,可导致肠梗阻。同时腹膜又有很强的吸收能力,能吸收腹腔内的积液、血

笔记栏

液、空气和毒素等。在严重的腹膜炎时,可因腹膜吸收大量的毒素物质,而引起感染性休克。

第一节 急性弥漫性腹膜炎

急性弥漫性腹膜炎是临床较为常见的一种。腹膜炎按病因可分为细菌性腹膜炎和非细菌性腹膜炎;按临床经过分为急性、亚急性和慢性三类;按感染途径分为原发性腹膜炎和继发性腹膜炎;按感染波及范围分为弥漫性腹膜炎和局限性腹膜炎。

【病因】

1. 原发性腹膜炎 原发性腹膜炎(primary peritonitis)又称自发性腹膜炎,腹腔内无原发性病灶。常见病菌是溶血性链球菌、肺炎链球菌等。细菌进入腹腔的途径一般为:①血行播散:病原菌经呼吸道和泌尿道的感染灶,通过血行播散至腹膜腔,婴儿和儿童的原发性腹膜炎多属于这一类。②上行性感染:来自女性生殖道细菌,通过输卵管直接向上扩散至腹腔,如淋菌性腹膜炎。③直接扩散:泌尿系感染时,细菌通过腹膜层直接扩散至腹膜腔。④透壁性感染:正常情况下,肠腔细菌是不能通过肠壁。但在某些情况下,如肝硬化腹水、肾病、猩红热、肠梗阻或营养不良等机体抵抗力下降时,肠腔内细菌可通过肠壁进入腹腔,引起腹膜炎。原发性腹膜炎感染范围较广泛。脓液的性质与细菌的种类有关。溶血性链球菌的脓液稀薄,无臭味。肺炎链球菌的脓液呈草绿色或淡黄绿色,稍稠。

2. 继发性腹膜炎 继发性化脓性腹膜炎(secondary peritonitis)是最常见的腹膜炎,是由腹腔内原有疾病的进一步发展恶化引起。常见原因:①急性炎症性病变:如急性阑尾炎、急性胰腺炎、急性胆囊炎等。②急性穿孔性病变:如急性阑尾炎穿孔、胃十二指肠溃疡穿孔、急性胆囊炎穿孔等。胃肠内容流入腹腔首先引起化学性刺激,产生化学性腹膜炎,然后继发感染成为化脓性腹膜炎。③肠坏死:如急性绞窄性肠梗阻。④腹部外伤:无论是开放性或闭合性损伤都有可能引起腹腔器官穿孔或破裂。⑤腹部手术污染或吻合口瘘。⑥其他:腹腔穿刺、经皮肝穿胆道造影、腹腔异物(图34-2)。

引起继发性腹膜炎的细菌主要是胃肠道常住菌群,其中以大肠埃希菌多见,其次为厌氧菌、链球菌,变形杆菌等。一般都是混合性感染,故毒性强(图34-2)。

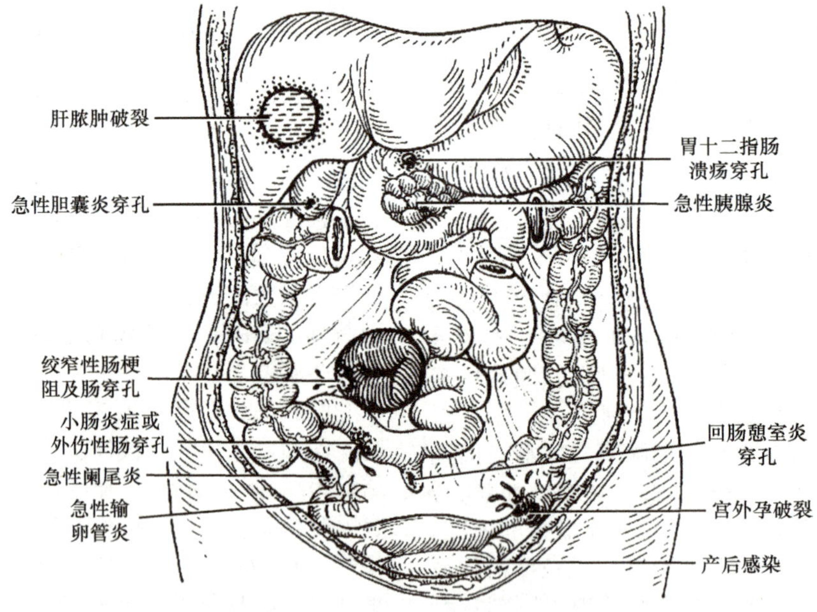

图34-2 急性腹膜炎的常见原因

【病理生理】

腹腔内进入细菌或胃、肠内容物后,机体立即产生反应,腹膜充血、水肿并失去原有光泽。接着产生大量浆液性渗出液,以稀释腹腔内的毒素,并出现大量巨噬细胞、中性粒细胞,加以坏死组织、细菌和凝固的纤维蛋白,使渗出液变为混浊而成为脓液。以大肠埃希菌为主的脓液呈黄绿色,常与其他致病菌混合感染而变得黏稠,并有粪便的特殊臭味。对临床诊断有重要意义。

腹膜炎形成后其结局由两种因素决定,一是病员全身和腹膜局部的防御能力,另一方面是细菌的性质、数量和感染的时间。细菌及其产物(内毒素)刺激机体的细胞防御机制,激活许多炎性介质,如血中肿瘤坏死因子α(TNFα)、白介素-1

(IL-1)、IL-6和弹性蛋白酶等可升高。腹腔渗出液中的浓度更高。这些细胞因子多来自巨噬细胞，另一些是直接通过肠屏障逸入腹腔，或由于损伤的腹膜组织所生成。渗出液中细胞因子浓度更能反应腹膜炎的严重程度。在病程后期，腹腔内细胞因子具有损害器官的作用。除细菌因素外，这些毒性介质不能及时清除，其终末介质NO将阻断三羧酸循环而导致细胞缺氧窒息，造成多器官衰竭死亡。此外，腹内脏器浸泡在脓液中，腹膜严重充血、水肿，渗出大量液体，引起脱水、电解质紊乱、血浆蛋白降低、贫血，加之发热呕吐、肠麻痹肠腔内积聚大量液体，使血容量明显减少。肠管因麻痹、扩张，使膈肌抬高，影响心、肺功能，使血循环和气体交换受到影响，加重休克导致死亡(图34-3)。

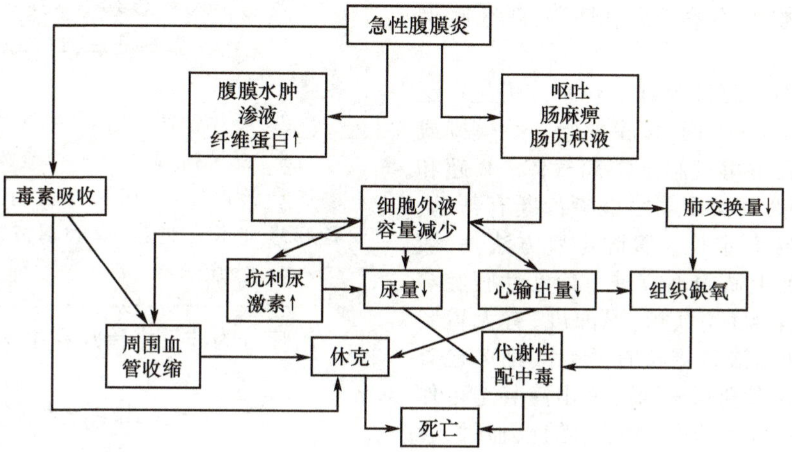

图34-3　急性腹膜炎的病理生理

年轻体壮、抗病能力强者，如致病菌毒力弱，病变损害轻，则病变附近的肠管和其他脏器及移过来的大网膜发生粘连，将病灶包围，使病变局限于腹腔内的一个部位成为局限性腹膜炎。渗出液逐渐被吸收、炎症消散，自行修复治愈。如局限部位化脓，积聚于膈下、肠袢间、盆腔，则形成局限性脓肿。

腹膜炎治愈后，腹腔内会有不同程度的粘连，但大多数无不良后果。部分肠管粘连可造成扭曲或成角，使肠管不通，发生机械性肠梗阻，即粘连性肠梗阻。

【临床表现】

由于病因不同，腹膜炎可突发，也可以渐发。如空腔脏器破裂或穿孔所引起的，常突然发生；而由急性阑尾炎等引起的，则多先有原发病症状，而后再逐渐出现腹膜炎表现。

> **案例34-1**
>
> 该患者的临床表现有：
>
> 1. 腹部受伤史。
>
> 2. 伤后出现腹痛，且有进行性加重的表现，伴恶心、呕吐。
>
> 3. 腹胀，全腹部压痛、反跳痛、肌紧张，肠鸣音消失。

急性腹膜炎的主要临床表现有：

1. 腹痛　是最主要的症状。疼痛的程度与病因、炎症的轻重、年龄、身体素质等有关。腹痛是发病的第一症状，多较剧烈且为持续性，深呼吸、咳嗽、体位改变时疼痛加剧。腹痛多数先在病变原发部位，然后累及全腹。

2. 恶心、呕吐　为早期常见症状。开始是因腹膜受刺激，引起的反射性恶心、呕吐，呕吐物多为胃内容物。当出现麻痹性肠梗阻时，呕吐物可转变为黄绿色胆汁，甚至棕褐色粪样肠内容物。

3. 体温、脉搏　体温变化与腹膜炎症发生的时间和程度有关。发病初期体温可正常，随着病情发展，体温逐渐升高。但年老体弱或病情特别严重的病人，体温可有降低。脉搏常加快，如脉搏快而体温下降，多为病情恶化征象。

4. 感染中毒症状　开始可表现为发热、脉速、呼吸浅快、大汗、口干、表情淡漠或兴奋状态。随病情加重，逐渐出现面色苍白，眼窝凹陷、口唇发绀、皮肤干燥、四肢发冷、呼吸急促、脉搏细弱、体温骤升或下降、血压下降、神志恍惚或不清，呈现出重度缺水、代谢性酸中毒及休克表现。

5. 腹部体征　腹式呼吸减弱或消失，伴有明显腹胀。腹胀加重常是判断病情发展的一项重要指标。腹部压痛、反跳痛、肌紧张是腹膜炎的标志性体征，尤以原发病灶部位最明显。胃肠或胆囊穿孔引起的腹肌紧张最突出，常呈“木板样”强直；而老年、幼儿或极度虚弱的患者，腹肌紧张较轻易，被忽视。腹部叩诊因胃肠胀气常呈鼓音。胃、十二指肠穿孔时，肝浊音界缩小或消失。腹腔内积液较多时可叩出移动性浊音。听诊时肠鸣音减弱或消失。

直肠指检：直肠前窝饱满及有触痛，表示盆腔已有感染或已形成盆腔脓肿。

【辅助检查】

1. 实验室检查　血常规白细胞计数常明显增高，中性粒细胞比例可高达85%以上，并可出现核左移和中毒颗粒。病情危重或机体反应能力低下病人，白细胞计数可不高，仅中性粒细胞比例增高。

2. 影像学检查　腹部X线立位平片可见广泛肠胀气，并有多个小液平面，腹膜外脂肪线模糊或消失。如胃肠穿孔常可见膈下游离气体。B超和CT检查对腹腔积液及实质器官破裂诊断有帮助，而且可指导腹腔穿刺定位。腹腔穿刺方法：一般在两侧下腹部髂前上嵴内下方进行诊断性腹腔穿刺。根据抽出液体颜色、气味、混浊度，有无胃肠内容物，再结合抽出液常规检查、涂片、细菌检查及淀粉酶值测定等来判断病因。抽出液甚至可作细菌培养。抽出液可为透明、混浊、脓性、血性、含食物残渣或粪便等几种。结核性腹膜炎为草绿色透明液体。胃十二指肠穿孔多为黄色、混浊、含胆汁的液体。饱餐后穿孔可见含食物残渣。重症胰腺炎抽出为血性、胰淀粉酶含量高。绞窄性肠梗阻抽出为血性、臭味重。实质器官破裂出血，抽出为不凝的鲜血。如腹腔内液体少于100ml时，腹穿一般不易抽出液体。可向腹腔内注入一定量生理盐水后再进行抽液检查。已婚女性病人可经阴道超声检查或经后穹隆穿刺检查。

案例34-1

立即于门诊进行下列检查：

1. 血常规：白细胞计数15.1×10^9/L、中性粒细胞0.85、血红蛋白124g/L。

2. 腹部X线平片：肠管扩张，见多个短小液平，腹脂线模糊，膈下见游离气体。

3. 腹部B超检查：腹腔、盆腔见液性暗区。

【诊断】

根据病史，结合典型的体征、白细胞计数、腹部X线检查、B超检查和CT检查等，腹膜炎诊断并不困难。但儿童在上呼吸道感染期间突然腹痛、呕吐，出现明显的腹部体征时，要综合分析是原发性腹膜炎，还是因肺部炎症刺激肋间神经所致。

进一步明确病因是急性腹膜炎诊断中的重要环节，与治疗抉择有密切关系。腹膜炎中绝大部分是继发性腹膜炎。只要详细采集病史，对各种检查材料综合分析，多能找出其原发病灶。

笔记栏

【治疗】

治疗原则：①去除导致急性腹膜炎的病因。②抗感染，促进腹腔渗出液尽快引流、吸收。③纠正因腹膜炎引起的全身病理、生理改变，如低血容量、高代谢、多器官损害等。

案例34-1

该患者入院后给予下述处理：

1. 禁食，胃肠减压，纠正水、电解质、酸碱失衡。

2. 静脉使用抗生素控制感染。

3. 去除病因。手术探查发现腹腔内大量渗液和肠内容物、回肠末段有1.5cm破裂口。行肠修补术和腹腔、盆腔引流术。

4. 对症治疗。

治疗分为非手术治疗和手术治疗两种方法。

一、非手术治疗

对病情较轻，或病程较长超过24小时，且腹部体征已减轻或有减轻趋势者；或急性腹膜炎初期，病人全身情况好，炎症有局限趋势者，可暂不手术。原发性腹膜炎或盆腔炎引起的腹膜炎，前者原发病灶不在腹腔，后者抗生素治疗效果佳，可行非手术治疗。

1. 体位　一般取半卧位，以促使腹内渗液流向盆腔，减少吸收，减轻中毒症状，且有利于局限和引流，促使内脏下移、腹肌松弛，减轻因腹胀压迫膈肌而影响呼吸和循环。鼓励病人经常活动双腿，以防发生下肢静脉血栓形成。休克病人取平卧位或头躯干和下肢各抬高20°的体位。

2. 禁食、胃肠减压　因为：①随时可能中转手术。②胃、肠穿孔病人必须禁食。③胃、肠减压，抽出胃肠道内容物和气体，可减轻胃肠膨胀，改善胃、肠壁血运。

3. 纠正水、电解质紊乱　由于禁食、胃肠减压及大量腹腔渗液，易造成体内水、电解质失衡。根据病人失水程度及出入量计算补充总量（晶体、胶体）。病情轻的以补充平衡液。对严重病人应多输血浆、白蛋白和全血，以补充腹腔内渗出的大量血浆引起的低蛋白血症和贫血。同时监测脉搏、血压、尿量、中心静脉压、心电图、血细胞比容、血清电解质、肌酐及血气分析等，以调正输液的成分和速度，维持尿量每小时30～50ml。急性腹膜炎中毒症状重伴有休克者，如输液输血仍不能改善病人状况，可以用一定剂量的激素，以减轻中毒症状，对缓解病情有一定帮助。也可根据输液情况给予适量血管收缩剂或扩张剂，其中以多巴胺比较安全。

4. 抗生素应用　腹膜炎是使用抗生素治疗的指征。继发性腹膜炎多为混合性感染，致病菌以大肠埃希菌、肠球菌、厌氧菌为主。要根据病因及炎症程度选用抗生素。上消化道穿孔时，青霉素和头孢菌素均有效。第三代头孢菌素足以杀死大肠埃希菌而无耐药性。经大组病例观察发现，2g剂量的第三代头孢菌素在腹腔内的浓度足以对抗所测试的10478株大肠埃希菌。过去较为常用的氨苄西林、氨基糖苷类和甲硝唑（或克林霉素）三联用药方案，现在已很少应用。因氨基糖苷类药有肾毒性，在腹腔感染的低pH环境中效果不大。过去主张大剂量联合应用抗生素，现在认为单一广谱抗生素治疗大肠埃希菌效果会更好。严格讲，根据细菌培养及药敏结果选用抗生素是比较合理的。

需要强调的是，抗生素不能替代手术治疗，有些病例通过单纯手术就可以获得治愈。

5. 补充热量和营养支持　急性腹膜炎的代谢率约为正常人140%，每日需要热量达12 550~16 740kJ（3000~4000kcal）。热量补充不足时，体内大量蛋白首先被消耗，使病人的抵抗力及愈合能力下降。在输入葡萄糖供给一部分热量的同时，应补充白蛋白、氨基酸、支链氨基酸等。静脉输入脂肪乳可获较高热量。对长期不能进食的病人应尽早考虑使用肠外营养。手术时已作空肠造口的病人，肠功能恢复的可给予肠内营养。

6. 镇静、止痛、吸氧　可减轻病人忧虑、恐惧和痛苦。已经确诊、治疗方案已定的，及手术后的病人，可用哌替啶止痛剂。诊断不清或需要观察的病人，暂不用止痛剂，以免掩盖病情。

二、手术治疗

继发性腹膜炎绝大多数需要手术治疗。

1. 手术适应证　①经上述非手术治疗6~8小时后（一般不超过12小时），腹膜炎症状及体征不缓解反而加重者。②腹腔内原发病严重，如胃肠穿孔、胆囊坏疽、绞窄性肠梗阻、腹腔内脏器损伤破裂和胃肠道手术后短期内吻合口漏所引起的腹膜炎。③腹腔内炎症较重，有大量积液，出现严重的肠麻痹或中毒症状，尤其是有休克表现者。④腹膜炎病因不明确，且无局限趋势者。

2. 麻醉方法　多选用全身麻醉或硬膜外麻醉，个别危重休克患者可以用局部麻醉。

3. 原发病灶的处理　清除腹膜炎病因是手术治疗的主要目的。但一定要根据患者耐受程度对病灶进行处理，不能因强调处理彻底而危及患者生命。手术切口应选原发病灶部位。如不能确定原发病变位于哪个脏器，则以右旁正中切口为好，开腹后根据手术需要可向上、下延长。开腹探查要轻柔细致，损伤肠管和过多不必要的解剖分离。胃十二指肠溃疡穿孔时间不超过12小时，可作胃大部切除术。如穿孔时间较长、腹腔污染严重或患者全身状况不好，只能行穿孔修补术。坏疽的阑尾和胆囊应切除。如胆囊炎症重，解剖层次不清，全身情况不能耐受手术，宜行胆囊造口和腹腔引流。坏死肠管应切除。坏死的结肠如因病情危重不宜切除，则应将坏死肠段外置行结肠造口术。

4. 彻底清洁腹腔　开腹清除病灶后，应尽可能吸尽腹腔内脓液，清除食物残渣、粪便和异物等。脓液多积聚在原发病灶附近、膈下、两侧结肠旁沟及盆腔内。可用甲硝唑及生理盐水冲洗腹腔至清洁。腹腔内有脓苔、假膜和纤维蛋白分隔时，应予清除以利引流。关腹前一般不在腹腔应用抗生素，以免造成严重粘连。

5. 充分引流　引流的目的是要把腹腔内残留渗液和继续产生的渗液引流至体外，以减轻感染和术后发生腹腔脓肿。引流物通常选用硅管、乳胶管或双腔引流管等；如果腹腔渗液不多、较局限，也可选用烟卷引流。引流物在腹腔内段应剪多个侧孔，其大小应与引流管内经接近。将引流管放至病灶附近和最低位。要注意防止引流管折曲或压迫肠管。严重感染应多处安放引流，必要时术后可作腹腔灌洗。安放腹腔引流管指征：①坏死病灶未能彻底清除或有大量坏死组织无法清除；②为预防胃肠道穿孔修补等术后渗漏。③手术部位有较多渗液、渗血；④已形成局限性脓肿。

6. 术后处理　继续禁食、胃肠减压、补液，应用抗生素和营养支持治疗，保证引流管通畅。根据手术时脓液的细菌培养和药物敏感试验结果，选用有效抗生素，待病人全身情况改善，临床感染消失后，可考虑停用抗生素。一般待腹腔引流量小于每日10ml，非脓性，无发热、腹胀等，显示腹膜炎已控制后，可拔除腹腔引流管。密切观察病情，注意心、肺、肝、肾、脑等重要脏器的功能及DIC的发生，并进行及时有效的处理。

案例34-1

诊断：小肠破裂，急性化脓性腹膜炎。

诊断要点：

1. 腹部外伤史。

2. 临床症状：发热、腹痛、腹胀、呕吐。

3. 体格检查：全腹压痛、反跳痛及肌紧张，肠鸣音消失。

笔记栏

4. 辅助检查:血白细胞计数升高、中性粒细胞比率升高。腹部X线平片显示膈下游离气体及麻痹性肠梗阻表现。B超显示腹腔积液。

治疗原则:

1. 禁食、胃肠减压,纠正水、电解质和酸碱失衡。

2. 抗感染及对症治疗。

3. 急诊手术探查、去除病因;通畅引流,避免腹腔残余感染和脓肿的发生。

第二节 腹腔脓肿

脓液在腹腔内积聚,由肠管、内脏、网膜或肠系膜等粘连包围,与游离腹腔隔离,形成腹腔脓肿。腹腔脓肿可分为膈下脓肿、盆腔脓肿、肠间脓肿(图34-4)。一般都继发于急性腹膜炎或腹腔内手术,原发性感染少见。

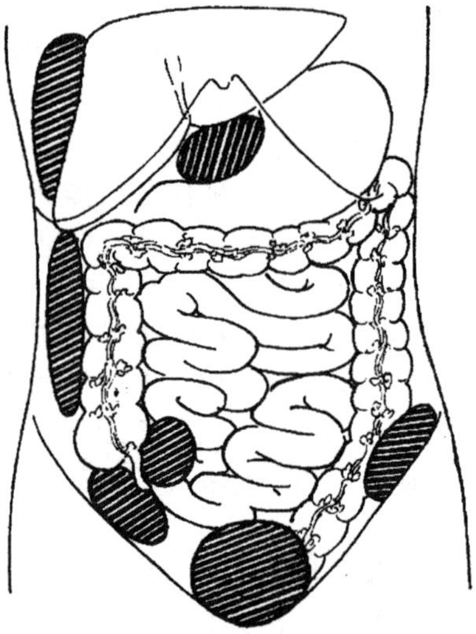

图34-4 腹腔脓肿好发部位

一、膈下脓肿

横结肠及其系膜将大腹腔分成结肠上区和结肠下区。结肠上区亦称隔下区,肝将其分隔为肝上间隙和肝下间隙。肝上间隙又被镰状韧带分成左、右间隙;肝下间隙被肝圆韧带分成右下和左下间隙。左肝下间隙又被肝胃韧带和胃分为左前下间隙和左后下间隙。肝左后下间隙即为网膜囊。由于肝左叶很小,左肝下前间隙与左肝上间隙实际上相连而成为一个左膈下间隙。此外,在冠状韧带两层之间,存在一个腹膜外间隙。脓液积聚在一侧或两侧膈肌下与横结肠及其系膜的间隙内者,通称为膈下脓肿(subphrenic abscess)。脓肿可以发生在一个或两个以上的间隙。

【病理】

患者平卧时膈下部位最低,故脓液易积聚于此处。细菌亦可以由门静脉和淋巴系统到达隔下。约70%的急性腹膜炎病人经手术或药物治疗后,腹腔内脓液可完全被吸收;约30%的病人发生局限性脓肿。脓肿位置与原发病有关。十二指肠溃疡穿孔、化脓性胆管炎、阑尾炎穿孔等,脓肿常发生在右膈下;胃穿孔、脾切术后感染,脓肿常发生下左膈下。

小的膈下脓肿可经非手术治疗吸收。较大的脓肿,可因较长时间感染使身体消耗以至衰竭,死亡率甚高。膈下感染可引起反应性胸腔积液,或经淋巴途径蔓延至胸腔引起胸膜炎,亦可穿入胸腔,引起脓胸。个别的可穿透结肠形成内瘘而"自家"引流。也有因脓肿腐蚀消化道管壁而引起消化道反复出血、肠瘘或胃瘘者。如病人身体抵抗力低下,亦可发生脓毒血症。

【临床表现】

膈下脓肿的临床表现开始时往往被原发病和手术引起的机体反应所掩盖。如一般情况好转后,又出现发热、乏力、上腹痛、呃逆等症状,应考虑膈下脓肿。一旦膈下脓肿形成,可出现明显的全身及局部症状。

1. 全身症状 发热,初为驰张热。脓肿形成后呈持续高热,也可为中等程度的持续发热。脉率增快,舌苔厚腻。逐渐出现乏力、衰弱、盗汗、厌食、消瘦、白细胞计数升高、中性粒细胞比例增加。

2. 局部症状 脓肿部位可有持续性钝痛,深呼吸时加重。疼痛常位于近中线的肋缘下或剑突下,并向背部放射。脓肿刺激膈肌可出现呃逆。膈下感染可引起胸膜、肺反应,出现胸水或盘状肺不胀,引起咳嗽、胸痛。脓肿可破入胸腔发生脓胸。

3. 体格检查 可发现患侧下胸部或上腹部呼动度减弱,严重时局部皮肤凹陷性水肿,皮温升高。局部深压痛或叩击痛。患侧胸部下方呼吸音减弱或消失。右膈下脓肿可使肝浊音界扩大。近年来,由于大量应用抗生素,局部症状、体征多不典型。约有10%~25%的脓腔内含有气体。

【诊断和鉴别诊断】

在急性腹膜炎或腹腔内脏器炎性病变的治疗过程中,或腹部手术数日后出现持续发热、腹痛,应想到本病,并作进一步检查。X线透视可见患侧膈肌升高,呼吸活动度受限或消失,肋膈角模糊、积液。X线片显示胸膜反应、胸膜腔积液、肺下叶部分不张等。膈下可见占位阴影。左膈下脓肿,胃底可受压下降移位。脓肿含气者可有液气平面。B超检查或CT检查对膈下脓肿的诊断及鉴别诊断帮助较大。尤其是在B超指引下行诊断性穿刺，不仅可帮助诊断，而且对小的脓肿经吸脓后，可冲洗脓腔、注入抗生素进行治疗。膈下脓肿需与脓胸和肝脓肿进行鉴别。

【治疗】

膈下脓肿较小时，非手术治疗以及经皮穿刺抽脓或经皮穿刺置管引流，都能收到较好的治疗效果。但较大脓肿具较重症状的必须尽早手术引流，并应进行充分的术前准备，包括补液、输血、营养支持和抗感染治疗。

1. 经皮穿刺置管引流术　优点：手术创伤小，可在局部麻醉下施行，一般不会污染游离腹腔且引流效果较好。适应证：与体壁贴近的、局限的单房脓肿。穿刺插管须由外科医师和射像科医师配合进行，如穿刺失败或发生并发症，便于及时手术。

操作方法：根据超声或CT所显示的脓肿位置，确定穿刺的部位、方向和深度。穿刺部位应是脓肿距腹壁最近处，其间无内脏。选定部位后，常规消毒、铺巾。局部麻醉下切开皮肤少许，由超声引导，将20号四氯乙烯套管针向脓肿刺入，拔出针芯，抽出脓液5～10ml，送细菌培养和药物敏感试验。从导管插入细的血管造影导针直达脓腔后，即拔出套管，再用血管扩张器经此导管针扩张针道，然后放入一较粗的多孔导管，拔出导针，吸尽脓液，固定导管。导管接床边重力引流瓶，也可用无菌盐水或抗生素溶液定期冲洗。待症状消失、B超检查脓腔明显缩小甚至消失、脓液减少至每天10ml以内后，即可拔管。穿刺吸尽脓液后，也可不留置导管，因有的病人经一次抽脓后，临床症状消失。残留少量脓液可慢慢吸收，脓腔也随之缩小、消失。如仍有脓液，可再行穿刺吸脓。约有80%的膈下脓肿可用此方法获得治愈。

2. 切开引流术　目前已应用较少。术前应根据B超和CT检查，确定脓肿的部位。按脓肿所在位置来确定切口的选择。膈下脓肿切开引流可以通过多种切口和途径进行，目前常用的有两种。

（1）经前腹壁肋缘下切口：适用于肝右叶上、肝右叶下位置靠前或左膈下靠前的脓肿。此途径较安全而最常用。缺点是脓肿多数偏后方，此法引流不畅。加用负压吸引可弥补其不足。在局麻或硬膜外麻醉下沿着肋缘下切口，切开腹壁各层至腹膜，穿刺确定脓肿的部位，在吸出脓的部位，朝穿刺方向和途径进入脓腔；可用手指或止血钳钝性插入脓腔，探查脓腔、分开间隔、吸净脓液，置入多孔流管或双套管引流管，并用负压吸引。脓肿周围一般都有粘连，只要不分破粘连，脓液不会流入腹腔造成扩散。术后采用负压引流脓腔。

（2）经后腰部切口：适用于肝右叶下、膈左下靠后的脓肿。肝右叶上间隙靠后的脓肿也可采用此途径。在第12肋下缘作切口（图34-5）。骨膜下切除12肋，平第1腰椎横行切开肋骨床；然后进入腹膜后间隙（图34-6），检查肝下、肝后，左侧切口检查脾下及脾后有无脓肿。用针穿刺抽吸，吸到脓后再切开脓腔，放置多孔引流管或双套管。需注意避免误入胸膜腔。

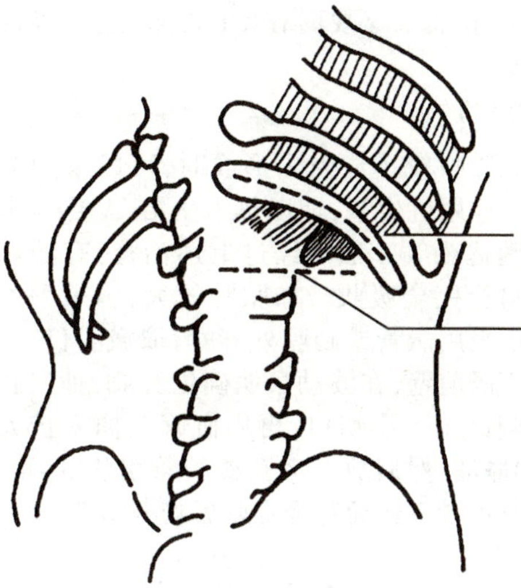

图34-5　经后腰部切口引流肝下（右）脓肿皮肤切口位置

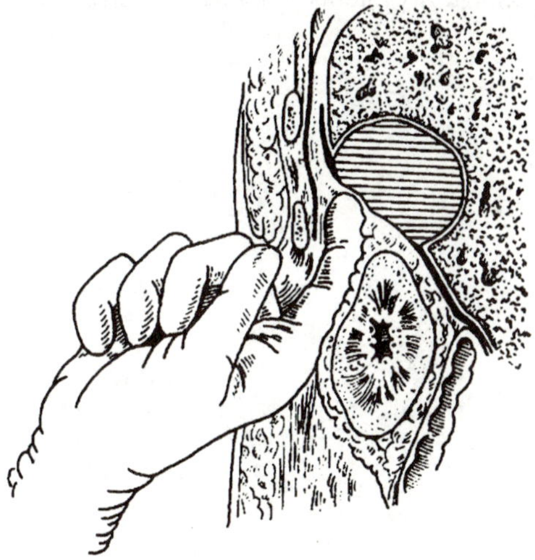

图34-6　经后腰部切口引流肝下（右）脓肿术者食指插入腹膜后、指向脓肿

二、盆腔脓肿

盆腔处于腹腔最低位，腹内炎性渗出物或腹脓液易积聚于此而形成脓肿。盆腔腹膜面积小，吸收毒素也较少。因此，盆腔脓肿（pelvic abscess）的全身症状较轻，而局部症状相对较显著。

【临床表现】

急性腹膜炎治疗过程中，如胃肠穿孔手术后，出现体温下降后又升高，具有典型的直肠膀胱刺激症状，下腹坠胀不适，里急后重，大便频而量少，黏液便，尿频，排尿困难等，应考虑到本病可能。

腹部检查多无明显阳性体征。直肠指检可发现肛管括约肌松弛,直肠内空虚,直肠前壁扪及触痛性肿块,可有波动感。已婚妇女可进行阴道检查,以协助诊断。如是盆腔炎性包块或脓肿,可通过后穹隆穿刺抽脓,有助诊断和治疗腹部、盆腔及经直肠或阴道的 B 超检查可帮助明确诊断,并能了解脓肿大小、位置。必要时作 CT 检查,进一步帮助明确诊断。

【治疗】

盆腔脓肿较小或尚未形成时,可以采用非手术治疗。应用抗生素,辅以热水坐浴、温热盐水灌肠及物理透热等疗法。经过上述治疗,有的病例脓肿可自行完全吸收。如脓肿较大,仍须手术治疗。一般采用骶管或硬膜外麻醉,取截石位,用肛镜显露直肠前壁,在波动最明确处穿刺;抽出脓液后顺穿刺针作一小切口,再用血管钳插入扩大切口,排出脓液,然后放置多孔橡胶管引流 3~4 天,已婚妇女可考虑经后穹隆穿刺后切开引流。

三、肠间脓肿

肠间脓肿(interloop abscess)是指脓液被包围在肠管,肠系膜与网膜之间的脓肿。脓肿可能是单个,也可能是多个大小不等的脓肿。如果脓肿周围广泛粘连,可发生不同程度的粘连性肠梗阻。临床上表现出化脓感染的症状,尚有腹胀、腹痛、腹部压痛或扪及包块等。如脓肿自行穿破入肠管或膀胱则形成内瘘,脓液可随大小便排出。X 线检查时发现肠壁间距增宽及局部肠袢积气。B 超、CT 检查发现较大的脓肿。应用抗生素、物理透热及全身支持治疗。如非手术治疗无效或发生肠梗阻时,应考虑剖腹探查并行脓肿引流术。但手术探查时需小心,因肠管水肿分离时容易分破肠管形成肠瘘。如 B 超或 CT 检查提示脓肿局限且为单房,并与腹壁紧贴,也可采用 B 超引导下经皮穿刺置管引流。

(万礼仪)

笔记栏

第三十五章 胃十二指肠疾病

第一节 胃十二指肠溃疡的外科治疗

案例 35-1

患者,男性,36 岁。因间歇性上腹部疼痛 10 年余加重 1 个月余入院。

患者 10 年前因工作原因致饮食不规律,出现间歇性上腹部疼痛,餐后 2~3 小时症状明显,饥饿时加重,进食后明显减轻。近 1 个月来上腹部疼痛症状明显加重,伴晨起呕吐,量大,呕吐物为宿食。门诊胃镜检查示:十二指肠溃疡。病程中偶有黑便,睡眠欠佳。父母体健。

体格检查:T 36.6℃,P 80 次/分,R 19 次/分,BP 125/80mmHg。体重 57kg。发育正常,营养不良,神志清楚。舟状腹,腹式呼吸存在,可见胃型及蠕动波,未见腹壁静脉曲张。腹软,肝脏剑突下 2cm,脾脏未触及,上腹轻压痛,振水音阳性,全腹未触及异常包块。腹部叩诊鼓音,无移动性浊音,听诊肠鸣音 4~6 次/分。脊柱四肢无畸形,生理反射存在,病理反射未引出。

问题:

1. 考虑何种初步诊断?
2. 请找出诊断依据并提出治疗方案。

一、概　　述

胃十二指肠局限性圆形或椭圆形的全层黏膜缺损,称为胃十二指肠溃疡。

【病因和发病机制】

胃十二指肠溃疡的病因和发病机制比较复杂,迄今仍无定论。可将其概括为胃十二指肠黏膜的保护因素与损害因素的关系失调及易感因素(遗传因素、营养因素)的影响所致。一般认为胃十二指肠溃疡的发病以损害因素(胃酸和胃蛋白酶)的作用为主。关于其发生与发展,有许多学说,简述如下:

1. 消化学说　胃液量增加,酸度增高及胃蛋白酶增加,促使十二指肠黏膜组织的蛋白质发生水解,出现“自体消化”,形成溃疡。

2. 幽门螺杆菌学　大量国内外资料表明,十二指肠溃疡患者 Hp 检出率为 80%~90%。Hp 能诱导炎症细胞浸润,导致胃、十二指肠球部黏膜慢性炎症和十二指肠的胃上皮化生。Hp 仅感染胃上皮细胞,十二指肠胃上皮化生的形成使 Hp 可在十二指肠定植,并播散浸入化生的上皮。通过局部细胞毒作用,使黏膜抵抗力下降,胃酸和胃蛋白酶侵袭脆弱的黏膜,导致糜烂性十二指肠炎,最终形成溃疡。

3. 创伤学说　机械、温热与化学的作用,如食物粗糙、辛辣、过酸、烟酒长期刺激等均可造成胃十二指肠黏膜的原发性损伤而形成溃疡。

4. 炎症学说　有研究表明,十二指肠溃疡病例均,可同时见到十二指肠黏膜的炎症性改变。这些改变发生在溃疡之前,从单纯的、浅表的炎症性黏膜糜烂,直至溃疡形成。

5. 体质学说　无力型体质常伴有营养缺乏,使胃及十二指肠黏膜抵抗力低下而易发生溃疡。但超力型体质也有发生溃疡者。

案例 35-1

患者 10 年前因工作原因致饮食不规律。体格检查:体重 57kg,营养不良,神志清楚,舟状腹。提示营养状况差。

【临床表现】

上腹部疼痛是胃十二指肠溃疡的主要症状。胃溃疡多在上腹正中剑突下或偏左,十二指肠溃疡多在上腹正中或偏右。疼痛为钝痛、灼痛或饥饿感,偶尔剧痛。胃溃疡多在进食后半到 1 小时出现疼痛,持续 1~2 小时后逐渐缓解,到下一次就餐后节律再现;十二指肠溃疡多在餐后 3~4 小时出现疼痛,为饥饿痛,餐后缓解,有时也在午夜疼痛。疼痛多在秋末至次年早春发作。疼痛部位常伴有压痛。

患者常伴反酸、嗳气、恶心,部分患者有呕吐。常见并发症有上消化道大出血、胃肠穿孔、幽门梗阻及癌变。

案例 35-1

患者餐后 2~3 小时症状明显,饥饿时加重,进食后明显减轻。近 1 个月来上腹部不适

笔记栏

症状明显加重，晨起呕吐，量大，呕吐物为宿食。体格检查：舟状腹，上腹轻压痛，振水音阳性。符合十二指肠溃疡临床症状。初步诊断：十二指肠溃疡合并瘢痕性幽门梗阻。

【辅助检查】

(1) X线：上消化道钡餐检查是重要方法之一。特别是钡气双重对比造影及十二指肠低张造影术的应用，进一步提高了诊断的准确性。

(2) 内镜检查：对消化性溃疡可做出准确诊断及良性恶性溃疡的鉴别诊断。

(3) 胃液分析。

(4) 粪便隐血检查：溃疡活动期，粪隐血试验阳性，经积极治疗，多在1~2周内阴转。

【治疗】

1. 一般治疗

(1) 规律饮食，避免过饱过饥。

(2) 戒酒及戒烟。

(3) 禁用能损伤胃黏膜的非甾体消炎药，如阿司匹林、吲哚美辛，保泰松等。

(4) 稳定情绪，解除焦虑。

2. 药物治疗

(1) 制酸剂：主要为碳酸氢钠、碳酸钙、氢氧化铝、次碳酸铋。常用复方制剂有：复方氢氧化铝、铝镁合剂、胃疡宁、复方钙铋镁等。

(2) 胃酸分泌抑制剂：常用的有颠茄、阿托品、山莨菪碱、哌仑西平、西咪替丁、法莫替丁、奥美拉唑。

(3) 胃黏膜保护剂：常用的有硫糖铝、三钾二枸橼络合铋。

(4) 抗菌治疗：由于幽门螺旋杆菌与消化性溃疡的发病可能有关，加服抗菌剂如阿莫西林、甲硝唑等。

3. 手术治疗　手术指征为：

(1) 经过严格内科治疗不愈的顽固性溃疡。

(2) 胃十二指肠溃疡穿孔，经非手术治疗无效。

(3) 胃十二指肠溃疡大出血。

(4) 胃十二指肠溃疡致瘢痕性幽门梗阻，是手术的绝对适应证。

(5) 胃溃疡疑有恶变者。

胃溃疡的手术指征应适当放宽。

【预后】

十二指肠溃疡对内科治疗的反应相对较好，一般不会癌变。大多数学者认为胃溃疡是胃的癌前疾病。

【预防】

注意精神情绪，锻炼身体，增强体质。养成良好的生活饮食习惯，节制烟酒，避免暴饮暴食及刺激性药物、食物。注意生活规律，劳逸结合，避免各种诱发因素。

案例35-1

临床诊断：十二指肠溃疡合并瘢痕性幽门梗阻

诊断要点：

1. 间歇性上腹部不适10年余加重1个月余。餐后2~3小时症状明显，饥饿时加重，进食后明显减轻。近1个月来上腹部不适症状明显加重，晨起呕吐，量大，呕吐物为宿食。

2. 舟状腹，上腹轻压痛，可见胃型及蠕动波，振水音阳性。

3. 胃镜检查示：十二指肠溃疡。

治疗原则：解除梗阻，改善病人的营养状况。

手术方式：①胃大部切除术；或②胃窦部切除加迷走神经切断术。

二、胃十二指肠溃疡急性穿孔

【诊断】

溃疡急性穿孔表现为骤发性剧烈腹痛，呈持续性或阵发性加重。病人往往可叙述疼痛发生的准确时间。疼痛初始位于上腹部或心窝部，很快波及全腹，但仍以上腹部为重。若消化液沿右结肠旁沟流入右下腹，可引起右下腹痛，需与急性阑尾炎时转移性右下腹痛相鉴别。常伴有恶心、呕吐。如病人未得到及时治疗，病情进一步发展，病人可出现感染性休克的表现。查体时可见病人为急性痛苦面容，仰卧拒动，腹式呼吸减弱；全腹有压痛、反跳痛，腹肌紧张可呈“木板样”强直；上述体征以上腹部为重。病人肝浊音界不清楚或消失，移动性浊音可阳性。肠鸣音减弱或消失。立位腹部X线检查大多数病人可见右膈下游离气体。

【治疗】

1. 非手术治疗　适应证：临床表现轻，腹膜炎体征趋于局限；非顽固性溃疡，不伴有出血、幽门梗阻及可疑癌变；全身条件差难以耐受麻醉及手术者。治疗措施主要包括：

(1) 胃肠减压。

(2) 补液纠正水、电解质及酸碱平衡紊乱。

(3) 抗生素的应用。

(4) 静脉营养支持。

(5) 制酸剂应用。

非手术治疗期间，应密切观察病情发展变化，必要时手术治疗。

2. 手术治疗 非手术治疗无效且症状加重者，应及时手术治疗。

(1) 穿孔修补术。该术式简便易行、手术耗时短、创伤小、安全性高，但溃疡本身并未治愈。

(2) 胃大部切除术。同时解决了穿孔和溃疡两个问题，但手术风险较穿孔修补术高。

(3) 穿孔修补+迷走神经切断术。

一般认为：如果病人一般情况较好，有幽门梗阻或出血史，穿孔时间在 8 小时以内，腹腔内炎症和胃十二指肠壁水肿较轻，可进行彻底性手术。否则，可做穿孔修补术。

三、胃十二指肠溃疡大出血

【诊断】

胃十二指肠溃疡大出血的临床表现取决于出血量和出血速度。主要症状为呕血和黑便，多数病人只有黑便而无呕血。出血量达 50ml 时出现黑便；出血量超过 800ml 时，可有低血容量休克的临床表现。

【治疗】

1. 非手术治疗

(1) 建立静脉通道：抗休克治疗，纠正水、电解质及酸碱平衡紊乱。

(2) 胃肠减压：冰生理盐水或加去甲肾上腺素(100ml∶4mg)冲洗胃腔。

(3) 抑制胃酸分泌：H_2 受体拮抗剂(如雷尼替丁、法莫替丁等)或质子泵抑制剂(如奥美拉唑)等。

(4) 急诊纤维胃镜：明确出血病灶，直视下止血。

(5) 急诊腹腔动脉造影：选择性动脉栓塞止血。

(6) 生长抑素：如善宁、施他宁等，可抑制胃酸分泌，减少胃黏膜血流量。

非手术治疗期间，密切观察病情发展变化，估计出血不止时应急诊手术治疗。

2. 手术治疗

(1) 手术指征：较短时间内(6～8 小时)输血量超过 800ml 仍不能维持有效循环血量；年龄较大(60 岁)并有心血管病者；出血来自后壁溃疡，或内窥镜直视下见到局部有活动性出血；首次出血控制后，很快又有再发出血者。

(2) 手术方法

1) 胃大部切除术：该术式同时切除了溃疡病灶。

2) 单纯溃疡底部贯穿缝扎：该术式原发病未治，有再出血及瘢痕性幽门梗阻的可能。

3) 溃疡底部贯穿缝扎加迷走神经切断：该术式操作困难，难以在基层医院推广。

四、胃十二指肠溃疡瘢痕性幽门梗阻

【诊断】

胃十二指肠溃疡瘢痕性幽门梗阻表现为呕吐，内容物为宿食，不含有胆汁，呕吐量可达1000～2000ml。呕吐后病人自觉症状减轻，所以患者常自行诱吐以缓解症状，久之可引起患者营养状态不良。查体可见上腹部隆起，上腹部振水音阳性，有时可见胃型及胃蠕动波。

【治疗】

胃十二指肠溃疡瘢痕性幽门梗阻是手术的绝对适应证。手术的目的是解除梗阻，消除病因，提高患者的营养状况。常用术式有：

(1) 胃大部切除术。

(2) 胃窦部切除加迷走神经切断术。

(3) 胃空肠吻合术，适用于全身情况差的老年患者。

五、胃十二指肠溃疡手术方式

【胃大部切除术】

胃大部切除术包括切除远侧胃的 2/3～3/4 和部分十二指肠球部。切除范围的解剖标志是胃小弯胃左动脉第一分支的右侧至胃大弯胃网膜左动脉第一个垂直分支左侧的连线(图 35-1)。如此，大致可切除胃的 60%。

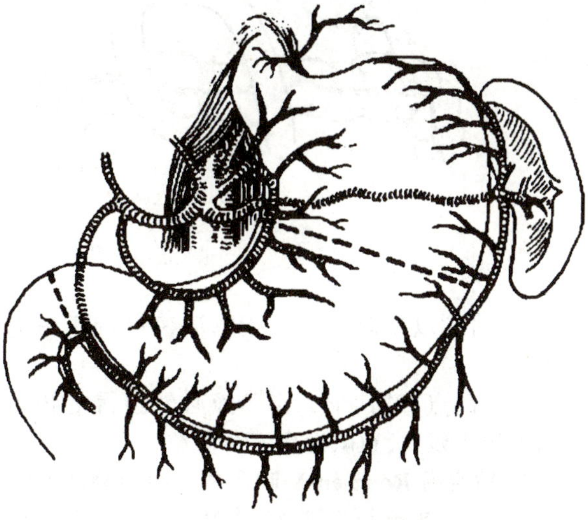

图 35-1 胃大部切除范围

1. 毕 I(Billroth I)式胃大部切除术

将近端残胃与十二指肠吻合(图 35-2)

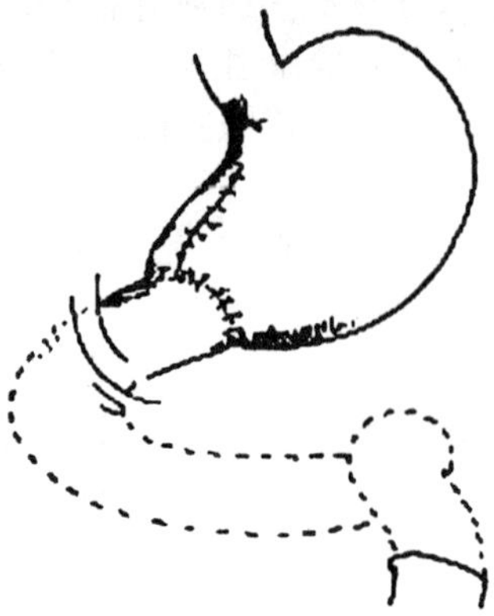

图 35-2 毕Ⅰ式胃大部切除术

(1) 优点

1) 符合胃十二指肠的解剖生理。

2) 能减少或避免碱性十二指肠液反流入残胃。

3) 可减少手术后胆囊炎、胆囊结石的发病率。

(2) 缺点

1) 可增加吻合口张力。

2) 若顾及吻合而切除不足,溃疡可能复发。

2. 毕Ⅱ(BillrothⅡ)式胃大部切除术 将近端残胃与近端空肠吻合,关闭十二指肠残端(图 35-3)。

(1) 优点

1) 吻合口无张力,可以切除足够大的胃,术后吻合口溃疡发生率低。

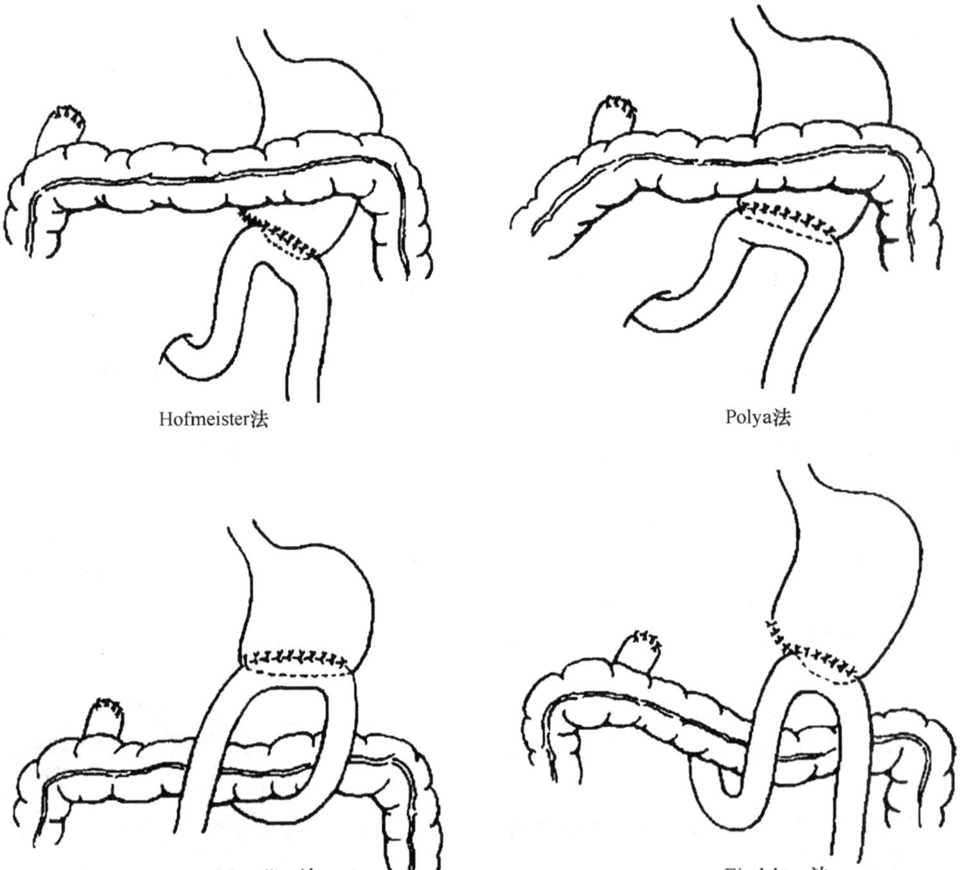

图 35-3 几种常用的毕Ⅱ式胃大部切除术

2) 对难以切除的十二指肠溃疡可行溃疡旷置术。

(2) 缺点:碱性十二指肠液必然经胃空肠吻合口反流入残胃,致碱性反流性胃炎。

3. 胃空肠 Roux-en-Y 吻合术 经结肠前或结肠后将远端空肠与近端残胃吻合,近端空肠在 Treitz 韧带下 10~15cm 左右与远端空肠行端侧吻合。该吻合口距残胃-空肠吻合口的距离,通常应为45~60cm(图 35-4)。

【胃迷走神经切断术】

1. 迷走神经干切断术 在食管裂孔下方附近切除迷走神经左、右干约 2cm,以免再生。

2. 选择性迷走神经切断术 在迷走神经左干肝支以下、右干腹腔支以下切断胃前、后支主干。

3. 超选择性迷走神经切断术 切断支配胃底和胃体的迷走神经,保留了支配胃窦部的迷走神经(鸦爪)(图 35-5)。

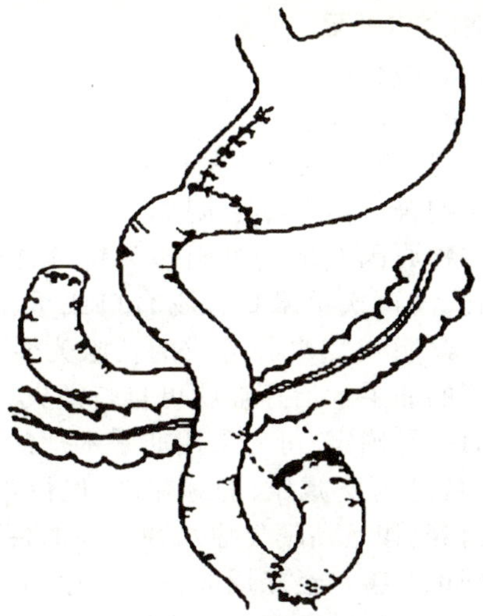

图 35-4 胃空肠 Roux-en-Y 吻合术

六、胃十二指肠溃疡术后并发症

（一）胃出血

胃大部切除术后，一般在 24 小时以内，可以从胃管引流出少量暗红色或咖啡色血性内容物，多为术中残留胃内的血液或胃肠吻合创伤面少量渗出的缘故；24 小时不超过 300ml，并渐之减少、变淡至自行停止。如果短期内自胃管引流出较大量的血液，尤其是鲜血，甚至呕血、黑便、严重者出现出血性休克，多因切端或吻合口有小血管未结扎或缝合不够紧密，或旷置的十二指肠溃疡大出血时行溃疡底部贯穿缝扎止血不彻底等所致的出血。出血也可能是继发的，即在手术后数天发生，

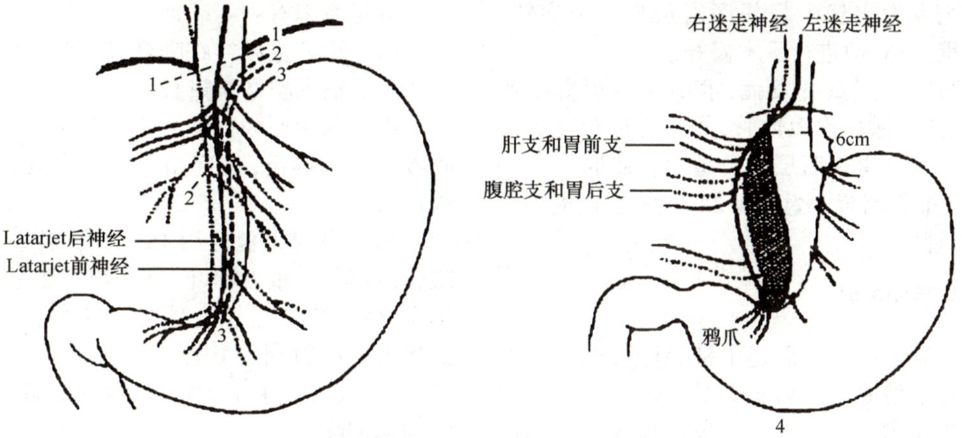

图 35-5 胃迷走神经切断术

1. 迷走神经干切断术；2. 选择性迷走神经切断术；3. 超选择性迷走神经切断术；4. 高选择性迷走神经切断术完成后示意图（胃小弯分离区由影线表示）

多因结扎或缝合过紧，致使组织坏死、结扎缝线脱落所致。较严重的早期出血，尤其是发生休克时，需要果断再次探查止血。继发性出血多不十分严重，大部经保守治疗即可自行止血。

（二）十二指肠残端漏

该病是胃大部切除术毕Ⅱ式中最严重的并发症，死亡率很高，约 10%～15%。

1. 原因

（1）低位十二指肠溃疡，特别是穿透到胰腺头部的十二指肠溃疡，手术时过多松动十二指肠，损伤浆肌层或血液循环。

（2）残端缝合过密、过稀或结扎过紧均能造成残端愈合不良。

（3）输入空肠袢梗阻，使胆汁，胰液及肠液滞留在十二指肠腔内，十二指肠膨胀，肠腔内压力不断增高而致残端破裂。

十二指肠残端漏多发生在术后 4～7 天。表现为右上腹突发剧烈疼痛，局部或全腹有明显压痛、反跳痛、腹肌紧张等腹膜炎症状。右上腹穿刺可抽出胆汁样液体。

2. 预防

（1）要妥善缝合十二指肠残端。残端缝合有困难者，可插管至十二指肠腔内作造瘘术，外覆盖大网膜。

（2）溃疡病灶切除困难者，宜选择病灶旷置的胃大部切除术式。

3. 治疗 一旦发生残端破裂，手术修补很难成功。应立即行引流术，在十二指肠残端处放置双腔套管持续负压吸引，同时也要引流残端周围腹腔。保护伤口周围皮肤以防消化液的腐蚀。以静脉营养法或空肠造瘘高营养流食维持水、电解质平衡和充足的营养。此外，要应用抗生素防治腹腔感染。如因输入空肠袢梗阻所致，可行输入袢与输出袢的侧侧吻合，解除梗阻。

（三）吻合口漏

多发生在术后一周以内。一般来说，大多由

于缝合不当、吻合口张力过大、局部组织水肿或低蛋白血症等原因所致。如在术后1~2天内发生，则表示术中根本未缝合好。胃肠吻合口漏常引起严重的腹膜炎，须立即手术进行修补，多能成功。但术后一定要保持可靠的胃肠减压，加强输血、输液等支持疗法。如吻合口破裂发生较晚，已局部形成脓肿或瘘，除了引流外，也要行胃肠减压和支持疗法，一般在数周吻合口瘘常能自行愈合。若经久不愈者，则应考虑再次手术。

（四）胃小弯坏死穿孔

多见于高选择性迷走神经切断术后。因手术时分离胃小弯的血管范围过广，甚至损伤了胃壁，特别是同时损伤了胃短血管，造成胃小弯胃壁缺血、坏死和穿孔。

临床表现为突然上腹部疼痛及腹膜炎症状。病情较严重，应立即进行手术修补。

为预防这一严重并发症，术中应避免胃小弯分离范围过广，保护胃短血管，并在胃远端迷走神经切断后将胃小弯浆肌层进行缝合。脂肪较多的病人，应仔细弄清胃小弯的解剖关系，防止损伤胃壁、甚至食管壁。

（五）胃潴留

发病机制未明了。但迷走神经的切断术后的胃潴留与胃平滑肌运动功能受损有关。

多发生在术后3~4天，即拔除胃管后。临床表现为上腹饱胀不适，呕吐所进食物或带有胆汁。检体可见上腹部明显饱满及隆起。钡剂检查，可见胃扩张，伴有大量液体潴留，胃壁张力减退，蠕动消失，无排空现象，但以手推压，钡剂能通过吻合口或幽门。小肠功能正常。

以上症状多在术后1~2周逐渐消失。少数病人症状严重且顽固，但一般无需再次手术。治疗包括持续胃肠减压、温高渗盐水一日多次洗胃、保持水电解质平衡、营养支持和应用胃动力促进剂等。

（六）吞咽困难

常见于迷走神经干切断术后，发生率约10%~15%。原因为食管下段局部水肿、痉挛或神经损伤，使食管松弛障碍所致。

X线钡餐检查可见食管下段锥形狭窄。症状多在1~2个月左右缓解，若仍不缓解可考虑行食管扩张治疗。

（七）术后梗阻

多见于毕Ⅱ（BillrothⅡ）式胃大部切除术。分为吻合口梗阻、输入襻梗阻和输出襻梗阻。

1. 吻合口梗阻

常见原因有：

（1）吻合口过小。

（2）缝合时胃肠壁内翻过多。

（3）吻合口黏膜炎症水肿。

前二种原因造成的梗阻多为持续性的，不能自行好转，需再次手术扩大吻合口或重新作胃空肠吻合。黏膜炎症水肿造成的梗阻为暂时性的，经过适当的非手术治疗症状可自行消失。若梗阻性质一时不易确定，可先采用非手术疗法，暂时停止进食，放置胃肠减压，静脉输液，保持水电解质平衡和营养，如是黏膜炎症水肿引起的梗阻，往往数日内即可改善。经二周非手术治疗仍有进食后腹胀、呕吐现象，应考虑手术治疗。

2. 输入襻梗阻

常见原因有：

（1）输入空肠袢在吻合口处形成锐角。

（2）输入空肠袢过长。

以上两种原因使输入空肠袢内的胆汁、胰液、肠液等不易排出，在近端空肠袢内发生潴留而形成梗阻。

临床表现为食后约15~30分钟左右，上腹饱胀，轻者恶心、重者呕吐；呕吐物主要是胆汁，一般不含食物，呕吐后患者感觉症状减轻而舒适。多数病人术后数周症状逐渐减轻而自愈，少数症状严重、持续者需手术治疗，行输入和输出空肠袢之间的侧侧吻合术。

3. 输出襻梗阻

常见原因有：

（1）大网膜炎性包块压迫。

（2）肠袢粘连成角。

（3）在结肠后吻合时，横结肠系膜的孔未固定在残胃壁上，横结肠系膜卡压远端空肠造成梗阻。

主要表现为呕吐，呕吐物为食物和胆汁。确诊应借助于钡餐检查，以明确梗阻的部位。症状严重而持续者应手术解除梗阻。

（八）碱性反流性胃炎

常发生于毕Ⅱ式胃大部切除术后1~2年。由于碱性十二指肠液如胆汁、胰液反流，胆盐破坏了胃黏膜对氢离子的屏障作用，使胃液中的氢离子逆流弥散于胃黏膜细胞内，从而引起胃黏膜炎症、糜烂、甚至形成溃疡。

临床主要表现为：上腹部或剑突下持续性烧灼痛，进食后症状加重，抗酸药物无效。胆汁性呕吐，呕吐后症状不减轻。胃液分析胃酸缺乏。食欲差，体重减轻，胃炎常引起长期少量出血而导致贫血。

胃镜检查显示慢性萎缩性胃炎。

碱性反流性胃炎非手术治疗效果不佳。症状严重应考虑手术治疗。手术可改行 Roux-en-Y 型吻合术,避免碱性十二指肠液反流入残胃内;也有主张同时加作迷走神经切断术,以防术后吻合口溃疡发生。

(九) 吻合口溃疡

溃疡发生的部位,最多是在接近吻合口的输出空肠黏膜上,其次是吻合口边缘上,少数发生在吻合口输入空肠黏膜上,而在胃侧很少见。纤维胃镜或钡餐检查可确诊。吻合口溃疡一般主张采用手术治疗,行扩大胃大部切除或迷走神经干切断术。

(十) 倾倒综合征

1. 早期倾倒综合征　表现为进食后上腹胀闷、心悸、出汗、头晕、呕吐及肠鸣腹泻等。患者面色苍白,脉搏加速、血压可稍高。上述症状经平卧30~45 分钟即可自行好转消失;如患者平卧位进食则往往不发生倾倒症状。症状的发生与食物的性质和量有关,进甜食及牛奶易引起症状,过量进食往往立即引起症状发作。

一般认为早期倾倒综合征的发生机制为:

(1) 残胃缺乏固定,进食过量后,胃肠韧带或系膜受到牵拉,因而刺激腹腔神经丛引起症状。即所谓机械因素。

(2) 大量高渗食物进入空肠后,在短期内吸收大量的液体,致使血容量减少。即透渗压改变因素。

2. 晚期倾倒综合征　性质与早期综合征不同,一般都发生在手术后半年左右。多在食后 2~3 小时后发作,表现为无力、出汗、饥饿感、嗜睡、眩晕等。发生的原因是由于食物过快地进入空肠内,葡萄糖迅速被吸收,血糖过度增高,刺激胰腺产生过多胰岛素,继而发生低血糖现象,故又称低血糖综合征。

一旦出现倾倒综合征的症状,多数经调节饮食,症状逐渐减轻或消失。极少数病人症状严重且经非手术治疗多年不改善者,可考虑再次手术治疗。可收行毕Ⅰ式或 Roux-en-Y 胃肠吻合。

(十一) 营养障碍

1. 体重减轻　指术后不能恢复原体重或无法维持正常体重。体重减轻与胃切除范围有关。术后长期能量摄入量不足是主要原因。

2. 贫血　胃大部分切除后,胃酸减少、食物不经过十二指肠,小肠蠕动快,影响铁盐的吸收,而发生缺铁性小红细胞贫血。极少数病人因缺乏抗贫血内因子,致维生素 B_{12} 的吸收障碍而发生营养性巨幼红细胞贫血。前者给予铁剂、而后者给予注射维生素 B_{12} 治疗。

3. 腹泻与脂肪泻

(1) 迷走神经干切断术后最常见且严重。

(2) 毕Ⅱ式胃大部切除术后,胃排空和小肠蠕动过快,十二指肠液与食糜不能同步混合,脂肪不能充分分解及乳化。

4. 骨病　约 30% 的术后病人晚期发生代谢性骨病,包括骨软化和骨质疏松。

(十二) 其他

1. 急性胆囊炎,胆囊结石　多见于迷走神经干切断术后。

2. 下段食管穿孔　为迷走神经切断术后并发症。原因为术中剥离食管下段时损伤所致。若术中及时发现并行修补后多无后患。若术中未发现则会引起术后膈下感染或纵隔炎,需再次手术。

3. 残胃癌　胃良性病变行胃大部切除术 5 年以后,残胃发生了癌变称之为残胃癌。癌变率一般在 2% 左右。残胃在术后 10 年内发生胃癌的很少,多在 20~25 年间发生。

第二节　胃癌及其他胃肿瘤

一、胃　　癌

案例 35-2

患者,男性,64 岁。哈萨克族。上腹部隐痛 1 个月余入院。

患者于 1 个月前无明显诱因出现上腹部隐痛、胀满、嗳气,稍有恶心,无呕吐。病程中大小便正常,睡眠尚可。胃镜检查示:胃窦癌。组织活检示:胃窦腺癌。门诊以"胃癌"收住入院。

体格检查:T 36.9℃, P 80 次/分, R 20 次/分, BP 120/80mmHg。体重 56kg。发育正常,营养欠佳,神志清楚,精神可。皮肤、巩膜无黄染,浅表淋巴结未触及肿大。舟状腹,腹式呼吸存在,未见胃型及蠕动波,未见腹壁静脉曲张。腹软,肝脏剑突下 2cm,脾脏未触及,全腹无压痛及反跳痛,全腹未触及异常包块。腹部叩诊鼓音,无移动性浊音。肠鸣音 4~6 次/分。脊柱四肢无畸形,直肠指检无异常,生理反射存在,病理反射未引出。

问题:

1. 考虑何种初步诊断?
2. 请找出诊断依据并提出治疗方案。

笔记栏

胃癌是我国常见的恶性肿瘤之一。我国恶性肿瘤死亡统计报道中，胃癌居第一位或第二位。胃癌的发病年龄以40～60岁之间为最多见，男性多于女性，男女之比大约为2∶1。胃癌多发生在胃窦部，特别是沿胃小弯侧。由于胃癌在发病的早期一般无明显症状或体征，常常容易与胃炎、胃溃疡相混淆，不能引起足够的重视，延误治疗时机，使胃癌进一步扩展。

【发病原因】

1. 体质因素

(1) 血型因素：A型血发病率高。

(2) 遗传因素：胃癌有家庭聚集性。

(3) 精神因素：易于紧张、焦虑的人群为高危人群。

(4) 癌前病变：慢性萎缩性胃炎、胃溃疡，胃息肉，胃大部切除术后残胃等。

(5) HP：1994年WHO国际癌症研究机构得出"HP是一种致癌因子，在胃癌的发病中起病因作用"的结论。

2. 环境因素

(1) 化学因素：微量元素缺乏或过高，水中高含SO4-2和/或Se硝酸盐类等。

(2) 生物因素：如真菌、细菌等污染。

(3) 饮食因素：如经常食用新鲜蔬菜、水果及蛋白类食物有保护作用，而多食腌渍、熏炸食品及不良饮食行为的人群中胃癌发病率高。

案例35-2

新疆哈萨克族有食用薰烤羊肉的风俗。

【病理】

1. 大体类型 据全国胃癌病理协作组6505例中晚期胃癌统计，胃癌大体类型与淋巴结转移率有显著相关。淋巴结转移率依下列顺序递增：表面扩散型50.9%，结节蕈伞型59.3%，局限溃疡型61.4%，盘状蕈伞型71.2%，局限浸润型71.8%，浸润溃疡型72.7%，弥漫浸润型78.2%。在339例胃癌尸检中，肝转移在结节蕈伞型(47.8%)及盘状蕈伞型(38.0%)显著高于局限浸润型(24.6%)及弥漫浸润型(17.1%)；而腹膜种植则反之，局限浸润型(47.4%)及弥漫浸润型(36.6%)显著高于结节蕈伞型(13.0%)及盘状蕈伞型(23.8%)，说明蕈伞型癌易出现肝转移，浸润型癌易发生腹膜种植。

(1) Bormann分型

1) Ⅰ型：息肉(肿块)型。

2) Ⅱ型：无浸润溃疡型(局限溃疡型)，癌灶与正常胃界限清楚。

3) Ⅲ型：有浸润溃疡型(浸润溃疡型)，瘤灶与正常胃界限不清楚。

4) Ⅳ型：弥漫浸润型(皮革胃)。

近年来，在Bormann分型的基础上又增添了两型，即将全部早期胃癌叫做Bormann 0型，而把不能归入以上四型者叫做Bormann Ⅴ型。

(2) 全国胃癌协作组分型

全国胃癌协作组病理组制订的《胃癌病理检查及诊断规范》中规定，进展期胃癌的大体形态分为以下几型：

1) 结节蕈伞型：肿物主要向腔内生长，呈结节状或息肉状，中央可有溃疡，但溃疡较浅。切面界限清楚。

2) 盘状蕈伞型：肿瘤呈盘状，边缘高起外翻，中央有溃疡。切面界限清楚。

3) 局部溃疡型：似慢性胃溃疡，但溃疡较深，边缘隆起，界限清楚。

4) 浸润溃疡型：溃疡底盘大，浸润范围广泛。切面界限不清。

5) 局部浸润型：即局部革囊胃。肿物向周围扩展呈浸润性生长，表面可有糜烂或浅表溃疡。

6) 弥漫浸润型：即革囊胃或皮革胃。此型特点为癌组织累及大部胃或全胃，使胃壁僵硬、胃腔变小。

7) 表面扩散型：肿瘤主要在黏膜或黏膜下层浸润，范围较大，有小区浸润肌层或肌层以外。

8) 混合型：有上述几型中之两种或两种以上病变者。

多发癌：多灶性，互不相连。

2. 组织类型

(1) 世界卫生组织(WHO)的分类

1) 腺癌(adenocarcinoma)。

2) 乳头状腺癌(papillary adenocarcinoma)。

3) 管状腺癌(tubular adenocarcinoma)。

4) 黏液腺癌(mucinous adenocarcinoma)。

5) 印戒细胞癌(signet-ring cell carcinoma)。

6) 鳞状细胞癌(squamous cell carcinoma)。

7) 腺鳞癌(adeno acathoma)。

8) 未分化癌(undifferentiated carcinoma)。

9) 未分类癌(unclassified carcinoma)。

10) 类癌(carcinoid tumor)。

(2) 日本胃癌研究会的分类(1973)

1) 普通型

a. 乳头状腺癌(papillary adenocarcinoma)。

b. 管状腺癌(tubular adenocarcinoma)。

i. 高分化型(highly differentiated)。

ii. 中分化型(moderately differentiated)。

c. 低分化腺癌(poorly differentiated adenocarcinoma)。

d. 黏液腺癌(mucinous adenomarcinoma)。

e. 印戒细胞癌(signet ring cell carcinoma)。

2)特殊型

a. 腺鳞癌(adeno acathoma)。

b. 鳞状细胞癌(squamous cell carcinoma)。

c. 类癌(carcinoid tumor)。

3)未分化癌(undifferentiated carcinoma)

4)其他(miscellaneous)

(3)全国胃癌协作组的分类(1980)

1)乳头状腺癌。

2)管状腺癌。

3)低分化腺癌。

4)黏液腺癌。

5)印戒细胞癌。

6)未分化癌。

7)特殊型癌。

3. 胃癌转移方式

(1)直接蔓延:胃癌细胞在胃壁内的直接扩散具有一定的方向和范围,可沿水平或/和垂直方向向胃壁各层扩散。癌向水平方向扩散使胃壁内的癌灶逐渐增大,其范围又与癌的生长方式有关,一般弥漫浸润生长的癌范围最广,如皮革胃。癌向胃壁深部的垂直方向扩散要比水平扩散显得重要。大量实践证明,胃癌预后的好坏不是取决于癌的面积,而是取决于癌的浸润深度,癌组织浸润越深,其淋巴结转移、腹膜种植转移、器官转移越多,预后越差。

(2)淋巴道转移:胃壁各层均存在淋巴管网,特别是黏膜下及浆膜下层的淋巴管网尤为丰富,这为胃癌的淋巴道转移提供了条件。胃癌的淋巴道转移,多按淋巴引流顺序,由近及远、由浅及深。有时可因淋巴道受阻出现逆行转移。有时还可以出现跳跃式转移,即近处淋巴结尚未出现转移灶时,远处淋巴结已发现有转移。因此,手术时应注意对应淋巴结的检查并正确确定淋巴结的清除范围。

胃周淋巴结分组:①贲门右;②贲门左;③胃小弯;④胃大弯;⑤幽门上;⑥幽门下;⑦胃左动脉旁;⑧肝总动脉旁;⑨腹腔动脉旁;⑩脾门;⑪脾动脉旁;⑫肝十二指肠韧带;⑬胰后;⑭肠系膜上动脉旁;⑮结肠中动脉旁;⑯腹主动脉旁。

案例 35-2

术后病理证实,第 3、5、6、7、8、12 组淋巴结癌转移。

(3)血行转移

1)侵入体循环静脉的癌细胞经右心到达肺的毛细血管,于肺内被阻塞而不断增殖形成肺转移灶。

2)侵入门静脉系统的癌细胞,首先到达肝脏的毛细血管,于肝内继续增殖形成肝转移灶。

(4)腹、盆腔种植性转移:当胃癌组织侵出浆膜或浸润至相连的腹膜或转移淋巴结破裂时,由于胃肠的不断蠕动以及与其他脏器的互相摩擦,使癌细胞脱落至腹腔,形成种植性转移癌灶。

(5)卵巢转移(Krukenberg 瘤):在女性胃癌患者中,可发生卵巢转移。可为单侧卵巢或两侧卵巢同时受累。肉眼观卵巢增大,包膜完整,切面呈实体性或黏液样,镜下多为印戒细胞癌。关于胃癌转移至卵巢的途径尚不完全清楚。Willis 认为,卵巢转移可通过血道及淋巴逆流,但主要由腹膜种植性转移所致。Willis 发现卵巢转移癌常见于右侧或右侧先于左侧。这是由于癌细胞脱落到腹腔后,因肠系膜根部在解剖学上从左上向右下倾斜,易于向盆腔后侧汇集。卵巢位于盆腔深处,表面为腹膜的一部分,易于接纳脱落于腹腔内癌细胞的种植。周期性排卵在表面留下小裂口可提供癌 细胞入侵的门户,裂口修复可使转移癌在卵巢内生长而表面保持光滑。

4. 临床病理分期

胃癌 TNM 分期(表 35-1)

表 35-1　胃癌 TNM 分期

		N0	N1	N2	
M0	T1	ⅠA	ⅠB	Ⅱ	
	T2	ⅠB	Ⅱ	ⅢA	
	T3	Ⅱ	ⅢA	ⅢB	
	T4	ⅢA	ⅢB		
H1P1CY1M					Ⅳ

注:Ⅳ期胃癌包括:N3 淋巴结有转移;肝转移 H1;腹膜转移 P1;腹腔脱落细胞检查阳性 CY1;其他远隔器官转移 M1,包括胃周以外的淋巴结、肺、胸膜、骨髓、骨、脑、脑脊膜、皮肤等。

案例 35-2

TNM 分期:T1 N2 M0 为胃癌Ⅱ期。

(1)T:原发肿瘤。决定分期的主要因素是癌穿透胃壁的深度。

(2)Tx:确定原发肿瘤的资料不足。

(3)To:无原发肿瘤的证据。

(4)Tis:原位癌。肿瘤限于黏膜腺体上皮内,未侵犯黏膜固有层。

(5)T1:肿瘤侵入黏膜层或黏膜下层,不论其范围或部位。

(6)T2:肿瘤侵入肌层或浆膜下层。

(7)T3:肿瘤穿透浆膜层,但未侵犯相邻结构。

(8)T4:肿瘤穿透浆膜,并直接侵犯相邻结构如横结肠或脾脏。癌由胃壁内蔓延至十二指肠或食管者仍按胃壁浸润最深分期。更广泛扩散时,可累

笔记栏

及肝、横隔、胰、腹壁、肾上腺、肾、后腹膜及小肠。

(9) N:局部淋巴结。决定分期的主要因素是转移淋巴结距原发肿瘤的距离。

(10) Nx:确定局部淋巴结是否受累的资料不足。

(11) No:无局部淋巴结转移。

(12) N1:1~6 枚淋巴结转移。

(13) N2:7~15 枚淋巴结转移。

(14) N3:15 枚以上淋巴结转移。

注:胃局部淋巴结包括胃小弯和大弯的胃周淋巴结,及沿胃左动脉、肝总动脉、脾动脉及腹腔动脉分布的淋巴结。主动脉旁、胰后、肝十二指肠韧带、肠系膜淋巴结不属于胃局部淋巴结,累及这些淋巴结者列为远处转移(M1)。

(15) M:远处转移。

(16) Mx:确定是否存在远处转移的资料不足。

(17) M0:无远处转移。

(18) M1:有远处转移。

【临床表现】

1. 症状

(1) 上腹疼痛:初为隐痛,后逐渐加重呈中至重度,多于饭后发生,无间歇期,服制酸剂不能缓解;但位于幽门部溃疡癌,其症状规律与消化性溃疡相似。

(2) 食欲不振:胃癌患者常有食欲不振。尤其既往食欲良好者,近期内出现食量锐减、进行性消瘦、精神萎靡、疲乏无力,均应疑及本病。

(3) 消化道出血:多为黑便。少数以急性上消化道大出血为首症,乃癌肿溃破累及血管所致。

(4) 进行性贫血:少数患者以贫血为首症就诊,多为癌肿所致的慢性进行性失血。

(5) 其他:因肿瘤的部位、大小、转移与否而出现不同的症状,如贲门部癌可较早出现吞咽困难;幽门部癌可引起幽门梗阻,肺转移出现咳嗽、呼吸困难;肝转移可有肝痛,黄疸;骨转移出现骨痛等。

2. 体征 晚期可有发热、衰竭、恶液质等。上腹部可扪到质硬的肿块,常有压痛。幽门部肿块可出现胃蠕动波、振水音。肝脏可因癌转移而肿大,质硬、表面不平。淋巴结转移可引起左锁骨上淋巴结肿大。癌细胞转移至卵巢时,下腹部可触及质硬的包块,常伴有血性腹水。

> **案例 35-2**
>
> 临床表现不典型,仅有上腹部隐痛不适1个月余的主诉。提示中老年人上腹部不适,应高度警惕恶性肿瘤的可能。

【诊断】

常见的胃癌诊断方法分为以下几种:

1. X 线诊断

(1) 早期胃癌的 X 线诊断:早期胃癌系指肿瘤局限于黏膜或黏膜下层,不论病灶大小或有无淋巴结转移。胃低张力双重对比造影的 X 线检查结合纤维胃镜检查,对发现早期胃癌具有很大的价值。

(2) 进展期胃癌的 X 线诊断:进展期胃癌的 X 线表现与大体病理分型有密切关系。不同部位的胃癌与胃溃疡癌变有其特殊 X 线表现。

2. CT 检查 CT 检查可显示胃癌累及胃壁向腔内和腔外生长的范围、胃癌与邻近脏器的解剖关系以及有无转移等。胃癌通过血道转移至远处脏器均可在 CT 上显示。

3. 纤维胃镜 纤维胃镜对胃癌的诊断具有很重要的意义。可以发现早期胃癌,对良恶性溃疡进行鉴别,确定胃癌的类型和病灶浸润的范围,并可对癌前期病变进行随访检查。

4. 内镜超声 内镜超声是一种比较新的技术。检查者可以直接看到胃壁的各层,了解肿瘤的全貌,有助于胃癌的诊断和 TNM 分期。内镜超声在美国的许多中心应用较广,现在已经能够经普通内镜活检通道插入超声探头,用于临床检查。

为了早期诊断,应对以下高危人群进行重点检查。

(1) 40 岁以后才开始出现胃部不适、疼痛或食欲不振者。

(2) 慢性萎缩性胃炎伴有肠上皮化生,特别是大肠型化生及异型增生者。

(3) 胃溃疡而胃酸真性缺乏者或经严格内科保守治疗,症状不缓解,或大便潜血不阴转者。

(4) 胃息肉特别是多发性息肉和菜花样息肉者。

(5) 恶性贫血患者。

对上述患者仔细进行全面检查,包括 X 线钡餐、胃镜及活组织检查等,有时需反复进行,才能明确诊断。

【鉴别诊断】

1. 胃溃疡 胃溃疡与溃疡型胃癌之区别极为重要,但有时比较困难。一些溃疡型胃癌在早期,其形态和临床表现可酷似良性溃疡,甚至治疗后可暂愈合(假愈)。故有主张对所有胃溃疡患者都应进行胃镜检查,在溃疡边缘作多点活检,明确溃疡的性质。

2. 慢性胃炎 慢性胃炎的症状与胃癌很相似,加之胃窦胃炎的 X 线征象如黏膜粗乱、充盈缺损等更易混淆。胃镜检查及活检有助于最后鉴别。

3. 邻近器官的肿瘤 肝脏、胰腺、结肠、肾脏等脏器之肿瘤,亦可在上腹部扪到包块,并因包块压迫胃而出现一系列食欲不振、幽门梗阻等症状,加之 X 线钡透亦可有假象,酷似胃癌,可通过 CT、胃镜等检查予以鉴别。

【治疗】

1. 手术治疗　手术切除仍是目前根治胃癌的唯一方法。对胃体、窦部癌施行远端根治性胃次全切除，对胃底部癌则施行近端胃大部切除或全胃切除。根治性胃次全切除术的范围远较治疗溃疡病的胃大部切除术为广泛，因为癌肿可浸润胃壁和伴淋巴结转移，故需将胃壁作更多的切除，并将有关的淋巴结一并清扫。

淋巴结的清扫范围用D表示：

（1）D1指N1组淋巴结清除。

（2）D2指N1、N2组淋巴结全部清除。

（3）D3指N1、N2、N3组淋巴结全部清除。

标准的胃癌手术通常为D2式，仅浸润黏膜层的原位癌用D1式既安全又合理。

如胃癌直接蔓延或浸润至食管下端、结肠、肝、胰等邻近脏器而无远处转移时，只要患者的体力尚好并能耐受较广泛的手术，一般均主张切除受累的部分脏器。

外科手术的目的是尽可能多的切除瘤体，以减轻机体对肿瘤的负担。而残留在体内的少量肿瘤细胞可借机体免疫防御能力加以消灭，化疗的效果也可予提高。这就是近代所谓的手术切除本身也是一种增强免疫措施的观点。

此外，姑息性切除还能减少出血、穿孔、梗阻等严重并发症的发生，对延长患者的生命是有益的。

2. 化学疗法　胃癌的化疗有效率较低，只能作为辅助疗法，即一般作为术前、术中和术后的辅助治疗，可以达到以下目的：

（1）使病灶局限，以提高手术切除率。

（2）减少术中肿瘤细胞播散、种植的机会。

（3）根治术后辅助化疗，以消灭可能存在的残留病灶，防止转移和复发。

（4）姑息性手术治疗后，可控制病情发展，延长生存期。

化疗方案：

（1）FAM方案

1）5-Fu第1天500mg静脉滴注，以后每周1次；或5-Fu每日500mg，连用5天，以后每3周重复注射5天。

2）ADM第1天静注30~50mg，以后每3周重复1次。

3）MMC第1天静注4~10mg，以后每3周重复1次。

（2）FM-F方案

1）5-Fu每天静脉滴注500mg，连用3~5天。

2）MMC第1天静注6~10mg。

以上每3周重复1次，4次为一疗程。休息1个月后单给5-Fu一疗程，休息1个月再重复FM方案，计1年内完成FM-F方案3个疗程。

（3）FMeA方案

1）5-Fu每天静脉滴注500mg，连用5天，每5周重复5天。

2）MeCCNU第1天100~150mg口服，每10周重复1次。

3）ADM第1天静注50mg，每5周重复1次。

（4）FMeM方案

1）5-Fu每天静脉滴注500mg，连用5天，每3周重复用5天；或第2周起1周静脉滴注2次，以用到10g为一疗程。

2）MMC第1次静注8~10mg，以后每3周重复1次，以用到40mg为一疗程。

3）MeCCNU第1天口服100~150mg，每6~8周重复1次。

案例35-2

患者TNM分期：T1 N2 M0为胃癌Ⅱ期。行胃癌D2根治术，术后给予FAM方案化疗，随访18个月无复发及远处转移。

3. 放射治疗　凡未分化癌、低分化癌、管状腺癌、乳头状腺癌对放疗有一定的敏感性。癌灶小而浅者、无溃疡者效果最好，可使肿瘤全部消失。黏液腺癌及印戒细胞癌对放疗无效，故为禁忌。

术中对第二站淋巴结组进行照射，可提高5年生存率。Ⅱ期以上的病例加用术中照射，其效果要比单纯手术为好。

4. 免疫治疗　免疫治疗的适应证包括：①早期胃癌根治术后适合全身应用免疫刺激剂；②不能切除的或姑息切除的病例可在残留癌内直接注射免疫刺激剂；③晚期病人伴有腹水者适于腹腔内注射免疫增强药物。

免疫疗法以BCG最为常用。一般是用5mg BCG（生菌数约2~4×10^8个）涂布于腕部皮肤上，然后以针尖作押痕。BCG可以增强非特异性免疫反应。

5. 内镜治疗　早期胃癌患者如有全身性疾病不宜手术切除者，可采用内镜治疗术；此外，通过内镜应用激光、微波及注射无水酒精等亦可取得根治效果。对于不能进行手术的进展期胃癌患者，为了缓解狭窄、出血等症状可采用内窥镜进行姑息治疗，如利用液氮气化时的低温使组织坏死、Nd-YAG激光照射隆起病变等。

6. 胃癌单克隆抗体　胃癌单克隆抗体仅与胃癌细胞结合，而不与正常组织或其他肿瘤细胞起反应。如与抗癌药和某些细胞毒素结合后，单克隆抗体可起到“生物导弹”的功效，其杀伤局部癌细胞的作用可增强几十倍到几百倍，尤其对手术后扩散的癌细胞杀伤作用更大；因此可以减少抗癌药物的用量,降低药物的副作用,从而提高化疗的效果。

案例 35-2

临床诊断:胃窦癌(T1 N2 M0,胃癌Ⅱ期)。

诊断要点:

1. 上腹部不适1个月余。

2. 胃镜检查示:胃窦癌。组织活检示:胃窦腺癌。

治疗原则:以手术为主的综合治疗。

治疗方案:胃癌 D2 根治术,术后给予 FAM 方案化疗。定期随访。

二、胃间质瘤

1983 年 Mazur 和 Clark 首先提出"胃肠间质瘤(gastrointestinal stromal tumor, GIST)的概念。GIST 是一种少见的胃肠道间叶源性肿瘤。目前对 GIST 的定义是:胃肠道有 CD117 表达的非上皮肿瘤,并具有特异性的组织学特点。作为一个独立肿瘤统称为 GIST,以区别于以往的平滑肌(肉)瘤或神经鞘瘤。胃间质瘤即发生于胃的 GIST。

组织学上,GIST 的肿瘤细胞主要有两种形态:梭形细胞和上皮样细胞。肿瘤组织可由梭形细胞或上皮样细胞为主或由两种细胞共同组成。发生在胃部的 GIST,70%~80% 由梭形细胞构成,20%~30% 以上皮样细胞为主。

【临床表现】

临床表现变化多端,与肿瘤大小、部位有关。小肿瘤往往无临床症状,多在体检或腹腔手术中被发现。

(1) 出血为最常见的临床症状。这是由于肿瘤黏膜面破溃所致,患者表现为呕血、黑便以及因隐匿失血导致的贫血。

(2) 腹痛。

(3) 腹部肿块。

(4) 食欲减退、发热和体重减轻。

胃间质瘤的远处转移多见于肝脏、骨和肺。

【诊断】

1. 胃镜 内镜下可见胃腔内隆起性病变,表面光滑,色泽正常,可有顶部中心凹陷或呈溃疡样,覆白苔及血痂。用活检钳推碰可见肿瘤在黏膜下移动。活检因病变位于胃黏膜下故阳性率极低。

2. B 超 表现为上腹部与胃紧密相关的不均匀性实性占位病变或均匀低回声团块。

3. CT 多为囊实性包块,与胃关系密切。无论良恶性均表现为黏膜下、浆膜下或腔内的境界清楚的团块。增强扫描为均匀中度或明显强化,恶性肿瘤可见坏死、囊变形成的多灶性低密度区,肿瘤周边实体部分强化明显。CT 检查也作为观察疗效和术后随访的手段。

4. MRI 表现同 CT,但费用较高。

5. 上消化道钡餐 胃腔内半圆形充盈缺损,轮廓较光整。

【治疗】

1. 手术切除 手术是胃间质瘤的主要治疗手段。由于 GIST 几乎无淋巴结转移,可以不作淋巴结清扫。GIST 的生长特点是悬垂式、非浸润性,所以扩大性切除病灶并无裨益。

2. 放疗及化疗 对胃间质瘤无效。

3. 格列卫(Gleevec, STI-571, imatinib mesylate, 甲磺酸伊马替尼) 格列卫为信号转导抑制剂,已成为不可切除或转移的 GIST 患者最佳选择。格列卫是一种分子靶向治癌药物,为酪氨酸激酶抑制剂,能明显抑制 Kit 酪氨酸激酶的活性,阻断 Kit 向下信号传导,从而抑制 GIST 细胞增生和促进细胞凋亡和(或)细胞死亡。

第三节 十二指肠憩室

十二指肠憩室的确切发病率难以统计,因为很多憩室不产生临床症状,不易及时发现。有报道胃肠钡餐检查时十二指肠憩室的发现率为 1%,而尸体解剖时的十二指肠憩室发现率可高达 22%。90% 的憩室是单个的,80% 位于十二指肠第二部,尤其是内侧壁或凹面。本病多发生在 40~60 岁的患者,30 岁以下较罕见。发病率无明显性别差异。

【临床表现】

十二指肠憩室没有典型的临床表现,所发生的症状多是因并发症而引起。上腹部饱胀是较常见的症状,系憩室炎所致。伴有嗳气和隐痛。疼痛无规律性,制酸药物也不能使之缓解。恶心或呕吐也常见。当憩室内充满食物而呈膨胀时,可压迫十二指肠而出现部分梗阻症状。呕吐物初为胃内容物,其后为胆汁,甚至可混有血液,呕吐后症状可缓解。憩室并发溃疡或出血时,则分别出现类似溃疡病的症状或便血。憩室压迫胆总管或胰腺管开口时,更可引起胆管炎、胰腺炎或梗阻性黄疸。憩室穿孔后,则呈现腹膜炎症状。

【诊断】

依靠胃肠钡餐检查。一些较小而隐蔽的憩室,尚需在低张十二指肠造影时始能发现。

笔记栏

【治疗】

1. 治疗原则　没有症状的十二指肠憩室毋需治疗。有一定的临床症状而无其他的病变存在时，应先采用内科治疗，包括饮食调节、制酸剂、解痉药等，并可采取侧卧位或更换各种不同的姿势，以帮助憩室内积食的排空。由于憩室多位于十二指肠第二部内侧壁，甚或埋藏在胰腺组织内，手术切除比较困难，故仅在内科治疗无效或并发憩室炎、出血、穿孔或压迫邻近脏器时才考虑手术治疗。

2. 手术方法　原则上以憩室切除术最为理想。憩室较小者可单作内翻术。同时存在多个憩室并遇有切除技术困难时，可采用改道手术，即行BillrothⅡ式胃部分切除术旷置十二指肠。

如术中寻找憩室有困难，可将十二指肠切开自腔内找到憩室开口，将其底部翻入肠腔进行切除处理。憩室切除后，应与肠曲的长轴垂直的方向内翻缝合肠壁切口，以免发生肠腔狭窄。

第四节　十二指肠瘀积症

十二指肠瘀积症临床少见。主要是由于肠系膜上动脉与腹主动脉之间角度变锐或从腹主动脉分出的部位过低，压迫十二指肠而引起十二指肠机械性梗阻，故又称肠系膜上动脉压迫综合征。本病多于中年发病，女多于男，常见于女性成年无力体型及长期卧床者。临床特点为反复发作的餐后上腹部疼痛、饱胀、嗳气。常于餐后2~3小时或夜间发生呕吐，呕吐物含胆汁和宿食。进食后站立或坐位症状明显，俯卧位或呕吐后可使症状减轻或消失。

【临床表现】

(1) 反复发作餐后上腹部疼痛、饱胀、暖气。

(2) 进食2~3小时发生呕吐，呕吐物含胆汁和宿食。

(3) 发作时上腹部可见胃型，蠕动波，振水音阳性。

(4) 长期反复发作可有营养不良，贫血等。

【诊断】

(1) 反复发作餐后上腹部疼痛、饱胀、呕吐，改变体位或呕吐后症状可缓解或消失。

(2) 发作时上腹部可见胃型及蠕动波。

(3) X线钡餐检查：胃十二指肠明显扩张，幽门通畅，于十二指肠横部突然受阻，可见明显逆蠕动，俯卧位或左侧卧位后，十二指肠潴留消失。

【治疗】

1. 治疗原则

(1) 发作时休息、禁食、洗胃、补液。

(2) 症状缓解后，进无渣而富营养食物，少食多餐，餐后取俯卧位或左侧卧位。

(3) 长期非手术治疗无效，影响营养或正常工作时，可作十二指肠-空肠吻合术或屈氏韧带松解术。

2. 用药原则

(1) 轻症病例以口服阿托品、抗生素和其他辅助药为主。

(2) 重症病例可皮下注射阿托品、静滴抗生素和其他辅助药。注意支持疗法，维持水电解质平衡。

(3) 手术治疗病例应静滴抗生素，注意支持疗法和防止并发症，必要时输血或人体白蛋白。

第五节　先天性肥厚性幽门狭窄

先天性肥厚性幽门狭窄是幽门环肌肥厚、增生使幽门管腔狭窄而引起的不完全梗阻，是新生儿常见的消化道疾病。本病的发病率在我国约为1/(1000~3000)新生儿。男与女之比为(3~8)：1。多为足月儿，早产儿较少见。少数病例有家族发病史。

【临床表现】

主要为喷射性呕吐、胃蠕动波和上腹肿块。

1. 呕吐　是本病早期的主要症状。一般患儿在出生后多无症状，吃奶及大小便均正常。常于生后2~3周出现呕吐，少数病例可在生后或不久(4~5天)即出现，偶有迟至数月才发生呕吐者。开始时为食后间歇溢乳，偶有呕吐，以后随着幽门梗阻加重，呕吐频繁，几乎每次喂奶后立即或不久即吐，逐渐变为喷射性。早产儿呕吐不典型，可不呈喷射性。

2. 胃蠕动波　常见，但非特有体征。蠕动波从左季肋下向右上腹部移动，到幽门即消失。在喂奶时、进食后和呕吐前易见到。轻拍上腹部常可引出。

3. 右上腹部肿块　为本病的特有体征，具有诊断意义。用指端在右季肋下、腹直肌外缘处轻轻向深部按扪，可触到橄榄大小质较硬的幽门肿块，可以移动。

4. 黄疸　约1%~2%患儿伴有黄疸，间接胆红素增高，手术后数日即消失。病因不明。可能与饥饿和肝功能不成熟、葡萄糖醛酸转移酶活性减低有关。

5. 营养状况和水盐平衡　随着呕吐加剧，奶和水摄入不足，病初体重不增，以后下降，出现营养不良和脱水。可合并代谢性酸中毒或低钾性碱中毒。

【诊断】

凡具有典型的呕吐病史者，即生后2~3周出现呕吐,进行性加重,呈喷射状,吐出物为奶及奶凝块,不含胆汁,应疑为本病。若于右上腹部们及橄榄状肿块,诊断即确定。对未扪及肿块的病例可进行下列检查。

(1) 钡餐X线检查:诊断的主要依据是幽门管腔增长(>1cm)和狭细(<0.2cm)。另可见胃扩张、胃蠕动增强、幽门口关闭呈"鸟喙状"、胃排空延迟等征象。

(2) 超声检查:诊断符合率与钡餐X线检查相似,均为95%。还可显示X线检查不能直接显示的幽门肌层厚度,不受幽门痉挛的影响,是一种无损伤、安全、简便的诊断方法。

【鉴别诊断】

呕吐物中不含胆汁,可除外各种原因引起的高位不完全性肠梗阻,但应与下列疾病鉴别。

1. 幽门痉挛　与本病症状相似,但多在生后即出现间歇性、不规则的呕吐,非喷射性,程度较轻,量较少。偶见胃蠕动波,但右上腹部扪不到肿块。一般状况较好,无明显脱水和营养不良。用解痉药如阿托品治疗效果良好,可使症状消失。

2. 贲门弛缓(胃食管反流)　呕吐为非喷射性,喂奶后平卧位、啼哭或挣扎时(腹内压力增加)或压腹时更易呕吐,竖立位可防止。无胃蠕动波。钡餐X线检查见贲门畅开,当卧位扪压腹部时,钡液即从胃反流到食管内。

3. 胃扭转　生后数周内出现呕吐,偶呈喷射性,吐出物为奶,不含胆汁。呕吐多在喂奶后或移动体位时。一般状况较好,腹部无阳性体征。钡餐X线检查可资鉴别。

4. 幽门前瓣膜　较少见。完全瓣膜于生后即出现幽门完全梗阻症状。有孔瓣膜常在新生儿期发病,主要症状为呕吐,多发生于喂奶后,常呈喷射性,吐出物为奶,无胆汁。常见胃蠕动波。临床上与幽门狭窄很相似,但右上腹部摸不到幽门肿块,钡餐X线检查除见幽门腔狭窄外,无幽门管延长等其他肥厚性幽门狭窄的特有征象。

【治疗】

确诊后应尽早施行幽门环肌切开术(图35-6),手术方法简便,近、远期效果良好。手术前准备至为重要,尽快纠正脱水、电解质和酸碱平衡紊乱,纠正贫血和低蛋白血症,改善营养状况,或采用静脉高营养疗法。

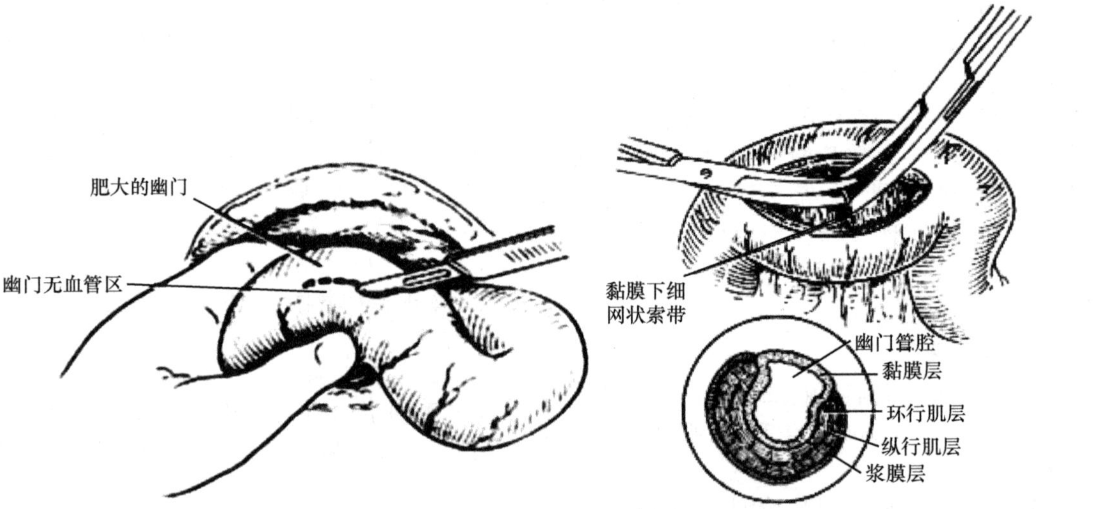

图 35-6　幽门环肌切开术

(王云海)

第三十六章 小肠疾病

第一节 解剖生理概要

【小肠解剖】

小肠是消化道中最长的部分，全长3～5.5m（随测量方法、测量状态和个体差异变化很大）。起于幽门、止于盲肠，分为十二指肠、空肠和回肠三部分。小肠上段2/5为空肠，始于十二指肠悬韧带（Treitz韧带）。小肠下段3/5为回肠，止于回盲部。空肠与回肠交界处无明显界限。小肠系膜始于第2腰椎左侧，向右下方斜行止于右骶髂关节，全长约15cm，内有动脉、静脉、淋巴管和神经。由于小肠系膜短而肠管长，导致小肠呈盘回曲状，游离肠袢活动度甚大。一般空肠位于上腹部和脐部，回肠位于脐部、下腹部和盆腔内，也可至腹腔其他部位。病变情况下，小肠可出现在腹腔任何部位。空肠和回肠动脉来自肠系膜上动脉（图36-1），静脉分布大致与动脉相同，汇合成肠系膜上静脉，与脾静脉汇合形成门静脉入肝。小肠接受来自腹腔神经丛和肠系膜上神经丛交感和副交感神经支配。交感神经兴奋使小肠蠕动减弱，血管收缩；迷走神经兴奋使小肠蠕动增强，肠腺分泌增加，并使回盲部括约肌松弛（图36-1）。

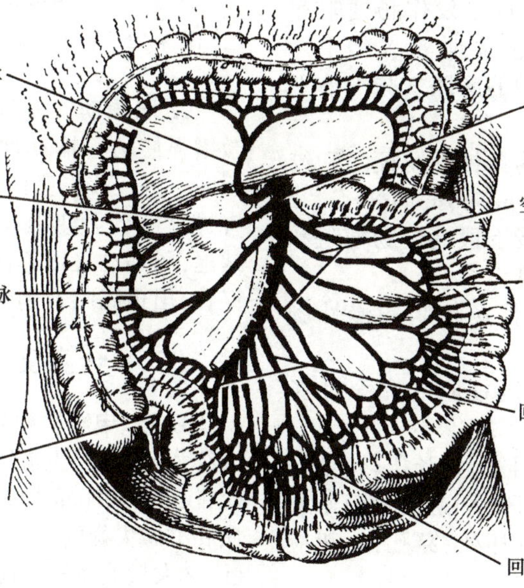

图36-1 空肠和回肠的肠系膜上动脉

【小肠生理】

小肠是食物消化和吸收的主要场所。小肠黏膜存在环状皱襞、绒毛（估计有500万个）和微绒毛，进而使吸收面积急剧增加。小肠新陈代谢十分旺盛，每分钟有几千万个细胞脱落，不断有新生细胞进入绒毛，每3～7天为一个更新周期。根据临床经验，保留100cm以上空肠和回肠，并有回盲部，足以维持所需营养消化和吸收。小肠有大量内分泌细胞，可分泌多种激素。小肠具有重要免疫功能，尤其是分泌型IgA，在抗感染、调节肠道菌群、过敏反应或自身免疫反应中发挥重要作用。

第二节 肠梗阻

肠内容物通过受阻，导致肠管本身损害和全身生理功能紊乱称为肠梗阻（intestinal obstruction）。它是一组疾病的总称，临床上十分常见，仅次于急性阑尾炎和胆囊炎发病率，占外科急腹症第三位。肠梗阻病因繁杂，病情变化快慢不一，病理生理和临床表现复杂多变。一旦发生绞窄性肠梗阻，若不及时处理，病情迅速恶化，常并发脓毒性休克、腹膜炎、肾功能衰竭和吸入性肺炎而死亡，死亡率高达10%。

笔记栏

一、肠梗阻原因和分类

肠梗阻原因和分类见表 36-1。

表 36-1　肠梗阻原因和分类

1. 机械性肠梗阻(最常见)		
(1) 肠腔内原因：寄生虫，粪块，大胆石，异物	(2) 肠壁本身原因：先天性肠道畸形，良、恶性肿瘤，肠套叠，炎性狭窄	(3) 肠壁外原因：粘连及束带压迫，各种疝嵌顿，肿瘤压迫，肠扭转
2. 动力性肠梗阻(肠壁肌肉运动失调)		
(1) 麻痹性肠梗阻，后腹膜和腹腔手术，腹膜炎或腹部创伤		(2) 痉挛性肠梗阻，急性肠炎，慢性铅中毒
3. 血运性肠梗阻(肠管血液循环障碍)		
肠系膜血管栓塞或血栓形成		

假性肠梗阻是一种无明显病因可查的慢性疾病，可能是一种遗传疾病。有反复发作肠梗阻症状，十二指肠与结肠蠕动可能正常，腹部 X 线平片不显示有机械性肠梗阻时出现的肠胀气与气液平面。治疗主要是非手术方法。

按肠壁血运有无障碍分为单纯性肠梗阻和绞窄性肠梗阻(strangulated intestinal obstruction)。

按梗阻发生部位分为空肠上段高位肠梗阻和回肠末段及结肠的低位肠梗阻。

按发生急缓程度分为急性肠梗阻和慢性肠梗阻。

按梗阻程度分为不全性肠梗阻和完全性肠梗阻。

倘若一段肠管两端完全阻塞，如肠扭转、结肠肿瘤(回盲瓣为防止逆流而关闭)引起的梗阻则称为闭袢性肠梗阻；易发生肠壁坏死、穿孔，一般应及时手术治疗。

肠梗阻分类在临床上可相互交错、相互转化。如"慢性不全性粘连性肠梗阻"处理不当，可转化成"急性完全性绞窄性肠梗阻"。

二、肠梗阻病理生理

肠梗阻一旦发生，会发生一系列病理生理变化。由于梗阻性质不同(单纯性或绞窄性)、梗阻部位不同(高位或低位)、梗阻程度不同(不全性或完全性)、梗阻时间不同(急性或慢性)，导致局部和全身病理变化不一致。梗阻越久、病理变化越重，死亡率越高。

(一) 局部变化

1. 肠膨胀　肠梗阻发生数小时之后，梗阻近端因气体(70% 是吞咽的空气)、液体积储和压力升高而膨胀。若梗阻不能及时解除，肠膨胀越来越严重。肠管膨胀和肠管塌陷交界处(可能是一条粘连带或一段扭转肠袢)即为梗阻所在处，是手术中寻找梗阻部位至关重要的标志(图 36-2)。

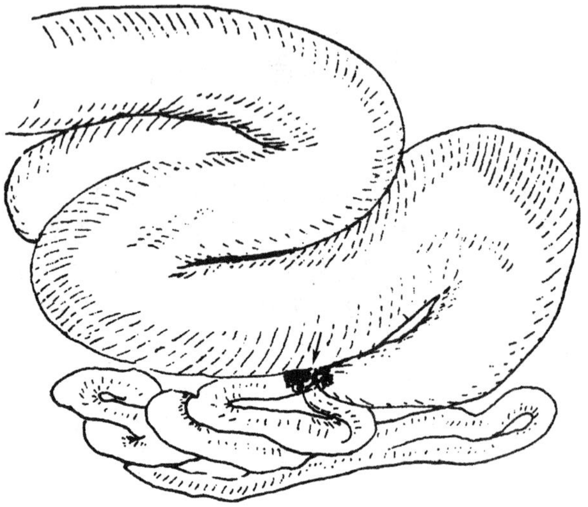

图 36-2　肠梗阻时肠管膨胀和肠管塌陷交界处

2. 肠蠕动　梗阻发生后，为克服梗阻，各种刺激增强使肠管蠕动增加，在听诊上表现为肠鸣音活跃。进一步增强时表现为肠鸣音亢进以至出现气过水声。当梗阻长时间不解除，肠管张力逐渐减退，肠蠕动又可逐渐变弱；一旦发生肠坏死和肠穿孔，出现肠鸣音消失，即所谓"安静腹"。

(二) 全身变化

1. 水、电解质和酸碱失衡　胃肠道的分泌液每天约为 8000ml，正常情况下绝大部经肠肝循环重吸收，仅 100～200ml 随粪便排出。肠梗阻引起水、电解质和酸碱失衡的主要原因有：①不能进食和频繁呕吐；②大量液体积储在梗阻近端和肠壁水肿，有时可达 5000～9000ml，导致体液在第三间隙丢失；③消化液中有大量电解质，除胃液中外，胆汁、胰液和小肠液中钠离子含量和血钠含量相近，消化液中的钾含量一般是血钾的 2～3 倍。大量液体丢失必然导致大量电解质丢失。低钾进一步降低胃肠平滑肌张力，加剧肠膨胀；④消化液大量丢失，导致血容量不足，引起代谢障碍。而肾脏血流减少导致肾脏排泄减少，进一步加重代谢性酸中毒。

2. 脓毒症　正常情况下小肠内仅有少量细菌。肠梗阻时肠道内细菌迅速大量繁殖(高峰密度通常在梗阻后 12～48 小时)，菌群失调，肠道细菌移位。因肠管血运供应不良，黏膜上皮受损，肠黏膜屏障受破坏，出现了细微穿孔，细菌和毒素可直接透过肠壁进入腹腔，或经过肠系膜淋巴结侵入到达肝脏、脾脏和血液循环，引起腹腔内和相应脏器感染，或者全身

笔记栏

性脓毒症。梗阻未解除时,因静脉回流障碍,肠内毒素被吸收较少。一旦梗阻解除和血液循环恢复,大量毒素吸收出现一过性、反跳性脓毒症加重。因此,在手术解决梗阻前,外科医生往往先行肠减压以清除肠内积存的感染性肠液。若出现肠穿孔和肠坏死,将直接产生脓毒性休克。

三、肠梗阻临床表现

共同点是肠内容物通过受阻,临床症状简单概括为"痛、吐、胀、闭"四字特征。

(一)症状

1. 腹痛　最早出现的症状,系梗阻以上部位强烈蠕动所致。表现为阵发性绞痛,发作时伴肠鸣,自觉有"气块"在腹中窜动并受阻于某一部位,有时能见到肠型和肠蠕动波。听诊为肠鸣音高亢或气过水音。若腹痛间歇期不断缩短,以至成为剧烈的持续性腹痛,要警惕绞窄性肠梗阻。慢性肠梗阻和麻痹性肠梗阻腹痛不明显。

2. 呕吐　肠梗阻早期为反射性。一般梗阻部位越高呕吐越早、越频繁。低位肠梗阻时呕吐出现迟而少,吐出物可呈粪样。呕吐物为血性是绞窄性肠梗阻的表现。

3. 腹胀　常在梗阻发生一段时间之后出现。高位肠梗阻不明显,闭袢式肠梗阻可出现局限性腹胀。麻痹性肠梗阻腹痛不明显而腹胀相对更重些。

4. 肛门停止排气排便　完全性肠梗阻发生后,病人多不排气排便。梗阻早期,尤其是高位肠梗阻,可因梗阻以下肠内尚残存粪便和气体,仍可自行或灌肠后排出,不能因此而否定肠梗阻存在。排出血性黏液样粪便是绞窄性肠梗阻表现。

(二)体征

早期肠梗阻生命体征无明显改变,晚期或绞窄性肠梗阻出现脱水、脓毒症和休克。腹部体征依靠"望、触、叩、听"和直肠指检获得。

1. 腹部望诊　不同程度腹胀,有时可见肠型和肠蠕动波,闭袢性肠梗阻可见到局限性腹部隆起。

2. 腹部触诊　早期腹部有柔软的轻压痛,按之如充气球囊。出现压痛、反跳痛和肌紧张提示绞窄性肠梗阻,压痛性肿块常为绞窄肠袢。

3. 腹部叩诊　多呈鼓音。绞窄性肠梗阻腹腔出现渗液,移动性浊音可阳性。

4. 腹部听诊　腹痛时肠鸣音亢进或有气过水声和金属音。出现绞窄性肠梗阻和麻痹性肠梗阻,则肠鸣音减弱或消失。

5. 直肠指检　有时可触及肿块,可能为直肠肿瘤或直肠外压迫性肿块。指尖血染多为绞窄性肠梗阻或直肠癌梗阻。

(三)实验室检查

1. 血液检查　早期无明显改变。随着病情发展,出现水电解质、酸碱失衡和感染时,白细胞计数、血红蛋白和红细胞比容升高,可出现低钠、低钾和代谢性酸中毒。呕吐物和粪便检查有大量红细胞或隐血试验强阳性,应警惕绞窄性肠梗阻。

2. X 线检查　一般在肠梗阻发生 4~6 小时后,X 线检查可显示肠腔内气体。直立位和侧卧位的典型 X 线表现(起病 10 小时左右),是出现多个肠袢内含有气液平面呈阶梯状及肠袢扩张(直径>3cm 视为肠管扩张)。当肠蠕动增强时,透视下可见液气面上下移动。必要时用不被肠管吸收的水溶性碘剂(如 50% 泛影葡胺溶液 50~100ml),口服或经胃管注入,1~3 小时可到达梗阻部位;若 3~4 小时到达盲肠,提示没有小肠梗阻;如 6 小时后造影剂仍旧积聚在小肠且其远侧小肠不显影,则可诊断为完全性小肠梗阻。也可用稀钡(<100ml 作连续透视观察。必要时选用 B 超或 CT 检查以助诊断。疑有大肠梗阻时可用钡灌肠。

四、肠梗阻诊断

肠梗阻诊断并不困难,诊断过程中必须明确下列问题。

(一)有无肠梗阻

根据"痛、吐、胀、闭"和腹部"望、触、叩、听",结合 X 线检查表现,一般诊断肠梗阻并不困难。

(二)梗阻的性质

诊断中必须明确是单纯性肠梗阻还是绞窄性肠梗阻(表 36-2)。绞窄性肠梗阻极易发生肠穿孔和坏死,死亡率高达 10%,需尽早手术治疗。有下列表现要及时考虑绞窄性肠梗阻:

(1)发病急、进展快、休克出现早。

(2)腹痛进行性加剧,静止期仍有持续性腹痛或腹痛间隙进行性变短或消失。

(3)呕吐出现早而剧烈,为持续性频繁呕吐。

(4)出现压痛、反跳痛和肌紧张即腹膜炎体征。

(5)出现肿块。腹部望诊、触诊、B 超或 X 线检查发现腹部出现孤立性、局限性、压痛性肿块(孤立胀大的肠袢)。

(6)出血。呕吐物、胃管、肛门排泄物或直肠指检、腹腔穿刺物为血性液体。

(7)出现全身中毒症状,如脉搏加快、体温升高、白细胞明显增加。

(8) 完全性肠梗阻。

(9) 积极非手术治疗无明显改善。

表 36-2 单纯性肠梗阻与绞窄性肠梗阻鉴别诊断

	单纯性肠梗阻	绞窄性肠梗阻
腹痛	缓慢开始,阵发性,间歇期清楚	骤起剧烈绞痛,进行性加重
呕吐	出现较迟	出现早、剧烈而频繁
腹胀	较均匀,普遍胀大	不对称,可扪及痛性肿块
腹膜刺激征	无	有
出血	无	呕吐、胃管、腹穿、大便或肛检指尖有血
休克	无	有
体温及白细胞	正常或稍增高	明显增高
X 线检查	肠腔普遍积气积液,气液平面小	孤立胀大肠袢
B 超检查	无腹水	有腹水
非手术治疗	治疗后症状明显改善	治疗后无明显改善

(三) 是机械性还是动力性肠梗阻

机械性肠梗阻临床上最常见,具有上述典型临床表现。动力性肠梗阻以麻痹性多见,常见于腹膜炎、腹膜后感染、腹腔或腹膜后手术所致,无阵发性绞痛,主要是腹胀和肠鸣音减弱以至消失,X 线检查显示大、小肠全部充气扩张。机械性肠梗阻仅限于梗阻以上部分肠管充气扩张。

(四) 是完全性还是不全性肠梗阻

完全性肠梗阻具有典型肠梗阻临床表现,X 线腹部检查见梗阻以上肠袢明显充气、扩张,梗阻以下结肠内无气体。不全性肠梗阻呕吐和腹胀较轻,肠鸣音较活跃,X 线见肠袢充气和扩张都较不明显,而结肠内仍有气体存在。

(五) 肠梗阻的原因

结合年龄、病史、症状、体征、X 线检查综合分析原因。临床上最常见的粘连性肠梗阻多发生在以前有腹部手术、损伤或炎症病人。有肺结核病史者要考虑肠结核。出现腹股沟区肿块者可能是腹股沟疝或股疝嵌顿或绞窄引起的肠梗阻。新生儿以肠道先天性畸形多见。2 岁以内小儿以肠套叠多见。学龄前儿童以蛔虫性肠梗阻多见。钡灌肠钡影尖端呈“鸟嘴”形应考虑肠扭转;近端钡影呈“杯口”状、甚至呈“弹簧状”阴影应考虑肠套叠。直肠指检扪及直肠内肿块可能是直肠癌或肠套叠的头部,扪及直肠外肿块要考虑相应的疾病。

注意与急性胰腺炎、胆石症、急性胃扩张、急性继发性腹膜炎、急性阑尾炎、肾与输尿管结石、急性原发性腹膜炎、卵巢囊肿蒂扭转或卵巢肿瘤破裂等疾病相鉴别。

五、肠梗阻治疗

治疗原则是纠正肠梗阻引起的各种病理生理紊乱和解除梗阻。根据肠梗阻病因、性质、部位、严重程度、全身情况、病史长短、年龄大小和诊治经过,制定个性化治疗方案。

(一) 基础治疗

1. 胃肠减压 是最简单有效的方法之一。多采用经鼻腔插入鼻胃管接持续性负压引流袋。观察引流物性质和数量有助于判断有无绞窄性梗阻以及梗阻位置高低。

2. 液体疗法 水、电解质和酸碱失衡是急性肠梗阻最突出的生理紊乱,液体疗法是极为重要的一环。一般多属等渗性脱水。第一个 24 小时补液总量:生理需量和日损量,加已失量的 1/2。输液速度先快后慢。视化验测定结果补充各种电解质、碳酸氢钠。快速输液需要监测每小时尿量,必要时监测中心静脉压。绞窄性肠梗阻适当补充血浆和全血。

3. 抗感染 除早期单纯性肠梗阻外,应给予抗生素以预防和治疗腹部或肺部感染。

4. 其他治疗 用生长抑素以减少胃肠液分泌量。有肠管痉挛性收缩使用阿托品或 654-2。积极的肠外营养支持。一般不主张使用强效镇痛药物,以免掩盖病情而贻误治疗。对已确定手术、术前有剧烈腹痛者,应及时使用强效镇痛药物以减轻病人痛苦。

(二) 手术治疗

大多数肠梗阻需要手术治疗。肠梗阻手术治疗适应征有:①绞窄性肠梗阻;②肿瘤性肠梗阻;③闭袢性肠梗阻;④先天畸形所致肠梗阻;⑤完全性肠梗阻;⑥大肠性肠梗阻;⑦成人肠套叠;⑧短期内反复发作的肠梗阻;⑨经正规非手术治疗24~48 小时无效。具体手术方式有:①单纯肠粘连松解术;②肠套叠、扭转复位术;③肠切开异物取出术;④肠部分切除吻合术;⑤肠短路术;⑥肠造瘘术等。

对小肠切除者尽可能Ⅰ期吻合。手术中对肠袢生机判断常有一定困难,一般肠壁已呈暗紫色、失去光泽和弹性、无蠕动能力、对刺激无收缩反应、肠系膜终末动脉无搏动,则表示肠管坏死。当很长一段肠管生机出现问题,冒然切除将会影响病人将来生存时，在纠正容量不足与充分供氧情况下，于肠系膜根部注射0.5%～1.0%普鲁卡因溶液30ml以解除血管痉挛。然后将带有标志的肠管放回腹腔，15～30分钟后再观察。经处理后肠管血运恢复和显示有生机，可放回腹腔。术后必须严密观察，一旦病情恶化，随时再次剖腹探查。

(三) 非手术治疗

主要适用于：①单纯性不全性肠梗阻；②麻痹性或痉挛性肠梗阻；③蛔虫性肠梗阻；④结核性不全性肠梗阻；⑤炎性肠梗阻；⑥假性肠梗阻。在采用基础治疗的基础上，运用针灸、手法推拿按摩、中药、低压空气或钡灌肠等治疗。非手术治疗最初24～48小时内，需要专人认真、仔细、全面地对病人进行连续、动态、对比性观察。如果梗阻症状未能缓解、治疗过程中症状加重或出现腹膜炎，及时改为手术治疗。

六、粘连性肠梗阻

案例 36-1

患者，男，35岁。阵发性腹痛5天，加重伴呕吐2天。

患者5天前进食后出现阵发性腹痛。腹痛时可见右下腹条索状肿块伴轻压痛，腹痛缓解后消失。无呕吐，仍排稀便。就诊于当地诊所，诊断为不全性粘连性肠梗阻，拒插胃管。抗炎、补液治疗病情好转不明显。2天前患者私自找街头游医服200ml剧猛攻下中药后，腹痛持续性加剧，进行性腹胀，肛门停止排气排便，伴呕吐。2年前行"阑尾切除术"，1年前有"不全性粘连性肠梗阻"行保守治疗后缓解。

体格检查：T 39.0℃，R 26次/分，P 115次/分，BP 90/70mmHg。表情淡漠，脱水貌。皮肤苍白，体表浅静脉塌陷。右下腹见长5cm手术瘢痕。全腹压痛、反跳痛、肌紧张。肠鸣音消失。腹部移动性浊音阳性。

问题：

1. 首先考虑哪些诊断？
2. 采用哪些检查进一步明确诊断？
3. 在等待化验结果期间应进行哪些治疗？
4. 明确诊断后，采用何种治疗方法？

粘连肠梗阻是肠梗阻中最常见一种类型，占肠梗阻的40%～60%。分先天性和后天性两种。先天性较少见，占5%，系发育异常或胎粪性腹膜炎所致。后天性因素中，分炎症粘连和手术后粘连。炎症粘连占10 %～20%，系腹腔内炎症经非手术（如阑尾炎、胆囊炎、盆腔炎）而产生的粘连。手术（尤其是下腹部手术）后粘连是最常见的类型，占70%～80%（图36-3）。肠粘连发生机制未完全了解，促使发生的因素有：①肠壁浆膜损伤；②异物残留；③组织缺血；④炎症渗出；⑤血块机化；⑥手术刺激；⑦体质因素。有粘连不一定引起肠梗阻临床症状，粘连严重程度与临床肠梗阻严重程度也不成比例。

案例 36-1

本例梗阻原因为阑尾切除术后所致粘连性肠梗阻。在发生不全性肠梗阻情况下，由于治疗不正确（拒插胃管、口服200ml剧猛攻下药），引起短期肠腔内容物急剧增多、肠膨胀进行性加重，最终导致病情恶化。

【诊断】

根据"痛、吐、胀、闭"和腹部"望、触、叩、听"，结合X线检查表现，诊断并无困难。尤其在有腹部手术、腹膜炎或腹部损伤病史时，一般都具有典型机械性肠梗阻临床表现。诊断重点和难点是区别单纯性肠梗阻还是绞窄性肠梗阻，是完全性肠梗阻还是不完全性肠梗阻。以往有慢性梗阻症状或多次急性发作者，多为广泛粘连引起的梗阻。长期无症状，突然出现急性梗阻症状，腹痛重，出现腹膜刺激征，提示粘连已导致绞窄性肠梗阻。

案例 36-1

本例临床诊断：①粘连性完全性绞窄性肠梗阻（痛、吐、胀、闭进行性加重；腹膜刺激征；移动性浊音阳性；肠鸣音消失；休克）。②感染性休克（绞窄性肠梗阻；T 39℃，P 115次/分，BP 90/70mmHg；表情淡漠，脱水貌，皮肤黏膜苍白，体表浅静脉塌陷）。③脱水、电解质紊乱、代谢性酸中毒（2天未进食，脱水貌，诉口渴；绞窄性肠梗阻；感染性休克）。

需要进一步做的检查：①右下腹腔穿刺：穿出混浊血性液。②X线检查：小肠显示有阶梯状气液平面。③血气分析：显示电解质紊乱和代谢性酸中毒。④血常规：WBC ↑，Hb ↓。⑤完善其他各种术前必须检查项目，如凝血功能检查等。

在等待化验结果期间所需进行的治疗：①胃肠减压、吸氧、留置导尿。②扩容、纠酸、纠正电解质紊乱。③使用抗生素。④抓紧时间完成各项术前准备工作，如通知手术室、备皮、配血等。

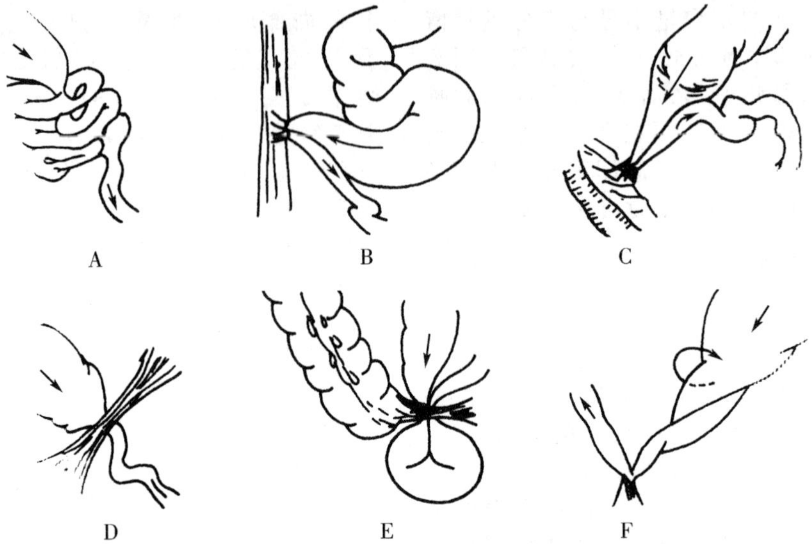

图 36-3 各种类型的粘连性肠梗阻

A.肠袢粘连成团;B.腹壁粘着成角;C.系膜粘着扭折;D.粘连带压迫;E.粘连带内疝;F.粘连成角、扭转

【治疗】

单纯性肠梗阻先行非手术治疗,每 1~2 小时重复检查病人一次,以判断治疗效果。经积极的保守治疗 24~48 小时,症状仍不缓解和符合本章第二节之五肠梗阻手术治疗适应征者,应行手术治疗。对反复发作者可根据病情行即期或择期手术治疗。

手术方式视术中具体情况而定。

案例 36-1

本例行急诊手术。术中见:腹腔内 1000ml 血性液。回肠与原切口呈"之"形三折锐角粘连,粘连近端肠管扩张,有 30cm 坏死。行小肠减压、粘连分离、切除坏死小肠并行端端吻合术。术后痊愈出院。

手术后早期肠梗阻(一般指手术后<1 个月内),常发生于手术后 5~7 天。多为炎症、纤维素性粘连所引起。在明确无绞窄的情况下,经非手术治疗可吸收、症状消除。

案例 36-1

临床诊断:粘连性绞窄性肠梗阻(其他诊断未列出)

诊断要点:①有阑尾切除术、肠梗阻史和治疗不当史;②腹痛、腹胀进行性加重;③腹膜炎;④移动性浊音阳性;⑤休克;⑥全身中毒症状:T、R、P、WBC 均升高;⑦X 线检查示小肠梗阻;⑧腹腔穿刺抽出混浊血性腹水。

治疗原则:①抗休克治疗;②抗生素治疗;③急诊手术。具体手术方式:小肠减压、粘连分离、坏死小肠切除端端吻合术。

经验教训:未正确治疗(拒插胃管、私服剧烈攻下药),使不全性粘连性肠梗阻转变成完全性粘连性绞窄性肠梗阻。

七、蛔虫性肠梗阻

由蛔虫、胆石、粪便或其他肠内异物堵塞肠腔称为肠堵塞。蛔虫性肠梗阻多见于农村 2~10 岁儿童。发热、腹泻、肠功能紊乱、过敏体质以及驱虫不当,均可造成蛔虫骚动致扭结成团、堵塞肠管(图 36-4)。临床表现为脐周阵发性腹痛(肠管痉挛性收缩和梗阻肠段太重悬吊肠系膜)和呕吐,可有便蛔虫或吐蛔虫病史。梗阻多为不全性,腹胀不明显,无腹肌紧张。由于儿童腹壁薄,加之病人一般消瘦,腹部常可扪及变形、变位、较柔软的条索状团块。B 超和 X 线有时可看到虫体影。大多数可经非手术治愈。在加强基础治疗的基础上,可采用氧气驱虫:经胃管注入氧气 1000~1500ml,

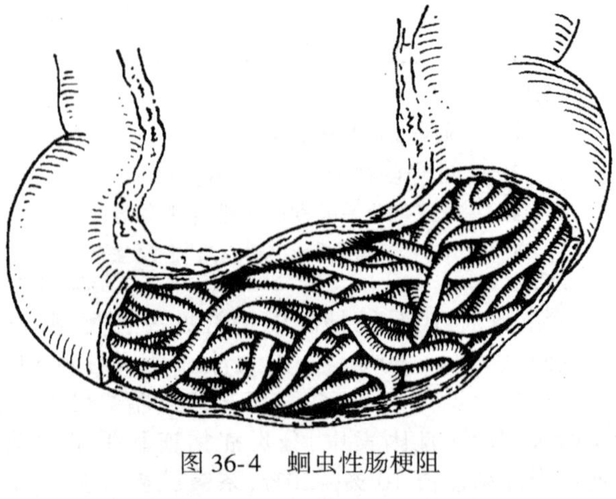

图 36-4 蛔虫性肠梗阻

服缓泻剂。待病情缓解后再驱虫。若诱发肠扭转、肠套叠、肠坏死和肠穿孔，需及时手术治疗。手术时尽量取尽蛔虫，有人曾一次取蛔虫高达460条。

八、肠　扭　转

肠扭转(volvulus)是一段肠袢沿其系膜长轴扭转(通常>270°)，造成闭袢性肠梗阻加绞窄性肠梗阻。病情凶险，发展迅速，死亡率高达10%～33%。常存在肠袢及其系膜过长、系膜根部附着处过窄、肠粘连、乙状结肠冗长、游离盲肠等解剖因素，并因肠内容物重量骤增、餐后弯腰前倾、重体力劳动或突然改变体位而诱发。>80%以上是小肠扭转。结肠扭转中55%为乙状结肠扭转，40%为盲肠扭转，5%为横结肠扭转。

【临床表现】

小肠扭转发病急、进展快、腹痛剧，无间歇期，疼痛可放射至腰背部。呕吐频繁。腹部可扪及孤立性压痛性肠袢。休克出现早。腹部X线检查符合绞窄性肠梗阻表现。乙状结肠扭转(图36-5)起病较慢，左下腹痛伴腰骶部痛。恶心、呕吐少见。左腹部明显膨胀，可扪及压痛性肠袢。腹部X线检查可见巨大双腔液气平面的肠袢。钡灌肠显示钡影尖端呈“鸟嘴”状(见第三十八章第一节)。

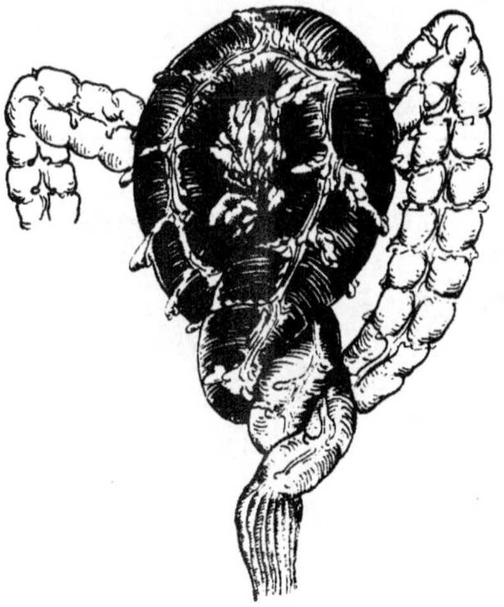

图36-5　乙状结肠扭转

【治疗】

一般应及时手术治疗。

1. 无肠坏死情况　行扭转复位术。移动盲肠扭转复位后可固定在侧腹壁上。乙状结肠扭转复位后可将其平行折叠、固定于降结肠内侧，反复发生扭转者行二期手术切除冗长乙状结肠。

2. 有肠坏死情况　在不扭转复位的情况下，坏死小肠应作一期切除吻合。乙状结肠坏死肠段切除后作双口断端造口术，二期作肠吻合术，较为安全。

早期乙状结肠扭转，在有经验的医生指导下，可试行乙状结肠镜减压复位。

九、肠　套　叠

案例36-2

患儿，男，10个月。阵发性哭闹6天，果酱样血便2天。其母代述病史，可靠。

病前有上呼吸道感染史。6天前出现阵发性哭闹和呕吐，间歇期安静入睡。4天前哭闹越来越频繁，持续时间越来越长。2天前出现果酱样血便伴发热。曾在当地镇医院治疗，具体不详。患儿，无传染病接触史及药物过敏史。第一胎，足月顺产，母乳喂养，添加半固体食物数月。6个月会坐，现已能爬行。其父母身体均健康，非近亲结婚，无遗传病史。

体格检查：T 39.0℃，P 130次/分，P 24次/分，体重8.5kg。发育正常，营养良好。精神萎靡。腹部隆起，全腹有压痛、反跳痛和肌紧张，右中下腹扪及痛性条索状肿块。未见肠型及蠕动波，肠鸣音弱。肛门指检，未扪及肿块，拔出手指时有10ml果酱样血便流出。

辅助检查：腹部X线：部分肠管扩张、充气，内见数个大小不等液平面。B超：右下腹探及3.5cm×15cm“假肾征”肿块，横切面呈靶环样；探及腹腔积液最厚处约9mm。

问题：

1. 诊断要点。
2. 治疗原则。

一段肠管套入其相连的肠管腔内称为肠套叠(intussusception)。易导致肠内容物通过障碍。肠套叠可发生于肠道任何部位，一般是顺着肠蠕动方向将近端肠管套入远端肠管内。分为：①小肠型；②回结型(以回肠末端为出发点)；③回盲型(以回盲瓣为出发点)；④结肠型(图36-6)。临床上回盲型和回结型最为常见，占85%左右。急性肠套叠常见于婴幼儿和儿童，慢性肠套叠(一般认为病程>2周)多见于较大儿童或成人。婴幼儿肠套叠80%发生于<2岁者(4～10个月最多见)，多见于肥胖男儿。婴幼儿食物性质突然改变、食物过敏、腹泻以及上呼吸道感染等可诱发肠套叠。国外报道成人肠套叠中70%～90%是肠管器质性病变导致肠管壁上出现诱套点或激惹点，进而导致肠套叠；国内半数以上有病因可循，肿瘤是最常见病因之一。

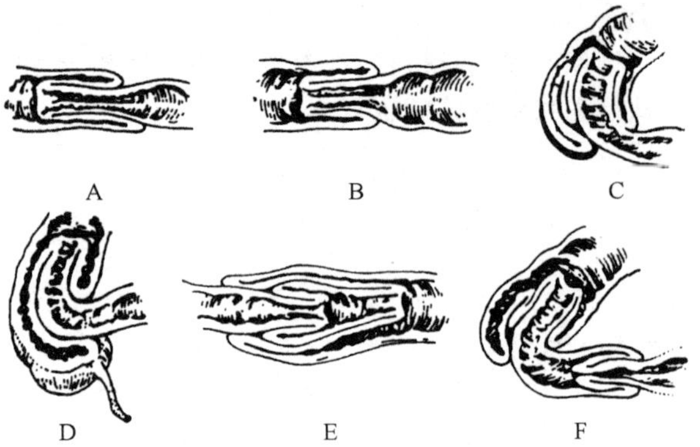

图 36-6 肠套叠类型

A 小肠型;B 结肠型;C 回盲型(以回盲瓣为出发点);D 回结型(以回肠末段为出发点);E 复杂型;F 多发型

【诊断】

1. 腹痛 为痉挛性。婴幼儿表现为阵发性哭闹,伴面色苍白、出汗及躁动,间歇期嬉戏如常。小儿肠套叠多急性起病,成人肠套叠起病缓急不一。

2. 呕吐 腹痛不久即有反射性呕吐。

3. 血便 腹痛数小时后出现,果酱样,有时呈稀薄血水样便,重者呈鲜红色血便。对未排出血便者,直肠指检多能于食指套上沾有血性黏液。小儿急性肠套叠血便发生率 80%,成人慢性肠套叠血便发生率 60%。

4. 腹部肿块 腊肠样,表面光滑,稍可推动伴压痛。

"痉挛性腹痛(婴幼儿表现为阵发性哭闹),果酱样血便、腊肠样肿块"是急性肠套叠的三大典型症状。

5. X 线检查 小肠套叠钡餐检查和结肠套叠钡灌肠检查,见"弹簧状"影或"杯口状"影像。

6. B 超和 CT 肿块横断面图像为同心圆或"靶环征",纵断面图像为"套筒征"或"假肾征"。

成人肠套叠症状不似幼儿肠套叠那样典型。

注意与急性肠炎、阑尾炎、过敏性紫癜、直肠脱垂鉴别。

案例 36-2

本案例诊断要点:①10 个月男婴,有上感史和食物添加史;②三大典型症状:阵发性哭闹、果酱样血便、腊肠样肿块;③B 超显示腹部压痛性肿块,横切面呈靶环征。

【治疗】

小儿肠套叠病程<48 小时、全身情况良好、无腹膜刺激征者,在有经验医生指导下,首选空气、氧气或钡剂灌肠复位术。不仅是诊断方法,也是一种有效的治疗方法。疗效>90%。复位成功后应继续观察患儿腹部情况,至少 12~24 小时。反之,应行手术治疗。成人肠套叠最常见病因之一是肿瘤,一般主张手术治疗。

几种常见类型肠梗阻的诊断与治疗对比见表 36-3。

表 36-3 粘连性肠梗阻、蛔虫性肠梗阻、肠扭转、肠套叠的诊断与治疗表

	诊 断	治 疗
粘连性肠梗阻	(1)多有腹部手术史或感染史 (2)典型"痛、吐、胀、闭"表现 (3)腹部"望、触、叩、听"多有阳性表现 (4)X 线检查显示阶梯状液气平面 (5)术后早期炎性肠梗阻多在腹部术后 3~7 天	(1)争取非手术治疗,24~48 小时内严密观察治疗后症状、体征变化 (2)有绞窄者手术
蛔虫性肠梗阻	(1)多发于驱虫不当儿童 (2)多为回肠性不全梗阻 (3)阵发性腹痛+吐蛔虫 (4)腹胀不明显、腹肌不紧张 (5)B 超和 X 线检查可见蛔虫影	(1)多采用非手术治疗 (2)出现绞窄性肠性梗阻者手术
肠扭转	(1)小肠扭转多见于青壮年,有典型高位肠梗阻表现 (2)乙状结肠扭转多见于男性老年人,有典型低位肠梗阻表现	闭袢性肠梗阻加绞窄性肠梗,应及时手术
肠套叠	(1)多见于<2 岁儿童 (2)痉挛性腹痛、果酱样血便、腊肠样肿块 (3)X 线:"杯口状"影或"弹簧征" (4)B 超:肿块横断面为同心圆或"靶环征"图像,纵断面为"套筒征"或"假肾征"图像	(1)在有经验医生指导下行空气、氧气或钡剂灌肠复位 (2)手术指征:复位不成功;病程>48 小时;一般情况差;腹膜炎或腹水 (3)成人肠套叠一般手术治疗

案例 36-2

本例治疗原则是手术。手术指征为：①病程>48 小时；②典型腹膜刺激征；③全身中毒症状和腹水。

术中所见：腹腔内 200ml 浑浊液。小肠高度扩张、充气。为回盲型肠套叠，阑尾、盲肠均套入，已坏死。行右半结肠切除术。术后痊愈出院。

十、嵌顿性腹外疝

嵌顿性腹股沟斜疝和股疝是引起急性肠梗阻的常见病因，且易发生肠绞窄。除肠梗阻症状外，还有腹外疝表现。对肠梗阻病人做体检时勿能遗漏腹股沟部。

第三节　肠炎性疾病

临床上，将以炎症病变为主要表现的各种肠道疾病统称为肠炎性疾病（inflammatory bowel disease，IBD）。

一、克　罗　恩

克罗恩病（Crohn's disease）病因未明，可能与感染和自身免疫有关。病变可侵及胃肠道任何部位，但 90% 位于回肠末段。病理特征是肉芽肿性炎症病变，伴不同程度纤维化，炎症累及肠壁全层，呈跳跃性分布。病变肠袢与周围组织器官常粘连，溃疡穿孔可形成肠内和肠外瘘。

【临床表现】

无特异性，多发生于 15～30 岁年轻人。70% 患者起病缓慢，10% 发病急。90% 患者有疼痛和腹泻。最突出症状是不全性肠梗阻引起间歇性发作性腹部不适和疼痛。腹泻，大便隐血试验阳性，常有恶臭，少有脓血便。偶有明显血便，以致大出血和休克。常有低热、乏力、食欲减退、贫血和消瘦等。可发生急性穿孔而出现严重腹膜炎，慢性穿孔则可形成腹腔脓肿，各种内瘘和外瘘。钡灌肠显示：浅形溃疡，黏膜呈鹅卵石样形状，病变呈跳跃式，肠腔狭窄、管壁僵硬，近端肠管扩张、狭窄部呈线状征（string singn）。内窥镜检查：病变呈节段性，黏膜水肿或有溃疡，溃疡边缘清楚并为纵行。肠黏膜活检为非干酪性肉芽肿改变，有淋巴细胞及浆细胞浸润。

诊断较为困难，更无能全面反映病情活动性的理想方案，需与急性阑尾炎、急性肠梗阻、肠结核、肠套叠等相鉴别（表 36-4）。

表 36-4　急性出血性肠炎与 Crohn 病鉴别要点

	急性出血性肠炎	Crohn 病
流行病学	地区性、季节性及流行特点	多为散发
年龄	儿童多见	青壮年多见，小儿少见
病程	发病急骤	多数发病缓慢
中毒症状	显著，甚至出现休克	中毒症状轻，一般无休克
出血症状	绝大多数有腥臭血便，甚至呕血	急性期很少有血便
其他	有不同程度腹胀、腹肌紧张、压痛、肠坏死和穿孔即出现典型腹膜炎	钡剂检查显示浅形溃疡、黏膜呈鹅卵石样形状，病变呈跳跃状，肠腔狭窄、管壁僵硬，呈线样征
病情进展	恶化迅速，治疗不当死亡率高	急性期过后常呈慢性

【治疗】

克罗恩病是终身疾病，无论内科和外科治疗都不可能治愈，而且易于复发。一般采用内科治疗（柳氮磺胺吡啶、5-氨基水杨酸、甲硝唑、糖皮质激素、硫唑嘌呤、环孢素）。大多数病人最终需要外科手术治疗。出现肠穿孔、肠瘘、肠狭窄，不能除外癌肿、结核时需手术治疗。由于肉眼观察正常的肠管其黏膜下层和肌层可能仍有病变，故上、下切缘应距肉眼观察到的病变边缘 5～10cm。术后复发率>50%，复发部位多在肠吻合口附近。

二、急性出血性肠炎

急性出血性肠炎（acute hemorrhagic enteritis），又名急性出血性坏死性肠炎，是一种危及生命的爆发性疾病。病变局限于小肠，少数累及结肠。病理表现为急性出血性坏死性炎症。病因尚不明确。

【临床表现】

常发病于夏秋季，儿童和青少年居多。多在不洁饮食后突发性急性腹痛，呈阵发性或持续性，伴阵发性绞痛。随之有呕吐、腹泻和血便。本病重要特征之一是排出洗肉水样血水便，或为果酱浆样、柏油样或棕色稠便，严重者为鲜血便，具有特殊腥臭味。腹部检查有不同程度腹胀、腹肌紧张及压痛，出现肠坏死和穿孔时有明显腹膜炎征象。肠鸣音一般减弱。有不同程度全身中毒症状，严重时出现中毒性休克。

诊断上需与 Crohn 病、中毒性菌痢、急性肠梗阻、肠套叠和急性胰腺炎鉴别(表36-4)。

【治疗】

需要内科和外科医生密切合作,病死率20%。非手术死亡率5%~20%;60%~80%病例可经非手术治愈,包括禁食、胃肠减压、纠正水电解质和酸碱失衡、营养支持、抗生素、止血剂和抗休克治疗。出现腹膜炎、肠穿孔、肠坏死时行手术治疗(近20%~30%病人需要手术),手术死亡率可达12%~30%。

三、肠结核

肠结核(intestinal tuberculosis)是结核杆菌侵犯肠道引起的慢性特异性感染。临床上90%肠结核是继发的,多继发于肺结核。90%肠结肠病人可找到肠外结核,主要是肺结核。结核杆菌可经胃肠道、血液或直接由邻近病灶蔓延至肠道。肠结核可发生于胃肠道任何部位,85%发生在回盲部。有溃疡型和增殖型两种病理类型。前者主要表现为沿肠管横轴发展的黏膜坏死、溃疡形成;后者表现为黏膜下大量结核性肉芽肿和纤维组织增生。临床上两型病变不能决然分开,常常是坏死溃疡、增生修复交替同时存在。肠结核常与周围组织形成粘连,急性穿孔少见,易形成局限性腹腔脓肿和肠瘘。

【诊断】

(1) 多见于中青年,女性稍多。有结核病史或正在患肠外结核。

(2) 多有低热、盗汗、乏力、消瘦等结核中毒症状。

(3) 慢性腹痛;出现部分性或完全性肠梗阻时引起阵发性绞痛。

(4) 腹泻,因肠结核时肠蠕动功能紊乱、小肠分泌增加、肠蠕动加快所致。腹泻与便秘交替出现。

(5) 右下腹轻压痛;可触及肿瘤样肿块,边界不清,活动度差,较硬且有明显压痛。

(6) 其他检查:90%患者血沉增快。胸片、X线钡餐和钡灌肠检查多有阳性发现。纤维结肠镜可观察全部结肠和回肠末段20~30cm,有1/3~1/2通过活检可找到干酪样肉芽肿和抗酸杆菌,是较为可靠的诊断方法。

肠结核临床表现缺乏特异性,也无特异性检查手段,确诊并不容易。肠结核的诊断应具有下列条件之一:①病理检查证实有结核结节及干酪样变化;②病变组织中找到结核杆菌;③病变组织经细菌培养或动物接种证实有结核杆菌生长;④手术中确实发现病变,肠系膜淋巴结活检证实有结核病变。

笔记栏

诊断上需与Crohn病、溃疡性结肠炎、回盲部肿瘤、急性肠炎、急性阑尾炎相鉴别。

【治疗】

主要采取内科抗结核治疗和全身支持治疗。除急诊情况外,手术前原则上应先进行足够长时间的有效抗结核治疗,一般应抗结核治疗2~3周,尤其是有活动性肺结核或其他肠外结核时。遵循早期、规律、全程、联合、适量用药原则。进展期用异烟肼、乙胺丁醇及每日肌注链霉素或口服利福平,轻至中度症状者用异烟肼和乙胺丁醇。主要手术适应证有:①病变穿孔形成局限性脓肿、肠瘘或急性腹膜炎;②合并肠梗阻内科治疗不佳;③不能控制的肠道大出血;④合并恶性肿瘤或不能除外腹内恶性肿瘤。手术方式是病变肠管切除肠吻合术。手术后继续抗痨治疗。

四、肠伤寒穿孔

肠伤寒穿孔(intestinal typhoid with perforation)是肠伤寒常见而严重的并发症。沙门氏菌属伤寒杆菌经口侵入距回盲部约100cm以内的回肠淋巴滤泡和淋巴结,第二周起发生坏死,脱落后形成溃疡,一般达黏膜下层,有的深达肌层及浆膜层。因肠伤寒极少引起腹膜反应和粘连,穿孔后立即形成急性弥漫性腹膜炎。80%穿孔发生在距回盲部50cm以内,90%穿孔发生在距回盲部100cm以内。大多数为单发,一般直径在0.5cm左右;多发穿孔占10%~20%。

【临床表现和诊断】

肠伤寒穿孔率一般在5%左右。多发生在伤寒流行的夏秋季节和伤寒流行地区。对伤寒诊断明确者,突然出现弥漫性腹膜炎,诊断肠伤寒穿孔多无问题。60%~70%穿孔发生在病程第2或第3周。逍遥型伤寒穿孔前症状不明显。所以,对所有突发性弥漫性腹膜炎患者,仔细询问发病前1~2周有无发热或低热、相对缓脉、中毒症状如表情淡漠、迟钝等伤寒症状尤为重要。及时行伤寒血清学等检查可明确诊断。

诊断上主要与急性阑尾炎、溃疡病穿孔、胆囊穿孔、急性出血性肠炎穿孔鉴别。

【治疗】

立即行肠穿孔修补术并取活检。对病变肠管壁很薄已临近穿孔处应予内翻缝合。穿孔过多,合并不易控制的大出血时,若全身状况好,可考虑行肠切除。术后加强针对腹膜炎和伤寒治疗,必要时行肠外营养支持。肠伤寒穿孔死亡率10%。

第四节　肠系膜血管缺血性疾病

该病是老年人居多的一种绞窄性肠梗阻。分为：①肠系膜上动脉栓塞；②肠系膜上静脉上动脉血栓形成；③肠系膜上静脉血栓形成三种情况。

【临床表现和诊断】

一般止痛药物难以缓解的突发性剧烈腹部疼痛，伴频繁呕吐血性物。部分病人出现暗红色血便。特征是严重症状与轻微体征不相符合。出现腹膜刺激症表明已有肠坏死，病人很快出现休克。腹部选择性动脉造影对本病有较高诊断价值，不仅能帮助诊断，而且能鉴别是栓塞、血栓形成还是血管痉挛。

【治疗】

力争早诊断、早治疗，包括支持疗法和手术治疗。手术主要有栓子取出术、血栓内膜切除术或血管“架桥”术，肠坏死行肠切除术。临床常因认识不足而误诊；加之患者年老，致病诱因存在，伴严重器质性疾病，故手术后并发症发生率和死亡率高。

第五节　短肠综合征

短肠综合征（short bowel syndrome）是指大段小肠切除后，残存的功能性肠管过短而导致严重腹泻、体重下降、营养不良、电解质紊乱等为主要特征的临床综合征。一般而言，切除小肠≥50%将引起显著的吸收不良；切除小肠>75%，残存小肠<75cm而有完整结肠，或<100cm而丧失回盲瓣者，则出现严重的短肠综合征。数天后，残留小肠段逐步发生适应性代偿改变，表现为肠黏膜高度增生，绒毛肥大变长，皱襞增多，肠腺凹加深，肠管增粗、伸长、肠壁肥厚等。切除空肠后，回肠能代偿。然而小肠代偿和肠道免疫屏障功能维持，必须依靠肠腔内食物与黏膜直接接触。经过1～2年的治疗，50%病人可望恢复饮食并维持正常营养状态，仍有30%病人出现吸收不良现象。

【临床表现】

1. 急性期　一般在术后2个月内。因大量腹泻（严重者达5～10L/天）导致水、电解质失衡，2～3周达高峰。

2. 适应期　2个月至2年。此期水电解质失衡有所缓解。最突出的临床表现为营养不良、消瘦，严重者出现低蛋白血症和水肿。通常2年内残留肠管适应能力达到90%～95%。

3. 稳定期　一般经过术后2年以后，残留肠管已能最大限度地代偿。仍有部分病人不可能达到完全口服营养的阶段，需要借助家庭胃肠外营养。

【治疗】

治疗原则：维持机体内环境稳定，缺什么补什么，以缺定补。肠内营养不足部分经肠外补充，尽早开始肠内营养。急性期以肠外营养、维持水电解质平衡为主；适应期为肠外营养与逐步增加肠内营养相结合；维持期使病人逐步过渡到肠内营养为主。

小肠倒置术和结肠倒置术均能延长食物通过肠道的时间，有一定的实用价值。小肠移植是治疗短肠综合征的理想方法。但由于肠袢内含有大量的淋巴结，排斥发生率和严重感染发生率均很高，难以在临床广泛开展。

预后因素见表36-5。

表36-5　短肠综合征预后因素

	有利因素	不利因素
残留小肠长度	>50%	<25%
切除部位	空肠	回肠
回盲瓣	有	无
结肠	有	无
原来有无肠疾病	无	有
其他全身疾病	无	有
年龄	年轻	年幼或年老

第六节　小肠肿瘤

小肠肿瘤较少见，仅占胃肠道肿瘤的3%～6%，多数（3/4左右）是恶性的（表36-6）。

表36-6　小肠肿瘤类型

组织来源	良性	恶性
上皮	腺瘤	腺癌
肠嗜银细胞		类癌
结缔组织	纤维瘤	纤维肉瘤
血管组织	血管瘤、淋巴血管瘤	血管肉瘤
淋巴组织	淋巴管瘤	淋巴瘤
平滑肌	平滑肌瘤	平滑肌肉瘤
神经与神经鞘	神经纤维瘤、神经鞘膜瘤	神经纤维肉瘤、恶性神经鞘瘤
脂肪	肥肪瘤	肥肪肉瘤
其他	黑斑息肉瘤、错构瘤	恶性组织细胞瘤、鳞癌

【临床表现】

小肠肿瘤起病隐匿，进展缓慢，缺乏简单有效检查手段，早期诊断极难，术前误诊率高达 70% 左右。主要症状为腹痛（隐痛或胀痛）、血便（间歇性、偶有大出血者）、腹部肿块（肿瘤向肠腔外生长、肠套叠）、肠梗阻（肿块向肠腔内生长、肠套叠）。疑小肠肿瘤行钡餐全消化道检查，纤维十二指肠镜和纤维结肠镜对诊断十二指肠及回肠末端肿瘤有帮助，当出血时≥0.5ml/min 时选择性肠系膜动脉造影可有阳性发现，B 超、CT 和 MIR 难以发现<2cm 的小肿瘤，并且不敏感。对于经上述各种检查不能肯定或否定小肠肿瘤，必要时果断剖腹探查。

【治疗】

小肠肿瘤大多数为恶性。良性肿瘤也可引起出血、肠梗阻、肠套叠、肠穿孔或恶变，诊断明确或在其他剖腹手术发现时应以切除。疑为恶性肿瘤或已证实为恶性肿瘤即按恶性肿瘤行根治性切除。小肠恶性肿瘤（除恶性淋巴瘤外）对化疗或放疗疗效不确切。

（杨伟民）

笔记栏

第三十七章 阑尾疾病

第一节 急性阑尾炎

案例 37-1

患者，男性，28 岁。转移性右下腹痛 10 小时。

患者于 10 小时前无明显诱因出现上腹部隐痛不适，呈阵发性，伴有恶心，呕吐一次，呕吐物为胃内容物，量少。无腹泻。曾在外院测体温 37.5℃，按“急性胃炎”对症处理。治疗期间上述症状未见好转，腹痛呈持续性伴阵发性加重，并由上腹部转移到右下腹。

体格检查：T 38.6℃，P 84 次/分，BP 120/70mmHg，急性病容，痛苦貌。全身皮肤和巩膜无黄染。浅表淋巴结无肿大。双肺呼吸音清，未闻及干湿性啰音。心率 84 次/分，律齐，各瓣膜听诊区未闻及病理性杂音。腹平坦，未见胃肠型及蠕动波，未见腹壁静脉曲张。右下腹压痛。以麦氏点为著。反跳痛。右下腹肌紧张。未扪及肿块。结肠充气试验阳性。肝脾肋下未触及。Murphy 征阴性，移动性浊音(-)。肠鸣音 5 次/分。

实验室检查：WBC 15.0×10^9/L，N 0.87。尿常规检查无异常。

问题：

1. 首先应考虑为何种疾病？
2. 还应该与哪些疾病作鉴别？
3. 如何治疗？

急性阑尾炎(acute appendicitis)是最常见的外科急腹症。约占外科住院病人的 10%～15%。任何年龄均可发病，但以青少年和中年人为多。Fitz(1886 年)首先正确描述了本病的病史、临床表现和病理所见，并提出阑尾切除是本病的合理治疗。Mc Burney(1889 年) 描述了阑尾炎在穿孔前的表现，详述了阑尾炎时腹壁压痛点，称为麦氏(Mc Burney)点，也称阑尾点。目前，绝大多数病人能够早期就医、早期确诊、早期手术，治疗效果良好。但少数病人由于阑尾解剖位置变异和机体反应性不同，临床表现多变，易发生误诊；或由于治疗不当，有时后果严重，应引起重视。

【病因】

1. 阑尾腔梗阻 是急性阑尾炎最常见的病因。阑尾为一管状器官，远端为盲端，近端开口于盲肠。由于阑尾管腔细，开口狭小，系膜短使阑尾蜷曲，这些都是造成阑尾腔易于梗阻的因素。阑尾腔一旦梗阻，梗阻远端阑尾黏膜仍继续分泌黏液；分泌物积存，腔内压力增高，血运发生障碍。在此基础上，管腔内细菌侵入受损黏膜，导致阑尾炎。阑尾腔梗阻的常见原因：①淋巴滤泡的明显增生，约占 60%，多见于年轻人；②粪石梗阻，约占 35%。异物、食物残渣、蛔虫、肿瘤等则是较少见的病因；③炎性狭窄；④系膜过短致阑尾扭曲。

2. 细菌入侵 由于阑尾腔梗阻，细菌繁殖，分泌内毒素和外毒素，损伤黏膜上皮并使黏膜形成溃疡，细菌穿过溃疡的黏膜进入阑尾肌层，引起化脓性感染。阑尾壁间质压力升高，妨碍动脉血流，造成阑尾缺血。阑尾动脉系回结肠动脉的分支，是无侧支的终末动脉；当血运障碍时，易导致阑尾坏死和穿孔。致病菌多为肠道内的各种革兰阴性杆菌和厌氧菌。

【病理】

1. 分型

急性阑尾炎分为四种病理类型。

(1) 急性单纯性阑尾炎：阑尾外观轻度肿胀，浆膜充血并失去正常光泽，表面有少量纤维素性渗出物。镜下，阑尾各层均有水肿和中性粒细胞浸润，病变以黏膜和黏膜下层最为显著。黏膜表面有小溃疡和出血点。阑尾腔内有少量炎性渗出液。此类阑尾炎属早期轻度感染，临床症状和体征均较轻。

(2) 急性化脓性阑尾炎：亦称急性蜂窝织炎性阑尾炎，常由单纯性阑尾炎发展而来。阑尾肿胀明显，浆膜高度充血，表面覆以脓性渗出物。阑尾部分或全部为大网膜所包裹。镜下，阑尾黏膜的溃疡面加大并深达肌层和浆膜层，管壁各层有小脓肿形成，阑尾腔内有脓性分泌物。阑尾周围的腹腔内有稀薄脓液，形成局限性腹膜炎。临床症状和体征均较重。

(3) 坏疽性及穿孔性阑尾炎：阑尾管壁坏死或部分坏死，呈暗紫色或黑色。阑尾腔内积脓，压力升高，阑尾壁血液循环障碍。穿孔部位多在阑尾根部和尖端。穿孔后多数被大网膜所包裹。穿孔如未被

笔记栏

包裹,感染继续扩散,则可引起急性弥漫性腹膜炎。这是急性阑尾炎中最为严重的病理改变。

(4) 阑尾周围脓肿:阑尾化脓坏疽,在穿孔前被大网膜或周围肠袢包围。或阑尾穿孔后经粘连局限,可形成炎性肿块或阑尾周围脓肿。

2. 转归

(1) 炎症消退:一部分单纯性阑尾炎经及时药物治疗后炎症消退。一部分阑尾黏膜已有溃疡者,愈合后形成瘢痕,致阑尾管腔狭窄和阑尾扭曲等,可形成慢性阑尾炎,易复发。

(2) 炎症局限化:化脓、坏疽或穿孔性阑尾炎被大网膜和肠管包裹,炎症局限,形成阑尾周围脓肿。

(3) 炎症扩散:阑尾炎症重,发展快,未被大网膜等包裹局限,或阑尾周围脓肿穿破进入游离腹腔,或炎症早期处理不及时以及机体防御机能差等,使炎症扩散,发展为弥漫性腹膜炎、化脓性门静脉炎、感染性休克等。

【诊断】

1. 症状

(1) 腹痛:典型的急性阑尾炎具有转移性右下腹痛的特点。通常先表现为上腹或脐周疼痛,疼痛为持续性隐痛,也可呈阵发性。数小时至10余小时后转移并局限在右下腹。此过程的时间长短取决于病变发展的程度和阑尾的位置。起初的腹痛为一种内脏神经反射痛。由于阑尾的神经由交感神经纤维经腹腔丛和内脏小神经传入,传入的脊髓节段在第10、11胸节,所以当急性阑尾炎发病开始时,常表现为脐周的牵涉痛。它的腹痛特点是疼痛范围较弥散,位置不固定,且无明显压痛。腹痛转移至右下腹提示阑尾炎症已累及浆膜和壁层腹膜,后者受脊神经支配,痛觉敏感,定位确切。约70%~80%的病人具有这种典型的转移性腹痛的特点。对诊断有重要意义。

> **案例 37-1**
>
> 本病例发病过程中腹痛即具有典型的转移性右下腹痛的特点。

部分病例发病开始即出现右下腹痛。不同类型的阑尾炎其腹痛也有差异,如单纯性阑尾炎表现为轻度隐痛;化脓性阑尾炎呈阵发性胀痛和剧痛;坏疽性阑尾炎呈持续性剧烈腹痛;穿孔性阑尾炎因阑尾腔压力骤减,腹痛可暂时减轻,但出现腹膜炎后,腹痛又会持续加剧。由于阑尾位置多变,其腹痛部位也有区别,如盲肠后位阑尾炎,疼痛在右侧腰部;盆位阑尾炎,腹痛在耻骨上区;肝下区阑尾炎,可能疼痛在右上腹;极少数左下腹部阑尾炎,呈左下腹痛。

(2) 胃肠道症状:恶心、呕吐为仅次于腹痛的常见症状。发病早期即可出现,属神经反射性呕吐,呕吐物多为胃内食物;一般恶心重,呕吐不多。呕吐与发病前有无进食有关。并发弥漫性腹膜炎时呕吐较频繁。其他胃肠道症状如厌食、便秘、腹泻等也可出现。盆腔位阑尾炎,炎症刺激直肠和膀胱,引起排便、里急后重症状。弥漫性腹膜炎时可致麻痹性肠梗阻,腹胀、排气排便减少。

(3) 全身症状:急性阑尾炎的全身反应一般不重,常有低热(37~38℃)、乏力等。当炎症重时出现中毒症状,心率增快,体温增高。阑尾穿孔时体温会更高,达39℃以上。如发生门静脉炎时可出现寒战、高热和轻度黄疸。

2. 体征

(1) 右下腹压痛:是急性阑尾炎最重要的体征,也是诊断阑尾炎的重要依据。发病早期腹痛位于中上腹或脐周时,右下腹便可出现固定压痛。压痛点通常位于麦氏点(Mc Burney点),即位于脐与右髂前上棘连线中外1/3交界处。这是阑尾最常见的体表投影。压痛点也可位于左右髂前上棘连线的中、右侧1/3交界处,即蓝氏点(Lanz)。由于阑尾位置随盲肠解剖部位而异,以及阑尾尖端的指向不同,压痛点可以有变异,重要的是压痛点始终在一个固定的位置上。压痛的程度与病变的程度相关。炎症早期压痛范围较小,当炎症加重,压痛的范围也随之扩大。当阑尾穿孔时,疼痛和压痛的范围可波及全腹。但此时,仍以阑尾所在位置的压痛最明显。

(2) 腹膜刺激征:腹部压痛、反跳痛(Blumberg征)、腹肌紧张构成壁层腹膜刺激征。这是壁层腹膜受炎症刺激出现的防卫性反应。出现腹膜刺激征可以肯定局部炎症的存在。提示阑尾炎症加重,出现化脓、坏疽或穿孔等病理改变。当阑尾穿孔,炎症波及全腹时,肌紧张加重,腹膜刺激征范围扩大。同时出现肠麻痹、腹胀、肠鸣音减弱或消失等。但是,在小儿、老人、孕妇、肥胖、虚弱者或盲肠后位阑尾炎时,腹膜刺激征可不明显。

(3) 右下腹包块:如腹部检查发现右下腹饱满,扪及边界不清、固定、压痛的包块,应考虑有阑尾周围脓肿的可能。此时,应做好鉴别诊断。

(4) 其他辅助体征

1) 结肠充气试验(Rovsing征):患者取仰卧位,检查者用右手压迫左下腹降结肠区,再用左手挤压近侧结肠,结肠内气体可传至盲肠和阑尾,引起右下腹疼痛者为阳性。但阴性不能除外阑尾炎。

2) 腰大肌试验(Psoas征):患者取左侧卧位,使右大腿后伸,引起右下腹疼痛者为阳性。说明阑尾位置较深,位于腰大肌前方、盲肠后位或腹膜后位。

笔记栏

3）闭孔内肌试验（Obturator 征）：患者取仰卧位，使右髋和右大腿屈曲，然后被动向内旋转，引起右下腹疼痛者为阳性。提示阑尾位置较低，靠近闭孔内肌。

4）直肠指检：直肠指检时直肠右前壁有触痛，提示阑尾位于盆腔或炎症已波及盆腔。当阑尾穿孔时直肠前壁压痛广泛。当形成阑尾周围脓肿时，有时可触及痛性肿块。

3. 实验室检查 急性阑尾炎患者血常规检查常有白细胞计数和中性粒细胞比例增高，约占病人的90%，是临床诊断中的重要依据。但升高不明显者，也不能排除诊断，如单纯性阑尾炎、老年病人或免疫功能低下病人等。随着炎症加重，白细胞数随之增加，白细胞计数升高到（10～20）×10^9/L，可发生核左移。尿检查一般应属正常。偶有炎性阑尾与输尿管或膀胱相靠近，尿中可出现少数红、白细胞。若镜检发现多量红细胞或有明显血尿，说明存在泌尿系统的原发病变。所以，为排除类似阑尾炎症状的泌尿系统疾病，如输尿管结石，常规进行尿液检查十分必要。如为生育期有闭经史的女病人，应检查血清 β-HCG，以除外产科情况。

4. 影像学检查 对于临床上症状不典型的病人，可采用以下影像学检查方法帮助诊断和鉴别诊断：①腹部平片：可见右下腹小肠、盲肠积气和液气平面，偶尔可见钙化的粪石和异物影，腰大肌阴影模糊等。发现腹腔游离气体首先应考虑为消化道穿孔，而阑尾穿孔所致气腹极为少见。②超声检查：有时可发现阑尾区积液或肿大的阑尾以及阑尾脓肿等。同时也可以显示输尿管结石、卵巢囊肿、异位妊娠、肠系膜淋巴结肿大以及腹腔肿瘤等。所以超声检查在阑尾炎的诊断和鉴别诊断中起重要作用。加之其具有方便、无创、可重复等优点，目前已被公认为是急性阑尾炎诊断中的一项有价值的方法。③CT 检查：可获得与超声检查相似的效果，尤其有助于阑尾炎并发阑尾周围炎性肿块或脓肿的诊断以及排除与阑尾炎相混淆的腹部病变，仅在必要时选用。

5. 腹腔镜检查 也可用于诊断急性阑尾炎并同时作阑尾切除术。

案例 37-1

结合本病例我们从临床症状、体征以及相关实验室检查结果可以看出：患者有典型的转移性右下腹疼痛，伴有恶心、呕吐，体温升高；右下腹麦氏点有明显的压痛、反跳痛和肌紧张等腹膜刺激征以及血白细胞升高（15.0×10^9/L，N 0.87）等。据此做出“急性化脓性阑尾炎”的诊断。但是在临床中有许多急腹症包括一些非外科急腹症的症状和体征与急性阑尾炎很相似，都可有“右下腹疼痛”，应认真作好鉴别诊断。否则，常发生误诊，尤其当阑尾穿孔发生弥漫性腹膜炎时鉴别诊断则更难。有时需要剖腹探查才能鉴别清楚。如果患者为育龄妇女，鉴别诊断较男性更为重要，应详细询问月经史、生育史及性生活史等，并排除相关妇科疾病。

【鉴别诊断】

需要与急性阑尾炎鉴别的急腹症很多，常见的有：

1. 急性胃肠炎 腹痛、呕吐、腹部压痛与阑尾炎的临床表现相似，而很多阑尾炎病人也往往先在内科就诊。急性胃肠炎往往有饮食不洁的病史，呕吐和腹泻较为突出，吐、泻先于腹痛；腹痛范围较广，部位不固定；无转移痛和右下腹局限压痛，无腹肌紧张；肠鸣音亢进；大便常规检查可有脓细胞及未消化食物残渣等。

案例 37-1

本例在发病初就曾按“急性胃肠炎”治疗。

2. 胃、十二指肠溃疡穿孔 穿孔溢出的胃内容物可沿升结肠旁沟流至右下腹部，可出现类似急性阑尾炎的转移性腹痛。如不仔细检查，容易误诊。该类病人多有溃疡病史，且多有近期溃疡病症状加重现象。表现为突然发作的剧烈腹痛，迅速蔓延全腹；体征除右下腹压痛外，全腹压痛最显著的部位在上腹穿孔部位。腹肌紧张明显，呈“板状”强直，肠鸣音减弱或消失。立位腹部 X 线检查可见膈下有游离气体。诊断性腹腔穿刺有助于鉴别诊断。

3. 右侧输尿管结石 盲肠后位的急性阑尾炎可出现沿输尿管的放射痛，尿常规可发现红细胞。但输尿管结石多呈突然发生的右下腹阵发性剧烈绞痛，疼痛向会阴部、外生殖器放射。右下腹无明显压痛，或仅有右侧腰部及沿右侧输尿管走行部位的轻度深压痛，或肾区有叩痛。尿中可查到多量红细胞。此外，可伴有尿频、尿痛或肉眼血尿等症状。超声检查或 X 线摄片在输尿管走行部位可呈现结石阴影或输尿管、肾盂扩张等间接征象。病人一般体温正常，血白细胞计数不高。

4. 妇产科疾病 当育龄妇女患有急性阑尾炎时，诊断和鉴别诊断尤为重要。①异位妊娠破裂：右侧异位妊娠破裂出血刺激腹膜，出现与阑尾炎相似的腹痛和压痛。尤其是出血量较少时，鉴别困难。一旦出血量多则鉴别不难。异位妊娠破裂表现为突然下腹痛，常有急性失血症状和腹腔内出血的体征；有停经史及阴道不规则出血史；妇科检查时可有宫颈举痛、附件肿块、阴道后穹隆穿刺有血等。超声检查对诊断有所帮助。②卵巢囊肿蒂扭转：右侧卵巢囊肿蒂扭转有明显而剧烈腹痛，也可伴有恶心、呕吐。囊肿绞窄坏死可刺激腹膜而致腹部压痛和肌紧张。但腹痛位置偏低，一般疼痛重而体征相对较轻。腹部或妇科检查可扪及有压痛性的肿块。超声检查有助于诊断和鉴别诊断。③卵巢滤泡或黄体囊肿破裂：临床表现与异位妊娠相似，但病情较轻。发病与经期有密切关系，多在排卵期或月经中期以后。腹痛多为突发性，开始较剧，逐渐有所缓解。出血积存在直肠窝内，可有便意和下坠感。腹部压痛广泛，下腹部为主，腹肌紧张一般不明显。必要时妇科检查和腹腔穿刺以帮助鉴别。④急性输卵管炎和急性盆腔炎：多为已婚妇女，下腹痛逐渐发生，可伴有腰痛；腹部压痛点较低，妇科检查盆腔有对称性压痛；伴发热及白细胞计数升高。常有脓性白带。阴道后穹隆穿刺可获脓液，涂片检查细菌阳性。

5. 急性肠系膜淋巴结炎 多见于儿童。往往先有上呼吸道感染史，腹痛和发热常同时出现。腹部压痛部位偏内侧，范围不太固定且较广，并可随体位变更。无反跳痛和肌紧张。

6. 其他 如右侧肺炎、胸膜炎时可出现反射性右侧腹痛，甚至出现右侧腹肌反射性紧张；但呼吸系统的症状和体征较为明显，仔细检查可以区别。腹型紫癜系腹膜或肠系膜广泛出血所致。多有过敏史，腹痛为阵发性剧烈绞痛，范围广泛，无腹肌紧张；若伴有皮肤出血点、关节痛、血尿或便血症状时，诊断不难。胆道系统感染性疾病，如急性胆囊炎，易与高位阑尾炎相混淆，常有右上腹痛以及右肩部牵涉痛史，常有反复发作史。病情严重时可出现胆绞痛、发热，甚至出现黄疸。超声、CT 等检查可帮助诊断。此外，回盲部病变如回盲部肿瘤、Crohn 病、美克耳(Meckel)憩室炎或穿孔、肠套叠等，亦需进行鉴别。

如患者有持续性右下腹痛，不能用其他诊断解释以排除急性阑尾炎时，应密切观察，在观察中逐步明确诊断。对一些诊断困难而又有手术指征的病例应及时手术探查，以免延误病情。

【治疗】

1. 非手术治疗 仅适用于早期单纯性阑尾炎、合并炎性肿块、阑尾周围脓肿且病情稳定时；或伴有其他严重器质性疾病有手术禁忌证者，以及病人不接受手术治疗或客观条件不允许等情况。非手术治疗采取的主要措施包括禁食、补液、应用有效的抗生素和对症治疗等。特别需要注意的是，当非手术治疗过程中病情加重时，应及时手术治疗。

笔记栏

2. 手术治疗 急性阑尾炎一旦确诊，原则上应早期施行阑尾切除术。对并发腹膜炎者以及小儿、老人和妊娠期急性阑尾炎更应积极处理。

案例 37-1

本例患者入院后，经积极术前准备，在持续硬膜外麻醉下急诊行“阑尾切除术”。术中及术后病理证实为“急性化脓性阑尾炎”。术后患者恢复良好，痊愈出院。

急性阑尾炎手术治疗中应注意以下情况：

(1) 切口选择和处理：通常采用右下腹麦氏切口(Mc Burney 切口)或横切口。如诊断不明确或腹膜炎较广泛时应采用右下腹经腹直肌探查切口，以便术中进一步探查和处理。术中应注意切口保护，防止被污染。术毕应进行切口冲洗、彻底止血、消灭死腔等措施以预防切口感染。切口感染是急性阑尾炎最常见的术后并发症。

(2) 寻找阑尾：如果阑尾不在切口下，可沿结肠带向盲肠末端寻找，即能找到阑尾。如仍未找到阑尾，应考虑可能为盲肠后位阑尾；剪开盲肠外侧腹膜，将盲肠向内翻转即可显露盲肠后方的阑尾。

(3) 阑尾残端的处理：切断阑尾系膜，结扎阑尾血管后，在距盲肠 0.5cm 处结扎阑尾，再于结扎线远侧 0.5cm 处切断阑尾；阑尾残端用碘酒、乙醇、生理盐水涂擦处理。将阑尾残端荷包埋入盲肠壁。荷包缝合不宜过大，防止肠壁内翻过多，形成死腔。近年来也有人主张阑尾根部仅单纯结扎即可。

(4) 阑尾切除方法：常用的有顺行阑尾切除术和逆行阑尾切除术两种。顺行阑尾切除术是指先切断结扎阑尾系膜和阑尾动、静脉，后结扎切断阑尾根部。此方法应用最广泛。逆行阑尾切除术是指先结扎切断阑尾根部，再由阑尾根部向尖端切断结扎阑尾系膜和阑尾血管，切除阑尾。此法适用于阑尾炎症粘连不能提出切口的病例。

(5) 腹腔引流：阑尾切除术后一般不放置腹腔引流。腹腔如有脓液，应仔细清除、吸尽或用湿纱布蘸净即可。如腹腔渗液较多、阑尾残端处理不理想、阑尾周围炎症较重、创面有渗血以及阑尾周围脓肿手术时，应放置腹腔引流。

(6) 阑尾周围脓肿：病情较稳定时原则上以非手术治疗为主。也可在超声引导下穿刺抽脓或置管引流。如脓肿扩大，无局限趋势，应行手术治疗。手术以切开引流为主。如阑尾显露方便，可同时切除阑尾。否则不宜勉强切除阑尾，待 3 个月或炎症消退后再行阑尾切除术。

(7) 临床诊断阑尾炎而手术发现阑尾正常或

仅轻度充血时，应仔细探察腹腔，以除外其他疾病所致的急腹症。绝不能仅满足于阑尾炎的诊断而轻易切除阑尾。

(8) 腹腔镜阑尾切除术：急性单纯性阑尾炎可采用经腹腔镜阑尾切除术。对其他病理类型阑尾炎是否适合于腹腔镜手术，意见不一。目前国内仍以开腹手术为主。

(9) 阑尾切除术后的并发症：阑尾切除术后并发症的发生与阑尾炎病理类型、患者本身状况和治疗措施（包括手术操作）是否得当有关。除了最常见的并发症切口感染外，还有术后出血、腹腔残余脓肿、粘连性肠梗阻、阑尾残株炎、粪瘘等，应注意预防和积极处理。

案例 37-1

临床诊断：急性化脓性阑尾炎

诊断要点：

1. 有转移性右下腹痛病史，伴有恶心、呕吐，体温升高。

2. 右下腹局限性压痛、反跳痛及肌紧张等腹膜刺激征。

3. 白细胞计数升高，中性粒细胞比例增高。

治疗原则：

1. 早期实施阑尾切除术。

2. 短时禁食、补液、合理使用抗生素。

第二节 特殊类型阑尾炎

一、小儿急性阑尾炎

小儿急性阑尾炎是小儿常见的外科急腹症。由于小儿在解剖、病理、生理和免疫等方面的特殊性，使小儿急性阑尾炎的临床表现与成人有所不同。加之患儿不能提供确切病史和配合体检，导致小儿急性阑尾炎误诊率高、穿孔率高和死亡率高。

【病理特点】

新生儿及婴幼儿的阑尾呈漏斗状，不易发生由淋巴滤泡增生或粪石所致的阑尾管腔阻塞。因此，急性阑尾炎很少见。但随着年龄的增长，阑尾炎发病率上升。小儿阑尾淋巴组织丰富，腔大壁薄，肌层组织少，一旦感染，很容易坏疽、穿孔。小儿大网膜发育不全，薄而短，不能起到足够的保护作用，穿孔后多形成弥漫性腹膜炎。

【临床表现】

1. 腹痛 是小儿急性阑尾炎的主要症状。较大儿童可有与成人相似的转移性右下腹痛病史。但较小的儿童及婴幼儿常表现为哭闹不安。由于小儿不能清楚地提供病史，所以小儿急性阑尾炎误诊率很高。

2. 消化道症状 小儿急性阑尾炎时消化道症状较成人表现突出，早期出现恶心、呕吐、腹胀、腹泻等症状。易被误诊为急性胃肠炎。

3. 全身症状 病情发展较快且全身症状较重，早期即出现高热，有时出现寒战、惊厥、精神萎靡等，严重者可出现中毒性休克。

4. 体征 右下腹局部压痛和肌紧张，是小儿阑尾炎的重要体征。由于小儿腹肌薄弱，检体不合作，往往右下腹体征不明显、不典型，应仔细反复检查。

5. 实验室检查 血白细胞计数升高很明显，平均在$(15\sim20)\times10^9/L$，甚至更高。

【诊断和鉴别诊断】

较大儿童的诊断多无困难，但较小的儿童及婴幼儿的诊断有时很难。当小儿哭闹不安、发热、腹痛以及伴有明显胃肠道症状时，应考虑到阑尾炎的可能。检查右下腹体征时须仔细、耐心、轻柔、反复对比，同时观察病儿对检查的反应，作出判断。同时进行全身检查，包括血、尿和大便常规以及影像学检查，以帮助诊断。做出诊断的同时，应与肺炎、急性胃肠炎、肠套叠、急性肠系膜淋巴结炎、过敏性腹型紫癜等疾病相鉴别。

【治疗原则】

治疗原则是早期手术治疗，并配合输液、纠正水、电解质和酸碱失衡，应用广谱抗生素等。

二、妊娠期急性阑尾炎

该病较常见。由于妊娠期的特殊性，发生急性阑尾炎时的临床表现特殊，处理不当则影响母子安全，应高度重视，及时诊断，合理治疗。

【病理特点】

阑尾位置随妊娠子宫增大而逐月改变，由原位向外上移位，使阑尾受压或旋转，成为阑尾炎的诱因之一；也使妊娠中后期阑尾炎的临床表现不典型，压痛部位上移。由于腹壁被抬高，炎症阑尾刺激不到壁层腹膜，使腹部压痛、肌紧张和反跳痛均不明显。胀大的子宫将大网膜和小肠推向一侧，加上胎动，使炎症不易局限。当阑尾穿孔后，常引起弥漫性腹膜炎；炎症刺激可引起流产、早产以及产后感染扩散，威胁母子生命安全，严重者可导致孕妇和胎儿死亡。

【临床表现】

妊娠早期急性阑尾炎的临床表现与非妊娠期阑尾炎相似。妊娠中后期，子宫增大，阑尾位置改变,腹痛和腹部压痛的位置也发生改变,可出现在右侧腹或右腰部。反跳痛和腹肌紧张不明显。

【诊断和鉴别诊断】

妊娠早期的急性阑尾炎诊断不难。当妊娠期出现恶心、呕吐和腹痛时应考虑患阑尾炎的可能。尤其在妊娠早期应与妊娠反应相区别。仔细检查腹部,可发现右下腹部固定压痛点。妊娠后期时腹痛和腹部压痛的位置发生改变,此时,病人取左侧卧位,在子宫偏后部可触及明显的压痛,对诊断阑尾炎有重要意义。实验室检查和超声检查可帮助诊断和鉴别诊断。在鉴别诊断时,妊娠早期急性阑尾炎应与异位妊娠相鉴别。

【治疗原则】

治疗以早期阑尾切除术为主。围手术期应加用黄体酮。手术切口应根据腹部压痛部位选择,手术操作要轻柔,以减少对子宫的刺激。尽量不用腹腔引流。术后使用广谱抗生素。加强术后护理。临产期的急性阑尾炎如并发阑尾穿孔或全身感染症状严重时,可考虑经腹剖宫产术,同时切除病变阑尾。

三、老年人急性阑尾炎

随着社会老龄人口增多,老年人急性阑尾炎的发病率也相应增高。由于老年人的特殊性,病情复杂,易延误诊断。所以,老年人急性阑尾炎往往并发症多、死亡率高,应引起重视。

【病理特点】

老年人组织、器官有退行性改变和动脉硬化,阑尾动脉也会发生改变,阑尾炎时易导致阑尾缺血坏死、穿孔,易致弥漫性腹膜炎。加之老年人常有重要脏器的病理改变或伴发心血管病、糖尿病、肾功能不全等疾病,使病情更趋复杂严重,这些疾病是老年急性阑尾炎常见的致死原因。

【临床表现】

由于老年人防御机能减退、反应差,临床症状、体征和病理改变不一致,临床表现轻而病理改变重。表现为腹痛症状不重,常缺乏转移性右下腹痛病史。体征不典型,老年人对疼痛感觉迟钝,腹肌薄弱,腹部压痛、反跳痛和肌紧张不明显。甚至无明显发热。白细胞计数升高也不明显。穿孔后如能形成局限性肿块,预后较好;如形成弥漫性腹膜炎,可出现肠麻痹和中毒性休克等,病情凶险,预后较差。

【诊断和鉴别诊断】

当老年人出现腹痛、低热、右下腹局限性压痛时,应首先考虑阑尾炎的诊断。体检时发现麦氏点压痛、反跳痛和肌紧张是诊断的重要依据。如有怀疑,可以短期观察和反复检查。在鉴别诊断中,常需要与消化道穿孔、消化道肿瘤(如盲肠肿瘤)等疾病相鉴别。超声检查可帮助诊断。另外,应注意老年人全身情况以及对伴发疾病的诊断。

【治疗原则】

老年人急性阑尾炎一旦诊断应及时手术。术前应做好充分准备,注意处理伴发的内科疾病。重症病人应加强监护。

案例 37-1

特殊类型的急性阑尾炎,其临床症状和体征与一般急性阑尾炎相似,但不典型,常被延误诊断和治疗。对此类患者应高度重视,掌握其临床病理特点,详细询问病史和体格检查;体检时发现右下腹固定压痛、反跳痛和肌紧张是诊断的重要依据。实验室检查和超声检查可帮助诊断和鉴别诊断。一旦诊断明确,原则上均应早期实施阑尾切除术。另外,AIDS/HIV 感染患者的阑尾炎,属于特殊类型阑尾炎,处理原则相同。

当特殊类型阑尾炎诊断有困难时,允许短期观察,但应密切注意病情变化,反复检查,一旦诊断明确或病情加重均应及时手术治疗。处理原则与外科急腹症处理原则相同,可参照本书第四十三章。

第三节 慢性阑尾炎

案例 37-2

患者,女性,40 岁。因右下腹隐痛不适 2 年余。

患者 2 年前曾患"急性阑尾炎"在当地医院给予保守治疗,好转出院。以后反复出现右下腹部隐痛不适,呈持续性,时轻时重。发作时右下腹疼痛明显,呈持续性伴阵发性加剧,有时伴有发热,体温在 37.5℃左右。经抗炎治疗后可缓解。2 年来类似发作 3 次,均经抗炎、输液治疗好转。平时总感右下腹部不适,隐痛为主,伴有腹胀,按压右下腹部时疼痛明显。平时无发热,无恶心、呕吐,大小便均正常。

体格查体:T 36.5℃,P 70 次/分,BP 110/70mmHg。一般情况良好,神志清楚。全身皮肤和巩膜无黄染。浅表淋巴结无肿大。心肺检查无异常。腹平坦,未见胃肠型及蠕动波,未见腹壁静脉曲张。全腹软,右下腹深压痛,

笔记栏

无肌紧张,无反跳痛,未扪及肿块。肝脾肋下未触及。Murphy 征阴性,移动性浊音(-),肠鸣音4次/分。

辅助检查:血 WBC 6.7×10^9/L,N 0.503。尿常规检查无异常。腹部超声检查:肝、胆、胰、脾、子宫及附件无异常,右下腹未探及肿块,腹腔未探及液性暗区。X 线钡灌肠检查:阑尾显影,充盈不规则,72 小时后透视观察阑尾见阑尾腔内有钡剂残留。

问题:

1. 首先应考虑为何种疾病?
2. 还应该与哪些疾病作鉴别?
3. 如何治疗?

慢性阑尾炎(chronic appendicitis)系指阑尾的慢性炎症病变。多数由急性阑尾炎转变而来。临床上表现为反复或慢性右下腹痛,有时还会急性发作;此种情况诊断较易。但也有少数患者一开始即呈慢性过程,无明确急性阑尾炎发作史,仅表现为慢性右下腹隐痛,可合并消化不良、腹胀、腹泻等症状,诊断不易。应与可以引起右下腹痛的其他疾病相鉴别;否则,容易误诊。

【病因和病理】

急性阑尾炎后,可遗留阑尾形态学改变或炎症迁延形成慢性炎症。主要病变为阑尾管壁增生肥厚,阑尾粘连扭曲,管腔狭窄,甚至闭塞。阑尾呈不同程度的纤维化及慢性炎性细胞浸润。黏膜层和浆肌层可见以淋巴细胞和嗜酸粒细胞浸润为主,替代了急性炎症时的多形核白细胞;有时还可见到异物巨细胞。由于上述病变可导致阑尾排空障碍。还可压迫阑尾壁内神经而产生疼痛症状。多数慢性阑尾炎病人的阑尾腔内有粪石或其他异物。

【临床表现】

既往多有急性阑尾炎发作史,以后反复发作。发作时常有反射性胃部不适、腹胀、便秘等症状。典型的症状为右下腹疼痛,多为隐痛或不适。剧烈活动、饮食不节、气候变化以及免疫力降低时可诱发急性发作。主要的体征是阑尾部位的局限性压痛,这种压痛经常存在,位置也较固定。除非有急性发作,很少有腹膜刺激征。一部分病人无明确急性阑尾炎发作史,可能症状不重亦不典型。经常有右下腹隐痛或不适,伴有较多胃肠道症状,如消化不良、腹胀、便秘或轻度腹泻等,但主要表现仍为右下腹疼痛和压痛。

【诊断和鉴别诊断】

诊断慢性阑尾炎的主要依据是典型的右下腹疼痛和麦氏点处的压痛。对过去有明确的急性阑尾炎病史,以后又出现典型的右下腹疼痛和麦氏点处压痛的病人,诊断不难。而那些一开始即呈慢性过程,无明确急性阑尾炎发作史的病人,诊断较难。往往需要与可以引起右下腹痛的其他疾病相鉴别,如溃疡病、慢性结肠炎、盲肠结核和肿瘤、慢性胆囊炎、慢性泌尿系感染以及女性病人的慢性输卵管炎、慢性盆腔炎等疾病。作出慢性阑尾炎的诊断应持慎重态度,只有排除了与慢性阑尾炎相似的其他疾病,才能确立性阑尾炎的诊断。在诊断和鉴别诊断中,X 线、超声、CT 以及腹腔镜检查等均可以选用。其中最重要的检查是 X 线钡剂灌肠透视检查。一方面可以了解阑尾充盈情况、盲肠位置和功能,另一方面可以排除结肠病变。慢性阑尾炎病人钡灌肠检查最典型的表现是阑尾不充盈或充盈不全,管腔不规则、狭窄变细、扭曲固定等,局部有压痛。有时阑尾充盈正常,但排空延迟,72 小时后透视复查见阑尾腔内仍有钡剂残留。有上述表现即可作为慢性阑尾炎的诊断依据。

案例 37-2

本案例临床表现非常典型。有明确的急性阑尾炎发作史,保守治疗后病情缓解。以后反复发作右下腹隐痛不适,并伴有多次急性发作。体检发现右下腹有压痛,无明显腹膜刺激征。鉴于本例患者系女性,诊断和鉴别诊断尤应慎重。通过相关检查可排除与慢性阑尾炎相似的一些疾病。尤其是结合钡灌肠检查结果,即可做出慢性阑尾炎的诊断。

【治疗原则】

慢性阑尾炎诊断明确后需手术切除阑尾,并行病理检查以证实诊断。慢性阑尾炎常粘连较重,手术操作尤应细致。必要时可选用剖腹探查切口。阑尾切除可获得满意效果。如术中发现阑尾炎症表现与临床不符,应详细探查腹腔,寻找病因,给予正确处理。决不能草率切除阑尾了事。否则,阑尾切除后术前症状仍然存在,甚至加重,导致误诊或漏诊。

案例 37-2

本例患者入院后完善术前准备,在连续硬膜外麻醉下行阑尾切除术。术中所见:阑尾周围粘连较重,阑尾长约10cm,增厚扭曲,行逆行阑尾切除,阑尾内见一粪石。术后病理诊断:慢性阑尾炎。术后病人恢复良好,痊愈出院。

案例 37-2

小　结

临床诊断：慢性阑尾炎

诊断要点：

1. 既往有急性阑尾炎病史。

2. 反复发作性右下腹痛伴发热。一般无腹膜刺激征。

3. 入院体检有右下肢深压痛。

4. 血白细胞计数不高。

5. X线钡剂灌肠透视检查见阑尾充盈不规则、72小时后透视复查见阑尾腔内仍有钡剂残留。

治疗原则：

阑尾切除术。

第四节　阑尾肿瘤

阑尾肿瘤非常少见，术前诊断困难，多数表现为急、慢性阑尾炎。大多在阑尾切除术中或尸体解剖中被发现。治疗常延误。主要包括类癌、腺癌和囊性肿瘤三种类型。

（一）阑尾类癌

阑尾类癌是阑尾肿瘤中最常见的，约占阑尾肿瘤的90%，胃肠道类癌的45%。阑尾类癌起源于阑尾的嗜银细胞。部分肿瘤伴黏液囊肿形成。阑尾类癌主要位于黏膜下层，3/4发生在阑尾远端，少数发生在阑尾根部。阑尾类癌的典型肉眼所见为一种小的（1～2cm）、坚硬的、边界清楚的黄褐色肿物。阑尾类癌不出现阑尾腔梗阻时，往往无症状，体检一般也无阳性发现，诊断较难。出现症状时其临床表现与急性阑尾炎相似，几乎总是在阑尾切除术中或术后病理检查时发现。术前超声检查可帮助诊断。最终确诊靠手术和病理检查。治疗原则：阑尾类癌肿物小（<1cm）、病变局限于阑尾、无转移，可行单纯阑尾切除术。如类癌肿物较大（>2cm），肿瘤位于阑尾根部并，侵及阑尾系膜、回盲部，有病理证实区域淋巴结转移时，应采用根治性右半结肠切除术。有远处转移者可用化疗。

阑尾类癌治疗的关键在于术中及时发现，了解病变范围，决定手术方式。当阑尾切除手术时，若发现阑尾异常，应作仔细探查，有条件的单位应行术中快速切片检查，以明确诊断并判断有无转移，据此可选择正确的手术方式。对术中未发现而术后病理证实为类癌者，如符合扩大的根治性右半结肠切除术标准的，应再次手术。

（二）阑尾腺癌

阑尾腺癌的发病率不高，在大肠癌中不足1%。在阑尾切除标本中，腺癌约占0.08%。发病年龄较高，为50岁左右。腺癌起源于阑尾黏膜的腺上皮，分为黏液腺癌和结肠型腺癌两种不同类型。前者较多见且预后较佳。阑尾腺癌通常无典型症状，多数表现为急、慢性阑尾炎。晚期病例伴有周围侵犯和远处转移。一般也无特殊性体征，偶有右下腹压痛，肿瘤晚期时可在阑尾区扪及肿块。钡灌肠检查可见回盲肠间隙有不规则占位病变。超声和CT检查可有阳性发现。阑尾腺癌的治疗原则为根治性右半结肠切除术。预后与盲肠癌相近。由于阑尾腺癌极易种植转移至卵巢，女性患者术中应仔细探查附件，必要时术中快速活检以明确手术切除范围。

阑尾腺癌由于其症状和体征不典型，常易与急、慢性阑尾炎相混淆。早期诊断困难，多数病人都是在术中和术后发现，而且有50%病人在发现时已出现局部侵犯或远处转移。术前发现阑尾区肿块，常误以为阑尾炎性包块而延误治疗，应引起重视。

（三）阑尾囊性肿瘤

此类肿瘤包括阑尾黏液囊肿和假性黏液瘤。

阑尾黏液囊肿（mucocele of appendix）是一种潴留性囊肿，并非真性肿瘤。其病因为阑尾根部梗阻。阑尾内黏膜细胞不断分泌黏液，阑尾逐渐胀大，内压增高，阑尾壁逐渐纤维化，阑尾病变为囊状结构，或含有黏液的阑尾囊状扩张。早期囊肿较小时，一般无症状。囊肿较大时，可出现类似慢性阑尾炎的症状，右下腹可扪及囊性肿块，而有些病人是以右下腹无痛性肿块为唯一主诉。如出现囊肿内继发感染，将出现急性阑尾炎的症状和体征，与急性阑尾炎很难鉴别。钡剂灌肠可见回盲肠间的间隙扩大，肠间有光滑的压迹。超声或CT检查也可帮助诊断和鉴别诊断。治疗原则是行阑尾切除术。重要的是要完整切除，勿使囊肿破裂；因为，如是恶性囊肿破裂可发生腹腔内播散转移。

阑尾假性黏液瘤（pseudomyxoma of appendix）是阑尾的真性肿瘤，是阑尾分泌黏液的细胞在腹腔内种植而形成。通常无症状或类似阑尾黏液囊肿，可腹膜转移，但不转移至肝或淋巴结；腹膜种植可造成肠粘连梗阻和内瘘。体检一般无阳性发现，腹部肿块多为腹腔转移灶。超声或CT检查可发现阑尾或腹腔有包裹性肿块。最终确诊靠手术及病理检查。治疗原则是彻底切除或需反复多次手术处理。切除所有病灶包括回盲部、已种植的组织和器官。对腹腔广泛转移的病例，除彻底清除外，还可进行药物腹腔灌注治疗。

（王人颢）

笔记栏

第三十八章 结、直肠与肛管疾病

结肠分为盲肠、升结肠、横结肠、降结肠以及乙状结肠，下部与直肠相接。成人平均长度为1.5m，大约为小肠的四分之一。结肠的解剖标志有三个：即结肠带、结肠袋、肠脂垂。盲肠是大肠的起始端，上端为黏膜和环肌折叠形成的回盲瓣，能防止大肠内容物反流回小肠，并控制食糜残渣不会过快进入大肠；下端是一个盲端，平均长6.25cm，宽7.5cm，位于右髂窝内，前方和外侧覆有腹膜，前面与大网膜以及腹壁相邻，后面与髂肌和腰大肌相邻，位置不恒定。升结肠下端与盲肠相续，上缘在肝下与横结肠相连，平均长15～20cm，为腹膜间位。横结肠长40～50cm。降结肠长约20cm，与升结肠相似，前方和两侧覆有腹膜，后方借助疏松结缔组织与左肾下外侧、腹横肌腱膜起点及腰方肌相接触。乙状结肠长度差异很大，为20～70cm，多呈“乙”字形弯曲；该段结肠为腹膜内位，系膜多较长，活动度大，有时可发生扭转引起肠梗阻。

直肠是大肠的末端部分，长为12～15cm；上部与乙状结肠相连接，终于肛管。直肠上端平第三骶锥上缘，沿骶前向下，至尾骨平面与肛管连接，形成90°的弯曲。直肠的上1/3前面两侧及中1/3的前面均覆以腹膜，下1/3位于腹膜返折平面以下，无腹膜覆盖。

肛管是消化道的末端，上接直肠，向后下绕尾骨尖终于肛门，长约1.5～2cm。齿状线是直肠与肛管的分界，此线上、下覆盖的上皮、血液供应、淋巴引流以及神经分布完全不同，临床上有实用意义。肛门为肛管末端的开口，相当于尾骨尖下方4cm处，通常呈矢状位纵裂。肛管周围有肛管内外括约肌环绕，内括约肌是直肠下端延伸增厚的环肌，围绕肛管上2/3。肛管外括约肌是随意肌，被直肠纵肌和肛提肌纤维穿过分为皮下部、浅部和深部三部分(图38-1～图38-3)。

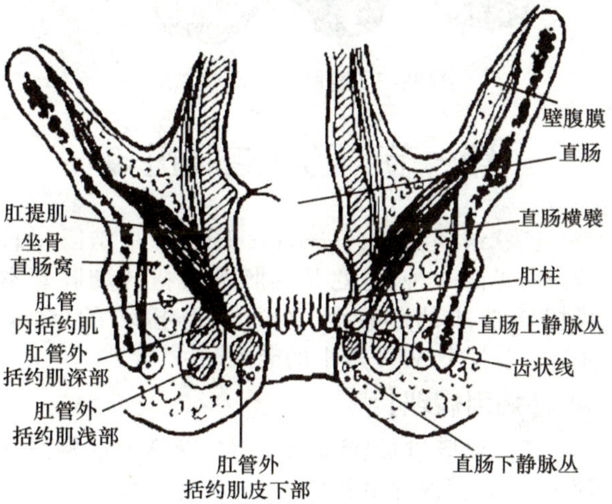

图38-1 直肠肛管纵剖面图

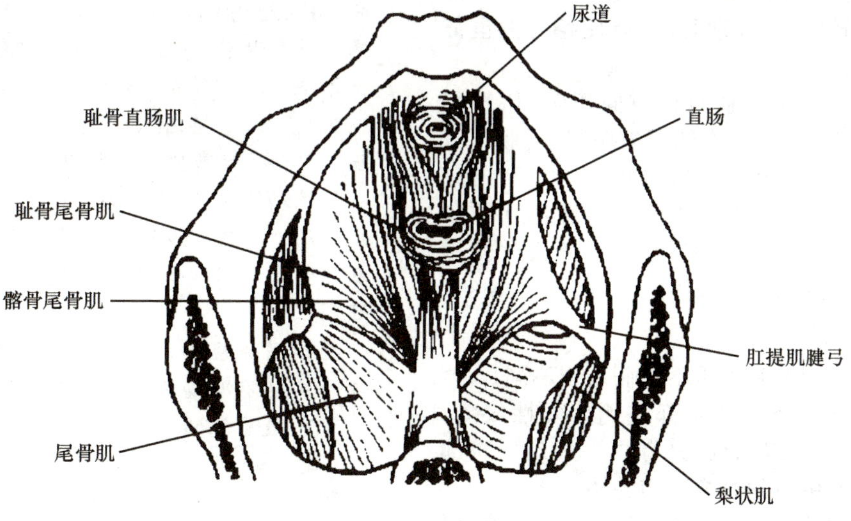

图38-2 盆膈

笔记栏

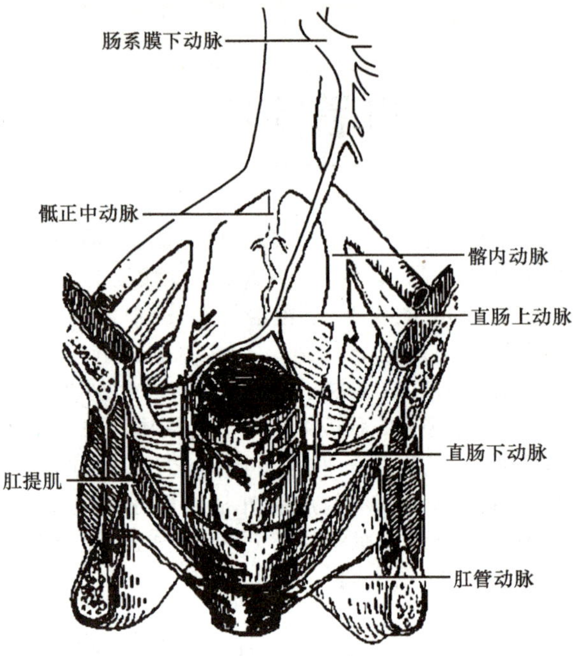

图 38-3 直肠肛管动脉供应

第一节 乙状结肠扭转

乙状结肠扭转(sigmoid volvulus)是结肠扭转最为常见的一种,是乙状结肠系膜扭转和肠管本身扭转造成的肠梗阻,约占结肠扭转的65%~80%。多见于60岁以上的老人。

【病因病理】

乙状结肠过长、活动度太大、近侧和远侧段肠管接近、系膜根部附着处过窄,容易造成扭转。粘连和瘢痕、肠壁和肠系膜内肿大淋巴结、肿瘤、囊肿、萎缩性肠肌松弛、结肠功能紊乱、长期便秘、慢性肠梗阻、巨结肠、乙状结肠内粪便积存过多,都可促使发生扭转;老年长期卧床、有便秘习惯也都是诱因。

乙状结肠扭转多呈逆时针方向扭转,扭转程度为180°~720°。扭转程度低于360°时,直肠上方只有轻度扭转;超过360°的扭转肠袢入口和出口均闭塞,成为闭袢性梗阻。急性扭转后乙状结肠过度膨胀,影响肠壁血液循环,肠壁血管发生栓塞引起肠壁坏死、穿孔、出血和腹腔感染。

【临床表现】

由于扭转的程度和性质不同而表现不同。

急性扭转多有下腹或腹部左侧阵发性绞痛,并伴有恶心呕吐感,有的也会有腹泻表现。腹部膨胀,腹肌紧张,可摸到有弹性的肿块。

慢性扭转呈不完全性肠梗阻的临床表现,可有便秘、腹痛、腹胀。

【诊断与鉴别诊断】

患者多年龄偏大,男性居多。常有慢性便秘史。有多次腹痛、经排便和排气后腹痛得到缓解的病史。发病缓慢或腹痛位于左下腹,呕吐轻而腹胀重,便闭或有少量血便。

结肠镜检查不能进入乙状结肠。作低压灌肠时灌入300~500ml即不能再灌入,表示梗阻出现在乙状结肠。腹部X线平片可见充气扩张的巨大充气肠袢,由盆腔向上到膈下,占据较大部分腹腔。腹部钡剂检查见扭转部位钡影尖端成"鸟嘴"状或螺旋形狭窄。

【治疗】

乙状结肠扭转后如得不到有效治疗,会在较短时间内发生肠绞窄、坏死。因此,应根据不同情况采用不同治疗方法并及早治疗。

1. 非手术治疗 适用于发病初期。

2. 手术治疗 可根据情况行扭转复位术、切除术、结肠造口术、二期吻合术、固定术和其他手术。(见第三十六章第二节之八)

第二节 溃疡性结肠炎的外科治疗

案例 38-1

患者,男44岁。黏液血便伴腹痛2年。

患者2年前出现腹泻,每天2~3次,粪便成形,表面带有黏液。3个月后大便次数渐增多,每天约4~6次,粪便不成形,粪便中混有鲜血、黏液。伴有下腹部阵发性疼痛,疼痛后即有便意,排便后疼痛可暂时缓解。未作特殊诊治。病程中无呕吐、腹胀、黄疸、发热、消瘦、心悸等。无乙型肝炎、结核、糖尿病史。

体格检查:T 36.6℃,P 85次/分,R 20次/分,BP 125/80mmHg。巩膜无黄染。口腔无溃疡。浅表淋巴结无肿大。心肺检查无明显阳性体征。腹部平软,无压痛、反跳痛、肌紧张,未触及包块。Murphy征阴性。肝脾肋下未触及。移动性浊音阴性。肠鸣音6次/分。

辅助检查:①血常规:Hb 100g/L。②大便隐血阳性。③X线钡剂灌肠示直肠、乙状结肠及部分降结肠黏膜粗乱、多发性龛影。

问题:

1. 首先应考虑何诊断?
2. 还有哪些辅助检查有助于诊断?
3. 最可能的病因是什么?
4. 如何处理?

溃疡性结肠炎(ulcerative colitis)是一种病因不明的弥漫性直肠和结肠黏膜炎症,生成脓肿,破溃后形成溃疡。腹泻、腹痛、粪内有脓血和黏液。可发生在结、直肠的任何部位,但以直肠和

笔记栏

乙状结肠最为常见，也可累及结肠的其他部位或者整个结肠。

【病因病理】

发病诱因多种。肠内细菌多是继发感染，引起感染化脓，黏膜破坏等。另外变态反应、对食物或者其他物质过敏、大肠植物神经功能紊乱、缺乏营养、新陈代谢失调和自身抗原也被认为是发病的因素。病变多起于直肠，向上蔓延；近侧界限不定，可止于乙状结肠、降结肠、脾曲、横结肠中部和肝曲，少数止于盲肠。初期肠黏膜充血、水肿、变脆、呈颗粒状、容易出血。以后生成很多小型脓肿，破溃后形成溃疡。溃疡可形成瘢痕，肠黏膜增厚。很多溃疡相互连合成为凹凸不平的大溃疡，严重病例的溃疡广泛，只剩下很少的黏膜。组织病理改变主要在黏膜和黏膜下层；初期改变在黏膜固有层内，可见水肿，淋巴细胞、浆细胞和嗜酸粒细胞浸润。以后黏膜上皮细胞脱落，生成溃疡，肠壁血栓形成，有时肌层也发生改变。

【临床表现】

因溃疡性结肠炎的类型不同，发病有缓急，症状也有轻重不同。

> **案例 38-1**
>
> 在本病例，患者 2 年前出现腹泻，每天2~3 次，粪便成形，表面带有黏液。3 个月后大便次数渐增多，每天约 4~6 次，粪便不成形，粪便中混有鲜血、黏液。伴有下腹部阵发性疼痛，疼痛后即有便意，排便后疼痛可暂时缓解。

溃疡性结肠炎的临床表现主要有：

(1) 腹痛：全腹部有触痛，左腹下部明显，有的有肿块。

(2) 腹泻、便血：其程度随病变的范围和病情轻重而不同。

临床表现分为四期，第一期：腹部不适，腹泻较少，粪内无血丝；第二期：腹部不适加重，日排便超过 4 次，粪内有少量血液，黏膜内有溃疡容易出血，钡剂灌肠显示有炎症；第三期：日排便超过 6 次，体温超过 38℃，内镜和钡剂显示加重。第四期：有发热、腹痛、出血、腹泻、容易发生巨结肠。

【诊断】

根据病史和较长时间发生的症状和体征，如腹泻、腹痛和便血，诊断本病并不困难。应作进一步检查以证实本病。检查方法：

(1) 乙状结肠镜检查。

(2) 钡剂灌肠检查。

(3) 纤维结肠镜检查。

> **案例 38-1**
>
> 该患者腹泻、腹痛和便血症状明显，溃疡性结肠炎可作初步诊断，进一步行纤维结肠镜检查。经钡剂灌肠检查，示直肠、乙状结肠及部分降结肠黏膜粗乱、多发性龛影。可明确诊断为溃疡性结肠炎。

【治疗】

溃疡性结肠炎的手术治疗约占 20%。适用于中毒性巨结肠、穿孔、出血、难以忍受的结肠外症状以及癌变等。应按照病变的分布和类型、是否发育异常和癌变，选择不同的手术方法。

(1) 全直肠、结肠切除永久性回肠造口术。该手术彻底切除了病变可能复发的部位，也解除了癌变的可能性，是根治性手术。适用于全结肠炎症和直肠活动性炎症、肠腔缩小和狭窄、严重发育异常和已经发生癌变的患者。

(2) 全结肠、直肠切除回肠贮袋肛管吻合术。这种手术能保留肛管括约肌，避免永久性回肠造口。术后并发症发生率高达 25%~36%。适用于结肠和直肠全部炎症、严重发育异常和发生结肠癌的患者。

(3) 全结肠切除、回肠直肠吻合术。这种手术是最简单的保留肛管括约肌的手术，避免了回肠造口，并发症较少。适应证是直肠能膨胀、容量未减少、黏膜平滑、无狭窄、括约肌完好，特别是青年患者适用这种手术。手术缺点是保留的直肠存在复发和癌变的危险，可能需再切除直肠。因此，手术后需定期检查。

(4) 全结肠切除直肠黏膜剥除回肠肛门吻合术。适用于直肠有发育异常的病人。

(5) 姑息性直肠切除术。切除全部结肠和直肠，切除肛管上部黏膜，保留肛管下部黏膜和内外括约肌。

(6) 次全结肠切除术：升结肠无炎症和轻微炎症，保留 10~20cm 升结肠，切除其余结肠，剥除直肠远端黏膜，将升结肠经直肠拉出与肛门吻合。只限于直肠、乙状结肠和降结肠炎症的患者，做左半结肠和直肠切除，横结肠造口术。

> **案例 38-1**
>
> 临床诊断：溃疡性结肠炎
>
> 诊断要点：
>
> 1. 腹泻、腹痛病史。
> 2. 入院时有明显腹泻、便血、腹痛症状。
> 3. 大便隐血阳性。
> 4. X 线钡剂灌肠示直肠、乙状结肠及部

分降结肠黏膜粗乱、多发性龛影。

5. 结肠镜检查黏膜有多发性浅溃疡，黏膜粗糙呈细颗粒状，炎性息肉形成。活检组织学见炎症性反应。

治疗原则：

1. 手术治疗。

2. 全身治疗。

第三节 肠息肉及肠息肉病

肠息肉(polyps)是指在没有确定病理性质前，任何起源于胃肠黏膜表面并凸入肠腔内的隆起性病变。息肉为单个或者多个。从病理上大致可以分为：肿瘤性息肉和非肿瘤性息肉。肿瘤息肉包括管状腺瘤、绒毛状腺瘤和混合性腺瘤，存在恶变倾向；非肿瘤性息肉包括增生性息肉、幼年性息肉、色素沉着息肉综合征等。

肠息肉病(polypsis)指在肠道广泛出现数目非常多(>100 颗的息肉)的息肉，并且具有其特殊临床表现。息肉病的意义在于其引起出血及恶性转变的倾向。

【病因病理】

1. 肠息肉 发病原因与家族遗传因素、炎症及其他慢性刺激、种族、饮食成分及结构等因素有关。

2. 肠息肉病

(1) 色素沉着息肉综合征(Peutz-Jeghers 综合征)：以青少年多见，常有家族史，可癌变，属于错构瘤一类。多发性息肉可出现在全部消化道，以小肠为最多见。在口唇及其周围、口腔黏膜、手掌、足趾或手指上有色素沉着，呈黑斑，也可为棕黄色斑。

(2) 家族性肠息肉病：与遗传因素有关，5 号染色体长臂上的 APC 基因突变。其特点是婴幼儿期并无息肉，常开始出现于青年时期，癌变的倾向性很大。直肠及结肠常布满腺瘤，极少累及小肠。乙状结肠镜检查可见肠黏膜遍布不带蒂的小息肉。

(3) 肠息肉病合并多发性骨瘤和多发性软组织瘤(Gardner 综合征)：与遗传因素有关，此病多在 30~40 岁出现，癌变倾向明显。

【临床表现】

小肠息肉症状不明显，可表现为反复发作的腹痛和肠道出血。儿童型息肉是一种错构瘤，大多发生在 10 岁以下。炎性息肉的临床表现与其原发病有关。

大肠息肉临床表现不一，早期可无任何症状。一般临床表现可有腹痛、腹泻、便血、粪便中可含有黏液，或伴有里急后重感。息肉大小不等，可以为带蒂的，也可以为广基的；可以分布于结肠、直肠的某一段，也可以累及全结肠和直肠；可以为单个或分散分布，也可为很多息肉聚集在一起，多见于直肠和乙状结肠部位。

1. 家族性结肠息肉病 多有家族遗传史，青少年发病较多。可无症状，或出现腹痛、腹泻、血便或黏液血便、贫血、低蛋白血症、低血钾、肠梗阻等。

2. 结肠息肉 便血或黏液便；可有里急后重、便血或排便次数增多等。

3. 直肠息肉 大便带血，色鲜红、量不多，无自觉疼痛，且不与粪便相混。排便时息肉可脱出，排便后还纳。偶可见粪便上有勾槽，多见于儿童。如继发感染，可出现黏液脓血便。

【诊断】

1. 家族性结肠息肉病 结肠镜检查，息肉形态多样，球形、梨形或有分叶；单个或多个；多有蒂，表面光滑或有糜烂渗血。病理活检可以确诊。X 线钡剂检查可见充盈缺损。

2. 结肠息肉 X 线钡剂灌肠可有充盈缺损。纤维肠镜检查，可见单个或多个肿块。病理切片可明确诊断。

3. 直肠息肉 主要依靠直肠指检、乙状结肠镜和纤维结肠镜检查。肛指检查可触及圆形、质软、有弹性、带蒂或无蒂之大小不等、单个或多个肿物。直肠镜或乙状结肠镜检查，常可见肿物，并可取活体组织明确诊断。X 线钡剂灌肠，可确定息肉部位及数目。

【治疗】

1. 肠息肉 根据肠息肉的诊断、部位、数目、形态、患者年龄以及有无癌变，决定治疗方案，结肠息肉一般予以切除或破坏。

2. 肠息肉病

(1) 色素沉着息肉综合征：由于消化道病变范围广泛，无法手术根治。通常在发现有较大的息肉或有反复发作的腹痛，并发肠套叠、肠梗阻或肠道大出血时，才给予手术治疗。

(2) 家族性肠息肉病：如直肠息肉病变轻，可作全结肠切除及末端回肠直肠吻合术；直肠内腺瘤则经直肠镜行电灼切除或灼毁。为防止残留直肠内腺瘤以后发生癌变，故需终身随诊。如直肠的病变严重，应同时切除直肠，作永久性回肠末端造口术。

(3) 肠息肉病合并多发性骨瘤和多发性软组织瘤：治疗原则与家族性肠息肉病相同；对肠道外伴发的肿瘤，其处理原则与有同样肿瘤而无肠息

笔记栏

肉病者相同。

第四节 结 肠 癌

案例 38-2

患者,男,55岁。腹痛、黏液血便4个月。

患者4个月前出现大便次数增多,每天约4~5次,粪便中带有黏液脓血。伴右下腹疼痛,呈持续性隐痛。轻微腹胀。有乏力消瘦,体重减轻约5kg。未作特殊诊治。病程中无呕吐、腹水、黄疸、血尿、发热等。无乙型肝炎、结核、糖尿病史。

体格检查:T 36.6℃,P 75次/分,R 20次/分,BP 140/80mmHg。消瘦面容,精神可。巩膜无黄染。浅表淋巴结无肿大。心肺检查无明显阳性体征。腹部平软,右下腹可触及包块,直径5cm,Murphy征阴性。肝脾肋下未触及。移动性浊音阴性。肠鸣音5次/分。

辅助检查:①血常规:Hb 90g/L。②大便隐血:阳性。③X线钡剂灌肠:示升结肠充盈缺损影。

问题:

1. 首先应考虑何诊断?
2. 还有哪些辅助检查有助于诊断?
3. 最可能的病因是什么?
4. 如何处理?

结肠癌是胃肠道中常见的恶性肿瘤。以41~65岁发病率最高。在我国近20年来尤其在大城市,发病率明显上升,且有结肠癌多于直肠癌的趋势。

【病因病理】

结肠癌病因不明确,半数以上来自腺瘤癌变。结肠癌相关高危因素逐渐被认识,如过多的动物脂肪及动物蛋白饮食,缺乏新鲜蔬菜及纤维素食品;缺乏适度的体力活动。遗传易感性在结肠癌的发病中也具有重要地位,如遗传性非息肉性结肠癌的错配修复基因突变携带的家族或成员,应视为结肠癌的高危人群组。有些病如家族性肠息肉病,已被公认为癌前期疾病;结肠腺瘤、溃疡性结肠炎以及结肠血吸虫病肉芽肿,与结肠癌的发生有较密切的关系。

根据肿瘤的大体形态可区分为:

1. 肿块型 肿瘤向肠腔内生长,好发于右侧结肠,特别是盲肠。

2. 浸润型 沿肠壁浸润,容易引起肠腔狭窄和肠梗阻,多发生于左侧结肠。

3. 溃疡型 其特点是向肠壁深层生长并向周围浸润,是结肠癌常见类型。

根据显微镜下组织学表现,较常见的有:①腺癌:占结肠癌的大多数。②黏液癌:预后较腺癌差。③未分化癌:易侵入小血管和淋巴管,预后最差。

根据我国对Dukes法的补充,结肠癌的分期为:

Dukes A期:癌仅限于肠壁内。

A1期:癌局限于黏膜内者即穿透黏膜肌层达黏膜下层

A2期:癌穿透黏膜下层,累及浅肌层

A3期:癌穿透黏膜下层,累及深肌层

Dukes B期:癌穿透肠壁但无淋巴结转移

Dukes C期:癌穿透肠壁且有淋巴结转移

C1期:淋巴结转移仅限于癌肿附近如结肠壁及结肠旁淋巴结者

C2期:转移至系膜和系膜根部淋巴结者

Dukes D期:远处转移或腹腔转移或广泛侵及邻近脏器无法切除者

结肠癌的转移方式有淋巴转移、血行转移、直接浸润和种植转移。其中以经淋巴转移为主,癌细胞随淋巴首先转移到结肠壁和结肠旁淋巴结,再到肠系膜血管周围和肠系膜血管根部淋巴结。血行转移多见于肝,其次为肺、骨等。直接浸润可侵犯临近器官,如乙状结肠癌侵犯膀胱、子宫、输尿管,横结肠癌可侵犯胃壁。

【临床表现】

结肠癌随其病灶大小、部位及病理类型不同,而产生不同的临床表现。早期结肠癌可毫无症状,随着病程的发展,可产生下列主要症状:

1. 排便习惯与粪便性状的改变 常为最早出现的症状。多表现为排便次数增加、腹泻、便秘、粪便中带血、脓或黏液。

2. 腹痛 也是早期症状之一。常为定位不确切的持续性隐痛,或仅为腹部不适或腹胀感;出现肠梗阻时则腹痛加重或为阵发性绞痛。

3. 腹部肿块 多为瘤体本身,有时可能为梗阻近侧肠腔内的积粪。肿块大多坚硬,呈结节状。如为横结肠和乙状结肠癌可有一定活动度。如癌肿穿透并发感染时,肿块固定,且有明显压痛。

4. 肠梗阻症状 一般属结肠癌的晚期症状。多表现为慢性低位不完全肠梗阻,主要表现是腹胀和便秘。腹部胀痛或阵发性绞痛。当发生完全梗阻时,症状加剧。左侧结肠癌有时会以急性完全性结肠梗阻为首先出现的症状。

5. 全身症状 由于慢性失血、癌肿溃烂、感染、毒素吸收等,病人可出现贫血、消瘦、乏力、低热等。

案例 38-2

在本病例，患者粪便中带有黏液脓血，提示感染。Hb 90g/L，提示慢性失血，以致贫血伴乏力消瘦，体重减轻约 5kg。

病情晚期可出现肝肿大、黄疸、浮肿、腹水、直肠前凹肿块、锁骨上淋巴结肿大及恶病质。

临床上一般以横结肠中部为界，将结肠分成右半及左半两部分；左、右半结肠的血运、肠径、功能、内容物均不同，其发生癌肿的临床表现也有区别。一般右侧结肠癌以全身症状、贫血、腹部肿块为主要表现，左侧结肠癌则以肠梗阻、便秘、腹泻、便血等症状为显著。

案例 38-2

在本病例，患者 4 个月前出现大便次数增多，每天约 4~5 次，粪便中带有黏液脓血，伴有右下腹疼痛，呈持续性隐痛。轻微腹胀。有乏力消瘦，体重减轻约 5kg。体检时右下腹可触及直径约 5cm 的肿块。该患者粪便性状的改变、腹痛、腹部肿块及贫血、消瘦全身症状表现显著，提示右半结肠癌。

【诊断】

结肠癌早期症状多不明显，易被忽视。

凡 40 岁以上有以下任一表现者，应列为高危人群：① Ⅰ 级亲属有结直肠癌史者；②有癌症史或肠道腺瘤或息肉史；③大便隐血试验阳性者；④以下五种表现具有二项以上者：黏液血便、慢性腹泻、慢性便秘、慢性阑尾炎史及精神创伤史。

案例 38-2

该患者，55 岁，黏液血便 4 个月，大便隐血试验阳性。属高危人群且高度怀疑为结肠癌。X 线钡剂灌肠示升结肠充盈缺损影。

对此组高危人群或疑为结肠癌时，行 X 线钡餐灌肠或气钡双重对比造影检查，以及纤维结肠镜检查，不难明确诊断。B 型超声和 CT 扫描检查对了解腹部肿块和肿大淋巴结，发现肝内有无转移等均有帮助。约 60% 的结肠癌病人血清癌胚抗原(CEA)值高于正常，但特异性不高，对术后判断预后和复发有一定帮助。

【治疗】

原则是以手术切除为主的综合治疗。

1. 结肠癌根治性手术　切除范围须包括癌肿所在肠袢及其系膜和区域淋巴结。

(1) 右半结肠切除术：适用于盲肠、升结肠、结肠肝曲的癌肿。对于盲肠和升结肠癌，切除范围包括右半横结肠、升结肠、盲肠，包括长约 15~20cm 的回肠末端，作回肠与横结肠端端或端侧吻合。对于结肠肝曲的癌肿，除上述范围外，须切除横结肠和胃网膜右动脉组的淋巴结。

案例 38-2

本病例为升结肠癌肿，应做右半结肠切除术。

(2) 横结肠切除术：适用于横结肠癌。切除包括肝曲和脾曲的整个横结肠，以及胃结肠韧带的淋巴结组，行升结肠和降结肠端端吻合。倘若因两端张力大而不能吻合，对于偏左侧的横结肠癌，则可切除降结肠，行升结肠、乙状结肠吻合术。

(3) 左半结肠切除术：适用于结肠脾曲和降结肠癌。切除范围包括横结肠左半，降结肠，并根据降结肠癌位置的高低切除部分或全部乙状结肠，然后作结肠间或结肠与直肠端端吻合术。

(4) 乙状结肠癌的根治切除术：要根据乙状结肠的长短和癌肿所在的部位，分别采用切除整个乙状结肠和全部降结肠，或切除整个乙状结肠、部分降结肠和部分直肠，作为结肠直肠吻合术。

2. 结肠癌并发急性肠梗阻的手术　应当在进行胃肠减压、纠正水和电解质紊乱以酸碱失衡等适当的准备后，早期施行手术。右侧结肠癌，可做右半结肠切除一期回肠结肠吻合术。如病人情况不许可，则先作盲肠造口解除梗阻，二期手术行根治性切除。如癌肿已不能切除，可切断末端回肠，行近切断回肠横结肠端侧吻合，远切端回肠断端造口。左侧结肠癌并发急性肠梗阻时，一般应在梗阻部位的近侧作横结肠造口，在肠道充分准备的条件下，再二期手术行根治性切除。对肿瘤已不能切除者，则行姑息性结肠造口。

在结肠癌手术切除的具体操作中，首先要将肿瘤所在的肠管远、近端用纱布条扎紧，以防止癌细胞在肠腔内扩散、种植。随即结扎相应的血管，以防止癌细胞血行转移。然后再行肠袢切除。

结肠癌手术的肠道准备非常重要，主要包括排空肠道和适量肠道抗生素的应用。①全肠道灌洗法：于术前 12~14 小时开始口服 37℃ 左右等渗平衡电解质液(用氯化钠、碳酸氢钠、氯化钾配制)，引起容量性腹泻，以达到彻底清洗肠道的目的。一般灌洗全过程约需 3~4 小时，灌洗液量不少于 6000ml。灌洗液中也可加入抗菌药物。但此法有的病人不能耐受；对年迈体弱、心肾等重要器官功能障碍和肠梗阻者，不宜选用。②于术前 2 日进流质饮食，口服肠道抗菌药物(如氯霉素、磺胺脒及甲硝唑等)和泻剂(如蓖麻油 10~30ml 或硫酸镁 15~20g,每日 1 次),术前晚清洁灌肠。③口服 5%~10% 甘露醇溶液,较前法简便。但因甘露醇在肠道内被细菌酵解,可产生因术中使用电刀引发爆炸的气体,应予注意,对年迈体弱、心功能差者,也应慎用。上述这些术前肠道准备措施可使结肠排空,并尽量减少肠腔内细菌数量,减少手术后感染。

3. 化疗 不论辅助化疗或肿瘤化疗均以 5-FU 为基础用药。辅助化疗适用于根治术后,Dukes B 及 C 期病人。常用方案:①5-FU 每天 $450mg/m^2 \times 5$ 天,静脉注射;间歇 4 周后,$450mg/m^2$ 每周 1 次,连用 48 周。与此同时,应用左旋咪唑 50mg,3 次/天,每 2 周服 3 天,连用 1 年。②CF/FU 方案:CF(亚叶酸钙)每天 20 或 $200mg/m^2 \times 5$ 天,5-FU 每天 450 或 $370mg/m^2 \times 5$ 天,静脉滴注,每 4 周重复,术后共应用 6 疗程。③口服 FT-207(呋氟尿嘧啶):$100 \sim 150mg/m^2 \times 5$ 天,每天 3 次,总量达 20~30g。

分期是主要预后因素。不到 50 岁的比 50~70 岁的预后较好,女比男较好。右侧和左侧结肠癌对生存无明显关系;出现第一症状与手术间隔无明显关系。经根治手术治疗后,Dukes A、B 及 C 期的五年生存率分别可达 80%、65% 及 30%。

案例 38-2

临床诊断:结肠癌(升结肠癌)

诊断要点:

1. 入院时有明显排便习惯改变、黏液血便,伴腹痛,全身症状明显。
2. 血常规示贫血,大便隐血阳性。
3. X 线钡餐灌肠见肠管充盈缺损影。
4. 入院后纤维结肠镜及病理明确诊断。

治疗原则:

1. 全身支持疗法。
2. 术前肠道准备。
3. 右半结肠切除术。
4. 术后辅助化疗。

第五节 直 肠 癌

案例 38-3

患者,男,62 岁。大便频繁、变细 2 个月。

患者 2 个月前感大便频繁,每天约 3~5 次;有便前肛门下坠感,排便不尽感,且大便变细。近 2 周大便不成形,大便表面带血及黏液。自行口服左氧氟沙星,外用痔疮栓,无明显效果。病程中无腹痛、腹胀,无呕血,无尿频、血尿,无消瘦、乏力、发热。无乙型肝炎、结核、糖尿病史。

体格检查:T 36.8℃,P 81 次/分,R 20 次/分,BP 140/85mmHg。平静面容,精神可。巩膜无黄染。浅表淋巴结无肿大。心肺检查无明显阳性体征。腹部平软,Murphy 征阴性。肝脾肋下未触及。移动性浊音阴性。肠鸣音 5 次/分。直肠指诊:距肛缘 5cm 可触及肿块,表面凹凸不平,约占肠管 1/2 周;肿块质硬、固定、轻触痛,上端未触及。指套血染。

辅助检查:①血常规:Hb 102g/L。②大便隐血:阳性。③CT:示直肠前壁局部增厚,盆腔未见肿大淋巴结。

问题:

1. 首先应考虑何诊断?
2. 还有哪些辅助检查有助于诊断?
3. 最可能的病因是什么?
4. 如何处理?

直肠癌(carcinoma of rectum)是乙状结肠直肠交界处至齿状线之间的癌。是消化道常见的恶性肿瘤,占消化道癌的第二位。直肠癌根治性切除术后总的 5 年生存率在 60% 左右,早期直肠癌术后的 5 年生存率为 80%~90%。由于消化道吻合器的应用,使许多原来需作肠造口的直肠癌病人免去了人工肛门的苦恼,提高了患者的生活质量。

【病因病理】

1. 病因 直肠癌的病因尚不清楚,可能与下列因素有关。

(1)饮食及致癌物质。
(2)直肠慢性炎症。
(3)癌前病变。
(4)遗传因素。

2. 大体分型

(1)溃疡型:多见占 50% 以上。
(2)肿块型:亦称髓样癌、菜花形癌。
(3)狭窄型:亦称浸润型癌或硬癌。

3. 组织学分类

(1)腺癌:约占 75%~85%。
(2)黏液腺癌:约占 10%~20%。
(3)未分化癌。
(4)其他。

4. 临床病理分期 1932 年 Dukes 提出直肠癌的分期以来,先后出现了不少改良的 Dukes 分期方法。但至今 Dukes 分期的基本原则仍为国际所公认。目前仍采用 Dukes 临床病理分期法作为大肠癌分期的依据。

Dukes 分期(1935 年):

Dukes A 期:癌肿浸润深度限于直肠壁内,未超过浆肌层,且无淋巴转移。

Dukes B 期:癌肿超过浆肌层,亦可侵入浆膜外或直肠周围组织,但尚能整块切除,且无淋巴结转移。

Dukes C 期:癌肿侵犯肠壁全层,伴有淋巴结转移;

C1 期:癌肿伴有癌灶附近肠旁及系膜淋巴结转移;

C2 期:癌肿伴有系膜动脉根部淋巴结转移,尚能根治切除。

Dukes D 期:癌肿伴有远处器官转移,或因局部广泛浸润或淋巴结广泛转移不能根治切除。

5. 扩散与转移

(1) 直接浸润:癌肿首先直接向肠管周围及向肠壁深层浸润性生长,向肠壁纵轴浸润发生较晚。估计癌肿浸润肠壁一圈约 1.5~2 年。直接浸润可穿透浆膜层侵入临近脏器如子宫、膀胱等,下端直肠癌由于缺乏浆膜层的屏障作用,易向四周浸润,侵及附近脏器如前列腺、精囊腺、阴道、输尿管等。

(2) 淋巴转移:是主要的转移途径。上段直肠癌向上沿直肠上动脉、肠系膜下动脉及腹主动脉周围淋巴结转移。发生逆行性转移的现象非常少见。多组大样本临床病理资料也表明:直肠癌标本向远侧肠壁浸润超过 2cm 的不足 3%,所以大部分的下段直肠癌只需切除全直肠系膜仍可行保肛手术。齿状线周围的癌肿可向上、侧、下方转移。向下方转移可表现为腹股沟淋巴结肿大。淋巴转移途径是决定直肠癌手术方式的依据。

(3) 血行转移:癌肿侵入静脉后沿门静脉转移至肝;也可由髂静脉转移至肺、骨和脑等。直肠癌手术时约有 10%~15% 的病例已发生肝转移;直肠癌致肠梗阻和手术时挤压,易造成血行转移。

(4) 种植转移:直肠癌种植转移的机会较小,上段直肠癌偶有种植转移发生。

【临床表现】

直肠癌早期无明显症状,癌肿破溃形成溃疡或感染时才出现症状。直肠癌主要临床表现有:

1. 直肠刺激症状 便意频繁,排便习惯改变;便前肛门有下坠感、里急后重、排便不尽感,晚期有下腹痛。

2. 肠腔狭窄症状 癌肿侵犯致肠管狭窄,初时大便变形,变细;当造成肠管部分梗阻后,有腹痛、腹胀、肠鸣音亢进等不全性肠梗阻表现。

3. 癌肿破溃感染症状 大便表面带血及黏液,甚至脓血便。

症状出现的频率依次为便血 80%~90%、便频 60%~70%、便细 40%、黏液便 35%、肛门痛 20%、里急后重 20%、便秘 10%。

笔记栏

案例 38-3

在本病例,患者最初表现为直肠刺激症状,大便频繁,每天约 3~5 次,便前肛门有下坠感,排便不尽感。后病情进展表现为肠腔狭窄症状。癌肿破溃感染,如大便变细,不成形,大便表面带血及黏液。

癌肿侵犯前列腺、膀胱,可出现尿频、尿痛、血尿。侵犯骶前神经可出现骶尾部剧烈持续疼痛。晚期出现肝转移时可有腹水、肝大、黄疸、贫血、消瘦、浮肿、恶病质等。

【诊断】

根据病史、体检、影像学和内镜检查,不难做出直肠癌的临床诊断,准确率亦可达 95% 以上。但多数病例常有不同程度的延误诊断,其中有病人对便血、排便习惯改变等症状不够重视,亦有医生警惕性不高的原因。

直肠癌的检查应遵循由简到繁的步骤进行。常用的检查方法有以下几项:

1. 大便潜血检查 是大规模普查时或对一定年龄组高危人群作为结、直肠癌的初筛手段。阳性者再做进一步检查。无症状阳性者的癌肿发现率在 1% 以上。

2. 直肠指检 是诊断直肠癌最重要的方法。由于中国人直肠癌 75% 以上为低位直肠癌,都能在直肠指检时触及。因此凡遇病人有便血、大便习惯改变、大便变形等症状,均应行直肠指检。指检可查出癌肿的部位、距肛缘的距离及癌肿的大小、范围、固定程度、与周围脏器的关系等。

3. 内镜检查 包括直肠镜、乙状结肠镜和结肠镜检查。门诊常规检查时可用直肠镜或乙状结肠镜检查,操作方便、不需肠道准备。但在明确直肠癌诊断需手术治疗时应行结肠镜检查,因为结、直肠癌有 5%~10% 为多发癌。内镜检查不仅可在直视下肉眼做出诊断,而且可取活组织进行病理检查。

4. 影像学检查

(1) 钡剂灌肠检查:是结肠癌的重要检查方法,对直肠癌的诊断意义不大,用以排除结、直肠多发癌和息肉病。

(2) 腔内 B 超检查:用腔内探头可检测癌肿浸润肠壁的深度及有无侵犯临近脏器,内镜超声已逐步在临床开展应用,可在术前对直肠癌的局部浸润程度进行评估。

(3) CT 检查:可以了解直肠癌盆腔内扩散情况,有无侵犯膀胱、子宫及盆壁,是术前常用的检查方法。腹部 CT 可扫描有无肝转移癌。

案例 38-3

该患者大便隐血阳性、直肠指诊阳性、CT示直肠前壁局部增厚,可以初步做出直肠癌的临床诊断。进一步行内镜检查及组织病检,可明确诊断直肠癌。

5. 肿瘤标记物　目前公认的在大肠癌诊断和术后监测有意义的肿瘤标记物是癌胚抗原(carcinoembryonic antigen,CEA)。

【治疗】

手术切除仍然是直肠癌的主要治疗方法。术前的放疗和化疗可一定程度地提高手术疗效。

从外科治疗的角度,临床上将直肠癌分为低位直肠癌(距肛门 5cm 以内);中位直肠癌(距肛门 5~10cm);高位直肠癌(距肛门 10cm 以上)。本案例患者为中位直肠癌。这种分类对直肠癌根治手术方式的选择有重要参考价值。

1. 手术治疗　凡能切除的直肠癌如无手术禁忌证,都应尽早施行直肠癌根治术。切除的范围包括癌肿、足够的两端肠段、已侵犯的临近器官的全部或部分、四周可能被浸润的组织及全直肠系膜和淋巴结。如不能进行根治性切除时,亦应进行姑息性切除,使症状得到缓解。如伴发能切除的肝转移癌应同时切除肝转移癌。

手术方式的选择应根据癌肿所在部位、大小、活动度、细胞分化程度以及术前的排便控制能力等因素综合判断。最近大量的临床病理学研究提示,直肠癌向远端肠壁浸润的范围较结肠癌小,只有不到 3% 的直肠癌向远端浸润超过 2cm;这是手术方式选择的重要依据。

(1) 局部切除术:适用于早期瘤体小、局限于黏膜或黏膜下层、分化程度高的直肠癌。手术方式主要有①经肛局部切除术;②骶后径路局部切除术。

(2) 腹会阴联合直肠根治术(Miles 手术):原则上适用于腹膜返折以下的直肠癌。切除范围包括乙状结肠远端、全部直肠、肠系膜下动脉及其区域淋巴结、全直肠系膜、肛提肌、坐骨直肠窝内脂肪、肛管及肛门周围约 5cm 直径的皮肤、皮下组织及全部肛门括约肌,于左下腹行永久性乙状结肠单腔造口。Miles 手术也有人用股薄肌或臀大肌代替括约肌行原位肛门成形术,但疗效尚待肯定。

(3) 经腹直肠癌切除术(直肠前切除术,Dixon 手术):是目前应用最多的直肠癌根治术,适用于距肛缘 5cm 以上的直肠癌。亦有更近距离的直肠癌行 Dixon 手术的报道。但原则上是以根治性切除为前提,要求远端切缘距癌肿下缘 3cm 以上。由于吻合口位于齿状线附近,在术后的一段时期内病人出现便次增多,排便控制功能较差。

(4) 经腹直肠癌切除术、近端造口、远端封闭手术(Hartmann 手术):适用于因全身一般情况很差,不能耐受 Miles 手术或急性梗阻不宜行 Dixon 手术的直肠癌病人。

直肠癌根治术有多种方式,但经典的术式仍然是 Miles 手术和 Dixon 手术。许多学者曾经将 Dixon 手术改良演变成其他多种术式,但由于吻合器可以完成直肠、肛管任何位置的吻合,所以其他各种改良术式在临床上已较少采用。腹腔镜手术具有创伤小、恢复快的优点,但对淋巴结清扫、周围被侵犯脏器的处理尚有争议。

直肠癌侵犯子宫时,可一并切除子宫,称之为后盆腔脏器清扫;直肠癌侵犯膀胱,行直肠和膀胱(男性)或直肠、子宫和膀胱切除时,称之为全盆腔清扫。

行直肠癌根治术时,要充分考虑病人的生活质量,术中尽量保护排尿功能和性功能。两者有时需权衡利弊,选择手术方式。

晚期直肠癌,当病人发生排便困难或肠梗阻时,可行乙状结肠双腔造口。

2. 放射治疗　放射治疗作为手术切除的辅助疗法有提高疗效的作用。术前的放疗可以提高手术切除率,降低病人的术后复发率。术后放疗仅适用于晚期病人、手术未达到根治或术后局部复发的病人。

3. 化疗　化疗亦是作为根治性手术的辅助治疗,可提高 5 年生存率。给药途径有动脉灌注、门静脉给药、静脉给药、术后腹腔置管灌注给药及温热灌注化疗等。化疗时机、如何联合用药和剂量等依病人的情况、个人的治疗经验有所不同。(参见本章第四节)

4. 其他治疗　如基因治疗、导向治疗、免疫治疗等,但尚处在摸索阶段,疗效尚待评价。

案例 38-3

临床诊断:直肠癌

诊断要点:

1. 患者有直肠刺激症状、癌肿破溃感染症状、肠腔狭窄症状。
2. 便隐血阳性。
3. 直肠指诊触及肿块。
4. CT 提示直肠前壁局部增厚。
5. 内镜检查及病检可明确诊断。

治疗原则:

1. 手术治疗(Dixon 或 Miles 手术)。
2. 放射治疗。
3. 化疗。

第六节　直肠肛管先天性疾病

一、先天性直肠肛管畸形

先天性直肠肛管畸形(congenital ano-rectal malformation)是胚胎时期后肠发育障碍所致的消化道畸形,是小儿肛肠外科的常见病,占先天性消化道畸形的首位。发病率1∶(1500~5000),中国的调查资料表明约在1∶4000,男女发病无差异。约有50%以上的先天性直肠肛管畸形伴有直肠与泌尿生殖系之间的瘘管形成。直肠盲端在肛提肌以上为高位畸形;位于肛提肌中间或稍下方为中间位畸形;位于肛提肌以下为低位畸形。男孩直肠肛管畸形50%为高位畸形,女孩高位畸形占20%,低位畸形男女均为40%。

【分类】

采用Wingspread分类方法,按性别分男、女两组(表38-1)。

表38-1　直肠肛管畸形Wingspread分类法

女性	男性
高位	高位
(1) 肛管直肠发育不全	(1) 肛管直肠发育不全
1) 合并直肠阴道瘘	1) 合并直肠尿道前列腺瘘
2) 无瘘	2) 无瘘
(2) 直肠闭锁	(2) 直肠闭锁
中间位	中间位
(1) 直肠前庭瘘	(1) 直肠尿道球部瘘
(2) 直肠阴道瘘	(2) 无瘘的肛管发育不全
(3) 无瘘的肛管发育不全	
低位	低位
(1) 肛管前庭瘘	(1) 肛管皮肤瘘
(2) 肛管皮肤瘘	(2) 肛管狭窄
(3) 肛管狭窄	少见畸形
一穴肛畸形	
少见畸形	

【临床表现】

绝大多数先天性直肠肛管畸形的新生儿,病症明显,在正常位置无肛门,易于发现。肛管闭锁,出生后无胎粪,之后表现为腹胀、呕吐情况。畸形合并有瘘管者因瘘管大小而情况有所不同,瘘口狭小者从瘘口排出胎粪,以后仍会出现腹胀乃至肠梗阻症状;瘘口较大者在出生后短时间无排便困难,逐渐出现排便困难症状。高位直肠闭锁,肛门、肛管正常的病儿表现为无胎粪排出,或从尿道排出混浊液体,直肠指检可以发现直肠闭锁。女孩往往伴有阴道瘘。泌尿系瘘几乎都见于男孩。从尿道口排气和胎粪是直肠泌尿系瘘的主要症状。

【诊断】

诊断较易。生后无胎粪排出,检查无肛门即可确诊。直肠闭锁肛管正常时,直肠指检多可确诊。阴道流粪,表明有阴道瘘;尿道口不随排尿动作而排气、排粪为尿道瘘;全程排尿均有胎粪,尿液呈绿色为膀胱瘘。辅以影像学检查多可明确直肠肛管畸形的类型。

影像学检查:先天性直肠肛管畸形的诊断并无困难,但要确定直肠闭锁的高度、直肠末端与耻骨直肠肌的关系以及有无泌尿系瘘,还需影像学检查。X线倒置位摄片法可以了解直肠末端气体阴影位置,判断畸形位置。倒置侧位片上耻骨与骶尾关节的连线称PO线,相当于耻骨直肠肌平面,以此区分高位、中位与低位畸形。瘘管造影可显示瘘管的方向、长短与粗细。直肠盲端穿刺造影可显示直肠盲端的形态及与会阴皮肤间的距离。B超检查对直肠末端的定位较X线更准确。MRI也逐渐在临床应用,准确可靠。

【治疗】

低位畸形手术较为简单。单纯肛膜闭锁仅切除肛膜,缝合直肠黏膜与肛门皮肤即可。即使肛管闭锁也只需经会阴游离直肠盲端,自肛门拖出行肛管形成术。

高位畸形需要经腹、会阴部或后矢状切口入路行肛门直肠成形术,从腹腔内或者会阴部游离直肠盲端,将直肠牵下,切开盲端与皮肤缝合成形。合并有瘘管的切口入路还需要解剖出瘘管,将瘘管切除修复。一般情况下,先进行结肠造口,6~12个月后再进行二期手术。

二、先天性巨结肠

先天性巨结肠(congenital megacolon)是由于直肠或结肠远端的肠管持续痉挛,粪便淤滞在近端结肠,使其肥厚、扩张。是小儿常见的先天性肠道畸形,发病率与先天性直肠肛管畸形相近,男女比例约为4∶1。

【病因病理】

发病原因主要是由于胚胎时期骶部副交感神经在发育过程中,因母体有病毒感染或者代谢紊乱等原因,出现发育停顿,使得远端肠管(如直肠、乙状结肠)肠壁肌间神经节细胞缺如,以致受累肠管持续收缩,经常处于痉挛状态,大量粪便滞留在近端结肠,引起扩大与肥厚,形成巨结肠。

笔记栏

实际上巨结肠的主要病变是在痉挛肠段。90%左右的病例无神经节细胞肠段位于直肠和乙状结肠远端，个别病例波及全结肠、末端回肠或仅在直肠末端。新生儿期常因病变段肠管痉挛而出现全部结肠甚至小肠极度扩张，反复出现完全性肠梗阻的症状；年龄越大结肠肥厚扩张越明显、越趋局限。

【临床表现】

（1）出生后胎粪排出很少或者无胎粪，逐渐出现顽固性便秘腹胀，甚至出现急性肠梗阻。患儿因病变肠管长度不同而有不同的临床表现。痉挛段越长，出现便秘症状越早越严重；多于生后48小时内无胎便排出或仅排出少量胎便，可于2~3日内出现低位部分甚至完全性肠梗阻症状，呕吐、腹胀、不排便。痉挛段不太长者，经直肠指检或温盐水灌肠后可排出大量胎粪及气体而症状缓解。肠梗阻症状缓解后仍有便秘和腹胀，须经常扩肛灌肠方能排便，严重者发展为不灌肠不排便，腹胀逐渐加重。

（2）营养不良、发育迟缓：长期腹胀便秘，可使患儿食欲下降，影响了营养的吸收。粪便淤积使结肠肥厚扩张，腹部可出现宽大肠型，有时可触及充满粪便的肠袢及粪石。

（3）巨结肠伴发小肠结肠炎：是最常见和最严重的并发症，尤其是新生儿时期。其病因尚不明确，一般认为长期肠梗阻、近端结肠继发肥厚扩张、肠壁循环不良是基本原因。在此基础上，一些患儿机体免疫功能异常或过敏性变态反应体质而产生了小肠结肠炎。也有人认为是细菌和病毒感染引起，但大便培养多无致病菌生长。结肠为主要受累部位，黏膜水肿、溃疡、局限性坏死，炎症侵犯肌层后可表现为浆膜充血、水肿、增厚腹，腔内有渗出，并形成渗出性腹膜炎。患儿全身症状突然恶化，腹胀严重、呕吐有时腹泻；由于腹泻及扩张肠管内大量肠液积存，产生脱水酸中毒高热、脉快、血压下降，若不及时治疗，死亡率较高。

【诊断与鉴别诊断】

诊断并不困难。多有典型的排便困难症状，以后伴有顽固性便秘和明显腹胀。新生儿先天性巨结肠要与其他原因引起的肠梗阻如低位小肠闭锁、结肠闭锁、胎便性便秘、新生儿腹膜炎等鉴别。

检查方法多种：①直肠测压；②钡灌肠；③诊断困难时可进行直肠括约肌测压和直肠黏膜的组织化学检查或肌层组织切片检查。

【治疗】

痉挛肠段短、便秘症状轻者，可先采用综合性非手术疗法，包括定时用等渗盐水洗肠（灌洗出、入量要求相等，忌用高渗、低渗盐水或肥皂水），扩肛、甘油栓、缓泻药，并可用针灸或中药治疗，避免粪便在结肠内淤积。若以上方法治疗无效，虽为短段巨结肠亦应手术治疗。凡痉挛肠段长，便秘严重者必须进行根治手术，目前采用最多的手术为①拖出型直肠乙状结肠切除、术（Swenson 术）；②结肠切除、直肠后结肠拖出术（Duhamel 手术）；③直肠黏膜剥除、结肠于直肠肌鞘拖出切除术（Soave 手术）。如患儿发生急性小肠结肠炎、危象或营养发育障碍，不能耐受一次根治手术，应行静脉补液输血，改善一般情况后再行根治手术，如肠炎不能控制、腹胀呕吐不止，应及时作肠造瘘，以后再行根治术。

（刘自力　何跃君）

第七节　肛　　裂

案例 38-4

患者，男，32岁。大便时肛门疼痛反复发作2个月余。

患者2个月前大便时觉肛门剧痛，大便干结，大便表面少许新鲜血。便后疼痛缓解，未予特殊处理。其后便时疼痛渐加重，便后好转但又复持续性疼痛，以致患者害怕排便而只敢进流质饮食。

检查时膝胸位12点处见纵行溃疡灶，深及皮下，灰白色，不易出血，轻触痛，无活动性出血。

问题：

1. 考虑为何诊断？应与那些疾病鉴别？
2. 如何处理？

肛裂（anal fissure）是常见的肛门直肠疾病。急性病变时病人的不舒适感和对其劳动力的影响可能超出了人们的预料。肛裂是肛管或肛缘部的裂伤或深及全层的皮肤溃疡，方向与肛管纵轴平行，长约0.5~1.0cm，呈梭形或椭圆形，常引起肛周剧痛。多见于青中年人，绝大多数发生在后正中部位，少数发生在前正中部位且多见于女性；侧方出现肛裂极少，若出现应考虑是否患有肠道炎性疾病（溃疡性结肠炎、Crohn 病及结核等）或肿瘤的可能。

【病因与病理】

肛裂的病因可能与多种因素有关。长期大便秘结的病人，因粪块干而硬，便时用力过猛，排出时裂伤肛管皮肤，反复损伤使裂伤深及全层皮肤；

这种机械性创伤是大多数肛裂形成的直接原因。肛管外括约肌浅部在肛管后方形成的肛尾韧带伸缩性差、较坚硬，此区域血供亦差；肛管后正中部皮肤较固定，直肠末端位置由后方向前弯曲，因此肛门后方承受的压力较大，是肛裂的常见部位。粗暴的检查亦可造成肛裂。

急性肛裂可见裂口边缘整齐，底浅，呈红色并有弹性，无瘢痕形成。慢性肛裂因反复发作，底深不整齐，质硬，边缘增厚纤维化，肉芽灰白。裂口上端的肛门瓣和肛乳头水肿，形成肥大乳头；下端皮肤因炎症、水肿及静脉、淋巴回流受阻，形成袋状皮垂向下突出于肛门外，称“前哨痔”。肛裂、前哨痔、乳头肥大常同时存在，称为肛裂“三联征”。

【临床表现】

肛裂病人的典型症状是疼痛、便秘、出血。疼痛多较剧烈，具典型的周期性：排便时由于肛裂内神经末梢受刺激，立刻觉肛管烧灼样或刀割样疼痛，称为排便时疼痛；便后数分钟即可缓解，此为“间歇期”；但其后因肛管括约肌收缩痉挛，再次剧痛，可持续半到数小时，临床称为括约肌挛缩痛。直至括约肌松弛后疼痛缓解，但再次排便时又发生疼痛。以上称为肛裂疼痛周期。因此肛裂患者恐惧排便，使便秘更加重，形成恶性循环。创面裂开可有少量出血，在粪便表面或便后滴血，大量出血少见。检查时用双手拇指轻轻分开肛门，即见溃疡面。新发生的肛裂边缘整齐、软、溃疡底浅，无瘢痕组织，色红、易出血。慢性肛裂深而硬，灰白色，不易出血。肛指和肛镜检查会引起病人剧烈疼痛，不宜进行。

【诊断及鉴别诊断】

根据典型的临床病史、肛检时发现肛裂“三联征”，不难诊断。但应与可以引起肛管溃疡的疾病相鉴别，如 Crohn 病、溃疡性结肠炎、结核、肛周肿瘤、梅毒、软下疳等鉴别，必要时取活组织行病理检查明确诊断。肛门指检和肛镜检查会引起病人剧烈疼痛，必要时需在局麻下进行。

【治疗】

新鲜肛裂，经非手术治疗可达愈合，如局部热水坐浴，可促使肛门括约肌松弛。慢性肛裂可用坐浴、润便加以扩肛的方法；口服缓泻剂，使大便松软、润滑；疼痛剧烈者可用普鲁卡因局部封闭或保留灌肠，使括约肌松弛。经久不愈、保守治疗无效、且症状较重者可采用手术治疗。

1. 非手术治疗 原则是解除括约肌痉挛，止痛，协助排便，中断恶性循环，使局部愈合。具体方法：①便后用 1∶5000 高锰酸钾温水坐浴，使局部清洁。②口服果导等缓泻剂或石蜡油，使大便松软、润滑，纠正便秘，保持大便通畅。③病情严重者可局麻下先以食指扩肛后逐渐伸入两中指，维持扩张 5 分钟。扩张后可解除括约肌痉挛，扩大创面，促进裂口愈合。不过复发率高，有并发出血、肛周脓肿、大便失禁等的可能。

2. 手术治疗

（1）肛裂切除术：即切除全部病变裂缘、前哨痔、肥大的乳头、发炎的隐窝和深部不健康组织直至暴露肛管括约肌，可同时切断部分外括约肌皮下部或内括约肌，创面敞开引流。缺点是愈合较慢（图 38-4）。

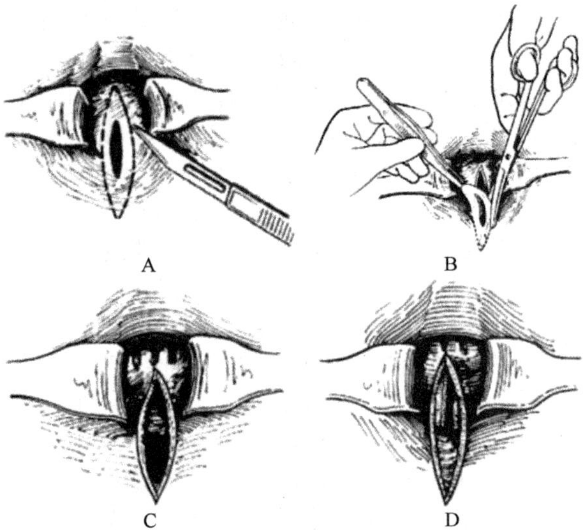

图 38-4 肛裂切除术

A. 梭形切口；B. 切除溃疡；C. 显露外括约肌皮下部；D. 切断外括约肌皮下部

（2）肛管内括约肌切断术（internal anal sphincterotomy）：根据是肛管内括约肌为环形的不随意肌，其痉挛收缩是引起肛裂疼痛的主要原因。方法是在肛管一侧距肛缘 1～1.5cm 做小切口达内括约肌下缘，确定括约肌间沟后分离内括约肌至齿状线，剪断内括约肌，然后扩张至四指，电灼或压迫止血后缝合切口；可一并切除肥大乳头、前哨痔。往往在数周后肛裂自行愈合。尽管该方法可引起肛门失禁的可能，但治愈率高。

第八节 直肠肛管周围脓肿

案例 38-5

患者，男，22 岁。肛门不适 4 天，肿痛两天。

患者 4 天前无明显诱因觉肛门部坠胀不适，偶有跳痛。近两天来局部呈持续性胀痛，排便时加重。无排尿困难及里急后重。无发热、食欲不振、寒战等。

笔记栏

查体右侧肛旁约 3cm 红肿、压痛之包块，触诊有波动感。直肠指检时患侧无压痛，未扪及肿块。

问题：

1. 此为何种直肠肛管周围脓肿？
2. 还可以进行何种检查以明确诊断？

直肠肛管周围脓肿是指直肠肛管软组织内或其周围间隙内的急性化脓性感染，发展成为脓肿。多数脓肿在溃破或切开后形成肛瘘。脓肿是肛管直肠周围炎症的急性期表现，而肛瘘为其慢性期表现。

【病因和病理】

多数直肠肛管周围脓肿起源于肛管直肠壁内的感染，如肛腺感染引起。肛腺多开口于肛窦，常位于内、外括约肌之间。因其开口向上，腹泻或便秘时易引发肛窦炎，延及肛腺后首先易发生括约肌间感染。直肠肛管周围间隙为疏松脂肪结缔组织，感染极易蔓延、扩散。感染灶向上可达直肠周围形成高位肌间脓肿或骨盆直肠间隙脓肿；向下达肛周皮下，形成肛门周围脓肿；向外穿过外括约肌，形成坐骨肛管间隙脓肿；向后可形成肛管后间隙脓肿或直肠后间隙脓肿。

以肛提肌为界将直肠肛管周围脓肿分为肛提肌上部脓肿和肛提肌下部脓肿：前者包括骨盆直肠间隙脓肿、直肠后间隙脓肿及高位肌间脓肿；后者包括肛门周围脓肿、坐骨直肠间隙脓肿（图 38-5）。

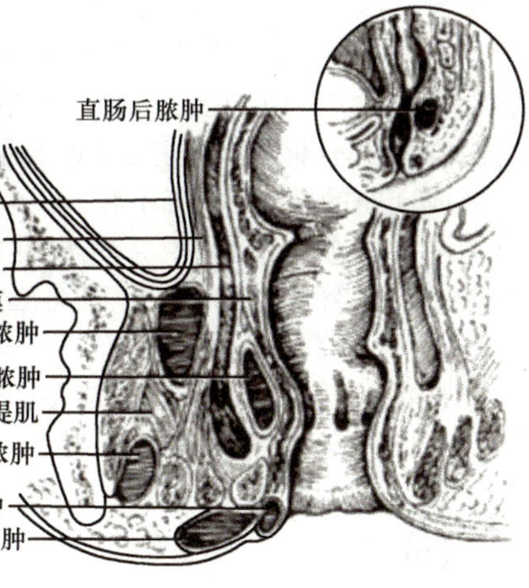

图 38-5　直肠肛管周围脓肿的位置

直肠肛管周围脓肿也可继发于肛周皮肤感染、肛裂、损伤、内痔、骶尾骨骨髓炎等。Crohn 病、溃疡性结肠炎及血液病患者易并发直肠肛管周围脓肿。

【临床表现】

1. 肛门周围脓肿　肛门周围皮下脓肿最常见。常位于肛门后方或侧方皮下部，病灶一般不大。主要症状为局部持续性跳痛，排便加重，全身症状不明显。初起时局部红肿、发硬、压痛，脓肿形成则波动明显，穿刺有脓液。

2. 坐骨肛管间隙脓肿　又称坐骨直肠窝脓肿，也较常见。由于坐骨直肠间隙较大，形成的脓肿较大而深，容量约为 60～90ml。症状较重，局部呈持续性胀痛并逐渐加重为跳痛，排便可加重，有时出现排尿困难和里急后重症。全身感染症状明显，如头痛、乏力、发热、食欲不振、恶心、寒战等。检查肛周，病初无明显体征，以后出现患侧红肿、压痛，双臀不对称；局部触诊或直肠指检时患侧有深压痛，可扪及柔软有波动、有压痛的肿块，穿刺可抽出脓液。如不及时切开，脓肿多向下穿入肛管周围间隙，形成肛瘘。

3. 骨盆直肠间隙脓肿　又称为骨盆直肠窝脓肿，较为少见，但很重要。由于此间隙位置较深，空间较大，引起全身症状更明显而局部症状轻，造成诊断上困难。早期就有全身中毒症状，如持续高热、寒战、全身疲倦不适、头痛、恶心等。局部表现为肛门坠胀感，便意不尽，排便时尤感不适，常有排尿困难。检查肛周区无异常发现，指检在直肠侧壁外有隆起肿块或波动感。诊断主要依靠穿刺抽脓，经直肠以手指定位，从肛门周围皮肤进针。必要时可以行肛管超声或 CT 检查证实。

4. 其他　如肛门括约肌间隙脓肿、直肠后间隙脓肿、高位肌间脓肿、直肠壁内脓肿（直肠黏膜下脓肿）等。由于位置较深，局部症状不显，诊断较困难。主要表现为会阴、直肠局部坠胀感，常有便意等，排便时加重。病人有不同程度的全身感染症状。直肠指检往往可触及痛性包块。

【治疗】

（1）如感染未形成脓肿时，可采用非手术治疗：①应用抗菌药物，选用 1～2 种对革兰阴性杆菌有效的抗生素或清热解毒利湿的中药；②温水坐浴；③局部理疗；④口服缓泻剂或石蜡油以减轻病人排便时疼痛。

（2）脓肿一旦确诊，就需手术切开引流。手术方式因脓肿部位不同而各异。肛门周围脓肿在局麻下就可进行，以波动明显部位为中心，作肛门周围放射形切口，要足够大，以保证引流通畅。坐骨肛管间隙脓肿部位较深，范围亦大，应在腰麻或鞍麻下切开引流。先行粗针头穿刺出脓液后，作一平行于肛缘的弧形切口，切口应距肛缘 3～5cm 以免损伤括约肌，切口要足够大，术者手指能进入脓腔，置管或油纱条保证引流通畅。骨盆直肠间隙脓肿要在腰麻或全麻下进行，手术切

笔记栏

开部位因脓肿来源不同而异：①括约肌间脓肿应在肛镜下行相应部位直肠壁切开引流，切缘以肠线缝扎止血；若经由坐骨直肠间隙引流，日后易出现肛管括约肌外瘘。②脓肿源于经括约肌肛瘘感染者，引流方式于与坐骨直肠间隙脓肿类似，若经直肠壁引流，易导致棘手的肛管括约肌上瘘。其他部位的脓肿，较高的需通过肛镜经直肠切开引流，较低位的可直接在肛周皮肤切开引流（图 38-6~图 38-8）。

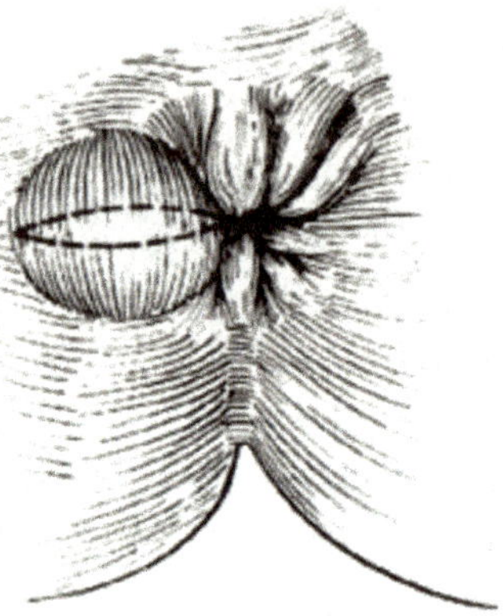

图 38-6 肛周皮下脓肿切开引流术

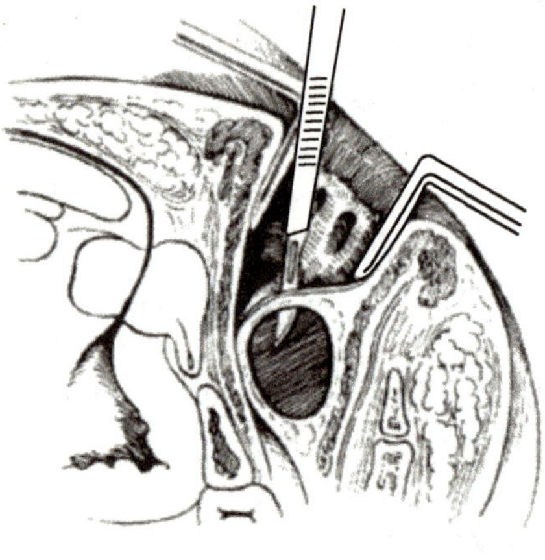

图 38-7 直肠黏膜下脓肿切开引流术

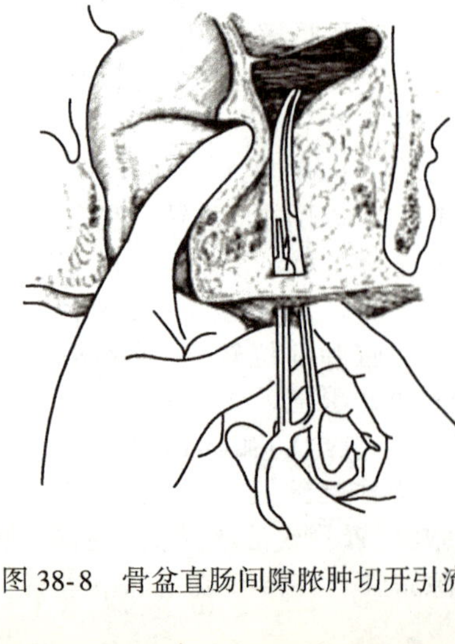

图 38-8 骨盆直肠间隙脓肿切开引流术

第九节 肛 瘘

案例 38-6

患者，男，30 岁。肛周结节伴稀便样分泌物 3 个月余。

患者近 3 个月来发现内裤时有稀便样物，量不多，反复发作。会阴部皮肤潮湿、瘙痒不适。大便无明显异常，无肛周肿痛，无发热等。患者半年前曾有肛旁肿痛病史，后脓肿自行破溃愈合。

查体见膝胸位 5 点距肛 3cm 处见一约 0.3cm 红色乳头样突起，挤压有少许黏液溢出，无明显压痛。直肠指检及直肠镜检查未发现明显异常。

问题：

1. 肛瘘的分类？
2. 肛瘘最终的治疗手段是什么？
3. 根据 Goodsall 规律，此肛瘘内口大致位于何处？

肛瘘（anal fistula）是肛管直肠与肛门周围皮肤相通的肉芽肿性管道，由内口、瘘管、外口组成。其内口位于直肠下部或肛管，多为一个；外口位于肛门周围皮肤上，多为一个或多个，经久不愈或间歇性发作。多见于青壮年男性。

【病因和病理】

大部分肛瘘由直肠肛管脓肿引起，因而内口多在齿状线上肛窦处；脓肿破溃或切开排脓处即为外口，位于肛周皮肤上。外口皮肤生长较快，脓肿常假性愈合，引起反复发作；脓肿逐渐缩小，但肠内容物仍不断进入脓腔，在愈合缩小的过程中，常形成迂曲的腔道，引流不畅，不易愈合。日久腔道周围有许多瘢痕组织，形成慢性感染性管道并形成多个瘘管和外口，使单纯性肛瘘成为复杂性肛瘘。

其他如结核、Crohn 病、溃疡性结肠炎、恶性肿瘤、肛管外伤感染等也可引起肛瘘，较为少见。

【分类】

肛瘘分类方法很多，简单介绍如下几类：

1. 按瘘口和瘘道的位置、深浅、高低以及数目分类

（1）外瘘和内瘘：外瘘至少有内、外二个瘘口，一个在肛门周围皮肤上，多数距肛门 2～3cm，称为外口；另一个在肠腔内，多数在齿线处肛窦内，称为内口，少数内口在齿线上方，直肠壁上。内瘘的内口与外瘘相同，但无外口。临床所见

90%为外瘘(图38-9)。

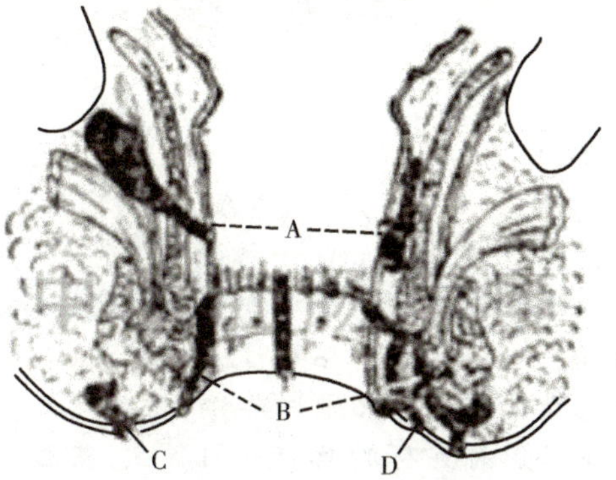

图38-9　肛瘘按内外口分类图
A. 单口内瘘;B. 内外瘘;C. 单口外瘘;D. 全外瘘

(2)低位瘘和高位瘘:瘘道位于外括约肌深部以下者为低位瘘,在此平面以上为高位瘘。此种分类与治疗方法的选择有关,临床上较为常用。

(3)单纯性肛瘘和复杂性肛瘘:前者只有一个瘘管,后者可有多个瘘口和瘘管。

2. 按瘘管和括约肌的关系分类　①肛管括约肌间型:最常见,约占70%,多因肛管周围脓肿引起。内口位于齿状线附近,瘘管在内外括约肌间行走,外口在肛门周围皮肤,为低位肛瘘。②经肛管括约肌型:约占25%,多因坐骨肛管间隙脓肿引起,可为低位或高位肛瘘。瘘管穿过外括约肌及坐骨肛管间隙而在肛周围皮肤上穿出。③肛管括约肌上型:约占4%,为高位肛瘘。瘘管在括约肌间向上越过耻骨直肠肌,再向下经由坐骨直肠间隙穿透肛周皮肤。④肛管括约肌外型:最少见,约占1%。多为骨盆直肠间隙脓肿合并坐骨肛管间隙脓肿的后果。瘘管从会阴皮肤向上经由坐骨直肠间隙和肛提肌入盆腔或直肠。此类肛瘘常因外伤、恶性肿瘤、Crohn病引起,治疗常很困难(图38-10)。

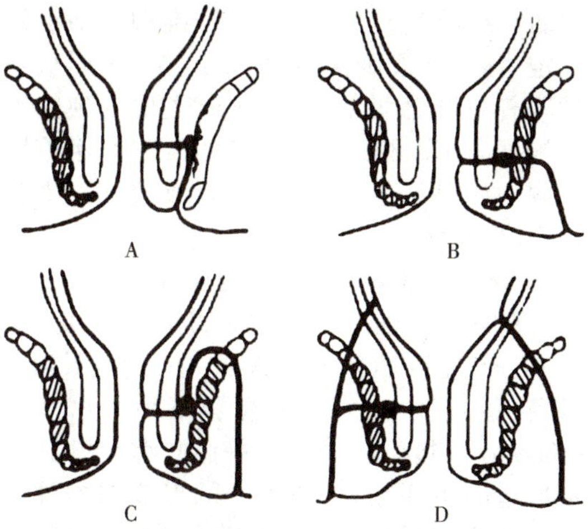

图38-10　肛瘘的四种类型(Parks)
A. 括约肌间肛瘘(低位肛瘘);B. 经括约肌肛瘘(低位或高位肛瘘);C. 括约肌上肛瘘(高位肛瘘);D. 括约肌外肛瘘(高位肛瘘)

【临床表现】

肛瘘外口流出少量脓性、血性、黏液性分泌物是主要症状。黏液多少与瘘管长短、多少有关,新生瘘管流脓较多。较大较高位的肛瘘,常有粪便或气体从外口排出。分泌物刺激皮肤而潮湿、瘙痒不适,有时形成湿疹。当外口阻塞或假性愈合,瘘管内脓液积存,局部肿胀疼痛,甚至发热;以后封闭的瘘口破溃或切开引流后,症状方消失。这些症状反复发作是肛瘘的特点。

由于引流不畅,脓肿反复发作,也可溃破出现多个外口。检查时外口常为一红色乳头状突起或是肉芽组织的隆起,挤压有少量脓液或脓血性分泌物排出。多为单一外口,在肛门附近,也有多个外口。直肠指诊在病变区可触及硬结或条索状物,有触痛,随索状物向上探索,有时可扪及内口。若外口不整齐,不隆起,有潜行边缘,肉芽灰白色或有干酪样稀薄分泌物,应怀疑为结核性肛瘘。

外口的数目及与肛门的位置关系对肛瘘诊治很有帮助:外口数目越多,距离肛缘越远,肛瘘越复杂。根据Goodsall规律,若外口在肛门中间横线的后方,瘘管常是弯形,且内口常在肛管后正中处;若外口在线前方,瘘管常是直型,内口常在附近的肛窦处。外口在肛缘附近,一般为括约肌间瘘;距离肛缘较远,则为经括约肌瘘。

肛瘘内口是原发病灶部位,定位不清必然造成治疗上失败,因为切除或切开内口是治愈肛瘘的关键。肛门指检时在内口处由轻压痛,有时可扪及硬结样内口及索样瘘管。肛镜检查有时可看到内口,自外口探查时宜用软质探针,以免形成假道。还可将干纱布放入直肠内,将亚甲蓝1~2ml由外口徐徐注入,然后拉出纱布,观察染色部位,以判断内口位置。碘油瘘管造影是临床常规检查方法。

【治疗】

肛瘘不能自愈,不治疗会反复发作直肠肛管周围脓肿。手术治疗的原则是将瘘管切开,形成敞开的创面,促进愈合。手术方式应根据内口位置的高低、瘘管与肛门括约肌的关系决定。手术的关键是尽量减少肛门括约肌损伤,避免肛门失禁,尽量减少肛瘘复发。

1. 瘘管切开术(fistulotomy)　适用低位单纯性肛瘘。是将瘘管全部切开开放,使肉芽组织生长达到伤口愈合。切开瘘管仅损伤部分内括约肌、外括约肌皮下部及浅部,不会引起术后肛门失禁。

一般在骶麻或局麻下进行,患者截石位或侧卧位。以亚甲蓝溶液自外口注入以确定内口位置;然后用探针探透瘘管的内口穿出;沿探针方向切开瘘管,刮去瘘管内的肉芽组织及坏死组织。为保证瘘管从底部向外生长,可将切口两侧皮肤剪去少许,呈底小口大的"V"形伤口;同时注意有无分支管道,如有,也应一一切开。创口内填入油纱条引流。

2. 挂线疗法(secton division) 利用橡皮筋或有腐蚀作用的药线的机械性压迫作用,缓慢切开肛瘘的方法。适用距肛门 3~5cm,有内外口低位或高位单纯性肛瘘,或者作为复杂性肛瘘治疗的辅助措施。其最大优点是不会造成肛门失禁。采用瘘管挂线,使要扎断的括约肌肌肉组织结扎后局部缺血、坏死、断开,但因为炎症反应引起的纤维化使切断的肌肉与四周组织先产生粘连,肌肉不会收缩太多且逐渐愈合,从而防止肛管直肠环被切断回缩引起的肛门失禁。一般经 10~14 天后自行断裂,瘘管敞开成创面,达到逐渐愈合。同时挂线也引流瘘管,防止急性感染发生。

手术在骶麻或局麻下进行。将探针从外口经瘘管在内口穿出,探针引导一无菌粗丝线或橡皮筋,将此线从内口经瘘管而在外口引出,然后扎紧丝线。挂线时须注意:①找到内口的确切位置,不可造成假道,以免手术失败;②收紧丝线或橡皮筋前,要切开皮肤及括约肌皮下部,以减轻术后疼痛,缩短脱线日期;③结扎要适当收紧,过松不易勒断瘘管。术后热水坐浴,经 3~5 天再拉紧一次,一般在 10~14 天可完全断裂。挂线疗法有操作简单、出血少、换药方便、皮肤切口在挂线脱落前不会愈合的优点。

3. 肛瘘切除术(fistulectomy) 适用低位单纯性肛瘘。与切开术不同之处在于将瘘管及周围健康组织分开并切除,直至显露健康组织。创面内小外大,一般不缝合。创面较大可部分缝合。术后坐浴、换药、直至愈合(图 38-11)。

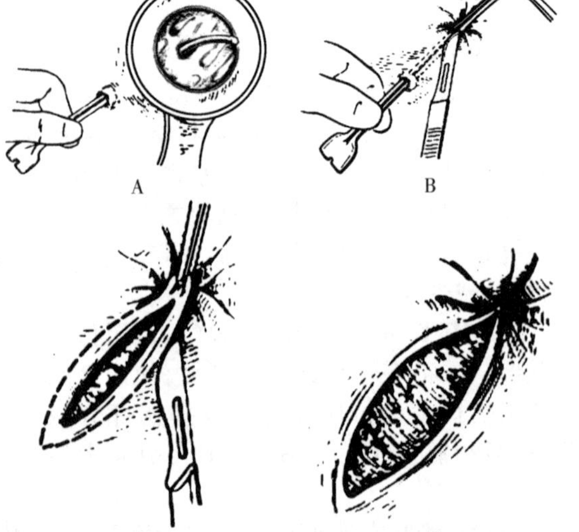

图 38-11 肛瘘切除术示意图

A. 探查内口;B. 切开瘘管;C. 切除瘘管;D. 敞开创面

第十节 痔

案例 38-7

患者,女,42 岁。反复便后肛门滴鲜血 1 年余,肛门肿物脱出 1 个月余。

患者近年来反复发作便后肛门滴血,为鲜血,量不多,鲜血沾附于大便表面,尤以大便干结时明显。无便时疼痛,无腹胀等。近月余来便时觉有肿物自肛门脱出,便后可用手还纳。

查体:直肠指检于膝胸位 3 点处齿线上方可及一约 1.5cm 质软之肿物,表面黏膜完整,指套无血染;肿物可脱出肛外,色暗红,还纳可。

问题:

1. 痔疮的病因及分类?
2. PPH 的适应证?

痔(hemorrhoid)是最常见的肛肠疾病。见于任何年龄,但随年龄增大发病率增高。肛垫的支持结构、静脉丛及动静脉吻合支发生病理性改变或移位导致为内痔(internal hemorrhoid);齿状线下方皮下静脉丛的病理性扩张或血栓形成导致外痔(external hemorrhoid)。内、外痔通过丰富的静脉丛吻合支相互融合则形成混和痔(mixed hemorrhoid)。

【病因】

病因尚未完全明了,目前主要有以下学说。

1. 肛垫下移学说 Thomson 指出痔由肛垫下移形成。此学说认为在肛管的黏膜下有一层特殊的组织,在胎儿时即有,位于肛管的左侧、右前、右后三个区域,突向肛管内,由静脉(或称静脉窦)、平滑肌和结缔组织组成,由肌纤维和结缔组织使垫固定,称为肛管血管垫,简称肛垫。平时肛垫疏松地附着在肛管肌壁上,排便时主要受到向下的压力被推向下,排便后靠自身的收缩作用缩回到肛管内。如果肛垫的弹性回缩作用减弱,则其充血、下移形成痔。

2. 静脉曲张学说 此学说认为痔的形成主要由于静脉扩张淤血所致。从解剖因素考虑,门静脉及其分支直肠静脉无静脉瓣;直肠上、下静脉丛管壁薄、位置浅;末端直肠黏膜下组织松弛等因素,都容易引起血液淤积和静脉扩张。静脉丛是形成肛垫的主要结构,所以痔的形成与静脉丛的病理性扩张、血栓形成有必然的联系。直肠肛管位于腹腔最下部,如长期坐立、习惯性便秘、妊娠、前列腺肥大排尿困难、盆腔肿瘤等因素,可引起直肠静脉回流受阻,从而引起直肠静脉淤血扩张形成痔。

其他能诱发痔的发生的因素有：肛周感染可引起静脉周围炎，静脉失去弹性而扩张；长期饮酒和大量刺激性食物可使局部充血；营养不良可使局部组织萎缩无力等。

【分类和临床表现】

痔根据所在部位不同分为三类(图 38-12)：

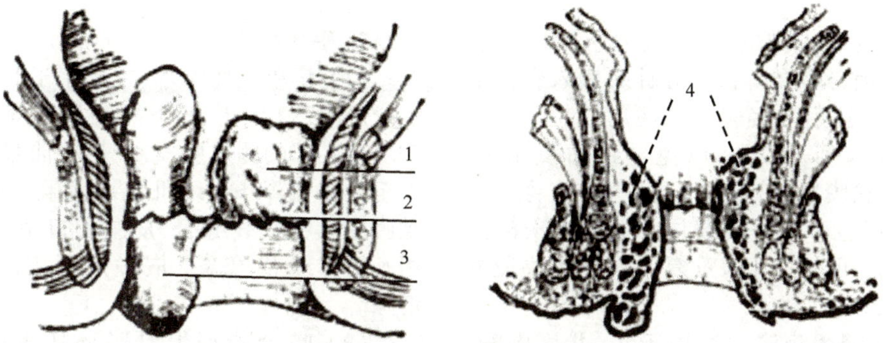

图 38-12　痔的分类示意图

1. 内痔；2. 齿线；3. 外痔；4. 混合痔

1. 内痔　内痔的主要临床表现是便时出血和痔块脱出。无痛性间歇性便后出鲜血是内痔的常见症状。无血栓、嵌顿、感染的单纯性内痔无疼痛，部分病人可伴有排便困难。内痔的好发部位常见于肛管左侧、右前、右后三处，即截石位 3、7、11 点。

内痔的分度：Ⅰ度：便时带血、滴血和喷射状出血，便后出血自行停止，痔块不脱出肛门外，仅肛镜检查可见；Ⅱ度：常有便血，便时痔块脱出肛门外，便后自行还纳；Ⅲ度：偶有便血，排便或咳嗽、负重、劳累时痔块脱出肛门外，需用手还纳；Ⅳ度：偶有便血，痔脱出不能还纳或还纳后又脱出。

2. 外痔　主要表现为肛门不适、潮湿不洁，乃至瘙痒。如发生血栓(血栓性外痔)及皮下血肿则有剧痛，血栓性外痔最常见。结缔组织外痔(皮垂，是肛缘皮肤皱折变大，内有结缔组织增生，血管少，底宽尖长，有单个，也有多发。)及炎性外痔也较常见。

3. 混合痔　表现为内痔和外痔的症状并存。内痔发展到Ⅲ度以上时多已形成混合痔。混合痔逐渐加重呈环状脱出肛门外，脱出的痔块在肛周呈花瓣状时称为环状痔。脱出的痔块若被痉挛的括约肌嵌顿致水肿、淤血甚至坏死，临床上称为嵌顿性痔或绞窄性痔。

【诊断与鉴别诊断】

根据痔的典型症状、直肠指检和肛门镜检查，一般不难诊断，但应与下列疾病鉴别。

1. 直肠息肉　无痛性便血是常见症状，低位带蒂息肉可脱出肛门外，可与痔脱出相混淆。但指检可触及圆形、实质性、大多有蒂、可活动的肿块，多见于儿童。

2. 直肠癌　严格讲两者不难鉴别，只要认真做直肠指检和肛镜检查，直肠癌块都可发现。临床上常将直肠癌误诊为痔而延误治疗，主要原因是仅凭症状及血便而诊断，未进行肛门指检和直肠镜检查。直肠癌在指检时可触及高低不平的硬块；而痔为暗红色圆形柔软的血管团。

3. 直肠脱垂　排便时脱出，一般为全层直肠壁、黏膜为同心环状皱襞，易误诊为环状痔。直肠脱垂黏膜呈环形，表面平滑，括约肌松弛；环形痔黏膜呈梅花瓣状，括约肌不松弛。

【预防】

(1) 养成每日定时排便的习惯，防止便秘和排便时间过长。

(2) 注意饮食卫生，多吃蔬菜，少吃辣椒等刺激性大的食物，避免大量饮酒。

(3) 经常锻炼身体，坚持体育活动。久站久坐或年老体弱的人要坚持工间操。

(4) 保持肛门部清洁，及时治疗肛管直肠炎性疾患。

【治疗】

遵循三个原则：①无症状的痔不需治疗。②有症状的痔重在消除或减轻症状，而非根治。③以保守治疗为主。

1. 一般治疗　适用于痔初期，偶有大便带血。以调理排粪为主，增加纤维性食物，保持大便通畅，便后热水坐浴可改善局部血液循环。肛门内可用栓剂，如痔疮栓，有消炎、滑润、收敛的作用。血栓性外痔局部外敷消炎止痛膏或理疗，可使疼痛缓解而有时无需手术。若内痔脱出嵌顿初期，可及时将痔团推回肛门内，防止再脱出。

2. 硬化剂注射疗法　适用Ⅰ、Ⅱ度内痔，效果较好。将药物注射入母痔基部黏膜下层，从而使痔和痔块周围发生无菌性炎症反应，达到小血管闭塞和痔内纤维增生，硬化萎缩。常用的硬化剂有5%鱼肝油酸钠溶液、5%苯酚植物油、4%复方明矾注射液、5%盐酸奎宁尿素水溶液等。忌用腐蚀性药物。

操作方法为病人排空大便，局麻下胸膝位肛镜显露痔块。消毒后在痔核上方针头刺入黏膜下层注药2～3ml，注射后轻轻按摩注射部位。应避免将硬化剂注入到黏膜层，以免导致黏膜坏死。当药物注射到黏膜层时，黏膜立即变白，应将针头进一步插深，但也不能进入肌层。如果一次注射效果不够理想，可在一月后重复一次。痔块较多时，也可以分2～3次注射。

3. 红外线凝固疗法 适用于Ⅰ、Ⅱ度内痔。它也是一种能使蛋白凝固的硬化疗法。探头焦点对着痔块基底部肛管上部黏膜，凝固15s，每个痔块凝固6个小点。术后常有少量出血，复发率高，目前临床应用不多。

4. 胶圈套扎疗法 用于治疗Ⅰ、Ⅱ、Ⅲ度内痔。是将特制的0.2～0.3cm宽的乳胶圈套在痔根部，使痔缺血、坏死、脱落而愈合。术后有继发出血的可能。Ⅱ、Ⅲ度内痔应分2～3次套扎，间隔三周，因为一次套扎可引起剧烈疼痛；Ⅰ度内痔可一次套扎完毕。

5. 手术疗法

（1）痔单纯切除术：主要用于Ⅱ、Ⅲ度内痔和混合痔的治疗。麻醉下扩肛显露痔团，V形切开痔块基底部两侧皮肤及黏膜；将曲张静脉团剥出、直至显露肛管外括约肌，结扎切除痔核；齿线以上黏膜用可吸收线缝合，皮肤切口敞开引流。创面用凡士林纱布填塞。嵌顿痔可用同样方法急诊切除。

（2）吻合器痔上黏膜环切术（procedure for prolapse and hemorrhoids，PPH）：主要适用于Ⅱ、Ⅲ度内痔、环状痔和部分Ⅳ度内痔。方法是环形切除齿状线上2cm以上的直肠黏膜2～3cm，使下移的肛垫上移固定（图38-13）。传统的环形痔切除术严重破坏肛管的正常结构，现已逐渐摒弃。

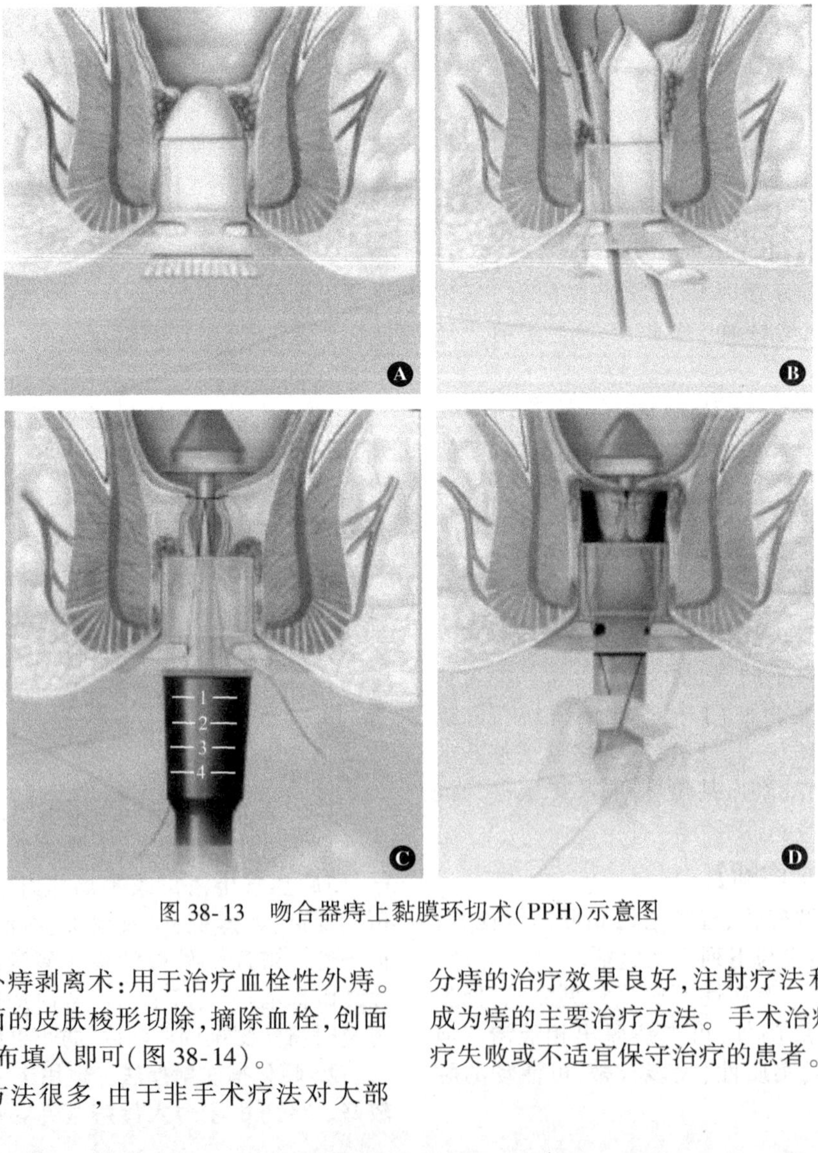

图38-13 吻合器痔上黏膜环切术（PPH）示意图

（3）血栓外痔剥离术：用于治疗血栓性外痔。局麻下将痔表面的皮肤梭形切除，摘除血栓，创面不缝合，以油纱布填入即可（图38-14）。

笔记栏

痔的治疗方法很多，由于非手术疗法对大部分痔的治疗效果良好，注射疗法和胶圈套扎疗法成为痔的主要治疗方法。手术治疗只限于保守治疗失败或不适宜保守治疗的患者。

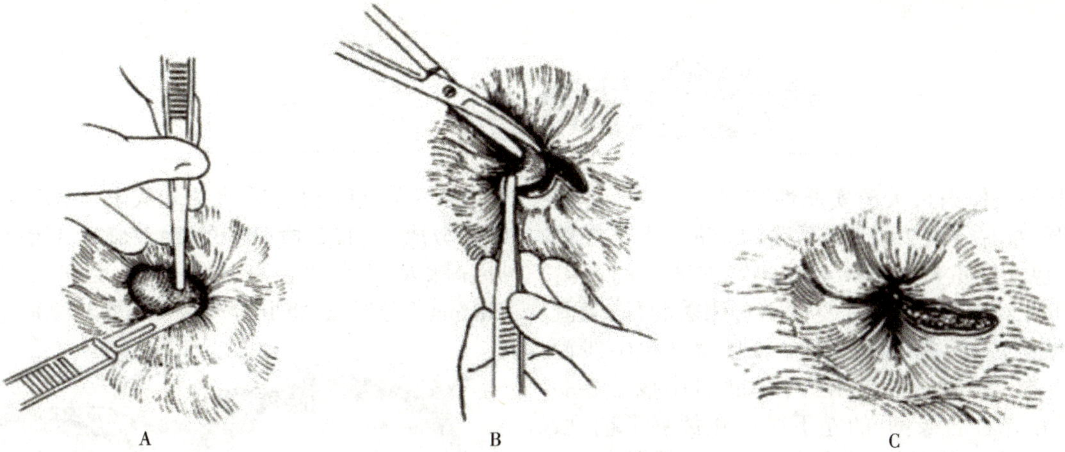

图 38-14　血栓外痔剥离术示意图
A. 梭形切开皮肤；B. 剥离血栓；C. 创面引流

（符　伟）

笔记栏

第三十九章 肝疾病

肝是人体内最大的实质性脏器。外观为不规则楔形，左右径约25cm，前后径约15cm，上下径约6cm。成人肝重约1200～1500g，约占体重的2%，在新生儿约占5%。肝主要位于右侧季肋部，隐匿在右侧膈下和季肋深面，其左外叶横过腹中线而达左上腹。肝的右上界相当于右锁骨中线第5肋间，下界齐右肋缘；肝的左下缘可在剑突下扪到，但一般在腹中线处不超过剑突与脐连线的中点。肝的膈面和前面分别有左、右三角韧带、冠状韧带、镰状韧带和肝圆韧带，使其与膈肌及前腹壁固定（图39-1）。在肝的脏面还有肝胃韧带和肝十二指肠韧带，后者包含有门静脉、肝动脉、胆总管、淋巴管、淋巴结和神经，又称肝蒂。门静脉、肝动脉和肝总管在肝脏面横沟各自分出左、右干进入肝实质内，称第一肝门。在肝实质内，由于门静脉、肝动脉和肝胆管的管道分布大体上相一致，且共同被包裹在Glisson纤维鞘内，因此可以由门静脉的分布来代表，称为门静脉系统。肝静脉系统是肝内血液的流出管道，其分布与门静脉系统不相一致而单独构成一个系统。三条主要的肝静脉即肝右、肝中和肝左静脉，在肝后上方的静脉窝汇入下腔静脉，称第二肝门。进入肝的血液90%以上经过这三条静脉汇入下腔静脉，还有小部分血液经数支肝短静脉流入肝后下腔静脉，又称第三肝门。这几个肝门在肝外科手术中具有十分重要的地位。

通过对肝内血管、胆管的分布规律的研究，看到肝内有若干平面缺少管道的分布，这些平面是肝内分区的自然界面，将肝分为左、右两半。左、右半肝又分成左外叶、左内叶、右前叶、右后叶和尾状叶；左外叶和右后叶又分成上、下二段，尾状叶也分成左、右二段（图39-2）。临床上还常用以肝静脉及门静脉在肝内分布及走向为基础的Couinaud分段法，将肝分为8段（图39-3）。

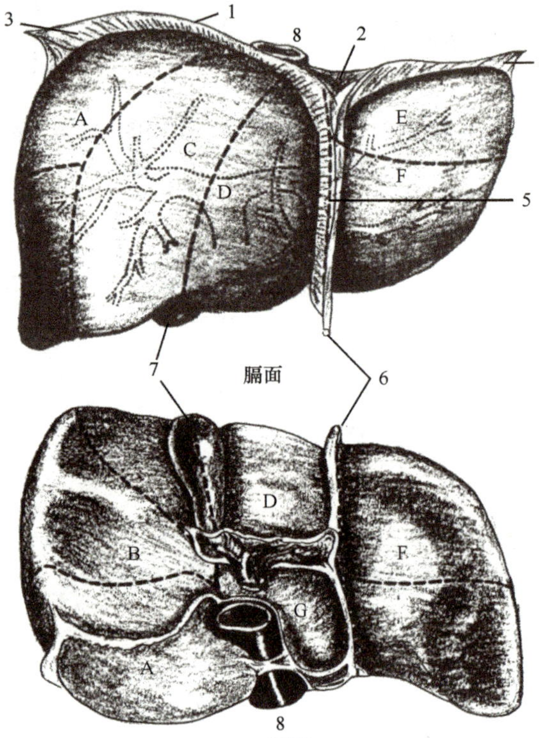

图39-1 肝外观

1. 冠状韧带；2. 膈肌；3. 右三角韧带；4. 左三角韧带；5. 镰状韧带；6. 肝圆韧带；7. 胆囊；8. 下腔静脉；A. 右后叶上段；B. 右后叶下段；C. 右前叶；D. 左内叶；E. 左外叶上段；F. 左外叶下段；G. 尾状叶

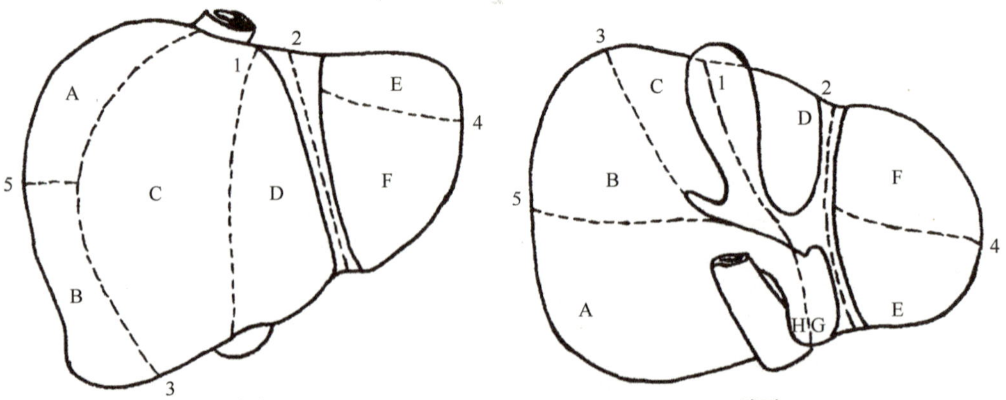

图39-2 肝的分叶与分段

1. 正中裂；2. 左叶间裂；3. 右叶间裂；4. 左段间裂；5. 右段间裂；A. 右后叶上段；B. 右后叶下段；C. 右前叶；D. 左内叶；E. 左外叶上段；F. 左外叶下段；G. 尾状叶左段；H. 尾状叶右段

笔记栏

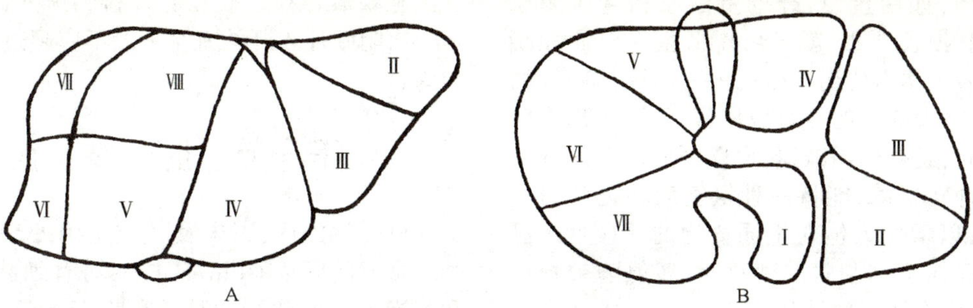

图 39-3 Couinaud 肝分段法
A. 膈面;B. 脏面

肝的血液供应25%~30%来自肝动脉,70%~75%来自门静脉。虽然肝动脉血流量少,但血液的含氧量高,但由于其压力大,故供给肝所需氧量的40%~60%,与门静脉供氧量相当。门静脉汇集来自肠道的血液,供给肝营养。肝的总血流量约占心输出量的1/4,正常可达到1500ml/min。

肝显微结构的基本单位是肝小叶。小叶中央是中央静脉,围绕该静脉为放射状排列的单层肝细胞索,肝细胞索之间为肝窦(窦状隙),肝窦的壁上附有Kupffer细胞,它有吞噬能力,属于单核-吞噬细胞系统。在几个肝小叶之间是结缔组织组成的汇管区,其中有肝动脉和门静脉的小分支和胆管。肝窦实际上是肝的毛细血管网,它一端与肝动脉和门静脉的小分支相通,另一端和中央静脉连接(图 39-4)。电子显微镜下肝细胞呈多边形,大小不等,在肝窦一面的肝细胞膜上具有很多微绒毛,伸向肝细胞膜与肝窦壁之间存在的狄氏(Disse)间隙内,主要起着与肝窦内血液之间进行物质交换的作用。毛细胆管是相邻的两个肝细胞接触面之间的管状间隙,其壁由肝细胞膜构成,肝细胞将胆汁直接排泄到毛细胆管。肝细胞核与细胞膜之间是细胞质,内含有线粒体、内质网、溶酶体、高尔基复合体等多种亚微结构。

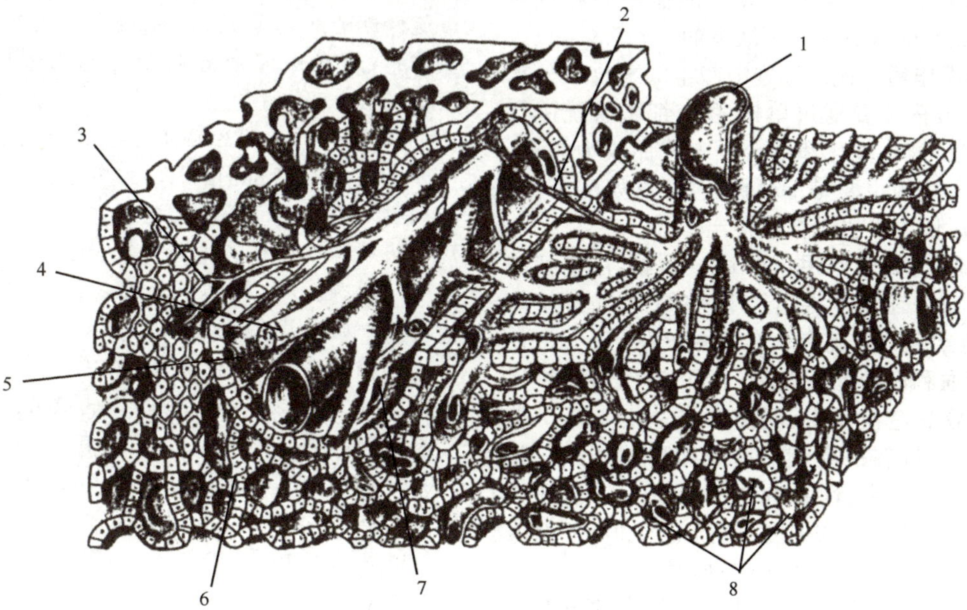

图 39-4 肝的显微结构
1. 中央静脉;2. 肝动脉分支;3. 毛细血管;4. 胆管;5. 肝动脉;6. 肝细胞;7. 淋巴管;8. 狄氏间隙

肝担负着重要而复杂的生理功能,其中主要是:

1. 分泌胆汁 每日持续不断地分泌胆汁约600~1000ml,经胆管流入十二指肠,帮助脂肪消化以及脂溶性维生素A、D、E、K的吸收。胆汁排入肠道,参与肝肠循环。

2. 代谢功能 食物消化后由肠道吸收的营养物质经门静脉系统进入肝。肝能将碳水化合物、蛋白质和脂肪转化为糖原,储存于肝内。当血糖减少时,又将糖原分解为葡萄糖,释入血液。

在蛋白质代谢过程中,肝主要起合成、脱氨和转氨3个作用。蛋白质经消化液分解为氨基酸而被吸收,在肝内再重新合成人体所需要的各种重要的蛋白质,如白蛋白、纤维蛋白原和凝血酶原等。如果肝损害严重,就可出现低蛋白血症和凝血功能障碍。体内代谢产生的氨是对人体有毒的物质,肝能将大部分的氨合成尿素,经肾排出。肝细胞受损时,脱氨作用减退,血氨因此增高。肝细胞内有多种转氨酶,能将一种氨基酸转化为另一种氨基酸,以增加人体对不同食物的适应性。肝细胞受损而伴有细胞膜的变化时,转氨酶被释放到血液中,血内转氨酶就升高。

肝在脂肪代谢中起重要作用,并能维持体内各种脂质(包括磷脂和胆固醇)的恒定性,使之保持一定浓度和比例。

肝也参与多种维生素代谢。肝内胡萝卜素酶能将胡萝卜素转化为维生素 A,并加以储存。肝还储存维生素 B 族、维生素 C、D、E 和维生素 K。

在激素代谢方面,肝对雌激素、垂体后叶分泌的抗利尿激素具有灭能作用;肾上腺皮质醇和醛固酮的中间代谢大部在肝内进行。肝硬化时灭能作用减退,体内的雌激素增多引起蜘蛛痣、肝掌及男性乳房发育等现象;抗利尿激素和醛固酮的增多,促使体内水和钠的潴留,引起浮肿和腹水形成。

3. 凝血功能 肝除合成纤维蛋白原、凝血酶原外,还产生凝血因子 V、Ⅶ、Ⅷ、Ⅸ、Ⅹ、Ⅺ和Ⅻ。另外,储存在肝内的维生素 K 对凝血酶原和凝血因子Ⅶ、Ⅸ、Ⅹ的合成是不可缺少的。

4. 解毒作用 代谢过程中产生的毒物或外来的毒物,在肝内主要通过单核-吞噬细胞系统进行吞噬和通过分解、氧化和结合等方式而成为无毒。参与结合方式的主要是葡萄糖醛酸、甘氨酸等,与毒物结合后使之失去毒性或排出体外。

5. 吞噬或免疫作用 肝通过单核-吞噬细胞系统的 Kupffer 细胞的吞噬作用,将细菌、抗原抗体复合物、色素和其他碎屑从血液中除去。

6. 造血和调节血液循环 肝内有铁、铜、维生素 B_{12}、叶酸等造血因素,间接参与造血。肝又储藏大量血液,具有一定调节血液循环的作用。正常情况下,肝血流量为 1000~1800ml/min,平均 1500ml/min。当急性失血时,能输出约 300ml 血液以维持有效循环血量而不影响肝功能。

肝的再生能力和潜力很大。动物实验证明将大鼠或狗的肝切除 70%~85%,余下部分的肝仍可维持正常的生理功能,且能在 4~8 周后再生到原肝大小。在人体,切除肝右三叶后,余下的约 25%的正常肝组织仍可维持正常的生理功能,一般认为约需 1 年后才能恢复到原来肝的重量。因此,当肝有局限性病变时,可施行肝段、肝叶乃至更大范围(如右三叶)肝切除术。另一方面,肝对缺氧非常敏感,在常温下阻断注入肝的血流超过一定的时限,将可能引起严重的血压下降和不可逆的肝细胞缺氧坏死。故在肝外科临床实践中,常温下一次阻断注入肝的血流一般不应超过 15~20 分钟为宜。

笔记栏

第一节 肝 脓 肿

肝受感染后,因未及时或正确处理可形成脓肿。常见的肝脓肿(liver abscess)有细菌性肝脓肿和阿米巴性肝脓肿两种。在临床上都有发热、肝区疼痛和肝肿大,但二者在病因、病程、临床表现及治疗上均各有特点。

一、细菌性肝脓肿

案例 39-1

患者,男,52 岁。右上腹疼痛伴发热 1 周,加重 2 天。

患者 1 周前感右上腹疼痛,伴发热,37~38℃。自行口服诺氟沙星胶囊,效果不佳。近 2 天右上腹及肝区疼痛加重,为持续性钝痛;每天上、下午各有一次寒热,体温 39~40℃。患者感乏力、食欲不振。病程中无黄疸、腹水、呕血、黑便、血尿等。2 年前曾经 B 超诊断为胆总管结石,既往有 3 次胆管炎发作史,均经保守治疗而愈。无乙型肝炎、结核、糖尿病等病史。

体格检查:T 39℃,P 102 次/分,R 20 次/分,BP 128/85mmHg。急性病容,精神萎靡。巩膜无黄染。浅表淋巴结无肿大。心肺检查无明显阳性体征。腹部平软,Murphy 征阳性。肝区叩痛。肝、脾肋下未触及。移动性浊音阴性。肠鸣音 5 次/分。

辅助检查:①血常规:WBC 12.6×10^9/L。②B 超:肝右前叶液性暗区 5cm×6cm×6cm;胆总管壁增厚、直径 1.3cm,内有一枚结石,约 0.5cm×0.6cm×1.2cm;胆囊 4cm×6cm,壁毛糙。③CT 示:肝右前叶低密度影 6cm×6cm×6cm,胆总管结石,肝外胆管扩张。

问题:

1. 首先应考虑何诊断?
2. 还有哪些辅助检查有助于诊断?
3. 最可能的病因是什么?
4. 如何处理?

【病因与病理】

细菌性肝脓肿(bacterial liver abscess)由化脓性细菌引起,最常见的致病菌为大肠埃希菌和金黄色葡萄球菌,其次为厌氧链球菌、类杆菌属等。

胆源性及门静脉播散者以大肠埃希菌最为常见，其次是厌氧链球菌；经肝动脉播散者以金黄色葡萄球菌为常见。全身化脓性细菌侵入肝，如病人抵抗力弱，即可发生肝脓肿。

细菌可经以下途径侵入肝：①胆道：胆道蛔虫症、胆管结石等并发化脓性胆管炎时，细菌沿着胆管上行，是引起细菌性肝脓肿的主要原因；②肝动脉：体内任何部位的化脓性病变，如化脓性骨髓炎、中耳炎、痈等并发菌血症时，细菌可经肝动脉侵入肝；③门静脉：已较少见，如坏疽性阑尾炎、痔核感染、菌痢等，细菌可经门静脉入肝内。此外，肝毗邻感染病灶的细菌可循淋巴系统侵入。开放性肝损伤时，则细菌可直接经伤口进入肝，引起感染而形成脓肿。

化脓性细菌侵入肝后，引起局部炎症反应，形成单个或多个脓肿。单个肝脓肿容积有时可以很大，多个肝脓肿的直径则可在数毫米至数厘米之间。经适当治疗，散在的小脓肿多能吸收机化，如治疗不当或失效，感染继续扩散，多个脓肿也可融合成一个或数个较大的脓肿。由于肝血运丰富，在脓肿形成发展过程中，大量毒素被吸收入血而引起较严重的毒血症状。肝脓肿可向膈下、腹腔或胸腔穿破而引起膈下脓肿、腹膜炎和脓胸等严重的并发症。

【临床表现】

通常起病较急，主要表现是寒战、高热、肝区疼痛和肝肿大。寒战和高热是最常见的症状，体温常可高达39~40℃，多表现为弛张热，伴有大量出汗、恶心、呕吐、食欲不振和周身乏力。肝区钝痛或胀痛多呈持续性，多可伴右肩牵涉痛。查体右下胸部及肝区叩击痛，肿大的肝有压痛；如脓肿在肝前下缘比较表浅部位时，可伴有右上腹肌紧张和局部明显触痛。巨大的肝脓肿可使右季肋呈现饱满状态，有时甚至可见局限性隆起，局部皮肤可出现凹陷性水肿。严重时或并发胆道梗阻者，可出现黄疸。

实验室检查白细胞计数多明显增高，有核左移现象或中毒颗粒；有时出现贫血。肝功能检查血清转氨酶、碱性磷酸酶可轻度升高。X线胸腹部检查：右叶脓肿可使右膈肌升高；肝阴影增大或有局限性隆起；有时出现右下肺肺不张、右侧反应性胸膜炎或胸腔积液等。左叶脓肿，X线钡餐检查有时可见胃小弯受压、推移现象。B超检查可明确脓肿部位和大小，其阳性诊断率可达96%以上，为首选的检查方法。在B超定位引导下肝脓肿穿刺时，穿刺脓液可做细菌涂片检查和培养，以及药敏试验，从而选择有效的抗菌药物。必要时可作CT、MRI或肝动脉造影检查。

细菌性肝脓肿如得不到及时有效的治疗，脓肿可向邻近脏器或组织穿破而引起严重的并发症。如肝右叶脓肿可向膈下间隙穿破而形成膈下脓肿，也可穿破膈肌形成脓胸，甚至穿破肺组织支气管，形成支气管胸膜瘘；如脓肿同时穿破胆道，则形成支气管胆瘘。左叶脓肿则偶可穿入心包，发生心包积脓。脓肿如向腹腔穿破，则可发生急性腹膜炎。少数情况，脓肿可穿破胃、结肠，若穿破门静脉或下腔静脉，可引起大量出血，经胆道进入十二指肠，临床上表现为上消化道大出血。

【诊断】

根据病史，临床上的寒战高热、肝区疼痛、肝肿大，以及B超和X线检查，即可诊断本病。必要时可在肝区压痛最剧处或超声探测导引下施行诊断性穿刺，抽出脓液即可证实本病。

【鉴别诊断】

主要应与阿米巴性肝脓肿（amebic liver abscess）鉴别，见表39-1。

表39-1　细菌性肝脓肿与阿米巴性肝脓肿的鉴别

	细菌性肝脓肿	阿米巴性肝脓肿
病史	继发于胆道感染或其他化脓性疾病	继发于阿米巴痢疾后
症状	病情急骤严重，全身脓毒症症状明显，有寒战、高热	起病较缓慢，病程较长，可有高热，或不规则发热、盗汗
脓液	多为黄白色脓液，涂片和培养可发现细菌	大多为棕褐色脓液，无臭味，镜检有时可找到阿米巴滋养体。若无混合感染，涂片和培养无细菌
脓肿	较小，常为多发性	较大，多为单发，多见于肝右叶
血液化验	白细胞计数及中性粒细胞可明显增加。血液细菌培养可阳性	白细胞计数可增加，如无继发细菌感染，血液细菌培养阴性。血清学阿米巴抗体检测阳性
粪便检查	无特殊表现	部分病人可找到阿米巴滋养体，或结肠溃疡面（乙状结肠镜检）黏液或刮取涂片可找到阿米巴滋养体或包囊
诊断性治疗	抗阿米巴药物治疗无效	抗阿米巴药物治疗有好转

笔记栏

此外,应与右膈下脓肿、胆道感染及肝癌等鉴别,参考有关章节。

【治疗】

1. 全身支持疗法 给予充分营养,纠正水和电解质平衡失调。必要时多次少量输血和血浆等以纠正低蛋白血症,增强机体抵抗能力等。

2. 抗生素治疗 应使用较大剂量有效的抗生素。由于肝脓肿的致病菌以大肠埃希菌、金黄色葡萄球菌、厌氧性细菌为常见,在未确定病原菌以前,可首选对此类细菌有作用的抗生素。然后根据细菌培养(以原发化脓病灶的脓液或血液作培养)和抗生素敏感试验结果选用有效抗生素。

3. 经皮肝穿刺脓肿置管引流术 适用于单个较大的脓肿。在B超引导下行穿刺。置管引流术后的第二或数日起,即可用等渗盐水(或加抗菌药物)缓慢冲洗脓腔和注入抗菌药物。待治疗到冲洗出液体变清澈,B超检查脓腔直径约小于2cm,即可拔管。

4. 切开引流 适用于较大脓肿,估计有穿破可能,或已穿破胸腔或腹腔;胆源性肝脓肿;位于肝左外叶脓肿,穿刺易污染腹腔;以及慢性肝脓肿。常用的手术途径为:

(1) 经腹腔切开引流:适用于多数患者,但手术中应注意用纱布妥善隔离保护腹腔和周围脏器,避免脓液污染。脓腔内安置多孔橡胶管引流。

(2) 经腹膜外切开引流:主要适用于肝右叶后侧脓肿。可经右侧第12肋骨切口,在腹膜外用手指钝性分离至脓腔,行切开引流。

手术治疗中,必须注意:①脓肿已向胸腔穿破者,应同时引流胸腔;②胆道感染引起的肝脓肿,应同时引流胆道;③血源性肝脓肿,应积极治疗原发感染灶。

5. 肝切除术 病期长的慢性局限性的厚壁脓肿,切开引流后脓腔不易塌陷而留有死腔或窦道长期流脓不愈,或肝内胆管结石合并左外叶多发性脓肿,肝叶严重破坏失去正常功能者,也可行肝叶切除术。

案例39-1

临床诊断:肝脓肿(胆源性)

诊断要点:

1. 胆总管结石病史。

2. 起病初有胆管炎症状。

3. 入院时有明显肝区疼痛、弛张热,伴乏力、食欲不振。

4. 血常规示:WBC升高。

5. B超、CT提示:肝右前叶脓肿。

治疗原则:

1. 全身支持疗法。

2. 抗生素治疗。

3. 可试行经皮肝穿刺脓肿置管引流术。

4. 如效果不佳,则可行经腹腔脓肿切开引流术;术中应同时取出胆总管结石并引流胆道。

二、阿米巴性肝脓肿

阿米巴性肝脓肿(amebic liver abscess)是肠道阿米巴感染的并发症,绝大多数是单发的,主要应与细菌性肝脓肿鉴别。首先应考虑非手术治疗,以抗阿米巴药物(甲硝唑、氯喹等)治疗和必要时反复穿刺吸脓以及支持疗法为主。大多数病人可获得良好疗效。阿米巴性肝脓肿主要在《内科学》中讲授,这里着重讨论其外科治疗问题。其手术治疗包括:

1. 经皮肝穿刺置管闭式引流术 适用于病情较重、脓肿较大、有穿破危险者,或经抗阿米巴治疗,同时行多次穿刺吸脓,而脓腔未见缩小者。应在严格无菌操作下,行套管针穿刺置管闭式引流术。

2. 切开引流术 适用于:①经抗阿米巴治疗及穿刺吸脓,而脓肿未见缩小,高热不退者;②脓肿伴继发细菌感染,经综合治疗不能控制者;③脓肿已穿破入胸腹腔或邻近器官;④脓肿位于左外叶,有穿破入心包的危险,穿刺抽脓又易误伤腹腔脏器或污染腹腔者。切开引流后也应采用闭式引流。

3. 肝切除术 慢性局限性的厚壁脓肿,切开引流后脓腔不易塌陷,而药物治疗又无效;或脓肿切开引流后形成长期不愈的死腔或窦道,可行肝叶切除术。

第二节 肝棘球蚴病

肝棘球蚴病(echinococcosis of the liver)又称肝包虫病(hydatid disease of the liver)。本病是由犬绦虫(棘球绦虫)的囊状幼虫(棘球蚴)寄生在肝所引起的流行于畜牧区的一种常见寄生虫病,绝大多数是细粒棘球蚴侵入人体肝内所致;少数由多房性或泡状棘球蚴所致。多见于我国西北和西南牧区。

【病因与病理】

犬绦虫最主要的终宿主为狗,中间宿主主要为羊、牛、马,人也可作为中间宿主。犬绦虫寄生在狗的小肠内,虫卵随粪便排出,污染草场和水

笔记栏

源。当人吃了被虫卵污染的饮水或食物，即被感染。被吞食的虫卵在肠内经消化液的作用，发育成棘球蚴，穿过肠黏膜进入门静脉系统，大部分棘球蚴停留在肝内发育为包虫囊(约75%)，少数可通过肝随血流而到肺(约15%)，甚至散布到全身各处(如脑、眼眶、脾、肾、肌肉和脊柱等)。

进入肝内的棘球蚴，先发育为小的空囊，即初期的包虫囊肿，囊内不含头节；随着囊体逐渐增大，形成包虫囊肿的内囊。它周围有一层纤维性包膜称外囊，其厚度约为3～5mm左右，可发生钙化。外囊与内囊紧贴，但不相连，共同构成包虫囊肿的壁。内囊又可分为内、外两层，外层为多层的角质层，有弹性，呈白色粉皮样，为具有弹性的半透明膜，对生发层细胞有保护、支持和吸收营养物质的作用。内层为生发层，很薄，实际上是包虫的本体，能产生很多头节和生发囊。生发囊脱落后，形成与母囊结构相同的子囊；子囊又可产生孙囊。头节绝大部分附着于囊壁或沉积在囊底形成“包虫囊砂”。包虫囊肿多为单发性，约有1/4为多发性。囊肿生长缓慢，大小不一，小的如葡萄大小，大的囊内容积可达2000ml。囊液透明，含有大量头节和子囊以及少量蛋白和无机盐。

少量囊液渗至囊壁外，被人体吸收，可引起机体过敏反应。如囊肿破入体腔，大量囊液被吸收，可产生严重的过敏性休克，甚至造成死亡。大量头节和子囊污染腹腔和胸腔，生成继发性包虫囊肿。有时囊肿可破入肺、肝胆管和胃肠道，形成内瘘或并发感染。囊内生发层、子囊和头节除因营养不足可变质死亡外，也可由于囊壁发生破隙，胆液内侵或合并细菌感染后而失去生机，使囊液和生发层变成黄色。囊壁也可发生钙化。

多房性或泡状棘球蚴绦虫的生活史与细粒棘球蚴绦虫类似，其终末宿主多为狐，少数为犬；虫卵能耐低温，故泡状棘球蚴病多见于寒带国家和地区。肝泡状棘球蚴病多无包膜，与周围肝组织无明显界限，呈灰白色硬结节状，内含有少量胶体液体。有时肿块中央可见坏死、液化和化脓感染。

【临床表现】

患者常具有多年病史，初期症状不明显，发展至一定阶段，可因偶尔发现上腹部肿块而引起注意。腹部检查时，往往可看到右肋缘略鼓出或上腹有局限性隆起。囊肿位于肝上部，可将肝向下推移；囊肿如在肝下缘，则可扪及与肝相连的肿块；肿块多呈圆形或半球形，表面光滑，边界清楚，质坚韧而有弹性，一般无压痛，能随呼吸上下移动，扣之有震颤，即包虫囊肿震颤征。可伴有上腹部胀满感、轻微疼痛或压迫邻近器官所引起的症状。如肿块压迫胃肠道时，可有上腹不适、食欲减退、恶心、呕吐和腹胀等；压迫胆道，可引起阻塞性黄疸；压迫门静脉和下腔静脉，可有脾肿大、腹水和下肢肿胀等。病程中常有过敏反应史，如皮肤瘙痒、荨麻疹、呼吸困难和腹痛等。

肝棘球蚴病常见的并发症是囊肿破裂，其次是继发细菌感染。包虫囊肿如因外伤挤压或误行局部穿刺而使囊肿破裂，囊液流入腹腔，可突然发生腹部剧烈疼痛，腹部肿块骤然缩小或消失，伴有皮肤瘙痒、荨麻疹、胸闷、恶心、腹泻等过敏反应，甚至出现休克。溢入腹腔内的生发层、头节、子囊经数月后，又逐渐发育成多发性包虫囊肿。囊肿破裂可穿过膈肌破入肺内，引起支气管-肝包虫囊肿瘘，但较少见。咳出囊液、子囊、内囊碎片及胆汁性脓痰，经久不愈。囊肿破入肝内胆管，由于破碎囊膜或子囊阻塞胆道，合并感染，可引起胆绞痛、化脓性梗阻性胆管炎，反复出现寒热、黄疸和右上腹绞痛等症状。有时粪便内可找到染黄的囊膜和子囊。继发细菌感染时临床表现为细菌性肝脓肿的症状，但因有厚韧的外囊，故中毒症状一般较轻。

另一种少见的肝泡状棘球蚴病，可表现为慢性进行性肝肿大，肋缘下可触及坚硬的肿块，表面呈葡萄状凹凸不平，极难与肝癌相鉴别。若病程较长，可出现黄疸、发热、腹水等。

【诊断】

早期临床表现不明显，往往不易发觉。在询问病史时应了解病人居住地区，是否有与狗、羊等接触史。除注意上述临床表现外，可进行以下检查帮助诊断：

1. 包虫囊液皮内试验(Casoni试验)　其阳性率可达90%～95%。

2. 补体结合试验　其阳性率可达80%～90%。切除囊肿2～6个月后，该试验转为阴性，有助于判断疗效。如手术一年后补体结合试验仍呈阳性，提示体内仍有包虫囊肿存留。

3. 间接血凝法试验　阳性率可达80%，假阳性反应罕见，特异性较高。摘除包囊一年后常转为阴性，可借此确定手术效果和有无复发。

4. B超检查　能显示囊肿的大小和所在部位，对肝包虫囊肿的诊断有很大意义。囊肿部位多为液性暗区，边缘光滑，边界清晰，外囊壁肥厚钙化时呈弧形强回声伴声影，有时暗区内可见漂浮光点反射。

5. X线检查　有时显示圆形、密度均匀、边缘整齐的阴影，或有弧形钙化囊壁影。必要时可做CT或MRI。

需要指出，疑有包虫囊肿的可能时，严禁作诊断性穿刺，以免囊液外漏引起严重的并发症。

笔记栏

肝包虫囊肿诊断确定后，应检查身体其他部

位特别是肺部有无包虫囊肿存在。肝包虫囊肿应与右侧肾盂积水、胆囊积液等鉴别。并发感染后，常被误诊为细菌性肝脓肿。囊肿破入肝内胆管，应与胆道结石病鉴别。

【治疗】

以手术治疗为主，根据囊肿有无并发症而采用不同的手术方法。手术原则是彻底清除内囊，防止囊液外漏，消灭外囊残腔和预防感染。为了预防万一在手术时囊肿破裂，囊液溢入腹腔引起过敏性休克，可在术前静脉滴注氢化可的松。

1. 包虫囊肿内囊摘除术 最常用，适用于无继发感染者。手术显露包虫囊肿后，用厚纱布垫严密保护切口与周围器官，以免囊内容物污染腹腔。用粗针穿刺并尽量吸除内容物后，在无胆瘘的情况下，向囊内注入适量30%氯化钠溶液，等待5分钟以杀死头节，如此反复2~3次；再用吸引器将囊内容物吸尽，使内囊塌陷，易与外囊分离。如囊内容物过于黏稠或有大量子囊，可用匙掏尽。然后切开囊壁，摘除内囊，并用浸有30%氯化钠溶液或10%甲醛溶液的纱布擦抹外囊壁，以破坏可能残留下来的生发层、子囊和头节，再以等渗盐水冲洗干净。最后将外囊壁内翻缝合。如囊残腔较大，不易塌陷，可用带蒂大网膜填塞。囊液呈黄色者表示存在胆瘘，应将其缝合，并在缝合外囊壁残腔的同时，在腔内置多孔或双套管引流；胆瘘瘘口大或术前有黄疸者，则除残腔置引流管外，并需作胆总管切开引流术。

2. 包虫囊肿合并感染的处理 因子囊和头节均死亡，可切开外囊壁，清除所有内容物，摘除内囊后用双套管负压吸引引流，术后配合抗生素治疗。如感染严重，残腔大，引流量多，外囊壁增厚而不能塌陷以消灭残腔时，可在彻底清除内囊及内容物后，行空肠-外囊 Roux-en-Y 吻合建立内引流。

3. 肝切除术 下列情况可考虑作肝部分切除术或肝叶切除术：①手术后囊腔长期不闭合或残留胆瘘；②多个囊肿局限于肝的一叶或巨大囊肿已将该叶肝组织严重破坏；③病变局限、囊壁坚厚或钙化而不易塌陷的较大囊肿；④囊肿继发感染形成慢性厚壁肝脓肿等。

当发生包虫囊肿破入腹腔时，应尽量吸除腹腔内的囊液和囊内容物，并放置橡胶管引流盆腔数日。对囊肿破入胆管内伴有胆道梗阻的病人，应切开胆总管，清除包虫囊内容物，并作胆总管引流。手术中应同时探查并处理肝包虫囊肿。

对不能外科手术治疗或经多次手术后复发不能根治者，可用阿苯达唑或甲苯达唑治疗。也可在手术前应用，以防止播散和复发。

笔记栏

第三节 肝 肿 瘤

肝肿瘤（tumor of the liver）分良性和恶性两种。良性肿瘤少见。恶性肿瘤常见的是肝癌。它又分为原发性和继发性（即转移性）两种。

一、原发性肝癌

案例 39-2

患者，男，54岁。右上腹持续性隐痛伴食欲减退、消瘦2周。

患者2周前感右上腹肝区疼痛，呈持续性隐痛，有时胀痛或刺痛，夜间或运动后加重。1周来自感乏力、消瘦，不思饮食，伴有恶心。近1个月体重减轻3kg。喝酒史30余年，乙肝病史10余年。

体格检查：T 36.7℃，P 76次/分，R 18次/分，BP 126/80mmHg。神清，对答切题。巩膜无黄染，浅表淋巴结无肿大，心肺检查无明确阳性体征。腹稍胀，腹肌软，Murphy征（±）。剑下和右季肋下可触及肝脏约一横指，边钝，质稍硬，轻压触痛，表面呈小结节状。肝区叩击痛，无移动性浊音。肠鸣音3次/分。

辅助检查：①AFP：400ng/ml；②B超示：肝右后叶实质性占位病变，肝癌不能排除。

问题：

1. 你的诊断是什么？
2. 还需完善哪些辅助检查？
3. 治疗原则？

原发性肝癌（primary liver cancer）是我国常见的恶性肿瘤之一，高发于东南沿海地区。我国肝癌病人的中位年龄为40~50岁，男性比女性多见。近年来其发病率有增高趋势。1995年卫生部的统计，我国肝癌年死亡率占肿瘤死亡率的第二位。

【病因】

原发性肝癌的病因和发病机制迄今尚未完全清楚。目前认为与肝硬化、病毒性肝炎、黄曲霉素等某些化学致癌物质有关。

1. 肝硬化 肝癌合并肝硬化的发生率比较高，我国为53.9%~85.0%，有的报道高达90%以上。肝癌中以肝细胞癌合并肝硬变的发生率最高，占64.1%~94%；而胆管细胞癌很少或不合并肝硬变（占0%~33.3%）。

肝硬化发展成肝癌的过程大致是：肝细胞变性坏死后，间质结缔组织增生，纤维间隔形成，残留肝细胞结节状再生，形成假小叶。在反复肝细胞损害和增生的过程中，增生的肝细胞可能发生间变或癌变，损害越重，增生越明显，癌变的机会也越高。

2. 病毒性肝炎 肝癌病人常有急性肝炎发展为慢性肝炎，进而发生肝硬化，再发生肝癌的病史，提示肝炎与肝癌可能有因果关系。近来研究表明，与肝癌有关的肝炎病毒有乙型（HBV）、丙型（HCV）和丁型（HDV）三种。我国肝癌病人中约90%有 HBV 感染背景；而 HCV 发生率较低（约10%左右），多与输血有关。

3. 黄曲霉毒素 主要是黄曲霉毒素 B_1。研究发现肝癌相对高发地区粮食被黄曲霉菌及其毒素污染的程度高于其他地区。采集肝癌高发区居民常用含黄曲霉毒素的玉米、花生等饲养动物能诱发肝癌，诱发率最高达 80%。

4. 其他 如亚硝胺是一类强烈的化学致癌物质，能在很多动物中引起肝癌。肝癌发病与农作物中硒含量也有一定关系。此外还有寄生虫、营养、饮酒、遗传等与人类肝癌的关系，也在研究之中。

【病理】

原发性肝癌的大体病理形态可分三型：结节型、巨块型和弥漫型。

按肿瘤大小，传统分为小肝癌（直径≤5cm）和大肝癌（直径>5cm）。由于诊断和治疗技术不断提高，单以 5cm 为界将肝癌分为大小两个类型已不能满足临床需要，故又提出新的分类：微小肝癌（直径≤2cm），小肝癌（>2cm，≤5cm），大肝癌（>5cm，≤10cm）和巨大肝癌（>10cm）。

从病理组织上可分为三类：肝细胞型、胆管细胞型和混合型。其中肝细胞癌最多见，占 91.5%；其次是胆管细胞癌，占 5.5%；混合型肝癌只占 3.0%。

原发性肝癌极易侵犯门静脉分支，癌栓经门静脉系统形成肝内播散，甚至阻塞门静脉主干引起门静脉高压的临床表现；肝外血行转移最多见于肺，其次为骨、脑等。淋巴转移至肝门淋巴结最多，其次为胰周、腹膜后、主动脉旁及锁骨上淋巴结。此外，向横膈及附近脏器直接蔓延和腹腔种植性转移也不少见。

【临床表现】

原发性肝癌早期缺乏典型症状，常见临床表现为：

1. 肝区疼痛 疼痛多为持续性隐痛、胀痛或刺痛，夜间或劳累后加重。如肝病病人的肝区疼痛转变为持续性痛，且逐渐加重，虽经休息或治疗，仍不见好转时，应提高警惕。疼痛系因癌肿迅速生长使肝包膜紧张所致。肝区疼痛部位与病变部位有密切关系，如病变位于右半肝，可表现为右上腹和右季肋部疼痛；位于左半肝则常表现剑突下痛；位于膈顶靠后，痛可放射至肩部或腰背部。如突然发生剧烈腹痛并伴腹膜刺激征甚至出现休克，可能为肝癌自发性破裂。门静脉或肝静脉有癌栓时，常有腹胀、腹泻、顽固性腹水、黄疸等。

2. 全身和消化道症状 早期常不易引起注意，主要表现为乏力、消瘦、食欲减退、腹胀等。部分病人可伴有恶心、呕吐、发热、腹泻等症状。晚期则出现贫血、黄疸、腹水、下肢浮肿、皮下出血及恶病质等。

3. 肝肿大 为中、晚期肝癌最常见的主要体征。肝肿大呈进行性，质地坚硬，边缘不规则，表面凹凸不平呈大小结节或巨块。癌肿位于肝右叶顶部者可使膈肌抬高，肝浊音界上升。在不少情况下，肝肿大或肝区肿块是病人自己偶然扪及而成为肝癌的首发症状的。肝肿大显著者可充满整个右上腹或上腹，右季肋部明显隆起。

此外，如发生肺、骨、脑等处转移，可产生相应症状。少数病人还可出现低血糖症、红细胞增多症、高血钙和高胆固醇血症等特殊表现。

原发性肝癌的并发症，主要有肝癌结节破裂出血、上消化道出血、肝昏迷及继发感染等。

【诊断与鉴别诊断】

肝癌出现了典型症状，诊断并不困难，但往往已非早期。所以，凡是中年以上，特别是有肝病史的患者，如有原因不明的肝区疼痛、消瘦、进行性肝肿大者，应及时作详细检查。采用甲胎蛋白（AFP）检测和 B 超等现代影像学检查，有助于早期发现，甚至可检出无症状、体征的极早期小肝癌患者。

1. 肝癌血清标志物检测

（1）血清甲胎蛋白（AFP）检测：对诊断肝细胞癌有相对的专一性，是目前诊断肝癌常用而又重要的方法。放射免疫法测定持续血清 AFP≥400ng/ml，并能排除妊娠、活动性肝病、生殖腺胎胚源性肿瘤等，即可考虑肝癌的诊断。AFP 低度升高者，应作动态观察，并结合肝功能变化或其他血液酶学等改变及影像学检查加以综合分析判断。临床上约 30%的肝癌患者 AFP 正常。如同时检测 AFP 异质体，可使肝癌的诊断率提高。

（2）血液酶学及其他肿瘤标记物检查：肝癌病人血清中 γ-谷氨酰转肽酶及其同工酶、异常凝血酶原、α_1-抗胰蛋白酶、α-*L*-岩藻糖苷酶、酸性同工铁蛋白、碱性磷酸酶、5'-核苷酸磷酸二酯酶同工酶 V 和乳酸脱氢酶同工酶等可高于正常。但由于缺乏特异性，多作为辅助诊断，用于与 AFP、AFP 异质体等联合检测，结合 AFP 分析，有助于提高肝癌的确诊率。

2. 影像学检查

(1) B超检查:可显示肿瘤的大小、形态、所在部位以及肝静脉或门静脉内有无癌栓等,其诊断符合率可达90%左右。有经验超声科医生能发现直径<2cm微小癌灶。是目前有较好诊断价值的非侵入性检查方法,并可用作高发人群中的普查工具。另外,用B超显像同时能提取超声多普勒血流频谱信号及彩色多普勒血流成像三功仪检查,可提高肝癌的确诊率,并有助于与转移性肝癌、肝血管瘤等的鉴别。

(2) CT检查:CT具有较高的分辨率,能明确显示肿瘤的位置、数目、大小及与周围脏器和重要血管的关系,可检出直径约1.0cm的微小肝癌,对肝癌的诊断符合率可达90%以上。应用动态增强扫描可提高分辨率,有助于鉴别血管瘤。应用CT、动态扫描与动脉造影相结合的CT血管造影(CTA),可显示直径仅2mm的微小肝癌,从而提高小肝癌的检出率。多层螺旋CT、三维CT成像更提高了分辨率和定位的精确性。

(3) 磁共振成像(MRI):诊断价值与CT相仿,对良、恶性肝内占位病变,特别是与血管瘤的鉴别优于CT,且可进行肝静脉、门静脉、下腔静脉和胆道重建成像,可显示这些管腔内有无癌栓。

(4) 选择性腹腔动脉或肝动脉造影检查:对血管丰富的癌肿,其分辨率低限约1.0cm,对<2.0cm的小肝癌其阳性率可达90%。由于属于创伤性检查,当上述检查不易确诊,必要时才考虑采用。

(5) 放射性核素肝扫描:应用^{198}金、^{99m}锝、^{131}碘、^{113m}铟等进行肝扫描,有助于诊断大肝癌。但不易发现直径小于3cm的肿瘤。采用放射性核素发射计算机体层扫描(ECT)则可提高诊断符合率。

(6) X线检查:腹部平片可见肝阴影扩大。肝右叶的癌肿常可见右侧膈肌升高或呈局限性凸起。位于肝左叶或巨大的肝癌,X线钡餐检查可见胃和横结肠被推压现象。

(7) 肝穿刺行针吸细胞学检查:有确定诊断意义,目前多采用在B超引导下行细针穿刺,有助于提高阳性率。适用于经过各种检查仍不能确诊,但又高度怀疑或已不适应手术而需定性诊断以指导下一步治疗者。必要时还可行腹腔镜检查或作剖腹探查。

原发性肝癌主要应与肝硬化、继发性肝癌、肝良性肿瘤、肝脓肿、肝棘球蚴病,以及与肝毗邻器官,如右肾、结肠肝曲、胃、胰腺等处的肿瘤相鉴别。

【治疗】

笔记栏

早期诊断,早期治疗,根据不同病情进行综合治疗,是提高疗效的关键。而早期施行手术切除仍是目前首选的、最有效的治疗方法。

1. 手术治疗

(1) 手术切除

1) 手术适应证(中华外科学会肝外科学组,2004年):①患者一般情况较好,无明显心、肺、肾等重要脏器器质性病变;②肝功能正常,或仅有轻度损害,按肝功能分级属A级;或属B级,经短期护肝治疗后,肝功能恢复到A级(肝功能分级见表39-2);③无广泛肝外转移性肿瘤。

表39-2 Child-Pugh肝功能分级

检查项目	分级标准		
	A	B	C
血清胆红素(mg/dl)	<2.3	2.3~3.0	>3.0
血清白蛋白(g/L)	>35	30~35	<30
腹水	无	易控制	难控制
中枢神经症状	无	轻度	重度
营养状态	优	良	差
手术风险(死亡率)	低(<10%)	中等(30%)	高(>40%)

注:1mg/dl = 17μmol/L

2) 下述情况可作根治性肝切除:①单发的微小肝癌;②单发的小肝癌;③单发的向肝外生长的大肝癌或巨大肝癌,表面较光滑,周围界限较清楚,受肿瘤破坏的肝组织少于30%;④多发性肿瘤,肿瘤结节少于3个,且局限在肝的一段或一叶内。

3) 下述情况仅可作姑息性肝切除:①3~5个多发性肿瘤,局限于相邻2~3个肝段或半肝内,影像学显示无瘤肝组织明显代偿性增大,达全肝的50%以上;如超越半肝范围,可分别作局限性切除;②左半肝或右半肝的大肝癌或巨大肝癌,边界较清楚,第一、二肝门未受侵犯,影像学显示无瘤侧肝明显代偿性增大,达全肝组织的50%以上;③位于肝中央区(肝中叶,或Ⅳ、Ⅴ、Ⅷ段)的大肝癌,无瘤肝组织明显代偿性增大,达全肝的50%以上;④Ⅰ或Ⅷ段的大肝癌或巨大肝癌;⑤肝门部有淋巴结转移者,如原发肝肿瘤可切除,应作肿瘤切除,同时进行肝门部淋巴结清扫;淋巴结难以清扫者,术后可进行放射治疗;⑥周围脏器(结肠、胃、膈肌或右肾上腺等)受侵犯,如原发肿瘤可切除,应连同受侵犯脏器一并切除。远处脏器单发转移性肿瘤(如单发肺转移),可同时作原发肝癌切除和转移瘤切除术。

肝癌合并胆管癌栓、门静脉癌栓和(或)腔静脉癌栓时,如癌栓形成时间不长,患者一般情况允许,原发肿瘤较局限,应积极手术。切除肿瘤,取出癌栓。伴有脾功能亢进和食管静脉曲张者,切除肿瘤同时切除脾,并作断流术。近年来,临床上已开展经腹腔镜切除位于边缘部位的肝癌,因例数尚少，其实用性及疗效有待进一步观察。

(2) 对不能切除的肝癌的外科治疗：可根据具体情况，术中采用肝动脉结扎、肝动脉化疗栓塞、射频、冷冻、激光、微波等治疗，都有一定的疗效。另外，对仅能行姑息性切除或不能切除的肝癌，行放射性粒子（如^{125}I）组织间永久植入内放射治疗，局部控制较好，对提高中、晚期肝癌病人的生活质量和生存期等方面均有积极意义。且粒子植入具有创伤小、肿瘤靶区剂量准确分布均匀、操作简便、疗效显著、不良反应少等特点。

(3) 根治性切除术后复发肝癌的再手术治疗：对根治性切除术后病人进行定期随诊，监测甲胎蛋白和B型超声等影像学检查，早期发现复发，如一般情况良好、肝功能正常，病灶局限允许切除，可施行再次切除。

(4) 肝癌破裂出血的治疗：可行肝动脉结扎或动脉栓塞术，也可作射频或冷冻治疗，情况差者或仅作填塞止血。如全身情况较好、病变局限，在技术条件具备的情况下，可行急诊肝叶切除术治疗。对出血量较少，血压、脉搏等生命体征尚稳定，估计肿瘤又不可能切除者，也可在严密观察下进行输血，应用止血剂等非手术治疗。

肝癌也可做肝移植治疗。手术指征：①肝功能属C级，或长期为B级，经护肝治疗不能改善；②肿瘤直径≤5cm，数目少于3个；③无血管侵犯。肝移植治疗肝癌的价格昂贵，疗效不够理想，目前尚不能推广。

2. B超引导下治疗　B超引导下经皮穿刺肿瘤行射频、微波或注射无水乙醇治疗，以及体外高能超声聚焦疗法等。这些方法适用于瘤体较小而又不能或不宜手术切除者，特别是肝切除术后早期肿瘤复发者。它们的优点是：安全、简便、创伤小，有些病人可获得较好的治疗效果。

3. 化学药物治疗　原则上不作全身化疗。经剖腹探查发现癌肿不能切除；或作为肿瘤姑息切除的后续治疗者，可采用肝动脉和（或）门静脉置泵（皮下埋藏式灌注装置）作区域化疗或化疗栓塞；对未经手术而估计不能切除者，也可行放射介入治疗，即经股动脉作超选择性插管至肝动脉，注入栓塞剂（常用如碘化油）和抗癌药行化疗栓塞，常用化疗药物为氟尿嘧啶、丝裂霉素、顺铂、卡铂、表柔比星、多柔比星等，有一定姑息性治疗效果，常可使肿瘤缩小，部分病人可因此获得手术切除的机会。

4. 放射治疗　对一般情况较好，肝功能尚好，不伴有肝硬化，无黄疸、腹水，无脾功能亢进和食管静脉曲张，癌肿较局限，尚无远处转移而又不适于手术切除或手术后复发者，可采用放射为主的综合治疗。

5. 生物治疗　主要是免疫治疗。常用的有卡介苗、自体或异体瘤苗、免疫核糖核酸、转移因子、干扰素、白细胞介素-2、左旋咪唑、胸腺肽、肿瘤坏死因子等，可与化疗等联合应用。还有应用淋巴因子激活的杀伤细胞（LAK）、肿瘤浸润淋巴细胞（TIL）等免疫活性细胞，行过继性免疫治疗等，但多在探索之中。

6. 中医中药治疗　多根据不同病情采取辨证施治、攻补兼施的方法，常与其他疗法配合应用。可提高机体抗病力，改善全身状况和症状，减轻化疗、放射不良反应等。

以上各种治疗方法，多以综合应用效果为好。

随着原发性肝癌早期诊断、早期治疗和肝外科的进展，我国的肝癌手术切除率已大大提高，手术死亡率大大降低，总体疗效显著提高。小肝癌的手术切除率高达80%以上，手术死亡率低于2%，术后5年生存率达60%～70%。有资料表明，肝癌直径<3cm者，术后5年生存率高达85.3%；肝癌直径<5cm者，术后5年生存率高达79.8%；不能切除的肝癌经综合治疗肿瘤缩小后行二期切除，5年生存率达61.5%。但总体上讲，肝癌即使获得根治性切除，5年内仍有60%～70%的病人出现转移复发，故肝癌病人治疗后应坚持随诊，术后用AFP检测及超声波检查定期观察，以早期发现转移复发病人。有统计显示，根治性切除后复发性肝癌再切除术后5年生存率有达53.2%的。

案例 39-2

临床诊断：原发性肝癌

诊断要点：

1. 有乙肝病史。

2. 肝区持续性疼痛、食欲减退、消瘦、腹胀等。

3. AFP 400ng/ml。

4. B超及CT示：肝右叶直径4cm的占位性病。

治疗原则：以手术为主的综合治疗。

1. 手术治疗。

2. 放射治疗。

3. 药物治疗（包括化疗、生物治疗、免疫治疗、基因治疗、中药等）。

4. 物理治疗（包括冷冻、射频、微波、超声、高能聚焦等）。

二、继发性肝癌

继发性肝癌（secondary liver cancer）又称转移性肝癌（metastatic cancer of the liver）。许多脏器的癌肿均可转移到肝，尤以腹部内脏的癌肿如胃癌、结肠癌、胆囊癌、胰腺癌、子宫癌和卵巢癌等较为多见。此外,乳腺、肺、肾、鼻咽等部位的癌肿也可转移到肝。

癌转移到肝的途径有:①经门静脉转移:为主要转移途径。消化道及盆腔部位的恶性肿瘤多经此途径转移至肝,占转移性肝癌的35%~50%;②经肝动脉转移:肺癌、乳腺癌、肾癌、恶性黑色素瘤、鼻咽癌等可经此途径转移到肝;③经淋巴道转移:胆囊癌可沿胆囊窝淋巴管扩展至肝内,也可通过肝门淋巴结经淋巴管逆行转移到肝;④直接蔓延:如胃癌、胆囊癌等可直接蔓延侵犯肝。

转移性肝癌可为单个或多个结节,但多数为弥漫型。癌结节外观呈灰白色,质地较硬,与周围肝组织之间有明显分界。结节的中央常因坏死而凹陷。其病理组织结构与肝外原发癌相似,如来自胃腺癌的继发性肝癌,其组织中显示腺状结构;来自眼部黑色素瘤的转移性肝癌结节呈煤黑色。转移性肝癌很少合并肝硬化,而肝硬化也较少发生转移癌。

根据临床上发现原发癌与转移癌先后时间不同,将转移性肝癌分为三种类型:①早发型:即未发现原发癌,而先发现肝转移。这种类型肿瘤恶性程度较高,预后差;②同步型:原发癌与肝转移同时被发现;③迟发型:原发癌手术数月或数年后,发现肝转移癌。转移性肝癌结节较小时,一般无临床症状。转移瘤长大后,可出现上腹或肝区闷胀不适或隐痛;随着病情发展,病人又出现乏力、食欲差、消瘦或发热等。体检时在上腹部可扪到肿大的肝,或质地坚硬有触痛的癌结节。晚期病人可出现贫血、黄疸和腹水等。诊断转移性肝癌的关键在于查出原发癌灶。B超检查发现"牛眼征",有利于转移性肝癌的诊断。血清AFP测定多为阴性。胃肠道癌肝转移病人,CEA阳性率约为50%。

在治疗上,如为单发转移癌或癌肿局限于半肝内,而原发癌又可切除,应在切除原发癌的同时,切除肝转移癌。如果原发癌切除一定时期后才出现孤立的或局限于半肝内的转移癌结节,未发现其他部位有转移,也适合手术切除。对不能切除的转移性肝癌,可根据病人身体情况及原发癌的病理性质,术中行冷冻或射频治疗,或经肝动脉置入皮下埋藏式储药器行肝动脉栓塞化疗或肝动脉持续灌注化疗;也可作介入法肝动脉插管栓塞化疗。对肿瘤比较小又不宜手术治疗者,也可以在B超引导下行射频、微波固化治疗,或向肿瘤内注入无水乙醇治疗,对缩小肿瘤、延长生存期有一定作用。此外,对不宜手术的转移性肝癌,用中医辅助治疗,有一定效果。

三、肝良性肿瘤

由于B超、CT等影像学检查广泛应用,临床上发现的肝良性肿瘤或病变明显增多,如肝海绵状血管瘤、肝腺瘤、脂肪瘤、神经纤维瘤、局灶性结节性增生和黏液瘤等;其中,以肝海绵状血管瘤较多见。

肝海绵状血管瘤,(cavernous hemangioma of the liver)常见于中年女性病人,多为单发,也可多发;左、右肝的发生率大致相等。肿瘤质地柔软,切面呈蜂窝状,内充满血液,可压缩,形状似海绵,故称肝海绵状血管瘤。肿瘤生长缓慢,病程常达数年以上。瘤体较小时无任何临床症状,多因作B超检查或其他疾病作剖腹术时才发现。增大后主要表现为肝肿大或压迫胃、十二指肠等邻近器官,引起上腹部不适、腹胀、嗳气、腹痛等症状。如肿瘤破裂则出现失血性休克或急腹症症状。也有在肝内形成动静脉瘘,因回心血量增多,引起充血性心力衰竭。上腹部肿块是常见的体征,体格检查:腹部肿块与肝相连,表面光滑,质地柔软,有囊性感及不同程度的压缩感,有时可呈分叶状,一般无压痛或仅有轻度压痛。偶尔在肝区可闻及血管杂音。根据临床表现、B超、肝动脉造影、CT、MRI或放射性核素肝血池扫描等检查,不难诊断。

手术切除是治疗肝海绵状血管瘤最有效的方法。但小的、无症状的肝海绵状血管瘤不需治疗,可每隔3~6个月作B超检查,以动态观察其变化。手术治疗的指征为:①血管瘤直径>10cm;②肿瘤直径5~10cm,但位于肝边缘,有发生外伤性破裂大出血的可能;③肿瘤直径3~5cm,肿瘤虽小,但有明显症状,或不能排除肝癌可能。一般对肿瘤直径>8cm或有症状者,则可根据病变范围作沿包膜外剜除肿瘤、肝部分切除或肝叶切除术。对直径小于15cm者,也可采用血管瘤捆扎术。病变广泛不能切除者,可行肝动脉结扎加栓塞术。我国手术切除的最大的一例肝海绵状血管瘤的体积为63cm×48.5cm×40cm,重达18kg,是目前全球手术切除成功的最大的肝海绵状血管瘤病例。

肝海绵状血管瘤最危险的并发症是血管瘤自发性破裂,且在婴幼儿较多见。因此,对新生儿肝海绵状血管瘤确诊后,应尽早手术治疗。有些病人还会出现某些凝血因子减少,合并血小板减少性紫癜,引起出血及溶血而死亡。也有因回心血量增多,心脏负担加重而导致心力衰竭。

其他肝的良性肿瘤较少见,如肝细胞腺瘤等。

第四节 肝囊肿

肝囊肿(cyst of the liver)是比较常见的肝良性

疾病，分为寄生虫性（如肝棘球蚴病）和非寄生虫性肝囊肿。后者又可分为先天性、创伤性、炎症性和肿瘤性囊肿。临床多见的是先天性肝囊肿，它又可分为单发性和多发性两种，后者又称多囊肝（polycystic disease of the liver）。

单发性肝囊肿以 20～50 岁女性多见，囊肿多发生于肝右叶。囊肿小的直径仅数毫米，大的含液量可达 1000ml 以上，甚至可占整个肝叶。肝内有两个或两个以上囊肿者称多发性肝囊肿，以40～60 岁女性多见。囊肿大小不等，多累及全肝，肝肿大变形；但也可局限于一段或一叶。囊壁内层上皮细胞可因肝囊肿大小而不同，呈现为柱状、立方形、扁平状或缺如，外层为胶原样组织；囊液澄清透明，多不含胆汁。

先天性肝囊肿生长缓慢，小的囊肿不引起任何症状，多系 B 超、CT 等影像学检查或其他腹部手术中发现。囊肿增大到一定程度，则可因压迫邻近脏器而出现食后饱胀、恶心、呕吐、右上腹隐痛不适等症状。体格检查可能触及右上腹肿块和肝肿大。肿块与肝相连，表面光滑，带囊性感，无明显压痛而可随呼吸上下移动。多发性肝囊肿可能在肝表面触及多个囊性大小不等的结节。病变十分广泛的多发性肝囊肿晚期患者，由于肝组织破坏严重，肝功能受损，可出现腹水、黄疸和引起门静脉高压症。合并多囊肾者，最终影响肾功能，并可因肾衰竭死亡。

除上述临床表现外，B 超检查是诊断肝囊肿的首选方法。CT 检查可明确囊肿的大小、部位、形态和数目。大的肝囊肿可因其所在部位不同，X 线检查可显示膈肌抬高或胃肠受压移位等征象。多发性肝囊肿患者还应检查肾、肺、胰以及其他脏器有无囊肿（多囊病）或先天性畸形。

小的肝囊肿而又无症状者，不需特殊处理；大而又出现症状者，应予适当治疗。常用的方法有：在 B 超引导下囊肿穿刺抽液术。囊肿“开窗术”或“去顶术”，即在剖腹术下或经腹腔镜切除部分囊壁，吸净囊液后使囊腔向腹腔开放。囊肿切除术则适用于肝边缘部位、带蒂突向腹腔的囊肿。肝左外叶巨大肝囊肿，可作肝叶或肝部分切除术。对并发感染、囊内出血或囊液染有胆汁者，可在“开窗术”后放置引流或穿刺置管引流，待囊腔缩小和萎瘪后拔除引流。与胆管相沟通的厚壁囊肿，也可行囊肿空肠 Roux-en-Y 吻合术，但此法常易引起继发感染。多发性肝囊肿一般不主张手术治疗，仅限于处理引起明显症状的大囊肿，可行囊肿穿刺抽液或行“开窗术”，以缓解症状。病变局限于肝的一段或一叶，且伴有症状，患者情况允许，则可行病变肝段或肝叶切除术。

（罗开元）

第四十章 门静脉高压症

案例 40-1

患者，男，46 岁，汉族，已婚。反复黑便半年。

患者近两年来刷牙时牙龈易出血。皮肤破损后出血不易停止，未引起注意。半年前吃坚硬食物后出现黑便，到当地医院就诊，诊断不详；给予禁食、止血药物治疗，病情好转。近一个月来发现左上腹有一包块、无疼痛，但感腹胀，食欲不振。3 天前食坚硬食物，再次出现黑便约 500ml，并呕吐一次，呕吐物为胃内容物及咖啡样液体。发病后无发热、寒战，无黄疸。未到过血吸虫病流行地区。否认有肝炎病史。

体格检查：T 36.5℃，P 100 次/分，BP 120/75mmHg。轻度贫血貌，神志清，扶入病房，自动体位。皮肤无出血斑点，无蜘蛛痣。巩膜无黄染，睑结膜苍白。胸廓无畸形，双肺叩诊清音，听诊未听到干湿啰音。心界不大，心律齐，心率 100 次/分，各瓣膜区未听到病理性杂音。腹部略膨隆，无腹壁静脉曲张，全腹无压痛，无反跳痛，无肌紧张。肝脏剑突下 4cm，质硬。脾大肋下 7cm，质韧，无触痛。移动性浊音阴性，肠鸣音无异常。

辅助检查：①实验室检查：Hb 91g/L，WBC 2.3×10^9，PLT 57×10^9/L。血清总胆红素 15mmol/L。ALT 正常、γ-GT 162U/L。血清总蛋白 66g/L，白蛋白 36g/L，球蛋白 32g/L。乙肝两对半示小三阳，HBV-DNA 正常。②骨髓检查：骨髓象正常。③彩色多普勒超声检查：肝右叶体积略缩小，左叶增大。门静脉直径 14.7mm。脾肿大，肋下 7cm，脾静脉内径 7.8mm。胆囊壁厚 5~6mm，双边征，内有多个强光团，后伴声影。胆总管内径 8mm。④电子胃镜检查：食管下段见 4 条纵行紫蓝色曲张静脉，串珠状，伴樱红征，最大径 8mm，突入食管腔。胃内有胆汁反流，贲门、幽门、十二指肠未见异常。提示：重度食管静脉曲张，并樱红征。⑤心电图：正常。

问题：

1. 本例患者的诊断？诊断依据有哪些？
2. 患者肝功能分级如何？
3. 怎样治疗？具体应选择何种手术方式？

门静脉系统血流受阻和（或）血流量增加，导致门静脉及其属支血管内压力升高，称为门静脉高压症。门静脉正常压力为 13~24cmH_2O，平均值为 18cmH_2O。门静脉高压症时，压力大都增至 30~50cmH_2O。临床上主要表现为脾肿大、脾功能亢进，进而发生食管胃底静脉曲张、呕血和黑便，以及腹水等症状。在我国，90%以上的门静脉高压症是由于肝炎后肝硬化引起的。

【解剖概要】

肝脏是机体内唯一享受双重血液供应（门静脉和肝动脉）的器官。正常肝血流量每分钟约 1500ml，相当于心输出量的 20%~25%。其中门静脉血流量每分钟约 1100ml，占全肝血流量的 60%~80%，平均为 75%。门静脉和肝动脉之间关系密切，当门静脉血流减少，肝动脉血流即增加，这种关系称做肝动脉缓冲反应。其意义在于当门静脉入肝血流量发生变化时，以维持肝窦内血液灌注的相对稳定。

门静脉主干是由肠系膜上静脉和脾静脉汇合而成，后者又收集肠系膜下静脉的血液。门静脉主干在肝门处分为左、右二支，分别进入左、右半肝，逐渐分支，其小分支和肝动脉小分支的血流汇合于肝小叶内的肝窦，然后流入肝小叶的中央静脉，再经肝静脉流入下腔静脉。门静脉系统在解剖上主要有以下特点：①门静脉系位于两个毛细血管网之间：一端是胃、肠、脾、胰的毛细血管网，另一端是肝小叶内的肝窦（肝的毛细血管网）。②门静脉系统血管内无静脉瓣。③门静脉系与腔静脉系之间存在有四个交通支。这四个交通支分别是（图 40-1）：

1. 胃底、食管下段交通支 门静脉血流经胃冠状静脉、胃短静脉，通过食管胃底静脉与奇静脉、半奇静脉的分支吻合，流入上腔静脉。

2. 直肠下端、肛管交通支 门静脉血流经肠系膜下静脉、直肠上静脉与直肠下静脉、肛管静脉吻合，流入下腔静脉。

3. 前腹壁交通支 门静脉（左支）的血流经脐旁静脉与腹上深静脉、腹下深静脉吻合，分别流入上、下腔静脉。

4. 腹膜后交通支 在腹膜后，有许多肠系膜上、下静脉分支与下腔静脉分支相互吻合。

在这四个交通支中，最主要的是胃底、食管下段交通支。这些交通支在正常情况下都很细小，血流量都很少。

笔记栏

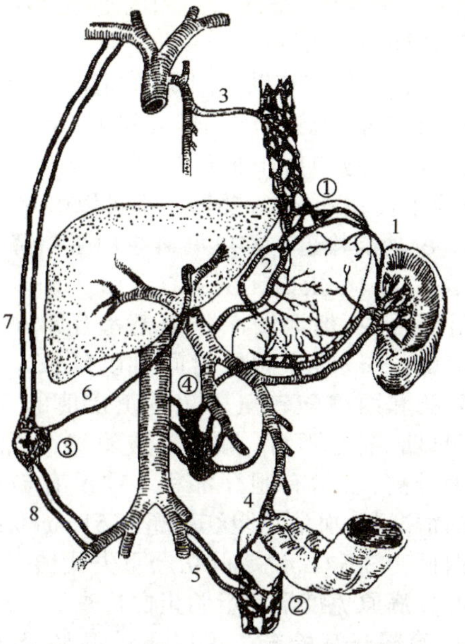

图 40-1　门静脉系统与腔静脉系统之间的交通支

1. 胃短静脉；2. 胃冠状静脉；3. 奇静脉；4. 直肠上静脉；5. 直肠下静脉；6. 脐旁静脉；7. 腹上深静脉；8. 腹下深静脉

①胃底、食管下端交通支；②直肠下端、肛管交通支；③前腹壁交通支；④腹膜后交通支

【病因及分类】

门静脉无瓣膜，其压力通过流入的血量和流出阻力形成并维持。门静脉血流阻力增加，常是门静脉高压症的始动因素。按阻力增加的部位，可将门静脉高压症分为肝前、肝内和肝后三型。

肝前型门静脉高压症的常见病因是肝外门静脉血栓形成（脐炎、腹腔内感染如急性阑尾炎和胰腺炎、创伤等）、先天性畸形（闭锁、狭窄或海绵样变等）和外在压迫（转移癌、胰腺炎等）。单纯脾静脉血栓形成多继发于胰腺炎症或肿瘤，此时肠系膜上静脉和门静脉压力正常，左侧胃网膜静脉成为主要侧支血管，胃底静脉曲张较食管下段静脉曲张显著，这是一种特殊类型的门静脉高压症，称为左侧门静脉高压症。这种肝外门静脉阻塞的病人，肝功能多正常或轻度损害，预后较好。

肝内型门静脉高压症又分为窦前、窦后和窦型。在我国，肝炎后肝硬化是引起肝窦和窦后阻塞性门静脉高压症的常见病因。由于增生的纤维索和再生的肝细胞结节挤压肝小叶内的肝窦，使其变窄或闭塞，导致门静脉血流受阻，门静脉压力也就随之增高。其次是由于位于肝小叶间汇管区的肝动脉小分支和门静脉小分支之间的许多动静脉交通支，平时不开放，而在肝窦受压和阻塞时大量开放，以致压力高 8～10 倍的肝动脉血流直接注入压力较低的门静脉小分支，使门静脉压力增加更为显著。肝内窦前阻塞的常见病因是血吸虫病性肝硬化。

肝后型门静脉高压症的常见病因包括 Budd-Chiari 综合征（Budd-Chiari syndrome）、缩窄性心包炎、严重右心衰竭等。Budd-Chiari 综合征是肝静脉和（或）肝段下腔静脉阻塞引起的一组症状及体征。典型表现主要有两方面：一是门静脉高压症的表现，如右上腹疼痛、肝肿大、脾大、腹水及食管胃底静脉曲张等；二是下腔静脉阻塞的表现，如躯干浅静脉曲张（以腹部两侧明显，血流方向是由下向上）、下肢静脉曲张和下肢水肿等。

【病理生理】

门静脉高压症形成后，可以发生下列病理变化：

1. 脾肿大（splenomegaly）、**脾功能亢进**（hypersplenism）　门静脉血流受阻后，首先出现充血性脾肿大。门静脉高压症时可见脾窦扩张，脾内纤维组织增生、单核-吞噬细胞增生和吞噬红细胞现象。临床上除有脾肿大外，还有外周血细胞减少，最常见的是白细胞和血小板减少，称为脾功能亢进。

2. 交通支扩张　由于正常的肝内门静脉通路受阻，门静脉又无静脉瓣，上述的四个交通支大量开放，并扩张、扭曲形成静脉曲张。在扩张的交通支中最有临床意义的是在食管下段、胃底形成的曲张静脉。它离门静脉主干和腔静脉最近，压力差最大，因而经受门静脉高压的影响也最早、最显著。加上距贲门处 5cm 长的远端食管，其静脉主要是位于固有层而不是在黏膜下层，这是此处形成曲张静脉的组织结构基础。门静脉高压时血管内血容量增加，而即使是少量的血容量增加也会引起食管曲张静脉管壁张力不成比例地大幅度增加。肝硬化病人常有胃酸反流，腐蚀食管下段黏膜引起反流性食管炎，或因坚硬粗糙食物的机械性损伤，以及咳嗽、呕吐、用力排便、重负等使腹腔内压突然升高，可引起曲张静脉的破裂，导致致命性的大出血。其他交通支也可以发生扩张，如直肠上、下静脉丛扩张可以引起继发性痔；脐旁静脉与腹上、下深静脉交通支扩张，可以引起前腹壁静脉曲张；腹膜后的小静脉也明显扩张、充血。

3. 腹水　门静脉压力升高，使门静脉系统毛细血管床的滤过压增加。同时，肝硬化引起的低蛋白血症、血浆胶体渗透压下降及淋巴液生成增加，促使液体从肝表面、肠浆膜面漏入腹腔而形成腹水。门静脉高压症时虽然静脉内血流量增加，但中心血流量却是降低的，继发刺激醛固酮分泌过多，导致钠、水潴留而加剧腹水形成。

4. 门静脉高压性胃病（portal hypertensive gastropathy）　在门静脉高压时，胃壁淤血、水肿，胃黏膜下层的动静脉交通支广泛开放，胃黏膜微循环发生障碍，导致胃黏膜防御屏障的破坏，形成门静脉高压性胃病。严重者可导致出血，占门静脉高压症上消化道出血的 5%～20%。

笔记栏

5. 肝性脑病(hepatic encephalopathy) 门静脉高压症时由于自身门体血流短路或手术分流,造成大量门静脉血流绕过肝细胞或因肝实质细胞功能严重受损,致使有毒物质(如氨、硫醇和γ-氨基丁酸)不能代谢与解毒而直接进入体循环,从而对脑产生毒性作用并出现精神神经综合征,称为肝性脑病或门体性脑病(portosystemic encephalopathy)。门静脉高压症病人自然发展成为肝性脑病的不到10%,常因胃肠道出血、感染、过量摄入蛋白质、镇静药、利尿剂而诱发。

【临床表现】

门静脉高压症多见于中年男子,病情发展缓慢。症状因病因不同而有所差异,但主要是脾肿大、脾功能亢进、呕血或黑便、腹水或非特异性全身症状(如疲乏、嗜睡、厌食)。

1. 呕血(或柏油样便) 曲张的食管、胃底静脉一旦破裂,立刻发生急性大出血,呕吐鲜红色血液。由于肝功能损害引起凝血功能障碍,又因脾功能亢进引起血小板减少,因此出血不易自止。由于大出血引起肝组织严重缺氧和肠道内积血,容易导致肝昏迷。柏油样便一般发生在呕血之后,部分出血量较小的病人可仅出现柏油样便,而无呕血。门静脉高压症病人出现呕血或柏油样便,不完全都是食管、胃底静脉破裂所致,门脉高压性胃病和并发胃溃疡也可能是原因。

2. 脾大、脾功能亢进 脾肿大的程度不一,大者可达脐下。巨型脾肿大多见于血吸虫性肝硬变病人。早期,肿大的脾脏质软、活动;晚期,脾内纤维组织增生而变硬,脾周围粘连而活动度减少。脾肿大均多有脾功能亢进,表现为白细胞计数和血小板计数减少,还可逐渐出现贫血。

3. 腹水 腹水是肝功能损害的表现。常发生在大出血后。患者表现腹胀、腹围增加、食欲不振等。大量腹水时可呈现蛙状腹。

查体的表现主要是脾大、腹水、前腹壁静脉曲张、黄疸等体征。肝脏常因硬化缩小而难以触到。但部分病人可触到质地较硬、边缘较钝而不规整的肝脏左叶;如有此种表现,说明肝左叶有代偿性增大。病人还可有慢性肝病的其他征象如蜘蛛痣、肝掌、男性乳房发育、睾丸萎缩等。

【诊断】

根据病史(肝炎或血吸虫病)和三个主要临床表现:脾肿大和脾功能亢进、呕血或黑便、腹水,一般诊断并不困难。但由于个体反应的差异和病程的不同,实验室检查和其他辅助检查有助于确定诊断。当急性大出血时,应与胃十二指肠溃疡大出血、胆道出血等其他原因所致的上消化道出血相鉴别。另外要对病人的肝功能状况进行评估分级(见第三十九章,表39-2),用以指导治疗方法的选择和估计病人的预后。

笔记栏

下列辅助检查有助于门静脉高压症的诊断:

1. 血常规检查 脾功能亢进时,血细胞计数减少,以白细胞和血小板计数减少最为明显。出血、营养不良、溶血或骨髓抑制都可以引起贫血。

2. 肝功能检查 常可见血浆白蛋白降低而球蛋白增高,白、球蛋白比例倒置。由于许多凝血因子在肝脏合成,加上慢性肝病患者有原发性纤维蛋白溶解,所以凝血酶原时间可以延长。门冬氨酸转氨酶和丙氨酸转氨酶超过正常值的3倍,表示有明显肝细胞坏死。碱性磷酸酶和谷氨酰转肽酶显著升高,表示有胆汁郁积。在没有输血因素影响的情况下,血清总胆红素超过51mmol/L,血浆白蛋白低于30g/L,说明肝功严重失代偿。另外还应作肝炎病原免疫学和甲胎蛋白检查。

3. 腹部超声检查 可以显示腹水、肝密度及质地异常、门静脉扩张;多普勒超声可以显示血管开放情况,测定门静脉主干、肠系膜上静脉和脾静脉的血流量。另外还可确定们静脉系统是向肝血流还是离肝血流。

4. 食管吞钡X线检查 在食管为钡剂充盈时,曲张的静脉使食管的轮廓呈虫蚀状改变;排空时,曲张的静脉表现为蚯蚓样或串珠状负影。

5. 内镜检查 纤维或电子胃镜能清楚显示曲张静脉的部位与程度;在并发上消化道出血时,对探明出血部位和病因有重大价值。腹腔镜检查可直接观察肝脏表面、色泽、边缘及脾脏情况,并可在直视下有选择性的穿刺活检,对鉴别肝硬化、慢性肝炎、原发性肝癌,以及明确肝硬化的病因都很有帮助。

6. 腹部CT及MRI检查 可显示肝脏形态的改变,表现为肝外形不规则,左、右叶比例失调,肝裂增宽、脾增大,门静脉、脾静脉增粗。门静脉、肝静脉成像对判断门静脉高压的病因及选择手术方式有参考价值。

7. 门静脉压力测定 是最重要的了解门静脉系统血液动力学变化的方法。测定技术分为两类:直接法和间接法。直接法是基于门静脉插管的侵入性检查方法,可通过手术中的门静脉属支插管、经皮经肝门静脉穿刺等途径完成。间接法主要采用肝静脉插管、脾髓压测定等方法来了解门静脉压力。

【治疗】

外科治疗门静脉高压症,主要是针对食管胃底曲张静脉破裂出血来进行。

1. 食管胃底曲张静脉破裂出血的治疗 食管胃底曲张静脉破裂出血是门静脉高压症最严重的并发症,不仅可直接引起病人死亡,而且对肝硬化病人肝功能的损害严重,是诱发肝衰的重要因素。外科治疗的主要目的在于紧急制止食管胃底曲张静脉破裂所致的大出血；而决定食管胃底曲张静脉破裂出血的治疗方案，要依据门静脉高压症的病因、肝功能储备、门静脉系统主要血管的可利用情况和医师的操作技能及经验来选择。肝硬化病人中仅有40%出现食管胃底静脉曲张，而有食管胃底静脉曲张的病人中约有50%～60%并发大出血。这说明有食管胃底静脉曲张的病人不一定发生大出血。对有食管胃底静脉曲张但没有出血史的病人，是否行预防性手术，目前仍有不同意见。评价肝功能储备，可预测手术的后果和非手术病人的长期预后。ChildA级、B级和C级病人的手术死亡率分别为0%～5%、10%～15%和超过25%。食管胃底曲张静脉破裂出血的治疗可分为非手术治疗和手术治疗。

（1）非手术治疗：食管胃底曲张静脉破裂出血，尤其是对肝功能储备Child C级的病人，尽可能采用非手术治疗。

1）一般处理：建立有效的输液通路，输液、输血、防治休克。避免过量扩容，防止门静脉压力反跳性增加引起再出血。

2）止血药物：首选生长抑素类药物（如善宁、施他宁等）。首次剂量250μg静脉冲击注射，以后每小时250μg静脉滴注维持，连用3～5天。另外还可选用血管加压素、三甘氨酰赖氨酸加压素等内脏血管收缩剂。合用酚掩拉明或硝酸酯类药物可提高疗效，还可降低缩血管药物的不良反应。

3）内镜治疗：经纤维内镜将硬化剂（国内多选用鱼肝油酸钠）直接注射到曲张静脉腔内，使曲张静脉闭塞，其黏膜下组织硬化，以治疗食管静脉曲张出血和预防再出血。对于急性出血的疗效与药物治疗相似，长期疗效优于血管加压素和生长抑素。主要并发症是食管溃疡、狭窄或穿孔。食管穿孔是最严重的并发症，虽然发生率仅1%，但死亡率却高达50%。比硬化剂注射疗法操作相对简单和安全的是经内镜食管曲张静脉套扎术。方法是经内镜将要结扎的曲张静脉吸入到结扎器中，用橡皮圈套扎在曲张静脉基底部。文献报道控制急性出血的成功率可达80%～100%。硬化剂注射疗法和套扎术对胃底曲张静脉破裂出血无效。

4）三腔两囊管压迫止血：原理是利用充气的气囊分别压迫胃底和食管下段的曲张静脉，以达止血目的。通常用于对血管加压素或内镜治疗食管胃底静脉曲张出血无效的病人。该管（图40-2）有三腔，一通圆形气囊，充气后压迫胃底；一通椭圆形气囊，充气后压迫食管下段；一通胃腔，经此腔可行吸引、冲洗和注入止血药。

三腔管压迫可使80%食管胃底曲张静脉出血得到控制，但约一半的病人排空气囊后又立即再次出血。再者，即使技术熟练的医师使用气囊压

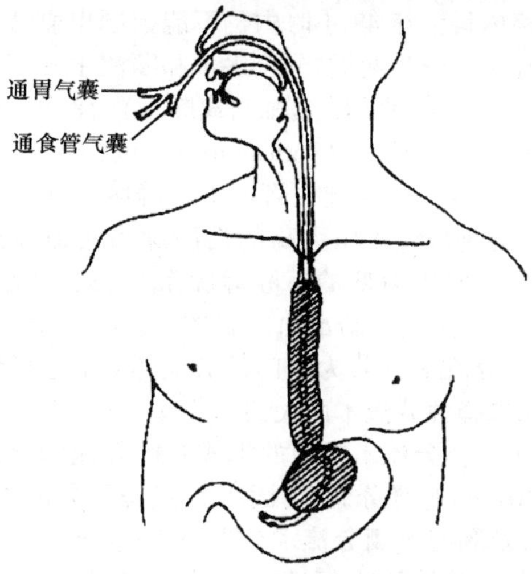

图40-2　三腔管压迫止血法

迫装置，其并发症的发生率也达10%～20%，并发症包括吸入性肺炎、食管破裂及窒息。故应用三腔管压迫止血的病人，应放在监护室里进行监护。

5）经颈静脉肝内门体分流术（transjugular intrahepatic portosystemic shunt，TIPS）：是采用介入放射方法，经颈静脉途径在肝静脉与门静脉主要分支间建立通道，置入支架以实现门体分流。展开后的支架口径通常为8～12mm。TIPS可明显降低门静脉压力，一般可降低50%，能治疗急性出血和预防复发出血。TIPS适用于食管胃底曲张静脉破裂出血经药物和内镜治疗无效，肝功能失代偿（Child C级）不宜行急诊门体分流手术的病人。主要并发症包括肝性脑病和支架狭窄或闭塞。由于TIPS一年内支架狭窄和闭塞发生率高达50%，因此限制了其在预防再出血中的应用（图40-3）。

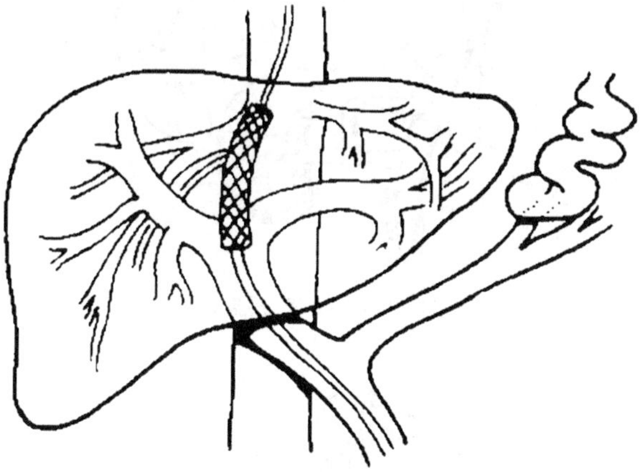

图40-3　经颈静脉肝内门体分流术示意图

（2）手术疗法：可在食管胃底曲张静脉破裂出血时急诊施行，也可为预防再出血择期手术。通常应用在肝功能较好的病人（Child A、B级）。急诊手术的指证：病人既往有大出血病史，或本次出血来势凶猛，出血量大，或经短期治疗仍有反复出血者；经

过严格内科治疗48小时内仍不能控制出血者。手术治疗主要分为两类:分流手术和断流手术。急诊手术以断流术(贲门周围血管离断术)为首选。

1) 门体分流术(portosystemic shunts):将门静脉主干或其主要属支血管与下腔静脉干或其主要属支血管吻合,使压力高的门静脉系统血流通过吻合口流向压力低的下腔静脉系统,从而降低门静脉压力,达到预防出血的目的,此种手术称为分流术。分流术可分为全门体分流术(非选择性分流)和选择性分流术两大类。

全门体分流术常用的术式有门腔侧侧分流术(图40-4)、脾肾分流术(图40-5)、脾腔分流术(图40-6)及肠腔侧侧分流术(图40-7)。全门体分流术减低门静脉压力幅度较大,治疗食管胃底曲张静脉破裂出血效果好,但肝脏供血明显减少,肝性脑病发生率高达30%~50%,易引起肝衰竭。而且门腔分流由于破坏了第一肝门的结构,为日后肝移植造成困难。

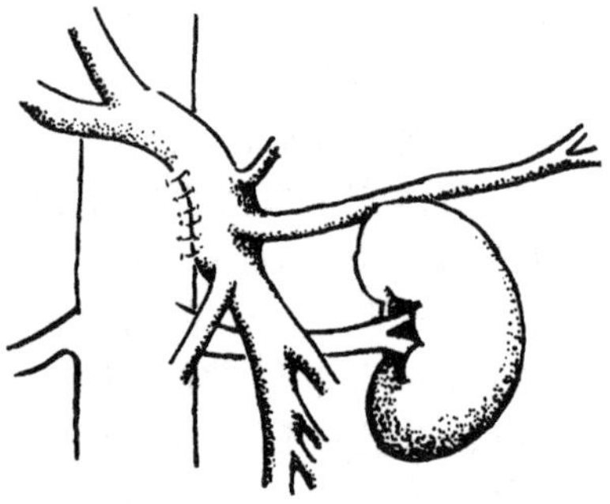

图40-4 门腔侧侧分流术

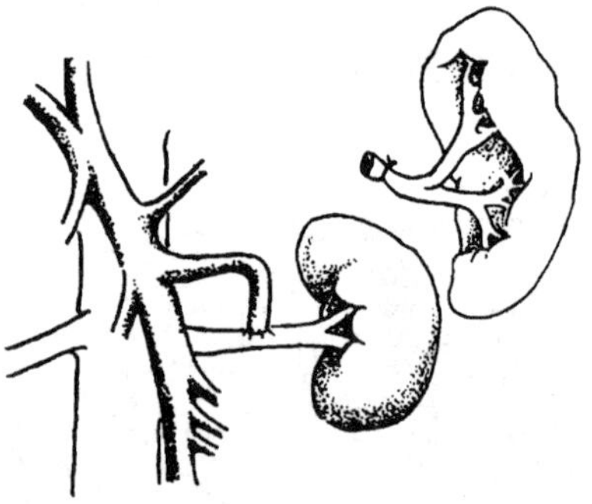

图40-5 脾肾分流术

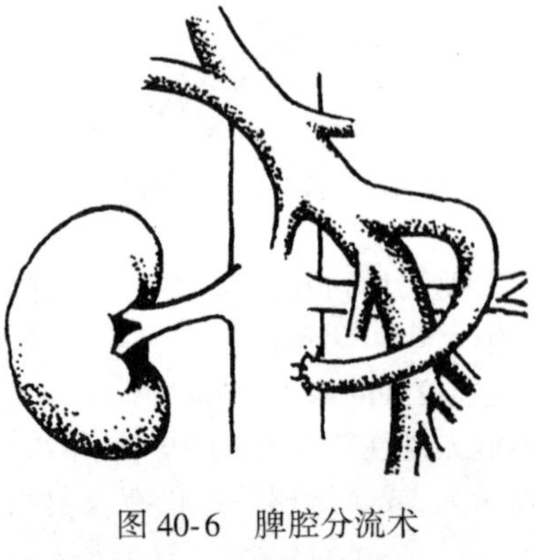

图40-6 脾腔分流术

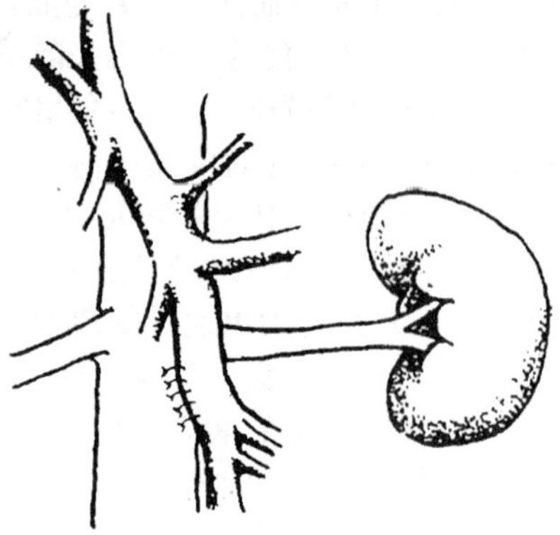

图40-7 肠腔侧侧分流术

限制性门体分流是近年来门体分流的一种新趋势。其目的是既有效地降低门静脉压力,制止食管胃底曲张静脉出血,同时还保证部分入肝血流。术后肝性脑病的发生率明显降低。此种分流术吻合口一般应控制在8~12mm。常用的术式有附加限制环的限制性门腔侧侧分流术、门腔静脉桥式分流(图40-8)、肠腔静脉桥式分流(图40-9)。各种桥式分流术中,搭桥所用的血管材料选择非常重要,目前多采用口径8~12mm的人造血管,另外可选用自体静脉(颈内静脉、髂总静脉)。将自体肝园韧带取下,扩张再通闭锁的脐静脉,亦可作为搭桥的血管材料。

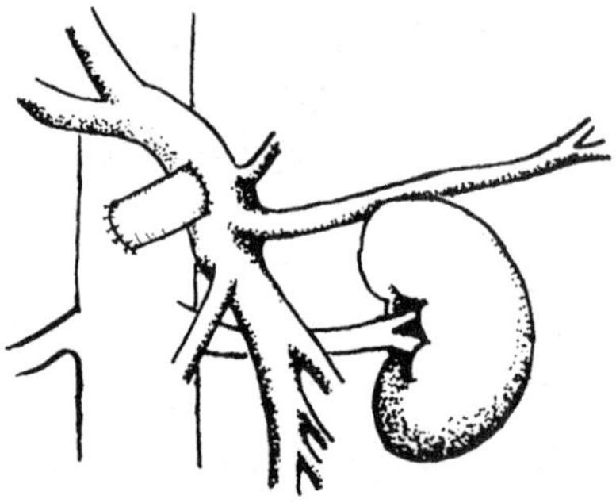

图40-8 门腔静脉桥式分流

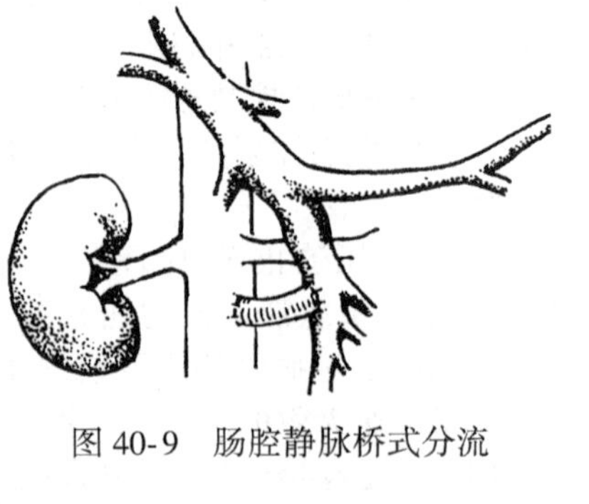

图40-9 肠腔静脉桥式分流

选择性门体分流术是指选择性的降低门静脉系统"脾胃区"的压力,仍保留"肠系膜区"的高压状态和一定的门静脉压力,旨在保存门静脉的入肝血流,同时降低食管胃底曲张静脉的压力,控制出血。该术式的优点是肝性脑病发生率低。代表术式是远端脾肾静脉分流术(图 40-10)和冠状静脉腔静脉分流术(图 40-11)。远端脾肾静脉分流术是将脾静脉远端与左肾静脉进行端侧吻合,同时离断门-奇静脉侧支,包括胃冠状静脉和胃网膜静脉,保留脾脏。冠状静脉腔静脉分流术是将胃左静脉与下腔静脉行端测吻合,常需要一段搭桥的静脉。此两种手术操作困难,在临床上应用的不多。

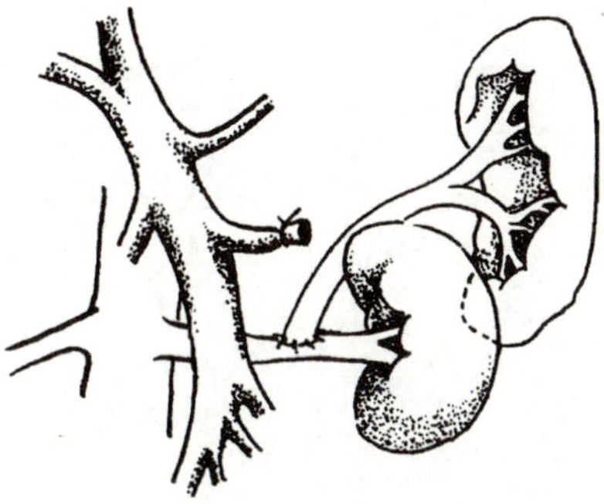

图 40-10　远端脾肾静脉分流术

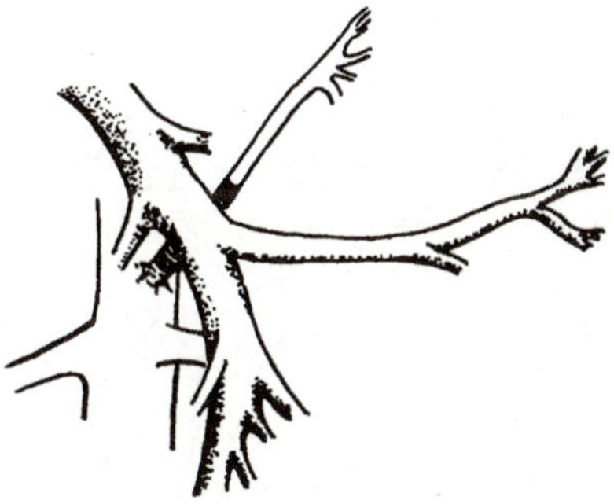

图 40-11　冠状静脉腔静脉分流术

2）断流手术:通过阻断门奇静脉间的反常血流,以达到止血的目的。手术方式很多,阻断部位和范围也各不相同。应用较多的有贲门周围血管离断术、食管下端横断术、胃底横断术、食管下端胃底切除术以及胃冠状静脉栓塞术。其中以贲门周围血管离断术(periesophagogastric devascularization)最为有效。该术式不仅离断了食管胃底的静脉侧支,还保存了门静脉入肝血流。这一术式还适合于门静脉循环中没有可供与体静脉吻合的通畅静脉,肝功能差(Child C 级),既往分流手术和其他非手术疗法失败而又不适合分流手术的病人。贲门周围静脉血管可分成四组(图 40-12A):①冠状静脉:包括胃支、食管支及高位食管支;②胃短静脉:一般为 3~4 支,分布于胃底的前后壁,注入脾静脉。③胃后静脉:起始于胃底后壁,注入脾静脉。④左膈下静脉:可单支或分支进入胃底或食管下段左侧肌层。门静脉高压症时,上述静脉都显著扩张,高位食管支的直径常达 0.6~1.0cm。手术时,首先切除脾脏,然后彻底切断上述静脉,包括高位食管支或同时存在的异位高位食管支;同时结扎、切断与静脉伴行的同名动脉,才能彻底阻断门奇静脉间的反常血流(图 40-12B)。

3）分流加断流手术:近年来,分流加断流的联合术式正引起人们的浓厚兴趣。临床上较为常用的是贲门周围血管离断加肠腔静脉侧侧分流术或肠腔架桥式分流术。实验研究和临床观察显示,联合术式既能保持一定的门静脉压力及门静脉向肝血供,又能减轻门静脉系统的高血流状态,是一种较理想的治疗门静脉高压症的手术方法。分流加断流手术在集合分流术与断流术优点的同时,理论上讲手术合并症也有相加作用。因此,还需要随机、前瞻性临床试验结果来证实其合理性。

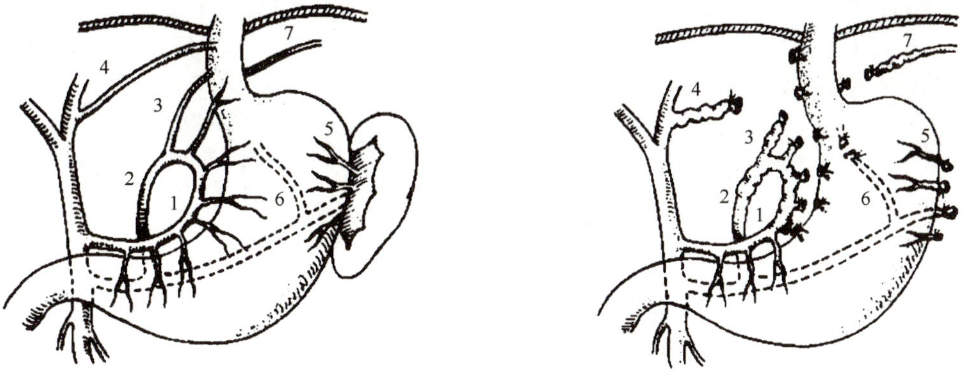

A　　　　B

图 40-12　贲门周围血管解剖(A)和贲门周围血管离断术(B)

1. 胃支;2. 食管支;3. 高位食管支;4. 异位高位食管支;5. 胃短静脉;6. 胃后静脉;7. 左膈下静脉

2. 严重脾肿大伴脾功能亢进的治疗　严重脾肿大伴脾功能亢进最多见于晚期血吸虫病性肝硬化病人,也见于脾静脉栓塞引起的左侧门静脉高压症。对于这类患者单纯行脾切除术效果良好。近年来,为保留脾脏的免疫功能,有人采用脾大部切除术,但确切效果有待确定。

3. 顽固性腹水的治疗　有效的治疗方法是肝移植。其他疗法包括 TIPS 和腹腔-静脉转流术。

尽管放置腹腔-静脉转流管并不复杂，然而有报道手术后的死亡率高达20%。放置腹腔-静脉转流管后腹水再度出现说明分流闭塞。如果出现弥漫性血管内凝血、曲张静脉破裂出血或肝功衰竭，就应停止转流。

4. 肝移植治疗门静脉高压症 肝移植是治疗终末期肝病并发门静脉高压症病人的理想方法，既替换了病肝，又使门静脉系统血流动力学恢复到正常。新的高效低毒的免疫抑制剂的不断出现，以及肝移植手术技术的不断发展与成熟，使肝移植的手术适应证不断扩展，近期疗效和远期存活率不断提高。在一些发达国家。肝移植已成为治疗晚期肝病的常规手术。我国近几年在肝移植方面也有了很大的进展。然而，供体短缺、终身服用免疫抑制剂的危险、手术风险大以及费用昂贵等限制了肝移植的临床应用。

（陈强谱）

笔记栏

第四十一章 胆道疾病

概 述

1. 胆道系统的组成 包括肝内、肝外胆管、胆囊及 Oddi 括约肌等部分。

（1）肝内胆管（图 41-1）：起自毛细胆管，继而汇集成小叶间胆管，肝段、肝叶胆管及肝内部分的左右肝管。肝内胆管和肝内肝动脉、门静脉及其各级分支的分布和走行大体一致，三者同为一结缔组织鞘（Glisson 鞘）所包裹。左、右肝管为一级支，左内叶、左外叶、右前叶、右后叶胆管为二级支，各肝段胆管为三级支。

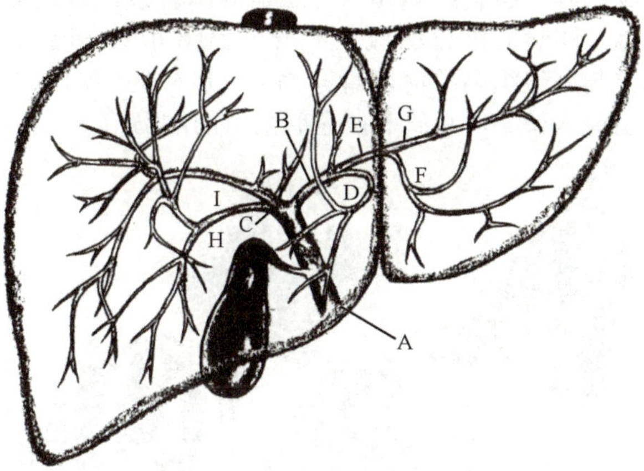

图 41-1 肝内胆道系统

A. 肝总管；B. 左肝管；C. 右肝管；D. 左内叶肝胆管；E. 左外叶肝胆管；F. 左外叶下段胆管；G. 左外叶上段胆管；H. 右前叶肝胆管；I. 右后叶肝胆管

（2）肝外胆道（图 41-2）：包括左、右肝管、肝总管、胆总管、胆囊。肝外胆管壁由三层组织组成：①黏膜层：含杯状细胞和其他含黏液的细胞，显示胆管有分泌功能；②平滑肌和弹力纤维层：受刺激时肌纤维可痉挛性收缩引起绞痛；③浆膜层：由结缔组织组成，含神经纤维和血管分支。

1）左、右肝管和肝总管：左、右肝管出肝后，在肝门部汇合形成肝总管（common hepatic duct）。左肝管较细长，长约 1.6cm，与肝总管间形成 90°的夹角；右肝管较粗短，长约 0.8cm，与肝总管间形成约 150°的夹角。左、右肝管直径约 0.30～0.35cm。在肝门处，肝管、门静脉、肝动脉三者关系密切，一般左、右肝管在前，肝左、右动脉居中，门静脉左、右主干在后；左、右肝管的汇合点位置最高，门静脉左、右主支的分叉点稍低，肝左、右动脉的分叉点最低。肝总管直径为0.4～0.6cm，长约 3～4cm，其下端与胆囊管汇合形成胆总管。

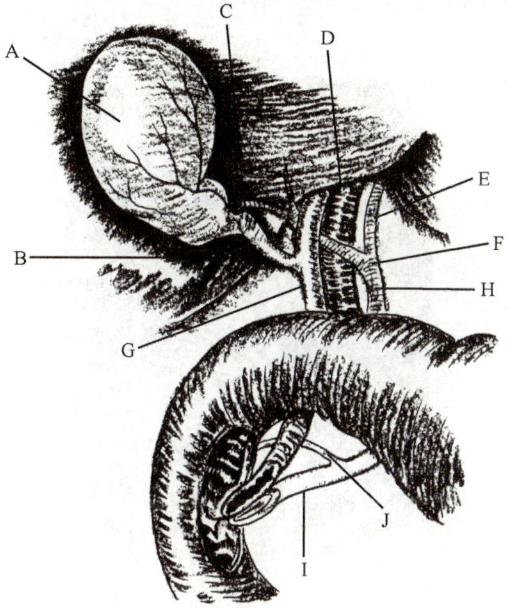

图 41-2 肝外胆管与血管关系

A. 胆囊；B. 胆囊管；C. 胆囊动脉；D. 肝右动脉；E. 肝左动脉；F. 肝固有动脉；G. 胆总管；H. 门静脉；I. 胰管；J. 副胰管

2）胆总管（common bile duct）：肝总管与胆囊管汇合形成胆总管。胆总管长约 4～8cm，直径 0.6～0.8cm。根据其行程和毗邻关系，胆总管分为四段：①十二指肠上段：始于肝总管与胆囊汇合处，止于十二指肠上缘。此段经网膜孔前方、肝十二指肠韧带右缘下行，肝动脉位于其左侧，门静脉位于两者后方；长约 1.4cm。胆总管探查、取石、引流及胆肠内引流手术在此段进行。②十二指肠后段：行经十二指肠第一段后方，长约 2cm。其后方为下腔静脉，左侧有门静脉和胃十二指肠动脉。③胰腺段：在胰头后方的胆管沟内或实质内下行，长约 1～2cm。是胰头癌侵及胆总管造成梗阻性黄疸的好发部位。④十二指肠壁内段：胰腺段胆总管下行至十二指肠降部中段后，斜行进入肠管后内侧壁，长约 1.5～2cm。80%～90%人的胆总管与主胰管在肠壁内汇合形成一共同通道，并膨大形成胆胰壶腹，亦称乏特（Vater）壶腹（ampulla of Vater），是胆总管下段梗阻的又一常见部位。壶腹周围有 Oddi 括约肌（sphincter of Oddi）使十二指肠黏膜隆起形成皱襞。Oddi 括约肌主要包括胆管括约肌、胰管括约肌和壶腹括约肌，它具有控制和调节胆总管和胰管的排放，以及防止十二指肠内容物反流的重要作用（图 41-3）。壶腹末端通常开口于十二指肠降部下 1/3 或中 1/3 处的十二指肠大乳头。另有 15%～20% 的胆总管与主胰管分别开口于十二指肠。胆总管的血液供应主要来自胃十二指肠动脉、肝总动脉和肝右动脉，这些动脉的分支在胆总管相互吻合成丛状，滋养胆总管。其静脉汇入门静脉，上段直接入肝。

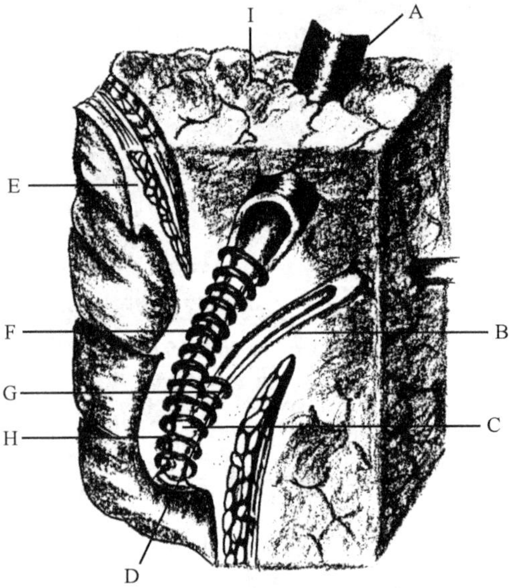

图 41-3　胆总管壶腹部解剖

A. 胆总管；B. 胰管；C. Vater 壶腹；D. 十二指肠大乳头；E. 十二指肠壁；F. 胆总管括约肌；G. 胰管括约肌；H. 壶腹括约肌；I. 胰腺

3）胆囊与胆囊管：胆囊为囊性器官，呈梨形，位于肝脏脏面的胆囊窝内。长 8～12cm，宽 3～5cm，容积 40～60ml。胆囊壁由三层组织组成：①黏膜层：由柱状细胞组成，具吸收作用；底部含小管泡状腺体，可分泌黏液。胆囊内的众多黏膜皱襞，能增加浓缩胆汁的能力。②肌层：内层呈纵行，外层呈环行，夹以弹力纤维。③外膜层：由结缔组织及肝包膜延续而来的浆膜形成。胆囊分为底、体、颈三部；底部圆钝，为盲端，向左上方延伸形成体部，体部向前上弯曲变窄形成胆囊颈，三者间无明显界线。颈上部呈囊性扩大，称 Hartmann 袋，胆囊结石常滞留于此处造成胆囊管梗阻。胆囊的充盈由肝分泌胆汁的速率和 Oddi 括约肌所造成的胆管下端阻力决定。胆管输送胆汁至十二指肠则由胆囊和 Oddi 括约肌协调完成。正常情况下，肝分泌胆汁的最大分泌压为 3.83kPa（$39cmH_2O$）；胆总管内压为 1.18kPa（$12cmH_2O$）；胆囊管开放压约为 0.79kPa（$8cmH_2O$），胆囊内压约为 0.98kPa（$10cmH_2O$）；空腹时，Oddi 括约肌收缩时的压力约为 1.18～1.47kPa（$12～15cmH_2O$）。由于空腹时或餐间 Oddi 括约肌的压力高于胆总管和胆囊管的压力，从而迫使胆汁流入胆囊。进餐后，胆囊收缩，括约肌松弛，胆汁排入十二指肠。一般认为，当胆管梗阻，胆管内压力超过胆汁分泌压时即可抑制胆汁分泌和发生胆血反流。近年来认为 1.96kPa（$20cmH_2O$）的压力即有可能导致胆血反流，因为毛细胆管直接与肝窦相通。因此，在行 T 管造影或胆道冲洗时，注入压力不宜过高。

胆囊管由胆囊颈延伸而成，长 2～3cm，直径约 0.3cm。胆囊起始部内壁黏膜形成螺旋状皱襞，称 Heister 瓣。胆囊管大多呈锐角汇入肝总管右侧壁，但常有变异（图 41-4），可经肝总管前方或后方至其左侧壁或后方与之呈锐角汇合，或与肝总管平行至十二指肠第一段后方与之汇合，或与右肝管汇合等。胆囊管也可很短或缺如。了解以上变异，对手术中防止胆管损伤有重要意义。胆囊动脉正常时源自肝右动脉（约占 85%），也存在多种变异（图 41-5），可能起自肝固有动脉或胃十二指肠动脉。胆囊静脉和肝外胆道静脉直接汇入门静脉。胆囊的淋巴引流入胆囊淋巴结和肝淋巴结，并与肝组织内的淋巴管有吻合。肝外胆管的淋巴引流入位于肝总管和胆总管后方的淋巴结。

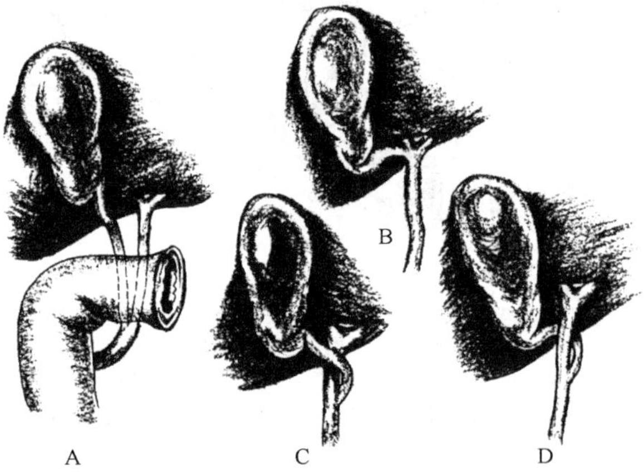

图 41-4　胆囊管的变异

A. 低位胆囊管；B. 高位胆囊管（开口于右肝管）；C. 胆囊管经肝总管前方开口于肝总管左侧；D. 胆囊管经肝总管后方开口于肝总管左侧；

4）胆囊三角（Calot 三角）（图 41-6）：是由胆囊管、肝总管、肝脏下缘所构成的三角区。胆囊动脉、肝右动脉、副右肝管在此区穿过，是胆道手术极易发生误伤的区域。胆囊淋巴结位于胆囊管与肝总管相汇处夹角的上方，可作为手术寻找胆囊动脉和胆管的重要标志。

胆道系统分布着丰富的神经纤维，主要来自由腹腔丛发出的迷走神经和交感神经。行胆囊切除手术时，如过度牵拉胆囊致迷走神经受激惹，可诱发胆心反射；严重者可产生胆心综合征，甚至发生心跳骤停，需高度重视。

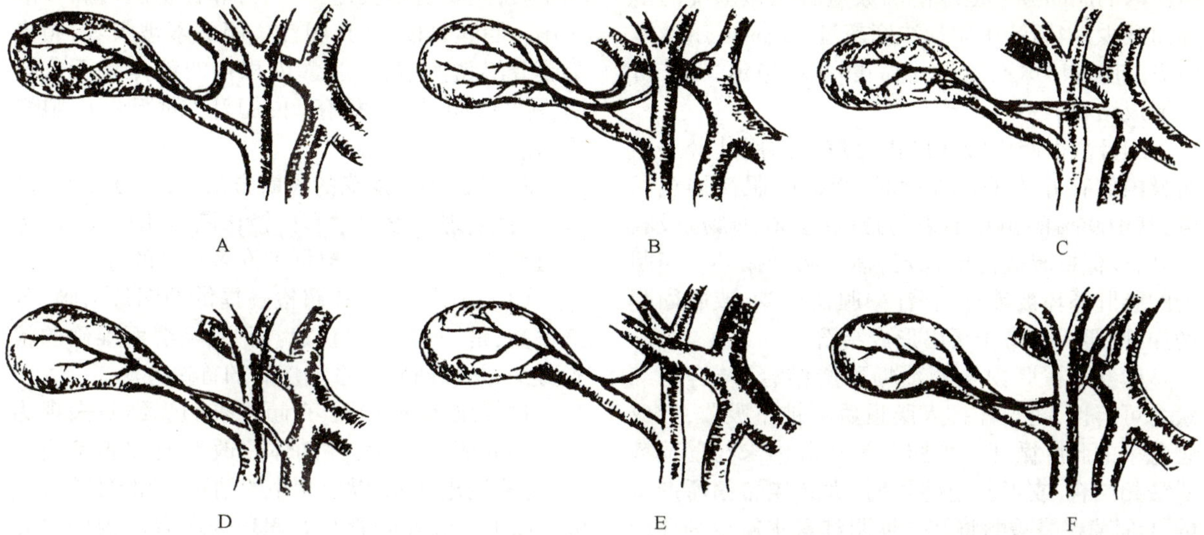

图 41-5 胆囊动脉的变异

A. 胆囊动脉通常发自肝右动脉；B. 双胆囊动脉（自肝左、右动脉各发出一支）；C. 胆囊动脉发自肝总动脉；D. 胆囊动脉发自胃十二指肠动脉；E. 胆囊动脉发自肝右动脉前支；F. 胆囊动脉发自肝左动脉

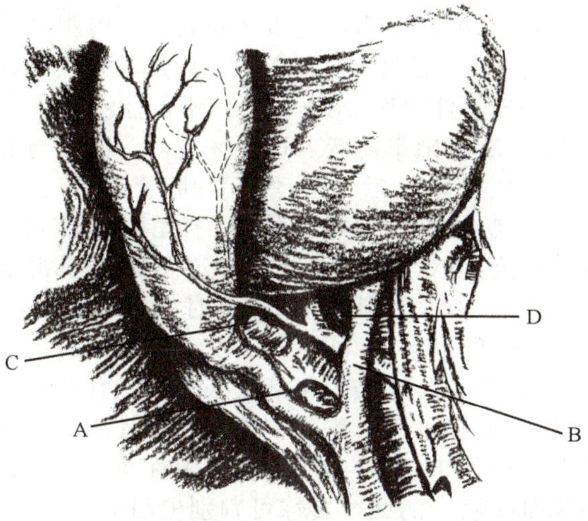

图 41-6 胆囊三角

A. 胆囊管；B. 肝总管；C. 胆囊动脉；D. 肝右动脉

2. 胆道系统的生理功能 主要是分泌、储存、浓缩与输送胆汁。

（1）胆汁的生成、分泌、代谢和生理功能：成人每日由肝细胞、胆管细胞分泌胆汁约 800ml～1200ml。胆汁主要由肝细胞分泌，约占胆汁分泌量的 3/4，胆管细胞分泌的胆汁，约占 1/4。胆汁中 97% 是水，比重 1.011，pH 值 6.0～8.8，呈中性或弱碱性。其他成分主要有胆汁酸与胆盐、胆固醇、磷脂酰胆碱（卵磷脂）、胆色素、脂肪酸、氨基酸、酶类、无机盐等。

胆汁中三种主要的脂类物质包括胆汁酸、胆固醇和磷脂。在肝内，胆固醇经肝内酶作用转变合成的胆汁酸称为初级胆汁酸，即胆酸（CA）和鹅脱氧胆酸（CDCA）。初级胆汁酸在小肠内被细菌降解而成为次级胆汁酸，即脱氧胆酸和石胆酸。大多数的胆汁酸与甘氨酸或牛磺酸以氨基酰化结合物的形式存在于胆汁中。胆汁酸在胆汁的形成、胆固醇的溶解运输、胆红素的助溶、脂肪消化和脂溶性维生素的吸收以及防止胆结石形成中均具有重要作用。胆固醇是细胞膜的重要构成成分，也是血浆脂蛋白成分之一，是胆汁酸合成的原料。肝细胞分泌胆汁是肝清除胆固醇的重要途径。磷脂也是细胞膜的主要成分。人胆汁中 40% 的磷脂是卵磷脂。磷脂是“微胶粒”和“泡”的重要成分，在溶解和运输胆固醇的生理过程中起十分重要的作用。

胆汁分泌受神经内分泌的调节。迷走神经兴奋，胆汁分泌增加，交感神经兴奋胆汁分泌减少。促胰液素、胃泌素、胰高糖素、肠血管活性肽等可促进胆汁分泌；生长抑素、胰多肽等则抑制胆汁分泌。胆汁分泌还受药物和食物的影响。最强的促进胆汁分泌的是促胰液素。胃酸、脂肪和蛋白质的分解产物由胃进入十二指肠后，刺激十二指肠黏膜分泌促胰素和促胆囊收缩素（CCK），两者均可引起胆囊平滑肌收缩和 Oddi 括约肌松弛，以及胰液的分泌。

胆汁中具有重要临床意义的是胆汁酸、胆固醇、胆色素、磷脂酰胆碱的代谢及其含量的变化。胆固醇不溶于水而溶于胆汁。因为胆汁中的胆盐和磷脂形成的微胶粒将胆固醇包裹于其中，而使其溶解。当胆盐与磷脂的比例为（2～3）：1 时，胆固醇的溶解度最大。在胆汁中还存在着一种由磷脂酰胆碱和胆固醇按同等比例组成的球泡，亦称胆固醇磷脂泡，其中无胆盐。球泡溶解胆固醇的能力比微胶粒大 10～20 倍，可溶解 80% 以上的肝胆汁内的胆固醇。但球泡的数量随胆盐浓度的增加而减少,当胆汁中胆盐浓度超过 40mmol/L,球泡消失。胆汁中球泡愈少,胆固醇愈不稳定,易于析出形成结石。

胆汁酸由胆固醇在肝内合成后随胆汁分泌至胆囊内储存并浓缩。进食时,胆盐随胆汁排至肠道,其中 95% 的胆盐能被肠道(主要在回肠)吸收入肝,以保持胆盐池的稳定,称为肠肝循环。当胆盐的肠肝循环被破坏,胆汁中胆盐减少,或胆固醇增加,则胆固醇易于析出形成结石。

胆红素在肝内与葡萄糖醛酸结合,结合胆红素为可溶性,随胆汁排入肠道后不被重吸收,形成胆色素的肠肝循环。如胆色素在肝内未与葡萄糖醛酸相结合,或当胆道感染时,大肠埃希菌所产生的 β-葡萄糖醛酸酶将结合性胆红素水解成为非结合性胆红素,易聚结析出与钙结合形成胆红素钙,促发胆色素结石形成。

胆汁的主要生理功能是:①乳化脂肪:胆盐随胆汁进入肠道后与食物中的脂肪结合使之形成能溶于水的脂肪微粒而被肠黏膜吸收,并能刺激胰脂肪酶的分泌和使其被激活,水解脂类,促使脂肪、胆固醇和脂溶性维生素 A、D、E、K 的吸收;②胆盐有抑制肠内致病菌生长繁殖和内毒素形成的作用;③刺激肠蠕动;④中和胃酸等。

(2) 胆管的生理功能:主要是输送胆汁至胆囊和十二指肠,但胆管还可分泌胆汁。毛细胆管在调节胆汁流量和成分方面起着关键作用。

(3) 胆囊的生理功能:胆囊通过吸收分泌和运动而发挥浓缩、储存和排出胆汁的作用。其主要功能有:

1) 胆汁的浓缩与储存:胆囊容积仅为40~60ml,但 24 小时内能接纳约 500ml 由肝脏分泌的胆汁,胆囊黏膜有很强的吸收水和电解质的能力。进入胆囊的胆汁,90% 的水分被胆囊黏膜吸收,可使胆汁浓缩 5~10 倍而储存于胆囊内。胆囊内胆汁的胆盐、胆色素、胆固醇的浓度比肝胆汁高5~10倍;胆盐含量可高达 200~300mmol/L。胆囊切除后,胆总管可稍有代偿性扩张,管壁增厚,黏膜腺体肥厚增多,从而使肝胆汁在通过胆管系统时可得到一定的浓缩。

2) 排出胆汁:胆汁的分泌是持续的,而胆汁的排放则随进食而断续进行,通过胆囊平滑肌收缩和 Oddi 括约肌松弛来实现,受神经系统和体液因素(胃肠道激素、代谢产物、药物等)的调节。每次排胆时相长短与食物的种类和量有关。每个排胆时相完成后仍约有 15% 的胆汁留在胆囊内。胆囊收缩素(cholecystokinins,CCK)是餐后胆囊收缩的主要生理性刺激因子。

3) 分泌功能:胆囊黏膜每天分泌约 20ml 黏液性物质,主要是黏蛋白,有润滑和保护胆囊黏膜的作用。胆囊管梗阻时,胆汁中胆红素被吸收,胆囊黏膜分泌黏液增加,胆囊内积存的液体呈无色透明,称“白胆汁”。积存“白胆汁”的胆囊称胆囊积水。

3. 胆道系统疾病的诊断方法 近 20 年来,随着放射学、现代影像学和内镜诊断技术的发展,为胆道系统疾病的诊断提供了许多先进的方法:

(1) 超声检查:B 超检查提供的图像清晰,分辨率高,是一种安全、快速、简便、经济而准确的检查方法,是诊断胆道系统疾病的首选方法。

1) 诊断胆道结石:B 超检查胆囊结石表现为强回声光团伴声影,并随体位改变而在胆囊内移动,能检测出 2mm 以上大小的结石,诊断准确率达 95% 以上。肝外胆管结石表现为胆管腔内的强光团伴声影,探头加压不变形,光团与管壁间分界明显,胆管可有扩张和增厚,诊断准确率为 80% 左右。胆总管下端因常受胃肠道气体干扰,其检查准确率降低,如采用饮水充盈胃肠道或采用膝胸位检查,可提高准确率达 70% 左右。肝内胆管结石表现为沿门静脉旁的胆管分支内形状及大小各异的强光团伴声影,结石远肝门端的胆小管可有扩张,诊断准确率高者可达 90% 左右。但需与肝内钙化灶相鉴别,后者无远肝门端胆管扩张。

2) 鉴别黄疸原因:根据胆管有无扩张、扩张部位和程度,可对黄疸进行定位和定性诊断,其准确率为 93%~96%。肝内胆管正常时 B 超不能显示,如肝内胆管显示,肝外胆管上段直径>5mm,中下段胆管>10mm,即表示胆管扩张。胆总管及以上胆管扩张,提示胆总管下端或壶腹部梗阻。如肝内外胆管均未扩张,表示为非梗阻性黄疸。根据梗阻部位病变的回声影像可判别梗阻原因,结石呈强光团伴声影;肿瘤呈不均匀增强回声或低回声,不伴声影。

3) 诊断其他胆道疾病:B 超还可诊断胆囊炎、胆囊及胆管肿瘤、胆道蛔虫、先天性胆道畸形等。还可在 B 超引导下,行经皮肝胆管穿刺造影、引流和取石等。

4) 手术中 B 超检查:开腹手术中利用特制探头放置在肝脏和胆管表面进行直接检查,可提高肝胆疾病的诊断率;可及时发现结石,指导手术取石,减少手术后结石残留率。

(2) 放射学检查

1) 腹部 X 线片:15% 的胆囊结石可在腹部平片上显示。腹部平片显示的结石即使位于胆管也表示其来自胆囊。如有胆道内积气表示有胆肠内瘘或 Oddi 括约肌功能失常。瓷化胆囊可显示整个或大部分胆囊钙化。产气菌感染所致化脓性胆囊炎,胆囊壁内可出现气泡。

2）胆囊造影：口服碘番酸吸收后随胆汁排至胆囊，经胆囊浓缩后可显示胆囊影像。正常时脂餐后，胆囊影缩小至原来的1/2以上。如胆囊显影淡薄或不显影，或脂餐后收缩差，表示慢性胆囊炎。有胆囊结石、息肉、肿瘤时，表现为充盈缺损。双剂量造影，可提高诊断准确性。但因准确性受多种因素影响，现已渐为超声检查替代。

3）静脉胆道造影：缓慢静脉注射30%胆影葡胺溶液20ml；或将30%胆影葡胺溶液20ml溶于10%葡萄糖溶液250ml缓慢静脉滴注。造影剂经肝分泌随胆汁进入胆道系统。可观察胆管有无狭窄、扩张、充盈缺损等病理改变。本法显影常不清晰，且受多种因素影响，现已为核素胆道造影、经皮肝穿刺胆管造影、内镜逆行性胰胆管造影、磁共振胆胰管造影所取代。

4）术中及术后胆道造影：胆道手术时可经胆囊管插管、胆总管穿刺或置管行胆道造影，可了解有无胆管狭窄、结石残留及胆总管下端通畅情况，有助于确定是否需行胆总管探查及手术方式。凡行胆总管T管引流或其他胆管置管引流者，拔管前应常规经T管或置管行胆道造影。

5）经皮肝穿刺胆道造影（percutaneous transhepatic cholangiography，PTC）：是在X线电视或B超监视下，利用特制穿刺针经皮穿入肝内胆管，再将造影剂直接注入胆道而使肝内外胆管迅速显影的一种顺行性胆道直接造影方法。可清楚地显示肝内外胆管的情况、病变部位、范围、程度和性质等，有助于胆道疾病，特别是黄疸的诊断和鉴别诊断。对有胆管扩张者更易成功，结果不受肝功能和血胆红素浓度的影响。因为是有创性检查，有可能发生胆汁漏、出血、胆道感染等并发症，术前应检查凝血功能及注射维生素K 2~3天；必要时应用抗生素，特别是有感染症状者。并应作好剖腹探查前的各种准备工作，以备及时处理胆汁性腹膜炎、出血等紧急并发症。另外，在PTC基础上，可借助导丝向扩张的肝内胆管置入导管行肝胆道引流（PTBD）或置放胆管内支架用作治疗。

6）经内镜逆行胰胆管造影（endoscopic retrograde cholangiopancreatography，ERCP）：是在纤维十二指肠镜直视下通过十二指肠乳头将导管插入胆管和（或）胰管内进行造影。本法：①可直接观察十二指肠及乳头部的情况和病变，对可疑病变可直接取材作活检；②可收集十二指肠液、胆汁、胰液行理化及细胞学检查；③通过造影可显示胆道系统和胰腺导管的解剖和病变。对胆道疾病，特别是黄疸的鉴别诊断有较大价值。但ERCP可诱发急性胰腺炎和胆管炎，术后应密切观察。ERCP亦可用于治疗，如行鼻胆管引流治疗胆道感染；行Oddi括约肌切开治疗Oddi括约肌狭窄，以及胆总管下端结石取石及胆道蛔虫病取虫等治疗。ERCP用于诊断现已部分为磁共振胰胆管造影所替代。

7）CT、MRI或磁共振胆胰管造影（MRCP）：具有成像无重叠，对比分辨力高的特点。能清楚显示肝内外胆管扩张的范围和程度，结石的分布，肿瘤的部位、大小，胆管梗阻的水平，以及胆囊病变等。CT及MRI检查无损伤、安全、准确，但费用高，主要适用于B超检查诊断不清而又怀疑为肿瘤的病人。MRCP可显示整个胆道系统的影像，对诊断先天性胆管囊状扩张症和梗阻性黄疸等有特别重要的价值，且具有无创、胆道成像完整等优点，可替代PTC和ERCP。

（3）核素扫描检查：静脉注射^{99m}Tc标记的二乙基亚氨二醋酸（^{99m}Tc-EHIDA），可被肝细胞清除并分泌，与胆汁一起经胆道排泄至肠道；其在胆道系统流过径路的图像，可用单光子束发射计算机断层扫描仪（SPECT）定时记录行动态观察。正常时，3~5分钟肝影清晰，10分钟左右胆管、十二指肠相继显影，胆囊多在15~30分钟内显影，且均不应迟于60分钟。胆道梗阻时显像时间的延迟和延长，有助于黄疸的鉴别诊断。胆囊管梗阻时胆囊不显影。本法为无创检查，辐射物剂量小，对病人无损害。突出优点是在肝功能损伤、血清胆红素中度升高时亦可应用。

（4）胆道镜检查

1）术中胆道镜检查：可经胆总管切开处，采用纤维胆道镜或硬质胆道镜进行检查。适用于：①疑有胆管内结石残留；②疑有胆管内肿瘤；③疑有胆总管下端及肝内胆管主要分支开口狭窄。术中可通过胆道镜利用网篮、冲洗等取出结石，还可行活体组织检查。

2）术后胆道镜检查：可经T管瘘道或皮下空肠盲袢插入纤维胆道镜行胆管检查，取石、取虫、冲洗、灌注抗生素及溶石药物。有胆管或胆肠吻合狭窄者可置入气囊行扩张治疗。胆道出血时，可在胆道镜下定位后，采用电凝和（或）局部用药止血。还可经胆道镜采用特制器械行Oddi括约肌切开术。

第一节 胆道先天性畸形

一、先天性胆道闭锁

先天性胆道闭锁（congenital biliary atresia）是胆道先天性发育障碍所致的胆道梗阻，是新生儿期持续性梗阻性黄疸的最常见的原因。病变可累及整个胆道，亦可仅累及肝内或肝外的部分胆管，其中以肝外胆道闭锁常见，占85%~90%。发病率女性高于男性。

笔记栏

【病因】

其病因尚未完全了解，主要有两种学说：①先天性发育畸形学说：胚胎早期，原始胆管已形成，后为增殖的上皮细胞填塞，随后上皮细胞发生空泡化并相互融合贯通而形成胆道系统。若胚胎期2~3个月时发育障碍，胆管无空泡化或空泡化不完全，则形成胆道全部或部分闭锁。胆道闭锁常合并下腔静脉缺如、门静脉异位、内脏易位等畸形。有认为本病与染色体异常有关。②病毒感染学说：有认为该病可能是获得性疾病。胚胎后期或出生早期患病毒性感染，引起胆管上皮毁损、胆管周围炎及纤维性变等而引起胆道部分或完全闭锁。还有认为系新生儿肝炎波及肝外胆管而导致胆道闭锁。此外，有提出本病与自身免疫、胆管缺血有关。还有人发现胆道闭锁与硬化性胆管炎有相似的炎症过程。还有人提出先天性胆管闭锁是一种进展性的胆管闭锁和硬化性病变，很多患儿出生时常能排泄胆汁，以后才进展成为完全性胆管闭锁。

【病理】

胆道先天性发育畸形大多为胆道闭锁，仅极少数呈狭窄改变。胆管闭锁所致梗阻性黄疸，可致肝细胞损害，肝脏因淤胆而显著肿大、变硬，呈暗绿或褐绿色，肝功能异常。若胆道梗阻不能及时解除，则可发展为胆汁性肝硬化，晚期为不可逆性改变。

主要分为三型(图41-7)：Ⅰ型，完全性胆管闭锁；Ⅱ型，近端胆管闭锁，远端胆管通畅；Ⅲ型，近端胆管通畅，远端胆管纤维化。以Ⅰ、Ⅱ型常见。

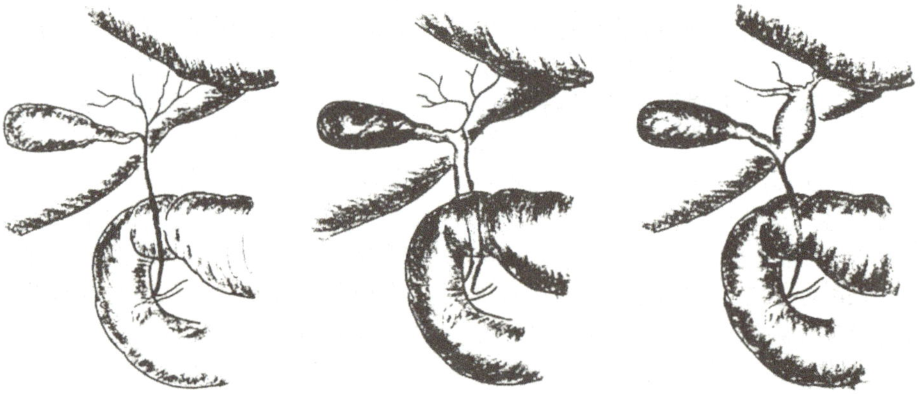

图41-7 先天性胆道闭锁

【临床表现】

1. 黄疸 进行性梗阻性黄疸是本病突出的表现。一般出生时并无黄疸，1~2周后出现，呈进行性加深。巩膜和皮肤由金黄变为绿褐或暗绿色，大便渐为陶土色，尿色随黄疸加深而呈浓茶样，尿布染黄。皮肤有瘙痒抓痕。2~3个月后可发生出血倾向及凝血功能障碍。

2. 营养及发育不良 初期患儿情况良好，营养发育正常，表现与黄疸深度不相符。随后一般情况逐渐恶化，至3~4个月时出现营养不良、贫血、发育迟缓、反应迟钝等。

3. 肝脾肿大 出生时肝脏正常，随病情发展而呈进行性肿大，2~3个月即可发展为胆汁性肝硬化及门静脉高压症。最终常因感染、出血、肝衰竭、肝昏迷，于生后1年内死亡。

【诊断】

凡出生后1~2个月出现持续性黄疸，陶土色大便，伴肝肿大者均应怀疑本病。下列各点有助于确诊：①黄疸超过3~4周仍呈进行性加重，对利胆药物治疗无效；对苯巴比妥和激素治疗试验无反应；血清胆红素动态观测呈持续上升，且以直接胆红素升高为主；②十二指肠引流液内无胆汁；③B超检查显示肝外胆管和胆囊发育不良或缺如；④^{99m}Tc-EHIDA扫描肠内无核素显示；⑤ERCP和MRCP，有关报道ERCP的正确诊断率为87%~90%，并能显示胆管闭锁的长度。

本病需与新生儿胆汁浓缩相鉴别，后者常见于新生儿肝炎、溶血病、药物(维生素K)和严重脱水等引起胆汁浓缩、排出不畅而致暂时性梗阻性黄疸。一般经1~2个月利胆或激素治疗后黄疸逐渐减轻至消退。B超、MRCP或ERCP检查对鉴别诊断有帮助。

【治疗】

手术治疗是唯一有效方法。手术宜在出生后2个月内进行，此时尚未发生不可逆性肝损伤。若手术过晚，病儿已发生胆汁性肝硬化，则预后极差。

1. 手术方式选择 ①尚有部分肝外胆管通畅，胆囊大小正常者，可用胆囊或肝外胆管与空肠行Roux-en-Y型吻合。②肝外胆管完全闭锁，肝内仍有胆管腔者可采用Kasai肝门空肠吻合术。方

笔记栏

法是在肝十二指肠韧带上方肝门前作一横切口，分离肝右动脉、门静脉前方之纤维组织束直达肝门处并切断，将空肠与肝门处纤维束行 Roux-en-Y 吻合，以期有通畅的胆管排出胆汁。为防止术后胆道逆行感染，可在废用空肠袢上加作一 Y 型吻合，末端在腹壁上造口。③肝移植适于肝内肝外胆道完全闭锁、已发生肝硬化和施行 Kasai 手术后无效的病儿。胆道闭锁是儿童肝移植的主要适应证。

2. 围手术期处理 术前准备要充分，宜 3~5 天内完成。重点是改善营养状态和肝功能，控制感染和纠正出血倾向。术后应密切观察生命体征，防治水、电解质代谢及酸碱平衡紊乱，加强支持治疗及营养治疗。使用广谱抗生素防治感染；及时发现和治疗各种并发症。

二、先天性胆管扩张症

先天性胆道扩张症可发生于肝内、肝外胆管的任何部位，好发于胆总管。女性多见，男女之比约为 1：(3~4)。幼儿期即可出现症状，约 80% 病例在儿童期发病。部分病人到成人阶段才表现出临床症状。

【病因】

病因尚未完全明了。目前认为胆管壁先天性发育不良及胆管末端狭窄或闭锁是发生本病的基本因素，其可能原因有：①先天性胰胆管合流异常：胚胎期胆总管、胰管末端分开，或胆总管以直角进入胰管，或胰管在壶腹上方汇入胆管，胰液易反流入胆管，致胆管内膜受损，发生纤维性变，导致胆总管囊性扩张；②先天性胆道发育不良：胚胎期，原始胆管增殖为索状，以后再空泡化贯通，如胆管上皮过度空泡化，可致胆管壁薄弱而发生囊性扩张；③遗传因素：本病女性发病率明显高于男性，有人认为与性染色体有关。

【病理】

根据胆管扩张的部位、范围和形态，分为五种类型(图 41-8)。

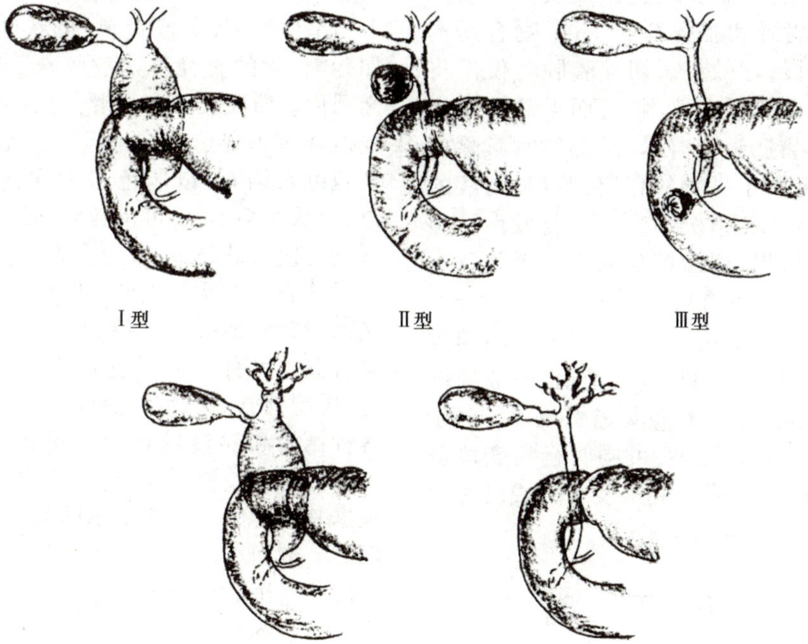

图 41-8 先天性胆管扩张症的分型

1. Ⅰ型 囊性扩张。临床上最常见，约占 90%。可累及肝总管、胆总管的全部或部分肝管。胆管呈球状或葫芦状扩张，直径最大者可达 25cm，扩张部远端胆管严重狭窄。胆囊管一般汇入囊肿内，其左右肝管及肝内胆管正常。

2. Ⅱ型 憩室样扩张。为胆总管壁侧方局限性扩张呈憩室样膨出，临床少见。

3. Ⅲ型 胆总管开口部囊性脱垂。胆总管末端十二指肠开口附近的局限性囊性扩张，脱垂坠入十二指肠腔内，常可致胆管部分梗阻。

4. Ⅳ型 肝内外胆管扩张。肝内胆管有大小不一的多发性囊性扩张，肝外胆管亦呈囊性扩张。

5. Ⅴ型 肝内胆管扩张(Caroli 病)。肝内胆管多发性囊性扩张伴肝纤维化，肝外胆管无扩张。

扩张的囊壁常因炎症、胆汁潴留以致发生溃疡，甚至癌变，其癌变率为 10%，成人接近 20%，较正常人群高出 10~20 倍。囊性扩张的胆管腔内也可有胆石形成，成年人中合并胆石者可高达 50%。

【临床表现】

典型临床表现为腹痛、腹部包块和黄疸三联征。症状多呈间歇性发作。腹痛位于右上腹部，可为持续性钝痛；黄疸呈间歇性；80%以上病人右上腹部可扪及表面光滑的囊性肿块。合并感染时，可出现黄疸持续加深，腹痛加重，肿块有触痛，并有畏寒、发热等表现。晚期可出现胆汁性肝硬化和门静脉高压症的临床表现。囊肿破裂可导致胆汁性腹膜炎。

【诊断】

对于有典型三联征及反复发作胆管炎者诊断不难。但三联征俱全者仅占20%～30%，多数病人仅有其中1～2个症状，故对怀疑本病者需借助其他检查方法确诊。绝大多数囊肿可被B超检查或放射性核素扫描检出，PTC、ERCP、MRCP、胆道造影等检查对确诊有帮助。

【治疗】

本病一经确诊应尽早手术，否则可因反复发作胆管炎导致肝硬化、癌变或囊肿破裂等严重并发症。完全切除囊肿和胆肠 Roux-en-Y 吻合是本病的主要治疗手段，疗效好。切除囊肿时仅需将囊肿黏膜在囊内黏膜下完整剥离，而无需切除囊肿壁。单纯囊肿-胃肠道吻合术，虽能暂时解除梗阻和缓解症状，但由于囊肿的存留，胰液、肠液的反流，可导致感染、结石、吻合口狭窄、复发性胰腺炎和癌变等严重后果，现已较少采用。囊肿肠吻合术后的癌变，85%发生在残留囊肿壁上。对于并发严重感染或穿孔等病情危重者，可先采用囊肿造瘘外引流术，待症状控制，黄疸消退，一般情况改善后再行二期囊肿切除和胆肠内引流术。对于合并局限性肝内胆管扩张者，可同时行病变段肝切除术。如肝内胆管扩张病变累及全肝或已并发肝硬化，可考虑施行肝移植手术。

第二节 胆 石 病

案例 41-1

患者，女，35岁，因发作性右上腹疼痛，并放射至肩背部，伴有恶心、呕吐18小时入院。自诉进油腻食物后感右上腹饱胀不适，2小时前疼痛加重。既往有"胃病"史。

体格检查：T 37.2℃，P 90次/分，R 19次/分，BP 110/70mmHg，呈急性痛苦病容，巩膜未见黄染。心肺检查阴性。腹部平软，右上腹压痛，无反跳痛，Murphy征阳性，未触及肝、脾肿大。无移动性浊音，肠鸣音4次/分。

辅助检查：①血常规：WBC $3.1×10^9$/L，N 0.80。②B超示：胆囊6cm×7cm，壁毛糙，内有0.7cm×0.8cm×1.0cm大的结石多枚。

问题：

1. 诊断？
2. 还需做什么检查？
3. 如何治疗？
4. 胆囊切除术的适应证是什么？

胆石病（cholelithiasis）指胆道系统，包括发生在胆囊和胆管的结石，是常见病、多发病。我国胆结石的患病率为0.9%～10.1%，平均5.6%。女性明显多于男性，随年龄增长而增高。随着人民生活水平的提高，卫生条件的改善，我国胆石病的特点发生了明显变化，从以前的胆管结石发病率比胆囊结石高，胆色素结石比胆固醇结石多，转变为胆囊结石发生率高于胆管结石，胆固醇结石多于胆色素结石。

胆结石按其化学成分的不同分为三类：①胆固醇结石：组成成分以胆固醇为主，含量占90%以上。呈白黄、灰黄或黄色，形状和大小不一，小者如砂粒，大的直径可达数厘米，呈多面体，圆形或椭圆形。质硬表面多光滑，剖面呈放射条纹状。X线检查多不显影。80%胆固醇结石位于胆囊内。②胆色素结石：以胆色素为主，呈棕黑色或棕褐色，形状大小不一，可呈粒状、长条状，甚至呈铸管型，质松软，易碎，一般为多发。剖面呈层状，可有或无核心。松软不成形的胆色素结石，形似泥砂，又称泥砂样结石，主要发生于胆管内，常与胆道感染有关。另有一种黑色素性结石，呈黑色或棕黑色，质硬，圆球状，由不溶性的黑色胆色素多聚体、各种钙盐和黏液糖蛋白等成分组成。③混合性结石：由胆红素、胆固醇、钙盐等多种成分混合组成。根据其所含成分的比例不同而呈现不同的形状和颜色。剖面呈层状，有的为中心呈放射状而外周呈层状。因含钙盐较多，X线检查常可显影。混合性结石约60%发生在胆囊内，40%在胆管内。

胆结石按结石所在部位可分为：①胆囊结石：多为多发。单发者多为球形，多发者可为小球形、多面体形或扁平状不等。多为胆固醇类结石。②肝外胆管（或胆总管）结石：多为原发性结石。单发或多发，大小不等，形状多样，多与胆管形状相似。多为胆色素混合结石。胆结石自胆囊坠入胆总管者为继发结石，其成分与胆囊结石相同。③肝内胆管结石：绝大多数为多发，多见于肝左叶，分布在二、三级肝胆管内，小块状或铸型，可有蛔虫残体为核心。均为胆色素混合结石。上述三种胆结石也可联合存在，如胆囊结石可合并胆总管结石，胆总管结石可合并肝内胆管结石。

胆结石的成因非常复杂，胆固醇结石和胆色素结石的成因又截然不同。

1. 胆固醇结石　胆固醇结石均在胆囊内形成。目前认为胆固醇结石的形成必须具备：①胆汁中胆固醇过饱和。胆汁中胆固醇浓度明显增高，胆汁酸盐和卵磷脂含量明显减少，不足以转运胆汁中的胆固醇；此种胆汁为胆固醇过饱和胆汁，即成石胆汁。②胆汁中胆固醇的成核过程异常。指胆汁中的小泡聚集融合形成大泡，使溶解状态的胆固醇析出胆固醇单结晶，这是胆固醇结石形成的最初阶段。在此过程中，成石胆汁中的某些成核因子（糖蛋白、黏蛋白和 Ca^{2+} 等）有明显的促成核作用，缩短了成核时间。③胆囊功能异常。胆囊结石只在胆囊内发生，胆囊切除后胆固醇结石就不再复发了，说明胆囊在胆固醇结石形成中的重要性。研究表明胆固醇结石病人的胆囊对水和电解质的吸收功能增加，使胆汁浓缩；成石性胆汁刺激导致胆囊黏膜分泌黏糖蛋白增加，在成核过程中起重要作用；胆囊收缩运动减弱，其结果使胆汁滞留于胆囊内，形成胆泥，提供胆固醇结晶形成、聚集和生长所必要的时间和场所。

2. 胆色素结石　绝大多数胆色素结石属胆色素混合结石，其主要成分为胆红素钙。主要发生在肝内、外胆管内。胆道感染和胆汁淤滞是胆色素结石形成的主要因素。正常胆汁中的胆红素约80%为葡萄糖醛酸胆红素，称为结合型胆红素。感染胆汁中的细菌，包括需氧菌和厌氧菌，能产生β-葡萄糖醛酸酶和磷脂酶 A_1，前者使结合性胆红素水解为非结合性胆红素，它与 Ca^{2+} 结合成胆红素钙沉淀；后者使磷脂水解，释放出游离脂肪酸，包括棕榈酸（又称软脂酸、十六烷）和硬脂酸（十八烷酸），与 Ca^{2+} 结合生成棕榈酸钙和硬脂酸钙，两者也是胆色素混合结石的重要成分。胆道感染还使胆道黏膜分泌大量糖蛋白，作为基质把上述各种沉淀物凝聚在一起形成胆结石。应该强调，胆道蛔虫症是胆道感染的重要原因，蛔虫残体又可作为胆结石核心，在胆色素结石形成中起重要作用。

一、胆囊结石

胆囊结石（cholecystolithiasis）主要为胆固醇性结石或以胆固醇为主的混合性结石。本病主要见于成年人，女性常见，尤以经产妇和服用避孕药者常见，男女之比约为1∶3。但随着年龄增长其性别差异减少，50岁时男女之比为1∶1.5，老年人中男女发病率基本相等。这可能与雌激素在胆囊结石形成中的作用有关。

【病因】

胆囊结石的成因十分复杂，是综合性因素所致。目前认为其基本因素是胆汁的成分和理化性质发生了改变，导致胆汁中的胆固醇呈过饱和状态，易于沉淀析出和结晶而形成结石。另外，胆囊结石病人的胆汁中可能存在一种促成核因子，可分泌大量的黏液糖蛋白促使成核和结石形成。此外，胆囊收缩能力减低，胆囊内胆汁淤滞也有利于结石形成。

【临床表现】

约20%～40%的胆囊结石病人可终生无症状，而在其他检查、手术或尸体解剖时被偶然发现，称为静止性胆囊结石。部分病人可以表现为胆绞痛或急、慢性胆囊炎。症状出现与否和结石的大小、部位，是否合并感染、梗阻及胆囊的功能有关。

有症状型胆囊结石的主要临床表现为：

（1）消化不良等胃肠道症状：大多数病人仅在进食后，特别是进油腻食物后，出现上腹部或右上腹部隐痛不适、饱胀，伴嗳气、呃逆等。

（2）胆绞痛：是其典型表现，当饱餐、进食油腻食物后胆囊收缩，或睡眠时体位改变，结石移位并嵌顿于胆囊壶腹部或颈部，胆囊排空胆汁受阻，胆囊内压力升高，胆囊强力收缩而发生绞痛。疼痛位于上腹部或右上腹部，呈阵发性，可向肩胛部和背部放射，多伴恶心、呕吐。

（3）Mirizzi综合征：持续嵌顿和压迫胆囊壶腹部和颈部的较大结石，可引起肝总管狭窄或胆囊胆管瘘，以及反复发作的胆囊炎、胆管炎及梗阻性黄疸，称Mirizzi综合征（图41-9）。其发病率约占胆囊切除术病人的0.7%～1.1%。解剖学变异，尤其是胆囊管与肝总管平行是发生本病的重要条件。

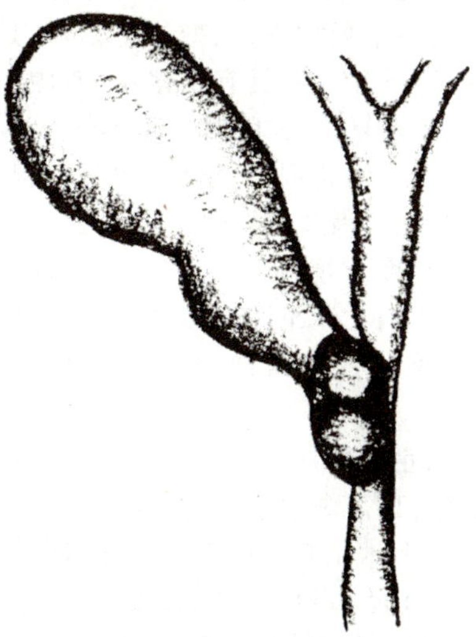

图41-9　Mirizzi综合征

（4）胆囊积液：胆囊结石长期嵌顿但未合并感染时，胆汁中的胆色素被胆囊黏膜吸收，并分泌黏液性物质，而致胆囊积液。积液呈透明无色，称为“白胆汁”。

（5）其他：①小的结石可通过胆囊管进入并停留于胆总管内，形成继发性胆管结石；②进入胆总管的结石通过Oddi括约肌可引起损伤或嵌顿于壶腹部引起胰腺炎，称为胆源性胰腺炎；③因结石压迫可致胆囊十二指肠瘘，结石可经胆囊排至小肠引起肠梗阻，称胆石性肠梗阻；④结石及炎症的反复刺激可诱发胆囊癌变。

【诊断】

临床病史和体检可为诊断提供有益线索，但确诊需依靠影像学检查。B超检查发现胆囊结石即可确诊，正确诊断率在96%以上，是首选方法。胆囊造影显示为胆囊内充填缺损，对诊断有一定帮助，且可了解胆囊功能。CT、MRI虽也可显示胆囊结石，但价格昂贵，不宜常规采用。

【治疗】

1. 手术治疗 胆囊切除术是治疗胆囊结石的首选方法，效果确切。胆囊切除术的适应证：①胆囊结石反复发作引起临床症状；②嵌顿在胆囊颈部或胆囊管处的胆囊结石可导致急性胆囊炎，甚至胆囊坏疽穿孔；③慢性胆囊炎可使胆囊萎缩，胆囊无功能，长期炎症刺激还可导致胆囊癌；④结石充满胆囊，虽无明显临床症状，实际上胆囊已无功能。

胆囊切除术包括开腹胆囊切除术（open cholecystectomy，OC）和腹腔镜胆囊切除术（laparoscopic cholecystectomy，LC）及小切口胆囊切除术（open minicholecystectomy）。OC是治疗有症状胆囊结石的由来已久的标准术式，术中胆管损伤等并发症小于0.2%，手术死亡率低，效果好。LC是目前创伤最小的胆囊切除术，具有伤口小，对腹腔内脏器干扰小，术后恢复快，住院时间短等优点。然而LC的严重并发症（血管损伤、出血、胆漏和胆道损伤）的发生率偏高。因此，防止并发症，提高安全性仍是LC值得高度重视的问题。LC尚不能代替OC。小切口胆囊切除术，创伤小，直视下手术，安全可靠，术野处理干净，也属微创手术范围，近、远期效果均较好。

对于无症状的胆囊结石，一般认为不需立即行胆囊切除，只需观察和随诊。但有下列情况时，应及时考虑手术治疗：①口服胆囊造影胆囊不显影；②结石直径超过2～3cm；③合并瓷化胆囊；④合并糖尿病者在糖尿病已控制时；⑤有心肺功能障碍者。因后两种情况，一旦急性发作或发生并发症而被迫施行急诊手术时，危险性远较择期性手术大。总的趋势是对年轻人采取较积极的手术态度，对老年人则采取较保守态度。行胆囊切除时，如有下列情况应同时行胆总管探查术：①术前已证实或高度怀疑有胆总管结石（choledocholithiasis），包括有梗阻性黄疸的临床表现或病史；反复发作胆绞痛、胆管炎；有胰腺炎病史；术中胆道造影证实有结石，胆道梗阻或胆管扩张。②手术中扪及胆总管内有结石、蛔虫或肿块；或发现胆总管扩张，直径1cm以上，管壁明显增厚；胆囊结石小，可通过胆囊管进入胆总管；或发现有胰腺炎表现；或行胆管穿刺抽出脓性、血性胆汁或泥砂样胆色素颗粒。因胆总管探查后需作T管引流，且有一定的并发症率。因此，有条件者应常规行术中胆管造影，以减少不必要的胆总管探查和提高探查阳性率。

因胆囊结石或胆囊炎行胆囊切除术的疗效是肯定的，胆囊切除术根除了因胆囊结石引起的各种并发症，去除了可能发生胆囊癌的危险因素。极少数病人术后仍有右上腹绞痛、饱胀不适、恶心呕吐等临床症状，统称为胆囊切除术后综合征（postcholecystectomy syndrome），或称胆囊切除术后胆道功能障碍（biliary dyskinesia）。常见原因有：①胆总管内残余结石；②Oddi括约肌狭窄；③胆囊管残留过长；④胆道功能紊乱，与Oddi括约肌痉挛有关。明确原因后对症处理，可消除上述临床症状。

2. 其他治疗 ①溶石治疗：针对胆囊胆固醇结石采用口服CDCA和熊脱氧胆酸（UDCA）溶石。停药5年后有半数病人复发。②灌注药物溶石治疗：经肝胆囊置管灌注辛酸单酰甘油、甲基叔丁醚及复方溶石剂等。③体外冲击波碎石治疗：此方法首先用于治疗泌尿系结石，后来被移用治疗胆结石。胆结石成分不同于肾结石，疗效不佳。应该强调，胆囊结石患者的胆汁属成石性胆汁，其胆囊也属病理性胆囊。因此，企图保留胆囊的各种治疗方法都缺乏理论基础；其共同的缺点是结石的复发率和再生率很高，应用前途明显受限。④经皮胆囊碎石溶石及胆囊闭腔术：经皮穿刺胆囊插入胆囊镜行碎石取石有一定疗效，但并发症较多。还有人提出在碎石取石的基础上用微波电极热凝胆囊管，再注入硬化剂破坏胆囊黏膜，使胆囊腔闭合，从功能上切除胆囊。本方法复杂、繁琐、危险性大、效果不肯定，无使用和发展前途。

二、肝外胆管结石

肝外胆管结石分为原发性胆管结石和继发性胆管结石。原发性胆管结石系指在胆管内形成的结石,主要为胆色素结石或混合性结石。继发性胆管结石为胆囊结石排至胆总管者,主要为胆固醇结石。肝外胆管结石多发生于胆总管下端。

【病理】

肝外胆管结石指发生于左、右肝管汇合部以下的胆管结石。其病理变化主要有:①胆管梗阻:一般为不完全性,梗阻近侧胆管有不同程度扩张和管壁增厚,常伴有胆汁淤滞,易致继发感染;②继发感染:感染发生后,胆管组织充血、水肿,可加重胆管梗阻程度,使不完全性梗阻变为完全性梗阻,可导致梗阻性化脓性胆管炎;胆管内压力进一步增高,脓性胆汁(包含细菌和毒素)可经毛细胆管逆流入血,而发生脓毒症,亦可致胆管壁糜烂、溃破,甚至形成胆管门静脉瘘,导致胆道大出血;③肝损害:梗阻并感染可引起肝细胞损害,甚至可发生肝细胞坏死及形成胆源性肝脓肿;胆管炎症的反复发作还可致胆汁性肝硬化;④胆源性胰腺炎:胆石嵌顿于壶腹时可引起胰腺的急性和(或)慢性炎症。

【临床表现】

取决于有无感染及梗阻。一般平时可无症状,但当结石梗阻胆管并继发感染时,其典型的临床表现为 Charcot 三联征,即腹痛,寒战高热和黄疸。

1. 腹痛 发生在剑突下及右上腹部,多为绞痛,呈阵发性发作,或为持续性疼痛阵发性加剧,可向右肩背部放射,常伴恶心、呕吐。这是由于结石下移嵌顿于胆总管下端或壶腹部,引起胆管梗阻,胆总管平滑肌及 Oddi 括约肌痉挛所致。

2. 寒战高热 胆管梗阻继发感染后,胆管内压升高,感染循胆管逆行扩散,细菌及毒素经毛细胆管入肝窦至肝静脉,再进入体循环而引起全身性感染。约 2/3 的患者可在病程中出现寒战高热,一般表现为弛张热,体温高者可达 39 ~40℃。

3. 黄疸 胆管梗阻后即可出现黄疸,其轻重程度、发生和持续时间取决于胆管梗阻的程度,是否并发感染,有无胆囊等因素。如梗阻为部分或间歇性,黄疸程度较轻且呈波动性;完全性梗阻,特别是合并感染时,则黄疸明显,且可呈进行性加深。有无胆囊对胆管梗阻后黄疸发生时间有影响。在有胆囊且功能良好者,即使胆管完全梗阻,也多在 48~72 小时才出现黄疸;如胆囊已切除或有严重病变,则可在梗阻后 8~24 小时内发生黄疸。黄疸时常有尿色变深,粪色变浅;有的可出现皮肤瘙痒。胆石梗阻所致黄疸多呈间歇性和波动性。

(1) 体征:剑突下和右上腹部可仅有深压痛。如胆管内压过高、感染严重可发生胆管内胆汁外渗,甚至有发生胆总管壁坏死者;此时则可出现不同程度和不同范围的腹膜刺激征象,并可出现肝区叩痛。胆囊或可肿大被触及,有触痛。

(2) 实验室检查:可有白细胞计数及中性粒细胞升高;血清总胆红素及结合胆红素升高,血清转氨酶和碱性磷酸酶升高;尿中胆红素升高,尿胆原降低或消失。

(3) 影像学检查:B 超检查可发现胆管内结石及胆管扩张影像。PTC 及 ERCP 或 MRCP 可提供结石的部位、数量、大小,以及胆管梗阻的部位和程度。一般首选 B 超检查,必要时可加行 MRCP 或 ERCP 或 PTC。CT 一般只在上述检查结果有疑问或不成功时才考虑使用。

【诊断】

有典型 Charcot 三联征者诊断不难,但如仅有三联征中 1~2 项表现,则需借助实验室和影像学检查以明确诊断,并须注意与下列疾病鉴别:①右肾绞痛:始发于腰或胁腹部,可向股内侧或外生殖器放射,伴血尿,无发热,腹软,无腹刺激征,肾区叩痛明显。腹部平片多可显示肾、输尿管区结石。②肠绞痛:以脐周为主。如为机械性肠梗阻,则伴有恶心、呕吐,腹胀,不排气排便。腹部可见肠型,肠鸣音增多,并有高调音;可有不同程度和范围的压痛和腹膜刺激征。腹部平片显示有阶梯状气液平面。③壶腹癌和胰头癌:起病缓慢,腹痛轻或仅有上腹部不适。黄疸呈进行性加深,且较重。一般不伴寒战高热,腹软无腹膜刺激征,肝大,常可扪及肿大胆囊;晚期可有腹水及恶液质表现。ERCP 或 MRCP 和 CT 检查有助于诊断。

【治疗】

肝外胆管结石现仍以手术治疗为主。手术治疗的原则是:①术中尽可能取尽结石;②解除胆道狭窄和梗阻,去除感染病灶;③术后保持胆汁引流通畅,预防胆石再发;④合理应用抗生素。常用手术方法有以下几种:

1. 胆总管切开取石加 T 管引流术 可采用开腹手术或腹腔镜手术。适用于单纯胆总管结石,胆管上、下端通畅,无狭窄或其他病变者。若伴有胆囊结石和胆囊炎,可同时行胆囊切除术。有条件者可采用术中胆道造影、B 超检查或纤维胆道镜检查,有助于减少胆石残留率。手术时应将 T 管妥善固定,防止受压、扭曲或脱落。术后观察每日胆汁的量、颜色、性质及有无沉淀物并记录。T 管引流胆汁量平均每天 200~400ml,如超过此量,表示胆总管下端有梗阻。如胆汁正常且流量逐渐减少,手术后 10 天左右,经夹管 2~3 天,病人无不适,可先行经 T 管胆道造影,如无异常发现,造影 24 小时后,可再次夹管 2~3 天,仍无症状可予拔管。需注意：①拔除T管前应常规行T管造影。②造影后应开放T管引流24小时以上。③硅胶T管对周围组织刺激小，T管周围瘘管形成时间长，因此需推迟拔管时间。如按常规时间拔管，则有可能发生胆汁漏入腹腔。故宜采用胶质T管，尽量不用硅胶T管。④对长期使用激素、低蛋白血症、营养不良，老年人或一般情况较差者，T管周围瘘管形成时间亦较长、应推迟拔管时间。⑤拔管时切忌使用暴力，以防撕裂胆管及瘘管。⑥如造影发现结石残留，则需保留T管6周以上，待纤维窦道形成坚固后，再拔除T管经窦道行纤维胆道镜取石。如非手术疗法不成功，症状反复发作或加重，则需手术治疗。

2. 胆肠吻合术 亦称胆肠内引流术。适用于：①胆总管扩张≥2.5cm，下端有炎性狭窄等梗阻性病变，且难以用手术方法解除者，但上段胆管必须通畅无狭窄；②结石呈泥沙样不易取尽，有结石残留或结石复发者。常用的是胆管空肠Roux-en-Y吻合术（图41-10）。为预防胆道逆行感染，可在废用空肠袢上做成人工瓣膜、人工乳头等抗反流措施。如病人年老体弱，而病情又需行胆肠内引流术者，亦可行胆总管十二指肠吻合术，但术后易发生反流性胆管炎，且远期吻合口狭窄发生率较高。手术时加大吻合口，使肠胆反流物能顺利进出吻合口，可显著减少上述并发症的发生。无论胆囊有无病变，行胆肠内引流手术时，必须同时切除胆囊。

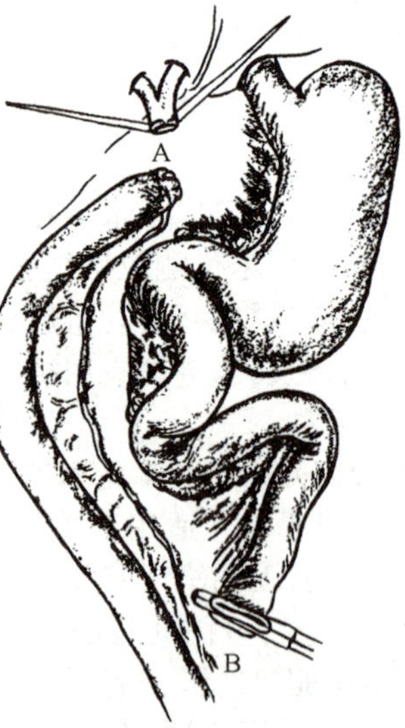

图41-10 胆管空肠Roux-en-Y吻合术

A. 胆总管空肠端侧吻合；B. 空肠空肠吻合

3. Oddi括约肌成形术 适应证同胆肠吻合术，特别是胆总管扩张程度较轻而不适于行胆肠吻合术者。

4. 经内镜下括约肌切开取石术 适用于胆石嵌顿于壶腹部，以及胆总管下端良性狭窄，尤其是已行胆囊切除的病人。但如胆管内结石数超过5个，或结石大于1cm，或狭窄段过长者，则本术式效果差，宜行开腹手术。其禁忌证为：①已行Billroth Ⅱ式胃空肠吻合术者；②有出血；③近期内发作过胰腺炎者；④乳头区及附近有十二指肠憩室者。

5. ERCP取石 经内镜行ERCP检查时可向胆总管内送入取石钳取出结石，在合并胆道感染或为了预防胆道感染的发生，可临时放置内镜鼻胆管引流（endoscopicnasobiliary drainage，ENBD），操作简便，创伤小，适用于结石数量不多，而病人因为高龄、体质差或伴有重要脏器疾病不能耐受手术者。

一般来说，对胆管结石宜行择期手术治疗。如合并感染宜先用抗生素等非手术治疗，待控制后再行择期手术。如感染不能控制，病情继续恶化，则应及时采用手术治疗。由于本病老年人发病率较高，术前应注意心、肺、肾、糖尿病等并存病的治疗，争取在病人最佳状态时施行手术。术前应纠正水、电解质及酸碱平衡紊乱；加强营养支持治疗及使用维生素等护肝治疗；对黄疸和凝血机制障碍的病人应注射维生素K。对某些病人，特别是曾经发生过胆源性休克者，术前应常规使用有效的广谱抗生素和激素。手术后应注意水、电解质和酸碱平衡，对胆汁引流量较大者应注意低镁血症；保证T管通畅引流，合理使用抗生素，维持心、肺等重要器官功能，防止各种并发症。

三、肝内胆管结石

【病因】

肝内胆管结石（hepatolithiasis）病因复杂，但与肝内感染、胆汁淤滞、胆道蛔虫等因素有关。肝内胆管结石可弥漫存在于肝内胆管系统，也可局限发生在某肝叶或肝段胆管内。左叶明显多于右叶，与左叶肝管较长呈水平方向行走，与肝总管成角为锐角，胆汁易潴留有关；右叶则以右后叶多见，与该处胆管弯曲度大，致胆汁引流相对不畅有关。

【病理】

肝内胆管结石常合并肝外胆管结石，除具有肝外胆管结石的病理改变外，还有：①肝内胆管狭窄：肝总管上段及1~2级肝管狭窄常见，狭窄近端胆管可呈囊状、圆筒状、纺锤状，甚至呈哑铃状扩张，其内充满色素性结石及胆泥；②胆管炎：主要表现为慢性增生性或慢性肉芽肿性胆管炎，在此基础上易并发急性感染而发生急性化脓性胆管炎；③肝胆管癌：胆管长期受结石、炎症及胆汁中致癌物质的刺激,可发生癌变。

【临床表现】

合并肝外胆管结石时,其临床表现与肝外胆管结石相似。未合并肝外胆管结石者,可多年无症状或仅有肝区和胸背部胀痛不适。如发生梗阻和继发感染则出现寒战或高热,甚至出现急性梗阻性化脓性胆管炎表现。除非双侧胆管均有梗阻或胆汁性肝硬化晚期,肝内胆管结石一般不会发生黄疸。肝内胆管结石并发感染时易引起胆源性肝脓肿,肝脓肿可向膈下穿破,并可进一步穿破膈肌和肺形成胆管支气管瘘,咳吐黄色味苦的胆汁样痰液。晚期发生胆汁性肝硬化,可引起门静脉高压症。对病史较长,近期内频繁发作胆管炎,伴进行性黄疸、腹痛、发热难以控制,以及消瘦等症状者,特别是年龄在50岁以上者,应怀疑合并肝胆管癌的可能。

(1)体征:主要表现为肝呈不对称性肿大,肝区有压痛及叩击痛。合并感染和并发症时,则出现相应体征。

(2)实验室检查:血白细胞明显升高,肝功能检查见血清转氨酶、γ-GT、ALP和胆红素升高。高热时血细菌培养阳性,以大肠埃希菌最多见,厌氧菌感染也较常见。

(3)影像学检查:超声诊断肝内胆管结石的准确率可达100%,可提示胆结石存在的部位、有无胆管扩张、有无肝萎缩。同时可提供是否合并肝硬化、脾肿大、门静脉高压(门静脉和脾静脉增粗)及肝外胆管结石等信息。

【诊断】

对于单纯胆管结石未合并感染或其他合并症者,易于误诊为肝炎、胃病等,应注意鉴别。影像学检查有助于诊断及鉴别诊断。B超、PTC检查可显示肝内胆管结石的分布和肝胆管的狭窄和扩张情况,对确定诊断和指导治疗有重要意义。CT、MRCP也有重要诊断价值,特别是对于并发胆汁性肝硬化和癌变者。

【治疗】

肝内胆管结石的治疗宜采用以手术方法为主的综合治疗。

1. 手术治疗 原则为尽可能取净结石,解除胆道狭窄及梗阻,去除肝内感染性病灶,建立和恢复通畅的胆汁引流和预防复发。其中解除狭窄是手术治疗的关键。手术方法是:

(1)高位胆管切开及取石:沿胆总管纵行切口向上作肝总管及左右肝管的Y形切开,广泛切开肝胆管,显露1~2级肝管,以便在直视下切开矫正肝胆管狭窄及取出结石。对病损严重的肝段,可予以切除,切除后可经肝断面胆管开口与肝门区胆管切口会师取石。对远离肝门部的可在肝表面触及的浅表性肝内胆管结石,可直接经肝实质切开肝管取石。如为泥砂样结石,可于肝断面胆管开口部或肝实质切开胆管处置管冲洗。

(2)胆肠内引流:高位肝胆管切开取石,整形后,多需作肝管或肝(胆)总管空肠Roux-en-Y胆肠内引流手术。因为:①肝胆管狭窄切开整形后,原位缝合将再度狭窄,胆肠吻合可预防狭窄;②肝内胆管多发性结石,特别是泥砂样结石难以一次取净,胆肠吻合后的通畅胆汁引流有利于残留结石的排出及预防结石复发。对于左、右肝管狭窄段较长,且管壁增厚者,胆肠吻合后易再发狭窄,应行一侧或双侧U管支撑0.5~1年,可望使病变稳定。必须注意,应确保在胆肠吻合口上方无狭窄、梗阻及肿瘤存在,否则易发生肝内感染,结石再生,并使再次手术处理困难。胆肠内引流术决不能代替对胆管狭窄、结石等病灶的有效手术处理。

(3)去除肝内感染性病灶:肝内胆管结石反复并发感染,可引起肝局部的纤维化、萎缩和失功能,常见于左外叶和右后叶。切除病变肝叶(段)不仅清除了病灶,去除了结石的再生源地,并可防止病变段肝的癌变。

2. 中西医结合治疗 在手术和其他综合治疗的同时,可配合针灸和服用消炎利胆类中药,对控制炎症,排出结石有一定作用。

3. 残石的处理 术后T管造影发现胆道残留结石时,可拔除T管经其窦道插入纤维胆道镜,用取石钳、网篮等直视下取石。如结石过大可采用激光碎石、微爆破碎石或其他方法将残石碎裂成小块后分别取出。也可通过T管注入接触性溶石药物。溶石疗法可有一定效果,但长期疗效不肯定,且有一定的不良反应。

第三节 胆道感染

胆道感染临床常见,按发病部位分为胆囊炎和胆管炎。按发病急缓和病程经过分为急性、亚急性和慢性炎症。胆道感染与胆石病互为因果关系。胆石症可引起胆道梗阻,导致胆汁淤滞,细菌繁殖,而致胆道感染。胆道感染的反复发作又是胆石形成的重要致病因素和促发因素。

一、急性胆囊炎

急性胆囊炎(acute cholecystitis)是胆囊发生的急性化学性和(或)细菌性炎症。约95%的患者合并有胆囊结石,称急性结石性胆囊炎(acute calculous cholecystitis)。急性非结石性胆囊炎

笔记栏

(acute acalculous cholecystitis)是指胆囊有明显的急性炎症而其内无结石存在。临床少见,发病率约占急性胆囊炎的4%~8%。近年来,其发现率有所增高。

【病因】

急性结石性胆囊炎的主要致病原因为:①胆囊管梗阻:结石可突然阻塞或嵌顿于胆囊管或胆囊颈,嵌顿的结石也直接损伤受压部位的黏膜引起炎症,以致胆汁排出受阻,胆汁滞留,胆汁浓缩。高浓度的胆汁酸盐具有细胞毒性,引起细胞损害,加重黏膜的炎症、水肿,甚至坏死。②细菌感染:多为继发性感染,致病菌可通过胆道逆行侵入胆囊,或经血循环或淋巴途径进入胆囊。胆汁或胆囊壁细菌培养阳性者占50%~70%。致病菌主要为革兰阴性杆菌,其中以大肠埃希菌最常见;其他有肠球菌、铜绿假单胞菌等。厌氧菌感染亦较常见。据报道在30%胆囊结石病人胆汁中检测出幽门螺杆菌(HP)DNA,说明消化道细菌经十二指肠乳突逆流也是胆道感染的途径。

急性非结石性胆囊炎的病因尚不十分清楚,可能为多种因素所致。本病易发生在严重创伤、烧伤或手术后;也易在危重病人中发生,如脓毒症、结节性多发性动脉炎、红斑性狼疮、多次输血和分娩后;也可由恶性肿瘤等非结石性因素压迫导致胆囊管梗阻引起。长时间的TPN易并发本病,缺乏由CCK刺激引起的胆囊节律性收缩而导致胆囊胆汁淤滞在发病中起重要作用。黏稠的胆汁和胆泥可刺激胆囊上皮分泌前列腺素和白介素等炎性介质,使胆囊产生炎症、静脉和淋巴回流受阻、缺血和坏死。手术、创伤、烧伤、严重感染时,患者可能发生不同程度和不同时间的低血压和组织低血流灌注,胆囊也可受到低血流灌注的损害,导致黏膜糜烂,胆盐浓度增高,胆囊壁受损。胆汁淤滞还有利于细菌繁殖和感染。

【病理】

病变开始时胆囊管梗阻,胆囊肿大,压力升高,黏膜充血水肿,渗出增加,称为急性单纯性胆囊炎。若此时梗阻未解除或炎症未控制,病变波及胆囊壁全层,出现囊壁增厚,血管扩张,甚至浆膜面也有纤维素和脓性渗出物,成为急性化脓性胆囊炎。如胆囊梗阻仍未解除,胆囊内压力继续升高,胆囊壁张力增高,血管受压导致血供障碍,引起胆囊缺血坏疽,则成为坏疽性胆囊炎。坏疽胆囊常发生穿孔,穿孔多发生在胆囊底部及颈部。若病变过程中胆囊管梗阻解除,炎症可逐渐消退,大部分组织恢复原来结构。如反复发作,胆囊壁纤维组织增生、瘢痕化、胆囊黏膜消失,呈慢性胆囊炎改变,甚至萎缩。急性胆囊炎时胆囊内脓液可进入胆管和胰管,引起胆管炎或胰腺炎。急性胆囊炎因胆石压迫和炎症浸润,也可穿破至十二指肠等周围器官形成胆囊胃肠道内瘘,而使急性炎症症状迅速消退。

笔记栏

【临床表现】

急性结石性胆囊炎以女性多见,男女发病率随着年龄变化。50岁前男女之比为1:3,50岁后为1:1.5。多数病人发作前曾有胆囊疾病的表现。急性发作的典型发病过程表现为突发右上腹阵发性绞痛,常在饱餐、进油腻食物后,或在夜间发作。疼痛常放射至右肩部、肩胛部和背部。伴恶心、呕吐、厌食等消化道症状。如病变发展,疼痛可转为持续性并阵发性加剧。几乎每个急性发作患者都有疼痛,如无疼痛可基本排除本病。病人常有轻度发热,通常无畏寒,如出现明显寒战高热,表示病情加重或已发生并发症,如胆囊积脓、穿孔等,或合并有急性胆管炎。10%~25%的患者可出现轻度黄疸,可能是胆色素通过受损的胆囊黏膜进入循环,或邻近炎症引起Oddi括约肌痉挛所致。若黄疸较重且持续,表示有胆总管结石并梗阻可能。

急性非结石性胆囊炎以男性多见,男女之比为1.5:1。临床表现与急性结石性胆囊炎相似,但疼痛等症状体征常被原发疾病、手术后疼痛或使用镇痛剂所掩盖,因而极易造成误诊和延误治疗。在创伤和手术后发生急性非结石性胆囊炎的病人中,术前获得正确诊断者仅50%。饱餐、油腻食物可诱发本病的急性发作。

(1)体征:右上腹可有不同程度、不同范围的压痛、反跳痛及肌紧张,Murphy征阳性。有的病人可扪及肿大而有触痛的胆囊。如胆囊病变发展较慢,大网膜可粘连包裹胆囊,形成边界不清、固定的压痛性包块;如病变发展快,胆囊发生坏死、穿孔,可出现弥漫性腹膜炎表现。

(2)实验室检查:85%的病人有轻度白细胞升高($1.2\times10^9/L \sim 1.5\times10^9/L$)。血清转氨酶升高,AKP升高较常见,1/2患者有血清胆红素升高,1/3患者血清淀粉酶升高。

(3)影像学检查:B超检查可显示胆囊增大,囊壁增厚甚至有"双边"征,以及胆囊内结石光团,对急性胆囊炎诊断的准确率为65%~90%。

此外,如^{99m}Tc-EHIDA检查,急性胆囊炎由于胆囊管梗阻,胆囊不显影,其敏感性几乎达100%;反之,如有胆囊显影,95%的患者可排除急性胆囊炎。

【诊断及鉴别诊断】

根据典型的临床表现,结合实验室及影像学检查,诊断一般无困难。但应注意与消化性溃疡穿孔、急性胰腺炎、高位阑尾炎、肝脓肿、结肠肝曲癌或憩室穿孔，以及右侧肺炎、胸膜炎和肝炎等疾病鉴别。凡急危患者、严重创伤、手术后及较长时间使用 TPN 的患者，出现右上腹疼痛、不明原因发热时应考虑急性非结石性胆囊炎。若右上腹有压痛及腹膜刺激征，或扪及肿大胆囊时，有助于早期诊断。B 超、核素肝胆系统扫描及 CT 检查对早期诊断有帮助。

【治疗】

急性结石性胆囊炎的最终治疗是手术治疗。手术时机及手术方法的选择应根据病人的具体情况而定。

1. 非手术疗法 包括禁食、输液、纠正水、电解质及酸碱代谢失衡，全身支持疗法；选用对革兰阴性、阳性细菌及厌氧菌均有作用的广谱抗生素或联合用药。使用维生素 K、解痉止痛等对症处理。因老年人发病率较高，应注意及时发现和处理心、肺、肾等器官的并存病，维护重要脏器的功能。非手术疗法既可作为治疗，也可作为术前准备。非手术疗法期间应密切观察病人全身和局部变化，以便随时调整治疗方案。大多数病人经非手术疗法治疗，病情能够控制，待以后行择期手术。

2. 手术治疗

（1）手术时机的选择：急诊手术适用于：①发病在 48~72 小时以内者；②经非手术治疗无效且病情恶化者；③有胆囊穿孔、弥漫性腹膜炎、急性化脓性胆管炎、急性坏死性胰腺炎等并发症者。其他患者，特别是年老体弱的高危病人，应争取在患者情况处于最佳状态时行择期性手术。

（2）手术方法和部分胆囊切除术的选择：手术方法有胆囊切除术、胆囊造口术和部分胆囊切除术。如病人的全身情况和胆囊局部及周围组织的病理改变允许，应行胆囊切除术，以根除病变。但对高危病人，或局部炎症水肿、粘连重，解剖关系不清者，特别是在急症情况下，应选用胆囊造口术作为减压引流，3 个月后病情稳定后再行胆囊切除术。如分离胆囊床困难，可行部分胆囊切除术，即保留胆囊床部分的胆囊壁，用物理或化学方法破坏该处的黏膜，胆囊其余部分切除。

急性非结石性胆囊炎一经诊断，应及早手术治疗，根据病人情况可选用胆囊切除或胆囊造口术。对病情严重难以耐受手术治疗的病人，可采用经皮胆囊穿刺造口引流手术。对于病情较轻者，可在严密观察下施行积极的非手术治疗，一旦病情恶化，及时改行手术治疗。

二、慢性胆囊炎

慢性胆囊炎（chronic cholecystitis）是急性胆囊炎反复发作的结果，约 70%~95% 的患者合并胆囊结石。

【病理】

由于炎症、结石等的反复刺激，胆囊壁有不同程度的炎性细胞浸润，纤维组织增生，囊壁增厚，与周围组织粘连等慢性炎症表现。病变严重者，胆囊壁瘢痕形成，可发生不同程度的萎缩，甚至胆囊仅有拇指头大小，与肝床紧贴，完全失去功能。

【临床表现】

常不典型。多数患者有胆绞痛病史，尔后有厌油脂食、腹胀、嗳气等消化道症状，出现右上腹部和肩背部隐痛，但较少有畏寒、高热和黄疸。体格检查时右上腹胆囊区有轻压痛和不适感，Murphy 征可呈阳性。

【诊断与鉴别诊断】

B 超检查可显示胆囊缩小，胆囊壁增厚，排空机能减退或消失。如显出结石影更有助于诊断。口服胆囊造影表现为胆囊显影淡薄或不显影，收缩功能减低。如双剂量法胆囊造影仍不显影，则可明确诊断。但需与消化性溃疡、胃炎等鉴别。纤维胃镜检查、上消化道钡餐检查有助于鉴别诊断。

易与慢性胆囊炎相混淆的疾病：①胆囊胆固醇沉积症：这是一种胆囊内胆固醇代谢紊乱所造成的疾病，约半数以上的胆固醇沉积症同时有胆固醇结石。胆固醇沉积症的胆囊黏膜的外观酷似草莓，临床上又称之为“草莓样胆囊”。②胆囊腺肌增生症：胆囊黏膜腺体和肌层组织明显增生，病变部位胆囊壁明显增厚。③胆囊神经瘤病：较少见，胆囊组织内有大量神经纤维的增生。

【治疗】

对伴有胆石者均应行胆囊切除术。对未伴结石、症状较轻，影像学检查显示胆囊无明显萎缩并具有一定功能者，手术治疗应慎重，特别是年轻女性病人，可先行消炎利胆及制酸等非手术治疗。对年老体弱不能耐受手术者可采用非手术治疗，包括限制脂类饮食，服用消炎利胆药、胆盐等中西医结合治疗。

案例 41-1

临床诊断：慢性胆囊炎急性发作并胆囊结石。

诊断要点：

1. 有“胃病”史。

2. 右上腹发作性疼痛，伴有恶性、呕吐，疼痛放射至肩背部。

3. 右上腹压痛，Murphy 征阳性。
4. 血常规示 WBC 升高。
5. B 超示：胆囊壁粗糙，内有结石。
治疗原则：手术治疗。

三、急性梗阻性化脓性胆管炎

案例 41-2

患者，男，55 岁，因腹痛、寒战高热、巩膜发黄 4 小时入院。

患者既往有胆管结石病史，每次疼痛时经“抗生素”治疗后症状好转。1 天前腹痛加重，6 小时前出现寒战、发热、尿黄。

体格检查：T 39.2℃，P 111 次/分，R 24 次/分，BP 90/60mmHg。急性病容，精神萎靡，巩膜黄染。心、肺检查无明显阳性体征。腹部平，剑突下及右上腹部压痛，轻微反跳痛，余(-)。

辅助检查：①WBC 15×10^9/L；②B 超示：胆总管壁增厚，直径 1.8cm，内有结石。

问题：

1. 诊断是什么？
2. 还应做哪些相关辅助检查？
3. 治疗原则是什么？

急性胆管炎是细菌感染引起的胆道系统的急性炎症，大多在胆道梗阻的基础上发生。如胆道梗阻未能解除，感染未被控制，病情进一步发展，则可发生急性梗阻性化脓性胆管炎（acute obstructive suppurative cholangitis，AOSC）。急性胆管炎和 AOSC 是同一疾病的不同发展阶段。AOSC 为急性重症型胆管炎（acute cholangitis of severe type，ACST）。

【病因】

在我国引起急性梗阻性化脓性胆管炎的最常见原因是胆管结石，其次为胆道蛔虫和胆管狭窄，胆管、壶腹部肿瘤，原发性硬化性胆管炎，胆肠吻合术后，经 T 管造影或 PTC 术后亦可引起。

【病理】

本病的基本病理改变是胆管完全性梗阻和胆管内化脓性感染。梗阻部位可在肝外和（或）肝内胆管。正常情况下，由肠道经门静脉系进入肝的少量细菌可被肝的单核-吞噬细胞系统所吞噬。偶尔，由于正常的防御机制未能防止细菌进入胆汁，或细菌由肠道逆流进入胆道，如胆道系统完整无损，胆汁流畅足以清除胆汁中的细菌。反之，当胆管梗阻时，胆汁中的细菌则会繁殖而导致胆管炎。

胆道梗阻后，胆管内压升高，梗阻以上胆管扩张，管壁增厚，胆管黏膜充血水肿，炎性细胞浸润，黏膜上皮糜烂脱落，形成溃疡。肝充血肿大。光镜下见肝细胞肿胀、变性，汇管区炎性细胞浸润，胆小管内胆汁淤积。病变晚期肝细胞发生大片坏死，胆小管可破裂形成胆小管门静脉瘘，可在肝内形成多发性脓肿及引起胆道出血。肝窦扩张，内皮细胞肿胀，内含胆色素颗粒血栓（或称胆砂性血栓），大量细菌和毒素可经肝静脉进入体循环引起全身性化脓性感染和多脏器功能损害。

细菌进入血流与胆道内压力有关。当胆道内压力超过 1.96kPa（$20cmH_2O$）时，就有发生胆血反流的可能；当超过 2.45kPa（$25cmH_2O$）时，血培养阳性率明显高于胆压较低者。将放射性标记的细胞注入胆道后，当胆管内压稍为超过肝胆汁分泌压时，细菌便可在外周血中出现。血液中的细菌主要为革兰阴性细菌（大肠埃希菌、克雷伯菌、变形杆菌、假单孢菌）和革兰阳性菌（粪链球菌、肠球菌）；约有 25%～30% 合并厌氧菌感染。在致病菌中，单一细菌感染约占 40%，两种细菌感染占 40%，三种或以上细菌感染者占 20%。

【临床表现】

患者以往多有胆道疾病发作史和胆道手术史。本病发病急骤，病情进展快。本病除具有一般胆道感染的 Charcot 三联征（腹痛、寒战高热、黄疸）外，还可出现休克、神经中枢系统受抑制表现，即 Reynolds 五联征。

AOSC 为胆道外科的急症，起病急骤，发展迅速，初期即出现畏寒发热，严重时明显寒战，体温持续升高。疼痛依梗阻部位而异，肝外梗阻者明显，肝内梗阻者较轻。绝大多数患者可出现较明显黄疸，但如仅为一侧肝胆管梗阻可不出现黄疸，行胆肠内引流术后的病人黄疸较轻。神经系统症状主要表现为神情淡漠、嗜睡、神志不清，甚至昏迷；合并休克时也可表现为躁动、谵妄等。

体格检查时患者体温常持续升高达 39～40℃ 或更高。脉搏快而弱，达 120 次/分以上。血压降低，呈急性重病容，可出现皮下瘀斑或全身发绀。剑突下及右上腹部有不同范围和不同程度的压痛或腹膜刺激征；可有肝肿大及肝区叩痛；有时可扪及肿大的胆囊。

实验室检查：白细胞计数升高，常超过 20×10^9/L，中性粒细胞升高，胞质内可出现中毒颗粒。血小板计数降低，最低可达 10×10^9/L～20×10^9/L，表示预后严重；凝血酶原时间延长，肝功能有不同程度受损。肾功能受损、低氧血症、失水、酸中毒、电解质紊乱也较常见，特别是在老年人和合并休克者。

影像学检查：以 B 超最为实用，可在床旁进行，能及时了解胆道梗阻的部位和病变性质，以及肝内外胆管扩张等情况，对诊断很有帮助。如病人情况允许，必要时可行CT、MRCP检查。

【诊断】

结合临床典型的五联征表现、实验室及影像检查常可做出诊断。对于不具备典型五联征者，当其体温持续在39℃以上，脉搏>120次/分，白细胞>20×10^9/L，血小板降低时，即应考虑为急性梗阻性化脓性胆管炎。

【治疗】

治疗原则是紧急手术解除胆道梗阻并引流，及早而有效地降低胆管内压力。临床经验证实，不少危重病人手术中，当切开胆总管排出大量脓性胆汁后，随着胆管内压降低，病人情况短期内即有好转，血压脉搏渐趋平稳。说明只有解除胆管梗阻，才能控制胆道感染，制止病情进展。

1. 非手术治疗　既是治疗手段，又可作为术前准备。主要包括：①联合使用足量有效的广谱抗生素。②纠正水、电解质紊乱。③恢复血容量，改善和保证组织器官的良好灌流和氧供；包括纠正休克，使用肾上腺皮质激素、维生素，必要时使用血管活性药物；改善通气功能，纠正低氧血症等，以改善和维持各主要脏器功能。非手术时间一般应控制在6小时内。对于病情相对较轻者，经过短期积极治疗后，如病情好转，则可在严密观察下继续治疗。如病情严重或治疗后病情继续恶化者，应紧急手术治疗。对于仍有休克者，也应在边抗休克的同时进行手术治疗。④对症治疗：包括降温、支持治疗、吸氧等。

2. 手术治疗　首要目的在于抢救病人生命，手术应力求简单有效。通常采用的是胆总管切开减压、T管引流。但要注意肝内胆管引流通畅，因为有的胆管梗阻是多层面的。多发性肝脓肿是本病严重而常见的并发症，应注意发现和同时处理。胆囊造口术常难以达到有效的胆道引流，一般不宜采用。

3. 非手术方法胆管减压引流　AOSC也可采用鼻胆管引流（ENBD）或经皮肝穿刺胆管引流（PTBD）治疗。胆总管下端嵌顿结石合并胆管炎者，借助内镜行括约肌切开术（EST），用网篮取出胆结石，再插入导管引流。或者EST后置入支架引流。如属单发胆总管结石，取石后可治愈。PTCD对肝内胆管结石造成的肝胆管炎有一定疗效，属侵袭性措施，存在出血、胆汁漏腹膜炎等可能发生的并发症。在AOSC状况下，ENBD或PTCD均具有一定的疗效，但引流不充分，病人休克改善慢，早期仍需应用多巴胺维持血压，应密切观察病情变化，可能随时中转手术治疗。

案例 41-2

临床诊断：急性化脓性梗阻性胆管炎

诊断要点：

1. 胆总管结石病史。

2. 起病急剧，病情进展快，具有典型的胆道感染的Charcot三联征（腹痛，寒战高热、黄疸）血压下降。

3. 血常规示：WBC升高。

4. B超示：胆总管扩张并结石。

治疗原则：

1. 全身支持治疗法。

2. 联合使用足量有效的广谱抗生素。

3. 手术治疗首要是解除胆道梗阻并引流，及早而有效地降低胆管内压力。

第四节　原发性硬化性胆管炎

原发性硬化性胆管炎（primary sclerosing cholangitis，PSC）是一种以肝内、外胆管弥漫性炎症、广泛纤维化、管壁增厚致胆管狭窄或闭塞为特征的疾病。胆管病变可为均一性、节段性或不规则性。病变可累及整个胆道系统，以肝外胆管病变明显。胆囊一般不受侵犯。可逐渐发展致胆汁性肝硬化、门静脉高压症、肝衰竭而死亡。

【病因】

病因不明。目前认为与自身免疫性疾病、慢性肠源性感染、病毒感染等因素有关。约50%~70%患者合并有溃疡性结肠炎。另外，还可合并有腹膜后纤维化、纵隔纤维化、胰腺纤维化、胰腺炎、眼眶部假性肿瘤、Crohn病、慢性甲状腺炎、类风湿关节炎等疾病。

【病理】

病变可累及肝内外胆道的各个部位，以肝外胆管壁明显增厚及胆管狭窄最为常见。胆管壁纤维化，管腔狭窄仅有3~4mm，组织学以胆管黏膜下的炎性细胞浸润和纤维化为特征。

【临床表现及诊断】

本病少见。约2/3发生在45岁以下病人，男女之比为3∶2。起病缓慢，黄疸初期呈间歇性加重，后期呈慢性进行性持续性梗阻性，伴瘙痒及间歇性右上腹隐痛、恶心呕吐、乏力、体重减轻等，偶有畏寒发热等胆管炎表现。常出现肝硬化、门静脉高压症的表现。患者常死于肝衰竭。ERCP、MRCP显示胆管普遍性或局限性狭窄，或呈节段性多处狭窄，以肝管分叉部明显。病变累及肝内胆管时，肝内胆管分支减少并僵直，具有诊断价值。

【治疗】

目前尚无特殊有效治疗方法。对无症状、无黄疸的病人可不用治疗,也无需反复行胆管造影。

1. 内科治疗 目的是减轻黄疸,控制感染和保护肝脏。包括使用肾上腺皮质激素、免疫抑制剂、考来烯胺(消胆胺)和抗生素等。熊去氧胆酸可改善患者的症状和肝功能。有人主张对有黄疸和瘙痒的病人,可先试行泼尼松治疗4~6周,如无改善或发生胆管炎,则应考虑行手术治疗。

2. 手术治疗 外科手术的目的是胆道引流、胆管减压,减轻黄疸和感染,延缓病情进展。手术方式的选择应个体化。对肝外胆管节段性或局限性狭窄,可行狭窄段胆管切除,将狭窄以上的扩张胆管与空肠行Roux-en-Y吻合术,或于胆管内置入金属支撑架治疗。对弥漫性狭窄者,可于胆管内置T管引流,并通过T管局部滴注药物;或将肝外胆管或肝管分叉部切除,通过逐步扩张左、右肝管后,置入适当粗细的U形管后,再行肝管空肠Roux-en-Y吻合术。对持续黄疸合并胆汁性肝硬化,或弥漫性病变不能用常用手术方法矫正者,可选用肝移植术,5年生存率可达85%。切除或切取的胆管组织应常规送病理检查,以排除癌变。

本病预后很差,死亡原因主要是肝功能衰竭及其并发症。

第五节 胆道蛔虫病

胆道蛔虫病(biliary ascariasis)是常见的外科急腹症,多发生在青少年和儿童,农村发病率高于城市。随着卫生条件的改善和防治工作水平的提高,近年来本病发生率已有明显下降。

【病因和病理】

蛔虫寄生于人体中下段小肠内,喜碱厌酸。当其寄生环境发生变化时,如胃肠道功能紊乱、饥饿、发热、妊娠、驱虫不当等,蛔虫可上窜至十二指肠,如有Oddi括约肌功能失调,有钻孔习性的蛔虫即可钻入胆道。蛔虫钻入的机械性刺激可引起Oddi括约肌痉挛诱发胆绞痛,并可诱发急性胰腺炎;虫体带入的肠道细菌可导致胆道感染,严重者可引起急性重症型胆管炎、肝脓肿等。蛔虫在胆道内死亡后,其残骸和虫卵可在胆道内沉积,成为结石形成的核心。蛔虫还可经胆囊管钻入胆囊(称胆囊蛔虫病),可引起胆囊穿孔。

【临床表现】

突发性剑突下阵发性钻顶样剧烈绞痛,可向右肩背部放射。疼痛发作时病人辗转不安,呻吟不止,大汗淋漓,可伴有恶心、呕吐或呕吐蛔虫。疼痛可突然缓解,可反复发作,持续时间不一。合并胆道感染时,出现胆管炎症状,严重者表现为重症型胆管炎。因蛔虫所致胆管梗阻多不完全,故黄疸少见或较轻。

体征:单纯性胆道蛔虫病一般仅剑突下或稍右方有轻度深压痛。若并发胆道感染、胰腺炎、肝脓肿等,则会出现相应的体征。

B超检查是本病的首选检查方法,显示为胆管内有平行强光带,偶可见蛔虫在胆管内蠕动,有确诊价值。ERCP偶可见胆总管开口处有蛔虫,ERCP还可进行治疗。

【诊断】

诊断一般不难。剧烈的腹部绞痛与轻微的腹部体征不相称,是本病的特点和诊断要点。结合B超和ERCP检查可明确诊断。

【治疗】

本病以非手术治疗为主,仅在非手术治疗无效或出现严重并发症时才考虑手术治疗。

1. 非手术治疗

(1) 解痉止痛:疼痛发作时注射阿托品、654-2或维生素K,必要时可肌内注射哌替啶。

(2) 利胆驱蛔:发作时可服用乌梅汤、食醋、30%硫酸镁溶液等。经胃管注入氧气也有驱虫和镇痛作用。驱虫最好在症状缓解期进行,可选用驱虫净、哌嗪(驱蛔灵)或左旋咪唑。如症状缓解后B超检查发现胆管内有虫体残骸时,应继续服用消炎利胆药2周,以排出胆管内的蛔虫残骸体及虫卵,预防结石形成。

(3) 抗感染:可选用氨基糖苷类抗生素、氨苄西林、甲硝唑等预防和控制感染。

(4) ERCP取虫:检查时如发现蛔虫有部分在胆道外,可用取石钳将虫体取出。

2. 手术治疗

(1) 手术治疗的指征:①经积极治疗3~5天以上,症状无缓解或反有加重者;②进入胆管内蛔虫较多,难用非手术疗法治愈者,或蛔虫与结石并存者;③胆囊蛔虫病;④合并严重并发症,如重症型胆管炎、急性坏死性胰腺炎、肝脓肿、胆汁性腹膜炎等。

(2) 手术方式:无合并症者可采用胆总管探查取虫及T管引流。有合并症者应根据病人情况选用适当术式。手术中和手术后均应行驱虫治疗,以预防复发。

第六节 胆道疾病及胆道手术常见并发症

胆道疾病及胆道手术的常见严重并发症有胆

囊穿孔、胆道出血、胆管损伤、胆管狭窄、胆源性肝脓肿和胆源性胰腺炎等。

一、胆囊穿孔

胆囊穿孔是急性胆囊炎的严重并发症。约有10%～15%的急性胆囊炎发生胆囊坏疽和穿孔，有动脉硬化和糖尿病的老年人更易发生。胆囊穿孔多发生在初次发病或发病次数较少者，且多发生在发病3天以内。穿孔部位以胆囊底部常见，胆囊颈部次之。胆囊穿孔后可引起弥漫性胆汁性腹膜炎，其死亡率可高达20%～36%；50%的穿孔被大网膜及周围组织粘连、包裹形成胆囊周围脓肿或胆囊积脓；约20%为慢性穿孔，与周围组织器官粘连并穿透器官组织形成瘘，如胆囊十二指肠瘘、胆囊结肠瘘、胆囊腹壁瘘等。

胆囊急性穿孔需紧急手术治疗，根据术中发现选择适当手术，并尽可能一期切除胆囊。

二、胆道出血

胆道出血又称胆血症（hemobilia），是胆道疾病和胆道手术后的严重并发症，也是上消化道出血的常见原因。胆道出血可来自肝内和（或）肝外胆管，在我国以肝内胆管出血常见。

胆道出血可发生于胆道感染、胆石压迫、手术后或外伤后，以及肝胆系统的肿瘤和血管性疾病的病人，胆道感染是最常见原因。急性化脓性胆管炎时，汇管区的胆小管破溃形成多发性肝脓肿，并向门静脉穿破，形成胆管门静脉瘘而发生胆道出血；化脓性胆管炎时，胆管可形成急性溃疡，溃疡穿透胆管壁后，可腐蚀伴行的肝动脉或门静脉而发生出血；胆管和胆囊黏膜糜烂也可引起出血，出血量一般较少。

胆道出血的典型临床表现具有三联征：①剧烈的上腹部绞痛；②畏寒发热、黄疸；③呕血、便血，有胆道引流者可经引流管内出血。出血量大时可出现失血性休克表现。未作胆肠内引流而Oddi括约肌功能完整者，胆道出血可自行停止，但可反复发作，呈周期性，约隔1～2周发作一次。

根据具有周期性发作的三联征，诊断一般无困难。但首次发作尚需与上消化道出血的其他原因相鉴别：①选择性肝动脉造影和（或）肠系膜上动脉造影是了解胆道出血最有价值的诊断和定位方法；②内镜检查可排除其他来源的上消化道出血，并可观察到十二指肠乳头有出血；③超声检查可观察到肝内胆管结石、肝脓肿或肿瘤，提供出血的原因；④CT、MRI、核素显像等也具有一定的诊断价值；⑤剖腹术中胆道探查是诊断胆道出血的最直接方法，术中借助胆道镜可清楚观察出血来源的方位。

治疗一般先采用非手术治疗，非手术治疗指征：①出血量少；②无寒颤高热、黄疸或感染性休克；③患者的状况不能耐受手术。包括：①输血、输液、补充血容量，防治休克；②使用足量有效抗生素控制感染；③使用止血药，如氨甲环酸、维生素K等；④对症处理及支持疗法。有下列情况者应及时采用手术治疗：①反复发作大出血，特别是出血周期愈来愈短，出血量愈来愈大者；②合并严重胆管感染需手术引流者；③胆肠内引流后发生胆道大出血者；④原发疾病需要外科手术治疗者，如肝胆系统肿瘤、血管性疾病、肝脓肿等。手术应确定出血部位和原因，根据病情选用胆囊切除、胆总管T管引流、肝动脉结扎、病变肝叶（段）切除术。也可采用选择性肝动脉造影，明确出血部位后行放射介入栓塞治疗。

三、胆管炎性狭窄

胆管内径变细影响胆汁通畅排出，称为胆管狭窄。胆管炎性狭窄多见于左、右肝管、肝总管及肝段胆管开口处，又称为胆管良性狭窄。发病原因与反复的胆道感染，自然排石或多次胆道手术探查等有关。狭窄多呈环形，长段形，可多处同时存在。肝胆管狭窄近端扩张，胆色素结石堆积，肝实质可发生不同程度毁损及纤维化，严重者病变肝叶（段）有不同程度萎缩，其余肝叶呈代偿性增生，易继发感染而发生化脓性胆管炎，感染又可加重狭窄和促使结石形成，形成恶性循环。晚期会发生胆汁性肝硬化和门静脉高压症。

临床表现主要是反复发作的胆管炎，合并胆结石者其症状与胆管结石合并胆管炎相同。术前借助B超、放射性核素显像、ERCP、MRCP等影像诊断方法可帮助诊断。术中胆道探查，凡胆管下端不能通过10F导尿管或3号胆道探子均可诊断为胆管狭窄。狭窄的近侧胆管多扩张，常伴存胆结石。

治疗原则是及时解除狭窄，使胆管畅通引流。对治疗方法的选择取决于胆管狭窄的部位、范围和程度：①EST是治疗胆总管下端短段（<1.5cm）狭窄的主要方法。②经十二指肠Oddi括约肌切开成形术，适应胆总管下端狭窄。Oddi括约肌切开范围一般不超过2cm。③胆总管空肠Roux-en-Y吻合，适合于胆总管下端狭窄段较长者。④肝门胆管成形并与空肠Roux-en-Y吻合，适合于肝门部胆管狭窄。⑤一侧肝管狭窄，伴肝内胆管结石并肝萎缩，可行患侧肝叶切除术。

笔记栏

四、胆源性肝脓肿

肝脓肿是胆道感染的严重并发症，细菌性肝脓肿中大多数为胆源性肝脓肿。（有关内容参阅第三十九章第一节肝脓肿）

五、胆道损伤

胆道损伤是指各种创伤因素或医源性因素造成的肝外胆管和（或）胆囊的伤害。可将其分为创伤性和医源性胆道损伤两大类。

创伤性胆道损伤（traumatic bile duct injury）很少见。

医源性胆道损伤（iatrogenic bile duct injury）是指在上腹部手术过程中造成的肝外胆道的意外损伤。损伤的最常见部位为右肝管及肝总管（占70%），胆总管下端的损伤经常不被察觉，易被忽视和遗漏。医源性胆管损伤可为胆管横断性损伤或部分损伤（胆管狭窄），90%以上的胆管损伤发生于胆囊切除术。损伤部位以胆囊管、肝总管、胆总管的汇合部常见。

发生原因除胆管解剖变异、胆囊三角处炎症、粘连、瘢痕形成所致解剖结构紊乱外，主要是术者过于自信，或操作粗暴，或经验不足，误将胆总管当作胆囊管结扎并横断，特别是胆囊动脉出血时盲目钳夹止血更易发生；或在结扎胆囊管时过度牵拉胆总管，致使部分胆管壁被结扎；或损伤撕裂胆管壁引起狭窄。胆管被完全横断结扎后，术中如未及时发现，术后早期即可发生梗阻性黄疸、胆漏（未置放腹腔引流管者可发生局限性或弥漫性腹膜炎），可合并或不合并胆管感染症状。如为损伤性胆管狭窄，术后早期可无临床表现，术后数周或数月才出现反复发作的胆道感染症状，伴或不伴黄疸。胆囊切除术后短期内出现黄疸、腹膜炎，难以愈合的胆漏，或延期出现反复发作的胆管炎者，均要怀疑有胆管损伤的可能，应及时进行检查，明确诊断，及时处理，切不可抱有侥幸心理，用其他病变解释。B超是首选检查方法，可显示损伤平面以上的肝内肝外胆管扩张。必要时可采用PTC、ERCP或MRCP，或核素扫描等检查帮助诊断。

胆道损伤的处理应根据发现的时间、损伤程度、损伤胆管及周围组织的炎症情况、病人的肝功能及全身情况采用不同的治疗方法和手术方式。

（1）术中发现胆管损伤的处理：①小裂伤（<3mm）用5-0可吸收线或6-0无损伤线直接缝合修补，不必放内支撑管；②较大裂伤或横断伤可直接修补或对端吻合，并通过吻合口长期（>6个月）放置内支撑管；③胆管损伤范围大、缺损多、对端吻合张力大或组织缺血等情况，应施行肝门部胆管与空肠Roux-en-Y端侧吻合术。由于胆管细，吻合要精细，并经吻合口放置内支撑管支撑。

（2）肝外胆管横断损伤并结扎，术中没能发现，术后出现梗阻性黄疸，应在手术3周后再手术。此间胆管被动扩张，便于再次手术吻合。一般应施行肝总管与空肠Roux-en-Y吻合术，术中应切除不健康的胆管组织及瘢痕，用可吸收线连续缝合，或间断缝合，线结扎在吻合口外；经吻合口放置支撑管长期支撑。

（3）肝外胆管损伤致胆管狭窄，虽无胆漏，但术后远期反复发作胆管炎，近端胆管扩张，形成结石，合并不同程度的黄疸，也可能发生胆汁性肝硬化，门静脉高压症，需手术处理。建立大口、无张力、黏膜对黏膜的近端扩张胆管与空肠端侧吻合，同时取出结石，冲洗出脓液。

胆道损伤后再次手术，不仅增加了患者的身心痛苦和经济负担，有少数患者由于延误诊断或手术方式选择不当，治疗效果不佳，甚至可发生严重胆道感染、胆道出血、肝功能衰竭等严重并发症。因此，积极预防医源性胆管损伤的发生极其重要：①首先是术者应加强责任心，要认真对待每一次胆囊切除手术，切不可掉以轻心；②术中要保持术野的良好显露，结扎切断胆囊管前要认清胆囊管、肝总管和胆总管三者的解剖关系，切除胆囊后应再次确认三者的关系；③结扎胆囊管时，应使胆囊管保持无张力状况，结扎线距胆总管壁应稍长于0.5cm；④遇有胆囊动脉异常出血时，术者可将左手食指和拇指分别置于小网膜孔和肝十二指肠韧带前方，压迫肝动脉止血，待吸净积血后，松除指压，直视下看清出血点后，再行钳夹结扎或缝扎止血，切忌盲目钳夹；⑤如顺行切除胆囊困难，可改用逆行胆囊切除，或采用部分胆囊切除术。腹腔镜胆囊切除有困难时，应及时中转开腹手术。

第七节 胆道肿瘤

一、胆囊息肉和良性肿瘤

【胆囊息肉】

胆囊息肉（gallbladder polyps）是形态学的名称，泛指向胆囊腔内突出或隆起的病变，可以是球形或半球形，有蒂或无蒂，多为良性。病理上可分为：①肿瘤性息肉，包括腺瘤和腺癌，其他少见的还有血管瘤、脂肪瘤、平滑肌瘤、神经纤维瘤等；②非肿瘤性息肉，如胆固醇息肉、炎性息肉、腺肌增生等，尚有很少见的如腺瘤样增生、黄色肉芽肿、异位胃黏膜或胰腺组织等。由于胆囊息肉术前难以确定性质，故笼统称为“胆囊息肉样病变”

笔记栏

(polypoid lesions of gallbladder, PLG)或“胆囊隆起性病变”。胆固醇息肉是胆囊黏膜面的胆固醇结晶沉积;炎性息肉是胆囊黏膜的增生,呈多发,直径常小于1cm,多同时合并胆囊结石和胆囊炎;胆囊腺肌增生是胆囊的增生性改变,如为局限型则类似肿瘤,但呈良性经过。

本病大部分是体检时由B超检查发现,无症状。少数患者可有右上腹疼痛,恶心呕吐,食欲减退;极个别病例可引起阻塞性黄疸、无结石性胆囊炎、胆道出血、诱发胰腺炎等。体检可能有右上腹压痛。对此病的诊断主要依靠B超,但仍然难以区分是肿瘤性还是非肿瘤性息肉,是良性还是恶性病变。帮助确诊的方法有:①常规超声加彩色多普勒超声或声学血管造影检查;②内镜超声(endoscopic ultrasonography, EUS)检查;③CT增强扫描;④超声导引下经皮细针穿刺活检。

鉴于少数胆囊息肉可能为早期胆囊癌或可发生癌变,因此对本病以下情况视为恶性病变的危险因素:直径超过1cm;年龄超过50岁;单发病变;息肉逐渐增大;合并胆囊结石等。

对有明显症状的患者,在排除胃十二指肠和其他胆道疾病后,宜行手术治疗。对无症状病人,有以下情况仍考虑手术:直径超过1cm的单个病变,年龄超过50岁,连续B超检查发现增大,腺瘤样息肉或基底宽大,合并胆囊结石或胆囊壁增厚。病人如无以上情况,不宜急于手术,应每6个月B超复查一次。直径小于2cm的胆囊息肉,可行腹腔镜胆囊切除;超过2cm或高度怀疑恶变,应剖腹手术,以便于行根治切除。

【胆囊腺瘤】

腺瘤是胆囊常见的良性肿瘤,约占胆囊切除标本的1.1%,多见于中、老年女性。可单发或多发,直径0.5~2.0cm,甚至可充满胆囊。腺瘤表面可溃破出血、坏死、感染。胆囊腺瘤的恶变率约为1.5%,被认为是胆囊癌的癌前病变,一旦确诊,宜手术切除。术中应将切除的胆囊连同腺瘤送冷冻切片或快速切片病理检查,术后还应做常规石蜡切片检查。如发现癌变需按胆囊癌原则处理。如胆囊肿物合并出血、坏死、感染,也宜尽早手术治疗。

二、胆　囊　癌

胆囊癌(gallbladder cancer)是胆道系统最常见的恶性病变,90%的患者发病年龄超过50岁,平均59.6岁,女性发病约为男性的3~4倍,国内统计约占肝外胆管癌的25%,占胆道疾病的构成比为0.4%~3.8%。

【病因】

尚不明确,但是流行病学显示,70%的患者与胆囊结石的存在有关,胆囊结石至发生胆囊癌长达10~15年;胆囊癌合并胆囊结石是无结石的13.7倍,直径3cm的结石发病是1cm的10倍,说明胆囊癌的发生是胆囊结石长期的物理刺激,加上黏膜的慢性炎症、感染细菌的产物中有致癌物质等因素综合作用的结果。此外,可能的致癌因素还有:多年以前的胆囊空肠吻合,完全钙化的“瓷化”胆囊,胆囊腺瘤,胆胰管结合部异常,溃疡性结肠炎等。

【病理】

胆囊癌多发生在胆囊体部和底部。腺癌占82%,包括硬癌、乳头状癌、黏液癌,其次为未分化癌占7%,鳞状细胞癌占3%,混合性癌占1%;其他少见的还有淋巴瘤、横纹肌肉瘤、网状组织细胞肉瘤、纤维肉瘤、类癌、癌肉瘤等。胆囊癌可经淋巴、静脉、神经、胆管腔内转移,腹腔内种植和直接侵犯。沿淋巴引流方向转移较多见,途径多由胆囊淋巴结至胆总管周围淋巴结,再向胰上淋巴结、胰头后淋巴结、肠系膜上动脉淋巴结、肝动脉周围淋巴结、腹主动脉旁淋巴结转移,极少逆行向肝门淋巴结转移。肝转移也常见,尤其是靠近胆囊床的体部肿瘤,常由直接侵犯或淋巴管转移。

【临床表现】

根据病变的部位和深度可有不同的症状。早期无特异性症状,如原有的慢性胆囊炎或胆囊结石引起的腹痛、恶心呕吐、腹部压痛等,部分患者因胆囊切除手术后意外发现胆囊癌。当肿瘤侵犯至浆膜或胆囊床,则出现定位症状,最常见为右上腹痛,可放射至肩背部,食欲可下降,胆囊管受阻时可触及肿大的胆囊。能触及右上腹肿物时往往已到晚期,常伴有腹胀、体重减轻或消瘦、食欲差、贫血、肝大,甚至出现黄疸、腹水、全身衰竭。少数肿瘤穿透浆膜,发生胆囊急性穿孔、腹膜炎,或慢性穿透至其他脏器形成内瘘;还可引起胆道出血、肝弥漫性转移引起肝衰竭等。

实验室检查:CEA、CA19-9、CA125等均可以升高,其中以CA19-9较为敏感,但无特异性。细针穿刺胆囊、胆汁行肿瘤标志物检查更有诊断意义。

影像学检查:B超、CT检查对胆囊癌的诊断率为75%~88%,均可显示胆囊壁增厚不均匀,腔内有位置及形态固定的肿物,或能发现肝转移或淋巴结肿大;B超检查回声不均匀、不伴声影。CT或MRI除能较清楚显示胆囊肿块外,还可见较丰富血供。

胆囊癌合并坏死、感染需要与胆囊炎或胆囊坏疽形成的脓肿鉴别,但胆囊癌血供丰富,CA19-9升高。为避免腹腔镜或剖腹探查作诊断,可考虑作B超导引下的细针抽吸活检,有助于获得诊断。

胆囊癌的预后与分期有关,有多种分期方法。

Nevin 分期即按病变侵犯的深度和范围分为五期：Ⅰ期：黏膜内原位癌；Ⅱ期：侵犯黏膜和肌层；Ⅲ期：侵犯胆囊壁全层；Ⅳ期：侵犯胆囊壁全层及周围淋巴结；Ⅴ期：侵犯或转移至肝及其他脏器。国际抗癌联盟(UICC)按照 TNM 分期把胆囊癌分为4期：Ⅰ期：侵犯黏膜和肌层(T1N0M0)；Ⅱ期：侵犯囊壁全层(T2N0M0)；Ⅲ期：侵犯肝<2cm，区域淋巴结转移(T3N1M0)；ⅣA 期：侵犯肝>2cm(T4N0M0、TxN1M0)；ⅣB 期：远处淋巴或脏器转移(TxN2M0、TxN0M1)。Nevin 分期较简单，与临床治疗方法选择密切相关；UICC 分期稍复杂但较规范严格，对治疗和预后的判断均有帮助。两种分期均被广泛应用。

【治疗】

首选手术切除。化学治疗或放射治疗效果均不理想。根据病变的程度选择手术方法。

1. 单纯胆囊切除术 适用于 Nevin Ⅰ期及 UICC Ⅰ期病变。这些病变一般因胆囊结石胆囊炎行胆囊切除后病理检查发现胆囊癌，如局限于胆囊黏膜层，不必再行手术。如病理检查切缘浆膜阳性，应再次手术切除浆膜和清除局部淋巴结。

2. 胆囊癌根治性切除术 适用于 NevinⅡ、Ⅲ、Ⅳ期和 UICCⅡ期病变。切除范围除胆囊外还包括距胆囊床 2cm 以远的肝楔形切除及胆囊引流区域的淋巴结清扫术，但切除肝Ⅳb 段(方叶)和Ⅴ段更合理和符合解剖。

3. 胆囊癌扩大根治术 对 Nevin Ⅲ、Ⅳ期和 UICC Ⅲ、ⅣA 期病变，国内、外均有越来越多成功手术治疗的报道。除根治性切除外，切除范围还包括右半肝或右三叶肝切除、胰十二指肠切除、肝动脉或(和)门静脉重建术，但手术创伤大。

4. 姑息性手术 适用于晚期胆囊癌(Nevin Ⅴ期、UICC Ⅳ期)引起其他并发症如梗阻性黄疸、十二指肠梗阻等，以缓解症状。引流胆道可行肝总管空肠吻合、经圆韧带入路的左肝管空肠吻合、或切开胆管行 U 形管外引流手术；不能手术的病人可经皮、肝穿刺或经内镜在狭窄部位放置内支撑管引流。有十二指肠梗阻者可行胃空肠吻合术。

5. 放射性粒子组织间植入治疗 若术中仅能切除肿瘤，可在肿瘤边缘的亚病灶区域和淋巴回流途径上植入放射粒子(如^{125}I)；若不能切除或只能部分切除肿瘤时，可在肿瘤组织或残留肿瘤组织内、亚病灶区域和淋巴回流途径上植入放射性粒子，可有效控制肿瘤的局部生长，减少复发，延长患者的生存期，且具有创伤小、肿瘤靶区剂量准确分布均匀、操作简便、不良反应少等特点。

【预防】

胆囊结石引起胆囊癌的发生率虽相当低，但胆囊癌即使手术治疗，预后也差，故预防其发生甚为重要。胆囊息肉多为胆固醇息肉、直径<1cm、常多发，对无症状的胆囊结石或小的息肉不需要行预防性胆囊切除。对有症状的患者，胆囊结石直径>3cm，胆囊息肉单发、直径>1cm 或广基息肉，或临床诊断为腺瘤样息肉，或"瓷化"胆囊才应行胆囊切除。

三、胆 管 癌

胆管癌(cholangiocarcinoma)是指发生在左、右肝管至胆总管下端的肝外胆管的恶性肿瘤。随着诊断水平的提高，本病已常见。根据肿瘤生长的部位，胆管癌分为上段、中段、下段胆管癌，上段胆管癌又称肝门部胆管癌，位于左右肝管至胆囊管开口以上部位，占 50%～75%；中段胆管癌位于胆囊管开口至十二指肠上缘，占 10%～25%；下段胆管癌位于十二指肠上缘至十二指肠乳头，占10%～20%。不同部位的胆管癌治疗方法有较大的差异(图 41-11)。

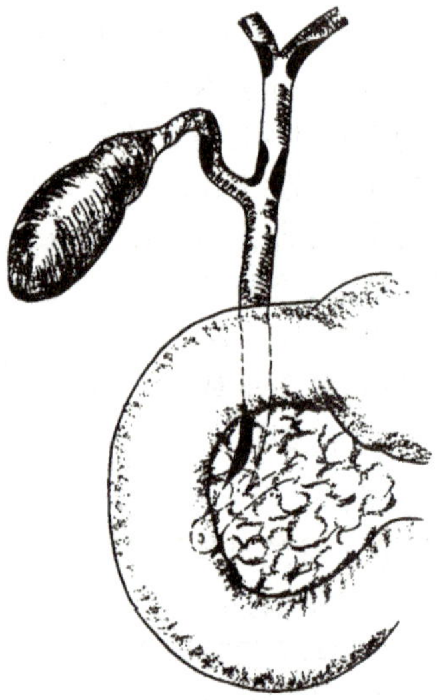

图 41-11 胆管癌好发部位

【病因】

仍不清楚，多发于 50～70 岁，男女比例约 1.4∶1。本病可能与下列因素有关：肝胆管结石，约 1/3 的胆管癌合并胆管结石，而胆管结石 5%～10% 发生胆管癌；原发性硬化性胆管炎；先天性胆管囊性扩张症，胆管囊肿空肠吻合术后；肝吸虫感染，慢性伤寒带菌者，溃疡性结肠炎等。近来的研究发现，乙型肝炎、丙型肝炎感染与胆管癌的发生可能有关。

【病理】

大体形态：①乳头状癌：好发于胆管下段，呈息肉样突入腔内，有时为多发且有大量的黏液分泌物；②结节状癌：是小而局限的肿瘤，可表现为硬化型或结节型,硬化型多在上段,结节型多在中段向管腔内突出;③弥漫性癌:胆管壁广泛增厚、管腔狭窄,向肝十二指肠韧带浸润,难与硬化性胆管炎鉴别。组织学类型95%以上为腺癌,其他罕见的有鳞状上皮癌、腺鳞癌、类癌等,其中主要是高分化腺癌,低分化、未分化癌较少见且多发生在上段胆管。癌肿生长缓慢,极少发生远处转移。其扩散方式有局部浸润以及淋巴转移、腹腔种植等。浸润主要沿胆管壁向上、向下以及横向侵犯周围组织、肝、血管、神经束膜,淋巴转移途径是沿肝动脉周围淋巴结分别至肝总动脉、腹腔动脉、胰上缘、十二指肠后、腹膜后淋巴结。

【临床表现和诊断】

1. 黄疸 90%~98%患者出现,逐渐加深,大便灰白,可伴有厌食、乏力、贫血。半数病人伴皮肤瘙痒和体重减轻。少数无黄疸者主要有上腹部疼痛,晚期可触及腹部肿块。

2. 胆囊肿大 病变在中、下段的可触及肿大的胆囊,Murphy征可能阴性,而上段胆管癌胆囊不可触及。

3. 肝大 肋缘下可触及肝脏,黄疸时间较长可出现腹水或双下肢浮肿。肿瘤侵犯或压迫门静脉,可造成门静脉高压致上消化道出血;晚期患者可并发肝肾综合征,出现尿少、无尿。

4. 胆道感染 出现典型的胆管炎表现:右上腹疼痛、寒战高热、黄疸,甚至出现休克;感染细菌最常见为大肠埃希菌、粪链球菌及厌氧性细菌。内镜或介入放射性检查可能诱发或加重感染。

5. 实验室检查 血清总胆红素、直接胆红素、ALP和γ-GT均显著升高,而ALT和AST只轻度异常。胆道梗阻致维生素K吸收障碍,肝合成凝血因子受阻,凝血酶原时间延长。血清肿瘤标记物CEA、AFP及CA19-9可能正常。

6. 影像学检查 ①首选B超检查,可见肝内胆管扩张或可见胆管肿物;彩色多普勒超声检查可了解门静脉及肝动脉有无受侵犯;内镜超声探头频率高且能避免肠气的干扰,检查中、下段和肝门部胆管癌浸润深度的准确性分别达到82.8%和85%。在超声导引下还可行PTC检查,穿刺抽取胆汁作CEA、CA19-9、胆汁细胞学检查和直接穿刺肿瘤活检。②ERCP仅对下段胆管癌诊断有帮助,或术前放置内支架引流用。③CT、MRI能显示胆道梗阻的部位、病变性质等,其中三维螺旋CT胆道成像和磁共振胆胰管成像(MRCP)将逐渐代替PTC及ERCP等侵入性检查。④核素显影扫描、血管造影有助于了解癌肿与血管的关系。

【治疗】

胆管癌化学治疗和放射治疗效果不肯定。主要采取手术治疗,各个部位的手术切除方法不尽相同。

1. 胆管癌切除手术 应争取作根治性切除,即使姑息性切除也比单纯引流疗效好。

(1) 上段胆管癌:根据Bimuth-Corlett分型,上段胆管癌分为四型:Ⅰ型,肿瘤位于肝总管,未侵犯左右肝管汇合部;Ⅱ型,肿瘤侵犯汇合部,未侵犯左或右肝管;Ⅲa型,已侵犯右肝管;Ⅲb型,已侵犯左肝管;Ⅳ型,同时侵犯左、右肝管。各型采用不同的切除手术,同时必须清除肝十二指肠韧带内除肝动脉、门静脉以外的所有淋巴结及结缔组织,即肝十二指肠韧带"脉络化"。其中Ⅰ、Ⅱ型可行肝门胆管、胆囊、肝外胆管切除、胆管空肠吻合手术;Ⅲa型或Ⅲb可分别行胆管癌切除加同侧肝切除、对侧胆管空肠吻合术;Ⅳ型偶尔可行肝门胆管切除手术,但多数癌肿不能切除,仅能作胆道引流手术。

(2) 中段胆管癌:切除肿瘤及距肿瘤边缘0.5cm以上的胆管,肝十二指肠韧带"脉络化",肝总管-空肠吻合术。

(3) 下段胆管癌:需行胰十二指肠切除术。如幽门上、下组淋巴结无转移,可行保留幽门的胰十二指肠切除,以便保留胃的储存和消化功能。

2. 扩大根治术 除切除胆管癌外,还包括切除其他脏器,如右三叶肝、胰十二指肠、全胰腺切除、肝动脉或(和)门静脉的切除吻合或血管移植,但手术的并发症和死亡率较高。适用于能根治切除,但有区域淋巴结侵犯转移、无远处转移的胆管癌。

3. 减黄手术 为解除胆道梗阻,可行各种肝管空肠吻合术,如切除部分肝的Longmire手术或圆韧带人路的左肝管-空肠吻合术,U形管引流术;中下段癌可行肝总管空肠吻合术。

4. 胃空肠吻合术 胆管癌可侵犯或压迫十二指肠,造成消化道梗阻,可行胃空肠吻合术恢复消化道通畅。

5. 非手术胆道引流 经皮肝穿刺胆道造影并引流(PTCD)或放置内支架、经内镜鼻胆管引流或放置内支架,均可达到引流胆道的目的,但放置支架的内引流比置管外引流的患者生活质量为高。

6. 放射性粒子治疗 若术中仅能姑息性切除肿瘤或不能切除或只能部分切除肿瘤时,可在肿瘤组织或残留肿瘤组织内、亚病灶区域和淋巴回流途径上植入放射性粒子(如^{125}I),具有创伤小、操作简便、不良反应少等优点,可有效控制肿瘤的局部生长,减少复发,延长患者的生存期。

(罗开元)

笔记栏

第八节 腹腔镜在胆道外科的应用

一、概 述

（一）腹腔镜外科发展简史

腹腔镜外科的发展史最早可追溯到20世纪初。1901年德国外科医生Kelling第一次用膀胱镜对活狗进行了腹腔检查，并首次介绍采用过滤空气制造气腹的方法，取得良好效果。1901年斯德哥尔摩的Jacobaeus首次开展人体腹腔镜检查并首次使用这一名称。腹腔镜外科早期的发展集中在胃肠道及妇科领域。直到20世纪30年代，腹腔镜检查技术才被视为标准的检查方法，但此后经历了60年漫长岁月，仅限于检查而不能切除病变。随着电子科技的迅速发展，使得内镜图像能够传送到电视监视器上。1987年法国妇产科医师P. Mouret首次在电视腹腔镜下成功完成了世界首例胆囊切除术，从而奠定了现代腔镜外科学的基础，并迅速推广到欧美及亚洲等世界各地。1990年11月香港中文大学钟尚志教授在中山医科大学开展了国内第一例腹腔镜胆囊切除术，揭开了我国腔镜外科飞速发展的序幕；随之腹腔镜胆囊切除术在昆明、北京、武汉、上海、天津、西安等地相继开展。20多年的临床实践证明，腹腔镜胆囊切除术是现代高科技技术与传统医学相结合的典范，是最能体现微创外科的优越性的手术之一；它既遵循传统外科的治疗原则，又能以微创外科手术技能完成传统手术，具有创伤小、痛苦轻、恢复快的优点，深受广大病员和外科医生的青睐。

腹腔镜外科经历了近百年的发展，逐步走向成熟。但它尚有自身特有的局限性，需要更多的经验积累和新的设备、手术器械的创新，要求更高的诊断和治疗知识。它代表了微创外科发展的新趋势，前景非常光明，对外科的影响是非常深远的。

（二）应用解剖

1.胆囊 梨形，约(8～12)cm×(3～5)cm大小，容量约40～60ml，分底、体、颈三部分，颈上部膨大称Hartmann袋。

2. 胆囊动脉 胆囊动脉变异较多，通常来自肝右动脉，从肝总管后面进入胆囊三角（Calot三角）。少数来自肝左动脉、肝总动脉或胃十二指肠动脉；部分胆囊动脉走行至胆囊时分为前、后两支，分别进入胆囊前后壁。

3. 胆囊管 是胆囊颈部的延续部分，长2～3cm，直径0.3cm。近胆囊颈一段有螺旋状粘膜皱襞（Heister瓣），作用是防止胆囊管扭曲，并调节胆汁进出胆囊；多呈锐角汇入肝总管右侧壁，但常有变异。

4. 胆囊三角（Calot三角） 由胆囊管、肝总管、肝下缘所构成的三角区，胆囊动脉、肝右动脉、副肝管常经过此处，手术中易发生误伤。

5. 胆总管 由肝总管和胆囊管汇合而成，长7～9cm，直径0.6～0.8cm。在解剖上可分为四段（十二指肠上段、十二指肠后段、胰腺段和十二指肠壁内段）。

二、腹腔镜胆囊切除术

（一）适应证和禁忌证

1. 适应证 腹腔镜胆囊切除术（laparoscopic cholecystectomy，LC）适用于无手术禁忌证的所有胆囊良性疾病。

2. 禁忌证 ①疑有胆囊癌者；②合并原发性胆囊结石及胆道狭窄者；③伴有严重肝硬化、门静脉高压者；④有凝血障碍及严重出血倾向者；⑤腹腔内严重感染及腹膜炎者；⑥Mirizzi综合征；⑦妊娠合并胆囊结石者；⑧严重高危胆结石病人；⑨麻醉禁忌者；⑩腹部手术后腹腔严重粘连者。

（二）术前准备

同其他腹部手术的术前准备一样，包括病人心理准备，术前各项检查，手术风险评估，与病人及家属的良好沟通等。

（三）手术操作

1. 麻醉与体位 LC手术要求肌肉松弛、无痛、安全，且保持心血管循环系统稳定及呼吸道通畅，全身麻醉是LC手术最佳麻醉选择。体位多采用仰卧、头高脚低15°～20°、手术台左倾15°。

2. 建立气腹 通常采用CO_2气腹。在脐上缘或脐下缘用尖刀作10mm弧形切口，用巾钳提起腹壁，用气腹针（Veress针）穿入腹腔；经证实气腹针位于腹腔后开始注气，开始1～2L/min，然后逐渐加大流速至5～8L/min，手术时腹腔内气压维持在12～15mmHg。

3. 建立手术操作通道 常用三孔法（图41-12），①A孔，从脐孔处切口穿入11mm穿刺锥鞘，拔出锥芯，插入腹腔镜，观察腹腔内情况并在腹腔镜监视下穿刺另外两孔 ②B孔，于上腹正中线剑突下2～3cm穿入11mm穿刺锥鞘 ③于右侧腋前线肋下2～3cm穿入5.5mm穿刺锥鞘。从B、C两孔分别放入分离钳和胆囊抓钳。

4. 解剖胆囊三角、分离胆囊管 术者左手持胆囊抓钳将胆囊壶腹提起并向外向上牵引，使之

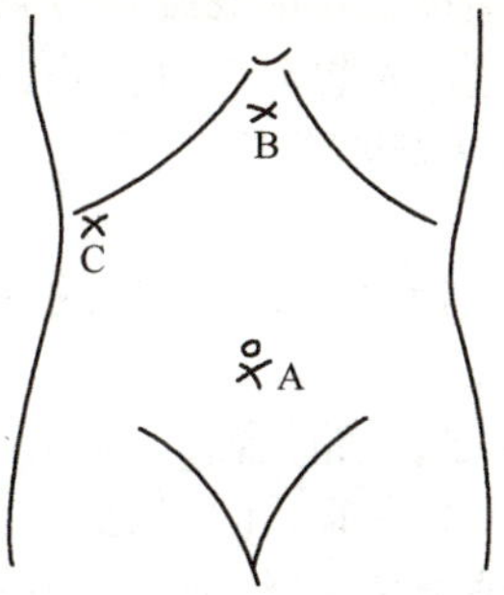

图 41-12　LC 手术戳孔位置

与胆总管主轴垂直敞开，以充分显露 Calot 三角内胆囊管、肝总管、胆总管的解剖关系（图 41-13）。右手持电钩或分离钳分开 Calot 三角前后浆膜，游离胆囊管；确认胆囊管与肝总管、胆总管关系后，在距胆总管 0.5cm 处上两枚钛夹或一枚可吸收夹钳闭胆囊管，远端用一枚钛夹钳闭，然后在钛夹之间将胆囊管剪断（图 41-14，图 41-15）。若胆囊动脉与胆囊管并行，不必单独分离，可一并钳闭。对胆囊管粗、短或炎性水肿难以钳闭时，可用 Roeder 打结器在体外打结结扎胆囊管，亦可用专用持针器缝扎等。

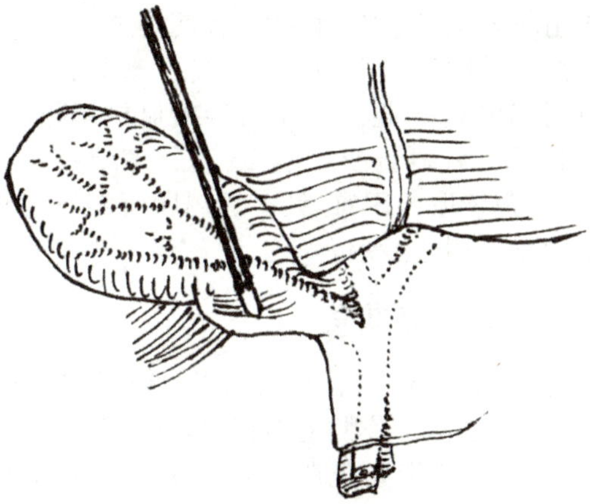

图 41-13　显露胆囊三角

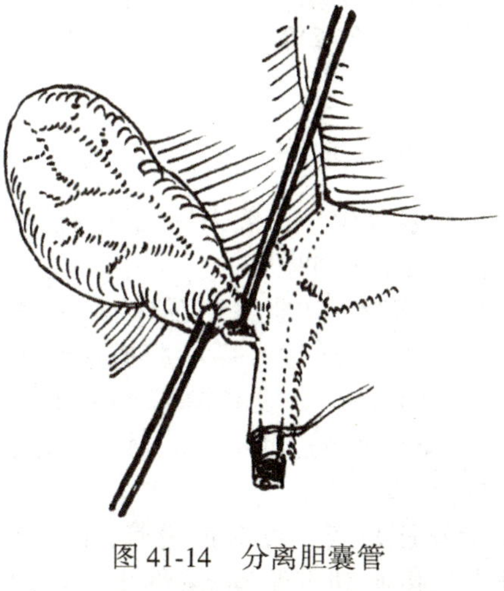

图 41-14　分离胆囊管

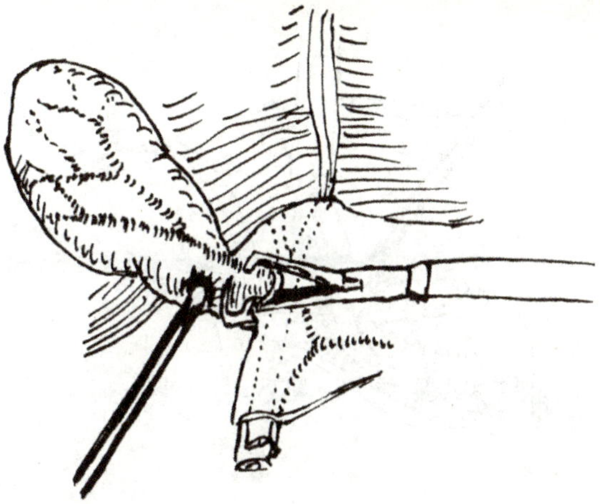

图 41-15　夹闭剪断胆囊管

5. 游离、钳夹胆囊动脉　胆囊管离断后，敞开胆囊三角，显露、分离胆囊动脉，近端用钛夹夹闭或电凝后靠近胆囊处离断胆囊动脉（图 41-16）。

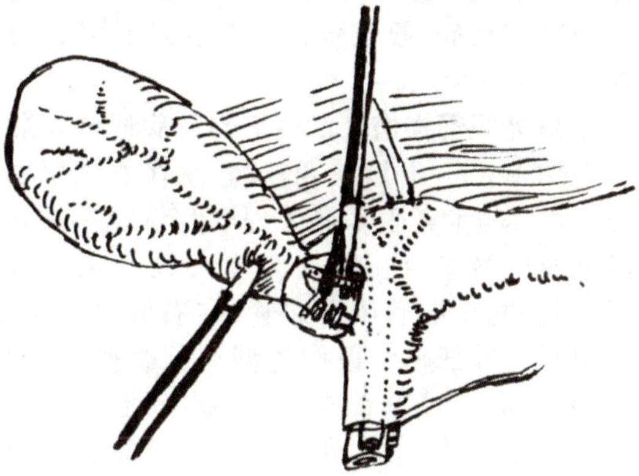

图 41-16　分离剪断胆囊动脉

6. 剥离胆囊床　术者左手提起胆囊颈部，并向上外翻转，充分显露胆囊与胆囊床间隙，用电钩仔细分离其间的纤维结缔组织。

7. 取出胆囊　可从脐下或剑突下戳孔取出胆囊，用胆囊抓持钳夹住胆囊管残端钛夹处，将胆囊拖入套管内，连同套管、胆囊一并往外拉至皮肤切口处，让胆囊部分露出体外。若结石不大，轻轻旋转牵拉整个胆囊可以取出胆囊；若结石较大或结石较多或者胆囊壁较厚，则可分别采用延长切口、扩张戳孔、吸出胆汁、先取结石等方法取出胆囊（图 41-17）。

8. 腹腔冲洗、安放引流　取出胆囊后，仔细检查腹腔，若无出血可结束手术。若胆囊床有出血，则彻底止血；若胆囊分破有胆汁溢出污染，或急性胆囊炎渗出较多，则应冲洗后在肝下间隙或小网膜孔处放置引流管，从 C 孔引出。

9. 解除气腹、处理穿刺口　再次全面检查腹腔后退出手术器械和套管，穿刺口可采用缝合、粘合、创可贴等处理。

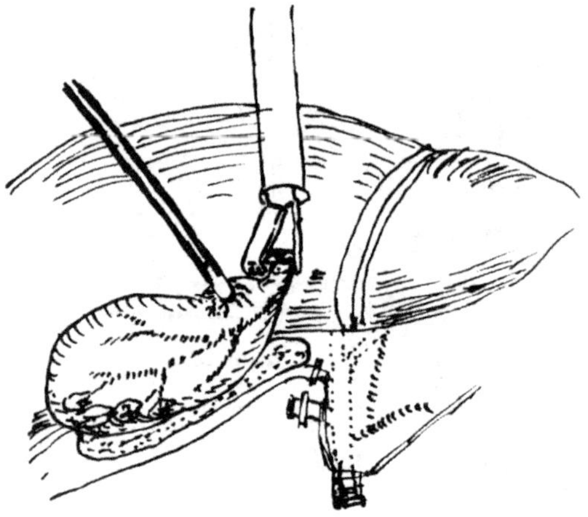

图 41-17 取出胆囊

(四) 手术并发症及处理

腹腔镜胆囊切除术常见的严重并发症是肝外胆管损伤、腹腔内脏器损伤和血管损伤。其他并发症如穿刺孔疝、腹腔残留结石、腹腔感染、急性胰腺炎等比较少见。

1. 肝外胆管损伤 发生率与开腹胆囊切除手术相当(0.2%)。开展初期较高,现在发生率明显下降。主要与术者手术熟练程度和认识有关。其中以电灼伤最多见。损伤部位大致有胆总管下端、肝门部高位胆管或肝总管、左右肝管交叉部、右侧副肝管等部位。损伤类型有胆管撕裂、胆管穿孔、胆管部分或全部被夹闭,甚至胆管横断伤等。处理可根据损伤的部位、类型、严重程度等采取引流、胆道支架、胆道重建等方法处理。最关键的是预防,手术时不能盲目自信,解剖要仔细,特别对有变异的胆管和血管一定要认清结构后才钳夹、离断。必要时要果断中转开腹手术。

2. 血管损伤 在 LC 手术开展初期,由于使用气腹针、穿刺器不当,或因解剖结构变异、层次不清等原因,引起腹内血管损伤。发生率比开腹胆囊手术略高。损伤原因有技术操作不当,术野暴露差,胆囊三角严重粘连和解剖变异未能识别等。损伤部位有胆囊动脉、肝动脉、门静脉、胃肠道系膜动脉甚至腹主动脉、下腔静脉等;其中胆囊动脉损伤几率最大。血管损伤关键在预防,一旦血管损伤,多数出血凶猛,手术视野不清,腹腔镜下很难及时有效止血,应立即中转开腹止血,防止意外发生。

3. 内脏损伤 LC 手术中内脏损伤的严重性在于术中难以发现,多数是在术后引起腹膜炎等症状时才发现,易延误诊断。发生率 0.1% ~ 0.5%,多为空腔脏器损伤。损伤部位有胃、十二指肠、小肠、结肠、肝、膈肌、脾脏等。损伤原因多为盲目穿刺、暴力牵拉、电钩灼伤等。重在预防,术中如发现脏器损伤,立即修复;术后如出现腹膜炎症状及体征,应首先想到内脏损伤,完善相关检查及准备后剖腹探查非常必要。

笔记栏

三、胆总管结石的处理

文献报告胆囊结石合并胆总管结石的发病率为 9% ~ 16%,LC 手术后的胆总管残石率为 3% ~ 14%。随着腹腔镜技术的成熟以及手术相关设备的完善,腹腔镜胆总管手术(Laparoscopic common duct exploration, LCDE)已成为治疗胆管结石病的重要手术方式之一,包括腹腔镜联合胆道镜、腹腔镜联合胆道镜和十二指肠镜等。

(一) 适应症和禁忌证

1. LCDE 手术的适应证 ①慢性或急性结石性胆囊炎继发胆总管结石;②原发胆总管或肝总管结石以及伴有左右肝管内结石,无胆道狭窄,胆道镜能取出结石者;③胆总管结石伴梗阻性黄疸或急性化脓性胆管炎者;④胆总管结石曾有上腹部手术史(非胆道手术),手术切口瘢痕不影响套管放入者;⑤胆道蛔虫病需手术治疗者;⑥胆囊结石 Mirizzi 综合征,伴急性化脓性胆管炎。

2. LCDE 手术的禁忌证 除一般开腹手术禁忌证外,还有:①胆总管结石伴凝血机制障碍者;②胆道手术后残石或再生石;③胆道结石伴胆道狭窄,胆道镜取石困难者;④肝内胆管结石需作肝切除手术或胆道整形者。

(二) 术前准备

除一般开腹手术术前常规准备和检查外,LCDE 术前还必需作胆道造影,包括静脉胆道造影(IVC)、经十二指肠镜胆道逆行造影(ERCP)、64 排 CT 胆道重建、经皮肝穿刺胆道造影(PTC)、核磁共振胆道成像(MRCP)和术中经胆囊管造影等方法,在术前明确胆道结石的部位、大小、数量、分布、胆道是否有狭窄等。目前最常用的是无创的 MRCP 检查。

(三) 手术方法

1. 麻醉及体位 一般采用气管内插管静脉复合麻醉。平卧右斜 5°位。

2. 胆道探查 如胆囊结石行 LC,但术前未行胆道造影,此时可通过专用的胆道造影钳经胆囊管行胆道造影检查,如没有发现结石,胆总管不扩张,胆总管下端通畅,可不行胆道探查术;如发现结石,则行胆道探查。

3. 确认胆总管 找到胆总管,用电钩或剪刀解剖肝十二指肠韧带浆膜,解剖出一段胆总管前壁；细针穿刺胆总管抽吸胆汁，再次确认胆总管。

4. 切开胆总管　在靠近胆囊管的胆总管前壁处，用尖抓钳提起胆管壁，用微型弯剪或细针型电钩纵行切开一小口，见胆汁溢出后再扩大切口至0.5~1.0cm，切口处若出血则用电凝止血。吸引器吸尽胆汁。

5. 取石　可用腹腔镜下专用胆道取石钳直视下取石（图41-18），也可用纤维胆道镜从剑突下戳孔进入腹腔后，直视下将胆道镜放入胆总管检查，发现结石后用取石网套取石。如结石较大不易取出，可用胆道内液电或激光碎石设备碎石后取出。取尽结石后再行胆道镜或术中胆道造影检查，了解有否结石残留。

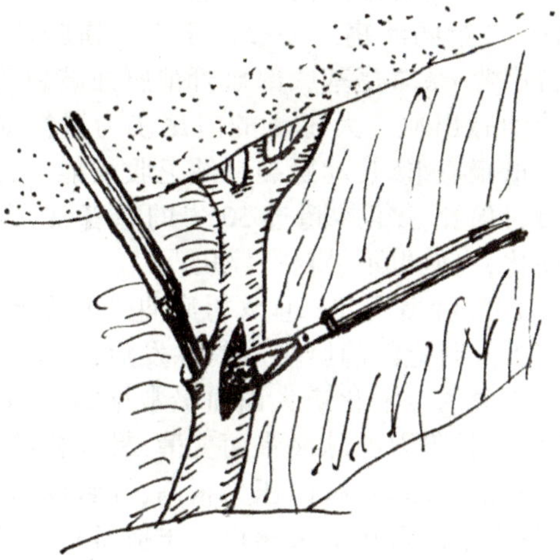

图41-18　切开胆总管取石

6. 胆总管切口处理　①一期缝合。如胆道探查阴性；胆道有结石确实已取尽的；胆道炎症较轻的；胆道下端检查通畅，乳头开口大，水流通畅和全面胆道探查未发现胆道其他病变，又不需要术后胆道镜处理的，都可以行胆总管一期缝合。②如果胆道炎症重，泥沙样结石多，尤其是原发肝胆管结石或结石嵌顿于胆总管下端，需二期胆道镜取石者，应安放T形管。

7. 腹腔引流　胆总管切口缝合完成或安放T形管后，仔细检查缝合处有无漏胆，如有漏胆则需加缝1~2针。生理盐水冲洗局部后，再次检查，如无漏胆则安放腹腔引流管于文氏孔处，从右侧腋前线戳孔处引出。如安放了T形管，T形管可从剑突下戳孔处引出。结束手术。

（四）手术并发症及处理

1. T形管脱出　可在电视X线下经T形管注入20%的泛影葡胺，观察T形管位置。如果在三天内脱出，局部未粘连，易形成弥漫性腹膜炎，应立即在腹腔镜下或开腹手术重新安放T形管，并做好腹腔引流。如果3天后T形管脱落，应观察有无腹膜炎。如无腹膜炎，T形管仍有胆汁流出，能起到腹腔引流的作用，可暂不手术；如有腹膜炎，应立即手术探查。

2. 拔出T形管时发生胆汁性腹膜炎　如腹膜炎较重，应立即开腹探查。如腹膜炎局限，可试着沿T管窦道放入腹腔引流管观察，如症状缓解继续引流；症状加重，则开腹探查。

3. 术后残石　安有T形管者，可经窦道行胆道镜取石；胆总管切口一期缝合者，可采用经内镜十二指肠乳头切开取石（EST）治疗。

（李正平　罗道蕴）

第四十二章 消化道大出血的鉴别诊断和处理原则

消化道大出血(massive alimentary trace bleeding)在临床上很常见，随着年龄的增加，发病率也有增加。在成年人，全身总血量约为体重的8%。一次失血量超过总循环血量的20%(800~1200ml)，当收缩压<100mmHg，脉率>100次/分钟时，患者就会表现出低血压的症状和体征，如视力模糊、头晕、手足发冷、冷汗、直立位晕厥等。上消化道大出血(massive bleeding from the upper alimentary trace)表现为呕血(hematemesis)和便血(hematochezia)，或仅有便血。下消化道出血通常表现为便血。尽管现代诊断技术有了很大的进步，消化道出血的部位和病因诊断仍然是一个难题，消化道大出血的死亡率仍然徘徊在10%。

第一节 上消化道大出血

案例 42-1

患者，男，79岁。因反复呕血、黑便13天，复发4小时入院。

13天前患者无明显诱因出现呕吐，呕吐物为血性液体，色鲜红含有血凝块，量约100~200ml，并柏油样黑便。当时无腹痛、发热等。于当地医院经补液、止血治疗后症状缓解，出血停止。4小时前患者再次出现呕血，为鲜血，约500~600ml，并暗红色血便数次，伴有心慌、头晕、出冷汗，遂就诊。既往有“慢性胃炎”史。个人史、家族史无特殊。

体格检查：T 36℃，P 110次/分，R 24次/分，BP 90/60mmHg。发育正常，营养中等，急性病容，神志淡漠。全身皮肤及黏膜苍白，无黄染，浅表淋巴结未扪及。心肺无异常。腹平坦，腹式呼吸存在，未见胃肠型及蠕动波，腹软，无压痛、反跳痛。肝脾肋下未扪及。移动性浊音阴性，肠鸣音弱。

辅助检查：血常规：白细胞 9.1×10^{9}/L，红细胞 1.77×10^{12}/L，Hb 52g/L，血小板 127×10^{9}/L。

问题：

1. 总结该患者的病史特点。
2. 提出初步诊断及鉴别诊断。
3. 需要做哪些辅助检查证实出血的来源？
4. 上消化道出血的首要处理和治疗原则是什么？

上消化道出血是指发生在Treitz韧带的近端的消化道，包括食管、胃、十二指肠、胰腺、胆道及空肠上段疾病引起的急性出血。

【病因】

根据国内资料，引起上消化道大出血有下列五种常见的病因：

1. 胃十二指肠溃疡 约占40%~50%，其中3/4是十二指肠溃疡。一般位于十二指肠球部后壁或胃小弯，系溃疡基底部血管被腐蚀破裂所致，多数是动脉出血。大出血的溃疡多为慢性溃疡，伴有大量瘢痕组织，动脉裂口缺乏收缩能力，出血不易自行停止。年龄超过50岁的患者常有小动脉壁硬化，出血也不易自行停止。

2. 门静脉高压症 食管胃底曲张的静脉破裂出血多是肝硬化门静脉高压的并发症，约占25%，是危及生命的上消化道大出血最常见的病因。食管、胃底的黏膜因静脉曲张而变薄，易被粗糙食物损伤，加之门静脉系统内压力很高，导致曲张静脉破裂，发生难以自止的大出血。出血常很突然，多表现为大量呕吐鲜血。

3. 出血性胃炎(hemorrhagic gastritis) 又称糜烂性胃炎(erosive gastritis)或应激性溃疡(stress ulcer)，约占20%。病人多有饮酒、服用非甾体类抗炎药物如吲哚美辛(消炎痛)、阿司匹林等，或肾上腺皮质激素药物史；也可以发生在休克、严重感染、严重烧伤(Curling溃疡)、大手术和严重颅脑损伤(Cushing溃疡)后。表现为表浅的、大小不等的、多发的胃黏膜糜烂，底部常有活动性出血和血块，部分病人仅见弥漫性渗血，可导致大出血。

4. 胃癌 约占2%~4%。癌组织缺血坏死，表面发生糜烂或溃疡，侵蚀血管引起大出血。胃癌引起的上消化道大出血，黑粪症比呕血更常见。

5. 胆道出血(hemobilia) 常见的病因是肝外伤，其他原因有肝血管瘤、肝肿瘤、肝脓肿，以及胆管结石、胆道蛔虫症等引起的胆道感染导致血管与胆道沟通，引起血液涌入胆道，再进入十二指肠，统称胆道出血。胆绞痛、梗阻性黄疸和消化道出血称为“胆道出血三联征”。

【临床分析】

上消化道大出血的临床表现取决于出血的速度和出血量的多少，而出血的部位高低则是次要

笔记栏

的。如果呕出鲜血或血块，表明出血很急、量很多，在胃内停留时间短；如呕出咖啡色，表明出血量少而慢，在胃内停留时间较长，血液经过胃酸作用成正铁血红素所致。如出血量大、速度快、肠蠕动强，在肠道内停留时间短，可以排出暗红色稀便；反之，出血较慢，量较少，则常出现黑便。由于血液在胃肠内停滞时间较长，血红蛋白中的铁经肠内细菌作用与硫化物形成硫化铁，多呈柏油样或紫黑色。

虽然如此，但仔细分析，不同部位出血仍有其不同的特点，如能抓住这些特点，进而明确出血的部位，这不仅对于诊断出血的原因有一定意义，而且在需要手术时寻找出血点也有帮助。上消化道大出血的部位大致可分为下列三区：①食管或胃底出血（曲张静脉破裂），一般很急，来势很猛，一次出血量常达500~1000ml，常可引起休克。临床主要表现是呕血，单纯便血的较少。而且，常在积极采用非手术疗法的同时，短期内仍可反复呕血。②胃和十二指肠球部出血（溃疡、出血性胃炎、胃癌），虽也很急，但一次出血量一般不超过500ml，并发休克的较少。临床上可以呕血为主，也可以便血为主。经过积极的非手术疗法多能止血，但日后可再出血。③球部以下出血（胆道出血），出血量一般不多，一次为200~300ml，很少引起休克。临床上表现以便血为主。采用积极的非手术疗法后，出血可暂时停止，但常呈周期性复发，间隔期一般为1~2周。

必须重视的是，如果只从上消化道出血时的情况来判断出血的部位和病因是不够的，还必须从病史、体检、实验室检查等各方面进行分析，从而得出正确的诊断。应详细追问病史。消化性溃疡病人，病史中多有典型的上腹疼痛，进食和服用制酸药可缓解疼痛，或过去曾经内镜或X线检查证明有胃十二指肠溃疡；对作过胃部分切除术的病人，应当考虑有吻合口溃疡的可能。肝硬化、门静脉高压症病人常有大量嗜酒、肝炎或血吸虫病史，或过去曾经X线或内镜检查有食管静脉曲张；进行性体重下降和厌食应考虑消化道肿瘤；出血性胃炎常有服用破坏胃黏膜屏障和损伤胃黏膜的药物，如阿司匹林等非甾体类和固醇类药物史，也易发生在严重创伤、大手术、重度感染和休克等应激状态时。

这些病人如果发生上消化道大出血，诊断上一般没有困难。但有些病人出血前没有任何症状，例如10%~15%胃十二指肠溃疡出血的患者没有溃疡病史；门静脉高压症上消化道出血的病人，约1/4的出血原因并非是曲张的静脉破裂，可能是溃疡病或门静脉高压性胃病（portal hypertensive gastropathy）等；许多肝内胆道出血的病人没有肝外伤或肝内感染的病史；以往出血病因虽已得到确诊，也不能断定一定是这次出血的病因。因此，要明确出血的部位和病因，就必须依靠客观的检查资料。体检时应包括仔细地检查鼻咽部，以排除来自鼻咽部咽下的血液。如果发现有蜘蛛痣、肝掌、腹壁皮下静脉曲张、肝脾肿大、腹水、巩膜黄染等，多可诊断为食管、胃底曲张静脉破裂出血。但在没有腹水、肝脾肿大也不很明显的病人，尤其在大出血后，门静脉系统内血量减少，脾可能暂时缩小、不可扪及，常能增加诊断上的困难。肝内胆道出血多有类似胆绞痛的剧烈上腹部疼痛的前驱症状，右上腹多有不同程度的压痛，甚至可触及肿大的胆囊。感染性胆道出血，同时伴有寒战、高热，并出现黄疸，这些症状综合在一起，就能明确诊断。

实验室检查方面需做血红蛋白、红细胞计数、血细胞比容、中性粒细胞计数；肝功能检测（胆红素、碱性磷酸酶、清蛋白、丙氨酸氨基转移酶、门冬氨酸氨基转移酶）；凝血功能检查（血小板计数、凝血酶原时间、纤维蛋白原、部分凝血活酶时间）；血液生化检查（血尿素氮；血尿素氮/血肌酐比值大于25：1，可能提示出血来自上消化道）。在出血早期，血红蛋白、红细胞计数和血细胞比容并无明显变化，出血后组织液回吸收入血管内使血液稀释，一般要3~4小时后才能反映出失血的程度。血小板计数在活动性出血后1小时开始升高，白细胞计数在2~5小时增多。3/4的上消化道大出血患者，数小时后血中尿素氮常可升高>11.9mmol/L，可能与血液在消化道中分解产物吸收和低血压引起尿素氮清除率下降有关。肝功能检测和血氨测定有助于胃、十二指肠溃疡与门静脉高压症引起的上消化道大出血的鉴别，前者肝功能正常，血氨不高；后者肝功能明显异常，血氨升高。

经过以上的临床分析，如果仍不能确定大出血的病因，在考虑一些少见的外科疾病如剧烈呕吐所致的贲门黏膜撕裂综合征（mucosal tear syndrome of the cardia，Mallory-weiss syndrome）、食管裂孔疝（esophageal hiatal hernia）、胃壁动脉瘤（gastric aneurysms）、胃息肉（gastric polyps）、胃和十二指肠良性肿瘤以及血友病或其他血液系统疾病等的同时，仍应在上述的五种常见病因中多予探讨。临床经验证明，在这种情况下，尤以下列四种病因存在的可能性最大：①临床上没有症状的溃疡，大多是十二指肠溃疡；②门静脉高压症，食管静脉曲张不明显，也没有肝硬化的明显体征；③出血性胃炎；④无症状的早期胃癌，大多由小弯溃疡转变而来。在这四种病因中，最需要鉴别的仍然是食管、胃底曲张静脉的破裂出血与胃或十二指肠溃疡的出血。

案例 42-1

患者表现为呕血和黑便。P 110 次/分，BP 90/60mmHg，神志淡漠，全身皮肤及黏膜苍白。血常规：红细胞 1.77×10^{12}/L，Hb 52g/L。具有贫血和休克的表现。

【辅助检查】

1. 鼻胃管或三腔二囊管检查 鼻胃管吸引常可诊断上消化道出血的部位，判断出血的速度。如鼻胃管放至食管与胃交界处（约距门齿 40cm），经管注入少量生理盐水，轻轻抽吸，如有血液，说明出血来自食管或胃；如导管进入胃中，抽出清亮胃液，表明出血位于胃以下的消化道；如抽出清亮的胆汁，可以排除出血在十二指肠的近端。鼻胃管吸引简单、安全，但并非完全可靠，约 10% 的上消化道出血患者，鼻胃管吸引呈阴性。三腔二囊管放入胃内后，将胃气囊和食管气囊充气压迫胃底和食管下段，用等渗盐水经第三腔将胃内存血冲洗干净。如果没有再出血，则可认为是食管、胃底曲张静脉破裂出血；如果吸出的胃液仍含血液，则以胃十二指肠溃疡或出血性胃炎出血可能较大。需要指出，肝硬化患者并发胃十二指肠溃疡较一般人为多，约为 10%～15%。因此，肝硬化患者即使已有食管或胃底静脉曲张，也不能排除溃疡出血的可能。对这种患者用三腔管检查来明确出血部位，更有实际意义。这种检查较简单易行，但需要耐心，并要取得病人的充分合作。

2. 内镜检查 早期内镜检查是大多数上消化道出血诊断的首选方法。如果没有禁忌证，上消化道出血病人收住院后经过治疗血流动力学相对稳定，应立即行纤维胃十二指肠镜检查，90% 的病变可以在内镜下直接观察得到明确的诊断。同时还可以通过内镜进行治疗，如食管曲张的静脉可以注入硬化剂或套扎止血，消化道溃疡可以应用激光、电凝或微波治疗，糜烂性胃炎可以喷洒止血剂。检查前以 4℃ 生理盐水洗胃可改善内镜视野。

3. 选择性腹腔动脉或肠系膜上动脉造影 内镜检查如未能发现出血病因，尤其是胃内有大量积血和血块影响视野时，只要出血速度每分钟大于 0.5ml，即有造影剂外溢聚集。血管造影具有定位诊断和治疗的双重价值，当明确血管破裂的部位时，可以经动脉导管注入血管收缩药物或栓塞剂从而达到止血的目的。大多数患者可以耐受这一检查和治疗。

4. X 线钡餐检查 对于没有内镜检查条件、内镜检查未发现或不能确定出血病变时，应在上消化道出血的间歇期或出血早期，胃内没有较多血凝块时进行 X 线钡餐检查。气钡对比检查可发现较大的病变如食管静脉曲张、大的溃疡和肿瘤，但较难发现表浅的较小的病变、胃黏膜病变或贲门黏膜撕裂综合征。

笔记栏

5. 核素检查 常用静脉注射 ^{99m}锝标记的红细胞，行腹部扫描，只要出血速度每分钟达 0.05～0.1ml，核素就能聚集在血管易出部位显像，对确定胃肠道出血相当敏感，但定位的精确性有限。因此常作为选择性腹腔内动脉造影前的筛选手段。

6. B 超、CT 检查 对食管、胃、十二指肠、肝、胰、胆道、脾等部位的占位性病变有明显的诊断价值，在考虑有食管静脉曲张、溃疡、胃黏膜病变等以外的疾病时可以选择使用。

案例 42-1

患者入院后给予禁食、胃肠减压、纠正水电解质紊乱、输入红细胞悬液，静脉使用奥美拉唑等药物后，患者血压不能稳定，仍有呕血。紧急剖腹手术，发现胃、小肠内有较多血液及血凝块，胃角小弯侧后壁有一直径约 1cm 溃疡，其基底有一小动脉，有活动性出血，进行溃疡缝合止血。

【处理原则】

只要确定有呕血和黑便，都应视为紧急情况收住院或重症监护病房。不管出血的原因如何，对严重上消化道出血的病人都应遵循下列基本处理原则。

1. 初步处理 临床表现有低血容量休克时，应迅速建立两条静脉通道，其中一条最好是经颈内静脉或锁骨下静脉达上腔静脉之途径，以便监测中心静脉压。先滴注平衡盐溶液、乳酸钠等渗盐水或血浆代用品，同时进行血常规检测、血型鉴定、交叉配血。留置导尿管观察每小时尿量，每 15～30 分钟测定血压、脉率，结合对出血量和出血特点以及尿量的观察和中心静脉压的监测，可作为补液、输血速度和量较可靠的指标。如果在45～60 分钟内输入平衡盐液 1500～2000ml 后血压、脉率仍不稳定，说明失血量很大或继续出血。此时，除继续用电解质溶液外，还应输入胶体溶液（如血浆代用品、全血、血浆、5% 白蛋白等），将血压维持在 100mmHg，脉率在每分钟 100 次以下。临床应用的电解质溶液与胶体溶液量的比例以（3～4）：1 为宜，平衡盐溶液的输入量为失血量的 2～3 倍为宜。大量输入平衡盐溶液使血液稀释，有利于改善微循环，但要维持血细胞比容不低于 30%。可静脉注射维生素 K_1、纤维蛋白原等药物。血管加压素通过促使内脏小动脉收缩，减少血流量，从而达到止血的作用，但对高血压和有冠状动脉供血不足的病人不适用。近年多应用特利加压素(terlipressin),该药是激素原,注射后病人以稳定速率释放加压素,产生的副作用较轻。开始剂量为2mg,缓慢注射(超过1分钟),维持剂量为每4小时静脉注射1~2mg,持续用药24~36小时直至出血停止。

2. 病因处理 治疗消化性溃疡出血的抑酸药物包括H_2受体拮抗剂(西咪替丁、雷尼替丁、法莫替丁)和质子泵抑制剂(奥美拉唑、兰索拉唑、洋托拉唑)等可以降低胃酸,促进溃疡愈合。生长抑素(善宁、施他宁)可以抑制胃和胰腺分泌,降低内脏血流,适用于食管曲张静脉破裂和溃疡出血的治疗。也可以用4℃生理盐水反复洗胃,将血块和胃液洗净,再用去甲肾上腺素8~12mg加生理盐水100ml灌洗,也可注入凝血酶等止血药物。对于中等量的消化性溃疡出血,在内镜检查时,对看到的活动性出血部位,或在溃疡基底的血管经内镜用电凝、激光和微波治疗。出血的动脉直径大于4mm,不宜采用内镜治疗。如果病人年龄在50岁以上,病史较长,多系慢性溃疡,这种出血很难自止。经过初步处理,待血压、脉率有所恢复后,应早期手术(胃大部切除术)。切除了出血的溃疡是预防再出血的最可靠方法。出血点缝扎、迷走神经切断加幽门成型术,创伤程度比胃大部切除术小,适合于年老体弱或有重要器官功能不全的病人。倘若十二指肠溃疡位置很低,靠近胆总管或已穿透入胰头,或溃疡周围有严重炎症、瘢痕,常使切除有困难,可切开十二指肠球部前壁,用丝线缝扎溃疡面的出血点,并在十二指肠上、下缘结扎胃十二指肠动脉和胰十二指肠动脉,再做溃疡旷置的胃大部切除术。

对由于门静脉高压症引起的食管、胃底曲张静脉破裂的大出血,应视肝功能的情况来决定处理方法。生长抑素收缩内脏血管,减少门静脉血流,用于控制食管胃底曲张静脉破裂出血有效。血管加压素可使内脏小动脉收缩,门静脉血流量减少。与硝酸甘油联合应用治疗曲张静脉破裂出血,可以减少血管加压素的副作用。酌情补充维生素K_1、凝血酶原复合物等。对有黄疸、腹水或肝性脑病前期肝功能较差的病人,应用三腔二囊管压迫止血或行纤维内境下注射硬化剂或套扎治疗,必要时可以做经颈静脉肝内门体分流术(TIPS)。对肝功能较好、没有黄疸、没有严重腹水的患者,则应积极采用手术治疗。手术方式宜根据门静脉高压病因、肝硬化类型、肝功能分级以及门静脉血流动力学特点选择。手术不外乎断流术和分流术两类。急诊分流手术止血率高,但并发症发生率和死亡率也高。贲门周围血管离断术适合大部分门静脉高压有食管静脉曲张的患者,不但能够完全阻断食管、胃底曲张静脉的反常血流,达到立即而确切的止血,且由于操作易于掌握,可在基层医院中推广采用。

绝大多数出血性胃炎可由非手术治疗止血。药物治疗与治疗消化性溃疡出血大致相同。介入治疗是将导管尽可能选择性插入出血的动脉,持续滴注血管加压素,速度为每分钟0.2~0.4U,持续12~24小时。如果仍然不能止血,可采用胃大部切除术,或选择性迷走神经切断术加幽门成形术。

由于胃癌引起的大出血,则应根据局部情况行根治性胃大部或全胃切除术。

胆道出血的量一般不大,多可经非手术疗法,包括抗感染和止血药物的应用而自止。如果出血不能停止,肝动脉造影明确出血灶后,将导管尽可能送到近出血灶处,用明胶海绵、钢圈等栓塞材料作选择性肝动脉栓塞,约50%的病例可望止血成功。如能确定出血是来自肝动脉胆管瘘,尽量靠近出血病灶部位结扎肝动脉,常可收到止血效果。胆道探查主要目的是明确诊断,术中行胆道镜检查或术中胆道造影,都有助于确定出血病灶的部位。结扎病变侧的肝动脉分支或肝固有动脉,有时可以使出血停止,但仅仅结扎肝总动脉常常是无效的。肝叶切除既能控制出血,又可清除病灶,适用于其他方法难以止血,且明确病灶局限于一侧肝内者。但全身情况很差的病人手术死亡率较高。

由于各种止血方法的不断改进,约80%的上消化道出血患者可经非手术疗法达到止血目的。对部位不明的上消化道大出血,经过积极的处理后,急性出血仍不能得到有效控制,且血压、脉率不稳定,应早期进行剖腹探查。急诊手术首先是止血,若条件允许,可对原发病行治愈性手术。术中应按顺序全面仔细检查。首先检查常见出血部位胃和十二指肠,不可忽视贲门附近和胃底的探查。如果初步排除溃疡或其他病变,第二步检查有无肝硬化和脾肿大,同时注意胆囊和胆总管情况,胆道出血时,胆囊多肿大呈暗蓝色,必要时可行诊断性胆囊或胆总管穿刺。第三步提起横结肠和横结肠系膜,顺序检查空肠上段。经过上述检查仍未发现病变,而胃和十二指肠内确有积血,应纵行切开胃前壁,进行胃腔探查。切口应有足够长度以便在直视下检查胃壁的所有部位,并能判断出血是否来自食管或十二指肠。术中内镜检查有助于找到出血部位。找不到出血原因时,不宜盲目作胃大部切除术。还应特别警惕可能存在数个出血灶,故在决定术式时要避免遗漏。

【预防】

笔记栏

颅脑损伤,体表烧伤面积>30%,呼吸衰竭需要机械辅助呼吸或凝血障碍的病人，经鼻胃管灌注抗酸药或硫糖铝（sucralfate），静脉滴注 H_2 受体拮抗剂，对预防上消化道出血有效。奥美拉唑能预防和治疗长期服用非甾体抗炎药物引起的胃、十二指肠溃疡出血。门静脉高压症没有出血史者，一般不主张分流手术。食管静脉曲张严重，有出血危险者，口服普萘洛尔可减缓心率，对预防出血有一定效果。为了预防门静脉高压症食管和胃底静脉再出血，可酌情选用内镜结扎曲张静脉、分流术或断流术等方法。

第二节 下消化道大出血

案例 42-2

患者，男，28 岁。因高脂餐及饮酒后腹部不适、黑便伴全身乏力 4 天入院。

既往史：否认肝炎、结核病史，无外伤、手术史。个人史、家族史无特殊。

体格检查：T 36.8℃，P 90 次/分，R 20 次/分，BP 90/60mmHg。发育正常，营养中等，急性病容。皮肤巩膜苍白，无黄染，浅表淋巴结未扪及。颈软，心肺（-）。腹平坦，全腹无压痛、反跳痛，肝脾肋下未扪及。移动性浊音（-），肠鸣音存在。

辅助检查：大便常规：酱软便，OB（+++）。血常规：RBC 1.98×10^{12}/L，Hb 38g/L，PLT 195×10^9/L，WBC 4.9×10^9/L。

入院后 12 小时突然出现便血，量约 3000ml，致患者出现失血性休克。经内科输血、输液、止血、扩容等综合治疗，便血仍不能控制而转外科。

问题：

1. 出血部位？
2. 可能的出血原因？
3. 如何处理？

便血通常提示为下消化道大出血（massive bleeding from the lower alimentary trace）。与上消化道出血不同，多数下消化道出血相对缓慢，或呈间歇性，约 80% 的出血能自行停止。

【病因】

常见的原因：

1. 血管发育异常（angiodysplasia） 这类直径 3~15mm 的血管病变可发生在胃、十二指肠、小肠和结肠，包括肠道血管发育不良、血管瘤、遗传性毛细血管扩张等，出血的特点常呈急性，且反复发作。

2. 憩室（diverticulum） 当小动脉破入憩室时引起出血，憩室出血的发生率为 31%，经直肠排出较为鲜红色或栗色血液，可能伴有直立体位低血压。憩室出血大多表现为缓慢出血或仅为大便隐血。出血可自行停止，但再出血率达 20%~30%。

3. 良性肿瘤 小肠良性肿瘤少见，如海绵状血管瘤、脂肪瘤、绒毛状乳头瘤、平滑肌瘤、神经鞘瘤等，有临床症状的仅占 6%，以出血为主要表现的更罕见，术前确诊率很低。

4. 息肉出血 直肠或结肠的多发性息肉感染或脱落可以导致出血，较多见于青少年和儿童，如家族性结肠息肉病、黑色素斑胃肠道息肉病（Pertz-Jeghers 综合征）和 Gardner 综合征。

5. 小肠结肠恒径小动脉病变（dieulafoy lesion） 肠壁上迂曲壁薄的小动脉破裂后引起的出血，黏膜缺损很小。

6. 肠道异位胰腺 较为少见，异位胰腺组织可以发生坏死、出血，多表现为黑便。

7. 结直肠癌 多为中、老年病人，升结肠癌出血与大便相混，降结肠癌、乙状结肠癌、直肠癌便血呈鲜血，附着在大便表面，尤其直肠癌，可有脓血便或黏液便。

8. 结肠炎性病变 溃疡性结肠炎、痔、Crohn 病、感染性大肠炎和放射性直肠炎等。结肠直肠出血可能突然发生，通常表现为鲜血便，可伴血块或栗色血液。

【诊断】

患者就诊主诉都是以便血为主。根据便血的性质可以初步估计出血的大致范围，如便血是鲜红色，多系肛管、直肠或乙状结肠出血；便血是暗红色，多为升结肠或小肠出血。查体时除了腹部检查，肛门直肠指检是必不可少的。实验室检查须做血常规和凝血功能检测。辅助检查可以选择肠系膜上动脉造影、CT 及术中内镜检查，可能对小肠出血病变做出定位诊断。X 线钡餐检查对定位诊断也有一定帮助。当出血缓慢时，锝-99m 标记的红细胞腹部扫描有定位诊断价值。另外，经口吞入末端系适当重物的细塑胶管，导管随胃肠蠕动逐步向小肠推进。一旦自塑胶管抽得血液，即可经塑胶管注入造影剂作小肠造影有助于出血病变定位。对于结肠直肠出血，在出血间歇期，聚乙二醇（macrogol）通便后，行纤维结肠镜检查，诊断符合率有的可达 70%，也可同时经内镜治疗。但当结肠有活动性出血时，影响结肠镜的视野，此时内镜检查无诊断价值。钡剂灌肠检查对憩室病、肿瘤的诊断有重要意义。

笔记栏

案例 42-2

急诊手术行剖腹探查，术中见肝、胆、胰、胃无异常，回肠上段肠腔内见一肿物，大小约为 4cm×4cm×3cm，质中等硬，其上端可见破裂出血，行小肠部分切除肠吻合。术后出血控制，住院 14 天痊愈出院。术后病理报告：回肠异位胰腺破裂并出血。

【治疗和预后】

初步处理同上消化道大出血，包括输注平衡盐溶液及用血浆代用品，必要时输浓缩红细胞。选择性动脉插管滴注血管加压素，或栓塞靶血管有止血效果。经内镜电凝可治疗血管发育异常。与上消化道出血不同，下消化道出血需要手术治疗的仅 15%，急诊患者死亡率仅 5%。对于血管发育异常，可选用内镜治疗、动脉栓塞或手术切除。憩室和肿瘤出血则宜选择手术切除术。

（夏先明）

第四十三章 急腹症的诊断和鉴别诊断

案例 43-1

患者,男性,28 岁。因上腹部隐痛不适一周,突发全腹痛 3 小时,急诊入院。

患者近 1 周来自感上腹部隐痛,偶有胸口烧灼感,伴有返酸、嗳气。3 小时前,饭后突感上腹疼痛加剧,持续性,呈刀割样,疼痛难忍并迅速蔓延全腹,伴大汗。呕吐一次,量少,呕吐物为胃内食物。

体格检查:T 38℃,P 88 次/分,BP 105/70mmHg,神志清楚,急性病容,呈痛苦貌。皮肤湿冷,皮肤、巩膜无黄染。心肺正常。腹平坦,无胃肠型及蠕动波。全腹肌紧张,呈板状腹,全腹压痛,以剑突下最明显,反跳痛(+)。肝脾触诊不满意。肝浊音界消失。听诊:肠鸣音消失。

问题:

1. 首先应考虑为哪一类疾病?
2. 应该如何正确诊断与鉴别诊断?
3. 如何正确处理?

急腹症(acute abdomen)是指以急性腹痛为主要临床表现的一类疾病。具有起病急、病情重、病因复杂、发展变化快、涉及范围广等特点。腹腔脏器的炎症、梗阻、出血、穿孔或破裂、血液循环障碍等因素均可引起急性腹痛。某些腹腔外脏器或全身性疾病也可引起类似腹部疾病的急性腹痛。可涉及内、外、妇、儿多个学科。其中需要外科处理的急腹症称为"外科急腹症"。对于急腹症,临床医生必须在短时间内完成病史资料的收集,迅速做出诊断和鉴别诊断并对病情的危重程度和是否需要紧急手术作出判断,以便及时给予恰当的治疗。一旦诊断延误、治疗不当,将会给病人带来严重危害甚至死亡。因此,急腹症的诊断和鉴别诊断以及正确处理是非常重要的。

案例 43-1

本病例的主要临床表现就是以"急性腹痛"为主要特征,应属于急腹症病例。

一、腹痛机制

笔记栏

急腹症主要表现为急性腹痛。腹痛的产生是因为腹部传递痛觉的神经纤维受到了刺激。由于各种不同的刺激和传递痛觉的神经纤维类型不同以及传递痛觉信号的途径各异,使腹痛的临床表现多种多样。同一疾病可以表现不同腹痛,不同疾病可表现类似腹痛。另外,腹痛具有二重性。腹痛作为一个信号,具有保护性和防御性机能;同时腹痛又是一种刺激,对机体造成危害。所以,了解急性腹痛发生的机制,对急腹症的诊断和鉴别诊断很有帮助。

1. 腹部神经分布和痛觉传导 腹腔内的脏器由脏层腹膜覆盖,接受自主性神经支配,其感觉的支配主要是交感神经和副交感神经。腹壁、壁层腹膜和膈接受相应的脊神经支配。痛觉是由感觉神经纤维传导的。感觉神经纤维按其粗细和传递的速度可分为 A、B、C 三型。A 型纤维是典型的髓鞘化脊神经纤维,其传递速度最快;B 型纤维是细的髓鞘化自主神经节前纤维;C 型是最细的无髓鞘神经纤维,数量多,构成自主神经的节后纤维,其传递速度慢。痛觉由快速传导神经纤维和慢速传导神经纤维传递,前者可能传递针刺样痛感,后者则传递钝痛、烧灼样痛和绞痛。痛觉神经纤维经传入神经从脊髓后根进入脊髓,在髓内上升或下降 1~2 个节段,终于脊髓灰质后角,再经过 1~2 个短纤维的神经元联系,经脊髓前交界至对侧,通过脊髓丘脑束及脊髓网状束至丘脑及延脑的网状结构,再向大脑皮质投射。

2. 腹痛分类

(1) 内脏痛:内脏痛的感受器就是分布于脏器的神经末梢。空腔脏器传入纤维分布在器官肌层,实质脏器神经末梢限于包膜,分布稀疏,属于传导慢的 C 纤维。内脏痛缺乏明确的定位,表现为模糊和弥散的钝痛。对切割、针刺、烧灼不敏感。对器官的膨胀、牵拉、张力性收缩、内压升高、缺血和化学性致痛物质等刺激感觉灵敏。内脏痛特点是定位差,多呈间歇性,以腹中线为轴的对称性钝痛。由于刺激了迷走神经,可伴有恶心、呕吐、出汗、面色苍白、脉缓、血压降低等自主神经反射症状。疼痛有时可因变换体位而减轻,病人常喜用手按住痛区以减轻痛感。

(2) 躯体痛:又称壁层腹膜痛。为壁层腹膜受刺激后产生的痛觉。壁层腹膜及距离脏器较近的肠系膜、系膜根部、小网膜、膈肌等处分布着脊神经的游离末梢,含有感觉受体,可以感受牵拉、扭转、摩擦、热、电等物理刺激和各种化学刺激(乙酸胆碱、组胺、5-羟色胺、缓激肽、前列腺素以及胃液、肠液、胆汁、血液等)。传导躯体痛的神经纤维是脊神经,属于快速传导的A纤维。躯体痛定位准确,痛感敏锐。其痛觉与体表疼痛无异。躯体痛的特点是痛处及其界限明确,患者能准确定位,可以用手指指出其范围,多为持续性锐痛,压痛点也清楚。往往出现相应部位局限性肌紧张、反跳痛。疼痛有时可因变换体位或咳嗽而加重。病人往往采取弯腰屈膝的保护性体位。

(3) 牵涉痛:又称放射痛或感应痛。指内脏痛达到一定程度后,出现远离病变部位而与患病器官有相同的脊髓段神经支配的皮肤或深部组织的疼痛和感觉过敏。即由于内脏神经的冲动进入脊髓后扩散至相应的脊神经所致。如膈的中央部受刺激,疼痛常牵涉到肩部及颈部,这是因为膈的中央部位感受到的疼痛刺激经膈神经传递到颈3~5,而该节段的神经皮节,分布于颈及肩部,所以引起同一节段内的牵涉痛。膈边缘部位受到刺激后,可牵涉下六肋间神经的支配区疼痛。如胸腔内病变刺激膈周围,可引起上腹痛。

二、诊断和鉴别诊断分析

虽然急腹症病因复杂、涉及范围广、临床特点各异、诊断较困难,但是,正确地采集病史,全面的体格检查,必要的实验室或其他特殊检查以及综合分析,辩证思维,是诊断和治疗急腹症最重要的手段。

(一) 病史

急腹症的病情较急甚至危重,要求医生必须在较短的时间内查明病史,找出诊断依据,迅速做出诊断,及时给予治疗。询问病史要有针对性地引导患者叙述发病经过,必要时参考患者家属的代述和补充。避免诱导或暗示性的提问。询问病史力求全面、系统、详细、准确可靠、重点突出。做到不遗漏重要病史,包括重要的阳性或阴性的病史资料。由于腹痛是急腹症最突出的症状,采集病史应以腹痛为重点。

1. 腹痛的发病情况　应注意急腹症患者起病的急缓、诱因、腹痛出现的先后顺序和经过。起病急骤者,表明病情发展快而严重,如实质脏器的破裂致腹腔内出血,空腔脏器的穿孔和急性梗阻。突然发作的剧烈腹痛,患者多能清楚记忆发病的时间。急腹症患者发生腹痛到就诊的时间应以小时计算。缓慢起病者,多见于炎症性疾病。一般开始时腹痛较轻,随着病情发展而逐渐加重。

引起腹痛的常见诱因有饮食、酗酒、剧烈活动以及外伤等。暴饮暴食可诱发胃、十二指肠溃疡穿孔、急性胃扩张、急性胰腺炎等;油腻食物可诱发急性胆囊炎、急性胰腺炎等;急性胰腺炎还与酗酒有关;过冷过热饮食后的腹痛,可能是胃肠痉挛或胃肠功能紊乱的诱因;不洁饮食可引起急性胃肠炎;剧烈活动可发生胃肠扭转、卵巢囊肿蒂扭转、泌尿系结石;突然屏气用力可诱发腹外疝嵌顿;驱虫不当可以是胆道蛔虫病的诱因。心绞痛患者上腹痛可在劳累过度而诱发。腹部外伤可引起腹痛,但它不属于急腹症范畴。

腹痛出现的先后顺序和经过对正确诊断急腹症也有一定意义。先出现腹痛后出现发热、脉率增快和全身中毒症状者,多为外科急腹症。先有发热、全身中毒症状而后有腹痛者,多为内科疾病。如上呼吸道感染后出现腹痛应考虑肺炎、胸膜炎和肠系膜淋巴结炎等。炎症性疾病引起的腹痛多局限在局部,逐渐扩展。消化道穿孔和腹腔内出血腹痛很快波及全腹。

案例 43-1

本例患者出现腹痛即是在饱餐后,突然发病,腹痛剧烈,腹痛出现后迅速波及全腹。伴有体温升高。

2. 腹痛的部位　一般而言,最先出现腹痛的部位或腹痛最显著的部位往往是病变所在的部位。因此,根据脏器的解剖位置,可以初步判断病变的脏器。如:右上腹痛,多考虑肝、胆道、十二指肠以及结肠肝曲等的病变;中上腹和剑突下的疼痛,多考虑胃、十二指肠、肝左叶、胆总管以及胰腺的病变;女性病人还应考虑相关部位的特殊病变,如卵巢、输卵管等的病变导致右或左下腹痛。急性弥漫性腹膜炎可导致全腹痛,如胃十二指肠溃疡穿孔其疼痛始于上腹,后波及全腹;盆腔炎始于下腹可波及全腹。但并非所有的病变都遵循这一规律。如:急性阑尾炎的早期,腹痛始于上腹或脐周,几小时后再转移到右下腹,表现为转移性右下腹痛。出现转移性腹痛涉及前述的腹痛机制。阑尾炎早期出现的上腹或脐周牵涉痛,属内脏痛。当病变进一步发展至阑尾浆膜层形成阑尾周围炎,刺激右下腹壁层腹膜致右下腹痛,属躯体痛。胆囊炎、胆石症时除了出现右上腹或剑突下的疼痛外,还同时伴有右肩或右肩胛下角痛,属牵涉痛。急性胰腺炎时可伴左肩痛或左右肋缘至背部疼痛;十二指肠后壁穿透性溃疡可致11~12胸椎右旁区痛。输尿管上段或肾结石伴有下腹或腹股沟区痛;输尿管下段结石伴有会阴部痛等,均属于牵涉痛。腹腔以外的疾病,如右侧肺炎、胸膜炎,由于炎症刺激肋间神经和腰神经分支(胸6至腰1),可引起右侧上、下腹痛,易被误诊为胆囊炎或阑尾炎。另外,内脏异位如异位肝下或左下腹阑尾，当出现阑尾炎时，可在相应部位出现腹痛。虽然此种情况少见，也要引起重视。

案例 43-1

本例患者的腹痛先为上腹痛，后迅速蔓延全腹，但腹痛最明显处仍在剑突下。根据腹痛部位，判断该病变器官应位于上腹部。

3. 腹痛的性质和程度 腹痛性质反映了腹腔内脏器病变的类型。分析腹痛的性质有助于诊断和鉴别诊断。腹痛性质一般分为三种类型：①持续性疼痛，多为内脏炎症或出血性病变，如阑尾炎、急性胆囊炎、胰腺炎、腹腔内出血等。②阵发性疼痛，多为空腔脏器痉挛或阻塞性病变。腹痛持续时间长短不一，有间歇期，间歇期可无疼痛。如肠梗阻、胆石症、泌尿系结石等。③持续性疼痛伴阵发性加重，多为炎症和梗阻性病变并存。如肠梗阻发生绞窄，胆结石合并胆道感染。上述不同规律的腹痛可出现在同一疾病的不同病程中，并可相互转化。腹痛性质的变化显示了疾病的发展变化情况，如急性肠梗阻时的阵发性疼痛转变为持续性疼痛，表明梗阻性病变由单纯性演变为绞窄性。

腹痛的程度一般可反映腹腔内病变的轻重。与刺激物的强度、病理性质、患者的敏感性以及耐受程度有密切关系。炎症性刺激引起的腹痛较轻。胃、十二指肠溃疡穿孔，消化液对腹膜的强烈刺激，可出现难以忍受的剧痛，呈刀割样。急性胰腺炎的腹痛也非常强烈。空腔脏器的痉挛、梗阻、嵌顿、扭转或绞窄缺血时所产生的疼痛程度较重，如急性肠梗阻时可出现阵发性绞痛；胆道蛔虫所致胆绞痛，呈钻顶样绞痛；输尿管结石、肾结石所致肾绞痛，患者腹痛剧烈、辗转不安，但在间歇期腹痛可逐渐缓解。由于患者的敏感程度不同，有时腹痛的强度与病理改变的轻重并不完全一致。如癔症性腹痛、胆道功能紊乱及胆道蛔虫病，虽然没有或仅有轻轻微的器质性病理改变，但患者腹痛却十分剧烈。而老年人、体质虚弱者发生急腹症时往往腹痛较轻，与腹腔内病变的程度不相称，应引起重视。

案例 43-1

本例患者的腹痛程度较剧烈，持续性，呈刀割样，疼痛难忍，伴大汗。反映了腹内病变对腹腔的刺激明显。

4. 腹痛的伴随症状

（1）恶心、呕吐：急腹症常伴有恶心、呕吐，多继发于腹痛之后。呕吐出现的时间、呕吐的量和呕吐物的性状有助于急腹症的诊断和鉴别诊断。先有呕吐后有腹痛或只呕吐无腹痛，多为内科疾病。早期出现的呕吐，多为反射性呕吐，如急性阑尾炎、急性胆囊炎等；晚期出现呕吐多属于中枢性呕吐，是由于毒素物质的吸收，影响延髓中枢所致，如：肠坏死时伴有感染性休克、贫血、酸中毒等全身中毒症状。高位小肠梗阻时呕吐出现早且频繁；低位小肠或结肠梗阻时呕吐出现晚或者不发生呕吐，呕吐物为粪水样。呕吐物为宿食，不含胆汁见于幽门梗阻；呕吐物混有胆汁者提示梗阻部位在胆总管汇入十二指肠以远；呕吐物有蛔虫，伴剑突下钻顶样绞痛可能为胆道蛔虫症；呕吐物若为咖啡色或血性，可能为上消化道出血。

案例 43-1

本例患者发病后出现呕吐一次，量少，呕吐物为胃内食物。

（2）排便排尿情况：询问急腹症患者病史时应注意大小便情况。应了解有无排便、排气、腹泻或便秘以及粪便的颜色、性状、排尿情况和有无血尿等。如腹痛伴有呕吐、腹胀、停止排便、排气，常为机械性肠梗阻。腹腔内有急性炎症病变常抑制肠蠕动，可引起腹胀、便秘。大量水样便伴痉挛性腹痛常提示急性胃肠炎。盆腔炎、急性阑尾炎时也可伴有腹泻，但多是先有腹痛而后出现腹泻，且腹痛持续存在；脐周疼痛、腹泻和腥臭味血便提示急性坏死性肠炎。持续剧烈的腹痛伴暗黑色血便，可能为肠绞窄、肠系膜血管栓塞；大便习惯、形状改变以及带有脓血和黏液，应考虑结、直肠肿瘤。小儿腹痛、腹部包块、排果酱样便是小儿肠套叠的特征。腹部绞痛向下腹部放射伴血尿，应考虑肾绞痛、尿路结石。腹痛伴尿频、尿急、尿痛甚至伴有血尿时，多见于泌尿系统感染。腹痛伴有排尿困难，多见于尿路的急性梗阻，如前列腺肥大、尿道结石等所致的急性尿潴留；有时急性阑尾炎、急性盆腔炎亦可引起膀胱刺激症状或伴有少许血尿，应加以鉴别。

（3）其他伴随症状：①腹痛伴发热：外科急腹症往往是先有腹痛然后逐渐有体温升高。腹腔内炎症病变一般可伴有不同程度的发热，如化脓性阑尾炎、化脓性胆囊炎等。严重感染者可有寒战高热，如急性重症胆管炎。先有发热后出现腹痛症状，多见于内科疾病。②腹痛伴黄疸：多见于肝、胆、胰疾病。③腹痛伴腹胀：常见原因有腹腔炎症、胃肠道梗阻和腹腔积液等。临床上以全腹胀为多见，但也有局限性腹胀。后者表明病变局限在腹腔的某一部位，如上腹胀多为胃、十二指肠梗阻，中下腹胀或左右不对称的腹胀，可能为闭袢性肠梗阻、肠扭转、腹内疝或有腹腔内占位性病变等。④腹痛伴贫血、休克：提示腹腔

笔记栏

有内出血或消化道出血。⑤腹痛伴腹部肿块：提示消化道肿瘤或炎症。⑥腹痛伴有胸闷、气短、咳嗽等症状：考虑呼吸系统疾病，如肺炎、胸膜炎等。⑦腹痛伴有心前区不适、心律失常：应排除心绞痛、心肌梗死。

5. 腹痛与年龄、性别、职业的关系 新生儿或婴幼儿的急性腹痛，多见于先天性消化道畸形，如肠闭锁或狭窄、肛门闭锁、肠旋转不良、先天性肥厚性幽门狭窄等；学龄前儿童以肠道疾病较多，如肠套叠、肠寄生虫病、蛔虫性肠梗阻、胆道蛔虫症、肠系膜淋巴结炎、急性阑尾炎、嵌顿性腹外疝等；青壮年以急性阑尾炎、急性胰腺炎、胃十二指肠溃疡穿孔、肠扭转居多；中老年以胆囊炎、胆石症、恶性肿瘤、肠系膜血管栓塞或血栓形成、乙状结肠扭转等多见。育龄期妇女的急性腹痛以急性盆腔炎、卵巢肿瘤蒂扭转和异位妊娠等多见。女性患者的月经史对腹痛的诊断有重要意义。宫外孕破裂常有近期停经史；卵泡滤泡破裂常发生在月经周期的中期；黄体破裂常发生在下次月经之前。急腹症与患者的职业有一定联系，如铅中毒则有长期的铅接触史。

6. 既往病史 患者以前的疾病史或手术史对腹痛的诊断很有帮助。消化性溃疡穿孔常有溃疡病史，特别是近期上腹痛、反酸、嗳气等症状加重或饮食不规律者。阑尾炎、胆石症、尿路结石等常有反复发作类似腹痛史。有腹部外伤或急性胰腺炎病史以后又出现腹部肿块者应考虑胰腺假性囊肿的可能。粘连性肠梗阻多有腹部手术史。既往手术史既可排除已经切除的病变器官，又对此次腹痛的诊断有帮助。如已作胆囊切除术者可排除胆囊结石和胆囊炎；有胆管结石手术史者，应考虑是否有胆管残余结石或复发结石。有高血压、高血脂、心脏病、糖尿病、尿路结石以及有过敏史等病史者，要警惕原发病的发作和与之相关的腹部急症的发生。

案例 43-1

从本病例的病史中可以看出，患者在发病前一周已经出现上腹部隐痛，偶有胸口烧灼感，伴有返酸、嗳气等症状。因此，询问病史时要对患者是否患有溃疡病以及治疗情况详细了解，以帮助诊断。

（二）体格检查

急腹症患者的病情往往较急，有时危及生命。检查此类患者首先要对全身情况进行全面了解，然后将检查重点放在腹部检查上。全面系统的体格检查是获得正确诊断的重点步骤。无论是阳性还是阴性体征都会对诊断和鉴别诊断有帮助。

1. 全身情况 首先应了解患者体温、脉搏、呼吸、血压等生命体征的变化。同时观察患者神志、表情、皮肤色泽和弹性以及姿势、体位等。还要注意腹部以外重要脏器如心肺的检查。外科急腹症往往先有腹痛后出现发热，如高热则应多考虑感染性疾病。腹腔有炎症时患者表情痛苦，往往不敢活动，多采取弯腰屈膝的保护性体位。胆绞痛、肾绞痛病人在疼痛发作时常辗转不安，呻吟不止，疼痛间隙平静如常。心率快伴低血压，说明存在低血容量。腹腔内出血和休克病人还可出现面色苍白，皮肤湿冷，烦躁不安或淡漠、嗜睡甚至昏迷。当病人出现神志萎靡、呼吸浅快、血压下降、明显脱水等情况时，提示病情危重。肝胆胰疾病可出现巩膜及皮肤黄染。对全身情况的了解应该在一接触患者和问诊的同时进行，以争取时间。

2. 腹部检查 腹部检查时，要充分暴露腹部，检查范围应包括上至两乳头，下至腹股沟区和会阴部。腹部检查按望、触、叩、听的顺序进行。

（1）望诊：包括观察腹部外形是否对称，有无异常隆起或凹陷，有无手术瘢痕、皮下瘀斑、腹壁静脉曲张以及腹股沟区有无肿物或疝等情况。观察腹壁呼吸运动有无减弱或消失和有无胃肠型及蠕动波等。全腹膨隆多是肠梗阻、肠麻痹和大量腹水等的表现。不对称的腹胀或局部隆起，可见于闭袢性肠梗阻、肠扭转、腹腔肿瘤等。粘连性肠梗阻常有腹部手术史，腹壁可见手术瘢痕。腹股沟区和会阴部望诊在诊断嵌顿疝特别重要，不应遗漏。急性腹膜炎时，腹式呼吸运动减弱或消失。急性胃扩张可见上腹胃型及蠕动波。出现肠形和蠕动波，提示有机械性肠梗阻。

（2）触诊：腹部触诊是急腹症最重要的检查方法，为急腹症的诊断提供重要依据。触诊的重点是检查腹部有无腹膜刺激征，即腹部压痛、反跳痛和肌紧张。腹膜刺激征是腹膜炎的典型表现，反映了腹内病变的严重程度。检查时应明确腹膜刺激征的部位、范围、程度以及变化情况。腹壁局限性压痛、反跳痛和肌紧张，表示病变局限，为局限性腹膜炎。腹部弥漫性压痛、反跳痛与肌紧张，表示病变广泛，为弥漫性腹膜炎。同时要密切注意观察腹膜刺激征的范围变化。这对于判断病情好转还是恶化有重要价值。腹部压痛最显著的部位往往是病变所在的部位。压痛的轻重及范围亦随着病变的变化而变化。肌紧张是壁层腹膜受刺激而引起的反射性的腹肌痉挛所致，且不受病人的意志支配，为腹膜炎的重要客观体征。轻度肌紧张是早期炎症或腹腔内出血刺激引起的。明显肌紧张见于腹膜炎较强的刺激，如化脓、坏疽性阑尾炎、肠穿孔等。高度肌紧张时腹壁呈“板状腹”，是由于腹膜受胃液、胰液、胆汁的强烈化学性刺激所致，主要见于胃、十二指肠穿孔、胆道穿孔和急性坏死性胰腺炎。随着腹膜炎时间延长，腹腔渗液增加，消化液被稀释，支配腹膜的神经麻痹等因素，腹肌紧张程度反而减轻。另外，当急腹症患者为老年人、小儿、经产妇、肥胖、休克患者和极度衰弱者时，腹膜刺激征也往往较实际为轻。

案例 43-1

本例触诊时发现全腹压痛、反跳痛、有明显的肌紧张，腹肌呈"板状腹"，压痛最明显处在剑突下。表明该患者存在严重的弥漫性腹膜炎，病变部位应在上腹部。

触诊时还应检查肝脾有无肿大，有无异常的肿块以及肿块的部位、大小、形状、质地、表面是否光滑、边界是否清楚、能否推移、有无压痛等。如能触及肿块，则对诊断有帮助。炎性包块压痛明显，边界欠清楚，大多固定。实性包块触之较硬，压痛较轻、边界清楚，但恶性者表面多不光滑。囊性包块表面光滑，有波动感，触之较软。蛔虫性包块多呈条索状，质地柔软可变形。肠套叠时肿块多呈腊肠状，有压痛。便秘患者可扪及粪块积聚的肠袢，包块多见于左下腹，条索状、质较软，可推动，无压痛。男性患者应检查睾丸、附睾、精索是否正常。

触诊时患者取仰卧屈膝位，使腹部松弛，检查者手法宜轻柔，缓慢地由浅入深并按顺序进行。触诊应从无痛区域开始，由远而近，最后检查疼痛部位，注意两侧对比。同时了解压痛的范围、比较不同区域的肌紧张程度、有无腹部肿块及其大小。检查时要同时观察患者的表情反应。

(3) 叩诊：可以了解肝、脾等实质脏器的大小、鉴别腹胀的性质和了解腹部有无叩痛。为急腹症的诊断提供依据。腹部叩诊呈鼓音，表示肠管胀气或气腹。肝脾实质性脏器或腹部肿瘤所致的腹胀，叩诊呈实音。移动性浊音阳性是腹腔积液的体征，说明腹腔内有渗液或出血。消化道穿孔致膈下游离气体时肝浊音界缩小或消失。腹部叩痛，多表示有炎症存在，叩痛最明显的部位往往是病变所在的部位。如肝脏叩痛、脾脏叩痛、肾区叩痛等。

案例 43-1

本例叩诊时发现患者肝浊音界消失。至此，结合病史和其他体征本例患者胃、十二指肠穿孔的可能性最大。

(4) 听诊：腹部听诊有助于对胃肠蠕动功能作出判断，对急腹症的诊断有重要参考价值。正常情况下肠鸣音每分钟 4~5 次。肠鸣音减弱或消失是肠麻痹的表现，多见于急性弥漫性腹膜炎。低血钾时肠鸣音减弱或消失。肠鸣音活跃、高亢、气过水声伴腹痛，提示有机械性肠梗阻。肠梗阻时，肠鸣音由亢进转变为减弱或消失，提示肠绞窄或坏死。幽门梗阻或胃扩张时上腹部有振水音。

案例 43-1

本例听诊时发现腹部肠鸣音消失。提示存在弥漫性腹膜炎。

(5) 直肠指检和妇科检查：急腹症患者应重视直肠指检，已婚妇女疑有妇科疾病时应进行妇科检查。直肠指检时，应注意肛门和直肠有无狭窄、有无肿物、触痛，指套有无血迹等。如盆腔位阑尾炎，可有右侧盆腔触痛。盆腔脓肿或积血时，直肠膀胱陷窝处呈饱满感、触痛或有波动感。直肠癌伴低位肠梗阻时，可触及直肠狭窄或肿物，指套有血染。妇科急腹症如急性盆腔炎、卵巢囊肿蒂扭转，可有宫颈举痛或发现肿块。后穹隆饱满或有波动感时，可行后穹隆穿刺，发现有血液多为宫外孕破裂出血。

(三) 辅助检查

急腹症的辅助检查不同于平时疾病的检查，应简便快捷，有针对性。要根据病情、初步判断及客观条件选择性应用。检查结果应结合临床全面分析。

1. 实验室检查 白细胞计数检查有助于判断腹腔内有无感染或感染的严重程度。但严重感染、老年人或衰弱患者白细胞不一定升高，有的反而降低。疑有腹腔内出血，应对血红细胞、血红蛋白、血细胞比容等进行动态观察，了解其变化。疑有急性胰腺炎时，血、尿或腹腔穿刺液淀粉酶明显增高。但胰腺病理变化的严重程度与血、尿中淀粉酶值的高低并不平行，表现为淀粉酶不高或增高不明显时，也不能排除胰腺炎的诊断。尿中大量白细胞应考虑泌尿系感染，尿中大量红细胞应考虑泌尿系损伤或结石可能。梗阻性黄疸时尿胆红素呈阳性。大便检查可提示有无炎症、出血等。另外，根据病情有选择地进行其他生化检查，如血电解质、肝、肾功能、血气分析、血糖、尿糖检查、凝血功能、血型以及 HCG 测定等。

2. X 线检查 胸腹部立位片或透视可观察有无肺炎、胸膜炎、膈肌位置及运动、膈下有无游离气体、肠腔有无积气和液气平面、有无阳性结石影等。膈下游离气体是消化道穿孔或破裂的重要证据。机械性肠梗阻时可见肠腔内多个液气平面，麻痹性肠梗阻时表现为包括结肠在内的整个肠道积气。钡灌肠检查在肠套叠和乙状结肠扭转等低位结肠梗阻时具有诊断价值。除此之外，钡灌肠

笔记栏

和钡餐检查在急腹症的诊断中应慎用。

案例 43-1

本例患者在进一步的检查中，立位腹部平片显示右膈下有新月形积气阴影。至此，该病例可确诊为上消化道穿孔。

3. 超声检查 超声检查简便易行，对人体无损害，可反复检查，费用相对低廉，已成为外科急腹症首选的辅助检查方法。超声检查对实质脏器的损伤、破裂、占位性病变等具有重要的诊断价值。可应用于肝、胆、胰、脾、肾、输尿管、阑尾、盆腔内病变等。超声检查对胆囊结石、胆囊炎及胆总管结石、肾和输尿管结石等疾病可提供准确的诊断依据。由于胃肠道内气体对声波干扰较大，超声在胃肠道疾病诊断中的应用相对受限。但对先天性肥厚性幽门狭窄、肠套叠、急性阑尾炎、阑尾脓肿等诊断率较高。超声对腹腔内积液或脓肿，不但可诊断，而且可治疗，如在超声引导下作腹腔穿刺抽液或置管引流。超声检查还有助于鉴别妇科疾病，如卵巢囊肿蒂扭转、宫外孕破裂出血等。内镜超声诊断在部分急腹症诊断中有特殊价值。

4. CT 和 MRI CT 和 MRI 检查在急腹症诊断和鉴别诊断中的应用日益广泛。尤其对实质性脏器损伤、感染、胆道和泌尿系统结石梗阻、急性胰腺炎等均具有重要的诊断价值。螺旋 CT 三维重建技术可以把肠管、胆道系统、血管和输尿管等管道模拟重建，更加直观地显示病变的部位、程度，对急腹症的诊断有重要意义。无创伤性磁共振胰胆管造影（MRCP）、磁共振尿路成像（MRU）及 MR 血管造影检查。为结石梗阻性疾病和血管出血性疾病的定位、定性诊断提供了全新的检查手段。

5. 内镜检查 近年来，随着内镜技术的迅速发展，内镜已成为急腹症诊断和治疗的重要手段之一。常用的有纤维食管镜、纤维胃镜和十二指肠镜、纤维结肠镜、纤维胆道镜以及腹腔镜等。内镜不仅对上、下消化道（包括胆道）急性出血的部位及病变性质有确定诊断意义，还可在内镜下应用硬化剂、微波或激光等技术进行止血治疗。经纤维十二指肠镜逆行胰胆管造影（ERCP）可直接观察十二指肠及乳头病理变化，诊断胆道、胰腺疾病。还可切开 Oddi 括约肌取除胆管结石，解除胆道梗阻或胆管置管引流。诊断性腹腔镜检查已应用于疑难的急腹症，同时可进行腹腔镜手术治疗。

6. 数字减影血管造影（DSA） DSA 是把电子计算机与常规血管造影结合起来的一种较新的心血管造影检查技术。DSA 是目前诊断以急性出血为主要临床表现的急腹症最为有效的检查方法。同时，对血管狭窄闭塞、血栓形成、血管瘤、血管畸形等疾病的诊断有独到之处。在诊断的同时可进行介入治疗。如采用选择性动脉栓塞止血、血管扩张成形、内支架置入等。但对明确腹腔内有大出血的病人，不宜进行过多或复杂检查，可直接行剖腹探查，以免错失最佳抢救时机。

7. 诊断性腹腔穿刺 对诊断不确切的急腹症，尤其是怀疑有腹腔内出血、空腔脏器穿孔、绞窄性肠梗阻、闭合性腹部外伤、弥漫性腹膜炎病因不明且伴有休克、贫血、腹腔积液以及病史不清的疑难病人等，均可采用腹腔穿刺以协助诊断。但对诊断已明确或严重腹胀者不宜采用此方法。当疑有盆腔内积脓、积血等病变时，已婚女性病人可经阴道后穹隆穿刺检查。腹腔穿刺多在两侧下腹脐和髂前上棘连线的中外 1/3 交界处选择穿刺点。但肠管高度胀气、怀疑腹腔有粘连、手术瘢痕以及腹部肠型处，禁止穿刺。如腹腔穿刺抽出腹腔液体，可根据其颜色、混浊度、气味以及进行涂片染色镜检、淀粉酶、胆红素的测定和细菌培养等检查，对急腹症的诊断和鉴别诊断有很大帮助。如腹腔穿刺抽出不凝血，说明腹腔内有出血。如抽出液体含食物残渣或为粪样，应考虑为消化道穿孔。如穿刺液淀粉酶明显升高，应怀疑急性胰腺炎。

三、诊断和鉴别诊断的注意事项

急腹症的诊断和鉴别诊断是一个辩证思维、综合分析的过程。诊断往往在鉴别诊断后才能确立。但从一接触患者开始，诊断和鉴别诊断就同步进行了。通过正确地采集病史、全面系统的体格检查、选择合理的、有针对性的辅助检查方法并对所得结果进行综合分析，绝大多数急腹症能获得正确的诊断。鉴于急腹症的特殊性，在急腹症的诊断和鉴别诊断中还应该注意以下事项。

1. 首先应明确急腹症是内科急腹症还是外科急腹症 一些内科疾病无论是腹内病变还是腹外病变均可表现为急腹症。如急性胃肠炎、急性肠系膜淋巴结炎、过敏性紫癜、原发性腹膜炎等腹内病变和肺炎、胸膜炎、心绞痛、心肌炎、急性心肌梗死等腹外病变以及尿毒症、糖尿病危象、某些免疫性疾病、金属中毒等全身性疾病都可引起急性腹痛。另外，从治疗上来讲，外科急腹症多数是需要及时手术治疗的，而内科急腹症一般无需手术治疗。所以在急腹症的诊断和鉴别诊断中区别内科急腹症和外科急腹症十分重要。内科性急性腹痛往往具有下列特征：多有先驱症状和全身中毒反应后出现腹痛，如先有发热、呕吐、腹泻等。腹痛呈间歇性发作，时轻时重，范围弥散，缺乏固定的痛点，腹部体征不明显，无腹膜刺激征，随着病程的演变,症状会减轻或消失,可有与腹痛相关的内科疾病的阳性体征。而外科急腹症则具有起病急骤,多先有腹痛后有发热和消化道症状,腹痛程度重,部位明确固定,有明显的腹膜刺激征,随着时间的推移,症状和体征会越来越明显。

2. 确定外科急腹症时应明确疾病的性质 外科急腹症的腹内脏器的病理基础常表现为炎症、穿孔、梗阻、出血和缺血等。①炎症性急腹症的特点是起病较慢,腹痛由轻渐重,呈持续性,病变部位有固定性压痛,可有局限性腹膜刺激征,伴有发热、白细胞计数升高等全身中毒反应,病情发展可形成腹腔炎性肿块、脓肿或弥漫性腹膜炎。常见疾病有急性阑尾炎、急性胆囊炎、急性胰腺炎等。②腹腔脏器穿孔性急腹症的特点是起病突然,腹痛剧烈,迅速波及全腹,有明显的腹膜刺激征,可呈板状腹,肠鸣音减弱或消失,可有腹腔游离气体和渗液,严重者可出现休克。常见疾病有胃十二指肠溃疡穿孔、肠肿瘤、肠结核、肠伤寒等并发急性穿孔等。③梗阻性急腹症的特点是起病急剧,呈阵发性腹部绞痛,间歇期腹痛减轻或消失,常伴有呕吐、腹胀,腹部体征多不明显。肠道梗阻常表现为“腹痛、呕吐、腹胀和肛门停止排便、排气”四大症状,腹部出现胃肠形、蠕动波,肠鸣音亢进,气过水声或金属音。X线立位检查可发现肠管积气积液和液气平面等。胆道梗阻常出现胆绞痛和黄疸,泌尿系统梗阻常伴有膀胱刺激征和血尿,B超、X线等常有阳性发现。④出血性急腹症的特点是起病突然,常有损伤或剧烈活动等诱因,腹痛轻微,呈持续性,腹胀较明显,腹膜刺激征轻微,可有移动性浊音,腹腔穿刺可抽出不凝血,血红蛋白和红细胞计数进行性下降,以失血性休克为突出表现。常见疾病有肝癌破裂、脾破裂等。⑤缺血性急腹症的特点是起病突然,腹痛剧烈,呈持续性疼痛或持续性疼痛伴阵发性加剧,出现腹膜刺激征,肠鸣音减弱或消失,随着脏器的坏死,全身状况迅速恶化。常见疾病有内脏扭转、肠系膜动脉栓塞、肠系膜静脉血栓形成等。以上不同性质的急腹症可以单独存在,也可以两个以上同时并存,也可在一定的条件下相互转化,如单纯性肠梗阻可转化为绞窄性肠梗阻。应注意加以鉴别。

3. 应重视对老人、儿童、育龄妇女等特殊人群急腹症的诊断和鉴别诊断 急腹症可发生在任何年龄、不同性别。同时存在着个体差异和特殊性。不同年龄和病情可有不同临床表现,需要加以综合分析。老年人反应能力差、对疼痛的感觉较年轻人为迟钝,腹壁肌肉较弱,急腹症时腹痛较轻,甚至脏器已发生穿孔腹肌紧张仍不明显,体温和血象变化也不如年轻人明显,出现实际病变与临床表现不一致的现象,在诊断时应提高警惕,以免漏诊或误诊。小儿发育尚未成熟,其生理解剖和病理生理与成人不同,即使病变不甚严重,也可以引起高热,白细胞升高,但腹膜刺激征可不明显。所以,小儿急腹症存在特殊性和复杂性。加之婴幼儿不能自诉病情,不能配合检查,易造成诊断困难或误诊。女性患者出现急性腹痛应明确是否存在妇科急腹症。应特别注意询问月经史和生育史。妇科急腹症多发生于育龄妇女,腹痛多从下腹部开始,常伴有月经周期的改变和阴道不规则出血或分泌物增加,妇科检查常有阳性发现。

4. 严密观察急腹症患者病情变化是急腹症诊断中的重要步骤 急腹症的病因很多,腹痛的临床表现多种多样。受多种病理和生理因素的制约,同一疾病可以表现不同腹痛,不同疾病可表现类似腹痛。同时,急腹症病理变化是一个从量变到质变的渐进过程,疾病早期或病理损害尚未达到出现阳性体征的时候,明确诊断往往较困难。但随着时间的推移,本来不够明显的体征可能变得更加明显,或者又出现了新的改变。所以,对诊断暂时难以确定者,应留诊严密观察。观察期间要反复询问病史,切忌先入为主和主观臆断。应围绕病史作有重点的体检,通过体检的发现再追问病史,前后比较,动态检查,综合分析,在疾病发展变化中随时补充与修改诊断,只有这样才能得出正确诊断,避免漏诊和误诊。当诊断虽不能确定,但病情严重,已具有手术探察指征者,不应一味观察,应及时手术探查,在术中得以明确诊断并同时给予妥善处理。

5. 诊断急腹症时应明确是否需要急诊手术 急腹症发病急,病情危重,发展变化快,在进行急腹症诊断和鉴别诊断时,就应该明确患者是否需要急诊手术。要把抢救生命放在首位。根据病情的轻重缓急,及时判断和有效处理可能危及生命的,尤其是伴有休克的急腹症。对腹腔内出血、脏器穿孔、破裂、坏死、弥漫性腹膜炎等多需急诊手术治疗。对病情复杂一时难以确诊的,也应明确是否需要急诊手术。对需要暂时观察的非手术患者,应判断全身情况及生理紊乱,给予积极纠正。密切注意病情变化,一旦具有手术指征,及时手术探查,才不致延误病情。

案例 43-1

本例患者在确诊为上消化道穿孔后,经积极术前准备,及时进行了剖腹手术,术中明确诊断为十二指肠溃疡穿孔。经手术治疗后,患者康复。

(王人颢)

笔记栏

第四十四章 胰腺疾病

胰腺是人体仅次于肝的第二大腺体。为扁长略呈三角形的实质器官，质地柔软，长 15～20cm，宽 3～4cm，厚 1.5～2.5cm，重 75～125g。位于腹上区和左季肋区，在胃和腹后壁腹膜的后方。斜向左上方，横卧于第 1 至 2 腰椎前方，有时在第三腰椎水平。分为头、颈、体、尾 4 部分，各部相互移行，无明显界限。除胰尾被浆膜包绕外，其余部分均位于腹膜后。胰头较膨大，右侧被十二指肠包绕，尾部与脾门相邻。胰腺前上方被胃窦、胃体及胃结肠韧带覆盖，其下方为横结肠及其系膜。胰头部向左延伸形成舌状突起，称为钩突部，它与肠系膜上静脉、门静脉紧密相连，并在其后面向肠系膜上动脉延伸。钩突部常有 2～5 支小静脉汇入肠系膜上静脉。胰腺颈部是连接胰头与胰体的狭窄部分，长约 2.5 cm，位于幽门和十二指肠球部的后下方。其后面有一沟，下方为肠系膜上静脉通过，该静脉然后与脾静脉合为门静脉主干，穿过肝十二指肠韧带进入肝门。胰腺颈部如遭癌肿侵犯，也可累及肠系膜上静脉，使得难以与胰腺组织分离；但在正常情况下，此血管易与胰腺分离。体部是颈部向左的延续部分，它越过为腰椎，逐渐成为胰尾部，两者之间并无明显分界。颈体部在上腹部钝挫伤时受挤压的机会最大。胰尾是胰左端逐渐狭细部分，往往伸入到脾肾韧带的两层腹膜之间与脾门相接，脾切除时易损伤胰尾而形成胰瘘。胰腺浅面为网膜后壁腹膜所覆盖，胰腺固定于后腹膜不能移动。胰腺前方有胃、胃结肠韧带和横结肠及其系膜覆盖，在腹部手术探查时有可能忽略胰腺病变的存在，导致严重后果。网膜囊位于胰腺前方，胰腺外伤或急性胰腺炎时出血或渗液积聚于囊内，继而形成脓肿或胰腺假性囊肿。胰腺分泌的胰液经胰管排泄，主胰管（Wirsung 管）从尾部经体部到达头部，其直径为 2～3mm，约 85% 的人主胰管与胆总管汇合形成共同通道，下端膨大部分称乏特（Vater）壶腹，进入十二指肠第二部，然后开口于十二指肠乳头，乳头内有 Oddi 括约肌。这种共同通道，是胆道疾病与胰腺疾病相互关联的局部解剖基础。一部分主胰管与胆总管虽开口于乳头，但两者之间有分隔，或分别开口于十二指肠第二部（图 44-1）。此外，尚有少数人存在副胰管（Santorini 管），细而短，一般在主胰管开口的上方，与胰管相连，收纳胰头前上方的胰液，单独开口于十二指肠。

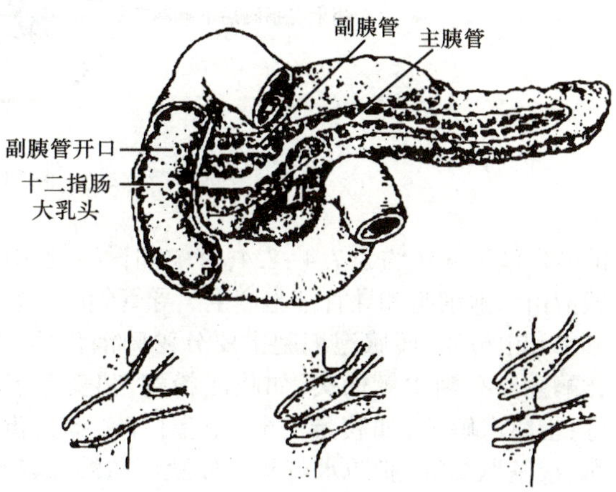

图 44-1　胰管的解剖关系

胰腺的血液供应十分丰富（图 44-2）。胰腺动脉来自胃十二指肠动脉，称前、后胰十二指肠上动脉；有二支来自肠系膜上动脉，称前、后胰十二指肠下动脉；胰十二指肠上、下动脉在十二指肠内侧壁与胰头间的沟内相互吻合成前、后两个血管弧，分布至胰头部及十二指肠的前后面。胰腺体尾部的血液供应主要来自脾动脉或少数直接来自腹腔动脉的胰背动脉及其分支胰横动脉，以及由脾动脉的分支、胰大动脉、胰尾动脉所供应。胰腺的静脉多与同名动脉伴行，回流入脾静脉、肠系膜上静脉和门静脉。胰腺的淋巴结也很丰富，淋巴回流一般与动脉伴行。

胰头的淋巴结汇入胰十二指肠上、下淋巴结；胰体的淋巴向上和向下分别注入胰上和胰下淋巴结；胰尾的淋巴结汇入脾门淋巴结。最后，以上几组淋巴注入腹腔动脉旁淋巴结和肠系膜上动脉旁淋巴结。胰腺癌切除时要同时清除其淋巴结。支配胰腺的神经来自腹腔神经丛的分支，位于胰腺体部上方深面。包括交感、副交感神经（来自迷走神经）和感觉神经纤维。这些神经纤维都随胰腺的血管到达胰腺。交感神经和副交感神经纤维与胰腺分泌和血管的舒缩等有关，而感觉纤维与内脏反射及疼痛有关，肿瘤或胰腺癌压迫或刺激该纤维可引起剧烈或顽固性的背部疼痛。

胰腺兼具有外分泌和内分泌功能，是人体内参与消化作用的主要器官之一。

胰腺的外分泌：胰腺的外分泌物称胰液，正常人每日胰液量约 750～1500ml，主要成分是水、碳酸氢钠和胰酶。它是一种透明、无臭、低稠度、等渗

笔记栏

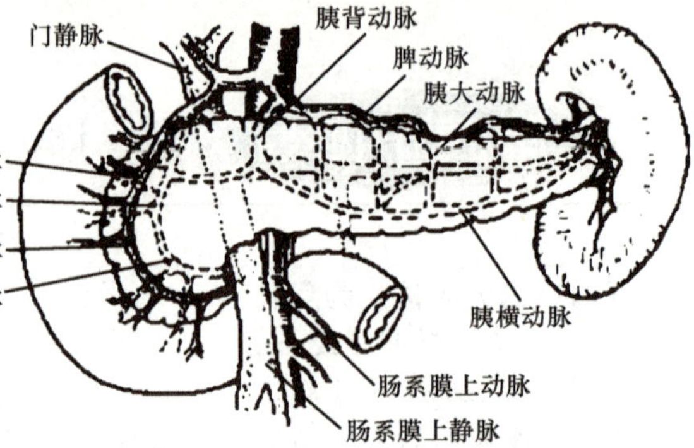

图 44-2 胰腺的解剖关系及血管供应

的碱性液体，pH 约为 7.4~8.4，有中和胃酸的作用。胰液由腺泡细胞和导管细胞产生。导管细胞主要分泌水和电解质，而腺泡细胞主要分泌胰消化酶。消化酶主要有糖水解酶类，如胰淀粉酶、胰麦芽糖酶等；蛋白水解酶，如胰蛋白酶、糜蛋白酶、弹力蛋白酶、羧基肽酶等；脂肪水解酶类如胰脂肪酶、胰磷脂酶、胆固醇酯酶等；另外还有核酸水解酶等。胰液的分泌受到体液和神经的双重调节，但以前者为主。

胰腺的内分泌：胰腺的内分泌来源于胰岛。胰岛是大小不一、形态不定的细胞集团，散布于腺泡之间，在体尾部较多。胰岛细胞间有丰富的毛细血管，便于胰岛素直接进入血管内。胰岛内含有多种细胞，其中以 B 细胞最多，占 80% 左右，分泌胰岛素；A 细胞分泌胰高血糖素，占 20% 左右；D 细胞可分泌血管活性肠肽（VIP），G 细胞分泌胃泌素（gastrin），胰岛和腺泡细胞之间还存在胰多肽（pancreatic polypiptide，PP）细胞。此外，胰岛内还有少数具有分泌 5-羟色胺、生长抑素和脑啡肽（enkephalin）等功能的细胞。一旦胰岛内某种细胞发生异常，即可出现相应的内分泌失调。

第一节 胰 腺 炎

一、急性胰腺炎

案例 44-1

患者，男，53 岁。因突发左上腹疼痛 10 小时入院。

患者 10 小时前饱餐后突感左上腹疼痛，为持续性钝痛，放射至左肩背部，伴恶心呕吐，呕吐物为胃内容物；无呕血及咖啡样物。发热 38~39℃。自行口服消炎利胆片，效果不佳。3 年前曾经 B 超诊断为胆囊结石，既往有 2 次胆囊炎发作史，均经保守治疗而愈。无腹部手术史，无消化道溃疡、乙型肝炎、结核、糖尿病等病史。

体格检查：T 38.6℃，P 102 次/分，R 20 次/分，BP 128/85mmHg。痛苦表情，屈曲右侧卧位。巩膜无黄染，浅表淋巴结无肿大。心肺无异常。腹部胀气轻度膨隆，无肠型及蠕动波，无腹壁浅静脉曲张，腹式呼吸减弱。上腹部压痛，以左上腹为重，肌紧张不明显。肝、胆囊及脾肋缘下未扪及，Murphy 征阴性。移动性浊音阳性。肠鸣音 5 次/分。

辅助检查：①血常规：WBC 16.6×10^9/L，中性粒细胞 0.87，血红蛋白 126g/L；②血淀粉酶 908U/ L，尿淀粉酶 2869 U/ L；③血糖 9.3mmol/L，血清钙 2.1mmol/L；④总胆红素 18.3 mmol/L；⑤腹部立位平片示普遍肠胀气，未见气液平面及膈下游离气体；⑥B 超：胆囊多发性结石并胆囊炎，胆总管显示不清；胰腺肿大，回声降低，胰周少许积液，腹腔中量积液。

问题：

1. 首先应考虑何诊断？
2. 还有哪些辅助检查有助于诊断？
3. 最可能的病因是什么？
4. 如何处理？

急性胰腺炎（acute pancreatitis）是常见的急腹症之一，它不仅引起胰腺本身及胰周的炎性肿胀、渗出、坏死，而且常导致全身重要脏器功能的改变。因此对部分急性胰腺炎的治疗至今仍是一个难题。

【病因】

急性胰腺炎的病因尚未完全阐明。基本的原因与 Vater 壶腹部阻塞引起胆汁反流入胰管和各种因素造成胰管内压力过高、胰管破裂、胰液外溢等因素有关。导致胰管压力过高有众多因素，其中主要的因素是与胆道疾患及饮酒有关。国内以胆源性急性胰腺炎为主，约占 60%，西方主要为酒精性急性胰腺炎，约占 60%。其他尚有损伤、高脂血症、暴饮暴食、高钙血症、寄生虫、腮腺炎等因素引起的急性胰腺炎。还有医源性因素，如腹部手术及药物因素；前者包括逆行胰胆管造影（ERCP）、经内镜Oddi括约肌切开（EST），以及胰、胃手术，甚至是一些与胰腺远离的手术如肾移植术等因素引起；后者包括利尿剂、硫唑嘌呤、吲哚美辛、口服避孕药等药物。另外有少数急性胰腺炎找不到原因，称特发性胰腺炎。

【发病机制和病理生理】

急性胰腺炎是因胰腺分泌的各种消化酶被各种因素异常激活，导致对胰腺组织本身及其周围脏器产生消化，即"自我消化"作用。正常情况下，胰腺腺泡分泌的消化酶并不能引起自身消化，这是由于胰腺导管上皮有黏多糖保护，而大部分胰酶以不激活的胰酶原存在，同时血液和胰液中含有少量胰酶抑制物以中和少量激活的胰酶。另外，正常人在胰腺实质和胰管之间，胰管和十二指肠之间以及胰管中的胰液分泌与胆道中胆汁分泌之间存在压力梯度，不会发生异常反流；Oddi括约肌、胰管管口括约肌均可防止反流。保持酶原的不激活形式是维持胰腺正常状态的关键。反之，任何原因造成酶原不适时的提前激活就是发生急性胰腺炎的始动因素。各种胰酶被激活后将产生局部和全身损害。急性胰腺炎的发病机制复杂，不能用单因素解析，而是多种发病机制综合作用的结果；并且在发病过程中，常有新的因素参与而促使病情进一步发展，使病情更形复杂。目前确切的发病机制尚不完全清楚，现已了解有以下几方面：

1. 胆汁反流入胰管 当小结石或微小结石（直径<3mm）和胆固醇沉着通过"共同通道"的远端，导致嵌顿或局部水肿和括约肌痉挛时，胆汁不能顺畅地流入十二指肠内而反流入胰管，使胰管内压力增高，导致小胰管和腺泡破裂。感染胆汁中的细菌能使胆汁中的结合胆酸变成游离胆酸，游离胆酸对胰腺有很强的损伤作用，并可激活胰酶中的磷脂酶原A，产生激活的磷脂酶A_2，后者作用于胆汁中的卵磷脂，产生有细胞毒性的溶血卵磷脂，引起自身消化作用，从而导致胰腺组织的出血坏死。

2. 十二指肠液反流 当各种因素导致十二指肠内压力增高时，十二指肠液可向胰管内反流，其中的肠激酶可激活胰酶原，从而产生消化作用。

3. 胰液分泌过盛 大量饮酒能刺激胰液分泌，使胰管内压力增高。而且大量饮酒还可引起Oddi括约肌痉挛，导致细小胰管破裂，胰液进入胰腺组织间隙，胰蛋白酶原被肠激酶激活为胰蛋白酶，后者又激活磷脂酶、弹力蛋白酶、糜蛋白酶以及胰血管舒张肽，造成一系列的酶性损害，导致胰腺自我消化。

4. 胰腺微循环障碍 胰腺的血液供应极为丰富，微循环障碍可以启动急性胰腺炎，造成胰腺组织的水肿甚至出血坏死。新近的解剖学研究结果表明，胰腺小叶内动脉与分支之间无吻合存在，属终末动脉，较易受到缺血的影响。胰腺小叶内动脉平滑肌损害及其痉挛引起微循环障碍是胰腺早期导致缺血的关键因素。而急性胰腺炎血流动力学的改变如血液黏稠度增高、红细胞聚集度的增加以及红细胞变形能力的下降加重了胰腺微循环障碍，促使病情恶化。

5. 白细胞过度激活学说 新近的研究表明，在急性胰腺炎的发生过程中，白细胞过度激活与多种炎症介质的过度释放，引发细胞因子的连锁反应（瀑布反应），以及免疫系统和凝血、纤溶和激肽等系统的参与介入，对促发胰腺炎发生发展也具有重要的作用，特别是白介素-1（IL-1）、IL-6和α-肿瘤坏死因子（TNF-α）等炎症介质的快速释放与胰腺炎症的程度密切相关。另外，血小板活化因子（platelet activating factor，PAF）在急性胰腺炎的发病机制中也起重要作用。有关细胞因子、炎症介质在加重病变的机制方面和导致全身组织器官的损害，发展到肝、肾、心、肺等多器官衰竭（MOF）的机制等，有待进一步研究。

6. 感染 一旦胰腺炎症发展到出血坏死，常发生胰腺坏死组织的感染。如感染不能得到控制则引起全身脓毒症，这是非常严重的并发症。胰腺坏死组织的继发感染都是混合性感染，其主要机制是细菌移位。致病菌多为寄居宿主肠道内的革兰阴性杆菌、厌氧菌和真菌。由于急性胰腺炎时肠黏膜相对缺血、缺氧，肠黏膜绒毛营养状态下降，肠黏膜屏障受损，肠黏膜通透性增高，肠道内菌群过度生长，细菌和内毒素移位到肠外，引起胰腺脓肿和全身严重感染，导致由感染引起的全身性炎症反应综合征（systemic inflammatory response syndrome，SIRS）及多器官功能障碍综合征（multiple organ dysfunction syndrome，MODS）。

【病理】

程度不同的水肿、出血和坏死是急性胰腺炎的基本病理改变。病理变化可分为两类，即水肿性和出血坏死性，只是程度不同而已。

1. 急性水肿性胰腺炎 胰腺呈局限性或弥漫性水肿，多局限于体尾部。胰腺充血肿大、质硬、被膜紧张，少数病人可见被膜下及大网膜脂肪散在坏死或有皂化斑。镜下见间质充血水肿并有中性粒细胞及单核细胞浸润。有时可发生局限性脂肪坏死，或伴有轻度出血和局灶性坏

笔记栏

死。上述情况属轻型病变,及时解除病因,经治疗后炎症较易在短期内消退。

2. 急性出血坏死性胰腺炎 以广泛的胰腺坏死、出血为特征,伴轻微炎症反应。病变胰腺肿大、质软,出血呈暗红色,严重者整个胰腺变黑,分叶结构模糊。腹腔及腹膜后间隙有酱油色混浊恶臭渗液,内有大量胰酶。胰周脂肪组织可见散在的小块状的脂肪坏死灶或黄白色皂化斑(系为胰脂肪酶分解脂肪为脂肪酸和甘油,脂肪酸与血中钙结合成此斑,所以血钙下降)。镜下可见胰腺组织呈大片凝固坏死,胰组织结构破坏,有大片出血坏死灶,腺泡及小叶结构模糊不清,炎细胞浸润,胰腺导管扩张,动脉血栓形成,间质小血管壁坏死,脂肪坏死,坏死灶外有炎症区围绕。坏死胰腺以局部纤维化而痊愈或转变为慢性胰腺炎。晚期坏死胰腺组织合并感染,形成胰腺脓肿。其主要致病菌为革兰阴性杆菌,与肠道菌群移位有关。除胰腺出血坏死外,还可以扩展到横结肠系膜、小肠系膜及肾周脂肪等。

本病可累及全身各系统、器官,尤以心血管、肺、肾更为明显。各系统的主要病理变化如下:

(1) 血容量改变:胰酶进入血流,激活纤维蛋白溶酶原系统,使激肽释放,血管扩张;同时胰酶使肥大细胞释放组胺,血管通透性加大。致使大量血浆外渗、血容量减少,甚至可丧失40%的血循环量、出现休克。

(2) 心血管改变:胰蛋白酶进入血流,除使小动脉收缩,并直接损害心肌,抑制心肌利用氧,造成心肌梗死。胰酶还激活凝血因子Ⅷ、Ⅵ,使血小板凝集呈高血凝状态,还可损害血管内膜,造成DIC、门静脉血栓形成。

(3) 肺部改变:常并发ARDS是本病致死的主要原因之一。急性胰腺炎时释放卵磷脂酶,可分解肺泡表面活性物质,使气体交换明显下降。上述血管活性物质的释放及氧自由基对肺毛细血管内皮的毒性作用,使肺微循环障碍,致肺间质水肿、出血、肺泡塌陷融合,加之腹胀、膈肌升高、胸腔积液等均加重肺部改变,终致ARDS。

(4) 肾脏改变:除因血容量不足造成肾缺血外,胰酶产生的蛋白分解产物,成为肾脏的毒性物质,加重了肾脏的机能障碍。由于急性胰腺炎时严重感染,及血液高凝状态,可使肾小管受损,导致肾功能衰竭,以病后3~4天多见。

两型间无根本差异,仅代表不同的病理阶段。轻型较平稳、死亡率低,重型者经过凶险、并发症多(休克、腹膜炎、败血症等)、死亡率高,甚至可在发病数小时死亡。不过,水肿型和坏死出血型不能截然分开,水肿型随着病变的加重,可以发展转变为坏死出血型。

笔记栏

案例 44-1

该病例3年前曾经B超诊断为胆囊结石,既往有2次胆囊炎发作史。本次就诊B超提示胰腺肿大,胰周少许积液,腹腔中量积液,血尿淀粉酶均明显升高,总胆红素基本正常。结合症状、体征,应首先考虑胆源性胰腺炎(非梗阻性)。除B超检查外,还可行CT或MRI检查,以便相互印证补充并获取更为明确的影像学资料。此外尚可行腹腔穿刺,若抽出酱油色或咖啡色混浊腹水,其淀粉酶测定明显升高,也有助于明确诊断。该病例发生胰腺炎的最可能原因是胆囊内的小结石和(或)微小结石和胆固醇沉着从胆囊脱落,并从胆道脱落而使壶腹部或胰头处局部水肿和括约肌痉挛,造成胰管阻塞,从而激发急性胰腺炎的发生。

【临床表现】

1. 腹痛 为主要症状,常于饱餐和饮酒后突然发病,腹痛剧烈,刀割样,且呈持续性。系因胰腺的炎性水肿,压迫腹腔神经丛所致;腹痛的位置与病变部位有关,即胰头部(胆源性胰腺炎常见)以右上腹痛为主,向右肩放射,逐渐移至左侧;胰尾部以左上腹为主,向左侧放射;累及全胰则呈束带状腰背部疼痛。水肿性胰腺炎时腹痛,一般解痉剂可缓解。并发大量胰液外渗,或发展为出血坏死性胰腺炎时,常出现全腹剧烈疼痛,伴双侧腰背部胀痛,并可在腹痛加剧的同时出现休克症状。

2. 腹胀 伴随腹痛出现,多较严重。腹胀的程度,通常也反映了病情的严重程度,急性出血坏死性胰腺炎的腹胀较水肿性胰腺炎的腹胀更为严重。腹胀主要因胰腺炎的大量渗出及产生炎症反应造成局限性肠麻痹或麻痹性肠梗阻所致。

3. 腹膜炎 由于胰液外溢,胰腺出血渗出,刺激腹膜或肠系膜,引起局限性或弥漫性腹膜炎。腹腔积液中淀粉酶显著增高。

4. 恶心呕吐 发病开始即可出现较频繁的恶心、呕吐,呕吐物为胃十二指肠内容物,少数呕吐物为咖啡色样。呕吐后腹痛腹胀并不缓解。

5. 发热 急性水肿性胰腺炎可轻度发热,为组织损伤产物所引起的机体反应。胆源性胰腺炎伴胆道梗阻者,常伴寒战高热。胰腺坏死组织并发感染时常有持续性高热。

6. 黄疸 有25%左右出现不同程度黄疸,因结石阻塞或胰头肿大压迫胆总管所致,也可因胰腺坏死感染或胰腺脓肿引起肝功能不良而产生黄疸。

7. 低血压、休克 急性出血坏死性胰腺炎常早期出现低血压或休克，不少病例因腹痛休克而就诊，易与肠梗阻、肠坏死相混淆。其原因有：①剧烈腹痛；②频繁呕吐；③肠腔内大量液体积聚；④腹腔内大量渗液或渗血；⑤腹膜后大量渗液渗血；⑥胃肠道出血；⑦大量肠激肽释放，使血管扩张，血管通透性增加，有效血容量减少。继发感染后加重休克且难以纠正。少数病人以突然上腹痛及休克伴呼吸等多脏器功能障碍、腹腔高压和全身代谢功能紊乱为表现的发病特点，称暴发型胰腺炎。

8. 胰外脏器损害　急性出血坏死性胰腺炎除胰腺病变外，常合并有其他脏器的损害与功能障碍。常见的有：①肺功能障碍：最常见，发生率4%～30%。病死率高达60%～65%；②肾功能损害：发生率15%，一旦发生肾衰，病死率很高；③心功能障碍：可产生心率紊乱、心室纤颤，甚至死亡；④肝脏损害：肝脏酶学指标升高、黄疸、血浆白蛋白下降等；⑤脑损害：可出现精神错乱、躁动、定向能力丧失、幻觉等，称为胰性脑病。

【体格检查】

急性水肿性胰腺炎为上腹部轻度腹膜炎体征，以左上腹为主。左侧腰背部轻度叩击痛，很少出现弥漫性腹膜炎。急性出血坏死性胰炎有不同程度休克症状伴上腹部或全腹弥漫性腹膜炎，压痛明显，伴有反跳痛及肌紧张。在极少数严重病例，左侧腰背部明显触痛、饱满，皮肤可呈片状青紫色淤斑，称为Grey-Turner征；若出现在脐周皮肤则称Cullen征。这种改变是胰液外渗至皮下组织间隙，溶解皮下脂肪，使毛细血管破裂出血所致。腹胀明显，肠管扩张充气，肠鸣音减弱或消失，大多数有移动性浊音。部分病人有黄疸。左侧胸腔常有反应性渗出液，病人可出现呼吸困难和发绀。少数严重者可出现胰性脑病。

【实验室检查】

1. 胰酶测定　血清、尿淀粉酶的测定是诊断急性胰腺炎的主要依据之一。血清淀粉酶在发病数小时即开始升高，24小时达到高峰，一般4～5天恢复正常。尿淀粉酶在发病24小时后开始上升，48小时达到高峰，其下降缓慢，可持续1～2周，甚至更长时间。血清淀粉酶若超过500U/dl（正常值40～180U/dl，Somogyi法），尿淀粉酶若超过300U/dl（正常值80～300U/dl，Somogyi法），应考虑胰腺炎诊断。胰淀粉酶的测值愈高，诊断的正确率也愈高。但胰淀粉酶值的高低与病变的严重程度不一定成正比。严重的出血坏死性胰腺炎由于腺泡广泛破坏，胰淀粉酶产生减少，血清淀粉酶值反而不升高甚至低于正常范围。血清脂肪酶的测定可能较血清淀粉酶更准确，一般在发病后24小时升高至1.5康氏单位（正常0.5～1.0单位），但因测定方法较复杂，24小时才出结果，故临床较少应用。胰腺炎的病人胸腹穿刺液中淀粉酶和脂肪酶含量均很高，比血液中酶学的检查要敏感的多，对胰腺炎有很大诊断价值。

2. 血液生化检查　包括白细胞增高、低血钙、高血糖、血气分析异常等。重症急性胰腺炎常有明显的低钙血症，是因脂肪被脂肪酶消化为甘油与脂肪酸，后者与血中游离钙结合成脂肪酸钙，致使血钙下降，表现为手足抽搐。其下降程度与预后密切相关。若血钙低于2.0mmol/L（8mg/dl）常预示坏死严重，预后不良。血钙降低多发生在发病2～3天后。血糖升高系由高血糖素分泌增加和胰岛素分泌相对不足所致。若较长时间禁食后血糖仍超过11.0mmol/L（200mg/dl），同时伴有血钙明显下降，则提示预后不良。严重的进行性呼吸功能障碍表现为明显的低氧血症和通气过度。当动脉氧分压下降至8kPa（60mmHg）以下，应考虑为急性呼吸窘迫综合征（ARDS）。

【影像学诊断】

1. 胸、腹部X线平片　最常见的是邻近胰腺的空肠、横结肠、十二指肠等肠袢孤立性扩张（前哨肠袢），以及由于胰腺炎导致结肠痉挛使得右半结肠气体扩张在横结肠的中部或左侧突然中断（结肠中断征）、网膜囊内渗出液积聚、左膈肌升高、左胸腔积液、左肺下叶不张等。有时可见胆结石影、胰管结石影或胰腺钙化影（常位于头部或体部）。但这些均为间接证据，无特异性。

2. B超　胰腺肿胀，呈低回声图像。出血坏死时，胰腺呈粗大强回声，边缘轮廓不规则。有时可见胆结石、胆管扩张及网膜囊或腹腔积液等征像。B超常不能做出满意的诊断，因为在急性胰腺炎时胃肠道积气明显，常影响扫描。

3. CT　其诊断率可达80%～90%。成为诊断胰腺炎、判断其病变程度、监测病程演变和判断疗效的主要手段。急性水肿性胰腺炎时，胰腺弥漫性增大，密度不均匀，边界模糊，胰腺包膜凸起，胰周有渗出液。出血坏死性胰腺炎时，胰腺体积明显增大，且为弥漫性。其体积增大与临床严重程度相一致。在肿大的胰腺内出现质地不均、液化或蜂窝状低密度坏死区，在增强时更为明显。胰腺包膜水肿增厚，或包膜下积液（脓），胰周或胰腺外积液。

4. MRI　所显示的胰腺形态改变、胰周或胰腺外积液类似于CT的表现。此外，尚可清楚显示胆道及胰管病变。

【穿刺检查】

笔记栏

1. 腹腔穿刺　是一种安全、简便而又可靠的检查方法。对有移动性浊音者,在左下或右下腹作穿刺,可抽出酱油色或咖啡色混浊腹水,其淀粉酶测定明显升高。

2. 胰腺穿刺 怀疑坏死性胰腺炎继发感染者,在CT或B超导引下进行穿刺抽吸,将吸出液或坏死组织进行细胞学涂片和细菌或真菌培养,或对积液和脓肿作穿刺引流,以达到治疗目的。

【临床分型和严重度评估】

临床上将急性胰腺炎分为轻型和重型两种。因两者病理类型、病情严重度、治疗方法及预后有很大差异,因此给予分型是完全必要的。

1. 轻型(症)急性胰腺炎 也称急性水肿性胰腺炎。无脏器功能障碍,局部并发症少。主要表现为上腹痛,向腰背部放射,伴有恶心、呕吐;上腹部明显压痛,轻度肌紧张,轻度腹胀;体温38℃左右;腹腔穿刺液为淡黄色;血尿淀粉酶增高;CT提示胰腺略肿胀伴胰周少量渗出液。对及时的液体治疗反应良好,短期内即可好转,死亡率很低。

2. 重型(症)急性胰腺炎 也称急性出血坏死性胰腺炎。有脏器功能障碍,或伴有坏死脓肿或假性囊肿等严重的局部并发症,或者两者兼有。除轻型急性胰腺炎的症状外,腹痛范围可扩大及全腹,呈弥漫性腹膜炎,明显腹胀,肠鸣音减弱或消失;体温38.5℃以上;增强CT提示胰腺有不规则低密度坏死灶,胰周大量渗出;出现全身中毒症状及代谢障碍,如脱水、电解质紊乱、酸中毒、上消化道出血,甚至意识模糊、昏迷或休克;腹腔穿刺液呈混浊酱油色或咖啡色;实验室检查:白细胞增多($\geq 16\times10^9$/L),血糖升高(>11.1mmol/L),血钙降低(<1.87mmol/L),血尿素氮及肌酐升高,PaO_2下降[<8kPa(60mmHg)]。甚至出现急性肾功能衰竭、ARDS及DIC,虽经积极的非手术治疗及手术治疗抢救,死亡率仍较高,总死亡率为40%~50%,并发症率高达65%,预后凶险。

【中华医学会重症急性胰腺炎临床诊断及分级标准(1992年)】

1. 临床诊断标准 突发上腹剧痛、恶心、呕吐、腹胀并伴有腹膜刺激征,经检查可除外胃肠穿孔、绞窄性肠梗阻等其他急腹症,并具备下列4项中之2项者,即可诊断为重症急性胰腺炎。

(1) 血、尿淀粉酶增高(128或256温氏单位或>500苏氏单位)或突然下降到正常值,但病情恶化。

(2) 血性腹水,其中淀粉酶增高(>1500苏氏单位)。

(3) 难复性休克(扩容后休克不好转)。

(4) B超或CT检查显示胰腺肿大,质不均,胰外有浸润。

2. 分级标准 ①无重要器官功能衰竭的表现。②有1个或1个以上的重要器官功能的衰竭。

【APACHE Ⅱ(acute physiology and chronic health evaluation Ⅱ)评价标准(1992年)】

1. 急性胰腺炎 是胰腺的急性炎症过程,并涉及各种局部组织或远处器官系统。起病急、上腹痛和不同程度的腹部体征,呕吐、发热、心率快、白细胞增多,血、尿淀粉酶升高。胰腺大体观:胰腺和胰周坏死和出血。镜检:胰间质水肿和脂肪坏死。

2. 严重型急性胰腺炎 急性胰腺炎伴有器官衰竭和/或局部并发症,如坏死、脓肿或假性囊肿;APACHE Ⅱ ≥8;器官衰竭有休克(收缩压<12kPa)、肺功能不全($PaO_2 \leq 8$kPa)、肾功能衰竭(肌酐>177μmol/L)、胃肠道出血(>500ml/24h)、DIC(血小板$\leq 10\times10^9$/L)、纤维蛋白原<1.0g/L、纤维蛋白分解产物≥80μg/ml、严重代谢紊乱(血钙<1.87mmol/L)。局部并发症有坏死、脓肿或假性囊肿。

3. 轻度急性胰腺炎 伴有轻度器官功能不良,无上述严重急性胰腺炎的临床表现,对恰当的补液反应良好。若48~72小时内未见好转,则应考虑有并发症的可能。CT增强扫描显示胰实质正常。病理变化以水肿为主,偶见胰实质及胰周围脂肪坏死。

4. 胰腺坏死 是弥漫性或局灶性胰实质无生机,多伴有胰周围脂肪坏死。临床症状严重。CT增强扫描见坏死区密度低于50Hounsfield单位,坏死区一般位于胰腺组织外周。临床上应区分无菌性坏死和感染性坏死,前者不予手术治疗,后者病情严重必须手术引流。两者的区别可根据经皮穿刺抽吸培养的结果而定。另将急性体液积聚、急性假性囊肿、胰腺脓肿亦列为急性胰腺炎的临床分类系统之中。

【Ranson评价标准(1974年)】

1. 入院时

(1) 年龄>55岁。

(2) 白细胞数$>16\times10^9$/L。

(3) 血糖>11.2mmol/L。

(4) 血清LDH>350IU/L。

(5) 血清GOT>250IU/L。

2. 入院后48小时以内

(1) 血细胞比容下降>10%。

(2) BUN升高>1.79mmol/L。

(3) 血清钙<2mmol/L。

(4) 动脉血PO_2<8kPa。

(5) 碱缺乏>4mmol/L。

(6) 估计体液丢失>6000ml。

笔记栏

具备11项指标中的1～2项为轻型，可采取姑息疗法治疗，死亡率为0.9%；若上述11项指标中具备3项以上者为重型胰腺炎，应予以手术治疗，死亡率很高，可达50～60%。在这11项中，阳性指标越多越能肯定病变的严重性，而且预后越差。此标准已应用了多年，目前仍用于临床。

【病程分期】

为方便治疗，基于病程演变的规律，将病程分为三期：

1. 第一期 急性反应期。约为发病后二周内，以过度炎症引起机体多脏器功能障碍为特征，主要临床表现为血液动力学紊乱、休克、ARDS、急性肾衰等多脏器功能障碍。

2. 第二期 全身感染期。约在发病后2周至2个月，以胰腺继发感染和由此触发多脏器功能障碍的“二次高峰”为特征。临床表现为全身细菌感染、胰腺组织的混合性感染及后期的二重感染。可有胃肠道瘘的发生。

3. 第三期 残余感染期。约在2～3个月后，部分病例的感染没有得到完全控制，因引流不畅产生局部感染如腹膜后残余脓腔，往往合并胰瘘、出血和胃肠道瘘。

值得注意的是，病程的分期是人为的，不是绝对的。由于机体间的个体差异的存在，有的可能只有第一期，如所谓爆发性胰腺炎则在72小时内即进入休克死亡；有的三期分别存在，有时不能截然分开。

【诊断和鉴别诊断】

通常急性水肿性胰腺炎的诊断可以依靠临床症状及明显升高的血、尿淀粉酶测定。而急性坏死性胰腺炎的诊断则要根据临床症状及增强CT扫描，CT图像可显示胰腺肿大及皂泡状低密度区；同时可见范围和程度不等的胰外侵犯。做腹腔穿刺，若穿刺液为血性渗出合并有高含量淀粉酶，对诊断急性坏死性胰腺炎有很大帮助。

急性水肿性胰腺炎需与急性胆道疾病、胃十二指肠溃疡发作、急性阑尾炎穿孔或肠梗阻等急腹症相鉴别；急性坏死性胰腺炎则需与绞窄性肠梗阻、肠系膜血管栓塞、肝癌破裂出血和急性心肌梗死等相鉴别，如果诊断有困难，不能排除其他外科急腹症时，应剖腹探查，以免延误病情。

【急性胰腺炎的并发症】

1. 胰腺蜂窝织炎及化脓性胰腺炎 是急性胰腺炎较严重的并发症。胰腺及其周围组织广泛水肿，炎细胞浸润及组织坏死。化脓性胰腺炎是在炎症基础上再加继发性感染，引起组织坏死液化形成局灶性脓液聚集。

2. 胰腺脓肿 为急性胰腺炎少见的并发症，多由化脓性胰腺炎转化而来，为胰腺或胰周包裹性积脓，含少量或不含胰腺坏死组织。感染征象是其最常见的临床表现。发生于重症胰腺炎的后期，常在发病后四周或四周以后，多由局灶性坏死液化继发感染而形成。有脓液存在，细菌或真菌培养阳性。含极少或不含胰腺坏死组织，这是区别感染性坏死的特点。

3. 急性液体积聚 发生于胰腺炎病程的早期，位于胰腺内或胰周，无囊壁包裹的液体积聚。通常靠影像学检查发现。影像学上为无明显囊壁包裹的急性液体积聚。急性液体积聚多会自行吸收，少数可发展为急性假性囊肿、胰腺或胰周脓肿。

4. 胰腺假性囊肿 常在急性胰腺炎后数周出现，是胰腺炎最常见的并发症之一。由于炎性渗出液聚集，被周围纤维组织包裹形成的囊肿，囊内壁无上皮细胞，如与胰管相通则可因胰液的输入而使囊腔扩大。囊肿小者无任何症状，大者可出现上腹部圆形或椭圆形包块，持续性上腹部胀痛并向腰部放射，同时伴有纳差恶心等消化道症状。

5. 胰源性腹水 胰腺炎常因出血或胰管破裂使胰液进入腹腔而形成混浊酱油色或咖啡色腹水，也可能是炎症直接扩散至腹腔而形成炎性腹水。

6. 胃肠道瘘 胃肠道瘘是急性出血坏死性胰腺炎常见的并发症。最常见的是胰液消化和感染腐蚀胃肠道壁所致，亦可由于引流管机械性压迫造成医源性肠瘘。常见的部位是结肠、十二指肠，有时也发生在胃和空肠。

7. 成人呼吸窘迫综合征（adult respiratory distress syndrome，ARDS） 为急性出血坏死性胰腺炎最常见、最严重的并发症之一。急性胰腺炎后最易受损的靶器官是肺，主要原因是胰腺的大量酶原被激活，其中的卵磷脂酶分解肺的表面物质，使肺泡易于萎缩；血管活性物质及被血管舒缓素激活的缓激肽则可明显增加肺毛细血管的通透性，导致肺间质水肿、出血及灶性肺泡塌陷。

8. 多器官功能障碍综合征（multiple organ dysfunction syndrome，MODS） 在严重的胰外侵犯和全身性感染发生的基础出现多个器官序贯受损，并呈进行性加重，最终导致功能衰竭，是急性胰腺炎的主要死亡原因。

9. 腹内高压和腹腔室间隔综合征（ACS） 由于腹腔内大量渗液、炎症的后腹膜侵犯、肠麻痹所致肠腔积气积液和肠壁水肿等诸多因素，使腹腔内容量超过临界值，引起腹内压显著增高，并出现

笔记栏

胰外脏器功能障碍,发生率约为31.4%。

【治疗】

1. 治疗原则 应按照病因、临床表现和分型选择恰当的治疗方法。对于急性水肿性胰腺炎一般采用非手术治疗,而对于急性出血坏死性胰腺炎则在非手术治疗的同时,严密观察病情,对合并坏死感染者,则需手术治疗。

2. 治疗方法

(1) 非手术治疗:一般而言,除了胰腺坏死感染、梗阻性胆源性胰腺炎以及少数来势凶猛的爆发性胰腺炎外,大部分胰腺炎患者可采用非手术治疗。包括急性胰腺炎初期(全身反应期)、水肿性胰腺炎及尚无感染的出血坏死性胰腺炎。尽量减少胰腺分泌,即"胰腺休息疗法",防止感染以及防止MODS的发生。

1) 胰腺休息疗法

a. 禁食和胃肠减压:可减少胃液和食物对胰腺的刺激,降低胰酶和胰液的分泌,使胰腺得以休息。并可减轻胃肠功能紊乱所引起的严重胃潴留和改善腹胀。

b. 抑制胰腺分泌及抗胰酶疗法:抗胆碱类药物,如654-2和阿托品等,有抑制胰腺分泌作用。H_2受体阻滞剂,如西咪替丁或奥美拉唑等可抑制胃酸以减少胰液分泌。抑肽酶(trasylol)有一定的抑制胰蛋白酶合成作用。生长抑素(somatostatin),如奥曲肽(octreotide)以及十四肽等能通过抑制胰液分泌的机制来降低胰酶,可减少转手术率和并发症的发生。目前已广泛应用于临床,唯价格较高。

2) 镇痛和解痉:在诊断明确的情况下应用哌替啶,同时给予解痉药如阿托品、654-2等药物能起到松弛Oddi括约肌的作用,还可抑制胰液分泌。

3) 预防和治疗感染:明确诊断后应立即使用抗生素预防和治疗,采用能通过血胰屏障的广谱抗生素,如喹诺酮类(环丙沙星)、亚胺培南(依米配能)、头孢塞肟、头孢他定、甲硝唑或替硝唑等。

4) 预防和治疗真菌感染:由于胰腺炎常采用广谱抗生素,以及肠道内存在大量真菌,因此很容易继发真菌感染,所以常采用静脉给予氟康唑或两性霉素预防和治疗真菌感染。

5) 补液:静脉输液,补充电解质,纠正酸中毒,维持循环稳定,改善微循环。在补充水和电解质的同时要给予一定量的胶体溶液。同时给予必要的热量、氮源、维生素和微量元素等。

6) 中药:生大黄具有保护肠道黏膜,促进肠蠕动和抑制肠道菌群的作用,可通过胃管内注入。皮硝外敷有促进腹腔渗出液体的吸收,减轻腹胀和水肿的作用。

7) 经皮穿刺腹腔置管引流和腹腔灌洗:可以排除和稀释含有胰酶和毒素物质的腹腔渗液,可以改善循环和呼吸功能。经皮穿刺腹腔置管引流通常是在B超导引下进行,其部位通常在腹腔渗液最集中处或者麦氏点;而腹腔灌洗法是经脐下作小切口向上腹部和盆腔分别置入进水管和出水管,用平衡液灌洗。

8) 营养支持:营养支持在急性胰腺炎综合治疗中的重要意义已得到充分肯定,是一切治疗的基础。需根据病情变化,选择合适的支持途径和营养制剂。一般将其人为地划分为三步曲处理。第一步首选全胃肠外营养(total parenteral nutrition,TPN)支持。先决条件是患者血流动力学和心肺功能基本稳定,电解质紊乱基本纠正。第二步:部分肠外营养(PN)+肠内营养(enteral nutrition,EN)。一般在尿淀粉酶正常、病情稳定、肠道功能恢复后开始。若手术附加空肠造瘘,则可通过瘘管输入营养液。第三步:若能较好耐受EN即可撤离PN,进入全肠道内营养(totalenteral nutrition,TEN)。在实施TEN过程中最需要注意的问题是腹胀和腹泻,以后者常见。

9) 内镜治疗:对于胆源性胰腺炎,有胆管炎和胆道梗阻引起黄疸、高热者,可经内镜放置鼻胆管引流管或作Oddi括约肌切开取石术(EST),具有去除病因,减轻胆管、胰管内压,改善胆汁、胰液引流的作用,是一种有效的方法。

(2) 手术治疗

1) 手术适应证:①经积极合理的非手术治疗,病情仍继续恶化者;②胰腺坏死继发感染者;③胰腺和胰周出现脓肿者;④胆源性胰腺炎伴有胆道梗阻者应行急诊手术或早期手术。非梗阻者则先行非手术治疗,待胰腺炎急性期缓解后在同一住院期间行胆道手术;⑤爆发性胰腺炎经加强监护治疗24小时,病情仍无缓解或继续加重者;⑥不能排除其他外科急腹症者。一般应遵循手术宜小不宜大,宜迟不宜早,能不手术尽可能不手术的原则。

2) 手术方法:急性出血坏死性胰腺炎病变复杂,需根据不同的病变性质、部位和范围采取不同的手术方式:①灌洗引流术:包括对小网膜囊或腹腔的灌洗引流。主要用于非胆源性急性出血坏死性胰腺炎无感染、小网膜囊或腹腔渗液较多者。其目的为稀释、引流腔内的含酶性和毒素的渗液;②坏死感染病灶清除引流、胰床松解减压术:清除坏死组织及含有坏死组织碎屑的稠厚脓液。如胰腺坏死组织分界不清或剥离过深易引起大量出血。腹腔内放置多根双套引流管,以便术后继续进行引流和灌洗,同时加做胆道引流及胃造瘘或空肠造瘘(胃肠减压和肠内营养通

笔记栏

道);③腹膜后脓肿引流术:术前先行 CT 或窦道造影定位。较常发生的部位为左、右结肠后,以前者多见。一般可经腹膜后引流;④胆源性胰腺炎:可分两种情况;第一种情况,胆源性胰腺炎不伴有胆道梗阻者,可先积极非手术治疗,待病情稳定后,于出院前作择期胆道手术。以免出院后胰腺炎复发;第二种情况,如胆源性胰腺炎合并胆道梗阻(壶腹部结石嵌顿)或胆道感染严重者,应该早期手术或急诊手术。在解除胆道梗阻、引流胆道的同时,按病情作胆囊切除及网膜囊切开行胰腺区引流;⑤胰腺假性囊肿的手术:未感染的假性囊肿可待囊壁成熟后行内引流术,术中应取囊壁组织做冷冻切片检查。并发感染则行外引流术。

案例 44-1

该病例曾于入院后先试行非手术治疗。但病情发展极快,腹胀及腹刺激症状严重,生命体征不稳,24 小时左右出现多脏器功能不全,遂果断中转手术。

案例 44-1

临床诊断:胆囊结石并胆源性胰腺炎(非梗阻性)

诊断要点:

1. 胆囊结石病史。
2. 突发左上腹疼痛,放射至左肩背部,伴恶心、呕吐及发热。
3. 血常规示 WBC 增加。
4. 血、尿淀粉酶增加。
5. 总胆红素基本正常。
6. B 超:胆囊多发性结石并胆囊炎,胆总管显示不清;胰腺肿大,回声降低。
7. 腹部立位平片除外消化道穿孔及急性肠梗阻。

治疗原则:

1. 胰腺休息疗法,包括禁食和胃肠减压、抑制胰腺分泌及抗胰酶疗法、镇痛和解痉。
2. 抗生素及补液治疗。
3. 营养支持。
4. 待胰腺炎急性期缓解后在同一住院期间行胆道手术。
5. 经积极合理的非手术治疗,病情仍继续恶化,则立即中转手术。清除坏死组织,松解胰床并充分引流胰床及胰周。同时行胆囊切除、探查及取出胆总管结石、引流胆道,并行空肠造瘘。

二、慢性胰腺炎

慢性胰腺炎(chronic pancreatitis)是由多种原因引起的胰腺实质节段性或弥漫性渐进性慢性炎症病变,胰管狭窄及扩张,并伴有胰腺内、外分泌功能减退。多发生于 30~50 岁年龄组。

【分类】

目前尚无统一标准,按其病理变化分为三种类型:①慢性阻塞性胰腺炎:通常由于胰腺坏死感染等因素侵犯胰管,引起主胰管及其分支呈不同程度的狭窄、扩张,管内蛋白栓罕见。胰管上皮保持完好,胰管无钙化、无结石。②慢性钙化性胰腺炎:是慢性胰腺炎中最多见的类型,约占 1/3。此类病变为散在性斑点状,常有胰管上皮萎缩和管内蛋白栓塞,主胰管及其分支呈节段性狭窄、扩张、钙化或伴结石。酒精性慢性胰腺炎属此类病变。③慢性胰腺炎:呈节段性或弥漫性纤维化,胰腺实质局灶性坏死。慢性胆管炎症引起的胰管系统炎症、瘢痕狭窄所致慢性胰腺炎变化属此类。

【病因】

主要原因是胆道疾病和慢性酒精中毒;国内以前者为主,国外则以后者常见。由于长期受到酗酒直接刺激和胆道疾病影响导致了胰液过度分泌,胰蛋白酶原自家激活,胰管狭窄阻塞,胰液引流不畅及胰腺实质的纤维化。少部分病人为急性胰腺炎的后遗症。少见的病因有胃十二指肠后壁慢性溃疡穿透胰腺、甲状旁腺功能亢进、胰腺创伤、出血或血循环障碍、营养不良、高脂血症、先天性胰腺分离畸形及遗传因素等。

【病理】

慢性胰腺炎的病理变化主要是胰腺组织进行性的大量纤维组织增生。早期限于外分泌腺,后期累及胰岛,且病变是不可逆的。早期肉眼见胰腺外表正常或略有增大,后期见表面呈结节或节段性增厚,质硬变小,色泽呈灰白色或淡红色,正常分叶界限消失;胰腺被膜增厚;硬化的区域质如橡皮或石样硬。当形成一局限性肿块时,难以与胰腺癌相鉴别。切面质硬苍白,可见胰管及其分支狭窄、迂曲及扩张,内含结石或结晶。有时可见潴留性小囊肿。显微镜下可见胰腺小叶周围和腺泡间纤维组织增生或广泛纤维化,甚至透明样变性。腺泡和胰岛组织萎缩、消失,间质有淋巴细胞、浆细胞浸润。早期胰管壁尚完整,后期管腔内上皮细胞萎缩或坏死,管腔狭窄及囊状扩张,或狭窄与扩张相间的串珠状。

【临床表现】

(1) 腹痛:是最主要、最常见的症状。剑突下最常见,次为左季肋部、背部。常向腰背部放射呈束带状、有时向左肩背部放射。腹痛多反复发作,时轻时重;平时为隐痛,发作时疼痛加剧,呈持续性,酷似急性胰腺炎。腹痛发作时,患者难以仰卧,常以坐起、屈膝以减轻疼痛,称为"胰腺体位(pancreatic posture)"。部分患者因胰腺组织完全纤维化后腹痛可完全消失,少数患者整个病程可完全无痛。

(2) 腹胀、食欲不振、嗳气:腹痛发作时可有恶心、呕吐。

(3) 体重减轻、消瘦:是多种因素综合作用的结果。胰腺外分泌功能损害,影响蛋白质和脂肪的消化与吸收;进食后诱发或加重腹痛而畏食;内分泌功能低下,合并糖尿病,导致葡萄糖代谢障碍等。病程越长,病情越重,体重下降越明显。

(4) 腹泻:是慢性胰腺炎的晚期症状。当胰腺外分泌功能基本破坏后,临床才表现出脂肪和蛋白质消化吸收障碍。表现为便次增多,便量增加,便不成形,恶臭或酸臭,发亮带油滴,或油滴浮在水面上。镜下可见脂肪球和不完全消化的肌肉纤维。因病因不同,加之食物中脂肪成分含量少等因素,我国慢性胰腺炎患者腹泻发生率明显低于欧美。

(5) 糖尿病:是慢性胰腺炎的晚期表现。由于胰腺内分泌功能严重损害,胰岛细胞分泌胰岛素的功能受到影响。随病程发展,糖尿病会日趋加重。

(6) 其他:部分患者可出现黄疸,为胰头部慢性炎症病变压迫胆总管下端所致。少数患者可出现胰源性门脉高压症。另外有些患者可出现出血倾向、皮肤粗糙、夜盲症、钙吸收不良等症状,这与因营养不良导致脂溶性维生素摄入不足有关。

腹痛、消瘦、糖尿病和脂肪泻被称作慢性胰腺炎的四联征。

【诊断】

出现典型的临床表现,应考虑慢性胰腺炎的可能。以下辅助检查可帮助确诊。

1. 实验室检查 ①血尿淀粉酶测定,急性发作时可增高;②粪便脂肪球检查,镜下可见脂肪球和未消化的肌纤维;③葡萄糖耐量试验呈不同程度的异常改变;④诊断困难时可作胰腺功能的测定,如促胰酶素-胰泌素(pancreozymin-secretin, P-S)试验、胰月桂基试验(pancreolauryl test)等。

2. 影像学检查 ①腹部平片可见胰石影或胰腺钙化灶;②B超可显示胰腺弥漫性或局限性肿大或缩小,胰管扩张并伴胰石声影,或有胰腺囊肿,有时见胆道扩张;③ERCP 和 MRCP 检查可见主胰管及其分支僵直、扭曲、扩张、狭窄和囊状扩张等,典型表现是不规则的串珠状扩张,是诊断慢性胰腺炎的金标准;④CT 和 MRI:胰腺肿大或缩小,边缘不光整;胰管扩张;胰管结石、胰腺钙化;胰腺囊肿。

【治疗】

目的是控制腹痛,防止炎症的急性发作,促进胰液引流通畅,防止胰腺的内外分泌功能进一步破坏和胰腺炎的加重。并针对糖尿病、消化吸收障碍以及各类并发症进行治疗。治疗方法较多,疗效却不满意。

1. 内科治疗 ①控制饮食:少食多餐,高蛋白、高维生素、低脂肪饮食,伴糖尿病者更应如此,并需控制碳水化合物的摄入;②禁烟酒:因烟酒类可增加胃液分泌,继而刺激胰腺外分泌增加;③胰腺外分泌功能低下者,应给予胰酶或多酶制剂,以减轻和消除脂肪泻、腹胀等症状;④伴糖尿病者,应控制饮食,并适量应用胰岛素;⑤疼痛发作时,给予解痉止痛治疗。联合应用阿托品或654-2及哌替啶等;⑥营养支持:适当补充营养,如间歇性给予肠外或肠内营养支持;⑦发作期应按急性胰腺炎治疗。

2. 手术治疗

(1) 手术适应证:原则上以内科治疗为主,有以下情况可考虑手术治疗。①胰头部炎性肿块压迫胆总管下端引起阻塞性黄疸,或不能与胰头癌鉴别者;②直径>5cm 的胰腺假性囊肿、胰腺脓肿、胰瘘;③合并阻塞性黄疸、胆石病或 Oddi 括约肌狭窄等病变;④合并十二指肠、结肠梗阻;⑤胰源性门脉高压症;⑥顽固性疼痛药物治疗无效者。

(2) 手术方法

1) 处理原发疾病有胆道内结石或 Oddi 括约肌狭窄者,施行胆总管切开取石、胆总管空肠吻合术或 Oddi 括约肌切开成形术。

2) 胰管减压引流术:适用于胰管扩张者。方法有:①胰尾切除、胰管空肠吻合术(Duval 法)。适用于胰尾部胰管扩张者;②胰管全程剖开、胰管空肠侧侧吻合术(Partington 法)。适用于胰管全程扩张,直径>8mm 者;③胰管胃侧侧吻合术(Warren 法)。适用于体部胰管扩张者;④体部胰管空肠吻合术;⑤胰管口成形术。适用于合并胆道下端狭窄的胆源性慢性胰腺炎、胰管口局限性狭窄、行胰管空肠吻合后,胰头部引流不充分及胰管口结石嵌顿,经胰腺无法取出者;⑥胰尾切除、胰体空肠端端吻合术。

3) 胰腺切除术:适用于胰管不扩张而胰腺实质有广泛纤维化或钙化灶以及不能排除胰腺肿瘤者。包括:①胰体尾部切除术:适用于胰体尾部病变;②胰腺次全切除术:适用于严重的弥漫性胰实质病变,胰远侧切除达胆总管水平;③保留幽门的胰头十二指肠切除术(PPPD);④保留十二指肠的胰头切除术;⑤全胰切除术:宜慎行。适用于顽固

笔记栏

性疼痛患者。

4) 内脏神经切断术或胸腰交感神经切断术:适用于顽固性疼痛患者,但应慎重。

第二节 胰腺囊肿

(一)胰腺假性囊肿

胰腺假性囊肿(pancreatic pseudocyst)在胰腺囊肿中最为多见,它是继发于急、慢性胰腺炎或胰腺损伤后的并发症。除假性囊肿外尚有真性囊肿和肿瘤性囊肿,真性囊肿可为先天性或后天性因素引起,常因胰液潴留而成。肿瘤性囊肿有囊腺瘤,少数可恶变。

【病理】

急性胰腺炎或胰腺损伤后,胰腺实质及胰管破裂,胰液、血液、渗出液、坏死组织等液体集聚在胰周,并刺激周围组织的腹膜,引起纤维组织增生逐渐构成囊壁,形成包裹性积液。因囊壁无上皮细胞覆盖,故称假性囊肿。囊肿的大小和胰腺炎的严重程度、损伤的轻重有关,也与胰管梗阻的程度相关。囊肿一般2周左右形成,4~6周囊壁才成熟,囊壁的厚度与时间成正比。大多数囊肿与胰管相通,使囊内的液体量可达数千毫升,囊液清亮,也可浑浊,或含有少量坏死组织,一旦继发感染可变成脓肿。如果囊肿溃破,囊液流入腹腔而形成胰性腹水;破向胃、肠则形成内瘘。

【分类】

1. 急性假性囊肿 一般在急性胰腺炎发作2周后出现,不超过6周,不同于急性胰腺炎的胰周积液。因囊壁成熟需6周时间,部分囊肿也可在6周内自行吸收,所以在尚未形成成熟的囊肿以前,如无严重感染、囊肿较小或增大不快,可在B超随诊下观察。

2. 慢性假性囊肿 假性囊肿持续观察6周以上没有缩小征象,囊壁组织已成熟,囊液很少能自行吸收,有时破裂后囊液可进入消化道、腹腔或胸腔引起胰性腹水或胸水。

【临床表现和诊断】

(1) 压迫症状:由于假性胰腺囊肿多位于网膜囊内,囊壁紧贴胃壁,常压迫胃,使上腹饱胀不适,进食后加剧。胰头部的囊肿可压迫十二指肠及胆总管下端引起恶心、呕吐及出现黄疸等症状。

(2) 上腹胀痛:假性胰腺囊肿有时巨大,上腹常呈现膨隆伴胀痛,合并感染时上腹胀痛加重。感染严重时常伴畏寒发热,上腹触痛。如囊肿破裂,则产生腹膜炎症状。少数病人因感染腐蚀血管引起囊内出血,上腹胀痛加剧。疼痛也可由囊肿压迫腹膜后及腹腔神经丛而引起。

(3) 上腹部肿块:大部分病人可在上腹部扪到肿块,呈圆形或椭圆形,表面光滑,囊性感,边界不清,不能移动,可有深压痛。

(4) 影像学检查:B超及CT能显示囊肿的大小和部位。对急性假性囊肿可作动态观察。也可用以鉴别真性或肿瘤性囊肿。

(5) 部分患者血尿淀粉酶升高,这是由于囊液内淀粉酶含量较高,被吸收到血液循环后的结果。少数患者血糖升高。

【治疗】

在尚未形成成熟的囊壁以前,如无明显的并发症,无全身中毒症状,且囊肿较小,增大不明显的,一般采用非手术治疗,如穿刺引流、抗生素治疗和外敷中药皮硝等,可以在B超或CT随诊下观察。大多数囊肿可缩小或完全消失,如果囊肿增大速度快,伴上腹部疼痛、畏寒发热等严重感染症状时则需手术引流。对部分观察6周囊壁已成熟的囊肿,一般不会自行吸收,且可发生感染、溃破或囊内出血等并发症,因此需要及时手术治疗。常用的手术方法有以下三种。

1. 袋形引流术 因囊肿继发感染、胰腺脓肿、保守治疗局部疼痛等症状不改善、囊壁薄而未成熟、囊肿破裂或出血、病情危重时可行该手术。即开腹后在直视下抽尽囊液,继而大口切开囊壁,将囊壁切缘缝合在腹壁切口的腹膜和皮肤上,再在囊内放置纱布条引流,则囊肿可以逐渐缩小,终至痊愈。该手术简单、安全,缺点是易形成胰外瘘、皮肤腐蚀和囊肿复发等,应尽可能避免采用。

2. 经皮B超引导穿刺置管引流术 适应证同上。

3. 内引流术 囊肿与胃后壁或与空肠吻合。内引流应遵循以下原则:①吻合口要选择最低位,以利引流通畅;②吻合口要宽大,至少要5cm,并需梭形剪除一部分囊肿壁,以免因囊液排出,囊腔塌瘪,吻合口闭塞而致囊肿复发;③与胃吻合时胃壁黏膜下血管止血要严密,以免术后吻合口出血;④术中应作囊壁组织活检送冷冻切片,确定囊肿有无恶变或排除肿瘤性囊肿。

(二)真性囊肿

1. 先天性胰腺囊肿 罕见,常为多发性,合并肝、肾先天性囊肿,是胰管发育异常的结果。如先天性纤维性囊性病、皮样囊肿等。

2. 滞留性囊肿 是胰管受压、管内阻塞或本身狭窄而致梗塞不通时,远段部分即可形成滞留性囊肿。

3. 其他 如退行性囊肿、赘生性囊肿、寄生虫性囊肿等。

第三节 胰腺癌和壶腹部癌

一、胰 腺 癌

案例 44-2

患者,男,58 岁。因上腹部隐痛不适伴全身皮肤巩膜黄染半个月入院。

患者于半个月前开始出现上腹部隐痛不适,呈持续性,伴上腹饱胀不适及轻微恶心,尤以餐后多见,无返酸、嗳气及呃逆。全身黄染呈进行性加重。患病后常有低热,无胸闷,纳差,体重明显下降。粪便呈白陶土样,尿呈浓茶样,在当地医院给予对症治疗,效果不佳。有慢性胰腺炎病史 11 年,未治疗。

体格检查:T 37.6℃,P 82 次/分,R 21 次/分,BP 120/75mmHg。老年男性,发育正常,营养较差。全身皮肤及巩膜重度黄染,表浅淋巴结未触及肿大。心肺无异常。腹平软,无肠型及蠕动波,无腹壁浅静脉曲张。上腹部深压痛,无反跳痛,未触到肝脾及包块,无移动性浊音,肠鸣音正常。

辅助检查:①血常规:血红蛋白 116g/L,WBC 6.6×10^9/L,中性粒细胞 0.72;②肝炎系列检查均阴性,谷草及谷丙转氨酶轻度升高,总胆红素 169.3 mmol/L,直接胆红素 97.6mmol/L,血糖 9.3mmol/L;③大便呈白陶土样,隐血试验阴性。尿检胆红素+++;④B 超及 CT:胰头部增大,胆囊增大,胆总管扩张,提示胰头占位;⑤上消化道钡餐无异常发现。

问题:

1. 首先应考虑何诊断?
2. 还有哪些辅助检查有助于诊断?
3. 最可能的病因是什么?
4. 如何处理?

胰腺癌(pancreatic carcinoma)是一种恶性程度很高的消化道肿瘤,其发病率有明显增高的趋势。早期确诊率不高、手术切除率低和预后差为本病的特点。本病男性多见,多发于 40~70 岁的中老年。胰腺癌多发于胰腺头部,约占 75%,其次为体尾部,全胰癌较少见。

【病理】

胰腺癌的病理类型较多,其中来自导管立方上皮细胞的导管腺癌最多见,约占 90%,其次为来自腺细胞的腺泡细胞癌及较少见的黏液性囊腺癌和胰母细胞癌等。

笔记栏

胰腺癌的转移和扩散途径主要为局部浸润和淋巴转移。在早期即可直接浸润到邻近的门静脉、肠系膜上动静脉、腹腔动脉、肝动脉、下腔静脉及脾动、静脉等。易受浸润的周围脏器有胃窦部、十二指肠、胆总管、横结肠、肠系膜及周围腹膜组织和神经丛。血行转移可至肝、肺、骨、脑等。

【临床表现】

胰头癌、体尾癌、全胰癌三组的首现症状以上腹痛、上腹部饱胀不适、黄疸、食欲不振为最多。根据癌瘤所在部位,胰头癌以腹痛、黄疸、上腹部饱胀不适为最多见。胰体尾癌以腹痛、上腹部饱胀不适、上腹部肿块、腰背痛为最多见。全胰癌上腹痛、上腹部饱胀不适和黄疸最多见。

案例 44-2

在本病例,患者有皮肤巩膜黄染、尿呈红茶色,大便呈陶土色等阻塞性黄疸的临床表现,不伴有明显腹痛及畏寒发热。

1. 上腹饱胀不适和上腹痛 是最早出现的症状。由于胰管梗阻而引起胰管内压力增高,甚至小胰管破裂,胰液外溢至胰腺组织呈慢性炎症,因此出现上腹饱胀不适或上腹痛,并向肩背部或腰胁部放射。晚期胰腺癌呈持续性上腹痛,并出现腰背痛,腹痛多剧烈,日夜不止,影响睡眠和饮食。这种疼痛是因为肿瘤侵及腹腔神经丛的结果。

2. 消化道症状 早期上腹饱胀、食欲不振、消化不良。可出现腹泻或便秘,便秘常多于腹泻。并可出现恶心呕吐、呕血或黑便,常系肿瘤浸润或压迫胃十二指肠所致。

3. 黄疸 黄疸是胰头癌最主要的临床表现,癌肿局限于体、尾部时多无黄疸。黄疸多属阻塞性,呈进行性加深,尿呈红茶色,大便呈陶土色,出现皮肤瘙痒。肝和胆囊因胆汁淤积而肿大,胆囊常可触及,并有出血倾向及肝功能异常。

4. 消瘦乏力 约 90% 患者有迅速而显著发展的体重减轻,这与饮食减少、消化不良、睡眠不足和癌肿消耗能量密切相关。胰腺癌晚期常伴有恶液质。

5. 其他 ①发热:10% 左右的患者可出现体温升高,多为低热,少数因胆道感染而出现寒战高热;②糖尿病:在胰腺癌中,有少数患者伴有糖尿病,这可能是胰管梗阻或胰岛破坏所致;③晚期上腹部可扪及肿块、质硬、较为固定、腹水征阳性;④少数患者左锁骨上或直肠前陷凹扪及坚硬及肿大的转移淋巴结。

【实验室检查】

1. 血清生化检查 血清碱性磷酸酶、γ-谷氨酰转移酶、乳酸脱氢酶及转氨酶的升高,血清胆红素测定进行性升高,以直接胆红素升高为主;少数患者空腹或餐后血糖升高,糖耐量试验阳性。

2. 免疫学检查 血清肿瘤相关抗原的检查对胰腺癌的诊断有一定帮助。如癌胚抗原(CEA)、胰胚抗原(POA)、胰腺癌特异抗原(PaA)、胰腺癌相关抗原(PCCA)、糖链抗原(CA19-9)在胰腺癌时有一定的阳性率,但在其他消化道肿瘤阳性率也较高,特异性差。相对而言,CA19-9对胰腺癌的诊断比较敏感、特异性较好,目前临床上应用得比较广泛。

3. 基因检测 近年的研究证明胰腺癌中80%以上有*K-ras*癌基因的表达,因此将*K-ras*基因的检测用于胰腺癌的辅助诊断和术后随访。

【影像学检查】

1. B超 是首选的检查方法。可观察胰腺的外形,胰腺癌时胰腺局限性或弥漫性肿大、外形不整、局部呈密度不均质的低回声或回声增强区,可显示肝内外胆管、胰管扩张,胆囊肿大,但易受肠内气体、肥胖等因素干扰。内镜超声检查(EUS)优于普通B超,已在各大医院应用。

2. CT 是诊断胰腺疾病可靠的检查方法,可清晰显示胰腺的形态、肿瘤的大小、位置及与邻近血管的关系,后腹膜淋巴结有无肿大,以判断肿瘤可切除性及预后。并可在CT引导下对可疑的肿块进行细针穿刺,作细胞学检查。

3. MRI或磁共振胆胰造影(MRCP) MRI时血管无信号容易判定肿瘤和血管的关系,对淋巴结转移、肝转移等显示较好,单纯MRI诊断胰腺癌并不优于CT。MRCP能显示胰、胆管梗阻的部位和胰胆管扩张的程度。且具有无创伤、多维成像、定位准确的特点,故优于单纯MRI。

4. 经皮肝穿刺胆管造影及置管引流(PTC及PTCD) PTC适用于胰腺癌引起肝内胆管扩张拌有黄疸者,可清晰地显示梗阻的部位、梗阻以上胆管扩张的程度,受累胆管的狭窄、充盈缺损、中断、移位及胆管僵硬改变等。行PTCD术前减黄可为手术做好准备。

5. 经内镜逆行胰胆管造影(ERCP) ERCP对胰腺癌有重要诊断价值。造影成功率可达74%~96%。胰腺癌时胰管造影表现为主胰管狭窄、管壁僵硬、扩张、中断、移位及不显影或造影剂排空延迟等。并可经内镜放置鼻胆管或内支架管(stent)引流,有利于术前减轻黄疸。此项检查具有有创性,可能引起急性胰腺炎或胆道感染等并发症。

6. 胃肠钡餐造影 它主要显示胰腺癌压迫所致胃和十二指肠改变的间接征象。多见乳头附近内侧缘有肿瘤的压痕,十二指肠曲C字形扩大和反3字征等。采用低张十二指肠造影可提高阳性发现率。

7. 细胞学检查 在B超或CT引导下经皮细针穿刺吸取胰腺肿瘤组织,涂片找癌细胞,检查阳性率可达80%左右,是很有价值的诊断方法,但需要有一定技术设备和要求。

【诊断与鉴别诊断】

胰腺癌早期无典型症状,或症状不明显,诊断很困难。对有上腹饱胀不适、黄疸、食欲不振、消瘦等临床表现,且B超、CT或MRCP提示胆管系统扩张、胆囊肿大、或胰腺肿大或发现占位病变,CA19-9升高,应考虑为胰腺癌。

主要与慢性胰腺炎、胆管结石、病毒性肝炎等疾病相鉴别。特别是胰头癌与胰头部的慢性炎性肿块在临床上不易鉴别,有时即使在手术中也难于鉴别,需行细针穿刺做细胞学检查。

【治疗】

胰腺癌最有效的治疗方法是手术切除肿瘤。

1. 根治性手术

(1) 胰头癌可施行胰十二指肠切除术(pancreatoduodenectomy):此手术于1935年由Whipple首先提出,切除范围包括胰头(含钩突部)、肝总管以下胆管(包括胆囊)、远端胃、十二指肠和部分空肠(图44-3),同时清除肝十二指肠韧带内、腹腔动脉旁、胰头周围及肠系膜血管根部淋巴结,然后胆、胰、胃肠重建。重建的术式有多种。目前一般以Child重建方法为最多见。即先作胰-空肠端端吻合,然后作肝总管-空肠端侧吻合,最后作胃-空肠端侧吻合。

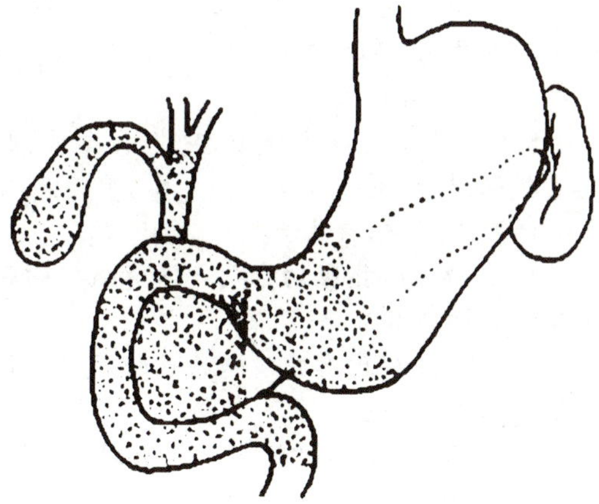

图44-3 胰头十二指肠切除范围

(2) 保留幽门的胰十二指肠切除术(PPPD):此手术于1978年Traverso和Longmire提出。该术式保留了胃的正常容量和生理功能,术后早期主要的并发症是术后胃排空延迟。该术式用于胰头癌治疗,应持慎重态度,因为保留幽门会影响幽门附近的淋巴结清扫。

(3) 胰体尾部切除:适应胰体尾部癌,但由于体尾部癌确诊时已多属晚期,切除率很低。

2. 姑息性手术 适应高龄、全身情况差、已有肿瘤转移或肿瘤不能切除的患者。姑息性手术的主要目的是解除黄疸，除了胆-肠内引流术外，也可经内镜下放置内支架以解除黄疸。胃-空肠吻合术可解除或预防十二指肠梗阻。

3. 化学性药物治疗 对胰腺癌术后或不能切除的胰腺癌可采用5-FU、MMC及ADM等为主的药物联合化疗；另外对不能切除者，可作区域性介入治疗，经肝总动脉、脾动脉及肠系膜上动脉等插管局部灌注化疗药物，有一定姑息性治疗效果。

4. 放射治疗 放疗对于不能切除的胰腺癌或切除术后预防局部肿瘤复发有重要作用。同时对于不能切除胰腺癌患者的疼痛，放疗为较有效的方法。

5. 生物学治疗及基因治疗 目前肿瘤生物治疗在细胞因子（cytokine）、免疫活性细胞、单克隆抗体等领域均有很大进展，并可与化疗等联合应用，为胰腺癌的综合治疗提供了新的发展前景。

案例 44-2

临床诊断：胰头癌

诊断要点：

1. 上腹部隐痛不适伴全身皮肤巩膜黄染半个月。

2. 全身黄染呈进行性加重，粪便呈白陶土样，尿呈浓茶样。

3. 营养较差，体重下降。

4. 肝炎系列检查均阴性，谷草及谷丙转氨酶轻度升高，总胆红素169.3 mmol/L，直接胆红素97.6mmol/L。

5. B超及CT：胰头部增大，胆囊增大，胆总管扩张，提示胰头占位。

治疗原则：根治性手术

1. 行胰十二指肠切除或行保留幽门的胰十二指肠切除术。

2. 如术中发现有肿瘤转移或肿瘤不能切除则行姑息性手术。

3. 术后辅以化学性药物治疗、放射治疗等。

二、壶腹周围癌

壶腹周围癌（periampullary adenocarinoma）是指胆总管末端、Vater壶腹部和十二指肠乳头附近的恶性肿瘤，主要包括壶腹癌、胆总管下端癌和十二指肠癌。该病的许多临床表现与胰头癌相似，但其自然病程、手术切除率及预后与胰头癌明显不同。由于其临床症状出现早，较易及时发现和早期诊断，因此，手术切除率及术后5年生存率都明显高于胰头癌。

【病理】

壶腹部癌肉眼形态大致分为肿块型和溃疡型。病理组织类型以腺癌最多见，其次为乳头状癌、黏液癌。肿瘤呈浸润性生长，阻塞胆管、胰管开口，引起阻塞性黄疸及消化不良等症状；可因癌肿溃破而出现上消化道出血；如癌肿呈肿块生长，可引起十二指肠梗阻。淋巴转移是最主要的转移方式，胰头后淋巴结是最常见的转移部位。晚期可发生肝转移。

【临床表现】

常见的临床症状和胰头癌相似，表现为黄疸、上腹疼痛及食欲减退等消化道症状。但也有一定的临床特点，如由于肿瘤溃烂、坏死、脱落，胆道阻塞部分解除而黄疸暂时减轻，黄疸可呈波动性，而且部分患者解黑便或隐血试验阳性。实验室检查和影像学检查同胰头癌。其中，ERCP检查可直接观察十二指肠乳头部病变，且可作活体组织检查，同时做胆胰管造影对明确诊断有十分重要的价值。

【诊断与鉴别诊断】

临床上出现阻塞性黄疸，特别是黄疸深浅呈波浪式变化、胆囊肿大、消化道出血等表现时对诊断很有意义。实验室检查和影像学检查同胰头癌。

【治疗】

治疗原则同胰头癌。壶腹周围癌根治性术式为胰十二指肠切除术（行Whipple或PPPD），手术切除率为52.1%～91.7%疗，5年生存率可达50%左右，疗效明显好于胰头癌。对难以耐受胰十二指肠切除术的高危患者可行十二指肠乳头局部切除术。如有转移不能切除时，可经内镜放置内支架或行胆肠吻合术以解除黄疸。

（白明东）

第四节 胰腺内分泌肿瘤

胰腺内分泌肿瘤（pancreatic endocrine neoplasm，PEN）是一种很少见的疾病，来自于胰岛。由于胰岛细胞的种类不同而分为不同类型的肿瘤，它们分泌不同的肽激素而引起相应的综合征，称之为功能性胰岛细胞瘤；或虽分泌激素而不引起任何内分泌的紊乱症状的，称无功能胰岛细胞瘤。PEN类型及产生的临床综合征见表44-1。

表 44-1 PEN 类型及产生的临床综合征

肿瘤名称	细胞类型	分泌激素	综合征	部位
胰岛素瘤	B	胰岛素	低血糖	胰岛
胃泌素瘤	G	胃泌素	胰源性溃疡、腹泻	胰岛、胃、十二指肠
胰高血糖素瘤	A	胰高血糖素	糖尿病、坏死性迁移性红斑	胰岛、个别为肺、肾
血管活性肠肽瘤	D_1	血管活性肠肽	水样性腹泻、低钾、低胃酸	胰岛、神经节母细胞
生长抑素瘤	D	生长抑素	高血糖、脂肪泻、胆结石	胰岛、小肠
胰多肽瘤	PP	胰多肽	无症状或有腹泻	胰岛
神经降压素瘤	NT	神经降压素	低血压、血管舒张等	胰交感神经链
类癌	EC	5-羟色胺	类癌综合征	胰岛、消化道

一、胰岛素瘤

胰岛素瘤(insulinoma)来源于胰腺B细胞,发病率很低,但占胰岛细胞瘤的70%~80%。发病年龄40~60岁,男女比例为2:1;90%以上为单发良性,直径一般为1~2cm,肿瘤的分布在胰头、体、尾大致相等。

【临床表现】

低血糖反复发作是本病特征,往往发生于空腹或剧烈运动后。

(1) 1938年Whipple提出本病的三联征(Whipple' striad),即①空腹、饥饿或剧烈运动时低血糖症状发作;②空腹或发作时血糖低于2.2mmol/L(40mg%);③口服或静脉推注葡萄糖可迅速缓解症状。

(2) 临床表现分两类:①低血糖造成的神经精神方面的症状,表现为头痛、复视、焦虑、饥饿、行为异常、神志不清、昏睡以至昏迷,或一过性惊厥,癫痫发作。②交感神经兴奋的症状,是由于低血糖之后,儿茶酚胺大量释放进入血流的表现,如出汗、心慌、震颤、面色苍白、脉速等。部分患者可同时表现两类症状。

【实验室检查】

(1) 反复测定空腹或发作时血糖低于2.2mmol/L(40mg%)。

(2) 测定空腹或发作时血清胰岛素水平升高大于25μU/ml(正常值<24μU/ml);特别是同时测定胰岛素(IRI)和血糖(G)比值,如IRI/G>0.4(正常值<0.3)则具有较大诊断价值。

(3) 葡萄糖耐量试验可呈低平曲线。其他方法还有胰岛素抑制试验、血清C肽测定及抑制试验、甲苯磺丁脲试验和钙激发试验等,可根据情况加以选用。

【影像学检查】

(1) B超、CT和MRI有助于诊断和定位,但对直径<1cm的肿瘤阳性率很低。另外,术中超声能有效地发现术中不能触及的肿瘤,可大大提高肿瘤的检出率。

(2) 选择性腹腔动脉造影:由于胰岛素瘤为多血运肿瘤,阳性表现为肿瘤充盈染色,血管扭曲增多,阳性率约为75%。

(3) 经皮经肝门静脉置管分段采血测定胰岛素(PTPC):穿刺进入门静脉后,将导管送至脾静脉近脾门处,然后逐渐后退,每退1cm抽血一次,退至肠系膜上静脉汇合处,再改变导管方向进入肠系膜上静脉分段取血。最后收门静脉主干血,测定各标本中胰岛素含量,作出曲线,观察是否有峰值,峰值部位可能是肿瘤所在部位;如是多发肿瘤,可显示两个高峰;增生或恶性胰岛素瘤表现为持续的高胰岛素。阳性率可达90%。

【诊断与鉴别诊断】

根据Whipple三联征、血清胰岛素升高等实验室检查,诊断本病并不困难。结合B超、CT和和MRI等影像学检查,对本病作定位诊断。

胰岛素瘤需要鉴别诊断的是低血糖并非由高胰岛素引起的,常见的有乙醇性低血糖、肿瘤性低血糖、药物性低血糖等。

【治疗】

胰岛素瘤诊断确定后应尽早手术,手术是最有效的治疗方法。而手术成功的关键是完全切除肿瘤组织。胰岛素瘤约10%为多发性,故在切除一个肿瘤后必须查明有无肿瘤残留,术中监测血糖是一种简便有效的判断方法。肿瘤摘除术是最常用的方法,视具体病情可行胰体尾部切除、胰腺部分切除或胰十二指肠切除术。恶性胰岛素瘤术中应尽量切除原发病灶和转移灶。

对于术后残余肿瘤和有转移的恶性胰岛素瘤,可采用药物治疗如二氧偶氮、链佐星(链脲霉素)等。生长抑素类药物有一定疗效。

笔记栏

二、胃泌素瘤

胃泌素瘤(gastrinoma),又称为卓-艾综合征(Zollinger-Ellison syndrome),也称胰源性溃疡综合征。来源于G细胞,在功能性胰腺内分泌肿瘤中其发病率仅次于胰岛素瘤。本病的发病年龄多为40~60岁,男性占60%。肿瘤发生部位除胰腺外,十二指肠为其好发部位。本病约75%的肿瘤呈多发性,大多为恶性。20~30%属多发性内分泌肿瘤Ⅰ型(MEN-Ⅰ)的组成部分。

【临床表现】

1. 消化性溃疡 90%的患者有消化性溃疡的症状,并具有多发性、异位性、难治性和复发性等特点。溃疡并发症常见如出血、穿孔或幽门梗阻等。常有外科治疗溃疡病的手术后复发史。

2. 腹泻 近1/3患者发生腹泻,可与溃疡病症状同时存在,与胃酸高分泌有关。其特点为水样便,部分患者可有脂肪泻,可伴有水电解质紊乱。因脂肪泻引起维生素B_{12}吸收不良,患者可出现贫血。

3. 当合并MEN-Ⅰ型时将伴有其他内分泌肿瘤的相应症状 最常见的为甲状旁腺的腺瘤或增生,伴有功能亢进的症状,如骨骼疼痛、病理性骨折等。其他常见的伴发肿瘤是垂体瘤,可出现Cushing综合征或肢端肥大。

【实验室检查】

1. 胃液分析 pH≤2,基础胃酸(BAO)>15mmol/h,胃大部分切除术后BAO>5mmol/h或BAO/MAO(最大的酸分泌量)>0.6时支持本病诊断。测定24小时胃液分泌量有一定诊断意义,胃泌素瘤患者的分泌量往往大于2400ml。

2. 血清胃泌素测定 测定血清胃泌素的水平是诊断胃泌素瘤的直接依据。正常值为100pg/ml以下,高于1000pg/ml可诊断本病,高于1500pg/m提示肿瘤已有转移。当测定值为200~1000pg/ml,应作激发试验如胰泌素及钙离子试验。

【影像学检查】

应用于胰岛素瘤者可同样用于本病。

【胃镜检查】

可查见多发性、部位特殊的消化性溃疡。

【诊断与鉴别诊断】

有下列情况者应疑有胃泌素瘤:

(1) 溃疡病术后复发。

(2) 溃疡病伴有腹泻,大量酸分泌。

(3) 多发溃疡或远端十二指肠、近端空肠溃疡。

(4) 溃疡病伴有高钙血症。

(5) 有多发性内分泌肿瘤家族史等。

结合血清胃泌素测定、胃液分析等检查,即可明确诊断。

胃泌素瘤需与无胃酸或低胃酸引起继发性高胃泌素症、胃窦部G细胞增生、胃出口梗阻、残留胃窦综合征、非胃泌素性胰岛细胞瘤引起的溃疡病等鉴别。参考有关章节。

【治疗】

对诊断明确的均主张手术治疗,药物治疗主要用来控制胃酸的高分泌。

1. 手术治疗 手术方式可根据情况采用肿瘤摘除、胰体尾切除和胰十二脂肠切除等。对恶性胃泌素瘤已有广泛转移的进行姑息手术治疗。包括尽可能地切除原发瘤,以及转移瘤大部分切除、部分切除、靶器官切除(即全胃切除术、腹腔动脉插管化疗等手术),缓解症状,延长生命,改善生活质量。

2. 药物治疗 一般用于术前准备及胃泌素瘤不能切除的患者。常用药物为H_2受体阻滞剂、质子泵抑制剂和生长抑素类药物。常用化疗药物为链佐星,多柔比星、5-FU和干扰素等。

(王　建)

笔记栏

第四十五章 脾疾病

脾脏是人体最大的淋巴器官，又是一高度血管化器官，质软而脆，外覆一层结缔组织被膜，内含少量弹力纤维组织和少量平滑肌组织。成人正常脾脏长约12cm，宽约7cm，厚约4cm，重约150～200g，病理情况下脾可增大至正常的十倍至数十倍。

正常时脾位于左季肋部深处，膈面被第9～11肋遮盖，脾毗邻胃、胰尾、左肾和左肾上腺、结肠脾曲、膈等重要结构。脾除脾门与胰尾接触的部位外，皆有腹膜覆盖，因而属腹膜间位器官。其腹膜反折形成脾重要的韧带：与胃大弯间形成脾胃韧带，与左肾间形成脾肾韧带，与膈间形成脾膈韧带，与结肠脾曲构成脾结肠韧带。脾借助周围韧带固定位置、缓和冲击。在某些病理情况下，韧带内扩张的侧支血管构成脾重要的循环通路。

脾血液循环丰富。脾动脉发自腹腔动脉，多沿胰腺上缘向胰尾走行，进入脾门前发出胃网膜左动脉和数支胃短动脉。脾静脉自脾门汇合后多伴行脾动脉汇入门静脉系统。脾的淋巴引流汇入脾门淋巴结，继而至腹腔动脉旁淋巴结。

脾脏具有造血、储血、滤血及免疫功能等生理功能。

第一节 脾切除的适应证及其疗效

近年来脾切除术无论作为单独的治疗手段或辅助治疗方法均较过去更为普及。是治疗脾肿大、脾功能亢进、脾占位性病变、脾损伤、脾畸形等疾病的有效手段。

一、脾肿大、脾功能亢进

1. 造血系统疾病 造血系统疾病与脾关系密切。脾切除可改善某些血液病的症状和预后，但脾切除可产生某些严重并发症，应慎重、严格地选择适应证和手术时机。脾切除治疗血液系统疾病的目的在于去除破坏血细胞的场所，以延长血细胞寿命，减少自身免疫性血液病自身抗体的生成。

（1）遗传性球形红细胞增多症：本病是由于其球形红细胞膜的内在缺陷，导致其过早衰老，易在脾内滞留、破坏。临床表现贫血、黄疸和脾肿大，多于幼年时出现，病情缓慢，但急性发作时，可出现溶血危象。是脾切除的最佳适应证，脾切除是其唯一有效的治疗措施。脾切除后病人黄疸消退、贫血改善，但手术不能纠正红细胞骨架蛋白缺失或减少内在缺陷。由于幼儿脾切除后易发生感染，4岁以下患儿除非有严重贫血、明显发育障碍或反复出现溶血危象外，一般不宜施行脾切除。

（2）遗传性椭圆形红细胞增多症：本病为少见疾病，有家族性，大部分为染色体显性遗传。血液中出现大量以椭圆形细胞为主的异形红细胞。有溶血性贫血和黄疸者，脾切除对消除贫血和黄疸有效，但血液中椭圆形红细胞仍然增多。一般在4岁以下儿童不宜行脾切除。

（3）丙酮酸激酶缺乏：本病是由于红细胞内缺乏丙酮酸激酶，其生存期缩短，在脾中破坏增多。此病在新生儿期即出现症状，黄疸和贫血都较重。脾切除虽不能纠正贫血，但有助于减少输血量。胆石症是其常见并发症，条件允许可与脾脏一起切除。

（4）珠蛋白生成障碍性贫血：又称“地中海贫血”，是一组遗传性贫血，本病多见于儿童。重型者出现黄疸、肝脾肿大。脾切除主要是减少红细胞在脾中的破坏，对减少溶血或减少输血量有帮助。效果不如遗传性球形红细胞增多症显著。一般适用于贫血严重需长期反复输血，或巨脾并有脾功能亢进的重症患者。但多数主张也应在4岁以后手术为宜。

（5）自体免疫性溶血性贫血：本病为一种后天获得性溶血性贫血，系统内产生自体抗体，附有抗体的红细胞在脾和肝中被巨噬细胞所吞噬、破坏。多见于中青年女性，起病缓慢，有轻度黄疸、脾肿大。急性发病多见于小儿，溶血急剧时血红蛋白可低于40g/L。治疗以输血、应用肾上腺皮质激素和免疫抑制药为主；如激素治疗无效，或长期应用较大剂量激素才能控制溶血，或为应用肾上腺皮质激素禁忌者，可施行脾切除。其对温抗体型自体免疫性溶血性贫血，约50%病人可获得较好的疗效。

（6）免疫性血小板减少性紫癜：本病的发生与自体免疫有关，血小板上均吸附有一种抗体，使血小板寿命缩短，在脾及肝内被破坏。急性型多见于儿童，常在发病前有感染病史。全身皮肤出现瘀斑，牙龈、口腔、鼻腔黏膜出血，胃肠道也可出血，严重者可发生颅内出血。病数周或数月后常得到缓解。慢性型多见于青年女性，出血为持续

笔记栏

性或反复发作，有的妇女主要表现为月经过多。血小板计数常在 50×10^9/L 以下，脾一般轻度肿大。本病在出血明显时，应输给新鲜血，并应用肾上腺皮质激素。脾切除适用于以下情况：①严重出血不能控制，危及生命，特别是有发生颅内出血可能者。②经肾上腺皮质激素治疗 6 个月以上无效；或治疗后缓解期较短，仍多次反复发作者。③大剂量激素治疗虽能暂时缓解症状，但鉴于激素治疗的副作用，而剂量又不能减少者。④激素应用禁忌者。脾切除后约 80% 患者获得满意效果，出血迅速停止，血小板计数在几天内即迅速上升。

（7）慢性粒细胞白血病：病情缓慢，约 70% 可出现急变的表现。约 90% 患者脾肿大。脾切除对有明显脾功能亢进、尤其是伴有血小板减少者，或巨脾引起明显症状或因脾梗死引起脾区剧痛者，能缓解病情，但不能延缓其急变发生和延长生存。

（8）慢性淋巴细胞白血病：部分患者并发进行性血小板减少或溶血性贫血，同时脾肿大显著，而采用肾上腺皮质激素治疗效果不明显者，可行脾切除。术后血红蛋白和血小板计数常能上升，在一定程度上缓解病情。

（9）多毛细胞白血病：本病是一种少见的慢性白血病。有明显脾肿大，大多数患者全血细胞减少。α-干扰素和去氧助间霉素是最有效的治疗药物。但若全血细胞减少，反复出血或感染，以及巨脾等，脾切除可使血象迅速改善，生存期延长。

（10）霍奇金病：诊断性剖腹探查及脾切除，可确切地决定霍奇金病分期和治疗方案。切除脾后不需再行脾区放疗。缩小了放射范围，且患者全身症状和血象都有改善，进而增强对化疗及放疗的耐受性。近年来，由于 CT、腹腔镜等无创和微创诊断手段的发展，放疗、联合化疗以及骨髓移植已显著提高了疗效，因而剖腹探查进行分期及脾切除已较少应用。

2. 充血性脾肿大 多见于门静脉高压症，常伴有继发性脾功能亢进，是脾切除的适应证。合并明显食管下端或胃底静脉曲张，或上消化道大出血者，应同时行断流术或分流术。

二、脾损伤

参见 33 章第 1 节。

三、脾占位性病变

1. 脾囊肿 较大伴有症状者或寄生虫性囊肿应选择脾切除术。保留部分脾的脾切除术需视囊肿大小、部位而定。

2. 脾原发性肿瘤 均需脾切除。恶性者，为保证手术彻底性，应将邻近腹膜、网膜、系膜等一并切除，并清除脾门淋巴结。脾转移癌若为孤立单发，无其他部位转移，可行脾切除术。若为全身广泛转移的一部分，手术已无必要。

3. 脾动脉瘤 是内脏动脉中最常见的动脉瘤，多发生于妇女，特别是曾有多次妊娠史者。瘤壁呈囊性扩张，并常钙化。超声波、CT 检查有助于确定诊断。最危险的并发症是急性破裂，死亡率高。故需行脾切除术。

四、脾感染性疾病

脾脓肿、脾结核等多为机体抗感染能力低下时全身感染的并发症，脾切除可有效去除病灶。

五、其他脾疾病

如游走脾，若因肿大脾产生明显压迫症状，或拉长的脾蒂发生急性扭转时，造成脾急性血运障碍，需切除脾。

六、其他规范性手术的脾切除术

肿瘤根治性手术时附加脾切除术，如胃癌、食管下段癌、胰体尾部癌、结肠脾曲癌、肾肿瘤及腹膜后组织恶性肿瘤等。

长期以来，人们一直认为脾是一个可有可无的器官。20 世纪脾外科的基础与临床研究取得重大进展，证实脾虽非生命必须器官，但拥有重要功能，尤其是重要的免疫功能。不必要的脾切除受到广泛质疑，各种保留性脾手术应运而生。针对不同病因和具体手术条件，采用不同的术式，如脾破裂缝合术、粘合凝固止血术、部分脾切除术、自体脾组织片大网膜内移植术、脾动脉结扎术、保留脾的胰体尾切除术、脾栓塞术等，以保留全部或部分脾。针对甲型血友病、某些免疫缺陷病、某些遗传代谢性病等，同种带血管蒂脾移植、同种脾细胞移植和脾组织薄片移植等显示出有前景的治疗效果。

第二节 脾切除术后常见并发症

脾切除术后除了一般常见的腹部手术后并发症外，尤需注意以下并发症：

1. 腹腔内大出血 一般发生在术后 24~48 小时内。最常见的原因是脾窝创面严重渗血，脾蒂结扎线脱落，或术中遗漏结扎的血管出血。短时间内大量出血并出现低血压甚至休克者，应迅速

笔记栏

再次剖腹止血。术前注意纠正可能存在的凝血障碍,术中严格止血是防止此类并发症的关键。

2. 膈下感染 临床表现为术后高热,左季肋部叩击痛。超声波或CT检查有助诊断。术中严格止血,避免损伤胰尾,术后膈下置管有效引流,是有效的预防措施。治疗除应用抗生素外,一旦形成膈下脓肿,需在超声下穿刺置管引流或行切开引流。

3. 血栓-栓塞性并发症 并不多见。但如发生在视网膜动脉、肠系膜静脉、门静脉主干等,会造成严重后果。一般认为其发生与脾切除术后血小板骤升有关,故主张术后血小板计数$>1000\times10^9/L$时,应用肝素等抗凝剂预防治疗。

（李 玺）

第四十六章 动 脉 瘤

动脉瘤(aneurysm)是由于动脉壁遭到破坏或结构异常而形成的局限性膨大扩张性病变,临床上以搏动性肿块为主要表现。它可发生在动脉系统任何部位,以肢体主干动脉、腹主动脉和颈动脉较为常见。

第一节 周围动脉瘤

案例 46-1

患者,男,59 岁。因左腘窝肿痛 3 个月,加重伴小腿乏力 7 天入院。

患者于 3 个月前无明显诱因,偶觉左腘窝疼痛,局部肿胀,发热,未在意。近 7 天胀痛加重,并向下放射,伴左小腿乏力。有高血压病史 15 年,未正规治疗。

体格检查:一般状态良好。血压 168~106mmHg(22.4~14.13kpa),左腘窝可触及鸡蛋大小肿物,有搏动感,无活动性。左下肢腓肠肌轻度萎缩,肌力近端Ⅴ级,远端Ⅱ级,足趾屈力弱,感觉正常。

彩色多普勒超声检查:于左腘窝探及囊性肿物,形状欠规整,大小为 2.8cm×4.4cm,距皮肤约 1.2cm;囊壁厚,回声强,囊壁周围可见小规则块状物回声,肿物内可见彩色血流信号,呈漩涡状,为湍流,呈动脉频谱,股动脉、胫前、胫后动脉及足背动脉未见异常。

肌电图检查:左腓肠肌神经源性损害。

案例 46-2

患者,男,22 岁。因右大腿中上段肿痛 1 个月,加重 5 天入院。

患者 3 个月曾被刀刺伤右大腿中上段;1 个月前始觉右大腿中上段疼痛,局部肿胀,发热;近 5 天来,疼痛、肿胀明显加重,伴右下肢活动障碍。

体格检查:右下肢强迫屈髋、屈膝位,大腿中上段肿胀明显,局部皮肤可见不规则青紫和淤斑,可触及约 6cm×8cm 边界不清的搏动性肿块,压痛明显;局部可闻及粗糙的血管杂音。右下肢活动受限,感觉正常,足背动脉搏动减弱。

彩色多普勒超声检查:右股动脉假性动脉瘤。

问题:

1. 首先考虑做何诊断?
2. 明确诊断之前,做何检查?
3. 诊断依据及处理建议。

周围动脉瘤(peripheral arterial aneurysm)通常指主动脉以外的动脉区域发生的局限性扩张。可发生于四肢动脉、颈动脉以及锁骨下动脉等处,以股动脉瘤及腘动脉瘤最为常见,大约占周围动脉瘤的 90%左右。瘤壁由动脉内膜、中膜和外膜构成者称为真性动脉瘤,而瘤壁由纤维组织构成者称为假性动脉瘤,有内膜撕裂者称夹层动脉瘤。(图 46-1)

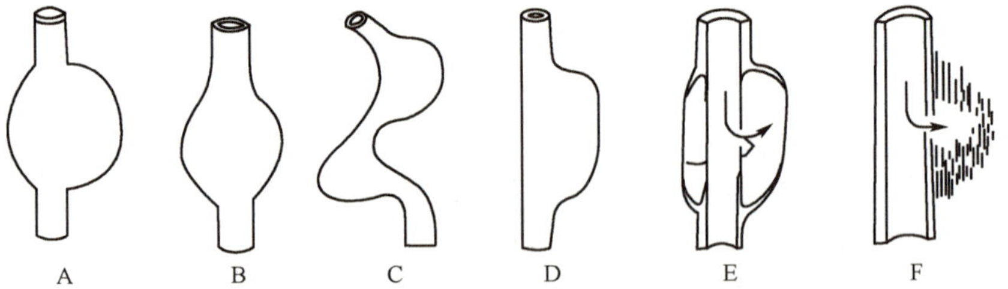

图 46-1 动脉瘤分类

A. 囊状动脉瘤;B. 梭形动脉瘤;C. 蜿蜒状动脉瘤;D. 舟状动脉瘤;E. 夹层动脉瘤;F. 假性动脉瘤

【病因】

1. 损伤 是我国最常见的病因。多见于青年人,锐性损伤多为刀刺伤,钝性损伤可因挫伤或骨折后所致。长期吸毒者穿刺注射所致的动脉瘤在局部地区偶有发生。动脉损伤破裂后先在周围软组织形成局限性搏动性血肿,以后逐渐被增生的纤维组织所包围,血块液化、吸收而形成假性动脉瘤。动脉内皮细胞可从裂口长入瘤体一部分,瘤体内常伴有附壁血栓形成。

笔记栏

2. 动脉粥样硬化　多发生于中年以上人群，常伴有高血压、冠状动脉硬化性心脏病。动脉粥样硬化使动脉壁层弹力肌纤维遭到破坏，终于发生真性动脉瘤。由于动脉粥样硬化是弥漫性或节段性病变，这类动脉瘤常为多发性。

3. 感染　结核、细菌性心内膜炎或脓毒症时，细菌可经血循环侵袭动脉管壁，形成滋养血管或血管壁小脓肿，导致动脉中膜薄弱形成感染性动脉瘤；梅毒螺旋体侵袭动脉壁发生动脉炎使肌层胶原纤维和弹力纤维变性后产生囊性或梭形动脉瘤，多为假性动脉瘤，且容易破裂。

4. 先天性动脉中层缺陷　如 Marfan 综合征及 Ehlers-Danlos 综合征，常见于青年人。前者与胶原代谢缺陷有关，并伴有躯体多种畸形，如蜘蛛状细长指（趾）、胸廓畸形和晶状体半脱位等；后者与胶原形成异常有关，伴有组织脆性增加而易于断裂，关节过伸及皮肤十分松弛等。

5. 动脉炎性疾病　大动脉炎、川崎病、白塞综合征等动脉非细菌性炎性疾病常侵犯青年人动脉系统形成动脉瘤。有多发趋势，炎症活动期易破裂出血。

6. 医源性　医源性损伤也有增多的趋势。如人造血管移植于人体动脉后，少数因为吻合口感染或缝线崩裂以致发生吻合口假性动脉瘤。多次动脉穿刺和插管造影检查也可能发生损伤性动脉瘤。

案例 46-1

患者，59 岁，有高血压史，有动脉粥样硬化的可能，无其他诱因。存在发生真性动脉瘤的基础。

案例 46-2

患者，22 岁，3 个月前曾被刀刺伤右大腿中上段，有动脉损伤的可能。存在发生假性动脉瘤的基础。

【临床表现】

周围动脉瘤的主要临床表现为搏动性肿物、压迫症状及瘤体远端肢体或器官的栓塞症状。

1. 搏动性肿物　是动脉瘤最典型的临床表现。肿物表面光滑，触诊时具有膨胀性而非传导性搏动，且与心脏搏动一致，可伴有震颤和收缩期杂音。当压迫病变近端动脉时可使肿物缩小，搏动、震颤及杂音均可明显减轻或消失。

2. 局部疼痛　如瘤体逐渐长大，患者可感局部胀痛及跳痛；瘤体增大较快或先兆破裂，局部疼痛明显。

3. 压迫症状　主要压迫周围神经和静脉以及邻近器官。颈动脉瘤压迫喉返神经可引起一侧声带麻痹，出现声音嘶哑；压迫颈交感神经节可出现霍纳综合征（Horner's syndrome）；压迫气管可引起呼吸困难；压迫食管则引起吞咽困难等。锁骨下动脉瘤压迫臂丛可引起上肢感觉异常和运动障碍；压迫静脉可引起上肢的肿胀。股动脉瘤压迫股神经时可出现下肢的麻木和放射痛；压迫股静脉则出现下肢肿胀和下肢浅静脉怒张。腘动脉瘤压迫神经和静脉时则出现小腿的疼痛和肿胀；双侧腘动脉瘤常合并腹主动脉瘤。

4. 肢体远端缺血　可因肢体活动及血流冲击引起瘤体内的附壁血栓或硬化斑块碎片脱落，造成远端栓塞而发生脑或肢体缺血；发生在颈动脉瘤时可出现一过性脑缺血，重者可致偏瘫或死亡；发生在锁骨下动脉瘤时则多表现为指端缺血，但整个上肢缺血者少见；发生在股动脉瘤时下肢缺血的程度可因栓子大小和栓塞程度而不同；发生在腘动脉瘤时可因膝关节的不断活动而造成血栓脱落产生下肢缺血性疼痛或足趾坏死。

5. 瘤体破裂　动脉越扩张，动脉壁所受压力越大；动脉瘤有不断扩张、增大的特性，最终可突然破裂，导致局部血肿、出血性休克和死亡。如破入伴行静脉导致动静脉瘘。

6. 其他症状　可有全身感染表现。如发热、周身不适等。

案例 46-1

患者左腘窝有搏动性肿物，伴疼痛；有神经压迫症状：疼痛向下放射，左腓肠肌萎缩，远端肌力降低。均符合动脉瘤表现。

案例 46-2

患者右大腿中上段搏动性肿物，伴压痛，可闻及血管杂音；有压迫症状：被动体位，足背动脉搏动减弱。均符合动脉瘤表现。结合病史及局部淤斑，考虑假性动脉瘤可能性大。

【诊断和检查】

根据周围动脉瘤的临床表现和瘤体所在部位进行详细体格检查可以诊断。锁骨下动脉瘤和腋动脉瘤及腘动脉瘤可因瘤体小或病人肥胖而漏诊。当动脉瘤伴周围组织炎症或腔内血栓闭塞时搏动不十分明显，切勿误诊为脓肿或良性肿瘤而行切开引流术。

彩色超声多普勒检查简便、无创伤，可测量动脉瘤大小、血流量、是否存在附壁血栓，并可鉴别真性、假性动脉瘤。动脉造影，尤其是数字减影动脉造影，是诊断动脉瘤的黄金标准，可直观地显示动脉瘤的范围、大小。CT、磁共振（MRI/MRA）可以很好地显示动脉瘤及其周围组织的情况，有助于病情的判断。

这两个案例均有搏动性肿物和压迫症状，临床考虑动脉瘤。均行彩色超声多普勒检查以确诊。案例46-1是左腘动脉瘤。案例46-2是右股动脉假性动脉瘤。

【治疗】

手术是动脉瘤唯一有效的治疗方法，一经确诊应早期手术。手术原则是动脉瘤切除和动脉重建术。主要方法有以下几种：①动脉瘤切除及动脉端端吻合术；②动脉瘤切除，自体静脉或人工血管移植术；③动脉瘤线性切除及动脉修补术；④动脉瘤近、远端结扎，自体静脉或人工血管旁路术；⑤动脉瘤腔内修复术等。

案例 46-1

予以左腘动脉瘤切除，人工血管移植修复术。

案例 46-2

予以右股动脉假性动脉瘤切除，血肿清除，动脉端端吻合术。

案例 46-1

临床诊断：左腘动脉瘤

诊断要点：

1. 男，59岁，有高血压病史。

2. 左腘窝搏动性肿物，伴疼痛。

3. 有压迫症状：疼痛向下放射，腓肠肌萎缩，远端肌力降低。肌电图示神经源性损害。

4. 彩色超声多普勒检查：左腘动脉瘤。

治疗原则：左腘动脉瘤切除，人工血管移植修复术。

案例 46-2

临床诊断：右股动脉假性动脉瘤

诊断要点：

1. 右大腿上段刀刺伤史。

2. 右腹股沟部搏动性肿物，伴疼痛，可闻及血管杂音。

3. 有压迫症状：被动体位，足背动脉搏动减弱。

4. 彩色超声多普勒检查：右股动脉假性动脉瘤。

治疗原则：右股动脉假性动脉瘤远、近端结扎，血肿清除，人工血管旁路术。

第二节　内脏动脉瘤

内脏动脉瘤是指腹主动脉所属内脏动脉及其分支所产生的动脉瘤，以脾动脉瘤最常见（占60%），其次为肝动脉瘤（占20%）、肠系膜上动脉瘤（占4%）、腹腔干动脉瘤、肾动脉瘤以及网膜动脉和肠系膜下动脉瘤。22%的内脏动脉瘤以急腹症表现，其主要威胁为瘤体突然破裂，大出血休克而死亡，即刻死亡率8.5%。

一、脾动脉瘤

案例 46-3

患者，女，34岁。因孕34周并下腹痛6小时入院。

患者孕34周，6小时前无明显诱因出现下腹持续性胀痛，向背部放射；恶心，呕吐2次；胸闷，心悸，呼吸困难。无阴道出血。

体格检查：T 36℃，P 140次/分，R 26次/分，BP 85/50mmHg。痛苦面容，贫血貌。双肺呼吸音清晰，心律齐。腹肌紧张，下腹压痛并反跳痛。子宫底位于脐上一横指。移动性浊音阳性，肠鸣音正常存在。

辅助检查：①血常规：Hb 70g/L，红细胞2.5×10^{12}/L，白细胞22.4×10^{9}/L。②B超提示：宫内死胎，腹腔积液。③血管数字减影血管造影（DSA）：脾动脉主干未见异常，脾动脉上支见一脾动脉瘤，造影剂自瘤体外溢（图46-2）。

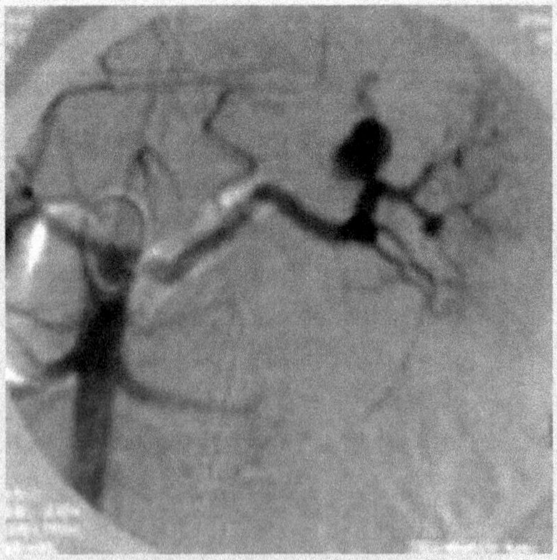

图46-2　脾动脉血管造影

问题：

1. 首先考虑做何诊断？
2. 明确诊断之前，做何检查？
3. 诊断依据及处理建议。

脾动脉瘤在腹腔动脉瘤中仅次于肾下腹主动脉瘤和髂动脉瘤，居内脏动脉瘤之首。脾动脉瘤多见于脾动脉远1/3及近脾门处，以单发多见。多见于妇女，尤其是多次妊娠者。呈囊状或球状扩张，其壁常钙化。

【病因】

脾动脉瘤的病因与下列因素或疾病相关：

1. 妊娠　以妊娠妇女居多，并以多产妇为常见。容易破裂，破裂率高达45%。与妊娠期激素水平的变化、脾动脉壁弹力板和弹力纤维形成异常、全身血容量增加等有关。

2. 门静脉高压　门静脉高压患者可因脾动脉血流增加而发生。

3. 胰腺炎　急慢性胰腺炎可诱发假性脾动脉瘤的形成。

4. 损伤　胰腺癌、胃癌、腹膜后肿瘤及淋巴结清除等腹部外科大手术，可直接损伤或损伤胰腺而继发形成脾动脉瘤。另外，血管的介入治疗可直接损伤血管壁导致动脉瘤的发生。

案例 46-3

患者妊娠34周，具有脾动脉瘤的最常见病因。

【临床表现】

许多患者无任何症状。常见主诉是不明确的左上腹痛并向左肩胛下区放射。正在扩大的动脉瘤的症状更为明显。压迫神经丛或刺激胃后壁可造成间歇性恶心、呕吐等消化道症状；动脉瘤破裂时表现为突发性急性腹痛，可放射至背部或肩部和急性失血性休克的表现。

案例 46-3

患者妊娠34周，突发下腹部持续胀痛6小时，并向背部放射。有恶心、呕吐等消化道症状，有腹腔移动性浊音、贫血貌等腹腔内出血、出血性休克表现。均符合脾动脉瘤破裂表现。

【诊断】

1. 腹部X线检查　因约50%～70%的脾动脉瘤有严重钙化，脾动脉瘤区可见明显的钙化区。

2. 腹部B超检　虽阳性率不如CT和MRI，但可作为一种初步检测。

3. CT、MRI　可准确地区分脾动脉以及膨大的瘤体，利用其血管流空效应可协助诊断脾动脉瘤。

4. 选择性数字减影血管造影(DSA)　诊断价值最大，可明确诊断。能了解瘤体的大小、形态、部位以及与周围的关系，并能指导介入治疗(图46-3)。

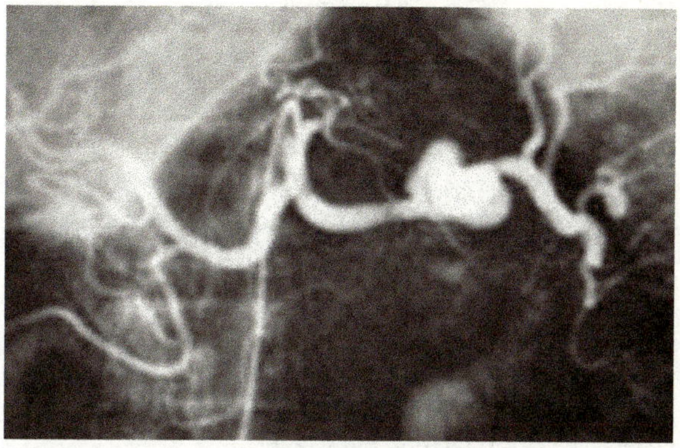

图 46-3　选择性数字减影血管造影

案例 46-3

患者妊娠34周，突发腹痛向背部放射，有消化道症状及腹腔内出血、出血型休克表现。B超提示宫内死胎、腹腔积液；DSA提示脾动脉瘤破裂。因此，可确诊脾动脉瘤破裂。

【治疗】

主要有手术治疗和介入治疗方法。手术治疗适用于瘤体直径≥2cm，有增大趋势者，以及准备妊娠或妊娠期间发现的脾动脉瘤。手术方法为切除动脉瘤，同时行脾切除术或(如果可能的话)保留脾脏。介入治疗主要为动脉栓塞等。

案例 46-3

输血，积极抗休克；立即行DSA检查确诊的同时，行介入脾动脉栓塞术，控制出血。急诊术前准备后行开腹血肿清除、脾动脉瘤切除、剖宫取胎术。

案例 46-3

临床诊断：脾动脉瘤、孕34周并死胎

诊断要点：

1. 妊娠34周。

2. 突发腹痛向背部放射，有消化道症状及腹腔内出血、出血性休克表现。

3. B超：宫内死胎、腹腔积液。

4. DSA：脾动脉瘤破裂。

治疗原则：

1. 输血，积极抗休克。

2. 立即行DSA检查确诊，同时行介入脾动脉栓塞术，控制出血。

3. 急诊术前准备后行开腹血肿清除、脾动脉瘤切除、剖宫取胎术。

二、肝动脉瘤

肝动脉瘤分为肝内型(约占80%)和肝外型(约占20%),肝内型则以右侧多见。主要病因为动脉粥样硬化、感染(霉菌性)、创伤、动脉中层变性和罕见的结节性动脉外膜炎。最突出的临床特征是右上腹痛或上腹痛。当瘤体增大压迫胆道时可出现发热、黄疸等胆道系统症状。瘤体破裂可出现出血性休克的临床表现,破入胆道和消化道则出现胆道出血或消化道出血。结合临床表现和影像学检查,可做出正确的诊断。

手术治疗是唯一有效的治疗方法。诊断一经确立,即须手术治疗。肝外动脉瘤可作动脉瘤切除、血管移植修复术,亦可行近、远端动脉结扎术。肝内型动脉瘤行肝叶切除或肝动脉结扎或肝动脉栓塞术。

三、肾动脉瘤

肾动脉瘤约占全部动脉瘤的1%,更常见于高血压患者,主要继发于动脉粥样硬化或动脉中层坏死,可发生在肾动脉主干或其分支。临床上分为夹层动脉瘤和非夹层动脉瘤两种类型,后者又分为:①囊状动脉瘤,最常见,多位于肾动脉的分叉处,囊壁部分钙化,容易破裂;②梭形动脉瘤,常常伴有肾动脉狭窄,其远端形成梭形扩张;③肾内动脉瘤,是一种多发细小的动脉瘤。

(一)肾动脉瘤

肾动脉瘤主要原因为动脉硬化,其次为先天性因素以及创伤、医源性损伤。临床表现为高血压和肾功能异常,偶有肾绞痛的发生;肾动脉瘤破裂时可出现失血性休克。结合超声、CT、MRI不难得出正确诊断,选择性肾动脉造影最能明确诊断。

治疗方法是动脉瘤切除、肾动脉重建,部分病人行自体肾移植术。对无法切除或血管重建者,需行肾切除手术。

(二)肾动脉夹层动脉瘤

肾动脉夹层动脉瘤主要由各种原因引起的肾动脉内膜破裂所致。临床表现主要为肾绞痛、血尿和肾性高血压等。超声、CT、MRI以及静脉肾盂造影可协助诊断,但以选择性肾动脉造影最明确。

治疗以保留肾和保护肾功能为原则。一般行夹层动脉瘤切除、肾动脉重建或自体肾移植,或以介入的方法行腔内修复术。

四、肠系膜动脉瘤

肠系膜动脉瘤并不常见。主要病因是霉菌感染,其他病因包括动脉粥样硬化、创伤和动脉中层变性。临床特征主要是不明确的腹部不适症状,如果出现腹痛的同时出现了一个不断增大、压痛的肿物,应怀疑是肠系膜上动脉瘤。此动脉瘤的破裂率很高,临床上常因急性腹痛、腹腔内大出血、急诊手术探查时才明确诊断。1949年,对肠系膜动脉瘤的治疗首次获得成功。此后已有许多成功病例报道。肠系膜动脉也可出现自发性夹层动脉瘤。此时须急诊手术治疗,效果较好。

手术治疗是唯一有效的治疗方法。方法是手术切除动脉瘤,并直接重建或应用间位移植物重建动脉的连续性。

笔记栏

第三节 腹主动脉瘤

案例 46-4

患者,女,71岁。因持续性脐周钝痛3个月入院。

患者近3个月来无明显诱因出现持续性脐周钝痛,无放射;间有恶心,无呕吐、腹泻。既往有高血压病史28年。

体格检查:生命体征稳定,轻度贫血貌。心肺未见明显异常。腹平软,中下腹可触及质软包块,边界清,有搏动感,轻压痛,无反跳痛。肠鸣音正常。

辅助检查:①彩色超声多普勒检查:腹主动脉和双侧髂总动脉起始部形态失常,内径明显增宽,管腔内壁见中强回声团块附着(图46-4)。②螺旋CT:肾动脉分支以下腹主动脉和双侧髂总动脉局部扩张,动脉壁布满大片斑块,未见夹层和假腔(图46-5)。

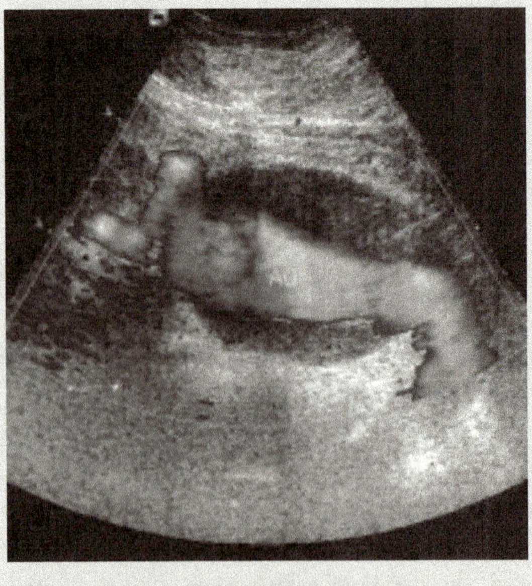

图46-4 彩色超声多普勒图

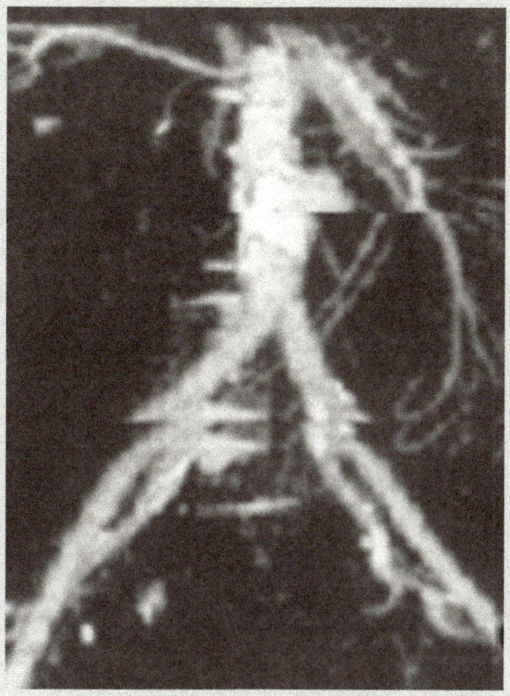

图 46-5 螺旋 CT 图

问题：

1. 首先考虑做何诊断？
2. 明确诊断之前，做何检查？
3. 诊断依据及处理建议。

腹主动脉瘤(abdominal aortic aneurysm，AAA)是一种常见的动脉扩张性疾病，其发病率占所有动脉瘤的第一位。本病以腹主动脉壁局限性、永久性扩张为特点。临床上，将发生于肾动脉以上的主动脉瘤称为胸腹主动脉瘤，位于肾动脉以下者称为腹主动脉瘤。

【病因】

腹主动脉瘤形成的直接原因是动脉壁弹力纤维和胶原纤维的降解、损伤，使得其机械强度显著下降，致使动脉壁局限性膨出而成瘤。生物化学、免疫炎性反应、遗传、解剖、血流动力学以及环境等因素均可引起腹主动脉壁内降解弹力纤维和胶原纤维的酶类的活性增高，导致腹主动脉瘤形成。动脉粥样硬化、吸烟、创伤、高血压、高龄和慢性阻塞性肺疾病等都是腹主动脉瘤的易患因素。在腹主动脉瘤形成的不同阶段，上述因素中一个或多个共同作用，引起弹力纤维和胶原纤维的损伤，最终导致了腹主动脉瘤的形成。

案例 46-4

老年患者，有 28 年高血压病史，存在腹主动脉瘤的易患因素。

【临床表现】

多数患者无症状，常在体格检查或腹部手术，尤其是在 B 超检查中被发现。

1. 腹部搏动性肿物 自诉脐周或心窝部有异常搏动感。体格检查典型所见为脐部或脐上方偏左可触及球形膨胀性搏动性肿物，其搏动与心跳一致，并可扪及震颤或听到收缩期杂音。

2. 疼痛 主要为腹部，多位于脐周或中上腹，疼痛性质不一，多为胀痛或刀割样痛。当涉及腹背部时，常提示瘤体压迫或侵蚀椎体或后壁有较小破裂形成腹膜后间隙血肿。若有腹痛加剧或突起腹部剧痛，多为瘤体破裂的先兆。

3. 压迫症状 胃肠道压迫症状最为常见，也可因压迫其他组织而出现泌尿系统梗阻、下肢深静脉血栓形成、梗阻性黄疸等表现。

4. 栓塞症状 瘤腔内的血栓或粥样斑块脱落，可导致下肢动脉栓塞，产生肢体缺血甚至坏死。

5. 破裂症状 腹主动脉瘤破裂是本病最严重的临床表现，也是其最主要的致死原因。腹主动脉瘤可直接破入腹腔，致失血性休克、死亡；若破入腹膜后腔，则形成限制性血肿，破裂也将招致失血性休克、死亡。破裂的主要症状为突发性剧烈腹痛、失血性休克。

几种特殊类型的腹主动脉瘤：①炎性腹主动脉瘤：其病理改变为腹主动脉瘤壁增厚，周围炎症反应与纤维化明显且与毗邻脏器粘连。②感染性腹主动脉瘤：主要由细菌感染引起，伴有感染中毒症状。③合并下腔静脉瘘的腹主动脉瘤：腹主动脉瘤破入下腔静脉形成内瘘，伴有心力衰竭、下腔静脉系统高压等临床表现。④合并消化道瘘的腹主动脉瘤：主要表现为消化道出血、感染。

案例 46-4

患者有持续性脐周钝痛，间有恶心，中下腹可触及搏动性包块，是腹主动脉瘤的典型表现。

【诊断】

多数患者无症状。详细询问病史，结合体格检查发现脐周及左上腹搏动性肿物常可做出初步诊断。彩色超声多普勒能显示瘤体位置、大小、有无斑块及血栓，并可提供血流动力学参数，可以基本明确诊断。此法无创伤、经济和方便，可作为首选的辅助检查。必要时再结合 CT、磁共振成像(MRI)及磁共振血管造影、血管造影或数字减影血管造影(DSA)等检查，可进一步明确腹主动脉瘤的诊断，并能提供有关瘤体的边界、病变的范围，及有否夹层、内膜裂口、附壁血栓、瘤体与肾动脉和髂动脉的关系以及流出道的情况等资料。

笔记栏

案例 46-4

患者中下腹搏动性包块,结合彩色超声多普勒、CT 检查,发现腹主动脉、双侧髂动脉明显增宽、动脉壁斑块、附壁血栓,可以确诊腹主动脉瘤累及双侧髂动脉并附壁血栓形成。

【治疗】

腹主动脉瘤如不治疗不可能自愈。破裂可以致命,死亡率高达 70%~90%,而择期手术死亡率已下降至 5%以下。因此,绝大多数腹主动脉瘤都应接受手术治疗;即使那些体积较小的也不例外,其理由是:手术的危险性很小,而多数动脉瘤会随着时间的推移而逐渐增大。

1. 腹主动脉瘤切除术 是传统的手术方法。根据动脉瘤的位置分离周围组织、器官,探查动脉瘤形态、范围,充分显露动脉瘤的边缘及分支内脏动脉,切除动脉瘤,移植人工血管重建腹主动脉及内脏动脉(图 46-6)。

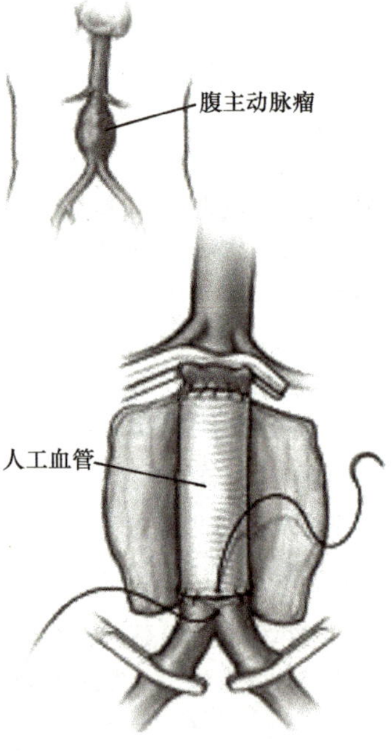

图 46-6 腹主动脉瘤切除

2. 腔内修复术(endovascular therapy) 在 DSA 动态监测下,于腹股沟切口经股动脉将折叠的覆有人工血管薄膜的金属腔内支架送入腹主动脉瘤腔内,两端分别固定于动脉瘤近、远端的正常动脉壁(图 46-7)。利用植入的金属腔内支架血管在瘤腔内重建新的血流通道,因此隔绝了腹主动脉高压血流对瘤壁的冲击。腔内修复术是一种微创外科技术,其最大的特点是创伤小、失血量少、并发症轻和住院时间短等,尤其对难以耐受手术的高危病例提供了治疗的机遇。但仍存在有一定的失败率和并发症,或需中转开腹手术。对植入的人工血管的形态、结构、位置的远期变化,亦尚有待进一步观察。

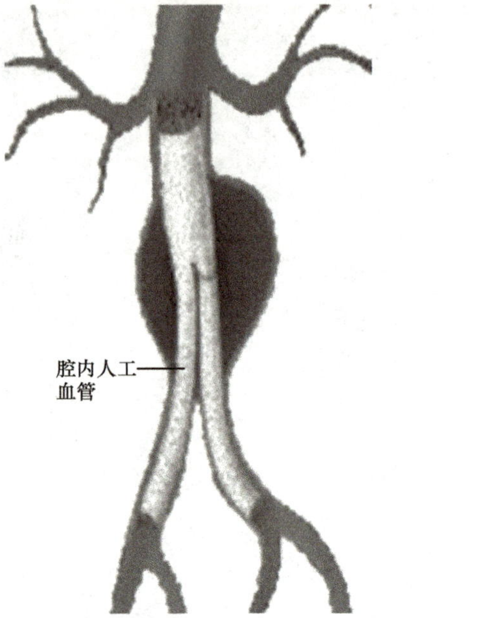

图 46-7 腔内修复术

术后并发症:①急性肾功能衰竭:与术中发生松钳性休克或低血压时间较长有关。临床上表现为少尿或无尿,通常术后即可发生。②心脑血管意外:病人多为老年,有时难以耐受由手术引起的血液动力学变化。③截瘫和下肢缺血。④结扎肠系膜下动脉有时引起乙状结肠缺血、坏死。⑤人工血管感染。⑥其他并发症包括术后出血、肠梗阻、切口破裂、肺部感染和吻合口假性动脉瘤等。

案例 46-4

治疗应行腹主动脉瘤和双侧髂总动脉瘤切除,人工血管置换重建术。术后注意抗感染、抗凝治疗,预防感染或血栓形成、脱落。

案例 46-4

临床诊断:腹主动脉瘤累及双侧髂总动脉并附壁血栓形成。

诊断要点:

1. 女,71 岁,有高血压史 28 年。
2. 持续脐周钝痛 3 个月,间有恶心。
3. 中下腹搏动性包块。
4. 彩超及 CT 示腹主动脉及双侧髂总动脉起始部明显增宽,管壁斑块,附壁血栓。

治疗原则:

1. 腹主动脉瘤和双侧髂总动脉瘤切除,人工血管置换重建术。
2. 抗感染、抗凝治疗。

(王肃生 梁 刚)

笔记栏

第四十七章 周围血管和淋巴管疾病

周围血管和淋巴管疾病种类繁多，主要的病理类型有痉挛、狭窄、闭塞、扩张、破裂及静脉瓣膜关闭不全等。病因、病理生理改变、临床表现、诊断、治疗各有异同。

第一节 周围血管损伤

案例 47-1

患者，男，32 岁。因右肘部刀刺伤术后进行性肿胀、疼痛 7 天入院。

患者 7 天前被刀刺伤右肘部，当时出血明显，在当地医院行清创缝合，加压包扎。4 天前自觉局部肿胀、疼痛，并逐渐加重，伴肘关节伸直受限，小指麻木。

体格检查：生命体征稳定。右上肢被动屈肘位，上臂下段至前臂中段肿胀明显，其中见瘀斑约 6cm×8cm，已缝合伤口 2cm，未见渗血，局部未触及包块。肘关节活动受限，腕、指活动好。桡动脉搏动有力，尺动脉搏动微弱。小指浅感觉迟钝，末梢血运好。Allen 试验尺动脉呈阳性。

辅助检查：彩色超声多普勒检查示右尺动脉起始部血流中断，两端见血栓形成，远段动脉血流减慢；周围巨大血肿形成。

问题：

1. 首先考虑做何诊断？
2. 明确诊断之前，做何检查？
3. 诊断依据及处理建议。

周围血管损伤（peripheral vascular trauma）多见于战争时期，但在和平时期也屡有发生。主干血管损伤、动脉损伤多于静脉；伴行的动脉和静脉合并损伤及单独的静脉损伤也可见。严重的血管损伤如耽误诊断或处理不当，往往因失血过多而丧失生命，或者受伤肢体因有不同程度缺血而发生功能障碍，重者可以发生坏死以致截肢。

【病因】

血管损伤的致伤因素分为：

1. 直接损伤 包括锐性损伤，由尖锐武器或物件引起，如刀伤、刺伤、枪弹伤、手术及血管腔内操作等直接伤及血管而发生血管部分撕裂或完全断裂，损伤范围比较局限，都伴有皮肤伤口及伤道，不常伴有其他组织、器官的损伤，占血管损伤的多数，约为 70% 左右；钝性损伤，由于钝性暴力的撞击，如挤压伤、挫伤、外来压迫（止血带、绷带、石膏固定等）损伤了血管壁层，特别是血管内膜发生挫伤，形成血栓，阻塞血管，一般不伴有皮肤伤口，常可合并其他组织或器官的损伤，如骨折、关节脱位或神经挫伤、撕裂等，血管外膜常保持完整而不表现出血征象，极易忽略诊断。

2. 间接损伤 血管本身未受到直接损伤，但由于钝性暴力的传导，致使附近有关的血管发生过度伸展、严重扭曲或过度牵拉而造成撕裂伤，包括创伤造成的动脉强烈持续痉挛、过度伸展动作引起的血管撕裂伤、快速活动中突然减速造成的血管震荡伤。

约 5% ~ 10% 血管损伤患者，由于在急性损伤时症状及体征不够明显，疏忽了病史中的主要内容及应做的体格检查，因而未及时诊断和处理。后期可形成慢性血管病变，如动脉血栓形成、损伤性动脉瘤及损伤性动静脉瘘（图 47-1）。

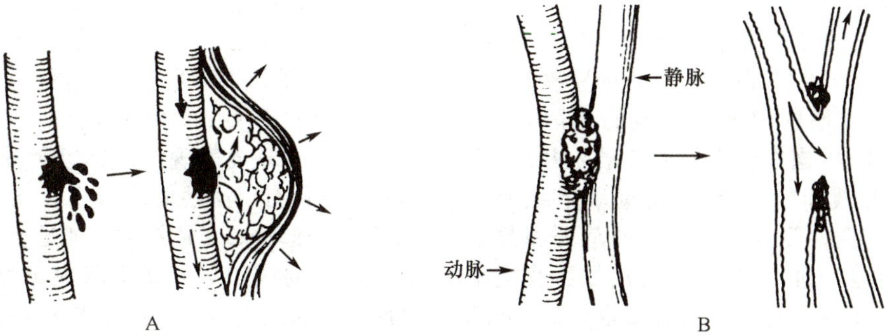

图 47-1 损伤性动脉瘤（A）和损伤性动静脉瘘（B）

笔记栏

案例 47-1

患者7天前右肘部有刀刺伤史，有可能造成血管的直接损伤。

【病理】

主要病理类型有：

1. 血管痉挛 钝性暴力刺激血管，血管中层平滑肌持续、强烈收缩，不一定伴有血管壁器质性改变。长时间严重痉挛也可导致肢体缺血、坏疽。

2. 血管连续性破坏 如血管壁穿孔，部分或完全断裂，甚至一段血管缺损。多是血管锐性损伤的后果，少数也可以在闭合性损伤中，骨折断端刺破附近血管而形成。血管壁部分损伤的主要特征是血管伤口发生持续性或反复性出血，这是由于血管壁中层肌肉纤维的强烈收缩，使破口拉开、扩大所致，血块可以阻塞血管伤口而使出血停止，而血管腔仍可保持通畅。膨胀性血肿的形成是产生损伤性动脉瘤的基础。

3. 血管壁损伤但血管连续性未中断 多为钝性暴力所致。可表现为外膜损伤、血管壁血肿、内膜撕裂或卷曲，最终因继发血栓形成导致管腔阻塞。

4. 热力损伤 多见于枪弹伤。除了直接引起血管破裂外，同时引起血管壁广泛烧灼伤，造成继发性血栓形成或血管坏死缺损。

5. 继发性病理改变 包括继发性血栓形成、血管损伤部位周围血肿、假性动脉瘤、损伤性动静脉瘘等。

主要的病理生理有：①节段性或弥漫性血管痉挛：由于血管受到牵拉或外伤所引起的一种防御性反应。发生原因是血管壁中层环行肌纤维的功能性收缩，可影响远侧肢体的血液循环，血流减少，远端脉搏可能不易摸到。一般在受伤后1～2小时即可缓解，若血管痉挛性反应的时间过长，常提示伴有血管内膜的挫伤，需要及时分析和处理。②血栓形成及蔓延：当血管内膜挫伤时，血液中的血小板、纤维素及红细胞等可沉积在粗糙的损伤内膜上，而发生血栓形成，阻塞管腔。受伤后6小时内，血栓尚局限于血管损伤部位；6～24小时则血栓扩展蔓延；24小时后血栓与血管内壁粘连，不易完全摘取干净，是延期手术失败的原因之一。③侧支循环的建立：当血管损伤血流被阻断后，周围侧支循环则开放和建立，以维持远端组织或肢体血液循环的需要。侧支血管建立的范围和数量因人而异，同时也和血管损伤的部位、数目及类型有着密切关系。因此，血管损伤血流阻断后，远端组织是否出现缺血或坏死要根据受伤者局部侧支循环建立的情况来决定。休克时间过长，周围血管痉挛及血流缓慢也能影响侧支血管的建立，不利于缺血组织的恢复。④心功能损害：当大、中型动脉与周围的伴行静脉发生损伤性动静脉瘘时，使静脉系统回心血量大为增加，而心脏搏出量也相应增多，持久地加重了心脏的负荷，最终发生心脏扩大及心力衰竭。其出现的时间及程度与受累血管的大小和分流血量有密切关系。

笔记栏

案例 47-1

患者在清创缝合时未处理损伤血管。加压包扎、血肿堵塞血管裂口，均能暂时止血。随着以后患肢活动，牵拉损伤血管，使血管裂口拉开、扩大，血栓、血肿松开，损伤血管再度出血。

【临床表现】

多数血管损伤患者可有出血、休克、伤口血肿或远端肢体缺血的表现。少数病人可无明显症状及体征，以致发生慢性的血管损伤后遗病变才初步获得诊断。此外，血管损伤如合并脑部、胸、腹部脏器或四肢骨骼和神经损伤时，伴有各种不同的临床表现。血管损伤的症状与体征也可由于损伤部位、损伤机制和病理类型的不同而有所差异，但其常见的临床表现如下：

1. 出血 锐性血管损伤一般在受伤当时均有明显的伤口出血。急速的搏动性鲜红色出血是动脉出血，而持续的暗红色出血是静脉出血。出血除向伤口流出外，也可向周围软组织间隙渗透，或形成较大血肿。胸、腹部血管损伤出血是游离性的，出血量大，易致急性血容量锐减。

2. 休克 由于出血、创伤及疼痛，可发生不同程度的创伤性或出血性休克，严重者可造成死亡。

3. 血肿 位于损伤部位的皮下血肿常与血管裂孔相通，表现为膨胀性或搏动性血肿；在某些锐性血管损伤病例中，血肿常是唯一的局部阳性体征。有时血肿可呈炎性反应，显示红、肿、热、痛现象，临床上可误诊为脓肿而做切开引流，因而可发生灾难性后果。有时血肿增大，可压迫周围神经及静脉而引起肢体疼痛和肿胀。

4. 震颤和杂音 当受伤部位出现交通性血肿，动脉血液流入血肿而产生涡流，听诊时即可闻及收缩期杂音，触诊时感到震颤。

5. 组织缺血表现 肢体动脉损伤发生断裂或内膜挫伤伴有广泛性血栓形成后，远端肢体将发生明显的缺血现象：①周围动脉如足背、胫后或桡动脉的搏动减弱或消失。②皮肤血流减少发生苍白。③肢体缺血发生疼痛。④肢体感觉神经缺血而失去功能，出现麻木、触觉减弱或消失。⑤肢体运动神经也将失去功能，出现肌肉麻痹。颈动脉发生严重损伤、血流阻断后可出现同侧脑半球缺血，患者有对侧肢体肌肉无力、失语、偏瘫甚至昏迷等。

案例 47-1

患者右上臂、前臂进行性肿胀、疼痛，局部大片瘀斑，右尺动脉搏动微弱，Allen 试验尺动脉呈阳性，提示有尺动脉损伤并周围血肿的可能性大。继发性的小指麻木、浅感觉迟钝可能是血肿压迫尺神经所致。肘关节的被动体位、活动障碍是因血肿压迫局部所致。尺动脉微弱的搏动是桡动脉经过掌深、浅弓回流所致；桡动脉血供足够营养患肢，故末梢血运好。

【检查和诊断】

在主干动、静脉行程中任何部位的穿通伤、严重的骨折以及关节脱位等创伤时，均应疑及血管损伤的可能性。

血管损伤临床诊断的依据：①具有确定诊断意义的症状、体征：动脉搏动消失伴有肢体远端缺血征象；搏动性出血；进行性或搏动性血肿。②具有高度拟诊意义的症状、体征：与创伤不相称的局部肿胀；邻近主干血管的穿通伤出现伴行神经损伤症状；不能用已知创伤解释的休克；血管穿刺、插管后出现肢体缺血或明显肿胀。③静脉损伤的临床诊断依据：自伤口深部持续涌出暗红色血液；出现缓慢增大的非搏动性血肿。

下列检查有助于血管损伤的诊断：

1. 超声多普勒检查　可以直观地显示血管的损伤范围及程度。结合彩色多普勒血流描记，还可测算血管的直径和流速。

2. 血管造影　在下列情况下应考虑作血管造影：①诊断性血管造影排除或确定有无主干血管损伤；血管损伤的临床征象模糊，或创伤部位的手术切口不能直接探查可疑的损伤血管。②已有明确的血管损伤临床表现，需作血管造影明确血管损伤部位和范围，为选择术式提供依据。伤情允许，可在术前施行，或在术中直接穿刺造影。

3. 术中检查　术中对血管壁连续性损伤的诊断并无困难，主要在于辨认血管壁损伤的程度和范围。钝性挫伤的血管壁色泽暗淡，失去弹性，或伴有血管壁血肿，外膜出现瘀斑。出现上述情况，即使仍有搏动存在，也应视为严重损伤。

案例 47-1

患者有刀刺伤史，局部进行性肿胀、疼痛、瘀斑，尺动脉搏动微弱，Allen 试验尺动脉阳性，临床可以确诊为右尺动脉损伤并周围血肿形成。彩色超声多普勒检查进一步明确了诊断及损伤的具体情况。

【治疗】

首先必须抢救危及生命的复合性损伤。胸部损伤有呼吸困难者应立即做气管切开插管，施行人工机械呼吸，及时供氧。创伤性或出血性休克时应及时止血和输血补液。血管损伤的处理包括：急救止血及手术治疗两个方面。

1. 急救止血　创口垫以纱布，局部加压包扎止血。在紧急情况下，可采用手指压迫近端动脉暂时控制动脉出血，如压迫颈根部、腋部或股三角区以控制颈动脉、肱动脉或股总动脉远端的出血。用止血带压迫包扎上臂或大腿止血法有增加静脉出血及远端肢体缺血的机会，现较少应用，除非在紧急情况下运送或转院时可暂时应用，但应用时间不能超过 1~2 小时。胸、腹部血管损伤出血要立即手术治疗。

2. 手术处理　原则上血管损伤的诊断一经确立，一般都应采取手术治疗。选择手术时间应及早为好，肢体血管损伤一般最好在 4~6 小时内手术。时间过晚将发生血栓蔓延及远端肢体严重缺血。早期手术操作较为容易，延期手术因组织粘连，增加手术困难及感染机会。

手术指征：①病史中曾有伤口搏动性出血。②膨胀性或搏动性血肿。③伤口部位有明显杂音。④伤肢远端有缺血表现。⑤伤口靠近主干动脉，如在颈、腋、肘、股及腘部，而动脉造影显示有动脉损伤。⑥内出血伴休克，胸、腹部穿刺证实。

手术基本原则为：止血清创，处理损伤血管。

（1）止血清创：用无损伤血管钳钳夹，或经血管断端插入 Fogarty 导管并充盈球囊阻断血流。彻底切除血管挫伤部分，特别注意内膜挫伤而外膜保持正常的血管，清除血管腔内的血栓、组织碎片及异物。

（2）处理损伤血管：由于主干动、静脉结扎后，可能造成远端缺血或静脉回流障碍的后果，因此在病情和技术条件允许时，应积极争取修复。对于非主干动、静脉损伤，或病人处于严重休克，或重要器官功能衰竭不可能耐受血管重建术等情况下，可结扎损伤的血管。肢体的浅表静脉，膝或肘远侧动、静脉中某一支，颈外动、静脉和颈内静脉，髂内动、静脉等，结扎后不致造成不良后果。损伤血管重建的方法：①侧壁缝合术，适用于创缘整齐的血管裂伤；②补片移植术，直接缝合可能造成管腔狭窄的，应取自体静脉纵形切开管腔制成补片或人工血管补片植入裂口扩大管腔；③端端吻合术，适用于血管断裂后较为整齐的伤口，或经清创后血管缺损在 2cm 以内者；④血管移植术，清创处理后血管缺损较长的，不能作端端吻合者可植入自体静脉或人工血管。但在严重污染的创伤，应尽可能取用自体静脉。合并骨折时，如肢体

笔记栏

处于严重缺血，宜先修复损伤血管；如果骨折极不稳定且无明显缺血症状时，则可先作骨骼的整复固定。

案例 47-1

完善术前准备后，行血肿清除、右尺动脉探查、自体静脉移植修复术。

【术后观察及处理】

首先应注意患者的全身情况，特别是有合并损伤者，严密观察重要的生命指标，包括神志、呼吸、脉搏、血压及尿量。有异常时，及时做出相应的处理。

手术后24小时内需密切观察患肢的血液循环，每小时记录一次，包括远端肢体动脉搏动、皮肤温度及颜色、皮肤感觉及肌肉活动，以及毛细血管充盈时间。必要时利用超声多普勒定期检测，可查出重建的血管是否通畅。如果缺血现象短时期内再次出现，应考虑到血管修复或重建术的失败，发生吻合口狭窄或远端血管阻塞的可能，应及时再次手术探查，必要时应做再次修建术。如出现肢体剧痛、明显肿胀，以及感觉和运动障碍，且有无法解释的发热和心率加快，提示肌间隔高压，应立即作深筋膜切开减压，以解除组织间隙的张力，改善肢体血液循环。术后常规应用抗生素预防感染，每隔24～48小时观察创面；一旦发生感染，应早期引流，清除坏死组织。术后常规每12小时静脉注射低分子右旋糖酐500ml，约3～5天，以抑制血小板聚集和对血管壁的黏附性，从而改善肢体的血液循环。

案例 47-1

临床诊断：右尺动脉损伤并周围血肿形成。

诊断要点：

1. 有刀刺伤史。
2. 局部的进行性肿胀、疼痛、瘀斑。
3. 尺动脉搏动微弱，Allen试验尺动脉阳性。
4. 彩色超声多普勒检查示右尺动脉血流中断、周围血肿形成。

治疗原则：血肿清除、右尺动脉探查修复。

第二节 动脉疾病

动脉是供血的通道，无论是器质性改变（狭窄或闭塞），或功能性改变（动脉痉挛），都将造成动脉血供不足而引起组织缺血的临床表现。病程往往呈进展性，可致肢体残疾，甚至危及病人生命。

一、血栓闭塞性脉管炎

案例 47-2

患者，男，38岁。因左小腿间歇性疼痛、跛行3个月入院。

患者近3个月来无明显诱因下出现左小腿疼痛，疼痛呈间歇性，以夜间明显，在行走时可诱发致跛行，伴乏力、麻木、畏寒。曾自行外用中药油，无明显疗效。既往有吸烟史20年。

体格检查：血压120/75mmHg（16～10kPa）。左小腿皮肤无明显苍白，无红、肿、热、痛，皮温低、干燥，浅感觉稍迟钝，轻压痛；足趾甲床苍白，毛细血管充盈反应减慢。左腘动脉搏动有力，足背动脉搏动减弱，胫后动脉搏动消失。足踝关节活动好，肌力Ⅳ级。肢体抬高试验阳性，踝/肱指数0.5。

辅助检查：彩色超声多普勒检查示左胫前、胫后、腓动脉、足背动脉血管壁模糊、增厚，内膜粗糙，可见小斑片状附壁血栓回声，管腔狭窄，血流束变细并呈“锯齿”样缺损。

问题：

1. 首先考虑做何诊断？
2. 明确诊断之前，做何检查？
3. 诊断依据及处理建议。

血栓闭塞性脉管炎（thromboangitis obliterans，Buerger disease）是一种累及血管的炎症性、节段性和周期发作的慢性闭塞性疾病。主要侵袭四肢中、小动静脉，以动脉为主，尤其是下肢血管。多发生于亚洲地区，欧美各国均少见。我国以北方地区为多见。好发于男性青壮年。

【病因】

确切病因尚未明确，多认为是由多种综合因素所酿成。①吸烟：烟碱能使血管收缩，戒烟可使病情好转；再吸烟后，又再度复发。吸烟虽与本病有密切关系，但并非唯一的致病因素，因为妇女吸烟者，发病率不高。还有少数患者从不吸烟。②寒冷和感染：寒冷损害可使血管收缩，因此北方的发病率明显高于南方。很多患者都有皮肤霉菌感染，有些学者认为，它使人体所产生的免疫反应使血液中的纤维蛋白原含量增多，易发生血栓形成。③激素影响：病人绝大多数为男性，又都在青壮年发病，很可能与前列腺功能紊乱，引起血管舒缩失常有关。④血管神经调节障碍：自主神经系统对内源性或外源性刺激的调节功能失常，可使血管处于痉挛状态，从而可导致管壁增厚和血栓形成。⑤其他：人类白细胞抗原等遗传基因异常，或者动脉抗原、肢体抗原等自身免疫功能紊乱，也可能与本病有关。近年文献报道，取患者动脉抗原作补体结合试验，呈阳性者占44.3%，在病情处于急性活动期时，阳性率更高。

案例 47-2

患者男性，38岁，有长期吸烟史，属于血栓闭塞性脉管炎的高发人群。

【病理】

本病的病理进展过程有如下特征：①通常始于动脉，然后累及静脉，由远端向近端进展。②病变呈节段性分布，两段之间血管比较正常。③活动期为血管全层非感染性炎症，有内皮细胞和成纤维细胞增生；淋巴细胞浸润，中性粒细胞浸润较少，偶见巨细胞；管腔被血栓堵塞。④后期，炎症消退，血栓机化，新生毛细血管形成。动脉周围广泛纤维组织形成，常包埋静脉和神经，形成坚硬的条索。⑤虽有侧支循环逐渐建立，但不足以代偿，因而神经、肌和骨骼等均可出现缺血性退行性改变。受累静脉的病理变化与动脉大体相同。

【临床表现和分期】

本病起病隐匿，进展缓慢，常呈周期性发作，一般要经过4~5年后症状逐渐明显和加重。病理生理的改变，可以归纳为两方面：即中、小血管炎症所产生的局部影响及动脉闭塞所引起的供血不足。因而引起的临床表现包括：

1. 疼痛　这是最突出的症状。早期起因于血管壁炎症刺激末梢神经，疼痛一般并不严重。后因动脉阻塞造成缺血性疼痛，疼痛的程度不等，即间歇性跛行或静息痛。

2. 发凉和感觉异常　患肢怕冷，皮肤温度降低是常见的早期症状。因神经末梢受缺血性影响，患肢（趾、指）可出现胼胝感、针刺感、麻木或烧灼感等感觉异常。

3. 皮肤色泽改变　动脉缺血而致皮色苍白。伴有浅层血管张力减弱而皮肤变薄者，尚可出现潮红或发绀。

4. 游走性浅静脉炎　在发病前或发病过程中出现复发性游走性浅静脉炎，多位于足背和小腿浅静脉。

5. 营养缺乏性变化　长期慢性缺血导致组织营养障碍改变，包括：皮肤干燥、脱屑、皲裂、汗毛脱落、趾（指）甲增厚、变形和生长缓慢；小腿周径缩小、肌肉松弛、萎缩；趾（指）变细，严重者，患肢末端出现缺血性溃疡或坏疽。

6. 动脉搏动减弱或消失　足背或胫后动脉和桡或尺动脉的搏动，减弱或消失。

临床上按肢体缺血的程度，可分为三期：

（1）第一期：局部缺血期。患肢麻木、发凉、怕冷；开始出现间歇性跛行，要走上1~2里后才有症状，休息后缓解。检查发现患肢皮肤温度稍低，色泽较苍白，足背或胫后动脉搏动减弱，可反复出现游走性浅静脉炎。

（2）第二期：营养障碍期。患肢除有上述发凉等症状并日益加重外，间歇性跛行愈来愈明显；疼痛转为持续性静息痛，夜间更为剧烈。皮肤温度显著下降，更显苍白，或出现潮红、紫斑。皮肤干燥、无汗，趾（指）甲增厚变形，小腿肌肉萎缩，足背、胫后动脉搏动消失。各种动脉功能试验呈阳性；作腰交感神经阻滞试验后，仍可出现皮肤温度升高，但不能达到正常水平。

（3）第三期：坏疽期。症状越发加重，患肢趾（指）端发黑、干瘪、干性坏疽、溃疡形成。如并发感染，变为湿性坏疽，疼痛程度更见剧烈，迫使患者日夜屈膝抚足而坐。湿性坏疽加上这种体位，可使患肢出现肿胀。并发感染后，严重者可出现高热、畏寒、烦躁不安等毒血症症状。

案例 47-2

患者有明显的左小腿间歇性疼痛、跛行，夜间气温低故明显。左小腿皮温低、干燥，浅感觉稍迟钝。足背动脉搏动减弱，胫后动脉搏动消失。足趾甲床苍白，毛细血管反应减慢，足踝肌力降低。均符合左小腿缺血性表现。踝/肱指数0.5，肢体抬高试验阳性，进一步证明了左小腿的缺血。

【检查和诊断】

临床诊断要点：①大多数患者为青壮年男性，多数有吸烟嗜好；②患肢有不同程度的缺血性症状；③有游走性浅静脉炎病史；④患肢足背动脉或胫后动脉搏动减弱或消失；⑤一般无高血压、高脂血症、糖尿病等易致动脉硬化的因素。下列检查有助于确定诊断，并观察闭塞的部位、性质和程度。

1. 一般检查　①记录跛行距离和跛行时间。②皮肤温度测定。双侧肢体对应部位皮肤温度相差2℃以上，提示皮温降低侧有动脉血流减少。③患肢远侧动脉搏动减弱或不能扪及。④肢体抬高试验（Buerger试验）。试验阳性者，提示患肢有严重供血不足。⑤解张试验，麻醉后温度升高愈明显，痉挛因素所占比重愈高；如果没有明显改变，说明病变严重，血管都已处于闭塞状态。

2. 特殊检查

（1）肢体血流图：应用电阻抗血流测定仪描

记肢体的血流图像，有助于了解血流通畅程度、搏动性血流量多寡以及血管壁本身状态和神经对血管的作用。还能作节段动脉压测定，了解病变部位和缺血严重程度。踝/肱指数，即踝压（踝部胫前或胫后动脉收缩压）与同侧肱动脉压之比，正常值>1.0，如>0.5、<1，应视为缺血性疾病；<0.5，表示严重缺血。

（2）超声多普勒检查：可以直观地显示患肢血管，尤其是肢体远端动、静脉的病变范围及程度。结合彩色多普勒血流描记，还可测算血管的直径和流速，对选择治疗方案有一定的指导意义。

（3）动脉造影：是判断血栓闭塞性脉管炎血管病变情况的“金标准”，可以明确患肢动脉阻塞的部位、程度、范围及侧支循环建立情况。患肢中、小动脉多节段狭窄或闭塞是血栓闭塞性脉管炎的典型X线征象。最常累及小腿的3支主干动脉（胫前、胫后及腓动脉），或其中1～2支。后期可以波及腘动脉和股动脉。动脉滋养血管显影，形如细弹簧状，沿闭塞动脉延伸，是重要的侧支动脉，也是本病的特殊征象。

（4）磁共振血管造影（MRA）：可以整体上显示患肢动、静脉的病变节段及狭窄程度，其显像效果一定程度上可以替代血管造影（尤其是下肢股腘段的动脉），但对四肢末梢血管的显像效果不佳。

鉴别诊断：

（1）动脉粥样硬化性闭塞症：病变位于下肢动脉，也可产生下肢缺血；发病年龄多数在45岁以上；常伴有冠状动脉粥样硬化、高血压、高脂血症或糖尿病；病变常位于大、中动脉，X线检查可显示动脉壁有钙化斑块。

（2）多发性大动脉炎：多见于青年女性。活动期常有红细胞沉降率增速，免疫球蛋白升高；动脉造影可见主动脉及其主要分支开口处狭窄或阻塞。

（3）原发型游走性血栓性浅静脉炎：血栓闭塞性脉管炎可以出现游走性血栓性浅静脉炎，与原发类型相同，只有等到前者出现动脉功能不全时，才能鉴别。

（4）糖尿病性坏疽：由糖尿病造成的肢体坏疽，尤其发生在趾端时，都有糖尿病史及其临床表现；且有尿糖阳性、血糖升高等实验室检查的阳性发现。

（5）结节性动脉周围炎：本病主要侵犯中、小动脉，肢体可出现类似血栓闭塞性脉管炎的缺血症状。其特点是：病变广泛，常累及肾、心等内脏，皮下有循动脉排列的结节，血液检查呈高球蛋白血症（α和α_2）。活组织检查可以明确诊断。

笔记栏

案例 47-2

根据患者男性，38岁，有吸烟史18年，血压正常；左小腿间歇性疼痛、跛行，皮温低，甲床苍白，肌力降低，浅感觉稍降低等缺血性症状；足背动脉搏动减弱，胫后动脉搏动消失；踝/肱指数0.5，肢体抬高试验阳性；可临床诊断为血栓闭塞性脉管炎。彩色超声多普勒检查进一步明确了诊断。

【预防和治疗】

处理原则应该着重于防止病变进展，改善和增进下肢血液循环。

1. 一般疗法　严格戒烟、防止受冷、受潮和外伤，但不应使用热疗，以免组织需氧量增加而加重症状。疼痛严重者，可用止痛剂及镇静剂，慎用易成瘾的药物。患肢应进行适度锻炼，如Burger（伯尔格）运动，即患者平卧，先抬高患肢45°以上，维持1～2分钟后再在床边下垂2～3分钟，然后放置水平位2分钟，并作足部旋转、伸屈活动10次。每次反复作上述锻炼5次，每天数次，以利促使侧支循环建立。案例47-2中患者必须严格戒烟，注意患肢保暖、禁忌热敷，避免外伤、感染。

2. 药物治疗

（1）中医中药：根据辨证论治的原则进行治疗：第一期，阴寒型，宜温经散寒，活血通络，以阳和汤加减。第二期，血瘀型，宜活血化瘀，以活血通脉饮、血府逐瘀汤治疗。第三期，湿热型或热毒型，以清热利湿治之，常用四妙勇安汤加减。第四期，气血两亏型，多属久病不愈，体质已虚者，以补气养血辅以活血化瘀，常用顾步汤加减。

（2）扩张血管及抑制血小板聚集的药物：常用的药物有：①前列腺素E_1（PGE_1），具有血管舒张和抑制血小板聚集作用，对缓解缺血性疼痛、改善患肢血供有一定效果。用法是100～200ug加入5%葡萄糖溶液250～500ml中静脉滴注，每天1次，2周为一疗程。②α受体阻滞剂和β受体兴奋剂，如妥拉唑啉口服剂量每次25～50mg，每天3次。③硫酸镁溶液，有较好的扩血管作用，方法是用新配制的2.5%硫酸镁溶液100ml，静脉滴注，每天1次，以15次为一疗程，间隔2周后可再进行第二疗程。④低分子右旋糖酐，能降低血黏度，对抗血小板聚集，因而在防止血栓繁衍和改善微循环中，能起一定作用。每次静脉滴注500ml，12小时1次。

案例 47-2

使用前列腺素E_1、低分子右旋糖酐、阿司匹林、双嘧达莫治疗4周，症状显著缓解，继续使用阿司匹林、双嘧达莫维持。

（3）抗生素：并发溃疡感染者，应选用广谱抗生素或根据细菌培养及药物敏感试验选用有效抗生素。

3. 高压氧疗法　在高压氧舱内，通过血氧量的提高，增加肢体的供氧量，改善组织的缺氧状况。方法是每天进行1次，每次3～4小时，10次为一疗程。间隔5～7天后，再进行第二疗程，一般可进行2～3个疗程。

4. 手术疗法　目的是增加肢体血供和重建动脉血流通道，改善缺血引起的后果。

（1）腰交感神经切除术：适用于腘动脉远侧动脉狭窄的患者。先施行腰交感神经阻滞试验，如阻滞后皮肤温度升高超过1～2℃者，提示痉挛因素超过闭塞因素，可施行交感神经节切除术。切除范围应包括同侧2、3、4腰交感神经节和神经链，可解除血管痉挛和促进侧支循环形成。近期效果尚称满意，但远期疗效并不理想。

（2）动脉重建术：手术方法有两种①旁路转流术，适用于主干动脉闭塞，但在闭塞动脉的近侧和远侧仍有通畅的动脉通道者；采用自体大隐静脉离体后倒置或人造血管做旁路转流术。例如仅腘动脉阻塞，可作股-胫动脉旁路转流术。②血栓内膜剥脱术，适用于动脉主干局段性闭塞者，远期效果不佳。利用内膜剥离器，或直视下切开动脉壁，将增厚的内膜连同血栓一并切除，然后缝合动脉壁切口。

对于动脉广泛性闭塞，即腘动脉远侧三支动脉均已闭塞时，可试用以下术式：①大网膜移植术；②分期动、静脉转流术。

（3）截肢术：对趾（指）、肢端已坏死者，须待坏死界线清楚后，才可将坏死部分切除；另当有肢端坏死而疼痛不能忍受或难以控制时，亦可考虑截肢术。

5. 创面处理　干性坏疽创面，应予消毒包扎，预防继发感染。感染创面可作湿敷处理。

案例 47-2

临床诊断：左小腿血栓闭塞性脉管炎（Ⅲb）

诊断要点：

1. 患者，男性，38岁，有吸烟史18年，血压正常。

2. 左小腿间歇性疼痛、跛行。

3. 左小腿皮温低、甲床苍白。足背动脉搏动减弱、胫后动脉搏动消失。

4. 踝/肱指数降低，肢体抬高试验阳性。

5. 彩色超声多普勒提示血栓闭塞性脉管炎。

治疗原则：

1. 严格戒烟、患肢保暖、禁忌热敷、避免外伤感染。

2. 使用扩张血管、抑制血小板聚集药物。

3. 必要时可行腰交感神经切除、大网膜移植术。

二、动脉硬化性闭塞症

案例 47-3

患者，男性，56岁。因右下肢麻木、疼痛、跛行1个月入院。

患者1个月前无明显诱因下出现右下肢麻木、疼痛。疼痛呈间歇性，以夜间和活动时明显，伴有间歇性跛行。曾自行服药治疗，具体不详，症状无改善并逐渐加重。既往有吸烟史20余年，有高血压史10年，门诊服药治疗，血压稳定。

体格检查：血压132/86mmHg。右大腿中段以远稍苍白、皮温低。小腿中下段大片色素沉着、脱屑、干燥，皮肤薄，足趾轻度紫绀，毛细血管充盈反应明显减慢。小腿浅感觉迟钝，肌力减低，周径较左侧少2.5cm。右股动脉、腘动脉、足背动脉搏动微弱。

辅助检查：彩色超声多普勒检查示右侧髂外动脉、股动脉内膜增厚，有回声增强、不均匀的粥样斑块，管腔明显狭窄，血流纤细减慢。

问题：

1. 首先考虑做何诊断？
2. 明确诊断之前，做何检查？
3. 诊断依据及处理建议。

动脉硬化性闭塞症（arteriosclerosis obliterans，ASO）是一种全身性动脉疾患，可以发生在全身大、中动脉，但以腹主动脉远侧及髂、股、腘动脉最为多见，后期可累及腘动脉远侧的主干动脉。本病多见于男性，男∶女为6∶1，发病年龄多在45岁以上。随着老龄人口逐渐增多，本病发生率有增高趋势。

【病因和病理】

发病原因和机理至今不详。高脂血症、高血压、吸烟、糖尿病、肥胖和高密度脂蛋白低下等，是高危因素。发病机制主要有以下几种学说：①内膜损伤及平滑肌细胞增殖，细胞生长因子释放，导致内膜增厚及细胞外基质和脂质积聚。②动脉壁脂代谢紊乱，脂质浸润并在动脉壁积聚。③血流冲击在动脉分叉部位造成的剪切力，或某些特殊的解剖部位（如股动脉的内收肌管裂口处），可对动脉壁造成慢性机械性损伤。主要病理表现为内膜出现粥样硬化斑块，中膜变性或钙化，腔内有继发血栓形成，最终使管腔狭窄，甚至完全闭塞。闭塞病变大致可分为：腹主-髂型，股-腘型，以及累及腹主-髂动脉及其远侧动脉的多节段型。患肢发生缺血性病变，严重时可引起肢端坏死。

笔记栏

案例 47-3

患者，男性，56岁，存在高血压病史、吸烟史等动脉硬化性闭塞症的高危因素。

【临床表现】

不论闭塞性病变范围如何广泛，只要病变发展缓慢，能建立有效的侧支循环，临床上即可没有明显的症状；反之，就于早期出现典型的临床表现。早期症状为间歇性跛行，远侧动脉搏动减弱或消失。如病变位于主-髂动脉者，疼痛在下腰、臀、髂、大腿后侧或小腿腓肠肌部位，有时伴阳痿；病变在股-腘动脉者，疼痛发生于小腿肌群。肢体慢性缺血时，皮肤萎缩变薄、发亮、骨质疏松、肌萎缩、毛发脱落、趾甲增厚和变形。后期可出现静息痛，皮肤温度明显减低、发绀，肢体远端坏疽和溃疡，可出现全身中毒症状。

案例 47-3

患者存在右下肢疼痛、间歇性跛行，右股动脉、腘动脉、足背动脉搏动微弱等典型表现；同时有皮温低、色素沉着、脱屑、干燥、皮肤薄等肢体慢性缺血表现。

【检查】

1. 一般检查　包括血脂测定，如胆固醇、甘油三酯、脂蛋白电泳、载脂蛋白等；心电图和心功能检测，以及眼底检查等。

2. 无创伤性血管检查　超声多普勒血流检查及节段动脉压测定、电阻抗或光电容积描记等检查可了解患肢的血流状况。双功彩色超声多普勒可以显示血管壁、腔形态及血流状况。

案例 47-3

彩色超声多普勒检查示右髂外动脉、股动脉内膜增厚，有回声增强、不均匀的粥样斑块，管腔明显狭窄，血流纤细减慢，符合右髂外-股动脉硬化闭塞的典型表现。

3. X 线摄片　平片可见病变动脉段有不规则钙化斑块；患肢末段有骨质疏松等退行性变化。

4. 动脉造影　能正确显示病变的部位、范围、程度、侧支和闭塞段远侧动脉主干的情况，是目前最有价值的检查，对手术适应证和手术方法的选择，都有重要的意义。一般可穿刺一侧股总动脉，向第三腰椎下缘插入导管，然后经高压泵向腹主动脉注入造影剂，利用快速摄片，摄取腹部和双下肢的 X 线片。若两股动脉高度狭窄或闭塞不能插入导管，则可经肱动脉向腹主动脉插管造影。

5. 磁共振血管造影（MRA）　也能达到诊断和指导治疗的目的。

鉴别诊断主要有下列几种。

（1）血栓闭塞性脉管炎：患者一般于中、轻年时期发病，常有吸烟史，多伴有下肢游走性浅静脉炎。患者一般均无高血压、冠心病、高脂血症和糖尿病史。好发于中、小动脉。X 线摄片无动脉段钙化可见。造影见节段性闭塞，病变近、远侧血管壁光滑。

（2）雷诺综合征：好发于青年女性。有寒冷或情绪波动时手指程序性出现苍白及发冷、青紫及疼痛、潮红后复原的典型症状。多为双侧对称性。少数患者可发生于下肢或四肢。在非发作期时，患指（趾）颜色正常。

（3）大动脉炎：多见于青年女性，主要为主动脉和其分支起始部发生狭窄或闭塞。由于病变部位不同，可出现脑、肾、上肢或下肢缺血症状。

【治疗】

必须对易患因素加以控制和处理。症状明显影响生活和工作时，可考虑手术治疗。

1. 非手术治疗　主要目的是降低血脂和血压，改善血液高凝状态，促进侧支循环形成。处理方法有：肥胖者要减轻体重，限制脂肪摄入量，食物以低脂低糖为主。严格禁烟和适当活动，调节紧张情绪，促进脂肪的正常代谢。常用药物有降血脂、抗凝药物及血管扩张剂，如非诺贝特、阿司匹林、妥拉唑啉、烟酸和前列腺素等。

2. 手术治疗

（1）动脉腔内成形术：单独或多处短段狭窄者，可经皮穿刺向狭窄的动脉段插入带气囊的导管，然后使气囊在适当的压力下膨胀，扩大病变的管腔、恢复血流；结合血管内支架的应用，可以提高远期通畅率。

（2）内膜剥脱术：又称动脉血栓内膜剥除术。适用于短段闭塞患者。由于术后早期易并发血栓形成，后期可再度发生狭窄，所以近 10 年来已极少采用。

（3）旁路转流术：采用自体大隐静脉或人造血管，于闭塞段的近、远侧之间作搭桥转流。施行旁路转流术时，应具备通畅的动脉流入道和流出道，吻合口应有适当口径，尽可能远离动脉粥样硬化病灶。

案例 47-3

患者行人工血管旁路转流术后，予以戒烟、继续控制血压、降血脂、阿司匹林抑制血小板等治疗，效果良好。

案例 47-3

临床诊断：右髂外-股动脉硬化闭塞症

诊断要点：

1. 男，56 岁，有吸烟史 20 年，高血压史 10 年。

2. 右下肢麻木、疼痛、跛行 1 个月。

3. 右大腿中段以远稍苍白、皮温低。小腿中下段大片色素沉着、脱屑、干燥，皮肤薄，毛细血管充盈反应明显减慢。小腿浅感觉迟钝，肌力减低，周径较左侧少 2.5cm。右股动脉、腘动脉、足背动脉搏动微弱。

4. 彩色超声多普勒检查提示右髂外-股动脉硬化闭塞症。

治疗原则：

1. 行人工血管右髂外-股动脉旁路术。

2. 严格戒烟、控制血压、降血脂、抑制血小板聚集。

三、动脉栓塞

案例 47-4

患者，男性，68 岁。因右小腿剧痛、冰冷、感觉消失 1 小时入院。

患者 1 小时前无明显诱因下出现右小腿剧烈疼痛，疼痛呈持续性；伴皮肤冰冷、感觉消失、活动障碍。既往有高血压 18 年，高血压性心脏病 5 年，未正规用药治疗。

体格检查：BP 170/86mmHg，HR 88 次/分，律齐。双下肢对称，无明显萎缩；右膝以远皮肤苍白，冰冷，浅感觉消失，活动障碍。右股动脉搏动有力，腘动脉搏动微弱，胫后动脉、足背动脉搏动消失。

辅助检查：彩色超声多普勒检查示右股动脉远段管腔内团状低回声，血流突然中断。

问题：

1. 首先考虑做何诊断？
2. 明确诊断之前，做何检查？
3. 诊断依据及处理建议。

动脉栓塞（arterial embolism）是指血块或进入血管内的异物成为栓子，随着血流冲入并停顿在口径与栓子大小相似的动脉腔内，造成血流阻塞，引起急性缺血的临床表现。90% 以上的血栓栓子来自心脏，随血流向远侧流动，并嵌塞于腹主动脉末端和下肢动脉内。特点是起病急骤，症状明显，进展迅速，预后严重，需积极处理。

【病因和病理】

动脉栓塞主要由血栓所造成，此外，空气、脂肪、癌栓以及导管折断等异物也能成为栓子。栓子的主要来源如下：

1. 心源性　如风湿性心脏病、冠状动脉硬化性心脏病及细菌性心内膜炎时，心室壁的血栓脱落；人工心脏瓣膜上的血栓脱落等。

2. 血管源性　如动脉瘤或人工血管腔内的血栓脱落；动脉粥样斑块脱落。

3. 医源性　动脉穿刺插管导管折断成异物，或内膜撕裂继发血栓形成并脱落等。其中以心源性为最常见。

栓子随血流沿升主动脉通过无名动脉、右颈总动脉，流入脑部动脉（约占 20%）、内脏动脉（肠系膜上动脉和肾动脉等，约占 6%～7%）和上肢动脉（肱动脉约占 2%）；较大或大的血栓栓子常阻塞于腹主动脉末端和下肢动脉（约占 70% 以上），一般停留在动脉分叉处。因为在分叉处动脉管腔突然变狭窄，阻力增大；同时也与动脉分支的角度和血流的方向有关。在周围动脉栓塞中，下肢较上肢多见，依次为股动脉、髂总动脉、腘动脉和腹主动脉分叉部位；在上肢，依次为肱动脉、腋动脉和锁骨下动脉。

主要病理变化有：早期动脉痉挛，包括受栓塞的动脉本身和邻近侧支，痉挛的程度因人而异；以后受累的动脉和其远段动脉严重缺血、缺氧，发生内皮细胞变性，动脉壁退行性变，栓子摘除术最好在栓塞发生后 6～8 小时内施行；动脉腔内继发血栓形成，发病后应立即采用抗凝、祛聚疗法，以预防新血栓的形成；严重缺血后 6 小时，组织可以发生坏死，肌肉及神经功能丧失；12 小时以后，就有不同程度的坏疽。栓塞发生后，或多或少地加重心脏的负担。如果心脏不能代偿这种血流动力学的变化，就会出现血压下降、休克和左心衰竭，甚至造成死亡。栓塞发生后，受累肢体会发生大面积组织坏死，造成代谢方面的障碍。一般栓塞后10～12 小时，就会出现一定程度的氮质血症、高钾血症、肌蛋白尿和代谢性酸中毒，最终导致肾功能衰竭。

案例 47-4

患者有高血压性心脏病史，容易产生心源性血栓。

【临床表现】

动脉栓塞的症状轻重，决定于栓塞的位置、程度、新的血栓形成多少、侧支循环是否发挥作用，以及对全身影响等因素。急性动脉栓塞的临床表现，可以概括为 5“P”，即疼痛（pain）、感觉异常（paresthesia）、麻痹（paralysis）、无脉（pulselessness）和苍白（pallor）。

案例 47-4

患者发病急骤，右小腿剧痛、浅感觉消失、冰冷、苍白、胫后足背动脉搏动消失，是急性股动脉栓塞的典型表现。

1. 疼痛 往往是最早出现的症状。由栓塞部位动脉痉挛和近端动脉内压突然升高引起疼痛，一般都很严重，属于急袭性锐痛，少数患者比较轻微，个别患者也可能没有疼痛症状，而代以麻木感觉。疼痛开始发作时，都位于阻塞平面处，以后逐渐，延及远侧，甚至包括整个患肢。疼痛性质，开始时多属间歇性跛行，不久即演变为静息痛，轻微的体位改变或被动活动均可致剧烈疼痛，故患肢常处于轻度屈曲的强迫体位。体检时，在疼痛部位，伴有触痛。

2. 皮色和温度改变 肢体的血液循环受到严重障碍后，皮层乳头下静脉丛血液首先排空，皮肤呈苍白色。如果在排空的过程中，皮下静脉丛的某些部分尚积聚少量血液，则在苍白色的皮肤面上，有散在的小岛状紫斑。一般来说，受累肢体由于动脉血的输出量极少，致使浅静脉瘪陷，时间长久后，周径常较健侧为小。栓塞远侧肢体因供血不足，皮温降低并有冰冷感觉。用手指自趾（指）端向近侧顺序检查，常可扪到骤然改变的变温带，其平面一般要比栓塞平面约低一手宽的距离，对栓塞部位的定位有一定临床意义。

3. 动脉搏动减弱或消失 动脉主干栓塞加上血管痉挛和新的血栓形成，则使栓塞平面以下的动脉搏动减弱，以致消失；而其近端的动脉搏动反而加强。在探查动脉搏动时，必须先从趾（指）端进行，否则，如果在邻近于栓塞远段扪按，由于血液冲动血栓对远侧动脉发生的传导作用，可以产生搏动依然存在的假象。

4. 感觉和运动障碍 由于周围神经缺血，引起栓塞平面远侧肢体皮肤感觉异常、麻木甚至丧失。在感觉丧失的近侧部分，可有感觉受损征象；再向上，有时还有一段感觉过敏的区域。然后可以出现深感觉丧失、运动功能障碍以及不同程度的足或腕下垂。

5. 全身影响 心脏功能不能代偿动脉栓塞后血流动力学的变化，则可出现血压下降、休克和左心衰竭，甚至造成死亡。栓塞发生后，受累肢体可发生组织缺血坏死，引起严重的代谢障碍，表现为高钾血症、肌红蛋白尿和代谢性酸中毒，最终导致肾功能衰竭。

【检查和诊断】

1. 诊断 凡有心脏病史伴有心房纤维颤动或前述发病原因者，突然出现 5“P”特殊征象，即可作出临床诊断，而且可以估计栓塞的部位。

笔记栏

案例 47-4

患者有高血压性心脏病史，发病急骤，有疼痛、浅感觉消失、冰冷、胫后足背动脉搏动消失，可临床诊断为急性动脉栓塞。估计栓塞在股动脉下段。

应用一些特殊检查，能进一步确定诊断，并提供更为详细的客观依据；还能进一步追查引起动脉柱塞的病因。

（1）皮肤测温试验：能精确指示皮肤温度正常与降低交界处转移带的部位、温度降低的幅度，明确变温带的平面；以及在解张试验下，可了解动脉痉挛解除的效应。

（2）超声多普勒检查：能探测动脉血管、血流，精确地了解栓塞平面。

案例 47-4

超声检查显示右股动脉远端管腔内团状低回声，血流突然中断。精确地诊断栓塞及栓塞部位。

（3）动脉造影：单纯由于血栓栓子堵塞动脉，而动脉本身无病变者，显示动脉主干完全正常，管腔粗细均匀，管壁光滑整齐而柔软，侧支形态和行程正常，管腔径路在栓塞近端看到骤然中断；终止处不呈横截中断状，而在血栓周围稍有充盈，形似圆顶状。造影术能了解栓塞部位，远侧动脉是否通畅，侧支循环状况，有否继发性血栓形成等情况；但具有创伤性，对面临濒危病人，只会增加危险性，故不宜采用。

（4）心电图、心脏 X 线检查、心脏彩超、生化和酶学检查等，以协助处理时对病因的控制。

2. 鉴别诊断

（1）急性动脉血栓形成：①有长时期患肢循环功能不全的症状，如麻木感、畏寒、间歇性跛行、脱毛、趾（指）甲畸形、皮肤干燥而过于光滑、汗毛减少、诸趾（指）跖（掌）面脂肪退化、肌肉消瘦、肢体表面干性溃疡、静脉充盈时间延长和缺乏反射性血管扩张等。②起病不如动脉栓塞那样急骤，往往有一段时间的明显血管功能不全前驱期。③血栓形成造成的皮肤苍白、寒冷、搏动消失等症状的分界平面比较模糊，不如动脉栓塞那样清晰。④血胆固醇测定往往升高。⑤普通 X 线摄片，见到动脉壁上有钙化斑或骨质疏松。⑥动脉造影见受累动脉管壁粗糙、不光整或扭曲、狭窄和节段性阻塞，周围并有较多侧支循环，呈扭曲或螺旋形。

（2）急性深静脉血栓形成：患肢水肿和紫绀，温度如常或升高，搏动存在，浅静脉扩张，疼痛在小腿部，沿大腿内侧的股静脉附近，并延及腹股沟部，有压痛。

【治疗】

1. 非手术治疗　是手术治疗的有效辅助方法。由于动脉栓塞的患者常伴有严重的心血管疾患，因此，即使要施行急诊取栓术的患者，亦应重视手术前后非手术治疗处理，以利改善全身情况，减少手术危险性。动脉栓塞的单独非手术疗法适用于：①小动脉栓塞，如下肢胫腓干远端动脉栓塞、上肢肱动脉远端的动脉栓塞，侧支循环已良好地建立，能维持远段患肢的血液供应。②全身情况严重，不能耐受手术者。③肢体已出现明显的坏死征象，手术已不能挽救肢体，待分界明确后，施行截肢术。

非手术疗法的主要内容是防止栓塞繁衍、解除动脉痉挛和促进侧支循环建立。

（1）一般处理：严格观察生命指标和患肢的病情变化，并作详细记录。要求患者绝对卧床休息，患肢体位应比心脏平面稍低。患肢注意保暖，禁忌热敷（组织代谢增强，加重缺血），禁忌冷敷（血管收缩，加重缺血），同时注意心脏病的治疗。

（2）防止栓塞繁衍

1）抗凝疗法：防止栓塞动脉内继发血栓形成，心脏内血栓发展，以及静脉血栓形成。动脉栓塞一旦发生后，应立刻采用抗凝疗法。急性期间，肝素类是唯一有效和可靠的药物；肝素可经静脉内注射、栓塞动脉近端穿刺注射以及经动脉内导管利用输液泵持续给药，或皮下注射低分子肝素；检测凝血酶原时间，一般控制在20秒内；控制高血压，以免引起脑出血等严重并发症。双香豆素及其他凝血酶原抑制剂，由于发生作用较慢，不适宜紧急使用，一般在慢性期维持3~6个月。

2）祛聚疗法：抑制血小板黏附、聚集，常用肠溶阿司匹林、双嘧达莫、低分子右旋糖酐40、前列腺素、复方丹参等。

（3）解除动脉痉挛和建立侧支循环。

1）解痉：首先使用鸦片类镇静止痛药，解除疼痛，促进患者睡眠，辅助动脉舒张。

2）血管扩张剂：血管扩张药物具有一定疗效，如罂粟碱30~60mg、普里斯科耳或妥拉唑啉25~75mg，可在栓塞的近段注入动脉内。动脉注射法如有效果，患肢循环在数分钟内立即改善，此方法可重复使用；如无疗效，则停止使用。

3）交感神经阻滞：交感神经阻滞是解除动脉痉挛的有效措施。如为上肢动脉栓塞，可作星状神经节或臂丛阻滞。下肢可采用脊椎旁安置硬脊膜外导管的办法，作连续腰交感神经阻滞。

2. 手术治疗　手术方法主要是取栓术。凡是动脉栓塞的患者，除非肢体已发生坏疽，或有良好的侧支建立可以维持肢体的存活，如果病人全身情况允许，应及时做手术取栓。取栓最理想的时间为起病6~8小时以内；超过72小时者，由于患肢长时间缺血和血栓机化，疗效多不满意。取栓术有两种主要方法：

（1）切开动脉直接取栓。

（2）利用Fogarty球囊导管取栓：导管取栓不仅简化操作，缩短手术时间，而且创伤小，安全度高，有较好的疗效。只要备有球囊导管都应采用该法取栓。

一般血液循环在术后则开始好转，但由于动脉痉挛的存在，恢复往往是比较缓慢的。通常栓塞远段患肢的皮色和温度恢复最早，表现为肢端的皮色逐步恢复正常，温度升高、麻木和疼痛明显减轻或消失，静脉的充盈亦有改善，患肢略有肿胀。远段动脉搏动一般在术日即可触及，但往往很弱，如拍水状；经过1~2天后，才能恢复正常强度。

术后除了严密观察肢体的血供情况外，仍应继续治疗相关的内科疾病。继续维护心脏功能，努力恢复正常心脏节律，以防止再发生急性栓塞，并减少手术死亡率。继续抗凝疗法的使用，应重视肌病肾病性代谢综合征的防治：高血钾、酸中毒、肌红蛋白尿以及少尿、无尿，必须及时处理，否则将出现不可逆性肾功能损害。术后患肢出现肿胀，肌组织僵硬、疼痛，应及时作肌筋膜间隔切开术。

动脉栓塞后，由于各种不同原因，如栓塞位置、发病时间过久、动脉本身有病变、不适当的应用冷敷或热敷、不能采取恰当的治疗措施，均足以酿成患肢的坏疽。坏疽肢体的感染和毒性物的吸收，将会给病人带来更严重的影响。因此，对于患肢已发生坏疽的病人，一旦分界线明确后，必须施行截肢术治疗。

案例 47-4

患者临床诊断后即予低分子肝素抗凝，术前准备后急诊行Fogarty球囊导管取栓术。术后继续抗凝、祛聚治疗。

案例 47-4

临床诊断：右股动脉远段急性栓塞

诊断要点：

1. 男性，65岁，有高血压性心脏病史。

2. 右小腿剧痛、冰冷、感觉消失1小时。

3. 右膝以远皮肤苍白，右胫后动脉、足背动脉搏动消失。

4. 彩色超声多普勒检查提示右股动脉远端栓塞。

治疗原则：

1. 行Fogarty球囊导管取栓术。

2. 抗凝、祛聚治疗。

四、多发性大动脉炎

案例 47-5

患者，女，28 岁。因双下肢间歇性跛行伴下半身冰冷 2 年入院。

患者 2 年前无明显诱因出现双下肢阵发性疼痛，以活动后明显，间歇性跛行，下半身冰冷。症状逐渐加重，间或伴有低热、全身乏力，自服“退热片”后体温正常，但其他症状无明显改善。

体格检查：脐平面以远皮温明显降低、苍白。双下肢稍萎缩，浅感觉减退，肌力Ⅳ级。双股动脉搏动消失，双腘动脉搏动微弱，足趾毛细血管充盈反应明显减慢。

辅助检查：血沉 25mm/h。彩色多普勒超声检查示腹主、双侧髂总动脉管壁弥漫性不规则增厚，回声增强，管腔狭窄，部分闭塞，无血流通过，近侧血流速度增快。动脉造影示腹主动脉下段、双侧髂总动脉不显影，周围侧支丰富。

问题：

1. 首先考虑做何诊断？
2. 明确诊断之前，做何检查？
3. 诊断依据及处理建议。

多发性大动脉炎（Takayasu's arteritis）又称 Takayasu 病、无脉症。是主动脉及其分支的慢性、多发性、非特异性炎症，引起局部动脉内膜纤维化，中层变性、碎裂，外膜纤维化，造成罹患动脉狭窄或闭塞，引起病变动脉供血组织的缺血性病症。本病以亚洲青年女性多见。

【病因和病理】

本病的确切病因尚未明确，可能与下列因素有关。

1. 自身免疫反应 可能由链球菌或结核杆菌、立克次体等感染诱发大动脉壁内的抗原，产生抗大动脉抗原的自体抗体，形成免疫复合物沉积于大动脉壁，并发生非特异性炎症。发病初期常有低热，四肢关节及肌肉疼痛，伴有血沉、黏蛋白、γ 球蛋白以及 IgG、IgM 测定值增高，血清中抗主动脉抗体和类风湿因子阳性。

2. 雌激素的水平过高 本病多见于青年女性，长期应用雌激素后，动脉壁的损害与大动脉炎相似。

3. 遗传因素 已有报告证实：近亲（母女、姐妹）先后发病，提示本病与某些显性遗传因子相关。

笔记栏

主要的病理改变是动脉壁全层炎性反应，以纤维化为主，外膜和中层由纤维组织替换，管壁呈广泛不规则性增厚和硬化，呈节段性分布。早期的病理改变为动脉外膜和动脉周围炎；浆细胞及淋巴细胞浸润，肌层及弹性纤维破坏，伴有纤维组织增生，内膜水肿、增生、肉芽肿形成。最后导致动脉壁纤维化，管腔不规则狭窄及继发血栓形成，甚至完全闭塞。主要病理生理为动脉远侧区缺血而近侧区高血压。大动脉部分阻塞或完全闭塞，即阻碍其远侧部位血流的供应而产生缺血。根据动脉阻塞的部位和程度而有不同的影响。

【临床表现】

以青少年多见，70% 在 30 岁以内。女性的发病率比男性高，约为（2～4）：1。疾病的早期或活动期，常有低热、乏力、肌肉或关节疼痛、病变血管疼痛以及结节红斑等症状，伴有免疫检测指标异常。当病程进入稳定期，病变动脉形成狭窄或阻塞时，即出现特殊的临床表现。

案例 47-5

患者青年女性，有低热、乏力，血沉升高及典型的双下肢缺血表现，临床上高度怀疑是多发性大动脉炎（腹主动脉型）。

根据动脉病变的部位不同，可分为下列 4 种类型。

1. 头臂型 病变在主动脉弓。病变可累及左锁骨下动脉、左颈总动脉或/和无名动脉的起始部，有时尚可蔓延至颈内动脉。其中以锁骨下动脉受累较多，尤其是左锁骨下动脉。主要临床表现为：①脑部缺血：一过性黑朦、头昏，严重时可出现失语、抽搐，甚至偏瘫。②眼部缺血：视力模糊、偏盲。③基底动脉缺血：眩晕、耳鸣、吞咽困难、共济失调，或昏睡、意识障碍等。④上肢缺血：患肢无力、麻木，在运动后更加明显；肱动脉和桡动脉搏动微弱或不能扪及，患侧上肢血压下降以至不能测出，故有“无脉症”之称。在锁骨上下区以及颈侧部可闻及粗糙的Ⅲ～Ⅳ级收缩期杂音。在锁骨下动脉闭塞而椎动脉通畅的情况下，当上肢活动时，可因椎动脉血流逆向供应上肢而出现脑缺血症状，即“锁骨下动脉窃血综合征”。

2. 胸、腹主动脉型 病变在左锁骨下动脉远端的降主动脉及腹主动脉，呈长段或局限性狭窄或闭塞，以躯干上半身和下半身动脉血压分离为主要特点。在上半身出现高血压，因而有头晕、头胀、头痛和心悸等症状；下半身则因缺血而呈低血压、下肢发凉，行走运动后可有酸麻无力感，甚至出现间歇性跛行。严重病例尚可有心悸、气急等心功能减退的表现。累及内脏动脉时，出现相应脏器的缺血症状。当肾动脉受累时，以持续性高血压为主要临床症状，引起头痛、眩晕、失眠、记忆力减退、注意力不集中和腰背部疼痛等症状。

3. 肺动脉型　肺缺血可由支气管动脉侧支循环代偿。部分患者可同时累及单侧或双侧肺动脉。一般仅在体检时发现肺动脉区收缩期杂音，重者可有活动后气急，阵发性干咳及咳血。

4. 混合型　兼有上述各型的动脉病变，并出现相应的临床症状。大多有明显的高血压和所属动脉的缺血症状。

【检查和诊断】

在年轻患者尤其是女性，曾有低热、乏力、关节酸痛病史，出现下列临床表现之一者，即可做出临床诊断：①一侧或双侧上肢无力，肱动脉和桡动脉搏动减弱或消失，上肢血压明显降低或不能测出，而下肢血压和动脉搏动正常。②一侧或双侧颈动脉搏动减弱或消失，伴有一过性脑缺血症状，颈动脉部位闻及血管杂音。③持续性高血压，在上腹部或背部闻及血管杂音。④不明原因低热，伴血管杂音，四肢动脉搏动异常改变。

下列检查有助于判断病情或诊断：①在多发性大动脉炎的活动期，往往有红细胞计数减少，白细胞计数增高，血沉增速，C 反应蛋白、抗链球菌溶血酶“O”反应阳性，血清抗主动脉抗体阳性，α_1、α_2及γ球蛋白增加，白蛋白降低。②超声多普勒显像仪，可以检查动脉狭窄的部位和程度，以及流量和流速，血管壁呈弥漫性或节段性增厚。③动脉造影检查，数字减影血管造影（DSA）是本病诊断的金标准，能确定动脉病变的部位、范围、程度和类型，显示侧支建立情况，为手术提供依据、判断手术疗效及了解病程进展情况。④CT、高速螺旋CT 及电子束 CT 对提高本病的诊断精确度提供了良好的手段，可显示活动期病变动脉壁的增厚，主动脉壁增厚可呈“双环征”。⑤磁共振成像（MRI 及 MRA），可显示本病早期病变动脉壁增厚，对动脉狭窄、闭塞有重要的临床意义。⑥动脉病变涉及相关脏器时，应作有关的特殊检查，例如：心电图及心脏彩色超声检查；脑血流图或颅脑 CT 扫描；同位素肾图及肾素活性测定；眼底血管检查；放射性核素肺扫描等。

> **案例 47-5**
>
> 彩超检查示腹主、双侧髂总动脉管壁弥漫性不规则增厚，回声增强，管腔狭窄，部分闭塞，无血流通过，近侧血流速度增快。符合典型大动脉炎的表现。
>
> 动脉造影示腹主动脉下段、双侧髂总动脉不显影，周围侧支丰富。

【治疗】

疾病的早期或活动期，服用肾上腺皮质激素类药物（如泼尼松、地塞米松）及免疫抑制剂（如甲氨蝶呤、环磷酰胺），可控制炎症、降低血沉、缓解症状。但在停药后，症状易复发。伴有动脉缺血症状者，可服用妥拉唑啉等扩张血管药物；或服用双嘧达莫、肠溶阿司匹林，以降低血小板黏聚、增进微循环、防止继发血栓形成和蔓延。如病变动脉已有明显狭窄或闭塞，出现典型的脑缺血、肢体血供不足以及重度高血压等症状时，应作手术治疗。手术时机应选在大动脉炎活动期已被控制，器官功能尚未丧失前施行。

> **案例 47-5**
>
> 给予泼尼松、环磷酰胺控制炎症，前列腺素 E_1 扩张血管，阿司匹林、低分子右旋糖酐、丹参改善微循环，但双下肢缺血无明显改善。待血沉正常后行人工血管旁路术，重建双下肢血供。术后双下肢红润、温暖，无疼痛及跛行。

多发性大动脉炎患者多为青年，肢体及内脏血管阻塞后可建立较丰富的侧支循环，一般不会发生肢体及内脏器官的缺血坏死。手术治疗的主要目的是改善脑部供血不足及肢体缺血症状；治疗引起高血压的主动脉和肾动脉狭窄。

动脉瘤形成是本病手术适应证之一；手术治疗的对象还包括主动脉瓣关闭不全等并发症。手术治疗的主要方法为旁路转流术，重建动脉血供。一侧锁骨下动脉闭塞时可选择同侧颈总动脉-锁骨下动脉旁路转流术，或腋动脉（健侧）-腋动脉（患侧）旁路转流术。同侧颈总动脉和锁骨下动脉闭塞时，可选择锁骨下动脉（健侧）-锁骨下动脉（患侧）-颈动脉（患侧）旁路转流术。主动脉弓及其分支多发性病变，可作升主动脉-颈动脉-锁骨下动脉旁路转流术。对于主动脉短段狭窄性病变，可行病变段主动脉切除、人工血管替代术；在长段病变时，应选择主动脉旁路转流术。肾动脉狭窄病例，可行肾动脉狭窄段切除重建术，或腹主动脉-肾动脉旁路转流术；动脉病变广泛者，可行自体肾移植术。个别病例可试行介入疗法及扩张术治疗。

> **案例 47-5**
>
> 临床诊断：多发性大动脉炎（腹主动脉型）
>
> 诊断要点：
>
> 1. 女，28 岁。
>
> 2. 双下肢间歇性跛行伴下半身冰冷 2 年，间或伴有低热、全身乏力。

3. 脐平面以下皮温明显降低、苍白，双下肢稍萎缩，浅感觉减退，肌力四级。双侧股动脉搏动消失，双侧腘动脉搏动微弱，足趾毛细血管充盈反应明显减慢。

4. 血沉加快，彩色超声多普勒、动脉造影均示腹主、双侧髂动脉炎。

治疗原则：

1. 肾上腺皮质激素类药物及免疫抑制剂控制炎症、降低血沉、缓解症状。

2. 扩张血管、降低血小板黏聚、增进微循环，防止继发血栓形成。

3. 重建双下肢血供。

五、雷诺综合征

案例 47-6

患者，女，38 岁。因双手反复麻木、疼痛 3 年入院。

患者近 3 年来双手反复受冷后出现苍白、青紫、潮红、麻木、疼痛，约 20 分钟后可自行缓解。近来发展到即使没有受冷刺激也经常出现上述症状，以右侧明显。无高血压、吸烟史。近来因感情问题精神忧郁。

体格检查：双上肢皮肤红润、温暖，双侧腋、肱、桡、尺动脉搏动好。发作时双手皮肤顺次出现苍白、青紫、潮红，皮温低。双上肢血压 116/70mmHg。

辅助检查：手指复温时间约 40 分钟。双上肢动脉造影时双手灌注良好，浸泡于冰水 20 秒后灌注明显减少，指动脉几乎看不到灌注（图 47-2）。

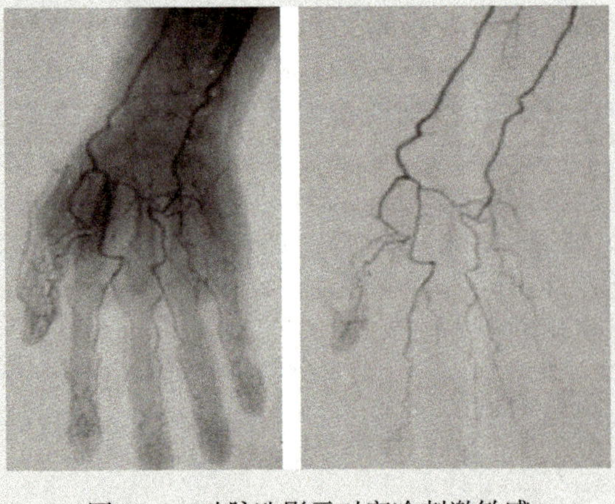

图 47-2 动脉造影示对寒冷刺激敏感

问题：

1. 首先考虑做何诊断？

2. 明确诊断之前，做何检查？

3. 诊断依据及处理建议。

雷诺综合征（Raynaud ' s syndrome）是指小动脉阵发性痉挛，受累部位程序性出现苍白及发冷、青紫及疼痛、潮红后复原的典型症状。常于寒冷刺激或情绪波动时发病。多见于青壮年女性。多发生于手指，偶尔亦可累及下肢。

【病因和病理】

传统上将雷诺症状分为雷诺病和雷诺现象两类。单纯由血管痉挛引起，无潜在疾病的称为雷诺病，病程和症状往往稳定；血管痉挛伴随其他系统疾病的称为雷诺现象，病程和症状较为严重，可以发生手指坏疽。近年来的临床观察和研究结果认为：大多数病人都伴有其他系统性疾病，均会出现免疫功能缺陷的结缔组织病变。因而目前趋向于统称为雷诺综合征。

发病的确切原因虽未完全明确，但与免疫功能异常有密切关系。血清免疫检测多有阳性发现。约 80% 的患者，迟早会出现硬皮病。还与下列因素有关：寒冷刺激、情绪波动、精神紧张、感染、疲劳等。由于多见于女性，而且病情常在月经期加重，因此可能与性腺功能有关。患者常呈交感神经功能亢奋状态，应用交感神经阻滞剂可以缓解症状。因此本征与交感神经功能紊乱有关。病人家族中可有类似发病，提示与遗传因素相关。

案例 47-6

寒冷刺激是发作的明显诱因，精神忧郁也可能是诱因之一。

病理改变与病期有关：早期因动脉痉挛造成远端组织暂时性缺血导致皮色苍白；几分钟后，由于缺氧和代谢产物的积聚，使毛细血管稍为扩张，有少量血液流入毛细血管，迅速脱氧后，引起青紫；潮红乃是一种反应性充血现象，是由于大量血液进入扩张的毛细血管的结果。当有正常量的血流通过小动脉、灌流入正常的毛细血管时，发作即停止，皮色恢复正常。后期出现动脉内膜增厚，弹性纤维断裂以及管腔狭窄和血流量减少。如有继发血栓形成致管腔闭塞时，出现营养障碍性改变，指（趾）端溃疡甚至坏死。

【临床表现】

多见于青壮年女性，好发于手指，常为双侧性，偶可累及趾、面颊及外耳。典型的临床表现是顺序出现苍白、青紫、潮红后皮色恢复正常。在疾病的早期，多在寒冷季节发病，一次发作的延续时间为15～30分钟。随着病情进展，不仅发作频繁，症状持续时间延长，即使在气温较高的季节遇冷刺激也可发病。发作时，往往伴有极不舒适的麻木，但很少剧痛。发作间歇期，除手指皮温稍低外，无其他症状。桡动脉（或足背动脉）搏动正常。指尖溃疡很少见到。如果为长期单侧、单指发病，多由于局部动脉器质性阻塞所引起。

案例 47-6

该患者为女性，38岁，有顺序出现苍白、青紫、潮红的典型表现。

【检查和诊断】

诊断的依据主要依靠病史、受寒可以激发典型发作、可能找到免疫功能异常或结缔组织病的迹象，以及排除任何可能酿成动脉供血障碍的病变。特殊检查有下列两种：①手指温度恢复时间：手浸泡于冰水20秒后测定手指皮温，显示复温时间延长（正常约15分钟左右）。②上肢动脉造影：在患手浸入冰水20秒钟前、后，各作造影摄片1次，以资对照。

案例 47-6

患者，女性，38岁，有受冷后顺序出现苍白、青紫、潮红的典型表现，手指复温时间延长及造影所见，可确诊为雷诺综合征。

【治疗】

疾病初期，症状轻而发作不频繁者，采用保暖措施，往往就能达到治疗要求；吸烟者应戒烟。药物治疗方面，首选能够削弱交感神经肌肉接触传导类药物，如胍乙啶，可与酚苄明（氧苯苄胺）合用，也可用妥拉唑啉或利血平。利血平尚可作肱动脉直接注射（0.5mg溶于2～5 ml等渗盐水中）。尚可应用前列腺素 E_1（PGE_1），具有扩张血管并抑制血小板聚集的作用。甲基多巴，多可预防症状发作。有自身免疫性疾病或其他系统性疾病，应同时进行治疗。

案例 47-6

该患者采取双上肢保暖、心理治疗舒缓精神问题，再使用前列腺素 E_1、妥拉唑啉、甲基多巴治疗后，症状明显好转。

大多数病人经药物治疗后症状缓解或停止发展。长期内科治疗无效的病人，可以考虑手术治疗。区域性交感神经切除如上胸交感神经切除，由于不一定能中断指动脉的交感神经支配，疗效不佳，现已较少采用。交感神经末梢切除术，即将指动脉周围的交感神经纤维连同外膜一并去除，近期效果较好。

案例 47-6

临床诊断：雷诺综合征

诊断要点：

1. 女性，38岁。近来精神忧郁。

2. 受冷后双手顺序出现苍白、青紫、潮红。

3. 手指复温时间延长，造影示手部血管痉挛。

治疗原则：

1. 保暖。

2. 治疗心理问题。

3. 扩张血管。

第三节　静脉疾病

静脉疾病比动脉疾更为常见，患病率为动脉疾病的10倍。静脉曲张可发生于任何静脉系统，如食管下段、直肠肛门区或精索，但最好发于下肢。按血流动力学变化，主要分为两类：下肢静脉逆流性疾病，如下肢慢性静脉功能不全，包括原发性下肢浅静脉曲张和原发性下肢深静脉瓣膜功能不全等；下肢静脉回流障碍性疾病，如下肢深静脉血栓形成等。静脉的解剖与血流动力学具有不同于动脉的特性，在静脉疾病的发病机制中起着重要影响。

一、解剖结构与血流动力学

【下肢静脉解剖】

下肢静脉由浅静脉、深静脉、交通静脉和肌肉静脉组成：

1. 浅静脉　包括大、小隐静脉两条。大隐静脉是人体最长的静脉，起自足背静脉网的内侧，经内踝前方沿小腿和大腿内侧上行，在腹股沟韧带下穿过卵圆窝注入股总静脉。大隐静脉在膝平面下，分别由前外侧和后内侧分支与小隐静脉交通；在卵圆窝附近主要有五个分支：阴部外静脉、腹壁浅静脉、旋髂浅静脉、股外侧静脉和股内侧静脉。小隐静脉起自足背静脉网的外侧，自外踝后方上行，逐渐转至小腿背侧中线并穿入深筋膜，多数经腓肠肌两头间上行注入腘静脉，少数上行注入大隐静脉（图47-3）。

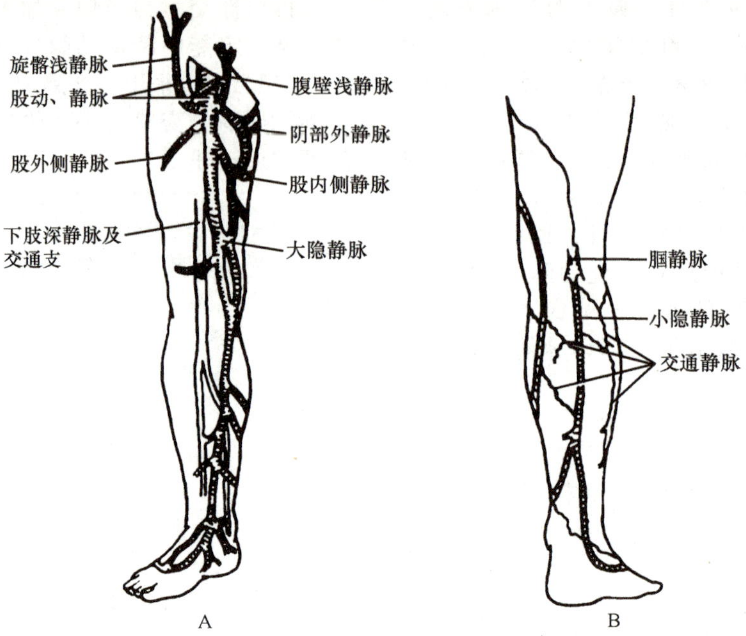

图 47-3 下肢浅静脉

A. 大隐静脉及其分支;B. 小隐静脉及其分支

2. 深静脉 小腿深静脉由胫前,胫后和腓静脉组成。胫后静脉与腓静脉汇合成胫腓干后在腘肌下缘与胫前静脉组成腘静脉,经腘窝进入内收肌管裂孔上行为股浅静脉。在股骨小粗隆平面,股深静脉与股浅静脉汇合为股总静脉,于腹股沟韧带下缘移行为髂外静脉(图 47-4)。

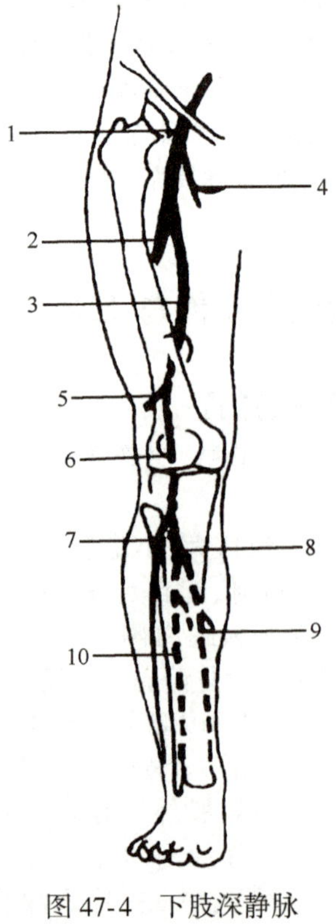

图 47-4 下肢深静脉

1. 股静脉;2. 股深静脉;3. 股浅静脉;4. 大隐静脉;5. 小隐静脉;6. 腘静脉;7. 胫前静脉;8. 胫腓干静脉;9. 胫后静脉;10. 腓静脉

3. 小腿肌肉静脉 分为腓肠肌静脉和比目鱼肌静脉,直接汇入深静脉。

4. 交通静脉 穿过深筋膜连接深、浅静脉,有十余支交通静脉。小腿内侧的交通静脉,多数位于距足底(13±1)cm,(18±1)cm 和(24±1)cm 处;小腿外侧的交通静脉大多位于小腿中段。大腿内侧的交通静脉大多位于中、下 1/3。

【静脉壁结构】

静脉壁由内膜、中膜和外膜组成。内膜由内皮细胞与内膜下层组成;中膜含有平滑肌细胞及结缔组织网,与静脉壁的强弱及收缩功能相关;外膜主要为结缔组织,内含供应静脉壁的血管、淋巴管与交感神经的终端。与动脉相比,静脉壁薄,肌细胞及弹性纤维较少,但富含胶原纤维,对维持静脉壁的强度起着重要作用。静脉壁结构异常主要是胶原纤维减少、断裂、扭曲,使静脉壁失去应有强度而扩张。

【静脉瓣膜】

瓣膜由两层内皮细胞折叠而成,内有弹力纤维,具有良好的韧性和弹性。正常瓣膜为双叶瓣,每一瓣膜包括瓣叶、游离缘、附着缘和交会点。瓣叶、附着缘与静脉壁三者构成的间隙称瓣膜袋。瓣膜附着部位的静脉壁称瓣窦,较非瓣膜附着部位明显膨出,使静脉外形如竹节状。两个瓣叶相对称,各占管腔周长的一半。两个瓣叶交会点之间相距约 1mm,称瓣叶汇合处(图 47-5)。越是周围静脉,瓣膜数量越多、排列越密集。静脉瓣膜和静脉壁离心愈远,强度也愈差;静脉压力都是离心愈远而愈高。静脉瓣膜具有向心单向开放功能,

笔记栏

关闭时可忍受200mmHg以上的逆向压力，足以阻止逆向血流。当血液向心回流时，两瓣叶贴附于管壁的内膜，使管腔处于通畅状态。当近侧压力逆向作用增强时，血液倒流使瓣窦充满血液，两个瓣叶的游离缘向管腔正中互相合拢，形成水式密闭状态，阻止血液倒流。瓣膜结构异常可有：先天性，如小瓣膜、裂孔、缺如等；继发性，如血栓形成使瓣膜遭致破坏；原发性，长期逆向血流冲击，使瓣膜逐渐松弛、变薄、伸长、撕裂，最后发生增厚、萎缩，关闭不全。

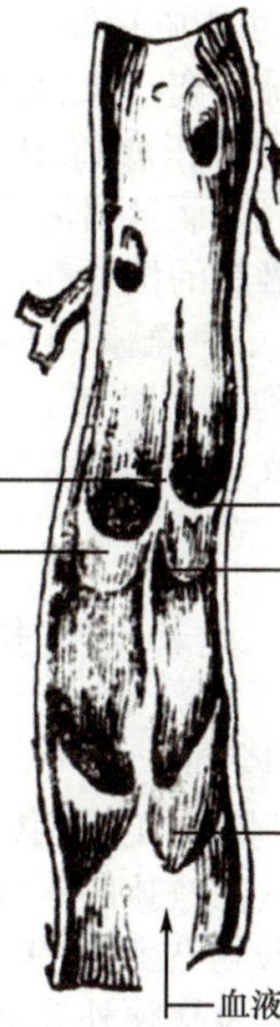

图47-5　下肢静脉瓣膜和解剖结构

【血流动力学】

静脉系统占全身血量的64%，因此又称为容量血管，起着血液向心回流的通路、储存血量、调节心脏的流出道、调节毛细血管的流体静力压及皮肤温度等重要生理功能。在下肢，浅静脉占回心血量的10%～15%，深静脉占85%～90%。下肢静脉血流能对抗重力作用向心回流，主要依赖于：①静脉瓣膜向心单向开放功能，起向心导引血流并阻止逆向血流的作用。②肌关节泵的动力功能，骨骼肌收缩时，迫使肌肉内的静脉及周围静脉的血液流向心脏；同时使腿部下垂部位的静脉压下降，静脉充血缓解，水肿减轻，血液也容易流经运动中的肌肉。这种泵在小腿高度发达，即使是站立位也足以压迫肌肉内的静脉，随着每次肌肉收缩，血液就向心推进。因此又称"周围心脏"（图47-6）。③其他因素：胸腔吸气期与心脏舒张期产生的负压作用，对周围静脉有向心吸引作用；腹腔内压升高及动脉搏动压力向邻近静脉传递，具有促使静脉回流和瓣膜关闭的作用。

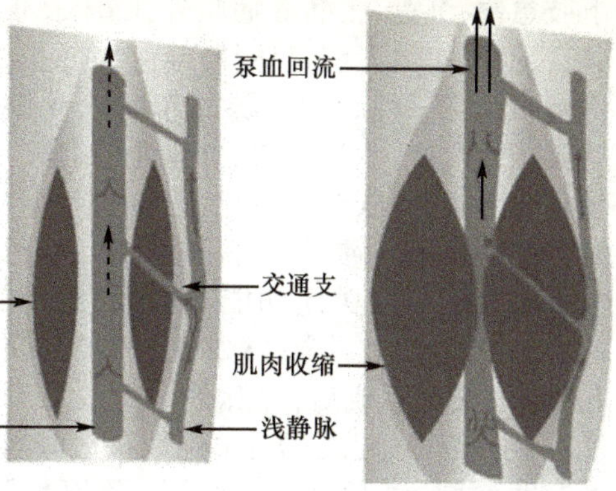

图47-6　肌泵的动力功能

下肢静脉压与活动与否密切相关。以踝部平均静脉压为例，在静息态仰卧位时仅12～18mmHg，坐位时升至56mmHg，立位时高达85mmHg。下肢活动时，小腿肌肉收缩产生的压力超过200mmHg，以压迫肌肉内的静脉，每次收缩排血量30～40ml，使肌组织血容量降低50%，足部静脉压下降60%～80%。因此长时间的静息态坐、立位，下肢远侧的静脉处于高压与淤血状态，会出现水肿和瘀斑。

【病理生理】

下肢静脉疾病的血流动力学主要变化是主干静脉及皮肤毛细血管压力增高。前者引起静脉内压力增高；浅静脉开始扩张时，外膜内感觉神经末梢受刺激，可有怠倦和重垂、酸胀不适和疼痛感觉。后者造成皮肤微循环障碍，引起毛细血管扩张和毛细血管周围炎及通透性增加；纤维蛋白原、红细胞等渗入组织间隙及毛细血管内微血栓形成；纤维蛋白原在血管外间隙聚合形成不溶解的纤维蛋白。因无充分的血液和组织的纤维蛋白溶解作用，故纤维蛋白不能除去，形成阻碍皮肤和皮下组织摄取氧气和其他营养物质的屏障。皮肤和皮下组织因氧和营养物质的缺乏，代谢率降低，导致皮肤发生营养性变化，色素沉着、纤维化、皮下脂质硬化和皮肤萎缩，最后形成静脉性溃疡。由于血清蛋白渗出及毛细血管周围纤维组织沉积，引起再吸收障碍和淋巴超负荷，导致下肢浮肿。小腿下内侧的皮肤、皮下组织的静脉血流，除了部分经隐静脉回流外，主要是经交通静脉直接向深静脉回流。这一区域的深静脉血柱重力最大；交通静脉又在肌泵下方，当肌泵收缩时所承受的反向压力最高，容易发生瓣膜关闭不全。因此静脉性溃疡常特征性地出现于该区。

二、下肢慢性静脉功能不全

下肢慢性静脉功能不全（chronic venous insufficiency，CVI）是一组由静脉逆流引起的病征，除了下肢怠倦、沉重、胀痛等症状外，临床表现有六类：有自觉症状，但无明显体征；毛细静脉扩张或网状静脉扩张；浅静脉曲张；踝部和(或)小腿浮肿；皮肤营养性改变：色素沉着、纤维化、湿疹、皮下脂质硬化或萎缩；皮肤改变及已愈合的溃疡；皮肤改变及活动期静脉性溃疡。根据病因可分为三类：先天性瓣膜结构及关闭功能异常；原发性浅静脉或深静脉瓣膜功能不全；继发性静脉瓣膜功能不全(深静脉血栓形成后，静脉外来压迫等)。根据病变涉及的范围分为三类：单纯累及浅静脉；同时涉及交通静脉；浅静脉、交通静脉及深静脉均已累及。根据血流动力学改变可以分为：静脉逆流；静脉阻塞引起回流障碍；二者兼有。因此，除了有明显下肢浮肿的患者需与淋巴水肿鉴别外，对以浅静脉曲张为主症者，均应通过体检及多种特殊检查，从临床表现、病因分类、解剖定位及病理生理改变等四个方面作出判断。本节对原发性下肢静脉曲张和原发性深静脉瓣膜功能不全详述如下。

(一) 原发性下肢静脉曲张

案例 47-7

患者，女，48岁，教师。因双下肢沉重10年，肿胀2年入院。

患者10年前起双下肢自觉沉重、酸胀不适，间有疼痛，以过久站立和晚上明显，早上及平卧后无上述症状。8年前起发现双小腿和踝部内侧浅静脉扩张，逐渐纡曲、突起。2年前开始出现双踝部肿胀，也以久站或晚上明显，早晨肿胀消退。一直没有就医治疗。近来沉重、疼痛加重。

体格检查：双小腿、踝部内侧静脉怒张，纡曲，呈串珠状突起。皮肤色素沉着呈青紫色，压之疼痛。足背静脉曲张较轻。踝部有明显凹陷性水肿。

辅助检查：彩色超声多普勒检查示双侧大隐静脉曲张，未见深静脉、交通静脉血液反流征。

问题：

1. 首先考虑做何诊断？
2. 明确诊断之前，做何检查？
3. 诊断依据及处理建议。

原发性下肢静脉曲张(primary lower extremity varicose veins)指单纯涉及隐静脉，只有隐-股静脉瓣和大隐静脉中瓣膜功能不全者，浅静脉伸长、迂曲而呈曲张状态。起病原因归咎于静脉瓣膜功能不全、静脉壁薄弱和静脉内压力持久地升高。多发生于从事持久站立工作、体力活动强度高，或久坐少动的人。

笔记栏

【病因和病理生理】

静脉壁薄弱、静脉瓣膜缺陷以及浅静脉内压力升高，是引起浅静脉曲张的主要原因。静脉壁薄弱和静脉瓣膜缺陷，是全身支持组织薄弱的一个表现，与遗传因素有关。任何增加血柱重力的后天性因素，如长期站立、重体力劳动、妊娠、慢性咳嗽、习惯性便秘等，使瓣膜承受过度的压力，使它遭到破坏，逐渐松弛，不能紧密关闭。循环血量经常超负荷，亦可造成压力升高，静脉扩张，从而形成相对性瓣膜关闭不全。当隐-股或隐-腘静脉连接处的瓣膜遭到破坏而关闭不全后，就可影响远侧和交通静脉的瓣膜。由于静脉瓣膜和静脉壁离心愈远，强度也愈差，离心愈远的静脉承受的静脉压愈高，因此曲张静脉在小腿部远比大腿部明显。而且病情的远期进展比开始阶段迅速。曲张浅静脉的位置都在大隐静脉分布的下肢内侧面和后面，小隐静脉一般不受影响；只有当大隐静脉曲张进展到相当时期后，才可能通过其与小隐静脉连通的分支影响小隐静脉。

案例 47-7

患者，中年女性，教师，需长时间站立。

【临床表现和诊断】

原发性下肢静脉曲张以大隐静脉"蚯蚓状"曲张为多见，单独的小隐静脉曲张较为少见；以左下肢多见，但双侧下肢可先后发病。在浅静脉开始扩张的阶段，可能因为静脉外膜感受器受刺激，而有酸胀不适和疼痛感觉，站立时明显，行走或平卧时消失。所以单纯性浅静脉曲张早期常常以症状为主，后期则以下肢浅静脉扩张、伸长、迂曲和相关并发症为主。如病程继续进展，当深静脉、交通静脉瓣膜破坏后，可出现踝部轻度肿胀和足靴区皮肤营养性变化，包括皮肤萎缩、脱屑、瘙痒、色素沉着、皮肤和皮下组织硬结、湿疹和溃疡形成。

案例 47-7

患者有双下肢沉重、疼痛，以久站后明显。双小腿、踝部内侧浅静脉怒张、纡曲，呈串珠状突起。符合原发性大隐静脉曲张，可做出临床诊断。行彩色超声多普勒进一步明确了深静脉及交通静脉瓣膜功能良好。

根据下肢静脉曲张的临床表现，诊断并不困难。下列传统检查有助于诊断：①大隐静脉瓣膜功能试验(Trendelenburg 试验)：(A)病人平卧，抬高下肢使静脉排空，在大腿根部扎止血带，阻断大隐静脉；(B)然后让病人站立；(C)10秒钟内释放止血带，如出现自上而下的静脉逆向充盈，提示大隐静脉瓣膜功能不全。应用同样原理，小隐静脉瓣膜功能试验：在腘窝部扎止血带，可以检测小隐静脉瓣膜的功能(图 47-7)。②深静脉通畅试验(Perthes 试验):(A)大腿上 1/3 上扎止血阻断浅静脉主干;(B)嘱病人用力踢腿或作下蹬活动连续10 余次。此时,由于小腿肌肉泵收缩迫使静脉血液向深静脉回流,使曲张静脉排空;(C)在活动后浅静脉曲张更为明显,张力增高,甚至有胀痛,则表明深静脉不通畅(图 47-8)。③交通静脉瓣膜功能试验(Pratt 试验):病人仰卧,抬高受检下肢,在大腿根部扎止血带;然后从足趾向上至腘窝缚缠第一根弹力绷带。再自止血带处向下,缠绕第二根弹力绷带。让病人站立,一边向下解开第一根弹力绷带,一边向下继续缚缠第二根弹力绷带,如果在二根绷带之间的间隙内出现曲张静脉,即意味着该处有功能不全的交通静脉。④双功多普勒超声检查法(duplex Doppler ultrasonography):B 型实时超声检查与脉冲多普勒超声检查相结合而成。B 型超声成像可显示下面的血管,使脉冲信号能准确地测出特定血管的血流。用挤压小腿肌肉等方法,可使流向心脏的静脉血流增加。挤压过后出现逆行血流,表明静脉有关闭不全。

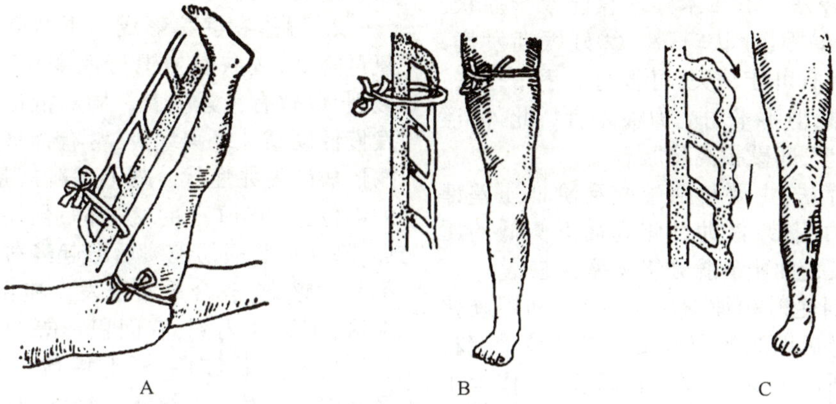

图 47-7 大隐静脉瓣膜功能试验(Trendelenburg 试验)

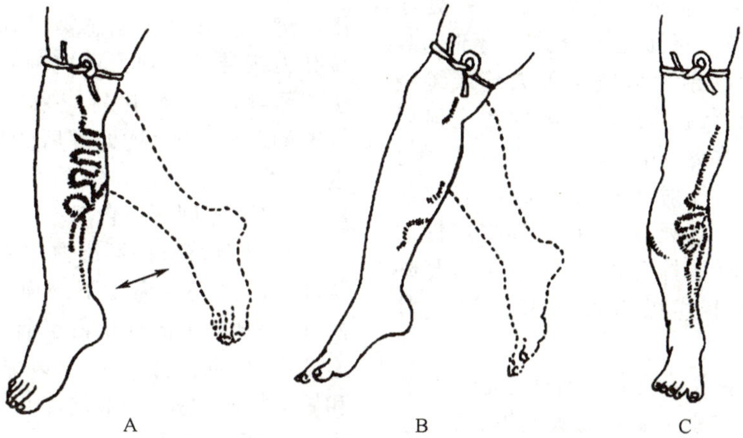

图 47-8 深静脉通畅试验(Perthes 试验)

原发性下肢静脉曲张的诊断,必须排除下列几种疾病才能确立:①原发性下肢深静脉瓣膜功能不全:下肢浅静脉曲张与原发性下肢深静脉瓣膜关闭不全常常以共发病出现,但也可以是后者的继发症状。原发性下肢深静脉瓣膜关闭不全症状相对严重,作下肢活动静脉测压试验时,站立活动后压力不能降至正常。最可靠的检查方法是下肢静脉造影,能够观察到深静脉瓣膜关闭不全的特殊征象。②下肢深静脉血栓形成后遗综合征:在深静脉血栓形成的早期,浅静脉扩张属于代偿性表现,伴有肢体明显肿胀。常在短期内即酿成踝交通静脉瓣膜功能不全,迅速出现皮肤营养性变化。在深静脉血栓形成的闭塞期,深静脉通畅试验(Perthes 试验)阳性,静脉压升高,运动后更明显;在深静脉血栓形成的再通过程中,由于瓣膜遭破坏,静脉血液逆流及静脉压升高导致浅静脉曲张,并伴有活动后肢体肿胀。如鉴别诊断仍有困难,应作双功彩色超声多普勒或下肢静脉造影检查。③动静脉瘘:后天性动静脉瘘多由创伤所引起,有受伤病史;如果是先天性原因,患肢常比健肢明显增长增粗。患肢皮肤温度升高,局部有时可扪及震颤或有血管杂音,浅静脉压力明显上升,抬高肢体时不像原发性浅静脉曲张那样容易瘪缩;静脉血的含氧量增高;穿刺静脉时为鲜红色氧合血。必要时作动脉造影以明确诊断。④静脉畸形骨肥大综合征：可发生于体内任何部位的主干静脉，但大多累及下肢。病变的性质是该段静脉回流受阻，多数被纤维束带、异常肌肉或鞘膜压迫，少数因发育不全而高度狭窄或闭塞。它的三联征为血管痣、软组织和骨皮质增生，以及浅静脉曲张。通过静脉造影可以确诊。⑤其他：先天性下肢深静脉无瓣症、下腔静脉阻塞综合征、盆腔肿瘤压迫髂静脉等，均可引起下肢浅静脉曲张。

【治疗】

1. 非手术疗法 非手术疗法仅能改善症状，适用于：①病变局限，症状轻微。②妊娠期发病，鉴于分娩后症状有可能消失，可暂行非手术疗法。③症状虽然明显，但手术耐受力极差者。此外，还应避免久站、久坐，间歇抬高患肢。

（1）压迫疗法：主要包括患肢穿阶梯压差性弹力袜或用弹力绷带，借助远侧高而近侧低的压力差，以利回流，使曲张静脉处于萎瘪状态。

（2）硬化剂注射和辅助压迫疗法：利用硬化剂注入曲张静脉后引起的炎症反应使静脉管壁相互粘连闭塞。适用于少量、局限的病变，或作为手术的辅助疗法，处理残留的曲张静脉。患者平卧位，选用细针穿刺进入静脉，穿刺点上、下各用手指压迫，使受注射静脉段处于空虚状态。一处注射硬化剂 0.5ml，维持手指压迫 1 分钟。局部用纱布卷压迫，自足踝至注射处近侧穿弹力袜或缠绕弹力绷带后，立即开始主动活动。至少在注射后的一星期内应尽量多走动。大腿部维持压迫 1 周，小腿部 6 周左右。注射疗法的并发症，有注射液外渗造成组织炎症、坏死，形成持久性疼痛性血栓，过敏反应、深静脉血栓和曲张静脉并不萎陷等。如能严格掌握上述操作过程多能避免其发生。

2. 手术疗法 手术是根本的治疗方法。凡有症状且无禁忌证者（如手术耐受力极差等）都应手术治疗。手术包括：大隐或小隐静脉高位结扎及主干与曲张静脉剥脱术。切除不尽的扩张静脉，也可采用硬化剂注射和压迫疗法。已确定交通静脉功能不全的，可选择筋膜外、筋膜下或借助内镜作交通静脉结扎术。

案例 47-7

行双侧大隐静脉高位结扎并剥脱术，术后穿阶梯压差性弹力袜。

【并发症及其处理】

原发性下肢静脉曲张的病变程度较轻，只有听任长期存在而不予处理，才可能产生血栓性静脉炎、湿疹、溃疡形成、出血等并发症。

1. 血栓性浅静脉炎 曲张静脉内血流缓慢，轻微外伤就容易激发血栓性静脉炎，表现为一个局限部位的曲张静脉内骤然出现红、肿、热、痛，范围较大反应剧烈者，可以有体温升高。处理方法，可穿弹力袜，维持日常活动，不必用抗生素，因为炎症并非感染性，休息时局部可用热敷。在治疗期间应严密观察，如果发现血栓扩展，特别是有向深静脉蔓延趋向者，应施行高位结扎术。炎症消退后，常遗有局部硬结与皮肤粘连。症状消退后，应施行静脉曲张的手术治疗。若伴有感染性静脉炎，可用抗生素治疗。

2. 湿疹和溃疡形成 下肢静脉瘀血，血液含氧量降低，皮肤发生退行性变化。由于毛细血管破裂，以致有色素沉着。局部抵抗力削弱，容易继发慢性硬结性蜂窝织炎，常有搔痒和湿疹，这是溃疡形成的先兆症状。踝上足靴区是承受压力较高的部位，又有恒定的交通静脉，一旦瓣膜功能破坏，易在皮肤损伤破溃后引起经久不愈的溃疡，大都并发感染，愈合后常复发。典型的表现是在踝上区，多数在内侧，有面积不等的色素沉着区，皮肤光薄而呈暗红色，汗毛稀疏，往往有湿疹和溃疡。湿疹大都伴有严重的搔痒，且局部有渗液，容易继发葡萄球菌或链球菌感染，具有疼痛、渗液等症状。处理方法：创面湿敷，用清洁换药和全身应用广谱抗生素来控制感染，抬高患肢以利回流，外缠弹力绷带或穿弹力袜控制静脉高压。较浅的溃疡一般都能愈合，接着应采取手术治疗。较大或较深的溃疡，经上述处理后溃疡缩小，周围炎症消退，创面清洁后也应作手术治疗，同时作清创植皮，可以缩短创面愈合期。

3. 曲张静脉破裂出血 大多发生于足靴区及踝部。可以表现为皮下瘀血，或皮肤破溃时外出血，因静脉压力高加上静脉管壁又无弹性，而出血速度快，很难自行停止，必须紧急处理。抬高患肢和局部加压包扎，一般均能止血，必要时可以缝扎止血，以后再作手术治疗。

案例 47-7

临床诊断：双下肢大隐静脉曲张。

诊断要点：

1. 女性，48 岁，老师。

2. 双下肢沉重、酸胀不适、疼痛。

3. 双小腿、踝部内侧浅静脉怒张、纡曲、串珠状突起。

4. 彩色超声多普勒检查。

治疗原则：

1. 手术治疗。

2. 穿阶梯压差性弹力袜。

笔记栏

（二）原发性下肢深静脉瓣膜功能不全

案例 47-8

患者，男，59 岁。因左下肢沉重 20 年、内踝皮肤破溃 2 个月入院。

患者 20 年前起自觉久站后左下肢沉重、酸胀不适，平卧后可缓解，一直未作处理。症状逐渐加重，10 年前开始发现小腿静脉扩张突起，肿胀疼痛，以久站或下午明显，早上和平卧后可减轻。2 个月前擦破内踝部皮肤后伤口渗液多，至今不愈。

体格检查：左小腿浅静脉明显扩张、迂曲、串珠状突起；小腿和踝部轻度肿胀，足靴区皮肤变薄、脱屑、色素沉着；内踝部皮肤溃疡 2cm×2cm，肉芽老化，渗出多，无明显坏死组织和脓性分泌物。足背动脉搏动有力。

辅助检查：彩色超声多普勒检查示股静脉管腔增宽，静脉窦扩张，瓣膜边缘模糊，血液逆流明显。静脉造影示左股静脉呈直筒状，管腔增宽，瓣膜边缘模糊，瓣窦鼓出不明显，其内造影剂密度稍增加，其下透亮区不明显，符合重度反流表现。

问题：

1. 首先考虑做何诊断？
2. 明确诊断之前，做何检查？
3. 诊断依据及处理建议。

原发性下肢深静脉瓣膜功能不全（primary lower extremity deep vein valve insufficiency）是指深静脉瓣膜结构依然存在，只是有不同程度的关闭不全，引起血液逆流。但无先天性或继发性原因，有别于深静脉血栓形成后瓣膜功能不全及原发性下肢静脉曲张。

【病因和病理生理】

该病的发病原因至今尚未明确，可能的发病因素有：

1. 瓣膜结构薄弱　在持久的逆向血流及血柱重力作用下，瓣膜游离缘变薄、伸长、松弛，因而不能紧密闭合，造成静脉血经瓣叶间的裂隙向远侧逆流。

2. 由于持久的超负荷回心血量　导致静脉管腔扩大，以致造成瓣膜相对短小而关闭不全，故又称“相对性下肢深静脉瓣膜关闭不全”。

3. 如果深静脉瓣膜发育异常　仅有单叶，或虽有三叶但不在同一平面，或瓣膜缺如，必然失去正常的瓣膜关闭功能。

4. 小腿肌关节泵软弱　泵血无力，引起静脉血液积聚，导致静脉高压和瓣膜关闭不全。

当仅有股浅静脉第一对瓣膜关闭不全时，引起轻度静脉血液向远侧逆流，但受阻于第二对瓣膜，尚不致产生明显症状。随着病程进展，将顺序影响远侧瓣膜关闭功能，静脉血液的逆流量随之加重。当瓣膜破坏一旦累及腘静脉甚至小腿深静脉瓣膜破坏后，小腿肌泵收缩时，血液向心回流的同时也向远侧深静脉及浅静脉逆流，从而出现明显的症状。来自近侧髂股静脉的血柱重力，还同时作用于大隐静脉和股深静脉的瓣膜。大隐静脉瓣膜比较薄弱，位置较浅而缺乏肌保护，所以当股浅静脉瓣膜破坏时，大隐静脉瓣膜多已失去功能，因而两者往往同时存在。股深静脉开口比较斜向外方，受血柱重力的影响较小，受累及可能较迟。深静脉瓣膜功能不全的临床表现，完全由倒流性静脉高压和瘀血所引起。当瓣膜功能不全仅涉及大腿和开始影响小腿时，通过各种代偿机制，向心回流仍然明显地多于瘀积，除了大腿部易怠倦和重垂不适外，症状一般并不严重。随着重力性泄漏逐渐影响远侧小腿，向心回流逐渐减少，瘀血增重，除了浅静脉曲张外，临床上产生二个明显的症状，即久站时出现胀破性疼痛和肿胀。一旦足靴区交通静脉瓣膜破坏后，皮肤将迅速发生营养性变化，脱屑、变薄、增硬、粗糙，有色素沉着和溃疡形成。

【临床表现和诊断】

根据临床表现的轻重程度不同，可分为：①轻度：久站后下肢沉重不适，浅静脉扩张或曲张，踝部轻度浮肿。②中度：浅静脉明显曲张，伴有轻度皮肤色素沉着及皮下组织纤维化，下肢沉重感明显，踝部中度肿胀。③重度：短时间活动后即出现小腿胀痛或沉重感，浮肿明显并累及小腿，浅静脉明显曲张，伴有广泛色素沉着、湿疹或溃疡（已愈合或活动期）。

案例 47-8

患者左下肢沉重、酸胀不适，小腿和踝部肿胀、浅静脉曲张，足靴区皮肤变薄、脱屑、色素沉着，内踝部溃疡。符合重度深静脉瓣膜功能不全的表现。

鉴于浅静脉曲张是多种疾病的主要症状，因此需作深静脉瓣膜功能不全检查方能明确诊断。

1. 静脉造影　静脉造影术是迄今最可靠的检查方法，能够明确诊断，并根据倒流程度，可以估计深静脉瓣膜破坏范围和程度。下肢静脉顺行造影显示下列特点：①足靴区皮肤有营养性变化者，从足背注入的造影剂，越过止血带压迫的

笔记栏

平面，即向浅静脉倒流，提示交通静脉瓣膜已受破坏。②大隐静脉均明显扩张，且近端常呈囊形，说明隐-股静脉瓣膜功能不全；原发性下肢深静脉瓣膜功能不全时，增粗的股浅静脉与扩大的大隐静脉常常同时出现，可以列为诊断依据之一。③深静脉全程通畅，造影剂分布均匀。④深静脉明显扩张，股-腘静脉的口径几乎和髂外静脉相等。⑤深静脉呈直管状，常失去瓣膜所在位置膨隆所构成竹节状形态。⑥作 Valsalva 屏气试验时，瓣膜所在位置失去向外膨隆增加的形态，也不能看到造影剂受阻于瓣膜，在远侧亦无造影剂稀释而阻射程度减低现象，可见含有造影剂的静脉血自瓣膜近心端向瓣膜远侧逆流。在下肢静脉逆行造影中，根据造影剂向远侧逆流的范围，分为如下五级：0 级，造影剂受阻于股浅静脉第 1 对瓣膜，无向远侧泄漏，提示深静脉中无倒流性病变；Ⅰ级，有造影剂逆流，不超过大腿近端；Ⅱ级，造影剂逆流不超过膝关节平面；Ⅲ级，造影剂逆流超过膝关节平面；Ⅳ级，造影剂向远侧逆流至小腿深静脉，甚至达踝部。0 级，示瓣膜关闭功能正常；Ⅰ～Ⅱ级逆流，应结合临床表现加以判断；Ⅲ～Ⅳ级，表示瓣膜关闭功能明显损害。采取 Valsalva 活动，可以进一步观察瓣膜功能。功能健全者，瓣膜因受到压力增加的影响而局部向外膨隆更加明显，造影剂受阻于瓣膜而远侧阻射程度降低。有轻度泄漏者，将增加倒流程度。重度逆流者，可见阻射的造影剂柱，如漏斗状快速地向远侧逆流，直达胫腓静脉，甚至通过交通静脉，向浅静脉逆流。

案例 47-8

显示左股静脉直筒状，管腔增宽，瓣膜边缘模糊，瓣实鼓出不明显，其内造影剂密度稍增加，其下透亮区不明显。符合重度反流表现。

2. 无损伤血管检查 如双功多普勒超声检查和光电容积描记仪检查，也能诊断静脉有无逆流。双功多普勒超声检查，可以观察瓣膜关闭活动及有无逆向血流，已成为评估静脉功能不全的新的标准方法。

案例 47-8

显示左股静脉管腔增宽，静脉窦扩张，瓣膜边缘模糊，血液逆流明显。

3. 下肢活动静脉压测定 可间接地了解瓣膜功能，常作为筛选检查。正常时，站立位活动后足背浅静脉压平均为 10～30mmHg，原发性下肢静脉曲张为 25～40mmHg。深静脉瓣膜关闭不全时，高达 55～85mmHg。

原发性深静脉瓣膜功能不全须与下列疾病相鉴别：

1. 下肢深静脉血栓形成后遗综合征 这是最易和原发性深静脉瓣膜功能不全相混淆的病变，二者的临床表现相似，但是病因各异。前者多由于管腔堵塞，引起回流障碍而酿成静脉高压和瘀血，后者却是因为瓣膜功能不全而致血液倒流，导致同样的病变。二者治疗方法不尽相同，因而应重视它们的鉴别诊断如表 47-1。

表 47-1 原发性深静脉瓣膜功能不全与下肢深静脉血栓形成后遗综合征鉴别

项目		原发性深静脉瓣膜功能不全	深静脉血栓形成后遗综合征
病史		大都长期站立或强体力劳动者	多有血栓形成病史
病理解剖		静脉管腔扩大，瓣膜松弛、脱垂而关闭不全	多数闭塞，少数后期再通，瓣膜破坏
病理生理		倒流型淤血	回流障碍型淤血为主
浅静脉曲张		局限于下肢	范围广泛，可涉及下腹壁
Perthes 试验		阴性	大都阳性
静脉造影	主干静脉	全程通畅，呈直管状，腘-股静脉的粗细与髂-股静脉相等。大隐静脉明显扩张	由完全闭塞-间断而不连续的再通-特殊的不规律扩张和迂曲。大隐静脉不一定扩张
	侧支静脉	浅静脉扩张比深部侧支明显，局限于下肢，远侧比近侧严重模糊	肌肉内深部侧支静脉扩张比浅静脉明显，范围广泛达下腹部消失
	瓣膜		

2. 单纯性大隐静脉曲张 随着对下肢静脉系统病变认识水平逐渐提高，它很可能是与原发性深静脉瓣膜功能不全属于同一范畴的病变；属于它的组成部分，只是病变尚局限于大隐静脉系统，或者潜在的深静脉瓣膜功能不全未被认识。无论如何，当病变仍然局限于大隐静脉时，瘀血位于浅层组织，症状一般并不严重，没有剧烈疼痛和明显肿胀。双功多普勒超声检查、深静脉造影可做出正确诊断。

【治疗】

凡诊断明确，瓣膜功能不全Ⅱ级以上者，结合临床表现的严重程度，应考虑施行深静脉瓣膜重建术，以控制瘀血、恢复肢体功能。由于深静

笔记栏

脉瓣膜关闭不全同时伴有浅静脉曲张，因此需要同时作大隐静脉高位结扎、曲张静脉剥脱。已有足靴区色素沉着或溃疡者，尚需作交通静脉结扎术。

案例 47-8

施行左股静脉瓣膜重建、大隐静脉高位结扎剥脱术。术后穿阶梯压力弹力袜。

案例 47-8

临床诊断：左股静脉原发性瓣膜功能不全(重度)

诊断要点：

1. 男，59岁。

2. 左下肢沉重、酸胀不适20年。

3. 左小腿和踝部肿胀、静脉曲张，内踝部溃疡。

4. 彩色超声多普勒、静脉造影均提示左股静脉瓣膜功能不全。

治疗原则：

1. 左股静脉瓣膜重建、大隐静脉高位结扎剥脱术。

2. 穿阶梯压力弹力袜。

三、深静脉血栓形成

案例 47-9

患者，女，53岁。因左下肢肿痛1天入院。

患者1天前无明显诱因出现左大腿根部疼痛，持续性并逐渐加重。随后逐步出现左下肢肿胀、胀痛，平卧休息后不能缓解。患者2周前因子宫肌瘤住院手术治疗，已治愈出院。

体格检查：左下肢肿胀、张力高，无水泡，皮温稍高；稍紫绀，以远端明显；浅静脉明显扩张，无突起。腹股沟处轻压痛。足背动脉搏动减弱，毛细血管充盈反应增快。

辅助检查：彩色超声多普勒检查示左髂外-股静脉管径增宽，管腔结构不清，腔内充满实质性低回声，无彩色血流显示。

问题：

1. 首先考虑做何诊断？

2. 明确诊断之前，做何检查？

3. 诊断依据及处理建议。

深静脉血栓形成(deep venous thrombosis，DVT)是指血液在深静脉腔内不正常凝结，阻塞静脉腔，导致静脉回流障碍，如未予及时治疗，将造成慢性深静脉功能不全，影响生活和工作能力，甚至致残。全身主干静脉均可发病，尤其多见于下肢；上肢也可发生，但临床少见。

【病因和病理】

静脉损伤、血流缓慢和血液高凝状态是造成深静脉血栓形成的三大因素。

1. 静脉损伤 内膜下层及胶原裸露，或创伤造成静脉内皮及其功能损害，均可引起多种具有生物活性物质释放，启动内源性凝血系统，同时静脉壁电荷改变，导致血小板聚集、黏附，形成血栓。

2. 血流缓慢 久病卧床，术中、术后以及肢体固定等制动状态及久坐不动等情况时，因静脉血流缓慢，在瓣窦内形成涡流，使瓣膜局部缺氧，引起白细胞黏附分子表达，白细胞黏附及迁移，促成血栓形成。

3. 血液高凝状态 妊娠、产后或术后、创伤、长期服用避孕药、肿瘤组织裂解产物等，使血小板数增多、凝血因子含量增加而抗凝血因子活性降低，导致血管内异常凝结形成血栓。

在上述三种因素中，任何一个单一因素都不足以致病；必须是各种因素的组合，尤其是血流缓慢和高凝状态，才可能酿成血栓形成。典型的血栓包括：头部为白血栓，颈部为混合血栓，尾部为红血栓。血栓形成后可向主干静脉的近端和远端滋长蔓延。其后，在纤维蛋白溶解酶的作用下，血栓可溶解消散，有时崩解断裂的血栓可成为栓子，随血流进入肺动脉引起肺栓塞。但血栓形成后常激发静脉壁和静脉周围组织的炎症反应，使血栓与静脉壁粘连，并逐渐纤维机化，最终形成边缘毛糙管径粗细不一的再通静脉。同时，静脉瓣膜被破坏，以致造成继发性下肢深静脉瓣膜功能不全。

案例 47-9

患者因子宫肌瘤住院手术后2周，存在诱发血流缓慢和高凝状态的高危因素。

【临床表现和分型】

案例 47-9

患者左下肢肿痛1天，肿胀疼痛明显，伴有浅静脉扩张、腹股沟压痛，符合典型的下肢深静脉血栓形成(中央型)的表现。

1. 上肢深静脉血栓形成 临床少见。发生在腋-锁骨下静脉时，主要临床表现为上肢突然肿胀，伴有上臂、肩部、锁骨上和患侧前胸壁等部位的浅静脉扩张。上肢下垂位时，肿胀和胀痛加重；抬高后减轻；极少发生溃疡。

2. 上、下腔静脉血栓形成 上腔静脉血栓形成大多数起因于纵隔器官或肺的恶性肿瘤。除了有原发疾病的症状和上肢静脉回流障碍的临床表现外，并有面颈部肿胀，球结膜充血水肿，眼睑肿胀。颈部、前胸壁、肩部浅静脉扩张，往往呈广泛性并向对侧延伸，胸壁的扩张静脉血流方向向下。常伴有头痛、头胀及其他神经系统症状；急性上腔静脉阻塞（如胸部手术时）可引起致命的脑水肿。下腔静脉血栓形成，多系下肢深静脉血栓向上蔓延所致。其临床特征为双下肢深静脉回流障碍，躯干的浅静脉扩张，血流方向向头端。如果累及肾静脉可出现疼痛、血尿、蛋白尿。若两侧肾静脉均阻塞，可引起急性肾衰竭。当血栓累及下腔静脉肝段，影响肝静脉回流时，则有门静脉高压和布-加综合征的临床表现。

3. 下肢深静脉血栓形成　最为常见。从跖静脉丛到髂静脉系，下肢深静脉血栓形成可以发生于不同部位。临床上根据血栓形成的解剖部位分为3类（图47-9）：

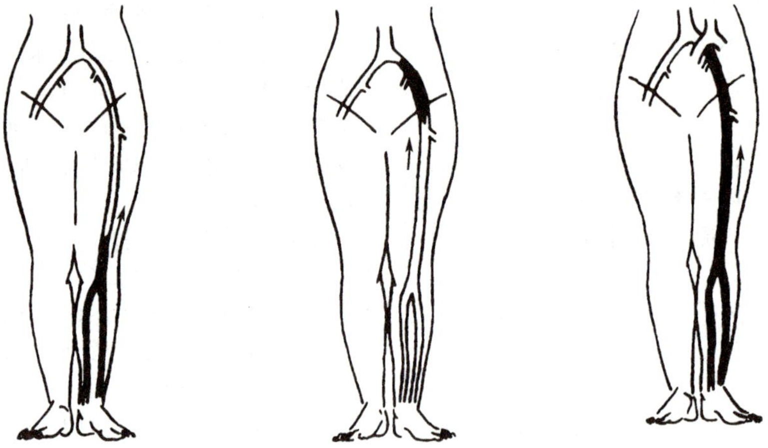

图47-9　深静脉血栓形成的分类

A. 周围型；B. 中央型；C. 混合型

（1）周围型——小腿肌肉静脉丛血栓形成：小腿肌肉静脉丛包括股静脉及小腿深静脉，是手术后深静脉血栓形成的好发部位。局限于股静脉的血栓形成，主要临床特征为大腿肿痛，由于髂-股静脉通畅，不至于影响血液回流，故下肢肿胀往往并不严重。局限在小腿部的深静脉血栓形成，临床特点为：突然出现小腿剧痛，患足不能着地踏平，行走时症状加重；小腿肿胀且腓肠肌段有深压痛，将足快速过度背屈，使腓肠肌及比目鱼肌迅速拉长，可以刺激血栓引发起剧痛，称Homans征阳性。浅静脉压常属正常。

（2）中央型——髂-股静脉血栓形成：指髂总、髂外到股总静脉的范围内有血栓形成。发病率比小腿肌肉静脉丛血栓形成低，左侧多见。起病原因，可能与右髂总动脉跨越左髂总静脉，以及髂-股静脉内可能有瓣膜，且在股管内通过，形似瓶颈状通路，前面受制于腹股沟韧带，可能使血液回流受到影响有关。髂-股静脉是整个下肢静脉血流回流的主要通道，血栓形成可迅速引起明显的临床表现。主要表现有：起病急，疼痛和压痛、肿胀、浅静脉曲张。血栓在髂-股静脉内引起炎症反应，产生局部持续性疼痛，伴有压痛；淤血可引起胀痛。在股三角区，常可扪到股静脉充满血栓所形成的条索状物。患肢肿胀，一般比较严重。浅静脉曲张属于代偿性，以增加静脉血回流。全身反应较轻，体温升高多不超过38.5℃。

（3）混合型——全下肢深静脉血栓形成：指小腿肌肉静脉丛血栓顺行繁衍，或髂-股静脉血栓逆行扩展累及整个下肢深静脉系统。主要临床表现为：全下肢明显肿胀、剧痛，股三角区、腘窝、小腿肌层都可有压痛，常伴有体温升高和脉率加速（股白肿）。如病程继续进展，肢体极度肿胀，对下肢动脉造成压迫以及动脉痉挛，导致下肢动脉血供障碍，出现足背动脉和胫后动脉搏动消失，进而小腿和足背往往出现水泡，皮肤温度明显降低并呈青紫色（股青肿）。如不及时处理，可发生静脉性坏疽。此时全身反应强烈，体温多超过39℃，由于大量体液迅速流入肿胀的肢体而出现休克，这是最严重的类型，临床上并不多见。

【检查和诊断】

突然发生的肢体肿胀、疼痛和浅静脉曲张是下肢DVT的三大症状，当三症状同时出现时应考虑下肢深静脉血栓形成。小腿肌肉静脉丛血栓形成的症状隐匿，且不典型，难以确诊，髂股静脉血栓形成和股青肿具有鲜明的临床表现。诊断并不困难。但是为了达到确诊，明确病变范围，仍然应该取得各种辅助检查的证据。现有的检测方法：

笔记栏

1. 超声多普勒检查 采用超声多普勒检测仪，利用压力袖阻断肢体静脉，放开后记录静脉最大流出率，可以判断下肢主干静脉是否有阻塞。双功彩色超声多普勒可显示静脉腔内强回声、静脉不能压缩，或无血流等血栓形成的征象。它们都是简便有效而非创伤性的检查方法，可反复检查，能迅速做出结论。

案例 47-9

检查发现静脉管腔内低回声、无血流，可诊断为急性血栓形成(图 47-10)。

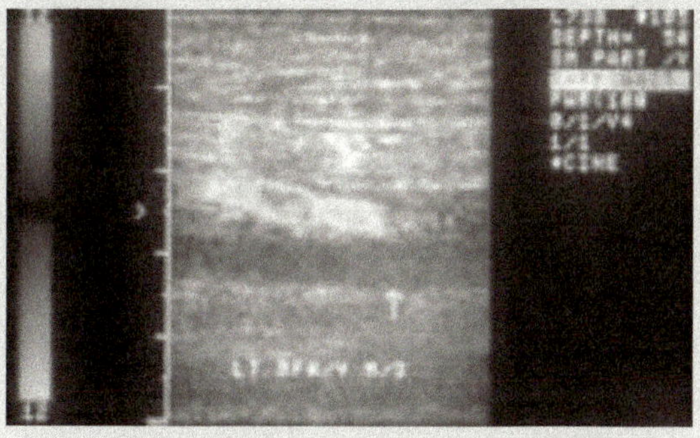

图 47-10 超声多普勒检查血栓形成

箭头所指髂-股静脉内见低回声性血栓，无彩色血流显示

2. 放射性核素检查 静脉注射^{125}I 纤维蛋白原，能被新鲜血栓摄取，含量超过等量血液摄取量的 5 倍，形成放射现象；可以从下肢的固定位置进行扫描，观察放射量有无骤然增加现象。因而能检出早期的血栓形成，可用于高危患者的筛选检查。

3. 下肢静脉顺行造影 能直接显示静脉形态，有效地判断有无血栓、血栓的位置、范围、形态和侧支循环情况，因而在诊断深静脉血栓形成方面，成为最准确的检查方法。主要的 X 线征象为：①闭塞或中断：深静脉主干被血栓完全堵塞而不显影(图 47-11)，或出现造影剂在静脉某一平面突然受阻的征象，见于血栓形成的急性期。②充盈缺损：主干静脉腔内持久的、长短不一的圆柱状或类圆柱状造影剂密度降低区域，即充盈缺损影，是静脉血栓的直接征象，见于急性深静脉血栓形成。③再通：静脉管腔呈不规则狭窄或细小多枝状，部分可显示扩张，甚至扩张扭曲状，见于血栓形成的中、后期。④侧支循环形成：邻近阻塞静脉的周周，有排列不规则的侧支静脉显影。

4. 静脉测压 主干静脉有血栓形成堵塞者，无论静息或活动时的压力，均明显升高；回升时间增速，一般在 10s 左右。

在下肢深静脉血栓形成的诊断中，特别要重视原发性和继发性髂-股静脉血栓形成的鉴别，因为它不仅关系到治疗方法的选择，而且直接影响到预后。原发性髂-股静脉血栓形成的处理原则，是早期诊断和早期治疗，如果延误时机，待血栓机化，或者逆行扩展，演变为混台型病变，任何治疗方法都难以取得满意效果。在另一方面，起源于小腿肌肉静脉丛的继发性类型，从开始时就是属于混合型病变，如果误以为是原发性类型而进行处理，往往不能取得良好效果。鉴别诊断上的困难，在于继发性类型当血栓位于小腿肌肉静脉丛时期，多数病人自觉症状不明显，直到血栓形成扩展到髂-股静脉，才具有典型表现，因而容易被误认为原发性类型。

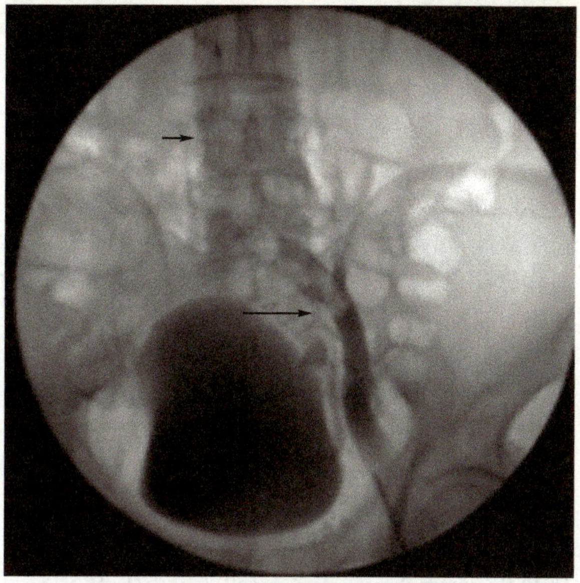

图 47-11 下肢静脉顺行造影图

箭头所示大量血栓使左髂静脉完全堵塞

【预防和治疗】

下肢深静脉血栓形成常与手术的关系最密切。因此在手术一开始，就应从解决静脉瘀滞和高凝状态二方面采取预防措施。可以从加强腓肠肌舒缩运动着手，如应用踏板装置，使踝关节作伸屈运动；用电刺激法加强腓肠肌运动，或穿着一双可以充气的长统靴，使下肢间歇地受压迫，以加速静脉血回流；用小剂量肝素或低分子右旋糖酐等抗凝、祛聚治疗。

明确诊断为下肢深静脉血栓形成的患者，治疗方法可分为非手术治疗和手术治疗两类，应根据病变类型和实际病期而定。

1. 一般处理 卧床休息，减少因活动使血栓脱落而发生肺栓塞的危险。切忌按摩挤压肿胀的下肢。抬高患肢。适当使用利尿剂，以减轻肢体肿胀。卧床一般 2 周左右，2 周后可进行轻便活动。起床活动时，应穿阶梯压差性弹力袜或用弹力绷带包扎。

2. 抗凝治疗 是下肢深静脉血栓治疗中应用最早且最广泛的方法，可贯穿整个病程，甚至终生抗凝。抗凝不能使血栓溶解，但可抑制血栓的蔓延，配合机体自身的纤溶系统溶解血栓，达到治疗目的，同时减少肺栓塞的发生。其他治疗方法一般均应同时用抗凝治疗作为辅助治疗。

（1）肝素：通过增加抗凝血酶Ⅲ的活性，抑制血栓形成，起效快，半衰期短。肝素可以静脉持续滴注或间歇注射，也可皮下注射。具体方法是首剂静脉注射 6250U，以 150U/h 维持。控制部分凝血酶原时间是正常值的上限或 1.5 倍。

（2）低分子肝素：有良好的组织吸收性、长半衰期，出血的危险性低，使用简单，逐渐替代肝素。每 12 小时皮下注射 1 次，每次不超过 0.1ml/10kg。

（3）华法林：一般在服药后 2～3 天起效，成人剂量，第一天为 10～15mg，第二天为 5mg，维持量为 2.5mg 左右。用药期间，应监测凝血酶原时间，控制 INR（international normalizell ritio）在 1.5～2.5 之间。

低分子右旋糖酐：可稀释血液，降低血小板的黏附作用，提高血栓的易溶性。常每 12 小时静脉滴注 250～500ml。

3. 溶栓治疗 利用溶栓药物激活体内纤溶酶原，使之变成有活性的纤溶酶，促进血栓的溶解，达到清除血栓的目的。一般用于病程在 72 小时内的患者。可分为全身静脉溶栓和局部介入溶栓。最常见副作用是出血，因此监测、控制部分凝血酶原时间不超过正常值的 2 倍或纤维蛋白原不小于 1g/L。

（1）尿激酶：最常用，可直接激活纤溶酶原，溶解血栓。具体方法是，10 分钟静脉注射 4400U/kg 后，以 4400U/kg · h 维持。或介入灌注 15 万～20 万 U/h 至血栓溶解（不超过 12 小时）。

（2）链激酶：在体内与纤溶酶原形成复合物，激活纤溶酶原，溶解血栓。具体方法是，30 分钟静脉注射 25 万 U 后，以 10 万/h 维持。

4. 静脉手术取栓术 最常用于下肢深静脉血栓形成，尤其是髂-股静脉血栓形成而发病不超过 5 天，最好控制在 72 小时内。对于病情继续加重，或已出现股青肿征象者，即使病期较长，也应采用手术取栓力求挽救肢体。手术方法主要是在股总静脉作一纵向小切口，经切口向上插入 Fogarty 取栓导管，将导管向近心端插入至下腔静脉，将球囊扩张，拉出血栓；用驱血带或手法挤压小腿及大腿，将血栓挤出。再将 Fogarty 管向远端插入股深静脉，拉出血栓。术后当天开始抗凝治疗，同时使用华法林和肝素或低分子肝素，待凝血酶原时间 INR 至 1.5～2.5 时，单用华法林抗凝治疗半年。（图 47-12）

案例 47-9

施行 Fogarty 导管取栓术，术后使用抗凝治疗，效果好。

5. 下腔静脉滤网置放术 通过在下腔静脉放置滤网，使下腔静脉血栓脱落后不致引起肺栓塞。适用于：有抗凝治疗禁忌或抗凝过程中出现较严重出血或正规抗凝仍发生肺栓塞的下肢深静脉血栓患者；多次发生肺栓塞的患者；需行肺动脉切开取栓的下肢深静脉血栓患者；发现血栓近心端有漂浮的大的血栓团快的患者。

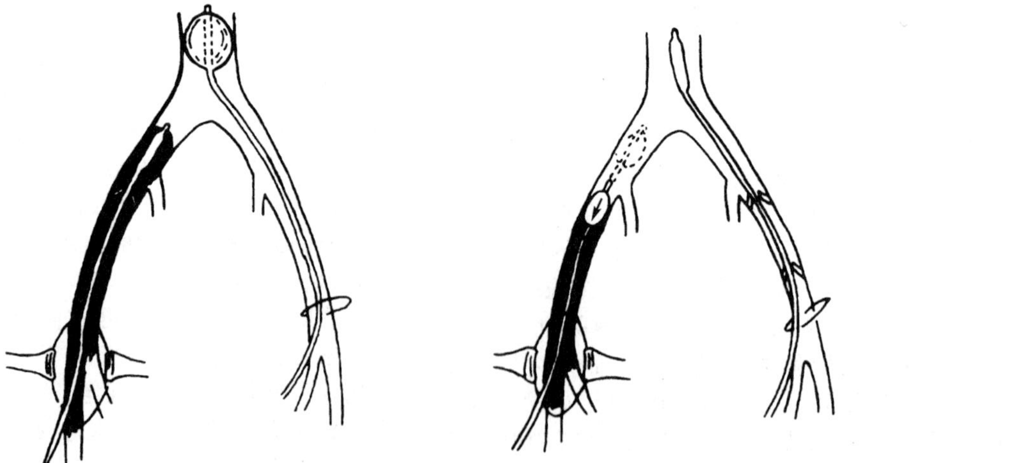

A　　　B

图 47-12 右髂-股静脉血栓形成，用 Fogarty 导管取栓术

A. 通过左大隐静脉分支插入第一根 Fogarty 导管至下腔静脉，鼓胀气囊阻断血流，以防取栓时栓子脱落引起肺栓塞等。做右股静脉切口并向上插入第二根 Fogarty 导管达血栓近端；B. 鼓胀右侧导管气囊后将导管缓慢地拉出，血栓亦拉出。萎瘪第一根导管的气囊，恢复血流

笔记栏

6. 静脉血管旁路术 旁路血管首选自体静脉，长期通畅率不如动脉血管。应严格控制适应

证，仅用于经保守治疗无效、有明显症状的下肢深静脉阻塞者。

【并发症和后遗症】

下肢深静脉血栓形成向近侧扩展，可连累下腔静脉，大都终止于肾静脉平面的远段，引起双下肢静脉回流障碍的下腔静脉阻塞综合征。深静脉血栓如脱落进入肺动脉，可引起肺栓塞，大块肺栓塞可以致死，应十分重视。可行下腔静脉滤网置放术，阻止下肢深静脉内脱落的血栓进入下腔静脉，防止肺栓塞的发生。

下肢深静脉血栓形成最主要而常见的后遗症，是下肢深静脉血栓形成后遗综合征。深静脉血栓形成后，随着血栓机化、再通的进展，静脉腔经历闭塞-部分再通-完全再通的逐渐演变过程。同时，静脉回流障碍逐渐减轻。但因深静脉瓣膜破坏造成的静脉逆流症状逐渐加重，后遗深静脉血栓形成后综合征。处理方法根据病变类型而异。闭塞为主者，以前述非手术疗法为主。髂-股静脉闭塞而股静脉通畅者，在病情稳定后可作耻骨上大隐静脉交叉转流术，使患肢远侧的高压静脉血，通过转流的大隐静脉向健侧股静脉回流。局限于股静脉阻塞者，可作同侧大隐静脉股-腘（胫）静脉旁路术。已完全再通者，因深静脉瓣膜破坏，静脉逆流已成为主要病变，可采用原发性深静脉瓣膜关闭不全所介绍的手术方法治疗。凡有浅静脉曲张及足靴区溃疡者，应作曲张静脉剥脱和交通静脉结扎术。

案例 47-9

临床诊断：急性左下肢深静脉血栓形成（中央型）

诊断要点：

1. 女，53 岁。2 周前有妇科手术史。
2. 左下肢肿胀、疼痛 1 天，伴浅静脉扩张，腹股沟压痛。
3. 彩色超声多普勒示左髂外、股静脉管腔内有血栓、无血流。

治疗原则：

1. 静脉取栓术。
2. 抗凝治疗。

第四节　动静脉瘘

动静脉瘘指动脉与静脉间出现不经过毛细血管网的异常短路通道，包括先天性畸形、后天性病变和医源性的分流等，大多见于四肢。可分为两类：先天性动静脉瘘（congenital arteriovenous fistula），起因于未能消退或发育异常的胎儿交通血管发育异常；后天性动静脉瘘，大多数由创伤引起，故又称损伤性动静脉瘘（traumatic arteriovenous fistula）。

一、先天性动静脉瘘

案例 47-10

患者，男，5 个月。因右上肢增粗入院。

患者出生 5 个月以来发现右上肢较左上肢逐渐增粗、多汗，活动自如。精神、胃纳、睡眠好。哭闹时无明显气促、紫绀。

体格检查：右上肢较左上肢增粗，皮温明显增高，无明显水肿，皮色无明显异常，浅静脉稍扩张。于右肘部下侧体表可触及震颤，并可闻及收缩期隆隆样杂音。

辅助检查：双功超声检查：右肱动脉在肘部外下 2cm 处与一伴行血管相交通，交通处管腔纡曲扩张，内径 0.5cm，肱动脉血流部分流入伴行血管，伴行血管内可测得动脉血流及静脉血流。提示右上肢动静脉瘘。

问题：

1. 首先考虑做何诊断？
2. 明确诊断之前，做何检查？
3. 诊断依据及处理建议。

【病因和分类】

先天性动静脉瘘形成于胚胎发育期。血管的胚胎发育分为三个时期：①毛细血管网状形成期；②管腔扩张期，有一根轴心动脉和两根边缘静脉，与周围毛细血管和吻合管道广泛连接；③血管基干定型期，原始的血管结构消失。先天性动静脉瘘的发生，是由于第二期中所出现原始的丛状结构持续存在，以后即可形成各种不同数目和不同大小的动静脉瘘。在婴幼儿期呈隐匿状态，至学龄期，尤其是进入发育期后，随着活动量增加而迅速发展和蔓延，可以侵犯邻近的肌肉、骨骼及神经等组织。先天性与后天性动静脉瘘的不同，在于：瘘口细小而广泛，多不引起全身性影响，如心力衰竭等。

病理上可以分为三种类型：①干状动静脉瘘：在动、静脉主干间有一个或多个细小瘘口，伴有局部静脉压增高、浅静脉扩张或曲张、震颤及杂音。②瘤样动静脉瘘：在动、静脉主干的分支间存在瘘口，伴有局部血管瘤样扩张的团块，分流量较少，无杂音和震颤。③混合型：兼有上述两种的病理改变。瘘口小者影响不大；瘘口大者可影响心脏功能。

案例 47-10

患者，男，5 个月。出生 5 个月以来发现右上肢较左上肢逐渐增粗、多汗。提示先天性疾病。

笔记栏

【临床表现】

在婴幼儿期，一般无明显症状，或仅有轻度软组织肥厚。至发育期可出现明显的临床表现，主要有：①由于动、静脉血流量增加，血氧增高，刺激骨骺，致使患肢增长，软组织肥厚，伴有肢体沉重、胀痛。可以出现跛行、骨盆倾斜及脊柱侧曲。②患肢皮肤温度明显升高，多汗，可以伴有皮肤红色斑块状血管瘤。③浅静脉扩张，一般无震颤及血管杂音；瘘多而瘘口较大者，局部可出现散在性杂音和震颤。④由于静脉高压致远端静脉曲张、色素沉着、湿疹、甚至形成静脉性溃疡，或因远端动脉缺血致组织坏死。周围血管阻力降低，因而使心搏出量增加，但很少引起心力衰竭。在皮肤破损时可以引发严重出血。

案例 47-10

患者出生 5 个月以来，发现右上肢较左上肢逐渐增粗、多汗。体格检查发现右上肢较左上肢增粗，皮温明显增高，浅静脉稍扩张，于右肘部下侧体表可触及震颤，并可闻及收缩期隆隆样杂音。符合先天性动静脉瘘致动、静脉血流量增加的表现，而且瘘口较大。

【检查和诊断】

根据典型的临床症状：出生后或自幼即出现下肢软组织较肥厚，随年龄增长而逐渐加重，并有肢体粗大、增长、皮温升高、多汗等临床表现，即可做出临床诊断。

下列检查有助于做出诊断：①周围静脉压明显升高，静脉血氧含量增高。②患肢 X 线平片可见骨骼增长、增粗。③动脉搏动描记法：由于局部血流量增加，可出现振幅增高。多普勒超声波检查：可鉴别是否有收缩期或舒张期杂音，也可明确病变的严重程度。④动脉造影显示：患肢动脉主干增粗、扭曲，血流加快；动脉分支增多，紊乱且呈扭曲状；静脉早期显影。必要时，可加作静脉造影，进一步明确诊断和病变范围。⑤MRI 和 CT 可用于证实动静脉交通的位置和范围，包括累及的肌群和骨骼。

案例 47-10

双功超声检查：右肱动脉在肘部外下 2cm 处与一伴行血管相交通，交通处管腔纡曲扩张，内径 0.5cm；肱动脉血流部分流入伴行血管，伴行血管内可测得动脉血流及静脉血流。提示右上肢动静脉瘘。

【治疗】

有手术疗法和栓塞疗法两种。局限的先天性动静脉瘘，手术效果较好。但大多数病人为多发性瘘，散在分布，定位困难，而且可以是多支主干动脉与静脉间存在交通，因此手术难以彻底，术后易复发。所以，采用手术治疗前，必须慎重考虑。一般认为，凡是动静脉瘘伴有明显症状或发展趋势者，伴有并发症，如感染、出血、溃疡或心力衰竭者，或内脏病变有占位表现者，才适应手术疗法。栓塞疗法可以减轻症状，以后还可以作病变部位的切除术。病变广泛时，可作多次动脉注射和分期动静脉瘘切除术。

当骨骺尚未闭合，双侧下肢长度差异大且有明显跛行者，可考虑作患肢骨骺抑制术。以胀痛为主要症状者，可使用弹性长袜，以减轻症状。并发下肢静脉性溃疡者，可作溃疡周围静脉剥脱和筋膜下交通静脉结扎，以改善局部静脉淤血，促使溃疡愈合。个别病情严重的，可根据造影提示，沿主干动脉解剖并结扎动静脉间吻合支，可获得一段时期的症状缓解。

案例 47-10

施行手术结扎交通血管，关闭瘘口。

案例 47-10

临床诊断：右上肢先天性动静脉瘘

诊断要点：

1. 出生 5 个月以来发现右上肢较左上肢逐渐增粗、皮温明显增高。

2. 右肘部下侧体表可触及震颤，并可闻及收缩期隆隆样杂音。

3. 双功超声检查提示右上肢动静脉瘘。

治疗原则：

手术结扎交通血管，关闭瘘口。

二、损伤性动静脉瘘

案例 47-11

患者，男，24 岁。因左大腿刺伤后 4 年，胀痛 2 天入院。

患者 2 年前被刀刺伤左大腿根部，即在当地医院行清创缝合术，术后 14 天拆线，恢复好，无不适。近半年自觉左大腿稍胀痛，可触及左大腿根部有震颤感。

体格检查：一般情况好。心界向左下扩大，心律 82 次/分，律齐，心前区闻及Ⅱ/6 收缩期杂音。左大腿周径增大，皮温升高，无水肿。于左大腿根部可触及收缩期震颤，听诊闻及收缩期杂音。左小腿皮温稍低，踝部轻度色素沉着，足背、胫后动脉搏动微弱。

辅助检查：双功彩色超声多普勒检查：股动脉内径 12.7mm，于大隐静脉汇入口水平下方股动脉壁可见连续性中断，呈一宽约 10mm 的缺口并与股静脉相通，股静脉内径 14.2mm；相通处及周围血管内均为五彩镶嵌的彩色血流，股静脉内探及动静脉混合血流。彩超诊断：左股动-静脉瘘。

问题：

1. 首先考虑做何诊断？
2. 明确诊断之前，做何检查？
3. 诊断依据及处理建议。

【病因和分类】

大多数损伤性动静脉瘘由贯通伤引起，如刺伤、枪弹伤，及金属碎片等。同一血管鞘内的动、静脉一起受到损伤，在数天后就可形成交通，称直接瘘。如动静脉的创口间存在血肿，在血肿机化后形成囊形或管状的动脉和静脉间的交通，称间接瘘（图 47-13）。少数病例也可由于钝性挫伤引起，如骨折断端挫伤周围的动静脉。此外，医源性血管损伤引起者，如肱动、静脉和股动、静脉穿刺或插管后；动脉瘤破入邻近静脉，或因血管壁细菌感染破溃；手术损伤或大面积结扎含有动、静脉的组织；用 Fogarty 导管作取栓术时损伤动、静脉，也可产生本病。

案例 47-11

患者 2 年前被刀刺伤左大腿根部，有损伤性动静脉瘘形成的诱因。

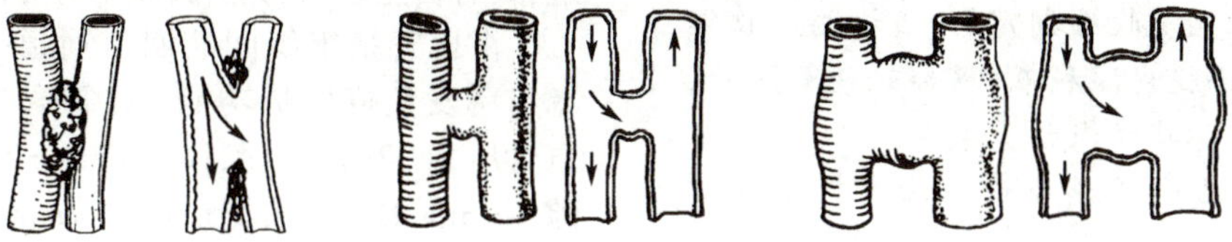

图 47-13　损伤性动脉瘘

A. 直接瘘；B、C. 间接瘘

【临床表现】

根据病程可以分为：

1. 急性期　损伤局部出现血肿。瘘口可被血块堵塞，因而常在数天内出现搏动性肿块，大多有震颤和杂音。多数患者在瘘的远端动脉仍可扪及搏动。

2. 慢性期　主要是血流动力学变化产生的各种表现。由于高压的动脉血经瘘直接灌注静脉，使静脉压力升高，瘘的近、远侧浅静脉明显扩张，皮肤温度升高。在远离瘘的部位，尤其在足端，因动脉供血量减少和静脉淤血，皮肤温度反而降低，出现营养性变化，如皮肤光薄、色素沉着、溃疡形成等，甚至因缺血而并发指、趾坏死。瘘口越大，离心脏越近，发生瘘的动脉口径越粗（如颈动脉、锁骨下动脉、髂动脉、股动脉等），由于大量血液经瘘孔直接进入静脉，回心血量大增，可引起心脏进行性扩大，并越早导致心力衰竭。局部症状往往十分典型：沿瘘口的两侧可以听到粗糙连续的血管杂音，邻近瘘的静脉明显扩张，并有血管杂音及震颤。

案例 47-11

患者心界扩大；左大腿周径增大，皮温升高，于根部可触及收缩期震颤，听诊闻及收缩期杂音；左小腿皮温稍低，踝部轻度色素沉着，足背、胫后动脉搏动微弱。是瘘口在股动静脉近段的损伤性动静脉瘘的慢性期的典型表现。

【检查和诊断】

创伤后局部出现搏动性肿块，震颤，粗糙而连续的血管杂音，伴有浅静脉扩张，远端组织缺血或静脉瘀血性改变，即可做出临床诊断。

下列检查有助于做出诊断：①指压瘘口检查（Branham 征）：即压迫瘘口阻断血流时，可使心率变慢，脉压增加。这是因为中断肢体血液分流后，周围血管阻力增加，动脉压上升，血压升高；这些因素促使颈动脉窦和大血管上的压力感受器受到兴奋和刺激，反射性地使心率变慢。②静脉压测定：患肢浅静脉压力升高。③静脉血含氧量测定：含氧量明显增高。④双功彩色超声多普勒检查：可以观察到动脉血经瘘口向静脉分流。⑤动脉造影检查：瘘口邻近的静脉几乎与动脉同时显影；瘘口近侧的动脉变粗而且弯曲、远侧动脉不能全程显示，而邻近瘘口的静脉明显扩大。尚能了解瘘口的部位和数目，以及周围血管的病变程度。

案例 47-11

双功彩色超声多普勒检查提示左股动-静脉瘘。

【治疗】

动静脉间压力差明显，一旦形成瘘难以自行闭合，一般均需手术重建动、静脉正常通路，以免出现

笔记栏

全身和局部循环障碍,以及可能发生的心内膜炎等并发症。最理想的手术方法是直接关闭或切除瘘口,保持动脉和静脉的连续性。对于长期的慢性动静脉瘘,周围已有广泛的侧支及曲张血管,上述方法难以处理,可施行四头结扎术,即在尽可能靠近瘘口处,分别结扎动脉和静脉的输入端和输出端。

案例 47-11

在瘘口两端切断动、静脉,通过端端吻合重建动、静脉。

案例 47-11

临床诊断:损伤性左股动-静脉瘘

诊断要点:

1. 有左大腿刺伤史。

2. 心界扩大。左大腿周径增大,皮温升高,于根部可触及收缩期震颤,听诊闻及收缩期杂音。左小腿皮温稍低,踝部轻色素沉着,足背、胫后动脉搏动微弱。

3. 双功彩色超声多普勒检查提示左股动-静脉瘘。

治疗原则:在瘘口两端切断动、静脉,通过端端吻合重建动、静脉。

第五节 淋巴水肿

案例 47-12

患者,女,56 岁。因右乳腺癌术后 5 年,右上肢渐进性肿胀 4 年入院。

患者 5 年前因右乳腺癌行乳腺癌根治术和放疗、化疗。4 年前开始出现右上肢肿胀,自远端向近端发展,伴有沉重感,活动受限,渐进性加重。

体格检查:右上肢从肩峰下至手指均匀增粗。肘上 10cm 上肢周径:右侧 23cm,左侧 19cm;肘下 10cm 上肢周径:右侧 27cm,左侧 22cm。皮肤色微红、皮温稍高,失去光泽,弹性差,呈皮革样硬变,非凹陷性,以远端明显。右肩、肘、腕及各指关节活动基本正常,但这些部位均较左侧粗。皮肤感觉正常。右腋下组织质硬,皮肤轻度色素沉着,移动性差,局部无红肿、压痛。

问题:

1. 首先考虑做何诊断?

2. 明确诊断之前,做何检查?

3. 诊断依据及处理建议。

淋巴水肿(lymphedema)是一种慢性进展性疾病,由淋巴循环障碍及富含蛋白质的组织间液持续积聚在皮下组织,继而引起纤维增生,脂肪硬化,筋膜增厚,皮肤粗糙,硬韧如象皮,故有象皮肿之称。好发于四肢,下肢更为常见。淋巴管与淋巴结损伤后,常于数年后才出现症状。至今,仍难以治愈,近年来临床医学已日益予以重视。

【解剖和病理生理】

淋巴系统由收集组织间液的毛细淋巴管、输送淋巴管和淋巴结所组成。毛细淋巴管遍布全身吸收组织间液,除表皮、中枢神经、角膜、骨骼肌、软骨及韧带等组织外,其他组织器官均存在毛细淋巴管,真皮内尤为丰富。四肢淋巴管分浅、深两组,后者与血管神经束伴行,走向腋窝或腹股沟,以多支输入淋巴管进入淋巴结,输出淋巴管为单支。淋巴管有完整的外膜,中膜含平滑肌细胞,内膜菲薄,无基膜,内皮细胞间隙较大,可溶细菌、红细胞甚至淋巴细胞透过,具有自主收缩功能,瓣膜则有导向作用。

淋巴管是组织间液回流通道,淋巴结具有过滤与诱发免疫保护功能。平卧位时,动脉端毛细血管压为 32mmHg,胶体渗透压 −22mmHg,组织间隙压 −3mmHg,因而滤过压为 7mmHg;而静脉端毛细血管压为 20mmHg,因此滤过压为 −5mmHg。上述压力差,使毛细动、静脉与组织间液得以交换、循环。当组织间液的产生和淋巴系统输送之间不平衡时可发生水肿。正常情况下自血管渗出的液体量,超过静脉端回吸收量,依靠淋巴回流(2~4L/d)维持平衡,尤其是组织间液中的大分子物质(蛋白质),不能通过毛细血管内皮间隙,主要依赖淋巴管重吸收。在病理状态下,如静脉高压、低蛋白血症等,自血管渗出液增加、回吸收减少;淋巴系统本身疾病,直接影响淋巴的吸收与循环功能,组织间液积聚引起水肿。

【病因和分类】

淋巴水肿可按病因学(原发或继发)、遗传学(家族性或单纯性)及病发时间(先天性及迟发性)加以分类。目前较为常用的是将淋巴水肿分为两类。

1. 原发性淋巴水肿 比较常见,发生率约 1∶10 000。根据其症状开始的年龄可进一步分类。①先天性淋巴水肿:1 岁前即起病,最常见于下肢,右侧较左侧多见,有 25% 病例为双侧。有家族史的称 Milroy 病;②早发性淋巴水肿(lymphedema praecox)是原发性淋巴水肿最常见的类型,约占 80% 以上。于 1~35 岁间发病,有家族史者称 Meige 病;③迟发性淋巴水肿(lymphedema tarda),35 岁后发病。发病原因至今尚未明确,可能与淋巴管纤维性阻塞、扩张及收缩排空功能障碍有关。

2. 继发性淋巴水肿 起因为淋巴管病理性阻塞,常见的原因有:局部淋巴结受到肿瘤浸润,治疗恶性肿瘤时切除局部淋巴结，或感染、炎症或放疗后的纤维化。乳腺癌作腋窝淋巴结广泛切除术、术后腋窝与胸部放疗造成的淋巴损害，前列腺癌及盆腔脏器肿瘤致使淋巴管（结）浸润或阻塞，反复发作的淋巴管感染（β型溶血性链球菌，少数为葡萄球菌）引起的淋巴管纤维性阻塞，是造成上肢或下肢淋巴水肿的常见原因，已引起临床关注。部分丝虫病流行地区与结核病高发区，仍是淋巴水肿的重要病因。

案例 47-12

患者，女，56岁，5年前因右乳腺癌行乳腺癌根治术和放疗。4年前开始出现右上肢肿胀，右腋下组织纤维瘢痕化。提示有腋窝淋巴损害的原因。

【临床表现】

先天性淋巴水肿以男性多见，男女比为3∶1。常为双侧性累及整个下肢。早发性则女性多见，单侧下肢发病，通常不超越膝平面。迟发性，半数病人发病前有感染或创伤史。有家族史者，水肿可累及生殖器及内脏。

主要临床表现：①水肿，自肢体远端向近侧扩展的慢性进展性无痛性浮肿。肿胀为进行性，但不同的患者其发展速度亦有较大差异。②皮肤改变，色泽微红，皮温略高；早期皮肤正常，晚期毛发增加，皮肤增厚、粗糙，苔藓状或橘皮样变；疣状增生；后期呈"象皮腿"（图 47-14）。③继发感染，多数为β型溶血型链球菌，少数为葡萄球菌感染引起蜂窝织炎或淋巴管炎，出现局部红肿热痛及全身感染症状。④溃疡，轻微皮肤损伤后出现难以愈合的溃疡。⑤恶变，少数病例可恶变成淋巴管肉瘤。

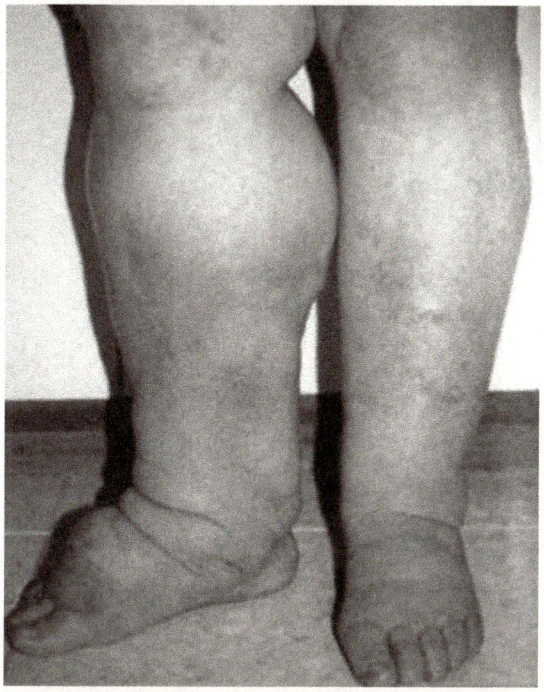

图 47-14 下肢淋巴水肿晚期（象皮腿）

按照病程进展，可以分为：潜伏期，组织间液积聚，淋巴管周围纤维化，尚无明显肢体浮肿。Ⅰ期，呈凹陷性浮肿，抬高肢体可大部分或完全缓解，无纤维化样皮肤损害。Ⅱ期，非凹陷性浮肿，抬高肢体不能缓解，皮肤明显纤维化。Ⅲ期，肢体不可逆性浮肿，反复感染，皮肤及皮下组织纤维化和硬化，呈典型"象皮腿"外观。

案例 47-12

患者乳腺癌术后出现右上肢肿胀，自远端向近端发展，伴有沉重感，活动受限，渐进性加重。右上肢从肩峰下至手指均匀增粗，皮肤色微红、皮温稍高，失去光泽，弹性差，呈皮革样硬变，非凹陷性，以远端明显。是Ⅱ期淋巴水肿的典型表现。

【检查和诊断】

根据病史及体检不难做出临床诊断。原发性淋巴水肿以慢性进展性无痛性肢体浮肿为特点，依据发病年龄及是否有家族史可予分类；继发性淋巴水肿都有起病原因；晚期病例出现"象皮腿"。有时须与非淋巴管疾患所致的水肿相鉴别。

进一步检查的目的是确定淋巴阻塞的类型、部位及原因。①淋巴核素扫描显像检查（lymphoscintigraphy）。核素标记的胶体如^{99}Tc、^{198}Au、^{131}I标记的人血清白蛋白，皮下注入后，应被淋巴系统吸收，循淋巴管向近侧回流，利用γ相机追踪摄取淋巴显像。如果出现积聚在注射部位、淋巴管与淋巴结显影缓慢或不显影、淋巴管扩大、由淋巴管向皮肤逆流等征象，可以作为病因及定位诊断的依据。此项技术有良好敏感性和特异性。②CT与MRI检查。淋巴水肿的皮下组织，呈粗糙的蜂窝样改变，尚有可能发现与淋巴水肿相关的其他病变。③淋巴造影。有直接法和间接法两种：直接法是从趾蹼皮下注入美蓝使淋巴管显示，经皮肤浅表切口暴露后直接穿刺注入含碘造影剂；间接法是在水肿区皮内注入可吸收造影剂，然后摄片。

案例 47-12

患者行MRI检查，以排除乳腺癌腋下淋巴结转移。

【预防和治疗】

原发性淋巴水肿目前尚无预防方法。继发性者可通过预防措施降低发生率，预防和及时治疗肢体蜂窝织炎或丹毒；尽可能减少为诊断或治疗目的施行的淋巴组织切除范围；控制丝虫病、结核等特殊感染性疾病。治疗方法主要有下述两种：

1. 非手术治疗 包括：①注意皮肤的卫生，弹力护套，抬高肢体和避免局部外伤，特别是赤足在

笔记栏

室外行走应严格禁止。适当选用利尿剂,穿着具有压力梯度的弹性长袜。在皮下发生纤维化之前,对于轻度或中度肿胀的患者,护套结合卧床抬高足部可控制水肿并能保留有功能的肢体。②严重肿胀患者可考虑用机械性气体压迫装置,利用套筒式气体加压装置包裹患肢,自水肿肢体远侧向近侧程序加压,促进淋巴回流。③微波烘疗法是烘绑疗法的新发展,微波是一种具有较强穿透力的高频辐射波,组织吸收后迅速产生热效应而使温度升高,促进淋巴回流与淋巴管再生和复通。治疗后用弹性绷带加压包扎。

2. 手术治疗 主要有三种方法:①切除纤维化皮下组织后植皮术。当皮肤及皮下组织已发生不可逆改变后,切除深筋膜浅面的全部皮下组织,减少肢体皮下组织容积。然后取正常皮肤,或切下的病变皮肤修剪后进行植皮。或掀起薄层带蒂皮瓣,切除水肿的皮下组织及筋膜,然后将掀起的皮瓣重新覆盖创面。病变范围广泛者,应作分期手术。②重建淋巴循环,应用显微手术技术作淋巴管-静脉吻合术、淋巴结-静脉吻合术,或取用正常淋巴管、静脉,直接植入或旁路移植,重建淋巴回流通路。③带蒂组织移植术,如大网膜、去表皮组织、带蒂皮瓣,移植至患肢深筋膜浅面,建立侧支回流通路。

案例 47-12

治疗建议:细心的皮肤卫生,抬高肢体和避免局部外伤,穿着具有压力梯度的弹性护套。行右腋下瘢痕切除松解、背阔肌肌皮瓣转移修复,以建立侧支回流通路。

案例 47-12

临床诊断:右上肢继发性淋巴水肿Ⅱ期。

诊断要点:

1. 女,56岁,乳腺癌术后。

2. 右上肢肿胀,自远端向近端发展,伴有沉重感,活动受限,渐进性加重。

3. 右上肢从肩峰下至手指均匀增粗,皮肤色微红、皮温稍高,失去光泽,弹性差,呈皮革样硬变,非凹陷性,以远端明显。

治疗原则:

1. 细心的皮肤卫生,抬高肢体和避免局部外伤,穿着具有压力梯度的弹性护套。

2. 行右腋下瘢痕切除松解、背阔肌肌皮瓣转移修复。

(王肃生 梁 刚)

第五篇 泌尿外科

第四十八章 泌尿外科症状学

泌尿外科疾病的常见症状有排尿异常、尿的异常、尿道分泌物、疼痛、肿块等。根据症状，寻找病因，为诊断奠定基础。

【排尿异常】

可因泌尿系炎症、梗阻、排尿功能障碍引起。常见的有下列症状：

1. 尿频 即排尿次数增多。正常人白天排尿4～5次，夜间排尿0～1次，每次尿量约300ml。尿频可由于总尿量增多或膀胱容量减少引起。前者见于糖尿病、尿崩症、醛固酮症、急性肾功能不全多尿期。后者见于膀胱炎，由于膀胱黏膜水肿、炎性浸润，刺激膀胱而致尿频。尿频与尿急、尿痛合称膀胱刺激症状。结核性膀胱炎时可发生膀胱挛缩，膀胱容量缩小，尿频持续存在，甚至出现尿失禁。前列腺增生等所致尿路梗阻，残余尿量增加，膀胱有效容量缩小而出现尿频。神经源性膀胱由于膀胱逼尿肌反射亢进，使膀胱内压超过1.47kPa（1kmH_2O），引起尿频或急迫性尿失禁。膀胱邻近器官的病变如阑尾炎、盆腔脓肿、输尿管下端结石刺激膀胱，或妊娠子宫、子宫肌瘤、子宫脱垂压迫膀胱，使其有效容量减少而致尿频。精神紧张、焦虑、恐惧均可使排尿次数增加。此外，包皮过长、阴茎头包皮炎、尿道炎、前列腺炎等均可引起尿频。

2. 尿急 指突然有强烈尿意而迫不及待要排尿。常伴有尿频、尿痛。见于尿路感染、前列腺炎、输尿管下端结石、膀胱癌（尤其是原位癌）、神经源性膀胱（逼尿肌亢进型）。

3. 尿痛 指排尿时膀胱区及尿道疼痛。常见于尿道炎、膀胱炎、前列腺炎、膀胱结石、膀胱结核、异物、晚期膀胱癌等；尿痛性质为灼感或刺痛。尿道炎多在排尿开始时出现疼痛；膀胱炎常在排尿终了时疼痛加重；前列腺炎除有尿痛外，耻骨上区、腰骶部或阴茎头亦感疼痛；膀胱结石或异物多有尿线中断。

4. 排尿困难 指排尿不畅，排尿费力。排尿困难的程度轻重不等，轻者排尿迟缓，尿线无力，射程短；重者尿线变细或滴沥不成线，排尿需用力，或用手按压小腹协助排尿，膀胱过度充盈，甚至完全不能排尿。见于尿道狭窄、前列腺增生症、尿道结石或异物、晚期膀胱癌、子宫肌瘤子宫脱垂压迫膀胱颈、尿道外伤、神经性膀胱功能障碍等。排尿困难常伴有残余尿增多。

5. 尿潴留 指膀胱充满尿液而不能排出。分为急性尿潴留和慢性尿潴留。前者发病突然，耻骨上可触及膨胀膀胱，患者非常痛苦，常见于尿道创伤、尿道结石等。后者病程缓慢、历时长久，膀胱张力减少，患者无明显痛苦，常见于前列腺增生症、尿道狭窄、神经性膀胱功能障碍。长期尿潴留可引起双侧输尿管及肾积水，导致肾功能受损。

6. 尿失禁 由于膀胱括约肌损伤或神经功能障碍而丧失排尿自控能力，使尿液不自主地流出。有四种类型：①真性尿失禁。见于神经性膀胱能障碍或括约肌的严重损伤等。前列腺增生电切术如损伤尿道外括约肌可出现永久性真性尿失禁。②压力性尿失禁。由于尿道括约肌功能减退，于各种使腹内压增加的活动（如咳嗽、喷嚏、跑步、搬动重物等）时出现尿失禁。多见于中年经产妇。③充盈性尿失禁。尿潴留时膀胱过度充盈，膀胱内压等于或大于尿道括约肌的阻力，尿液不断自动涌出，见于前列腺增生症、尿道狭窄、神经性膀胱功能障碍。④急迫性尿失禁。患者突然感到强烈尿意。并迫不及待地排出尿液。见于急性膀胱炎、急件前列腺炎，经尿道前列腺电切术后早期，亦可发生于上运动神经元损伤所致不稳定膀胱。女性尿道括约肌功能相对较弱，精神紧张亦可出现尿失禁，属于此类。

7. 少尿、无尿、多尿 正常人每天尿量约1000ml左右。24小时尿量在400ml以下称少尿；100ml以下称无尿或尿闭。少尿和无尿提示肾功能不全或濒于衰竭状态。其原因有：①严重脱水、大出血、休克、大血积烧伤等。②肾脏本身病变，如肾小球肾炎、多囊肾、慢性肾盂肾炎等。③双侧输尿管梗阻。多尿指24小时尿量超过正常尿量，少者2000ml以上，多达5000～6000ml。见于糖尿病或尿崩症、急性肾功能不全多尿期。

8. 漏尿 指尿液经尿道口以外的部位排出体外。见于外伤、产伤、手术、感染、肿瘤等所致的尿

笔记栏

道瘘、尿道阴道瘘、膀胱阴道瘘、尿道直肠瘘、输尿管阴道瘘以及先天性输尿管异位开口、膀胱外翻、脐尿管瘘等。应与尿失禁相鉴别。

9. 遗尿 指3岁以上儿童睡眠时不自主排尿。4~12岁儿童约10%~15%有遗尿，随年龄增大逐渐减少。

【尿的异常】

许多泌尿外科疾病都可引起尿的异常。常见的改变有血尿、脓尿、细菌尿、乳糜尿、结晶尿和气尿等。

1. 血尿 即尿中带血。正常人尿镜检每高倍视野可见到0~2个红细胞，离心后每高倍视野红细胞如超过2个即为不正常。血尿程度决定于尿内出血量多少。出血多时，肉眼可见，称为肉眼血尿；其颜色呈浅粉红色至深褐色不等，甚至有血凝块。出血少时肉眼看不出血色，仅在显微镜检查时发现红细胞数超出正常数字，称为镜下血尿。

临床上根据血尿在排尿过程中出现的情况分为尿道溢血、初始血尿、终末血尿和全程血尿四类。可用尿三杯试验区别。根据血尿出现的情况，可初步判断病变的部位：①尿道溢血：血由尿道口不自主地流出，与排尿无关。病变在尿道括约肌以下。②初始血尿：排尿开始时尿内有血，以后逐渐转清。病变多在尿道或膀胱颈。③终末血尿：排尿终了时尿内有血或血色加深。病变多在膀胱三角区、膀胱颈或后尿道。④全程血尿：血尿多来自膀胱颈以上病变。

血尿常见的病因，国内统计的顺序为：泌尿系感染、结石、肿瘤、前列腺增生、损伤及结核等。

2. 脓尿 即尿内有脓细胞。常见原因有非特异性感染与特异性感染两类。非特异性感染包括肾盂肾炎、肾积脓、膀胱炎、前列腺炎或脓肿、尿道炎及邻近器官炎症（如盆腔脓肿）等。常见细菌为大肠埃希菌、变形埃希菌、葡萄球菌等。特异性感染主要为结核和淋病。

3. 细菌尿 指尿内存在细菌。应作尿细菌定量培养以鉴别尿中细菌是感染还是污染。经无菌采取晨第1次中段尿作培养，如每毫升尿中细菌计数在10万以上，认为是感染；在1万以下为污染；介于1万~10万之间，为可疑感染，此时，应重复培养。

4. 乳糜尿 指尿内含有乳糜或淋巴液。尿呈乳白色，含脂肪、蛋白质、红细胞及纤维蛋白原。表明肾内存在尿路淋巴管瘘，常见原因是丝虫病，其他有腹膜后肿瘤、创伤、结核等。乳糜易溶于乙醚，借此与脓尿、结晶尿相鉴别。

【尿道分泌物】

笔记栏

尿道分泌物是尿道和生殖系疾病的常见症状，其性状可呈黏液性、血性或脓性。慢性前列腺炎患者常在清晨自尿道口流出少量黏液，镜检有较多白细胞及脓细胞。血性分泌物为尿道出血或血精。前者见于尿道损伤、后尿道及精阜肿瘤；后者是精囊炎的特征，也见于精囊肿瘤、结石、结核。患者常无意中发现内裤有陈旧血迹。脓性分泌物见于非特异性及淋菌性尿道炎，应作分泌物细菌培养及药敏试验。淋病的致病菌为淋病双球菌，临床表现主要为急性尿道炎的症状，在不洁性交后3天，尿道口即红肿疼痛，并有稀薄黏液流出，随后变为黄色黏稠脓液。尿道分泌物涂片染色可查到革兰阴性淋病双球菌。

【疼痛】

疼痛是泌尿生殖系统疾病的常见症状，常可有腰部、腹部、会阴、腹股沟及腰骶部疼痛。疼痛性质有绞痛、钝痛、胀痛和刺痛，可阵发或持续发生，常伴随有其他症状，如血尿、肿块等。

1. 肾区疼痛 包括钝痛和绞痛。钝痛是由于肾脏肿胀或炎症引起，常为一侧或双侧脊肋角持续性酸胀感，多见于肾结石、肾积水、肾脏感染及肿瘤；绞痛是由于结石、凝血块或肿瘤组织阻塞输尿管，引起管壁平滑肌痉挛导致肾盂压力剧增所致。肾绞痛典型的表现是患侧腰部突然发生剧烈绞痛，沿输尿管走行向下腹部、腹股沟、睾丸、外阴或大腿内侧放射，并伴有恶心呕吐，随梗阻解除疼痛缓解。此时，体检可发现同侧肾区有叩击痛，尿化验有镜下血尿，可与其他急腹症相鉴别。

2. 排尿痛 排尿时或排尿后膀胱区或尿道部位疼痛。多由膀胱、尿道炎症引起，性质为灼热感或刺痛，常伴有尿频、尿急、血尿或脓尿等症状。

3. 生殖器疼痛 睾丸疼痛常见于急性睾丸炎、睾丸肿瘤、损伤、精索扭转及睾丸鞘膜积液。附睾和精索疼痛常见于炎症及精索静脉曲张。急性附睾炎时，附睾肿大疼痛，触痛明显；慢性附睾炎仅局部有轻度疼痛及触痛，有时可触及硬结。精索静脉曲张主要表现为患侧阴囊坠胀感，并放射至下腹部、腹股沟或腰部，常在站立过久或行走劳累时发生，于平卧后缓解。前列腺炎在急性期除有寒战、高热等全身症状及尿路刺激症状外，耻骨上区、腰骶部可有疼痛。肛门指检前列腺有灼热感，并有明显压痛，形成脓肿时，疼痛异常剧烈，并伴有直肠刺激症状。慢性前列腺炎的疼痛范围与急性炎症相似，但程度较轻，持续时间长。前列腺癌仅在晚期可引起腰骶部及臀部疼痛或坐骨神经痛，表明骨盆、腰椎及神经周围已有转移。急性精囊炎疼痛与前列腺相似，性冲动及排精时加重，可有血精。

【肿块】

肿块是泌尿男性生殖器官外科疾病的重要症

状和体征，多由肿瘤、结核、外伤、梗阻性病变引起。

上腹部包块应区别是正常肾脏还是肾肿瘤病变。体型瘦长的女性及肾下垂时可触及正常肾脏。肿块是肾肿瘤的重要症状和体征，位于下极的肿瘤较上极者易触及。肾肿瘤多表现为质硬、活动、表面光滑或呈分叶状。如肿块固定，提示肿瘤已浸润周围组织。小儿上腹部包块以肾母细胞瘤及巨大肾积水为多见。肾外伤可引起肾周围出血及尿外渗，在腰部或腹部出现肿块和疼痛。

下腹部包块常见于膀胱尿潴留和肿瘤。肿瘤包括膀胱肿瘤、盆腔恶性肿瘤及隐睾恶变。膀胱肿瘤如触及包块，提示肿瘤已侵及膀胱深肌层及周围组织，病变已到晚期。腹股沟肿物以疝多见，但在隐睾症患者多为睾丸。

阴囊内肿块以斜疝、睾丸鞘膜积液、精索鞘膜积液、交通性鞘膜积液及精索静脉曲张为多见，睾丸肿瘤少见，附睾及精索肿瘤罕见。阴茎头肿块是阴茎癌的主要特征。阴茎海绵体肿块多为阴茎硬结症，坚硬无触痛，但阴茎勃起时可引起疼痛及阴茎弯曲，影响性生活。尿道触到肿块应考虑尿道瘢痕狭窄、结石或肿瘤。前列腺肿块最大可能是肿瘤，直肠指检可触到。前列腺癌早期在前列腺表面可触到小的孤立硬结，边缘清楚，应与前列腺结核或结石相鉴别，必要时可穿刺活检。

（刘俊杰　陈家存）

笔记栏

第四十九章 泌尿、男性生殖系统先天性畸形

第一节 肾和输尿管的先天性畸形

一、多 囊 肾

肾实质中有无数的大小不等的囊肿，肾体积增大，表面呈高低不平的囊性突起，使肾表现为多囊性改变。

【病因】

在胚胎发育期，肾曲细管与肾集合管或肾直细管与肾盏，在全部或部分连接前，肾发育中止，使尿液排泄受到障碍，肾小球和肾细管产生潴留性的囊肿。

【病理】

肾表面为大小不等的囊泡，囊壁与囊壁及肾盂之间互不相通。囊壁内面为立方形上皮细胞覆盖。肾小球呈玻璃样变，肾小动脉管壁硬化，故常有高血压症状。肾功能随年龄增长而逐步减退。

【诊断】

(1) 多在40岁以上发病，上腹部可发现包块及局部胀痛或胃肠道症状。由于肾功能不良，往往出现面部浮肿、头昏、恶心及高血压。还常有贫血、体重下降、血尿等临床表现。

(2) 尿常规一般变化不大，部分患者可有蛋白尿及脓细胞。尿渗透压测定可提示肾浓缩功能受损，血肌酐呈进行性升高。

(3) B超表现为肾形增大，肾内无数大小不等囊肿，肾实质回声增强。IVU显示肾盂肾盏受压变形，盏颈拉长呈弯曲状，且为双侧性改变。CT显示双肾增大、分叶状，有较多充满液体的薄壁囊肿，往往可同时发现肝囊肿等。基因间接连锁分析方法有可能在产前或发病前作出诊断。

【鉴别诊断】

本病要与双肾积水、双肾肿瘤、错构瘤相鉴别。B超、IVU及CT检查有助于鉴别。

【治疗】

目前无有效的治疗方法。一般对饮食及水、电解质摄入不过分强调限制，但要避免腰腹部外伤，防止感染。对早、中期患者可行减压手术。发生肾功能衰竭尿毒症时，作相应的处理及肾移植。对合并结石而又不能自行排出者，可考虑手术治疗。选用恰当的降压药物对控制高血压亦有帮助。

【预后】

本病预后不佳。如能早发现早治疗，及对晚期病例采用透析及肾移植术，有望延长生存时间。

二、铁 蹄 形 肾

两侧肾的下极或上极在身体中线融合，形成马蹄形畸形。

【病因】

胚胎早期两侧肾脏的生肾组织细胞，在两脐动脉之间被挤压而融合所致。

【病理】

蹄铁肾的融合部分大都在下极，构成峡部；峡部为肾实质及结缔组织所构成，位于腹主动脉及下腔静脉之前及其分叉之稍上。两肾因受下极融合的制约不能进行正常旋转。

【诊断】

(1) 临床上表现为三项症状，即脐部隐痛及包块，胃肠道功能紊乱，泌尿系症状如感染、结石、积水等。

(2) 腹部平片可显示峡部阴影或结石。静脉或逆行性肾盂造影对诊断本病有重大意义，可见两肾下极靠拢及肾轴向内下倾斜，输尿管在肾盂及峡部前方，常有肾积水征象。膀胱造影可发现有反流。

(3) CT显示出肾上极或下极的融合部，肾门位于前方。B超及肾核素扫描均有一定诊断价值。

【鉴别诊断】

由于一侧肾功能较差或技术因素未显影，往往将显影侧误诊为肾转位不全；仔细分析病史，辅以其他检查，当可避免。

【治疗】

本病肾功能常无异常，若无合并症，无需特别治疗。手术治疗主要是针对并发症，对肾积水如为输尿管反流者可行输尿管膀胱吻合术，有狭窄者行肾盂成形术。峡部切除对缓解腰部疼痛及消化道症状可能有一定效果，但目前持谨慎态度。对一侧有恶性肿瘤、脓肾、严重积水、严重感染或导致高血压病者，可行经腹病侧蹄铁肾切除加对

笔记栏

侧肾位置调整固定术。

三、重复肾盂、输尿管

重复肾盂、输尿管是指1个肾有两个肾盂和两条输尿管。若在某一侧有两条输尿管则为输尿管重复畸形(duplex systems)。国内资料表明，此病发病率约占泌尿外科住院患者的0.16%～0.7%。女性发病高于男性。

【病因】

在胚胎早期，中肾管上如同时发出两个输尿管原基，或由一个原基分为两个原基，到胎儿后期即发展成重复肾和重复输尿管。

【病理】

重复肾上肾段的肾盂及输尿管多发育不良、功能差或积水，甚至感染。不完全性输尿管畸形的输尿管呈Y形，其汇合处可位于输尿管任何部位，常并发输尿管反流。完全性畸形时，两根输尿管分别引流两个肾盂的尿液。

【诊断】

1. 临床表现　一般无明显症状。若重复肾的上半肾有结石，感染时可有腰痛、不适、血尿等情况。若重复输尿管开口位于膀胱内可无症状；若开口于外阴前庭、阴道等处，患者从小就有遗尿又有正常排尿情况，对此类患者要注意检查有否异位开口。

2. 膀胱镜检查　膀胱镜检可发现膀胱内有两个以上的输尿管开口，诊断即可成立。

3. 特殊检查　IVU检查有重要诊断价值，大部分病人可由此检查明确诊断。逆行性肾盂造影可清楚显示病变情况。B超及肾扫描对诊断亦有帮助。

【治疗】

(1) 无症状者无需治疗。

(2) 有合并症者作上段病肾切除。

(3) 有尿失禁者将异常之输尿管移植于膀胱内。

四、肾盂输尿管连接处梗阻

肾盂输尿管连接处梗阻是小儿及青少年期肾积水常见的原因，为肾盂输尿管连接处正常蠕动受阻所致。有疼痛、血尿、感染、腹部肿物等症状。IVU、RPG(逆行肾盂造影)和利尿性肾图有助于明确诊断。以手术治疗为主要措施，主要行肾盂输尿管连接部成形术。

【病因病理】

肾盂输尿管连接处梗阻是小儿及青少年期肾积水常见的原因。约25%于1岁内得到诊断，50%于5岁内诊断。可见于各年龄组，但儿童及男性发病更多，亦多见于左侧。电镜检查发现，肾盂输尿管连接处(PUJ)有大量胶原纤维介于肌细胞之间，使肌细胞失去正常的排列，互相分离，阻断了正常蠕动的传送。过去以为这种胶原纤维与肌细胞异常只存在于PUJ，但近年发现这种异常亦出现于扩张的肾盂壁上，提示手术中要考虑切除更多的肾盂壁。

引起PUJ梗阻的其他原因包括：肾下极的异位血管或纤维索压迫；输尿管在肾盂高位处开口。并有肾盂输尿管粘连和成角；输尿管腔内胎儿皱襞不消失而引起梗阻。但这些不一定是原发原因，只是加重梗阻的因素，故手术时必须考虑输尿管肾盂连接处内部存在的发育异常。

【诊断】

1. 临床表现　因年龄而异。疼痛、血尿或感染多见于儿童，婴儿则以腹部肿物为主。腹痛颇似胃肠道疾患，尤其是间歇性疼痛并有呕吐者。血尿多见于轻度外伤后。另一特点是大量饮水后出现腰痛，说明肾盂因利尿被突然扩张。

2. 影像学检查　可在产前经B超检出有肾积水，但应于小儿出生后复查。IVU可见肾盂肾盏扩张，或造影剂突然中止于肾盂输尿管连接处，其下输尿管不显影或正常。RPG有助于IVU检查结果的进一步明确。利尿性肾图对于混淆不清和有轻度PUJ梗阻的病例意义重大，可很敏感地检查出PUJ梗阻。

【治疗】

(1) 轻度肾盂肾盏扩张，可继续观察至3～6个月；如病情加重或有明显肾盂肾盏扩张，3周龄后手术较为理想。

(2) 不能用药物控制且合并感染的肾积水，应先做经皮肾穿刺造瘘引流。

(3) 绝大多数梗阻的肾保存1/3以上的功能，应做离断性肾盂成型术，成功率达97%以上。

(4) 双侧肾积水，一般可行一期双侧离断性肾盂成型术。手术后症状消失，但已扩张的肾盂肾盏仅10%能恢复正常。

(5) 如对侧肾脏正常，患肾功能严重丧失，经引流后患肾功能小于10%或合并有肾发育异常时，应做肾切除。

五、其他肾和输尿管异常

1. 单侧肾发育不全　是指肾体积小于50%以上或先天性孤立肾。临床处理肾损伤作肾切除时必须首先确定对侧肾是否有发育不全或缺如。

2. 异位肾 根据肾停留部位不同，分为盆腔肾、腹部肾及交叉异位肾等。临床重要性是腹部肿块的鉴别，以避免误将异位肾切除。

3. 输尿管狭窄 狭窄部位大多在肾盂输尿管连接处或在输尿管膀胱连接处，严重的需要做整形手术。

4. 先天性巨输尿管 可为双侧性，病变常在输尿管盆腔段，病因不明。如有症状及感染、结石，并影响肾功能者，可作输尿管裁剪和抗逆流输尿管膀胱再植术。

5. 输尿管囊肿 是指输尿管末端的囊性扩张。囊肿的内层为输尿管黏膜，外层为膀胱黏膜，中层则为少量平滑肌和纤维组织，囊上有小的输尿管开口。治疗可通过膀胱镜切除囊肿。

6. 下腔静脉后输尿管 右侧上端输尿管经过腔静脉之后，再绕过下腔静脉前方下行，由于输尿管受压而引起上尿路梗阻，严重的需手术治疗。

第二节 膀胱和尿道先天性畸形

一、膀胱外翻

膀胱外翻(bladder exstrophy)包括腹壁、脐、耻骨及生殖器畸形，表现为下腹壁和膀胱前壁缺损，膀胱后壁向前外翻，输尿管口显露。可见尿液喷出，这是一种少见的先天异常，每3万~4万出生婴儿中有1例。男性为女性的1.7~2.3倍。Shapim等(1984年)报道膀胱外翻和尿道上裂患者子女共225人中，有3例膀胱外翻，发病率为1/70，是正常人群发病率的500倍。本症虽少见，但是在外翻性异常中最多见；它可发生从泄殖腔外翻到远端尿道上裂等一系列异常，这些异常包括泌尿系、肌肉骨骼系统及肠道等。多伴发其他畸形如肛门直肠畸形、脊柱裂、马蹄肾、腹股沟斜疝。

【病因】

胚胎3周时后肠末端和尿囊总部的扩大部分成为泄殖腔。泄殖腔末端有一层由内、外胚层组成的薄膜与羊膜腔分隔，称为泄殖腔膜。正常情况下，泄殖腔的脂肪部分和泄殖腔膜直接接触，胚胎第4~7周泄殖腔被尿生殖隔分为背侧的直肠与腹侧的生殖窦。尿直肠隔与泄殖腔膜会合处形成会阴体。直到胎儿6~7周，脐下间叶组织移入此区，形成下部腹壁、生殖结和耻骨支。如脐下间叶组织移位失败而泄殖腔膜破裂，中胚层未能插入外、内胚层间，则影响下腹壁发育，后膀胱壁暴露。泄殖腔破裂的位置和时间的异常决定了膀胱外翻及尿道上裂的各种类型，如膀胱外翻、泄殖腔外翻及尿道上裂等。

【临床表现】

典型膀胱外翻由于下腹壁、膀胱前壁及尿道背壁缺如，故从腹壁上可见外翻的膀胱黏膜及喷尿的输尿管口。外翻膀胱黏膜鲜红，异常敏感，容易出血，常伴有尿道上裂，尿液不断地从输尿管口外流，浸渍下腹壁、会阴和大腿内侧皮肤使之潮红，衣裤常湿，臭味外扬，故小儿出生后很易诊断。脐位置低，常于外翻膀胱黏膜上缘形成瘢痕。新生儿期上尿路是正常的，以后由于膀胱黏膜长期暴露化生，可引起梗阻，而发生肾、输尿管积水。外翻膀胱经手术闭合后，绝大多数病例因输尿管位置过低，其背侧缺乏肌肉支持，没有膀胱壁段输尿管作用而发生反流。

由于腹部肌肉发育反常，患者可有腹股沟疝或股疝。因骨盆发育反常，耻骨联合分离，两侧股骨外旋，患儿有摇摆步态。

在男孩，典型膀胱外翻伴有尿道上裂。由于骨盆的旋转畸形造成阴茎短缩，阴茎海绵体分离较早，附着于耻骨下支，向前外侧旋转，加之阴茎上翘，故阴茎短小，海绵体发育差，阴茎头扁平，包皮堆于腹侧，阴茎基底及阴囊分离加宽。约40%病例合并隐睾。肛管正常，但多向前移位。由于盆肌薄弱及提肛肌复合体前部肌力不足，加之患儿常有下坠感及暴露膀胱的刺激，引起腹压增加，常伴有脱肛。如闭合膀胱并拉拢分离的耻骨联合，可减少脱肛的发生。女性的阴蒂变成一对组织，位于尿道上裂的两侧阴唇在腹侧中线上分为两侧。阴道口亦向前移并可能狭窄，有些病例苗勒管组织是重复的。女性可以生育，经阴道生育后易发生子宫脱垂。

【治疗】

治疗的目的是保护肾功能，控制排尿，修复膀胱、腹壁及外生殖器。

了解心肺功能是否正常，B超检查双肾、输尿管是否有畸形。行肾同位素扫描，了解肾功能、肾血流情况。由于膀胱壁纤维化和膀胱壁长期暴露而有水肿及慢性炎症，故应于生后72小时内做单纯膀胱内翻缝合术。若不作骨盆截骨术可在膀胱推回到盆腔后于中线缝合筋膜及耻骨的纤维软骨组织。如耻骨联合间距过宽，估计不能缝合，则手术延期到出生后7~10天作骨盆截骨术及膀胱内翻缝合术。初期成功的缝合对日后膀胱容量及控制排尿非常重要。在膀胱内翻缝合时应留置膀胱造瘘管3~4周，不需放尿道支架管；术后3~4周应用Bryant牵引以防伤口裂开。如小儿恢复良好，到1.5~2.5岁时在麻醉下测量膀胱容量，如膀胱容量在60ml以上，可同时修复膀胱颈及尿道上裂；如容量在40ml以下，则

笔记栏

仅修复尿道上裂，以使容量增加，至3～5岁时再修复膀胱颈。在修复尿道上裂前5周，肌内注射丙酸睾酮2mg/kg，可使阴茎增大，这种作用于术后4周消失。应用Young-Dees-Lesdetter术式修复膀胱颈后可无需间歇性导尿。

术后须随诊上尿路情况，有无反流、梗阻及尿排空情况。术后4个月复查静脉尿路造影及排尿性膀胱造影，以检测有无上尿路扩张、反流以及有无残余感染。尿流率检查有助于诊断膀胱颈修复术后膀胱尿液排空有无梗阻。

若患儿膀胱容量小，或手术时小儿年龄大，术后仍不能控制排尿，须考虑膀胱扩大术或可控性尿路改流术。

女性患者产后易并发子宫脱垂。因阴道短浅、盆底薄弱，又曾接受膀胱颈手术，最好行剖宫产以免产后出现尿失禁。

二、尿道上裂

尿道上裂（epispadias）是指尿道背壁部分或全部缺如，尿道外口开口于阴茎背侧，尿道口的远端呈沟状，完全性者常并发膀胱外翻。Burkholder在3万新生儿中发现1例。Campbell在4764例尸体解剖中仅见1例。尿道上裂单独畸形时，约9.5万出生儿中有1例。男女均可发生，男女之比为3∶1～4∶1。

【类型】

1. 阴茎型　尿道外口开口于阴茎背侧。有的开口于阴茎头，有的开口于阴茎远端、中部或近端。阴茎型亦称不完全型。阴茎体短、宽、上翘，阴茎头扁平；包皮悬垂于阴茎的腹侧。

2. 耻骨联合下型　尿道外口开口于耻骨联合的下面，男女均可发生，这种类型最常见。

3. 完全型　尿道口位于膀胱颈呈漏斗状，有尿失禁，并伴不同程度的膀胱外翻和耻骨联合分离。膀胱颈部肌肉发育不全，前面为裂缝，仅有些纤维组织相连。

【治疗】

治疗尿道上裂需达到2个目的：正常排尿和维持正常的性交及生殖功能。为此必须进行：①膀胱颈成形；②矫正阴茎畸形；③尿道重建。

三、尿道下裂

尿道开口于阴茎腹侧、正常尿道口后部，即为尿道下裂（hyposadias）。

【病因】

为常染色体显性遗传疾病。妊娠期应用雌、孕激素可增加发病率，雄激素的缺乏可使尿道沟两侧皱褶的融合障碍，使尿道腹侧壁缺如，形成下裂。

【病理】

按尿道海绵体发育所到部位，本病分为阴茎头型、阴茎型、阴囊及会阴型。阴茎头型多见，由于尿道口远侧的尿道海绵体不发育，而在腹侧形成纤维索带，造成阴茎下曲，影响排尿和生殖功能。

【诊断】

体检时即可做出诊断。

【鉴别诊断】

主要与两性畸形相鉴别。必要时行性染色体与性激素检测，以及直肠指诊、B超和CT检查，以便鉴别。

【治疗】

（1）阴茎头型除尿道外口狭窄需要扩张者外，一般无需手术。

（2）手术分下曲矫正术及尿道成形术。前者应在学龄前进行，待瘢痕软化后再施行成形术；亦可采用游离膀胱黏膜形成新尿道，本法可一起施行。

第三节　男性生殖器官先天性畸形

一、先天性睾丸发育不全综合征

Klinefelter综合征其主要临床表现为：两侧睾丸小，不发育，青春发育延迟；成年期80%左右出现乳房女性化，不长胡须，阴毛、腋毛少，无喉结，发音尖细，皮肤细白，皮下有较多脂肪堆积等女性化性征；大多具有一定性功能，但由于精液中无精子而没有生育能力。细胞核分析为47XXY而确诊。

治疗可采用雄激素补充治疗，以促进男性第二性征发育、维持性欲和性功能。

二、隐睾症

睾丸未下降至正常阴囊内位置者，称为隐睾（cryptorchidism）

【病因】

胚胎早期睾丸位于膈下平面的腹膜后间隙，随胚胎的发育而逐渐下降，此下降过程受垂体作用和睾丸引带牵引而完成。若垂体功能不足，下降过程中有解剖异常，或睾丸引带终止位置不正常，均可产生隐睾。

【病理】

睾丸不在正常位置，在3岁左右将停止发育；曲精细管的细胞停留于单层细胞，无生精功能。至青春发育期，睾丸虽不发育，但间质细胞仍继续发育，所以其第二性征是完善的。隐睾患者常发生睾丸萎缩、恶性变，易受外伤及引起睾丸扭转和并发腹股沟疝。

【诊断】

(1) 体检可见单侧或双侧阴囊内无睾丸，阴囊发育差。多数隐睾可在腹股沟区扪及，但不能推入阴囊。

(2) 检查尿中17-酮类固醇、FSH及血清睾酮，有利于寻找病因。

(3) B超探测腹膜后和腹股沟区，有时可发现异位的隐睾，并可测定睾丸大小。CT对检查腹内隐睾也可能有帮助。此外，辅助检查还有腹腔镜探查等。

【治疗】

1. 内分泌治疗 使用HCG或LHRH进行治疗。对10个月的小儿可采用LHRH制剂(cryptocur)喷鼻，0.2mg每天3次。若不成功可用HCG 500U，每周肌内注射2次，共4~5周。

2. 手术治疗 其目的是游离松解精索，修复疝囊及将睾丸固定于阴囊内。手术应在2周岁前进行。对青春期前睾丸萎缩不明显者，也可施行睾丸下降固定术，必要时作自体睾丸移植。对经活检证实有原位癌、睾丸萎缩、成人单侧隐睾，而对侧睾丸正常者可行睾丸切除术。

三、输精管附睾精囊发育异常

输精管来源于中肾，在胚胎早期，若中肾管停止发育或有缺陷，均可导致输精管发育异常，甚至缺如。由于输精管和射精管均同源于中肾管，因此常伴有这些器官的发育不全或缺如，而睾丸发育正常，这是由于睾丸来源于生殖嵴之故。

阴囊检查睾丸体积正常，而输精管扪摸不清。精液检查为无精子，精浆果糖很低或“0”，这是因为精囊缺如而不能分泌果糖所致。

治疗本病引起的不育症，对部分输精管附睾发育不全，可采用输精管附睾吻合术；对输精管附睾缺损严重者，可采用附睾或睾丸抽取精子作卵细胞质内注射，体外受精，胚胎移植而获生育。

四、包茎和包皮过长

【病因和病理】

包皮过长指包皮覆盖于全部阴茎头及尿道外口，但能上翻、龟头外露。小儿包皮过长是正常现象。随着年龄增长，阴茎头逐渐外露，至青春期可全部外露。包茎指包皮不能翻转使阴茎头外露。由于包皮口狭窄，强行翻转包皮时，狭窄的包皮口在冠状沟形成紧束的绞窄环，使阴茎头血循环障碍，因绞窄不能复回原位，成为包茎嵌顿，需及时处理。包茎可分为先天性和后天性。先天性包茎分为萎缩型和肥大型。后天性包茎系炎症、外伤等使包皮口粘连狭窄所致。

【诊断】

(1) 根据病史、体检即可诊断。萎缩型包茎包皮短薄，紧包阴茎头，影响阴茎发育。勃起时不适或疼痛，影响性功能。包皮口狭窄严重者排尿不畅。肥大型包茎包皮肥厚过长，排尿费力。尿线变细分叉。包皮口狭窄严重者排尿时包皮囊先充盈呈球状，然后排出尿液。

(2) 合并阴茎头包皮炎时，包皮肿胀，表面充血水肿、糜烂或溃疡。

(3) 包皮嵌顿时，阴茎头及包皮水肿，疼痛明显。绞窄处可有糜烂、溃疡；长期血循环障碍可导致阴茎头坏死。

【治疗】

(1) 包皮过长须经常上翻包皮，清洗阴茎头、冠状沟，保持局部清洁。如包皮垢蓄积或反复炎症，应作包皮环切术。

(2) 包茎须作包皮环切术。

(3) 包皮嵌顿后，应尽早手法复位。方法：用手挤压肿胀的包皮和阴茎头，减轻水肿；以油类润滑剂涂抹阴茎头和冠状沟后，拇指向内推挤阴茎头，其余手指将水肿包皮向阴茎头推持。如手法复位失败应行包茎背侧切开术，切断绞窄环，待炎症消退后再作包皮环切术。

(刘俊杰　陈家存)

第五十章 泌尿系统损伤

泌尿系统大部分器官位于身体隐蔽的部位，所以一般情况下不易发生损伤，单独泌尿系统损伤的发生率仅占全身性损伤的 1 %左右。泌尿系统损伤常伴有其他器官的损伤，即以复合性损伤多见。日常生活中遇到的泌尿系损伤多为闭合性损伤，而战时开发性损伤更多见。泌尿系统最主要的功能是分泌尿液，同时肾脏需要大量的血液供应，因此泌尿系统发生损伤后主要病理变化是出血和尿外渗。泌尿系损伤如能早期发现、早期治疗，常会取得满意的治疗效果。

第一节 肾 损 伤

案例 50-1

患者，男，20 岁，消防战士。左上腹部外伤后 2 小时入院。

伤者 2 小时前在一次救火行动中不慎跌倒，左季肋区撞至花栏上，当即感左上腹疼痛及左腰背部疼痛，半小时后解出血性尿液一次。现感疼痛加重，同时感心悸、口渴、四肢发冷。患者既往体格健康，无其他病史记录。

体格检查：T 36.3℃，P 116 次/分，R 26 次/分，BP 92/60 mmHg。急性痛苦病容，面色苍白，四肢发凉，精神紧张。心肺检查除心率快无其他阳性发现。左 11 肋间水平见 5cm×6cm 皮下淤血斑，局部皮肤轻度肿胀，无破溃。左上腹和左肾区有明显压痛，未及包块。上腹部轻度肌紧张，无反跳痛。无移动性浊音。

辅助检查：①血常规：WBC $13.1\times10^9/L$，RBC $2.8\times10^{12}/L$，Hb 85g/L，血细胞比容 30%。②B 超检查左肾周有液性暗区，肾包膜不完整。③腹部平片示左侧肾影增大，腰大肌阴影模糊。

问题：

1. 患者最可能的诊断是什么？
2. 还需要哪些检查进一步明确诊断？
3. 如何治疗？

肾脏位于脊柱两侧腹膜后隙，受到周围结构和器官的良好保护，一般不易发生损伤。肾损伤约 1/3 合并其他器官损伤。

【病因】

1. 闭合性损伤 闭合性损伤是指因直接暴力、间接暴力或肌肉强烈收缩造成的损伤，其损伤处与外界不相通。直接暴力是对肾脏产生的致伤暴力直接作用于肾脏或者暴力通过骨折端作用至肾脏，如腰部或上腹部直接受到暴力的撞击。间接暴力则是指致伤暴力不直接作用于肾脏，而是通过传导作用造成肾脏损害，常见的间接暴力是高处坠落或交通事故中的减速性损伤，肾脏在腹膜后间隙处于运动状态突然止动，造成肾血管的过度伸展或肾包膜、肾实质的撕裂。

案例 50-1

该患者跌落时腰部撞击到坚硬的物体上导致肾脏损伤。

2. 开放性损伤 开放性损伤是指致伤暴力穿透肾脏周围的被覆组织直接作用于肾脏造成的损伤；其损伤处与外界相通，如枪弹伤、刺入伤等。这类损伤几乎均为复合性损伤。

【病理】

1. 肾挫伤 肾脏实质轻微损伤，肾包膜和肾盂黏膜完整。影像学检查通常无异常发现。

2. 肾裂伤 肾包膜或肾盂黏膜完整性被破坏，肾实质部分裂开。表现有血尿或血肿，有影像学改变。以上两种损伤属肾脏轻度损伤，一般不需要手术治疗。

3. 肾横断伤或碎裂伤 肾实质的严重损伤，伴有肾包膜、肾盂黏膜的完整性破坏。常表现有严重血尿、休克或尿外渗，有异常的影像学变化，此类损伤有可能需要手术治疗。

4. 肾蒂损伤 肾动静脉血管的损伤，表现为大出血或血管栓塞性缺血。对肾动脉内膜损伤的病人早期辅助检查常无异常发现。

【临床表现】

肾损伤的临床表现与受伤的方式、损伤的类型、损伤的范围和程度及是否有合并伤等因素有关。

案例 50-1

该患者有高处坠落、腰部外伤病史，有腰部疼痛，血尿以及休克等临床表现。

笔记栏

1. **疼痛** 一般为钝痛。由于肾包膜张力增加或组织损伤水肿,在受伤局部即腰部或上腹部感到钝痛。严重的肾损伤,同时造成后腹膜破裂或有合并伤,血液或外渗尿液流到腹腔可引起全腹疼痛;严重血尿伴血块可造成输尿管阻塞引起肾绞痛。

2. **肿胀、肿块** 受伤局部可出现肿胀、皮下淤血、淤斑;部分损伤严重的病人肾筋膜内淤血、血肿或尿外渗可触及弥漫性肿块。少数情况下较大的动脉血管损伤形成包裹性血肿可触及搏动性肿块,这常表示出血较为严重,多需手术处理且手术时要做好大出血的抢救准备。

3. **休克** 严重的肾损伤或合并性肾损伤,常出现休克,且多为失血性休克。休克在损伤早期出现,表明伤情比较严重,需要用积极措施进行处理。

4. **血尿** 绝大多数肾损伤的病人出现血尿,血尿可为镜下血尿,也可能是肉眼血尿。镜下血尿可能是轻微肾损伤唯一的异常指标。一般来说,血尿的严重程度与肾损伤的程度有相关性,但不一定完全一致。有以下情况可能不出现血尿:①肾蒂损伤;②严重的肾或肾盂裂伤,尿液经破裂处渗至肾周围或腹腔;③输尿管被血块堵塞或合并有输尿管断裂;④休克肾无血流。

【辅助检查】

1. **尿液检查** 对一般伤前健康的人,尿液检查为镜下血尿即可诊断为泌尿系损伤。对疑有泌尿系损伤的病人应尽早收集尿液,必要时导尿收集尿液进行检查。在观察治疗期间,多次尿检对判断病情的变化有帮助。

2. **血液检查** 血常规及血细胞比容的测定对判定失血程度有帮助,可作为肾损伤程度及伤情变化判定的指标,动态观察更具有指导意义。

3. **CT 检查** CT 检查因能够提供极为有价值的形态及功能变化的资料,现在已作为肾脏损伤的首选影像学检查,对诊断的确立有高度的敏感性和特异性。加强 CT 检查可对尿外参情况和对侧肾脏功能形态等提供判断证据;对肾血管损伤也能提供一定的诊断帮助。

4. **腹部平片及静脉尿路造影检查** 腹部平片(KUB)可以了解有无骨折、肾影及腰大肌阴影的变化等,对肾损伤提供初步判断。静脉尿路造影(1VP)对诊断有无肾脏损伤及损伤程度,对侧肾脏形态功能状况等能提供非常有价值的资料。IVP 可能表现以下几种情况:①可见肾脏阴影但肾脏不显影:肾动脉损伤和血栓或严重肾损伤;②肾形态功能基本正常:轻微肾损伤;③肾外形不规则或肾引流系统完整性破坏:肾裂伤;④肾影不规则,腹膜后团块状阴影,腰大肌影模糊,内脏异位、隔肌抬高:严重肾损伤出血、血肿或尿外参形成包裹肿块。

5. **超声检查** B 超具有简便、安全、无创、无射线、可床边等优点,所以可反复多次进行,对肾脏大小、血肿情况、尿外渗范围有一定诊断价值。彩色多普勒超声对肾血管损伤及肾实质血运判定有诊断价值。

6. **肾动脉造影** 肾动脉造影一般可作为肾损伤的常规检查。下述情况可考虑肾动脉造影:①疑有肾动脉损伤或损伤后动静脉瘘形成;②局限性肾损伤持续性出血或继发性出血拟同时进行栓塞治疗;③后期出现肾血管性高血压。

7. **其他检查** 肾图检查对两侧肾功能情况有诊断价值。核素扫描对肾动脉有诊断意义;逆行尿路造影虽对肾引流系统损伤有确诊的价值,但因有侵入性易诱发感染,因此已少应用。

【诊断】

诊断依据:

1. **病史** 腰部、上腹部或下胸部外伤史或伤后出现血尿,肾区疼痛。

2. **体检** 肾体表投影区见外伤性出血或淤斑。

3. **尿检** 表现有血尿。

4. **影像学检查** 肾脏表现为损伤性改变。根据以上证据在做出肾脏损伤的诊断的同时,还应对肾损伤的程度、有无合并伤作出判断,以利选择合理的治疗。

【治疗】

肾脏损伤因损伤程度不同、合并性损伤的有无,以及就诊时间的差异,治疗方式差别很大。

1. **急救治疗** 肾损伤病员因失血、多部位受伤、应激及疼痛等因素,部分病人会出现休克。

> **案例 50-1**
>
> 本患者急诊入院后立即采取相应措施积极抗休克,同时通过选择简便的检查对伤情做出初步判断。

2. **保守治疗** 肾挫伤、肾部分裂伤通过保守治疗多可治愈。所以对伤情较轻,生命体征稳定、无合并伤的病人,一般采取保守治疗,但需注意以下几点:①绝对卧床休息:肾损伤病人应绝对卧床休息,卧床时间需至血尿停止后 2~3 周,2 个月避免剧烈活动或重体力劳动。②密切观察病情变化:严密监测生命体征,血压不稳定者应注意血压、脉搏的监测。注意尿液的变化并需动态观察。注意红细胞、血红蛋白、红细胞比积的动态监测;如可触及肿块应观察肿块的变化;条件许可需定期进行影像学复查。③适当应用止血药:氨甲环酸、氨甲苯酸或立止血静脉滴注,连用 3 天。④应用抗生素:可选用一种广谱抗生素预防感染。⑤对症治疗:给予镇静、止痛等药物。⑥支持疗

笔记栏

法：输血补液、补充能量，维持水电介质平衡。

3. 手术治疗

(1) 手术适应证：①开放性肾损伤；②肾血管损伤；③持续性严重出血，或血红蛋白、红细胞比积进行性下降，严重的血性尿液难以控制；④肾周肿块迅速增大或发现搏动性肿块；⑤证实有肾盂破裂或尿外渗范围广。

案例 50-1

该病例早期出现休克，且经输血补液休克难以纠正，血压回升后又很快下降，故急诊行剖腹探查。该病例选用上腹正中切口。术中发现合并脾破裂，同时行脾切除。

(2) 手术切口：上腹正中切口有开关腹快捷，便于扩大切口，能够控制腹腔大血管，可同时处理其他器官的合并性损伤等优点，适应绝大多数伤者。

(3) 手术目的：在保证患者安全的情况下，尽可能保存功能性肾组织，降低并发症，促进病人尽早康复。

(4) 手术要点：对疑有肾血管损伤、肾严重损伤、腹膜后搏动性肿块的患者，应在进入腹腔后，迅速显露肾血管开口处下腔静脉、腹主动脉，以利对肾脏出血的有效控制。切忌在未能控制肾蒂情况下，盲目切开、探查后腹膜血肿，以免造成突然的难以控制的出血。

(5) 手术方式：对肾损伤的具体手术方式应根据损伤的程度、部位，对侧肾脏功能状况及全身情况等因素决定。①肾裂伤：清创后用可吸收缝线妥善缝合修补；必要时可用肾周脂肪、大网膜等充填加固；肾上极或下极横断伤，清创缝合有困难的可行肾部分切除；②肾脏严重横断伤或碎裂伤难以修复(对侧肾功能正常)：肾切除；③肾盂裂伤：缝合修补；④肾蒂损伤：破裂口修补，动脉内膜切除，血栓清除、损伤处切除再吻合或架桥旁路术，自体移植术等。

(6) 术后处理：行肾裂伤修补或肾部分切除肾脏保留者，术后应卧床 2~3 周；注意观察肾周引流量及颜色的变化；注意尿液的变化；观察生命体征；应用抗生素预防感染。而行肾切除又无合并伤者按一般肾切除术后处理。

案例 50-1

临床诊断：

左肾裂伤、脾破裂、失血性休克

诊断要点：

1. 高空坠落，腰部外伤病史。
2. 伤后出现血尿。
3. 休克表现。
4. B 超检查肾周有积液，包膜不完整。

治疗原则：

积极抗休克治疗，动态密切观察生命体征、血色素、腰部肿块范围变化，必要时及时进行手术探查。

第二节　输尿管损伤

输尿管是一种纤细的肌性管道，有柔韧性和活动度；有强大的脊柱和肌肉、腹腔脏器及骨盆保护。输尿管损伤少见，多为医源性损伤。

【病因】

1. 手术损伤　最多见。下腹手术、盆腔手术、妇科手术、结直肠手术均可造成损伤。所以进行上述部位的手术应高度警惕。

2. 器械损伤　行输尿管插管、输尿管镜检查、输尿管镜下气压弹道碎石等，可造成输尿管穿孔或撕脱。

3. 放射性损伤　盆腔器官肿瘤放疗，可造成放射性损伤。

4. 外伤　见于开放性贯通伤，少数可造成输尿管部分裂伤或完全断裂。闭合性损伤很少造成输尿管损伤。极少数情况下因腰部过度伸展可引起肾盂输尿管交界处断裂。

【临床表现】

输尿管损伤的临床表现因输尿管损伤的病因、损伤程度、单侧或双侧、发现时间、尿瘘或感染等差异，变化比较大。

1. 局部表现　伤侧腰部疼痛、肿胀，外伤引起的比较明显；而医源性损伤则可能表现为腰区胀痛，无其他症状。

2. 休克　常见于外伤性输尿管损伤。

3. 血尿　常见于外伤性输尿管损伤。医源性损伤，血尿少见。

4. 尿外渗　伤后即时或数天内伤口漏尿，腹腔积尿。术后发现手术切口大量异常渗液应引起警惕。对术后不明原因突然发现腹水者应引起注意，必要时可穿刺抽腹水作肌肝浓度测定，可以鉴别。

5. 无尿　双侧输尿管损伤或孤立肾输尿管损伤会出现无尿，需注意与肾前性、肾性急性肾衰鉴别。

6. 梗阻　手术、放射或器械损伤可致输尿管水肿、扭曲狭窄，引起同侧梗阻，造成梗阻以上部位积水，出现腰部胀痛。双侧同时受损可引起慢性肾功能不全。

【诊断要点】

(1) 损伤、手术、放疗等病史。

(2) 造影检查:首选肾脏静脉尿路造影。良好的造影片能够发现造影剂外渗,肾脏输尿管不显影、移位扭曲,后期表现为扩张、积水等。静脉尿路造影诊断不明时,可行膀胱镜逆行造影检查。

【治疗】

1. 急救治疗 外伤性输尿管损伤通常是复合性损伤,可能出现休克。所以应积极抗休克,处理其他严重的合并伤,条件允许再对输尿管损伤进行分析判断。而医源性损伤则可以通过相应检查,对损伤的部位、性质等做出明确的诊断。

2. 手术治疗

(1) 目的:恢复输尿管连续性,保全患侧肾脏功能。

(2) 原则:尽早明确诊断、早期治疗。清除失活组织,进行无张力吻合;引流外渗尿液;抗感染。

(3) 方式:断裂伤行修补,置支架引流;缝扎误扎行松解,若已坏死缺血行切除吻合;穿孔伤或部分裂伤置支架修补;下段损伤可行再移术;输尿管缺损较多,根据下、中、上段位置不同行膀胱肌瓣管成形术、肾脏下移术、与对侧输尿管吻合术或肠代输尿管术、肾自体移植术进行治疗。

【预防】

由于输尿管损伤多是医源性的,因此应注意预防。在行盆腔手术、直肠手术等近输尿管处病变时,应仔细操作,解剖正确;估计手术伤及输尿管可能性比较大时,应术前留置输尿管导管,便于术中辨认减少损伤;已分离出输尿管,不要过度游离,保护输尿管血运;进行器械检查时应轻柔、准确,切忌暴力;放射治疗时应准确立位,控制总量。

第三节 膀胱损伤

膀胱为盆内器官,前方为耻骨联合,后方有直肠骶骨,女性还有子宫阴道,下为尿道生殖隔,两侧为骨盆壁。所以膀胱受伤的机会很少。一旦发生损伤常伴有骨盆骨折及合并伤。膀胱高度充盈后,突出到耻骨联合以上,同时顶后壁变薄,在受到暴力作用后易受损伤,而且几乎多为腹膜内伤。

【病因】

1. 闭合性损伤 膀胱在充盈情况下受到直接暴力、间接暴力的作用使膀胱内压突然增加,使膀胱薄弱处破裂,多为腹膜内型膀胱破裂。骨盆骨折、骨折端直接刺破膀胱,造成膀胱破裂。

2. 开放性损伤 利刃、刀器伤直接穿入膀胱,造成膀胱损伤,膀胱破裂口与体表相通。这种损伤常伴有合并伤。

3. 医源性损伤 侵入性检查、手术或放射治疗引起的膀胱损伤。

【分类】

1. 膀胱挫伤 膀胱完整性存在,仅在膀胱壁内造成局部出血、血肿,无尿外渗。

2. 腹膜外型膀胱破裂 膀胱完整性破坏,破裂口位于腹膜外的膀胱壁,常由骨盆骨折引起。尿外渗主要局限在膀胱周围,不进入腹腔。

3. 腹膜内型膀胱破裂 膀胱完整性破坏,破裂口位于腹膜内与腹腔相通,尿液直接渗入腹腔。

4. 混合型膀胱破裂 膀胱完整性破坏,腹膜内外同时存在膀胱破裂口。常为开放性损伤或膀胱充盈时骨盆骨折造成损伤。

【临床表现】

1. 休克 合并性损伤特别是伴骨盆骨折的病人,因大量出血可引起休克。单纯性膀胱破裂少有休克。

2. 疼痛 耻骨下或下腹疼痛。腹膜内型破裂可引起全腹痛。

3. 排尿困难 膀胱完整性破坏,内压下降,出现排尿困难或仅有尿意无尿排出。

4. 血尿 膀胱挫伤或裂口较小的损伤,可表现有血尿。

5. 感染症状 因尿外渗、继发感染或血肿吸收,可引起发热或腹膜炎症状。

6. 肾功能不全 少数隐匿性膀胱破裂,尿液直接流入腹腔前被吸收;如此反复,多日后可出现特殊性急性肾后性肾功能衰竭。

【诊断依据】

1. 病史 有外伤史或骨盆骨折后出现血尿、排尿困难、腹痛。

2. 体检 下腹、耻骨上区有淤血斑、压痛或有骨折。

3. 导尿及注水实验 外伤后导尿仅引流少量尿液。注水实验阳性(150ml 生理盐水注入后 5~10 分钟回抽,抽出的量与注射量相差 50% 以上)。

4. 膀胱造影 膀胱造影是确诊膀胱破裂最可靠的检查,准确性近 100%。造影片上可观察到造影剂外渗至腹腔内或腹膜外膀胱周围。

【治疗】

1. 急救治疗 输血补液抢救休克,处理严重的合并伤,稳定病情。选择可靠检查明确诊断,拟定治疗方案。

2. 保守治疗 对明确为膀胱挫伤、腹膜外型膀胱破裂,尿外渗不明显者,可保守治疗。保守治疗主要是留置导尿 2 周左右,防治感染、保持引流通畅,同时预防应用广谱抗生素等。

3. 手术治疗 对腹膜内型膀胱破裂,腹膜外型膀胱破裂伴广泛尿外渗或有骨折片刺入膀胱者，应手术治疗。手术要点：修补腹膜和膀胱破裂口；有碎骨片刺入膀胱应予清除或复位；保持膀胱造瘘管或导尿管引流通畅；处理合并伤，引流外渗尿液。同时术后注意防治感染。膀胱肌层厚实、血运丰富，黏膜愈合能力强，膀胱破裂多能良好康复。

第四节 尿道损伤

案例 50-2

患者，男，24 岁。因骑跨于单车横杆上尿道滴血 3 小时入院。

患者与人玩耍骑飞车，不慎跳上单车时坐于坐凳前的横杆上，当时会阴疼痛、肿胀，逐渐青紫，继而发现尿道外口不断有鲜血滴出，内裤红一大片。入院前半小时因尿胀去厕所小便，未解出，后觉会阴部和阴囊肿胀更甚，乃急诊入院。

体格检查：P 80 次/分，BP 120/67mmHg。阴囊、会阴青紫，阴囊明显肿大，球尿道处触痛。在无菌操作下用柔软尿管试行导尿，不能插入膀胱。

问题：

1. 首先应考虑何诊断？
2. 如何处理？

尿道损伤主要发生在男性，女性尿道损伤仅占 1% 左右，所以尿道损伤主要是指男性尿道损伤。男性尿道以尿生殖隔为界分为后尿道和前尿道；后尿道包括尿道前列腺部和尿道膜部，前尿道包括尿道球部和阴茎部。女性尿道损伤虽少见，一旦发生常为合并伤，在临床处理时应引起注意。

【病因】

1. 骨盆骨折 外伤造成骨盆骨折，骨折移位与尿生殖隔形成的剪力很容易造成尿道膜部损伤；骨折断端直接刺伤后尿道；骨盆骨折是后尿道损伤的最主要原因。

2. 骑跨伤 尿道受到来自下方座杆的作用，与耻骨联合形成挤压力造成损伤，而对应的部位是尿道球部，所以骑跨伤主要是造成尿道球部损伤。

3. 开放性损伤 尖利的物质经会阴刺入可造成开放性尿道损伤。这种损伤虽不常见，但常是复杂性的损伤。

4. 医源性损伤 在进行经尿道的检查治疗时，暴力操作会造成尿道挫伤、穿孔、假道，甚至穿透直肠壁。

【分类】

1. 按损伤部位分类

（1）前尿道损伤：盆外尿道损伤，受伤部位是尿道球部或会阴部，致伤因素主要是骑跨伤。

（2）后尿道损伤：盆内尿道损伤，受伤部位是尿道膜部或前列腺尖部，致伤因素主要是骨盆骨折。

2. 按损伤程度分类

（1）尿道挫伤：指尿道黏膜或尿道海绵体的损伤，尿道连续性完整，属轻度尿道损伤。

（2）尿道裂伤：尿道壁的部分完全断裂，另一部分仍完整，尿道连续性部分完整。

（3）尿道断离：尿道全层、全部断离，尿道连续性丧失，两断端可以有较大移位。

【临床表现】

1. 休克 骨盆骨折或同时有合并伤，因出血或创伤使部分病人发生休克，后尿道损伤的病人尤为多见。

2. 排尿困难 尿潴留、尿道损伤、后尿道连续性中断或疼痛，病人多不能自行排尿，出现排尿困难或尿潴留。

3. 尿道口滴血 损伤部位位于尿道球部，因无括约肌的限制，伤处出血直接经尿道流出，表现为尿道滴血，属前尿道损伤的典型表现。后尿道损伤因受括约肌的限制，尿道流血仅在排尿时或排尿后出现。尿道出血的程度与损伤的程度不一定一致。

4. 疼痛、肿胀 损伤局部疼痛，排尿时疼痛加剧。损伤局部肿胀，皮下淤血，尿外渗时肿胀明显，范围波及会阴、阴囊、甚至下肢部。

5. 尿外渗 尿道裂伤或断裂后，尿液及血液经裂口渗至周围组织内，受组织筋膜的限制局限在一定范围内。破裂部位不同尿外渗范围差异明显，与此相关的三个结构是阴茎筋膜、尿生殖隔、会阴浅袋。①前尿道损伤：阴茎部尿道破裂，阴茎筋膜完整，尿外渗局限在阴茎，表现为阴茎肿胀；②后尿道损伤：尿生殖隔完整时，外渗尿液积聚在前列腺和膀胱周围间隙；尿生殖隔破裂，尿液也可渗入会阴、阴囊。

案例 50-2

该患者排尿后因尿液外渗，局部疼痛、肿胀加剧。该患者尿道球部破裂，外渗尿液限制在会阴浅袋内，表现为会阴、阴囊、阴茎青紫、肿胀。因受伤时间短，尚无腹壁肿胀，皮下淤血。

【诊断】

1. 病史 尿道、下腹、会阴部外伤史，伤后表

笔记栏

现有尿道口滴血、排尿困难、会阴部肿胀。

2. 体格检查 前尿道破裂表现有会阴、阴囊或阴茎部尿外渗。后尿道损伤，可以表现有阳性骨盆挤压征，肛诊检查可能发现前列腺尖部游离，前列腺抬高等。

3. 辅助检查

（1）诊断性导尿：疑有尿道损伤的患者，在严格无菌条件下，轻柔操作进行导尿。如尿管插入一定深度后，引流出清亮尿液或淡红色尿液，表明尿道损伤程度较轻。

（2）骨盆X线片及尿道造影：骨盆X线片能够明确骨盆骨折及骨折程度和移位情况。尿道造影正斜位片能够显示尿道损伤的部位、程度等，是诊断尿道损伤最可靠的方法。

案例 50-2

给该患者试行导尿时阻力较大无法通过，表明尿道破裂较重或完全断裂移位。此时应放弃强行插试，以免加重损伤或加大尿道断端错位。

【治疗】

尿道损伤部位不同、程度差异、有无合并伤，影响治疗的方式。但应遵循以下原则：抢救休克、挽救病人生命，恢复尿道连续性，引流尿外渗，预防感染，防治并发症。

1. 急救治疗 输血补液抗休克，处理合并伤。

2. 尿道挫伤或裂伤 保留导尿10～14天，尿外渗明显予以引流，适当应用抗生素。

3. 尿道断裂

（1）前尿道断裂：对尿道损伤时间较长（大于12小时），缺损尿道较长或伴有感染无吻合术条件，可行膀胱造瘘术。手术同时注意清除血肿，引流尿外渗，应用抗生素预防感染。

案例 50-2

该患者属典型骑跨伤致前尿道断裂，受伤时间短，选择血肿清除、尿道吻合术。术后留置导尿管4周，拔除尿管后排尿满意。

（2）后尿道断裂：后尿道断裂的处理稍显复杂，意见不完全一致。有以下三种处理方式：

1）尿道会师术：对后尿道断裂而病情比较平稳的患者，一般主张首选尿道会师术。虽不能清除坏死组织及血肿、不能对断离的尿道进行对端吻合，且有加重损伤、增加错位的可能，但该术式具有适应征广、操作难度小、方便快捷、适应基层医院开展等优点，不失为一种较为实用的治疗方法。有时治疗结果不理想，往往通过尿道内切开最终可以获得满意的效果。

2）尿道吻合术：对骨盆骨折轻、骨盆环稳定，病人全身情况良好，术者具有较丰富的经验，可以实施后尿道端端吻合术。手术如获成功，排尿功能恢复满意。但有作者认为损伤时实施手术，局部解剖不清楚，有可能增加勃起障碍及尿失禁的发生率。

3）膀胱造瘘术：对病情重、伤情复杂的患者可选用膀胱造瘘术，暂时进行尿液转流，3个月后再处理尿道损伤。在尿道切开普及初期，这种术式提倡的较多。现在看来，损伤处尿道在造瘘术后往往闭锁，给尿道内口切开增加难度，所以有条件时还是选择前两种术式。

4. 并发症治疗

（1）尿道狭窄：尿道狭窄是尿道损伤后最常见、也是较难处理的并发症。轻度尿道狭窄可行定期尿道扩张治疗，较重尿道狭窄或尿道闭锁应行尿道内切开或尿道吻合术。由于尿道狭窄在尿道损伤或手术后易于发生。所以无论行何种术式治疗尿道损伤，拔管后病人都应进行一定时间的随诊，发现尿道狭窄进行定期扩张，这点在病人出院时应明确告知。

（2）尿失禁：后尿道损伤的病人部分可能会发生尿失禁。有作者认为尿道损伤先行膀胱造瘘术，后期再行尿道内切开会降低尿失禁的发生率。发生尿失禁的病人多数经功能性训练后可恢复满意尿控。

（3）阳痿：后尿道损伤的病人常见，特别是急诊行吻合术的病人，与支配供应阴茎的神经、血管损伤或手术再损伤有关，部分病例经一定时间能够自行恢复。

案例 50-2

临床诊断：前尿道（尿道球部）断裂

诊断要点：

1. 会阴部骑跨伤病史。
2. 尿道溢血，不能排尿。
3. 会阴及阴囊部疼痛、肿胀。
4. 试行诊断性导尿失败。

治疗原则：

对于受伤时间短，前尿道断裂严重的患者，应积极行尿道吻合术。

（陈家存）

第五十一章 泌尿、男性生殖系统感染

第一节 概　　述

致病微生物侵入泌尿系统内繁殖而引起的尿路上皮的炎症称为泌尿系感染，也称尿路感染。在感染性疾病中的发病率仅次于呼吸道感染，且发病率随年龄的增高而增加，尤其是女性在进入婚育年龄后有明显上升。

（一）病原体

最常见的致病菌来自肠道细菌，60%～80%为大肠埃希菌，其他的有变形杆菌、克雷伯杆菌、葡萄球菌、铜绿假单胞菌、粪球菌等。另外、有支原体、衣原体、真菌、滴虫和病毒等。肠道厌氧菌群较少引起尿路感染。慢性及复杂尿路感染常有多种致病菌混合存在。

（二）发病机制

正常人尿道口黏膜停留的一些细菌为正常菌群，如乳酸杆菌、链球菌、葡萄球菌、小棒杆菌等。在致病菌未达到一定数量和毒力时，正常菌群对致病菌起到抑制平和作用，对感染具有一定防御功能。

在发病机制中，致病菌黏附于尿道黏膜是非常重要的环节，这种黏附能力来自致病菌的菌毛，而绝大多数革兰阴性杆菌都有菌毛。菌毛能产生黏附素，与尿路上皮细胞的受体结合，使细菌黏附于尿路上皮，生长繁殖，进而侵袭组织，造成感染。宿主尿路上皮细胞受体的密度也是发病的重要环节，反复感染的患者的受体密度较高。另一方面，宿主本身对细菌的入侵有多方面的防御能力。正常尿液的酸碱度和高渗透压、尿素和有机酸均不利于细菌繁殖。尿路上皮细胞分泌的黏液、肾髓袢细胞分泌的T-H蛋白，都具有抗细菌黏附作用；而膀胱的排尿活动更可以将细菌冲刷出去。另外，机体免疫系统的防御机制遭到破坏，就会造成致病菌的入侵。

（三）诱发因素

诱发感染的因素主要有四个方面：

（1）梗阻因素：如泌尿系先天异常、结石、肿瘤、狭窄、前列腺增生或神经源性膀胱，引起尿液滞留，降低尿路上皮及生殖道上皮防御细菌的能力。

（2）机体抗病能力减弱：如糖尿病、妊娠、贫血、慢性肝或肾病、营养不良、肿瘤、先天性免疫缺陷、免疫抑制治疗等。

（3）医源性因素：医源性尿路感染大多由留置尿管引起，尿管留置时间越长，发生感染机会就越大；有研究显示，超过10天者几乎都会被感染。经尿道或腔镜操作，使黏膜擦伤，易引入致病菌而诱发或扩散感染。

（4）女性尿道短，容易招致上行感染；经期、更年期、性交时更易发生。

（四）感染途径

1. 上行感染　致病菌经尿道进入膀胱，沿输尿管腔播散至肾。膀胱炎时，黏膜水肿，使输尿管膀胱交界处功能改变，易发生尿液反流，导致上行感染。

2. 血行感染　较少见。在机体免疫力低下等情况下，可继发于皮肤、口腔、鼻咽部感染及细菌性心内膜炎。

3. 直接感染　少数情况下，周围器官的感染直接蔓延，也可造成尿路感染。

4. 淋巴感染　致病菌从邻近器官的病灶经淋巴管播散至泌尿生殖器官，但这一途径的感染在临床上较难得到证实。

（五）诊断

根据临床症状、体征和实验室检查结果，尿路感染的诊断多无困难。但单纯做出尿路感染诊断是不够的，还应做到定位诊断，并且了解有无导致尿路感染的易感因素存在，这样才能对治疗提供最大的帮助。

1. 尿沉渣检查　发现脓尿，即尿液中白细胞超过5个/高倍显微镜视野，是诊断尿路感染的一个重要指标。感染性尿液中常伴有红细胞存在，但对诊断尿路感染无意义，也不代表感染的严重程度。

2. 尿涂片染色　对未离心的新鲜尿涂片，做革兰染色，如每高倍视野可见1个细菌，表明有尿路感染。如果做尿沉渣涂片，则阳性率会更高。

3. 尿培养和菌落计数　菌落计数是诊断尿路感染的关键性指标，菌落计数大于10^5/ml称为有意义菌尿。在有阳性结果后，还应继续进行抗生素敏感试验，以指导治疗。

4. 尿液标本的留取　原则上应留取中段尿进

笔记栏

行检查,必要时需分段留尿分别进行检查。在留取涂片或培养的尿标本时,应先消毒尿道外口及男性龟头或女性外阴。女性可导尿留标本,以减少被污染的可能。最严格的留取尿液标本的方法为耻骨上膀胱穿刺。尿液标本放置时间不应过长,易在1小时内处理。

5. 尿路感染的定位 一般而言,上尿路感染常有高热、寒战等毒血症症状和明显的腰痛,肾区扣痛;而下尿路感染以膀胱刺激症状为主,少有全身症状。当细菌进入肾,作为抗原在肾内产生抗体,覆盖于细菌表面,应用荧光免疫反应可检出此类细菌。其他方法有上下尿路的尿液检查、尿酶检查、膀胱冲洗后尿培养等。如果在尿标本中发现白细胞管型,则是上尿路感染的有力证据。

6. 影像学和尿动力学检查 为寻找引发尿路感染的诱因,应进行影像学和尿动力学检查。以找出泌尿系畸形、梗阻、结石、反流等,包括平片、造影、B超、CT、磁共振水成像(MRU)及尿动力学检查。

(六)治疗原则

尿路感染的治疗原则在于消除细菌,缓解症状,避免肾功能损害及感染扩散。

1. 应用抗生素 根据尿液细菌培养和药敏试验,选择肾毒性小的敏感抗生素,一般用药2周左右。

2. 对症治疗 应用黄酮哌酯、酒石酸托妥罗啶等膀胱解痉药物对症治疗,以缓解症状。

3. 去除诱发尿路感染的因素 如尿路梗阻。绝经后反复发生尿路感染的女性,可在阴道内少量放置雌激素。

4. 其他 注意营养和休息,多饮水,保持每天尿量在2000ml以上。

结束治疗时临床症状消失,尿细菌学检查阴性,并在停药后第2、第6周复查时仍为阴性,方可视为治愈,否则应继续治疗。

第二节 上尿路感染

一、急性肾盂肾炎

案例 51-1

患者,女,34岁。因高热2天,伴双侧腰部胀痛就诊。

患者1周前因感冒而发现尿频(每日10余次)、尿急、排尿不尽感及下腹部隐痛。未引起本人重视。2天前突然发冷、发热(39.2℃),伴有持续双侧腰部胀痛,同时出现头痛、全身无力及食欲不振。既往有慢性膀胱炎病史。

体格检查:T 39.8℃,P 102次/分,R 24次/分,BP 130/85mmHg。急性病容,精神萎靡,浅表淋巴结不肿大。心肺腹查体无明显阳性体征。双肾肋下未触及,左肾区叩痛阳性,右肾区叩痛弱阳性。膀胱区叩诊鼓音,无明显压痛。

辅助检查:①血常规:WBC 11.8×10^9/L,②尿常规:WBC 24个/Hp,RBC 4~7个/Hp,蛋白(+),③经尿管取中段尿细菌培养3次,均培养出大肠埃希菌。

问题:

1. 首先应考虑何诊断?
2. 还有无进一步的辅助检查?
3. 最可能的原因是什么?
4. 如何处理?

急性肾盂肾炎(acute pyelonephritis)是肾盂和肾实质的急性细菌性炎症。女性的发病率高于男性数倍。致病菌多经膀胱上行感染肾盂,再经肾盂感染肾实质,也可经血液直接播散到肾盂和肾实质。上行感染的致病菌主要为大肠埃希菌和其他肠杆菌,血行感染的致病菌主要为G^+细菌。上尿路梗阻、膀胱输尿管反流及尿潴留时,可以继发肾盂肾炎。

【病理】

肾盂黏膜充血水肿,出现散在小出血点。显微镜下可见多量中性粒细胞浸润,肾脏体积增大,质地较软。病变严重时黏膜表面散在大小不等的脓肿,呈黄色或黄白色。肾切面可见大小不等的小脓灶,分布不规则。早期肾小球多不受影响,病变严重时可见肾小管、肾小球受破坏。化脓灶愈合后可形成微小的纤维化瘢痕,一般无损于肾功能;病灶广泛而严重者,可使部分肾单位功能丧失。在致病菌及感染诱因未被彻底消除时,肾盂肾炎可由于病变迁延或反复发作而转为慢性。

【临床表现】

1. 发热 血行感染的急性肾盂肾炎发病突然,可出现寒战、高热,体温可上升至39℃以上,伴有头痛、恶心、呕吐等全身症状,随即出现尿路刺激症状。

2. 腰痛 患侧或双侧腰痛,多呈胀痛。肋脊角有明显的压痛和叩击痛。

3. 膀胱刺激症状 由下尿路感染上行所致的急性肾盂肾炎,先出现尿频、尿急、尿痛、血尿等症状,尔后出现高热等全身症状。

【诊断】

根据病史可以进行初步诊断。特别注意询问有无下尿路感染、前列腺炎及身体其他部位有无感染病灶。

笔记栏

尿液检查可发现白细胞、红细胞、蛋白、管型和细菌，尿细菌培养每毫升尿有菌落 10^5 以上。血白细胞计数升高，中性粒细胞增多明显。病变严重时可有脓毒血症出现，此时应进行血液的细菌学检查。

X线、B超、CT等影像学检查有助于了解上尿路有无梗阻或其他疾病。

【治疗】

1. 全身治疗　卧床休息，输液、多饮水，维持每天尿量达1500ml以上，有利于炎症产物排出。

2. 抗菌药物治疗　对于轻中度感染，可口服有效抗生素2周，如复方新诺明、喹诺酮类、羟氨苄西林等。症状严重者，应肌肉或静脉给予抗生素，如氨苄西林、头孢类、氨基糖甙类抗生素，必要时联合两种以上药物。体温正常、症状缓解后继续应用3天，然后改为口服抗生素。治疗效果不明显者，可根据细菌培养结果更换抗生素。如果没有尿路梗阻、反流、糖尿病等易发因素，在合理治疗的前提下，急性肾盂肾炎很少发展成为慢性肾盂肾炎，预后良好。

3. 应用碱性药物　如碳酸氢钠、枸橼酸钾，降低酸性尿液对膀胱的刺激，以缓解膀胱刺激症状。钙离子通道拮抗剂维拉帕米（异搏定）、盐酸黄酮哌酯（泌尿灵）、酒石酸托妥罗叮可解除膀胱痉挛，缓解刺激症状。

二、肾　积　脓

肾积脓（pyonephrosis）也称脓肾，是肾实质严重感染所致广泛的化脓性病变，或是肾积水感染、肾实质全部破坏形成一个积聚脓液的囊腔。多继发于肾结石等梗阻性疾病，致病菌多为 G^- 杆菌。肾积脓的临床表现有两种类型。急性发作时可出现全身感染症状，如畏寒、高热、腰部疼痛及肿块等。慢性肾积脓时病程较长，病人可有消瘦、贫血、反复尿路感染。如尿路有不完全性梗阻，脓液可沿输尿管排入膀胱而出现膀胱炎症状。膀胱镜检查可见患侧输尿管口喷脓尿。尿液检查可见大量脓细胞。若尿路有完全性梗阻，尿液检查可完全正常。排泄性尿路造影、放射性核素肾图、B超等检查，可以了解尿路梗阻程度和患侧肾功能情况。右侧肾积脓需与化脓性胆囊炎鉴别。

【治疗】

以抗感染为主，同时注意加强营养，纠正水、电解质紊乱。在肾尚有功能时应施行脓肾造口术；如患肾功能已丧失，可行患肾切除术。

三、肾皮质多发脓肿

肾皮质多发脓肿较少见，为肾皮质的严重感染。多发生在25～50岁之间，且男性多。约1/3有糖尿病。致病菌以金黄色葡萄球菌最为常见，多来自疖、痈等体表及口腔、呼吸道感染。感染菌经血行感染，形成肾皮质多发小脓肿，称为肾疖。小脓肿融合形成肾痈。严重时脓肿可侵破肾被膜形成肾周脓肿。

【临床表现】

发病突然，高热、寒战等菌血症症状明显。腰部剧痛、肌紧张和肋脊角及肾区叩痛。实验室检查：血白细胞升高、中性粒细胞增加、血培养有细菌生长。部分病例脓肿与集合系统相通，出现脓尿和菌尿，尿细菌培养为阳性。病程约1～2周。尿路平片示肾轮廓不清，腰大肌阴影模糊、消失，静脉肾盂造影显示患侧肾盂肾盏受压变形。B超下可见肾皮质内液性暗区，轮廓不规则。CT显示为低密度影。

【治疗】

早期肾皮质脓肿应及时应用抗生素治疗。如肾痈形成或并发肾周围脓肿，可在B超引导下穿刺或切开引流。本病治疗不及时可发展为败血症，危及生命。

四、肾周围炎

肾周围炎（perinephritis）是发生在肾周围脂肪囊内的炎症。多由肾的感染性病灶发展而来，如肾盂肾炎、肾实质感染、肾积脓等。也可由肾外伤血肿、尿外渗继发感染引起，少数来自肾以外的感染。若形成脓肿则称肾周围脓肿。脓肿可向周围蔓延形成腰大肌脓肿、膈下脓肿。严重时引起腹腔或胸腔内感染。致病菌以金黄色葡萄球菌及大肠埃希菌和变形杆菌多见。

【临床表现】

主要为腰痛、肾区压痛、叩击痛和肌紧张；形成脓肿后可有全身中毒症状，如畏寒、发热等。血白细胞及中性粒细胞升高。单纯肾周围炎尿常规无异常。但由于肾周围炎多伴有肾实质感染，尿常规检查可见脓细胞。若脓肿蔓延腰大肌，可出现明显的腰大肌刺激症状，腹部平片可见脊柱弯向患侧，腰大肌阴影消失。若累及膈肌，可有胸膜炎性反应，同侧胸膜增厚、胸腔积液，膈肌抬高、活动受限。

B超和CT可显示肾周围脓肿，有助于本病的定位、定性诊断。B超引导下作肾周围穿刺抽取脓液涂片培养，有助于明确致病菌类型和抗生素的选择。

【治疗】

未形成脓肿前，治疗首选敏感的抗生素和局

部热敷。肾周围脓肿形成后,则很少能自行吸收,应早期在超声引导下穿刺或切开引流,并加强全身支持疗法。

第三节 下尿路感染

一、急性细菌性膀胱炎

急性细菌性膀胱炎(acute bacterial cystitis)是一种常见疾病。由于女性尿道解剖和生理学方面的特点,女性多发,尤其在新婚期及更年期后更容易发病。而男性尿道较长,单纯急性细菌性膀胱炎较少发生,多继发于下尿路梗阻性疾病,如前列腺增生、尿道狭窄、留置导尿管等。急性细菌性膀胱炎的感染途径几乎均为上行感染所致;病原菌多数为大肠埃希菌,其次为葡萄球菌。

【病理】

膀胱黏膜弥漫性充血、水肿,肉眼呈深红色。黏膜下有出血,严重时可见溃疡形成,黏膜表面有脓液和坏死组织附着。炎症一般比较表浅,仅累及黏膜及黏膜下层。镜下可见毛细血管扩张和白细胞浸润。

【临床表现】

发病突然,多数青壮年女性患者发病与性活动有关。临床表现为尿频、尿急、尿痛、尿道烧灼感。尿频程度不一,严重者数分钟排尿一次或有急迫性尿失禁。常见终末血尿,有时为全程血尿,甚至有血块排出。部分患者有耻骨上区隐痛。全身症状不明显,体温正常或仅有低热;当并发急性肾盂肾炎或急性前列腺炎、附件炎时,才出现高热等全身症状。

【诊断】

根据患者典型的临床表现,急性膀胱炎的诊断并不困难。在进行诊断时特别要注意询问病人有无尿路感染的诱因和全身及尿路疾病史,并进行相应的检查。

【实验室检查】

尿液中白细胞和红细胞增多。除尿细菌培养外,还应作菌落计数和药物敏感试验,典型病例常获得阳性结果。肾功能一般不受影响。在急性感染期禁忌作膀胱镜检查,尿道有分泌物应作涂片细菌学检查。

膀胱炎需要与尿道炎鉴别。尿道炎也有尿频、尿急、尿痛等症状,但不如膀胱炎严重。性传播性尿道炎尿道多有脓性分泌物,常见病原菌为淋球菌、衣原体、支原体、单纯疱疹病毒和滴虫等。

【治疗】

应多饮水、注意休息,避免辛辣刺激的饮食。根据病原菌种类和药物敏感性试验结果选用抗生素治疗。采用3天短疗程大剂量冲击治疗。口服碳酸氢钠碱化尿液,应用颠茄、黄酮哌酯、酒石酸托妥罗啶等药物,减少炎性物质对尿路的刺激。绝经期后妇女发生尿路感染,可能与雌激素缺乏引起阴道内乳酸杆菌减少和致病菌的繁殖增加有关,因此雌激素替代疗法可以维持正常的阴道内环境,增加乳酸杆菌并清除致病菌,减少尿路感染的发生。另外还应积极治疗诱发尿路感染发作的各种全身或尿路方面的疾病。

二、慢性细菌性膀胱炎

案例 51-2

患者,女性,57岁。反复发作的尿频、尿急、尿痛2年余。伴下腹部胀痛,以憋尿后较为明显。无发冷发热,无腰痛。夫妻房事后上述症状加重。

体格检查:心肺腹及专科检查无明显阳性发现,仅见尿道外口距阴道口较近,约0.5cm。

辅助检查:①血常规:正常。②尿常规:WBC 6~10个/Hp,RBC 2~4个/Hp。③经尿管留取中段尿细菌培养连续3次,均培养出大肠埃希菌。④膀胱镜检查:见整个膀胱黏膜苍白、粗糙,三角区可见黏膜表面呈粗颗粒状改变,膀胱颈部3~7点范围有散在黏膜泡状水肿。⑤活组织病理检查:固有膜内有浆细胞、淋巴细胞浸润及结缔组织增生。

问题:

1. 首先考虑何诊断?
2. 最可能的病因是什么?
3. 需要与什么病相鉴别?
4. 如何处理?

【病因】

慢性细菌性膀胱炎多继发于下尿路梗阻性疾病,如前列腺增生、尿道狭窄等。女性继发于尿道口处女膜融合、处女膜伞、尿道旁腺炎等。也可由尿路急性感染反复发作、迁延引起。

【病理】

膀胱黏膜苍白、粗糙、肥厚,表面有时呈颗粒或小囊状,偶见溃疡。显微镜下可见固有膜内有较多浆细胞、淋巴细胞浸润和结缔组织增生。炎症累及肌层可使膀胱容量缩小。逼尿肌纤维化,收缩力减弱,严重时影响肾功能。

【临床表现】

尿频、尿急、尿痛反复发作或持续存在,但症状较急性发作时轻微,病人一般可以忍受。耻骨上膀胱区或会阴部不适,膀胱充盈时疼痛较明显。

【诊断】

根据病史和临床表现,慢性细菌性膀胱炎的诊断不困难,但须与肾结核进行鉴别。肾结核的临床表现为尿路刺激症状反复发作进行性加重,且一般抗菌药物治疗无效。腺性膀胱炎、间质性膀胱炎、膀胱原位癌都可表现为膀胱刺激症状,主要依靠膀胱镜检查配合组织活检诊断。

【实验室检查】

尿中可见白细胞和红细胞。尿培养可呈阳性,多为大肠埃希菌。多次中段尿细菌培养阴性,应考虑泌尿系结核可能,此时应进行尿结核菌检查和结核菌培养。

B 超、静脉尿路造影、MRU 成像等可以帮助了解有无尿路畸形、结石、肿瘤等。膀胱镜检可见膀胱黏膜充血、水肿。还应注意有无憩室、结石、异物或肿瘤。

【治疗】

治疗原则以应用抗菌药物为主。因为慢性细菌性膀胱炎病程较长,因此抗菌药物一定要足量使用。一般交替使用 2~3 种抗生素,应用 2 周或更长时间。治疗期间保持排尿通畅,处理诱发尿路感染的病因。

三、尿 道 炎

尿道炎较常见,其中主要通过性接触传播的淋菌性尿道炎和非淋菌性尿道炎不在本节叙述范围之内。

本节讨论非特异性尿道炎,其致病菌以大肠埃希菌最常见。女性因尿道外口邻近阴道和肛门易被污染,因而较男性更易患此病。男性多因尿道口或尿道内梗阻而患病,如包茎、尿道狭窄、尿道结石等。经尿道器械检查及插导尿管也是常见诱因。

【临床表现】

排尿时尿道有烧灼、刺痛感,伴尿频、尿急。男性患者可有尿道口黏液样或脓性分泌物。尿道外口因感染而红肿,黏膜外翻。慢性尿道炎可无明显症状,仅表现晨起时尿道外口少许分泌物。

【诊断和治疗】

尿道炎很容易向上蔓延引起膀胱炎,有时很难将两者区分开。除了病史和体征,尿道口分泌物涂片染色或培养,尿三杯试验,都有助于尿道炎的诊断。

单纯尿道炎的抗生素治疗效果良好;配合休息与增加饮水,很快就可使症状缓解,尿道口分泌物消失。对于慢性尿道炎的处理,除上述治疗外,寻找和治疗诱因更为重要。

第四节 男性生殖系统感染

一、前 列 腺 炎

前列腺炎是 50 岁以下男性中最为常见的泌尿男生殖系统疾病,其临床表现复杂多样,目前常将前列腺炎分为四型,包括急性细菌性前列腺炎、慢性细菌性前列腺炎、慢性非细菌性前列腺炎和前列腺痛。(表 51-1)

表 51-1 前列腺炎分型

类型	病因	病程	前列腺液镜检	前列腺液细菌培养
急性细菌性前列腺炎	细菌	短	+	+
慢性细菌性前列腺炎	细菌	长	+	+
慢性非细菌性前列腺炎	不清	长	+	-
前列腺痛	不清	长	-	-

前列腺炎发病机制比较复杂。实验表明,尿液反流进入前列腺腺管和腺泡是细菌性前列腺炎的重要感染途径;反流的尿液成分能够形成前列腺结石,而且还能够导致非细菌性前列腺炎。由于前列腺内括约肌和前列腺前括约肌含有大量的 α 肾上腺素能神经末梢,因此交感神经系统对非细菌性前列腺炎也有重要影响。

(一) 急性细菌性前列腺炎

【病因】

急性细菌性前列腺炎(acute bacterial prostatitis)多在劳累、饮酒、性生活过于频繁后发生,部分病人继发于慢性前列腺炎。留置尿管,经尿道进行器械操作或患有膀胱炎及尿道炎时,细菌或含有细菌的尿液经后尿道和前列腺导管逆流至前列腺。经直肠或经会阴前列腺穿刺,细菌可直接或通过淋巴管进入前列腺,也可导致急性前列腺炎发生。身体其他部位感染灶的细菌也可经血流播散至前列腺。常见致病菌为 G^-肠道杆菌,也有葡萄球菌和链球菌,偶有厌氧菌。

【病理】

后尿道前列腺表面黏膜充血、水肿,前列腺腺泡有白细胞浸润,可形成小脓肿。炎症可扩散至附睾,引起附睾炎症。大部分病例经治疗缓解,部分转变为慢性前列腺炎或前列腺脓肿。

【临床表现和诊断】

一般起病急,高热、寒战伴有尿频、尿急、尿痛及会阴部胀痛;因为前列腺充血、肿大,有时出现排尿困难或急性尿潴留。直肠指诊前列腺肿胀、明显触痛、有热感。急性期禁忌作前列腺按摩,以免引起菌血症。可作尿细菌培养及药物敏感试验。B超可见前列腺增大,内部回声不均匀。

【治疗】

给予全身支持治疗,卧床休息,大量引水,退热止痛。如出现急性尿潴留,可行耻骨上膀胱穿刺造口,尽量避免经尿道留置尿管。

快速有效地应用抗生素是治疗的关键。可选用磺胺类、喹诺酮类、头孢菌素类药物。如疗效不满意,应根据细菌培养及药敏结果及时更改治疗药物。抗菌治疗不能满足于体温正常、症状消失,疗程应至少持续2周。如并发前列腺脓肿,应经会阴作引流。

(二) 慢性前列腺炎

慢性前列腺炎是泌尿外科门诊最常见疾病,多发生于青壮年。慢性前列腺炎可分为慢性细菌性前列腺炎、慢性非细菌性前列腺炎和前列腺痛三种类型。

案例 51-3

患者,男,35岁,出租汽车司机。以会阴及腰骶部胀痛不适、双侧腹股沟区和阴囊内容物坠痛4年余。

患者会阴及腰骶部胀痛不适、双侧腹股沟区和阴囊内容物坠痛大约已4年多,时好时坏,往往在饮酒、出车和房事后加重。近半年来性欲明显减退、阴茎勃起不坚。

体格检查:心肺腹查体无阳性体征。外生殖器发育正常。双侧输精管粗细均匀、表面光滑柔软;双侧睾丸及附睾等大、无异常。肛诊:前列腺略小、质地偏硬、表面尚光滑、左右叶不很对称,无明显压痛,但酸胀难忍。

辅助检查:①血常规、尿常规均正常。②前列腺液常规:WBC 25~30个/Hp、RBC 3~5个/Hp、卵磷脂小体(±)。③前列腺病原体培养两次:细菌、支原体、衣原体均为阴性。

问题:

1. 首先考虑何诊断、哪一型?
2. 可能的病因是什么?
3. 生活上需注意什么?
4. 如何治疗?

笔记栏

【病因和病理】

慢性细菌性前列腺炎(chronic bacterial prostatitis)主要感染途径是尿道逆行感染,感染的尿液经前列腺导管逆流至前列腺。少数由急性细菌性前列腺炎迁延而致。致病菌多为G^-肠道杆菌。

慢性非细菌性前列腺炎(chronic non-bacterial prostatitis)在临床更为常见,病因和发病机制尚不明确。过去认为由沙眼衣原体、解脲脲原体、隐球菌等引起;现在更多的观点认为尿液反流导致的化学性炎症及其形成的前列腺结石,可能是一个重要原因。另外,精神因素和自身免疫因素也受到越来越多的重视。

前列腺痛的病因与盆底张力性肌痛、盆腔交感神经系统原发异常、前列腺内尿液反流及精神等多种因素有关。

慢性前列腺炎的病理学改变与一般慢性炎症相同。在前列腺腺泡内和间质中有不同程度的浆细胞和巨噬细胞浸润,前列腺组织内有钙化或微结石产生,前列腺结缔组织增生及被膜增厚。

【临床表现】

呈多样性,症状轻重程度不一。不同的患者可出现完全不同的临床症状。

1. 疼痛 多数患者都有不同程度的疼痛症状。疼痛的部位在会阴部、阴囊和睾丸、耻骨上、下腹部、腰骶部、腹股沟部。一般呈持续钝痛、胀痛或坠痛等。有时疼痛难以忍受。部分患者射精时有疼痛感或射精后症状加重,个别患者可有血精。

2. 排尿症状 一部分患者有不同程度的尿频、尿急、尿痛、尿道不适或烧灼感等尿路刺激症状。与下尿路感染相比,这些症状一般比较轻微。部分患者在排尿终末或排便时尿道口有白色分泌物流出。少数患者可有排尿踌躇、尿线变细等梗阻性排尿症状。

3. 性功能障碍 部分患者伴性欲减退、早泄或阴茎勃起功能障碍。

4. 精神紧张 部分患者因为症状久治不愈或对慢性前列腺炎缺少正确了解和认识,出现精神紧张、焦虑、失眠、乏力、委靡、情绪低落,严重者出现神经官能症。

5. 其他 少数患者可有精液质量下降,甚至造成不育。

【诊断】

根据典型的临床表现,诊断并不困难。经直肠前列腺指诊:病变早期,前列腺一般比较饱满,前列腺液较多;病程较长时,前列腺体积缩小,质地坚硬。B超可见前列腺内部回声不均匀,前列腺被膜增厚。

慢性细菌性前列腺炎前列腺液白细胞增多(>10/高倍视野),磷脂小体减少,细菌培养可呈阳性。单纯前列腺液培养由于有被尿道细菌污染的可能而受到影响，因此最好四杯法分段细菌培养。具体方法如下：充盈膀胱，消毒尿道外口，收集初始尿10ml（VB_1），排尿200ml后收集中段尿10ml（VB_2）。然后，按摩收集前列腺液（EPS），接着收集尿液10 ml（VB_3），以上标本均送细菌培养和菌落计数。如果VB_1细菌计数明显高于其他标本，提示为细菌性尿道炎；如果VB_2有细菌生长，提示为膀胱炎；如果EPS及VB_3培养阳性而VB_1和VB_2培养阴性，即可诊断为慢性细菌性前列腺炎。

慢性非细菌性前列腺炎前列腺液可见多量白细胞，但细菌培养为性。而前列腺痛的前列腺液内无白细胞增多，且细菌培养呈阴性。

【治疗】

对于慢性前列腺炎应选择足量敏感抗生素进行治疗，疗程至少6周。症状缓解可停药观察；症状不缓解，应更换抗生素。复方新诺明、喹诺酮类药物对前列腺腺泡有较强的穿透力，故为首选药物。红霉素、多西环素、头孢菌素等也有教好疗效，可以每2周交替使用。尚可用解痉、止痛、镇静催眠等药物对症治疗。植物制剂和中成药也可选择。近年了解到前列腺炎的症状于盆腔平滑肌痉挛有关，同时也认识到前列腺平滑肌内存在大量α-受体，因此临床上开始广泛应用a阻滞剂治疗慢性前列腺炎。

除药物治疗外，也常用热水坐浴、前列腺按摩、药物离子透入、微波等物理疗法对慢性前列腺炎进行治疗。建立良好的生活习惯很重要，如忌酒，忌辛辣食物，避免久坐或长时间骑车，每晚热水坐浴，保持适度的性生活。体育锻炼对症状重的患者有转移注意力的效果。

对难治病例、合并前列腺结石和持续性细菌感染者，或合并膀胱颈梗阻和尿道狭窄者，可以行开放或腔内手术治疗。手术前必须让患者了解手术的目的是解决并发症，而不是针对慢性前列腺炎的治疗，因此手术不一定能缓解前列腺炎的症状。

二、急性附睾炎

【病因】

急性附睾炎（acute epididymitis）主要由逆行感染所致，细菌从后尿道经输精管逆行感染至附睾；也可通过淋巴管或血流途径感染。部分患者有阴囊损伤史。在导尿、尿道扩张、长期留置尿管、经尿道前列腺术后，也时有发生。致病菌多为大肠埃希菌、变形杆菌、葡萄球菌等。

【病理】

病变首先侵犯附睾尾部，逐渐向头部发展。早期表现为蜂窝织炎，病变进展可形成小脓肿。精索增粗，有时睾丸也充血肿胀。感染消退后，附睾管周围的纤维化可使管腔堵塞，如发生在双侧可发生梗阻性无精子症。

【临床表现】

发病突然，多继发于下尿路感染。发病时阴囊疼痛，可放射至同侧腹股沟和腰部。附睾肿胀，体积增大，触同明显，伴有高热。发病前可有膀胱炎、前列腺炎等症状。体检可见阴囊皮肤红肿，附睾肿大，严重时与睾丸界限不清，形成一硬块。精索水肿增粗。血白细胞数增高，尿细菌培养可呈阳性。

【诊断和鉴别诊断】

根据上述临床表现，诊断并无困难。但需于睾丸扭转、附睾及睾丸肿瘤等鉴别。睾丸扭转多见于青少年儿童，发病突然，阴囊局部症状加重，疼痛剧烈，附睾、睾丸均肿大，有明显触痛。多普勒超声或放射性核素扫描了解局部血流情况，有助于鉴别，如急性附睾炎血流增加，睾丸扭转则血流阻断。睾丸及附睾肿瘤为阴囊内无痛性肿物，B超和肿瘤标记物检查有助于鉴别。

【治疗】

急性期应卧床休息，多饮水，避免性生活。托起阴囊以减轻疼痛。可服用退热止痛药。早期应用冰袋冷敷消肿，晚期可热敷加速炎症消散。1%利多卡因溶液精索封闭可减轻疼痛。抗生素治疗，疗程为4周。如形成脓肿可切开引流。

三、慢性附睾炎

慢性附睾炎（chronic epididymitis）为附睾慢性炎症，发病缓慢，一般合并有慢性前列腺炎。感染途径以逆行感染为主，细菌经前列腺逆行感染至附睾。多数患者并无急性附睾炎病史。

慢性附睾炎可发生附睾纤维化。镜下可见广泛的瘢痕组织，附睾管闭塞，淋巴细胞及浆细胞浸润。如发生双侧慢性附睾炎可导致男性不育。

主要临床表现为阴囊内肿物。肿物多发生于附睾尾，无急性发作时可无症状，多在体检或患者自己偶然发现。部分患者出现阴囊不适、胀痛，性生活后加重。附睾局限性肿大，较硬，呈结节样改变，与睾丸界限清楚。精索和输精管可增粗。前列腺可因局限化而变硬。慢性附睾炎应于附睾结核鉴别，附睾结核一般为无痛性肿块，病变也局限于附睾尾。输精管呈串珠样改变是附睾结核特有的表现。合并有尿路结核时，尿液内有白细胞，可找到抗酸杆菌，静脉尿路造影和膀胱镜检有助于进一步鉴别。

治疗为对症处理，急性发作时可使用抗生素。反复发作者可行手术切除附睾。

笔记栏

（刘俊杰　陈家存）

第五十二章 泌尿、男性生殖系统结核

泌尿、男性生殖系结核(urologic and genital tuberculosis)是结核杆菌侵犯泌尿、男生殖器官引起的特异性感染,是一种慢性、进行性、破坏性疾病。主要继发于肺结核。据统计,发达国家中有8%~10%的肺结核并发泌尿系结核,而在发展中国家这一比例高达15%~20%,可能与经济落后、医疗卫生水平低等因素有关。

第一节 泌尿系统结核

泌尿系统结核(urologic tuberculosis)的起源是肾,绝大多数由肺结核经血行播散引起,可以继发感染输尿管、膀胱、尿道和男生殖系统。该病好发于20~40岁的青壮年,约占70%,男女比例为2∶1。近年来,平均发病年龄有上升趋势,老龄患者增多。由于肺结核经血行播散引起肾结核需要3~10年以上的时间,因此10岁以下小儿很少发生。

案例 52-1

患者,男,33岁,农民。尿频、尿急2年、加重2个月。

患者2年前无明显原因出现尿频、尿急,开始每天夜间小便2~3次,白天小便8~9次。曾口服抗炎药,似有好转,但始终未能治愈。近2个月来症状加重,尿频每夜3~6次,白天10次以上,且尿急明显,排尿同时还伴有尿道烧灼感。口服抗炎药(药名不详)无明显效果。无下腹或腰部疼痛或其他不适。大便正常。否认有发热,夜间时有出汗。10余年前曾患肺结核。父母、爱人及女儿健康。否认家族中有遗传病史及传染病史。

体格检查:T 37.4℃,P 75次/分,R 20次/分,BP 120/80mmHg。消瘦,精神尚好。巩膜无黄染。浅表淋巴结无肿大。心肺腹检查无明显阳性体征。双肾肋下未触及。双肾区叩痛阴性。输尿管沿途无压痛。膀胱区叩诊鼓音,无压痛。外生殖器发育正常。

辅助检查:①血常规和大便常规:正常。②尿常规:WBC 18~23个/Hp,RBC 3~5个/Hp。pH:5.5。③普通细菌培养:无菌生长。④B超:左肾上极结构紊乱并局限性积液。⑤尿路造影片:左肾上盏正常结构消失,代之以边缘模糊的云雾状影。

问题:

1. 应初步考虑何诊断?
2. 还有哪些辅助检查有助于诊断?
3. 如何处理?

【病理】

肾结核早期病变局限于肾皮质。结核菌经血液循环播散到肾,主要位于靠近肾小球的血管中,形成微小结核病灶。其主要病理改变是结核结节和结核肉芽肿形成。结核结节由类上皮细胞和多核巨细胞及周围的淋巴细胞、浆细胞、成纤维细胞等组成。此时患者无临床症状,尿路造影检查亦正常,称为病理型肾结核。病理型肾结核约80%累及双肾,但大多数病例能自行愈合,病灶被瘢痕或钙化点取代。少数情况下因细菌数量大、毒性大而机体抵抗力弱,皮质的结核病灶逐渐向髓质发展并在肾乳头破溃,患者开始出现临床症状,称之为临床型肾结核。从病理型肾结核发展为临床型肾结核的病程相当长,约2/3的病例超过5年,故泌尿系统结核小儿少见。临床型肾结核90%为单侧,左右侧发病率无明显区别。

临床型肾结核病理反应严重。结核菌到达肾髓质后大量繁殖,破坏周围肾实质。结核结节互相融合,中心发生干咯样坏死、液化,形成干咯样脓肿。脓肿向肾盏破溃,含有结核菌的脓液顺尿流进入肾盂、输尿管和膀胱,导致这些部位继发性结核,而肾乳头处则形成溃疡型空洞。极少数严重者肾实质大部或全部被脓肿取代,形成结核性脓肾或肾积脓。病变向外扩展则产生肾周寒性脓肿或窦道。随着病程进展,局部形成纤维化和钙盐沉着。肾盂、肾盏纤维化时,其管壁增厚、挛缩,导致肾盏颈或肾盂输尿管连接处瘢痕性狭窄。狭窄使得尿流不畅,肾实质破坏加重。钙盐沉着多发生在脓肿表面,其内部仍含有大量结核菌,此时药物治疗难以奏效。因此,肾结合钙化区逐渐扩大往往被视为手术治疗的指征。病变晚期肾常因实质破坏和瘢痕收缩而萎缩、表面高低不平。

当输尿管受累时,其黏膜溃疡形成,炎症引起的纤维化可使输尿管增粗、变硬,蠕动能力减弱,最后形成输尿管狭窄甚至闭锁。一旦输尿管闭锁,尿液不能排入膀胱,结核性膀胱炎将逐渐好转,尿路刺激症状缓解甚至消失;但肾却因坏死物

笔记栏

质积聚而被广泛破坏，功能全部丧失，形成所谓"自行肾切除"或"肾自截"（autonephrectomy）。自截肾常有瘢痕形成和大量钙盐沉着，有时表现为全肾钙化，但内部仍有活动性结核菌。

膀胱结核最早发生在患侧输尿管开口周围，形成结核性溃疡，然后向其他部位扩展，最后累及整个膀胱。炎症反应引起膀胱广泛纤维化，造成膀胱壁肌肉失去弹性，膀胱容量缩小，最后形成**挛缩膀胱**，容量可不足50ml。挛缩膀胱可引起患侧或对侧输尿管开口的狭窄或关闭不全。一侧肾结核造成对侧肾积水临床上常能见到，其发病率在15%左右。膀胱结核性溃疡向外穿透可形成膀胱阴道瘘或膀胱直肠瘘，但很少见。

尿道结核发生在男性，可造成尿道狭窄，引起排尿困难，加重上尿路损害。

【临床表现】

来自发达地区的泌尿系结核患者以老年多见，或伴有免疫力低下的基础病变，常常仅表现为轻度的尿路症状，往往不会引起患者的注意，即使到医院就诊，也多被误诊为普通的泌尿系感染而进行治疗。而来自贫困地区的患者多为青壮年，症状急迫且严重。

1. 局部症状

（1）膀胱刺激征：肾结核的典型症状不表现在肾而在膀胱，患者多表现为逐渐加重的膀胱刺激症状，以尿频最为突出。早期症状轻微，并且间断发生。初期以夜间尿频为主，逐渐发展到昼间，并在排尿时伴有尿道烧灼感。尿频同时，也会出现尿急症状。病变呈进行性加重，普通抗生素治疗无效。尿频早期是由于结核菌和坏死物质刺激膀胱黏膜所致，以后则系膀胱自身结核病变引起。晚期出现膀胱挛缩时，因膀胱容量仅为数十毫升，患者尿频可达数十次至百余次，甚至尿失禁。

（2）血尿：约发生在2/3的患者，其中肉眼血尿约占10%。镜下血尿占多数，常在膀胱刺激症状后发生，也可以是最初症状。血尿多数来源于膀胱，少数来源于肾。终末血尿是膀胱结核性溃疡引起，一般与膀胱刺激症状同时存在。来源于肾的血尿多为全程血尿，可不伴膀胱刺激症状。所以当青少年出现无痛性肉眼血尿时，还应考虑到泌尿系结核的可能。

（3）脓尿：几乎所有患者都有脓尿。多数为镜下脓尿，每高倍显微镜下脓细胞数常在20个以上。严重者尿液混浊，呈淘米水样，乃肾或膀胱病变组织排出大量干咯样坏死物质所致。结核性脓尿的特点是虽有脓细胞，或含结核菌，但普通细菌培养结果一般为阴性，即所谓"无菌性脓尿"。

（4）其他症状：泌尿系结核一般无局部症状。输尿管有明显反流时，患者可有分段排尿现象及积水侧腰腹部不适。少数患者可触及肿大的肾。

2. 全身症状　肾结核的全身症状多不明显。只有当全身其他器官有活动性结核病灶时，或肾结核破坏严重形成脓肾时，患者可出现全身结核征象，如消瘦、乏力、午后发热、盗汗等症状。

必须指出，泌尿系结核除少数可急性发病外，临床上多呈慢性过程，症状未必和实际病情相符，有时病变已至晚期而症状尚不明显，故不能简单地以临床表现来判断病情的严重程度。

【诊断】

1. 临床表现　凡遇到有慢性尿路感染症状并进行性加重，且经普通抗生素治疗无明显效果者，尤其是青壮年男性，应想到泌尿系结核的可能。下列情况是诊断本病的重要线索：①尿中有脓细胞，但普通培养无细菌生长；②肺或其他肾外组织、器官有结核病灶，尿检有少量蛋白和红、白细胞；③青壮年出现特发性血尿；④在生殖系统发现结核病灶。

2. 实验室检查

（1）尿液检查：常规检查尿液多呈酸性，可见蛋白、白细胞、红细胞。24小时尿沉渣涂片找抗酸杆菌，结核患者阳性率为50%～70%，但留取标本时需注意包皮垢之枯草杆菌污染。尿结核菌检查对诊断有决定性意义。普通细菌培养一般为阴性，但结核也可合并非特异性感染，故普通细菌培养阳性并不能否定结核的存在。尿结核菌培养的阳性率可高达90%，但要4～6周时间，应取晨尿，连作3次，以提高检出率。PCR技术查尿中结核菌假阳性率高，只能作为参考。

（2）血液检查：大多数病例血常规正常。若血沉快提示结核病变活动，应每月检查一次，供评估疗效参考。

3. 影像学检查

（1）B超：肾结核超声表现呈多样性；破坏性改变呈低回声，而纤维增生等修复性改变呈高回声。肾外形不规则，内在结构紊乱。肾盏和肾盂积水及肾实质钙化多见。

（2）CT：脓肿和空洞等破坏性改变表现为不规则低密度区，CT值小于肾但大于水；输尿管管壁增厚，外径增粗，内腔狭窄或扩张。而输尿管的这些改变较独特，一旦出现，应视为泌尿系结核的有力证据。

（3）X线检查：尿路平片可见肾区云絮状、斑片状钙化或肾区弥漫性钙化。尿路造影是当前诊断肾结核的有效手段，可见肾盏模糊、虫蛀样改变。肾盏扩张甚至消失；若肾实质广泛破坏，造影剂呈大块充填；肾破坏严重失去功能时表现为不显影。输尿管僵直、节段性或全程性狭窄。膀胱边缘粗糙、容量缩小，可见输尿管反流等改变。膀

笔记栏

胱挛缩时造影形似核桃。若显影不良,可行逆行尿路造影、肾穿刺造影或磁共振水呈像检查,以便观察肾盂输尿管形态。

(4) 膀胱镜检查:在病变不同阶段可见膀胱黏膜充血、水肿、溃疡、瘢痕等改变,以患侧输尿管开口周围及三角区较为明显。若见到浅黄色粟粒样结核结节,将有助于诊断。输尿管口可呈瘢痕狭窄或洞穴样改变。炎症急性期或膀胱挛缩时禁作膀胱镜检查。

【鉴别诊断】

1. 膀胱非特异性感染 发病较急,血尿和膀胱刺激症状同时出现。普通尿培养有细菌生长,抗生素治疗有效。症状可反复出现,但无逐渐加重趋势。约有15%~20%的泌尿系结核合并非特异性尿路感染,这时抗生素治疗有一定效果,但不能根治,应想到结核的可能,需作进一步检查。

2. 膀胱肿瘤 膀胱内原位癌或膀胱颈及三角区的肿瘤可以有膀胱刺激症状,但发生在血尿之后。膀胱镜下活检可明确诊断。

3. 慢性前列腺炎 青壮年男性人群中非常多见,可表现为反复出现的膀胱刺激症状,急性发作时可有终末血尿。但患者常常有下腹及会阴部不适或疼痛,中段尿检查常为阴性,而前列腺液检查有大量白细胞存在。

4. 泌尿系结石 泌尿系平片发现肾区钙化斑时,应注意与肾结石鉴别。肾结石位于集尿系统,而肾结核钙化出现在肾实质。尿路造影片可见结石患者肾盂肾盏光滑无破坏,与结核的破坏性改变显著不同。

【治疗】

1. 抗结核治疗 临床型肾结核是进行性疾病,不经治疗不会自愈。与全身其他部位结核治疗一样,主张联合用药、足药量、足疗程治疗。不正规治疗,会使结核杆菌产生耐药性,为以后的治疗造成困难,应坚决杜绝。

以往抗结核治疗时间长达2年。目前国际上主张6个月的短程疗法,系由一线抗结核药物组合而成。一线抗结核药物有5种:异烟肼(H)、利福平(R)、吡嗪酰胺(Z)、链霉素(S)、乙胺丁醇(E)。除E为抑菌药外,其余都是杀菌药。

国际防结核和肺病联合会(IUATLD)推荐的标准短程治疗方案是2HRZ/4HR。

2HRZ/4HR是前2个月(强化阶段)每日口服异烟肼、利福平、吡嗪酰胺,后4个月(巩固阶段)每日口服异烟肼、利福平。成人常用剂量为异烟肼300mg/d,利福平450mg/d,吡嗪酰胺1500mg/d,均为餐前半小时一次性顿服。少数病情严重者可适当延长巩固阶段。

链霉素虽为杀菌药,但不能进入细胞内,因此只能杀灭细胞外结核菌,而且耳、肾毒性大,现在一般不作首选,仅在结核菌对常规药物耐药时使用。该药主要以原形经肾排泄,尿中浓度较高且持续时间长,故对重度膀胱结核仍有一定治疗价值。肾功能衰竭时禁用链霉素。

(1) 手术前后用药:为防止手术过程中造成结核菌在体内播散,泌尿系结核患者在手术前必须应用抗结核药物。肾切除前用药2周,保留肾的手术前则用药4周。手术后继续用药2年或采用短疗程治疗。

(2) 单纯药物治疗:适用于:①早期肾结核,肾盂、肾盏形态未发生改变。②虽已发生空洞破溃但病变范围不超过2个肾盏,且无输尿管梗阻者。③不能采用手术治疗的患者。用药期间应定期查尿常规、尿找结核菌,3~6个月复查尿路造影,如已有好转,或者至少病变未继续恶化时可继续用药,如果病变范围反而扩大则应及时进行手术治疗。尿路梗阻会影响治疗效果,治疗时应先解除梗阻才能发挥药物效果,如在治疗开始前先置入输尿管双猪尾导管。

出现细菌耐药,应换用敏感抗结核药物。治疗过程中还应定期检查肝肾功能。由于一线抗结核药物多数主要在肝脏代谢,出现严重肝功能损害时应予停药,待其恢复后再继续化疗。

疗程结束后,患者应在第3、6、12个月时进行复查,包括尿细菌学检查、B超及尿路造影,必要时需作CT检查。若病情稳定或好转,尿结核菌持续阴性,随访1年即可;但伴有钙化时应相应延长随访时限直至其长期稳定。

2. 手术治疗

(1) 病灶清除术:适用于结核性脓肾。以前需开放性手术,现基本已被超声或X线引导下肾穿刺术取代。一般在吸除内容物后留置导管1~2周,每日向脓腔内灌注抗结核药物,治疗效果良好。

(2) 部分肾切除术:适用于肾一极局限性钙化病灶6周化疗无好转或钙化病灶逐渐增大者。对无钙化病灶不考虑做肾部分切除术。

(3) 肾切除术:肾结核破坏广泛,超过半肾,肾功能丧失,药物无法控制,合并继发感染时应行肾切除手术。肾切除时应将增粗部分的输尿管一并切除。肾切除术前应全面评估对侧肾功能,如果对侧肾也有结核感染或功能不全,则应尽可能采取保留肾的手术。

(4) 输尿管手术:经药物治疗肾结核基本治愈后,手术切除局部结核性狭窄的部分输尿管,根据部位行肾盂输尿管吻合、输尿管端-端吻合、或输尿管膀胱再吻合术。

笔记栏

(5)膀胱手术:已挛缩的膀胱即便在药物治疗后也无法恢复正常储尿功能,可利用肠管做肠膀胱扩大术。条件是泌尿系结核已完全治愈且无尿道狭窄存在,否则需行尿流改道术。

案例 52-1

临床诊断:左肾结核

诊断要点:

1. 33 岁、男性。

2. 病史 2 年,消瘦。既往有肺结核病史。

3. 有膀胱刺激症状,抗生素治疗无效。

4. 尿液检查:尿常规示白细胞 18~23 个/Hp,红细胞 3~5 个/Hp。尿液呈酸性且普通细菌培养无菌生长。

5. B 超及尿路造影片提示左肾上极结构紊乱或破坏,并有局限性积液。

治疗原则:

1. 抗结核药物口服,足量、足疗程治疗。

2. 3 个月和半年复查。

3. 必要时手术治疗。

第二节　男性生殖系统结核

男性生殖系统结核多继发于泌尿系统结核,肾结核有一半以上合并男性生殖系统结核,且肾结核呈空洞形成者几乎全部合并生殖系统结核。含结核菌的尿液通过前列腺部尿道时,可进入前列腺和精囊,引起感染;继而通过生殖管感染输精管、附睾和睾丸。由于前列腺和精囊位置深在,不易被发现,因此临床上最常见的是附睾结核。少数情况下,附睾结核也能由血行传播感染。男性生殖系统结核常双侧发病,病程越长,双侧发病的几率就越高。

【临床症状】

发病年龄与肾结核相同,多见于 20~40 岁青壮年。

附睾结核是最常见的男性生殖系结核。多为单侧,起病缓慢,病变多从尾部开始,表现为局部肿大、变硬,一般不痛或轻微隐痛,常在无意中发现。偶有急性发病者,则附睾肿痛明显。若病变侵犯睾丸,则附睾、睾丸融合肿大。侵至输精管,输精管增粗,呈无痛性结节或串珠样改变。严重者可形成经久不愈的阴囊窦道,流出豆渣样坏死物质。

前列腺结核多无症状,可触及前列腺硬结。前列腺尖部病变可引起排尿不畅。前列腺结核一般和精囊结核同时存在。精囊结核可使精囊增厚纤维化,临床上可出现顽固性血精。前列腺和精囊结核都可使精液量减少。

【诊断与鉴别诊断】

发现上述症状和体征时,应考虑到结核的可能。如有泌尿系结核,查体可发现附睾硬结及输精管串珠样改变,或直肠指诊前列腺变硬、缩小、表面不平。偶可触及发硬的精囊。

附睾结核需与急、慢性非特异性附睾炎鉴别。后者多表现为附睾头部肿块,或呈均匀性肿大,压痛明显,一般不形成硬结,输精管大多正常。局部红肿疼痛明显者,用抗生素治疗可较快消退。

阴囊内丝虫病亦可有阴囊内硬结,但硬结位于附睾及输精管周围,与附睾能分开。

附睾肿瘤罕见。睾丸肿瘤则以睾丸肿大为主。B 超有助于明确肿块的来源和性质。诊断难以明确时应行探查术。

前列腺感染结核后质地变硬,与前列腺癌相仿;但前列腺体积往往缩小,患者年龄也小,应不难鉴别。

【治疗】

生殖系统结核的抗结核药物治疗效果较好,其用药方法与泌尿系统结核的治疗相同。当附睾结核的肿块体积较大且久治不缩小,或形成久不愈合的窦道时,可手术切除。睾丸一般很少被侵犯,故行附睾切除时应保留睾丸。如果病变侵入睾丸,手术也应仅需切除病变部位即可,应尽可能保留部分睾丸。手术治疗时也同样需要药物治疗配合。

前列腺、精囊结核以药物治疗为主,一般不考虑手术。患者应接受全程抗结核治疗。

(张立东)

第五十三章 泌尿系统梗阻

尿液在肾内形成后，通过肾盏、肾盂、输尿管、膀胱和尿道排出体外。尿液的正常排出，有赖于泌尿系管腔通畅和排尿功能正常。泌尿系梗阻（urinary obstruction）又称尿路梗阻（obstruction of urinary tract）。泌尿系统本身及其周围的许多疾病都可以引起尿路梗阻，造成尿液排出障碍，引起梗阻近端尿路扩张积水。如果梗阻不能及时解除，终将导致肾积水、肾功能损伤，甚至肾功能衰竭。

临床上常按梗阻部位、病因、严重程度、梗阻发生的年龄，对其进行分类。发生在输尿管膀胱开口以上梗阻称上尿路梗阻。上尿路梗阻后积水发展较快，对肾功能影响也较大。发生在膀胱及其以下者称下尿路梗阻。由于膀胱的缓冲作用，梗阻后对肾功能影响较缓慢，但最终可造成双侧上尿路的积水。按病因可分为机械性与动力性梗阻，前者指尿路管腔被机械性病变导致梗阻，如结石、肿瘤、狭窄。后者是指中枢或周围神经疾病造成某部分尿路功能障碍，影响尿液排出，如神经性膀胱功能障碍。梗阻还可以是先天性的，但后天性占大多数。泌尿系梗阻病因在不同年龄和性别存在一定差异，如儿童上尿路梗阻，肾盂输尿管连接处狭窄较多见；青壮年以结石、结核、损伤常见；女性尿路梗阻可能与盆腔内疾病有关；老年男性下尿路梗阻，以良性前列腺增生最为常见，其次为肿瘤。

泌尿系梗阻后，由于梗阻的部位及程度不同，尿路各器官的病理改变亦有所不同，但基本病理变化是梗阻以上压力增加，尿路扩张积水。梗阻长时间不解除，终将导致肾积水和肾功能衰竭。

泌尿系梗阻后常见的并发症是感染与结石。

第一节 肾积水

尿液从肾盂排出受阻，蓄积后肾内压力增高，肾盂肾盏扩张，肾实质萎缩、功能减退，称为肾积水（hydronephrosis）。任何部位的尿路梗阻，最终均能引起肾积水。肾积水容量超过1000ml或小儿超过24小时尿液总量时，称为巨大肾积水。

【病理生理】

上尿路梗阻时，梗阻近侧压力增高，输尿管增加收缩力，蠕动增强，管壁平滑肌增生，管壁增厚。如梗阻不解除，后期失去代偿能力，平滑肌逐渐萎缩，张力减退，管壁变薄，管腔明显扩大，但蠕动力减弱及至消失。肾盂积水内压升高，压力经集合管传至肾小管和肾小球，尿路压力逐渐增高到一定程度时，可使肾小球滤过压降低，滤过率减少。但肾内血循环仍保持正常，肾脏泌尿功能仍能继续很长一段时间。主要是因为部分肾盂积尿通过肾盂静脉、淋巴、肾小管回流以及经肾窦向肾盂周围外渗，使肾盂和肾小球的压力有所下降，肾小球泌尿功能得以暂时维持。如果尿路梗阻持续存在，尿液继续分泌，由于尿液分泌和回流不平衡，回流只能起到暂时缓冲作用，结果肾积水使肾盂内压力逐渐增高，压迫肾小管、肾小球及其附近的血管，造成肾组织缺血、缺氧、肾实质逐渐萎缩变薄，肾内引流系统容积增加，最后全肾成为一个无功能的巨大水囊。急性完全性上尿路梗阻，如输尿管被结扎，肾盂扩张积水不明显，但肾实质很快萎缩、功能丧失。慢性部分梗阻可致巨大肾积水，容量超过1000ml。

【临床表现】

泌尿系统梗阻由于原发病因、部位、程度和时间长短不同，或上尿路单侧抑或双侧梗阻，肾积水的临床表现也不一样或无症状。如先天性肾盂输尿管连接处狭窄，引起肾积水，发展常较缓慢，症状不明显或仅有腰部胀痛不适。当肾积水达严重程度时，腰部可出现包块。泌尿系各部位的结石、肿瘤，炎症或结核引起的继发性肾积水，多数表现为原发病变的症状和体征，很少单独显现出肾积水的病象。如上尿路结石引起良性梗阻时，可出现肾绞痛、恶心、呕吐、血尿、肾区叩痛等。

上尿路梗阻引起的肾积水，常表现为肾体积增大，较早出现腹部包块。亦有的无任何临床症状，常为超声检查发现。下尿路梗阻时，主要表现为排尿困难和膀胱不能排空，甚至出现尿潴留，而引起肾积水较晚，但往往是双侧，临床多表现为不同程度的肾功能损害、慢性尿潴留，严重者出现贫血、乏力、食欲不振、恶心等尿毒症症状。

肾积水如并发感染，则表现为急性肾盂肾炎症状，出现寒战、高热、腰痛及尿路刺激症状等。如梗阻不解除，感染的肾积水很难治愈，或可发展为脓肾。此时，有可能扪及腹部包块，病人常有发热、消瘦、贫血等。

尿路梗阻引起肾积水，如梗阻长时间得不到解除，最终导致肾功能减退甚至衰竭。双侧肾脏或孤立肾完全性梗阻时，可出现无尿。

笔记栏

【诊断】

一般不困难。除确定肾积水存在及程度外，还应弄清楚引起积水的病因、梗阻部位、有无感染及肾功能损害情况。

腹部包块是肾积水的常见体征。影像学检查是目前常用的诊断手段，非常重要，包括B超、泌尿系平片、尿路造影、MRI及CT检查等。

B超可以明确判定增大肾脏病变是实质性肿块还是肾积水，并可确定肾积水的程度和肾皮质萎缩情况；简便易行、无创伤，应作为首选检查方法。

X线检查对肾积水的诊断有重要价值。如肾积水系结石所致，尿路平片可见尿路结石影及积水增大的肾轮廓。肾积水一般须经静脉尿路造影确诊，同时判定肾功能受损程度。静脉尿路造影肾显影不清晰时，可行逆行肾盂造影，常可获得清晰的肾积水影像，同时显示梗阻确切部位。采用该方法检查有引起严重感染的危险，操作时必须严格无菌。

MRI水成像对肾积水的诊断有独到之处，可以代替逆行或顺行肾盂造影。

CT能清楚地显示肾积水程度和肾实质萎缩情况，且可以确定梗阻的部位及病因。

【治疗】

肾积水的治疗应根据梗阻的病因、起病缓急、肾和肾功能损害情况等综合考虑。肾积水实质系尿路梗阻所致，故最根本的治疗措施是除去病因，解除梗阻，肾功能损害常可完全或部分恢复。治疗方法的选择取决于梗阻病变的性质，如肾、输尿管结石可行体外冲击波碎石，经皮肾镜或输尿管镜碎(取)石术。先天性肾盂输尿管连接处狭窄，应将狭窄段切除并作肾盂成形术。

如果患者病情危重，不允许作较大手术或梗阻暂时不能除去时，可在超声引导下经皮肾穿刺造瘘，将尿液直接引流出来，以利于感染的控制和肾功能的改善，待身体条件许可时，再治疗梗阻的病因。如梗阻病因不能除去，肾造瘘则作为永久性治疗措施。

重度肾积水，肾实质显著破坏、萎缩或合并严重感染，肾功能严重丧失，而对侧肾功能正常时，可切除病肾。

第二节　良性前列腺增生症

前列腺是男性生殖系统附性腺中最大的不成对的实质器官，位于盆腔内。呈锥状，上端宽大，为前列腺底，紧邻膀胱底。下端尖细，为前列腺尖。尖底之间为前列腺体。后尿道在近前列腺底中央穿入，贯穿前列腺实质后，再由尖部穿出。青壮年前列腺长约3cm，底部横径约3.5cm，厚约2.5cm，重约20g。前列腺主要分泌前列腺液，构成精浆主要成分，起润滑尿道的作用。(图53-1，图53-2)

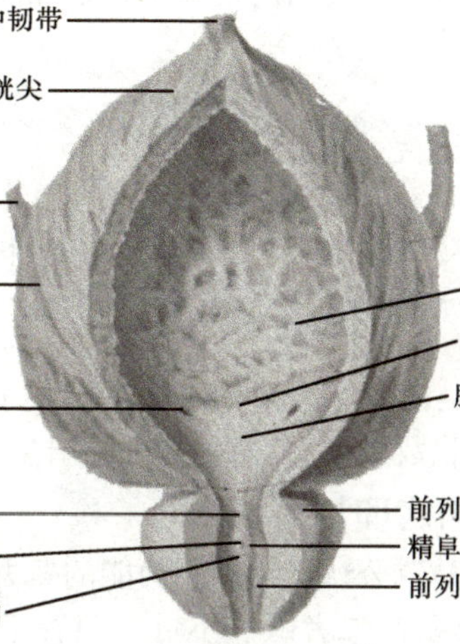

图53-1　男性膀胱、尿道与前列腺解剖图

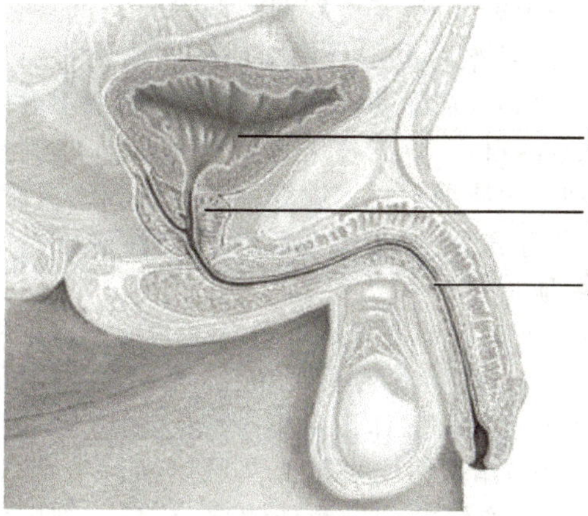

图53-2　膀胱、前列腺、尿道解剖图

案例53-1

患者，男，66岁。因尿频、进行性排尿困难2年，加重合并急性尿潴留一周入院。

患者2年前出现尿频，夜尿2~3次/晚。排尿迟缓、尿线变细无力。未行治疗。症状进行性加重，目前夜尿5~6次/晚，排尿极度费力，尿液滴沥状流出。一周前，因气候变化受凉，突不能排尿，下腹胀痛难忍，曾到医院急诊导尿后症状缓解。既往身体健康，无糖尿病、高血压、肺心病史等。

体格检查：T 37℃，P 82次/分，R 20次/分，BP 140/80mmHg。疲惫面容。心肺检查无阳性体征。直肠指检：前列腺增大明显、表面光滑、质韧、边界清楚，中央沟变浅。肛门括约肌张力正常。

笔记栏

辅助检查:①血常规:正常。②尿常规:WBC“++/Hp”。③肾功能检测:BUN 14mmol/L, Cr 320umol/L。④B超:前列腺重度增生,突向膀胱腔;残余尿量350ml,双肾轻度积水。

问题:

1. 首先应考虑何诊断?
2. 还需行哪些辅助检查?
3. 如何处理,处理方案如何选择?

良性前列腺增生症(benign prostatic hyperplasia, BPH)是老年男性常见疾病。病理学表现为细胞数量增生,简称前列腺增生。

【病因病理】

目前一致公认老年和有功能的睾丸是BPH的两个重要因素,二者缺一不可。随着年龄增大,前列腺也随之增长,男性在35岁以后前列腺有不同程度增生,多在50岁后出现症状。前列腺的正常发育有赖于雄激素,若青春期前切除睾丸,前列腺即不发育,老年后也不会发生前列腺增生。前列腺增生的病人,切除睾丸后,增生的上皮细胞会发生凋亡(apoptosis),腺体萎缩。在性激素的调控下,前列腺间质细胞与上皮细胞相互影响,各种生长因子相互作用,随着年龄增长体内性激素水平失衡等,应是BPH的重要病因。

良性前列腺增生开始于围绕尿道精阜部位的腺体,这部分腺体称为移行带,占前列腺组织的5%。前列腺其余腺体由中央带(占25%)和外周带(占70%)组成。中央带似楔形包绕射精管,外周带构成前列腺的背侧及外侧部分,是前列腺癌最常发生的部位。

前列腺增生主要是移行带的腺体,结缔组织和平滑肌增生。增生组织呈多发性结节,并逐渐增大。增生的腺体将外围的腺体挤压,萎缩形成前列腺外科包膜,与增生腺体有明显界限,易分离。增生的前列腺可造成膀胱出口梗阻;梗阻程度与前列腺增生体积大小并不成比例,而与增生腺体的位置和形态有直接关系。如腺体增生突向膀胱腔,易造成膀胱出口梗阻;如增生腺体突向后尿道,可使前列腺段尿道伸长、弯曲、受压变窄,引起排尿困难。

前列腺增生造成膀胱出口梗阻。为克服排尿阻力,逼尿肌增强其收缩能力,逐渐代偿性增生,肌束纵横交叉形成小梁。长期膀胱内压增高,造成肌束间薄弱部分向壁外膨出,形成小室或假性憩室。如梗阻时间长期未能解除,逼尿肌萎缩,失去代偿能力,收缩力减弱,导致膀胱不能排空而出现残余尿。随着残余尿量增加,膀胱壁变薄,膀胱腔无张力性扩大,可出现充盈性尿失禁或无症状慢性尿潴留。输尿管口抗逆流功能被破坏,尿液可能逆流到输尿管、肾盂,引起双肾积水和肾功能损害。梗阻引起膀胱尿潴留,还可继发感染和结石产生。

笔记栏

【临床表现】

前列腺增生症多在50岁以后出现症状。症状与增生的前列腺体积大小不成正比,而决定于引起梗阻的程度、病变发展的速度以及是否合并感染、肾功能有无受损等,症状可时轻时重。

1. 尿频 是前列腺增生病人最常见的早期症状。夜间更明显。引起尿频原因早期是增生的前列腺充血刺激膀胱三角区;随着病情发展,梗阻加重,残余尿量逐渐增多,膀胱有效容量减少。有时,梗阻诱发逼尿肌功能改变,膀胱顺应性降低或逼尿肌不稳定,尿频更显著,同时还会伴有尿急。

2. 进行性排尿困难 是前列腺增生最重要的症状。轻度梗阻表现排尿迟缓、尿线变细无力、排尿时间延长;梗阻加重后,排尿费力、射程缩短、尿线中断,终呈滴沥状流出。

3. 尿潴留 梗阻加重达到一定程度,排尿时不能排尽膀胱内全部尿液,出现残余尿。梗阻程度越重,残余尿量越大。过多的残余尿可使膀胱逼尿肌功能受损,逐渐发生尿潴留,并可出现尿失禁。因为残余尿使膀胱过度充盈而使少量尿液从尿道口溢出,称为充盈性尿失禁。前列腺增生的任何阶段,因气候变化、饮酒、劳累、便秘等使前列腺突然充血、水肿,发生急性尿潴留,患者不能排尿,膀胱极度充盈,下腹胀痛难忍,需去医院急诊导尿处理。

4. 其他症状 前列腺增生合并感染时,可有尿频、尿急、尿痛等膀胱炎表现。增生腺体表面黏膜的曲张血管破裂、并发膀胱结石或感染,均有可能发生不同程度的肉眼血尿,严重时发生膀胱填塞。梗阻引起严重的肾积水、肾功能受损时,可出现慢性肾功能不全,如食欲不振、恶心、呕吐、贫血、乏力等症状。长期排尿困难导致腹压增高,发生腹股沟疝、脱肛或内痔等,偶尔可掩盖前列腺增生的症状,造成诊断和治疗上的错误。

【诊断】

凡50岁以上男性有进行性排尿困难,应考虑前列腺增生可能。老年患者有膀胱炎、膀胱结石或肾功能不全时,虽无明显排尿困难,亦须注意有无前列腺增生。一般需作下列检查:

1. 直肠指检 是重要的检查方法,每例前列腺增生患者均需作此项检查。指检时多数患者可触到增大的前列腺,表面光滑、质韧、有弹性、边缘清楚、中央沟变浅或消失,即可做出初步诊断(图53-3)。

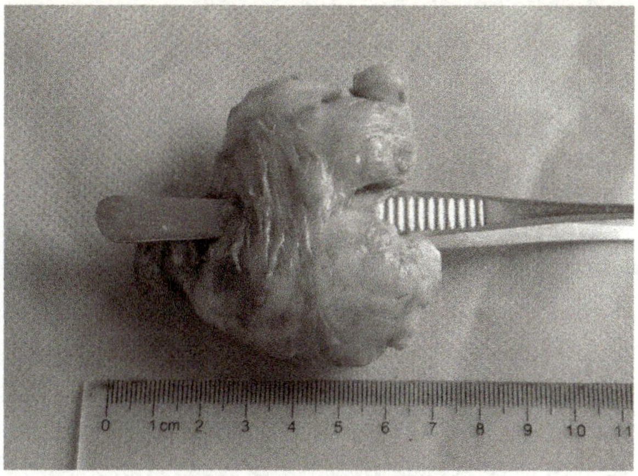

图 53-3　前列腺增生标本

2. B 超　可经下腹壁、直肠或尿道途径进行。经腹壁超声检查时膀胱需要充盈，扫描可清晰显示前列腺体积大小，增生腺体是否突入膀胱，还可以测定膀胱残余尿量，作为判断膀胱出口梗阻的一个指标。经直肠超声检查对前列腺内部结构分辨度更为精确，目前已普遍被采用。经尿道途径虽可准确分辨增生移行带与外周带的情况，但系有创检查，较少采用。B 超还可同时了解膀胱内有无结石以及上尿路有无继发性积水等病变。

3. 尿流率检查　可以确定前列腺增生患者排尿的梗阻程度。检查时要求排尿量在 150~200ml。如最大尿流率<15ml/s 表明排尿不畅；<10ml/s 则表明梗阻较为严重，常是手术指征之一。如果排尿困难主要是由于逼尿肌功能失常引起，应行尿流动力学检查。通过测定排尿时膀胱逼尿肌压力变化等，可了解是否存在逼尿肌功能受损、不稳定和膀胱顺应性差的情况。

4. 前列腺特异性抗原（PSA）测定　在排除前列腺癌，尤其前列腺有结节或质地较硬时十分必要。血清正常值为 4ng/ml。PSA 敏感性高，但特异性有限，许多因素都可能会影响 PSA 的测定值，如前列腺增生也可使 PSA 增高。

有血尿、反复尿路感染或结石患者应行静脉尿路造影和膀胱镜检查，以除外合并有其他泌尿系疾患。

【鉴别诊断】

前列腺增生引起排尿困难，应与膀胱颈挛缩、前列腺癌、尿道狭窄、膀胱癌、神经源性膀胱功能障碍相鉴别。

1. 膀胱颈挛缩（膀胱颈硬化症）　由于慢性炎症所引起。发病年龄较轻，40~50 岁出现排尿不畅症状，但前列腺体积不增大，膀胱镜检查可以确诊。

2. 前列腺癌　前列腺有硬结、血清 PSA 升高，鉴别需行 MRI 和系统前列腺穿刺活组织检查。

3. 尿道狭窄　有尿道损伤及反复感染病史，行尿道膀胱造影与尿道镜检查，不难确诊。

4. 膀胱癌　膀胱颈附近的膀胱癌，因肿瘤引起膀胱出口梗阻，临床表现排尿困难，常有血尿，膀胱镜检查容易鉴别。

5. 神经源性膀胱功能障碍　临床表现与前列腺增生相似，有排尿困难、尿潴留、结石、肾积水和肾功能不全，但前列腺不增大，为动力性梗阻。患者常有明显的神经系统损害病史和体征，往往同时存在有下肢感觉和运动障碍，会阴皮肤感觉及肛门括约肌张力减退或消失。静脉尿路造影显示上尿路扩张积水，膀胱常呈“宝塔”形状。尿动力学检查可以明确诊断。

【治疗】

多数患者年老体衰，在选择治疗方案同时必须同时考虑梗阻程度和全身情况。前列腺增生未引起梗阻者一般无需治疗。梗阻较轻或不能耐受手术者可采用药物治疗或姑息性手术。膀胱残余尿量超过 50ml 或曾经出现过急性尿潴留、全身状况能够耐受手术者，应争取早日手术治疗。目前对前列腺增生的治疗分为：

1. 等待观察　前列腺增生患者若长期症状很轻，不影响生活与睡眠，一般无需治疗，可等待观察。但需密切随访，如症状加重，再选择适宜的治疗方法。

2. 药物治疗　治疗前列腺增生的药物很多，常用药物有 α 受体阻滞剂，5α 还原酶抑制剂和植物类药等。其中 α_1受体对排尿影响较大，α_1受体主要分布在前列腺基质平滑肌中，阻滞 α_1受体能有效地降低膀胱颈及前列腺的平滑肌张力，减少尿道阻力，改善排尿功能。常用有特拉唑嗪（terazosin）、哌唑嗪（prazosin）、阿夫唑嗪（alfazosin）、多沙唑嗪（doxazosin）及坦索罗辛（tamsulosin）等。对症状较轻、前列腺体积较小的病人有良好的疗效。常见副作用多较轻微，主要有头晕、鼻塞、直立性低血压等。

5α 还原酶抑制剂是激素类药物，在前列腺组织内阻止睾酮转变为双氢睾酮，故抑制前列腺细胞增生，使前列腺体积缩小。一般在服药 3 个月后见效，停药后症状易复发，需长期服药。

3. 手术治疗　前列腺增生梗阻严重，残余尿量超过 50ml，症状明显而药物治疗效果欠佳，生活与睡眠受影响，身体状况能耐受手术者，应考虑手术治疗。如有尿路感染、残余尿量增多、肾积水、肾功能不全时，宜先留置导尿管或膀胱造瘘引流尿液，并抗感染治疗，待上述情况明显改善或恢复后再择期手术。手术疗效肯定，但有一定创伤与并发症等。开放手术多采用耻骨上经膀胱或耻骨后前列腺摘除术。经尿道前列腺切除术（TURP）

适用于绝大多数良性前列腺增生病人,有电切镜设备和有经验者可采用。

4. 其他疗法 ①激光治疗,目前应用钬激光及绿激光治疗前列腺增生,疗效肯定。②经尿道球囊高压扩张术。③体外高强度高聚焦超声等缓解前列腺增生引起的梗阻症状有一定疗效,适用于不能耐受手术的患者。

案例 53-1

临床诊断:良性前列腺增生症合并慢性尿潴留,肾功能受损。

诊断要点:①老年,男性;②尿频,进行性排尿困难2年,有急性尿潴留病史;③直肠指检:前列腺增大明显,表面光滑、质韧、中央沟变浅;④B超:前列腺增生,残余尿量增多,双肾轻度积水;⑤肾功能受损,尿常规提示合并感染;⑥还应行尿流动力学检查,明确梗阻程度,了解膀胱逼尿肌功能状况;⑦排泄性尿路造影,明确上尿路形态、功能状况。

治疗原则:①留置尿管持续引流,改善肾功;②抗生素使用,控制感染;③择期行开放手术或经尿道前列腺切除术,解除梗阻。

第三节 尿潴留

尿潴留(retention of urine)是指膀胱内充满尿液而不能排出,往往是排尿困难发展到一定程度引起。通常尿潴留分为急性与慢性两种。前者突然发病,膀胱内胀满尿液不能排出,十分痛苦,临床上需急诊处理;后者起病缓慢,病程较长,下腹部可扪及充满尿液的膀胱,但患者却无明显痛苦症状。

【病因】

引起尿潴留的病因很多,可以分为机械性和动力性梗阻两类。机械性梗阻病变最常见,如良性前列腺增生、前列腺肿瘤、膀胱颈挛缩、膀胱颈口肿瘤、膀胱结石、先天性尿道畸形、尿道损伤、狭窄、肿瘤、异物和尿道结石;此外,盆腔肿瘤、处女膜闭锁后阴道积血、妊娠的子宫压迫等均可以引起尿潴留。动力性梗阻是指膀胱出口、尿道无器质性梗阻病变,尿潴留系排尿功能障碍所引起。最常见的原因为中枢和周围神经系统病变,如脊髓或马尾神经损伤、肿瘤,糖尿病等,造成神经性膀胱功能障碍引起。妇科盆腔根治性手术或直肠手术损伤了副交感神经分支,痔疮或肛瘘手术以及腰麻术后,可出现排尿困难,引起尿潴留。此外,各种松弛平滑肌的药物如阿托品、普鲁苯辛、654-2等偶有引起尿潴留。

【临床表现】

急性尿潴留发病突然,膀胱内充满尿液不能排出,胀痛难忍,辗转不安,有时从尿道溢出部分尿液,但下腹胀痛并不能减轻。慢性尿潴留多表现为进行性尿出困难、尿频、排尿不尽感,有时出现充盈性尿失禁。少数患者虽无明显慢性尿潴留梗阻症状,但往往已有明显上尿路扩张、肾积水,甚至出现尿毒症症状,如全身衰弱、食欲不振、恶心呕吐、贫血、血清肌肝和尿素氮显著升高等。

【诊断】

根据病史及临床表现,诊断并不困难。体格检查时耻骨上区常可见到半球形膨胀膀胱,用手按压有明显尿意,叩诊为浊音。明确诊断可通过超声检查。

尿潴留应与无尿鉴别,后者是指肾功能衰竭或双侧上尿路完全梗阻,膀胱内空虚无尿。两者含义不同,不能混淆。

【治疗】

1. 急性尿潴留 治疗原则是尽快解除病因,恢复排尿。如病因不明或梗阻一时难以解除,应尽快引流膀胱内尿液解除胀痛,然后作进一步检查,明确病因并进行治疗。急诊导尿术,是解除急性尿潴留最简便常用的方法。尿潴留后膀胱功能短时间不能恢复者,最好留置导尿管,持续引流1周左右拔除。急性尿潴留病人在不能插入导尿管时,可采用粗针头耻骨上膀胱穿刺方法吸出尿液,或用膀胱穿刺造瘘针局麻下行耻骨上膀胱穿刺造瘘,持续导尿,消除患者胀痛。若无膀胱穿刺针器械,可手术行耻骨上膀胱造口术。如梗阻不能解除,可以永久性造瘘,引流尿液,定期更换造瘘管。

2. 慢性尿潴留 若为机械性梗阻病变引起,有上尿路扩张肾积水,肾功能损害者,应先行膀胱尿液引流,待肾积水缓解,肾功能改善后,针对病因择期手术或采取其他方法进行治疗,尽早解除梗阻。如系动力性梗阻引起,多数患者需间歇自行导尿,如自行导尿困难或上尿路积水严重者,可作耻骨上膀胱造口术或其他尿流改道术。

(况应敏)

笔记栏

第五十四章 泌尿系统结石

泌尿系结石又称尿路结石，包括上尿路结石和下尿路结石，是最常见的泌尿外科疾病之一。男性多于女性，男性发病高峰年龄35岁；女性有两个高峰，35岁及55岁。男女之比为3∶1。结石形成机制未完全阐明，有多种学说，目前对多数结石尚无十分理想的预防方法。近20余年，尿路结石的治疗方法有了迅速发展，90%左右的尿路结石可不再采用传统的开放手术治疗。

尿路结石主要在肾脏和膀胱内形成。上尿路结石与下尿路结石的形成机制、病因、结石成分和流行病学有显著差异。上尿路结石大多数为草酸钙或磷酸钙结石。膀胱结石中，磷酸镁铵、尿酸结石多见。根据上尿路结石形成机制不同，可分为与代谢因素有关的结石和感染性结石。有许多因素影响尿路结石的形成。尿中形成结石晶体的主要盐类呈超饱和状态、尿中抑制晶体形成物质不足和核基质的存在，是形成结石的主要原因。影响结石的主要因素有：流行病学因素、尿液因素、解剖结构异常、感染因素等。上尿路结石所致病理生理变化，与结石部位、大小、数目、继发炎症和梗阻程度有关。结石可引起泌尿系统直接损伤、梗阻、感染和恶性变，梗阻与感染又加重泌尿系统损伤，促进结石形成(图54-1)。

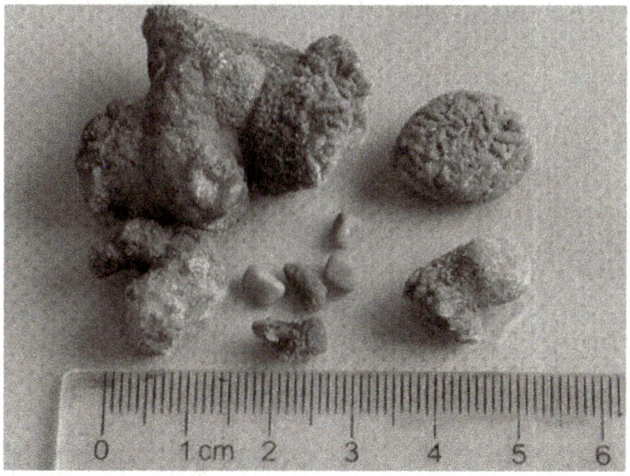

图54-1 开放手术取出单侧上尿路多发性结石

第一节 上尿路结石

案例 54-1

患者，男，22岁。运动后突发左腰部剧痛，伴肉眼血尿2小时就诊。

患者刚参加完学校运动会的篮球比赛，突感左腰部剧痛，疼痛向下腹和会阴部放射。呕吐胃内容物一次，继之出现肉眼全血尿。平时偶感左腰部钝痛。

体格检查：T 37.5℃，P 90次/分，R 18次/分，BP 120/85mmHg。急性痛苦面容，辗转不安，大汗。心肺检查无明显阳性体征。腹部无特殊发现。左腰部明显叩击痛。

辅助检查：①血常规：WBC 9×10^9/L，②尿常规：白细胞3～5个/Hp，红细胞满视野，③B超：右肾正常，左肾肾盂轻度扩张；左输尿管上段扩张，其内可见伴有声影的强回声团，大小约1.5cm×1.1cm。

问题：

1. 首先你应考虑何诊断？
2. 还应做哪些辅助检查明确诊断？
3. 如何处理，处理原则是什么？

【临床表现】

上尿路结石包括肾和输尿管结石，主要表现是与运动有关的疼痛和血尿，其程度与结石部位、大小、活动度、有无并发症等因素有关。肾盂内大结石及肾盏内无活动的小结石可无明显临床症状。

1. 绞痛与血尿 结石引起上尿路出现急性完全性梗阻，患者出现绞痛，疼痛位于腰部或上腹部，沿输尿管行径，放射至同侧睾丸或阴唇和大腿内侧。输尿管结石引起同侧上尿路发生急性完全性梗阻，可出现肾绞痛。典型表现为：疼痛剧烈难忍，阵发性发作，患者辗转不安，大汗，恶心呕吐。疼痛部位与放射范围根据结石梗阻部位而有所不同，上段输尿管梗阻时，疼痛位于腰部，并沿输尿管行径，放射至同侧睾丸或阴唇。结石在中段输尿管，疼痛放射至中下腹部。结石位于输尿管膀胱壁段或输尿管口处，常见有膀胱刺激症状及尿道和阴茎头部放射痛。右侧结石极易与急性阑尾炎混淆。

2. 血尿 通常患者都有肉眼或镜下血尿，以后者更为常见。血尿程度与结石对尿路黏膜损伤程度有关。

3. 膀胱刺激征 结石伴感染时，可有尿频、尿急、尿痛。

4. 并发症 继发急性肾盂肾炎或肾积脓时，

笔记栏

可有发热、畏寒、寒战等全身症状。有时感染症状为尿路结石的唯一表现，特别是儿童上尿路结石，大多数表现为尿路感染。结石梗阻所致严重肾积水，可在上腹部扪及积水肾脏。

5. 无尿 双侧上尿路结石引起双侧完全性梗阻或孤立肾上尿路完全梗阻时，可导致无尿。

【诊断与鉴别诊断】

1. 病史及体征 仔细询问病史常可获得很有价值的诊断资料，如与活动有关的血尿和疼痛。体格检查：无尿路感染者一般无发热。肾绞痛发作静止期无特殊体征，部分患者表现仅有脊肋角轻叩击痛。绞痛发作时，患者躯体屈曲、腹肌紧张、脊肋角明显叩痛。结石并发重度肾积水者，上腹可触及积水肾脏。

2. 实验室检查

（1）尿常规检查：可有镜下血尿，伴感染时有脓尿。

（2）尿细菌培养：感染性尿结石病人尿细菌培养呈阳性。

（3）酌情测定血钙、磷、尿酸和蛋白以及24小时的尿钙、尿酸、肌酐、草酸含量，了解代谢状态，判明有无内分泌紊乱，是否存在高血钙、高血尿酸、低血磷、高尿钙、高尿酸等，必要时作钙负荷实验。

（4）肾功能测定。

3. 影像等检查 包括B超、X线检查、CT、内镜检查。B超、X线检查是最有用的诊断方法。

（1）X线检查：①泌尿系平片：95%以上结石能在平片中发现，正侧位摄片可除外腹内其他钙化阴影如胆结石、肠系膜淋巴结钙化、静脉石等。②排泄性尿路造影：能够显示结石所致的肾结构和功能改变，有无引起结石的局部因素，如先天畸形等。若有充盈缺损，提示有透X线的尿酸结石可能（阴性结石存在）。③逆行肾盂造影：很少用于诊断初始阶段，往往适用于其他方法不能确定结石的部位或结石以下尿路病情不明时采用（图54-2）。

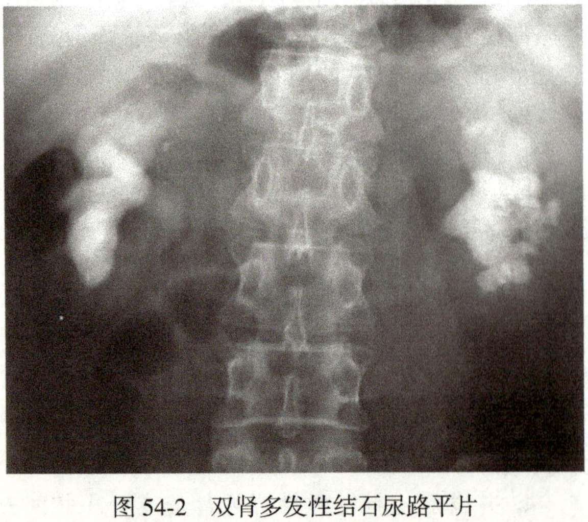

图54-2 双肾多发性结石尿路平片

（2）B超：结石显示为特殊声影，能发现尿路平片不能显示的小结石及透X线阴性结石，亦能评价肾积水程度及肾皮质的厚度。如患者对造影剂过敏、妊娠、无尿或慢性肾功能衰竭等，B超可作为诊断和选择治疗方法的手段。

（3）平扫CT：能发现平片、排泄性尿路造影及超声检查不能显示或较小的泌尿系阳性或阴性结石，但很少作为结石患者的首选诊断方法（图54-3）。

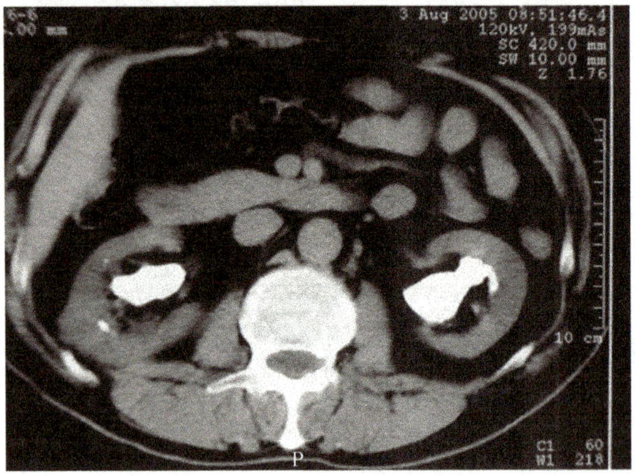

图54-3 CT平扫双肾多发性结石

（4）输尿管肾镜的检查：泌尿系平片未显示结石，排泄性尿路造影有充盈缺损而不能确诊时，作此检查能明确诊断并同时进行治疗。

根据临床表现及上述检查，能确定结石部位、大小、数目、形态，结石对肾功能的影响及可能的原因，对治疗和预防有积极意义。上尿路结石，应与胆囊炎、胆石病、急性阑尾炎及卵巢囊肿扭转等鉴别，上述检查手段有助于鉴别诊断。

【治疗】

治疗方案的选择与结石大小、数目、位置、肾功能状况、有无梗阻、感染及其程度和有无明确结石病因密切相关。

1. 保守疗法 结石直径<0.6cm、光滑、无尿路梗阻、感染、纯尿酸结石及胱氨酸结石，可先采用保守疗法。直径<0.4cm、光滑结石，90%能自行排出；既往有排石者，则可能排出更大结石。

（1）大量饮水：增加尿量，降低尿中形成结石物质的浓度，减少晶体沉积，是预防结石形成和长大最有效的方法，同时有利于结石的排出。每天保持尿量在2000ml以上。适用于各类结石，特别是睡前、半夜饮水，保持夜间尿液呈稀释状态，更有利于减少晶体形成。

（2）饮食调整：含钙结石应限制含钙、草酸成份丰富的食物，避免高动物蛋白、高糖和高动物脂肪饮食。食用含纤维素丰富食物。浓茶、番茄、菠菜等草酸含量高，应避免。尿酸结石患者不宜服

笔记栏

用高嘌呤食物，如动物内脏等。

（3）药物治疗：利用药物调节尿液pH，如口服枸橼酸钾、重碳酸钾、别嘌呤酸等，以碱化尿液，使其pH保持在6.5～7.5。对尿酸及脱氨酸结石的预防和治疗有一定意义。碱化尿液及饮食调节对尿酸结石有治疗作用，效果较好。

（4）控制感染：根据细菌培养及药物敏感实验，选用敏感抗菌药物。

2. 体外冲击波碎石（extracorporeal shock wave lithotripsy，ESWL） 利用X线或B超对结石进行定位，高能冲击波聚焦后作用于结石，使结石裂解粉碎，随尿液排除体外。实践证明它是一种无痛安全而有效的非侵入性治疗，目前95%以上的上尿路结石可采用此方法治疗。

（1）适应证：肾、输尿管上段结石，结石最大直径<2.5cm，结石远端尿路无梗阻，肾功能近正常，碎石成功率可达90%左右。但结石体积过大，常需多次碎石，排石时间长、残留结石率高，结石易复发，且反复震波对肾功能亦造成一定损伤。输尿管结石，特别是下段嵌顿结石不易粉碎。不应将上这两类结石列为震波碎石的首选。

（2）禁忌证：结石远端尿路梗阻、妊娠、出血性疾病、严重心脑血管病、安置有心脏起搏器者、血肌肝≥265μmol/L、急性尿路感染、育龄妇女下段输尿管结石等。过于肥胖不能聚焦或因严重骨、关节畸形影响体位，亦不适宜。

（3）并发症：碎石治疗后出现暂时性肉眼血尿，一般不需要特殊处理。感染性结石患者，由于结石内细菌播散而引起尿路感染、菌血症，往往引起发热。碎石排出过程中，可引起肾绞痛，短时间大量碎石堆积于输尿管内，可引起“石街”，有时易继发感染。少数病例出现肾及其周围组织损伤，应予注意和防止。为提高疗效，减少近、远期并发症，应加强对操作人员的培训，严格控制适应证。除正确定位外，应选用低能量和限制每次冲击次数。若需再次治疗，间隔时间不能少于7天。

3. 经皮肾镜取石或碎石术（percutaneous nephrostolithotomy，PCNL） 经腰背部细针穿刺直达肾盏或肾盂，扩张皮肤至肾内通道，放入肾镜，于直视下取石或碎石。适用于>2.5cm的肾盂结石、下盏结石及输尿管上段结石。对结石远端尿路梗阻、质硬结石、残余结石、有活跃性代谢疾病及需要再次手术者尤为适宜。凝血机制障碍、对造影剂过敏、过于肥胖穿刺针不能到肾或脊柱畸形，不宜使用本法。常见并发症有肾实质撕裂或穿破、出血、漏尿、感染、动静脉瘘、损伤周围脏器等。对于复杂性肾结石，单一采用PCNL或ESWL都有困难，可以联合应用，互为补充。术中因出血或其他原因未能取出所有结石，可再次进行PCNL。

4. 输尿管镜取石和激光碎石术（ureteroscopic lithotomy or lithotrips，URL） 通常输尿管镜经尿道插入膀胱，进入输尿管，直视下采用套石或取石。适用于中、下段输尿管结石、阴性结石、结石质硬、停留时间长、梗阻严重、ESWL治疗困难者，亦用于ESWL治疗所致的“石街”。结石下端输尿管狭窄、严重迂曲、下尿路严重梗阻等不宜采用此法。有时结石过大或嵌顿紧密，亦使手术困难增加，需加用激光碎石术。常见并发症有感染、黏膜下损伤、假道、穿孔、黏膜撕裂或撕脱、远期可有输尿管口狭窄、逆流等。

5. 腹腔镜输尿管取石（laparoscopic ureterolithotomy，LUL） 由于腹腔镜系统设备和手术器械的进步，开始应用腹腔镜施行输尿管切开取石，并逐步推广应用。适应输尿管结石>2cm，原来考虑开放手术；或经ESWL、输尿管镜取石术失败者。常用的手术途径有经腹腔或经后腹腔两种。取石后要放置双“J”管于输尿管腔内引流。

6. 开放手术 过去大多数泌尿系结石均采用开放手术取石，但手术亦给患者造成较大的创伤。尤其是有的复杂性肾结石一次不易取尽，有的复发率高，重复取石的手术难度大，危险性增加，甚至发生急性肾功能衰竭的可能。由于腔内泌尿外科及ESWL技术的普遍开展，绝大多数上尿路结石已不再需开放手术。主要术式有以下几种。

（1）肾盂切开取石术：适用于结石>1cm，或合并梗阻、感染的结石。肾外型肾盂伴发结石常采用此法。肾内型肾盂或结石较大（鹿角形结石），单纯肾盂切开取石易造成肾盂撕裂，应采取肾窦内肾盂切开取石术，即沿肾窦分离至肾内肾盂后切开，以利于较大结石取出。

（2）肾实质切开取石术：适用于肾盏结石，尤其是肾盂切开不易取出或多发性肾盏结石。根据结石数目和部位，沿肾前后段段间线切开或于肾后侧作放射状切口取石。当肾盏局部实质变薄时，做局部小切口即可取出结石。

（3）肾部份切除术：适用于位于肾脏一极或肾盏有明显扩张，局部实质萎缩或有明显复发因素的结石。

（4）肾切除术：因结石导致肾结构严重破坏，功能丧失或合并肾积脓，而对侧肾功能良好，可将患肾切除。

（5）输尿管切开取石术：适用于嵌顿较久或其他方法治疗无效的结石。手术入路根据结石部位选定。

双侧上尿路结石的手术治疗原则：①双侧输尿管结石时，一般先处理梗阻严重侧。条件许可，可同时取出双侧结石；②一侧肾结石，另一侧输尿管结石时，先处理输尿管结石；③双侧肾结石，根据结石情况及肾功能决定。原则上应尽可能保留肾脏。一般先处理肾结石易于取出和相对安全一侧。若肾功能严重受损、积水严重、全身情况差，宜先行经皮肾造瘘，待患者情况改善后再处理结石；④孤立肾上尿路结石或双侧上尿路结石引起急性完全性梗阻无尿时，一旦诊断明确，只要患者全身情况许可，应及时施行手术取石。若病情严重不能耐受手术，亦应试行输尿管插管，通过结石后留置导管引流，不能通过结石时，则改行经皮肾造瘘。目的是引流尿液，改善肾功能。待病情好转后，再选择适当的治疗方法。

案例 54-1

临床诊断：左输尿管上段结石

诊断要点：

1. 运动后出现左肾绞痛、血尿史。

2. 就诊时有典型肾绞痛表现，肾区叩痛明显。

3. 血常规正常。尿常规：大量红细胞。B 超示：左肾积水，左输尿管上段扩张、结石。X 线检查能进一步确诊。

治疗原则：

1. 采取 ESWL 或输尿管镜取石+激光碎石，尽快解除梗阻，保护肾功能。

2. 控制感染，绞痛时缓解疼痛。

3. 预防结石复发。

第二节　膀胱结石

依据病因不同，分为两类：

1. 原发性膀胱结石　与营养不良和低蛋白饮食有关，多见于男孩，其发生率在我国已明显下降。

2. 继发性膀胱结石　常见于膀胱出口梗阻，如前列腺增生、膀胱憩室、神经源性膀胱、异物、长期留置尿管或上尿路结石排入膀胱。

【临床表现】

排尿突然中断，疼痛放射至阴茎头部和远端尿道，伴排尿困难和膀胱刺激症状。小儿常用手搓拉阴茎，跑跳及改变姿势后能缓解疼痛，继续排尿。由于排尿费力，腹压增加，并发脱肛。常有终末肉眼血尿。并发感染时，膀胱刺激症状加重，并有脓尿。结石位于膀胱憩室内时，常无上述症状，仅表现为反复尿路感染。

【诊断】

根据典型症状可初步诊断，但需注意引起结石的病因。常用诊断方法如下。

1. X 线检查　膀胱区或骨盆平片能显示绝大多数结石。怀疑有上尿路结石时，还需作泌尿系平片及排泄性尿路造影。

2. B 超　无创检查，能显示结石声影，还能同时发现前列腺增生及膀胱憩室等。

3. 膀胱镜检　在上述方法不能确诊时使用膀胱镜检，能直接见到结石，并可发现膀胱病变。

4. 直肠指检　直肠腹壁双合诊能扪及较大的结石。

5. 经尿道探子　能探及膀胱结石的存在。有临床使用价值。

【治疗】

采用手术治疗，同时应治疗病因。膀胱感染严重时，应用抗菌药物；若有排尿困难，则应先留置导尿，以利于引流尿液、控制感染。

1. 经尿道膀胱镜取石或碎石　结石<3cm 者，应用碎石钳机械碎石，并将碎石取出。结石>3cm 者，采用液电、超声、激光或气压弹道碎石。结石过大、过硬或膀胱憩室病变时，应施行耻骨上膀胱切开取石。

2. 耻骨上膀胱切开取石术　为传统的开放手术方式。

第三节　尿道结石

尿道结石绝大多数来自膀胱。尿道狭窄、尿道憩室及有异物存在时，可在尿道内形成结石。见于男性，半数以上尿道结石位于前尿道。

【临床表现】

典型表现为急性尿潴留伴会阴部剧痛，亦可表现为排尿困难、点滴状排尿及尿痛。

【诊断】

前尿道结石可通过仔细扪诊尿道发现。后尿道结石经直肠指检可及。B 超和 X 线检查有助于明确诊断。

【治疗】

结石位于尿道舟状窝，可通过注入无菌石蜡油后，轻轻推挤，钩取或钳出。前尿道结石，可在良好麻醉状态下，压迫结石近端尿道后，注入无菌石蜡油，再轻轻向远端挤出结石，切忌粗暴。若不能挤出，可钩取或钳出结石，或应用腔内器械碎石。尽量不做尿道切开取石，以免尿道狭窄。后尿道结石，在麻醉下用尿道探子将结石轻轻推入膀胱。再按膀胱结石处理。

（况应敏）

笔记栏

第五十五章 泌尿、男性生殖系统肿瘤

泌尿及男性生殖系统肿瘤是泌尿外科最为常见的疾病之一，其发病率和死亡率逐年增加。

泌尿、男生殖系统各部位均能发生肿瘤，最常见的是膀胱癌，其次是肾肿瘤。欧美国家最常见的是前列腺癌，在我国比较少见，但近年来有明显增加趋势。我国过去最为常见的生殖系统肿瘤阴茎癌的发病率已显著下降。

第一节 肾肿瘤

肾肿瘤(tumor of the kidney)恶性者占多数，发病率和死亡率在全身肿瘤中占2%左右，是较为常见的泌尿系统肿瘤，仅次于膀胱癌。临床上常见的肾肿瘤包括：①源自肾实质的肾癌、肾母细胞瘤。②源自尿路移行上皮细胞的肾盂癌。其中成人肾肿瘤绝大部分是肾癌，肾盂癌较少见；而婴幼儿最常见的肾肿瘤是肾母细胞瘤。

案例55-1

患者，男，56岁，因左腰部隐痛伴肉眼血尿4个月入院。

患者4个月前无明显诱因出现左腰部隐痛伴肉眼血尿。血尿为全程性、间歇性发作，近2周出现频繁。病程中无发热，无咳痰、咯血，无恶心、呕吐。既往无外伤史，无肝炎、结核病史。

体格检查：T 36.5℃，BP 160/95mmHg。心肺腹无异常，全身浅表淋巴结不大。双肾未扪及，肾区无肿块，叩击痛(-)。膀胱区无充盈。外生殖器无异常，阴囊内未发现精索静脉曲张。直肠指诊：前列腺大小、质地正常，无结节及压痛。

辅助检查：①血常规：WBC 8×10^9/L，RBC 6.5×10^9/L，Hb 100g/L。②尿常规：白细胞3～5个/Hp，红细胞满视野。③血沉：50mm/h。④尿脱落细胞学检查：未查见肿瘤细胞。⑤B超：右肾正常，左肾下极约4cm×3cm×3cm低回声占位，其周围及内部血供丰富。⑥CT：平扫左肾下极4cm×3cm×2.8cm实质性包块，密度与肾实质相当；增强后包块CT值增加40Hu，限于肾包膜内与肾实质分界清晰。肾蒂及腹膜后淋巴结无明显增大。

问题：

1. 应考虑什么诊断？

2. 进一步做哪些辅助检查来明确诊断？

3. 手术治疗后还应选择哪些其他治疗措施？

4. 肾癌和肾盂癌的诊断和手术治疗原则有什么不同？

一、肾 癌

肾癌(renal carcinoma)亦称肾细胞癌，是起源于肾实质泌尿小管上皮系统的恶性肿瘤，占原发性肾脏恶性肿瘤的85%左右。近年来肾癌的发病率和死亡率均有上升趋势。

【病因】

肾癌的病因未明。其发病与吸烟、肥胖、长期血液透析及服用解热镇痛药物等有关；某些职业如石油、皮革、石棉等产业工人患病率高；少数肾癌与遗传因素有关，称为遗传性肾癌或家族性肾癌。

【病理】

肾癌绝大多数发生于一侧肾脏，常为单个肿瘤。瘤体呈不规则结节状球型块，质地较硬。外有假包膜，切面黄色或灰白色，可有出血灶和壳状钙化；少数呈囊性结构，可能因局部坏死溶解所致。

肾癌的组织病理多样，约半数的肾癌可同时有两种肿瘤细胞构成，可分为：①透明细胞癌：占大多数，由肾小管上皮细胞发生，是肾癌主要构成部分。典型的肿瘤细胞为多边形，胞质内含有大量胆固醇，在切片染色过程中胆固醇被溶解，故细胞质在镜下呈透明状。②颗粒细胞癌：胞质呈毛玻璃或颗粒状，细胞核大小不一，巨细胞和分裂相较多见。③梭形细胞癌：较少见，恶性度极高。④嫌色细胞癌：源自肾脏集合管上皮，少见。

肾癌沿肾静脉、下腔静脉形成癌栓是其主要扩散转移途径，甚至可以进入右心房内。此外肿瘤增大突破假包膜后可侵及肾周筋膜和邻近器官，向内侵及肾盂肾盏引起血尿。其次是淋巴转移，最先到达肾蒂淋巴结群。肾癌经血行远处转移多发生于肺、脑、骨、肝等。

影响肾癌预后的重要因素包括肿瘤大小、组织分类、癌细胞分级和病理分期，其中最重要的是病理

笔记栏

分期。目前临床上应用较多的是 Robson 分期:A 期:肿瘤局限于肾实质,未突破肾包膜。B 期:肿瘤突破肾包膜达肾周脂肪,但在肾周筋膜(Gerota 筋膜)内。C 期:肿瘤突破肾周筋膜,累及肾静脉或区域淋巴结。D 期:肿瘤有远处转移或邻近器官受累。

【临床表现】

肾癌发病年龄可见于各年龄段,高发年龄50~70 岁。男女发病比例约为 2∶1。肾癌临床表现多变,但往往缺乏早期临床表现,约 1/3 的肾癌患者就诊时已经发生转移。

1. 肾癌三联征 即血尿、疼痛和肿块。肾癌引起的血尿常为间歇性、无痛性、全程肉眼血尿,表明肿瘤已侵及肾盂肾盏。临床上也可见到以镜下血尿就诊的肾癌。疼痛常为腰部钝痛和隐痛,多由肿瘤增大牵张肾包膜或侵犯腰肌、邻近器官所致;少数严重血尿因血块通过输尿管可引起肾绞痛。肿瘤体积较大时在腰腹部可触及肿块。多数肾癌患者仅出现上述三联征的一项或两项,三联征齐全的患者仅占 10%左右。值得注意的是,肾癌患者出现其中任何一项都是病变发展到较晚期的临床表现。

2. 肾外表现 ①发热:可能因肿瘤坏死、出血、毒性物质吸收引起。近年来研究表明,肾癌能异位分泌内生致热原白细胞介素-6。②高血压:瘤体内动静脉瘘或肿瘤压迫肾血管,肾素分泌过多所致。③血沉增快:肿瘤分泌内生致热原引起。④副瘤综合征:肾也是内分泌器官,肿瘤可产生红细胞生成素、甲状旁腺激素、胰高血糖素、促肾上腺皮质激素等多种内分泌激素,引起红细胞增多、高血钙、高血糖、淀粉样变性和 Cushing 综合征等。⑤肝肾功能不良综合征。⑥精索静脉曲张:肾癌病人肾静脉或下腔静脉内癌栓形成,导致同侧阴囊内精索静脉回流障碍、血管曲张,平卧不能消失。

3. 转移表现 肾癌转移到肺、脑、骨等器官而相应出现咯血、神经麻痹、病理性骨折及转移部位疼痛等。临床上约 10% 的患者是因转移症状就医。

4. 晚期恶病质表现 消瘦、贫血、虚弱和体重下降等。

【诊断】

肾癌临床表现多变,亦可无任何症状,造成诊断困难。肾癌三联征包括血尿、疼痛和肿块是肾癌比较常见的主要症状,任何 40 岁以上的中老年患者,只要出现其中任何一项症状,即应考虑肾癌的可能性。肾癌的肾外表现和转移表现也须值得注意。肾癌的术前诊断依赖于医学影像学检查结果,能提供最直接的诊断依据,指导拟定合理的治疗方案。

1. B 超 是最常用、简便经济和无创的检查方法,可以发现肾内 1cm 以上的占位病变,在常规体检中用于早期肾癌的诊断。肾癌在 B 超中表现为中、低回声实性包块;当肿瘤出现出血、坏死、钙化和囊性变时,回声不均匀。多普勒超声可探及瘤体周围及内部血供情况。

2. X 线检查 肾癌较大时,泌尿系平片(KUB)可能见到肾外形改变,有时亦可见到瘤体内或边缘散在絮状、壳状钙化影。静脉尿路造影(IVU)可见肾盏肾盂因肿瘤挤压和侵犯,出现不规则变形、狭窄、拉长、扭曲、移位或充盈缺损;静脉尿路造影也可在术前了解双肾功能尤其是健侧肾功能情况。肿瘤破坏严重导致患肾无功能而不显影,可作逆行肾盂造影来显示患肾内占位性病变情况。

3. CT 对肾癌的分辨率高,能发现肾内 0.5 以上的占位病变,是目前诊断肾癌最可靠的影像学方法。肾癌在 CT 中表现为肾实质内不均质肿块,平扫 CT 值略低于或与肾实质相似;增强扫描后,肿瘤不如正常肾实质强化明显。平扫 CT 与增强 CT 的结合对肾癌分期诊断有决定意义,能够准确地测定肿瘤大小、清楚地显示肿瘤部位、与周围组织和邻近器官的关系、血管和淋巴结的改变等。同时通过增强前后 CT 值的对比,说明肿瘤的血管供应情况(图 55-1)。

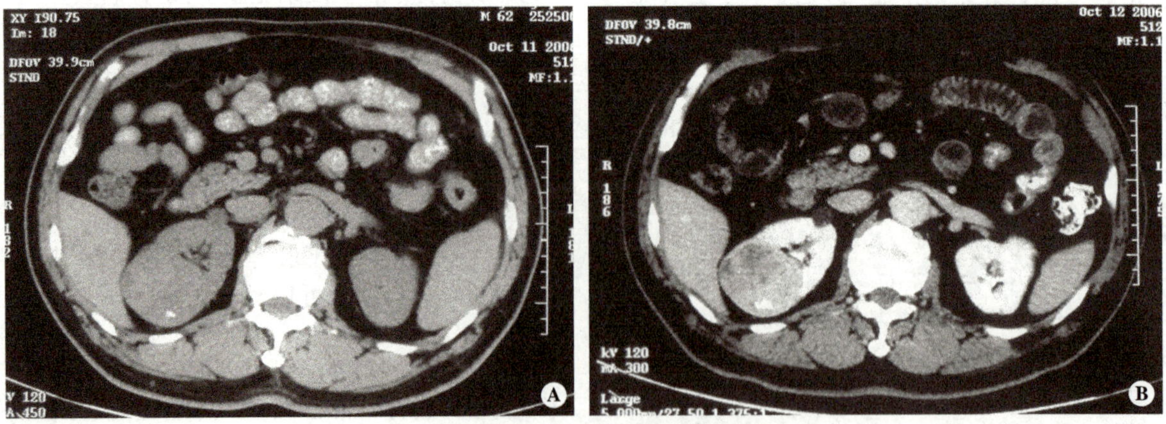

图 55-1 肾癌的 CT 表现

A. CT 平扫:发现右肾肿瘤,突出于肾轮廓,密度与肾实质相当,界限不明显,其中有钙盐沉积;B. CT 增强:右肾肿瘤强化,密度不均,CT 值明显低于肾实质,清楚显示出肿瘤与正常肾脏的界限

4. MRI 在肾癌诊断中发现肿瘤的准确性与CT相仿，甚至不如CT。但在显示肾静脉或腔静脉有无癌栓、邻近器官有无受侵犯则优于CT。肾癌在MRI的T1加权像表现为不均质的低信号或等信号，T2加权像则表现为高信号。

5. 肾动脉造影（DSA） 用于诊断体积较小、B超及CT不能确诊的肾癌，可以显示肿瘤内病理性新生血管、动静脉瘘、造影剂池样聚集与包膜血管增多等肾癌标志。必要时还可注射肾上腺素，正常肾实质血管收缩而肿瘤内血管无反应，有助于肿瘤的诊断。

6. 放射性核素检查（ECT） 肾图及肾小球GFR显像可在术前了解双肾功能、尤其是健侧肾功能情况；全身核素骨扫描用于术前排除肾癌骨转移。

案例 55-1

该病例为老年患者，主要表现为无痛性肉眼全程血尿和左腰部隐痛，具有肾癌三联症其中2项。体格检查无发热，肾区未及肿块，叩痛（-），但有高血压症状。辅助检查发现轻度贫血，红细胞增多，血沉快，尿脱落细胞检查（-），B超及CT（平扫+增强）提示左肾内实质性占位，有强化。首先应考虑左肾癌。

进一步检查应选择：①血尿生化检查：以检测有无肝功能异常、副癌综合征等其他肾外表现，排除手术禁忌。②静脉肾盂造影（IVU）：通过了解患侧肾癌X线征象进一步明确诊断，并对双肾功能尤其是对侧肾功能进行判定。③MRI：以排除肾静脉或腔静脉癌栓可能。④胸片：排除肾癌肺部转移。⑤放射性核素骨扫描：排除肾癌骨转移。

【治疗】

1. 根治性肾癌切除术 是肾癌最主要的治疗方法。切口可以选择经腹或经腰途径，亦可通过腹腔镜进行手术。首先结扎肾蒂血管以减少出血和癌细胞的扩散，切除范围包括患肾、肾周脂肪及肾周筋膜、肾门区域淋巴结和上1/2输尿管。肾上极肿瘤或肿瘤邻近肾上腺时，需切除同侧肾上腺。发现肾静脉或下腔静脉内癌栓应同时在直视下取出。

2. 保留肾单位的肾癌切除术 对于肿瘤表浅或位于肾上、下极且直径小于3cm的肾癌，保留肾单位的肾部分切除术或肾肿瘤剜除术可以达到良好的治疗效果。主要适用于小肾癌、肾功能不全或者孤立肾癌患者。

3. 肾动脉栓塞术 对于晚期肾癌或不能耐受手术治疗患者，肾动脉栓塞可作为缓解症状的一种姑息性治疗方法。此外，肾动脉栓塞术也适于肿瘤体积较大的肾癌患者术前辅助治疗，可减少术中出血，增加根治性手术机会。

4. 生物免疫治疗 是治疗转移性肾癌和预防术后肾癌复发较为有效的方法。目前干扰素-α（INF-α）和白细胞介素-2（IL-2）是肾癌生物免疫治疗的一线用药。其他还包括淋巴活性杀伤细胞（LAK细胞）及肿瘤浸润淋巴细胞（TIL细胞）等联合应用。

5. 放疗和化疗 肾癌具有多药物耐药基因，对放射治疗和化学治疗不敏感。不推荐肾癌患者常规进行放疗和化疗。

案例 55-1

该病例患者在行根治性肾癌切除术后，建议选择生物免疫治疗用以预防术后肿瘤复发和转移。

二、肾母细胞瘤

肾母细胞瘤（nephroblastoma）亦称肾胚胎瘤。1899年Max Wilms详尽论述了该瘤的特性，故又命名为Wilms瘤。肾母细胞瘤是小儿泌尿系统最常见的恶性肿瘤，占小儿恶性实体肿瘤的8%～24%；在5岁以下儿童中，占泌尿生殖系恶性肿瘤的80%。

【病理】

肾母细胞瘤起源于未分化的胚胎性肾组织，是由间质、上皮和胚芽三种成分组成的恶性混合瘤，内含腺体、神经、胶原结缔组织、平滑肌和横纹肌纤维、脂肪及软骨等多种成分。肿瘤可发生于肾实质的任何部位，外观呈椭圆形或圆形，增长迅速，有纤维假膜与正常肾组织分界明显，当肿瘤生长较大时肾脏被挤压变形，有时呈帽状覆盖在瘤体上。肿瘤质地坚实，切面呈鱼肉样灰白色，晚期常伴出血、坏死和囊性变。

肿瘤突破肾包膜，可广泛侵犯周围组织和邻近器官。淋巴转移不多见，主要累及肾蒂及主动脉旁淋巴结。肾母细胞瘤血行转移甚为多见，可播散到全身多个器官，以肺转移最常见，其余依次为肝、脑和骨等。

【临床表现】

腹部肿块是最常见、最重要的症状，一般系父母替小儿洗澡或穿衣时被发现。肿块呈椭圆形，常固定位于腹部一侧季肋部，表面光滑，质地坚实，无压痛。少数肿瘤巨大往往超过腹中线，将腹腔内脏器推向对侧。血尿发生于20%的患儿，镜

笔记栏

下血尿多见，肉眼血尿少见。血尿是较晚期的症状，常提示肿瘤侵入肾盏肾盂。其他症状有腹痛、发热、高血压和红细胞增多症等。偶有肿瘤自发性破裂，患儿可骤然出现剧烈腹痛。晚期往往伴发消瘦、食欲减退、恶心呕吐和贫血等症状。

【诊断及鉴别诊断】

小儿出现上腹部光滑肿块，即应考虑肾母细胞瘤可能。B超、X线检查、CT及MRI对诊断有决定意义。B超可显示来自肾脏的实质性肿瘤包块。X平片显示脊柱旁大片软组织阴影；静脉尿路造影（IVU）可显示患侧肾盂肾盏受压、积水、变形、拉长、移位和缺损，亦可显示对侧肾脏形态和功能情况。CT和MRI可显示肿瘤范围及有无累及侵犯邻近器官、淋巴结、肾包膜、肾静脉和下腔静脉。

肾母细胞瘤须与巨大肾积水、肾上腺神经母细胞瘤鉴别。巨大肾积水腹部肿块柔软，有囊性感，B超检查易于鉴别。肾上腺神经母细胞瘤靠近腹中线，瘤体表面有结节，IVU可见到被肿瘤向下推移的正常肾脏。但少数肾上腺神经母细胞瘤亦能广泛侵入肾脏，通过儿茶酚胺代谢产物测定及骨髓穿刺检查可确定诊断。

【治疗】

半个世纪来联合应用手术、化疗和放疗，肾母细胞瘤的治疗效果取得巨大进步，显著提高了生存率，是综合治疗效果最好的小儿恶性实质肿瘤。

1. 手术 早期积极经腹部行根治性患肾切除。

2. 化疗 术前静脉注射长春新碱（VCR），可代替术前照射。术后放疗并配合化疗：放线菌素D（ADM）15μg/kg体重，自手术当日起每日静脉滴注共5天，第1与第2疗程间隔6周，以后每3个月一疗程共5次。亦有用长春新碱（VCR）1.5mg/m^2体表面积，每周1次共10次，以后每两周静注1次作为维持量，可用至完成化疗期。

3. 放疗 术前放疗适用于化疗后肿瘤缩小不明显的巨大肾母细胞瘤。术后放疗应不晚于手术后10天，否则局部肿瘤易复发。双侧肾母细胞瘤可配合上述辅助治疗行双侧肿瘤切除。肾母细胞瘤综合治疗2年生存率可达90%以上，2~3年无复发可被认为已治愈。

三、肾盂肿瘤

肾盂肿瘤（tumor of renal pelvis）是由肾盂黏膜发生的上皮性肿瘤。约占尿路上皮肿瘤的5%，其中移行上皮肿瘤占90%。

【病理】

1. 移行细胞乳头状瘤 少见，常单发，乳头状生长，局限于黏膜无浸润，为良性上皮性肿瘤。

2. 移行细胞癌 常见，呈乳头状或结节状生长，质脆易出血。多个肿瘤融合形成2cm以上较大肿瘤，呈菜花状，充塞肾盂，肾盂扩张积水。

3. 鳞状细胞癌和腺癌 罕见，恶性度高。易形成肾盂内溃疡。多与长期结石、感染等刺激有关。

肿瘤沿肾盂黏膜扩散，可逆行侵犯肾集合管和肾实质。肾盂壁薄，周围淋巴组织丰富，淋巴转移发生早。

【临床表现】

发病年龄40~70岁，男∶女约为2∶1。

肾盂癌早期即可出现间歇性、无痛性、肉眼全程血尿，有时出现条形样血块，少数病例为镜下血尿。部分病人有腰部钝痛症状，少数严重血尿因血块堵塞输尿管可产生肾绞痛。晚期病人出现消瘦、贫血、衰弱、腹部肿块及骨痛等转移症状。

【诊断及鉴别诊断】

肾盂癌体征常不明显，需通过一些特殊检查进行诊断。并应与其他疾病如肾癌、阴性结石、炎症等进行鉴别。

1. 尿脱落细胞检查 取新鲜尿标本行尿细胞学检查，可发现癌细胞，阳性率40%~60%，但须反复多次检查。

2. 静脉尿路造影（IVU） 可发现肾盂肾盏积水，肾盂内充盈缺损征象（图55-2）。

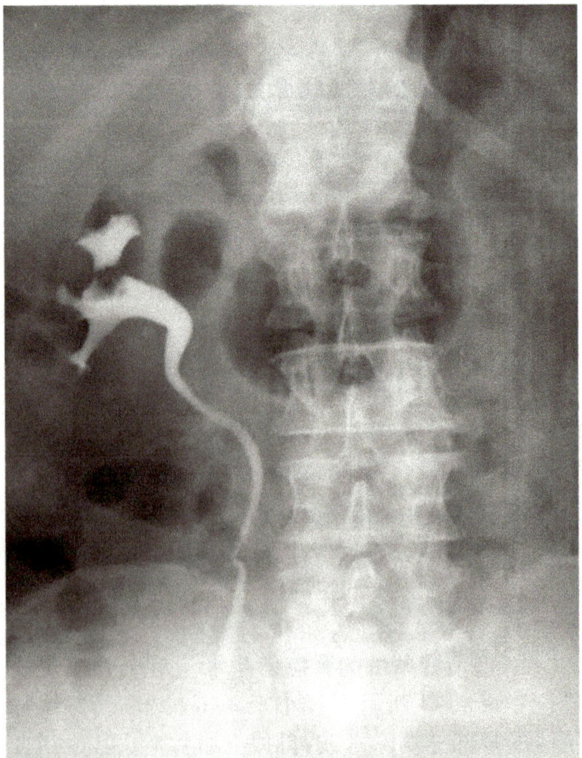

图55-2 肾盂癌的逆行尿路造影

显示右肾盂内不规则的充盈缺损，梗阻引起肾脏上盏的轻度积水改变

笔记栏

3. 膀胱镜检查　可见患侧输尿管口喷血。必要时作逆行插管肾盂造影以进一步了解肾盂充盈缺损改变，还可收集肾盂尿行细胞学检查，癌细胞阳性发现率相对较高。

4. B 超、CT、MRI　可发现肾盂内 0.5cm 以上占位性病变，并显示肿瘤浸润肾盂、肾实质情况及周围淋巴结、器官有无累及。同时在肾盂癌与其他疾病的鉴别诊断中具有重要价值。

5. 输尿管肾镜　对于影像学或细胞学检查疑有肾盂肿瘤，但不能做出明确诊断者，输尿管肾镜检查可直接观察到肿瘤并可行活检病理学检查。

【治疗】

手术治疗是肾盂肿瘤的主要治疗方法。①标准手术方式为根治性肾盂癌切除术，切除范围包括肾脏、肾周脂肪及肾周筋膜、肾门区域淋巴结、输尿管全段并对输尿管开口处膀胱作袖套状切除。②对孤立肾或肾功能不全的肾盂癌患者，经活检细胞分化良好、无浸润的带蒂乳头状肿瘤，也可作局部切除。③个别小的肾盂肿瘤可通过输尿管肾镜行电灼处理。

术后定期行膀胱化疗药物灌注及免疫治疗以预防复发。定期随诊，每 3 个月复查尿脱落细胞及膀胱镜检，排除其他尿路上皮器官发生肿瘤的可能。

案例 55-1

肾癌和肾盂癌的诊疗特点：

1. 临床表现　①肾癌和肾盂癌在临床上都可以表现为无痛性全程肉眼血尿。肾癌出现血尿时往往已到晚期，而肾盂癌血尿出现早，有时还伴有条形血块；②除血尿肾癌还会出现多种肾外表现，而肾盂癌的肾外表现相对较少。

2. 辅助检查　①肾癌尿脱落细胞检查往往为阴性，而肾盂癌尿脱落细胞阳性率较高；②IVU 中肾癌更多表现为肾脏的移位、受压和肾盂的变形、扭曲，而肾盂癌更多表现为肾盂的充盈缺损和积水扩张；③膀胱镜和逆行肾盂造影对早期肾癌的诊断价值不大，而在肾盂癌中往往会有阳性发现；④B 超、CT、MRI 在肾癌中表现为肾实质内的占位，有时会发现肾静脉和腔静脉癌栓，而在肾盂癌中表现为肾盂内占位，肾静脉和腔静脉癌栓少见，相对更多见的是淋巴结转移；⑤在两者鉴别诊断困难时，可行肾动脉造影、输尿管肾镜检及活检帮助区别。

3. 治疗　肾癌根治术切除范围是患肾、肾周脂肪及肾周筋膜、同侧肾上腺、肾门区域淋巴结和上 1/2 输尿管，术后选择生物免疫治疗预防肿瘤的复发。而肾盂癌根治术切除范围是患肾、肾周脂肪及肾周筋膜、肾门区域淋巴结、输尿管全段并对输尿管开口处膀胱作袖套状切除，术后定期行膀胱化疗药物灌注预防复发。

案例 55-1

临床诊断：左肾癌

诊断要点：

1. 老年患者。

2. 无痛性肉眼全程血尿、左腰部隐痛，间歇性发作。

3. 高血压、轻度贫血、血沉快、红细胞增多、尿脱落细胞检查(-)。

4. B 超及 CT：提示左肾内实质性占位。

治疗原则：

1. 根治性肾癌切除术。

2. 生物免疫治疗预防肿瘤的复发和转移。

第二节　膀胱肿瘤

膀胱肿瘤(tumor of the bladder)是泌尿系最常见的肿瘤，占全身肿瘤的 3.2%。可发生于膀胱的各层组织，按其组织发生学分为上皮性和非上皮性两大类，绝大多数为上皮性肿瘤。

案例 55-2

患者，男，66 岁。因间歇性、无痛性肉眼全程血尿 20 天入院。

患者 20 天前无明显诱因出现无痛性肉眼全程血尿，呈洗肉水样，间歇性发作，有时伴片状血块；多饮水后减轻。病程中无发热，无尿频、尿急、尿痛，无排尿困难，无咳痰、咯血，无恶心、呕吐。既往无外伤史，无肝炎、结核病史。有吸烟史 30 年。

体格检查：T 36.3℃，BP 135/90mmHg。全身浅表淋巴结不大，心肺腹无异常。双肾区无肿块，无叩击痛，膀胱区无充盈，压痛(-)，外生殖器无异常。直肠指诊：前列腺稍大、质地软，无结节及压痛。

辅助检查：①血常规：WBC 8.2×10^9/L，RBC 4.5×10^9/L，Hb 130g/L。②尿常规：白细胞 5-7 个/Hp，红细胞满视野。③尿脱落细胞学检查：2 次未查见癌细胞，1 次查见癌细胞。

④B超：膀胱左侧壁低回声占位，乳头状，不随体位改变而活动，内示血流信号。⑤膀胱镜检：膀胱左壁粉红色新生物2.5cm×2.0cm，菜花状生长，有窄蒂。瘤体可活动，其分叶似水草样漂浮。表面附少许白色絮状物，无钙化，周围膀胱黏膜局限性充血水肿。双侧输尿管开口正常，无喷血尿。病理活检：移行细胞癌Ⅰ级。

问题：

1. 应考虑什么诊断？
2. 进一步还需做哪些特殊检查？
3. 如何为该患者选择治疗方案？

【病因】

膀胱肿瘤的病因尚不明确，但可能与下列危险因素相关：

1. 职业和化学物质 从事染料、橡胶、皮革、塑料、油漆、纺织、印刷及农药等职业的产业人员，长期接触过多的化工用品及其原料。目前认为芳香胺为膀胱癌主要的致癌物质，包括联苯胺、β-萘胺、4-氨基联苯等。

2. 吸烟 是最常见的致癌因素，约1/3的膀胱癌与吸烟有关、但吸烟诱发膀胱癌的特异性化学致癌物质至今尚不清楚。一般认为吸烟量越多、吸烟史越长，发生膀胱肿瘤的危险性越大。

3. 膀胱慢性炎症和异物的长期刺激 膀胱结石、膀胱憩室、长期异物存留、埃及血吸虫病膀胱炎等可导致膀胱移行上皮鳞状化生，容易诱发膀胱癌，且以鳞癌多见。

4. 其他 长期滥用镇痛药物非那西丁易导致膀胱癌，此外咖啡、茶叶、病毒等均为膀胱癌的诱因。近年来研究表明，多数膀胱癌由癌基因导致，癌基因可使移行上皮基因组多处发生突变，引起细胞增殖，最后形成癌肿。

【病理】

影响膀胱癌预后的重要因素包括组织类型、细胞分化程度、生长方式和浸润深度。其中影响最大的是细胞分化程度和浸润深度。

1. 组织类型 膀胱肿瘤95%以上为上皮性肿瘤。其中90%为移行细胞乳头状瘤和移行细胞癌，鳞状细胞癌和腺癌各占2%～3%。非上皮性肿瘤少见，多数为肉瘤如横纹肌肉瘤，好发于婴幼儿。

2. 分化程度 按肿瘤细胞大小、形态、排列、染色质改变及分裂相等可分为3级：Ⅰ级为高分化乳头状癌，属低度恶性；Ⅱ级为中分化乳头状癌，属中度恶性；Ⅲ级为低分化乳头状癌，细胞分化不良，属高度恶性。

3. 生长方式 按肿瘤的生长方式分为原位癌、乳头状癌和浸润性癌3种。原位癌局限于膀胱黏膜内，无乳头状突起，亦无浸润基膜现象。移行细胞癌多为乳头状生长，低分化者有浸润。鳞癌和腺癌呈浸润性生长。不同的生长方式可单独或同时存在。

4. 浸润深度 癌浸润膀胱壁的深度（乳头状瘤除外），是决定肿瘤临床（T）分期的依据。按TNM临床分期标准（WHO，1998）分为：①Tis：原位癌。②Ta：无浸润的乳头状癌。③T1：浸润黏膜固有层。④T2：浸润肌层。又分为T2a：浸润浅肌层（肌层内1/2）；T2b：浸润深肌层（肌层外1/2）。⑤T3：浸润膀胱周围组织。⑥T4：侵犯前列腺、子宫、阴道或盆壁等邻近器官。临床上习惯将Tis，Ta和T1期肿瘤称为表浅性膀胱癌，将T2，T3和T4期肿瘤称为浸润性膀胱癌。

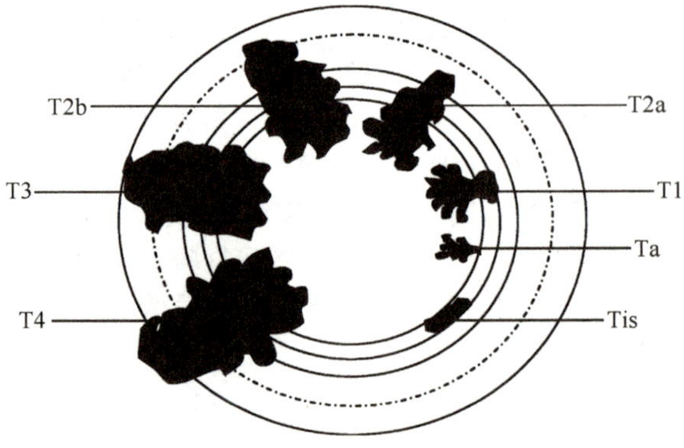

图55-3 膀胱肿瘤分期

膀胱癌的扩散转移主要通过向膀胱壁内浸润，可直接侵犯膀胱外组织和邻近器官。淋巴转移是膀胱癌最主要的转移途径，主要转移到盆腔淋巴结，如闭孔、髂内、外及髂总淋巴结群。浸润浅肌层者约50%有淋巴管转移，浸润深肌层者100%有淋巴管转移，浸润到膀胱周围者多数已有远处淋巴结转移。膀胱癌的血行转移多在晚期，主要转移到肝、肺、骨和皮肤等处。肿瘤细胞分化不良者常较早发生浸润和转移。

【临床表现】

膀胱癌发病年龄多为50～70岁，男女发病比例约为4∶1。老年人的膀胱癌恶性程度普遍较高。

1. 血尿 85%以上的患者有典型的间歇性无痛性肉眼血尿，是膀胱癌最常见和最早出现的症状，多为全程血尿，偶伴有血块。15%的患者仅表现为镜下血尿。血尿可自行减轻或停止，易给患者造成“好转”或“治愈”的错觉而贻误诊断和治疗。值得注意的是，血尿出现的时间和出血量多少与肿瘤大小、数目、分期及恶性程度不成比例。

2. 膀胱刺激征　10%的膀胱癌患者可出现尿频、尿急、尿痛。肿瘤发生坏死、溃疡和感染,或病变集中在膀胱三角区及颈部时,膀胱刺激症较早出现,此外亦可能为广泛的原位癌或浸润性癌所致。

3. 浸润表现　浸润性膀胱癌晚期,可出现下腹部耻骨上坚硬肿块。肿瘤侵犯膀胱颈可导致排尿困难、尿潴留。肿瘤侵犯输尿管开口,可导致肾积水、肾功能不全。肿瘤侵犯盆壁,可出现腰骶部疼痛。另外肿瘤坏死脱落,尿中会混有“腐肉”组织排出。

4. 晚期恶病质　消瘦、贫血、发热、下肢浮肿及衰弱等症状。

鳞癌和腺癌为浸润性癌,恶性度高,病程短,预后差。鳞癌多数因长期膀胱结石刺激导致,可兼有下尿路结石表现。腺癌尿中可出现尿中黏液样物质。小儿横纹肌肉瘤肿瘤体积较大,易造成排尿困难和尿潴留,有时尿中排出组织碎屑。

【诊断】

任何40岁以上患者出现无痛性肉眼可见的全程血尿,都应想到膀胱癌可能。尤其是持续或反复出现的血尿,需要做进一步检查进行确诊。

1. 尿液检查　在膀胱癌患者新鲜的尿液中,可发现脱落的肿瘤细胞,简单易行,故尿细胞学检查可作为血尿的初步筛选。但其阳性率与肿瘤分化程度相关,可出现较多阴性结果,须反复多次检查。近年来应用尿检查进行端粒酶、膀胱肿瘤抗原(BTA)、核基质蛋白(NMP_{22})、BLCA-4等测定,有助于膀胱癌的检出率。

2. X线检查　泌尿系平片(KUB)可了解有无并发膀胱结石,有时还能见到肿瘤钙化影。静脉尿路造影(IVU)可了解上尿路是否同时合并有肿瘤,此外可了解肾功能情况,如有肾积水或肾显影不良,常提示肿瘤已经侵犯输尿管开口。当膀胱显影后可见到膀胱内充盈缺损。

3. B超　简单易行,可作为最初的筛选检查。能发现直径0.5cm以上肿瘤,并能了解肿瘤部位、大小、数目及浸润深度,初步进行膀胱癌的临床分期。

4. CT和MRI　能更为准确地显示肿瘤部位、大小、范围、数目及浸润膀胱壁的深度,了解有无淋巴结转移,是否侵犯邻近器官。根据CT或MRI结果可在术前进行膀胱癌的临床分期(图55-4)。

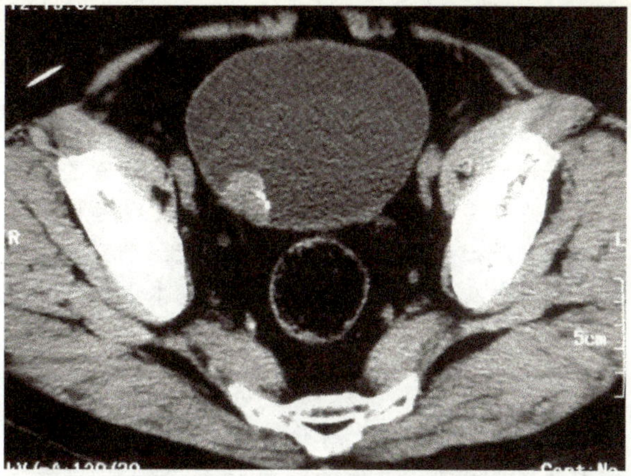

图55-4　膀胱癌的CT表现

CT平扫:膀胱右后侧壁可见乳头状肿瘤突出,密度不均,基底部稍宽,侵及膀胱肌层,但未突破膀胱壁全层,其内有钙化

5. 膀胱镜检查　在膀胱肿瘤诊断中占重要位置,可以直接观察到肿瘤所在部位、大小、数目、形态、有蒂还是广基,初步判定肿瘤浸润程度,还可直接进行病理活检。①膀胱肿瘤最多位于膀胱侧壁和后壁,其次位于三角区和顶部,可单发亦可多中心发生。②原位癌(Tis)可见局部黏膜呈天鹅绒状红色突起,外观与充血的黏膜相似。③表浅的乳头状癌(Ta、T1)浅红色,蒂细长,肿瘤有绒毛状分支,似水草在水中漂浮。④浸润性乳头状癌(T2,T3)深红色或褐色,草莓样或团块状,基底部较宽,附近黏膜充血、水肿、增厚,肿瘤活动度小。⑤浸润性癌(T3,T4)局部隆起呈褐色结节团块状,表面坏死形成溃疡,附有絮状脓苔和钙盐沉积,广基,界限不清。膀胱镜检查应细致、全面观察,防止遗漏,尤其是膀胱憩室内肿瘤。同时还应注意肿瘤与输尿管开口及膀胱颈的关系(图55-5)。

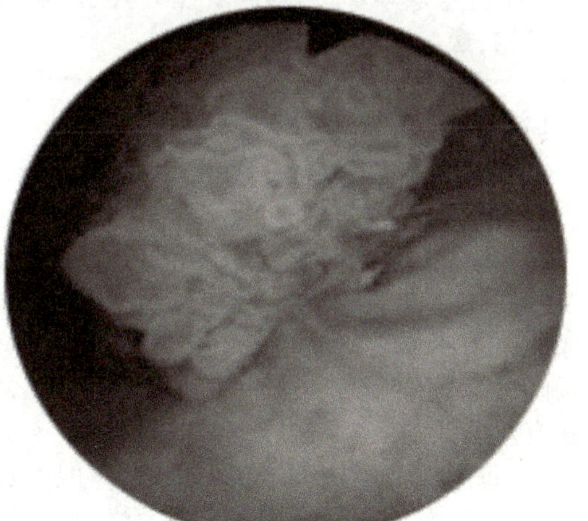

图55-5　乳头状癌的膀胱镜表现

肿瘤向膀胱腔内突出,呈菜花状生长,有水草样分支,蒂细窄

笔记栏

案例 55-2

该病例为老年患者，长期吸烟。主要临床表现为无痛性肉眼全程血尿，间歇性发作伴有血块。辅助检查：尿脱落细胞检查(+)，B超显示膀胱左壁实质性占位。膀胱镜检查发现膀胱内菜花状肿瘤生长。病理活检为移行细胞癌Ⅰ级。根据病史及检查结果，膀胱癌诊断基本成立。

进一步需做特殊检查：①静脉尿路造影(IVU)：因尿路上皮细胞肿瘤存在着多器官发生肿瘤的现象，故膀胱癌病人必须进一步做IVU检查；一方面排除上尿路同时合并有肿瘤情况，另一方面可了解肿瘤是否侵犯输尿管开口，引起肾脏积水和输尿管扩张。②CT：仅靠膀胱镜检查不能准确地判断肿瘤浸润膀胱壁的深度，必须依靠CT来进行诊断，同时了解有无膀胱外淋巴结转移，是否侵犯邻近器官。从而在术前决定膀胱癌的临床分期，拟定合理的手术方案。

进一步检查结果：IVU：示膀胱左侧充盈缺损，双侧肾盂和输尿管形态正常，无充盈缺损，亦无积水扩张征。CT：膀胱左侧壁2.5cm×2.2cm×2.0cm肿块，乳头状突入膀胱腔，CT值38Hu，基底部窄，局部膀胱壁增厚，膀胱外无浸润，盆腔淋巴结无肿大。

【治疗】

以手术治疗为主，化疗放疗为辅。原则上Tis、Ta、T1及局限性T2期肿瘤，可采用保留膀胱的手术，较大、多发、复发及分化不良的T2、T3期肿瘤以及浸润性鳞癌和腺癌，应行根治性膀胱全切术加尿流改道手术。膀胱内化疗药物灌注治疗，多为预防术后肿瘤复发，也可单纯用于诊疗。常用药物有丝裂霉素、多柔比星、羟基喜树碱及卡介苗(BCG)，每周灌注1次，8次为一疗程。但不良反应如发热、出血性膀胱炎，尿道狭窄等发生率高。

1. 表浅肿瘤(Tis、Ta、T1)的治疗

(1) 原位癌(Tis)：①分化良好、局限且长期无发展者，可单纯采用膀胱内化疗药物灌注治疗。②分化一般、面积较大者，采用经尿道肿瘤电切或激光烧灼术。③少数分化不良、弥漫性病变及症状严重者，应及早行膀胱全切术。

(2) Ta、T1期肿瘤：根据病情和掌握腔内泌尿外科技术不同，可采用：①经尿道膀胱肿瘤电切术。②腔内激光烧灼或光动力学手术。③膀胱部分切除术。

任何保留膀胱的手术治疗，都存在着术后肿瘤复发的可能。膀胱癌术后2年内复发率可达50%，且10%~15%的复发性肿瘤的恶性程度有增加趋势。因此，为预防或推迟膀胱癌复发，保留膀胱的术后病人应定期进行膀胱内化疗药物灌注治疗，同时应密切随诊，每3个月作1次膀胱镜检查，2年内无复发者，改为每半年1次。

2. 浸润肿瘤(T2、T3、T4)的治疗

(1) T2、T3期肿瘤：①分化良好、有窄蒂的T2期肿瘤可行经尿道膀胱肿瘤电切术或膀胱部分切除术；分化良好、单发局限的T3期肿瘤者也可采用膀胱部分切除术。切除范围包括肿瘤及距离肿瘤2cm的全层膀胱壁；如肿瘤侵犯输尿管开口，切除后需作输尿管膀胱再植术。②分化不良，面积广泛，多发、复发的浸润癌应行根治性膀胱全切术。切除范围包括全膀胱、前列腺和精囊、盆腔淋巴结，必要时全尿道切除，同时行尿流改道术。

(2) T4期肿瘤：常失去根治性手术机会，平均生存10个月。采用姑息性放疗或化疗可减轻症状，延长生存时间。化学药物可选用甲氨蝶呤、长春花碱、多柔比星、顺铂及5-氟尿嘧啶等。

案例 55-2

综合该案例中实验室检查、影像学检查、膀胱镜检查、病理活检等几方面结果，术前诊断该病人膀胱癌为T2期肿瘤，同时排除了上尿路合并肿瘤及输尿管开口侵犯可能。因肿瘤恶性度较低、有窄蒂且单发局限，故选择经尿道膀胱肿瘤电切术给予治疗。术后定期进行膀胱内化疗药物灌注治疗，并定期随诊。

案例 55-2

临床诊断：膀胱癌(T2期)

诊断要点：

1. 老年患者，吸烟史30年。

2. 无痛性肉眼全程血尿，间歇性发作伴有血块。

3. 尿脱落细胞检查(+)。

4. B超、CT及IVU：膀胱左侧壁肿瘤，单发，乳头状突入膀胱腔，基底窄。排除输尿管开口侵犯及上尿路合并肿瘤，排除淋巴结转移及邻近器官累及。

5. 膀胱镜检：膀胱左壁肿瘤，菜花状生长，有窄蒂，可活动，周围膀胱黏膜局限性充血水肿。双侧输尿管开口正常。

6. 病理活检：移行细胞癌Ⅰ级。

治疗原则：

1. 经尿道膀胱肿瘤电切术。

2. 定期膀胱内化疗药物灌注治疗。

第三节　前列腺癌

前列腺癌(carcinoma of prostate)是老年男性常见的恶性肿瘤,在欧美国家发病率和死亡率均极高。我国发病率很低,随着社会的老龄化及饮食结构的改变,近年来发病率呈持续增长趋势。

案例 55-3

患者,男,73 岁。因进行性尿频、排尿困难 2 年入院。

患者 2 年前开始出现尿频、排尿困难,尿线分叉乏力,夜尿 3~4 次,无血尿。未特殊治疗,症状进行性加重,出现尿流缓慢乏力,尿后滴沥。病程中无发热,无尿潴留及排尿失禁现象。既往无外伤史,无肝炎、结核病史。

体格检查:T 36.6℃,BP 150/95mmHg。心肺听诊正常,腹平软。双肾区无肿块,无叩击痛。膀胱区无充盈,压痛(-)。外生殖器无异常。直肠指诊:前列腺Ⅱ度增大,质地坚硬,局部结节状隆起,无压痛,中央沟消失。

辅助检查:①血常规:WBC 7.7×10^9/L,RBC 4.2×10^9/L,Hb 120g/L。②尿常规:白细胞 1~3 个/Hp,红细胞 0~2 个/Hp。③PSA:38ng/ml。④碱性磷酸酶:206U/L。⑤B超:前列腺增生,回声不均,残余尿 70ml。⑥CT:前列腺增大 5.5cm×5.2cm×5.0cm,密度不均匀,包膜不规则。腺体周围脂肪消失,精囊角消失,盆腔淋巴结无肿大。

问题:

1. 首先考虑什么诊断?
2. 还需做哪些检查来支持诊断?
3. 该患者是否可行根治性前列腺切除术?

【病因】

前列腺癌的病因尚不清楚,相关的危险因素包括年龄、种族、遗传、饮食、地理环境和性激素等。美国黑人前列腺癌发病率为全世界最高。此外,前列腺癌病人具有显著的家族性聚集现象。近年来研究发现,某些基因的功能丢失和突变在前列腺癌的发病、进展和转移中起着重要作用。

【病理】

1. 组织类型　前列腺癌绝大多数为腺癌。其他少见的有移行细胞癌、鳞癌及未分化癌等。前列腺外周带是最常发生肿瘤的部位。

2. 激素依赖　前列腺癌大多数为雄激素依赖型,其发生和发展与雄激素水平密切相关。少数为雄激素非依赖型。雄激素依赖型前列腺癌后期可发展成为雄激素非依赖型前列腺癌。

3. 病理分级　目前最常使用 Gleason 评分系统。将前列腺癌组织分为主要分级区和次要分级区,每区的 Gleason 分值为 1~5。Gleason 评分是把主要分级区和次要分级区的 Gleason 分值相加,形成癌组织分级常数。Gleason 2~4 分属于分化良好癌,5~7 分属于中等分化癌,8~10 分属于分化不良癌。

4. 临床分期　我国对前列腺癌多采用 ABCD 分期系统:A(Ⅰ)期,前列腺增生手术标本中偶然发现的小病灶,多数分化良好。B(Ⅱ)期,肿瘤局限在前列腺包膜内。C(Ⅲ)期,肿瘤穿破包膜并侵犯邻近器官。D(Ⅳ)期,有盆腔淋巴结转移或远处转移灶。

5. 扩散转移　前列腺癌可直接侵犯邻近器官,如膀胱颈、精囊、直肠等;也可经淋巴、血行转移,以血行转移到脊柱、骨盆最为常见。

【临床表现】

前列腺癌早期往往无明显的临床症状,仅在直肠指诊或前列腺增生手术标本中偶然发现。随着肿瘤的不断长大,会表现出以下几方面的症状:

1. 膀胱出口梗阻症状　类同于前列腺增生症,会出现尿频、尿急、尿流缓慢、尿流中断、排尿不尽,甚至出现尿潴留或尿失禁。

2. 浸润症状　侵犯直肠会出现排便困难;侵犯精囊和射精管会出现血精和射精痛;侵犯输尿管会出现少尿或无尿;侵犯前列腺血管神经束会导致勃起障碍。

3. 转移症状　骨痛、病理性骨折及脊髓神经压迫症状等。少数病人仅以转移症状来就诊。

4. 晚期恶病质　消瘦、贫血、发热、下肢浮肿及衰弱等症状。

【诊断】

临床上对表现为膀胱出口梗阻症状的老年患者,在诊断前列腺增生症的同时要想到前列腺癌的可能。直肠指诊、影像学检查、血清前列腺特异性抗原(prostatic specific antigen,PSA)及前列腺穿刺活检,是诊断前列腺癌的 4 个基本方法。

1. 直肠指诊　是诊断前列腺癌最有帮助的第一线检查。可发现前列腺腺体增大,扪及高低不平、质地坚硬的结节。

2. PSA　PSA>4ng/ml 为异常。作为单一检查,具有最好的前列腺癌阳性诊断预测率,和直肠指诊结合是早期发现前列腺癌最有效的筛选方法。在前列腺癌治疗过程中,PSA 的变化也作为判定疗效和预后的指标。此外,为提高处于灰色地带(PSA 介于 4~10ng/ml)的前列腺癌诊断率、检测的敏感性和特异性,提出了游离 PSA(fPSA)、

笔记栏

PSA 密度(PSAD)、PSA 速率(PSAV)等检测指标。

3. 经直肠超声检查(TRUS) 用于在前列腺以及周围组织内寻找可疑病灶,显示前列腺内低回声结节,初步判断肿瘤的体积大小与侵及范围。TRUS 还可用于引导前列腺穿刺活检。

4. CT 和 MRI 不能检测出 A 期和 B 期的前列腺癌,只能显示 C 期和 D 期癌肿向外侵犯的情况。当前列腺癌突破包膜后,CT 和 MRI 可表现出病灶的低密度或低信号区、前列腺包膜轮廓不规则、腺体周围脂肪消失、精囊角消失或不对称、邻近脏器结构破坏及盆腔内淋巴结肿大等征象。

5. 前列腺穿刺活检 是诊断前列腺癌最可靠的检查。一般经直肠或在 TRUS 引导下经会阴进行前列腺针刺活检。其阳性结果是前列腺癌的确诊依据。

6. 放射性核素检查(ECT) 全身核素骨显像用于早期发现前列腺癌骨转移病灶。

案例 55-3

该患者为老年男性,主要表现为进行性尿频、排尿困难等膀胱出口梗阻症状。直肠指诊发现前列腺增大,质地坚硬,并扪及局部结节隆起。辅助检查:PSA 异常增高,碱性磷酸酶亦升高明显。B 超及 CT 提示前列腺质地不均匀,包膜侵犯及精囊结构破坏等。综合以上因素应首先考虑前列腺癌诊断。

为进一步确诊还须做以下检查:①前列腺穿刺活检:这是前列腺癌的确诊依据,并能够进行 Gleason 评分,有助于判定肿瘤的病理分级。②全身核素骨显像:发现前列腺癌远处骨转移,有助于术前判定前列腺癌的临床分期。

进一步检查结果:①前列腺穿刺活检:腺癌。癌腺泡不规则融合,形态各异,细胞核仁大而红,细胞质呈碱性染色。Gleason 评分 8 分。②全身核素骨显像:耻骨及肩胛骨转移。

【治疗】

前列腺癌的治疗应根据病人的年龄、全身状况、临床分期、Gleason 评分等综合因素加以考虑。

1. A(Ⅰ)期 前列腺增生手术标本中发现,一般病灶小,细胞分化良好,可以不再作进一步处理,严密观察随诊。

2. B(Ⅱ)期 根治性前列腺切除术是治疗局限性前列腺癌最有效的方法。有 3 种主要术式:传统的经会阴、经耻骨后及近年发展的腹腔镜前列腺癌根治术。其中改良的保留神经的根治性前列腺切除术,可使术后阳痿和尿失禁的发生率大为减少。近年来内放射治疗已推广应用于 B 期前列腺癌,将放射性核素粒子(如^{125}I)植入前列腺中以达到癌肿的近距离治疗,疗效肯定,微创安全。

3. C(Ⅲ)期和 D(Ⅳ)期 以内分泌治疗为主。可行睾丸切除手术去势,也可每月皮下注射促黄体释放激素类似物(LHRH-A)缓释剂进行药物去势,具有去睾的效果。近年来提出全雄激素阻断治疗的概念,即无论手术去势还是药物去势,都要配合抗雄激素药物如比卡鲁胺(康士德)、氟硝丁酰胺(氟他胺)等治疗。全雄激素阻断治疗能够同时阻断睾丸和肾上腺雄激素水平,提高前列腺癌病人生存率。此外,还可应用雌激素或磷酸雌二醇氮芥进行晚期前列腺癌的内分泌治疗,但其副作用较大,现已较少使用。

内分泌治疗是治疗晚期前列腺癌的最有效方法,但是对于雄激素非依赖型前列腺癌疗效欠佳。对内分泌治疗无效的病人,可进行外放射治疗或者化学治疗,但总的效果并不理想。

案例 55-3

该案例中患者前列腺癌已到 D(Ⅳ)期,分化不良,已失去根治性前列腺切除手术时机。选择全雄激素阻断内分泌治疗方案,行睾丸切除或药物去势后配合口服抗雄激素药物,定期 PSA 检测随诊。

案例 55-3

临床诊断:前列腺癌(D 期)

诊断要点:

1. 老年男性。进行性尿频、排尿困难,夜尿 3~4 次,尿流缓慢乏力,尿后滴沥。

2. 直肠指诊:前列腺增大,质地坚硬,局部结节状隆起,无压痛,中央沟消失。

3. 实验室检查:PSA 异常升高,碱性磷酸酶升高。

4. B 超、CT:前列腺质地不均匀,包膜不规则,腺体周围脂肪消失,精囊角消失。盆腔淋巴结无肿大。

5. 穿刺活检:前列腺腺癌,Gleason 评分 8 分。

6. 全身核素骨显像:出现远处骨转移。

治疗原则:

全雄激素阻断内分泌治疗。

第四节 睾丸肿瘤

睾丸肿瘤(tumor of testis)比较少见,仅占全身恶性肿瘤的 1%,好发于青壮年。

笔记栏

【病因】

睾丸肿瘤的病因尚不清楚，可能与睾丸下降不全（隐睾）、遗传、化学致癌物质、损伤、感染、激素及内分泌失调有关。其中与隐睾关系较密切，隐睾患者发生睾丸肿瘤的机会比正常人高20～40倍，即使将睾丸复位后也不能完全防止其发生恶变，但有助于肿瘤的早期发现。

【病理】

睾丸肿瘤是泌尿生殖系统肿瘤中组织学成分最复杂、表现最多变、肿瘤分类与治疗关系最密切的肿瘤。分为原发性和继发性两大类。

1. 原发性睾丸肿瘤　分为生殖细胞肿瘤和非生殖细胞肿瘤两类。

（1）生殖细胞肿瘤：占90%～95%，分为精原细胞瘤（seminoma）和非精原细胞瘤（nonseminoma）两类。非精原细胞肿瘤包括：胚胎癌、畸胎癌、畸胎瘤、绒毛膜上皮细胞癌和卵黄囊肿瘤等。睾丸肿瘤可以由多种成分共同组成。

（2）非生殖细胞肿瘤：占5%～10%，包括间质细胞瘤和支持细胞瘤。

2. 继发性睾丸肿瘤　主要来自单核-吞噬细胞系统组织肿瘤和转移性肿瘤。

睾丸肿瘤早期可发生淋巴转移，最先转移到邻近肾蒂的腹主动脉及下腔静脉旁淋巴结。

【临床表现】

睾丸肿瘤多发生于20～40岁，左右两侧睾丸发病率无明显差异。其中精原细胞瘤发病年龄偏大，好发于30～50岁。胚胎癌、畸胎癌常见于20～35岁。绒毛膜上皮细胞癌多发于青少年，卵黄囊肿瘤则易发于婴幼儿。

睾丸肿瘤较小时，临床症状不明显。肿瘤无痛性缓慢增大，表明光滑，质地坚硬，有时伴沉重下坠感。少数病人起病较急，突然出现阴囊疼痛性肿块，局部红肿伴发热，多因肿瘤出血、梗死所致，易误诊为急性附睾炎或睾丸炎。原有隐睾病人突然出现腹部或腹股沟肿块，且逐渐增大，常是隐睾发生恶变的表现。少数分泌绒毛膜促性腺激素（HCG）的睾丸肿瘤可引起男性乳房增大。睾丸肿瘤发生远处转移可引起胸痛、咳嗽、咯血、颈部肿块等症状。

【诊断】

临床上体格检查发现患者出现睾丸无压痛性增大，扪及肿块，质地较硬，与睾丸界限不清，手托沉重，透光试验阴性者，要考虑睾丸肿瘤的可能。

1. B超　能较准确地测定睾丸大小、形态、显示睾丸血流增多，确定肿块的性质及有无转移，并与阴囊内其他肿物进行鉴别。

2. CT及MRI　确定有无腹部、腹膜后、盆腔淋巴结及其他器官转移。

3. 胸部X线检查　提示肺、纵隔有无肿瘤转移。

4. 血清瘤标　检测血清甲胎蛋白（α-FP）和人绒毛膜促性腺激素β-亚基（β-HCG）等肿瘤标记物，有助于了解肿瘤的组织学性质、临床分期、术后监视转移复发和估计预后。绒毛膜上皮细胞癌和精原细胞瘤患者α-FP正常，而卵黄囊肿瘤和胚胎癌患者约75%～90%升高。绒毛膜上皮细胞癌HCG100%升高，其他非精原细胞瘤40%升高，而精原细胞瘤仅5%升高。睾丸肿瘤切除后，若HCG持续升高，提示有转移；而术后HCG正常后又升高，表明肿瘤复发。

【治疗】

睾丸肿瘤的治疗一般采用手术、化疗及放疗等综合疗法，根据睾丸肿瘤的组织类型和临床分期选择不同的治疗方案。无论何种类型睾丸肿瘤，首先应早期行根治性睾丸切除术。术后根据病理切片检查结果，如为精原细胞瘤，加以放疗和化疗，综合治疗5年生存率可达50%～100%；如为胚胎癌、畸胎癌或成人畸胎瘤等非精原细胞肿瘤，应进一步行腹膜后淋巴结清扫术，术后辅以化疗，综合治疗5年生存率可达30%～90%。睾丸肿瘤的化疗药物可选择顺铂（DDP）、博莱霉素（BLM）、鬼臼乙叉苷（VP-16）、长春花碱（VLB）、更生霉素（DACT）及环磷酰胺（CTX）等。

第五节　阴　茎　癌

阴茎癌（carcinoma of penis）在20世纪50年代以前，曾占我国男性恶性肿瘤发病率的第1位。随着人民生活水平的提高、卫生保健条件的改善，其发病率迅速下降，目前已成为罕见肿瘤。

【病因】

目前公认包茎与包皮过长，包皮垢长期淤积及炎性刺激是阴茎癌发病的重要原因。此外一些恶性倾向的病变，如阴茎角、阴茎黏膜白斑、凯腊增殖性红斑（Queyrat's erythroplasia）、阴茎乳头状瘤、巨大尖锐湿疣等，可恶化发展为阴茎癌。人乳头状病毒（HPV）是阴茎癌的致癌病毒。

【病理】

阴茎癌95%为鳞状细胞癌，基底细胞癌和腺癌少见。阴茎癌多从阴茎头、冠状沟和包皮内板发生。从形态上可分为原位癌、乳头型癌和浸润型癌3种。凯腊增殖性红斑是原位癌变。乳头型癌较常见，外生性生长呈典型的菜花状，可穿破包皮，癌肿高低不平，常伴溃疡，有奇臭脓性分泌物，瘤体虽大，但可活动。浸润型癌呈结节状，

笔记栏

质地较硬，中央有溃疡，瘤体不大，向深部浸润可达阴茎海绵体。由于阴茎筋膜和白膜坚韧，除晚期患者外，阴茎癌很少浸润尿道海绵体引起排尿困难。

阴茎癌主要通过淋巴转移，早期转移至腹股沟、股部及髂淋巴结等处。血行转移较罕见，主要转移至肺、肝、骨、脑等。

【临床表现】

阴茎癌多见于40~60岁有包茎或包皮过长的患者。癌肿多始于长期受包皮垢刺激的阴茎头、冠状沟和包皮内板。早期癌变在包皮内生长，不易发现。上翻包皮暴露阴茎头，可见到丘疹、经久不愈的溃疡、疣状红斑等病变；继则糜烂，边缘硬而不齐，自觉刺痒灼痛，有脓性恶臭分泌物。有包茎或包皮不能上翻，隔着包皮可触及硬块或结节，并有脓液或血性分泌物自包皮口流出。晚期肿瘤可从包皮口突出或穿破包皮，呈菜花状。随着病变的继续发展，阴茎癌可侵犯整个阴茎海绵体和尿道海绵体，出现排尿困难。阴茎癌患者就诊体检时，常能触及两侧腹股沟肿大、质硬的淋巴结。

【诊断】

典型的阴茎癌诊断并不困难。但由于患者对本病的危害意识不足或羞于就医等，延误诊断较为常见。40岁以上有包茎或包皮过长，出现阴茎头部肿物、湿疹、慢性炎症、经久不愈的溃疡，有恶臭分泌物等表现，应高度怀疑阴茎癌。不能明确诊断者应作活组织病理检查。对已确诊者，应注意肿瘤的大小、位置、固定程度、浸润深度及有无腹股沟淋巴结转移等。如果发现腹股沟淋巴结>1.5cm，质地坚硬、固定无压痛，经抗炎治疗后仍不缩小，要考虑癌转移的可能性，及时活组织病理检查以确诊。B超、CT及MRI检查有助于诊断有无盆腔淋巴结转移，确定转移灶大小和范围。

【治疗】

早期小肿瘤局限于包皮内，无深部浸润、无淋巴结转移者，可单纯行包皮环切术。瘤体较大者需行阴茎部分切除术，其范围应至少在距癌肿边缘2cm以上切断阴茎。浸润性阴茎癌，累及阴茎1/2以上，切除后残端阴茎较短、不能保留功能者，应行阴茎全切除加会阴部尿道重建术。有淋巴结转移者，需在原发肿瘤切除术后2~6周，感染控制后行双侧髂腹股沟淋巴结清扫术。放疗对阴茎癌有一定的疗效，常用于年轻人阴茎癌的治疗，也可作为术前、术后的辅助治疗。阴茎癌对化疗药物不敏感，单纯化疗效果不佳，需配合手术和放疗。

（李 望 陈家存）

第五十六章 泌尿、男性生殖系统的其他疾病

第一节 肾 下 垂

肾下垂(nephroptosis)是指肾脏随呼吸运动或体位改变所移动的位置超出正常范围,并由此可引起泌尿系统及其他方面的症状。正常肾脏在深吸气与呼气、站立位与平卧位时,相差可达 2~5 cm。下垂的肾脏可沿其纵轴及横轴旋转。若肾脏移动越过中线者,则称为游走肾。

【病因】

肾下垂的发生与下列因素有关:①体内结缔组织松弛。②消瘦:肾周脂肪减少致撑托肾脏能力降低。③肾窝浅:右侧肾窝较左侧浅,且在呼吸运动时右肾受肝脏冲击,故右肾下垂多见。④腹腔压力降低:如孕妇分娩后易诱发肾下垂。⑤损伤:由高处跌下或躯体受到剧烈的震荡,有时可使固定肾脏的结缔组织撕裂而发生肾下垂。

【病理】

肾脏的下移可牵拉肾血管或使其扭曲,从而影响肾脏血液循环,使肾脏充血、肿胀,以致发生绞痛、血尿、蛋白尿,甚至无尿等;下移的肾脏也可使输尿管或肾盂输尿管交界处梗阻,导致肾积水。肾下垂也可引起感染、结石等并发症。少数患者由于移位肾脏牵拉十二指肠和结肠曲,出现消化道梗阻症状。肾下垂常伴有其他内脏器官下垂。

【临床表现】

1. 症状 肾下垂多见于消瘦女性,以右肾多见。好发于20~40岁之间。80%以上的肾下垂患者无症状,常在腹部检查或被患者自己无意中发现。常见的症状为腰区坠胀、牵拉感或隐痛,多见于站立过久或走动后发生,平卧可缓解。有时主要表现为反复发作血尿或肾盂炎。典型的 Dietl 危象较少见,系由肾蒂被牵拉或输尿管急性梗阻引起,表现为急性肾绞痛伴恶心、呕吐、虚脱及血尿等,平卧即缓解并出现多尿。另外,还可有神经官能症的症状。

2. 体征 体检时可触及下垂的肾脏,且位置随体位而改变。

3. 实验室检查 尿常规正常或有血尿、蛋白尿、脓尿等。

4. 影像学检查

(1) X 线检查:立位泌尿系平片上可见肾影有不同程度的下移。排泄性和逆行尿路造影可进一步了解肾脏的位置和功能,以及有无旋转、肾积水、输尿管扭曲、肾盂内造影剂排空延迟等。

(2) B 超检查:卧位和立位肾脏位置相差 3cm 以上。

【诊断和诊断标准】

根据病史与临床表现,诊断并不困难。站立位肾脏下移一个椎体即可诊断为肾下垂。根据立位泌尿系平片上肾影与脊柱椎体位置对比的关系,将肾下垂分为四度:

(1) Ⅰ度:肾脏自正常位置下降 1 个椎体以上。

(2) Ⅱ度:肾脏自正常位置下降 2 个椎体以上。

(3) Ⅲ度:肾脏自正常位置下降 3 个椎体以上。

(4) Ⅳ度:肾脏下降到第五腰椎水平以下。

【鉴别诊断】

需与肾下极囊肿、肿瘤及盆腔异位肾相鉴别。

【治疗】

1. 无症状者 不需要治疗。

2. 保守治疗

(1) 适当增加营养及脂肪饮食,消瘦者可用苯丙酸诺龙 25~50mg,每周 1~2 次肌内注射。

(2) 加强体育锻炼:如仰卧起坐、游泳、气功等锻炼腹部肌肉。

(3) 使用宽腰带和肾托可使肾固定于原位。

(4) 中医中药:可用补中益气丸和金匮肾气丸。

(5) 肾周围注射硬化剂:适应症状较重、伴有并发症或不愿手术者。于肋脊角处用腰穿针刺入肾周脂肪囊,注射温热明胶奎宁溶液(每 100ml 含奎宁 2.5g,乌拉坦 2.5g 和明胶 20g)70~100ml,注射后取头低脚高卧位 7 天,可使肾脏粘连固定。术后可能出现腰痛、发热及腹胀等反应。

3. 手术治疗 症状较重,上述治疗无效者,可考虑手术固定,详见有关章节。

第二节　精索静脉曲张

案例 56-1

患者，男，17 岁。左阴囊囊性包块伴下坠不适感半年。

患者半年前于运动后发现左阴囊囊性包块伴下坠不适感。半年来包块逐渐增大，久立及运动后明显，平卧休息后缩小。无发冷、发热病史，无外伤手术史。

体格检查：生命体征平稳，神清，心肺腹部无阳性体征。站立位：左侧阴囊较对侧松弛下垂，左睾丸上方阴囊内可触及蚯蚓团块状囊性包块，无触压痛，Valsalva 试验(+)。平卧后囊性包块变小。

辅助检查：多普勒超声示左阴囊内可见团状血管，双侧睾丸正常。

问题：

1. 首先考虑做何诊断？
2. 应与何种疾病相鉴别？
3. 该病多发于哪侧？为什么？

精索静脉曲张是指精索内蔓状静脉丛的异常伸长、扩张和迂曲。多见于青壮年，发病率约占男性人群的 10%～15%。以左侧发病为多。

【病因病理】

1. 原发性精索静脉曲张　精索内静脉管壁的解剖特点使之容易发生回流障碍。左侧发病率高，原因有：①左精索内静脉呈直角进入左肾静脉。②左肾静脉通过主动脉和肠系膜上动脉之间可能受压。③左精索内静脉可能受乙状结肠压迫。④左精索内静脉进入左肾静脉入口处有的静脉瓣发育不全。

2. 继发性精索静脉曲张　腹膜后肿瘤、肾肿瘤等压迫精索内静脉，癌栓栓塞肾静脉，使血流回流受阻，可以引起继发性精索静脉曲张。

案例 56-1

该患者发病在左侧，在青春期发病，考虑与解剖因素及生殖器官发育快速有关。

【临床表现】

①原发性精索静脉曲张，如病变轻，一般多无症状，仅在体检时发现。②症状严重时，主要表现患侧阴囊有坠胀感、隐痛，步行或站立过久则症状加重，平卧休息或症状可缓解或消失。如卧位时静脉曲张不消失，则可能为继发性，应查明原因。③精索静脉曲张可影响精子产生和精液质量，造成不育。因为静脉扩张淤血，局部温度升高，睾丸组织内 CO_2 蓄积，血内儿茶酚胺、皮质醇、前列腺素的浓度增加，影响睾丸的生精功能；双侧睾丸的静脉系统间有丰富的吻合支，往往也会使健侧的睾丸生精功能受到影响。男子不育的诸多因素中，精索静脉曲张是不可忽视的因素。

【诊断与鉴别诊断】

立位检查，可见患侧较健侧阴囊明显松弛下垂，严重者视诊和触诊时曲张的精索内静脉似蚯蚓状团块。改平卧位后，曲张静脉随即缩小或消失。可做 Valsalva 试验支持诊断，即嘱病人站立，用力屏气增加腹压，血流回流受阻，曲张静脉显现或加重。多普勒超声检查、放射性核素 ^{99m}T 阴囊显像等可以帮助明确诊断。如有不育者，应做精液分析检查。若平卧位后，曲张静脉仍不消失，应怀疑静脉曲张属继发性病变，须仔细检查腰腹部；并做 B 超、CT、MRI 或排泄性尿路造影，明确本病是否为腹膜后肿瘤、肾肿瘤压迫所致。

案例 56-1

该患者站位体征明显，平卧减轻，支持原发性精索静脉曲张诊断。

【治疗】

1. 保守治疗　无症状或症状轻者，可仅用阴囊托带或穿紧身裤。

2. 手术治疗　症状较重，伴有精子异常者或为预防生育受影响者，行手术治疗。手术原则是在腹膜后内环上方高位结扎和切断精索内静脉。可选择髂窝或腹股沟切口。

案例 56-1

该患者症状、体征均典型，诊断明确，适合手术治疗。

案例 56-1

临床诊断：左侧精索静脉曲张

诊断要点：

1. 左侧阴囊包块病史。
2. 查体可触及阴囊内蚯蚓团状软性包块，与体位有关。
3. Valsalva 试验(+)。

治疗原则：

1. 轻者可保守治疗。
2. 重者手术治疗。
3. 手术术式为精索静脉高位结扎术。

笔记栏

第三节　鞘膜积液

案例 56-2

患者,男,5岁。发现右阴囊包块1年。

1年前,洗澡时其家人发现其右阴囊一包块,时大时小,无疼痛不适症状,运动后明显,平卧休息后变小、消失。1年间,包块缓慢增大。无外伤史,家人无结核史。患儿为足月顺产一胎。

体格检查:生命体征平稳,发育良好,面容正常,心肺腹无异常见。患儿运动后(蹦跑跳)见右阴囊内卵黄大小椭球形包块,位于睾丸上方,无触压痛,透光试验(+),睾丸可触及。平卧后,挤压包块见囊性包块明显变小。

辅助检查:超声示右阴囊睾丸上方液性包块4cm×2cm×2cm。

问题:

1. 诊断何病?最可能的类型?
2. 如何治疗?手术采取何切口、术式?

鞘膜积液积聚的液体增多而形成囊肿者,称为鞘膜积液;有睾丸鞘膜积液、精索鞘膜积液等。

【病因病理】

在胚胎早期,睾丸位于腹膜后第2~3腰椎旁,以后逐渐下降,7~9个月时睾丸经腹股沟管下降至阴囊。同时附着于睾丸的腹膜也下移而形成鞘状突。出生前后鞘状突大部分闭合,仅睾丸部分形成一鞘膜囊,其紧贴睾丸表面的称脏层,靠近阴囊组织的称壁层。正常时鞘膜囊仅有少量浆液,当鞘膜的分泌与吸收功能失去平衡,或分泌过多或吸收过少,都可形成鞘膜积液。

鞘状突在不同部位闭合不全,可形成不同类型的鞘膜积液。

1. 睾丸鞘膜积液　是最多见的一种。鞘状突闭合正常,但睾丸鞘膜内有较多积液,呈球形或卵圆形。由于睾丸、附睾被包裹,体检时睾丸不能触及。可分为原发性和继发性,前者原因不明;后者由炎症、外伤、肿瘤和丝虫病等引起。积液可分为混浊、血性或乳糜状。

2. 精索鞘膜积液　鞘状突的两端闭合,而中间的精索鞘膜囊未闭合且有积液,积液与腹腔、睾丸鞘膜囊都不相通,又称精索囊肿。有一个或多个,呈椭圆形、梭形或哑铃形,沿精索而生长。其下方可扪及正常睾丸、附睾,若牵拉同侧睾丸,可见囊肿随之上下移动。

3. 睾丸、精索鞘膜积液(婴儿型)　鞘状突在内环处闭合,精索处未闭合,并与睾丸鞘膜囊连通。外观呈梨形,外环口虽受积液压迫而扩大,但与腹腔不相通。

4. 交通性鞘膜积液(先天性)　鞘状突完全未闭合,鞘膜囊的积液可经一小管与腹腔相通,又称先天性鞘膜积液。有时可有肠管或大网膜进入鞘膜囊,称为先天性腹股沟疝。

有时睾丸鞘膜积液与精索鞘膜积液同时存在,但两者互不相通,并可并发疝或睾丸未降等异常。

【临床表现】

一侧鞘膜积液多见,表现为阴囊内有囊性肿块,呈慢性无痛性逐渐增大。积液量少时无不适,积液量多时才感到阴囊下坠、胀痛和牵扯感。巨大睾丸鞘膜积液时,阴茎缩入包皮内,影响行走和劳动。

【诊断和鉴别诊断】

有典型的临床表现和病史者,诊断较为容易。睾丸鞘膜积液呈球形或卵圆形,表面光滑,有弹性和囊样感,无压痛,触不到睾丸和附睾。透光试验阳性:在暗室内或用黑色纸筒罩于阴囊,手电筒由阴囊肿物下方向上照时,积液有透光性。若积液为脓性、血性或乳糜性,则透光试验为阴性。B超呈液性暗区,有助于与睾丸肿瘤和腹股沟斜疝等鉴别。精索囊肿常位于腹股沟或睾丸上方,积液的鞘膜囊与睾丸有明显分界。睾丸、精索鞘膜积液时阴囊有梨形肿物,睾丸亦摸不清。交通性鞘膜积液,站立位时阴囊肿大,卧位时积液留入腹腔,鞘膜囊缩小或消失,睾丸可触及。

案例 56-2

该患者根据体征可能的诊断为精索鞘膜积液和交通性鞘膜积液。查体时要细心,运动后及平卧睡眠后比较包块大小有意义。该患儿平卧后挤压包块明显变小,说明积液与腹腔相通,应诊断为交通性鞘膜积液。另阴囊及积液囊均有热胀冷缩现象,检查时应注意。

睾丸鞘膜积液应与睾丸肿瘤和腹股沟斜疝相鉴别。睾丸肿瘤为实质性肿块,质地坚硬,患侧睾丸有沉重感,掂量时如秤砣,透光试验呈阴性。腹股沟斜疝的肿大阴囊,有时可见肠型、闻及肠鸣音,在卧位时阴囊内容物可回纳,咳嗽时内环处有冲击感,透光试验亦呈阴性。

【治疗】

婴儿的鞘膜积液常可自行吸收消退,不需手术治疗。成人的鞘膜积液,如积液量少,无任何症状,亦毋需手术治疗。积液量多、体积大伴明显症状,应施行睾丸鞘膜翻转术。手术切除增大的壁

笔记栏

层鞘膜,翻转切开缘并缝合。术中要仔细止血,术后注意引流、加压包扎,防止感染和血肿。精索囊肿需将鞘膜囊全部切除。交通性鞘膜积液应切断通道,在内环处高位结扎鞘状突。

继发性睾丸鞘膜积液,若为损伤性积血,使用止血药和抗生素,积血较多需手术取血块,严密止血。若乳糜状积液中找到微丝蚴者,口服乙胺嗪治疗血丝虫感染,同样需施行睾丸鞘膜翻转术。

案例 56-2

临床诊断:右交通性鞘膜积液

诊断要点:

1. 阴囊内囊性包块,时大时小。
2. 透光试验阳性。
3. 平卧、睡眠后包块变小、消失。
4. 超声提示液性回声。

治疗原则:手术治疗。

第四节 肾血管性高血压

肾血管性高血压(renovascular hypertesion,RVH)是肾动脉有严重的狭窄性病变,使受累肾血流量减少和肾缺血,引起肾的尿生成和内分泌功能异常,终而导致高血压。这类高血压约占所有高血压病例的5%~10%。

【病因病理】

引起肾动脉狭窄的原因主要有三种情况:动脉粥样硬化、纤维肌性发育异常和多发性大动脉炎。在我国以多发性大动脉炎为最常见的原因。其他如先天性肾动脉异常、急性肾梗死、肾动脉瘤、肾动静脉瘘、移植肾排异、放射性动脉炎等,也可导致肾血管性高血压,但比较少见。

1. 动脉粥样硬化 在欧美国家,动脉粥样硬化很常见,约60%~70%的肾血管性高血压与之有关,大多数为50岁以上男性,是全身性血管病变的一部分。发生于动脉内膜的粥样斑块多位于肾动脉近端,包括主动脉。病变可为单侧或双侧,可累及第2及第3级肾血管。

2. 纤维肌性发育异常 是欧美国家第二位常见的病因,约占所有肾血管性高血压病人的1/4~1/3。好发于儿童和青年,病变为平滑肌和纤维组织真性增生。中层及外膜下纤维增生常见于青年,以女性为多。中层纤维增生呈多发和串珠状,分布较广。外膜下纤维增生为外膜内致密胶原形成使血管狭窄。

3. 多发性大动脉炎 好发于女性。病变主要在主动脉,累及一侧或双侧肾动脉,位于肾动脉开口处。以动脉中层呈弥漫性肉芽肿样增生、弹力纤维破坏或断裂为其主要病理变化。

以上原因引起的肾动脉狭窄均使肾供血不足,导致肾体积变小。显微镜下可见肾小管萎缩和间质纤维化,入球动脉和叶间动脉等发生硬化,小血管腔狭窄或闭塞,肾小球旁体结构增生或其细胞内的颗粒增多。由于肾缺血可以刺激肾小球旁体结构的近球细胞和致密斑,又促进了肾素的合成和释放,通过肾素-血管紧张素-醛固酮系统的活动导致高血压。

【临床表现】

常见症状有头痛、头晕、心悸、胸闷、视力减退、恶心、呕吐等。发病特点:①青年发病常小于30岁,以女性为多;老年发病常大于50岁,以男性为多;②长期高血压骤然加剧或高血压突然发作,病程短或发展快;③常用降压药物无效或疗效不佳;④腰背部及肋腹部可有疼痛,约半数以上病例可听到血管杂音;⑤无高血压家族史。

【诊断与鉴别诊断】

根据病史、症状和体检资料,首先应排除肾外性疾病、肾实质性高血压和原发性高血压。疑为肾血管性高血压的患者作进一步的检查,确立诊断。

1. 排泄性尿路造影 注射造影剂后最初5分钟内以分钟间隔连续摄片进行观察,主要显示①两肾大小的差异、患肾长度较健肾短1.0cm以上;②两肾肾盂显影时间的差异:患肾显影时间迟缓;③两肾肾盂显影浓度的差异:患肾显影较淡,而15分钟后患肾显影可能较健侧为浓,消失较慢;这是因为患肾血流量较小,肾小球滤过率较低,肾小管内水的再吸收增加;④输尿管切迹。

2. 放射性核素肾图 肾血管性高血压影响肾功能,肾图可出现异常,表现为低功能或无功能,曲线的血管段、分泌段减低,排泄段延长。有时侧支循环形成,肾图可完全正常。此外,核素示踪双肾动态摄影显示患肾灌注相和放射性高峰延迟,放射性核素分布低于健侧。

3. 多普勒超声检查 可显示患肾体积小于健肾。若肾动脉狭窄,则显示血管起始段血流流道变细,可测及高速血流,阻力指数较高,但是在肾内小动脉阻力指数往往降低;若发生闭锁,则患肾的肾内血流明显减少或消失。

4. 数字减影、腹主-肾动脉造影 腹主-肾动脉造影是目前确诊肾血管性高血压的金标准,手术治疗的必要依据。以经皮穿刺股动脉插管法的应用最广泛,主要显示腹主动脉、肾动脉及其分支和实质期的影像形态。可见腹主动脉异常变化,累及一侧或两侧肾动脉开口,肾动脉及其分支呈狭窄或闭锁。肾动脉狭窄时,可以观察狭窄的部位、

笔记栏

范围、程度以及有无狭窄后扩张征象。不同的病变性质，X 线影像可有各种改变。在部分病例还需进行选择性或超选择性动脉造影。数字减影血管造影术（DSA）可消除与血管影像无关的其他影像（如骨骼、软组织阴影），使血管像显影更清晰。

5. 螺旋 CT 血管成像和磁共振血管成像　螺旋 CT 可以在单次呼吸之间完成全部的扫描，在动脉期可获得所有的数据以进行任何一个平面的血管重建，尤其适用于肾动脉近端的狭窄。磁共振血管成像在诊断肾动脉狭窄的敏感性和特异性均高；由于不用碘造影剂，对碘过敏者有特殊意义。

6. 血浆肾素活性测定　抽取患者血标本，用放射免疫技术测定血浆肾素活性，明显增高者约 80% 为肾血管性高血压。也可经皮穿刺股静脉插入导管，分别抽取两侧肾静脉及肾静脉开口上、下方的腔静脉血；患肾静脉血的肾素活性较健侧为高，并可测定两肾静脉血的肾素活性比值，评价手术后效果和预后。

7. 药物试验　临床上常作血管紧张素阻滞试验，用血管紧张素转化酶抑制剂卡托普利（巯甲丙脯酸）25mg，口服，30 分钟后，血浆肾素活性增高，血压下降，可作为肾血管性高血压的佐证。

【治疗】

1. 术前准备　目前使用血管紧张素转化酶抑制剂卡托普利（巯甲丙脯酸）、β-肾上腺素能阻滞剂如普萘洛尔（心得安）、钙离子通道拮抗剂如硝苯地平等。

2. 外科治疗　手术原则为尽量保存肾，使血流恢复通畅。采用的手术方法有以下几种：

（1）经皮腔内血管成形术（PTA）：最适宜于纤维肌性发育异常。对单侧肾动脉硬化（非钙化、非闭塞性）的肾动脉狭窄以及大动脉炎、PTA 术后复发性狭窄以及手术后的吻合口狭窄者，均是其适应证。方法为经股动脉插入带囊导管，再行肾动脉选择性插管，胀大囊袋以扩张狭窄部位。

（2）自体肾移植：我国以多发性大动脉炎引起的肾血管性高血压为常见，目前施行自体肾移植术较多。方法是将肾移植至同侧髂窝，肾动、静脉分别与髂血管进行吻合。

（3）血管重建手术：常用的手术有肾动脉病变内膜剥除术、肾动脉狭窄段切除吻合术、血管壁成型术（用人造血管片修补和扩大血管腔）、搭桥（或旁路）手术，即将人造血管或自体大隐静脉连接于肾动脉和主动脉之间。

（4）肾切除术：患肾萎缩小于健肾 1/2 以上，或功能严重丧失，而对侧肾大小正常，功能良好，可切除患肾。肾动脉狭窄可使肾功能受损，在严重高血压时可对两肾都有影响，切除患肾要慎重。

（李　望　陈家存）

笔记栏

第五十七章 肾上腺疾病的外科治疗

由于诊断技术的不断提高，无临床表现的偶发性肾上腺肿瘤的发现率日益增加，肾上腺肿瘤定位诊断率也有提高。在外科治疗的肾上腺疾病中，仍以皮质醇增多症、原发性醛固酮增多症和儿茶酚胺增多症最为常见。转移性肾上腺癌也受到重视，它比原发性皮质癌更为多见，具有临床重要性。

第一节 皮质醇症

案例 57-1

患者，女，24 岁。因肥胖 5 年，头痛、头晕间断发作 2 年入院。

患者 5 年前无明显诱因出现肥胖，渐进性，体力活动正常。近 2 年间断出现头痛、头晕，有时觉有乏力、倦怠。曾行检查发现血压高而入院诊治。16 岁月经初潮，近 2 年月经紊乱。无多饮、多尿病史。无外伤史，无肝炎、结核病史。家族中无肥胖及高血压病史。

体格检查：T 36℃，P 92 次/分，R 18 次/分，BP 160/110mmHg，体重 70kg，身高 160cm。自主体位，神清。满月脸，向心性肥胖，面部多血质，可见痤疮。周身皮肤薄，汗毛较重，腹部及大腿内侧可见脂纹。心肺听诊无异常。外阴发育正常。

辅助检查：①血常规：WBC 9.2×10^9/L，RBC 5.4×10^9/L，Hb 160g/L。②尿常规：GLU(+)。③血糖 5.8mmol/L，K^+ 3.45 mmol/L，Na^+ 148mmol/L，CL^- 97.3mmol/L。④血皮质醇：8:00 时 482.68nmol/L，16:00 时 515.06nmol/L（正常值 85.3~459.6nmol/L）。⑤24 小时尿 17-羟类固醇 54.3μmol/L（正常值8.3~27.6μmol/L），17-酮类固醇 58.7μmol/L（正常值 17.5~52.5μmol/L），促肾上腺素 18.7pmol/L（正常值4~22pmol/L），血醛固酮 127 pg/L（正常值 98~275pg/L）。⑥超声：右肾上腺区见一等回声包块，2.3×2.5cm。⑦CT：右肾上腺实性肿瘤，2.6cm×2.4cm×2.0cm，CT 值为 36.2Hu。

问题：

1. 做何诊断？
2. 进一步做什么试验来支持诊断？
3. 手术治疗的术前、术中及术后的注意事项？

皮质醇症又称为库欣综合征（Cushing's syndrome），是机体长期处于过量糖皮质激素的作用而出现的一系列的综合病征。根据导致皮质醇症的原因不同，分为 ACTH 依赖性和 ACTH 非依赖性两大类：

1. ACTH 依赖性皮质醇症 包括：①病变在垂体或下丘脑，约占 70%~80%，是由于腺瘤或增生分泌过多的 ACTH 刺激肾上腺皮质增生。若为腺瘤，应由神经外科做手术，效果满意。若为组织增生，则可放射治疗垂体，但疗效不满意。②异位 ACTH 综合征，占 15%，是由于某些疾病如肺癌、胰腺癌、胸腺癌、支气管腺瘤或嗜铬细胞癌等异位分泌过多的 ACTH 所致，其治疗方法是切除有关肿瘤。

2. 非 ACTH 依赖性皮质醇症 由肾上腺皮质腺瘤或腺癌分泌大量皮质醇作致（占 15%）。因血皮质醇较高，反馈抑制垂体分泌 ACTH，使无病变的肾上腺皮质萎缩。

结节性肾上腺增生是一种特殊类型。起病时可能与 ACTH 过度分泌有关，但又自主分泌皮质醇，形成机制尚不明。其预后与腺瘤相仿。

医源性库欣综合征是由于长期使用糖皮质激素或 ACTH 所致。

【临床表现】

此病多见于女性，发病年龄在 15~30 岁，常见的临床表现有：

(1) 典型的向心性肥胖，满月脸，水牛背，悬垂腹，颈短，四肢肌肉萎缩相对消瘦。

(2) 皮肤菲薄，下腹壁、大腿内侧、腋下皮肤可见紫纹，皮肤可见痤疮和多毛。

(3) 高血压：部分病人轻度或中度高血压。

(4) 糖尿病：部分病人血糖和尿糖升高。

(5) 性腺功能紊乱：女性月经不调，甚至闭经；男性性欲减退。

(6) 其他症状：如骨质疏松症引起腰背痛及易发生病理性骨折；精神症状，表现为失眠，记忆力减退，注意力分散等。

案例 57-1

该患者有典型的症状和体征，首先考虑皮质醇症。应进一步完善实验室检查及影像学检查，以明确是否皮质醇增高及其来源。

笔记栏

【诊断与鉴别诊断】

1. 常用的实验室检查

(1) 血浆游离皮质醇测定:8:00 和 16:00 分别抽血测定,血浆皮质醇增高,且昼夜分泌规律消失。

(2) 24 小时游离皮质醇含量升高,或测定 24 小时尿 17 酮和 17 羟含量出现升高。

(3) 血浆 ACTH 测定:对病因鉴别有参考意义。正常人血浆 ACTH 浓度为 4~22pmol/L。

2. 特殊检查

(1) 小剂量地塞米松试验:23：30~24：00 时顿服地塞米松 1mg(或 1.5mg),次日晨 8:00 抽血,测定血浆游离皮质醇。测定值较对照值下降超过 50%,可诊断为单纯性肥胖症。

(2) 大剂量地塞米松试验:23：30~24：00 时顿服地塞米松 8mg,次日晨 8:00 抽血,测定血浆游离皮质醇。皮质醇抑制超过 50%,提示为垂体性皮质醇症增多症,而肾上腺皮质肿瘤或异位 ACTH 综合征不被抑制。

3. 常用的影像学检查

(1) B 超:对肾上腺 1.0cm 以上肿瘤检出率达 90%以上。

(2) CT:对肾上腺腺瘤、癌和增生的诊断正确率达 99%以上,一般腺瘤直径>2cm。若肾上腺未发现变化,应作蝶鞍冠状薄层 CT 扫描,可发现垂体增生、微腺瘤、腺瘤。

(3) MRI:作蝶鞍冠状薄层扫描,可以提高微腺瘤发现率。对较大的肾上腺癌,MRI 有助于判断有无相邻器官和血管侵犯。

(4) 静脉尿路造影:体积较大的肾上腺腺瘤和怀疑癌肿者,应进行该项检查,并注意骨质疏松和脱钙现象。

(5) ^{131}I-19-碘胆固醇肾上腺核素显像:对肾上腺肿瘤诊断率较高,但目前已少用。

> **案例 57-1**
>
> 通过实验室及影像学检查,该病例皮质醇增高,ACTH 正常,考虑为非 ACTH 依赖性皮质醇症。CT 及超声提示右肾上腺实性肿瘤,为皮质醇增高的病因。根据肿瘤的体积及该病症的特点,考虑皮质腺瘤的可能大,最终诊断待病理。

【治疗】

1. 药物治疗 包括皮质醇合成抑制剂和直接作用于下丘脑-垂体的药物,可作为辅助治疗措施。①密妥坦(邻、对二氯苯二氯乙烷):直接作用于肾上腺皮质,抑制皮质醇合成,对肿瘤组织有一定破坏作用,适用于肾上腺皮质癌。常用量 6~10g/d,分 3~4 次口服。②氨鲁米特:阻断胆固醇向孕烯醇酮的转变,抑制肾上腺素及甲状腺素的合成。主要用于较大的肾上腺肿瘤的治疗,常用量0.75~1.0g/d,分 3~4 次口服。注意部分病人用药后出现皮质功能低下。③美替拉酮:抑制 11β 羟化酶,作用与氨鲁米特相似。④酮康唑:抑制碳链酶和 17-羟化酶,开始剂量 0.8~1.2g/d,皮质醇降低至正常后,适当减量。⑤赛更啶:抑制 5-羟色胺的分泌,作用于下丘脑-垂体,抑制 ACTH 释放。⑥溴隐亭:抑制 ACTH 和皮质醇分泌。此外,还可采用皮质醇受体阻断剂米非司酮。

2. 手术治疗

(1) 库欣病:确定为垂体腺瘤时,行神经外科手术。若未能证实有垂体腺瘤而有肾上腺皮质增生者,可考虑施行肾上腺手术。由于认识到 Nelson 综合征(垂体肿瘤和色素沉着)的发生,限制了双侧肾上腺切除的应用,而采用包括一侧肾上腺切除加垂体放射治疗、一侧全切和对侧大部分切除、单纯垂体照射等,治疗效果都不十分满意。双侧肾上腺切除者,需坚持皮质激素终生替代治疗。一般情况下,每天补充可的松 37.5~50mg;在应急情况下,如遇感染、外伤、惊吓、运动等情况,需增加可的松补充量。

(2) 肾上腺肿瘤:肾上腺肿瘤采用外科手术切除,效果满意。由于腺瘤的自主分泌抑制了下丘脑-垂体-肾上腺轴,使对侧肾上腺皮质功能低下,术前、术中及术后应补充皮质激素,以防止肾上腺危象的发生。手术前 12 小时和 2 小时,肌内注射醋酸可的松 100mg,术中可用氢化可的松 100~200mg 静滴,术后继续用肾上腺皮质激素补充。

肾上腺皮质癌无远处转移者手术治疗疗效佳;有远处转移者,应尽可能切除原发病灶,以提高药物治疗和放射治疗的疗效;不能切除或复发肿瘤用药物治疗。

(3) 结节性肾上腺皮质增生:按肾上腺腺瘤治疗原则处理。若为双侧性,尽可能保留肉眼观察无异常之肾上腺组织。

(4) 异位 ACTH 综合征:病变部位已确定者,手术切除肿瘤。若无法确定或不能切除时,可按库欣病原则作肾上腺切除,以减轻症状。

> **案例 57-1**
>
> 该患者手术指征明确,手术可采取经腹腔镜或传统开放手术。术中术后要注意肾上腺功能低下的出现。

案例 57-1

临床诊断:右肾上腺皮质腺瘤,皮质醇增多症

诊断要点:

1. 肥胖病史,高血压病史。

2. 向心性肥胖等体征。

3. 血皮质醇增高等实验室检查。

4 超声及 CT 提示有肾上腺肿瘤。.

治疗原则:

1. 充分术前准备。

2. 行腹腔镜或开放手术右肾上腺肿瘤切除术。

3. 术中、术后注意皮质激素的应用。

第二节 原发性醛固酮增多症

案例 57-2

患者,女,30 岁。因头晕头昏 2 年,伴肢体无力半年入院。

患者于 2 年前无诱因出现头晕头昏,间断出现,休息后缓解。曾测血压发现血压高,最高达 190/110mmHg,口服降压药硝苯地平、卡托普利治疗,效果差。近半年来出现肢体无力,走路时曾出现绊脚、摔倒情况,自觉夜尿量较前增多。月经史正常。无肝炎、结核、糖尿病病史。

体格检查:T 36.6℃,P 88 次/分,R 20 次/分,BP 180/100mmHg。正力型,神清语明。面容正常,无满月脸,无向心性肥胖,周身皮肤无痤疮及蜘蛛痣。心肺腹无异常。肾区无叩痛。外阴发育正常。

辅助检查:①血 K^+ 2.51mmol/L,Na^+ 151mmol/L,CL^- 95.4mmol/L,HCO_3^- 31.2mmol/L,血糖 6.89mmol/L。血醛固酮 340pg/ml(正常值 98~275 pg/ml)。②超声:左肾上腺区等回声实性包块,2.0cm×2.0cm。③CT 及增强 CT:左肾上腺区低密度结节影,直径 2.0cm,CT 值 9.06Hu。均匀增强,动脉期 29.3Hu,静脉期 34.2Hu。④心脏彩超:室间隔、左室壁心肌对称性增厚;左室舒张功能减低。

问题:

1. 不明原因高血压降压效果不良时应进一步考虑有哪些疾病?

2. 该患者做何诊断?可进一步做什么试验来支持该诊断?

3. 如何治疗?

4. 术前准备包括哪些方面?

笔记栏

原发性醛固酮增多症简称原醛症,是由于分泌过多的醛固酮所致。典型的表现为高血压、高醛固酮、低血钾、低血肾素、碱中毒和肌软弱无力或周期性麻痹。1953 年 Conn 首次描述本病,故亦称 Conn 综合征。临床多见有分泌醛固酮的肾上腺肿瘤和原发性肾上腺皮质增生,还有病变不在肾上腺的原醛症,需予以鉴别。

【病因病理】

1. 肾上腺皮质腺瘤 最常见,约占原醛症的 80%。以肾上腺单个肿瘤多见,醛固酮瘤体积较小,多数直径小于 3cm,有些仅为 0.3~0.6cm,平均直径为 1.8cm,重量多数为 3~5g。

2. 特发性醛固酮增多症 其发病机制可能是由于肾上腺外的可兴奋醛固酮分泌的因子引起。该病对血管紧张素敏感。站立位时,肾素活性和醛固酮分泌升高。有人认为,该病是原发性高血压多种临床类型中的一个组成部分。

3. 原发性肾上腺皮质增生 少见。其内分泌生化测定结果类似皮质腺瘤,作一侧肾上腺切除或肾上腺次全切除有一定疗效。

4. 分泌醛固酮的肾上腺腺癌 肿瘤直径常大于 3cm,包膜常被浸润。由于癌细胞还可分泌糖皮质激素和性激素,而可出现相应临床表现。

5. 糖皮质激素可抑制性原醛症 病因未明,可能与 17α 羟化酶缺乏有关。一般有家族史,可出现高血醛固酮及类似原醛症表现,测定血浆 17-去氧皮质酮升高。服用地塞米松,每次 2mg,每日一次,3 周后病人血钾、血压、醛固酮分泌量恢复正常,则可确诊。此症不应手术,而需终身服用地塞米松。

6. 异位分泌醛固酮的肿瘤 极罕见,仅见于少数肾癌和卵巢癌的报告。这些肿瘤具有分泌醛固酮的功能,但对 ACTH 和血管紧张素不起反应。

【临床表现】

1. 高血压 以舒张压升高为主,血压正常的原醛症极罕见。

2. 肌无力 甚至周期性麻痹,首先累及四肢,重者发生软瘫,并影响呼吸和吞咽。

3. 多饮多尿 多饮、烦渴、多尿,以夜尿多为主。

案例 57-2

该患者有典型的临床表现:头晕、头昏为高血压表现,肢体无力为低血钾表现。首先考虑原醛症。应进一步完善实验室检查及影像学检查,以明确诊断。

【诊断】

1. 实验室检查 原醛症是由于体内分泌过多的醛固酮、水钠潴留,肾排钾增多,体液容量过多,而抑制了肾素-血管紧张素系统等,引起机体一系列改

变。实验室检查应注意以下几方面：①低血钾、高血钠。②碱中毒，血 CO_2 结合力正常高值或高于正常。③尿钾排出增多，24 小时超过 25～30mmol/L。④血和尿醛固酮含量升高。⑤血浆肾素活性降低，激发试验往往无反应，但该测定对原醛症并不特异，因为 25% 高血压患者有肾素抑制现象。

2. 特殊检查

（1）螺内酯（安体舒通）试验：螺内酯为合成的醛固酮竞争性拮抗剂。常用量每次 80～100mg，每天三次口服，连续 2～3 周。原醛症者，血压下降，肌无力改善，尿钾减少，尿钠增多，血钾上升到正常范围，血钠下降，CO_2 结合力下降，尿 pH 变酸性。

（2）对于临床症状和实验室检查结果不典型者，为查明病因可作选择性诊断性试验。①体位试验：特发性醛固酮症者站立位时肾素和醛固酮分泌增高。②钠钾平衡试验：仅适用于诊断有困难时，原醛症病人在普食情况下呈钾负平衡，钠正平衡；低钠饮食情况下呈血钾升高，尿钠排出减少。

3. 影像学定位诊断

（1）B 超：直径 <1cm 的肾上腺肿瘤 B 超常难以发现。

（2）CT：能显示直径 0.8～1cm 大小的腺瘤，为首选检查。腺瘤多为单侧性。腺癌直径一般 >3cm，边缘不清楚，有浸润表现。肾上腺皮质增生可显示双侧肾上腺增大或结节状改变。CT 对直径 1cm 以上醛固酮肿瘤的检出率在 90% 以上。

（3）MRI：对肾上腺肿瘤的检出率低于 CT，一般不予采用。

（4）^{131}I-19-碘-胆固醇肾上腺核素显影：对腺瘤、癌和增生的鉴别有帮助。如一侧肾上腺显示放射性浓集区，提示该侧有醛固酮肿瘤的可能；如双侧显示，提示双侧增生或双侧腺瘤的可能。

> **案例 57-2**
>
> 该患者实验室检查低血钾、醛固酮升高，可定性；超声、CT 提示左肾上腺肿瘤直径 2cm，可定位；患者心电图及心脏彩超异常，为高血压心脏的代偿改变。根据典型的临床症状、实验室检查及影像学检查定性及定位，诊断左肾上腺醛固酮瘤。可进一步行特殊试验来支持诊断。

【治疗】

根据原醛症的不同病因，选择相应的治疗方法。醛固酮肿瘤首选手术切除，可治愈；肾上腺皮质增生引起醛固酮症，一般不赞成手术治疗。

1. 药物治疗　其适应证包括：进行术前准备、特发性肾上腺皮质增生、拒绝手术或有手术禁忌证、不能切除的皮质腺癌、糖皮质激素可控制的原醛症。药物治疗包括：①螺内酯（安体舒通）：每天剂量 120～480mg，服药 2～4 周后，血压和血钾可恢复正常。症状控制后，剂量逐渐减少到 20mg，每天三次。作为术前准备，可使手术危险性减少。②氯胺吡咪（阿米洛利）：是长效强效潴钾利尿剂，其作用机制有直接抑制分泌醛固酮的效力，剂量为每次 5mg，每天三次口服。③氨苯蝶啶：是潴钾利尿剂，但非醛固酮竞争性拮抗剂。作用于远曲肾小管，抑制钠重吸收。用量 50～100mg，每天三次口服。④其他药物：如血管紧张素转换酶抑制剂卡托普利和雷米普利，以及钙离子通道阻滞剂硝苯地平等。

2. 手术治疗　术前准备，包括口服螺内酯，以控制高血压，纠正低血钾；采用低钠高钾饮食。高血压、低血钾、碱中毒纠正后，才可施行手术。单个单侧肾上腺腺瘤，可将瘤体与同侧肾上腺切除；原发性肾上腺皮质增生，作一侧肾上腺次全切除或全切除；特发性原醛症，作肾上腺手术往往效果不佳，可选用药物治疗；肾上腺皮质腺癌及异位分泌醛固酮肿瘤，应作肿瘤根治术。近年来腹腔镜技术进步，肾上腺皮质腺瘤等可作腹腔镜手术。

> **案例 57-2**
>
> 临床诊断：肾上腺皮质腺瘤；原发性醛固酮增多症
>
> 诊断要点：
>
> 1. 有高血压、低血钾的临床表现。
>
> 2. 检查提示有高血压、低血钾、血醛固酮值升高。
>
> 3. 影像学检查提示肾上腺肿瘤。
>
> 治疗原则：
>
> 1. 充分的术前准备。包括降血压、补钾。
>
> 2. 手术治疗，现多采用腹腔镜手术。

第三节　儿茶酚胺症

> **案例 57-3**
>
> 患者，女，39 岁。因头痛伴视物不清 4 年、加重 2 个月。
>
> 患者 4 年前无诱因出现头痛、头晕，呈阵发性，伴心悸、气短、面色苍白、出虚汗，并出现视物不清现象，20 分钟后症状缓解。以上症状每间隔 3 个月发作一次，曾以神经性头痛治疗无效，自觉视力减退。近 2 个月发作频繁，伴有耳鸣、晕倒现象。日前发作时到医院测血压为 240/130mmHg，后入院进一步诊治。近日觉乏力，无发冷、发热，偶有烦渴多尿，月经正常。

体格检查：T 36.6℃，P 110 次/分，R 22 次/分，BP 160/100mmHg。正力体型，自主体位。周身皮肤弹性、湿度良好，无痤疮、多毛现象。面容正常。心肺腹部无异常。外阴发育正常。

辅助检查：①血常规：RBC 5.57×10^{12}/L，Hb 166g/L，PLT 127×10^{9}/L；尿糖（++）；K^+ 3.85mmol/L，Na^+ 154.8 mmol/L，CL^- 100.4 mmol/L，Ca^{2+} 2.75 mmol/L；血糖 8.92mmol/L；②血皮质醇：185.5 nmol/L（正常值 85.3～459.6nmol/L）；肾上腺素 5.7 nmol/L（正常值 3.0<nmol/L）；去甲肾上腺素 16.3nmol/L（正常值 10<nmol/L）；促肾上腺素 20.7pg/L（正常值 0～46pg/L）。尿 VMA：28mg/24 小时（正常值<10mg/24 小时）；③超声：右肾上腺区实性包块，略强回声，5.0cm×4.2cm。④CT：右肾上腺区团块状软组织密度影，有包膜，体积 4.8cm×4.0cm×4.5cm，CT 值不均匀，23.1～37.3Hu。⑤ECG：窦性心率，左室高电压。心脏彩超：左室肥厚，舒张功能减低。

问题：

1. 做何诊断？
2. 如何治疗？
3. 术前如何准备？术中、术后注意事项？
4. 如何判断该肿瘤的良、恶性？

儿茶酚胺症包括嗜铬细胞瘤和肾上腺髓质增生。二者临床特征相似，与儿茶酚胺分泌过多有关，但治疗方法不同。临床中嗜铬细胞瘤多见，外科手术效果好，临床经过有一定风险。严重的儿茶酚胺症病例发作时可导致死亡，宜及时治疗。

【病因】

嗜铬细胞瘤来源于肾上腺髓质及交感神经系统的嗜铬组织，如腹腔神经丛、纵隔、颈部交感神经节，颅内及膀胱等处。肾上腺嗜铬细胞瘤约占 85%，其中 10% 为双侧性。10% 以上为肾上腺外的嗜铬细胞瘤。肿瘤有完整的包膜，呈圆形或椭圆形，表面光滑，其旁可见被肿瘤压迫的扁平肾上腺组织。肿瘤切面呈红棕色，富有血管，质地坚实，还可见出血灶、坏死和囊性变。瘤组织由纤维条索分隔，瘤细胞大小形态不一，胞质丰富并含有较多颗粒。铬盐染色后，胞质内可见棕色或黄色颗粒。不能根据瘤细胞的形态判断肿瘤的良、恶性。恶性嗜铬细胞瘤的发生率不足 10%，瘤体常很大。恶性变的征象为有转移和周围组织侵犯，血管和淋巴管中有癌栓形成。

笔记栏

肾上腺髓质增生病因不明。表现为双侧肾上腺体积增大，可不对称，有时可见结节样改变。此病较少见。

【临床表现】

儿茶酚胺症多见于青壮年。主要症状为高血压以及代谢改变。

1. 高血压 表现为阵发性高血压和持续性高血压或持续性高血压阵发性发作。阵发性高血压发作可由突然的体位变化、取重物、咳嗽、情绪波动等因素诱发，表现为剧烈头痛、面色苍白或潮红、四肢发冷、恶心呕吐、大量出汗、心悸、气急、视觉模糊等。严重者可因心力衰竭、肺出血、脑出血而死亡。持续性高血压阵发性发作时，由于血管高度收缩，血压极度升高，甚至用一般血压计不能测得。平时不表现高血压的儿茶酚胺症，在外伤、妊娠、分娩、麻醉、手术等时血压突然升高，若处理不当，严重的可引起死亡。

2. 代谢紊乱 大量儿茶酚胺分泌可引起多种代谢紊乱。由于基础代谢增高，肝糖原分泌加速和胰岛素分泌受抑制，可出现高血糖、糖尿和糖耐量异常；由于脂肪代谢加速，血中游离脂肪酸和胆固醇浓度增高；少数病人还可能有低血钾表现。

3. 特殊类型的表现 ①儿童嗜铬细胞瘤：以持续性高血压多见，肿瘤多为双侧多发性，易并发高血压脑病和心血管系统损害。②肾上腺外嗜铬细胞瘤，如膀胱嗜铬细胞瘤，常在排尿时和排尿后出现阵发性高血压，有心悸、头晕、头痛等症状。其他肾上腺外的嗜铬细胞瘤，可能出现受累器官的相应症状。

【诊断】

1. 实验室检查

（1）肾上腺髓质激素及其代谢产物测定：①24小时尿内儿茶酚胺含量升高 2 倍以上即有意义。症状发作时应收集 3 小时尿送检。②24 小时尿 VMA（香草扁桃酸）测定：VMA 是肾上腺素和去甲肾上腺素的代谢产物，由尿液排出体外。通常需送检 24 小时尿标本三次。正常范围依采用的实验方法而定。③血儿茶酚胺测定：在高血压发作时测定有重要意义。某些食物和药物（如咖啡、香蕉、柑橘类水果、阿司匹林等）可干扰其测定值，故作上述检查前必须停用。

（2）药物试验：有一定危险性，且有假阳性和假阴性，临床少用，仅适用于诊断困难的患者。①组胺激发试验：适用于怀疑无症状嗜铬细胞瘤。②酚妥拉明抑制试验：适用于高血压患者。

2. 定位诊断

（1）B 超：肿瘤检出率高，操作简便、费用低，可反复检查。B超扫描范围广，可用于普查筛检。

（2）CT：对嗜铬细胞瘤检出率可达90%以上，对肾上腺内嗜铬细胞瘤检出率近100%，而对肾上腺外嗜铬细胞瘤的检出率近70%。CT能同时了解肿瘤和周围血管、脏器的关系。髓质增生者CT可显示肾上腺体积增大但无肿瘤影像。

（3）MRI：优点是可作不同方向的扫描如矢状和冠状切面，提供肿瘤与周围组织的解剖关系；无射线危害，不需注射造影剂。肿瘤检出率与CT相似。

（4）放射性核素：^{131}I-间位碘苄胍（^{131}I-MIBG）肾上腺髓质显像。MIBG的结构与去钾肾上腺素相似，可被嗜铬细胞瘤摄入，由标记的放射性核素示踪，故能显示嗜铬细胞瘤的部位。其诊断敏感性和特异性较高，适用于有典型临床症状而B超和CT均未发现的肿瘤，特别对多发的、异位的或转移性的嗜铬细胞瘤，诊断效果优于B超和CT。除用于诊断外，^{131}I-MIBG还可用于治疗恶性嗜铬细胞瘤和肾上腺髓质增生。

恶性嗜铬细胞瘤，只有发现肿瘤侵犯血管、周围组织以及转移时才确诊为恶性。影像学检查恶性嗜铬细胞瘤，直径>6cm，且不规则，有钙化区。

案例 57-3

该患者出现头痛、头晕，伴心悸、气短、面色苍白、出虚汗、视物不清，是阵发性高血压的表现，为儿茶酚胺大量分泌入血引起。实验室检查血肾上腺素、去甲肾上腺素和尿VMA，即儿茶酚胺及代谢产物均升高，可定性；超声、CT提示右肾上腺实性肿瘤，可定位。患者有烦渴现象，血糖、尿糖异常，为基础代谢增高、糖代谢异常的表现；心电图及心脏彩超异常为高血压心脏的代偿改变。根据典型的临床症状、实验室检查及影像学检查定性及定位，诊断右肾上腺嗜铬细胞瘤。

【治疗】

1. 手术治疗　手术切除肿瘤或增生的肾上腺可获得良好的疗效。由于治疗过程中血压波动及血容量减少所引起的血流动力学改变复杂而凶险，应加强围手术期处理，包括充分的术前准备、细致的术中操作和严密的术后监护。

（1）术前准备：①药物治疗：应用肾上腺素能受体阻滞剂，有效控制血压；通过扩容使缩小的血容量得到纠正，减少因术中触摸和挤压肿瘤引起的高血压危象和心血管严重的并发症。常用药物：酚苄明20~60mg/d，分次口服。术前准备一般应在2周以上，若降血压不满意时，可加用硝苯地平30~60mg/d，分3次口服。如拟行双侧肾上腺切除，应给予糖皮质激素替代治疗。②扩充血容量：儿茶酚胺症病人的周围血管长期处于收缩状态，血容量低。切除肿瘤或增生腺体后可引起血压急剧下降，围手术期不稳定，术中术后出现难以纠正的低血容量休克，升血压药物的应用时间将明显延长，甚至危及生命。为此，在使用肾上腺素能受体阻滞剂的同时，应考虑扩容如输血、补液。③完善三大指标：血压控制在正常范围，心率<90次/分，血细胞比容<45%。④增加心肌储备：常用钾镁极化液。

（2）麻醉选择：以全麻为安全。准备酚妥拉明和去钾肾上腺素等降血压和升血压药物。桡动脉插管可正确测定动脉血压变化；上腔或下腔静脉插管测定中心静脉压，以便及时调整补液和输血量。另外，再开放1~2支静脉，以便及时处理麻醉和术中血压极度波动所致变化。

（3）手术方法及术中注意点：①嗜铬细胞瘤，根据肿瘤大小、单侧病变还是双侧或多发病变，以及肿瘤与周围血管脏器的关系，来决定相应的手术路径。②术中与麻醉师密切配合，小心探查，操作轻柔，尽量锐性游离肿瘤。③对肾上腺髓质增生可作增生一侧肾上腺全切；若对侧也有增生，可作肾上腺部分切除。

（4）术后处理：严密观察血压、心率变化，并注意维持水、电解质平衡，防止伤口感染等并发症。

2. 药物治疗　对不能忍受手术，或未能切除的恶性嗜铬细胞瘤，或手术后肿瘤复发等患者，可使用酚苄明、哌唑嗪等药物以改善症状，也可采用^{131}I-MIBG内放射治疗。

案例 57-3

临床诊断：右肾上腺嗜铬细胞瘤

诊断要点：

1. 高血压病史，阵发性发作。

2. 血儿茶酚胺类物质含量升高，尿VMA升高。

3. 超声、CT见右肾上腺区实性肿物。

治疗原则：

1. 手术治疗。

2. 充分的术前准备：①酚苄明等药物降压。②控制血糖。③扩充血容量。④增加心肌储备。

3. 术中锐性游离肿瘤，避免挤压。术中麻醉监控及用药非常重要。

4. 术后继续监测血压、心率、水电解质情况，根据情况用药。

笔记栏

第四节 偶发性肾上腺瘤及肾上腺转移癌

偶发性肾上腺瘤是指临床上无症状、偶然发现的肾上腺占位性病变。随着诊断技术进步和健康普查展开,偶发性肾上腺瘤及肾上腺转移癌的发现率增高。为确定其来源和性质,应做肾上腺功能的实验室检查。最重要的是排除嗜铬细胞瘤及注意是否为转移病灶。

肾上腺转移癌较原发性肾上腺皮质癌多见。最常见的原发灶为黑色素瘤、肺癌、乳癌和肾癌。肾上腺转移癌的处理依原发肿瘤的情况而定。有指征时在切除原发病灶后切除肾上腺转移癌病灶。

(李 望 陈家存)

第五十八章 男性性功能障碍、不育和节育

第一节 男性性功能障碍

一、勃起功能障碍

勃起功能障碍(ED)指持续或反复不能达到或维持足够阴茎勃起以完成满意性生活。一般认为,病程至少应在3个月以上方能诊断为ED。阴茎勃起生理机制复杂,ED病因多变。目前认为,勃起功能障碍分为心理性和器质性(动脉性、静脉性、神经性、内分泌性ED)以及混合型(心理性和器质性同时存在)。目前发现器质性ED和混合型ED占较大的比例。

【病史与临床表现】

1. 病史询问 病史询问应当建立良好的信任和沟通,在此基础上着重记录:ED起病情况、病程、进展及严重程度;配偶对ED的客观反应;晨勃状况以及对性感刺激的反应;性欲、射精、性高潮情况;有无射精痛;配偶的性功能、性要求如何。在询问病史过程中应当注意区分心理性ED与器质性ED。

应当详细询问以了解是否有原发疾病造成继发性ED。主要询问以下疾病:高血压、糖尿病、高血脂、肝肾功能障碍等全身性疾病;多发性硬化症、脑萎缩等神经系统疾病;阴茎硬结症;甲状腺功能异常、性腺功能低下、高泌乳素等内分泌疾病;神经系统损伤、骨盆骨折以及会阴部损伤;用药史;吸烟、酗酒、滥用药物等不良生活习惯。

2. 临床检查 对第二性征和生殖器重点检查。头发和脂肪的分布、身体的一般状况能对性腺功能状况做出提示。通过触诊可了解睾丸的大小和硬度。许多性腺功能减退和曲细精管发育不全(klinefelter syndrome)的患者,常因勃起障碍作为首发症状而被诊断。阴茎触诊可发现阴茎硬结症(Peyronie病)的病人,此症不仅导致阴茎弯曲,还可引起勃起障碍。但是,先天性的阴茎弯曲在体格检查时无阳性发现,只有在勃起时才能诊断。

临床上经常采用简易的勃起功能评分表对患者的勃起功能进行简单评价(表58-1)。常用的国际勃起功能评分表(IIEF-5)可以便捷、相对客观的对患者的症状进行评估。一般而言,IIEF-5评分小于7分为重度勃起功能障碍,8~11分为中度勃起功能障碍,12~21分为轻度勃起功能障碍。IIEF-5评分结果常受到患者主观因素影响较大,可用于临床初步评估。

表58-1 国际勃起功能评分表(IIEF-5)

请根据您过去6个月的性生活实际情况回答以下问题,选择适当的编号标记(√)						
	0	1	2	3	4	5
1. 对阴茎勃起及维持勃起有多少信心?		很低	低	中等	高	很高
2. 受到性刺激后,有多少次阴茎能够坚挺地插入阴道?	无性活动	几乎没有或完全没有	只有几次	有时或大约一半时	大多数时	几乎每次或每次
3. 性交时有多少次能在进入阴道后维持阴茎勃起?	没有尝试性交	几乎没有或完全没有	只有几次	有时或大约一半时	大多数时	几乎每次或每次
4. 性交时,保持勃起至性交完毕有多大的困难?	没有尝试性交	非常困难	很困难	有困难	有点困难	不困难
5. 性交时是否感到满足?	没有尝试性交	几乎没有或完全没有	只有几次	有时或大约一半时候	大多数时候	几乎每次或每次
IIEF-5评分:						

笔记栏

【诊断】

1. 实验室检查 实验室检查可以初步排除造成ED的潜在病因。常规的实验室检查项目包括：血常规、尿常规、肝肾功能检查、血脂、血糖以及晨起睾酮水平测定。

2. 诊断性治疗 由于口服药物PDE5I临床治疗ED安全有效，对ED患者可选择口服PDE5I诊断性治疗。诊断性治疗可使用任何一种PDE5I，剂量达到足量，使用方法得当，需要有足够的性刺激，通常需要连续服用5次以上。诊断性治疗无效的患者根据需要进行必要的特殊检查。

3. 特殊检查

（1）适应证

1）PDE5I诊断性治疗无效。

2）年轻患者骨盆部及会阴部外伤或手术，可能需要进行血管重建术者。

3）阴茎硬结症、阴茎弯曲需要手术治疗者。

4）工伤、交通事故以及涉及法律鉴定的患者。

5）各种方法治疗失败、需要进一步选择下一步治疗者。

6）夫妻性生活不协调患者要求明确临床诊断。

（2）检查方法

1）内分泌功能检查：ED患者除了通常首先检测血浆睾酮水平和泌乳素水平，必要时需要检测LH，FSH，E2等。根据病情个别患者需要评估甲状腺功能等。

2）夜间阴茎勃起和硬度检测（NPT）：健康男子在睡眠的快速动眼相有3～6次的生理性勃起，每次持续20～30分钟。即使存在心理性的病因，这种勃起也不会受到影响。因此，NPT试验对于鉴别器质性和心理性的ED具有重要的参考价值。在性心理治疗之前或者手术之前，有必要进行NPT的检测。

目前，有几种不同的试验方法来检查阴茎夜间勃起。纸带试验和snap-gauge装置仅能判断阴茎有无勃起，试验精确性较差，不包括阴茎硬度的检查。应用硬度测试仪（Rigiscan）检查阴茎夜间勃起状况，可以连续测定阴茎勃起的硬度变化，包括峰值和基础值，它是衡量阴茎插入能力的最好指标。目前多采用住院留观，连续测定3次夜间阴茎勃起的情况，来了解有无器质性勃起功能障碍。NPT检查的结果解释必须综合考虑其他试验结果。此外，NPT检查并未考虑到患者的睡眠质量，因此不适用于有失眠症者。同时，一些药物和精神疾病如抑郁症等也能影响夜间勃起。另外需要注意的是，老年男子和性腺机能减退的患者，夜间阴茎勃起次数减少，硬度显著降低。

3）阴茎海绵体注射血管活性药物诱导勃起试验（ICI）：ICI可以初步判断阴茎血管灌流保持能力和海绵体平滑肌的功能完整性，进而对海绵体闭合机制做出评价。小剂量的血管活性物质可以诱导阴茎充分勃起，尤其适合于血管性ED的诊断。同时，阴茎海绵体试验联合其他临床检查可对神经性、功能性/心理性ED做出鉴别。

血管活性药物（罂粟碱：30～60mg，PGE1：10～20mg）的注射部位在阴茎体两侧，以避开背神经、血管和尿道。注射后无需对阴茎根部挤压。血管活性药物注射后15分钟，在站立状态下对阴茎勃起程度和硬度进行评价：

- E0：无反应。
- E1：轻度膨胀，无硬度。
- E2：中等膨胀，无硬度。
- E3：完全膨胀，无硬度。
- E4：完全膨胀，中等硬度，可以插入。
- E5：完全膨胀，坚挺有力。

反应在E0和E3之间，认为血管活性反应为阴性，患者对刺激无反应。如果血管活性药物注射后勃起硬度能维持插入，评级在E4～E5之间，结果判断为阳性。

阴茎海绵体血管活性试验最常见的并发症是血肿，一般可以自行缓解，无需特殊治疗。并发症中最需引起重视的是阴茎勃起时间延长和阴茎异常勃起。一些学者认为阴茎充分勃起3～6小时为勃起时间延长，>6小时为异常勃起。随着异常勃起时间的延长，阴茎海绵体将会发生代谢性酸中毒，进而损害平滑肌结构，使阴茎海绵体纤维化。如果异常勃起时间超过12小时将导致不可逆的改变。出现这种情况要紧急处理。如果发生阴茎持续勃起4小时以上，立即阴茎海绵体内注射1/3量去氧肾上腺素溶液（去氧肾上腺素10mg加生理盐水10ml），可10分钟间隔反复使用。如果效果不佳，立即转专科医院进一步急诊治疗。

4）彩色双功能超声多普勒检查（CDDU）：阴茎海绵体内注射血管活性药物（罂粟碱：30～60mg，PGE1：10～20mg）后，利用彩色双功能超声多普勒诊断仪，使用高频探头（5～10MHz）检查阴茎海绵体结构和动脉直径、阴茎动脉收缩期最大血流速度（PSV）和收缩末期血流速度（EDV），并计算阻力指数（RI＝EDV/PSV），分别评价海绵体深动脉的动脉灌注情况和静脉闭合功能。药物注射后CDDU检测结果动脉直径<0.7mm，PSV<25cm/s时，可考虑动脉灌注功能障碍；如果EDV>5cm/s，RI<0.75可以考虑静脉关闭功能障碍，需要进行进一步放射线检查。CDDU检查受检查医生熟练程度以及药物、周围环境、患者状态的多种因素影响，有时需要重复检查。

笔记栏

5）放射线检查

a. 选择性阴茎海绵体动脉造影：由于CDDU检查结果90%与选择性血管造影相吻合，且具有非侵入性、价格低、费时少的特点，目前只在怀疑患者是由先天性血管畸形导致原发性ED时，才采用阴茎血管造影技术。此外，还用于阴茎动脉血管重建手术前了解阴部内动脉和下腹壁动脉的状况。

b. 阴茎海绵体静脉造影：对疑有静脉关闭功能障碍者，需要进一步采取阴茎海绵体造影术明确诊断。通常也需使用血管活性药物诱导勃起后灌注造影剂，观察阴茎海绵体结构和静脉影像。

6）神经功能评价：临床上勃起相关神经功能检查有球海绵体反射潜伏期测定（BCRLT），它反应阴茎和骶髓勃起中枢（S_2至S_4）的神经通路是否通畅。此试验是应用电脉冲刺激套在阴茎体上的环状电极，通过放置在球海绵体肌的针式电极测定反射潜伏期；同时在头皮记录皮层诱发电位的阴茎背神经感觉诱发电位（DNSEP）。如果BCRLT和DNSEP的神经传导潜伏期延迟，应考虑神经性ED。

【治疗】

1. 生活方式和心理治疗　对于某些特殊患者，不良生活习惯例如肥胖、吸烟、酗酒或滥用成瘾物品，需要首先处理。心理因素包括男女双方关系（例如双方关系紧张）、情绪问题和抑郁，或者其他性心理异常。

2. 口服药物治疗　①常用的有降压药物（如利尿剂、β受体阻滞剂）、精神类药物、抗心律失常药物和抗雄激素、类固醇类药物。②激素替代治疗：适用于性腺功能低下、高泌乳素等激素异常患者。治疗前需有临床影像学和实验室检查依据。

3. 局部药物治疗　口服药物治疗失败、有用药禁忌证及不能耐受药物副作用的患者可考虑局部疗法。

（1）阴茎海绵体内血管活性药物注射疗法：前列地尔、PGE1可局部注射到阴茎海绵体。盐酸罂粟碱单独或与酚妥拉明联合应用，或罂粟碱，酚妥拉明和PGE1联合应用，已经在临床中使用。海绵体注射的副作用主要表现在局部反应，包括急性疼痛和异常勃起（罕见），慢性纤维化和弯曲。

（2）尿道内给药：优点为侵袭性较小；缺点包括局部和全身性的副作用、费用较高和配偶的阴道刺激，配偶如怀孕应使用避孕套。

（3）真空负压装置：真空负压装置是通过负压将血液吸入到阴茎中，并依靠阴茎根部的弹力圈加以维持。

副作用包括阴茎疼痛、麻木、瘀斑和射精中断。

4. 外科治疗

（1）血管手术：动脉搭桥术（又称血管重建术）的最佳适应证是动脉性勃起功能障碍的年轻患者，而这种动脉性勃起功能障碍多是由于骨盆或阴部外伤引起，并无全身性动脉硬化症、无内分泌性及神经性因素的动脉性勃起不全患者。

存在静脉漏的ED患者可以采用静脉手术减少静脉回流。术前重复进行阴茎海绵体测压或阴茎海绵体造影，对明确静脉泄漏径路和确定手术方式很有帮助。

（2）阴茎起勃器植入手术：对于重度ED患者，药物治疗无效，可考虑外科手术植入可弯曲或可膨胀的阴茎勃起器。这种治疗方法的优点是作用持久和满意度高，不影响性快感、射精以及排尿。缺点包括不可逆、侵袭性、有外科并发症和阴茎勃起机械故障，只有在其他方法都无效的情况下才考虑应用。

二、早　　泻

早泻定义尚有争论。一般认为是性交时阴茎能勃起，但对射精失去控制能力，阴茎插入阴道前或刚插入即射精。

传统观点认为早泻大都是心理性原因。近年来研究发现，这类病人还存在阴茎感觉过敏，或由于包皮阴茎头炎和前列腺炎等疾病诱发。

治疗早泻需根据其发病原因，首先治疗诱发病因，并由妻子密切合作，采用性感集中训练法，克服对性行为的错误认识和自罪感，建立和恢复性的自然反应，可取得较好效果。

第二节　男性不育症

男性不育症（male infertility）系指夫妇婚后同居3年以上未用避孕措施，由于男方原因造成女方不孕者。美国生育协会认为婚后1年不避孕而未怀孕者为不育。大约15%的夫妻不能生育。不育因素中20%完全归因于男子，30%与夫妻双方有关，故约50%的不育因素与男子有关。

【病因】

当精子的发生、成熟、获能、运输等过程中任何一个环节有缺陷，即可导致男性生育能力低下或男性不育。

1. 先天性发育异常

（1）阴茎先天性发育异常：如先天性阴茎发育不良、小阴茎或异位阴茎。

（2）尿道先天性发育异常：如尿道下裂、尿道上裂等。

笔记栏

（3）睾丸先天性发育异常：如无睾、睾丸发育不全、隐睾、睾丸附睾分离等。

(4) 其他先天性发育异常:先天性输精管梗阻或缺如、精囊发育不全或缺如、前列腺发育不良或憩室等。

2. 遗传性疾病

(1) 性染色体异常:多伴有内分泌异常,如①Klinefelter综合征,又称原发性小睾丸症或曲细精管发育不良。②XYY 综合征。③Noonan 综合征,又称男性 Turner 综合征。④46,XX 男性综合征,又称为性逆转综合征等。

(2) 常染色体异常:包括 D-D 易位、环状染色体异常、倒转、易位及 Robertssonian 畸变等。

(3) 遗传性酶缺陷:如先天性雄激素合成酶缺陷等。

3. 内分泌疾病

(1) 下丘脑-垂体-睾丸轴疾病

1) 下丘脑-垂体疾病:为继发性性腺腺机能减退症,或称为促性腺激素分泌减少型性腺机能减退症。其中先天性下丘脑-垂体疾病:主要包括①性幼稚-嗅觉丧失综合征。②性幼稚-多指畸形综合征。③性幼稚-肌张力低下综合征。④选择性 LH 缺陷症(生育无睾综合征,又称能生育阉人综合征)。⑤选择性 FSH 缺陷症。⑥血色素沉着症等。后天性下丘脑-垂体损害:肿瘤、炎症、创伤、放射损伤、系统性疾病以及药物等均可影响下丘脑-垂体的功能而导致不育。

2) 睾丸疾病:为原发性性腺机能减退症,或称为促性腺激素分泌增多型性腺机能减退症。其中先天性疾病主要包括① K1inefelter 综合征。②XYY综合征。③Noonan 综合征。④46,XX 男性综合征。⑤肌强直性营养不良。⑥支持细胞唯存综合征。⑦隐睾。⑧无睾症,又称青春期前去势综合征或睾丸消失综合征。⑨睾丸间质细胞发育不良和不发育等。后天性睾丸异常包括睾丸的某些后天性异常,如炎症(腮腺炎性睾丸炎等)、创伤或扭转、放射损伤、系统性疾病(如慢性肾衰尿毒症、肝硬化和镰状细胞性贫血等)以及影响生精的药物(如多种抗癌药、类固醇药物、单胺氧化酶抑制剂、棉酚等)均可影响睾丸功能障碍,而导致不育。

(2) 雄激素合成和作用异常

1) 雄激素合成异常:先天性雄激素合成酶缺陷主要包括:①P450m 缺陷(类脂性肾上腺增生)。②$P45_{c17}$缺陷。③3β-羟类固醇脱氢酶缺陷。④17β-羟类固醇脱氢酶缺陷等。

抑制睾酮合成的药物:主要有①干扰类固醇激素合成的药物,如氨基导眠能、氨体舒通、大麻等。②酮康唑。③乙醇等。

2) 雄激素作用异常:5α-还原酶缺乏:又称家族性不完全男性假两性畸形Ⅱ型。雄激素受体异常:包括①完全性睾丸女性化,又称为雄激素全不敏感综合征,为完全男性假两性畸形。②不完全性睾丸女性化。③Reifenstein 综合征。④男性不育综合征等。

(3) 引起不育的其他内分泌疾病:主要有①高催乳素血症。②甲状腺疾病,如甲状腺功能亢进或减退症。③肾上腺疾病,主要有先天性肾上腺皮质增生和 Cushing 综合征。④糖尿病等。

4. 生殖系感染 如腮腺炎合并睾丸炎,或双侧附睾结核、淋病性附睾炎、慢性前列腺炎等引起生精障碍或输精管道梗阻。

5. 性功能障碍和射精障碍 如严重早泄、阳痿、逆行射精、不射精等。

6. 免疫性原因

(1) 血-睾屏障破坏:可导致免疫反应发生,引起抗精子抗体(AsAb)形成。临床上某些疾病如①输精管吻合术。②精子肉芽肿。③单侧或双侧,先天或后天的输精管梗阻。④睾丸活检。⑤生殖道损伤。⑥隐睾症。⑦生殖道感染。⑧精索静脉曲张等不育时存在免疫性因素。

(2) 免疫抑制功能障碍:如①某些不育患者外周血 T 辅助/诱导($T_{H/I}$)亚群升高,而 T 抑制/细胞毒($T_{S/C}$)亚群降低。②精液中抗补体物质的活性明显下降。③精浆免疫抑制活性物质的含量或抑制活性降低或缺乏等。

(3) 遗传及其他因素:许多患者找不到 AsAb 形成的原因。有人发现 AsAb 的形成与 HLA A-28 抗原有关。

7. 精索静脉曲张 略。

8. 理化因素 吸烟、酗酒、吸毒、放射线、环境毒物等。

9. 其他因素 如纤毛不动综合征、Young 综合征、囊性纤维化等。

【诊断】

1. 病史 询问婚后的不育时间长短,曾经采取的避孕措施,性生活的情况,既往所进行过的不育检查与治疗及治疗效果。

应当询问有无慢性呼吸道疾病。还应注意肾功能衰竭、肝脏疾病以及其他不常见的代谢性疾病。有无结核性附睾炎和前列腺炎。睾丸癌、霍奇金病、非霍奇金淋巴瘤以及白血病等疾病及其治疗可能对生育能力有损害。生殖器官部位进行放疗、癌症化疗药中一些烷基化合物,常导致生殖功能不可逆的损害。注意有无睾丸损伤、精索静脉曲张、睾丸下降异常等病史。

询问有无尿道感染以及性传播性疾病史。应当注意到衣原体感染是引发附睾炎的常见病因。部分外科手术将直接影响生育功能,应当详细询问。此外，还应当询问用药史和环境、职业因素。

2. 体格检查

（1）阴茎检查：应注意有无尿道下裂或外科创伤性瘢痕、硬块或其他病理变化。应注意确定有无性传染性疾病。

（2）睾丸检查：注意检查其位置、体积和质地。如果睾丸体积小于 11ml，则提示生精功能不良。正常睾丸有弹性，如睾丸质软常伴有生精功能损害。睾丸体积正常或增大但质硬，有睾丸肿瘤的可能。若睾丸小而软常见于低促性腺激素型性腺功能低下者。

（3）附睾检查：正常的附睾可勉强触及，其轮廓规则而质软。轻轻扪诊不引起疼痛。疼痛性结节表明有附睾炎或精子肉芽肿，附睾头的痛性结节提示为衣原体感染。附睾尾部的痛性肿胀或结节表明有淋球菌感染或炎症或一般尿道病菌感染。输精管结扎术后也可在尾部出现精子肉芽肿。附睾的囊性畸形可能与梗阻有关，也可能无关。

（4）输精管检查：应触摸双侧输精管。正常的输精管通过两指间检查，感觉呈细的管状结构。然而，有时临床医生会遗漏双侧输精管缺如。因此，对所有无精子症患者，特别是那些睾丸体积正常而射精量少的患者，均有必要重复检查是否正常，有无增粗、结节或触压痛，这些可提示有炎症。阴囊检查：应当注意有无阴囊肿物以及精索静脉曲张。

（5）前列腺检查：前列腺直肠指诊时柔软、规则、无痛，很容易辨认中央沟。疼痛的软性肿胀提示有炎症，疼痛常表现为向阴茎尿道放射的灼热感。

3. 实验室检查

（1）精子质量的标准化十分重要。精液分析的各项指标的标准值如表 58-2。

表 58-2　精液分析标准（WHO，1999）

体积	≥2.0ml
pH	7.0~8.0
精子密度	$\geq 20\times10^6$个/ml
精子数量	$\geq 40\times10^6$个/次
活力	前向运动精子 ≥50% 或射精 60 分钟内快速运动精子 ≥25%
形态	正常形态精子 ≥14%
活度	活动精子 ≥50%
白细胞	$<1\times10^6$个/ml
免疫珠试验	黏附颗粒阳性精子 <50%
混合抗球蛋白试验（MAR-test）	黏附颗粒阳性精子 <50%

（2）精液的生化检测：中性 α-葡萄糖苷酶的测定可作为附睾的功能指标，还可用于鉴别梗阻性与非梗阻性无精子症。果糖定量分析可作为精囊的定量分析，判断精囊部位是否存在梗阻。

（3）内分泌功能检查：激素检查包括卵泡刺激素（FSH）、促黄体生成素（LH）和雄激素。在精子贫乏症和极典型 OAT 病例，激素水平可用来鉴别阻塞性和非阻塞性不育症；前者 FSH 水平正常，同时双侧睾丸体积正常。

（4）微生物学检查：适应证包括：尿液异常、尿路感染、MAGI（前列腺炎、附睾炎、隐性射精感染）性传播疾病，通常精液中可查到白细胞。但是在精液量少时，常提示射精管道的部分阻塞，常由前列腺或精囊的慢性炎症引起。生殖道感染可使氧自由基产生增多从而损坏生精功能。淋病和沙眼衣原体感染可导致附睾和输精管阻塞。

（5）遗传学评估

1）染色体数量异常：如 Klinefelter 综合征（47 XXY）是最常见的性染色体异常。无精子症患者中约 10% 存在这种染色体异常。

2）染色体结构异常：精液质量极差患者常可发现染色体转位和缺失（Y 染色体上无精子因子（AZF）区域发生缺失的几率较高）；

3）基因异常：如发现先天性的双侧输精管缺失（CBAVD），应检查是否存在囊性纤维化跨膜调节因子基因的突变。

（6）精子功能检测分为：活力检查、体内体外精子黏液相互作用检查，以及获能、顶体反应、透明带结合和穿透卵子各个步骤的检查。只有将这些结果结合起来才能判断精子的活力如何。

4. 影像学检查

（1）超声检查：可定位阴囊内疾病。30% 不育症患者可通过彩色 Doppler 超声检查发现精索静脉曲张，0.5% 的患者可查出睾丸肿瘤，5% 的患者可发现睾丸内微小钙化（常发生恶性变，患者常有隐睾病史）。在精液量少（<1.5ml）患者，可行经直肠超声检查（TRUS）排除前列腺囊肿、精囊囊肿或射精管道狭窄。超声检查有助于确定主要的附睾异常。

（2）精道造影：包括经皮输精管穿刺造影、附睾穿刺造影、精囊穿刺造影、经精阜头逆行插管造影等方法。由于穿刺有一定创伤，并且泛影葡胺等含碘造影剂对输精管内膜的损伤作用不能排除，因此目前对诊断性精道造影持审慎态度。

5. 睾丸活检　睾丸体积和血清 FSH 水平正常而不能解释的无精子症患者，可考虑睾丸活体组织检查。睾丸组织不能用常规的甲醛液固定，因为将造成组织学和细胞学的检验评估更为困难。最常用的固定液是 BOUIN 液。

【治疗】

1. 药物（激素）治疗　目前还没有研究证明激素治疗，如 HMG/HCG、雄激素、抗雌激素（克罗米酚和他莫西芬)、泌乳刺激素抑制剂(溴麦亭)和类固醇治疗,能够提高特发性 OAT 综合征患者的妊娠率。但是对于一些原发性的内分泌病理异常,可以使用激素药物治疗。

(1) 低睾酮水平:建议行睾酮替代治疗。

(2) 脑垂体性腺机能减退:间歇性的 GnRH 静脉注射或皮下注射。通常开始剂量是 5ug,必要情况下可以增加到 10~20μg,每 90 分钟一次。在某些情况下,也可以采用 HCG1500U 和 HMG150U 肌内注射,每周两次。

(3) 高 PRL 血症:多巴胺促效剂治疗。

(4) 抗生素:对于生殖道感染导致的感染性不育,可根据精液培养和药敏结果选择敏感的抗生素进行治疗。但抗生素仅可清除微生物,并不能改变生殖道功能和解剖异常。

(5) 中医药:部分轻、中度少、弱、畸形精子症,精液不液化,免疫性不育患者,可通过中医药治愈而达到生育的目的。此外,在精索静脉高位结扎术后结合活血化瘀、养阴清热和补肾益精等中药可提高妊娠率。对于感染性不育,在应用抗生素的同时结合清热利湿、活血化瘀等中药也可提高妊娠率。

(6) 对有自身抗精子抗体的患者不建议类固醇治疗,因为其副作用和疗效还未得到证实。

2. 手术治疗

(1) 精索静脉曲张的手术治疗。

(2) 显微外科

1) 输精管吻合术:包括传统的非显微外科手术方法吻合输精管和显微外科输精管吻合术,后者在复通率和受孕率方面有明显的优势。术后初始妊娠的可能性跟时间间隔呈负相关,8 年后妊娠可能性降至 50% 以下。大约 20% 接受输精管吻合术的病人在一年内精子质量恶化到无精症或极度少精症程度。

2) 显微外科输精管附睾吻合术:显微外科输精管附睾吻合术是目前最具挑战性显微外科技术之一,其适应证包括先天性和后天性的附睾源性梗阻,睾丸活检精子的发生功能正常。常用的方法包括端- 端吻合,端- 侧吻合,三角针三叠套输精管附睾吻合术和横向或纵向两针吻合,其中纵向两针叠套吻合已经成为目前欧美国家的首选术式。

3. 辅助生殖技术 辅助生殖技术(asisted reproductive technologies,ART)是指采用医疗手段使不育夫妇受孕的一系列由简单到复杂的方法。包括人工授精(AI)、体外受精及胚胎移植(IVF-ET)、配子输卵管移植(GIFT)、显微授精技术、胚胎种植前遗传学诊断及其他相关的助孕技术如赠卵、赠胚胎、胚胎冻存等。

(1) 人工授精:人工授精一般是指由医生把精液直接注入女性生殖道以达到受孕目的的一种技术。根据精液来源分为两类,即丈夫精液人工授精(artificial insemination with husband's sperm,AIH)和供者精液人工授精(artificial insemination with donor sperm,AID)。AIH 与 AID 在原则上与技术上基本相同。

1) AIH 的适应证

a. 性交障碍:精液正常,但由于丈夫或妻子生殖器和性功能异常,不能进行正常性交所致不孕者。

b. 精子在女性生殖道内运行障碍:精液正常,但由于女性生殖道异常使精子不能正常上行达到子宫腔而致不孕。

c. 精液异常:精子数量、质量异常、精液量减少、免疫性不育和精液不液化。

2) AID 的适应证

a. 绝对性男性不育:无精子症、死精子症及严重的少精子症。

b. 男方有不良遗传因素:严重遗传性疾病及精神病等。

c. 夫妻间特殊的血型不容或免疫不合。

3) 人类精子库:人类精子库以治疗不育症以及预防遗传病、性传播疾病等为目的,利用超低温冷冻技术,采集、检测、保存和提供精子。作为成熟的辅助生殖技术之一,精子库和人工授精在治疗不可逆性男子不育、生殖保险、生殖研究等方面具有独特的优势。

(2) 体外授精和胚胎移植(IVF-ET):由两部分的工作组成:第一步是体外授精,即在体外特定条件下使精子和卵子结合形成受精卵,并使受精卵在特定条件下分裂繁殖,形成 8 个细胞的胚胎。随即转入第二步,把此胚胎移植到母体的子宫中去(embryo transfer,ET),如能种植于子宫,即初步获得成功。以后有人将取得的精子和卵子直接输入到正常生理条件下的受精部位- 输卵管壶腹部,使精子和卵子在那里相遇并受精,这就是所谓的配子输卵管内移植(gameteintra-fallopian transfer,GIFT),其成功率比 IVF 为高(图 58-1)。

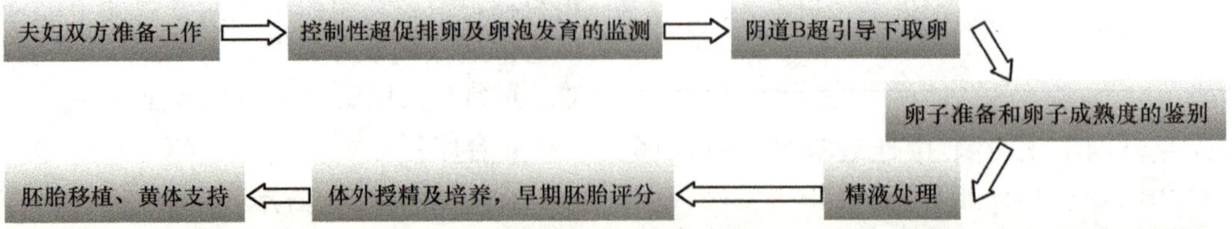

笔记栏

图 58-1 IVF-ET 程序图

（3）显微授精技术：男性少、弱精在体外授精最大的困难是精子不能超过卵母细胞透明带达到精卵融合，因而受精率低下。显微辅助授精技术是从透明带手术或直接将精子引入卵母细胞内，从而提高受精率。显微注射授精技术可分两种：一种是透明带下显微注射技术（subzoual insemination），即将所选择的精子直接注射于透明带下的卵黄周间隙；另一种是卵细胞内显微注射授精技术（intracytoplasmic sperm injection，ICSI），即把精子直接注射到卵细胞的胞质内。

ICSI 的适应证为严重的少、弱、畸形精子症和阻塞性及部分非阻塞性无精子症，生精功能障碍，男子免疫性不育，IVF-ET 受精失败者，精子无顶体或顶体功能异常。ICSI 每个周期的受精率 60%～70%、妊娠率 20%～60%、活产率 30%～40%（其中单胎率 60%～70%、多胎妊娠率为 30%～35%）、新生儿畸形率（2%～3%）、宫外孕发生率 1.2%～1.7%。

ICSI 在帮助不可能穿越自然选择机制的精子同时，也可能将男性遗传缺陷（Y 染色体缺失、CBAVD、染色体结构异常等）传给下一代。目前大多数调查发现 ICSI 婴儿的出生缺陷率（2%～3%）与一般人群相比无显著性差异，且发育正常，但 ICSI 的安全性始终令人担忧。所以在 ICSI 之前必须进行染色体检查和遗传咨询。种植前诊断和产前检查可避免严重畸形儿的出生。

第三节　男性节育

计划生育是我国的基本国策。近年来对通过女性调控生育的方法的研究取得了很大的进展，而男性节育方法的研究和应用远远落后于女性方面。在我国应用最广泛的是输精管绝育术，该术效果确切，但可复性差，且输精管阻断可引起附睾郁积、精子肉芽肿等并发症。理想的节育方法应该对生理影响小、有可复性、无不良反应、无后遗症，还需方法简单、方便、经济，效果确切，易为人们接受。

（1）药物避孕

男性生殖功能包括精子发生、精子成熟、精子排放及精子获能等一系列复杂的生理过程。任何一个环节受到干扰均可达到节育的目的。

1）干扰生殖激素平衡的药物：雄激素，孕激素，促性腺激素释放激素（GnRH）类似物，抑制素。

2）直接抑制精子发生的药物：棉酚，双二氯乙酰双胺类药物，3-吲唑羧酸类药物。

3）抑制附睾中精子成熟的药物：这类药物包括醋酸环明氯地孕酮雄激素结合蛋白抑制剂、氯代甘油、柳氮磺胺嘧啶等。

4）影响精子活力的药物：这类药物目前研究较多的是植物药雷公藤与昆明山海棠，二者为同属植物。

（2）避孕套避孕。

（3）自然避孕法。

（4）男性绝育。

1）输精管结扎术：已婚男子为实行计划生育，经夫妇双方同意，除以下情况外均可施行手术：①出血性疾病、精神病、严重神经衰弱、性功能障碍者是绝对禁忌。②高血压、心脏病、糖尿病、贫血、肝功能不良等全身性疾病者为相对禁忌。③泌尿生殖道急慢性感染、阴囊皮肤急慢性炎症或其他有碍手术的皮肤疾病者，应待治愈后再行手术。

手术方式：①直视钳穿法输精管结扎术。②钳穿法输精管结扎术。③针头固定小切口法输精管结扎术。④穿线法输精管结扎。⑤针挑法输精管结扎。

2）输精管粘堵术。

（刘俊杰　陈家存）

第六篇　骨　　科

第五十九章　骨折概论

案例 59-1

患者,男,71 岁。因车祸致右小腿出血、肿痛畸形 1 小时入院。

患者于 1 小时前被汽车撞倒,致右小腿皮肤裂开、出血,小腿肿胀疼痛、短缩畸形,伴活动受限。无昏迷、腹痛、血尿及下肢麻木等伴随症状。

体格检查:神志清,全身一般情况可,体温 37.4℃。右小腿短缩,远端足外旋畸形,中段肿胀明显。前内侧中下 1/3 皮肤斜行 2cm 创口,污染轻,无活动性出血。小腿中下段压痛,纵向叩击痛阳性,骨擦感及局部反常活动均存在,下肢活动受限。足背动脉搏动可,远端皮肤感觉无减退,足趾活动可。

辅助检查:①血常规:WBC 10.5×10^9/L。②胸片未见心肺异常。③B 超未见肝胆脾胰及双肾输尿管异常。④X 线片:右胫腓骨中下段粉碎性骨折,远端短缩,向内侧移位成角。

问题:

1. 首先应考虑何诊断?
2. 诊断依据是什么?
3. 早期和后期如何处理?

第一节　骨折的定义、成因、分类及骨折的移位

【定义与成因】

骨的完整性或连续性中断称为骨折(fracture)。其形成原因包括:①直接暴力:骨折发生于暴力直接作用的部位。如打伤、撞伤及火器伤等。②间接暴力:暴力通过传导、杠杆或旋转作用使远处发生骨折。例如摔倒时手掌撑地可发生的桡骨远端骨折(图 59-1)、肱骨髁上骨折或锁骨骨折等。③肌拉力:肌肉骤然收缩,拉断肌附着处的骨质。例如突然跪倒时,股四头肌突然收缩,可发生髌骨横骨折(图 59-2)。④积累性劳损:长期、反复、轻微的直接或间接伤力可集中在骨骼的某一点上发生骨折。如远距离行军造成的第二、三跖骨疲劳性骨折。⑤骨骼疾病:已有病理改变的骨骼(如骨髓炎、骨肿瘤等),遭受轻微外力即断裂,称为病理性骨折。在本病例,汽车撞伤属直接暴力引起的骨折。

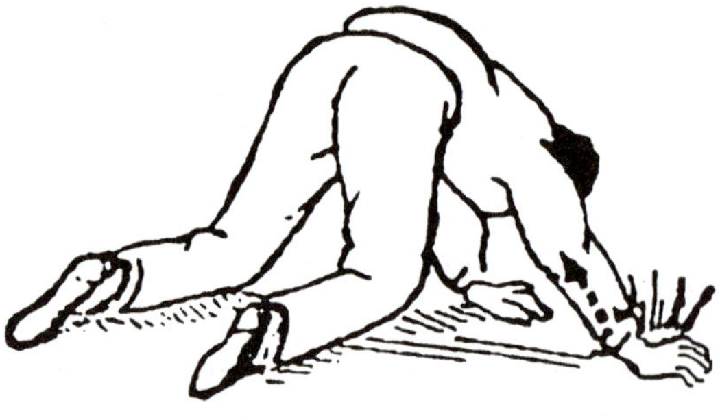

图 59-1　间接暴力导致骨折

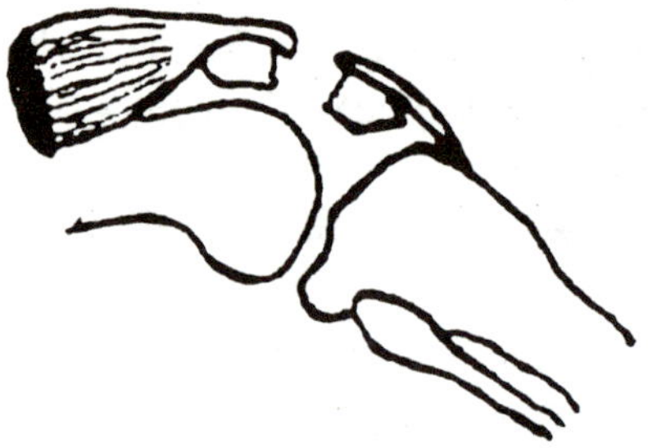

图 59-2　肌拉力引起髌骨横骨折

【分类】

对骨折进行分类利于确定最佳的治疗方案。

1. 根据骨折是否与外界相通分为　①闭合性骨折:骨折处皮肤或黏膜完整,骨折端不与外界相通。②开放性骨折:骨折处皮肤或黏膜破裂,骨折端与外界相通。耻骨骨折引起的膀胱或尿道破裂,尾骨骨折引起的直肠破裂,也属于开放性骨折。

2. 根据骨折的程度及形态可分为

(1) 不完全骨折:骨的完整性或连续性仅有部分中断。包括:①裂缝骨折:如颅骨、肩胛骨及长骨的裂缝骨折。②青枝骨折:多发生于儿童,骨质较柔韧,发生骨折不易完全断裂,与青嫩的树枝被折的情况相似。

(2) 完全骨折:骨的完整性或连续性完全中断,根据骨折线的方向常分为(图 59-3):①横形骨折:骨折线几乎与骨的纵轴垂直。②斜形骨折:骨折线与骨的纵轴斜交。③螺旋形骨折:骨折线呈

笔记栏

螺旋形。④粉碎性骨折：骨碎裂成两块以上。骨折线呈"T"形或"Y"形时，又称"T"形或"Y"形骨折。⑤嵌插骨折：常发生于长管骨干骺端皮质骨与松质骨交界处，例如股骨颈和肱骨外科颈骨折，皮质骨嵌插入松质骨内。⑥压缩性骨折：松质骨因压缩而变形，如发生于椎体和跟骨的骨折。⑦骨骺分离：通过骨骺的骨折。骨骺的断面可带有数量不等的骨组织。

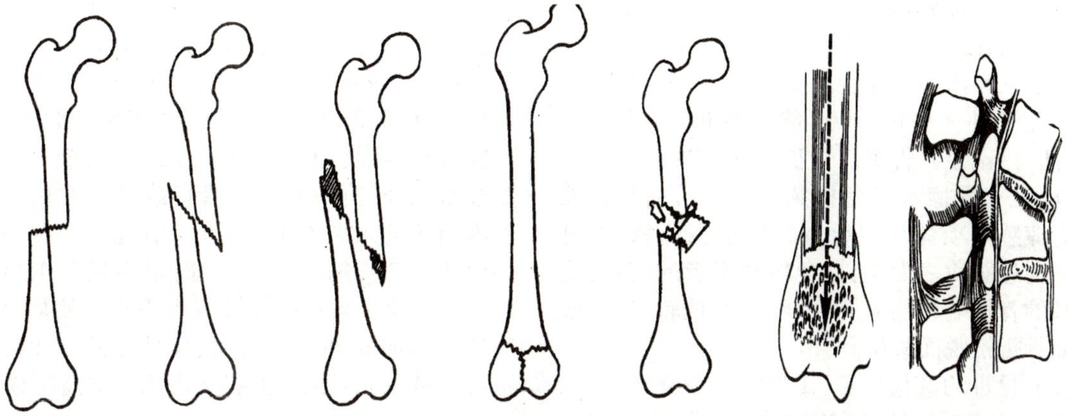

图 59-3　完全骨折的各种类型

3. 根据骨折的稳定程度可分为　①稳定骨折：复位后经适当外固定不易发生再移位的骨折，如横形骨折、嵌插骨折、压缩性骨折等。②不稳定骨折：复位后易于发生再移位的骨折，如斜形骨折、螺旋形骨折、粉碎性骨折。

> **案例 59-1**
>
> 该患者右小腿骨折处皮肤裂开、出血，属于开放性骨折。根据 X 线片所示属于粉碎性骨折，也属于不稳定骨折。

【移位】

骨折发生时暴力的性质、大小和方向、肢体远端的重量、肌肉牵拉的力量以及搬运或治疗不当，均可造成骨折移位，临床常分为(图 59-4)：①成角移位：两骨折段之纵轴交叉成角，以顶角方向为准称为向前、向后、向内或向外成角。②侧方移位：远侧骨折段移向侧方。以近段为基准，按远段的移位方向分为向前、向后、向内或向外侧方移位。③缩短移位：骨折断端互相重叠或嵌插，骨的长度因而缩短。④分离移位：骨折段在同一纵轴上互相分离。⑤旋转移位：骨折段围绕骨的纵轴旋转。

> **案例 59-1**
>
> 该患者右小腿短缩，X 线片发现骨折远端向内侧移位成角。前三种移位均存在。

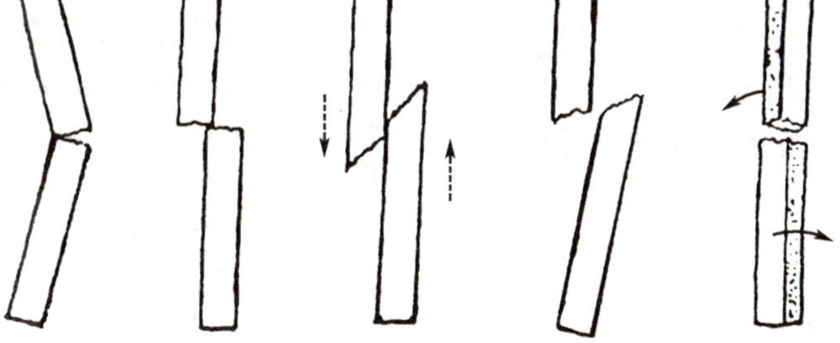

图 59-4　骨折端移位的类型

第二节　骨折的临床表现及 X 线检查

【临床表现及诊断】

1. 全身表现

(1) 休克：多见于多发性骨折、股骨骨折、骨盆骨折和严重的开放性骨折。患者常因广泛的软组织损伤、大量出血、剧烈疼痛或并发内脏损伤等引起休克。

(2) 发热：一般骨折后体温正常，只有在严重损伤如股骨骨折、骨盆骨折有大量内出血，血肿吸收时，体温略有升高，通常不超过 38℃。开放性骨折患者体温升高时，应考虑感染。

2. 局部表现

(1) 骨折的特有体征:①畸形:骨折段移位后,患肢的形状改变,可出现畸形。②反常活动:在肢体非关节部位,骨折后出现不正常的活动。③骨擦音或骨擦感:骨折端互相磨擦时,可听到骨擦音或摸到骨擦感。

以上三种体征只要发现其中之一,即可确诊。但未见此三种体征时,也可能有骨折,如青枝骨折、嵌插骨折、裂缝骨折。骨折端间有软组织嵌入时,可以没有骨擦音或骨擦感。反常活动及骨擦音或骨擦感两项体征在检查时应加以注意,不可故意摇动患肢使之发生,以免增加患者的痛苦,或使锐利的骨折端损伤血管、神经及其他软组织,或使嵌插骨折松脱而移位。

(2) 骨折的其他体征:①疼痛与压痛:骨折处均感疼痛,在移动肢体时疼痛加剧。②肿胀及淤斑:因骨折发生后局部有出血、创伤性炎症和水肿改变,受伤一、二日后肿胀更为明显,可使皮肤发亮,产生张力性水泡。浅表的骨折及骨盆骨折皮下可见瘀血。③功能障碍:由于失去了骨骼的支架和杠杆作用,活动时引起骨折部位疼痛,使肢体活动受限。

案例 59-1

该患者体温 37.4℃,考虑为血肿吸收热。右小腿短缩,远端足外旋畸形,中段肿胀明显。小腿中下段压痛,纵向叩击痛阳性,骨擦感及局部反常活动均存在,下肢活动受限。结合三项特有体征考虑诊断为右侧胫腓骨骨折。

以上体征可见于新鲜骨折,也可见于脱位、软组织损伤等。有些骨折,如嵌插、不完全骨折,可没有这些临床表现,此时需 X 线照片检查才能确诊。

【骨折的 X 线检查】

诊断骨折主要依据病史和体征、X 线照片检查来进行。骨折一般要求拍正、侧位片,同时包括一个临近的关节,有些骨折还需加拍特殊的投照位置,如腕舟骨的蝶位片。

案例 59-1

该患者 X 线片报告为:右胫腓骨中下段粉碎性骨折,远端短缩,向内侧移位成角。这对诊断骨折及骨折类型意义重大。显然本病例的临床诊断为右胫腓骨中下段粉碎性骨折。

第三节 骨折的并发症

【早期并发症】

①休克:严重创伤,骨折引起大出血或重要器官损伤所致。②血管损伤:邻近骨折的大血管可被刺破或压迫,引起肢体循环障碍。③神经损伤:如肱骨干骨折,可伤及桡神经。桡骨下端骨折可伤及正中神经。腓骨颈骨折可伤及腓总神经。④内脏损伤:如骨盆骨折,骨刺可刺破膀胱、尿道和直肠;肋骨骨折可刺破胸膜和肺引起血气胸;颅骨骨折常合并颅脑损伤,颅内出血等。⑤脊髓损伤:为脊柱骨折和脱位的严重并发症,多见于脊柱颈段和胸腰段,出现损伤平面以下的截瘫。⑥脂肪栓塞综合征:一般认为骨折或其他原因使骨髓腔内脂肪进入破裂的血管内,引起肺或脑血管脂肪栓塞。⑦骨筋膜室综合征:最多见于前臂掌侧和小腿。常由骨折的血肿或组织水肿使局部内容物体积增加或外包扎过紧、局部压迫。使骨筋膜室容积减少而导致骨筋膜室内压力增高所致。

【晚期并发症】

①缺血性肌挛缩:肢体由于严重缺血,造成肌肉坏死或挛缩,常伴有神经功能障碍,使肢体严重残废。典型的畸形是爪形手(图 59-5)和爪形足。②感染:开放性骨折易发生感染,如化脓性骨髓炎、该松结缔组织炎、破伤风与气性坏疽。③关节僵硬:长期固定可引起关节僵硬,骨质脱钙和肌肉萎缩,造成肢体功能严重障碍。④骨化性肌炎:骨折后骨膜被撕裂,有血肿形成,机化成肉芽组织,然后骨化,又称损伤性骨化。X 线照片上相当于肌肉位置显示骨化阴影。⑤无菌性骨坏死:又称缺血性骨坏死,即骨折后因循环不足引起骨质坏死,如腕舟状骨骨折后近侧骨折端坏死,股骨颈骨折后股骨头坏死及距骨骨折后距骨体坏死等。⑥创伤性关节炎:关节内骨折,关节面遭到破坏,或未能准确复位,骨愈合后使关节面不平整,长期磨损易引起创伤性关节炎。⑦急性骨萎缩:即损伤所致关节附近的痛性骨质疏松,亦称反射性交感神经性骨营养不良。好发于手、足骨折后,典型症状是疼痛和血管舒缩紊乱。⑧褥疮:多由于长期卧床,自己不能翻身或石膏压迫引起。脊柱骨折合并截瘫时更易发生。⑨坠积性肺炎:年老体弱或翻身困难的患者,易发生坠积性肺炎。⑩下肢深静脉栓塞:多见于骨盆骨折或下肢骨折,下肢长时间制动,静脉血回流缓慢,加之创伤所致血液高凝状态,易发生血栓形成。

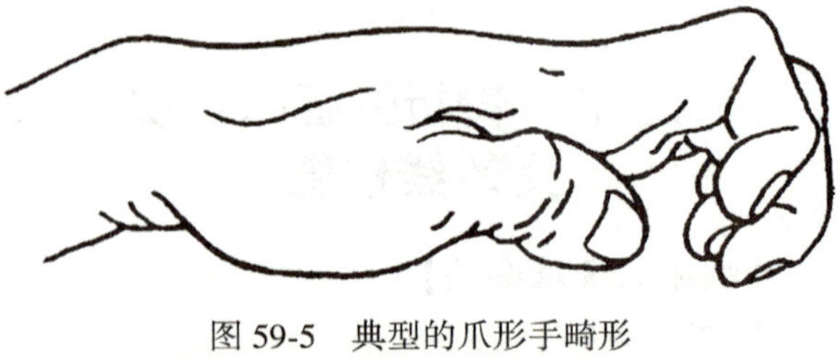

图 59-5 典型的爪形手畸形

案例 59-1

该患者无昏迷、腹痛、血尿及下肢麻木等伴随症状。左下肢足背动脉搏动可,远端皮肤感觉无减退,足趾活动可。胸片未见心肺异常。B 超未见肝胆脾胰及双肾输尿管异常。可排除血管、神经、内脏或脂肪栓塞等早期并发症的存在。但小腿中下段开放性骨折伴明显肿胀,需要防止骨筋膜室综合征和感染的发生,前者晚期易引起缺血性肌挛缩。此病例若处理不当,如长期超关节石膏固定或卧床,也易引起关节僵硬、急性骨萎缩或下肢深静脉栓塞等晚期并发症的发生。

第四节 骨折愈合过程

【骨折的愈合过程】

骨折的愈合是一个连续不断的过程,是一方面破坏清除,一方面新生修复的过程;新生骨修复的过程由膜内化骨与软骨内化骨共同完成。骨折愈合的过程也是暂时性紧急连接过程到永久性坚固连接的过程。为了叙述方便,一般将骨折愈合分为三个阶段(图 59-6)。

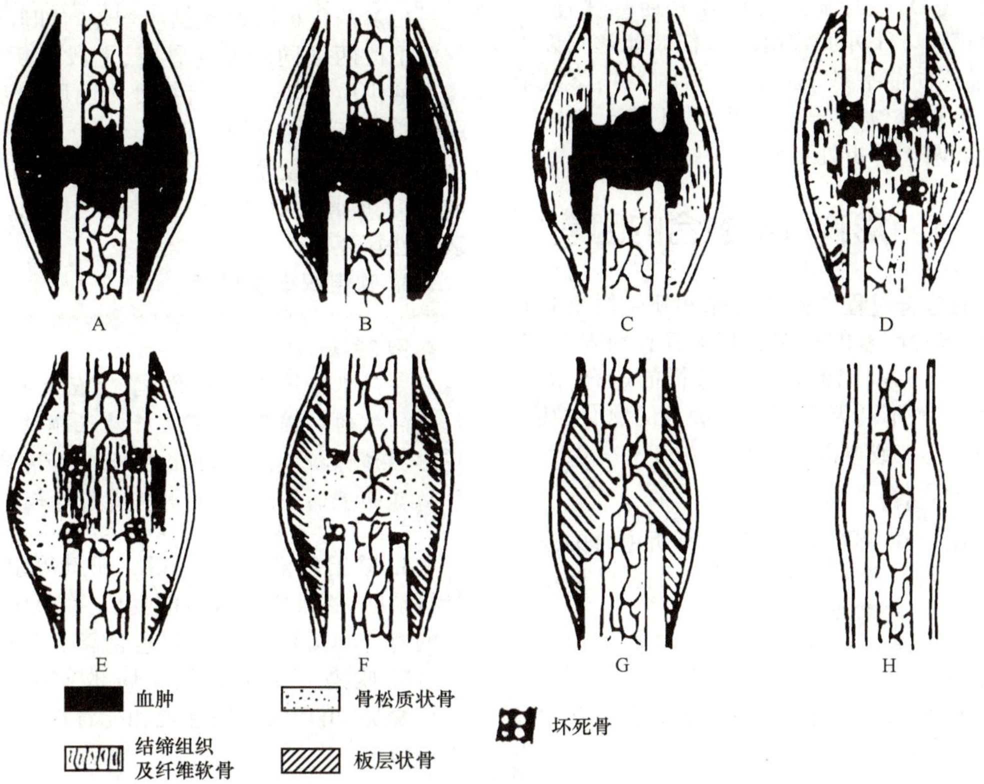

图 59-6 骨折愈合演进过程

1. 血肿机化期 骨断裂后,髓腔内、骨膜下和周围软组织内出血,形成血肿。血肿于伤后 6~8 小时即开始凝结成含有网状纤维的血凝块。骨折端由于损伤和局部血液供应断绝,有数毫米长的骨质发生坏死。断端间、髓腔内的血肿凝成血块。它和损伤坏死的软组织引起局部无菌性炎症反应。新生的毛细血管和吞噬细胞、成纤维细胞等从四周侵入,逐步消除机化,形成肉芽组织,转化为纤维组织。这一过程约需 2~3 周方能初步完成。

骨折断端附近骨外膜深层的成骨细胞在伤后短期内即活跃增生,约一周后开始形成与骨干平行的骨样组织,由远离骨折处逐渐向骨折处延伸增厚。骨内膜也有同样的组织学变化,但出现较晚。

2. 原始骨痂形成期 由骨内、外膜的骨样组织逐渐钙化而成新生骨,即膜内化骨。两者紧贴在断端骨皮质的内、外两面,逐渐向骨折处汇合,形成两个梭形短管,将两断裂的骨皮质及其间由血肿机化而成的纤维组织夹在中间,分别称为内骨痂和外骨痂。

断端间和髓腔内的纤维组织先逐渐转化为软骨组织。然后软骨细胞增生、钙化而骨化,即软骨内化骨,而分别形成环状骨痂和腔内骨痂。断端坏死骨亦经爬行替代作用而"复活"。膜内化骨和软骨内化骨的相邻部分是互相交叉的,但前者的发展过程显然较后者简易而迅速,故临床上应防止产生较大的血肿,减少软骨内化骨范围,使骨折能较快愈合。

原始骨痂不断加强,并能抗拒由肌肉收缩而引起的各种应力时,骨折已达临床愈合阶段。一般需4~8周。X线片可见骨干骨折四周包围有梭形骨痂阴影,骨折线仍隐约可见。

3. 骨痂改造塑形期 原始骨痂为不规则的骨小梁所组成,尚欠牢固,应防止外伤,以免发生再骨折。随着肢体的活动和负重,在应力轴线上的骨痂,不断地得到加固和改造;在应力轴线以外的骨痂,逐步被清除;使原始骨痂逐渐被改造成为永久骨痂,后者具有正常的骨结构,骨髓腔亦可再通。

【骨折临床愈合的标准】

①骨折局部无压痛及纵向叩击痛。②局部无异常活动。③X线片显示骨折处有连续性骨痂,骨折线已模糊。④外固定解除后伤肢能达到以下要求:上肢能向前平举1kg重量达1分钟;下肢能不扶拐在平地连续步行3分钟,并不少于30步。⑤连续观察两周骨折处不变形。

第五节 影响骨折愈合的因素

骨折的愈合过程中破坏清除和新生修复同时存在,易受多种因素的影响。其中有有利因素,亦有不利因素。有利因素可促进骨折的愈合,缩短治疗的时间;而不利因素则可延缓骨的愈合,甚至导致骨的不连接或再次骨折的发生。

【全身因素】

1. 年龄 在不同的年龄阶段骨折愈合的速度不同。新生儿的股骨骨折2周即可达到坚强愈合,而成年人一般需要3个月。

案例59-1

该患者71岁,为老年人,骨折愈合也需要更长的时间。

2. 健康状况 健康状况欠佳,如骨质疏松、糖尿病、营养不良、恶性肿瘤等慢性消耗性疾病患者,骨折后所需的愈合时间较长。

3. 不良习惯 吸烟、酗酒等不良嗜好也可引起骨折愈合的明显延长,甚至导致骨不愈合或股骨头坏死。

【局部因素】

1. 骨折类型 斜形或螺旋形骨折,断面接触面比横形骨折大,因此骨折愈合前者较快。

案例59-1

该患者属于粉碎性骨折,由于骨折部血运的影响,愈合可能较慢。

2. 骨折部位的血液供应 骨折的部位不同,骨折段的血液供应状况也不相同,一般有四种情况:

(1)两骨折段血液供应均好。多见于干骺端骨折。干骺端多为关节囊、韧带和肌腱附着,许多小血管由此进入骨内,因此血液供应丰富,骨折愈合快,如胫骨平台骨折、股骨髁部骨折等。

(2)一骨折段血液供应较差。

案例59-1

该患者胫骨干中、下1/3骨折。胫骨干主要靠其中、上1/3处后侧进入髓腔的滋养动脉自上而下的血液供应。骨折后,滋养动脉断裂,远侧骨折段仅靠骨膜下小血管维持,血液供应明显减少,骨折愈合较慢。

(3)两骨折段血液供应均差。如胫骨中上段与中下段两处同时发生骨折,上段骨折仅一骨折段血液供应较差,下段骨折处则两段均差,因此上段骨折较下段愈合快。

(4)骨折段完全丧失血液供应。如股骨颈囊内骨折,股骨头血液供应几乎完全中断,容易发生缺血性坏死。

3. 软组织损伤程度

案例59-1

该患者为汽车撞伤,暴力巨大可带来严重的软组织损伤,特别是开放性损伤,这将直接损伤骨折段附近的肌肉、血管和骨膜,破坏从其而来的血液供应,影响骨折愈合。

4. 软组织嵌入 若有肌、肌腱等组织嵌入两骨折端间,不仅影响骨折的复位,而且阻碍两骨折端的对合和接触,骨折难以愈合甚至不愈合。

5. 感染 开放性骨折,局部感染可导致化脓性骨髓炎,出现软组织坏死和死骨形成,严重影响骨折愈合。

【治疗不当】

(1)反复多次的手法复位,可损伤局部软组织和骨外膜,不利于骨折愈合。手法复位虽能较少地影响骨折部的血运,但常难达到解剖复位。因此,凡已达到功能复位标准者,不宜再行复位。

(2)切开复位时,软组织和骨膜剥离过多会影响骨折段血供,可导致骨折延迟愈合甚至不愈合。除了掌握严格的手术指征外,术中还应尽可能少地干扰和破坏局部血液供应。

(3)开放性骨折清创时,过多地摘除碎骨片,造成骨缺损,也可导致骨折延迟愈合或不愈合。

(4)骨折行持续性骨牵引治疗时,牵引力过大,可造成骨折段分离,加上血管痉挛致局部血液供应不足,均可影响骨折愈合。

（5）骨折固定不牢固时，骨折处可受到持续剪力和旋转力的影响，干扰骨痂生长和血管新生，导致骨折延迟愈合或不愈合。

（6）过早或不适当的功能锻炼，可妨碍骨折固定的牢固性，从而影响骨折愈合。而正确和适当的功能锻炼则可促进肢体血液循环，消除肿胀；促进骨痂生长；防止肌萎缩、骨质疏松和关节僵硬，利于关节功能的恢复。

案例 59-1

该患者为开放性的不稳定骨折，本身具有局部软组织和骨外膜的损伤。在清创时应注意对碎骨片的保护。为防止切开复位时软组织和骨膜剥离过多，可选择交锁髓内钉固定。粉碎性骨折应适当减少术后下肢负重，以免妨碍骨折固定的牢固性。

第六节　骨折的急救

骨折急救的目的，在于用简便而有效的方法抢救生命、保护肢体、预防感染和防止增加损伤，能安全而迅速的运送伤员，以便进行有效的治疗。

一、急救的步骤

首先应判断伤员有无紧急情况，如心脏骤停、窒息、大出血、休克及开放性气胸等，应有针对性的进行急救，伤员情况平稳后再进行骨折的处理。治疗休克应给氧、保暖，迅速输液输血，恢复血循环。

案例 59-1

该患者虽为车祸，但伤后患者无昏迷，神志清，生命体征平稳。胸部X线片和B超可基本排除胸腹部器官损伤，故可急诊处理骨折。但仍必须同时观察神志和生命体征变化，防止迟发性出血。

二、出血的处理

①加压止血法：宜用较厚的无菌纱垫或纱布作衬垫，用绷带或三角巾加压包扎，一般即可止血。②止血带止血法：如大出血不能用加压包扎止血时，应在标准部位加适当衬垫后，用充气止血带止血，并注意记录所用压力和时间。③钳夹或结扎止血法：如转送时间过长，可先清创后将血管结扎或钳夹，然后运送进一步处理，可以避免长时间使用止血带带来的合并症和伤口的感染，结扎线应留足够的长度及标记。

案例 59-1

该患者无活动性出血，急救时无菌纱垫和绷带加压包扎骨折部即可止血。

三、固　　定

将伤肢固定，有减少疼痛、防止骨端继发损伤血管及神经的作用。固定肢体时应做到固定牢靠、松紧适当。一般可用预制的夹板，固定伤肢的上下关节；也可就地取材，如木板、树枝、枪支，上肢可贴胸固定，下肢可采用与健侧下肢固定的方法等。

案例 59-1

该患者右小腿骨折，急救时可用预制夹板超膝踝关节固定，也可将伤肢绑于健侧肢作为临时固定。

四、安全迅速地转运

病人经初步处理，妥善固定后，应尽快送到医院进行处理。

第七节　骨折的治疗原则

骨折的治疗有三大原则：复位、固定和康复治疗。复位是将移位的骨折段恢复正常或接近正常的解剖关系，重建骨骼的支架作用，是骨折固定和功能锻炼的基础。复位后，骨折愈合需要一定的时间，因此还得用固定的方法将骨折维持于复位后的位置，待其坚固愈合。固定是骨折愈合的关键。康复治疗的目的是在不影响固定和愈合的前提下，尽快恢复患肢肌肉、肌腱、韧带、关节囊的舒缩活动，防止发生肌肉萎缩、骨质疏松、肌腱挛缩、关节僵硬等并发症。康复治疗是恢复患肢功能的重要保证。

一、骨折的复位

【复位标准】

1. 解剖复位　通过复位使骨折段恢复正常的解剖关系，对位（骨折端接触面）和对线（骨折段纵轴关系）完全正常时，称为解剖复位。

2. 功能复位　通过复位虽未使骨折段恢复正常的解剖关系，但在骨折愈合后对肢体功能无明显影响者，称为功能复位。根据不同年龄、不同部位的骨折,其功能复位的要求亦不相同。旋转和分离移位必须完全矫正。下肢骨干的短缩移位,儿童不超过2cm,成人不超过1cm。允许下肢轻微的前后成角,但侧方成角移位则必须完全纠正。肱骨干稍有畸形,对功能影响不大;为防止前臂旋转功能的影响,前臂双骨折应要求对位对线均好。

【复位方法】

复位方法有手法复位和切开复位。

1. 手法复位 应用手法使骨折复位的方法称为手法复位。其步骤分为:①麻醉解除疼痛;②关节置于肌松弛位;③远端对准近端方向;④对抗施加拔伸牵引;⑤根据骨折类型和移位,分别采用反折、回旋,端提、捺正和分骨、扳正等手法予以复位。

2. 切开复位 即手术切开直视下将骨折复位。切开复位指针包括:①手法复位未达到功能复位标准,将严重影响患肢功能者;②关节内骨折,手法复位后对位不良,将影响关节功能者;③骨折端间有软组织嵌入,手法复位失败者;④骨折并发主要血管、神经损伤需切开修复者;⑤多处骨折,为便于护理和治疗,防止并发症者。

案例 59-1

该患者年龄大,非手术治疗卧床和石膏固定时间较长,不利于骨折的愈合,也易引起晚期并发症发生。开放性骨折亦需要清创处理,因此可选择切开复位内固定治疗。

二、骨折的固定

骨折固定的方法有外固定和内固定两种。

1. 外固定 外固定(external fixation)主要用于骨折经手法复位后的患者,也有骨折切开复位内固定术后,需要加用外固定者。目前常用的外固定方法包括小夹板、石膏绷带、外展架、持续牵引和外固定支架等。

2. 内固定 内固定主要用于切开复位后,采用金属内固定物,如钢丝、钢针、接骨板、螺丝钉、髓内钉和加压钢板等,将骨折段于解剖复位的位置予以固定。有些骨折,如股骨颈骨折,可于手法复位后,X线监测下,从股骨大转子下方,向股骨颈穿入三刃钉或空心加压螺钉固定。

三、康复治疗

康复治疗是骨折治疗的重要阶段,是防止并发症发生和及早恢复肢体功能的重要保证。康复治疗时,应遵循动静结合、主动被动相结合、循序渐进的原则,鼓励病人早期进行功能锻炼,必要时须在专业医师的指导下进行适当的物理治疗,促进骨折愈合和功能恢复。

笔记栏

案例 59-1

本病例选择切开复位内固定治疗,将有利于术后及早的下肢功能锻炼和康复治疗的进行。

1. 早期 骨折后1~2周内。此期康复治疗的目的是促进患肢血液循环,消除肿胀,防止肌萎缩。功能锻炼以患肢主动舒缩活动为主,除骨折临近关节外的其他各部关节均应进行功能锻炼。

2. 中期 骨折2周以后。此时骨折已有纤维连接,日趋稳定,应开始进行骨折临近关节的活动。根据骨折稳定程度,逐步增加活动范围和强度。此期康复治疗的目的是防止肌萎缩和关节僵硬。

3. 后期 骨折已达临床愈合,外固定可拆除。此时是功能锻炼的关键时期,除尽早消除残余肿胀和关节僵硬外,还应患肢部分负重促进骨性愈合。必要时可辅以物理治疗和外用药物,促进关节活动范围和肌力的恢复。

第八节 开放性骨折的处理

开放性骨折时覆盖骨部位的皮肤或黏膜破裂,骨折处与外界相通,从而使病理变化更加复杂,治疗更为困难。由于存在已污染的伤口,给骨折带了感染的危险。因此,开放骨折的治疗必须建立在防止感染这一基础上。

开放性骨折根据软组织损伤轻重,可分为三度:

(1)第一度:皮肤由骨折端有内向外刺破,软组织损伤轻。

(2)第二度:皮肤割裂或压碎,皮下组织或肌组织中度损伤。

(3)第三度:广泛的皮肤、皮下组织和肌肉严重损伤,常合并血管、神经损伤。

开放性骨折的处理原则是及时正确的清创术,尽可能的防止感染。在此基础上采取可靠的手段固定骨折端,力争将开放创口转化为闭合伤口。

术前应注意:①排除休克和其他危及生命的重要器官损伤;②判断有无血管、神经和肌腱的合并伤;③估计损伤深度、范围、污染程度以及骨折类型和移位。原则上,清创时间越早,感染机会越少,治疗效果越好。某些特殊病例,如污染较轻的面部伤口,在12小时后还可以进行清创缝合。清创处理要点如下:①正确辨认开放骨折皮肤损伤。②彻底清创。③采取可靠的手段固定骨折端。④采取有效的方法闭合伤口,消灭创面。本病例术后还应合理应用抗生素及破伤风抗毒素以预防感染。

案例 59-1

该患者伤后 1 小时入院,6~8 小时内清创,创口可一期缝合。

第九节 开放性关节损伤的处理

开放性关节损伤即皮肤和关节囊破裂,关节腔与外界相通。其处理原则与开放性骨折基本相同,治疗目的着重于防止关节感染和恢复关节功能。损伤程度不同,处理方法和术后效果亦不同,一般分为三度:

(1) 第一度:创口较小,多由锐器刺破关节囊,关节软骨和骨无损伤。此类损伤无需打开关节,以免感染进一步扩散。创口行清创缝合后,可于关节内注入抗生素,适当固定 3 周,开始功能锻炼,治疗后可保留关节功能。如有关节肿胀、积液则按化脓性关节炎早期处理。

(2) 第二度:软组织损伤广泛,关节软骨及骨部分破坏,创口内异物存在。应在局部软组织清创完成后,更换手套、敷单和器械,再扩大关节囊切口,充分暴露关节,用大量生理盐水反复冲洗。彻底清除关节内异物、血肿和小的骨碎片。大骨片应予复位,尽量保证关节软骨面的完整,可用克氏针或可吸收螺钉固定。关节囊和韧带应尽量保留,并予以修复。关节囊的缺损可用筋膜修补。必要时关节腔内放置硅胶管,术后林格氏液加抗生素灌洗引流,48 小时内拔除。治疗后可恢复部分关节功能。

(3) 第三度:软组织毁损,韧带断裂,关节软骨和骨严重损伤,创口内异物,或合并关节脱位及血管、神经损伤等。应彻底清创,敞开创口,无菌敷料湿敷,3~5 天后行创口延期缝合。还可彻底清创后,用肌皮瓣或皮瓣移植来修复大面积的软组织缺损。关节面严重破坏,关节功能无恢复可能者,亦可行一期关节融合术。

第十节 骨折延迟愈合、不愈合和畸形愈合的处理

【骨折延迟愈合】

骨折经治疗,超过一般愈合时间,断端仍未出现骨连接,称为骨折延迟愈合(delayed union)。X 线片显示骨折端轻度骨吸收,骨折线明显,但无骨硬化征象。

骨折延迟愈合除病人全身营养不良等因素外,主要原因是骨折复位后固定不确实,骨折端存在剪力和旋转力,或牵引过渡所致的骨端分离。骨折延迟愈合表现为骨折愈合较慢,但仍有继续愈合的能力和可能性;针对原因经过适当处理,仍可达到骨折愈合。

【骨折不愈合】

骨折延迟愈合经再度延续治疗,仍达不到骨性愈合,临床上拆除固定后,骨折处可有假关节活动者,称为骨不愈合或骨不连(nonunion)。X 线片显示骨折端部分骨吸收,骨端分离,骨折线明显,骨髓腔被致密硬化的骨质封闭。

骨折不愈合多由于骨折端间嵌夹较多软组织,或开放性骨折清创时去除骨片较多造成骨缺损,或多次手术对骨的血液供应破坏较大等因素所致。骨折不愈合,不可能再通过延长治疗时间而达到愈合,需切除硬化骨,打通骨髓腔,修复骨缺损。一般需行植骨、内固定,必要时加用外固定治疗。带血管蒂的骨膜或骨移植已成为治疗某些类型骨不愈合的重要方法。

【骨折畸形愈合】

骨折愈合的位置未达到功能复位的要求,存在成角、旋转或重叠畸形者,称为畸形愈合(malunion)。

畸形愈合多由于骨折复位不佳,固定失效或过早拆除,受肌肉牵拉、不恰当的负重或锻炼影响所致。畸形较轻对功能影响不大者,可不予处理。而畸形明显且影响肢体功能者,需行矫正。2~3 个月内的骨折,骨痂尚不牢固,可麻醉下手法折骨,重新复位和固定。如骨折已坚固愈合,则应行截骨矫形术。

案例 59-1

临床诊断:右胫腓骨中下段粉碎性骨折(一度开放性)

诊断要点:

1. 车祸致右小腿出血、肿痛、畸形史。

2. 查体右小腿局部短缩畸形、反常活动及骨擦感三项特有体征均存在。

3. 骨折处皮肤存在 2cm 开放性创口。

4. X 线片示:右胫腓骨中下段粉碎性骨折。

治疗原则:

1. 急诊清创,可行骨折复位交锁髓内钉内固定术,一期关闭创口。

2. 术后肌注破伤风抗毒素和抗生素治疗。

3. 及早行下肢功能锻炼,必要时辅以物理治疗。

(白 波)

第六十章　上肢骨、关节损伤

第一节　锁骨骨折

【解剖概要】

锁骨是上肢与躯干的连接和支撑装置，呈"S"形。内侧半弯凸向前，外侧半弯凸向后。锁骨中1/3直径较细，且少有肌、韧带附着，是锁骨的力学薄弱处。内端与胸骨相连构成胸锁关节，外端与肩峰构成肩锁关节，并有喙锁韧带加强。

【病因、病理与分类】

锁骨骨折(fracture of the clavicle)好发于青少年，多由间接暴力造成，其受伤机制是侧方摔倒，肩部着地，力传导至锁骨；或因手、肘着地，外力自前臂或肘部沿上肢向近心端冲击；以斜行或横行骨折多见。直接暴力常由胸部上方撞击锁骨，以粉碎性骨折多见。锁骨骨折若移位明显，可引起臂丛神经及锁骨下血管损伤。因暴力作用的大小、方向差异，骨折可发生在外侧、中段和内侧，以中段骨折多见。成人骨折形态可以为横行、粉碎和斜行，儿童多为青枝骨折。锁骨外侧骨折常因肩部的重力而使骨折远端向下移位，近端由于胸锁乳突肌的牵拉向后上移位，移位程度较大者，应怀疑喙锁韧带损伤。锁骨中段骨折后，近折断由于胸锁乳突肌的牵拉可向后上移位，远折端由于上肢重力的作用和胸大肌的牵拉向前下移位，并伴有重叠(图60-1)。锁骨骨折少有开放性骨折。

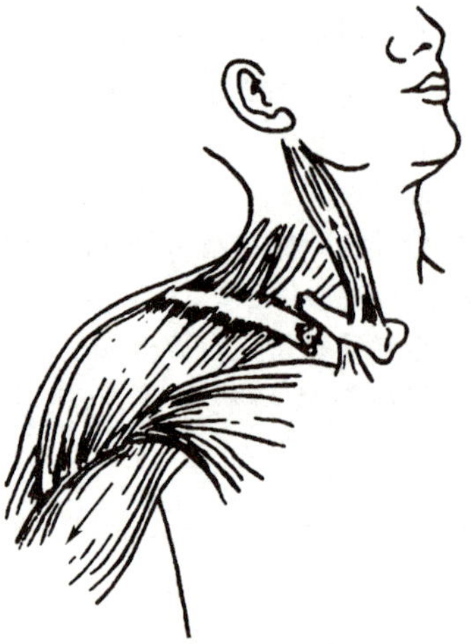

图60-1　锁骨中段骨折移位方向

【临床表现与诊断】

1. 症状和体征　锁骨位置表浅，骨折后有肿胀，压痛或畸形。肩关节活动使疼痛加重，患者常健手托扶患侧肘部，以减轻上肢重量牵拉引起的疼痛。头部向患侧偏斜，以减轻因胸锁乳突肌牵拉骨折端活动而引起的疼痛。检查时，可触摸到骨折断端，有局限性压痛，有骨擦感。(图60-2)

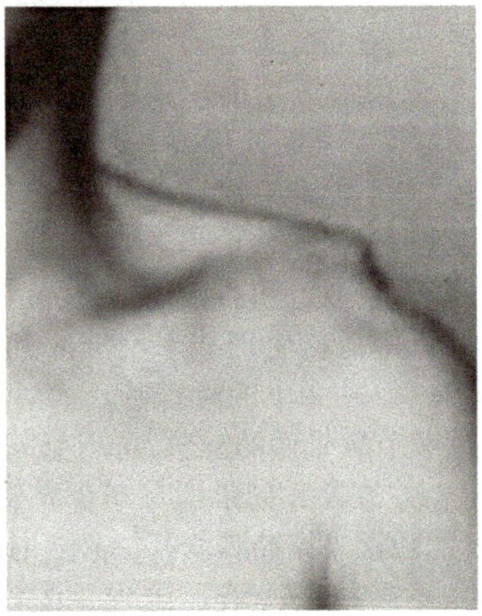

图60-2　锁骨骨折外观

2. X线检查　无移位或儿童的青枝骨折，单靠物理检查诊断较困难，可直接作上胸部正位片。

3. 诊断　一般锁骨骨折诊断容易，凭借物理学检查及X线表现可明确，但要注意并发症的诊断。锁骨后方有臂从神经及锁骨下血管经过，若直接暴力作用强大，骨折移位明显，局部肿胀严重，应考虑合并神经和血管损伤的可能；应仔细检查上肢的血供和神经功能情况，以免漏诊而引起严重后果。

【治疗】

1. 儿童青枝骨折及成人无移位骨折　用三角巾悬吊3~6周即可开始活动，无需特殊治疗。

2. 有移位骨折　手法复位，横行"8"字绷带外固定。

1) 复位方法：患者取坐位，双手叉腰，挺胸收腹，骨折部局部麻醉。术者站在患者背后，用膝顶住患者上背部正中，两手握住患者肩部向后牵拉，即可达到复位。(图60-3)

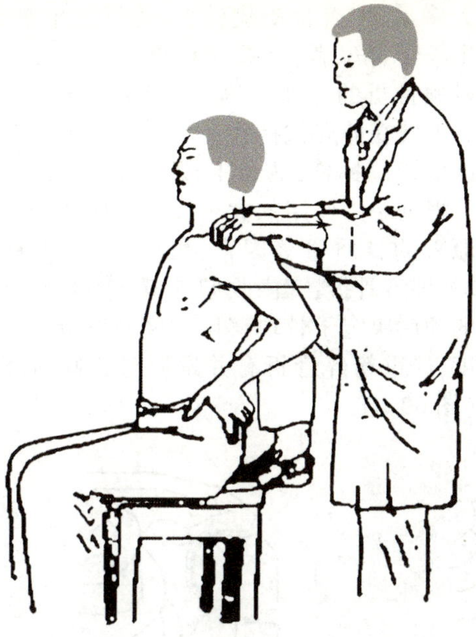

图 60-3　锁骨骨折手法复位

2）固定方法：复位成功后，术者维持复位姿势，助手采用横行“8”字绷带固定。固定时双腋下需加棉垫，防止腋下血管、神经受压（图 60-4）。

复位后严密观察双上肢血循、感觉及运动功能，若出现肢体肿胀、麻木，表示固定过紧，应及时放松固定。术后 1 周左右，由于骨折区肿胀减退，绷带松动，致固定不牢而引起骨折再移位，应注意及时调整，锁骨骨折复位并不难，但外固定不易保持位置，即使轻度移位，愈合后上肢功能无明显影响，所以临床不强求解剖复位。

3. 以下情况考虑手术切开复位内固定　①合并神经、血管损伤；②开放性骨折；③陈旧性骨折不愈合；④锁骨外端骨折合并喙锁韧带断裂；⑤复位后骨折再移位，影响外观；⑥病人不能忍受横“8”字绷带固定的痛苦。内固定方法可选用钢针（图 60-5，图 60-6）或钢板（图 60-7）固定。

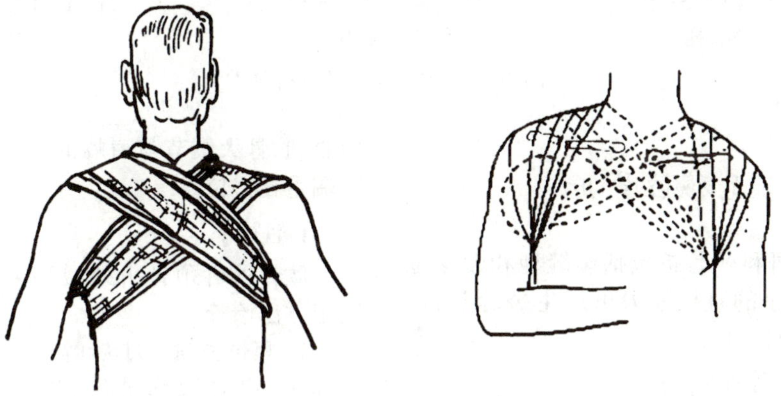

A　　　　　B

图 60-4　“8”字绷带固定

A. 后面观；B. 前面观

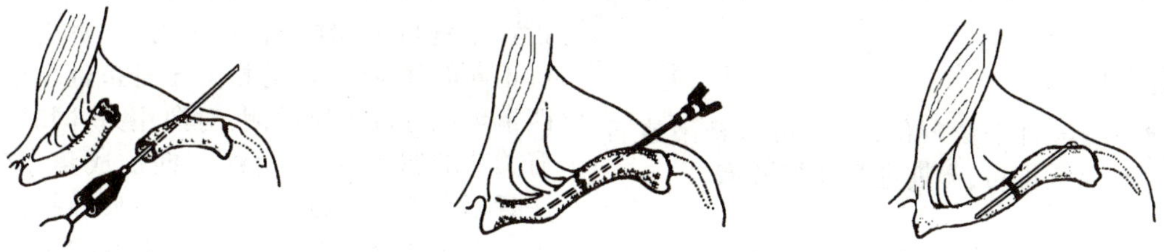

A　　　　　B　　　　　C

图 60-5　锁骨骨折克氏针固定步骤

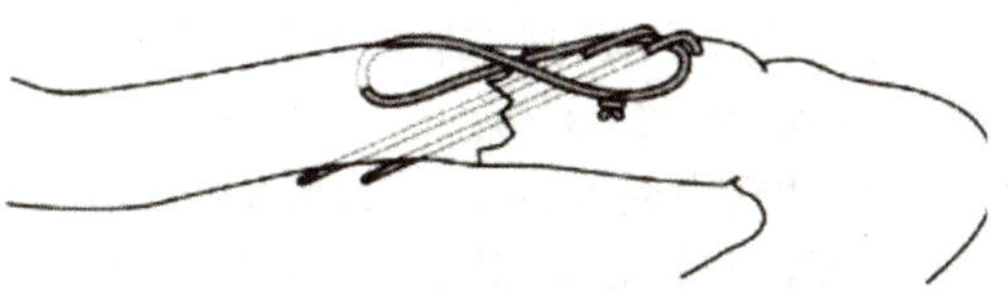

图 60-6　锁骨骨折张力带固定

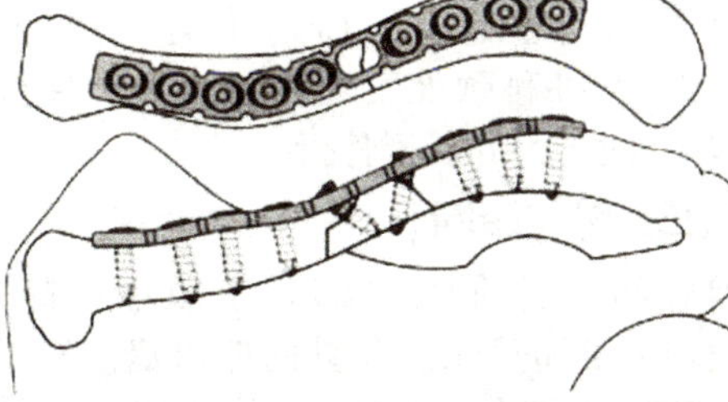

图 60-7　锁骨骨折钢板固定

笔记栏

（常　山　田家亮）

第二节 肱骨外科颈骨折

【解剖概要】

肱骨外科颈位于解剖颈下 2~3cm，为肱骨大小结节移行为肱骨干的交界部位，是松质骨和密质骨的交界处，因此为骨折好发部位。有臂丛神经、腋血管在内侧经过，因此骨折可合并神经血管损伤。

【病因、病理与分类】

肱骨外科颈骨折可发生于任何年龄，但以中老年人多见，伴有骨质疏松者，骨折发生率更高。而发生于年青患者，其损伤程度更重。暴力作用是外科颈骨折的主要原因，间接暴力多见。最常见的是上肢在伸展位摔伤，手掌着地，或上肢外展及过度旋转位摔伤，肱骨上段与肩峰撞击而发生骨折。根据暴力作用的大小、方向、肢体的位置及病人原来的骨质量等因素，可分为：①无移位骨折；②外展型骨折；③内收型骨折；④粉碎性骨折。骨折的预后决定于骨块移位程度及肱骨头血循损伤程度，严重粉碎骨折有并发肱骨头缺血坏死可能。（图 60-8）

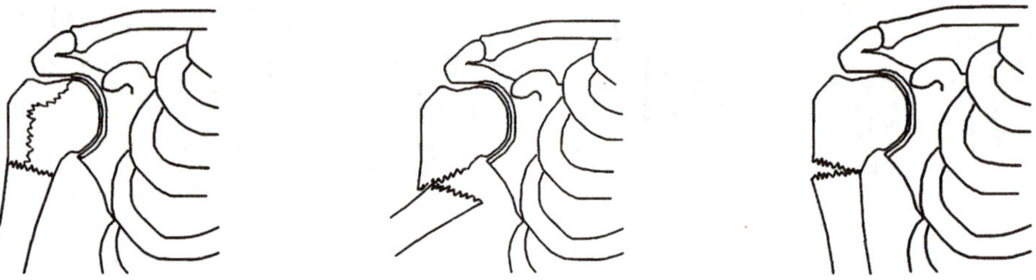

图 60-8 肱骨外科颈骨折分类

一、无移位骨折

无移位肱骨外科颈骨折包括裂缝型和无移位嵌入型骨折。较小的直接暴力可产生裂缝骨折，间接暴力常导致嵌入骨折。

【临床表现与诊断】

伤后肩部疼痛、肿胀、淤斑，肩关节活动障碍，肱骨近端压痛、上肢纵向叩击痛，应怀疑存在骨折。肩部正位及腋间位 X 线拍片，可明确诊断。

【治疗】

一般不需进行手法复位，用三角巾悬吊或石膏托制动 3~4 周即可，早期进行功能锻炼。

二、外展型骨折

外展型骨折多为间接暴力造成的骨折。跌倒时上肢外展，手掌触地，暴力向上传递，身体前倾或侧方倒地，在外科颈处发生骨折。由于骨折远断呈外展位，故名为外展型骨折。

【临床表现与诊断】

伤后肩部疼痛、肿胀、畸形，上肢活动障碍。检查可发现局部明显压痛及纵向叩击痛。X 线可证实骨折的存在和移位情况。X 线常表现为骨折近端内收、骨折远端外展，外侧骨皮质嵌插于近端断端内侧，形成向内、向前成角移位。肱骨头旋转内收、肱骨大结节与肩峰的间隙增宽，可有两骨折断端重叠移位。

【治疗】

肱骨外科颈骨折外展型可采用手法复位、外固定方法治疗。

1. 复位方法 ①麻醉：局部麻醉或臂丛麻醉；②体位：患者取仰卧位；③牵引：于肩关节外展 45°、前屈 30°，沿肱骨纵轴向下牵引，牵引力量不宜过大，以免引起分离移位；④复位：待牵引矫正重叠畸形后，用双拇指置于骨折近端外侧，其余四指置于骨折远端内侧，对向用力，矫正侧方移位。矫正向前移位时，双拇指置于骨折远端前侧，其余四指环抱骨折近端后侧，对向用力，同时助手加大肩关节前屈角度，即可纠正向前成角。在复位时注意不宜使用暴力，特别是对骨质疏松症患者，以免引起再骨折。透视下 X 线证实骨折复位良好后，缓慢放松牵引，沿肱骨纵轴轻轻叩击尺骨鹰嘴，使骨折断端嵌入准确、牢固，即可进行外固定（图 60-9）。

2. 固定 ①超肩小夹板固定：根据上臂长度选择夹板长度，一般用四块夹板固定，分别置于肩关节前、内、外、后侧，其中前内外侧夹板需超过肩关节固定（图 60-10）。在腋窝位置应放置棉垫以防止神经血管受压。②石膏固定：肩关节石膏固定困难，目前已应用较少。固定时外侧石膏应超过肩关节和肘关节，在肘关节屈曲 90°位固定。

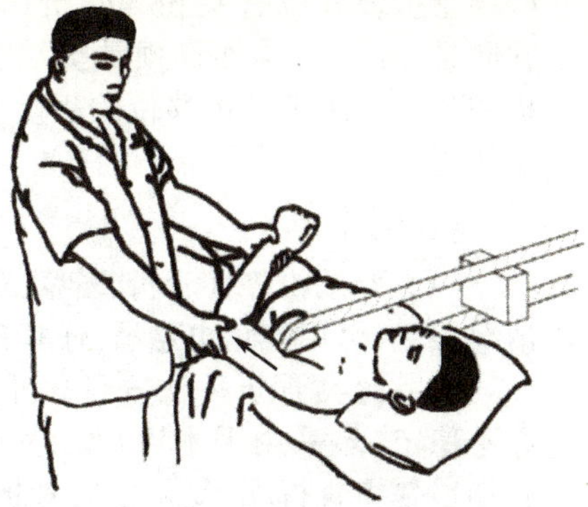

A

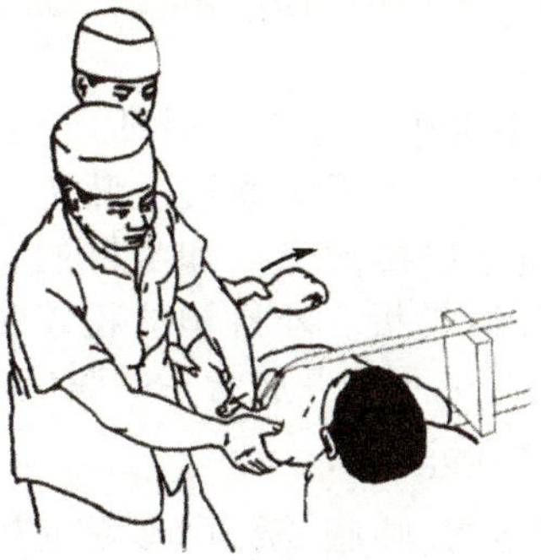

B

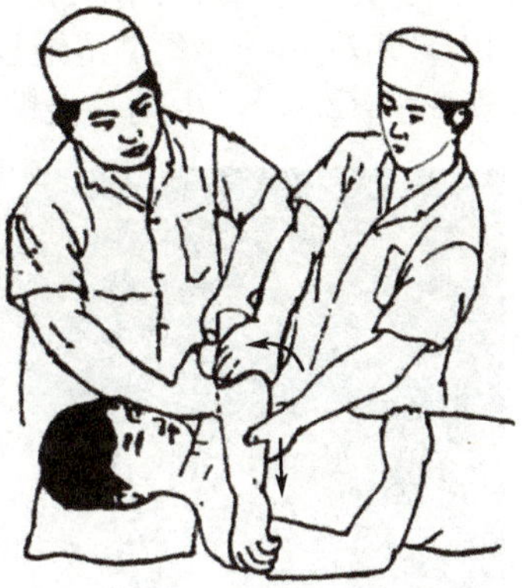

C

图 60-9　肱骨外科颈骨折手法复位

A. 牵引；B. 矫正向内成角；C. 矫正向前成角

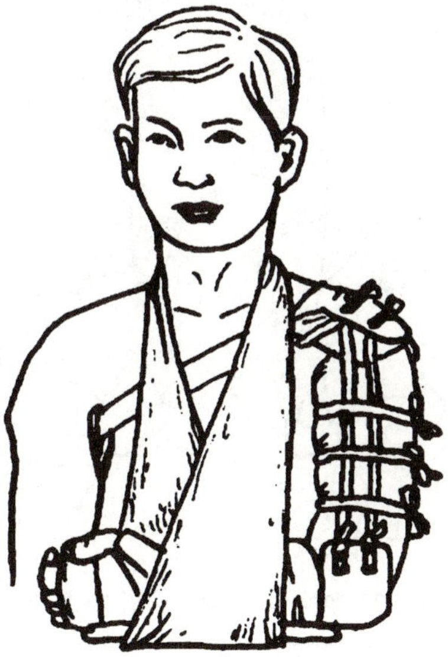

图 60-10　超肩关节夹板固定

三、内收型骨折

内收型骨折常为间接暴力所致。跌倒时手掌或肘部着地，力沿上肢向上传导，撞击肩部，同时身体向前侧方倾倒，引起内收型骨折，其骨折远端呈内收位。

【临床表现与诊断】

伤后肩部肿胀、疼痛、皮下瘀斑、上臂呈内收位畸形，活动障碍。检查可发现肱骨上端明显压痛、上肢纵向叩击痛，移位明显时可触及骨擦感。X线拍片可见骨折远端位于肱骨头的外侧，肱骨头旋转外展，大结节与肩峰的间隙变小，产生向前、外方的成角畸形或侧方移位。

【治疗】

内收型骨折虽稳定性不及外展骨折，但治疗仍以手法复位、外固定治疗为主。

1. 复位方法　麻醉、体位和牵引方法与外展型骨折复位方法相同。

在牵引下纠正骨折端成角、重叠、旋转移位后，术者用手挤压骨折远、近端，同时助手将患肢外展超过90°，上举120°，矫正侧方移位及向外侧成角畸形。若为向前成角及侧前方移位，则先固定近端，由前向后推压远折端，助手使患肢逐渐前屈90°，即可复位。轻轻叩击鹰嘴，使骨折端嵌入紧密。透视下复位成功后，进行外固定。

2. 固定　小夹板固定基本方法与外展型相同。固定后上肢在肩关节外展70°位用外展支架固定，避免再移位。

四、粉碎性骨折

粉碎性骨折多发生于老年或骨质疏松病人。在强大暴力作用下，力由手掌通过上肢传到关节盂及肩峰下时，由于肩峰的阻挡和身体的重力作用，使骨发生粉碎性骨折。外科颈的粉碎性骨折常伴有肱骨头的碎裂，可合并肱骨头的脱位。

【临床表现与诊断】

损伤后局部疼痛、肿胀、淤斑，其程度较内收型、外展型骨折更重，肢体不能活动。X线可发现骨折块的数量、大小、位置等。可有以下几种情况：①外科颈骨折合并大结节或小结节骨折；②外科颈骨折合并肱骨头粉碎骨折；③外科颈骨折合并肱骨头脱位；④外科颈骨折端有碎裂骨片。骨折的预后取决于骨折移位的程度和肱骨头血供损害的程度。

【治疗】

（1）严重粉碎性骨折，若病人年龄过大，全身情况很差，可用三角巾悬吊，任其自然愈合。

（2）此类骨折手法复位困难，即便复位骨折亦不稳定，多采用手术治疗。手术经肩关节前外侧切口暴露骨折端，复位主要骨折块，用松质骨螺钉固定，再复位固定骨折远近端，可选用张力带钢丝、T型钢板（图60-11）。术后4~6周开始肩关节主动功能锻炼。

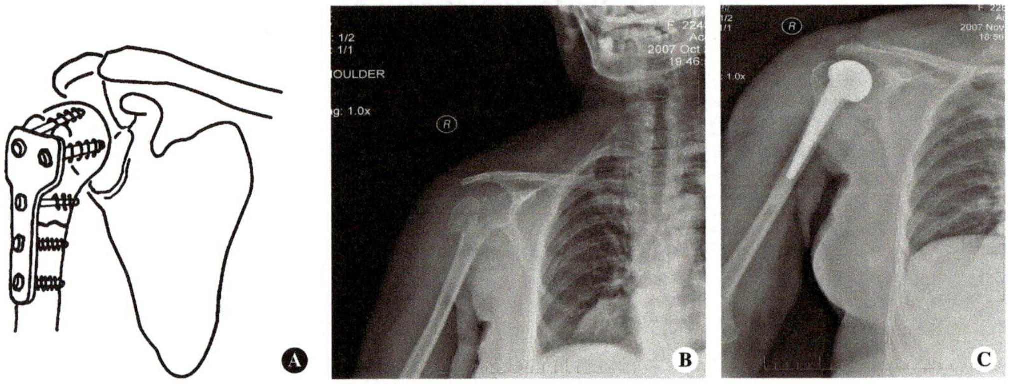

图60-11 肱骨外科颈骨折T型钢板固定

（3）对青壮年的严重粉碎性骨折，估计切开复位难以内固定时，可作尺骨鹰嘴外展位牵引，辅以手法复位，小夹板固定。注意牵引重量不宜过大，避免过度牵引。6~8周后去除牵引，继续用小夹板固定，并开始肩关节功能锻炼。

（常 山 田家亮）

第三节 肱骨干骨折

【解剖概要】

肱骨外科颈以下1~2cm至肱骨髁上2cm内的骨折称为肱骨干骨折（humeral shaft fracture）。肱骨干上1/3段呈圆柱形，下1/2段呈棱柱形，有多块肌分别附着在骨的各缘或面上，致使骨折容易发生移位。在肱骨干中下部，有肱骨滋养血管入骨，因此下1/3骨折常发生骨折延迟愈合或不愈合。中段后方有桡神经沟，其内桡神经紧贴骨面由后内向前外方行走，因此肱骨中下段骨折容易合并桡神经损伤（图60-12）。

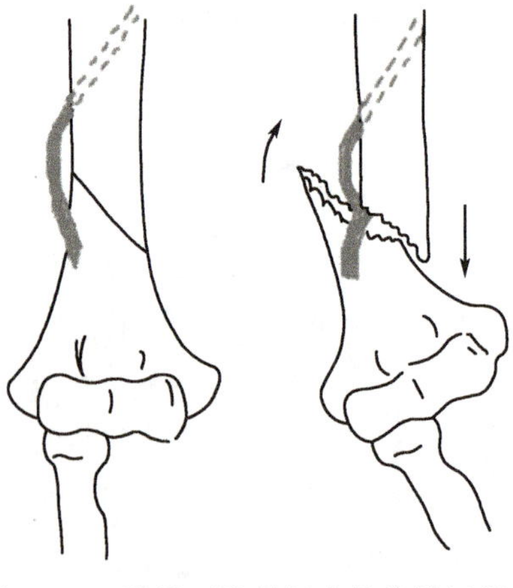

图60-12 肱骨下段骨折合并桡神经损伤

【病因、病理与分类】

肱骨干骨折可由直接或间接暴力引起，多发生于30岁以下成年人。按发生部位可分上、中、下1/3。直接暴力打击肱骨干中段，常导致横形、粉碎性、或开放性骨折。间接暴力由于手或肘部着地，力向上传导，加上体重的作用，常导致中下1/3骨折。旋转暴力因投掷运动或“翻腕”，常导致中下1/3典型的螺旋形骨折。骨折的移位方向取决于外力作用的大小、方向、骨折的部位和肌牵拉方向等。在三角肌止点以上的骨折，近折段受胸大肌、背阔肌、大圆肌的牵拉向内、向前移位，远折端因三角肌、喙肱肌、肱二头肌、肱三头肌的牵拉向外、向近端移位。骨折线位于三角肌止点以下，近折端由于三角肌的牵拉向前外移位，远折端因肱二头肌、肱三头肌的牵拉向近端移位(图 60-13，图 60-14)。无论哪一种骨折，由于肢体重力的作用和不恰当的外固定物的重量，可引起骨折端分离移位或旋转畸形，分离移位常导致骨折延迟愈合甚至不愈合。

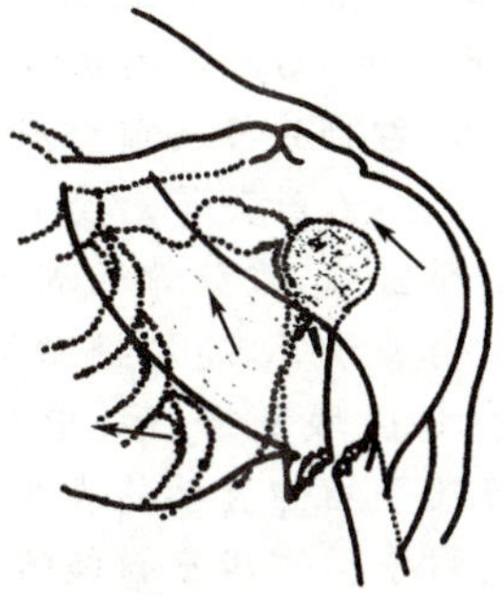

图 60-13　骨折线位于三角肌止点以上

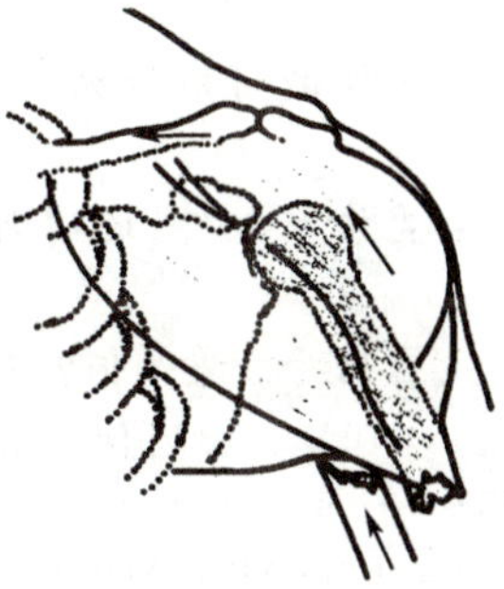

图 60-14　骨折线位于三角肌止点以下

【临床表现与诊断】

伤后上臂出现疼痛、肿胀、畸形、皮下淤斑，上肢活动障碍。检查可发现假关节活动，骨擦感，骨传导音减弱或消失。X 线可确定骨折的类型、移位方向，X 线应包括肱骨的远端和肘关节，或近端及肩关节。

若合并桡神经损伤，可出现典型垂腕及伸拇、伸掌指关节功能障碍，第 1~2 掌骨间背侧(虎口背侧)皮肤感觉丧失，前臂旋后障碍。

【治疗】

大多数肱骨干横形或短斜形骨折可采用非手术方法治疗。

1. 手法复位外固定　肱骨干各型骨折均可在局麻下或臂丛麻醉下行手法整复，根据 X 片移位情况，分析受伤机理，采取复位手法。麻醉后，助手握住前臂，在屈肘 90°位，沿肱骨干纵轴持续牵引，矫正重叠移位、成角畸形，术者用双手握住骨折远、近端，按骨折移位的相反方向进行手法复位，X 线照片确认骨折的对位、对线情况。复位成功后，减少牵引力，维持复位，可选择小夹板固定。用四块合适长度的小夹板分别置于上臂前、内、外、后侧捆扎固定，在屈肘 90°位用三角巾悬吊。成人固定 6~8 周，儿童固定 4~6 周。复位后比较稳定的骨折，可用 U 型石膏固定。若中下段长斜形骨折或长螺旋形骨折、手法复位后不稳定，可采用上肢悬垂石膏固定。石膏固定限制肩、肘关节活动，石膏过重造成骨端分离，影响骨折愈合；因此宜采用轻质石膏，如树脂石膏，并密切观察骨折位置情况。

2. 切开复位内固定

(1) 手术指征：在以下情况时，可采用切开复位内固定。①闭合性骨折：因骨折断端间嵌入软组织或手法复位达不到功能复位要求；②开放性骨折：伤后 8 小时内，污染不重，经彻底清创后不会发生感染者；③肱骨多段骨折或同一肢体多发性骨折；④肱骨骨折合并桡神经或血管损伤需手术探查处理者。

(2) 手术方法：①麻醉：臂丛阻滞麻醉或高位硬膜外麻醉；②体位：仰卧位，伤肢外展 90°放在手术桌上；③切口与暴露：从肱二头肌、肱三头肌间切口，沿肌间隙暴露骨折端。若为上 1/3 骨折，切口向上经三角肌、肱二头肌间隙延长；若为下 1/3 骨折，切口向下经肱二头肌、肱桡肌间隙延长，注意勿损伤桡神经；④复位与固定：在直视下尽可能解剖复位。用动力加压钢板螺钉内固定多适用于肱骨中段骨折，带锁髓内针固定多适用于肱骨中上段骨折(图 60-15，图 60-16)。术后不用外固定，可早期进行功能锻炼。肱骨干下 1/3 骨折对骨的血循环破坏较重，若加上手术操作粗暴，易导致骨折不愈合。

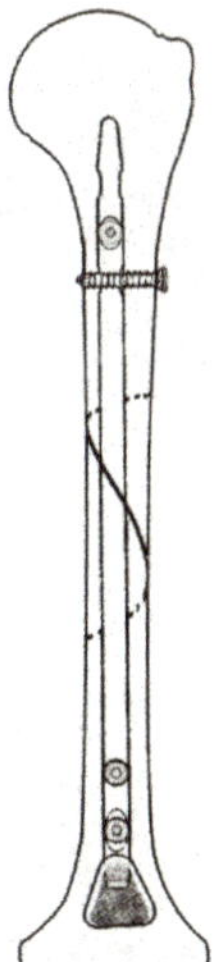

图 60-15　肱骨骨折髓内钉固定

对合并桡神经损伤病人，应术中探查桡神经，

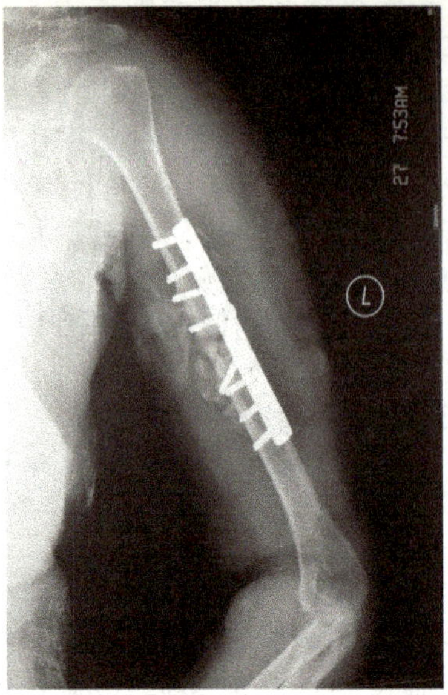

图 60-16 陈旧性肱骨骨折植骨钢板固定

若完全断裂,可一期修复桡神经;若为挫伤,神经连续性存在,则切开神经外膜,减轻神经继发性病理改变。

3. 康复治疗 无论是手法复位外固定,还是切开复位内固定,术后均应早期进行康复治疗。复位后应抬高患肢,主动练习手指屈伸运动。2~3周后,开始主动的腕、肘关节屈伸活动和肩关节的外展、内收活动,但活动度不宜过大,逐渐增加活动量和活动频率。6~8周后加大活动量,并作肩关节旋转活动。在锻炼过程中,要随时检查骨折对位、对线及愈合情况。骨折完全愈合后去除外固定。内固定可在骨折愈合后半年取出。

(闫广华 常 山)

第四节 肱骨髁上骨折

案例 60-1

患儿,男,8岁。因跌伤致右肘部疼痛、肿胀、活动受限20分钟入院。病史由家属代诉,可靠。

患儿于20分钟前,玩耍时不慎从楼梯上(约2米高处)摔下,右肘部伸直,手掌着地。即感右肘部剧烈疼痛,继而明显肿胀,右肘部活动困难,伴右手背桡侧及拇、示、中指皮肤麻木,右手指及腕部不能伸直,右手五指活动困难。局部无伤口及活动性出血,无头痛、呕吐、胸痛等不适症状。由家属直接送医院就诊。患儿既往体健,无肝炎、结核病史、无手术外伤史、无药物及食物过敏史,按时计划免疫。父母体健,无家族遗传病病史。

体格检查:T 36.8℃,P 110次/分,R 22次/分,BP 100/55mmHg,发育正常,营养良好,神志清楚,查体合作。全身皮肤及巩膜无黄染,浅表淋巴结无肿大。胸廓对称无畸形,胸廓挤压试验阴性,双肺呼吸音清晰,心率110次/分,律齐。腹部平软无压痛,肝肾区无叩痛。脊柱无畸形,活动范围正常。

专科查体:右肘关节及前臂肿胀明显,可见少量水疱形成;右肘关节后突畸形;右肱骨内外髁压痛、叩击痛,右肱骨远端可触及骨擦感;右肘后三角关系正常;右桡动脉搏动明显减弱,手背虎口区域及拇、示、中指浅感觉减退,右腕关节及手指伸直功能丧失,右拇指对掌功能障碍,右手指甲床充盈缓慢,手指被动牵拉痛。神经系统生理反射存在,病理反射未引出。

问题:

1. 考虑哪种诊断可能性大,还应作哪些检查?

2. 除了主要诊断以外,还有哪些并发症诊断?

3. 该患儿的治疗方案如何?应采取什么样的紧急措施?可能会出现什么后遗问题?

肱骨髁上骨折(supracondylar fracture of humerus)指发生在肱骨干与肱骨髁上交界处的骨折。以小儿最多见,多发年龄为5~12岁。

【解剖概要】

肱骨干轴线与肱骨髁轴线之间有30°~50°的前倾角(图60-17),为密质骨与松质骨的交界处,这是容易发生肱骨髁上骨折的解剖因素。在肘关节完全伸展时,上臂与前臂纵轴之间形成的外翻夹角称为提携角,男性正常为5°~10°,女性为10°~15°(图60-18),肱骨髁上骨折病人易发生肘内翻畸形,致提携角减小。在肱骨髁内、前方,有肱动脉、正中神经经过。在神经血管束的浅面有坚韧的肱二头肌腱膜,后方为肱骨,一旦发生骨折,神经血管容易受到骨折近端的压迫或损伤,处理不当易发生Volkmann缺血性肌挛缩。在肱骨髁的内侧有尺神经,外侧有桡神经,均可因肱骨髁上骨折的侧方移位而受到损伤。在儿童期,肱骨下端有骨骺,若骨折线穿过骺板,有可能影响骨骺的发育,因而常出现肘内翻或肘外翻畸形。

根据受伤机制和骨折移位的方向不同,肱骨髁上骨折可分为屈曲型和伸直型。

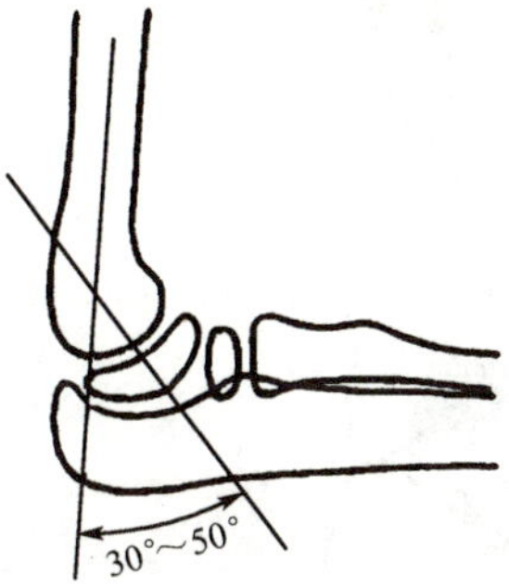

图 60-17　肱骨远端前倾角

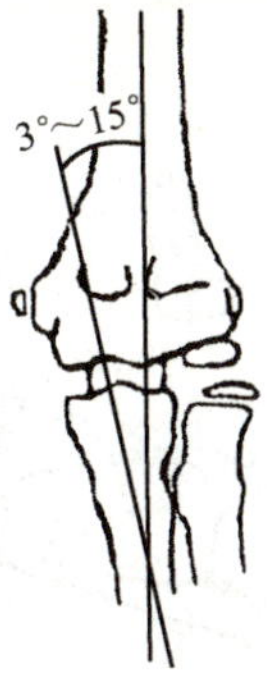

图 60-18　提携角

一、伸直型肱骨髁上骨折

【病因与病理】

伸直型肱骨髁上骨折最多见，占 90% 以上。跌倒时肘关节在半屈曲或伸直位，掌心触地，暴力经前臂传达至肱骨下端，将肱骨髁推向后方。由于重力将肱骨干推向前方，造成肱骨髁上骨折，通常是近折端向前移位，远折端向后移位。骨折近端常刺破肱前肌损伤正中神经和肱动脉（图 60-19）。骨折时，肱骨下端除接受前后暴力外，还可伴有侧方暴力，导致骨折远端向桡侧或尺侧移位，尺侧移位导致肘内翻几率增加。

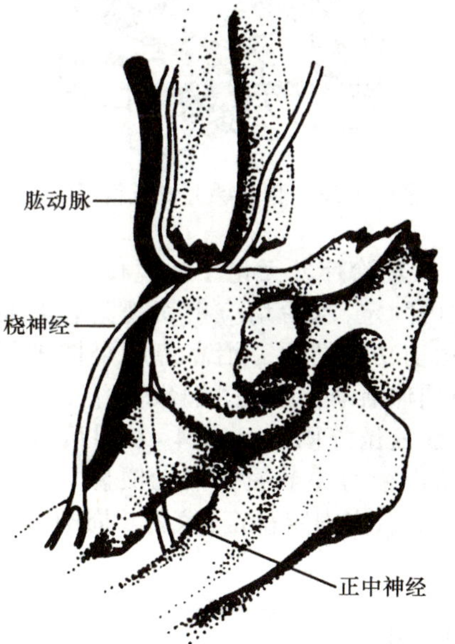

图 60-19　伸直型肱骨髁上骨折

案例 60-1

1. 右肘关节及前臂肿胀明显，可见少量水疱形成；右桡动脉搏动减弱，提示肱动脉损伤可能。

2. 手背虎口区域浅感觉减退，右腕关节及手指伸直功能丧失，提示有桡神经损伤。

3. 右拇、示、中指浅感觉减退，右拇指对掌功能障碍，提示有正中神经损伤。

【临床表现与诊断】

伤后肘部肿胀、疼痛、功能障碍并有后突畸形，肘部处于半屈曲位。查体局部明显压痛，有骨擦感及异常活动，肘部前方可扪到骨折断端，肘后三角关系正常。在诊断中，要特别注意有无血管、神经损伤，注意观察前臂肿胀程度、手部温度、桡动脉搏动、运动及感觉。必须拍摄肘部正侧位 X 线片，以明确骨折的存在及程度、移位方向，为选择治疗方案提供依据。

案例 60-1

1. 男性，8 岁，是肱骨髁上骨折的好发年龄。

2. 右肘关节后突畸形，右肱骨远端可触及骨擦音及骨擦感，右肘后三角关系正常。提示可能系肱骨髁上骨折。

3. 肘关节伸直位受伤，提示可能系伸直型骨折。

4. 借助 X 线可明确诊断并了解骨折的类型及移位方向。

5. 主要诊断：肱骨髁上伸直型骨折。并发症：正中神经、桡神经损伤，肱动脉损伤。

【治疗】

1. 手法复位外固定

（1）适应证：受伤时间短，局部肿胀轻，没有血循障碍者，可试行手法复位外固定。

（2）方法：①麻醉：经局部或臂丛麻醉，也可采用全麻；②体位：患者取仰卧位；③牵引：在屈肘约 50°，前臂中立位时，沿前臂纵轴牵引，以同侧腋窝部向上作反牵引；④复位手法：先纵向牵引纠正重叠移位，再侧方挤压纠正侧方移位，桡侧侧方移位不必完全纠正，尺侧侧方移位应矫枉过正，以免发生肘内翻畸形。最后纠正前后移位，在持续牵引情况下，术者双手 2~5 指挤压顶住骨折远断端，双拇指在近折端用力推挤，同时缓慢使肘关节屈曲 90°或 100°，即可达到复位（图 60-20）。经 X 线证实骨折对位、对线良好，即可用外固定维持复位位置。复位时应注意恢复肱骨下端的前倾角和肘部提携角。屈肘角度的多少以能清晰摸到桡动脉搏动，无感觉运动障碍来决定。一般情况下，在超过 100°位时，复位后骨折端较稳定，但要注意肢体远端的血循环情况；⑤固定：一般用后侧石膏托固定，若软组织肿胀严重，也可用尺骨鹰嘴牵引固定

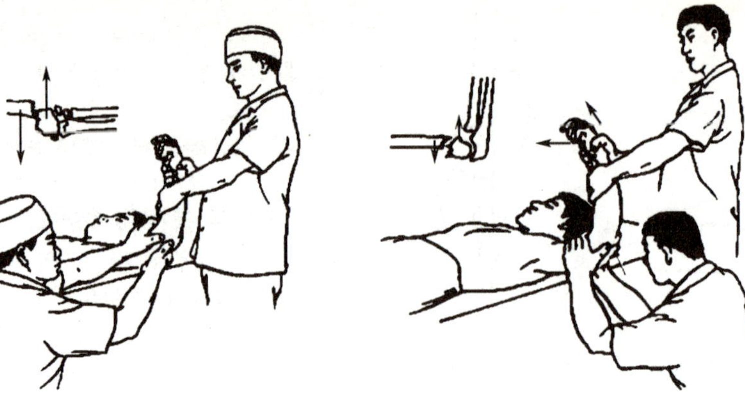

A　　B

图 60-20　伸直型肱骨髁上骨折复位

A. 矫正侧方移位；B. 矫正前后移位

(图 60-21)；⑥在临床治疗过程中不主张采用过多反复手法复位，以免诱发或加重神经、血管损伤。

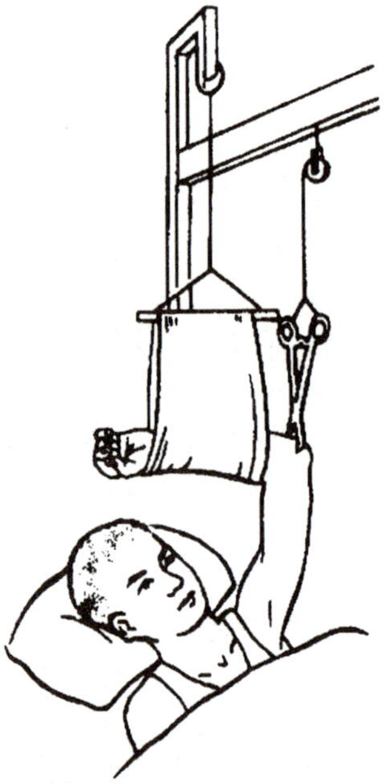

图 60-21　肱骨髁上骨折尺骨鹰嘴悬吊牵引

2. 手术治疗

(1) 适应证：①手法复位失败；②合并血管神经损伤；③成人髁上骨折。

(2) 手术方法：在臂丛麻醉或硬膜外麻醉下手术，合并正中神经、血管损伤者多采用肘前正中"S"形切口，其余可选用肘后正中切口或肘关节内外纵形切口。若伴神经血管损伤，应切开肘前侧深筋膜及肱二头肌腱膜，探察正中神经及肱动脉，根据情况减压或修补、吻合。若为血管痉挛，在骨折复位后大多数可以缓解，亦可切除血管外膜，或普鲁卡因沿外膜封闭缓解血管痉挛。若为血管破裂，可行修补或吻合术。对有正中神经挫伤，应切除外膜，减轻神经内压力。骨折复位后用交叉克氏针或拉力螺钉加钢板固定(图 60-22)。术后用石膏托固定于屈肘 90°位，3～4 周后可拔针，去石膏，开始肘关节功能锻炼。

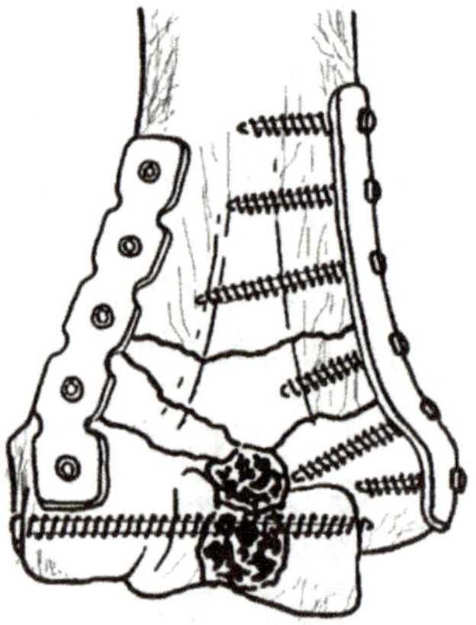

图 60-22　肱骨髁上骨折钢板固定

3. 康复治疗　无论手法复位外固定，还是切开复位内固定，术后均应密切观察患肢血循及浅感觉、运动功能情况。抬高患肢早期进行手指及腕关节屈伸活动，有利于减轻水肿。

手法复位外固定病人 4～6 周后可去除外固定，开始进行肘关节屈伸活动锻炼。切开复位内固定病人，若内固定稳定，术后 2 周即可开始功能锻炼。

案例 60-1

1. 因合并神经血管损伤，采用手术治疗方案。

2. 紧急手术探查，修补血管，解除神经压迫。

3. 可选用交叉克氏针或重建钢板固定骨折。

4. 术后予以脱水、消肿、抗感染治疗。

笔记栏

案例 60-1

1. 8岁小儿，右肘伸直位受伤。

2. 伤后右肘明显肿痛伴右手麻木。

3. 查体有正中神经、桡神经及肱动脉受损体征。

4. 有肱骨髁上骨折体征。

5. 采用手术治疗，修复血管、神经，骨折内固定。术后防肿胀、抗感染、防止 Volkmann 肌挛缩。

【Volkmann 肌挛缩】

伸直型肱骨髁上骨折由于近折端向前下移位，极易压迫肱动脉或刺破肱动脉，加上损伤后的组织反应，局部肿胀严重，均会影响远端肢体血循环，导致前臂骨筋膜室综合征。如果早期未做出正确诊断及治疗，可导致前臂缺血性肌挛缩，严重影响手的功能及肢体的发育。在对肱骨髁上骨折的诊治中，应严密观察前臂肿胀程度及手的感觉、运动功能。如果出现高张力肿胀，手指主动活动障碍，被动活动剧烈疼痛，桡动脉搏动扪不清，手指皮温降低，感觉异常，即应确定骨筋膜室高压存在，应紧急手术，切开前臂掌、背侧深筋膜，充分减压，用脱水剂、扩血管药等治疗，则可能预防前臂缺血性肌挛缩的发生。如果出现 5P 征，则为时已晚，即便手术减压也难以避免。

二、屈曲型肱骨髁上骨折

【病因与病理】

屈曲型骨折较少见。肘关节在屈曲位跌倒，暴力由后下方向前上方撞击尺骨鹰嘴，髁上骨折后远端向前移位，与伸直型相反。很少发生血管、神经损伤。

【临床表现与诊断】

外伤后肘部肿胀、疼痛、功能障碍，并有肘后突畸形，皮下淤斑。查体局部明显压痛，有骨擦感及异常活动，肘部后方可触及骨折断端，肘后三角关系正常。肘部正侧位 X 线可以明确骨折的存在及程度。典型的移位方向，即近折端向后下移位，远折端向前移位，骨折线常为后下斜向前上方。由于肘后方软组织较少，折端锐利，可刺破皮肤形成开放性骨折。（图 60-23）

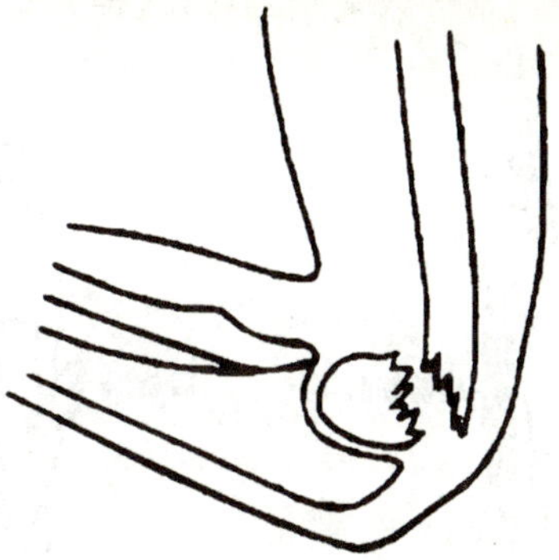

图 60-23　肱骨髁上骨折屈曲型骨折移位方向

【治疗】

治疗的基本原则与伸直型肱骨髁上骨折相同，但复位手法方向相反。手法复位后，伸肘位固定 7～10 天，再改为屈肘 40°左右固定，4～6 周后开始主动练习肘关节屈伸活动。对于完全骨折，移位明显，或手法复位失败的患者，可行切开复位，用交叉克氏针或拉力螺钉固定。

儿童肱骨髁上骨折复位时，若桡侧或尺侧畸形未得到纠正，特别是尺侧畸形，或合并骨骺损伤，即使解剖复位，也可能发生肘内、外翻畸形。不严重的畸形可在儿童生长发育过程中逐渐纠正；若经观察，畸形有加重的趋势，或合并有功能障碍，在 12～14 岁骨骺基本闭合时，可行肱骨下端截骨矫形术。术者应注意防止损伤桡神经或尺神经，可先解剖神经，再作截骨矫形。

（常　山　田家亮）

第五节　前臂双骨折

尺桡骨双骨折较为常见，多发生于青少年。尺桡骨双骨折可发生重叠、成角、旋转及侧方移位四种畸形。桡骨干单骨折较少见，因有尺骨支持，骨折端重叠，移位较少，主要发生旋转移位。尺骨干单骨折亦少见，且因有桡骨支持移位不明显，除非合并下尺桡关节脱位。

【解剖概要】

前臂由尺骨及桡骨并行组成，尺骨上端膨大，下端细小；桡骨上端细小，下端膨大。尺桡骨上端除与肱骨构成肱桡和肱尺关节外，还相互形成尺桡上关节。尺桡骨下端除与腕骨构成腕关节外，还相互构成尺桡下关节。前臂的旋转活动由尺桡上下关节完成。桡骨和尺骨有一定的弯曲弧度，使尺桡骨之间的宽度不一致，最宽处为 1.5～2.0cm。两者之间有由桡骨上方斜向尺骨下方的骨间膜相连，骨间膜较坚韧，前臂处于中立位时，骨间膜最紧张，旋后位次之，旋前位最松弛。当单一尺骨或桡骨骨折时，暴力可由骨间膜传递到另一骨干，引起不同平面的双骨折，或发生一侧骨干骨折，另一骨的上端或下端脱位。尺、桡骨干有多个肌肉附着，且起止部位分布分散。当骨折时，由于肌的牵拉，常导致复杂的移位，使复位时十分困难（图 60-24）。

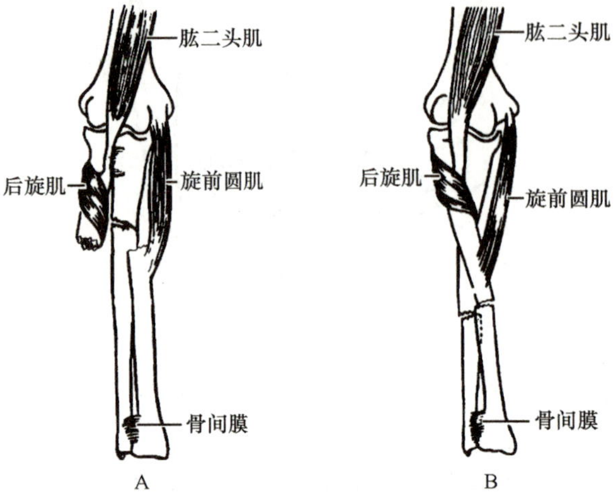

图 60-24 尺桡骨骨折移位情况
A. 桡骨上 1/2 骨折（旋前圆肌止点以上）；B. 桡骨下 1/2 骨折（旋前圆肌止点以下）

【病因与分类】

导致尺桡骨骨折的病因较复杂，可由直接暴力、间接暴力、扭转暴力引起，但大部分病人多为复合暴力致伤。

1. 直接暴力 暴力直接作用于尺桡骨，如机器或车轮的直接碾压、棍棒打击，或刀砍伤等。尺桡骨骨折线多在同一平面，其形态多为横形或粉碎性（图 60-25），同时多伴有不同程度的软组织损伤，也可为开放性骨折。

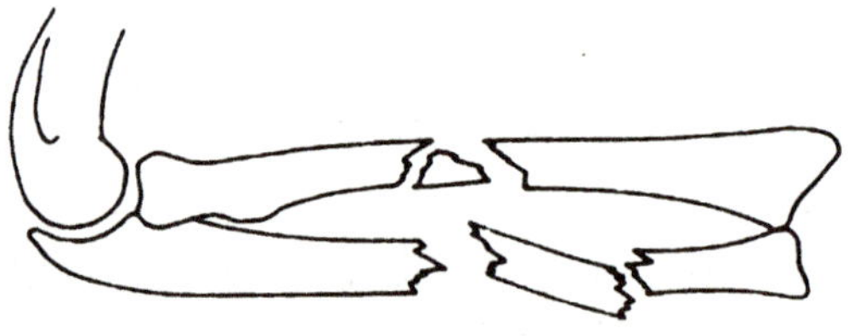

图 60-25 直接暴力引起的尺桡骨骨折

2. 间接暴力 跌倒时手掌着地，或车祸时手掌受冲击，暴力通过腕关节向上传导，导致桡骨中 1/3 部位骨折，骨折线多为横形骨折或锯齿状。若残余暴力比较强大，则通过骨间膜向内下方传导，引起低位尺骨斜形骨折（图 60-26）。间接暴力引起的尺桡骨双骨折软组织损伤多不严重。

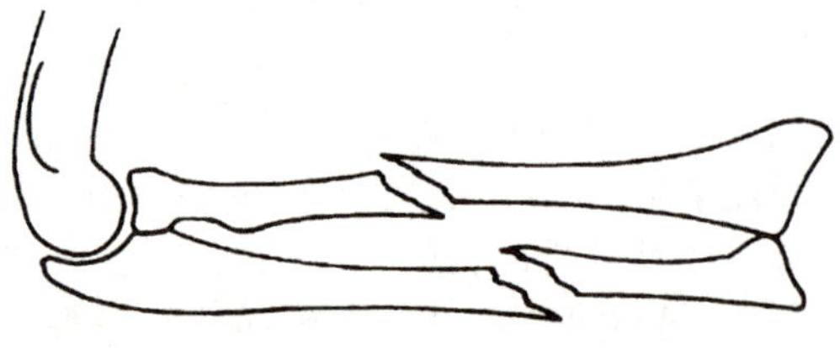

图 60-26 间接暴力引起的尺桡骨骨折

3. 扭转暴力 多为向后跌倒时手掌着地，同时前臂发生极度旋转，尺桡骨相互扭转而发生骨折。骨折线不在同一平面，其形态为螺旋形或斜形，多为高位尺骨骨折和低位桡骨骨折，同时可伴有严重软组织损伤或撕脱。

【临床表现和诊断】

1. 症状和体征 伤后前臂疼痛、肿胀、畸形及功能障碍明显。查体可发现异常活动、骨摩擦音及骨擦感、前臂纵向叩击痛、骨传导音减弱或消失。查体时应仔细检查肢端血循及浅感觉情况，因严重尺桡骨双骨折可合并神经血管损伤，或因严重肿胀而发生骨筋膜室综合征。

2. X 线表现 X 线拍片检查应包括上下尺桡关节（肘、腕关节）的正侧位像，不仅可发现骨折的部位、类型及移位方向，而且可明确是否合并桡骨头脱位或尺骨小头脱位。如尺骨上 1/3 骨折合并桡骨头脱位，称为孟氏（Monteggia）骨折。尺骨近端 1/3 骨折可能损伤正中神经，脱位的桡骨头可能损伤桡神经深支，在孟氏骨折中应注意仔细检查神经功能。桡骨干下 1/3 骨折合并尺骨小头脱位，称为盖氏（Galeazzi）骨折。

3. 诊断 根据外伤病史和症状体征，一般诊断不难。主要注意骨折合并上下尺桡关节脱位可能，以免漏诊。

【治疗】

1. 手法复位外固定 尺桡骨骨折手法复位要求较高。因其移位情况复杂，如重叠、成角、旋转及侧方移位等，前臂又有较多肌肉附着，因此复位后骨折位置的维持也是一个难题。手法复位若治疗不当可发生尺、桡骨交叉愈合，影响旋转功能。因此，治疗的目标除了良好的对位、对线以外，应特别注意防止畸形和旋转。

复位方法：麻醉后，仰卧位，在肩外展 90°、屈肘 90°位，沿前臂纵轴向远端牵引，肘部向上作反牵引。待纠正重叠、旋转畸形之后，用双手拇指与其余手指在尺桡骨间用力挤压，使骨间膜分开，紧张的骨间膜牵动骨折端复位（图 60-27）。在操作中还应注意以下几点：

1）在双骨折中，若其中一骨干骨折线为横形稳定骨折，另一骨干为不稳定的斜形或螺旋形骨折时，应先复位稳定的骨折，通过骨间膜的联系，再复位不稳定的骨折则较容易。

2）若尺、桡骨骨折均为不稳定型，发生在上 1/3 的骨折，先复位尺骨；发生在下 1/3 的骨折先复位桡骨。发生在中段的骨折，一般先复位尺骨。这是因为尺骨位置表浅，肌附着较少，移位多不严重，手法复位相对较为容易。只要其中的一根骨折复位且稳定，复位另一骨折较易成功。

3）在X线片上发现斜形骨折的斜面呈背向靠拢，应认为是远折端有旋转。应先按导致旋转移位的反方向使其纠正，再进行骨折端的复位。

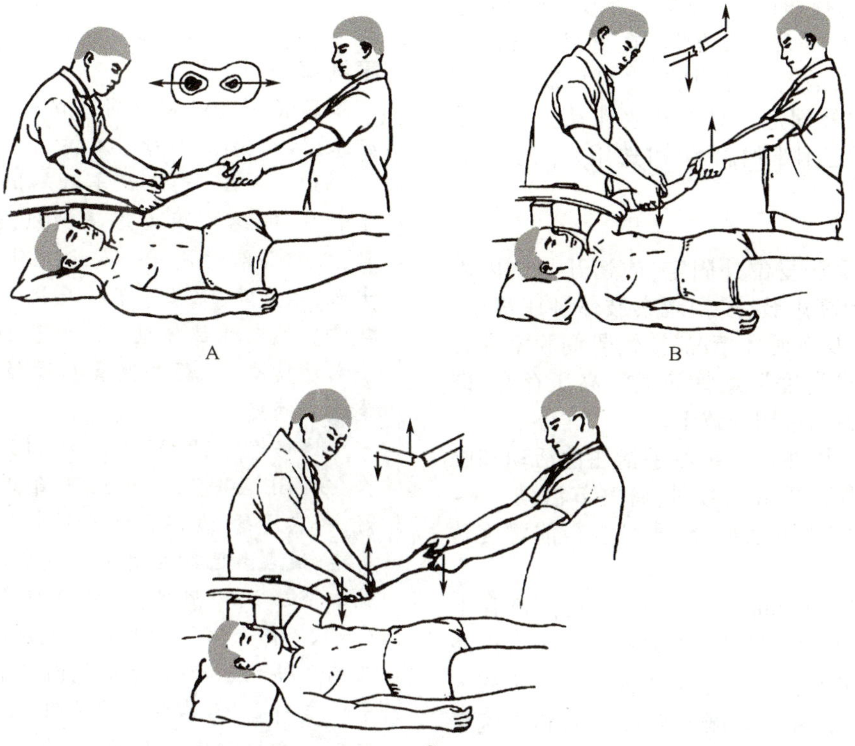

图 60-27　尺桡骨骨折手法复位

A. 夹挤分骨手法；B. 折顶手法加大成角；C. 折顶手法复位

2. 固定　手法复位成功后可采用小夹板（图60-28）或石膏固定，维持复位位置。在尺桡骨之间掌侧及背侧各放置一纸压垫以防止断端之间靠拢；用四块小夹板分别放置于前臂掌侧、背侧、尺侧和桡侧，用布带捆扎后，肘关节屈曲90°，前臂中立位，将前臂放在防旋板上固定（图60-29），再用三角巾悬吊患肢。也可采用石膏固定：手法复位成功后，用上肢前、后石膏夹板固定；待肿胀消退后改为上肢管型石膏固定，禁止在急性肿胀期行管型石膏固定，一般8~12周可达到骨性愈合。无论是夹板或石膏固定，固定后均应密切观察患肢的感觉及血循情况，以防止夹板或石膏过紧引起前臂骨筋膜室综合征。

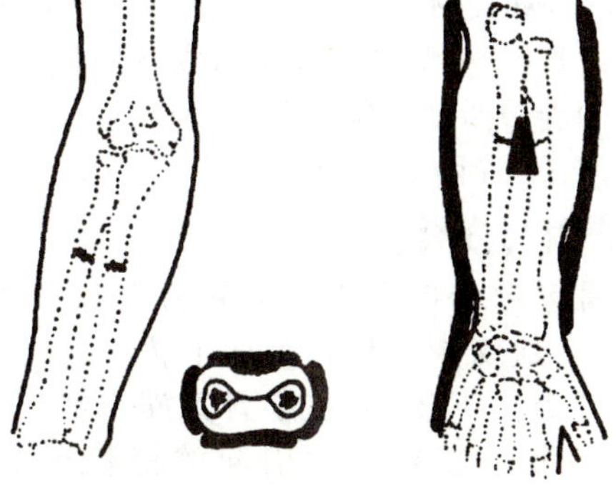

图 60-28　尺桡骨骨折夹板固定

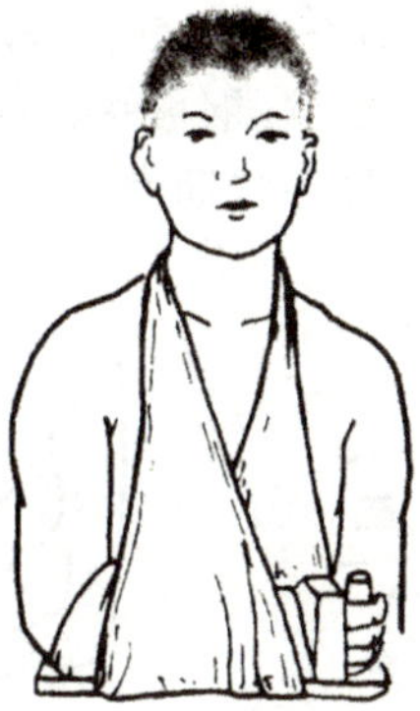

图 60-29　前臂防旋板固定

3. 切开复位内固定　尺桡骨骨折复位较困难，骨折不稳定，复位后易发生再移位。闭合复位外固定可使部分尺桡骨骨干骨折获得良好的功能，但随着人们对治疗效果的要求不断提高，目前更倾向于切开复位内固定。

（1）手术指征

1）手法复位失败。

2）受伤时间较短、伤口污染不重的开放性骨折。

3）合并神经、血管、肌腱损伤。

4）同侧肢体有多发性损伤。

5）陈旧骨折畸形愈合或交叉愈合。

(2) 手术方法:麻醉后,仰卧,患肢外展 80°置于手术桌上。驱血后,在止血带控制下手术。根据骨折的部位选择切口,一般均应在尺、桡骨上分别作切口,沿肌间隙暴露骨折端,在直视下准确对位。用动力加压钢板螺钉固定,也可用髓内钉固定,术后可不用外固定。对于开放性骨折或严重粉碎性骨折、固定困难的患者,可选用外固定支架治疗。

4. 康复治疗

(1) 无论手法复位外固定,或切开复位内固定,术后均应抬高患肢,严密观察肢体肿胀程度、感觉、运动功能及血循环情况,警惕骨筋膜室综合征的发生。一旦高度怀疑骨筋膜室高压存在,即应急行两个筋膜间室切开减压。

(2) 术后 2 周即开始练习手指屈伸活动和腕关节活动。4 周后开始练习肘、肩关节活动。8~10 周后拍片证实骨折已愈合,才可进行前臂旋转活动。

1) 孟氏骨折(Monteggia 骨折):原指尺骨上 1/3 骨折合并桡骨头前脱位,现将桡骨头各方向脱位合并不同水平尺骨骨折或尺桡骨双骨折都列入其内(图 60-30)。可由背侧的直接暴力和手腕着地的间接暴力所致。多数儿童病人可用手法复位外固定治疗。先复位桡骨,恢复前臂长度,随着桡骨头的复位,可撑开重叠的尺骨,使尺骨复位较易成功。成人的孟氏骨折复位困难,多需切开复位,对陈旧骨折畸形愈合或不愈合,或有神经血管损伤时,也应作切开复位、钢板螺钉内固定术。术中应复位桡骨头、修复环状韧带,然后再作尺骨复位固定。

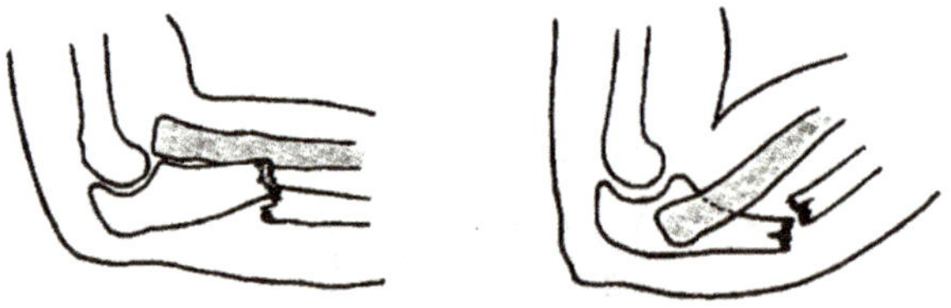

图 60-30 Monteggia 骨折
A. 桡骨小头脱向前侧;B. 桡骨小头脱向后侧

2) 盖氏骨折(Galeazzi 骨折):桡骨下 1/3 骨折合并尺骨小头脱位,可因直接打击暴力或间接传导暴力引起。首先采用手法复位、夹板固定;若失败,可行切开复位,钢板螺钉内固定,并尽可能修复下尺桡关节的稳定性。陈旧性尺骨小头脱位,影响前臂旋转功能者,可行尺骨小头切除术。

(常 山 田家亮)

笔记栏

第六节 桡骨远端骨折

案例 60-2

患者,女,68 岁。因跌伤致右腕部疼痛、肿胀、活动受限 30 分钟入院。

30 分钟前,患者骑车时不慎滑倒。右手掌着地,即感右腕部疼痛剧烈,继而肿胀明显,右腕部活动困难。局部无伤口及活动性出血,无头痛、呕吐等不适症状。直接到医院就诊。患者既往体健,无肝炎、结核病史,无手术外伤史,无药物及食物过敏史。无家族遗传病病史。

体格检查:T 37.1℃,P 115 次/分,R 21 次/分,BP 140/95mmHg,发育正常,营养良好,神志清楚,查体合作。全身皮肤及巩膜无黄染,浅表淋巴结无肿大。胸廓对称无畸形,胸廓挤压试验阴性,双肺呼吸音清晰,心率 115 次/分,律齐。腹部平软无压痛,肝肾区无叩痛。脊柱无畸形,活动范围正常。

专科查体:右腕关节肿胀,呈餐叉及枪刺畸形。右桡骨远端压痛、叩击痛,异常活动,可触及骨擦感。右桡动脉搏动正常,右手五指血循环、浅感觉及活动正常。神经系统生理反射存在,病理反射未引出。

问题:

1. 该患者可能的诊断?
2. 还应做哪些检查?
3. 该患者的治疗方案?手法复位的方法?

桡骨远端骨折(fracture of the distal radius)是指距桡骨下端关节面 3cm 以内的骨折。桡骨远端骨折极为常见,多发生于中老年有骨质疏松者。

【解剖概要】

桡骨远端是松质骨与密质骨的交界处,为解剖薄弱处,遭受外力后容易发生骨折。桡骨下端关节面呈向掌侧和尺侧倾斜,分别形成掌倾角(10°~15°)和尺倾角(20°~25°)。桡骨远端尺骨切迹与尺骨小头侧方关节面构成下尺桡关节,参与前臂的旋转活动。桡骨茎突较尺骨茎突平面远约 1~1.5cm。(图 60-31)

【病因与分类】

桡骨远端骨折多为间接暴力引起。跌倒时手部着地,地面的反作用力向上传导,躯体的重力及惯性力向下传导,在桡骨远端交界,发生桡骨远端骨折。直接暴力引起的桡骨远端骨折少见。

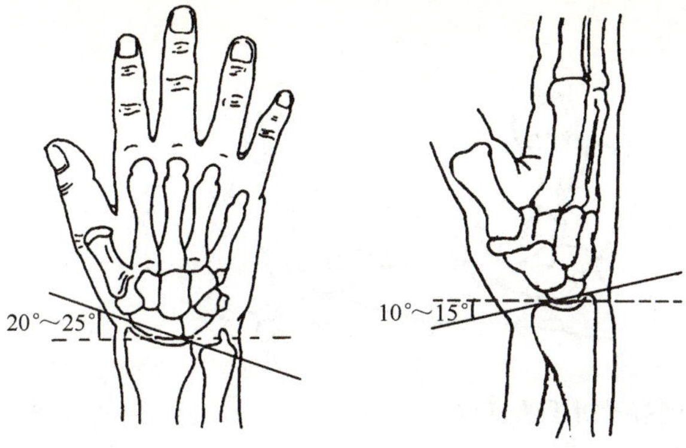

图 60-31　桡骨解剖
A. 尺倾角；B. 掌倾角

根据骨折受伤的机制和移位方向不同，桡骨远端骨折可分为伸直型骨折、屈曲型骨折、关节面骨折伴腕关节脱位三种类型。

案例 60-2

1. 患者老年女性，为桡骨远端骨折好发年龄。

2. 跌倒时手掌着地，感右腕部剧烈疼痛，活动受限，提示可能系桡骨远端伸直型骨折。

一、伸直型骨折

伸直型骨折（Colles 骨折）是桡骨远端骨折最常见的一种类型，其受伤机制为跌倒时腕关节处于背伸位、前臂旋前。

【临床表现与诊断】

1. 症状和体征　腕部疼痛、肿胀，可出现典型畸形，即从侧面看由于骨折远端向背侧移位，呈“餐叉”畸形，正面看由于骨折远端向桡侧移位，呈“枪刺样”畸形（图 60-32）。查体可见局部压痛明显，腕关节活动障碍，皮下出现淤斑。

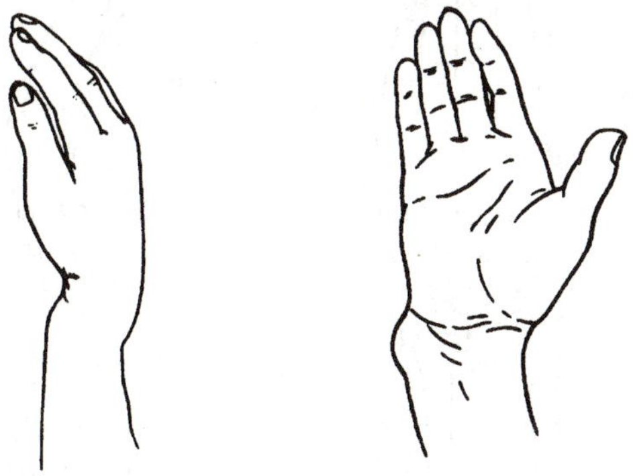

图 60-32　伸直型桡骨远端骨折后手的畸形
A. 餐叉畸形；B. 枪刺畸形

2. X 线表现　腕关节正侧位是必需的。侧位片可见骨折远端向背侧移位，近端向掌侧移位，掌倾角减小或消失，甚至变为负角。正位像桡骨远端向桡侧移位，近端向尺侧移位，尺倾角小于正常的 20°～25°，甚至变成 0°（图 60-33）。骨折线可波及腕关节面，同时可伴有下尺桡关节脱位。

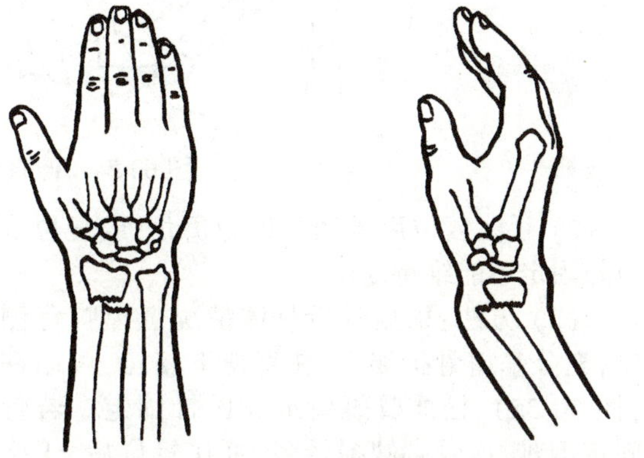

图 60-33　伸直型桡骨远端骨折移位方向

案例 60-2

1. 患者右腕关节呈餐叉及枪刺畸形，提示桡骨远端伸直型骨折。

2. 诊断：桡骨远端伸直型骨折。

3. 还需要作腕关节正侧位 X 线检查。

【治疗】

绝大部分可门诊治疗，以手法复位外固定为主，很少需要手术治疗。无论是手法复位或手术复位，都应最大限度恢复掌倾角和尺倾角。

1. 手法复位外固定

（1）麻醉：一般血肿内麻醉即可，少数病人可采用臂从麻醉。

（2）复位方法：两人即可复位。患者取仰卧位或坐位，肩外展 90°；术者双手拇指压在骨折远端背侧，其余 2～5 指分别握住鱼际和小鱼际，沿前臂纵轴，向远端牵引，另一助手握住前臂向近端牵引。经充分牵引后，术者突然将患腕掌屈尺偏，纠正骨折远端向背桡侧移位，恢复掌倾、尺倾角，然后缓慢放松牵引，在屈腕、尺偏位检查骨折对位对线情况及稳定情况（图 60-34）。

（3）固定：复位后先用超腕关节小夹板或石膏夹板固定腕关节于屈腕、尺偏位 2 周，再改为腕关节中立位继续固定 2 周。

2. 切开复位内固定　手术目的是恢复下尺桡关节的正常解剖关系，恢复桡骨远端关节面的完整性。

（1）手术指征

1）伴桡骨远端关节面骨折，估计愈合后会影响腕关节功能者。

笔记栏

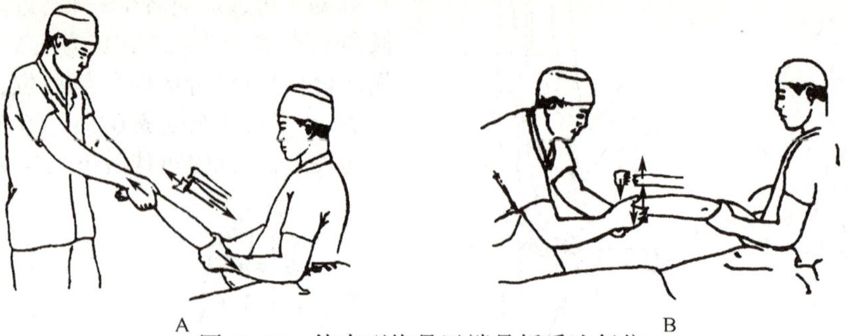

图 60-34　伸直型桡骨远端骨折手法复位

2）手法复位后掌倾角仍为负角，或复位成功但外固定不能维持复位。

（2）方法：根据骨折具体情况选择腕背侧切口，充分暴露骨折端后，在直视下复位，可用钢板（图 60-35）、松质骨螺钉或克氏针固定。若骨折固定困难，或骨端缺损较多，可在复位后，于桡骨及第二掌骨行外固定支架固定，取髂骨或人工骨植骨，充填骨缺损。6～8 周后可去除外固定支架。

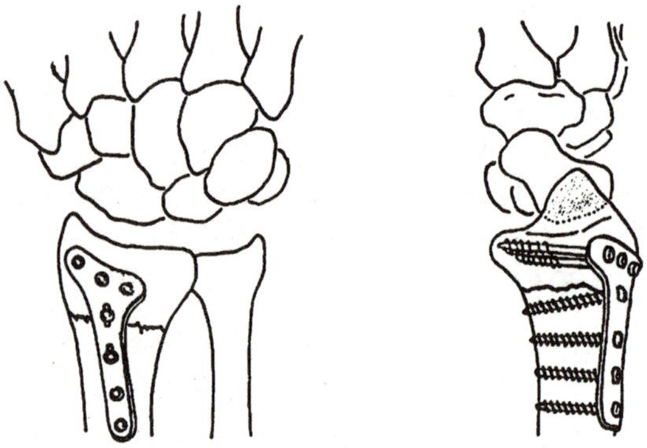

图 60-35　桡骨远端骨折钢板固定

3. 术后处理　无论手法复位或切开复位，术后均应早期进行手指主动屈伸功能锻炼。4～6 周后可去除外固定，逐渐开始腕关节锻炼。若桡骨远端关节面骨折移位或桡骨远端短缩未能纠正，则可导致桡骨远端关节面不平整或下尺桡关节不协调，常是后期腕关节疼痛及旋转障碍的原因，可行尺骨小头切除或腕关节融合术。

案例 60-2

1. 根据 X 线表现确定治疗方案。若 X 线表现为单纯桡骨远端骨折，骨折未波及关节面，则考虑手法复位石膏夹板外固定治疗。

2. 若伴关节面骨折或骨折复位后掌倾角恢复不理想，估计会影响患腕功能活动，则考虑手术治疗。

案例 60-2

1. 老年女性，右腕伸直位受伤。

2. 有局部肿胀疼痛、功能障碍。

3. 查体见右腕关节呈典型餐叉及枪刺畸形。

4. 诊断为桡骨远端伸直型骨折明确，但还应行 X 线片检查。

5. 采用手法复位石膏夹板外固定治疗。

二、屈曲型骨折

屈曲型骨折（Smith 骨折）相对少见，常由于跌倒时腕关节掌曲、手背着地受伤引起。也可由腕背部受到直接暴力打击发生。

【临床表现及诊断】

1. 症状和体征　伤后腕部剧烈疼痛、肿胀，活动受限，腕部下垂，腕背侧皮下瘀斑。检查腕部有明显压痛。

2. X 线表现　侧位像可见骨折近端向背侧移位，远折端向掌侧移位，正位像骨折远端向桡侧移位（图 60-36）。与伸直型骨折移位方向相反，称为反 Colles 骨折或 Smith 骨折。

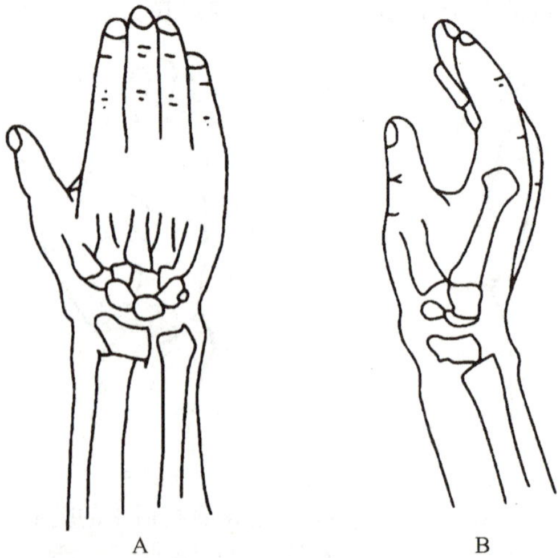

图 60-36　屈曲型骨折移位方向

【治疗】

Smith 骨折复位后维持困难，一般采用腕关节功能位固定。复位手法与伸直型骨折相反，基本原则相同。复位后若固定维持困难，可行切开复位，用钢板或克氏针内固定。

三、桡骨远端关节面骨折伴腕关节脱位

该骨折也称 Barton 骨折，较少见。临床上常漏诊或误诊为腕关节脱位，是桡骨远端骨折的一种特殊类型。其发生机制为跌倒时手掌着地，暴力通过腕骨向上传导，撞击桡骨远端背侧或掌侧发生骨折，腕关节也随之而移位。根据受伤时腕关节所处的位置不同，Barton 骨折可表现为与 Colles 骨折或 Smith 骨折相似的畸形及相应的体征。若腕关节伸直位受伤，则 X 线拍片表现为桡骨远端背侧缘关节面骨折，腕关节随骨折块一起向背侧、近侧移位。若腕关节屈曲、手背着地受伤，则 X 线表现为与上述相反的桡骨下端掌侧关节面骨折及腕骨向掌侧移位。

Barton 骨折复位固定困难，若手法复位失败或固定困难，多需切开复位内固定（图 60-37）。

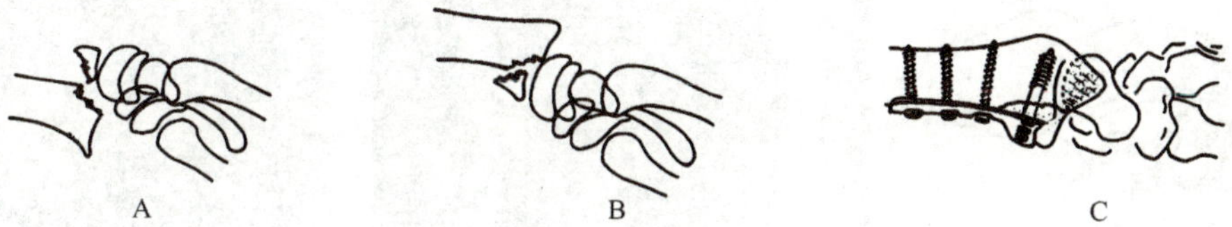

图 60-37　Barton 骨折

A. Barton 背侧缘骨折；B. Barton 掌侧缘骨折；C. Barton 骨折钢板固定

（常　山　田家亮）

第七节　肩锁关节脱位

肩锁关节脱位（dislocation of the acromioclavicular joint）比较常见。多为运动创伤引起。

【解剖概要】

肩锁关节由锁骨肩峰端与肩峰内侧面构成，内有纤维软骨盘。其关节囊薄弱，周围有肩锁韧带及内侧喙锁韧带加强。肩锁关节在肩关节的外展活动中，也有相应的小范围活动。

【病因、病理与分类】

损伤原因有直接暴力与间接暴力两种，以直接暴力多见。直接暴力冲击肩的顶部，使肩峰与肩胛骨下沉，结果使肩锁关节的韧带结构破裂。间接暴力多为跌倒时肩部与肘部均处于 90°屈曲位置，此时肱骨头顶住肩胛盂与肩峰，向后方传导的暴力可以使肩锁韧带和喙锁韧带破裂。

分类　一般将肩锁关节脱位分成三度（图 60-38）：

1. Ⅰ度　肩锁关节囊与韧带扭伤，并无确切的韧带断裂。

2. Ⅱ度　肩锁韧带断裂，锁骨肩峰端轻度向上移位，但喙锁韧带完整（半脱位）。

3. Ⅲ度　肩锁韧带与喙锁韧带均断裂，锁骨肩峰端移位明显（全脱位）。

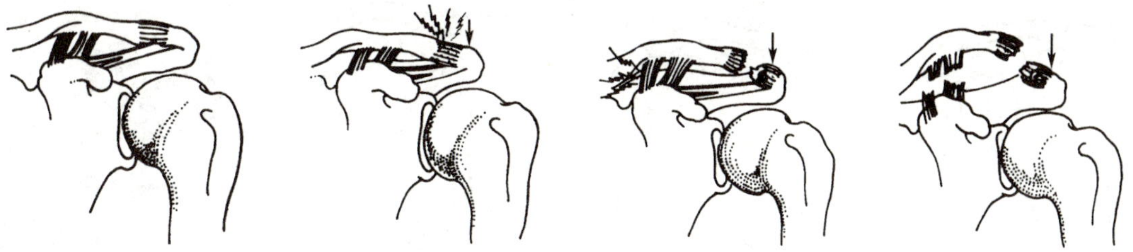

图 60-38　肩锁关节脱位分度

A. 正常肩锁关节；B. Ⅰ度脱位；C. Ⅱ度脱位；D. Ⅲ度脱位

【临床表现与诊断】

1. Ⅰ度损伤　肩锁关节处轻度肿胀与压痛，临床检查与 X 线摄片均无锁骨肩峰端移位。

2. Ⅱ度损伤　肩锁关节处肿胀、疼痛症状加重，与健侧相比较，锁骨肩峰端移位，高出肩峰，用力按压时有飘动感觉。X 线片上可见锁骨肩峰端轻度上移。

3. Ⅲ度损伤　肩锁关节处肿胀、疼痛症状更加明显，锁骨的肩峰端已突出于肩峰的上方，出现

阶梯样畸形。肩关节活动亦受影响。X线检查可发现肩峰端明显移位；与健侧比较，患侧喙锁间隙增宽明显。

X线检查可以显示出肩锁关节的脱位程度，但必须与对侧的肩锁关节相比较。必要时可在应力下摄片，即患者手握4~6kg重物下摄片，此时锁骨外侧端移位情况更为清楚。

【治疗】

1. Ⅰ度损伤 不必特殊处理，用三角巾悬吊固定2周。

2. Ⅱ度损伤 目前无统一意见，多数人主张保守治疗，根据病人意愿选择。可根据情况选择手法复位外固定或切开复位内固定。

3. Ⅲ度损伤 一般主张手术治疗。常见手术方法有：①切开复位：复位后坚强固定，采用张力带钢丝或钩状钢板固定肩锁关节，固定牢固后可不修复喙锁韧带；或加用锁骨—喙突拉力螺钉固定术（图60-39）。②锁骨肩峰端切除术：新鲜或陈旧脱位都可用，宜切除肩峰端锁骨2.5cm，同时应修复或重建喙锁韧带。

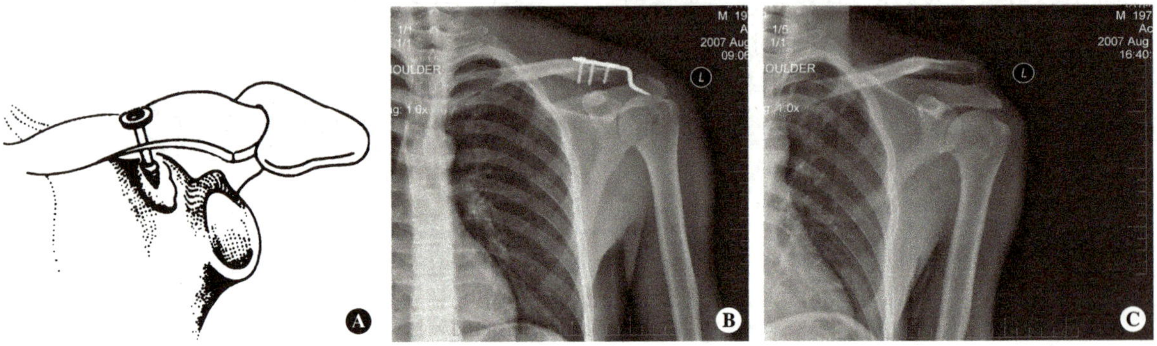

图60-39 肩锁关节脱位喙突钉固定

（常 山 严小虎）

第八节 肩关节脱位

肩关节脱位（dislocation of the shoulder joint）是最常见的关节脱位，约占全身关节脱位的1/2。多发生在青壮年，以男性较多。

【解剖概要】

肩关节由肱骨头和肩胛盂构成，是全身活动范围最大的关节。肱骨头大，肩胛盂关节面浅而小，周围关节囊和韧带松弛而又薄弱，这种解剖特点虽有利于肩关节的大范围活动，但是缺乏稳定性，受到外来暴力易发生脱位。肩关节的前下方关节囊最为薄弱，且无韧带加强，因此肩关节脱位以前脱位最多见。

【分类】

一般将肩关节脱位按方向不同分为前脱位和后脱位两种类型，以前脱位多见。又根据脱位后肱骨头的位置不同，分为喙突下脱位、盂下脱位、锁骨下脱位和胸内脱位。各种脱位中，以喙突下脱位最为多见（图60-40）。

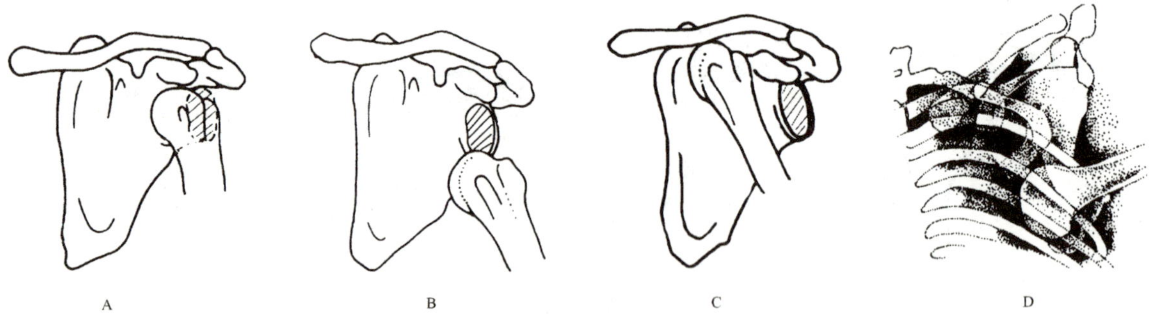

图60-40 肩关节脱位类型

A. 喙突下脱位；B. 盂下脱位；C. 锁骨下脱位；D. 胸腔内脱位

【病因病理】

肩关节脱位多由跌倒时手或肘部着地的间接暴力引起，是肩关节外展、外旋两种力量使肱骨头顶向前方，发生前脱位。肩关节脱位除了损伤关节囊外，可伴有关节盂的软骨撕脱，称为Bankart损伤，也可造成肩袖的损伤，造成肩关节不稳定，成为肩关节习惯性脱位的潜在因素。

【临床表现与诊断】

1. 一般表现　肩关节疼痛、肿胀，关节活动明显受限。患侧肘关节屈曲，患者常用健侧手扶持患侧前臂，头倾向患肩，以减轻疼痛。

2. 局部特异体征　①方肩畸形：从前方观察患者，患肩失去正常饱满圆钝的外形，呈方肩畸形（图 60-41）。②弹性固定：上臂保持固定在轻度外展前屈位，任何方向上的活动都会导致疼痛。③关节窝空虚：触诊可发现肩峰下空虚。可在腋窝、喙突或锁骨下触到脱位的肱骨头。④Dugas 征阳性：患肢肘部贴近胸壁，患手不能触及对侧肩；反之，患手已放到对侧肩，则患肘不能贴近胸壁，称为 Dugas 征阳性。

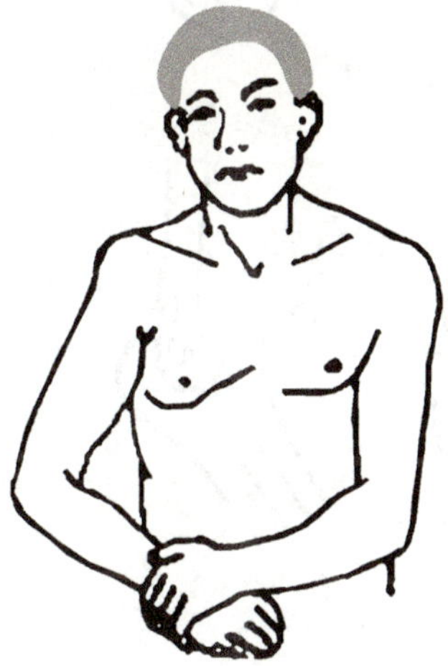

图 60-41　方肩畸形

3. X 线表现　肩关节脱位的临床诊断容易，但 X 线检查是必需的。X 线检查可以了解脱位的病理类型以及是否伴有骨折，最常见的为肱骨大结节骨折。

4. CT 检查　可显示关节盂是否有撕脱以及肩袖和韧带的损伤，对制定治疗方案有帮助。

【治疗】

1. 手法复位　手法复位的方法较多，常用的为手牵足蹬法（Hippocrates 法）（图 60-42）：病人仰卧位，术者站在患侧床边，腋窝处垫棉垫，以双手牵拉患肢前臂，同侧足蹬于患侧腋窝（左侧用左足，右侧用右足），开始顺患肢畸形方向牵引；牵引时缓慢持续用力，牵引一段时间后，逐渐增加牵引力量，以足为杠杆支点，内收内旋患肢，同时用足向外上蹬肱骨头，如果听到有弹响声，提示复位成功；再作 Dugas 征检查，应由阳性转为阴性。复位时注意脚蹬用力不要过猛，以免引起肋骨或肱骨颈骨折。若复位困难，不要勉强复位，可采用臂丛或全麻待肌肉松弛后再复位。陈旧性肩关节脱位，手法复位困难，可在麻醉下试行复位。试行复位失败者，需及时切开复位及修复关节囊。

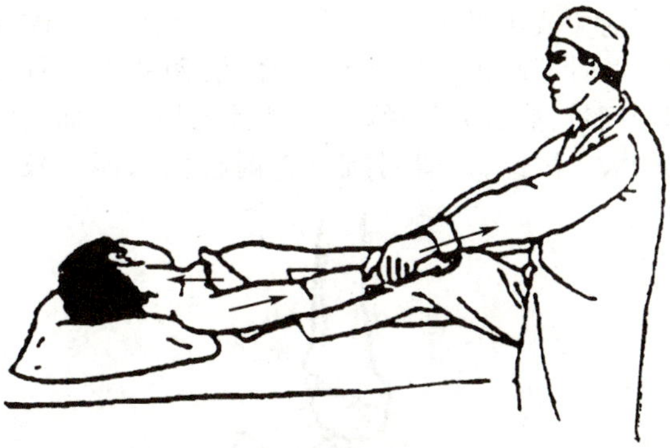

图 60-42　手牵足蹬法（Hippocrates 法）

2. 切开复位　切开复位的指征：①手法复位失败。②合并肩胛盂或肱骨大结节骨折。③严重肩袖损伤。④习惯性脱位。

3. 固定　无论手法复位或切开复位，都需要固定。新鲜脱位手法复位后可采用三角巾悬吊 3 周。陈旧性脱位或习惯性脱位复位后应采用搭肩位绷带或宽胶布固定，即将患肢手掌搭在对侧肩部，肘部贴近胸壁，用绷带或宽胶布将上臂固定在胸壁，并托住肘部，这种体位可以纠正肩关节半脱位（图 60-43）。固定时间一般为 3～4 周，老年患者固定时间可适当缩短，以防止肩关节僵硬。

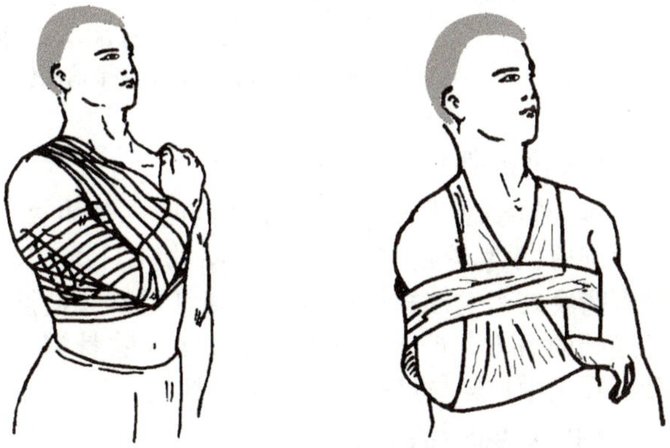

A　　B

图 60-43　肩关节脱位固定

A. 肩关节脱位搭肩位固定；B. 肩关节脱位肩肱固定

4. 功能锻炼　固定期间主要锻炼腕关节及手指，解除固定后开始锻炼肩关节。应循序渐进，鼓励病人主动锻炼肩关节各个方向活动。如能配合理疗，效果更好。

（常　山　田家亮）

第九节　肘关节脱位

笔记栏

肘关节脱位（dislocation of the elbow joint）并不

少见，约占全身关节脱位的20%。

【解剖概要】

肘关节由肱骨远端关节面和尺桡骨近端构成。肱骨下端内外径较前后径宽，两侧有坚韧的侧副韧带，前后关节囊薄弱，尺骨冠状突小而鹰嘴突较大。因此，尺骨对抗肱骨前移位的能力较对抗后移位的能力差，故肘关节后脱位多见。

【分类】

按尺桡骨近端移位的方向可以分为后脱位（图60-44）、外侧方脱位、内侧方脱位及前脱位，以后脱位最为常见。

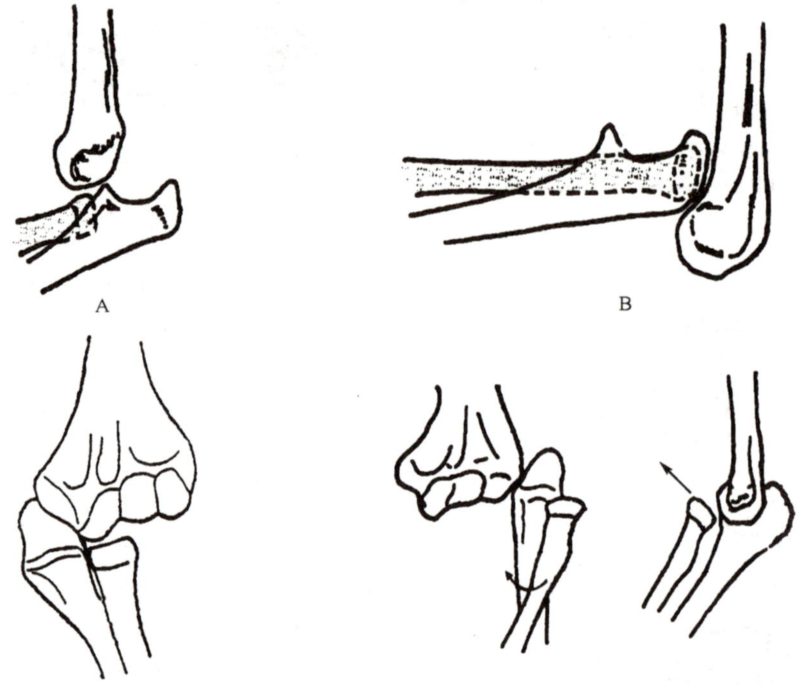

图60-44 肘关节脱位类型

A. 肘关节后脱位；B. 肘关节前脱位；C. 肘关节内侧脱位；D. 肘关节外侧脱位

【脱位机制】

多为间接暴力所致。病人跌倒时上臂伸直，前臂旋后，手掌着地，暴力传递至尺、桡骨上端，尺骨鹰嘴突处产生杠杆作用，使尺、桡骨近端脱向肱骨远端的后方。严重后脱位者，可伴有肱骨髁上骨折和正中神经与尺神经过度牵拉损伤。

【临床表现与诊断】

1. 病史 有外伤病史，以跌倒时手掌撑地最常见。

2. 症状和体征 伤后局部肿胀、疼痛、功能活动受限。查体可见肘关节半屈畸形，肘后三角关系改变，肘关节窝空虚，鹰嘴高突于内外髁。查体时要注意检查肢端的血循环及感觉，了解有无神经损伤和血供障碍。

3. X线表现 常规需作肘关节正侧位片，了解脱位的方向和程度，以及有无合并骨折。

【治疗】

肘关节脱位应早期复位，延迟复位可能导致肘关节肿胀严重，产生Volkmann前臂缺血性挛缩。超过3周的陈旧性脱位如手法复位困难，应尽早切开复位。

1. 手法复位 绝大部分肘关节新鲜脱位均能通过闭合复位方法完成。可行肘关节腔内局麻，复位时两助手沿畸形方向对前臂和上臂对向牵引；牵引维持一段时间后，术者双手四指从前方环抱肘关节，双拇指在肘后置于鹰嘴上方，用双拇指向前下方推压尺骨鹰嘴，助手在复位过程中配合维持牵引并逐渐屈肘；出现弹响表明复位成功，此时肘关节活动正常，肘后三角关系正常（图60-45）。

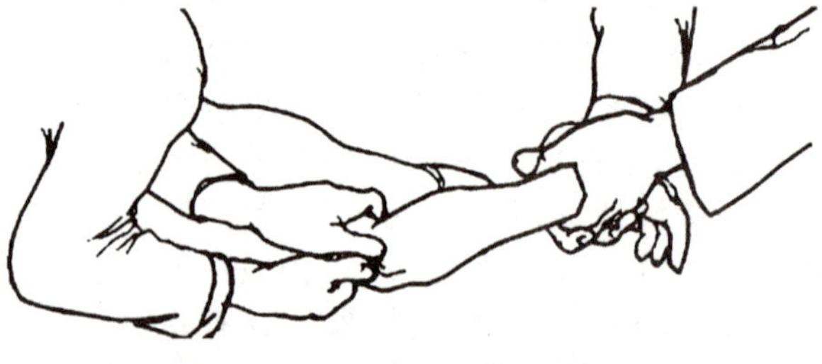

图60-45 肘关节脱位复位手法

2. 固定 用长臂石膏托固定肘关节于屈曲90°位，并三角巾悬吊，3周后去除外固定。

3. 功能锻炼 复位固定后即可开始手指和腕

关节屈伸功能锻炼。解除固定后逐渐主动作肘关节屈、伸和前臂旋转活动锻炼。可加用中药熏、泡及理疗，但切忌作肘部按摩或推拿，以防肘关节周围血肿形成。因血肿骨化形成骨化性肌炎，可使关节功能活动丧失。

（闫广华　常　山）

第十节　桡骨头半脱位

桡骨头半脱位（subluxation of the radial head）是小儿最常见的脱位。多发生在5岁以内，以2~3岁最常见。

【脱位机制】

小儿的桡骨头横截面呈椭圆形，矢状径大于冠状径，桡骨颈部的环状韧带只是一片薄弱的纤维膜。当小儿的前臂被提拉，前臂旋前时，桡骨头向远端滑移，直径短的部分从冠状位转为矢状位，易从环状韧带中脱出；恢复原位时环状韧带不及退缩，嵌于肱桡关节间隙内（图60-46）。5岁以后桡骨头发育良好，环状韧带也增厚加强，不易再发生半脱位。

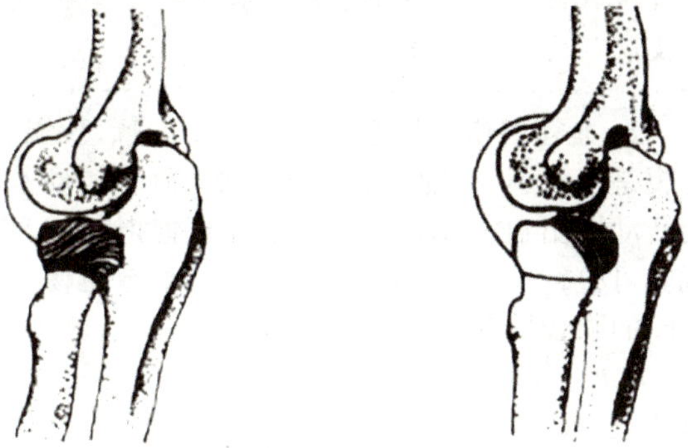

图60-46　桡骨头半脱位
A. 正常上尺桡关节；B. 桡骨小头半脱位后环状韧带嵌于关节间隙

【临床表现与诊断】

（1）病史：多有上肢被牵拉病史。

（2）症状和体征：牵拉后出现哭闹，不肯用患肢取物和活动肘部，不让触摸患部。查体前臂多呈旋前位，桡骨头处压痛。

（3）X线检查无异常发现。

【治疗】

桡骨头半脱位应及时复位，否则会影响桡骨头发育和肘关节功能。一般新鲜脱位采用闭合复位多能成功。无需麻醉，术者一手握住小儿腕部，另一手托住肘部，并用拇指压在桡骨头部位，肘关节屈曲至90°。反复作前臂旋后、旋前活动，来回数次后可感到轻微的弹响声，小儿停止哭闹，并能用患手来取感兴趣的物体，说明复位成功（图60-47）。复位后不必固定，但须告诫家长不可再暴力牵拉上肢，以免再发。

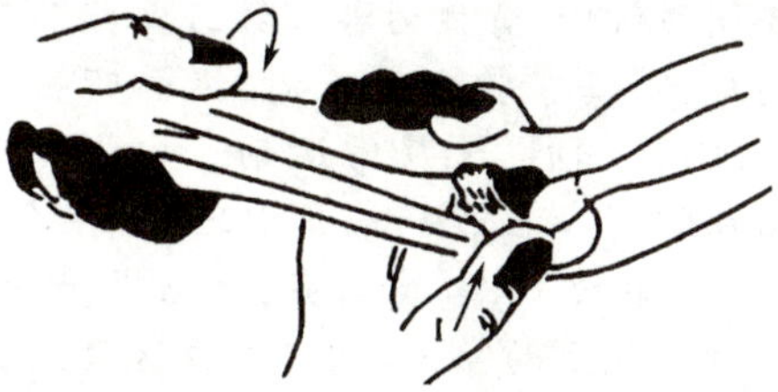

图60-47　桡骨头半脱位复位手法

（常　山　余　鹏）

第六十一章 手外伤及断肢（指）再植

第一节 手外伤

案例 61-1

患者，女，37岁。因车门夹割伤致“右手肿胀畸形、出血疼痛3小时”急诊入院。

患者于3小时前被车门夹割伤右手，致右手肿胀畸形、出血疼痛，活动受限。无昏迷、腹痛、血尿及下肢麻木等伴随症状。

体格检查：一般情况可，体温36.7℃。右手明显肿胀，背侧为甚。第三掌指关节短缩畸形；第三掌骨中段压痛、纵向叩击痛阳性，骨擦感阳性，无反常运动。中指主动屈伸活动障碍。右第一掌骨中段桡背侧横行3cm长皮肤创口，创缘尚齐，无活动性出血；拇指近远节主动背伸不能，虎口区皮肤感觉丧失。各指远端指腹充盈、皮肤感觉无异常。

辅助检查：X线片：右第三掌骨中段横断，远端向桡背侧移位。

问题：

1. 考虑存在哪些损伤，诊断是什么？
2. 如何进行手术和术后处理？

手外伤是常见的损伤之一，其所涉及的范围广、十分复杂。手外科已经成为一门独立的学科。本节主要介绍手部损伤的检查与治疗、常见的手部损伤。

一、手部损伤的检查与治疗

【检查与诊断】

1. 损伤部位皮肤检查 判定损伤的皮肤能否存活，创口能否闭合。如损伤部位皮肤苍白冰冷，皮缘修剪没有点状鲜血流出，则为失去活力。还要判断清除创口失活皮肤后的缺损应采用何种方式闭合。

案例 61-1

该患者存在手背皮肤的挫压以及第一掌骨桡背侧的切割伤口，需在术前或术中判断皮肤活力及修正皮缘。

2. 血管损伤的检查 根据手指的颜色、温度、指腹是否饱满、毛细血管充盈状况、血管搏动及有无活动性出血等情况，判定有否血管损伤。Allen试验可检查尺、桡动脉及两指固有动脉通畅和两者间的吻合情况（图61-1，图61-2）。

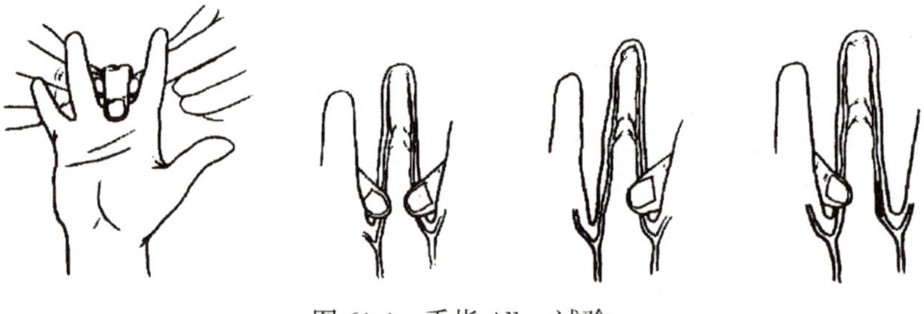

图61-1 手指Allen试验

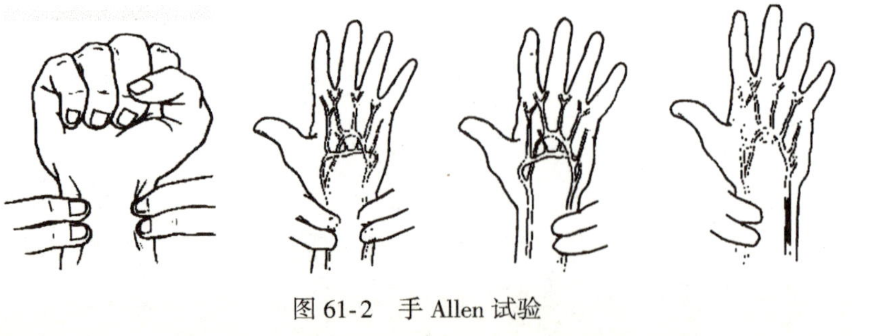

图61-2 手Allen试验

案例 61-1

该患者损伤主要在手部，创口无活动性出血，远端手指指腹充盈可，提示不伴有重要血管损伤。

3. 神经损伤的检查　手部神经损伤主要表现为手部感觉和手内在肌功能障碍。感觉障碍如图61-3。其他主要表现：正中神经：拇对掌肌、拇短展肌、拇短屈肌麻痹所致拇指对掌功能障碍及拇、示指捏物功能障碍。尺神经：骨间肌和蚓状肌麻痹所致环、小指爪形手畸形。小鱼际肌麻痹小指对掌障碍。手部桡神经损伤：只有感觉障碍。

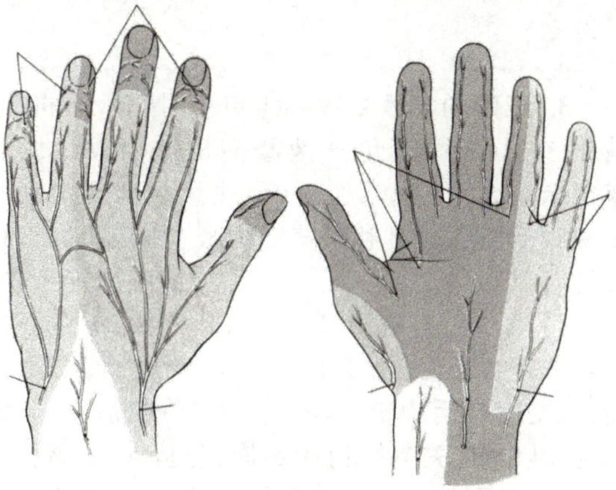

图 61-3　手部感觉的神经支配区

案例 61-1

该患者第一掌骨桡背侧横行切割创口，虎口区皮肤感觉丧失，提示桡神经浅支损伤。

4. 肌腱损伤的检查　肌腱断裂后手的休息位发生改变。

(1) 拇长屈肌腱断裂：固定拇指的近节，指间关节不能主动屈曲。

(2) 指深屈肌腱断裂：固定患指中节，则远侧指间关节不能主动屈曲(图 61-4)。

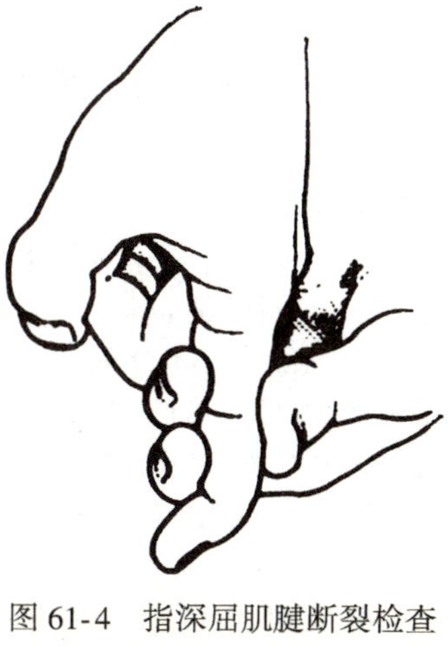

图 61-4　指深屈肌腱断裂检查

(3) 指浅屈肌腱断裂：除患指外其他三个手指固定于伸直位，不能自主屈曲患指近侧指间关节(图 61-5)。

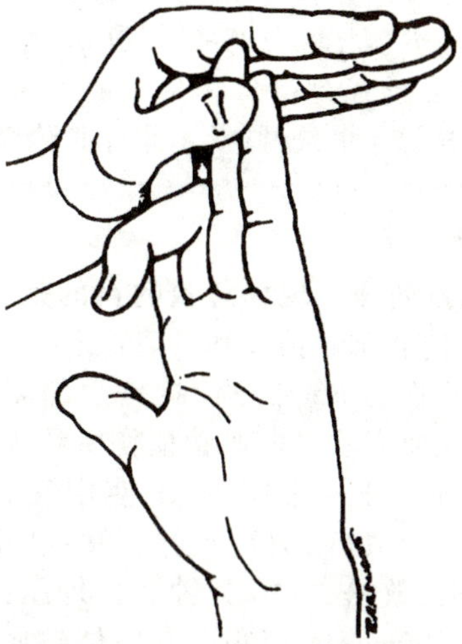

图 61-5　指浅屈肌腱断裂检查

(4) 伸肌腱断裂：①手背部断裂，掌指关节不能主动伸直。②近节指骨背侧伸肌腱中央腱束断裂，近侧指间关节不能主动伸直，而远侧指间关节主动伸直不受限。③中节指骨伸肌腱两侧侧腱束断裂，远侧指间关节不能主动伸直，出现锤状指畸形(图 61-6)。由于蚓状肌和骨间肌具有屈曲手指掌指关节的功能，屈指肌腱断裂不影响掌指关节的屈曲，应予注意。伸肌腱断裂时，有时可通过相邻指伸指肌腱的联合腱带动伤指伸指动作，但伸指无力或伸指不充分。

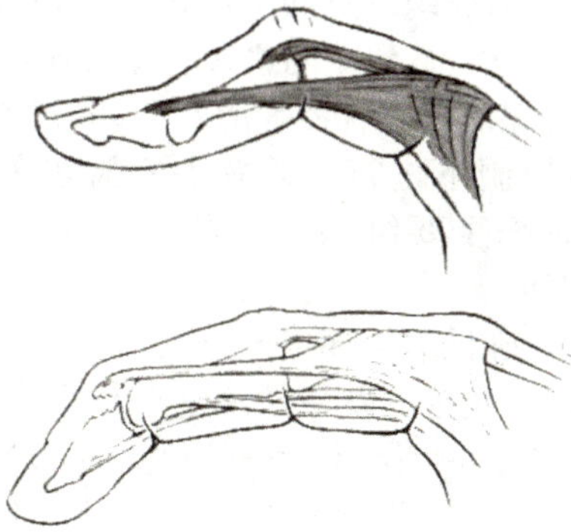

图 61-6　锤状指畸形

案例 61-1

该患者拇指近远节主动背伸不能，第一掌骨桡背侧横行切割伤口，提示存在拇长短伸肌腱损伤。

5. 骨关节损伤的检查　手指畸形及异常活动，可确诊为骨折。局部肿痛、功能障碍，疑有骨折时，应摄正侧斜位 X 线片以了解骨折的类型和

笔记栏

移位情况。

> **案例 61-1**
> 该患者右第三掌指关节短缩畸形；第三掌骨中段压痛、纵向叩击痛阳性，骨擦感阳性；中指主动屈伸活动障碍。加上X线片提示右第三掌骨中段横断，掌骨骨折诊断成立。

【外科治疗】

1. 急救处理 现场急救的目的是止血、减少创口污染、防止加重损伤和迅速转送。

（1）止血：局部加压包扎是手部创伤最简便而有效的止血方法。大血管损伤所致大出血采用止血带止血。止血带应用：①使用气囊止血带；②缚于上臂上1/3部位，敷好衬垫；③记录时间，超过1小时，放松5~10分钟后再加压；④压力控制在250~300mmHg，以免引起肢体缺血性肌挛缩或坏死及引起神经损伤。

（2）减少污染：用无菌敷料或清洁布类包扎伤口。创口内不要涂用药水或撒敷消炎药物。

> **案例 61-1**
> 该患者无大的血管损伤，故应在急诊科使用无菌敷料手部加压包扎。

（3）局部固定：适当加以固定，避免组织损伤进一步加重。

2. 初期外科处理

（1）早期彻底清创：清创即清除异物、被污染和失去活力的组织。目的是使污染创口变成清洁创口，避免感染，达到一期愈合。①在伤后6~8小时内进行；②清创应有良好的麻醉；③清创应在气囊止血带控制下进行。无血手术野可使解剖清晰，避免损伤重要组织。④清创时，从浅层到深层，顺序清创。

（2）正确处理深部组织损伤：对受伤时间短、污染较轻者，应尽可能一期修复全部损伤组织，尽早恢复功能。一期必须修复的组织：①骨折和脱位立即复位固定，为软组织修复和功能恢复创造有利条件；②影响手部血循环的血管损伤亦应立即修复。仅作清创和闭合伤口，深部组织留待二期修复的情况：①创口污染严重，组织损伤广泛；②伤后时间超过12小时；③缺乏必要的条件，修复有困难者。

（3）一期闭合创口：污染不重，6~8小时内清创者可一期闭合创口。①创口纵行越过关节、垂直皮纹或与指蹼边缘平行者，采用Z字成形术改变创口方向，避免瘢痕挛缩；②有皮肤缺损而基底部可用周围软组织覆盖者，行自体游离皮肤移植；③皮肤缺损而伴有重要深部组织外露者，选用局部转移皮瓣、带血管蒂岛状皮瓣、吻合血管的游离皮瓣移植。少数污染严重，受伤时间较长，感染可能性大的创口，可在清除异物和明显坏死组织后，用生理盐水纱布湿敷，观察3~5天，行再次清创延期缝合或植皮。

> **案例 61-1**
> 该患者应在伤后6小时内送手术室，臂丛麻醉下行右手的清创术，在上臂气囊止血带控制下逐层修整皮缘及清除失活组织。采用一期闭合创口的方法，Z形延长第一掌骨背侧创口，探查并吻合拇长短伸肌腱及桡神经浅支，第三掌骨背侧纵行切开，复位内固定。

3. 正确的术后处理 ①包扎时用纱布将手指隔开，垫于指蹼以免汗液浸泡皮肤而发生糜烂。露出指端，以便观察血运，要注意敷料压迫症状；②术后抬高患肢有利于减轻肿胀。固定患肢，以利修复组织的愈合。一般手部各关节应固定于功能位，但神经、肌腱和血管修复后固定的位置，应以修复的组织无张力为原则。血管吻合后固定2周，肌腱缝合后固定3~4周，神经修复后根据张力固定4~6周，关节脱位为3周，骨折4~6周；③术后常规应用抗生素和破伤风抗毒血清预防感染；④术后10~14天拆除伤口缝线，组织愈合后尽早拆除外固定，开始主动和被动功能锻炼，并辅以物理治疗，促进功能早日恢复。需二期进行深部组织修复者，根据创口愈合和局部情况，在1~3个月内完成。

> **案例 61-1**
> 该患者术后包扎时应将手指，特别是第一指蹼隔开，前臂悬吊，石膏托右手功能位拇指背伸位固定4周。术后应用广谱抗生素和破伤风抗毒血清，14天拆线。去除固定后，应及早进行主、被动功能锻炼的康复指导。

二、常见的手部损伤

【手部的切割伤】

切割伤多为刀、玻璃、电锯等锐器形成，创缘整齐、组织挫伤轻。创口清创后可一期修复损伤的骨骼、肌腱、神经、血管、闭合创口，早期功能锻炼，术后效果良好。其中指端损伤是一类特殊损伤。处理方法：①对单纯皮肤缺损，用中厚皮片游离植皮（图61-7）。②肌腱或骨质外露无法覆盖者，可用局部转位皮瓣、V-Y皮瓣、邻指皮瓣、带蒂岛状皮瓣、交胸交腹皮瓣修复创面（图61-8，

笔记栏

图 61-9)。③残端成形虽损失了长度,但感觉外形良好。

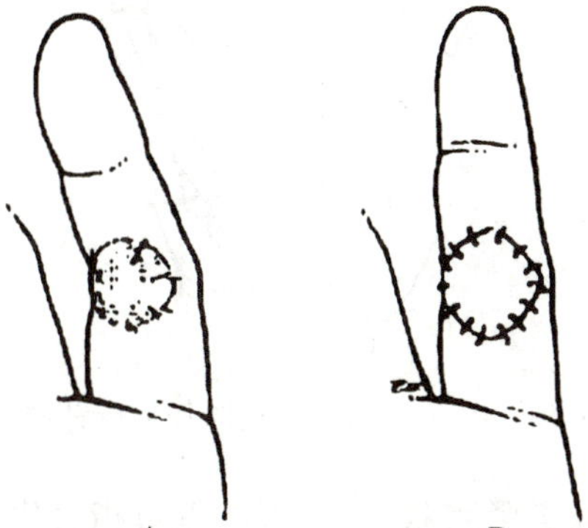

图 61-7　游离植皮关闭创口

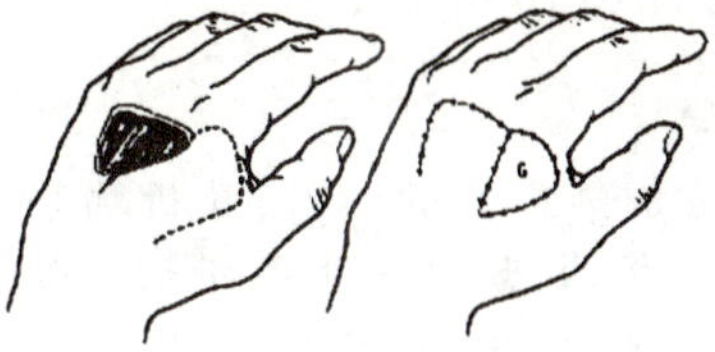
图 61-8　局部转位皮瓣关闭创口

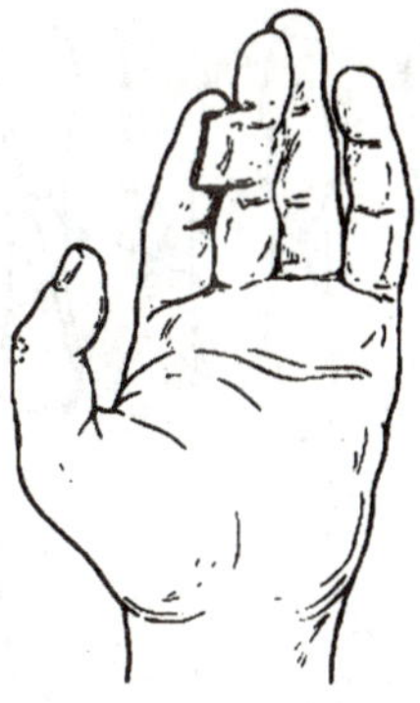
图 61-9　邻指皮瓣关闭创口

【手部的皮肤撕脱伤】

手的撕脱伤原位缝合极易坏死。若撕脱的皮肤无明显挫伤,可修剪成中厚皮片进行移植,或另取中厚皮片游离移植。手和手指脱套伤可行交胸交腹皮瓣修复。伤后常出现关节僵硬(图 61-10)。

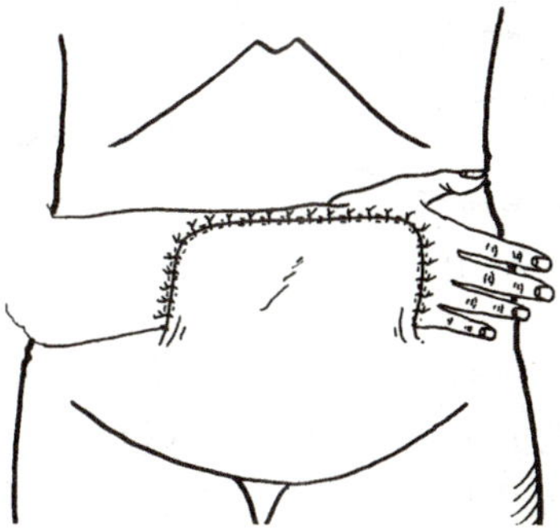
图 61-10　交腹皮瓣修复撕脱伤

【手部挤压伤】

挤压伤常造成多发性骨折,深部组织如神经、血管、肌肉和肌腱等连续性虽存在但辗挫严重,导致组织缺血、水肿、坏死、液化,晚期形成广泛粘连、瘢痕、挛缩,严重影响手的功能。治疗这类损伤除需整复骨折外,清创时应去除失活组织,切开深筋膜减压引流。

> **案例 61-1**
>
> 该患者手背属于挤压伤。因此,在一期关创的同时,应在手背创口深筋膜下放置引流胶片,减压引流。

【手部肌腱断裂与神经损伤】

肌腱损伤的治疗强调早期修复、无创操作及早期的功能锻炼。肌腱损伤的处理均应进行一期缝合。随着对肌腱的营养机制的认识,不仅不切除腱鞘,而且尽可能予以一期修复,以恢复滑液对肌腱的营养作用。

肌腱缝合方法较多,如双“十”字缝合法、编织缝合法、Bunnell 缝合法、钢丝抽出缝合法、Kessler 缝合法、Kleinert 缝合法等。

近年来多提倡采用肌腱显微外科缝合方法(图 61-11),目的是尽量减少对肌腱血供的影响,有利于肌腱愈合和减少粘连。

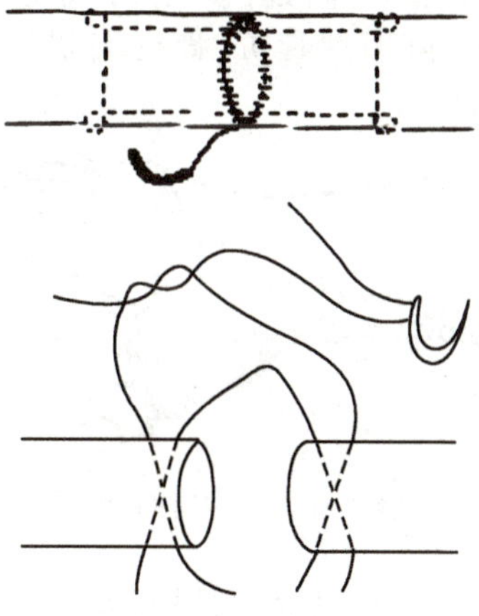
图 61-11　肌腱显微外科缝合方法和双“十”字缝合法

肌腱损伤修复中的主要困难系肌腱粘连;最关键的措施是肌腱损伤后早期而正确的修复与尽早保护性被动活动锻炼。肌腱修复后一般应固定 3~4 周,待肌腱愈合后,解除固定进行功能锻炼并辅以理疗。若粘连经过 3~6 个月左右康复治疗仍未改善,可行粘连松解术。

手的神经损伤对手的外形及功能影响颇大,提倡早期修复。如果条件缺乏,可将神经外膜缝合,使神经两端靠近并固定,防止神经退缩,待伤口愈合 2~3 周后,行二期手术修复。

案例 61-1

该患者伴有拇长短伸肌腱的损伤，可采用显微镜下 1-0 无创尼龙线 Bunnell 缝合，边缘 3-0 无创尼龙线 8 字缝合的方法。桡神经浅支断裂，可予 9-0 无创尼龙线作神经外膜吻合。

【手部骨折与脱位】

手部骨折与关节脱位均应立即处理。目的是保持和恢复关节的活动功能。治疗原则为早期准确复位和牢固的固定，早期功能锻炼防止关节僵直。对于手部的开放性骨折应及时清创、内固定，变开放性骨折为闭合性骨折。关节脱位复位后，应注意关节侧副韧带和关节囊的修复。内固定可用克氏针、钢丝、微型钢板螺丝钉固定。

常见的手部骨折有腕舟骨骨折、第一掌骨基底部骨折（即 Bennett 骨折）、掌骨干骨折、掌骨颈骨折、指骨骨折。

1. 手部骨折 手部骨折的治疗应力求解剖复位，进行可靠的固定。

(1) 腕舟骨骨折：腕舟骨骨折容易漏诊。腕部外伤后鼻烟窝肿胀压痛，应高度怀疑舟骨骨折，分别在伤后及伤后两周行 X 线对比检查。常采用短臂石膏管型外固定，固定时间为 8～10 周（图 61-12）。陈旧性骨折、骨折端硬化及骨坏死者，需手术治疗。

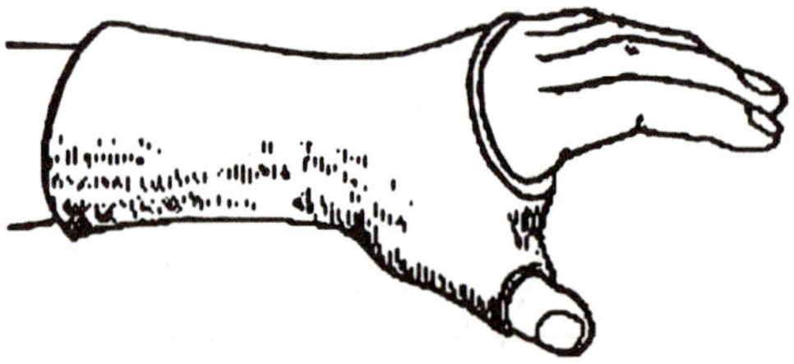

图 61-12 腕舟骨骨折短臂石膏管型外固定

(2) 第一掌骨基底部骨折：可手法复位，拇指外展位石膏外固定 4～6 周；或用钢板、螺钉内固定，便于早期功能锻炼。若骨折通入关节，远端滑向掌侧及桡侧形成脱位，又称为 Bennett 骨折。手法复位不难，但固定困难易再移位。可经皮肤作克氏针内固定，钢针从第一掌骨穿入大多角骨，操作简单，效果良好（图 61-13）。

(3) 掌骨骨折：多向背侧成角移位，手法复位后可用小夹板或石膏外固定 6 周。对复位不满意或多发性骨折可切开复位、内固定（图 61-14）。掌骨头骨折以第 5 掌骨多见，第 2 掌骨次之。骨折后因骨间肌牵引，掌骨头向掌侧屈曲，骨折向背成角。手法复位时必须将掌指关节屈曲至 90°使侧

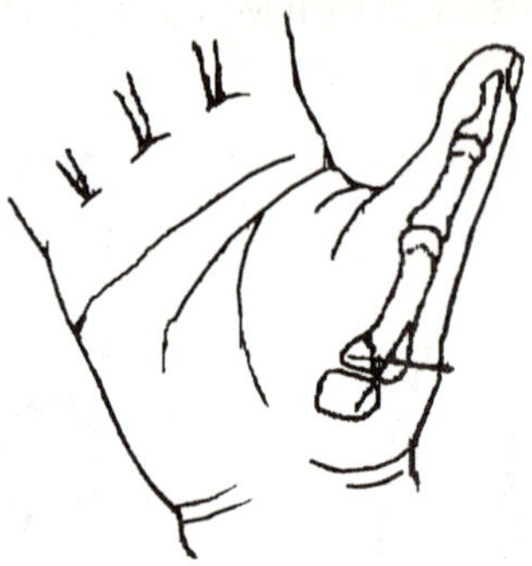

图 61-13 Bennett 骨折经皮肤作克氏针内固定

副韧带处于紧张状态下，再沿近节指骨纵轴向上推，同时在背侧加压方能复位。将掌指关节和近指关节屈曲 90°位以石膏外固定，制动 4 周即可解除，作功能锻炼（图 61-15）。

案例 61-1

本案例第三掌骨骨折，骨折端移位且不便于手法复位，故可采用骨折切开复位。酌情选用微型钢板、螺丝钉或克氏针行内固定术。

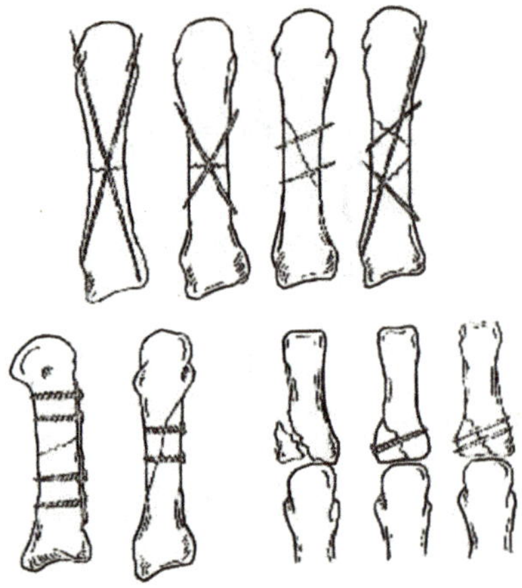

图 61-14 掌骨骨折复位内固定

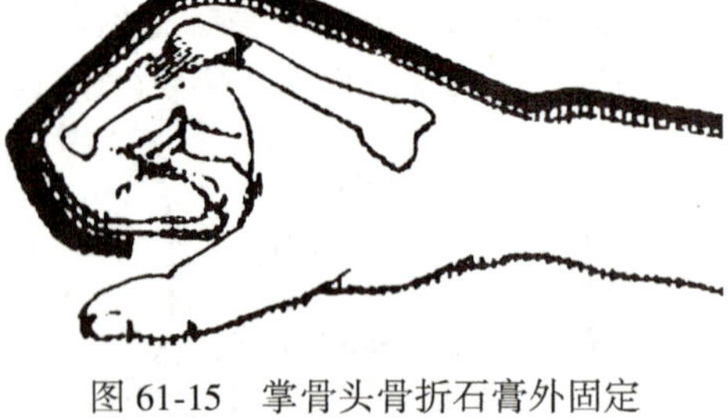

图 61-15 掌骨头骨折石膏外固定

(4) 指骨骨折：手法复位后用金属板或石膏外固定于功能位，一般将邻近两指一同固定，防止侧偏和旋转变形。手法复位不满意或复位后不稳定者，可行切开复位内固定。至于末节骨折，多无

明显变位,可采用小铝板、硬纸板固定3周即可。必要时可行1mm克氏针或针头固定,以便良好对位。如有甲下血肿,可在指甲上刺孔引流,达到减压和止痛的目的。

2. 手部脱位　常见为月骨掌侧脱位。月骨旋转90°~270°,背侧韧带撕断,掌侧韧带仍保存。月骨在腕管内压迫屈指肌腱及正中神经,使手指不能完全伸直,正中神经支配的手部感觉区麻木。X线摄片可见月骨向掌侧脱位。若早期复位制动3周,可取得良好效果。陈旧性病例需手术复位,月骨容易缺血坏死,可予月骨切除(图61-16)。

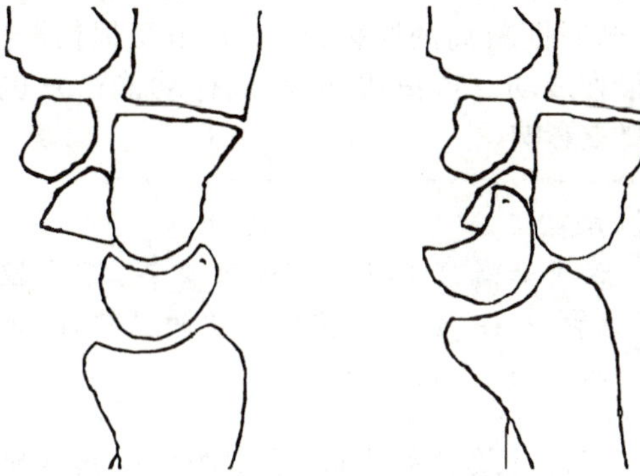

图61-16　月骨掌侧脱位

案例61-1

临床诊断:

1. 右手挫压伤并第三掌骨骨折。

2. 右拇长短伸肌腱及桡神经浅支开放性损伤。

手术处理:

1. 急诊清创,修正皮缘及清除失活组织。

2. 探查,显微镜下将拇长短伸肌腱断端修整,端端吻合。

3. 显微镜下将桡神经断端修整,神经外膜缝合。

4. 第三掌骨骨折手背纵行切开、复位及交叉克氏针内固定。

5. 手背深筋膜下放置引流胶片。

6. 一期关闭创口、分指包扎以及石膏托固定。

术后处理:

1. 适当抬高前臂,石膏托右手功能位拇指背伸位固定4周。

2. 镇痛、应用广谱抗生素和破伤风抗毒血清预防感染。

3. 术后14天拆线。

4. 去除固定后,应及早进行主、被动功能锻炼的康复指导。

第二节　断肢(指)再植

案例61-2

患者,男,23岁。因刀砍伤致"右食指不全离断、出血疼痛2小时"急诊入院。

患者于2小时前被刀砍伤,致右食指不全离断、出血疼痛、骨折外露,远节麻木,活动受限。无昏迷、腹痛、血尿及下肢麻木等伴随症状。

体格检查:一般情况可,体温36.7℃。右食指近节中段不全离断,仅掌侧部分皮肤皮下相连。断端出血,皮缘整齐,骨折端外露。远节皮肤苍白,感觉丧失,甲床无充盈。

辅助检查:①血常规:WBC 10.5×10^9/L。②X线片:右食指近节横骨折,远端不全离断。

问题:

1. 首先应考虑何诊断?

2. 如何手术治疗?

3. 术后处理应注意哪些事项?

1963年上海市第六人民医院陈中伟接活了我国第一例前臂完全离断的肢体,成为世界医学史上首先报道的病例。在以后的四十多年里,断肢(指)再植技术在许多国家和地区迅速普及,挽救了大量损伤严重或完全离断的肢体。

【断肢(指)的分类】

根据损伤性质分为切割性、辗压性和撕裂性断肢(指)。根据损伤程度分为完全性断肢(指)和不完全性断肢(指),前者指断离的肢体没有任何组织相连或虽有残存的损伤组织相连,但在清创时必须切除的;后者指肢体骨折或脱位伴2/3以上软组织断离、主要血管断裂。

案例61-2

该患者属于不完全性断指,不修复血管远端将发生坏死。

【断肢(指)的急救及保存】

妥善的急救处理和离断肢体的正确保存是再植成功与否的先决条件。首先应注意有无休克和其他危及生命的合并损伤,迅速进行抢救。断肢(指)的现场急救包括止血、包扎、保存断肢(指)和迅速转送。完全性断肢近端的出血可采用局部加压包扎或应用止血带。对于较大的动脉断端出血,如腋动脉位置比较高,可用止血钳将血管残端夹住止血,但不可损伤血管过多。不完全性断肢应注意将肢体进行适当固定,避免加重损伤。

如估计病人能很快被送达医院,可用无菌敷料或清洁布类包好断离的肢体,一起迅速送往医院。如到达医院所需时间长,应保持离断肢体处于"冷缺血"的状态(4℃,干燥保存)。最简单的方法是:将断离的肢体用清洁的布料包裹好,装入密闭的塑料袋内;然后将其放入盛有冰块的保温瓶,要避免断肢(指)与冰块直接接触,封闭瓶口,进行保存和转运(图61-17)。切不可置于抗生素、消毒剂等溶液中浸泡保存,这样会导致细胞失活。到达医院后,立即检查断肢(指),用无菌敷料包好,置入4℃冰箱内。

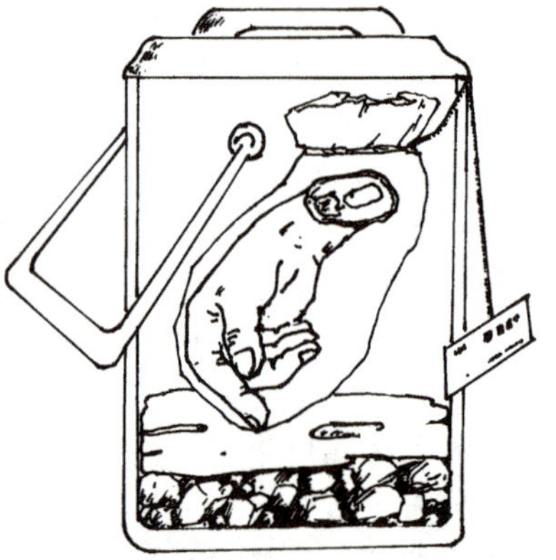

图 61-17 断手的保存法

【断肢再植的处理原则】

1. 断肢再植的适应证 断离的肢体是否适合再植手术,关键看再植后能否成为一个功能完整、质量高的有用肢体。可根据下列方面进行综合考虑:

(1) 患者情况:全身情况良好是断肢(指)再植的必要条件,对那些伴有危及生命的重要器官损伤的断肢(指)患者,应先抢救生命,断肢(指)置于4℃冰箱内,待全身情况稳定后再植。小儿应尽力予以再植,老人往往伴有全身其他器官的疾病,对长时间手术的耐受能力差,能否行再植应慎重。

案例 61-2

该患者患者属于年轻男性,全身情况良好,应尽力予以再植。

(2) 断肢(指)缺血的时间:原则上是越早越好,应分秒必争,一般以6~8小时为限。因为肢体离断后组织变性、坏死随时间延长而加重,特别是肌肉组织释放出的许多有毒物质积聚在断肢的组织液中,再植后进入全身,引起全身中毒性反应。故再植的时限与断肢的平面有明显关系。上臂和大腿断离,时限宜严格控制;断掌、断指和断足,耐缺血时间略长。

案例 61-2

该患者为断指再植,可延长至伤后12~24小时。

(3) 肢体的条件:适合再植的断离肢体,在组织结构上应具备一定程度的完整性,或在某些结构有一定程度的破坏或缺损的情况下,可采用移植或转位等措施恢复功能的肢体。但必须指出,后一种复杂情况的再植应慎重。

预后与受伤的性质有关,如严重的辗压性、捻挫性、撕脱性断离的肢体,由于软组织损伤严重,再植很难成功。再植成功后,肢体功能恢复也会受到严重影响。

案例 61-2

该患者属于切割伤,断面整齐,污染较轻,血管、神经、肌腱等重要组织的挫伤轻,再植成活率高,效果较好。

(4) 人员及设备要求:手术医生应具备显微血管外科技术,同时还应掌握各肢体断面解剖知识,以及骨科处理、神经和肌腱修复、皮肤整形移植等技术。医院应具备显微外科手术的基本设备和条件,如手术放大镜或显微镜、基本显微血管外科器械和无创伤缝合针线等。

(5) 遇到如下几种情况,可考虑不做再植:①患较严重的全身慢性疾病,或年龄过大,不能耐受长时间手术,或有出血倾向者。②断肢多发性骨折或多段断离,软组织损伤严重,血管床破坏严重,血管、神经、肌腱高位撕脱者。③经强烈防腐、消毒液体或高、低渗液体长时间浸泡,肢体条件不好者。④气温较高,断肢未经干燥冷藏保存,断离时间超过6~8小时者。⑤断肢伴有烧伤、冻伤或化学烧伤者。⑥病人精神不正常,不能配合治疗者。⑦病人本人无再植要求者。

2. 断肢(指)再植的手术操作原则及程序

(1) 麻醉:首选硬膜外和神经阻滞麻醉。对伴有休克、多发伤、重要脏器疾病的病人,以及小儿和老年人,应用气管插管麻醉或静脉复合麻醉。对单发断指、全身状态好、可主动配合的患者,也可采用局麻。

(2) 清创术:彻底清创可以有效防止感染,有助于再植成活。再植手术的清创可分为大体清创和显微清创二步骤。大体清创应遵循创伤外科清创术的原则和方法进行;同时,对较大的血管、神经、肌腱等重要结构进行标记。然后,将断端移到显微镜下进行显微清创,并用略粗的无创伤线缝系血管、神经外膜进行标记。最后测量骨骼、血管、神经、肌肉或肌腱以及皮肤的缺损情况,确定具体修复方案。

(3) 骨折固定:在所有断肢(指)再植的手术中,骨骼均需要一定程度的短缩,其长度应根据肌肉、血管和神经的缺损情况综合判断。骨的固定应选择简便、稳固、耗时短的方法,如可采用螺钉、克氏针、钢板、髓内针或外固定架的固定方法。

(4) 肌肉和肌腱的修复:重建骨支架后,先缝肌腱再吻合血管。既有利于吻合血管张力的调节,又可避免先吻合血管再缝合肌腱时的牵拉对血管吻合口的刺激和影响。缝合的肌和肌腱应以满足肢体或指(趾)主要功能为准,不必强求将断离的所有肌腱缝合。

(5) 吻合血管:断肢(指)再植成活的关键在于血管的吻合。吻合血管应在无张力下进行。否则应及时改道、转位或移植,不应勉强吻合。一般先吻合静脉,后吻合动脉。动静脉的吻合比例以1∶2为宜。

(6) 缝合神经:再植肢体神经功能的好坏,直接影响感觉和运动功能,应争取一期修复,并应保持在无张力状态。可采用神经外膜缝合或束膜缝合。如有缺损应立即行神经移植修复。

(7) 闭合创口:皮肤应按整形外科原则缝合。对于横行的断端,为预防后期形成的环状瘢痕挛缩,可做几个斜形小切口,行"Z"形皮瓣整形缝合。如有皮肤缺损,不可勉强缝合导致张力过大,影响血液流通,应采用中厚或全厚皮片覆盖创面或采用局部皮瓣转移修复,不应遗留任何创面,力争一期愈合。

(8) 包扎固定:用温盐水洗去血迹后,多层松软敷料包扎,不可环行缠绕或包扎过紧,指间分开,肢(指)端外露,以便观察血液循环和测皮温。肢体功能位石膏托固定。

案例 61-2

结合以上原则,本案例手术处理顺序为:①急诊清创,行骨折端短缩,交叉克氏针近节指骨固定。②寻出食指伸屈肌腱,断端修整吻合。③寻出食指两侧指动脉,断端修整吻合。④寻出食指两侧伴行静脉,断端修整吻合。⑤寻出食指两侧指神经,神经外膜缝合。⑥关闭创口和包扎固定。

【手术后处理原则】

1. 一般护理　病房应安静、舒适,室温保持在22~25℃,严防寒冷刺激。严禁吸烟,防止血管痉挛发生。

案例 61-2

该患者可加用局部烤灯照射以利血循环观察,并可局部加温,一周左右停用。并适当抬高前臂,以利静脉回流,减少肢体的肿胀。

2. 观察和处理全身情况　注意全身状态的调整,及时输血、输液补充血容量,以增加再植肢(指)体的血流灌注量和减少小血管的痉挛。同时处理重要脏器的合并损伤和功能变化,预防和治疗全身并发症。高位断肢再植除可引起血循环改变外,还可因严重感染或代谢产物吸收引起重要器官的中毒反应,甚至危及生命,必要时应及时截除再植肢体。

3. 药物治疗　包括抗血管痉挛、抗吻合口凝血、抗感染三方面。可通过臂丛或硬膜外定期注入麻醉药品,既可止痛,又能保持血管扩张,防止血管痉挛。适当应用抗凝解痉药物,如低分子右旋糖酐、罂粟碱、山莨菪碱等。应用适当广谱抗生素预防感染,如有全身或局部感染征象应及时检查处理。

案例 61-2

该患者术后可给予曲马朵100mg肌注镇痛;复方罂粟碱50mg肌注,每6小时1次抗凝解痉;以及头孢呋辛酯1.5g静脉滴注预防感染。

4. 断肢(指)再植术后血液循环障碍的原因及其处理　术后需密切观察血液循环,可通过观察再植肢体的皮肤、甲床颜色或毛细血管充血反应确定循环情况。一般血管危象易在术后48小时内发生,应及时发现并处理,否则肢体将坏死。动脉危象表现为肢体颜色变为苍白、皮温低、毛细血管回流缓慢或消失、指腹张力降低、指腹切开缓慢流出暗红色血液或不出血;静脉危象表现为:肢体变成暗紫色、张力高、毛细血管回流加快、指腹切开立即流出暗紫色血液,不久又流出鲜红色血液,且流速较快,指腹由紫逐渐变红。

血管危象的常见原因有血管痉挛、吻合口栓塞以及肢体肿胀或血肿导致的血管受压。一旦发现应解开敷料,解除压迫因素,采用臂丛或硬膜外麻醉或应用解痉药物。经短时间观察仍未见好转者,多为吻合口栓塞,应立即行手术探查,重新吻合。

案例 61-2

本案例可通过甲床充盈和远端手指感觉肤色来密切观察血管危象。一旦发现应及时处理,必要时再次手术探察栓塞和血管重建。

5. 功能锻炼 肢体成活后,在不影响骨折愈合的情况下,积极地、循序渐进地进行主、被动功能锻炼。另外,若肌腱、神经未在一期修复而需二期修复者,应适时尽早修复。

案例 61-2

该患者由于存在骨与肌腱的损伤,应在3周后开始手指的被动功能训练,6周后开始主动功能训练。必要时适当辅以物理治疗,促进功能恢复。

第三节 显微外科

显微外科是借助光学放大工具,使用显微外科器械进行精细手术的一门学科。它包括三个基本条件:借助显微镜或手术放大镜等光学放大工具;使用特定的显微手术器械和缝合针线;精细的手术技能,包括3mm以内的血管、管道吻合以及相应的精细分离、切割、缝合、再植等。

一、显微外科基本技术

【显微血管吻合术】

显微血管吻合术须视情况而采用不同的修复方法,但不论使用何种方法都必须坚持无损伤操作,对组织剥离、结扎、切除或修复都要尽量减小组织损伤或创伤反应。

1. 端端吻合法 端端吻合符合恢复血液的正确流向,能保持血液的最大流速及流量。为避免血管缝合时发生扭曲或吻合口对合不良,常采用二定点端端吻合(图61-18)。其步骤包括:①找出血管后向其端近侧稍作分离;②在血管断口近远端放置压力适当的血管夹;③修整血管断面的外膜及周围疏松结缔组织,使断面2mm以内血管壁完整、内膜光滑;④断端靠拢保证无张力缝合,必要时可锐性游离周围组织作血管的适当延长;⑤断口内用小针头注射肝素盐水冲洗和灌注;⑥断端扩张使近远端口径大致相等;⑦血管上下方各间断缝合一针,两针间平均缝合数针,翻转血管180°,同法缝合后壁。

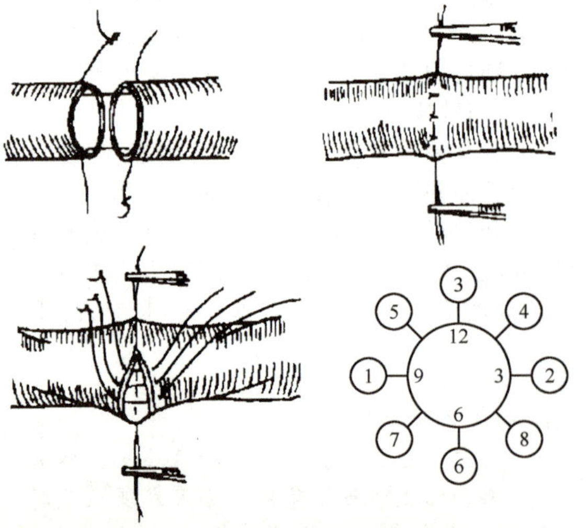

图61-18 二定点端端吻合

案例 61-2

该患者指动脉断端管径相似,端面2mm左右,可用11-0或12-0的无创尼龙线间断缝合6~8针。

2. 端侧吻合法 这是一种增加血管吻合口径的方法,主要用于移植组织的血管支与主干血管的吻合。其方法为:修剪小血管外膜后,断端作适应血流方向的45°~60°斜剪;8-0或9-0缝线带住需侧切的主干血管侧壁,纵行剪出侧孔;断口二定点间断吻合。

3. 血管移植 若缝合血管的张力较大,用游离血管两端、屈曲关节或缩短骨骼仍不能消除血管紧张性时,可作自体血管移植以提高成功率。临床以自体静脉移植最为常用。静脉游离后有不同程度的收缩,因此切取静脉的直径应略大于需行修补的动脉直径,长度可略长于缺损长度以便裁剪。移植的静脉具有静脉瓣,修补动脉时需近心端倒置。

血管吻合后,为防止血管痉挛、血栓形成和感染等并发症,应用抗痉挛、抗凝和抗生素等药物,具有一定的预防作用。另外还需注意低血压的纠正、镇痛和局部保暖,以避免血管挛缩。当血栓一旦形成,则应立即切开探查,重新疏通吻合血管或血管移植修复。

【显微神经缝合术】

神经缝合术包括传统的外膜缝合和显微束膜缝合两种方法(图61-19)。后者采用显微外科技术缝接神经,可做到:①准确分辨神经断端受损部分,彻底切除受损神经与瘢痕组织;②清楚观察神经走向和分布,利于感觉、运动束分别相应缝接;③手术精确轻柔,减少神经纤维的损伤和组织反应,利于神经修复,减少瘢痕形成;④根据节段不同,亦可单纯外膜缝合。

案例 61-2

该患者指神经已近末端,均为感觉纤维,直径小,可予外膜缝合。

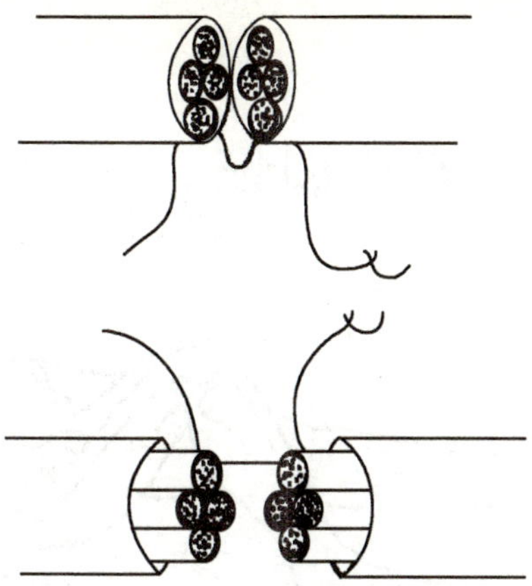

图 61-19　神经外膜和束膜缝合

二、显微外科在骨科临床的应用

【吻合血管的游离皮瓣移植术】

皮瓣移植是修复创伤组织缺损最有效的方法。吻合血管的游离皮瓣移植适用于伤后或皮肤瘢痕切除、肌腱、神经血管、骨与关节外露者;或久治不愈的溃疡、神经源性足底溃疡及肿瘤切除后皮肤缺损者。其特点包括:①其皮瓣设计面积应比创面大 2~3cm。②手部创面宜选用带神经的足背皮瓣,四肢其他部位可选用下腹部皮瓣。创面内需修复深部组织,可选用同时带肌腱、肌或骨皮瓣。③受区附近应有可吻合的血管。④供区内至少有一对可吻合的动脉,且位置恒定,皮瓣大小足够。常用的游离皮瓣包括下腹部皮瓣、腹股沟皮瓣、足背皮瓣等。

【吻合血管的肌皮瓣移植术】

吻合血管的肌皮瓣移植术是将肌肉连同覆盖其上的皮肤一起移植,以修复四肢肌肉和皮肤同时缺损者,或肢体缺血性挛缩症或神经损伤需修复其肌肉功能者。临床上常用的肌皮瓣包括斜方肌肌皮瓣、股薄肌肌皮瓣、背阔肌肌皮瓣、臀大肌肌皮瓣、缝匠肌肌皮瓣等。在切取肌皮瓣时应注意结扎血管分支,避免移植皮瓣发生血肿,还应保留肌腱上的腱膜,以利于游离皮片的成活。

案例 61-2

临床诊断:右食指近节不全离断伤

诊断要点:

1. 刀砍伤致右食指离断、出血疼痛史。

2. 查体右食指近节中段离断,远节皮肤苍白,感觉丧失,甲床无充盈。

3. X 线片示:右食指近节横行骨折,远端半离断。

手术方法:

1. 急诊清创,行骨折端短缩,交叉克氏针近节指骨固定。

2. 寻出食指伸屈肌腱,断端修整端端吻合。

3. 寻出食指两侧指动脉,断端修整显微血管端端吻合。

4. 寻出食指两侧伴行静脉,断端修整显微血管端端吻合。

5. 寻出食指两侧指神经,采用显微神经外膜缝合。

6. 关闭创口、包扎固定。

术后处理:

1. 局部烤灯照射 1 周及适当抬高前臂。

2. 镇痛、抗凝解痉以及预防感染。

3. 密切观察血管危象的发生。

4. 积极地、循序渐进地进行主、被动功能锻炼。

(白　波)

第六十二章 下肢骨、关节损伤

第一节 髋关节脱位

髋关节外伤性脱位占四大关节(肘、肩、髋、膝)脱位的第三位,脱位多见于青壮年男性。髋关节是人体最大的关节,髋臼与股骨头两者形态上紧密配合,构成典型的杵臼关节,周围又有坚强的韧带与强壮的肌群,结构十分稳固。因此,只有强大的暴力才会引起髋关节脱位。在外伤情况下,特别是在车祸中,暴力往往是高速和高能量的,因此多发性创伤并不少见。依据脱位后股骨头所在的位置,将髋关节脱位分为三类:髋关节前脱位、髋关节后脱位和中心型脱位;以后脱位最为常见,占全部髋关节脱位的85%~90%。

一、髋关节后脱位

【脱位机制】

髋关节后脱位最多见,多由间接暴力引起,大部分髋关节后脱位发生于交通事故。当髋关节处于屈曲、内收、内旋位时,股骨头关节面大部分已超越髋臼后缘,当膝部受到由前向后的暴力时,股骨头即可冲破后下方关节囊由髂股韧带和坐骨韧带之间的薄弱区脱出,造成后脱位。有时合并髋臼后缘或股骨头骨折,亦可合并坐骨神经损伤。

【分类】

按有无合并骨折可以分成下列五型:

(1) 单纯性髋关节后脱位,无骨折,或只有小片骨折。

(2) 髋臼后缘有单块大骨折片。

(3) 髋臼后缘有粉碎性骨折,骨折块可大可小。

(4) 髋臼缘及壁亦有骨折。

(5) 合并有股骨头骨折。

【临床表现与诊断】

有明确外伤史,如交通事故、塌方或高处坠落等。患部疼痛,髋关节不能活动。患肢缩短,髋关节呈屈曲、内收、内旋畸形,有弹性固定,大转子明显上移(图62-1),臀部触及脱出的股骨头。如坐骨神经损伤可出现该神经支配区的感觉、运动障碍。X线检查可了解脱位情况以及有无骨折。

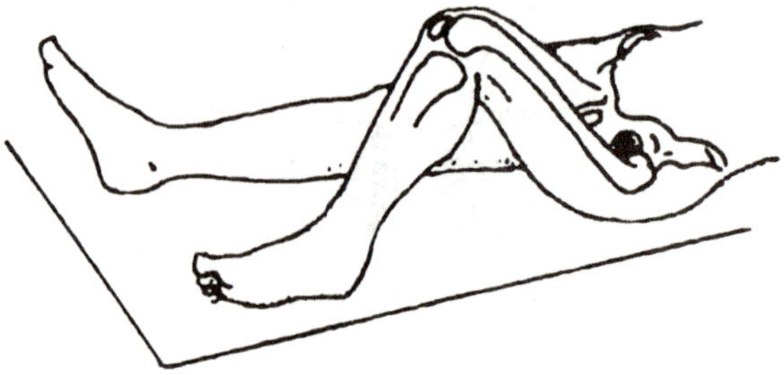

图62-1 髋关节后脱位典型体位

【治疗】

(1) 复位:常用的复位方法有3种。复位应争取时间,尽量在24小时内完成。复位前应对患者施以全身麻醉或椎管内麻醉,以保持肌肉松弛。

1) Allis法:即提拉法。患者仰卧位,用布带固定骨盆,助手用双手按住髂嵴固定骨盆。术者双手套住患肢腘窝部,使髋、膝关节屈曲90°,并用双膝夹住患肢小腿下部,双手徐缓用力向上提拉牵引,待肌松弛后,略做外旋,便可使股骨头还纳入髋臼内。复位时可感到明显的弹跳与响声,畸形消失,关节被动活动恢复,表示复位成功(图62-2)。此法最为常用。

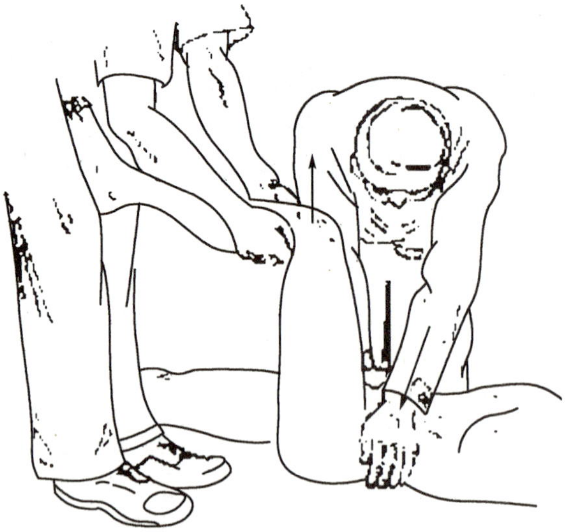

图62-2 Allis复位法

2) Bigelow法:又名旋转法。病人仰卧于地上,一助手同上法按住骨盆。术者一手握住踝部,另一侧以前臂上部托住腘窝,慢慢屈髋、屈膝,在持续牵引下内收、内旋髋关节,持续牵引不放松,做髋关节外展、外旋及伸直动作。其动作在左髋

笔记栏

像画一个问号“？”。

3）Stimson 法：又名悬垂法，即利用肢体自身的重量帮助复位。患者取俯卧位，将患髋垂于手术台边缘，屈髋屈膝各 90°。助手固定骨盆，术者取蹲位，将伤肢踝关节前面置于膝上，一手固定踝部，另一手置于患肢腘窝下方，用力向下按压，边按压边摆动及旋转患肢，助手亦可用手向前推动大转子，协助股骨头纳入髋臼。

（2）固定和功能锻炼：复位成功后，患肢以外展、伸直位做持续皮牵引或丁字鞋固定 2～3 周。固定期间做股四头肌舒缩活动，卧床 4 周后扶双拐下地活动，3 个月后 X 线检查无股骨头坏死后可逐渐负重。

（3）对于 2～5 型合并骨折的髋关节后脱位，一般应早期手术切开复位和内固定。

二、髋关节前脱位

【脱位机制】

髋关节前脱位少见。当大腿急剧强力外展并外旋时，股骨大转子与髋臼后上缘相顶撞，以此为支点形成杠杆作用，迫使股骨头穿破关节囊，由髂股韧带与耻骨韧带之间的薄弱区脱出。如高空坠下，下肢外展位着地，或劳动时突然被重物从侧方砸压于一侧髋部时可发生。

【分类】

前脱位可分成闭孔下、耻骨下与髂骨下脱位（图 62-3）。

1. 闭孔下脱位　股骨头位于闭孔处，极罕见者可出现股骨头穿入闭孔内。

2. 耻骨下脱位　股骨头上移至耻骨上支水平。

3. 髂骨下脱位　股骨头上移至髂嵴水平。

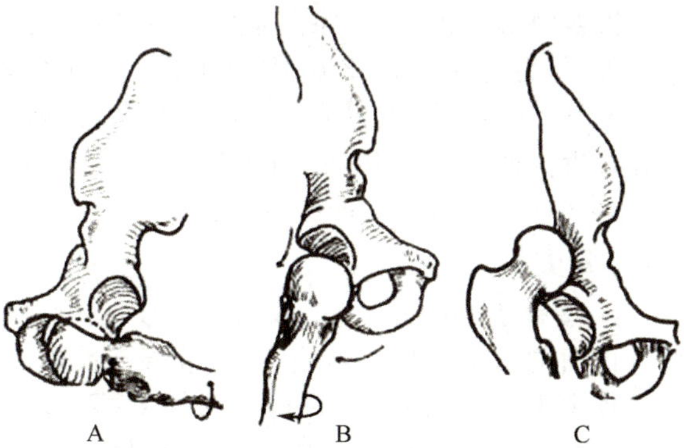

图 62-3　髋关节前脱位的三种类型

A. 闭孔下脱位；B. 耻骨下脱位；C. 髂骨下脱位

【临床表现与诊断】

有明确外伤史。伤后患髋疼痛，患肢呈外展、外旋和屈曲畸形，并较健肢为长。腹股沟处肿胀或可见局部隆起，并可触及移位的股骨头，髋关节功能丧失。X 线摄片可以明确诊断。

【治疗】

（1）复位：Allis 法最为常用。麻醉方式同髋关节后脱位。患者仰卧，术者握住患侧腘窝部位，屈髋并外展，沿股骨纵轴持续牵引。一助手协助固定骨盆，另一助手以双手按压大腿上 1/3 内侧面与腹股沟处。术者在牵引下作内收、内旋动作，若听到弹响声，则提示复位成功。若两次复位不成功，则要行切开复位内固定。

（2）固定和功能锻炼同后脱位。

三、髋关节中心脱位

【脱位机制】

股骨大转子受到直接打击，如人在横过马路时被车碰撞或倒塌的房屋砸在侧卧的人体髋部，暴力沿股骨颈头传导至髋臼，可以使股骨头水平状移动，穿过髋臼内侧壁而进入骨盆腔。因受伤时体位不同，可出现不同的损伤类型。

【分类】

1. 第 1 型　单纯性髋臼内侧壁骨折（耻骨部分），股骨头脱出于骨盆腔内可轻可重。

2. 第 2 型　后壁有骨折（坐骨部分），股骨头向后方脱出可有可无。

3. 第 3 型　髋臼顶部有骨折（髂骨部分）。

4. 第 4 型　爆破型骨折，髋臼全部受累。

【临床表现与诊断】

强大暴力外伤病史，伤后患髋疼痛，功能丧失，患肢短缩。局部软组织肿胀，时间长者臀部可出现皮下瘀斑。骨盆挤压分离试验可阳性。注意有无创伤性休克或盆腔内脏损伤。X 线片可明确损伤的类型。三维 CT 重建可更清楚地显示髋臼骨折的类型及移位情况。

【治疗】

1. 第 1 型的治疗　轻度股骨头内移，髋臼骨折不重的可不必复位，需卧床休息 10～12 周。股骨头内移明显者应立即在全身麻醉或硬膜外麻醉下手法复位，多数可达满意复位。术后患肢外展位骨牵引，重量维持在 5～10kg。三周后减量，4～6 周后去除牵引，功能练习器加强髋、膝关节训练，三个月后负重。

2. 第 2～4 型的治疗　这类损伤髋臼损毁比较明显，治疗比较困难。一般主张作切开复位与合适的内固定。第 4 型病例，髋臼毁损严重往往会发生创伤性骨关节炎，必要时可施行关节融合

笔记栏

术或全髋置换术。

3. 合并伤处理 髋关节中心脱位可以有低血容量性休克及合并有腹部内脏损伤,必须及时处理。

第二节 股骨颈骨折

案例 62-1

患者,女,72 岁。因外伤后左髋部疼痛 2 小时入院。

患者于 2 小时前下楼梯时跌倒,左侧肢体着地。伤后左髋部疼痛剧烈,为持续性锐痛,左下肢不能活动。患者家属急用担架将其送入医院。病程中患者无头晕或呕吐。否认乙型肝炎、结核、糖尿病等病史。

体格检查:T 36.5℃,P 90 次/分,R 28 次/分,BP 130/85mmHg。发育正常,营养中等,神志清楚,急性病容。全身皮肤、黏膜无黄染,浅表淋巴结无肿大。头颅大小形态正常,无压痛。颈软。胸廓对称无畸形,双肺呼吸音清晰,心律规整,心音有力,未闻及杂音。腹部平软,肝脾肋下未及。左下肢短缩呈外旋畸形(约 45°),左侧髋部压痛,纵向叩击痛,左侧大转子上移,左髋部皮肤完整,未见皮下瘀斑。右下肢活动如常,无压痛或叩击痛。脊柱及双上肢均无畸形。生理反射存在,病理反射未引出。

辅助检查:左髋关节 X 线片:左股骨颈骨质连续性中断,可见透亮骨折线,左侧大小转子骨质未见异常。

问题:

1. 首先考虑做何诊断及鉴别诊断?
2. 还有哪些器械及实验室检查有助于明确诊断?
3. 明确诊断之后,如何处理?

【解剖概要】

股骨颈的轴心线与股骨干的纵轴线形成一个颈干角,正常范围是 110°~140°,平均为 127°;大于此角称为髋外翻,小于此角为髋内翻(图 62-4)。在矢状面上,股骨颈的长轴与股骨干的额状面又形成一个角度,称为前倾角(图 62-5)。在儿童生长过程中,它随年龄的增长而逐渐变小,至成人约为 12°~15°。骨折后前倾角及颈干角将会改变,治疗时必须使其恢复正常。

股骨头的血液供给有三个来源:①圆韧带支:来自闭孔动脉,供应头内下小部分血运,又称内上骺动脉。②骨干滋养动脉升支:对股骨颈血液供给很少,仅及股骨颈基底部。③关节囊支:来自旋股内、外侧动脉的分支,是主要血液供给来源。旋股内侧动脉来自股深动脉,在股骨颈基底部关节囊滑膜反折处,分成三组血管进入股骨头,即骺外侧动脉、干骺端上侧动脉及干骺端下侧动脉,分别由上下方距离股骨头边缘下 0.5cm 处进入股骨头,在股骨头内互相交通。骺外侧动脉供应股骨头 2/3~4/5 区域血运。旋股外侧动脉也来自股深动脉,它的血供量少于旋股内侧动脉。旋股内、外侧动脉的分支在股骨颈基底组成一个动脉环。旋股内侧动脉损伤是导致股骨头缺血性坏死的主要因素。

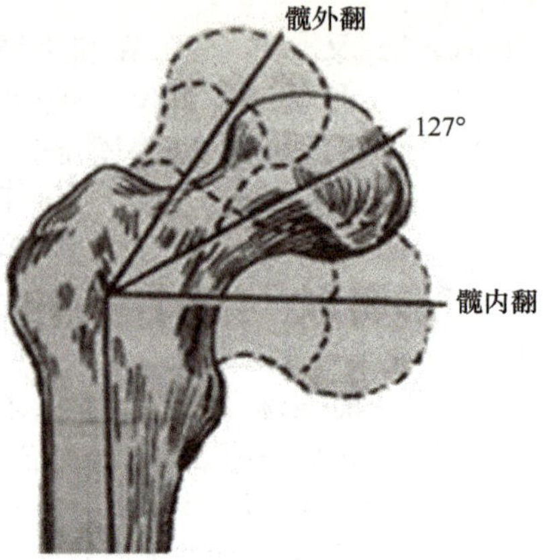

图 62-4 股骨的颈干角

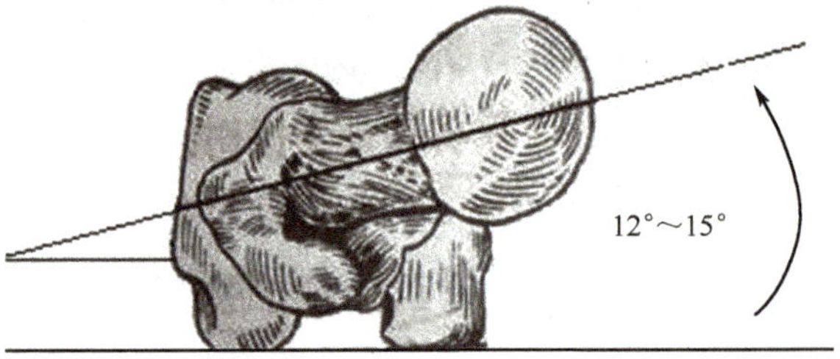

图 62-5 股骨颈前倾角

【病因】

股骨颈骨折大多数是外旋暴力所引起的螺旋形骨折或斜形骨折,损伤原因主要是在绊倒时,扭转伤肢,暴力传导至股骨颈,引起断裂。老年患者的骨骼骨质疏松,所以只需很小的扭转暴力,就能引起骨折。而中青年患者,就需要承受较大的暴力,才会引起骨折,所以骨折不易愈合。

【分类】

1. 按骨折部位分类(图 62-6) ①头下型:全部骨折面均位于头颈交界处,骨折近端不带颈部,此型较少见。②头颈型:骨折面的外上部分通过头下,而内下方带有部分颈内侧皮质,呈鸟嘴状,此型最多见。③经颈型:骨折面完全通过颈部,此型甚为少见。有人认为在老年病人中几乎不存在这种类型。④基底型:骨折面接近转子间线。头下型、头颈型、经颈型均系囊内骨折;基底型系囊外骨折,因其血运好,愈合佳,与囊内骨折性质不同，故应列入股骨粗隆部骨折。

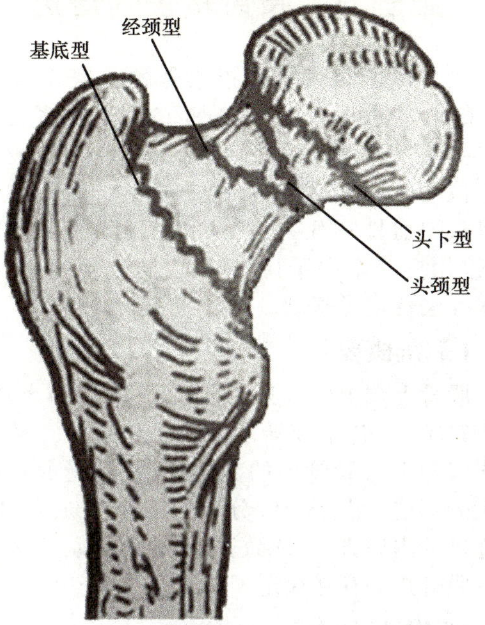

图 62-6　股骨颈骨折按骨折线部位分

2. Pauwels 分类法(图 62-7)　依骨折线与股骨干垂直线所成的角度分为：Ⅰ型，<30°；Ⅱ型，30°～50°；Ⅲ型，>50°。骨折线之倾斜度越大，越不稳定。小于 30°，骨折面互相嵌压，位置稳定，易愈合；大于 50°者，承受剪式应力较大，位置不稳，预后不佳。但此角度的测量应将骨折远端置于内旋位，消除前倾角之后，才能准确测量，故在复位前应用价值不大。

3. Garden 分类法　依错位程度分为：Ⅰ型，无错位；Ⅱ型，轻度错位；Ⅲ型，头外展，远端上移并轻度外旋；Ⅳ型，远端明显上移并外旋。

【临床表现及诊断】

患者有外伤史，伤后髋部疼痛，伤肢不能活动。患侧肢体呈短缩 45°～60°外旋畸形，患髋压痛，纵向叩击痛。大转子上移。外展型有嵌插者，伤后有时仍能行走，但患肢外旋畸形，纵向叩击有震痛。X 线片可明确骨折类型。三维 CT 重建可有助于骨折空间定位。

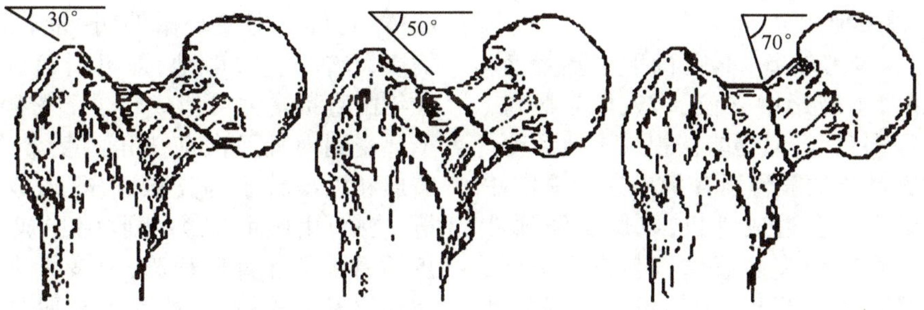

图 62-7　股骨颈骨折 Pauwels 分类法

案例 62-1

该患者下楼时跌倒，左侧肢体着地，伤后左髋部疼痛，左下肢呈外旋 45°畸形，左髋部压痛、纵向叩击痛，左侧大转子上移。

【治疗】

1. 无明显移位的外展或“嵌插”型骨折　对于稳定性骨折，年龄过大，全身情况差，或合并有严重心、肺、肝、肾等功能障碍者，可用持续皮牵引 6～8 周。老年患者应鼓励取半卧位，做股四头肌舒缩运动，踝关节和足趾做屈伸运动。3 个月后可考虑扶拐杖下地行走。骨折愈合后，一般在 6 个月后，可逐渐弃拐行走。对全身情况很差的高龄患者，应以挽救生命、治疗并发症为主，骨折可不进行特殊治疗，可能发生骨折不愈合，但仍能扶拐杖行走。

2. 内收骨折或有移位的股骨颈骨折　先作皮牵引或胫骨结节处骨牵引，或暂时固定患肢于外展内旋位。7～10 天内进行内固定。内固定的方法很多，较常用的是在 X 线透视下，在股骨颈内用二根或三根松质骨螺钉作低角插入固定(图 62-8)。也可用滑动螺钉钢板固定。三刃钉目前很少使用，因为钉击入股骨颈中央，将破坏髓腔内的唯一血供，造成术后的股骨头无菌性坏死。此外，它没有加压作用，击入后反会造成骨折线分离；容易引起骨不连接。如果固定确实，术后应鼓励病人早期进行股四头肌舒缩活动和踝、足活动、病人取半卧位。2 个月后，可扶拐杖下地行走，5 个月后可脱离拐杖行走。

若手法复位失败，或固定不可靠，或青壮年的陈旧骨折不愈合，宜采用切开复位内固定术。经前外侧切口暴露骨折后，清除骨折端的硬化组织，直视下经大转子打入加压螺纹钉，同时取带旋髂深血管蒂的髂骨块植骨，促进骨折愈合，防止股骨头缺血坏死。也可采用后外侧切口进行复位内固定，用股方肌蒂骨块植骨治疗。

65 岁以上患者的股骨头下骨折，有明显移位或旋转者，发生股骨头缺血性坏死的机会较多，容易引起骨折不愈合，也不能耐受长期的卧床治疗。

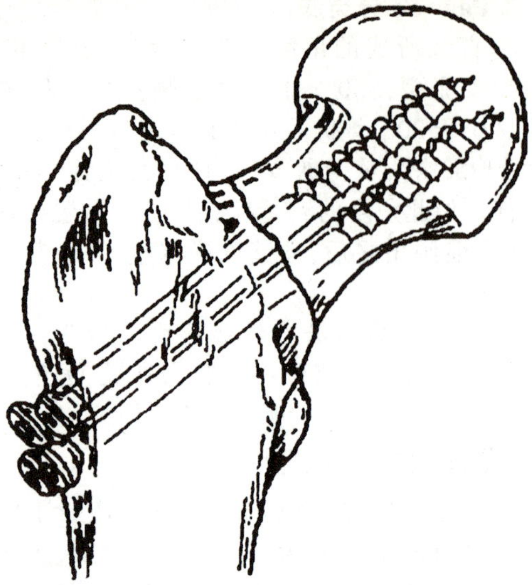

图 62-8 松质骨螺钉固定

如全身情况许可,可根据患者身体情况选择人工股骨头置换术或全髋关节置换术。3 周后即可扶拐杖下地部分负重,但可发生假体松动或股骨头陷入髋臼,故应慎重使用。

对年龄过大,体力较差,不宜行手术治疗者,可作皮牵引,保持下肢于中立位,病人取半卧位。3 个月后,骨折虽末愈合,但仍能扶拐杖下地活动。

3. 儿童和青壮年的股骨颈骨折 这种损伤往往需要很大的暴力才会造成骨折,以低位经颈骨折为主。由于儿童股骨头血液供应与成人不同,因而很容易发生缺血性坏死。应尽量达到解剖复位,采用手术方法治疗,钢针加压固定后,不宜负重过早。

4. 陈旧性股骨颈骨折不愈合 可作转子间截骨术,以改变负重线,增宽负重面。对 65 岁以上老年患者,可考虑做人工股骨头置换术。高龄患者也可简单卧床疗养,然后再扶拐下地行走。

案例 62-1

临床诊断:左股骨颈骨折

诊断要点:

1. 左髋部外伤病史。

2. 伤后左髋部疼痛及左下肢不能活动症状。

3. 入院查体有左髋部压痛、纵向叩击痛,左下肢外旋 45°畸形,左大转子上移。

4. 左髋关节 X 线片示左股骨颈骨折。

治疗原则:

1. 闭合复位加压螺钉内固定术。

2. 全身支持及抗生素预防感染。

3. 术后卧床 2~3 周,6 周后扶拐下地行走,逐渐进行功能锻炼。

笔记栏

第三节 股骨转子间骨折

股骨转子间骨折系指股骨颈基底至转子下 5cm 部位之骨折。占全身骨折的 1.4%,多见于老年,男性多于女性,属关节囊外骨折。由于股骨转子部位的血液供应丰富,很少发生骨折不愈合或股骨头缺血性坏死。至 19 世纪初除局部外固定外,采用皮肤牵引维持外展位,防止髋内翻,给非手术疗法奠定了基础。

【解剖概要】

股骨上端上外侧为大转子,下内侧为小转子。在大转子、小转子及转子间均为松质骨。转子间处于股骨干与股骨颈的交界处,是承受剪切应力最大的部位。由于力线分布的特殊性,在股骨颈、干连接的内后方,形成致密的纵形骨板,称为股骨矩。股骨矩的存在决定了转子间的稳定性。

【病因与分类】

老年人因骨质疏松、内分泌失调、骨质脆弱、肢体不灵活,即使轻微外伤,如下肢突然扭转、跌倒或大转子直接触地,即可引起该部位骨折。青壮年由直接暴力可造成转子下粉碎骨折。由于转子部受到内翻及向前成角的复合力,引起髋内翻畸形和以小转子为支点嵌压,形成小转子蝶形骨折。亦可由髂股肌突然收缩造成小转子撕脱骨折。因转子部骨质松脆,故骨折常为粉碎型。当该部位发生骨折时,股骨干与股骨颈所形成的颈干角及前倾角不易维持。转子间亦可因囊性变等发生病理性骨折。

按骨折部位及骨折线方向分型:

1. 顺转子型 骨折线的走行方向与转子间成平行。

2. 反转子型 骨折线与转子间线方向相反。

3. 转子下型 骨折线经过大小转子的下方,成为横形、斜形或锯齿形,骨折也可能轻度粉碎。

按股骨矩的完整性,可分为稳定与不稳定两类。参照 Tronzo 和 Evans 的分类方法,可将转子间骨折分为五型(图 62-9):Ⅰ型:为单纯转子间骨折,骨折线由外上斜向内下,无移位。Ⅱ型:在Ⅰ型的基础上发生移位,合并有小转子撕脱骨折,但股骨矩完整。Ⅲ型,合并小转子骨折,骨折累及股骨矩,有移位,常伴有转子间后部骨折。Ⅳ型:伴有大、小转子粉碎骨折,可出现股骨颈和大转子冠状面的爆裂骨折。Ⅴ型:为反转子间骨折,骨折线由内上斜向外下,可伴有小转子骨折,股骨矩破坏。

【临床表现与诊断】

患者多为老年人。受伤后髋部疼痛,不能站

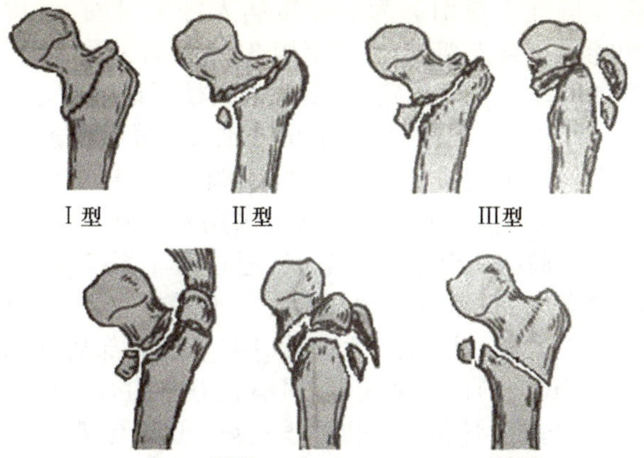

图 62-9 股骨转子间骨折 Tronzo-Evans 分类

立或行走，下肢短缩及内收、外旋畸形；无移位的嵌插骨折或移位较少的稳定骨折，上述症状比较轻微。按压大转子引起疼痛，叩击足跟有纵向叩击痛；局部肿胀严重，有大面积皮下瘀斑，有时触及骨擦音或骨擦感。由于骨折线在关节囊和髂股韧带附着点的远侧，故远侧骨折段处于90°外旋位。这是与股骨颈囊内骨折的不同点。X线检查可确定骨折类型、移位方向，并进一步确定治疗方案。

【治疗】

患者多为高龄老人，首先注意全身情况，预防由于骨折后卧床而引起危及生命的各种并发症，如肺炎、褥疮等。骨折治疗的目的是防止发生髋内翻畸形。具体治疗方案应根据骨折类型、移位情况、患者全身情况等，分别采取不同方法。

近年来，对转子间骨折做内固定和早期活动可减少病死率和致残率已有认识。内固定治疗后，可减少内科方面的并发症，危险性较非手术疗法为少。

1. 稳定性骨折 由于股骨矩保持完整或股骨矩仍保持其支撑作用，可用皮牵引或胫骨结节骨牵引于外展位6~8周；然后逐步扶拐杖下地，部分负重。

2. 不稳定骨折 可手法复位。先用手力牵引，纠正至中立位，然后外展，用皮牵引或胫骨结节骨牵引8~10周，然后逐步负重行走。若手法复位不理想，可采用手术疗法，其目的是整复骨折，取得稳定的内固定。可用滑槽加压拧紧螺钉加接骨板，或采用髓内钉内固定，其形式有①标准髓内钉。②Ender可屈性髓内钉。③交锁髓内钉。④Zickd内固定装置。若骨折位置在较远侧和粉碎不太严重，髓内钉内固定能取得较好的效果。若髓腔较宽大或骨折粉碎较重，则髓内钉固定就不能牢固地控制骨折。

3. 其他 对一些年龄过大，不宜长期卧床牵引或手术者，仍可做简单的皮牵引，尽早使病人取半卧位；即使后遗跛行，但骨折仍能在畸形位愈合，并不会影响日后生活，不必勉强做手术内固定。

第四节 股骨干骨折

股骨干骨折系指小转子下2~5cm至股骨髁上2~5cm的股骨骨折，占全身骨折的4%~6%。男性多于女性，约2.8∶1。10岁以下儿童占多数，约占总数的1/2。

【解剖概要】

股骨是人体最长、最粗的管状骨。它可承受较大的应力，对负重、行走、跑跳等下肢活动，起重要的传导和支撑作用。骨的两端有较多的松质骨，但骨干的密质骨很致密，中国人股骨密质骨的弹性模量为 1.605×10^3kg/mm^2，松质骨为 0.105×10^3kg/mm^2。全股骨的抗弯强度与铸铁相近，弹性比铸铁更好。由于股骨的解剖与生物力学特点，只有强大暴力才能引起股骨干骨折，骨折的愈合需要较长时间的塑型，才能恢复正常强度。

股骨干有一个轻度向前向外的弧形，骨干后面有一条隆起的粗线，称股骨嵴，是股后肌群的附着处。在切开复位时，以此作为对合正确与否的重要骨标志。

在股骨干后外侧，有四根股深动脉分支。骨折时，这些动脉分支很容易断裂，造成骨折后软组织内严重出血，偶尔也可发生股动脉的挫伤或断裂。股骨的滋养动脉来自四根穿通动脉的分支，沿股骨嵴进入股骨；因此在手术时，应避免损伤股骨的后侧。如果作髓内钉固定，髓腔内的滋养动脉必将破坏，因此骨的愈合只能依靠骨外膜毛细血管，形成外骨痂，所以骨折愈合所需的时间将延长。

股骨外面的肌和筋膜犹如一个张力性支架，形成间室，包围股骨。它可吸收股骨所承受的各种应力，是对股骨的有力支持；特别是伸肌装置，对膝关节的屈伸活动起重要作用。股骨干骨折后，局部将有广泛出血，加上骨折时的骨外膜撕脱和持久的固定，股四头肌将失去弹性和活动功能，从而影响恢复。因此，应该注意防止股四头肌发生纤维变性、挛缩或粘连。

【病因与分类】

多数股骨干骨折由强大的直接暴力引起，如打击、挤压等；一部分骨折由间接暴力引起，如杠杆作用、扭转作用、高处跌落等。前者多引起股骨的横骨折或粉碎骨折，而后者多引起股骨的斜骨折或螺旋骨折。此外，病理性骨折虽少见但也不

笔记栏

能忽视。儿童的密质骨韧软,骨折时可以折断一侧骨密质,而对侧骨密质保持完整,即青枝骨折。成人股骨干骨折后,内出血可达500~1000ml;出血多者,在骨折数小时后可能出现休克现象。由挤压伤所致股骨干骨折,有引起挤压综合征的可能性。

股骨干骨折按骨折线形态可分为横形、斜形、螺旋形、粉碎型及青枝骨折。按骨折部位可分为上1/3、中1/3和下1/3骨折。骨折的移位将按肌肉的拉力和不同的暴力而异。股骨上1/3骨折后,近折段受髂腰肌、臀中肌、臀小肌和髋关节外旋诸肌的牵拉而屈曲、外旋和外展,而远折段则受内收肌群的牵拉而向上、向后、向内移位,导致向外成角和缩短。股骨中1/3骨折后,其畸形主要是按暴力的撞击方向而成角,远折段又因内收肌的牵拉而向外成角。股骨下1/3骨折后,远折段受腓肠肌的牵拉而向后倾倒,可压迫或刺激腘动脉、腘静脉和腓总神经。

【临床表现与诊断】

患者伤后肢体剧痛,活动障碍,局部肿胀压痛,有异常活动,患肢短缩,远端肢体常旋外。特别重要的是检查股骨转子及膝部特征,以免遗漏存在的其他损伤,如髋关节脱位、膝关节骨折或血管、神经损伤。股骨干骨折,因暴力大、移位多、明显肿胀、畸形严重、异常疼痛,完全骨折可有骨擦音,但不可随意测试。对股骨干骨折,特别是下1/3骨折,应触摸足背动脉和胫后动脉。意识模糊者常提示有失血性休克,或疼痛性休克,或伴有其他脏器损伤。X线片可证实和明确骨折的部位、类型以及移位情况,作为复位的依据。

【治疗】

股骨干骨折多由高度暴力引起,同时可能存在其他脏器损伤。如果不采取合适的治疗,能造成长期失用或残废。因此,合理的伤后就地固定患肢非常重要。股骨干骨折的治疗方法很多,但必须考虑到骨折的类型、部位、移位程度、年龄、经济情况及其他因素。绝大多数病人可用非手术疗法,取得良好效果。

1. 非手术疗法 比手术治疗的危害要小,大多数的股骨干骨折都能用非手术疗法治疗,只是住院时间略长些,不负重的时间也长些。对横骨折,可在全身麻醉下作手法复位,然后用牵引装置维持复位,大腿用4块夹板固定,必要时内加衬垫。一般需牵引8~10周。牵引方法很多。在成人,可采用Braun架固定持续牵引,或Thomas架平衡持续牵引。在早期,应定期摄片复查,同时加强大腿肌的训练,直至有明确的牢固X线愈合现象,才能负重。对斜形、螺旋形和粉碎骨折,一般可直接作持续骨牵引。为了缩短病人卧床时间,可用功能性石膏支架固定:即牵引3~4周后,用大腿石膏加膝以下支架固定,鼓励病人扶杖下地活动。

产伤引起的新生儿股骨干骨折,可将伤肢用绷带固定于胸腹部,2周后拆除绷带,骨折即可愈合。3岁以内的儿童一般均可采用垂直悬吊牵引。将两下肢用皮牵引向上悬吊,通过滑车系统,使臀部悬离床面,恰好可放置便盆。依靠体重作对抗牵引。若臀部触及床面应及时调节至臀部离开床面(图62-10)。3~4周后,可有良好骨愈合。对儿童的股骨干骨折,要求对线良好,但对位要求不高,1~2cm的重叠反而可克服因骨折完全对合所发生的伤肢过长的缺点,因为骨折将促进伤侧骨骺板充血而刺激生长,使伤肢反而见长,所以1~2cm的重叠可减少两下肢的长度差异。超过3岁的儿童,一般不宜用此悬吊牵引法,因血液供应不能达到足趾而可引起缺血性坏死。用此法时应经常检查两足的血循环和感觉有无异常,以防止发生并发症。可采用大腿石膏支架固定或两下肢外展位石膏固定,以便儿童下地活动。

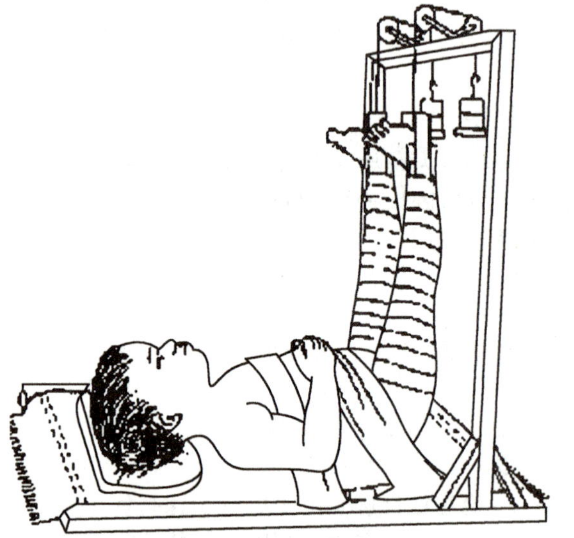

图62-10 儿童垂直悬吊皮肤牵引

2. 手术疗法

(1)手术治疗的指征

1)非手术疗法失败。

2)同一肢体或其他部位有多处骨折。

3)合并神经血管损伤。

4)老年人的骨折,不宜长期卧床者。

5)陈旧性骨折不愈合或有功能障碍的畸形愈合。

6)无污染或污染很轻的开放性骨折。

(2)手术治疗方法:股骨中下段骨折,可采用加压钢板螺钉内固定(图62-11)。内固定坚强,可早期下床活动,但存在应力遮挡效应,影响再生骨

笔记栏

重建。股骨干上、中 1/3 横骨折，可用髓内钉作内固定。内固定可防止成角和缩短，但愈合速度并不加快。手术本身将冒感染的危险，不可轻易施行。髓内钉内固定的明确指征有：①非手术治疗失败；②伴有多发性损伤，如头部损伤；③伴有股动脉损伤而需修补者；④老年患者不宜卧床过久者；⑤病理性骨折。最理想的方法是闭合插钉，但需要影像增强器设备。近年来采用闭合交锁髓内钉内固定，经皮插入螺钉，可控制骨段旋转和套叠，适用于粉碎、斜形、螺旋骨折，也适用于股骨干下段骨折，但需有良好 X 线设备和精湛技术。有些学者主张作加压接骨板内固定或经皮穿针外固定，但应慎重使用。

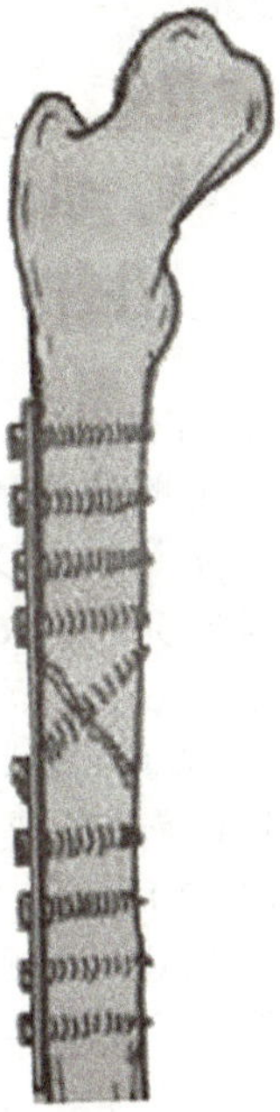

图 62-11　股骨干骨折加压钢板螺钉内固定

对陈旧性骨折而有严重成角畸形者，在早期可用手法折骨，再按新鲜骨折处理。若时间过久，可切开凿断，作内固定和植入自体骨。术后用髋人字形石膏固定。固定时间应偏长。若缩短较多、软组织（包括血管、神经）已挛缩，凿断后，以作持续骨牵引为妥；因急剧的一次牵引复位，可损伤血管神经，引起不良后果。

第五节　髌骨脱位

【解剖概要】

髌骨是膝关节的组成部分，股四头肌腱膜覆盖包绕着髌骨，股内侧肌附着于髌骨内上缘，向上牵拉髌骨，是阻止髌骨向外脱位的主要稳定因素。髌骨有两斜关节面，在其中央部呈纵嵴形隆起；纵嵴与股骨下端凹形的滑车关节面相对应，可阻止髌骨左右滑动。股四头肌收缩和关节囊紧张使髌骨紧贴滑车关节面，阻止髌骨左右活动。但膝关节有 10°～15°外翻角，股四头肌起止点不在一条直线上；当肌肉收缩时，有自然向外脱位的趋向。

【病因及分类】

暴力致股内侧肌及扩张部撕裂，向外促使髌骨脱出，或由于膝关节骨与软组织发育缺陷，易出现髌骨习惯性或先天性脱位。习惯性脱位往往也是外伤性脱位未及时处理的后果。暴力作用于正常膝关节外侧使其向内脱位罕见。按髌骨脱位不同的原因，可将其分为：外伤性、习惯性和先天性。

【病理变化】

外伤性脱位可分为向上脱位和向外侧脱位。髌骨向上脱位的病理变化是髌韧带完全断裂；而髌骨向外侧脱位的病理变化是膝关节囊从髌骨内缘附着处撕脱，软组织损伤范围广泛，股四头肌腱膜扩张部的内侧部分和股内侧肌附着处都可以有撕脱。髌骨通常向外侧脱位，也可伴有半月板和内侧副韧带损伤。习惯性脱位往往有先天性因素存在，如小髌骨和股骨外髁发育不良有膝外翻等。髌骨外侧的支持带如果有短缩，或因髂胫束止点附着在髌骨外侧时，屈膝时紧张的纤维束对髌骨的牵拉作用大，易致髌骨脱位。

【临床表现和诊断】

1. 外伤性脱位　青少年多见，外伤后患膝部肿胀、疼痛，活动明显受限。压痛点以髌骨的内侧缘明显。膝关节屈曲位可以摸到髌骨不在股骨髁间凹内而向外移位。脱位的髌骨多可自行整复，或被他人手法推回。病人就诊时，其脱位多已完全整复。如果是髌骨关节内脱位，可见髌上皮肤凹陷，下极隆起和胫骨内翻。向上脱位者可以查到髌骨位置偏高。膝关节正位片可见髌骨向上移，脱离了股骨髁间凹，侧位片上显示髌骨长度与髌韧带长度不等。髌骨向外侧脱位常规 X 线片难以察觉，宜于屈曲 20°～30°位置下摄髌骨轴位片，可发现髌骨有无半脱位。

2. 习惯性脱位　有创伤性脱位病史。先天性发育不良者可无明显创伤或急性脱位史，或仅有轻微外伤就发生脱位，双侧性的不少见。脱位时感觉膝部发软、疼痛、行走困难，但伸膝或用手轻推可以复位。由于反复脱位，髌骨与股骨外髁经常摩擦，软骨面受损，致关节腔积液，关节疼痛。休息后疼痛缓解。平时行走时感觉腿软无力，跑步时常跌倒，多有不同程度的股四头肌萎缩。膝关节轴位 X 线片可显示股骨外侧髁低平，脱位时可见髌骨脱出于股骨外髁之上，或在股骨外髁之外上缘。磁共振成像检查有助于发现关节内病变。

【关节镜检查】

关节镜检查主要是评价关节软骨的损害程

度，并可根据髌骨软骨面退变程度决定采用何种手术。可以分为四级：Ⅰ级，仅软骨变软；Ⅱ级，有直径不到 1.3cm 的纤维病灶；Ⅲ级，纤维化病灶直径大于 1.3cm；Ⅳ级，软骨下骨皮质已暴露。

【治疗】

1. 外伤性脱位　韧带及关节囊损伤轻微者可采用手法复位（图 62-12）。手术者站在患侧，一手持踝，一手持膝上，在向远端牵引的同时，将膝关节伸直，脱出的髌骨即可弹回复位。术后长腿石膏固定 4~6 周。髌韧带断裂者宜立即修复。内侧关节囊破裂者原则上应手术治疗。手术方法为清除关节内积血、软骨碎屑，并缝合从髌骨缘撕脱的关节囊。

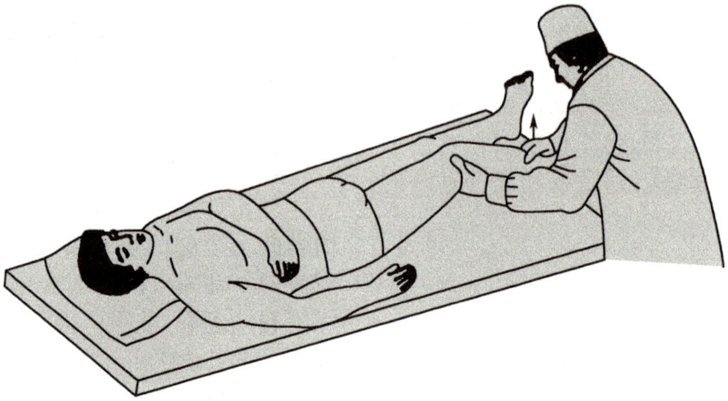

图 62-12　髌骨外脱位牵引手法复位

2. 习惯性脱位　应采用手术治疗。选择治疗方法时应根据患者的年龄、膝关节的病理变化采用一种或数种手术治疗。对幼年患者而骨质畸形不严重者，可采用单纯软组织手术。对于青少年患者特别是骨质畸形严重者，除采用软组织手术外应同时选择施行骨性手术，如股骨髁上截骨术以矫正膝外翻畸形，胫骨结节内移术以纠正股四头肌力线，或股骨外髁植骨垫高术。髌骨关节面软骨退变明显者作胫骨结节抬高术。成人习惯性髌骨脱位若合并严重创伤性关节炎者，必要时可考虑行髌骨切除术。

第六节　髌骨骨折

【解剖概要】

髌骨是膝关节的一个组成部分，人体中最大的籽骨，呈三角形，为股四头肌伸膝作用的主要支点。切除髌骨后，在伸膝活动中可使股四头肌肌力降低 30% 左右。它处于膝的前方，与股骨髁上部位形成髌股关节，起到保护膝关节的作用。髌骨结合股四头肌腱、髌韧带和两旁的髌旁腱膜，构成一组完整的伸膝装置，加强行走和跑跳作用。股四头肌的肌腱沿髌骨的前方，向下形成髌韧带，止于胫骨结节上。其两侧为髌旁腱膜，是膝关节的重要支持带。髌骨横断骨折有移位者，均有股四头肌腱部断裂，致股四头肌失去正常伸膝功能。治疗髌骨骨折应修复肌腱的连续性。

【病因与发生机制】

直接或间接暴力均可导致髌骨骨折。直接暴力多因外力直接打击在髌骨上，如撞伤等；骨折多为粉碎型，股四头肌及髌骨两侧腱膜和关节囊多保持完好；骨折移位较小；亦可为横断型骨折。间接暴力，多由于股四头肌猛烈收缩，髌骨受到杠杆力的作用，如突然滑倒，膝关节半屈曲位，股四头肌骤然收缩，牵髌骨向上，髌韧带固定髌骨下部，而股骨髁部向前顶压髌骨形成支点，三种力量同时作用造成髌骨骨折。间接暴力多造成髌骨横断骨折，移位大，髌前筋膜及两侧扩张部撕裂严重。直接暴力与间接暴力可先后作用，导致髌骨粉碎性骨折。

【分类】

髌骨骨折可以分为两大类，即横形骨折和粉碎骨折（星状骨折）。按有无移位（图 62-13）可分为：

（1）无移位的髌骨骨折（约占 20%）。

（2）有移位的髌骨骨折（约占 80%）。

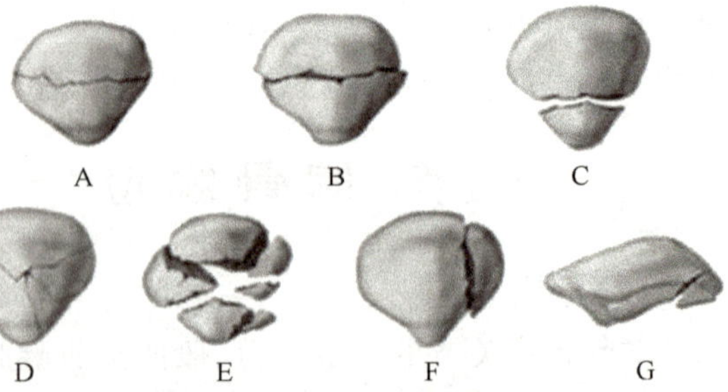

图 62-13　髌骨骨折的类型

A. 无移位裂隙性骨折；B. 有移位裂隙性骨折；C. 上极或下极骨折；D. 粉碎性无移位骨折；E. 粉碎性有移位骨折；F. 垂直型骨折；G. 骨软骨损伤

1）髌骨横断骨折：①髌骨中1/3；②髌骨下1/3。

2）髌骨粉碎性骨折。

3）髌骨下极粉碎性骨折。

4）髌骨上极粉碎性骨折，较少见。

5）髌骨纵行骨折。

【临床表现及诊断】

髌骨位置表浅，本身构成膝关节的一部分。外伤后局部有压痛、肿胀、血肿和皮下瘀血。膝关节不能完全伸直，不能负重。髌骨骨折多见于30~50岁的病人。刚骨折不久，横形骨折有明显的横形凹陷，两骨块可上下推动，挤压髌骨疼痛加重。由于关节内积血，可出现浮髌试验阳性。超过6小时，肿胀明显，髌骨外形模糊。膝关节正侧位X线检查可明确骨折的部位、类型和移位程度，是选择治疗方案的重要依据。

【治疗】

不论是横形骨折还是粉碎骨折，都应尽早治疗。最好的治疗时间是在伤后5~6小时之内。待肿胀出现，很快就会出现瘀斑，产生水疱，将影响骨折的治疗。

1. 手法复位外固定　适用于无移位骨折或移位在0.5cm以内的横形骨折，其关节软骨面光滑完整，髌旁腱膜与关节囊无撕裂者。保持膝关节于伸直位，用石膏托或下肢支架固定4~6周，即可开始股四头肌等长收缩。6周后开始做膝关节主动屈伸活动训练。若关节有积血，应在无菌条件下，抽尽血肿，保持膝于伸直位，加压包扎。

2. 张力带钢丝内固定或钢丝捆扎内固定　适用于移位大于0.5cm的髌骨横形骨折及下极横形骨折；能复位的髌骨粉碎骨折及下极粉碎骨折。对于髌骨上下极骨折，折块较大，可采用上述方法治疗；若折块较小可去除，用钢丝缝合重建髌韧带，术后伸直位固定4~6周。若严重粉碎骨折无法恢复关节面完整性时，可作髌骨切除术，修补股四头肌扩张部分和关节囊，重叠缝合伸膝装置，防止软组织松弛。重叠缝合不宜过多，以免影响关节屈曲。术后用石膏固定3~4周后，进行功能锻炼。

3. 记忆合金聚髌器　记忆合金聚髌器（髌骨抓）是利用记忆合金在常温下的记忆原理，设计的爪形髌骨固定装置，将断裂髌骨整复后，将聚髌器置于冰水中软化。其固定钩拉开并安置于髌骨前面，使设计的爪形钩固定于髌骨的上下极；待恢复体温后记忆合金硬化并回复原状，从而获得牢固固定。

第七节　膝关节韧带损伤

【解剖概要】

膝关节的周围有内、外侧副韧带，在关节内有前、后交叉韧带。它们又和关节囊一起构成一个完整的韧带关节囊网，成为稳定膝关节的基本结构。这些韧带，在功能上应视为一个整体，相互协同，相互制约，一旦某一韧带遭受损伤，必将引起失衡。具体而言，韧带关节囊网的作用有二：①限制活动，即限制膝关节仅在正常范围内的活动；②导向作用，即引导膝关节在一个固定轨迹上活动。内侧副韧带位于股骨内上髁与胫骨内髁之间，有深浅两层纤维。浅层为三角形，甚为坚韧；深层纤维与关节囊融合，部分与半月板相连。外侧副韧带起于股骨外上髁，其远端与股二头肌腱汇合成联合肌腱结构，共同附着于腓骨小头上。外侧副韧带与外侧半月板有滑囊相隔。前交叉韧带起自股骨髁间窝的外侧面，向前内下方止于胫骨髁间嵴的前方。当膝关节完全屈曲和内旋胫骨时，此韧带牵拉最紧，防止胫骨向前移动。后交叉韧带起自股骨髁间窝的内侧面，向后下方止于胫骨髁间嵴的后方。膝关节屈曲时可防止胫骨向后移动。

【损伤机制】

1. 内侧副韧带损伤　膝外侧的暴力及膝外翻损伤可造成内侧副韧带损伤。当膝关节半屈曲时，小腿突然外展外旋也会使内侧副韧带断裂是最常见的膝韧带损伤。多见于运动创伤，通常合并有前交叉韧带损伤。

2. 外侧副韧带损伤　外侧暴力或内翻损伤，有或无膝旋转。外侧副韧带较内侧副韧带宽大，故通常部分撕裂，不会造成膝关节不稳定。可合并腓总神经损伤。

3. 前交叉韧带损伤　前交叉韧带损伤常见于高速运动无外力情况下突然减速、屈曲、旋转。膝关节伸直位下内翻损伤或膝关节屈曲位下外翻损伤，都可以使前交叉韧带损伤。往往合并有内、外侧韧带与半月板损伤。暴力来自膝关节后方，胫骨上端的力量也可使前交叉韧带损伤。多见于竞技运动。患者受伤时听到弹响，关节内出血常致肿胀出现。

4. 后交叉韧带损伤　常需强大暴力，如“仪表盘损伤”（屈曲的膝关节受到来自前方的暴力）。后交叉韧带损伤出现在前交叉韧带撕裂之后。单独后交叉韧带损伤极为少见。

前、后交叉韧带提供前后方向的稳定，内外侧副韧带提供侧方之稳定。通常发生复合韧带损伤。损伤可分为：Ⅰ级，韧带受牵拉，但无撕裂；Ⅱ级，部分撕裂；Ⅲ级，完全撕裂。

【临床表现及诊断】

多有明确的外伤史。以运动员多见。局部疼痛、肿胀，有时有皮下瘀血，关节不能伸直。受伤时关节内有撕裂感，随即关节松弛无力，不稳定。侧副韧带损伤时，检查局部压痛点明显。有时还可以摸到蜷缩韧带的断端。

1. 侧方应力试验 先将膝置于完全伸直位，然后屈至30°位，分别做膝的被动外翻和内翻检查，与健侧对比。若超出正常外翻或内翻范围，则为阳性。例如外翻应力试验阳性者，则提示内侧副韧带损伤，反之则提示外侧副韧带损伤（图62-14）。

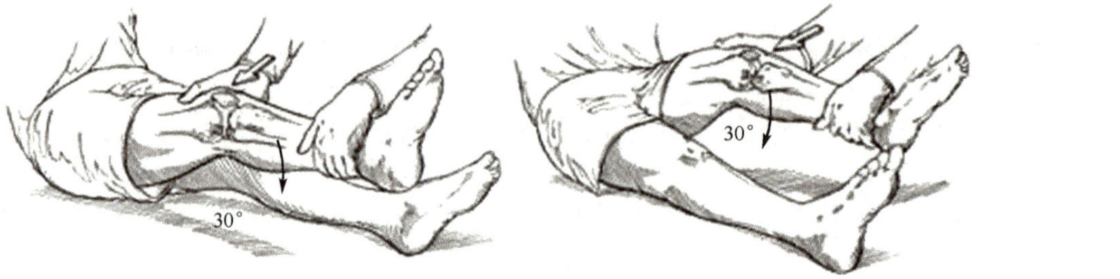

图62-14 侧副韧带侧方应力试验

A. 侧副韧带；B. 检查内侧

2. 抽屉试验 膝关节屈曲，检查者握住胫骨上段作拉前和推后动作，并注意胫骨结节前后移动的幅度。前移增加表示前交叉韧带断裂，后移增加表示后交叉韧带断裂。由于正常膝关节在关节屈曲90°位置下胫骨亦能有轻度前后被动运动，故需将健侧与患侧作对比。单独前交叉韧带断裂时，胫骨前移幅度仅略大于正常，若前移明显增加，说明可能还合并有内侧副韧带损伤。

3. 轴移试验 本试验主要是用来检查患膝有无一种突然错动的主观感觉，来检查前交叉韧带断裂后出现的膝关节不稳定。常出现于步行中，当患膝屈至30°位时，既疼痛，又感极不安全。检查时，屈膝30°，膝可前后错动并有疼痛者，即为阳性。这主要是由胫骨外髁突然向前错位，而股骨外髁同时滑向胫骨外髁的后坡所致。在伸膝过程中，又可出现股骨外髁突然复位的体征。

4. 旋转试验 将膝分别置于90°、45°和0°位，作内、外旋活动，与健侧对比。如一侧旋转范围增加，并不意味旋转不稳定，而只表明某组韧带的断裂或松弛。

【影像学检查与关节镜检查】

膝关节正侧位X线片的直接征象是显示撕脱的骨碎片。在局麻后膝内翻和膝外翻位置下摄膝关节正位片，可比较膝关节内外侧关节间隙大小。一般认为两侧间隙相差4mm以下为轻度扭伤，4～12mm为部分断裂，12mm以上为完全断裂，还可能合并有前交叉韧带损伤。MRI膝关节检查可清晰显示前、后交叉韧带损伤情况，并可以对损伤进行分级，还可发现隐匿骨折线或意料外的韧带损伤。

关节镜检查对诊断交叉韧带损伤是十分重要的。75%急性损伤关节血肿可发现前交叉韧带损伤，其中2/3病例同时伴有内侧半月板撕裂，1/5有关节软骨面损坏。

【治疗】

1. 内侧副韧带损伤 对于扭伤或部分断裂者可采用长腿管型石膏固定4～6周后功能锻炼。如为完全断裂者应及早修补。若合并有半月板或前交叉韧带损伤也应在手术时同时处理。

2. 外侧副韧带损伤 扭伤或部分断裂采取保守治疗，完全断裂者手术修补。

3. 前交叉韧带损伤 单纯前交叉韧带断裂，可在关节镜下作韧带修补，再用长腿石膏固定4～6周。若韧带体部断裂亦可再移植一根肌腱以增强交叉韧带的稳定性。一般选用髌韧带的中下1/3作为移植材料。

4. 后交叉韧带损伤 单纯后交叉韧带扭伤或部分断裂可先将血肿抽净，加压包扎，用长腿石膏固定6周。现多主张在关节镜下早期修复。

第八节 膝关节半月板损伤

【解剖概要】

股骨两髁与胫骨平台之间，两侧各有一个圆弧形软骨，即半月板。它们附着于胫骨两髁的边缘。因周边部较厚而中央部较薄，故其作用是加深胫骨髁的凹度，以适应股骨髁的凸度，加强膝关节的稳定；同时与交叉韧带协同，控制和引导膝关节的轻度螺旋形活动。它属纤维软骨，基本无血液供应，其营养主要来自滑液，只有与胫骨髁缘连接的边缘部分（即外围的10%～30%），能从滑膜得到血液供应。因此半月板的游离缘一旦破裂，很难自行修复。

内侧半月软骨较大，呈"C"形，前窄后宽，有前后两角。前角附着于前交叉韧带前方的髁间窝，而后角则附着于后交叉韧带前方的髁间窝。中部外缘与内侧副韧带相连。所以内侧半月板的活动受到限制。

外侧半月板较小，近似“O”形。前角附着于前交叉韧带前方的髁间窝，而后角则附着于胫骨隆突和内侧半月板后角之前。外缘不与外侧副韧带相连，所以外侧半月板的活动度较内侧为大。外侧半月板常常发生先天性盘状畸形，称盘状半月板。其外形椭圆，可因轻微外伤而破裂。在我国，外侧盘状半月板较多见，所以外侧损伤率比内侧高，与国外报道相反。

【半月板的功能】

内外侧半月板充填于股骨与胫骨之间，其外厚内薄的形态增加了膝关节的稳定性；半月板富有弹性，能吸收震荡，承载重力；半月板可前后活动，协同膝关节的屈伸；散布滑液，润滑关节。

【病因与发病机制】

半月板损伤可发生在外侧、内侧或内外两侧。在我国外侧盘状半月板多见，故外侧半月板损伤率高于内侧。当膝关节完全伸直时，两侧副韧带均处于紧张状态，关节稳定。当膝关节处于半屈状态时，半月板向后方移动；如果此时突然将膝关节伸直，并伴有旋转，重力在受挤压的软骨上研磨，半月板即发生破裂。因此造成半月板损伤必须有四个因素：即膝的半屈、内收外展、挤压和旋转。例如内侧半月板损伤的典型病史是患膝略屈，足固定于地面，上身如突然向前、向中线扭转，股骨内髁急骤强力内旋，内侧半月板将在股骨内髁与胫骨内侧面间辗轧，使内侧半月板挤破（图62-15）。长期于蹲位工作，可使外侧半月板遭受慢性损伤。所以不同类型的半月板的撕裂可因不同的暴力而产生。损伤可发生在前角、后角、体部或边缘等不同部位，损伤形态也各不相同（图62-16）。

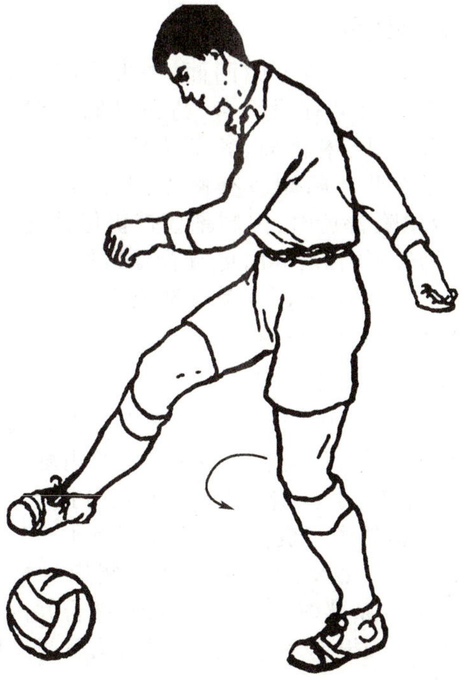

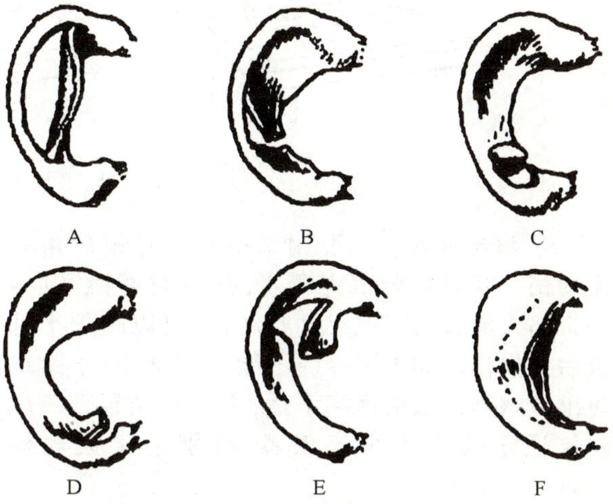

图 62-16　膝关节半月板损伤的类型

A. 纵裂；B. 中 1/3 撕裂；C. 前角撕裂；D. 前 1/3 撕裂；E. 后 1/3 撕裂；F. 分层劈裂

图 62-15　导致内侧半月板损伤的典型姿势

【临床表现与诊断】

半月板损伤多见于运动员、矿工、搬运工等，男性略多于女性。大多数病人有明确膝扭伤史，少数无明显损伤。受伤后，膝关节有剧痛，不能自动伸直。关节肿胀，有时有积血。休息 4~5 天后，肿胀渐消，关节逐渐恢复功能，但始终感到关节不稳定，关节有压痛。少数病人有关节交锁，活动时可听到“咔嗒”声，关节于是能伸直。检查时可发现股四头肌萎缩，以股内侧肌明显。急性期往往不易明确诊断；待急性期消失后，再作进一步检查，就能明确诊断。膝关节间隙处的压痛是半月板损伤的重要诊断依据。常用试验有：

1. 膝关节过伸试验　遇有破裂，或游离软骨片卡于关节内，膝过伸时将引起剧痛。

2. 膝关节过屈试验　特别是后角破裂，膝关节过屈将引起剧痛。

3. 回旋挤压试验（Mc Murray 征）　伤员仰卧，检查者一手按住患膝，另一手握住踝部，将膝完全屈曲，足踝抵住臀部。然后将小腿极度外旋外展，或内旋内收，在保持这应力位下，逐渐伸直（图62-17）。在伸直过程中，如能听到或感到“咔嗒”声，即为半月板破裂；并按响声和疼痛出现的部位，推断破裂的部位。但应注意假阳性，如滑膜增厚，也可同样出现响声。

4. 研磨试验（Apley 试验）　病人俯卧、膝屈至 90°，在加压情况下，研磨（即旋转）膝关节，破裂的半月板可引起疼痛。

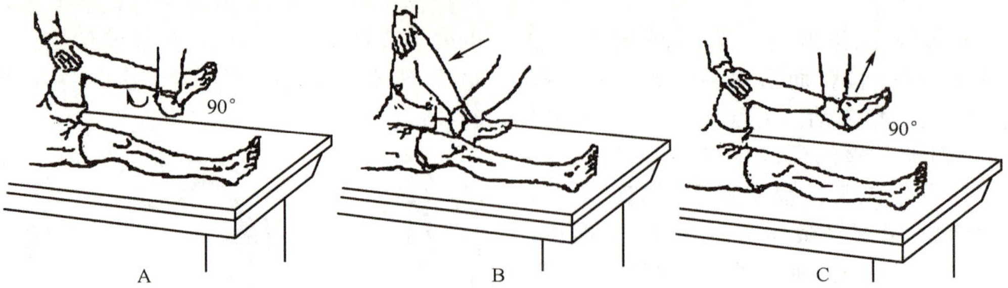

图 62-17 Mc Murray 试验(检查内侧半月板)

5. 蹲走试验 主要用来检查半月板后角有无损伤。嘱患者蹲下走鸭步,并不时变换方向。如果病人能够很好完成这些动作,可以除外半月板后角损伤。如果因疼痛不能完成动作,于蹲走时出现响声及膝部疼痛不适,为阳性结果。该试验仅适于检查青少年患者,特别适于大规模检查。

每个试验均有其特定意义,如回旋挤压试验主要是用以检查后角撕裂,必要时应反复多次检查。没有一个试验是诊断膝关节半月板损伤的唯一依据,应综合临床症状、压痛点,以及各种阳性试验,才能做出最后诊断。

【影像学检查及关节镜检查】

X 线检查主要用于除外膝关节的其他损伤性疾病。基于 MRI 技术的发展,现 MRI 检查已取代关节腔空气造影、碘溶液造影、或空气碘溶液对比造影。分辨率高的 MRI 片可清晰显示半月板有无变性或破裂,同时可观察有无关节积液与韧带损伤,但准确性不如关节镜检查。膝关节镜可直接观察半月板损伤的部位、类型,是否合并其他关节内病变,并可进行活组织检查和关节内手术。

【治疗】

急性半月板损伤时,若关节腔内积血较多,应穿刺抽净后加压包扎,用石膏托适当限制膝部活动。局部可用消肿止痛的中药外敷。膝部疼痛减轻后,开始作股四头肌功能锻炼,以免肌萎缩。

经确诊为膝关节半月板破裂,而保守疗法无效时,应及时作半月板撕裂部分摘除术,如此可防止日后发生创伤性关节炎。现主张手术可通过关节镜进行。术后用棉垫加压包扎,加强股四头肌的舒缩活动。3 周后拆除敷料,开始下地活动。过早负重将引起滑膜增厚,影响日后功能恢复。

通过关节镜进行撕裂部分半月板摘除术,是近年来骨科领域里的一项重大进展。它是在关节腔完整的情况下进行手术的,较符合关节的生理状态。它不但手术创伤少,而且可将破裂的游离部分切除,保留完整部分,减少骨关节病的提早发生;同时也可将关节腔内合并存在的病损一同处理。术后病人恢复快,可早期起床活动,已成为常规处理方法(图 62-18)。

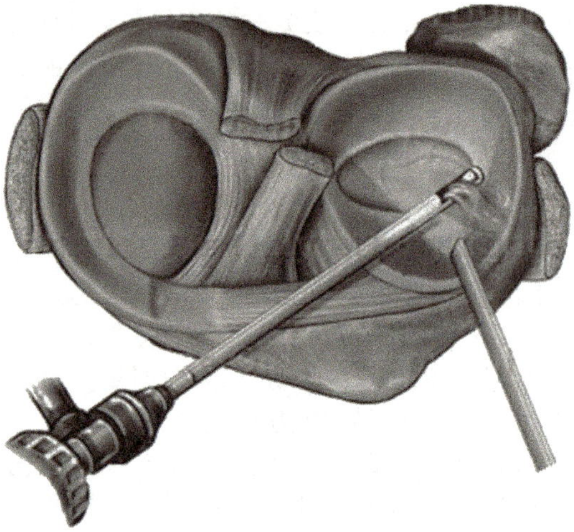

图 62-18 关节镜下半月板修补术

第九节 胫骨平台骨折

【解剖概要】

胫骨上端呈两个微凹面,中央为胫骨隆突。这两个微凹面又称为平台,与股骨髁互成关节。胫骨平台主要是松质骨,容易被股骨髁撞击,造成塌陷。胫骨平台两侧各有侧副韧带与股骨髁相连,平台塌陷骨折时,内侧副韧带仍保持完整,但前交叉韧带可断裂;同时可有腓骨颈骨折,严重时可伴有半月板损伤,因而易于造成不良后果:关节疼痛、僵硬、不稳定或畸形。

【病因与发生机制】

多为严重暴力所致。常见于交通事故及生活伤或高处坠下。膝关节受轴向压力及内翻或外翻应力的联合作用,而造成多种类型的骨折。

1. 外翻暴力 最多见。造成胫骨平台外髁的压缩和劈裂。如坐或站立时膝外侧遭受暴力打击,或自高处坠落时膝外翻位着地,常合并内侧副韧带和半月板损伤。有时合并腓骨头骨折和腓总神经损伤。

2. 内翻暴力 较少见。造成胫骨平台内髁的压缩和劈裂。往往伴有外侧副韧带损伤和半月板损伤。

3. 垂直暴力 外力沿股骨两髁向下冲击胫骨平台，引起胫骨内外髁同时骨折，骨折线呈Y形或T形。

【分类】

根据暴力的大小、方向不同，胫骨平台骨折可分为以下类型：

(1) 单纯外髁劈裂骨折(图62-19A)。

(2) 劈裂加凹陷骨折(图62-19B)。

(3) 单纯中央凹陷骨折(图62-19C)。

(4) 内侧平台骨折，可有两种类型(图62-19D)：一是单纯劈裂骨折，一是胫骨内侧平台凹陷骨折，前者多见于年轻病人且有严重创伤，后者多见于老年病人且创伤较轻。

(5) 单纯双髁骨折或倒Y形骨折(图62-19E)。

(6) 胫骨平台骨折同时有胫骨干骺端或胫骨干骨折(图62-19F)。

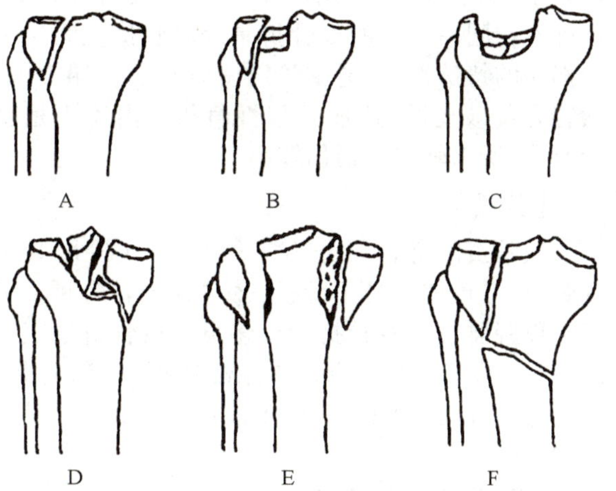

图62-19 胫骨平台骨折的6种类型

【临床表现与诊断】

伤后膝关节肿胀、疼痛、活动受限，膝部压痛，骨擦音及异常活动。纵向叩击痛。有侧副韧带断裂时，侧向应力试验阳性；若交叉韧带断裂时，则抽屉试验阳性。如有腓骨小头骨折，则出现相应的骨折表现，应注意有无腓总神经损伤。膝关节正侧位X线片可显示骨折类型，三维CT重建可更直观显示移位情况。

【治疗】

胫骨平台骨折的治疗方式选择，主要根据不同的骨折类型，以及是否伴有侧副韧带、交叉韧带、半月板的损伤而定。治疗原则及目的是恢复关节面的平整，使塌陷及劈裂的骨折块复位，纠正膝外翻或内翻畸形，减小创伤性关节炎的发生。

1. 单纯劈裂骨折 主要见于外侧平台，楔形骨块向外向下劈裂。若能整复，可用石膏固定4~6周或切开复位松质骨螺钉或支撑钢板内固定。

2. 劈裂加凹陷骨折 若凹陷小于1cm，主要在后方，可做闭合整复，于内翻位用石膏固定于伸直位4~5周。若凹陷超过1cm，又发生于胫骨平台前方，应切开整复，用拱顶钢板和松质骨螺钉固定，再加植骨片于空隙内。

3. 单纯中央凹陷骨折 若凹陷小于1cm，关节仍稳定，可用石膏固定4~6周。若凹陷超过1cm，或有明显外翻不稳定，应行手术切开复位，将凹陷骨抬起，植骨片填塞，石膏固定4~6周后功能锻炼。

4. 内侧平台骨折 若无明显移位，可用长腿石膏固定4~6周。若凹陷超过2mm，应切开撬起，用松质骨螺钉固定。若内侧平台有凹陷骨折，往往伴有前交叉韧带损伤，应切开整复，撬起骨片、植骨，进行前交叉韧带修复或重建。术后固定4~6周。

5. 双髁倒Y形骨折 较少见。因为它起于高速损伤，软组织损害严重，故骨折极不稳定。应切开整复，用螺栓或松质骨螺钉固定，再加植骨。

6. 胫骨平台骨折伴有干骺端和骨干骨折 这主要是胫骨近端的斜形和横形骨折。属于不稳定骨折，非手术疗法难以奏效，应行手术切开复位，用长的拱顶钢板固定。

第十节 胫腓骨干骨折

案例62-2

患者，男，21岁。因外伤后左小腿疼痛1小时入院。

患者于1小时前于工地施工时被脚手架砸伤左小腿，即感左腿部疼痛难忍，不能站立。工友急用担架将其送入医院。

体格检查：T 36.5℃，P 90次/分，R 28次/分，BP 120/80mmHg。神志清楚，急性病容。全身皮肤、黏膜无黄染，浅表淋巴结无肿大。头颅大小形态正常，无压痛。颈软。胸廓对称，双肺呼吸音清晰，心律规整，未闻及杂音。腹部平软，肝脾肋下未触及。左小腿内翻畸形，中、上1/3见大面积皮下瘀斑，皮肤完整无破损，左小腿中、上1/3可触及骨擦音及骨擦感，有纵向叩击痛；左下肢较对侧稍短。右下肢活动如常，无压痛或叩击痛。脊柱及双上肢均无畸形。生理反射存在，病理反射未引出。

辅助检查：左小腿正侧位X线片示：左胫腓骨上段连续性中断，骨折线呈斜行，骨折两端向腓侧成角。

问题：

1. 首先考虑做何诊断及鉴别诊断？

2. 还有哪些器械及实验室检查有助于明确诊断？

3. 明确诊断之后，请给出处理建议？

【解剖概要】

胫骨是连接股骨下方的支承体重的主要骨骼，腓骨是附连小腿肌的重要骨骼，并承担1/6的承重。通过上、下胫腓关节联结和骨间膜，将胫、腓骨接合成为一个整体，增强下肢的持重力量。胫骨的横切面是三棱形，至下1/3呈四方形，故在中1/3与下1/3交接处，骨的形态转变，是容易发生骨折的原因之一。胫骨的前内侧位于皮下，故骨折端极易穿破皮肤而形成开放性骨折。胫骨虽有生理弓形，但膝、踝两关节面是相互平行的，故两关节仍能均匀持重。两关节的平行关系是作为胫腓骨干骨折复位是否符合要求的一个标准。自腘动脉分出胫前动脉和胫后动脉后。胫前动脉跨越骨间膜上缘而进入小腿前方，所以胫骨上1/3骨折时，由于下骨折段向上移位，腘动脉分叉处受压，可造成小腿下段的严重缺血或坏疽，如不及时处理，将造成严重危害。

胫骨中1/3骨折时，如严重挤压伤，淤血可关闭在小腿的骨筋膜室内，增加室内的压力，造成缺血性肌挛缩或坏疽。在这种情况下，必须尽早切开深筋膜，打开骨筋膜室，减除压力，才能挽救肢体。

胫骨中下1/3交接处骨折时，很容易发生骨折延迟愈合，甚至不愈合。这主要是由于胫骨的滋养动脉从胫骨干上、中1/3交接处后侧的滋养孔进入骨内，在胫骨密质内下行3~4cm后，进入髓腔。在中、下1/3处发生骨折时，滋养动脉容易发生断裂；由于骨干下1/3处无肌附着，从骨膜来的血液供应又不足，所以容易引起骨折延迟愈合，骨折固定时间要偏长。

腓总神经自腘窝绕过腓骨颈向前行，所以腓骨上端骨折很容易伤及腓总神经。

【病因与发病机制】

1. 直接暴力 常因撞伤、挤压伤、重物砸伤等所致。暴力多来自小腿前外侧，以粉碎、横骨折、短斜骨折多见。胫腓骨双骨折时，骨折线多在同一平面上（图62-20），骨折移位大、成角明显、不稳定，易造成开放性骨折。软组织损伤重，有时伴有神经血管损伤。

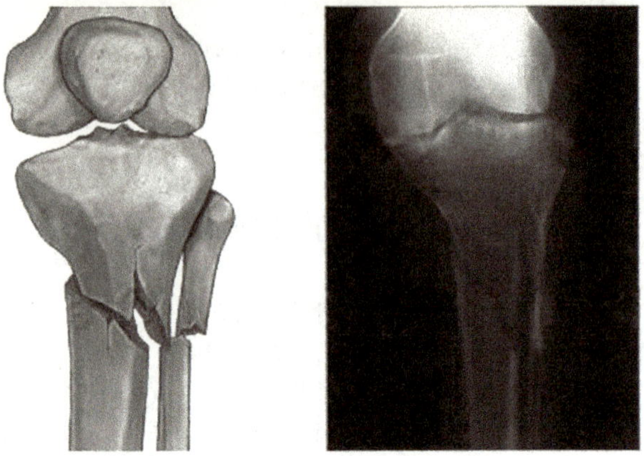

A　　B

图62-20 胫腓骨上段双骨折

A. 解剖示意图；B. X线表现

2. 间接暴力 高处跌下，强烈扭转或滑跌，可引起长斜骨折或螺旋骨折。两骨均骨折时，腓骨的骨折面往往高于胫骨的骨折面。有时在胫骨下1/3的斜行骨折，经力的传导，可导致腓骨颈骨折。这种不在同一平面的双骨折是胫腓骨遭受间接暴力损伤的特殊性，容易漏诊腓骨骨折。骨端尖锐，很容易刺破皮肤，造成开放性骨折。由于不是直接暴力，所以软组织损伤较小。

【分类】

按骨折的部位可分为三种类型：①胫腓骨干双骨折；②单纯胫骨干骨折；③单纯腓骨骨折。临床上以胫腓骨干双骨折为最多见。按骨折稳定程度分为：①稳定性骨折，如青枝骨折，横断骨折；②不稳定性骨折，如粉碎、多段或螺旋形骨折（图62-21）。

【临床表现与诊断】

外伤后患肢疼痛肿胀，功能丧失，可有骨擦音和异常活动。骨折移位者，表现肢体短缩、成角和足外旋畸形。应注意是否同时伴有腓总神经损伤，胫前、胫后动脉损伤，胫前区和腓肠肌区张力是否增加。往往骨折引起的并发症比骨折本身所产生的后果更严重。小儿青枝骨折或裂隙骨折，临床症状可能很轻，但患儿拒绝站立或行走，局部有轻微肿胀及压痛。患肢X线检查可明确骨折部位、移位程度及方向。

案例62-2

该患者外伤后出现左小腿疼痛，不能站立。左小腿内翻畸形，左小腿中、上1/3可触及骨擦音及骨擦感，有纵向叩击痛。

笔记栏

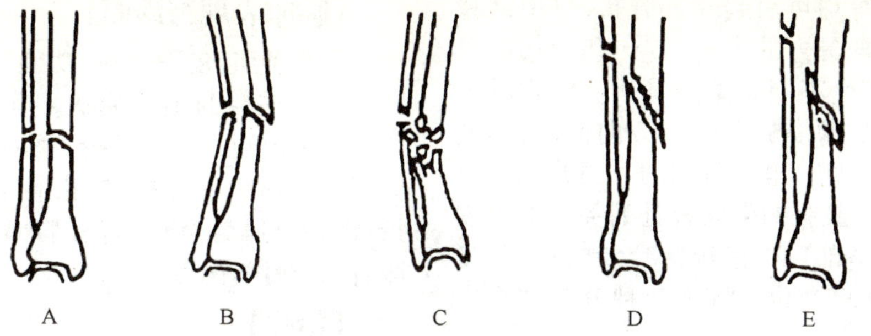

图 62-21　胫腓骨骨折类型

A. 横骨折；B. 短斜骨折；C. 粉碎骨折；D. 长斜骨折；E. 螺旋骨折

【治疗】

小腿骨折治疗的主要目的是矫正成角、旋转畸形，恢复胫骨上下关节面的平行关系，恢复小腿的长度和负重功能。胫骨的复位与腓骨的复位同样重要，但一般应首先满足胫骨的复位。

1. 稳定性横骨折和短斜骨折　可利用完整的骨膜侧作为支点进行闭合手法复位，使完整的骨膜绷紧，保持复位的稳定性，也可防止过度复位。然后用小夹板加压垫或管形石膏保持骨膜绷紧于复位状态。固定期间应注意小夹板及石膏的松紧度，并定时行 X 线检查，发现移位或松动应调整。6~8 周后扶拐行走。一般在 3~4 个月后可获得愈合。

2. 不稳定的胫腓骨双骨折　可采用跟骨结节牵引，克服短缩畸形后行手法复位，小夹板固定。避免过度牵引而导致骨折不愈合。6 周后停止牵引，改用小腿功能架固定，或行石膏固定，可下地负重行走。

不稳定性胫腓骨干双骨折切开复位内固定的指征如下：①手法复位失败；②严重粉碎性骨折或双段骨折；③污染不严重，受伤时间短的开放性骨折；④合并神经血管损伤。直视下复位成功后，可采用钢板螺钉或髓内钉固定。软组织损伤严重的开放性骨折在彻底的清创后，进行内固定，同时做局部皮瓣覆盖创面。

3. 单胫骨骨折　较少见，但较稳定，因完整的腓骨提供稳定性。治疗可按稳定性横骨折处理。

4. 单腓骨骨折　更为少见。在做出诊断以前，应该检查是否伴有上、下胫腓关节分离。由于腓骨仅负重 1/6，故不一定严格固定，可较早负重。

案例 62-2

临床诊断：左胫腓骨上段双骨折

诊断要点：

1. 左小腿外伤病史。
2. 外伤后左小腿疼痛，不能活动。
3. 左小腿上 1/3 压痛，可触及骨擦音及骨擦感，左小腿内翻畸形。
4. 左小腿正侧位 X 线片示左胫腓骨上段双骨折。

治疗原则：

1. 切开复位钢板螺钉或髓内钉内固定术，矫正成角、旋转畸形，恢复肢体长度。
2. 术后石膏固定左小腿，4~6 周后逐渐负重行走，功能锻炼。

第十一节　踝部骨折

【解剖概要】

踝关节由胫、腓骨下端和距骨组成。胫骨下端内侧向下的骨突称为内踝；胫骨下端后缘也稍向下突出，称为后踝；腓骨下端的突出部分是构成踝关节的重要部分，称为外踝。外踝较内踝窄，但较长，其尖端在内踝尖端下 0.5cm，且位于内踝后约 1cm。腓骨下端的骨骺线相当于胫骨下端关节的平面。内、外、后三踝构成踝穴，距骨位于踝穴内。距骨体前宽后窄，其上面的鞍状关节面与胫骨下端的凹状关节面相接，其两侧面与内、外踝的关节面正好嵌合成屈戌关节，故当做背伸运动时，距骨体之宽部进入踝穴，腓骨外踝稍向后侧分开，而踝穴较跖屈时能增宽 1.5~2.0mm，以容纳距骨体。胫腓骨下端之间被坚强而有弹性的下胫腓韧带连接在一起。当下胫腓韧带紧张时，关节面之间紧贴，关节稳定，不容易扭伤，但暴力太猛仍可造成骨折。踝关节处于跖屈位时，下胫腓韧带松弛，关节不稳定，容易发生扭伤。踝关节的关节面前后松弛，两侧较紧，前后韧带亦菲薄，以利踝的屈伸活动。但内外侧副韧带比较坚强。内侧为三角韧带，分深浅两层；外侧为跟腓及距腓前、后韧带。内侧较外侧为强，故阻止外翻的力量较强。

【病因与分类】

高处坠落、下楼梯、下斜坡、走崎岖不平的路及直接暴力打击等均可引起踝部骨折，多由间接暴力所引起。根据暴力的大小、方向和受伤时足所处的位置，可产生不同类型的骨折。常用的分类是依据受伤时足的姿势和致伤方向而定，但并不完全符合临床所见。最近所用的分类是依据腓骨骨折的部位与下胫腓韧带联合处的关系的改变而定。这两种分类都用以指导治疗，其目的是抵消骨折力，不使之再变位。将这两种分类结合在一起，可更好指导治疗。

1. Ⅰ型 内翻内收型。受伤时，踝部极度内翻(即旋后)。首先外侧副韧带牵拉外踝，使腓骨下端在韧带联合水平以下被撕脱。若暴力持续下去，距骨向内踝撞击，致使内踝发生斜形骨折(图62-22A)。

2. Ⅱ型 可表现为两个亚型。①外翻外展型：受伤后，踝关节极度外翻(即旋前)，或被重物压于外踝，使踝关节极度外翻。先是内侧副韧带牵拉内踝，造成内踝撕脱骨折。若暴力持续下去，腓骨将在韧带联合的水平位发生斜形骨折，同时出现胫骨后唇(即后踝)骨折，造成三踝骨折。②内翻外旋型：伤力先造成外踝斜骨折；在韧带联合水平位，向上伸延，形成粉碎骨折，但下胫腓关节不分离，使胫骨后唇(后踝)发生骨折，最后撕脱内踝，形成三踝骨折，但其伤力与外翻外展的伤力不同(图62-22B)。

3. Ⅲ型 外翻外旋型。受伤后，先是内踝发生撕脱骨折，如外翻(旋前)伤力持续下去，将造成下胫腓关节分离，腓骨则在韧带联合水平位以上发生腓骨斜形骨折或粉碎骨折。有时骨折可发生于高位，如腓骨颈(图62-22C)。

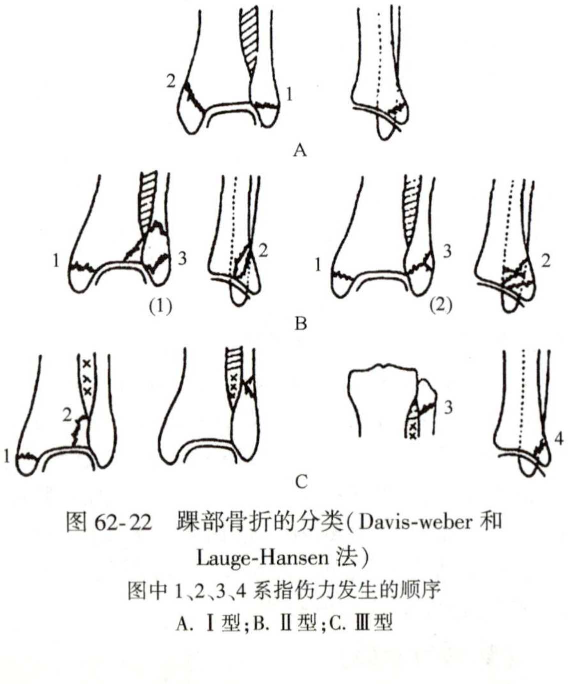

图62-22 踝部骨折的分类(Davis-weber和Lauge-Hansen法)

图中1、2、3、4系指伤力发生的顺序

A. Ⅰ型；B. Ⅱ型；C. Ⅲ型

笔记栏

【临床表现与诊断】

踝部肿胀，皮下瘀血，功能障碍。局部压痛是踝关节损伤后的主要症状。有内翻或外翻畸形，严重者可出现开放性骨折、脱位。根据X线片，可分析其损伤类型和机制，指导治疗。对第Ⅲ型骨折，需检查腓骨全长，若有局部压痛，应明确有无腓骨高位骨折的诊断。

【治疗】

治疗原则是在充分认识损伤特点的基础上，以恢复踝关节的结构及稳定性为原则，灵活选择治疗方案。按一般原则，先手法复位，失败后则采用切开复位的方式治疗。在治疗前，应了解一些有关因素。距骨与胫腓骨下端紧密接触，是骨折复位的关键，因为两踝均通过韧带与距骨相连。如果采用与损伤相反方向，将距骨与胫骨远端的关系恢复正常，踝的解剖位置将恢复。由于这位置很难保持，故需用内固定。内踝如此，外踝也如此。外踝或腓骨下端是处理关节损伤中的一个很重要骨组织，有时需依靠腓骨的内固定来保持踝关节的完整性。此外，下胫腓关节的分离也应完全纠正，必要时需用内固定。

Ⅰ型骨折为双踝骨折，为恢复韧带功能，一般采取切开复位，松质骨螺钉固定8~12周，或使用可吸收螺钉固定。Ⅱ型及Ⅲ型骨折均采用切开复位内固定。

(1) 内踝孤立性骨折：外展损伤可自关节线下撕脱内踝，而内收或外旋损伤可在关节线以上扭断内踝。闭合复位不困难，但很不稳定。有时有一片骨膜嵌插，应作切开复位，将嵌插骨膜片剔出，进行内固定，用膝以下的石膏型固定，4周后开始负重，8周后拆除石膏。

(2) 外踝孤立性骨折：外展或外旋可在关节线处扭断外踝。一般不需复位。若伴有下胫腓关节分离，说明踝关节不稳定，应进行腓骨内固定，然后用管形石膏固定6周。

(3) 外踝骨折伴有内侧副韧带撕裂：这种二度损伤是因外展或外旋损伤所引起。除外踝被扭断外，内侧副韧带也撕裂，致使距骨向外侧变位。X线片显示距骨与内踝间的距离增宽。一般可用闭合复位，若复位不完全，应作切开复位，内固定腓骨，用石膏固定6周。

(4) 下胫腓关节分离：严重外展损伤可以撕裂胫腓韧带，撕脱内踝或撕裂内侧副韧带，有时还可伴有腓骨干骨折，距骨向外侧变位。这种损伤很不稳定，需在胫腓关节置一枚螺丝钉，然后用膝以下管形石膏固定8周，拔除贯穿螺丝钉，否则此钉容易折断。

第十二节　踝部扭伤

【解剖概要】

踝关节由胫骨远端、腓骨远端和距骨体构成。内踝是胫骨远端内侧的突出部分，而外踝则是腓骨远端的突出部分。胫骨远端后缘呈唇状突出，常称为“后踝”。踝穴由胫骨远端关节面、内踝、外踝和“后踝”组成。外踝比内踝略偏后，距骨体紧凑于踝穴内，使足略呈外展位。踝关节背屈时，距骨与踝穴密切接触，无活动余地；但在跖屈时，距骨可向两侧轻微活动，所以踝关节往往在跖屈位容易扭伤。

踝关节周围有三组主要韧带：①下胫腓韧带，位于胫骨下端与腓骨下端之间，连接两骨。若此韧带断裂，踝穴增宽，踝关节将不稳定。②内侧副韧带，又称三角韧带。它起自内踝顶端，向下呈扇形分布，分别附着于舟骨、距骨前内侧、下跟舟韧带和载距突，是一条较坚强的韧带。③外侧副韧带，它起自外踝顶端；分别附着于距骨前外侧、跟骨外侧和距骨后外侧，即所谓距腓前韧带、跟腓韧带和距腓后韧带，是较薄弱的韧带，所以踝关节容易内翻，引起外侧副韧带扭伤。

【病因】

走在高低不平的路上，或下台阶不慎，足处于跖屈内翻，外侧副韧带过度牵拉，引起踝部扭伤。轻则拉松或部分撕裂；重则完全断裂，并有踝关节半脱位，或并发骨折或骨折脱位。

【临床表现与诊断】

有明显扭伤史，跛行。踝部出现疼痛，肿胀，皮下瘀斑。检查时局部压痛明显，足内翻或外翻将加重疼痛。应鉴别韧带的部分撕裂、完全撕裂、踝关节半脱位或骨折脱位。部分撕裂时，内外翻角度不增加，但有剧痛。完全撕裂时，内外翻角度明显增加。内外翻位的X线正位片上可见关节间隙增宽。伴有骨折时，外踝骨突有明显压痛。X线片也可见骨片撕脱。

【治疗】

急性期应即冷敷，以减轻损伤部位出血及肿胀。48小时后可局部热敷等理疗，以促进血肿吸收及组织愈合。

1. 韧带部分损伤　理疗，外敷消肿活血化瘀药物，每2~3天更换一次，起消肿、止痛作用。10天后基本痊愈。韧带损伤较重者，可在踝关节背屈90°位，极度内翻位（内侧副韧带损伤）或外翻位（外侧副韧带损伤），靴形石膏固定或宽胶布、绷带固定2~3周。

2. 韧带完全断裂或半脱位者　手法复位后，用管形石膏固定伤足于90°位和外翻位。然后拆除石膏，鼓励病人活动。亦可切开复位内固定，直接修复断裂的韧带，术后石膏固定3~4周。

3. 习惯性扭伤者　这主要是由于早期处理不当而发生关节松弛，是一种脱位现象。可穿包帮鞋，保护踝部，并将鞋跟外侧加高1~1.5cm，维持足于外翻位，防止足内翻。后期由于慢性不稳定，关节软骨退变致骨关节炎，可关节腔内注射药物如玻璃酸钠等，或采用关节成形术。

附：跟腱断裂

【解剖概要】

小腿后的肌为腓肠肌、比目鱼肌和跖肌。腓肠肌和比目鱼肌向下合并成为坚强的腱膜，连接于跟骨的后侧，称为跟腱。主要功能是跖屈踝关节。在跟腱的内侧有跖肌，为一细长的肌腱。膝关节伸直、踝关节背屈时，跟腱将拉紧。若超过拉力限度，可发生断裂。

【病因与分类】

较常见。暴力损伤是主要的原因，有三种损伤方式：①直接暴力，跟腱因挫伤而断裂；②间接拉伤，小腿后肌群突然收缩，拉断跟腱；③切割伤。在断裂前，有时跟腱本身已有退行性变。它可在三处发生断裂：①在肌肉与肌腱交接处；②在肌腱中央；③在跟骨附着处（图62-23）。前两处的撕裂端呈乱麻状，后一处的撕裂端呈横形。

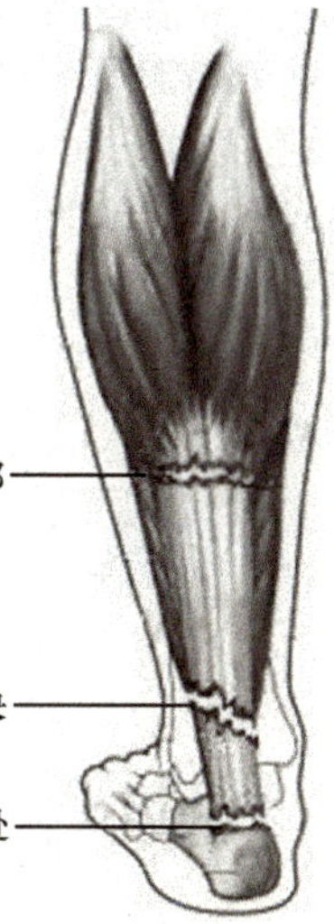

图62-23　跟腱断裂的常见部位

【临床表现】

跟腱断裂时，可听得响声，然后无力，不能提跟，立即出现肌痉挛痛。跟腱完全断裂后，不一定丧失跖屈功能，有足趾的屈肌和胫后肌腱代偿。检查时可摸得断裂处有空隙，部分损伤者功能障碍不明显，以至当做软组织损伤治疗，部分病例发展为完全断裂。

【治疗】

闭合性部分跟腱断裂，可用小腿管形石膏保持踝关节于功能位 4 周，然后拆除石膏，开始行走。若完全断裂，应作早期缝合。由于断端呈乱麻状，应采用十字交叉缝合。术后屈膝、踝关节跖屈位用石膏固定 4～6 周后开始功能锻炼。开放性跟腱断裂应早期清创，修复跟腱。陈旧性跟腱完全断裂应手术治疗，一般采用跟腱成形术。

第十三节 足部骨折

每只足共有 28 块骨，其间由韧带相联结，受内在肌和小腿肌操纵。正常足有三个主要足弓：①内侧纵弓；②外侧纵弓；③前面的横弓。足有三项功能：①负重；②走、跑和跳；③吸收震荡力。治疗目的是恢复上述的正常解剖关系及其功能。

一、跟骨骨折

【解剖概要】

跟骨是最大的跗骨，前部窄小，后部宽大，是一块长而带弓形的骨体。跟骨上面有三个关节面，这些关节面分别与距骨底面的关节面形成关节，跟骨前端与骰骨形成关节，成为足纵弓的外侧部分。跟骨的载距突承受距骨颈，也是跟舟韧带的附着处，此韧带很强固，足以支持距骨头，承担体重。跟骨结节为跟腱附着处，腓肠肌、比目鱼肌收缩，可做强有力的跖屈动作，跟骨结节上缘与跟距关节面形成 30°～40°的结节关节面，为跟距关节的重要标志。

【病因与分类】

跟骨骨折多见于自高处跌下、后跟着地，垂直暴力自距骨传导至跟骨，使跟骨压缩或劈开。亦有少数因跟腱牵拉而致撕脱骨折，即跟骨结节横行骨折。暴力也可自下而上，如士兵足踏地雷，也可引起跟骨骨折。有时跟骨骨折不易被发现，所以凡自高处跌下而引起脊柱骨折时，一定要检查有无跟骨骨折。对于明确跟骨骨折者，约有 5% 合并有胸腰椎骨折，注意检查胸腰段脊柱，避免漏诊。

由于暴力作用的大小、受伤部位及伤前骨质量不同，可发生多种类型的跟骨骨折。跟骨骨折的分类取决于是否波及距骨下关节。若已波及，再按其严重程度进行分类。

1. 不波及距骨下关节的跟骨骨折 ①跟骨前端骨折，波及跟骰关节；②跟骨结节的垂直骨折；③载距突骨折；④结节的“鸟嘴状”骨折（图 62-24）。

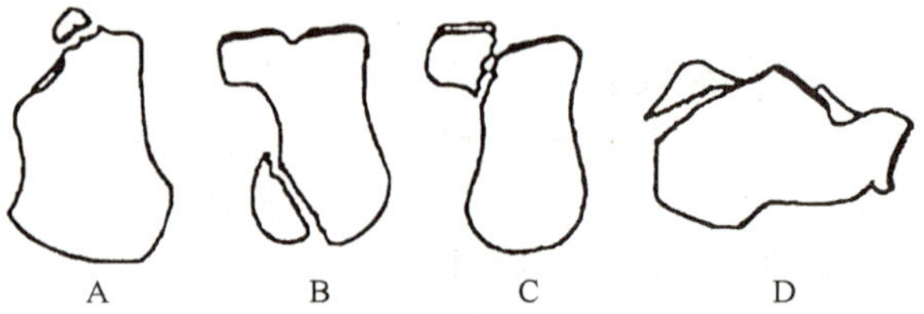

图 62-24 不波及距骨下关节的跟骨骨折

A. 前端骨折；B. 结节骨折；C. 载距突骨折；D. 结节鸟嘴状骨折

2. 波及距骨下关节的骨折 ①垂直压缩骨折：跟骨后关节面被相应距骨面垂直挤压塌陷；②单纯剪切暴力骨折：距骨楔入跟骨，分成前内块的距骨前面部分和载距突前端及后面的内侧部分，即第一度损伤；③剪切和挤压暴力骨折：除前后两骨块外，前骨块有纵裂，形成跖面的三角骨块和跗跖的柱状骨片，后骨块内有半月形的后关节面，包括内室块，嵌入后骨块内，即第二度损伤，也是较多见的一种骨折；④粉碎骨折：跟骨的前、后及关节面均发生骨折，即第三度损伤（图 62-25）。

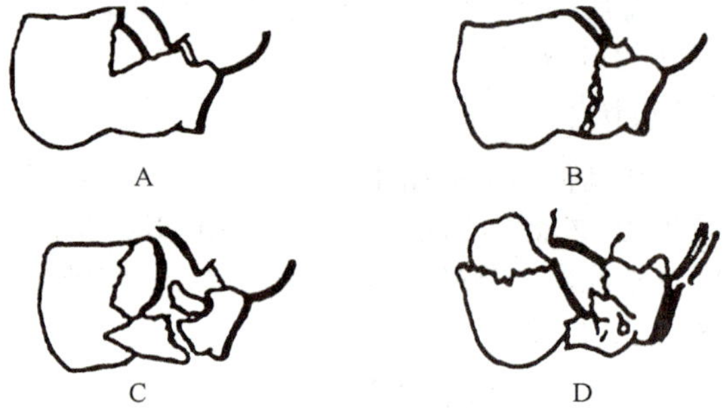

图 62-25 波及距骨下关节的跟骨骨折

A. 垂直压缩骨折；B. 单纯剪切暴力骨折；C. 剪切和挤压暴力骨折；D. 粉碎骨折

【临床表现与诊断】

外伤后足跟疼痛、肿胀，瘀斑、足底扁平，增宽和外翻畸形。压痛明显，患足跟不敢着地。应注意是否伴随脊柱及骨盆骨折。X 线片对识别骨折类型很重要，从侧位片可识别原发骨折线、断块和外侧密质骨的关系，以及半月形骨块的旋转程度。特殊的斜位片能更清楚地显示距骨下关节。跟骨轴位片能显示距骨下关节和载距突。

【治疗】

跟骨骨折的治疗原则是恢复距下关节的对位关系和跟骨结节关节角，维持正常的足弓高度和负重关系。

1. 不波及距骨下关节的跟骨骨折 一般只须管形石膏固定 4～6 周，然后开始锻炼。鸟嘴状骨片分离者若手法复位失败，做切开复位，用松质骨

笔记栏

螺丝钉固定。鼓励早期活动。

2. 波及距骨下关节的跟骨骨折　其治疗以达到解剖复位为目标。若无明显移位或第一度骨折，可用管形石膏固定4～6周，然后开始锻炼。对于有移位的一度骨折和二、三度骨折，应切开复位，将塌陷骨块撬起，使关节面平整，用钢针作内固定，防止塌陷，外用石膏固定。对粉碎骨折，先用手法塑捏成型，再用管形石膏固定。有人则不主张作任何复位，认为这类严重粉碎骨折，不可能用任何方法达到理想复位，最后必然需作距骨下关节融合；所以在早期仅用厚实的绷带包扎，任其自然愈合，早期进行功能锻炼。对于功能差，症状严重，功能恢复不满意者，最后选择距骨下关节融合术或三关节融合术治疗。

二、跖骨骨折

跖骨骨折在足部骨折中最常见，各年龄均可发生，占足部骨折的第一位，占全身骨折的4.15%。多因直接暴力，如挤压、重物打击而引起。以第2、3、4跖骨较多见，可几个跖骨同时骨折（图62-26）。第5跖骨基底骨折常单独存在，由腓骨短肌强力牵拉所致。对儿童，应与正常骨骺线作鉴别。少数情况下，因长期慢性损伤（长途跋涉、行军等）可致第二或第三跖骨干发生疲劳骨折。跖骨骨折可发生在跖骨基底部、跖骨干和跖骨颈部。骨折线常呈斜形，并存重叠移位，因而丧失跖骨头连线的正常弧形，这将引起横弓塌陷，跖骨头疼痛，应予以纠正。跖骨颈骨折后，跖骨头将倒向足底，如不纠正，每走一步均有疼痛。

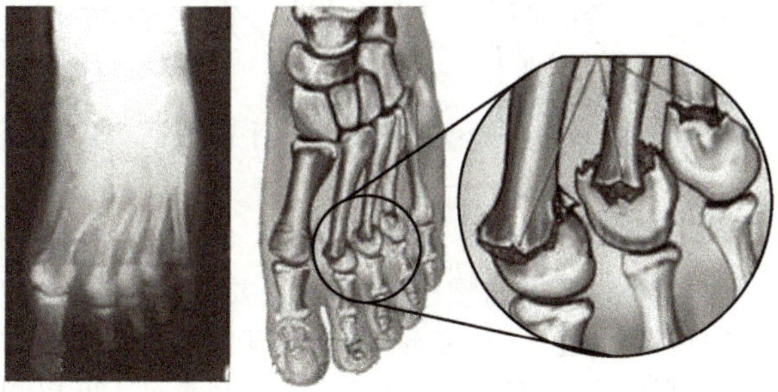

A　　　　　　　　B

图62-26　左足第2、3、4跖骨颈骨折

A. X线表现；B. 解剖示意图

【临床表现与诊断】

受伤后患足局部疼痛、肿胀、压痛、活动障碍，有局部压痛、纵向叩击痛。疲劳性骨折为前足痛，劳累后加剧，休息后缓解。前足的正、侧位及斜位X线片可准确判断骨折的部位、类型及移位情况。

【治疗】

跖骨干骨折，若无移位或轻度移位，不需特殊治疗，3～4周后开始行走。若有移位，跖骨头形成的正常弧形被破坏，应作牵引，恢复正常弧形，或作髓内钉固定，4～6周后，开始行走。

第2～4跖骨基底骨折常有移位，并可导致前足血液循环障碍，伤后应紧急手法复位，石膏外固定。手法复位失败，经跖骨头下方打入髓内针做内固定。第5跖骨基底骨折：用胶布固定足于外翻位，或用行走石膏固定6周，开始功能锻炼。

跖骨颈骨折：用手法复位和管形石膏固定后，在足底塑成弓形。4周后开始行走。若复位失败，作趾骨牵引或切开复位，用髓内钉固定，早期开始活动。

三、趾骨骨折

【解剖概要】

趾骨分为近、中及远节趾骨。趾骨之间为关节囊及韧带连接，是除踝关节以外活动度最大的部位，又由于位于足的前端，因此也是最容易受伤的部位。

【病因】

直接暴力和间接暴力均可引起趾骨骨折，以直接暴力最常见，多为粉碎性骨折。重物打击或走路时踢及硬物较常见，可同时合并趾甲损伤，开放骨折多见。趾骨骨折可发生在趾骨的任何部位。可单发于任一趾骨，也可多根趾骨同时骨折。

【临床表现与诊断】

外伤后患趾剧烈疼痛，不能用前足着地行走。伤趾肿胀，局部触痛，常有甲床下瘀血，亦可多趾损伤。X线检查可显示骨折部位及移位情况。

【治疗】

对于无移位的趾骨骨折，不需要特殊治疗，仅休息2～3周后即可行走。有移位的单个趾骨骨折常用的治疗方法是邻趾固定法。即在患趾与邻趾间垫数层纱布，用胶带将患趾固定于邻趾上。多个趾骨骨折复位后，可采用足底托板或石膏固定3～4周即可进行功能锻炼。治疗趾骨骨折必须保持骨折端跖面平整，并恢复跖趾与趾间关节的自如活动。

（郭开今　徐广辉）

第六十三章 脊柱和骨盆骨折

第一节 脊柱骨折

案例 63-1

患者,女,12 岁。摔伤后腰痛 4 小时入院。

患者于 4 小时前在玩耍时不慎从二楼阳台坠下,伤后腰部剧烈疼痛,呕吐一次,为胃内容物。急送到医院。无昏迷及肢体运动障碍。既往健康。

体格检查:T 36.5℃,P 84 次/分,R 20 次/分,BP 92/56mmHg,神志清楚,问话能正确回答。全身皮肤未见皮疹及出血点,无黄染,臀部见一鹅卵大小瘀斑。脊柱胸腰段见轻度的后突畸形,腰 1 锥体棘突叩压痛明显。四肢形态、感觉及功能活动正常。腹壁反射正常,骨盆挤压试验(-),膝和跟腱反射正常,双侧 Babinski 征(-)。

辅助检查:①X 线:第 1 腰椎锥体压缩骨折,前缘压缩高度为原高度的 1/5。②腰段 CT:第 1 腰椎锥体压缩骨折,无明显游离骨块,椎管无明显变窄。

问题:

1. 首先诊断什么?
2. 在明确诊断之前,应做哪些实验室检查?
3. 如何明确诊断,如何处理?

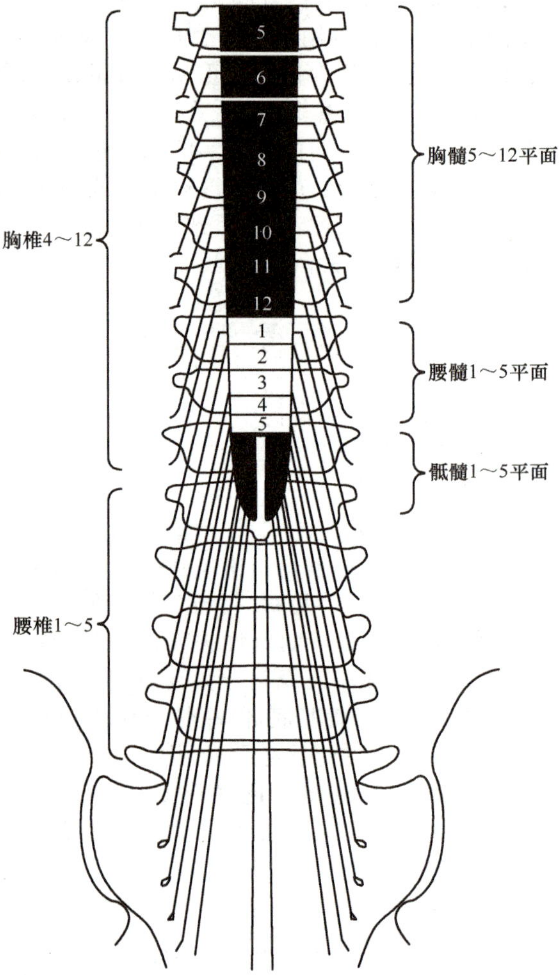

图 63-1 脊髓节段与椎体平面关系

脊柱骨折(fracture of the spine)十分常见,约占全身骨折的 5%~6%,其中胸腰段脊柱骨折最多见。脊柱骨折可以并发脊髓或马尾神经损伤;特别是颈椎骨折-脱位合并有脊髓损伤者,据报告最高可达 70%,能严重致残甚至丧失生命。

每块脊椎骨分椎体和附件两部分。可以将整个脊柱分成前、中、后三柱。中柱和后柱包裹了脊髓和马尾神经,该区的损伤可以累及神经系统,特别是中柱的损伤,碎骨片和髓核组织可以突入椎管的前半部,损伤脊髓,因此对每个脊柱骨折病例都必须了解有无中柱损伤。胸腰段脊柱(T_{10}~L_2)处于两个生理弧度的交汇处,是应力集中之处,因此该处骨折十分常见。脊髓节段与椎体平面的关系见图 63-1。本节结合上述病例,着重讨论脊柱骨折。

【病因和分类】

暴力是引起胸腰椎骨折的主要原因。暴力的方向可以通过 *X*、*Y*、*Z* 轴。脊柱有六种运动:在 *Y* 轴上有压缩、牵拉和旋转;在 *X* 轴上有屈、伸和侧方移动;在 *Z* 轴上则有侧屈和前后方向移动。有三种力量可以作用于中轴:轴向的压缩、轴向的牵拉和在横断面上的移动。胸腰椎骨折和颈椎骨折分别可以有六种类型损伤。

1. 胸腰椎骨折的分类

(1)单纯性楔形压缩性骨折:这是脊柱前柱损伤的结果。暴力来自沿着 *X* 轴旋转的力量,使脊柱向前屈曲所致,后方的结构很少受影响,椎体通常呈楔形。该型骨折不损伤中柱,脊柱仍保持其稳定性。此类骨折通常为高空坠落伤,足、臀部

笔记栏

着地，身体猛烈屈曲，产生了椎体前半部压缩。通常无神经症状。

案例 63-1

该患者患者即是从二楼阳台坠下，臀部着地。

（2）稳定性爆破型骨折：这是脊柱前柱和中柱损伤的结果。暴力来自 *Y* 轴的轴向压缩。通常亦为高空坠落伤，足臀部着地，脊柱保持垂直，胸腰段脊柱的椎体受力最大，因挤压而破碎。由于不存在旋转力量，脊柱的后柱则不受影响，因此仍保留了脊柱的稳定性，但破碎的椎体与椎间盘可以突出于椎管前方，损伤了脊髓而产生神经症状。

（3）不稳定性爆破型骨折：这是前、中、后三柱同时损伤的结果。暴力来自 *Y* 轴的轴向压缩以及顺时针或逆时针的旋转，可能还有沿着 *Z* 轴的旋转力量参与，使后柱亦出现断裂。由于脊柱不稳定，会出现创伤后脊柱后突和进行性神经症状。

（4）Chance 骨折：为椎体水体状撕裂性损伤。以往认为暴力来自沿着 *X* 轴旋转的力最大，使脊柱过伸而产生损伤。例如从高空仰面落下，着地时被物体阻挡，使脊柱过伸，前纵韧带断裂，椎体横形裂开，棘突互相挤压而断裂，可以发生上一节椎体向后移位。这种骨折也是不稳定性骨折，临床上比较少见。

（5）屈曲-牵拉型损伤：屈曲轴在前纵韧带的后方。前柱部分因压缩力量而损伤，而后、中柱则因牵拉的张力力量而损伤；中柱部分损伤形成后纵韧带断裂；后柱部分损伤表现为脊椎关节囊破裂、关节突脱位、半脱位或骨折。这种损伤往往还有来自 *Y* 轴旋转力量的参与，因此这类损伤往往是潜在性不稳定型骨折，原因是黄韧带、棘间韧带和棘上韧带都有撕裂。

（6）脊柱骨折-脱位：又名移动性损伤。暴力来自 *Z* 轴，例如车祸时暴力直接来自背部后方的撞击；再弯腰工作时，中午高空坠落直接打击背部。在强大暴力作用下，椎管的对线对位已经完全被破坏，在损伤平面，脊椎沿横面产生移位。通常三个柱均毁于剪力。损伤平面通常通过椎间盘，同时还有旋转力量的参与，因此脱位程度重于骨折。当关节突完全脱位时，下关节突移至下一节脊椎骨的上关节突的前方，互相阻挡，称关节突交锁。这类损伤极为严重，脊髓损伤难免，预后差。

另外还有一些单纯性附件骨折如椎板骨折与横突骨折，不会产生脊椎的不稳定，成为稳定型骨折。特别是横突骨折，往往是背部受到撞击后腰部肌肉猛烈收缩而产生的撕脱性骨折。

2. 颈椎骨折的分类

（1）屈曲型损伤：这是前柱压缩、后柱牵张损伤的结果。该暴力系经 *Z* 轴的矢状面，产生单纯软组织性、或单纯骨性、或为混合性损伤。临床上常见的有：

1）前方半脱位（过屈型扭伤）：这是脊椎后柱韧带破裂的结果，有完全性与不完全性两种。这种损伤可以有 30%～50% 的迟发性脊椎畸形及四肢瘫痪发生率，因此是一种隐匿型颈椎损伤。

2）双侧脊椎间关节脱位：因过度屈曲后中后柱韧带断裂，暴力使脱位的脊椎关节突超越至下一个节段小关节的前方与上方。椎体脱位程度至少要超过椎体前后径的 1/2，脱位椎体的下关节突移位于下一个节段上关节突的前方。该类病例大都有脊髓损伤。

3）单纯性楔形（压缩性）骨折：较为多见。X 线侧位片为椎体前缘骨皮质嵌插成角，或为椎体上缘终板破裂压缩，该种情况多见于骨质疏松者。病理变化除有椎体骨折外，还有不同程度后方韧带结构破裂。

（2）垂直压缩所致损伤：暴力系经 *Y* 轴传递，无过屈或过伸力量。例如高空坠物或高台跳水。

1）第一颈椎双侧性前、后弓骨折：又名 Jefferson 骨折，X 线片上很难发现骨折线，有时在正位片上看到 C_1 关节突双侧性向外移位，侧位片上看到寰椎前后径增宽及椎前软组织肿胀阴影。CT 检查最为清楚，可以清晰地显示骨折部位、数量及移位情况，而 MRI 检查只能显示脊髓受损情况。

2）爆破型骨折：为下颈椎椎体粉碎性骨折，一般多见于 C_5、C_6 椎体，破碎的骨折片不同程度凸向椎管内，因此瘫痪发生率可以高达 80%。还可以合并有颅脑损伤，椎体骨折粉碎状，骨折线多为垂直状，骨折片可突出至椎管内，还可能发现有后弓骨折。

（3）过伸损伤

1）过伸性脱位：最常发生于高速驾驶汽车时，因急刹车或撞车，由于惯性作用，头部撞于挡风玻璃或前方座椅的靠背上，并迫使头部过度仰伸，接着又过度屈曲，使颈椎发生严重损伤。其病理变化为前纵韧带破裂，椎间盘水平状破裂，上一节椎体前下缘撕脱骨折和后纵韧带断裂。损伤的结果使颈椎向后移动，并有脊柱后凸，使脊髓夹于皱缩的黄韧带和椎板之间而造成脊髓中央管周围损伤。本病的特征性体征是额面部有外伤痕迹。

2）损伤性枢椎椎弓骨折：此型损伤的暴力来自颏部，使颈椎过度仰伸，在枢椎的后半部形成强大的剪切力量，使枢椎的椎弓不堪忍受而发生垂直状骨折。以往多见于被缢死者，故又名缢死者骨折。目前多发生于高速公路上的交通事故。

笔记栏

(4) 不甚了解机制的骨折

齿状突骨折:引起齿状突骨折的机制还不甚了解,暴力可能来自水平方向,从前至后,经颅骨而至齿状突。可能还有好几种复合暴力。

【临床表现、检查和诊断】

案例 63-1

该患者从二楼阳台坠下,臀部着地,伤后腰部剧烈疼痛,呕吐一次,为胃内容物,清醒,无昏迷及肢体运动障碍。

(1) 有严重外伤病史,如高空坠落,重物撞击腰背部,塌方事件被泥土、矿石掩埋等。

(2) 胸腰椎损伤后,主要症状为局部疼痛,站立及翻身困难。腹膜后血肿刺激了腹腔神经节,使肠蠕动减慢,常出现腹痛、腹胀甚至出现肠麻痹症状。

(3) 检查时要详细询问病史,受伤方式,受伤时姿势,伤后有无感觉及运动障碍。

(4) 注意多发伤。多发伤病例往往合并有颅脑、胸、腹脏器的损伤。要先处理紧急情况,抢救生命。

(5) 检查脊柱时暴露面应足够,必须用手指从上至下逐个按压棘突,如发现位于中线部位的局部肿胀和明显的局部压痛,提示后柱已有损伤;胸腰段脊柱骨折常可摸到后突畸形。

检查有无脊髓或马尾神经损伤的表现,如有神经损伤表现,应及时告诉家属或陪伴者,并及时记载在病史卡上。

(6) 影像学检查有助于明确诊断,确定损伤部位、类型和移位情况。X 线摄片是首选的检查方法。老年人感觉迟钝,胸腰段脊柱骨折往往主诉为下腰痛,单纯腰椎摄片会遗漏下胸椎骨折,因此必须注明摄片部位应包括下胸椎($T_{10\sim12}$)在内。通常要拍摄正侧位两张片子,必要时要加拍斜位片。在斜位片上则可以看到有无椎弓峡部骨折。

颈椎前方半脱位有四种特征性 X 线表现:①棘突间间隙增宽;②脊椎间半脱位;③脊椎旁肌痉挛使颈椎丧失了正常的前凸弧。上述各种表现在屈曲位摄片时更为明显,可能还伴有;④下一节椎体前上方有微小突起,表示有轻微的脊椎压缩性骨折。

X 线检查有其局限性,它不能显示出椎管内受压情况。凡有中柱损伤或有神经症状者均须作 CT 检查。CT 检查可以显示出椎体的骨折情况,还可显示出有无碎骨片凸出于椎管内,并可计算出椎管的前后径与横径损失了多少。CT 片不能显示出脊髓受损情况,为此必要时应作 MRI 检查。在 MRI 片上可以看到椎体骨折出血所致的信号改变和前方的血肿,还可看到因脊髓损伤所表现出的异常高信号。

笔记栏

案例 63-1

该患者 X 线显示:第 1 腰椎锥体压缩骨折,前缘压缩高度为原高度的 1/5。腰段 CT 示:第 1 腰椎锥体压缩骨折,无明显游离骨块,椎管无明显变窄。

【急救搬运】

脊柱骨折者从受伤现场运输至医院内的急救搬运方式至关重要。一人抬头,一人抬脚或用搂抱的搬运方法十分危险,因这些方法会增加脊柱的弯曲,可以将碎骨片向后挤入椎管内,加重了脊髓的损伤。正确的方法是采用担架,木板甚至门板运送。先使伤员上下肢伸直,木板放在伤员一侧,三人用手将伤员平托至门板上;或二三人采用滚动法,使伤员保持平直状态,成一整体滚动至木板上。(图 63-2)

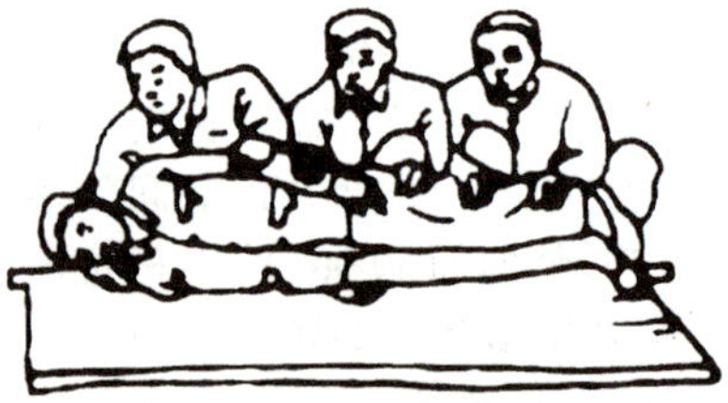

A

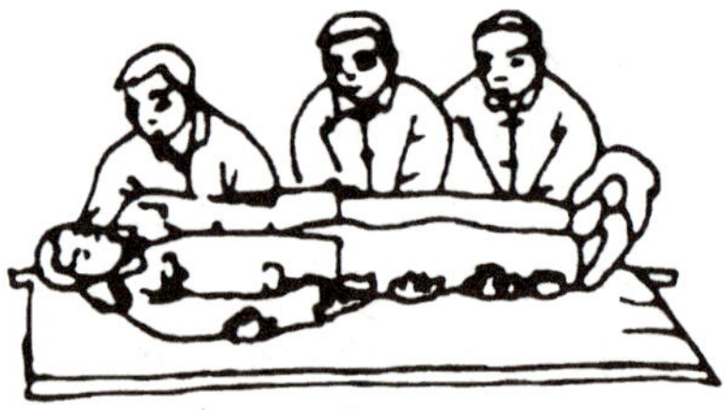

B

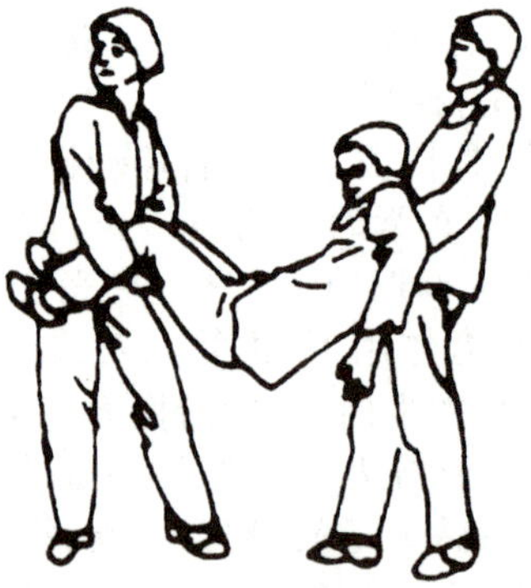

C

图 63-2 脊柱骨折的搬运

A. 滚动法;B. 平托法;C. 脊椎骨折不正确搬运法

【治疗】

有其他严重多发伤者,应优先治疗其他损伤,以挽救伤员生命位为主。

1. 胸腰椎骨折的治疗

(1) 单纯性压缩性骨折的治疗

1) 椎体压缩不到1/5者,或年老体弱不能耐受复位及固定者,可仰卧于硬板床上,骨折部位垫厚枕,使脊柱过伸,同时嘱伤员3日后开始腰背部肌锻炼。开始时臀部左右移动,接着要求做背伸动作,使臀部离开床面,随着背肌力量的增加,臀部离开床面的高度逐日增加。2个月后骨折基本愈合,第3个月内可以下地稍许活动,但仍以卧床休息为主。3个月后逐渐增加下地活动时间。(图63-3)

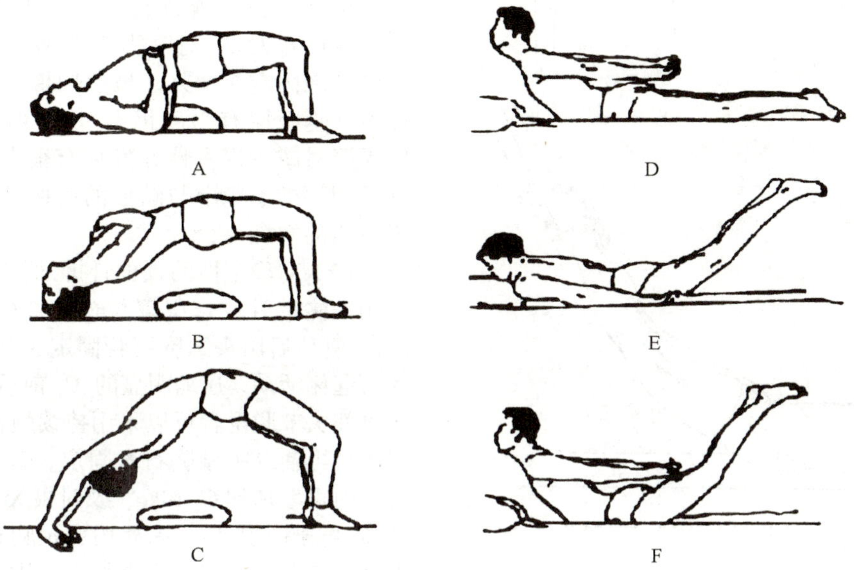

图63-3　脊柱骨折功能疗法

A-C. 拱桥式;D-F. 燕式

2) 椎体压缩高度超过1/5的青少年及中年伤者,可用两桌法过仰复位(图63-5A)。在给予镇痛剂或局部麻醉后,用两张桌子,一张较另一张要高约25~30cm左右,桌上横放一软枕。伤员俯卧,头端置高桌侧,两手抓住桌边,两大腿放在低桌上。注意胸骨柄和耻骨联合必须露出。一助手把住伤员两侧腋部,另一人握住双侧小腿,以防止伤员坠落。利用悬垂之体重约10分钟后,即可逐渐复位。复位者一手托住髂嵴,另一手扪摸有后突的棘突,观察是否已复位;如果仍有后突,术者可用手掌施力与后凸的棘突处,使皱褶的前纵韧带绷紧,压缩的前半部椎体得以复位。棘突重新互相靠拢和后突的消失,提示压缩的椎体已复位。复位后即在此位置包过伸位石膏背心(图63-4),也可先上石膏后壳,干硬后伤员仰卧在石膏后壳上,再包成完整的石膏背心。石膏干透后,鼓励伤员起床活动。固定时间约3个月。在固定期间,坚持每天做背肌锻炼,并逐日增加锻炼时间。

也可以采用双踝悬吊法(图63-5B)。局部麻醉后将伤员移向手术台之一端,使其颈部位于台之边缘,伤员俯卧,用双手拉住一靠背椅的靠背,靠背架上有衬垫,伤员的额部托在衬垫上。在踝关节部包棉垫,然后在踝部套上牵引带,利用滑轮装置将双下肢逐渐拉高,直至骨盆离开台面约10cm为止。依靠悬垂的腹部和经下肢的纵向牵拉,可使脊柱过伸,后突消失,压缩成楔状的椎体即可复位。复位的手法同两桌法。复位后在此位置包石膏背心。包石膏方法、固定时间与锻炼时间均同前。

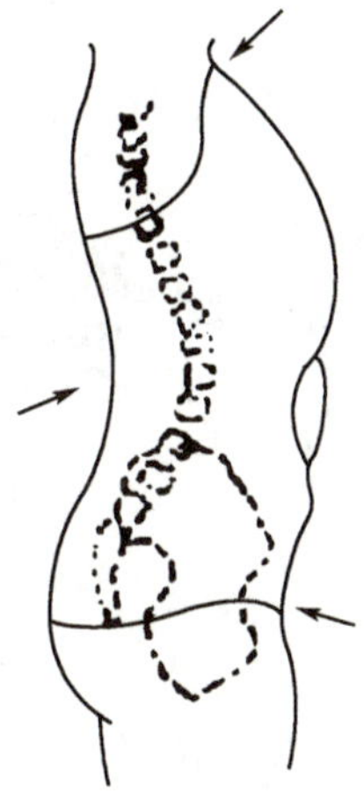

图63-4　石膏背心固定

(2) 爆破型骨折的治疗,对没有神经症状的爆破型骨折的伤员,经CT证实没有骨块挤入椎管内者,可以采用双踝悬吊法复位,因其纵向牵引力较大,比较安全,但需小心谨慎。对有神经症状有骨折块挤入椎管内者,不宜复位。对此类伤员易经侧前方途径,取出突出椎管内的骨折片以及椎间盘组织,然后实行椎体间植骨融合术,必要时还可置入前路内固定物。后柱有损伤者必要时还须作后路内固定术。

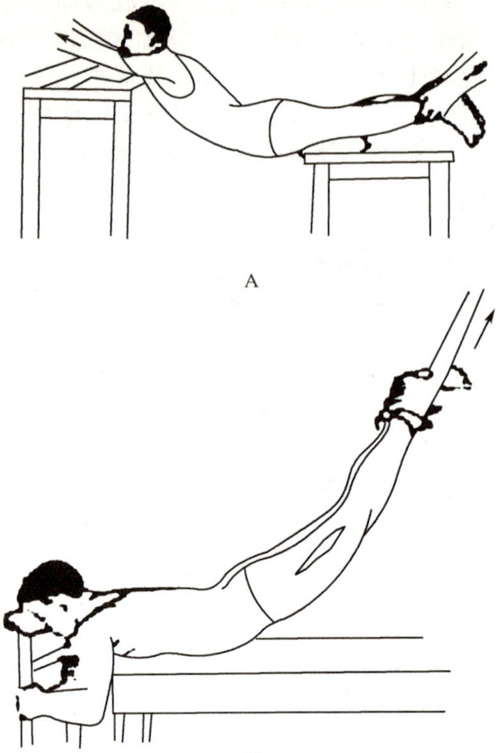

A

B

图 63-5 脊柱骨折闭合复位

A. 两桌法;B. 悬吊法

(3) Chance 骨折,屈曲-牵拉型损伤及脊柱移动性骨折-脱位者,都需作经前后路复位及内固定器安装术。

2. 颈椎骨折的治疗

(1) 对颈椎半脱位病例,在急诊时往往难以区别出是完全性撕裂或不完全性撕裂,为防止产生迟发性并发症,对这类隐匿型颈椎损伤应予以石膏颈围固定3个月。虽然韧带一旦破裂愈合后能否恢复至原有强度仍有争论,但早期诊断与固定无疑对减少迟发性并发症有很大的好处。对出现后期颈椎不稳定与畸形的病例可采用经前路或经后路的脊柱融合术。

(2) 对稳定性的颈椎骨折,例如轻度压缩的可采用颌枕带卧位牵引复位(图 63-6A)。牵引重量3kg。复位后用头颈胸石膏固定3个月。石膏干硬后可起床活动。压缩明显的、C_1 前后弓骨折和有双侧椎间关节脱位者可以采用持续颅骨牵引复位(图 63-6B)再辅以头颈胸石膏固定。牵引重量3~5kg,必要时可增加到6~10kg。及时摄X线片复查,如已复位,可于牵引2~3周后用头颈胸石膏固定,固定时间约3个月。有四肢瘫者及牵引失败者须行手术复位,必要时可切去交锁的关节突以获得良好的复位,同时还须安装内固定物(图 63-6)。

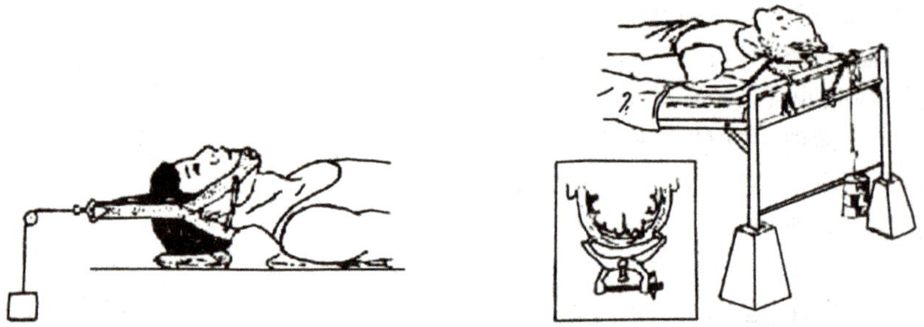

A B

图 63-6 颈椎骨折脱位牵引复位

A. 颌枕带牵引;B. 颅骨牵引

(3) 单侧小关节脱位者可以没有神经症状,特别是椎管偏大者更能幸免。可以先用持续骨牵引复位,牵引重量逐渐增加,从1.5kg开始,最多不能超过10kg,牵引时间约8小时。在牵引过程中不宜手法复位,以免加重神经症状。复位困难者仍以手术为宜,必要时可将上关节突切除,并加作颈椎植骨融合术。

(4) 对爆破型骨折有神经症状者,原则上应该早期手术治疗,通常采用经前路手术,切除碎骨片、减压、植骨融合及内固定手术。但该类病例大部病情严重,有严重并发伤,必要时需待情况稳定后手术。

(5) 对过伸性损伤,大都采用非手术治疗。特别是损伤性枢椎椎弓骨折伴发神经症状者很少,没有移位者可采用保守治疗,牵引2~3周后上头颈胸石膏固定3个月;有移位者应作颈前路 $C_{2\sim3}$ 椎体间植骨融合术。而对有脊髓中央管周围损伤者一般采用非手术治疗。有椎管狭窄或脊髓受压者一般在伤后2~3周作椎管减压术。

(6) 对第1型、第3型和没有移位的第2型齿突状骨折,一般采用非手术治疗,可先用颌枕带或颅骨牵引2周后上头颈胸石膏3个月。第2型骨折如移位超过4mm者,愈合率极低,一般主张手术治疗;可经前路用1~2枚螺钉内固定,或经后路 $C_{1\sim2}$ 植骨及钢丝捆扎术。

案例 63-1

临床诊断:第1腰椎椎体压缩骨折

诊断要点:

笔记栏

1. 高空坠落伤。

2. 伤后腰痛,无感觉及运动障碍。

3. 脊柱胸腰段见轻度的后突畸形,腰1锥体棘突叩压痛明显。

4. X线、腰段CT显示:第1腰椎锥体压缩骨折。

治疗原则:

卧硬板床,腰部垫枕矫正畸形,止疼及腰背肌功能锻炼。第3个月内可下地稍许活动,但仍以卧床休息为主,3个月后增加下床活动时间。

第二节　脊髓损伤

案例 63-2

患者,女,40岁。

患者于20分钟前在擦玻璃时不慎从四楼坠下,地面为硬土地,尚平坦。伤后立即被他人救起,20分钟后送到医院,入院时患者尚不清醒。目击者介绍,当时伤者俯卧在地两手呈屈曲状伸向头侧。入院后10分钟,病人清醒,但对所发生的具体情况回忆不起来。患者自诉后背部疼痛,双下肢不能活动。

体格检查:T 37℃,P 88次/分,R 20次/分,BP 105/67mmHg,神志清楚,问话能正确回答。面部有小面积擦伤,身体其他部位未见外伤。裤子被尿湿。双下肢股四头肌、股二头肌及小腿各肌群肌力为0极,被动活动正常。躯干于脐以下痛觉消失,腹壁反射中下部分消失,肛门括约肌反射消失,膝和跟腱反射消失,双侧Babinski征(-)。

辅助检查:①X线:第10胸椎锥体压缩成楔形,压缩高度为原高度的1/2。②胸腰段MRI:第10胸椎压缩骨折,脊柱后突畸形,脊髓受压。

问题:

1. 首先诊断什么?

2. 诊断脊髓损伤最常用的辅助检查有哪些?

3. 脊髓损伤常见的分类有哪些?

4. 如何明确诊断,如何处理?

脊髓损伤是脊柱骨折的严重并发症,由于椎体的移位或碎骨片突出于椎管内,使脊髓或马尾神经产生不同程度的损伤。胸腰段损伤使下肢的感觉与运动产生障碍,成为截瘫;而颈段脊髓损伤后,双上肢也有神经功能障碍,为四肢瘫痪,简称“四瘫”。

【病理】

按脊髓损伤的部位和程度,可分为:

1. 脊髓震荡　与脑震荡相似,脊髓震荡是最轻微的脊髓损伤。脊髓遭受强烈震荡后立即发生弛缓性瘫痪,损伤平面以下感觉、运动、反射及括约肌功能完全丧失。因在组织形态学上并无病理变化发生,只是暂时性功能抑制,在数分钟或数小时内即可完全恢复。

2. 脊髓挫伤与出血　为脊髓的实质性破坏。外观虽完整,但脊髓内部可有出血、水肿、神经细胞破坏和传导纤维束的中断。脊髓挫伤的程度有很大的差别,轻的为少量的水肿和点状出血,重者则有成片挫伤、出血,可有脊髓软化及瘢痕的形成,因此预后极不相同。

3. 脊髓断裂　脊髓的连续性中断,可为完全性或不完全性。不完全性常伴有挫伤,又称挫裂伤。脊髓断裂后恢复无望,预后恶劣。

4. 脊髓受压　骨折移位,碎骨片与破碎的椎间盘挤入椎管内,可以直接压迫脊髓;而皱褶的黄韧带与急速形成的血肿亦可以压迫脊髓,使脊髓产生一系列脊髓损伤的病理变化。及时去除压迫物后脊髓的功能可望部分或全部恢复;如果压迫时间过久,脊髓因血液循环障碍而发生软化、萎缩或瘢痕形成,则瘫痪难以恢复。

5. 马尾神经损伤　第2腰椎以下骨折脱位可产生马尾神经损伤,表现为受伤平面以下出现弛缓性瘫痪。马尾神经完全断裂者少见。

此外,各种较重的脊髓损伤后均可立即发生损伤平面以下的弛缓性瘫痪,这是失去高级中枢控制的一种病理生理现象,称之为脊髓休克。2~4周后这一现象可根据脊髓实质性损害程度的不同而发生损伤平面以下不同程度的痉挛性瘫痪。因此,脊髓休克与脊髓震荡是两个完全不同的概念。

【临床表现】

1. 脊髓损伤　在脊髓休克期间表现为受伤平面以下出现弛缓性瘫痪,运动、反射及括约肌功能丧失,有感觉丧失平面及大小便不能控制。2~4周后逐渐演变成痉挛性瘫痪,表现为肌张力增高,腱反射亢进,并出现病理性锥体束征。胸段脊髓损伤表现为截瘫,颈段脊髓损伤则表现为四肢瘫。上颈椎损伤的四肢瘫均为痉挛性瘫痪;下颈椎损伤的四肢瘫由于脊髓颈膨大部位和神经根的毁损,上肢表现为弛缓性瘫痪,下肢仍为痉挛性瘫痪。

案例 63-2

该患者高处坠落后背部疼痛,双下肢不能活动。尿失禁。双下肢股四头肌、股二头肌及小腿各肌群肌力为0极,被动活动正常。躯干于脐以下痛觉消失,腹壁反射中下部分消失,肛门括约肌反射消失,膝和跟腱反射消失。

(1) 脊髓半切征：又名 Brown-Séquard 征。损伤平面以下同侧肢体的运动及深感觉消失，对侧肢体痛觉和温觉消失。

(2) 脊髓前综合征：颈脊髓前方受压严重，有时可引起脊髓前中央动脉闭塞，出现四肢瘫痪。下肢瘫痪重于上肢瘫痪，但下肢和会阴部仍保持位置觉和深感觉，有时甚至还保留有浅感觉。

(3) 脊髓中央管周围综合征：多数发生于颈椎过伸性损伤。颈椎管因颈椎过伸而发生急剧容积变化，脊髓受皱褶黄韧带、椎间盘或骨刺的前后挤压，使脊髓中央管周围的传导束受到损伤。表现为损伤平面以下的四肢瘫，上肢重于下肢，没有感觉分离，预后差。

2. 脊髓圆锥损伤 正常人脊髓终止于第 1 腰椎体的下缘，因此第 1 腰椎骨折可发生脊髓圆锥损伤。表现为会阴部皮肤鞍状感觉缺失，括约肌功能丧失致大小便不能控制和性功能障碍，两下肢的感觉和运动仍保留正常。

3. 马尾神经损伤 马尾神经起自第 2 腰椎的骶脊髓，一般终止于第 1 骶椎下缘。马尾神经损伤很少为完全性的。表现为损伤平面以下弛缓性瘫痪，有感觉及运动功能障碍及括约肌功能丧失，肌张力降低，腱反射消失，没有病理性锥体束征。

4. 脊髓损伤后各种功能丧失的程度 可以用瘫痪指数来表示。“0”代表功能完全正常或接近正常；“1”代表功能部分丧失；“2”代表功能完全丧失或接近完全丧失。一般记录肢体运动、感觉及两便的功能情况，相加后即为该患者的截瘫指数，如某病人自主运动完全丧失，而其他两项为部分丧失，则该患者的截瘫指数为 2+1+1=4。三种功能完全正常的截瘫指数为 0；三种功能完全丧失则截瘫指数为 6。从截瘫指数可以大致反映脊髓损伤的程度、发展情况，便于记录，还可比较治疗效果。

【辅助检查】

(1) X 线检查。

(2) CT 检查。

(3) MRI 检查。

案例 63-2

该患者 X 线显示：第 10 胸椎锥体压缩成楔形，压缩高度为原高度的 1/2。胸腰段 MRI 示：第 10 胸椎压缩性骨折，脊柱后突畸形，脊髓受压。

【并发症】

1. 呼吸衰竭与呼吸道感染 这是颈脊髓损伤的严重并发症。人体有胸式呼吸和腹式呼吸两组肌肉。胸式呼吸由肋间神经支配的肋间肌管理，而腹式呼吸来自膈肌的收缩。膈神经由颈 3、4、5 组成，颈 4 是主要的成分。颈脊髓损伤后，肋间肌完全麻痹，因此伤者能否生存，很大程度上取决于腹式呼吸是否幸存。颈 1、2 的损伤往往是伤者在现场即已死亡，颈 3、4 的损伤由于影响到膈神经的中枢，也常于早期因呼吸衰竭而死亡，即使是颈 4~5 以下的损伤，也会因伤后脊髓水肿的蔓延，波及中枢而产生呼吸功能障碍，只有下颈椎损伤才能保住腹式呼吸。由于呼吸肌能量不足，呼吸非常费力，使呼吸道的阻力相应增加；呼吸道的分泌物不易排出，久卧者又容易产生坠积性肺炎。一般在一周内便可发生呼吸道感染，吸烟者更是提前发生，其结果是伤者因呼吸道感染难以控制或痰液堵塞气管因窒息而死亡。

在 20 世纪 50 年代，颈脊髓损伤的死亡率几乎达到 100%。随着对呼吸生理认识的发展和呼吸机的不断革新，生存率逐渐增高。气管切开可以减少呼吸道死腔，及时吸出呼吸道内分泌物，安装呼吸机进行辅助呼吸，还可以经气管给以药物；然而气管切开后为护理工作带来很大的困难，因此何时作气管切开最为适宜目前尚未定论。一般认为下列病员应作气管切开：①上颈椎损伤；②出现呼吸衰竭者；③呼吸道感染痰液不易咳出者；④已有窒息者。

选用合适的抗生素与定期翻身拍背有助于控制肺部感染。

2. 泌尿生殖道的感染和结石 由于括约肌功能丧失，伤员因尿潴留而需长期留置导尿管，容易发生泌尿道的感染与结石，男性病员还会发生副睾炎。防治方法：①伤后 2~3 周开始导尿管定期开放，其余时间夹闭，使膀胱充盈，避免膀胱肌挛缩，并教会伤员在膀胱区按摩加压，排空尿液，训练成自主膀胱，争取早日拔去导尿管。这种方法对马尾神经损伤者特别有效。②教会病人遵循严格无菌操作法，自行定时插导尿管排尿。③需长期留置导尿管而又无法控制泌尿生殖道感染者，可作永久性耻骨上膀胱造瘘术。④同济医科大学肖传国经过长年深入的动物实验，在脊髓损伤 4~6 个月，截瘫平面稳定后，利用损伤平面以下的废用神经创建了一个人工体神经-内脏神经反射弧（肖氏神经反射弧），用以控制排尿。根据所用神经节段的不同，大部分患者可于 1 年左右显著地恢复膀胱功能，并能控制大便，部分患者尚可不同程度地恢复性功能。

多饮水可以防止泌尿道结石，每天饮水量最好达 3000ml 以上。有感染者加用抗生素。

3. 褥疮 截瘫病人长期卧床，皮肤知觉丧失，骨隆突部位的皮肤长时间受压于床褥与骨隆突之间而发生神经营养性改变，皮肤出现坏死，称为褥疮。褥疮最常发生的部位为骶部、股骨大粗隆、髂嵴和足跟等处（图 63-7）。它可分成四度：①第一度：皮肤发红，周围水肿；第二度：皮肤出现水疱，色泽紫黑，有浅层皮肤坏死，因此有浅二度和深二度之分；②第三度：皮肤全层坏死；③第四度：坏死范围深达韧带与骨骼。巨大褥疮每日渗出大量体液，消耗蛋白质，又是感染进入的门户，患者可因消耗衰竭或脓毒症而致死。防治方法是：①床褥平整柔软，或用气垫床；保持皮肤清洁干燥；②每2~3小时翻身一次，日夜坚持（图 63-8）；③对骨隆突部位每日用 50% 酒精擦洗，滑石粉按摩；④浅表褥疮可以用红外线灯烘烤，但须注意发生继发性灼伤；⑤深度褥疮应剪除坏死组织，勤换辅料；⑥炎症控制，肉芽新鲜时，作转移皮瓣缝合。

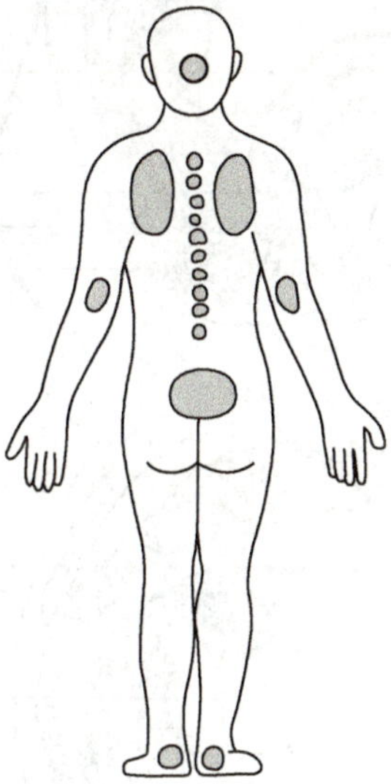
图 63-7　褥疮好发部位

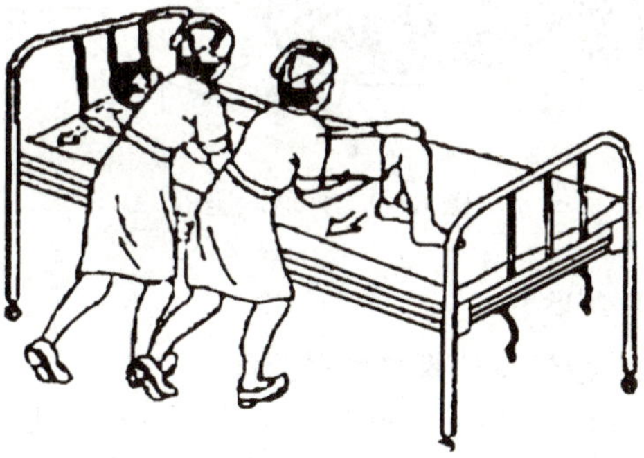
图 63-8　轴向翻身

4. 体温失调　颈脊髓损伤后，自主神经系统功能紊乱，受伤平面以下皮肤不能出汗，对气温的变化丧失了调节和适应能力，常易产生高热，可达 40℃ 以上。处理方法是：①将患者安置在设有空调的室内；②物理降温，如冰敷，冰水灌肠，酒精擦浴；③药物疗法，输液和冬眠药物。

【治疗原则】

1. 合适的固定　防止因损伤部位的位移而产生脊髓的再损伤。一般先采用颌枕带牵引或持续的颅骨牵引。

2. 减轻脊髓水肿和继发性损害

（1）地塞米松：10~20mg 静脉滴注，连续应用 5~7天后，改为口服，每日 3 次，每次 0.75mg 维持 2 周左右。

（2）20% 甘露醇溶液：250ml 静脉滴注，每天 2 次，连续 5 天。

（3）甲泼尼松龙冲击疗法：每千克体重 30mg 剂量一次给药，15 分钟静脉注射完毕，休息 45 分钟，在以后 23 小时内以 5.4mg/(kg · h) 剂量持续静脉滴注，本法只是用于受伤后 8 小时以内者。

（4）高压氧治疗：据动物实验，伤后 2 小时内进行高压氧治疗效果最好，这显然不适合于临床病例。根据实践经验，一般伤后 4~6 小时内应用也可收到良好的效果。

3. 手术治疗　手术只能解除对脊髓的压迫和恢复脊柱的稳定性，目前还无法使损伤的脊髓恢复功能。手术的途径和方式视骨折的类型和致压物的部位而定。

案例 63-2

该患者行椎板减压、GSS 椎弓根钉内固定术。

手术的指征是：①脊柱骨折-脱位有关节突交锁者；②脊柱骨折复位不满意，或仍有脊柱不稳定因素存在者；③影像学显示有碎骨片凸出至椎管内压迫脊髓者；④截瘫平面不断上升，提示椎管内有活动出血者。

MRI 显示脊髓内有出血者可在脊髓背侧正中切开脊髓至中央沟，清除血块与积液，有利于水肿的消退。

手术后的效果术前难以预料。一般而言，手术后截瘫指数可望至少提高一级，对于完全性瘫痪而言，提高一级并不能解决多少问题；对于不完全性瘫痪而言，提高一级意味着可能改善生活质量。为此，对于不完全性瘫痪者更应持积极态度。这一原则更适用于陈旧性病例。

案例 63-2

临床诊断：第 10 胸椎压缩性骨折伴脊髓损伤。

诊断要点：

1. 高空坠落伤。

2. 伤后背痛,双下肢不能活动,小便失禁。

3. 反射及括约肌功能丧失,脐以下平面痛觉丧失。

4. X线显示:第10胸椎锥体压缩成楔形。

5. 胸腰段MRI示:第10胸椎压缩性骨折,脊柱后突畸形,脊髓受压。

治疗原则:

1. 手术治疗:椎板减压、GSS椎弓根钉内固定术。

2. 药物治疗:甘露醇、地塞米松减轻脊髓水肿和继发性损害。

第三节 骨盆骨折

案例63-3

患者,男,37岁。于4小时前被车撞伤,当时瘫倒在地,被他人救起,急送到医院,入院时患者清醒。患者自诉后臀部疼痛,双下肢活动不灵活。尿道外口流鲜血,不能排尿,无恶心呕吐,无头晕头痛。

体格检查:T 35.5℃,P 110次/分,R 20次/分,BP 90/60mmHg。神志清楚,问话能正确回答。下腹部压痛明显,有反跳痛和肌紧张。膀胱浊音界位于耻骨上三指,尿道外口流鲜血,阴囊肿胀。骨盆挤压试验阳性。双侧臀部均有大片瘀斑。左足趾、踝趾屈运动正常,背伸运动丧失。左足背及小腿外侧皮肤感觉障碍。腹壁反射正常,膝和跟腱反射正常,双侧Babinski征(-)。

辅助检查:①尿道造影:后尿道损伤。②腹部超声示:膀胱内凝血块。③X线显示右侧耻骨降支,双侧坐骨降支,右侧耻骨体骨折。④骶骨CT三维成像示:骶骨左侧部骨折。

问题:

1. 首先诊断什么?

2. 骨盆骨折要注意哪些并发症?

3. 如何明确诊断,如何处理?

骨盆环是一个骨性环,它是由髂、耻、坐骨组成的髋骨连同骶尾骨组成的坚固骨环。后方有骶髂关节,前方有耻骨联合。躯干的重量经骨盆传递至下肢,它还起着支持脊柱的作用。在直立位时,重力线经骶髂关节、髂骨体至两侧髋关节,为骶股弓;坐位时,重力线经骶髂关节、髂骨体、坐骨支至两侧坐骨结节,为骶坐弓。另有两个联结副弓,一个副弓经耻骨上支与耻骨联合至双侧髋关节,以连接股弓和另一个副弓;另一个副弓经坐骨升支与耻骨联合至双侧坐骨结节连接骶坐弓。骨盆骨折(fracture of the pelvis)时,往往先折断副弓;主弓断弓时,往往副弓已先期折断。骨盆边缘有许多肌肉和韧带附着,特别是韧带结构对维护骨盆起着重要作用;在骨盆底部,更有坚强的骶结节韧带和骶棘韧带。骨盆保护着盆腔内脏器,骨盆骨折后对盆腔内脏器也会产生重度损伤(图63-9,图63-10)。

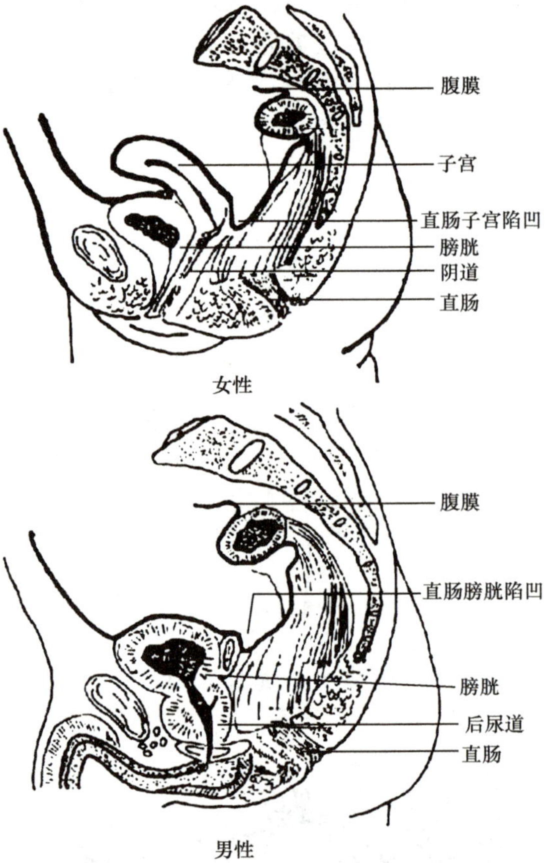

图63-9 骨盆内脏器

【分类】

1. 按骨折位置与数量分类

(1)骨盆边缘撕脱性骨折:发生于肌肉猛烈收缩而造成骨盆边缘肌附着点撕脱性骨折,骨盆环不受影响。最常见的有:①髂前上棘撕脱骨折:缝匠肌猛烈收缩的结果;②髂前下棘撕脱骨折:股直肌猛烈收缩的结果;③坐骨结节撕脱骨折:腘绳肌猛烈收缩的结果。上述各种骨折多见于青少年足球运动员所致的创伤。另有一种髂翼骨折,多因侧方挤压的直接暴力所致,骨折块一般较大,移位不明显,有时为粉碎性,不影响骨盆环。

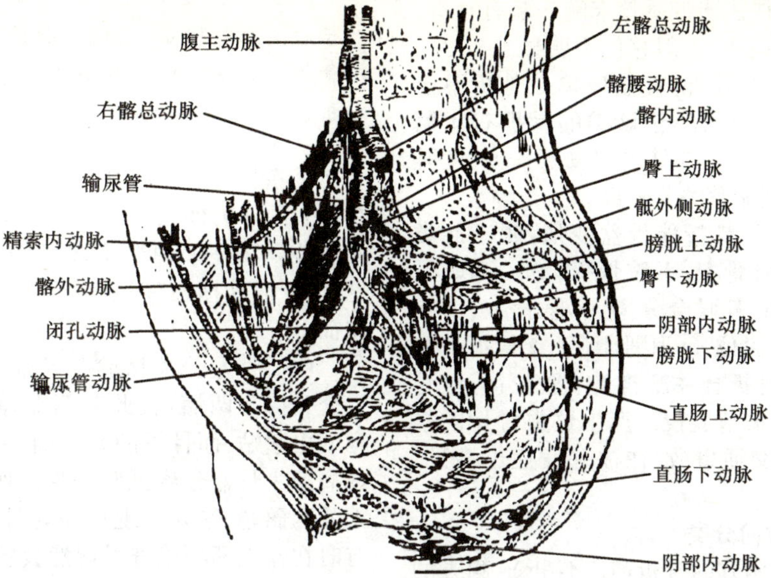

图 63-10　骨盆内血管

（2）骶尾骨骨折

1）骶骨骨折：往往是复合性骨盆骨折一部分。按骶骨可以分成三个区：①Ⅰ区，在骶骨翼部；②Ⅱ区，在骶孔处；③Ⅲ区为正中骶管区。Ⅱ区与Ⅲ区损伤分别会引起骶神经根与马尾神经终端的损伤。

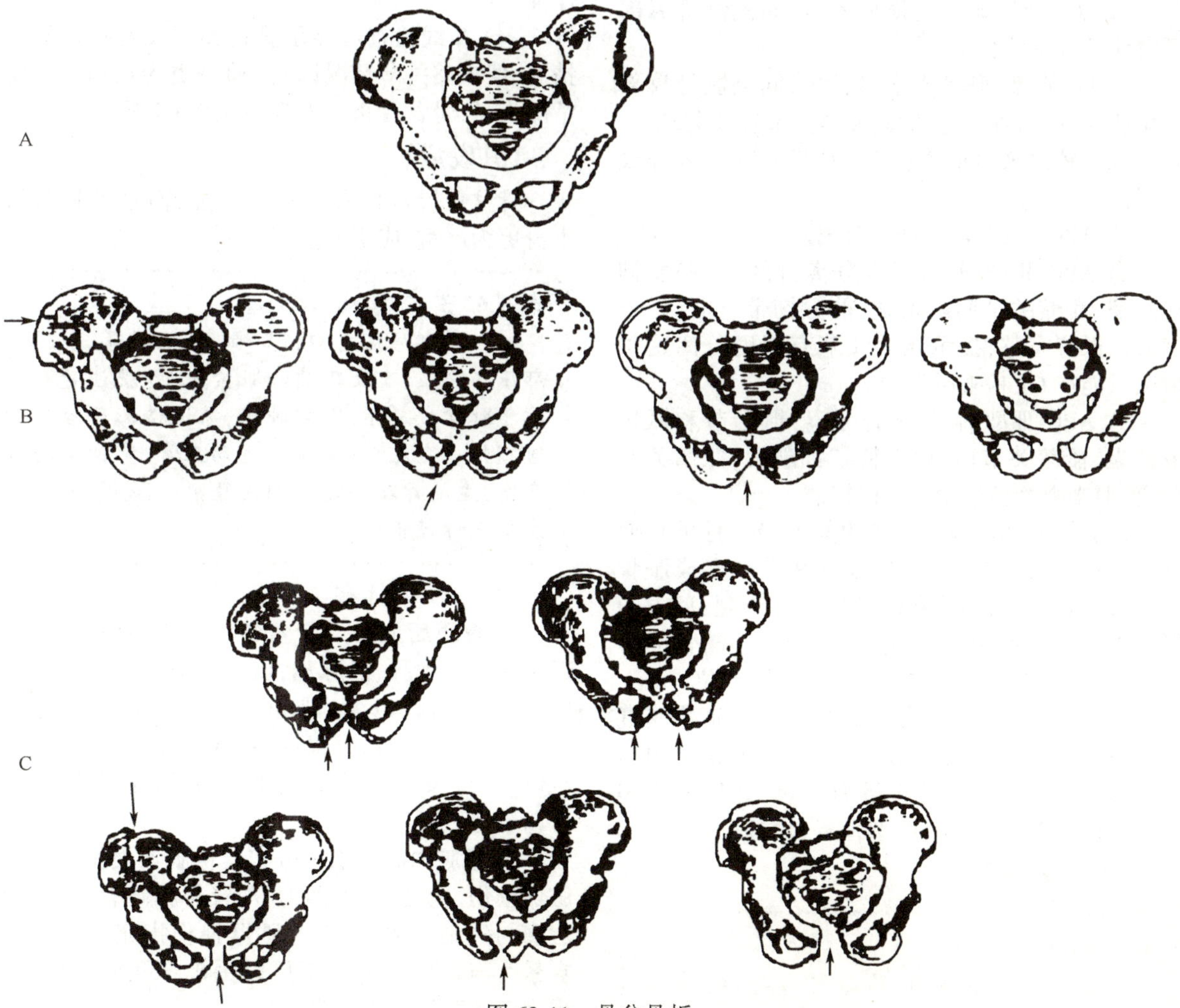

图 63-11　骨盆骨折

A. 骨盆边缘孤立性骨折；B. 骨盆环单处骨折；C. 骨盆环双处骨折

2）尾骨骨折：往往连带骶骨末端一起有骨折，通常于滑跌坐地时发生，一般移位不明显。

（3）骨盆环单处骨折：骨盆环单处骨折不至于会引起骨盆环的变形，属于该类的骨折有①髂骨骨折；②闭孔环处有1~3处出现骨折；③轻度耻骨联合分离；④轻度骶髂关节分离。

（4）骨盆环双处骨折伴骨盆变形：属于此类骨折的有：①双侧耻骨上、下肢骨折；②一侧耻骨上、下支骨折合并耻骨联合分离；③耻骨上、下支骨折合并骶髂关节脱位；④耻骨上、下支骨折合并髂骨骨折；⑤髂骨骨折合并骶髂关节脱位；⑥耻骨联合分离合并骶髂关节脱位。产生这类骨折的暴力通常较大，例如交通事故，往往并发症也多见。（图63-11）

2. 按暴力的方向分类

（1）暴力来自侧方的骨折（LC骨折）：侧方的挤压力量可以使骨盆的前后部结构及骨盆底部韧带发生一系列损伤，它可分成：

1）LC-Ⅰ型：耻骨支横形骨折，同侧骶骨翼部压缩骨折。骶骨骨折在常规X线片上通常难以发现，必须作CT或MRI检查才能发现。

2）LC-Ⅱ型：耻骨支横形骨折，同侧骶骨翼部压缩性骨折及髂骨骨折。

3）LC-Ⅲ型：耻骨支横形骨折，同侧骶骨翼部压缩性骨折；髂骨骨折，对侧骶髂关节轻度分离。

（2）暴力来自前方（APC骨折）它又可分成三型：

1）APC-Ⅰ型：耻骨联合分离。

2）APC-Ⅱ型：耻骨联合分离，骶结节和骶韧带断裂，骶髂关节间隙增宽，前方韧带已断，后方韧带仍保持完整，提示骶髂关节有轻度分离这种情况只能在CT检查时发现。

3）APC-Ⅲ型：耻骨联合分离，骶结节和骶韧带断裂，骶髂关节前、后方韧带都断裂，骶髂关节分离，但半个骨盆很少向上回缩。

（3）暴力来自垂直方向的剪力（VS骨折）：通常暴力很大，在前方会发生耻骨联合分离或耻骨支垂直性骨折，骶结节和骶棘韧带都断裂，后方的骶髂关节完全性脱位，一般还带骶骨或髂骨的骨折块，半个骨盆可以向前上方或后上方移位。

（4）暴力来自混合方向（CM骨折）：通常是混合型骨折，如LC/VS，或LC/APC。各类骨折中自然以Ⅲ性骨折与VS骨折最为严重，并发症也多见。下面的叙述都以该两型骨折为准则。

【临床表现】

案例63-3

该患者为车撞伤，伤后臀部疼痛，血压90/60mmHg。骨盆挤压试验阳性，X线显示右侧耻骨降支、双侧坐骨降支、右侧耻骨体骨折。骶骨CT三维成像示：骶骨左侧部骨折。

①除骨盆边缘撕脱骨折与骶尾骨骨折外，都有强大的暴力外伤史，主要是车祸、高空坠落和工业意外。②是一种严重多发伤，低血压和休克常见；如开放性损伤，病情更为严重。③可发现下列体征。

（1）骨盆分离试验与挤压试验阳性：医生双手交叉撑开两髂嵴，此时两骶髂关节的关节面凑合的更紧贴，而骨折的骨盆前环产生分离，如出现疼痛即为骨盆分离试验阳性。医生用双手挤压病人的两髂嵴，伤处出现疼痛为骨盆挤压试验阳性。有时在作上两项检查时偶然会感到骨擦音。

（2）肢体长度不对称：有移位的骨盆骨折，可用测量来度衡。用皮尺测量胸骨剑突于两髂前上棘之间的距离。向上移位的一侧长度较短。也可测量脐孔与两侧内踝尖端的距离。

（3）会阴部瘀斑是耻骨和坐骨骨折的特有体征。

（4）X线检查可显示骨折类型及骨折块移位情况，但骶髂关节情况以CT检查更为清晰。只要情况许可，骨盆骨折病例都应该作CT检查。

【并发症】

骨盆骨折常伴有严重合并症，而且常较骨折本身更为严重，应引起重视。

案例63-3

该患者尿道外口流鲜血，不能排尿，下腹部压痛明显，有反跳痛和肌紧张，膀胱浊音界位于耻骨上三指，阴囊肿胀，尿道造影示后尿道损伤。左足趾、踝跖屈运动正常，背伸运动丧失，左足背及小腿外侧皮肤感觉障碍，提示左坐骨神经损伤。

常见的并发症有：

1. 腹膜后血肿　骨盆各骨主要为松质骨，邻近又有许多动脉、静脉丛，血液供应丰富。骨折可引起广泛出血，巨大血肿可沿腹膜后疏松结缔组织间隙蔓延至肠系膜根部、肾区与膈下，还可向前至侧腹壁。如为腹膜后主要大动、静脉断裂，病人可以迅速致死。

2. 腹腔内脏损伤　分实质性脏器损伤与空腔脏器损伤。实质性脏器为肝、肾与脾破裂，表现为腹痛与失血性休克；空腔脏器损伤指充气的肠曲在暴力与脊柱的夹击下可以爆破穿孔或断裂，表现为急性弥漫性腹膜炎。

3. 膀胱或后尿道损伤　尿道的损伤远比膀胱

损伤多见，坐骨支骨折容易并发后尿道损伤。

4. 直肠损伤 较少见，是会阴部撕裂的后果，女性伤员常伴有阴道壁的撕裂。直肠破裂如发生在腹膜反折以上可引起弥漫性腹膜炎；如在反折以下，则可发生直肠周围感染。

5. 神经损伤 主要是腰骶神经丛与坐骨神经损伤。腰骶神经丛损伤大都为节前性撕脱。预后差；骶骨Ⅱ区与Ⅲ区的骨折则容易发生骶1及骶2神经根损伤。骶神经损伤会发生括约肌功能障碍。

【骨盆骨折诊断步骤】

（1）监测血压。

（2）建立输血补液途径：骨盆骨折可伴有盆腔内血管损伤，输液途径不宜建立于下肢，应建立于上肢或颈部。

（3）视病情情况及早完成X线和CT检查，并检查有无其他合并损伤。

（4）嘱病人排尿，如尿液清澈，表示泌尿道无伤；导出血尿，提示有肾或膀胱损伤；导不出尿液，可于膀胱内注入无菌生理盐水后再予以回收，注入多抽出少提示有膀胱破裂可能。尿道口流血，导尿管难以插入膀胱内提示有后尿道断裂。

（5）诊断性腹腔穿刺：有腹痛、腹胀及腹肌紧张等腹膜刺激症状者可进行诊断性腹腔穿刺。如抽吸出不凝的血液，提示有腹腔内脏器破裂的可能。阴性结果不能否认有腹腔内脏器损伤可能，必要时可重复进行。随着后腹膜间隙的血肿蔓延至前腹壁，穿刺的针头有可能误入已形成的血肿内，因此多次诊断性穿刺才得到的阳性结果其价值远逊于初次穿刺。

【治疗】

1. 治疗步骤 应根据全身情况决定治疗步骤，有腹内脏器损伤及泌尿道损伤者与相关科室协同处理。在进行腹腔手术时，应注意切勿打开腹膜血肿。

2. 休克和合并症处理 重度骨盆骨折送入外科监控室治疗。有休克时应积极抢救，各种危及生命的合并症应首先处理。撕裂会阴与直肠必须及时修补，必要时可用阴道纱布填塞，行阴道止血和作横结肠造瘘术。对腹膜后出血，应密切观察，进行输血、补液。若低血压经大量输血补液仍未好转，血压不能维持时，有条件的医院可作急诊动脉造影，还可在X线电视监控下做单侧或双侧髂内动脉栓塞。发现有大出血部位的应手术止血。腹膜后间隙是一个疏松的间隙，可以容纳多量的血液，因此输血量是巨大的，死亡率也高。

案例 63-3

该患者即应立即输血补液抗休克，请泌尿外科急诊行尿道会师术，而后解决骨盆骨折。

3. 骨盆骨折本身的处理

（1）骨盆边缘性骨折：无移位者不必特殊处理。髂前上、下棘撕脱骨折可于髋、膝屈曲位卧床休息3～4周；坐骨结节撕脱骨折，则在卧床休息时采用大腿伸直、外旋位。只有极少数骨折片翻转移位明显者才需手术处理。髂骨翼部骨折只需要休息3～4周，即可下床活动；但也主张对移位者采用长螺钉或钢板螺钉固定。

（2）骶尾骨骨折：都采用非手术治疗，以卧床休息为主，骶部垫气圈或软垫。3～4周疼痛症状逐渐消失。有移位的骶骨骨折，可将手指插入肛门内，将骨折片向后推挤复位；但再移位者很多。陈旧性尾骨骨折疼痛严重者，可在尾骨周围局部注射皮质激素。

（3）骨盆环单处骨折：由于这一类骨折无明显移位，只需卧床休息。症状缓解后即可下床活动。用多头带作骨盆环形固定可以减轻疼痛。

（4）单纯性耻骨联合分离且较轻者：可用骨盆兜悬吊固定（图63-12）。骨盆兜用厚帆布制成，其宽度上抵髂骨翼，下达股骨大转子，悬吊重量以将臀部抬离床面为宜，依靠骨盆挤压合拢的力量，使耻骨联合分离复位。注意此法不宜用于来自侧方挤压力量所致的耻骨支横形骨折。骨盆悬吊治疗耻骨联合分离时间长，愈合差；目前大都主张手术治疗，在耻骨弓上缘用钢板螺钉作内固定。

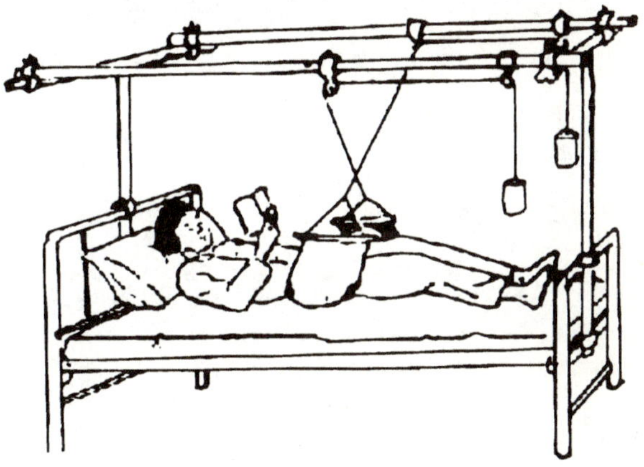

图63-12 骨盆兜悬吊牵引固定

5）骨盆环双处骨折伴骨盆环断裂：大都主张手术复位及内固定，再加上外固定支架。以LC-Ⅲ、APC-Ⅲ和VS型骨折为例。如果病人有低血压伴有腹腔内出血或有尿道损伤需作剖腹手术者，则于剖腹术结束后立即作骨盆前半部骨折或脱位的切开复位内固定术。间隔7～9天待情况稳定后作外固定支架固定，在髂嵴上钉骨针，安装上三角形支架，视暴力方向决定撑开骨盆，还是合拢骨盆。如果病人不需伤日作剖腹术的，一般延迟至7～9天后再作切开复位内固定与外固定支架安装手术。

笔记栏

VS型骨折部分病例可用同侧股骨髁上骨牵引法纠正移位,但目前多数偏向于手术治疗。

案例 63-3

临床诊断:失血性休克。右侧耻骨降支、双侧坐骨降支、右侧耻骨体骨折,骶骨左侧部骨折。合并后尿道损伤、左坐骨神经损伤。

诊断要点:

1. 车撞伤史。伤后臀部疼痛,双下肢活动不灵活。尿道外口流鲜血,不能排尿。

2. 血压 90/60mmHg。骨盆挤压试验阳性。膀胱浊音界位于耻骨上三指,阴囊肿胀。左足趾、踝跖屈运动正常,背伸运动丧失,左足背及小腿外侧皮肤感觉障碍。

3. 尿道造影示后尿道损伤。X 线显示右侧耻骨降支。双侧坐骨降支、右侧耻骨体骨折。骶骨 CT 三维成像示:骶骨左侧部骨折。

治疗原则:

1. 输血、补液、抗休克治疗。

2. 急诊行尿道会师术。

3. 术后卧床休息治疗骨盆骨折,尿道牵引,止血,抗炎处理。

(王 伟)

第六十四章 周围神经损伤

神经系统主要由脑、脊髓、脊神经和自主神经组成,其中脑和脊髓组成中枢神经,其余构成周围神经。一条完整的周围神经干由神经纤维、支持组织和营养血管组成。神经纤维是神经元的细胞突起,由轴索(axon)、髓鞘(myelin sheath)和施万鞘(Schwann 鞘)组成(图 64-1)。轴索构成神经纤维的中轴,起传导神经冲动作用。支持组织为包裹神经纤维的结缔组织膜,最外层是神经外膜,向内延伸分隔包绕神经束,形成神经束膜,进一步分隔包绕神经纤维构成神经内膜。周围神经干的血液供应来源于神经束膜。

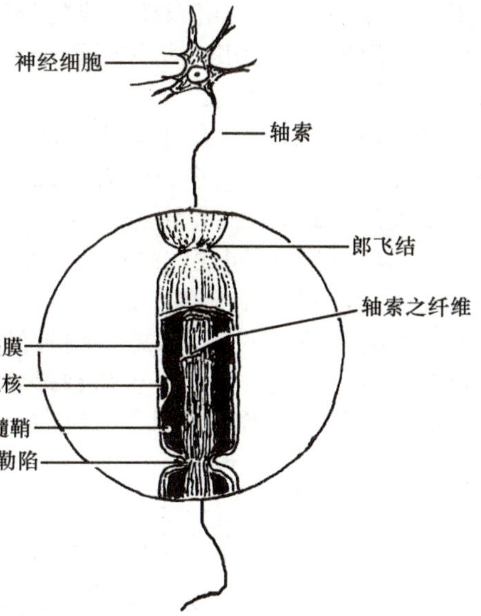

图 64-1 周围神经结构图

神经断裂后 2~3 天,远端神经纤维开始发生华勒(Waller)变性,即轴索及髓鞘崩解成碎片。近端出现同样变化,但仅限于一两个郎飞(Ranvier)结。5~6 天后,碎片被增生的吞噬细胞清除。同时,施万细胞增生,使施万鞘形成中空的管道,以利于近端的轴索向远端长入。在伤后 1 周,近端轴索长出支芽,如果神经两断端连接,再生的支芽向远端生长,直至终末器官。施万细胞形成再生的髓鞘。如两断端不连接,近端神经纤维组织增生、球状膨大,称为假性神经瘤;在远端,施万细胞与成纤维细胞增生成团,形成神经胶质瘤。神经损伤后,其终末器官肌纤维和感觉小体发生萎缩,若时间过久,运动终板变性消失,影响功能恢复。

周围神经可因切割、牵拉、挤压等因素而损伤。根据损伤程度,分为三类:

1. 神经传导功能障碍(neuropraxia) 神经暂时失去传导功能,神经纤维未发生退行性改变。临床表现运动障碍明显而没有肌肉萎缩,痛觉迟钝而不丧失。数日或数周内功能自行恢复,不留后遗症。

2. 神经轴索中断(axonotmesis) 神经受严重的钝性损伤或持续性压迫,轴索断裂致使远端的轴索和髓鞘发生退行性改变,但各层神经膜未断,再生的轴索可沿施万鞘长入末鞘。表现为神经分布区内运动、感觉功能丧失,肌肉萎缩和神经营养改变。多数能自行恢复。严重病例需要行神经松解术。

3. 神经断裂(neurotmesis) 神经完全性损伤,功能完全丧失,需要手术修复。

第一节 上肢神经损伤

案例 64-1

患者,男,35 岁。因左上肢麻木、活动受限 3 个月入院。

患者于 3 个月前,因摩托车翻车致伤,当时觉左肩疼痛,左上肢无力,活动受限,无昏迷史。经当地医院检查,诊断为左锁骨中段闭合性骨折,急诊手术,锁骨骨折切开复位骨圆针内固定。复查 X 线片,证实锁骨骨折愈合,未见明显畸形。但患者一直感觉左上肢无力,活动受限,并出现肌肉萎缩。经针灸治疗无好转。

体格检查:T 36.8℃,P 72 次/分,R 20 次/分,BP 130/85mmHg。神志清,头颅五官端正。心肺检查无明显阳性体征。左肩、左上臂肌肉萎缩,肩关节不能主动上举和外展,肘关节不能屈曲,伸腕无力。各关节被动活动好,左腕桡侧皮肤浅感觉减退。肱二头肌腱反射未引出。

辅助检查:左锁骨 X 线片:见内固定钢针,骨折端对位对线良好,骨折线基本消失。

问题:

1. 首先应考虑何诊断?
2. 还有哪些必要辅助检查有助于诊断?
3. 如何处理?

笔记栏

> **案例 64-1**
>
> 该患者因车祸致伤，左锁骨骨折，左上肢无力及活动受限，经过治疗，骨折临床愈合，但左上肢功能无改善。显然，这症状已不能够用锁骨骨折和关节强直作解释了。究竟是什么原因？是否周围神经损伤？是否应在受伤当时立即进行手术探查？
>
> 解答这些问题之前，我们必须要对周围神经损伤的基本表现和总体治疗原则进行学习和了解。

【周围神经损伤的表现】

1. 运动功能障碍 神经损伤后，所支配的肌肉呈弛缓性瘫痪，主动运动、肌张力和反射均消失。肌肉逐渐萎缩。由于关节肌力平衡失调，临床上可见到特殊的畸形。如桡神经损伤的垂腕畸形、尺神经损伤的爪形手、腓总神经损伤的垂足畸形等。

2. 感觉功能障碍 感觉功能包括触觉、痛觉、温度觉及实体感觉等。神经断裂，其所支配区域皮肤的上述感觉消失。感觉神经相互交叉、重叠支配；没有重叠的部位，称之为该神经的绝对支配区或单一神经分布区。如神经为部分损伤，则感觉障碍表现为减退、过敏或异常感觉。两点辨别觉能说明触觉和痛觉的功能，代表感觉的恢复程度，在手指末节掌侧皮肤部，成人正常区分距离为3~5mm，儿童约为2mm。

叩击试验（Tinel 征）指叩击或按压神经干，局部出现针刺性疼痛并有麻木感向该神经支配区放射即为阳性，表示为神经损伤部位。从神经修复处向远端沿神经干叩击，Tinel 征阳性表示神经正在恢复。

> **案例 64-1**
>
> 该患者骨折愈合后，仍存在有运动功能障碍和感觉功能障碍，应首先考虑周围神经损伤。

3. 神经营养性改变 神经损伤后立即出现血管扩张、皮肤潮红、皮温高、干燥无汗。后期血管收缩，皮温降低，皮肤光滑、皮纹浅，指甲弯曲、增厚，出现纵嵴。汗腺功能检查对诊断和功能恢复判断有重要意义。

4. 神经电生理检查 肌电检查和体感诱发电位有助于判断神经损伤的部位、程度以及预后，可以观察损伤神经再生及恢复情况，能够协助鉴别周围神经损伤与脊髓前角疾病所致肌肉麻痹。神经受损时，神经传导速度减慢甚至为0；神经损伤3周后，肌电图呈现失神经支配的纤颤、正相电位。体感诱发电位从头部记录诱发电位，观察感觉通路是否正常。

【周围神经损伤的治疗】

1. 治疗原则 神经损伤的治疗原则是尽早恢复神经的连续性。大部分闭合性神经损伤属于神经传导功能障碍和神经轴索中断，有自行恢复可能，应密切观察，并辅予药物治疗、物理治疗和功能锻炼。如果没有恢复表现，或者停留在一定水平不再有进展，可以考虑手术探查。对于断端整齐、污染轻的切割伤，应一期作神经缝合。神经撕脱伤，如果断端不整齐且难以估计损伤范围，可考虑作二期修复。对于火器伤，受伤范围远比肉眼所见广泛，不宜作一期处理。一般在伤口愈合后3~4周进行二期手术，有感染者要延迟至伤口愈合后2~3个月才能进行。

2. 手术方法

（1）神经松解术：将神经从瘢痕组织中游离出来，并切除周围瘢痕组织和增厚的外膜组织，神经束间的瘢痕，也要切除；将神经置于血运良好的组织床上，以利于其恢复。

（2）神经缝合术：有外膜缝合法和束膜缝合法（图 64-2）。目前，大多数学者主张肢体近端的损伤采用外膜缝合法，肢体远端的损伤采用束膜缝合法，以尽量保证同性质的神经纤维相互对合。缝合前要切除两断端瘢痕，在无张力下缝合。断端的神经分离不要过多，以免影响神经组织的血液供应。可以通过改变关节位置或缩短骨干等方法克服神经缺损。作神经束膜缝合时，注意不要缝及束膜内的神经组织。

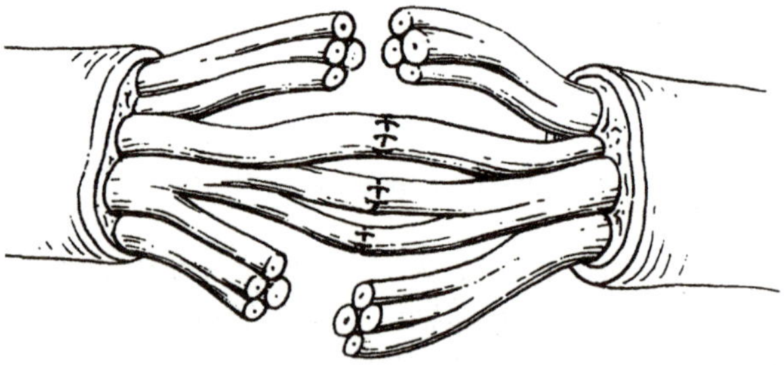

图 64-2 神经束膜缝合术

（3）神经移植术：若神经缺损过大，常需作神经移植。常用方法是切取自体腓肠神经作游离移植。如需修复的神经较粗，可采用电缆式游离移植（图 64-3）。近年来采用吻合血管的神经移植，能够保持移植神经的血供，可修复较长的神经缺损。使用非神经组织移植物替代神经组织，或使用同种异体神经移植的方法，虽有报道，但确切疗效尚无定论。

（4）神经移位术：当重要神经近端损伤无法进行修复时，可以将功能不重要的神经切断，将其近端移位至功能重要的损伤神经远端，以恢复肢体功能。常用于臂丛神经损伤的修复。

（5）神经植入术：当神经远端在进入肌肉处损伤，无法进行缝合时，可将神经近端分成若干束，分别植入肌组织内，通过再生新的运动终板或重新长入原运动终板，恢复部分功能。感觉神经也可植入皮下而恢复部分功能。

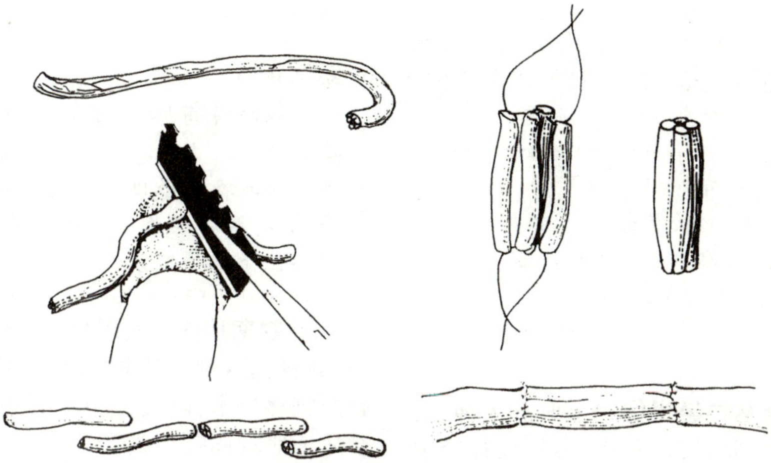

图 64-3　电缆式游离神经移植

案例 64-1

该患者属于闭合性损伤，当时急诊处理，只是作锁骨骨折复位固定而没有进一步行周围神经探查手术，是合理的。骨折端的复位固定，解除了可能对神经造成压迫的因素。

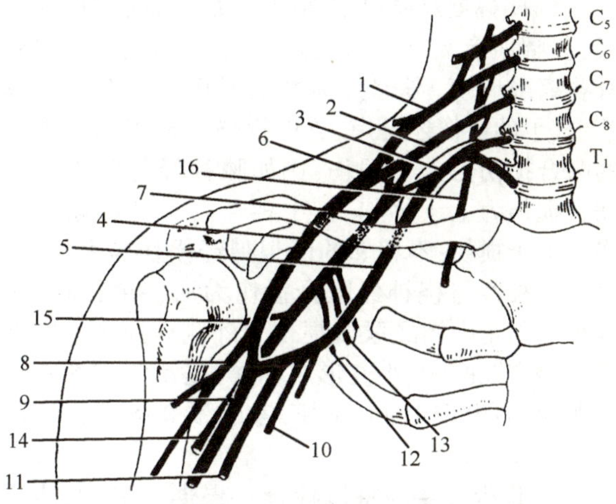

图 64-4　臂丛神经示意图

1. 上干；2. 中干；3. 下干；4. 外侧束；5. 内侧束；6. 后股；7. 后侧束；8. 肌皮神经；9. 正中神经；10. 前臂内侧皮神经；11. 尺神经；12. 胸背神经；13. 肩胛下神经；14. 桡神经；15. 腋神经；16. 胸长神经

一、臂丛神经损伤

【应用解剖】

上肢神经来自臂丛，臂丛神经由第5、6、7、8颈神经和第1胸神经前支组成。神经根在前斜角肌外侧缘组成神经干，颈5、颈6组成上干，颈7为中干，颈8及胸1组成下干。三干向外下方延伸，于锁骨平面，分别分为前后两股。上干与中干的前股组成外侧束，下干前股为内侧束，三干的后股组成后束。臂丛神经根发出肩胛背神经和胸长神经。上干发出肩胛上神经。在喙突平面，各束分出神经支，外侧束分出胸前外侧神经，终末支为肌皮神经和正中神经外侧头；内侧束分出胸前内侧神经，终末支为前臂内侧皮神经、尺神经和正中神经内侧头；后束分出胸背神经和肩胛下神经，终末支为腋神经和桡神经。正中神经内、外侧头绕腋动脉两侧至其前方组成正中神经（图 64-4）。

肩胛背神经从颈5神经根发出，支配大、小菱形肌及肩胛提肌。胸长神经支配前锯肌。肩胛上神经来自颈5，支配冈上肌、冈下肌。肌皮神经来自颈5、6、7神经纤维，支配肱二头肌、喙肱肌和肱肌。正中神经内侧头，纤维来自颈8胸1，支配示指、中指屈肌、大鱼际肌。尺神经纤维来自颈8胸1，支配环、小指指深屈肌及手内在肌。腋神经纤维来自颈5、6，支配三角肌和小圆肌。桡神经主要支配肱三头肌和前臂伸肌。

【损伤原因及类型】

临床上最多见的臂丛神经损伤是由牵拉伤所至，如摩托车或汽车事故、高空跌下、难产等。暴力使头部与肩部向相反方向分离，可引起臂丛上干损伤；肢体向上牵拉可引起下干损伤；向水平方向牵拉可造成全臂丛损伤，甚至根性撕脱伤。其他损伤原因包括切割伤、枪伤、骨折端挤压损伤等。临床上可分为：

笔记栏

1. 上臂丛损伤　主要表现为腋神经及肩胛上

神经麻痹，致使肩关节不能外展及上举。肌皮神经麻痹，肘关节不能屈曲。

2. 下臂丛损伤 主要表现为尺神经及部分正中神经和桡神经麻痹，手指不能屈伸，手内在肌萎缩，而肩、肘关节活动基本正常。

3. 全臂丛损伤 整个上肢肌肉呈弛缓性麻痹，全部关节主动活动功能丧失，肩关节半脱位，上肢腱反射消失。

案例 64-1

该患者因车祸受伤，肩关节不能主动外展，肘关节不能主动屈曲，提示腋神经、肌皮神经麻痹，应考虑上臂丛损伤。

【诊断步骤】

1. 明确是否臂丛神经损伤 上肢五大神经，即腋神经、肌皮神经、桡神经、正中神经、尺神经中任何两大神经损伤，排除切割伤外，可考虑臂丛神经损伤存在。

2. 明确臂丛神经损伤的部位 首先根据胸大肌、背阔肌有无麻痹，区分锁骨上或下损伤，如果有萎缩或麻痹，考虑为锁骨上损伤。其次区分属于根、干的损伤还是束、支的损伤。相邻两大神经的联合损伤为上干损伤，例如腋神经与肌皮神经联合损伤为上干损伤，正中神经与尺神经联合损伤为下干损伤；不相邻的两根神经损伤为束损伤，例如腋神经与桡神经联合损伤为后侧束损伤，肌皮神经与正中神经联合损伤为外侧束损伤。肩胛背神经支配的大、小菱形肌麻痹，提示为颈5、6根性撕脱伤；出现 Hornner 征，考虑颈8胸1根性撕脱伤。

3. 进行必要的特殊检查 根据 SEP（躯体感觉诱发电位）消失而 SNAP（感觉神经动作电位）存在，诊断为神经节前损伤（根性撕脱伤）；两者均消失，提示神经节后损伤。CT 和 MRI 对诊断有一定帮助。

案例 64-1

该患者除了详细检查各肌肉肌力、感觉障碍区域之外，还要进行必要的神经电生理检查。

【治疗】

1. 开放性损伤 或手术当中损伤，应尽早手术治疗，方法主要为神经缝合术或神经移植术。

2. 闭合性损伤 应确定损伤部位、范围及损伤程度，应用药物、理疗，观察恢复情况。若3个月无明显功能恢复者，应行手术探查。根据情况行神经松解、神经缝合、神经移植等术式。一旦确诊为根性撕脱伤，应早期作神经移位术。目前临床上常采用的神经移位方式为膈神经移位于肌皮神经恢复屈肘功能，颈丛运动神经移位于腋神经恢复肩关节外展功能，副神经移位于肩胛上神经恢复肩关节上举功能，肋间神经移位于正中神经恢复屈指功能。

笔记栏

案例 64-1

该患者排除了骨折端对臂丛的局部压迫。经检查大、小菱形肌麻痹，结合肌电图，确诊为颈5、6根性撕脱伤。实施了神经移位手术，将膈神经移位于肌皮神经，颈丛运动神经移位于腋神经。

3. 晚期损伤 利用神经移位手术以重建屈肘或屈指功能；利用未损伤的或者已恢复的肌肉进行肌腱移位术，以改善功能；个别病例可作关节融合术或肌腱固定以改善功能。

【功能恢复的影响因素】

神经损伤修复后，有的效果较好，有的却很差，当中既有客观因素，也有主观因素存在。

1. 损伤程度 神经损伤的性质和严重程度，直接关系到神经修复的结果。神经切割伤，断端整齐，无缺损，一期修复后，再生的轴索生长顺利，疗效较为理想。严重的神经牵拉伤、压挫伤，损伤范围大，修复较为困难，有时因神经缺损需要分期手术和神经移植术，因此影响手术效果。火器伤，神经损伤范围广，二期处理时周围瘢痕粘连紧密，恢复很不理想。如果神经连续性仍存在，只是由于血肿、局部粘连及瘢痕压迫导致神经功能丧失，手术探查松解后效果明显。

2. 损伤神经 不同的神经所含的感觉和运动纤维比例不同，神经修复后对位准确率不同，预后也就不一样。桡神经的运动纤维约占70%，所支配的均为大块的肌肉，且肌支位置较高，神经修复后恢复所需时间较短，效果较好。相反，尺神经运动和感觉纤维分别占40%和60%，纤维生长时易错位，影响疗效，而且尺神经所支配的主要为手内肌，位置最低，恢复所需时间也长，手内肌也易发生萎缩变性，所以手术后效果多数不理想。

3. 年龄 神经修复后，同等条件下，儿童比成年人，尤其老年人，功能恢复快，质量好。原因可能与儿童肢体短、神经生长距离也短有关。另外，小儿神经的再生能力可能较强。

4. 损伤部位 根性撕脱伤，治疗效果很不理想。上干的损伤比下干损伤疗效好。神经越靠近端，修复后功能恢复越差。神经损伤，再生的神经纤维要从损伤部位生长到达神经终末器官，才能恢复功能。实验证明神经纤维再生速度为2～3mm/d。但是，神经修复后，神经本身要经过华勒变性过程，神经缝合需要愈合过程，神经纤维到达终末结构也有一个生长成熟过程。因此，从修复到恢复功能计算，平均每天生长速度只有1～2mm/d。所以，损伤部位越高，神经再生所需时间就越长。肌肉失神经支配后，时间过长就会发生变性，即使再恢复神经支配，也难以恢复其功能。感觉神经终末小体，也会发生变性或消失。局部条件差，会影响神经再生及妨碍功能恢复。

5. 受伤时间　能够一期修复，效果比二期修复好。受伤到修复的时间越长，恢复越差。

6. 手术技术　强调无创技术。手术创伤小，术后神经纤维容易生长。二期修复的病例，要用锐利的刀片切除假性神经瘤和神经胶质瘤直至正常组织。应在无张力下缝合，若缺损超过2cm，需考虑神经移植。

案例 64-1

临床诊断：

1. 上臂丛神经根损伤（左）
2. 锁骨骨折内固定术后（左）

诊断要点：

1. 外伤史。
2. 左上肢麻木、无力。主动活动受限，被动活动好。
3. 体查见大、小菱形肌、三角肌、肱二头肌等麻痹。
4. 肌电图异常。

治疗原则：

1. 神经移位术，重建肩关节外展及肘关节屈曲功能。
2. 神经营养药物。
3. 康复治疗。

二、桡神经损伤

【应用解剖】

桡神经发自臂丛后束，主要由颈5、6、7组成。自腋动脉之后斜向外下方，沿肱三头肌长头与外侧头下行，绕经肱骨后方桡神经沟至臂外侧，在肱肌与肱桡肌之间进入前臂。桡神经在大圆肌水平发出数支分支支配肱三头肌，在肘上发出分支至肱桡肌和桡侧腕长伸肌。在前臂，桡神经分成深浅两支。浅支与桡动脉伴行，在肱桡肌深面于桡骨茎突上5cm转向背侧，至手背桡侧及桡侧三个半手指背面皮肤。拇指蹼背侧小块皮肤为单一神经分布区。深支又称骨间背侧神经，发出分支至桡侧腕短伸肌，然后在旋后肌中穿过，分成数支，支配旋后肌、指总伸肌、小指固有伸肌、尺侧腕伸肌、拇长展肌、拇短伸肌、拇长伸肌和食指固有伸肌。

【临床表现与治疗】

桡神经紧靠肱骨桡神经沟，肱骨干骨折容易导致桡神经损伤，临床上常见。主要表现为伸腕、伸拇、伸指活动障碍，前臂旋前及垂腕畸形，手背桡侧及桡侧3个半手指皮肤感觉障碍。前臂的损伤多数为切割伤，也有各种原因所致的骨间背侧神经卡压综合征。在骨间背侧神经损伤，桡侧腕长伸肌功能保持完好，伸腕功能基本正常。

肱骨骨折所致桡神经损伤多为牵拉伤，大部分可自行恢复。在骨折复位固定后，可采取密切观察。肱桡肌是最早恢复功能的肌肉，2～3个月后如果肱桡肌没有恢复迹象，很可能是神经断裂或卡压于骨折端之间，应予以手术探查。开放性损伤在骨折复位固定时应同时探查并予修复。桡神经损伤一般恢复效果比较好。晚期功能不恢复者，可行肌腱移位重建伸腕、伸拇和伸指功能。

三、正中神经损伤

【应用解剖】

正中神经由内侧束和外侧束发出的正中神经内侧头与外侧头组成。神经纤维来自颈5～胸1，以颈7～8和胸1为主。于喙肱肌起点附近移至腋动脉前方。在上臂，伴行于肱动脉内侧，没有分支。在肘关节前方，通过肱二头肌腱膜下方进入前臂，穿过旋前圆肌肱骨头与尺骨头之间，进入指浅屈肌内、外侧头之间，沿指浅屈肌与指深屈肌之间下行，沿途发出分支支配旋前圆肌、桡侧腕屈肌、掌长肌、指浅屈肌；在旋前圆肌下缘发出骨间掌侧神经支配指深屈肌（示、中指）、拇长屈肌、旋前方肌；主干至前臂远端发出掌皮支分布掌心和鱼际皮肤，然后经过腕管进入手掌，发出分支，支配拇短展肌、拇短屈肌浅头、拇对掌肌和第1、2蚓状肌；支配桡侧3个半手指掌面和近侧指关节以远背侧的皮肤感觉。

【临床表现与治疗】

正中神经由于损伤水平不同而出现不同的肌肉麻痹。肘关节上方没有分支，这个部位的正中神经完全损伤，旋前圆肌以下所有的支配肌肉均麻痹。肘部骨折脱位所致损伤，多为牵拉伤，前臂屈肌和手部肌肉可出现麻痹及感觉支分布区出现感觉障碍。在腕部，以切割伤多见，所支配的鱼际肌、蚓状肌麻痹及所支配的手部皮肤感觉障碍，表现为拇对掌运动障碍和手桡侧半皮肤感觉障碍。

骨关节损伤所致的正中神经牵拉损伤，多数

能自行恢复,应予短期观察,如无恢复表现则要手术探查。肌肉缺血性挛缩所造成的损伤,应早日将神经从瘢痕中松解出来。开放性损伤应争取一期修复。错过一期修复机会者,伤口愈合后亦应尽早手术修复。神经修复后,感觉功能一般都有恢复。如拇指、示指主要功能不能恢复,可考虑肌腱移位。

四、尺神经损伤

【应用解剖】

尺神经来自臂丛内侧束,由颈 8 和胸 1 组成。在上臂没有分支,沿肱动脉内侧下行,于上臂中部穿过肌间隔逐渐转向背侧,经肱骨内上髁后侧的尺神经沟,穿过尺侧腕屈肌尺骨头与肱骨头之间,发出分支支配尺侧腕屈肌;由尺侧腕屈肌与指深屈肌间进入前臂掌侧,发出分支至指深屈肌尺侧半,再与尺动脉伴行至腕部,在腕上约 5cm 处发出手背支至手背尺侧皮肤;主干经过腕尺管(Guyon 管)后分深、浅支,深支穿小鱼际肌进入手掌深面,支配小鱼际肌、骨间肌、第 3、4 蚓状肌、拇收肌、拇短屈肌深头,浅支分布手掌尺侧和尺侧 1 个半手指的皮肤。

【临床表现与治疗】

上臂尺神经损伤,多由开放性损伤所致。由于其与肱动脉伴行,当肱动脉损伤时应考虑有否尺神经损伤。尺神经容易在腕部和肘部损伤,腕部以切割伤多见。腕部损伤主要表现为骨间肌、第 3、4 蚓状肌、拇收肌麻痹,呈爪形手畸形,手指内收、外展障碍,手部尺侧半及尺侧 1 个半指感觉障碍,尤以小指更明显。

尺神经在上臂损伤,距离所支配的肌肉较远,而且手内肌又容易萎缩,所以修复后功能恢复较差。尺神经损伤尽可能早确诊、早修复。

第二节 下肢神经损伤

下肢神经远较上肢神经损伤少见。本文只作简单叙述,有关内容可参考本章第一节。

【股神经损伤】

股神经由腰 2、3、4 神经组成,在髂窝内发出肌支至腰大肌及髂腰肌,在两肌之间下行,穿腹股沟韧带进入股部,在该韧带下方约 3cm 处分成前后两股,支配缝匠肌、股四头肌,皮支分布股前侧皮肤,终末为隐神经,跨越膝关节内侧至小腿内侧。

股神经较深在,损伤较少见。骨盆骨折和腹股沟手术有时伤及股神经。主要表现为股四头肌麻痹,膝关节不能主动伸直,大腿前部和小腿内侧感觉障碍。应尽早作神经修复。

【坐骨神经损伤】

坐骨神经由胫神经和腓总神经组成,分别起自腰 4~骶 3 的前、后股,包围于一个结缔组织鞘中。穿出坐骨大孔经梨状肌下缘进入臀部。于臀大肌深面沿大转子与坐骨结节中点下行至股后部,在股二头肌与半膜肌之间行走,到达腘窝尖端分为胫神经与腓总神经。沿途发出分支支配股二头肌、半腱肌和半膜肌。

髋关节后脱位、刀伤、枪击伤等可引致坐骨神经损伤,医源性损伤包括手术误伤、药物注射。坐骨神经高位损伤,引起股后部肌肉和小腿、足部所有肌肉全部瘫痪,膝关节不能屈曲,踝关节、趾关节运动完全丧失,垂足畸形,小腿后外侧和足部感觉丧失及神经营养性改变。高位损伤预后不好,应及早手术探查及修复。大腿中下段水平的损伤,由于腘绳肌功能存在,可保留膝关节屈曲功能。

【胫神经损伤】

与腓总神经分开后,与腘动脉伴行,经比目鱼肌腱弓深面至小腿,行走于小腿三头肌与胫后肌之间,沿途发出肌支至跖肌、腓肠肌、腘肌、比目鱼肌、踇长屈肌、趾长屈肌以及胫后肌;在内踝后方穿屈肌支持带进入足底,支配小腿后侧屈肌群及足底皮肤。

胫神经位置深在,受伤机会较少。股骨髁上骨折、膝关节脱位、严重的小腿创伤可损伤胫神经。表现为小腿后侧屈肌群及足底内在肌麻痹,足及趾不能跖屈,足背外侧、跟外侧、足底感觉障碍。闭合性损伤有自行恢复机会,可观察 2~3 个月;开放性损伤可考虑手术探查。

【腓总神经损伤】

与胫神经分开后,于腘窝沿股二头肌内缘向外向下,经腓骨长肌两头之间绕过腓骨颈,分成腓深神经和腓浅神经。腓深神经于胫前肌与趾长伸肌间,伴随胫前动脉下行,于踇长伸肌、趾长伸肌之间至足背。腓浅神经在腓骨长、短肌之间下行至小腿下 1/3 处穿深筋膜至足背。该神经支配小腿前外侧伸肌群和小腿前外侧、足背皮肤。腓总神经在腓骨颈部比较浅表和固定。腓骨上端骨折或局部压迫、撞击等容易损伤腓总神经,导致小腿前外侧伸肌麻痹,出现垂足、垂趾畸形,小腿及足外侧皮肤感觉障碍。尽早去除致伤原因,密切观察,如无好转行手术探查。晚期功能不能恢复者,可行肌腱移位或关节融合术。

(吴景明)

笔记栏

第六十五章 运动系统慢性损伤

第一节 概 论

运动系统慢性损伤临床多见，涉及骨、关节、肌肉、肌腱、韧带、筋膜、滑囊及其相关的血管、神经等。

【病因】

慢性损伤：①应力积累：长期、反复、持续的姿势或动作累积。②适应性差：当人体有退行性变、全身或局部的慢性疾病时，对应力的适应能力降低。③急性损伤未愈变成慢性损伤。④缺血性损伤。

【病理生理】

慢性损伤共同的病理基础是无菌性炎症。表现为血管增生、毛细血管动脉化及硬化、细胞浸润、胶原变性、纤维结缔组织增生等。

【临床特点】

运动系统慢性损伤在临床上有以下共性：①肢体或躯干局部长期疼痛，伴有部分功能障碍。②特定部位有局限压痛点，常伴有特殊体征，但局部炎症不明显。③无明显外伤史，但近期有与疼痛部位相关的过度活动史。④部分病例与职业相关。

【治疗原则】

①理疗、按摩等方法可改善局部血循环。②局部注射肾上腺皮质激素有助于抑制炎症。③非甾体类消炎镇痛药：是常用药物，不良反应以胃肠道黏膜损害多见，其次为肾、肝、软骨损害。④手术治疗：某些非手术治疗无效的慢性损伤，如狭窄性腱鞘炎、神经卡压综合征及腱鞘囊肿等可行手术治疗。

【预防】

大多数运动系统慢性损伤可以预防，关键是限制致伤动作，如定时改变姿势有助于分散应力、改善血循环，减少局部累积劳损。

第二节 慢性软组织损伤

一、腰 肌 劳 损

腰肌劳损（strain of lumbar muscles）是腰部肌肉及其附着点筋膜、骨膜的慢性损伤性炎症。

【病因及病理】

躯干长时间负重时，腰部肌肉持续处于紧张状态，肌肉内小血管受压，组织缺血缺氧、代谢产物积累，在局部形成损伤性炎症。部分病人也可因腰部急性损伤治疗不当，迁延不愈而成慢性腰肌劳损。

【临床表现】

主要症状是无明显外伤的慢性腰痛。多为酸痛或胀痛，劳累后加重，休息后减轻；但卧床过久又感不适，稍事活动后又减轻；活动过久疼痛再次加剧，不能长时间弯腰工作，常常叩击腰部以缓解腰痛。在肌肉起、止点附近常有压痛点。叩击病变部位有舒适感，这是与深部骨疾患区别之一。可触及骶棘肌痉挛。可能有长期坐位、弯腰工作史或脊柱畸形。

【影像学检查】

多无明显异常，少数病例有脊柱退行性变或脊柱畸形。

【治疗】

①预防保健：注意去除发病因素是减轻症状、防止复发的根本方法。加强腰部肌肉锻炼是积极预防措施。必要时在工作中可使用腰围，但休息时则应解除，以免出现废用性肌萎缩。②理疗、推拿、按摩：可缓解肌肉痉挛，减轻疼痛。③肾上腺皮质类固醇痛点注射治疗。④口服及局部外用药物。

二、滑 囊 炎

滑囊是位于人体摩擦频繁或压力较大部位的一种缓冲结构，囊内有少量滑液。滑囊炎（bursitis）是滑囊受损的表现。

【病因及病理】

①骨结构突出的部位，长期、反复及力量稍大摩擦和压迫是产生滑囊炎的主要原因。如久坐硬板凳所致坐骨结节滑囊炎；渔民海上作业所致髌前滑囊炎；长期穿尖而窄的皮鞋所致踇囊炎等。病理变化为滑囊水肿、充血、增厚呈绒毛状，滑液增多，囊壁纤维化等。②在慢性损伤的基础上，也可因一次较大伤力而使炎症加剧，滑囊小血管破

笔记栏

裂,出现血性滑液。

【临床表现】

缓慢起病,有局部摩擦病史。主要表现为局部疼痛和包块。在关节或骨突出部位逐渐出现一缓慢长大的圆形或椭圆形包块,边缘清楚,有囊性感并伴轻压痛,皮肤无炎症表现。急性损伤后包块增大伴疼痛或剧痛,皮肤红、热,此时并非感染。偶尔因继发感染,则有化脓性炎症的表现。包块穿刺,慢性期为清晰黏液,急性损伤为血性黏液。

【治疗】

①慢性滑囊炎:穿刺抽出滑液后注入醋酸泼尼松龙,加压包扎,多可治愈。囊肿较大或反复发作者可手术切除,如有骨的畸形突起,应同时予以切除。继发感染者,应行外科引流。②急性滑囊炎:患肢应适当固定不动1~2周,冷敷,局部外用及口服非甾体类消炎镇痛药。

三、狭窄性腱鞘炎

案例 65-1

患者,42岁,女,洗衣工。因"右腕关节疼痛、拇指活动受限3个月"。

患者于3个月前感右腕关节桡侧疼痛,拇指活动受限,提物乏力,逐渐加重,甚至可向前臂扩散。

体格检查:桡骨茎突表面有轻微隆起,局限压痛,有时可触及痛性结节。握拳尺偏腕关节时,桡骨茎突处出现明显疼痛。

辅助检查:X线片:右腕及手骨与关节未见异常。

问题:

1. 该患者的诊断和病因是什么?
2. 治疗方法是什么?

肌腱长期、过度用力摩擦,可发生狭窄性腱鞘炎(narrow tenosynovitis)。

手与腕部狭窄性腱鞘炎最常见,好发于中老年妇女。在手指常发生屈肌腱鞘炎,又称弹响指;拇指为拇长屈肌腱鞘炎,又称弹响拇;在腕部为拇长展肌与拇短伸肌腱鞘炎,又称桡骨茎突狭窄性腱鞘炎。

【病因】

慢性损伤是主要致病因素:①手指长期快速活动,如织毛衣、书写、打字等。②手指长期用力活动,如洗衣等。少数病例为急性损伤所致。

【病因及病理】

狭窄性腱鞘炎并非单纯腱鞘的损伤性炎症,而是肌腱和腱鞘均有水肿、增生、粘连和变性。在环状韧带区腱鞘腔特别狭窄而坚韧,将肌腱卡压成葫芦状,阻碍肌腱的滑动。如用力伸屈手指,肌腱的葫芦状膨大部在环状韧带处强行挤过,就产生弹拨动作和响声,并伴有疼痛(图65-1)。

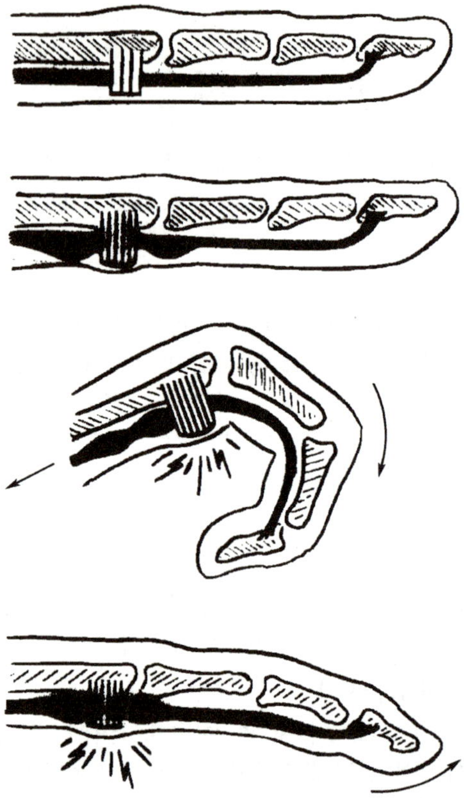

图65-1 手指狭窄性腱鞘炎发生机制

【临床表现】

1. 屈指肌腱狭窄性腱鞘炎 病初晨起时患指疼痛、僵硬,活动后即缓解。随病程延长逐渐出现屈伸时有弹响和疼痛,严重者患指屈曲,不敢活动。病人自述疼痛在指间关节,查体可在远侧掌横纹处可扪及黄豆大小的痛性结节,屈伸患指该结节随屈肌腱上下移动,或出现弹响及疼痛。小儿屈拇长肌腱鞘炎为先天性疾患,常为双侧。

2. 桡骨茎突狭窄性腱鞘炎 腕关节桡侧疼痛,拇指活动受限,提物乏力,逐渐加重,甚可向前臂扩散。桡骨茎突表面有轻微隆起,局限压痛,有时可触及痛性结节。握拳尺偏腕关节时,桡骨茎突处出现明显疼痛。

【治疗】

1. 非手术治疗 局部制动是治疗及预防发病的重要措施。口服非甾体类消炎镇痛药能缓解疼痛。对桡骨茎突狭窄性腱鞘炎还可局部外用软膏。腱鞘内注射醋酸泼尼松龙疗效肯定,注射时从痛性结节近侧或远侧进针,准确刺入肌腱与腱鞘之间,每周1次,3~4次为一个疗程。

笔记栏

2. 手术治疗　非手术治疗无效者可行手术治疗。局麻下在痛性结节处作小切口，剪去狭窄腱鞘的两侧前壁，彻底解除狭窄。如仅行狭窄处切开，有时会发生粘连而复发。小儿先天性狭窄性腱鞘炎保守治疗无效，应行手术治疗。

案例 65-1

临床诊断：桡骨茎突狭窄性腱鞘炎

病因：

可能因为洗衣等手指长期用力活动所致。

治疗方法：

非手术治疗为主。包括局部制动，口服非甾体类抗炎镇痛药及局部封闭。若为顽固性病例需手术治疗，在痛性结节处作小切口，剪去狭窄腱鞘的两侧前壁，彻底解除狭窄。

四、腱鞘囊肿

目前多数人认为腱鞘囊肿(ganglion)是关节附近的囊性疝出。

【病因及病理】

可能的发病原因有：①慢性损伤使滑膜腔内滑液增多，形成囊性疝出。②关节囊、韧带或腱鞘的致密结缔组织发生黏液变性。主要病理为起源于腱鞘、韧带或关节囊的囊腔，内有无色胶胨样黏液，可单囊或多囊。

【临床表现】

青少年女性多见，好发于腕背、足背等处。局部缓慢长大的无痛性包块，大小可变化，可有酸胀感。有时有波动，有时又硬如软骨。位置浅表的包块呈圆形或椭圆形，表面光滑，不与皮肤粘连。如因囊内液体充盈，张力较大，则扪之如硬橡皮样实质性感觉。部位较深的包块，早期不易发现，诊断较困难。粗针头穿刺可抽出透明胶胨状物。

【治疗】

腱鞘囊肿易复发，偶有自行消失或因挤压破裂而自愈者。

1. 非手术治疗　用粗针头穿刺，尽可能将包块中的黏液抽出，再向囊内注入醋酸泼尼松龙 0.5 ml，然后加压包扎，使囊腔粘连而治愈。

2. 手术治疗　对反复复发的腱鞘囊肿应行手术治疗。防止复发的关键在于能否将囊肿完整切除，故术中应在囊肿壁外将囊肿完整切除。深在的囊肿在切除过程中容易破裂，此时可改为在囊肿壁内切除，注意检查切除后的囊肿壁是否完整。发生于腱鞘者，应同时切除部分相连的腱鞘。关节囊滑液疝出形成的囊肿，必须在其根部闭合囊肿蒂，否则极易复发。特别注意多囊者的彻底切除，避免复发。

五、肱骨外上髁炎

肱骨外上髁炎(lateral epicondylitis of humerus)是伸肌总腱起点处的慢性损伤性炎症，又称“网球肘”。

【病因及病理】

在前臂过度旋前或旋后位，握拳、屈腕、伸腕等牵拉伸肌时，肱骨外上髁处的伸肌总腱起点受到较大张力，如此长期反复积累而致病。腱止点继发性钙化或骨化，病理表现为骨膜炎、肌筋膜炎、肱桡关节滑膜炎、神经血管束卡压等。

【临床表现】

有明显伸肌总腱反复牵拉的病史。逐渐出现肘关节外侧痛，可向前臂放散。用力握拳、伸腕时加重。严重时不能持物，甚至扭毛巾、扫地等生活动作均感困难。在肱骨外上髁、桡骨头之间的范围内有非常局限、极敏锐的压痛点。前臂伸肌腱牵拉试验(Mills 征)阳性。

【治疗】

1. 非手术治疗　是该病主要治疗手段。限制致伤动作是治疗和预防复发的基本原则。痛点注射醋酸泼尼松龙近期效果极佳，但再受致病外力仍可复发。故对无法做到避免损伤外力时，应在肘部使用弹性保护装置，以减少肌腱起点处的牵张应力。局部外用贴膏、软膏及口服消炎镇痛药，均可缓解症状。

2. 手术治疗　适用于症状顽固病例，主要术式：①伸肌总腱起点剥离松解术。②无名神经血管束切除术。③环状韧带部分切除术等。

六、肩关节周围炎

肩关节周围炎简称肩周炎(scapulohumeral periarthritis)，是肩关节周围肌肉、肌腱、滑囊及关节囊的慢性损伤性炎症。

【病因】

中老年人肩关节周围的软组织退行性变是基本因素。上肢的急、慢性损伤，以及任何原因限制肩关节运动，时间过久均可发病。

【病理】

肩周炎的病变主要发生在盂肱关节周围的肌和肌腱、滑囊、关节囊。主要表现为增生、粗糙及关节内外粘连，是肩关节疼痛和功能受限的病理基础。后期粘连变得非常紧密，若与骨膜粘连，则虽疼痛消失,但导致功能障碍。

【临床表现】

中老年女性多见。常一侧发病,且左侧多于右侧,偶有两侧先后发病者。主要症状是逐渐加重的肩部疼痛,夜间尤甚。上臂不能外展,内外旋活动受限。随病程延长,疼痛范围扩大,牵涉到上臂中段。因三角肌萎缩,上肢抬举困难,严重时不能梳头、洗面等。晚期疼痛减轻,但遗留功能障碍。查体可见三角肌轻度萎缩,斜方肌痉挛。冈上肌腱,肱二头肌长、短头肌腱及三角肌前、后缘均可有明显压痛点。肩关节外展、外旋、后伸明显受限,少数人内收、内旋亦受限。

【影像学检查】

病程较长者X线片可见肩部骨质疏松,或冈上肌腱、肩峰下滑囊钙化。

【鉴别诊断】

主要应与颈椎病进行鉴别,有时相当困难。二者主要鉴别点是,颈椎病往往有前臂及手的根性疼痛,且有浅感觉及肌力的改变,并伴有较多的头颈部体征,颈椎X线片有相应病变。

【治疗】

肩周炎的治疗原则是动静结合。

①病初疼痛明显有肌肉痉挛时,应限制肩关节活动,可用吊带或支具等进行固定。②非甾体类消炎镇痛药及肌松剂口服,局部外用贴膏或软膏。③痛点局限时局部注射醋酸泼尼松龙,能明显缓解疼痛。④使局部温热的任何方法,理疗、针灸、适度的推拿按摩等有助于改善症状。⑤当急性期过后疼痛有所缓解时,加强肩关节的运动训练,并要注意尽量达到正常关节运动所需的足够角度。⑥肩周炎为自限性疾病,多在1年左右自愈。但若功能锻炼不足,则疼痛虽然消失,其遗留不同程度的功能障碍很难治疗。

第三节 软骨的慢性损伤

一、胫骨结节骨软骨病

胫骨结节骨软骨病(Osgood-Schlatter disease)是髌腱附着点的骨骺炎或骨骺缺血性坏死。

【临床表现】

本病好发于12~14岁男孩,多为单侧,有近期剧烈活动史。主要症状为胫骨结节处逐渐出现疼痛及肿块,有时疼痛剧烈,与活动有明显关系。查体可见胫骨结节明显隆起及压痛,局部皮肤无炎症表现,伸膝抗阻力时疼痛加剧。

笔记栏

【影像学检查】

X线片显示胫骨结节骨骺增大、舌状隆起、致密或碎裂,周围软组织肿胀。

【治疗】

本病经非手术治疗多能治愈。

①非手术治疗:发病时减少膝关节剧烈活动。症状严重者,须将膝关节短期制动,并进行理疗。可酌情局部外用贴膏或软膏,一般无需服止痛剂。多数学者不主张局部注射皮质类固醇,但若局部肿胀明显,向其腱下滑囊注射往往有效。本病属自限性疾病,胫骨结节与胫骨上端骨骺融合后,疼痛即自行消失,但局部隆起不会改变。②手术治疗:顽固性病例可行手术治疗,将胫骨结节从髌腱止点上切除,重建髌腱止点。

二、股骨头骨软骨病

股骨头骨软骨病(Perthes disease)是股骨头骨骺的缺血性坏死。

【病因】

病因尚不清楚。可能与外伤或关节囊内和股骨上端骨内压力增高有关。

【病理】

本病的病理发展经历四个阶段:①缺血期。②血供重建期。③愈合期。④畸形残存期。

【临床表现】

早期多无症状,出现症状时多已是血供重建期。多见于3~10岁的男童,单侧发病较多。主诉为髋部疼痛,逐渐加重,继而出现跛行。少数病人表现为膝关节内上方痛。查体可见患肢肌萎缩,髋关节间隙压痛,髋关节内旋受限,“4”字试验阳性,Thomas征阳性。晚期出现患肢短缩、骨关节炎及髋关节半脱位表现。

【影像学检查】

①X线片检查:特点是关节间隙不变窄,甚至增宽,髋臼正常。晚期股骨头密度增高,骨骺碎裂、变扁,股骨颈增粗及髋关节半脱位等。②MRI可见关节积液,有助于早期诊断。

【治疗】

本病最终不治而愈,但病变造成的关节畸形将引起严重症状及关节功能障碍。

1. 非手术治疗 主要原理是在血供重建期和愈合期避免患肢负重:①外展行走支架:将患髋固定在外展40°、轻度内旋位。白天带支架扶双拐活动,夜间去除支架后仍维持下肢外展、内旋位。支架使用时间约1~2年,定期摄X线片。②髋人字石膏固定:为适应患儿的生长发育变化,每3个月需更换一次石膏，两次石膏固定之间休息1周，进行髋、膝关节功能训练。③卧床牵引：适于髋关节疼痛并有屈曲畸形者。

2. 手术治疗　术式较多，目的是沟通股骨头和股骨颈之间的血液循环。常用术式包括滑膜切除术、开窗植骨术、骨骺钻孔术、股骨转子下截骨术、骨盆截骨术、血管植入术等。

第四节　周围神经卡压综合征

周围神经在其走行中，经过骨-纤维隧道及跨越或穿过腱膜、筋膜处，其活动空间均受到限制。如果这些结构出现狭窄，可使途经该处的神经受到卡压，导致神经功能障碍，称为周围神经卡压综合征（peripheral entrapment syndrome）。

一、腕管综合征

腕管综合征（carpal tunnel syndrome）是正中神经在腕管内受卡压表现出的一组症状和体征。

【解剖概要】

腕管内有拇长屈肌腱，2～4指的深、浅屈指肌腱和正中神经通过。正中神经最表浅，位于腕横韧带与其他肌腱之间。任何原因使腕管容积变小或腕管内容物增多，均可引起正中神经受压。

【病因】

①管腔容积变小：腕横韧带增厚，腕部骨折、脱位等。②管腔内容物增多：腕管内腱鞘囊肿、肿瘤、外伤后血肿机化及滑囊炎等。③腕管内压力变化：长期过度使用腕部，腕管内压力反复急剧变化，引起正中神经慢性损伤。这种因素在临床上甚为常见。④外源性压迫：腕横韧带部位的皮肤严重瘢痕或肿瘤压迫。

【临床表现】

典型症状是桡侧三个半手指麻木、疼痛和感觉异常。以中指为甚，有时疼痛可牵涉到前臂，持物无力。夜间症状严重，反复屈伸腕关节可使症状加重。查体可见拇、示、中指感觉过敏或迟钝，大鱼际肌萎缩，拇指对掌无力。临床以中年女性多见，男性病人常有过度使用腕部的职业病史。

特殊检查包括：①Tinel征：叩击腕横韧带正中神经走行处，疼痛或麻木向指尖放射为阳性。②Phalen征：屈肘、前臂上举，双腕同时屈曲90°，1分钟内出现正中神经刺激症状为阳性（图65-2）。③电生理检查：腕以下正中神经传导速度减慢。

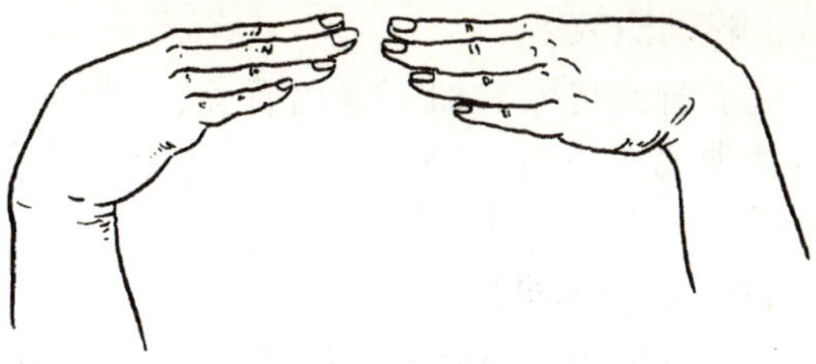

图65-2　屈腕试验（Phalen征）

【鉴别诊断】

主要与神经根型颈椎病进行鉴别。腕管综合征的体征在腕以远，上臂及前臂并无异常。Tinel征阳性。

【治疗】

1. 非手术治疗　早期病例首选非手术治疗。一般方法有：①局部制动：用支具或石膏托将腕关节固定于功能位1～2周。②理疗：可减轻腕管内压力，减轻神经水肿。③局部外用药：非甾体类软膏局部外用有一定疗效。④局部封闭：腕管内注射醋酸泼尼松龙可使腕管内组织水肿减轻，常可快速解除症状，但应注意不得将药物注入正中神经内。

2. 手术治疗　非手术治疗无效时应行手术治疗。术中需要处理：①切断或切除腕横韧带：适于腕管壁增厚、腕管狭窄者。②切除病灶：腕管内腱鞘囊肿、病程长的慢性滑膜炎、肿瘤及异位的肌腹予以手术切除。③处理正中神经：正中神经变硬或局限性膨大时，作神经外膜切开，神经束间瘢痕切除神经松解术。

二、梨状肌综合征

案例 65-2

患者，22岁，男，大学生。右臀部及下肢麻痛1天。

患者于1天前秋季登山活动时坐在岩石上休息，稍感臀部着凉。今日晨起右臀部疼痛，并沿大腿后侧、小腿外侧至足底放散，伴下肢麻木，行走困难。

体格检查：腰部未见异常。右小腿外侧及足背浅感觉减退，足趾运动肌力减弱。右臀部局限压痛，直腿抬高试验阳性，加强试验阴性。

辅助检查：X线片未见腰椎异常。

问题：

1. 患者最可能的诊断是什么？
2. 主要需要与哪些疾病进行鉴别？
3. 治疗原则是什么？

梨状肌综合征（piriformis muscle syndrome）是坐骨神经在臀部受卡压所致的一组症状和体征。

【解剖概要】

坐骨神经经梨状肌下缘出骨盆，于外旋诸肌和臀大肌之间下行，然后在大腿后方支配大腿后侧及膝以下的运动和感觉。

【病因及病理】

在梨状肌处任何使坐骨神经受到卡压的因素均可致病，包括臀部外伤出血、粘连、瘢痕形成，药物注射使梨状肌变性，髋臼后缘骨折，坐骨神经出骨盆时解剖变异，以及不良坐姿使局部受压过久或局部着凉等因素，均可造成梨状肌痉挛、挛缩、肥厚甚至纤维化，压迫及刺激坐骨神经而引起症状。

【临床表现】

临床主要表现为坐骨神经痛，从臀部经大腿后方向小腿外侧和足底放射，患肢无力，出现跛行。查体可见小腿肌萎缩，小腿外侧及足部感觉异常。臀部梨状肌部位有明确压痛点，直腿抬高试验可以阳性。

【鉴别诊断】

与腰椎间盘突出症引起的坐骨神经痛较难鉴别。腰椎间盘突出症常为腰痛伴坐骨神经痛，腹压增加可加重或诱发坐骨神经痛，神经损害范围与椎间盘突出部位相对应，直腿抬高试验及加强试验阳性。梨状肌综合征无腰部症状，直腿抬高试验虽可阳性，但加强试验阴性。腰部影像学检查可资鉴别。

【治疗】

1. 非手术治疗 ①局部休息：限制下肢运动。②理疗：任何使局部温热的疗法均有助于缓解症状。③口服药物：非甾体类抗炎镇痛药及神经营养类药物，常于服用数天后明显缓解症状。④局部封闭：痛点注射醋酸泼尼松龙，可使局部组织水肿减轻，疗效迅速。

2. 手术治疗 适用于非手术治疗无效者。术中显露坐骨神经，切除其周围瘢痕，去除致压物，解除压迫。

案例 65-2

最可能的诊断：梨状肌综合征

鉴别诊断：

主要需要与腰椎间盘突出症引起的坐骨神经痛进行鉴别。梨状肌综合征无腰部症状，直腿抬高试验虽可阳性，但加强试验阴性。腰部影像学检查可资鉴别。

治疗原则：

非手术治疗为主。包括限制下肢运动，理疗，口服非甾体类抗炎镇痛药及神经营养类药物，局部封闭。偶有顽固性病例需手术治疗。

第五节 跟痛症

跟痛症并非单独一种疾病，而是泛指各种足跟部疾病所引起的足部症状。

【解剖概要】

足跟部皮肤和跟骨之间有弹性脂肪组织，形成跟垫。跟垫中有许多纤维间隔，各自封闭，这些间隔腔具有较好的减震作用。随年龄增长，跟垫退变，跟骨结节处形成骨赘，多见于肥胖体型者。

【病因】

足跟疼痛由跟骨本身及周围软组织疾病引起，常见疾病有跟骨骨刺形成、跟骨骨骺炎、跟腱滑囊炎及跟骨内压增高等。

【临床表现及诊断】

跟骨刺形成者多为中老年人，主诉足跟底部疼痛，在站立及行走时加重。跟骨结节及周围明显压痛，有时可触及坚硬的跟骨骨刺。跟骨侧位X线片可见跟骨结节处骨刺。跟骨内压增高者足下垂时疼痛明显，跟骨压痛点广泛。跟腱滑囊炎疼痛明显，穿鞋及行走困难。

【治疗】

以非手术治疗为主。应穿软垫厚底鞋，或在鞋跟内相当于跟骨结节处放置软垫，并使骨刺部位中空，行走时不至于踩在骨刺上，病人症状多可减轻。疼痛发作阶段应减少走路及站立，局部温热治疗。口服非甾体类药物可缓解症状。症状严重者，行跟骨结节封闭治疗效果明显。顽固病例也可行手术治疗，切除跟骨骨刺，但疗效并不十分肯定。跟内压增高者可行跟骨钻孔减压，疗效满意。跟腱滑囊炎可行非手术治疗，但不宜局部封闭。

（白 波）

笔记栏

第六十六章　腰腿痛和颈肩痛

腰腿痛和颈肩痛是一组临床上常见的症状群。在我们的一生中，都有可能会受不同程度的腰腿痛或颈肩痛所困扰。自人类有医学史记载，腰腿痛就是其中所涉及的内容。据流行病学调查，80%以上的人在其一生中曾患过腰背痛，20%～25%的成人在一生中至少有一次因腰背痛而影响工作。

腰背痛是指下腰部、腰骶部、骶髂部和臀部等处的疼痛，可伴有一侧或双侧下肢疼痛，可伴有马尾神经受压的症状。颈肩痛是指颈部、肩部和肩胛区等处的疼痛，有时伴有一侧或两侧的上肢疼痛，或者颈脊髓受损害的症状。这些症状群可能是腰椎、颈椎本身的疾患引起，也可能是其他病变所表现出来的症状，甚至，病情的严重性并不在于腰腿痛和颈肩痛。这两组症状群临床表现多样化，病程长，常反复发作，鉴别诊断较为复杂，治疗手段也多样化。

第一节　腰　腿　痛

案例 66-1

患者，男，34岁，公司经理。因腰痛1年，左下肢放射痛6个月入院。

患者于1年前，无明显诱因逐渐出现腰痛，站立或坐位时症状明显，卧床休息可缓解；症状反复，有加重趋势。腰痛发作时通过服药、敷药或理疗可以缓解。约半年前，弯腰时突觉腰痛加剧，左下肢后方烧灼样疼痛，放射至小腿以远，卧床休息及止痛药不能缓解。经过理疗科牵引、按摩等措施，症状稍好转，但仍有持续性疼痛，小腿及足外侧麻木。腰腿痛症状在活动后更加明显，必须依赖抗炎止痛药物。起病以来，一直无发热、盗汗等全身症状，无明显消瘦。

体格检查：T 36.8℃，P 78次/分，R 20次/分，BP 125/80mmHg。神志清，头颅五官端正。心肺检查无明显阳性体征。腰椎前屈及左侧屈活动受限。腰5骶1左旁1cm处深压痛和叩击痛，向左下肢后方放射。左小腿肌肉萎缩，后方压痛，直腿抬高试验30°阳性，加强试验阳性。小腿后外侧及足外侧皮肤痛觉、触觉减退，屈趾肌力Ⅳ级，踝反射减弱。右下肢未见异常。

辅助检查：腰椎X线平片未见结构异常和骨质破坏。

问题：

1. 首先应考虑什么诊断？
2. 还有哪些必要辅助检查？
3. 最可能性的病因有哪些？
4. 下一步治疗方案？

【解剖与病理基础】

（1）正常人体有5个腰椎。相邻腰椎的上、下关节突与关节囊组成关节突关节。关节突关节的软骨、滑膜、关节囊的退行性改变都可能会引起腰腿痛和腰椎不稳。附着病情进展，关节囊纤维化挛缩，软骨破坏，关节突增生肥大、内聚，使神经根管容积减小。

（2）椎间盘是椎体间的主要连接结构。腰椎间盘共有5个，由腰1～腰4逐渐增厚，而腰5最薄。椎间盘维持腰椎生理弯曲度和正常的椎间隙，使椎体后方的关节突关节保持一定的距离和高度，共同构成椎间关节保证腰椎的运动，同时维持椎间孔的容积。椎间盘还缓冲和吸收腰椎所承受的应力。椎间盘由上、下软骨板、纤维环和髓核组成（图66-1）。软骨板平均厚度为1mm，没有神经和血管组织，但有较多微孔，为椎间盘内水分、营养和代谢产物的通道。纤维环结构有三层，外、中层由胶原纤维带组成，内层为纤维软骨带，横断面呈环形多层结构，前方及两侧厚度约为后侧2倍。纤维环后外侧最薄，共约12层。外层有细小血管供应和窦椎神经支配。

纤维环各层由胶原纤维以45°附着于椎体边缘，且相互呈60°～90°交织，能承受较强的纵向压力。在反复的压应力和剪应力作用下，各层之间的胶原纤维发生断裂，出现疼痛症状。髓核位于椎间盘中央偏后方，由疏松的纤维软骨和胶原构成胶胨状结构，含水量大，内含丰富的蛋白多糖和胶原，故具有弹性和膨胀性。髓核与软骨板均无神经和血管组织，本身没有痛觉，不具备自行修复能力。（图66-1，图66-2）

笔记栏

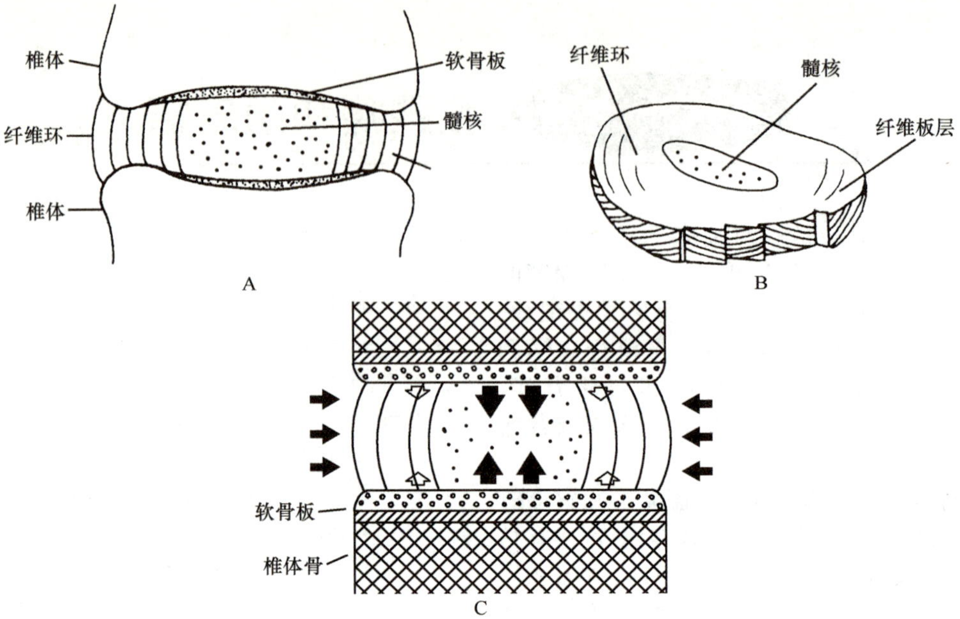

图 66-1 椎间盘结构

A,B. 椎间盘结构;C. 黑箭头示压力,白箭头示张力

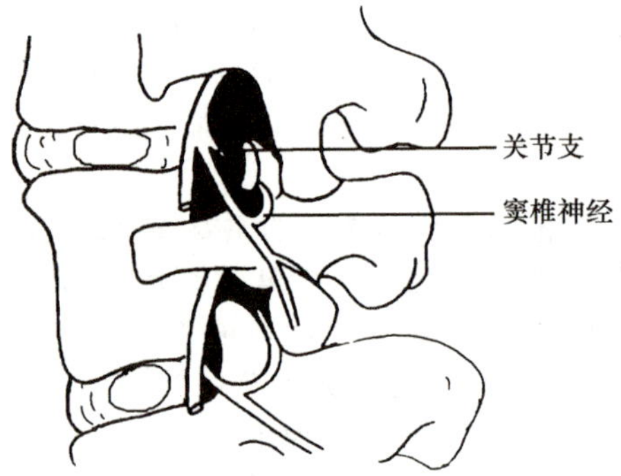

图 66-2 窦椎神经

(3) 连接腰椎的韧带有前纵韧带、后纵韧带、棘间韧带、棘上韧带、黄韧带和横突间韧带等,起连接和稳定脊柱作用。骶棘肌、腰背肌和腹肌等协助增强其稳定性。以上结构的病损,均会引致腰腿痛并有可能破坏腰椎的稳定和平衡。后纵韧带在退变过程中,可引起骨膜下出血及后纵韧带骨化。黄韧带增厚使椎管容积减小。

(4) 关节突关节、纤维环退变,引致脊柱不稳,使纤维环外层在椎体边缘的附着点反复受牵扯,形成骨赘。前、后纵韧带在椎体附着处的骨膜剥脱可形成骨膜下新骨。退变椎板增厚、椎弓根增宽及关节突增生肥大,使椎管由正常的圆形或卵圆形逐渐演变成三角形或三叶草形,容积减小和侧隐窝狭窄。

(5) 人体站立时,各种负荷应力集中在腰骶段,尤其是腰曲与骶曲的交界处,容易发生急慢性损伤和退行性改变。腰椎前屈位活动或负重是导致脊柱腰段退变与损伤的不良姿势。以腰 3 椎间盘为例,站立时承受压力接近体重,仰卧时则下降 50%,端坐时约为站立位的 1.5 倍,坐位前倾 40°时所受负荷为站立位的 4 倍。站立位持重 20kg,腰椎负荷为 210kg,弯腰持重 20kg,腰椎负荷增至 340kg。

笔记栏

【疼痛的性质】

1. 局部疼痛 由于病变本身或继发性肌肉痉挛所引起,部位局限而且相对固定,有明显的固定压痛点。如棘上韧带与棘间韧带损伤的压痛点在棘突表面或棘突间,第 3 腰椎横突综合征压痛点在横突尖端,腰肌劳损压痛点在骶棘肌中外侧缘。深部压痛或叩击痛提示病变位置比较深在,如关节突关节、椎间盘。

2. 牵涉痛 又称反射痛。腰骶椎或腹腔、盆腔脏器疾病,刺激传递到脊神经后根或脊髓丘脑束神经元后,使同一节段的神经元兴奋,在相应皮肤支配区出现疼痛或痛觉过敏。定位模糊,可伴有肌肉痉挛。对牵涉痛的解释,有会聚学说与易化学说两种观点。

3. 放射痛 疼痛沿神经走向向远端放射,有较典型的运动、感觉、反射损害的定位体征,病程长者可出现肌萎缩和皮肤神经营养不良性表现。

案例 66-1

该患者以腰腿痛为主要表现,左侧下肢有运动、感觉和反射损害,并有肌肉萎缩现象,按疼痛性质分类应属于放射痛。

【病因与分类】

腰腿痛的病因繁多,包括损伤、退变、炎症、畸形和肿瘤等方面。临床分类方法尚未统一。

1. 损伤　损伤是腰腿痛的常见原因，包括骨折、脱位，以及肌肉、筋膜和韧带等软组织的急性损伤与慢性劳损。临床上慢性劳损比急性损伤更为多见。

2. 退行性变　骨、软骨、韧带和椎间盘等组织均会发生退变，是人体自然老化的结果，是引起腰背痛的最常见原因。过度运动、强体力劳动和职业等外在因素，促使其提早退变和加快退变速度。常见疾病有腰椎间盘突出、椎管狭窄、腰椎不稳、腰椎骨关节炎、骨质疏松等。

3. 炎症　强直性脊柱炎、类风湿关节炎、纤维织炎(肌筋膜炎)等。感染性疾病有结核、化脓性感染。

4. 肿瘤　有骨巨细胞瘤、脊索瘤、嗜酸性肉芽肿、神经纤维瘤、神经鞘膜瘤和血管瘤等原发性肿瘤或瘤样病变，转移性肿瘤主要来源于肺癌、乳腺癌、前列腺癌和肾癌等。血液病有多发性骨髓瘤、白血病等。

5. 先天畸形　腰椎先天性变异并不少见，如脊柱裂、移行椎、椎弓峡部不连和第五腰椎横突与骶椎不对称融合。但是，腰椎先天畸形不一定产生临床症状。

6. 内脏病变　胃、十二指肠、胰腺、肾脏的疾病以及妇科炎症都可以表现有腰腿疼痛。

7. 其他　包括代谢性疾病、神经官能症等。

腰椎间盘突出症

腰椎间盘突出症(hernia of intervertebral discs)是因椎间盘退行性变，纤维环部分或全部破裂，单独或连同髓核突出，刺激或压迫窦椎神经、神经根、马尾神经所表现的一种综合征。腰椎间盘突出症是腰腿痛重要和最常见的原因之一。以青壮年男性最多见。腰椎间盘突出的间隙，以腰4~腰5及腰5~骶1发病率最高，约占95%，两个或多个间隙突出者，约占15%。上腰段椎间盘突出症少见。

【病因】

一般认为腰椎间盘突出症是在椎间盘退变的基础上发生的，而外伤则常为其发病的重要原因。

1. 椎间盘退行性变　椎间盘退行性变是腰椎间盘突出的最基本因素。在20岁以后，椎间盘开始持续渐进性退变。新生儿的髓核含水量90%，30岁时下降到70%并保持稳定至老年。由于含水量减少，髓核张力逐渐下降，椎间盘变薄，同时蛋白多糖含量下降，硫酸软骨素与硫酸角质素比值减小，胶原纤维沉积增加，髓核失去弹性，椎间盘结构松弛，纤维环出现裂隙、变薄，软骨板变性、破裂。在纤维环的后外侧，没有后纵韧带支持，退变更加明显。MRI证实15岁青少年，腰椎间盘已可发生退行性变。有文献报道11岁的腰椎间盘突出症病例。发生退变的椎间盘，承受负荷的能力明显下降。

2. 外伤　长期反复的积累损伤，是椎间盘变性的主要原因和椎间盘突出的诱因。反复弯腰、扭转动作最易引起椎间盘损伤。职业司机等工种长期处于坐位和颠簸状态，椎间盘容易变性和突出。突然负重或弯腰用力，椎间盘髓核可在退变基础上急性脱出。强大暴力主要引起骨折或脱位，单纯髓核突出少见。

案例 66-1

该患者为青壮年男性，身为公司经理，日常工作生活中经常坐小汽车或坐办公室，腰椎间盘容易发生退行性变，是产生腰腿痛的病理基础和病因。

3. 妊娠　妊娠期间整个韧带系统处于松弛状态，容易发生椎间盘膨出。腰骶部较平常承受更大的重力，可加快椎间盘变性。

4. 先天性变异　移行椎、椎弓峡部不连和第五腰椎横突与骶椎不对称融合等，使腰椎承受异常应力。

5. 遗传因素　印第安人、爱斯基摩人和非洲黑人发病率较其他民族低。

【病理分型】

椎间盘突出症的分型方法较多，各有其根据及侧重面。从病理变化及CT、MRI发现，结合治疗方法可作如下分型。

1. 膨出型　纤维环部分破裂，而表层完整。由于局部薄弱，退变的髓核因压力而向椎管局限性隆起，表面光滑。临床症状间歇性发作。此型由于部分纤维环完整，大部分病例能通过保守治疗获得缓解或治愈。

2. 突出型　纤维环完全破裂，髓核通过裂口突出，但有后纵韧带覆盖，表面光滑或高低不平。部分病例需手术治疗。

3. 脱出型　髓核穿破后纵韧带呈菜花状，其根部仍在椎间隙内。常需手术治疗。

4. 游离型　破裂突出的椎间盘组织穿破或绕过后纵韧带，进入椎管内或完全游离(图66-3)，有的可到达另一椎间隙水平。此型不单可引起神经根症状，还可造成马尾神经损害。非手术治疗往往无效。

5. Schmorl 结节　髓核经上、下软骨板的发育性或后天性裂隙突入椎体松质骨内。临床上仅有腰痛，而无神经根症状，无需手术治疗。

【临床表现】

椎间盘突出症常见于20~50岁患者，男女之比约为(4~6)：1。20岁以内占6%左右，老人发病率最低。患者多有长期弯腰劳动或坐位工作史，首次

笔记栏

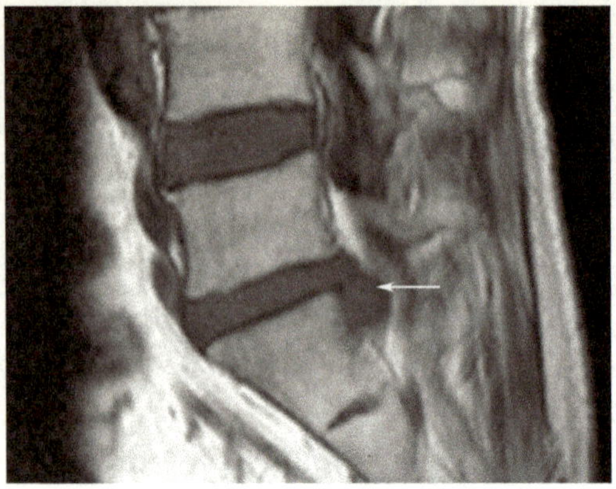

图 66-3 游离型椎间盘

发病常是半弯腰持重或突然作扭腰动作过程中。

1. 症状

（1）腰痛：绝大部分患者有腰痛。发生腰痛的原因是椎间盘突出刺激纤维环外层及后纵韧带中的窦椎神经纤维。疼痛部位较深，定位不准确，可为钝痛、刺痛或放射痛。据统计报道，约 50% 患者先有腰痛后出现腿痛，约 33% 病人腰腿痛同时出现。

（2）坐骨神经痛：95% 患者是腰 4、5 及腰 5 骶 1 发病，故多伴有坐骨神经痛。典型坐骨神经痛是从下腰部向臀部、大腿后方、小腿外侧直到足部的放射痛。为缓解疼痛和减轻坐骨神经张力，患者可能被迫采取屈髋屈膝位。在咳嗽或排便时，由于腹压增加而使疼痛加剧。早期皮肤痛觉过敏，病情进展出现感觉迟钝或麻木。少数患者可有双侧坐骨神经痛。引起坐骨神经痛的原因有三：①受压的神经根缺血；②破裂的椎间盘组织产生化学性物质的刺激及自身免疫反应使神经根产生炎症；③突出的髓核压迫或牵张已有炎症的神经根，使其静脉回流受阻，进一步增加水肿，从而对疼痛的敏感性增高。

（3）股神经痛：高位腰椎间盘（腰 2、3、腰 3、4）突出引起股神经痛。

（4）马尾综合征：多见于中央型椎间盘突出症。向正后方突出的髓核或脱垂、游离椎间盘组织压迫马尾神经，出现大、小便障碍，鞍区感觉异常，男性性功能障碍。

2. 体征

（1）腰椎侧凸：是为了减轻疼痛而出现的姿势性代偿畸形。如髓核突出在神经根外侧，上身弯向健侧，腰椎凸向患侧，可减轻神经根受压（图 66-4）；当突出髓核在神经根内侧时，则上身向患侧弯曲，腰椎凸向健侧以缓解疼痛（图 66-4B）。腰 4、5 椎间盘突出症，腰椎侧凸现象较腰 5 骶 1 椎间盘突出症明显。如突出的髓核较大，或与神经根有粘连，则无论腰椎凸向何侧均不能缓解疼痛。

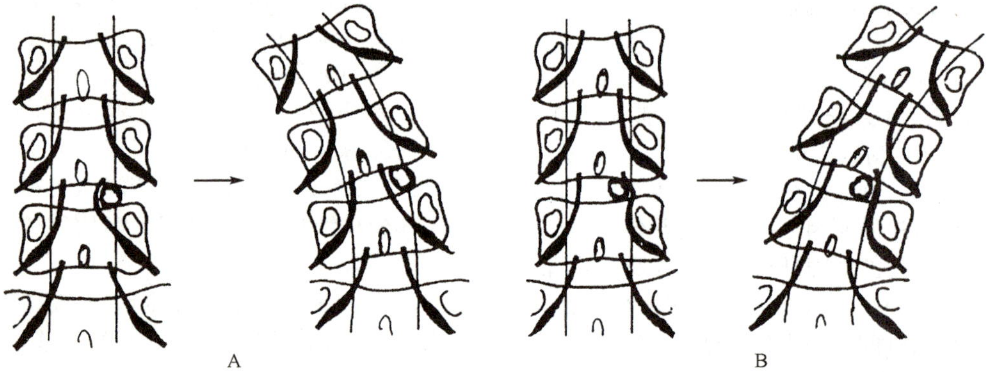

图 66-4 姿势性脊柱侧凸缓解神经根所受压迫

（2）腰部活动受限：绝大多数患者都有不同程度的腰部活动受限。纤维环未完全破裂时，腰椎后伸受限，而前屈可使后纵韧带紧张和后方椎间隙加宽，髓核前移减轻压迫。相反，如纤维完全破裂，前屈受限最明显，是因为前屈促使髓核向后移位并增加对受压神经根的牵张。腰椎向姿势性侧凸侧侧屈运动受限。

（3）压痛及骶棘肌痉挛：约 90% 患者在病变间隙的棘突间有压痛，其旁侧 1cm 处深压痛、叩痛，可沿坐骨神经走向放射。约 1/3 患者有腰部骶棘肌痉挛，使腰部固定于强迫体位。

笔记栏

（4）直腿抬高试验及加强试验：患者仰卧，伸膝，被动抬高患肢。直腿抬高约 30°时，腰骶神经根由静止位向椎间孔方向移动，正常人神经根有 3~4mm滑动度，下肢抬高到 60°~70°始感腘窝不适。椎间盘突出症患者由于神经根受压或粘连，滑动度受限制，以及炎症反应，抬高在 60°以内可出现坐骨神经痛，称为直腿抬高试验（Lasegue 征）阳性。其阳性率约 90%。在直腿抬高试验阳性时，缓慢降低患肢高度，待放射痛消失时再被动背屈踝关节以牵拉坐骨神经，如又出现放射痛则为加强试验（Bragard 征）阳性（图 66-5）。有时因突出髓核较大，抬高健侧下肢也可因牵拉硬脊膜而累及患侧坐骨神经产生放射痛。

（5）神经系统表现：腰 3、4 椎间盘突出，压迫腰 4 神经根；腰 4、5 椎间盘突出，压迫腰 5 神经根；

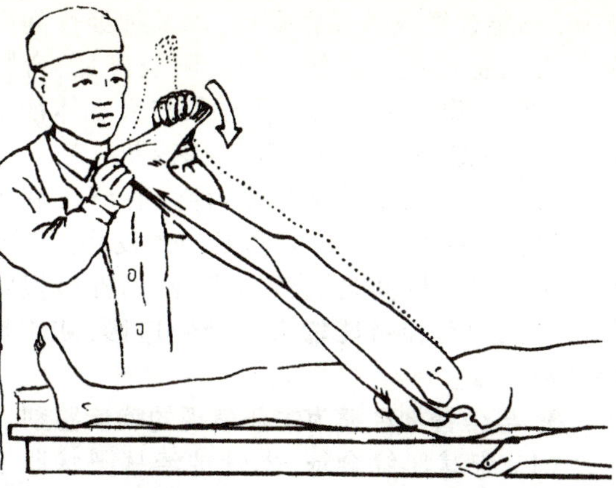

图 66-5　直腿抬高试验(虚线)及加强试验(实线)

腰 5 骶 1 椎间盘突出,压迫骶 1 神经根。表现出相应的神经系统定位症状。

1) 感觉异常:80% 患者有感觉异常。早期痛觉过敏,稍后痛觉减退。腰 5 神经根受累者,小腿前外侧和足内侧的痛觉、触觉减退;骶 1 神经根受压时,小腿后外侧、外踝附近及足外侧痛觉、触觉减退。当髓核突出较大者,可压迫下一节段神经根,而出现双节段神经根损害征象。

2) 肌力下降:约 70% ~75% 患者肌力下降,严重者肌肉萎缩。腰 4 神经根受压者伸膝无力;腰 5 神经根受压时,踝及趾背伸肌力下降;骶 1 神经根受压者,趾及足跖屈肌力减弱。

3) 反射异常:约 70% 患者出现反射异常。腰 4 神经根受压,膝反射减弱或消失;骶 1 神经根受压,踝反射减弱或消失;如马尾神经受压,表现为肛门括约肌张力下降及肛门反射减弱或消失。

案例 66-1

该患者腰痛、左下肢放射痛症状明显,腰椎活动受限,腰 5 骶 1 左旁深压痛和叩击痛。左小腿肌肉萎缩,直腿抬高试验及加强试验阳性,小腿后外侧及足外侧皮肤感觉障碍,屈趾肌力Ⅳ级,踝反射减弱。应首先考虑诊断腰 5 骶 1 椎间盘突出症。该病例还需补充一些必要的影像学检查(CT 或 MRI 等),可客观地反映椎间盘突出的程度、与神经根关系,具鉴别诊断和指导治疗意义。

3. 辅助检查

(1) X 线平片:正位片可见姿势性侧凸;侧位片可见病变椎间隙狭窄或前窄后宽现象,有时见椎体后缘增生或硬化。可见 Schmorl 结节。单纯 X 线平片不能直接反映有否椎间盘突出,但可以发现结构异常(移行椎、椎弓根崩裂、脊椎滑脱等),以及结核、肿瘤等疾病,有重要鉴别诊断意义。

(2) X 线造影:脊髓造影、硬膜外造影、脊椎静脉造影等方法都可间接显示有无椎间盘突出及突出程度,准确性达 80%。20 世纪 80 年代,脊髓造影应用比较广泛。在脊髓造影后作 CT(CTM)更清晰显示硬膜囊和神经根受压的情况。由于这些方法有的存在较重并发症,有的技术较复杂,近年已渐被无创性的检查方法(CT 或 MRI 等)所替代。

(3) CT 和 MRI:对本病有较大诊断价值,目前已普遍采用。CT 可显示骨性椎管形态、黄韧带是否增厚及椎间盘突出的大小、方向等。三维 CT 成像可在矢状面了解椎管和椎间盘的情况。目前,CT 扫描已成为诊断腰椎间盘突出的首选检查方法。MRI 可早期、全面地观察各腰椎间盘是否退变,也可了解髓核突出的程度、部位和类型,可鉴别是否椎管内其他占位性病变,可区别椎间盘术后瘢痕或复发。

(4) 其他检查:包括 B 型超声检查、电生理检查等,作为辅助检查,有一定参考意义。

案例 66-1

本案例作腰椎 MRI 检查,清晰显示出腰 5 骶 1 椎间盘突出,神经根受压迫(图 66-6)。

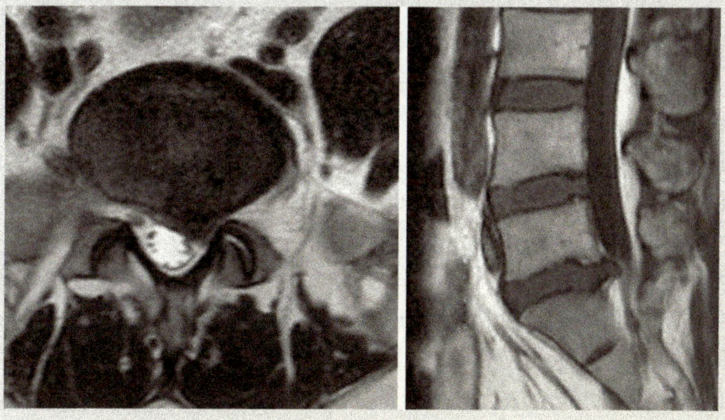

图 66-6　MRI 示腰椎间盘突出和神经根受压

【诊断】

根据病史、腰痛和下肢放射痛症状、典型的体征,以及X线平片上相应神经节段有椎间盘退行性表现者,即可做出初步诊断。结合X线造影、CT、MRI等辅助检查,能准确地做出病变椎间隙、突出物大小、突出方向和神经受压情况的诊断。如仅有影像学表现而无临床表现者,不应诊断本病。

【鉴别诊断】

腰腿痛的病因繁多。腰椎间盘突出症有时容易与其他腰腿痛疾病混淆。因此,腰椎间盘突出症的鉴别诊断范围相当大。

1. 与腰痛为主要表现的疾病鉴别

(1) 腰肌劳损和棘上、棘间韧带损伤:属运动系统慢性损伤,是最常见的腰痛原因。没有典型的放射痛表现。根据压痛点位置和特点、腰椎活动度、直腿抬高试验阴性等表现可鉴别。

(2) 第3腰椎横突综合征:第3腰椎横突最长,又居于腰椎中部,成为腰部活动的力学杠杆支点,容易受到损伤。本症疼痛主要在腰部,少数可沿骶棘肌向下放射,但很少至膝关节下方。检查可见骶棘肌痉挛,第3腰椎横突尖压痛,无坐骨神经损害征象。局部封闭能立即取得止痛效果。

(3) 腰椎关节突综合征:又称腰椎小关节滑膜嵌顿、腰椎小关节紊乱、腰椎小关节半脱位等。病理基础是椎间盘和关节突关节退变、关节囊松弛所致关节突关节不稳。多为中年女性,正常活动时突然腰痛、活动受限,可反复发作。无坐骨神经放射痛表现和神经系统体征,直腿抬高试验阴性。

(4) 椎弓峡部不连与腰椎滑脱:椎弓先天性薄弱而发生的峡部疲劳骨折或外伤骨折,有可能发生脊椎向前滑脱。这二者均可能出现下腰痛,脊椎滑脱程度较重时,还可发生神经根症状,且常诱发椎间盘退变、突出。腰骶部X线斜位片可见椎弓峡部不连;侧位片可了解椎体向前滑脱及程度(分为Ⅰ°~Ⅳ°)。退行性滑脱,椎弓根峡部完整,滑脱程度一般小于Ⅱ°。

(5) 腰椎结核或肿瘤:两者均是腰痛的重要原因。对可疑的腰痛患者应常规行X线等检查,以免延误诊断,必要时作核素骨显像。

2. 与腰痛伴坐骨神经痛的疾病鉴别

(1) 腰椎管狭窄症:腰椎管狭窄症指多种原因所致椎管、神经根管的狭窄,并使相应部位的脊髓、马尾神经或脊神经根受压的病变。退行性腰椎管狭窄症是最常见的类型,病理基础主要为椎间盘膨出、椎体后缘增生、黄韧带肥厚、关节突增生肥大、椎板增厚和椎间隙狭窄等。临床上以下腰痛、马尾神经或神经根受压,以及神经性间歇性跛行为主要特点。腰部后伸受限及疼痛,弯腰可减轻症状。患者主诉的严重症状与客观体征不相符。脊髓造影、CT、MRI等可明确诊断。

(2) 神经根及马尾肿瘤:神经肿瘤发病较缓慢,呈进行性损害,通常无明显的诱发病因。X线平片不一定有椎间盘退行性表现,而椎弓根距离及椎间孔的孔径可能增大。脊髓造影、MRI是主要鉴别手段。

3. 与坐骨神经痛为主要表现的疾病鉴别

(1) 梨状肌综合征:坐骨神经从梨状肌下缘(84.2%)或穿过梨状肌(15.8%)下行。如梨状肌因外伤、先天异常或炎症而增生、肥大、粘连,可刺激或压迫坐骨神经而出现症状。患者以臀部和下肢痛为主要表现,症状出现或加重常与活动有关。体检时可见臀肌萎缩,臀部深压痛及直腿抬高试验阳性,但神经的定位体征多不太明确。髋关节外展、外旋位抗阻力时(梨状肌阻抗试验)可诱发症状。

(2) 盆腔疾病:早期盆腔后壁的炎症、肿瘤等,可因刺激腰、骶神经根而出现骶部痛,或伴单侧或双侧下肢痛。对不典型的腰腿痛患者,应考虑盆腔疾病的可能,进行直肠、妇科检查及骨盆平片、B型超声检查。

【治疗】

腰椎间盘突出症的治疗分为手术治疗和非手术治疗,绝大多数患者通过非手术治疗得到缓解或治愈。

1. 非手术治疗 非手术治疗是腰椎间盘突出症的首选方法。约80%的患者可经非手术疗法获得缓解或治愈。主要适应:①年轻、初次发作或病程较短者;②休息后症状可自行缓解者;③无椎管狭窄或腰椎滑脱;④有手术禁忌证。

(1) 卧床休息:当症状初次发作时,立即卧床休息。强调大、小便均不应下床或坐起,这样才能收到良好效果。卧床3周后带腰围起床活动,3个月内不作弯腰持物动作。

(2) 牵引疗法:有手法牵引、骨盆牵引、机械牵引等。机制有如下几方面:①减轻椎间盘压力,促使其不同程度地回纳;②局部制动有利于炎症消退;③解除肌肉痉挛。

(3) 理疗和推拿、按摩:祖国传统医学,可使痉挛的肌松弛,进一步减轻椎间盘压力,取得较好效果。具体手法繁多,疗效差异较大。暴力推拿按摩往往弊大于利。

(4) 硬膜外皮质激素注射:皮质激素是一种长效抗炎剂,可减轻神经根周围的炎症反应、粘连,阻止疼痛刺激的传导,改善局部微循环。

(5) 髓核化学溶解法:本方法是将胶原蛋白

酶注入椎间盘内或硬脊膜与突出的髓核之间，利用这种酶选择性溶解髓核和纤维环，而基本不损害神经根的特点，使椎间盘内压力降低或突出髓核缩小达到缓解症状的目的。疗效不如手术，并发症多，目前很少应用。

2. 微创手术治疗 具有创伤小、恢复快等优点。主要适合于轻度突出型的病人，且不合并椎管狭窄者。

(1) 经皮腰椎间盘切除术：通过特殊器械在X线监视下直接进入椎间隙，将部分髓核绞碎吸出，从而减轻了椎间盘内压力达到缓解症状的目的。

(2) 经皮激光腰椎间盘切除术：操作方法基本同上，通过激光气化代替机械切割。

(3) 内镜下腰椎间盘突切除术：使经皮椎间盘切除术在影像系统监视下进行，提高了精确度，避免了盲目性。有后外侧经椎间孔入路椎间盘镜、后路椎间盘镜和前路腹腔镜等类型。

3. 常规手术治疗 已确诊的腰椎间盘突出症患者，经严格非手术治疗无效，或马尾神经受压者可考虑行髓核摘除术。手术治疗有可能发生椎间盘感染、神经根损伤，以及术后粘连症状复发等并发症，故应严格掌握手术指征及提高手术技巧。

手术指征主要有以下几方面：

(1) 症状重，影响工作和生活，经非手术治疗3~6个月无效。

(2) 急性腰椎间盘突出，根性疼痛剧烈无法缓解且持续加重。

(3) 有广泛肌肉萎缩、感觉障碍及马尾神经损害表现。这类患者多属中央型突出，或纤维环破裂髓核脱入椎管。

(4) 腰椎间盘突出，同时存在椎管狭窄。

(5) 病史长，反复发作，影响工作和生活。

手术方法是经后路纵行切口，全椎板切除或半椎板切除、或开窗或经椎板间隙入路，切除椎间盘。具体方式根据病情和术者技能而定。原则上，应严格无菌操作，用最小的创伤达到足够的暴露，保留可保留的骨和软组织结构，仔细妥善地去除病变组织，避免并发症。

案例 66-1

该患者腰5骶1椎间盘突出症诊断明确，症状重，经过非手术治疗效果不理想。采取手术治疗方法，由左侧椎板间隙入路，切除椎间盘。术后，腰腿痛症状完全缓解。

腰椎间盘突出症行椎间盘切除时是否需要内固定融合，存在很大争议。如确实有明显的节段不稳，可考虑行融合手术。应注意的是，腰椎融合后将会加快相邻椎间盘的退变。而人工椎间盘置换、人工髓核技术是目前所关注和争议的研究课题。

案例 66-1

临床诊断：腰5骶1椎间盘突出症

诊断要点：

1. 男性，34岁，腰痛病史。

2. 典型的腰痛坐骨神经痛症状。

3. 腰5骶1左旁压痛点，腰椎活动度受限，直腿抬高试验与加强试验阳性，皮肤感觉、肌力与反射的表现。

4. MRI检查见腰5骶1椎间盘脱出、神经根受压。

治疗：非手术治疗无效后，采取手术治疗，切除腰5骶1椎间盘髓核。

第二节 颈 肩 痛

案例 66-2

患者，男，62岁。四肢乏力，行走不稳1年。

患者大约1年前开始，逐渐觉得双手不太灵活，未引起注意。后来逐渐感到四肢乏力、僵硬，行走时有踩棉花感，容易跌倒。病情进行性加重。在神经内科诊治。颅脑CT未见异常。

体格检查：T 36.8℃，P 79次/分，R 20次/分，BP 140/85mmHg。神志清，头颅五官端正，言语清晰。心肺检查特殊。颈椎无畸形无明显压痛，活动度可。双手握力减弱，四肢肌张力增高。腱反射亢进，双侧Hoffmann征、踝阵挛、Rossolimo征与Babinski征阳性。

颈椎X线片：颈椎退行性变，颈4、5、颈5、6椎间隙狭窄，椎体后缘骨质增生明显。

颈椎MRI：颈4、5、颈5、6间隙狭窄，椎间盘向后突出，相应椎体后缘骨赘形成，脊髓前方明显受压。

问题：

1. 首先应考虑什么诊断？

2. 还有哪些必要辅助检查？

3. 选择哪些治疗方案？

【解剖与病理基础】

(1) 正常人体有7个颈椎，6个椎间盘。枕寰、寰枢椎之间没有间盘，为滑膜关节。寰椎没有椎体和棘突，由前、后弓和两侧块组成；枢椎椎体上方隆起形成齿突，与寰椎的前弓构成寰枢关节。头的屈伸动作主要在枕寰关节，旋转在寰枢关节，而颈部屈伸主要发生在下颈段。颈椎的横突有孔，称为横突孔，椎动脉通过颈6至颈1横突孔进入颅底。当颈段脊柱不稳定,或椎体侧方骨质增生时,可压迫或刺激椎动脉使其痉挛(图 66-7)。颈椎椎体上缘之侧后方有嵴状突起,称为钩突,椎体下缘侧后方呈斜坡状。下一椎体的钩突与上一椎体的斜坡构成钩椎关节,这一结构在脊柱胸、腰段并不存在。钩椎关节能防止椎间盘向侧后方突出,但当其退行性变而增生时,反可刺激侧后方的椎动脉,或压迫后方的颈神经根(图 66-8)。

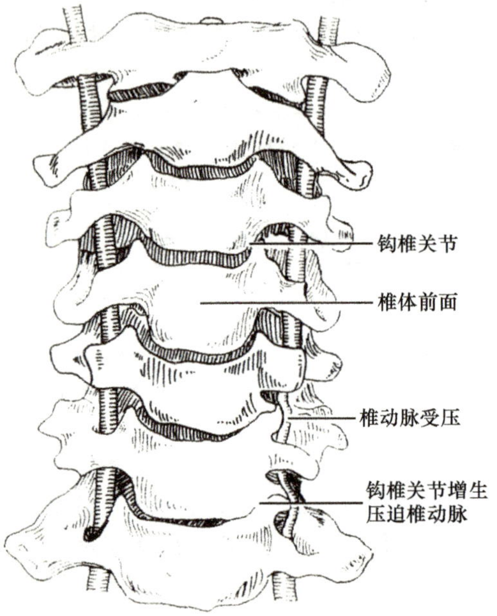

图 66-7　椎动脉受压

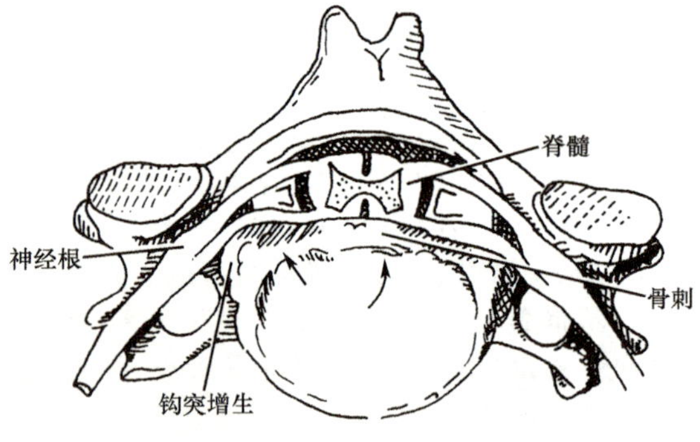

图 66-8　脊神经根受压

(2) 颈椎之间的连接特点:①椎体间有五个关节相连,即椎间盘、两侧钩椎关节和两侧关节突关节;②后纵韧带在颈段较宽,其中部厚而坚实,故颈椎间盘正后方突出者较腰椎少见;但颈部后纵韧带退变钙化较胸、腰段多见,是导致椎管前后径狭窄、脊髓受压的重要原因;③颈部之棘上韧带特别坚强,形成所谓项韧带,有对抗颈椎前屈作用;颈椎退行性变而出现节段性不稳定时,该节段的项韧带常见钙化,故项韧带节段性钙化也提示相应节段颈椎不稳定。项韧带退变钙化也是颈痛原因之一。

笔记栏

(3) 神经结构较复杂:①脊髓颈膨大的左右径约为前后径的 1 倍,使椎管变得相对狭窄,容易受到外来因素压迫。②颈 1~颈 4 神经的前支组成颈丛,支配颈部肌肉、膈肌,及颈、枕、面部感觉;后支形成颈后丛,以颈 2 后支发出的枕大神经与临床关系较大,受刺激时可出现枕下肌痛及同侧头皮感觉异常。③颈 5~胸 1 脊神经组成臂丛,其分支支配肩胛、肩、胸肌及上肢肌肉及皮肤。脊神经的皮肤主要分布区:上肢外侧为颈 5 支配区;拇指为颈 6 支配区;示、中指为颈 7 支配区;前臂内侧、环、小指为颈 8 支配区;上臂内侧为胸 1 支配区(图 66-9)。④颈脊髓没有交感神经的节前纤维,而是从上胸段脊髓发出,并上升、换元后形成颈交感神经节和链。以后发出节后纤维,分别与颈脊神经吻合,有的还与颅神经连接。其支配范围极广,可随颈外动脉支配面部汗腺及血管;通过颈内动脉支配脑干、小脑、大脑颞叶、枕叶和内耳血管;颈部三个神经节共同发出节后纤维形成心脏支,以控制心律。故颈部交感神经受到刺激可表现出多器官、多系统症状和体征。

【病因】

颈肩痛的病因大致与腰腿痛相似。椎动脉、交感神经受到刺激后出现的头、眼、耳、心、胸等表现与这些器官本身病变时的症状和体征相似。老年性退行性变是颈肩痛的重要原因,而老人又常患有头、眼、耳、心、肺等疾患,故这些因素既可相互影响,又可共同存在。这样就给颈肩痛的诊断和治疗带来较多困难。

第三节　颈　椎　病

颈椎病(cervical spondylosis)是指颈椎椎间盘组织退行性改变及其继发病理改变累及其周围组织结构(神经根、脊髓、椎动脉、交感神经等),并出现相应临床表现。本定义包含了三个基本内容:①颈椎间盘退变或椎间关节退变;②累及其周围组织结构;③出现相应的临床表现。

颈椎病是中老年人群中的常见病、多发病,从事伏案工作者发病率偏高。

【病因】

1. 颈椎椎间关节退变　颈椎椎间关节退变是在椎间盘退变基础上发生。因此,颈椎间盘退行性变是颈椎病发生和发展中最基本的原因。目前认为,20 岁颈椎间盘开始退变,由于椎间盘退变而使椎间隙狭窄,关节囊、韧带松弛,脊柱活动时稳定性下降,进而引起椎体、关节突关节、钩椎关节、前后纵韧带、黄韧带及项韧带等变性、增生、钙化,最后发生脊髓、神经、椎动脉受到刺激或压迫的表现。退变最先发生于活动量最多的颈5、6椎间盘，60岁左右的老人，常有多节段退变。

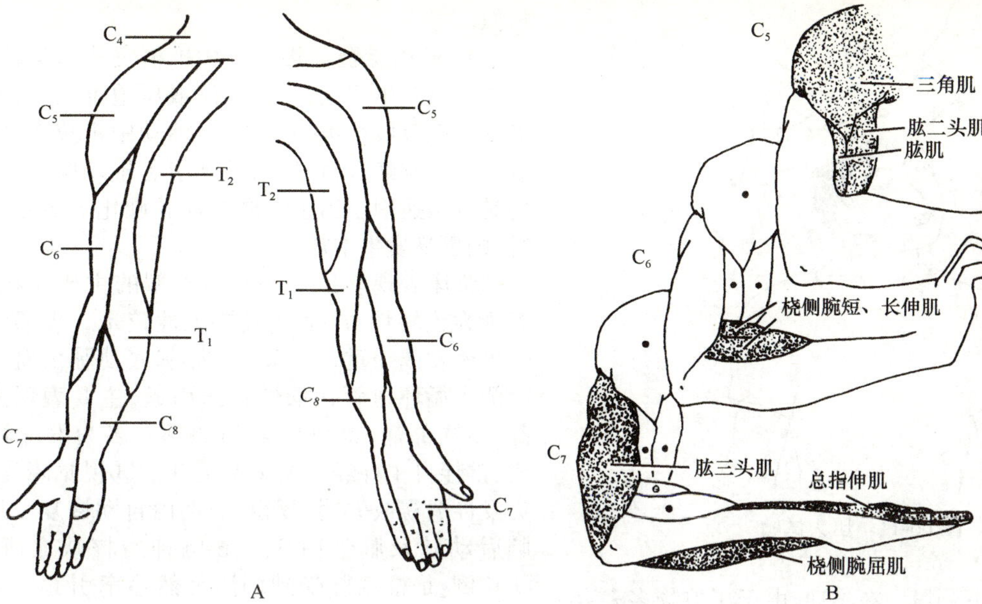

图66-9　颈神经支配区

A. 感觉；B. 运动

2. 损伤或劳损　急性损伤可使原已退变的颈椎和椎间盘损害加重而诱发颈椎病；慢性劳损对已退变颈椎起加速退变作用而提前出现症状。暴力伤致颈椎骨折、脱位所并发的脊髓或神经根损害，不属于颈椎病范畴。

3. 发育性椎管狭窄　是指在胚胎或发育过程中椎弓根过短，使椎管矢状径小于正常。在此基础上，即使轻度退变也可出现压迫症状。约2/3的脊髓型颈椎病伴有发育性颈椎管狭窄。

【临床表现】

颈椎病临床表现多样化，其分型方法也不尽相同。依据不同的神经、血管受累及不同的临床表现，可分为以下类型。

1. 神经根型颈椎病　在颈椎病中，神经根型发病率最高（50%～60%）。是由于颈椎间盘侧后方突出、钩椎关节或关节突关节增生、肥大，刺激或压迫神经根所致。好发于颈5、6、颈6、7和颈4、5间隙。好发年龄50岁左右，伏案工作劳累、“落枕”常为发病诱因。开始多为颈肩痛，短期内加重，并向上肢放射。皮肤可有痛觉过敏、麻木等感觉异常。同时可有上肢肌力下降、手指动作不灵活。当头部或上肢姿势不当，或突然牵扯患肢可发生闪电样锐痛。

检查可见患侧颈部肌肉痉挛、压痛，受累节段棘突旁压痛，患侧肩部上耸，颈椎活动受限。病程长者上肢肌肉可有萎缩。臂丛神经牵拉试验（Eaton）阳性：术者一手扶患侧颈部，一手握患腕，向相反方向牵拉，刺激受压神经根而出现放射痛（图66-10）。压头试验（Spurling）阳性：患者端坐，头后仰并偏向患侧，手掌在其头顶加压，出现颈痛并向患侧上肢放射（图66-11）。神经系统检查有较明确的定位体征：颈6神经根受累时，疼痛在颈肩部、上臂外侧和前臂桡侧，拇指感觉减退，肱二头肌腱反射减弱；颈7或颈8神经根受累则疼痛在上臂和前臂尺侧，中、小指痛觉减退，肱三头肌肌力弱，手内肌萎缩，肱三头肌腱反射减弱。

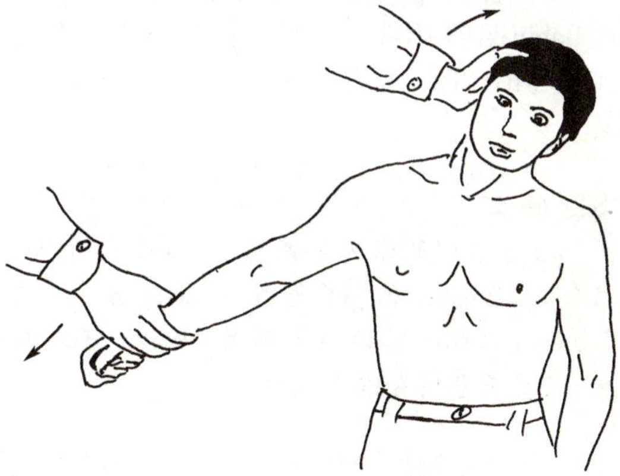

图66-10　臂丛神经牵拉试验

X线平片显示颈椎生理前凸消失，椎间隙变窄，椎体前、后缘骨质增生，钩椎关节、关节突关节增生及椎间孔狭窄。CT或MRI可见椎间盘突出、椎管及神经根管狭窄及脊神经受压情况。

2. 脊髓型颈椎病　约占颈椎病的10%～15%，好发年龄50岁左右，缓慢起病。原因是中央后突的椎间盘、椎体后缘骨赘、肥厚的黄韧带及钙化的后纵韧带等对脊髓压迫。下颈段椎管相对较小（颈膨大处），且活动度大，退变亦发生较早、较重，故脊髓受

笔记栏

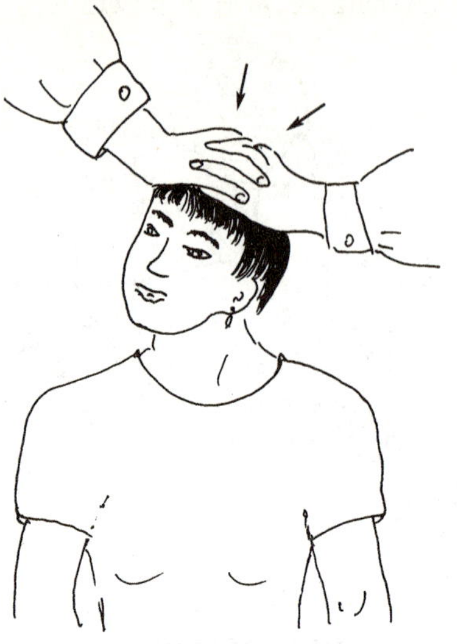

图66-11 压头试验

压也易发生在下颈段。在早期,由于压迫物多来自脊髓前方,故临床上以侧束、锥体束损害表现突出。此时颈痛不明显,而以四肢乏力,行走、持物不稳为最先出现的症状。随病情加重发生自下而上的上运动神经元性瘫痪。有时压迫物也可来自侧方(关节突关节增生)或后方(黄韧带肥厚),而出现不同类型的脊髓损害。发育性椎管狭窄是脊髓型颈椎病发生和发展的主要因素之一。

检查可见肢体麻木,肌力减弱,肌张力增高,四肢腱反射亢进,大多数患者 Hoffmann 征及 Rossolimo 征阳性,有时可出现髌阵挛或踝阵挛,部分患者 Babinski 征阳性。深感觉往往正常。脊髓造影、CT、MRI 可显示脊髓受压情况及椎管狭窄情况。

案例 66-2

该患者以肌张力增高为主,腱反射亢进,双侧 Hoffmann 征、踝阵挛、Rossolimo 征与 Babinski 征阳性。结合 X 线片和颈椎 MRI 结果,应首先考虑脊髓型颈椎病。

3. 交感神经型颈椎病 发病机制尚不太清楚。目前认为系椎间关节退变累及交感神经,引发交感神经节功能紊乱所致。40 岁左右发病居多,女性多见。主观症状多于客观体征。

临床表现有:①交感神经兴奋症状:头痛或偏头痛,头晕特别在头转动时加重,有时伴恶心,少有呕吐;视物模糊、视力下降,瞳孔扩大或缩小,眼底胀痛;心跳加速、心律不齐,心前区痛和血压升高;头颈及上肢出汗异常以及耳鸣、听力下降,发音障碍等;②交感神经抑制症状。表现为头昏,眼花,流泪,鼻塞,心动过缓,血压下降及胃肠胀气等。

X 线、CT、MRI 等检查结果与神经型颈椎病相似。

4. 椎动脉型颈椎病 颈椎横突孔增生狭窄、上关节突增生肥大,直接刺激或压迫椎动脉;颈椎退变引起节段性不稳,在颈部活动中牵拉椎动脉;或颈交感神经兴奋,反射性地引起椎动脉痉挛等,均是本型病因。当患者原有动脉硬化等血管疾病时,则更易发生本病。

临床表现有:①眩晕:为本型的主要症状,可表现为旋转性、浮动性或摇晃性眩晕。头部活动时可诱发或加重。②头痛:椎-基底动脉供血不足而侧支循环血管代偿性扩张引起,主要表现为枕部、顶枕部痛,也可放射到颞部。多为发作性胀痛,常伴自主神经功能紊乱症状。③视觉障碍:为突发性弱视或失明、复视,短期内自动恢复。是大脑后动脉及脑干内 3、4、6 脑神经核缺血所致。④猝倒:是椎动脉受到刺激突然痉挛引起。多在头部突然旋转或屈伸时发生,倒地后再站起即可继续正常活动。⑤其他:不同程度运动及感觉障碍,以及精神症状。

除了上述四种类型外,如有两种或多种类型的症状同时存在,称为混合型颈椎病。此外,还有颈型颈椎病、食管受压型颈椎病等。

【诊断】

确立颈椎病诊断需要具备三个条件:①具有颈椎病的临床表现(症状和体征);②影像学显示颈椎间盘或椎间关节有退行性改变;③影像学征象能够解释临床表现。在诊断中应避免两个误区:第一,不能单纯依据影像学上有颈椎退行性变就做出颈椎病的诊断。55 岁以上的人群中 80% 有颈椎退行性改变,但其中大部分并无临床表现。第二,也不能只根据临床表现,在没有影像学检查证实颈椎有相应的退行性改变的情况下做出诊断,因为没有颈椎的退行性改变就没有颈椎病的发病基础。神经根型颈椎病发病率高,表现多典型,诊断容易,却往往忽视了脊髓、神经根本身的病变,而延误诊断。其他类型颈椎病临床表现复杂,又易被误诊为心脏、五官、神经系统的疾病。

(1) 颈椎 X 线片:为首选,一般包括正侧位、过伸过屈位、斜位片。可以观察骨质增生、椎间隙和椎间孔狭窄、椎间关节稳定性,可排除结核、肿瘤等骨质破坏性疾病。可作椎管测量。过伸、过屈位椎体滑移距离大于 3mm,考虑存在不稳。

(2) CT 扫描:对骨结构、钙化的后纵韧带显示清晰,但对脊髓、神经根和椎间盘显示不清。

(3) 颈椎 MRI:比较精确显示脊髓受压部位及压迫物的性质,也可显示脊髓内部结构和神经根形态。在脊髓型颈椎病的诊断中有重要价值。

笔记栏

(4) 神经电生理检查：对神经根型颈椎病的诊断和颈椎病的鉴别诊断有一定参考价值。

【鉴别诊断】

1. 神经根型颈椎病的鉴别诊断

(1) 肩周炎：肩部疼痛伴肩关节主动和被动活动受限是肩周炎的特点，颈椎病颈部活动可能受限而肩关节活动不受限。

(2) 腕管综合征：是正中神经在腕管内受压的表现。

(3) 胸廓出口综合征：常见有前斜角肌综合征、颈肋综合征。患侧上肢麻痛、发凉。以臂丛神经下干受压为主，骨间肌、小鱼际肌萎缩和爪形手畸形。锁骨下动脉受压，Adson 试验阳性。

2. 脊髓型颈椎病的鉴别诊断

(1) 肌萎缩型侧索硬化症：是运动神经元疾病。表现为进行性肌萎缩，从手向近端发展，最后可侵及舌肌和咽部。本病无感觉障碍。MRI 显示没有脊髓受压征象。有时与颈椎病同时存在，鉴别诊断更加困难。如能发现颅神经损害的表现则有助于鉴别。

案例 66-2

脊髓型颈椎病易与肌萎缩型侧索硬化症混淆。本案例应补充颅神经系统检查，并作胸锁乳突肌肌电图检查，排除颅神经病变。如将肌萎缩型侧索硬化症误诊为颈椎病而进行手术治疗，效果适得其反。

(2) 后纵韧带骨化症(OPLL)：病因不明，可能与劳损、韧带退行变有关。东方人发病率较白种人明显高。骨化的后纵韧带可为节段性或连续性，当厚度超过颈椎椎管的 30% 时，即可出现脊髓压迫症状。X 线侧位片及 CT 片上可明确显示。

3. 椎动脉型和交感神经型颈椎病的鉴别诊断　主要症状特点是可能发生眩晕，与颈椎不稳定和椎动脉旁骨质增生，在活动头颈部时牵拉、刺激椎动脉，使其痉挛、导致一过性脑缺血有关。故应注意与各类眩晕鉴别。需要做鉴别的疾病还有心律失常、脑动脉硬化、神经官能症等。

【治疗】

1. 非手术治疗　神经根型、交感型、椎动脉型颈椎病首选非手术治疗。

(1) 卧床休息 2～4 周，减少颈椎负荷。椎间关节创伤炎症消退，症状可以明显减轻。

(2) 颌枕带牵引：适用于脊髓型以外的各型颈椎病。可解除颈肌痉挛、增大椎间隙、减少椎间盘压力，从而减轻对神经根的压迫和对椎动脉的刺激，并使嵌顿于小关节内的滑膜皱襞复位。坐、卧位均可进行牵引(图 66-12)，头前屈 15°左右，牵引重量 3～4kg，一般每日 2 次，每次 1 小时。如无不适，可行持续牵引，每日 6～8 小时，2 周为一疗程。

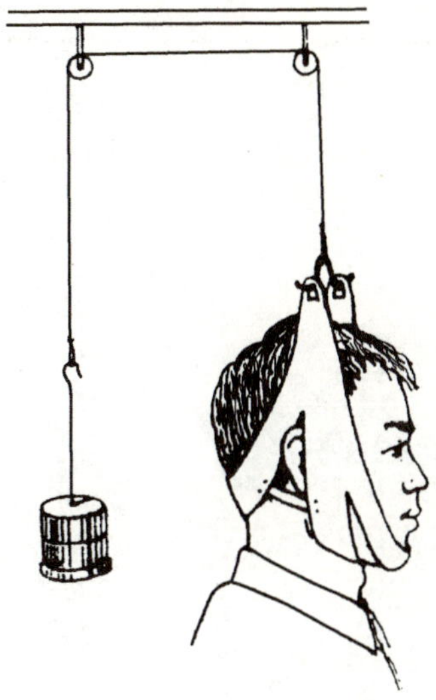

图 66-12　坐位枕颌带牵引

(3) 围领和颈托：能限制颈椎过度活动，而病人行动不受影响。种类较多，其中充气型颈托，除固定颈椎外，还有一定撑开牵张作用。

(4) 手法治疗：有减轻肌痉挛，改善局部血循环的作用。配合牵引、理疗效果较好。发育性椎管狭窄、明显节段性不稳、脊髓型颈椎病和 OPLL 等是旋转复位的禁忌。应注意手法需轻柔，不宜次数过多，否则反而会增加损伤。由非专业人员进行颈部拔伸、旋转而产生颈椎脱位并发四肢瘫痪的病例有时可见。

(5) 封闭治疗：有局限压痛点时，可采取封闭治疗，止痛效果好。颈硬膜外醋酸泼尼松龙注射，有一定危险性，应请麻醉科医师执行。

(6) 药物治疗：非甾体抗炎药、肌松弛剂及镇静剂，属于对症治疗。颈椎病系慢性疾病，如长期使用上述药物，可产生一定副作用，故只在症状剧烈、严重影响生活及睡眠时才短期、交替使用。一般不主张使用强烈止痛药。

2. 手术治疗　诊断明确的颈椎病经合理的非手术治疗无效，或反复发作并影响工作和生活者，或脊髓型颈椎病症状进行性加重者，应手术治疗。根据手术途径不同，可分为前路手术及后路手术。

(1) 前路手术：前路减压术适合于切除突出之椎间盘、椎体后方骨赘及钩椎关节骨赘，以解除对脊髓、神经根和椎动脉的压迫。同时进行椎体间植骨融合术，以稳定脊柱和保持正常的椎间隙高度。

案例 66-2

该患者经检查和神经内科会诊，排除了侧索硬化症。实施前路手术，手术方式为"颈椎前路颈 5 椎体次全切除减压及椎间融合术"。

（2）后路手术：适用于颈椎多节段病变，或合并有发育性椎管狭窄者。主要是通过椎板切除术或椎板成形椎管扩大术，达到对脊髓的减压目的。也可辅以后方脊柱融合术。

（吴景明）

笔记栏

第六十七章 骨与关节化脓性感染

第一节 化脓性骨髓炎

化脓性骨髓炎(pyogenic osteomyelitis)是化脓性细菌引起的骨膜、骨质和骨髓等骨组织的炎症,及时的诊断与治疗对预后至关重要。其感染途径为:①血源性途径:身体其他部位化脓性病灶中的细菌经血液循环播散至骨骼;②直接感染:创伤后感染,如开放性骨折发生感染,或骨折手术后出现感染;③邻近感染灶直接蔓延至骨骼,如脓性指头炎引起指骨骨髓炎,慢性小腿溃疡引起胫骨骨髓炎。化脓性骨髓炎按病程长短可分为急性和慢性两种,急性骨髓炎反复发作和病程超过10天即进入慢性阶段。

一、急性血源性骨髓炎

案例 67-1

患儿,男,11岁。外伤后右小腿肿痛、活动受限1周,加重伴寒战、高热3天入院。

1周前,患儿行走时不慎碰伤右小腿,即感右小腿轻微疼痛,未引起患儿及家长重视,未予治疗。2天后患儿右小腿疼痛加重,轻微肿胀,行走困难,入院前3天患儿开始发热、体温约38℃。今日出现寒战、高热症状,体温高达40℃伴右小腿上段剧痛。无头痛、呕吐,无咳嗽、胸痛,无腹痛腹泻等不适症状。由其母送往医院就诊。患儿既往体健,无肝炎、结核病史,无手术外伤史,无药物及食物过敏史。10天前左臀部患一"疖"经挤破及口服"抗生素"后好转。按时计划免疫。父母体健,无家族遗传病病史。

体格检查:T 39.8℃,P 120次/分,R 23次/分,BP 110/65 mmHg。发育正常,营养较差,神志清楚,查体合作。全身皮肤及巩膜无黄染,浅表淋巴无肿大。胸廓对称无畸形,胸廓挤压试验阴性,双肺呼吸音清晰,心率120次/分,律齐。腹部平软无压痛,肝肾区无叩痛。脊柱无畸形,活动范围正常。

专科查体:右小腿肿胀明显,局部皮温增高,右胫骨上端剧烈深压痛,局部波动感,右下肢肢端血循环及浅感觉正常。神经系统生理反射存在,病理反射未引出。

辅助检查:①右胫腓骨X线检查未见异常。②血常规:RBC 4.0×10^9/L,WBC 11×10^9/L,N 0.95。

脓肿分层穿刺:右小腿上端骨膜下穿刺出脓性液体。

问题:

1. 考虑哪种诊断可能性大,还应作哪些检查?
2. 该疾病应与哪些疾病相鉴别?
3. 治疗方案如何?

急性血源性骨髓炎最常见于3~15岁儿童和青少年,男女患病比例约为4∶1。长骨干骺端为原发病灶所在,以胫骨近端、股骨远端为好发部位,其次为肱骨、桡骨及髂骨。

【病因】

1. 致病菌 溶血性金黄色葡萄球菌是最常见的致病菌,约占75%。其次是B乙型链球菌。嗜血属流感杆菌也可致病,其他的细菌有大肠埃希菌和产气荚膜杆菌,亦可是肺炎球菌和白色葡萄球菌。

2. 原发灶 本病的致病菌系经过血源性播散,先有身体其他部位的感染性病灶,一般位于皮肤或黏膜处,如疖、痈、扁桃体炎和中耳炎。原发病灶处理不当或机体抵抗力下降,都可由于细菌进入血循环发生脓毒症,从而引起骨组织感染。

3. 局部原因 菌栓易停留于干骺端,原因为儿童干骺端的骨滋养血管为终末血管,血流缓慢,容易使细菌停滞。因此,儿童长骨干骺端为好发部位(图67-1)。

4. 外伤 是本病的重要诱因。

5. 生活卫生条件 农村高于城市、贫困地区明显高于经济发达地区。

笔记栏

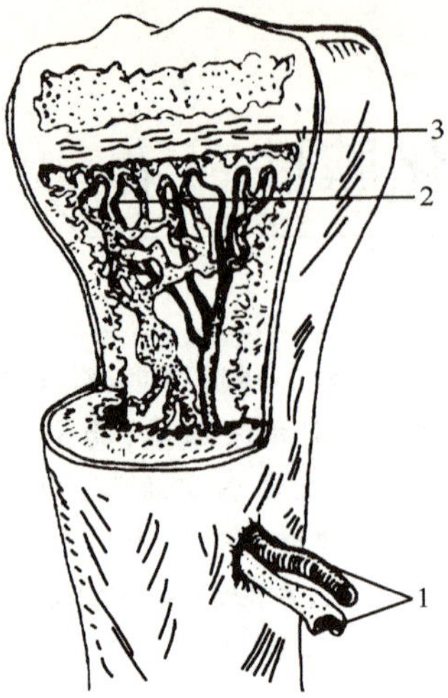

图 67-1 儿童干骺端血供特点
1. 干骺端滋养血管；2. 滋养血管末端；3. 骺板

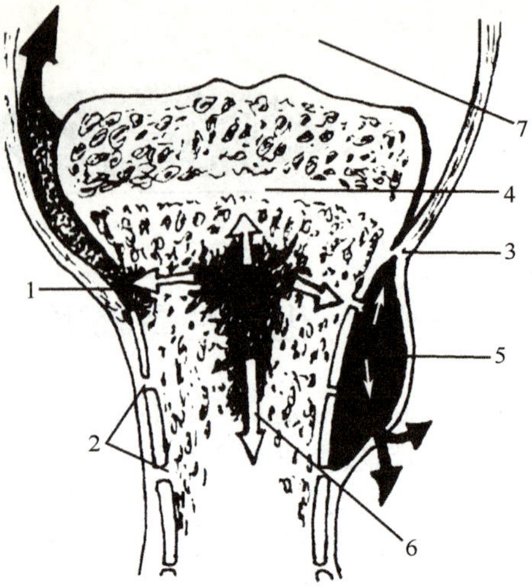

图 67-2 脓肿蔓延和扩散方向
1. 关节囊附着点；2. Volkmann 管；3. 关节囊；4. 骨骺板；5. 骨膜下；6. 骨髓腔；7. 关节腔

案例 67-1

1. 患者男性，11 岁，为化脓性骨髓炎的好发年龄段。

2. 发病前有外伤史。

3. 发病前有左臀部“疖”原发感染灶。

【病理】

病理特点为：骨质破坏、坏死和由此诱发的修复反应（骨增生）同时存在。早期以破坏、坏死为主，后期以修复增生为主。

1. 病理演变 细菌首先在干骺端松质骨停留繁殖，不仅阻塞小血管，使骨质发生坏死；还引起局部炎症反应，形成脓肿。脓肿逐渐向压力低的部位扩散、蔓延，导致更多部位发生感染和骨质坏死，使骨髓腔内压力急剧升高。脓肿蔓延的方向可以是：①向骨干髓腔方向扩展蔓延；②沿着 Havers 管 Volkmann 管蔓延，引起骨密质感染；③如脓液穿破密质骨外层骨板蔓延到骨膜下，则形成骨膜下脓肿。因干骺端骨密质较薄，因此易穿破；④穿破骨膜进入软组织间隙，引起软组织疏松结缔组织炎；⑤若再经皮肤破溃，则形成窦道；⑥儿童脓液进入邻近关节比较少见，因为骨骺板具有屏障作用。成人骺板已经融合，脓肿可直接进入关节腔形成化脓性关节炎（图 67-2）。

2. 病理改变 ①脓肿及骨坏死：骨坏死在尚未与周围活组织脱离时，如炎症被控制，可以通过建立侧支循环而再血管化，病变骨可能复活；若与周围组织脱离，则形成死骨，并被肉芽组织、纤维组织包绕，若无脓肿形成，可长期存留在体内。②骨膜下新骨形成：骨膜未被感染破坏时，炎症可刺激骨膜下成骨，若新骨包围在骨干的外层，则形成“骨性包壳”，包壳可以保持骨干的连续性，使其不发生病理性骨折。如骨膜被感染破坏，无新骨形成，可发生感染性骨缺损及病理性骨折。包壳内有死骨、脓液和炎性肉芽组织，往往引流不畅，成为骨性死腔。死骨和包壳使病灶经久不愈，是慢性骨髓炎的特征之一。

【临床表现与诊断】

1. 症状和体征

（1）病史：发病前往往有外伤病史。但找到原发感染灶，或在病史中询问出原发感染灶者不多见。

（2）全身中毒症状：起病急骤，有寒战，继而高热至 39℃ 以上。儿童可有烦躁、呕吐与惊厥。重者有昏迷与感染性休克。

（3）局部表现：早期只有患区剧痛，肢体半屈曲状，周围肌痉挛；因疼痛抗拒作主动与被动运动。当脓肿形成至穿破密质骨到骨膜下时，常伴剧痛，脓肿穿破后成为软组织深部脓肿，此时疼痛反可减轻，但局部红、肿、热、压痛都更为明显。

（4）体征：早期局部皮温增高、压痛、肿胀并不明显。脓肿进入骨膜下时，局部才有明显压痛。

2. 辅助检查

（1）实验室检查：①白细胞计数增高，一般都在 10×10^9/L 以上，中性粒细胞可占 90% 以上；②血沉加快；③血中 C 反应蛋白（C-reactive protein，CRP）水平升高，比血沉更有价值，更敏感；④血培养可获致病菌，但并非每次培养均可获阳性结果，特别是已经用过抗生素者血培养阳性率更低。在使用抗生素前或寒战高热期抽血培养，可以提高血培养阳性率；所获致病菌均应作药物敏感试验，以便调整抗生素。

（2）局部脓肿分层穿刺：对早期诊断有重要价值。选用有内芯的穿刺针，在压痛最明显的干

笔记栏

骺端刺人，先穿入软组织，无脓液再向深处穿刺入骨膜下；如骨膜下穿刺也无脓液，可继续向皮质骨穿刺。即使是几滴血性穿刺液也应作涂片检查与细菌培养，涂片中发现较多脓细胞或细菌即可明确诊断。并同时行细菌培养与药物敏感试验。

（3）影像学检查：①X 线检查：早期 X 线检查往往无异常发现，但对于鉴别诊断是有益的。发病 2 周后 X 线平片可出现骨破坏表现。X 线检查难以显示出直径小于 1 cm 的骨脓肿，因此早期的 X 线表现为层状骨膜反应与干骺端骨质稀疏。病变进一步发展，可见分层骨膜增生，游离的死骨和新生骨形成的骨包壳（图 67-3）；②CT 检查：一般不需要。可以提前发现骨膜下脓肿，但对细小的骨脓肿仍难以显示；③MRI 检查：可早期发现骨组织的炎性变化，对早期诊断有意义；④放射性核素扫描：在发病 48 小时内可发现感染病灶的核素摄取增加，对早期诊断有一定的帮助。

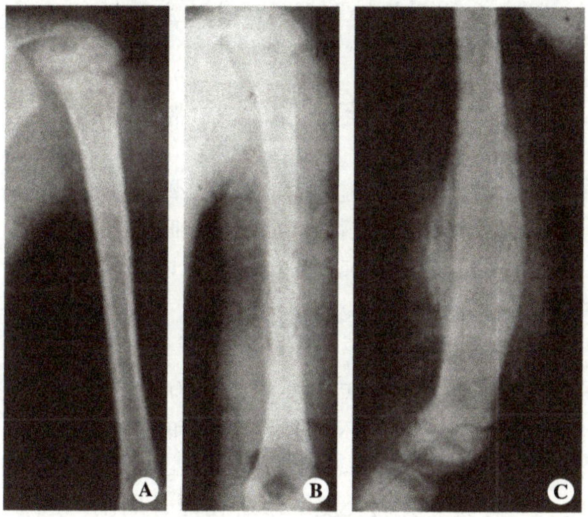

图 67-3　化脓性骨髓炎的 X 线变化

A. 1 周；B. 4 周；C. 6 周

2 周内骨质改变不明显，2 周后出现广泛骨膜反应，后期骨包壳及新生骨形成。

案例 67-1

1. 患儿以右小腿疼痛、肿胀并伴高热、寒战为主要临床表现。

2. 体格检查：体温增高、营养较差，右小腿肿胀明显，局部皮温增高，右胫骨上端剧烈深压痛，局部波动感。提示感染可能性大。

3. 骨膜下脓肿穿刺出脓性液体，提示骨膜下脓肿形成。

4. X 线无异常发现。急性骨髓炎早期 X 线常无阳性发现。

5. 辅助检查：白细胞升高，以中性粒细胞为主。

3. 诊断与鉴别诊断　急性骨髓炎诊断宜早，但注意早期 X 线常无异常表现。因此，诊断主要靠临床表现和体征。

①突起高热、寒战；②长骨干骺端疼痛剧烈而不愿活动肢体；③病变部位明显的深压痛；④骨膜下穿刺出脓性液体；⑤白细胞计数和中性粒细胞增高。MRI 检查具有早期诊断价值。

在鉴别诊断方面应该与下列疾病相鉴别：

（1）急性蜂窝织炎：全身症状轻，局部红肿热痛明显，压痛位置表浅，脓肿位于皮下，部位较浅。

（2）化脓性关节炎：发病部位不同，化脓性关节炎主要表现为关节的红肿热痛，关节活动受限。

（3）骨肉瘤和尤文肉瘤：有时鉴别困难，部分恶性骨肿瘤也可以有肿瘤性发热。X 线表现不同，恶性骨肿瘤表现为骨质破坏或成骨，骨膜分层反应明显，呈放射状或松针样骨膜反应，且一般起病缓，部位以骨干居多数，夜间静息痛明显，部分病例与不典型骨髓炎混淆不清；必要时需作组织活检。

案例 67-1

1. 诊断：急性化脓性骨髓炎。

2. 鉴别诊断需与急性蜂窝组织炎鉴别：急性蜂窝组织炎感染病灶位于皮下，早期局部红肿热痛症状明显，发热多见但高热少见，脓肿位于皮下。

3. 可进一步行右小腿 MRI 检查。

【治疗】

关键是早期诊断，早期治疗，防止急性骨髓炎转为慢性骨髓炎。

1. 抗感染治疗　发病 3~5 天内使用敏感、足量抗生素多可以控制感染，如全身及局部症状均消失，无需手术。但如全身及局部症状持续存在甚至加重，则必须手术治疗。在早期如果不能确定致病菌，则只能根据经验选用抗生素，同时应考虑患者的年龄和其他因素。然后再根据细菌培养和药敏检测结果调整抗生素。抗生素的使用至少应持续至体温下降，局部红肿热痛等症状消失后 2 周左右，同时实验室检查血沉和 C 反应蛋白水平正常或明显下降。

2. 手术治疗　早期进行骨开窗减压、引流，防止炎症扩散及死骨形成，而转变为慢性骨髓炎。手术引流越早、越彻底越好。手术最好在强化抗生素治疗后 48~72 小时仍不能控制局部症状时进行；也有主张提前为 36 小时的，宁失之于过早，而不失之于过晚。

笔记栏

手术方法有钻孔引流和开窗减压两种。①钻孔引流(图 67-4):在干骺端压痛最明显处作纵形切口,切开骨膜,放出骨膜下脓肿内高压脓液,但不剥离骨膜。在骨膜外先对病灶钻孔,如有脓液溢出,表示已进入病灶,再钻一系列孔,使各钻孔形成长方形。②开窗减压(图 67-5):用骨刀沿钻孔形成的方形去掉骨密质,称为骨"开窗"。开窗可达到充分减压的目的,同时可在窗内放置引流管作(闭式灌洗引流术),一般放置两根导管,一根导管为滴注管,可连续滴注抗生素液,一根管为引流管,可持续负压引流。引流和滴注维持 2 周后,如引流液清亮,全身症状消失,可先将滴注管拔出,2~3 日后再考虑拔出引流管。

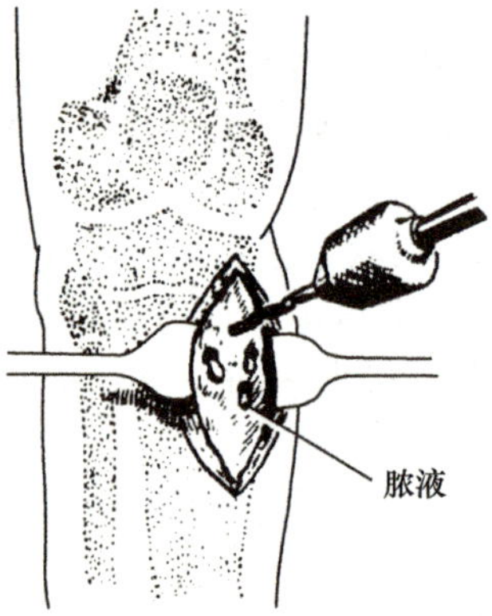

图 67-4 钻孔引流

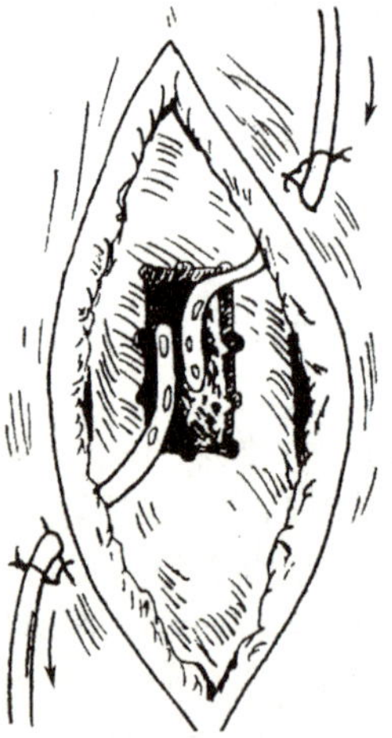

图 67-5 开窗闭式灌洗引流术

3. 全身治疗 改善全身营养状况,可给予高蛋白饮食或输注球蛋白,亦可输血、新鲜血浆提高机体免疫力。高热时降温,补液,补充热量。也可使用清热解毒的中药。

4. 肢体制动 肢体可作皮肤牵引或石膏托固定,有利于缓解疼痛、防止关节挛缩畸形和发生病理性骨折。

案例 67-1

治疗方案:

1. 抗感染、手术开窗减压引流、闭式灌洗,患肢制动。
2. 支持对症治疗。

案例 67-1

1. 小儿有外伤史、有原发病灶、病程短。
2. 有寒战高热伴右小腿肿胀、剧痛。
3. 查体见营养较差、体温明显升高、局部剧烈深压痛。
4. 分层穿刺骨膜下发现脓液。
5. 辅检白细胞升高,以中性粒细胞为主。
6. X 线片无异常。
7. 可进一步行右小腿 MRI 检查。

诊断急性化脓性骨髓炎明确,治疗以抗感染、手术开窗减压、闭式灌洗为主。

二、慢性化脓性骨髓炎

慢性化脓性骨髓炎多由急性骨髓炎转变而来,或创伤后继发感染形成。如果细菌毒力较低,或机体抵抗能力较强,也可一开始即表现为慢性骨髓炎。

【病理】

慢性骨髓炎的病理改变主要为:①死骨和死腔。死腔内充满着坏死肉芽组织和脓液,死骨浸泡在其中,成为经久不愈的感染源。②骨包壳与瘘孔。骨膜受炎症反复刺激后在死骨周围形成板层状包壳,包壳内有多处向死腔和外界的开口,称为瘘孔。③窦道。脓液穿破皮肤后形成窦道,窦道内反复流脓,刺激周围组织形成大量纤维瘢痕。死骨、死腔及坏死肉芽组织等病灶内由于缺乏血供,身体抗菌能力及抗菌药物不易达到,多有细菌残留。

【临床表现】

慢性骨髓炎在静止期全身和局部症状不明显,急性发作时可出现体温升高,局部红肿热痛症状。长期病变患肢变形粗大,皮肤色素沉着,组织弹性消失,周围肌肉萎缩;若软组织挛缩较重可出现关节强直畸形。局部可见窦道,窦道口内流脓,偶尔可见死骨排出。窦道可存在数十年,有时经治疗窦道愈合,但很快又可在邻近部位产生新的窦道,甚至原已闭合的窦道又再次开放。

X 线改变:可见三角状或葱皮样骨膜反应,骨膜下新生骨,骨密质增厚,骨质密度增加。骨干形态增粗、不规则,密度不均匀,内有高密度的死骨,没有骨小梁结构，边缘不规则，死骨周围有透光带，为死腔。病变骨远端可见骨质疏松，甚至可见病理性骨折（图 67-6）。

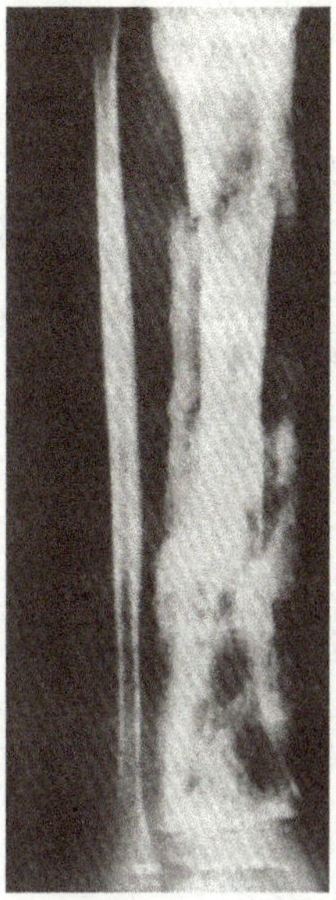

图 67-6　胫骨慢性骨髓炎 X 线改变
可见骨干形态增粗、不规则，密度不均匀，大段死骨，外有骨包壳形成，死骨周围有透光带

【诊断】

一般根据病史和临床表现，典型的 X 线改变，诊断不难。摄 X 线片可以证实有无死骨，了解形状、数量、大小和部位，以及附近包壳生长情况。

【治疗】

慢性骨髓炎的治疗原则是：清除死骨、消灭死腔、切除窦道、闭合伤口、根治感染源。

1. 手术指征　有死骨形成，有死腔及窦道流脓者均应手术治疗。

2. 手术禁忌证

（1）急性发作期，应以抗生素治疗为主。

（2）大块死骨形成而包壳尚未充分生成者，过早手术可导致骨干大段缺损。

3. 手术方法

（1）清除病灶：切口沿窦道壁周围正常软组织显露，切除窦道；在骨壳上开窗，进入病灶内，不要过多剥离骨膜，吸出脓液、取出死骨、刮除炎性肉芽组织，直至周围正常骨质。病灶清除要彻底，否则窦道难以闭合，术后易复发。

腓骨、肋骨、髂骨翼等非重要部位的慢性骨髓炎，可将病骨整段切除。已有窦道口皮肤癌变宜施行截肢术。

（2）消灭骨死腔

1）碟形手术：死腔不大的病变，清除病灶后用骨刀将骨腔边缘削去一部分，使其成为口大底小的碟状，使周围软组织容易向腔内靠拢而消灭死腔。

2）肌瓣填塞：因肌肉血供丰富，因此可利用临近的肌瓣或转移肌瓣填塞死腔，可改善死腔的血供，达到消灭残留细菌、促进肉芽生长、封闭死腔之目的。

3）抗生素骨水泥珠链：用含有抗生素（常用庆大霉素）的骨水泥制成珠链，置放入死腔内，使局部达到稳定持久的抗生素浓度；随着基底肉芽组织的生长而逐步拔出珠链。

（3）灌洗引流：是慢性骨髓炎清除病灶后的基本方法。与急性骨髓炎相似，在闭合伤口前应放置滴注管和引流管各一根，以便术后进行抗生素滴注引流。术后保持两管特别是出水引流管的通畅，对治疗成功有重要作用。为防止出水管堵塞，可将出水管设置为两根。灌洗时间约 3 周左右，如体温正常、伤口无红肿、引流液体清亮，可先拔滴注管，1~2 天后拔引流管。

（4）伤口的闭合：伤口应该一期缝合，若窦道口切除后伤口闭合困难，可用凡士林油纱覆盖，待下方肉芽组织生长后再植皮治疗。也可用局部肌皮瓣、带蒂皮瓣等方法闭合伤口。

三、局限性骨脓肿

局限性骨脓肿（Brodie's abscess）好发于儿童和青少年。通常发生于长骨的干骺端，多见于胫骨、股骨与肱骨。

一般认为细菌的毒力不大和病人的抵抗力较高是产生 Brodie 脓肿的主要原因。病灶呈圆形或椭圆形，其内容物可为脓液或炎性肉芽组织，周围有界限清楚的密质骨包围。

【临床表现】

患者多无明显临床症状，主要表现为机体抵抗力降低时，病变部位的疼痛和皮温升高，可反复发作，使用抗生素后炎症迅速消退。X 线表现为干骺端椭圆形的孤立性骨密度减低区，中心无骨小梁，周围有骨质硬化反应，与正常骨质间无明确分界。应与骨囊肿鉴别。

【治疗】

主要为手术治疗。手术前后都需使用抗生素。手术方法为彻底刮除病灶内炎性组织，清除脓液，冲洗干净后取自体松质骨填充骨腔，一般可治愈。亦可行闭式灌洗引流术。

四、硬化性骨髓炎

硬化性骨髓炎又名 Garrè 骨髓炎（Garrè's osteomyelitis）。病因尚未完全确定，一般认为本病为低毒性骨组织感染，主要表现为成骨反应、骨质硬化,故称为硬化性骨髓炎。多发生在长管状骨骨干,以胫骨为好发部位。

【临床表现】

临床症状轻微,一般无全身症状。病人多因病变部位酸胀疼痛就诊,劳累或久站后症状加重,原因多系骨质增生引起骨内压力增高所致。可有局部皮肤温度高,少有红肿。使用抗生素后症状可以缓解。

X线片主要表现为骨干局部骨质增生硬化,骨髓腔狭窄甚至消失,硬化骨与正常骨无明显界限,病程较长者骨干常呈梭形增粗。

【治疗】

使用抗生素可以缓解急性发作所致的疼痛,但不能消除感染病灶。大部分病例需作手术治疗,手术时机应选择非急性期。

手术方法:手术主要为开通和扩大髓腔,凿去硬化的骨质,直至均匀渗血为止。术后放置闭式灌洗引流管,或内置庆大霉素-骨水泥珠链。术后抗感染治疗,直至伤口愈合、试验室检查血沉和C反应蛋白正常。

五、创伤后骨髓炎

创伤后骨髓炎多由开放性骨折感染或闭合性骨折切开复位后感染所致,多见于手外伤。感染急性期可出现全身症状;若急性期未及时治疗,则转变为慢性骨髓炎。其病理过程主要为细菌直接侵犯骨组织,引起骨组织感染、坏死和刺激新骨生长。

伤后及时治疗、彻底清创、术后予以抗感染治疗,是预防创伤后骨髓炎的关键。

(常 山 田家亮)

第二节 化脓性关节炎

案例 67-2

患者,男,8岁。外伤致右膝疼痛、肿胀、活动受限1周入院。

1周前,患儿行走时不慎碰伤右膝部,当即感右膝疼痛,起初疼痛较轻微,未引起患儿家属重视,未予治疗。3天后患儿感右膝部疼痛症状加重,红肿明显,行走困难,伴寒战、高热。无头痛、呕吐,无咳嗽、胸痛等不适症状。由其母送往医院就诊。患儿既往体健,无肝炎、结核病史,无手术外伤史,无药物及食物过敏史。按时计划免疫。父母体健,无家族遗传病病史。

体格检查:T 39℃,P 120次/分,R 23次/分,BP 110/65 mmHg。发育正常,营养良好,神志清楚,查体合作。全身皮肤及巩膜无黄染,浅表淋巴结无肿大。胸廓对称无畸形,胸廓挤压试验阴性,双肺呼吸音清晰,心率120次/分,律齐。腹部平软无压痛,肝肾区无叩痛。脊柱无畸形,活动范围正常。

专科查体:右膝关节肿胀明显,局部皮温增高,周围皮肤红肿明显。浮髌试验阳性,右下肢肢端血循环及浅感觉正常。神经系统生理反射存在,病理反射未引出。

辅助检查:①右膝关节X线未见异常。②血常规:RBC 3.5×10^9/L,WBC 10.8×10^9/L,中性粒细胞0.92。

右膝关节穿刺:穿刺液较浑浊,含有大量脓细胞及白细胞。

问题:

1. 考虑哪种诊断可能性大?
2. 该疾病应与哪些疾病相鉴别?
3. 该患儿的治疗方案如何?

化脓性关节炎(pyogenic arthritis)为关节内化脓性感染。多见于儿童,好发于髋、膝关节,其次为肘、肩及踝关节。其他关节少见。

【病因】

最常见的致病菌为金黄色葡萄球菌,约占85%左右;其次为溶血性链球菌和革兰阴性菌。其感染途径和化脓性骨髓炎相似,血源性途径最多见,常见为呼吸道感染引起。另外,关节穿刺或注射药物,或关节手术也可引起。

案例 67-2

1. 患儿,男性,8岁,为化脓性关节炎好发年龄段。

2. 发病前轻微外伤史,无明显化脓性细菌感染病史。

【病理】

化脓性关节炎的病变发展过程可以分成三个阶段,但无明确的界限,并可因细菌毒力、机体抵抗力不同而变化。

1. 浆液性渗出期 炎症仅限于滑膜浅层,滑膜充血、水肿明显,有白细胞浸润和浆液性渗出物。渗出物中含多量白细胞,因大分子蛋白质未进入关节腔,关节腔液体呈稀薄浆液状。因关节软骨没有被破坏,如治疗及时,渗出物可以完全被吸收而不会遗留任何关节功能障碍。本期时间较短，约2~3天。

2. 浆液纤维素性渗出期　滑膜炎症加重，渗出物增多，变为混浊，内含大量炎症细胞、脓细胞和纤维蛋白。血管的通透性明显增加，多量的纤维蛋白出现在关节液中。白细胞、滑膜细胞和软骨细胞产生大量不同的酶和毒性物质，使软骨基质受到破坏，软骨出现溶解和塌陷。此期即使炎症治愈，也会遗留不同程度的关节功能障碍。

3. 脓性渗出期　炎症进一步发展，软骨下骨质受到侵犯，关节腔内脓性渗出物增多，关节液变黏稠，滑膜和关节软骨都已破坏，甚至侵入骨端松质骨，引起化脓性骨髓炎。另一方面，炎症可侵犯周围组织，引起关节周围软组织蜂窝组织炎。此期遗留严重关节功能障碍，甚至病理性脱位或关节强直。

【临床表现与诊断】

1. 病史　可有或无其他部位感染病史，但一般都有外伤诱发病史。

2. 症状和体征　起病急骤，寒战高热，体温可达39℃以上，全身中毒症状重，甚至出现中毒性休克。受累关节疼痛剧烈，呈半屈曲位，浅表关节局部红、肿、热、痛明显。髋关节的位置较深，局部红肿、压痛多不明显，但关节内旋受限明显。膝关节可见髌上囊明显隆起，浮髌试验阳性。

3. 实验室检查　白细胞计数增高可至$10\times10^9/L$以上，中性粒细胞大于0.80。血沉和C反应蛋白增加明显。

4. 关节穿刺检查　早期关节液外观多为清亮的浆液性液体；中期关节液浑浊，有大量白细胞；后期关节液为黄白色脓性液体。镜检可见多量脓细胞，或涂片作革兰染色，可见成堆阳性球菌。寒战期抽血培养可检出病原菌。

5. X线表现　早期X线表现为周围软组织肿胀，关节间隙增宽；中期X线表现为周围骨质疏松明显，关节间隙可以正常或变窄；后期X线表现为关节间隙变窄，甚至出现骨质破坏、增生和硬化；晚期可出现关节间隙完全消失，或病理性脱位。

化脓性关节炎诊断宜早，但早期X线不能作为诊断依据。关节穿刺和关节液检查对早期诊断非常重要，若关节液检查出大量白细胞或脓细胞，细菌培养阳性，即可确诊。

案例 67-2

1. 患儿右膝关节疼痛逐渐加重，并伴寒战、高热等全身中毒症状；血常规白细胞及中性粒细胞增高。提示存在感染灶。

2. 右膝关节红肿明显，浮髌试验阳性，提示右膝关节积液。

3. 关节穿刺液外观混浊，含白细胞和脓细胞，表明病变已进入浆液纤维素性渗出期。

4. 诊断：右膝关节化脓性关节炎。

5. 应与关节结核及急性风湿、类风湿关节炎鉴别。

【治疗】

早期治疗是挽救关节功能的关键。

1. 全身支持治疗　改善全身状况，提高机体免疫力，对症降温、止痛治疗。

2. 抗感染治疗　早期足量全身性使用抗生素，原则同急性血源性骨髓炎。

3. 局部治疗　根据不同病理阶段，选择相应的治疗：①浆液性渗出期：每天重复关节穿刺，抽出关节液后，注入抗生素。直至关节液清亮，镜检未发现白细胞和脓细胞（图67-7）；②浆液纤维素性渗出期：此期单纯穿刺已不能阻止病情发展，一般选用关节腔灌洗或切开引流，彻底清除关节内脓性渗液、脓苔与组织碎屑。用抗生素持续滴注引流；③脓性渗出期：关节腔灌洗（图67-8）或切开引流，晚期若关节畸形或强直，可行手术矫形或关节融合。

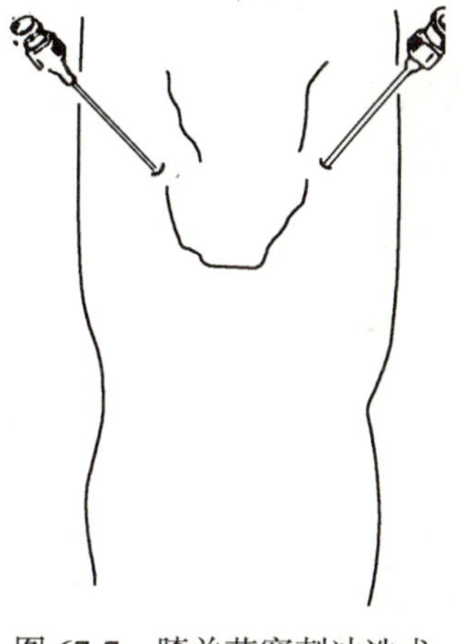

图67-7　膝关节穿刺冲洗术

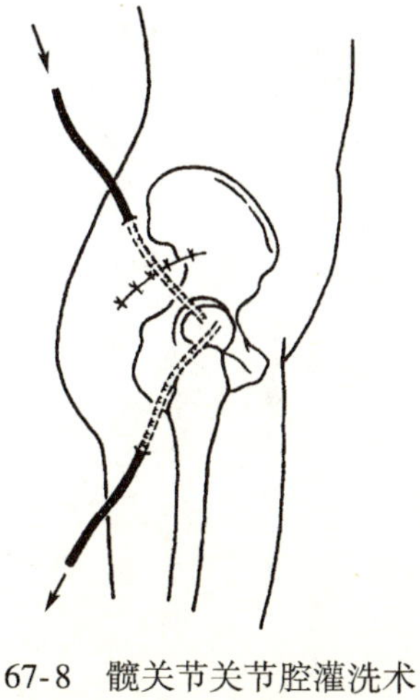

图67-8　髋关节关节腔灌洗术

4. 局部制动　可用石膏或皮肤牵引制动，有利于缓解局部疼痛，控制感染扩散，防止关节强直于非功能位。

5. 关节镜治疗　使用关节镜进行关节清理，也是目前较常用的方法。

案例 67-2

该患者治疗方案：

1. 做血培养和关节穿刺液培养，寻找致病菌。

2. 全身使用敏感、足量抗生素。

3. 每日关节穿刺并关节腔内注入抗生素，或关节切开冲洗引流。

（常　山　林炎水）

第六十八章 骨与关节结核

结核病是人类疾病中最古老的传染病之一，人类与之斗争了数千年，但至今结核病仍在全球流行，对人类健康与生命均构成严重威胁。据WHO发表的公报，1997年全世界共查出新的结核病700多万例，近300万人死于结核病。愈来愈多的结核菌有耐药性，使结核病可能再次成为难治之症及疫情上升的主要因素。

结核病是由结核分枝杆菌(以人型结核菌为主，极少数为牛型结核菌)引起的慢性传染病，可侵及许多脏器，以肺部受累形成肺结核最为常见。排菌患者为其重要的传染源。人体感染结核菌后，结核杆菌经血循环到达骨与关节部位，不一定会立刻发病。待机体的抵抗力降低或细胞介导的变态反应增高时，才可能引起临床发病。如果机体的抵抗力加强，潜伏的结核杆菌可被抑制甚至被消灭。

骨与关节结核好发于儿童与青少年。30岁以下的病人占80%。好发部位的特点是负重大，活动多，易于发生创伤的部位。骨与关节结核的好发部位是脊柱，约占50%，其次是膝关节、髋关节与肘关节。

第一节 脊柱结核

一、脊柱结核

案例 68-1

患者，男，27岁。腰痛和右下肢牵拉痛2个月余，伴低热、盗汗入院。

患者2个月余前无明显诱因出现腰痛，并向右下肢牵拉痛，咳嗽、身体震动时加重，卧床休息可缓解。伴腰部僵硬、午后潮热、盗汗、乏力、纳差、体重明显下降。经外院治疗未见好转。既往有肺结核病史。

体格检查：T 38.2℃，P 92次/分，R 21次/分，BP 130/75mmHg。脊柱无畸形。右侧骶棘肌紧张度增高，腰3、4棘突压痛、叩击痛阳性，腰椎活动受限，右直腿抬高试验阳性，右小腿外侧、内踝皮肤触觉减弱，右拇长伸肌肌力减弱。

辅助检查：①血常规：Hb 98g/L。②肝功能：总蛋白 58g/L，白蛋白 30g/L。③ESR 79mm/1h。④腰椎正侧位片：腰4椎体前上缘、腰3椎体右前下缘见骨质破坏，边缘模糊，腰3/4间隙变窄；右腰大肌影肿胀、边缘不清。

问题：

1. 根据以上资料，拟诊断什么疾病？
2. 还有哪些辅助检查有助于诊断？
3. 如何治疗？

脊柱结核占全身关节结核的首位，其中以椎体结核占大多数，附件结核十分罕见。这是由于椎体以松质骨为主，负重大、肌肉附着少、易受劳损、它的滋养动脉为终末动脉，结核杆菌容易停留在椎体部位。在整个脊柱中腰椎负重和活动度最大，腰椎结核发生率也最高；其后依次为胸椎、胸腰椎、上段胸椎、颈椎和腰骶椎，骶尾椎结核则甚为罕见。

本病曾多见于儿童，近年来青壮年居多，女性略多于男性。多数椎体病灶只有一处，可波及邻近椎体。有两处椎体病灶者占3%～7%，而其间为健康的椎体隔开，称之为跳跃性脊椎结核。

【病理】

根据初起病变所在的部位，将脊椎结核分为四型。

1. 中心型 病变起于椎体中心松质骨。多见于10岁以下的儿童，好发于胸椎。病变进展快，椎体破坏压缩呈楔形，一般只侵犯一个椎体，也有穿透椎间盘而累及邻近椎体(图68-1)。成人病变进展较慢，可出现死骨，死骨吸收后遗留空洞。也可逐渐侵袭邻近椎间盘，并且通过椎间盘侵犯邻近椎体。

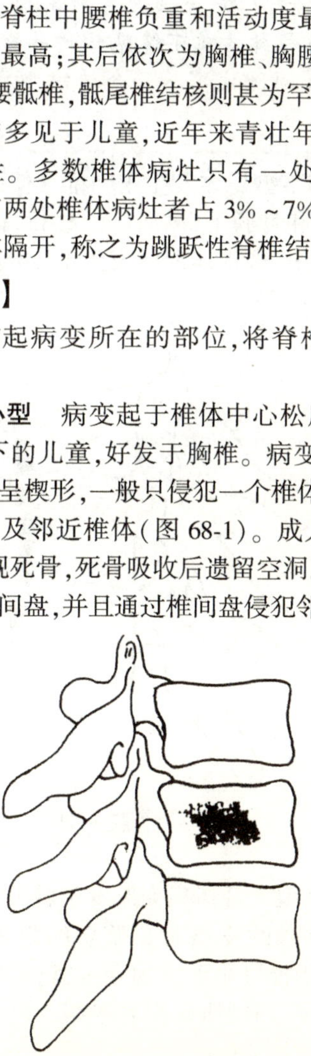

图 68-1 中心型

笔记栏

2. 边缘型 常见于成人,腰椎为好发部位。结核病变发生于椎体的上下缘,溶骨性破坏为主,死骨少见。容易侵犯至椎间盘及相邻的椎体。椎间盘破坏是本病的特征。早期X线照片显示受累椎间盘狭窄(图68-2)。

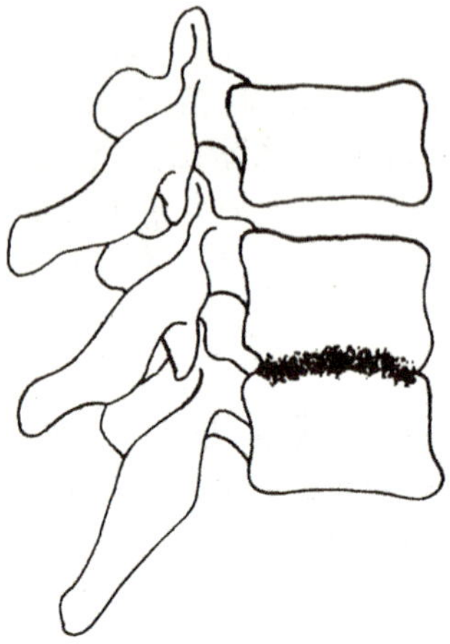

图68-2 边缘型

案例68-1

该患者27岁,X线照片显示腰4椎体前上缘、腰3椎体右前下缘见骨质破坏,边缘模糊,腰3/4间隙变窄。符合边缘型脊椎结核的表现。

3. 骨膜下型 多发生于胸椎椎体前缘。脓肿在前纵韧带和骨膜下,纵向广泛移行,椎体长期被浸泡在浓汁中,多椎体前缘发生散在的、表浅的破坏病灶(图68-3)。

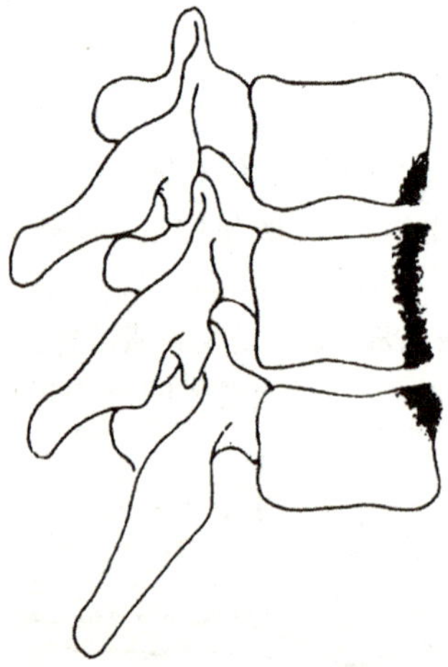

图68-3 骨膜下型

4. 附件型 系指病变原发于棘突、横突、椎板或上下关节突的皮质骨。孤立的附件结核很少见,这是由于椎弓小动脉吻合丰富,附件不承担体重,松质骨少,周围肌肉附着丰富。附件结核均为溶骨性破坏(图68-4)。

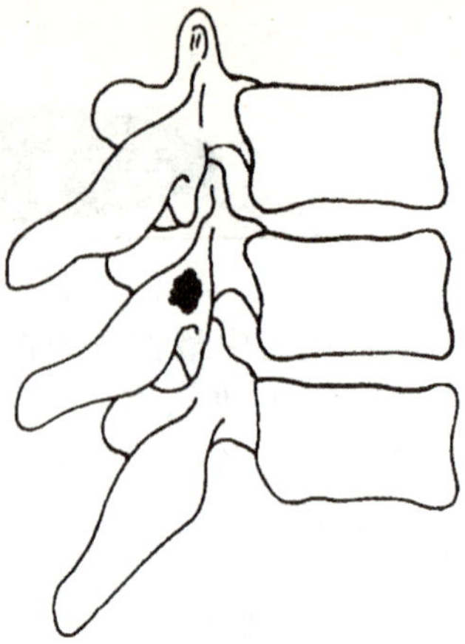

图68-4 附件型

【临床表现】

1. 全身症状 起病隐蔽、缓慢,没有明确的发病日期。有午后潮热、倦怠无力、盗汗、消瘦、食欲减退及贫血等全身低毒症状。偶见少数起病急骤,有高热及毒血症状,一般多见于儿童患者。

案例68-1

该患者伴午后潮热、盗汗、乏力、纳差、体重明显下降全身低毒表现。

2. 局部症状

(1) 疼痛:为最先出现的症状。初起不甚严重,通常为轻微疼痛,每于活动、坐车震动、咳嗽、打喷嚏时加重,卧床休息后症状减轻。早期疼痛不会影响睡眠;病程长者夜间也会疼痛。儿童患者常有"夜啼"、呆滞或性情急躁。疼痛可沿脊神经放射;上颈椎放射到后颈部,下颈椎放射到肩或臂,胸椎沿肋间神经放射至上、下腹部。下段胸椎可沿臀上神经放射到下腰或臀部;腰椎病变沿腰神经丛多放射到大腿的前方,偶牵涉腿后侧。容易出现误诊和漏诊。

(2) 姿势异常:疼痛使椎旁肌肉痉挛所致。颈椎结核病人常表现有斜颈、头前倾、颈短缩和双手托着下颌。胸腰椎、腰椎或腰骶椎结核患者在站立与行走时,经常用双手托住腰部,尽量将头及躯干向后倾,使重心后移;坐位时往往用手扶椅,以减轻体重对病变椎体的压力。

正常人可弯腰拾物,而病人因不能弯腰而屈髋屈膝,一手扶膝,另一手去拾地上的东西,称为拾物试验(图68-5)阳性。

幼儿有伸腰受限。检查时让幼儿俯卧,检查者用手提起其双足,正常者脊柱呈弧形自然后伸,而患儿由于病椎旁脊旁肌痉挛,腰部保持僵直,不能后伸(图68-6)。

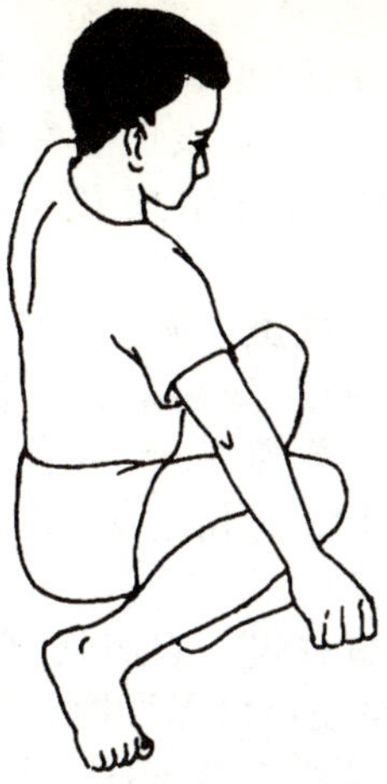

图 68-5 拾物试验阳性

3. 脊柱畸形 以局限性成角后凸畸形最为常见,是病变椎体病理性楔形压缩骨折所致。侧弯少见。后凸畸形多以胸椎和胸腰段明显。若后凸不明显,脊柱结核的角状后凸畸形与青年椎体骺软骨病、强直性脊柱炎、姿势不良等成弧形后突(即所谓圆背)有别。

4. 压痛和叩击痛 一般情况下压痛并不明显,病变椎体往往有叩击痛。

5. 寒性脓肿 就诊时 70% ~80% 脊椎结核并发有寒性脓肿。椎体破坏后形成的寒性脓肿有两种表现:①椎旁脓肿:脓液汇集在椎体旁骨膜下,可在前方、后方或两侧。以积聚在两侧和前方较为多见。脓液将骨膜掀起,可以沿着韧带间隙向上和向下蔓延,形成一个广泛的椎旁脓肿,使数个椎体的边缘都出现了骨腐蚀破坏。它还可以向后方进入椎管内,压迫脊髓和神经根。②流注脓肿:椎旁脓肿积聚至一定容量后,压力增高,会穿破骨膜,由于重力关系沿着肌筋膜间隙向下方流注,在远离病灶的部位出现脓肿(图 68-7)。

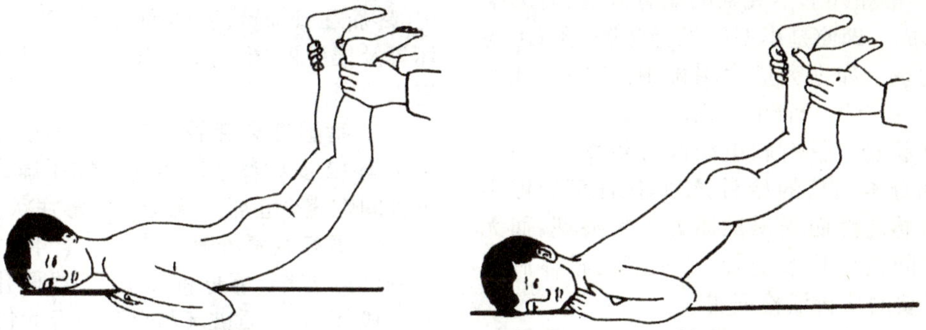

图 68-6 幼儿脊柱活动试验

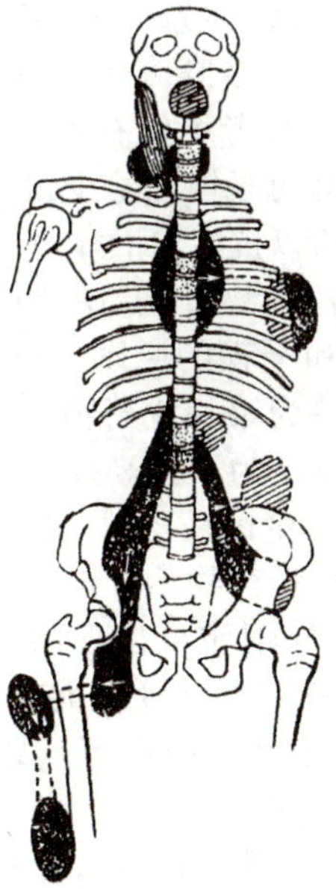

图 68-7 脊柱结核流注脓肿

位于深处的脊椎椎旁脓肿可通过 X 线摄片或 MRI 显示。脓肿可沿肌肉筋膜间隙或神经血管束流注至体表;环枢椎病变可有咽后壁脓肿,巨大的咽后壁脓肿使咽后壁和舌根靠拢,妨碍患者呼吸与吞咽,睡眠时有鼾声。咽后壁脓肿或食管后脓肿可向咽或食管穿破,使脓液、干酪样物质从口腔吐出或咽下。后期可在颈侧摸到冷脓肿所致的颈部肿块,中下颈椎脓肿出现在颈前或颈后三角。胸椎结核椎体侧方呈现张力性球形、梭形或柱形脓肿,椎旁脓肿需与心及主动脉阴影鉴别。脓肿可沿肋间神经血管束流向胸背部,偶可穿入肺、胸腔,穿破食管和胸主动脉罕见。胸腰椎、腰椎的脓肿可沿一侧或两侧髂腰肌筋膜或其实质间向下流注于腹膜后,偶穿入结肠等固定的脏器,向下直至髂窝、腹股沟、臀部或腿部。骶椎脓液常汇集在骶骨前方或沿梨状肌经坐骨大孔到股骨大转子附近。掌握寒性脓肿流注的途径和其出现的部位,对诊断有所帮助。

案例 68-1

该患者腰痛,咳嗽、身体震动时加重,伴腰部僵硬。腰 3、4 棘突压痛、叩击痛阳性,腰椎活动受限。X 线照片显示右腰大肌影肿胀、边缘不清。提示有右腰大肌脓肿。

【影像学检查】

1. X线摄片　在病变早期多为阴性。当椎体骨质约50%受累时，常规X线摄片才能显示出。X线摄片早期征象有椎间隙变窄、椎体骨质稀疏，随后有死骨和椎旁阴影扩大，椎体压缩成楔形等。有时两个相邻椎体的间盘消失，椎体压缩在一起，就像一个外伤压缩成楔形的椎体，但结核病变椎体与两个椎弓根相连，可与椎体外伤鉴别。

寒性脓肿表现：在颈椎侧位片上表现为椎前软组织影增宽，气管前移。胸椎正位片上可见椎旁增宽软组织影，可为球状、梭状或筒状，一般并不对称。在腰椎正位片上，腰大肌脓肿表现为一侧腰大肌阴影模糊，或腰大肌阴影增宽，饱满或局限性隆起。慢性病例可见多量钙化阴影。

2. CT扫描　能早期发现并确定常规X线摄片不易获得满意影像的病变部位和范围，特别是环枢椎、颈胸椎和外形不规则的骶骨等处，有无空洞和死骨形成。即使是小型的椎旁脓肿，在CT检查时也可发现。如椎旁扩大阴影中，有钙化灶或小骨碎片时，就有助于脊椎结核的诊断。

3. MRI检查　具有软组织高分辨率的特点，MRI在早期脊椎结核的诊断，较其他任何影像学检查更为敏感。然而受累椎体处于炎症期，而无软组织和椎间盘信号改变者，尚不能与椎体肿瘤相鉴别。必要时应行活检证实。

4. 核素骨显像　可以早期显示出病灶，不能作定性诊断。超声波检查可以探查深部冷脓肿的位置和大小。CT定位下穿刺活检可协助定性诊断。

> **案例68-1**
>
> 该患者若行MRI检查，能显示腰大肌脓肿及脓肿有否突入椎管压迫神经。

【实验室检查】

有轻度贫血，白细胞计数一般正常，分类常伴有淋巴细胞增高，混合感染时白细胞计数增高。红细胞沉降率在活动期明显增快；病变趋向静止或治愈，则血沉逐渐下降至正常。血沉是用来检测病变是否静止和有无复发的重要指标。白蛋白降低、球蛋白升高、A/G倒置。

> **案例68-1**
>
> 该患者有轻度贫血，白蛋白降低，ESR加快，提示体内有消耗性、活动性病变。

【诊断与鉴别诊断】

笔记栏

根据病史、临床上有午后低热、盗汗、消瘦、食欲减退及贫血等全身低毒症状；颈腰背部的身体震动时疼痛，姿势异常，实验室检查有贫血、血沉增快，影像学椎间隙变窄、椎旁阴影扩大等表现，诊断本病并不困难。必要时可在CT定位下穿刺活检协助诊断。脊柱结核必须与下列疾病作鉴别。

1. 强直性脊柱炎　通常以腰骶部疼痛起病，常伴有腰骶部晨僵，脊柱呈圆弧状驼背畸形。X线检查见骶髂关节模糊、狭窄、融合，椎间盘的纤维环和前、后纵韧带骨化，形成“竹节”样脊柱。无全身中毒症状。

2. 化脓性脊柱炎　起病急，有高热及明显疼痛，进展很快，早期血培养可检出致病菌。X线表现进展快，其特征性X线表现可作鉴别。

3. 腰椎间盘突出症　腰痛伴有下肢神经根受压症状，无全身中毒症状，血沉不快。X线片上无骨质破坏，CT或MRI检查可发现突出的髓核。

4. 脊柱转移性肿瘤　多见于老人。有癌症病史，疼痛逐日加重，夜间痛明显。X线片可见骨破坏累及椎弓根，椎间隙高度正常，一般没有椎旁软组织块影。

5. 嗜酸性肉芽肿　多见于胸椎，患者年龄通常不满12岁。整个椎体均匀性压扁成线条状，上下椎间隙完全正常。无全身中毒症状。

6. 退行性脊椎骨关节病　老年性疾病。普遍性椎间隙变窄，邻近椎体上、下缘硬化发白，有骨桥形成，没有骨质破坏与全身中毒症状。

【治疗】

1. 全身治疗

(1) 支持疗法：注意休息、营养，摄入足够的蛋白质和维生素。多卧床休息，必要时遵医嘱严格卧床休息。贫血者可给补血药，重度贫血或反复发热不退的可间断性输给少量新鲜血。混合感染的急性期可给以抗生素治疗。

(2) 抗结核药物疗法：用药应按照：早期、联用、适量、规律和全程的原则。目前以异烟肼、利福平和乙胺丁醇为第一线药物。尤以异烟肼与利福平为首选药物。为了提高疗效和防止长期单味抗结核药物所产生的耐药性，故目前都主张联合用药。抗结核化学药物治疗过程中要注意药物的不良反应。如：异烟肼可出现周围神经炎和肝功能损害。利福平主要是肝功能损害和过敏反应。乙胺丁醇偶见有视神经损害。详细治疗方案见《内科学》有关章节。

经过抗结核药物治疗后，全身症状与局部症状都会逐渐减轻。疗程结束后能否停药呢？治愈的标准为：①全身情况良好，体温正常，食欲良好；②局部症状消失，无压痛，无肌痉挛、无脓肿、窦道闭合；③X线摄片或B型超声检查脓肿消失或已经钙化；无死骨，骨质疏松好转，骨小梁恢复，病灶边缘轮廓清晰;④3 次血沉都正常;⑤起床活动已1 年,仍能保持上述 4 项指标。符合标准的可以停止抗结核药物治疗,但仍需定期复查。

2. 局部治疗

（1）局部制动:患者低热和背痛,应卧硬板床休息。儿童脊椎结核在 4 岁以前皮质骨未完全发育成熟,骨质易被破坏,为预防畸形更应卧床休息。颈椎不稳定的患者可用颌枕带牵引。局部固定用石膏背心或支架(胸椎及上腰椎结核)以及石膏腰围(下腰椎结核),固定期为 3 个月,固定期间应多卧床休息。全身情况不好不能耐受固定的,可以睡特制的石膏床 3 个月。

（2）局部抽脓:环枢椎结核咽后壁脓肿较大可穿刺抽脓,因其局部血供好,绝大多数病例经合理化疗可以治愈。

（3）手术治疗

1）切开排脓:寒性脓肿广泛流注出现了继发性感染,全身中毒症状明显,不能耐受病灶清除术时,可作切开排脓挽救生命。

2）病灶清除术:经全身治疗 3~4 周全身结核中毒症状减轻后,可择期施行病灶清除术。脊柱结核病灶清除术指征:①病灶有较多死骨和较大的脓肿。②有脊髓压迫症或截瘫。③窦道经药物治疗长期不愈。④预防脊椎结核后突畸形施行椎间植骨。禁忌证有:①病人有其他脏器结核性病变尚处于活动期;②有混合性感染,体温高,中毒症状明显者;③病人合并有其他重要疾病难以耐受手术者。手术采用的途径,应根据病情、客观条件和术者所熟悉的途径选取。脊椎多段(跳跃型)结核病灶清除的原则:①优先处理可能引起截瘫的病灶;②两段病灶严重性相近者,先处理上段,而后下段;③先处理较重的病灶,而轻者不手术可治愈;④颈椎结核血供好,不手术可治愈。脊椎结核并发窦道经非手术治疗 3~6 个月未愈者,可手术治疗。术前控制继发感染并行窦道造影,以决定手术途径,彻底清除之,消灭残腔,局部放置引流管,手术前后加用敏感的抗生素 4~6 周。脊椎结核手术后一般卧床休息 6~8 周,脊柱疼痛减轻,原有脓肿消失,体温趋于正常,血沉下降,脊柱结构稳定者,可锻炼起床。并坚持抗结核治疗满疗程。

矫形手术:纠正脊柱后凸畸形。

案例 68-1

临床诊断:

1. 腰 3/4 椎体结核
2. 右腰大肌脓肿形成
3. 腰 4 神经压迫症

诊断要点:

1. 有肺结核病史。
2. 全身中毒表现。
3. 腰痛,咳嗽、身体震动时加重。
4. 腰 3、4 棘突压痛、叩击痛阳性,腰椎活动受限。
5. 右直腿抬高试验阳性,右小腿、内踝皮肤触觉减弱,右拇长伸肌肌力减弱。
6. 辅助检查:轻度贫血,白蛋白降低,血沉加快。
7. X 线照片:腰椎体破坏,腰 3/4 间隙变窄,右腰大肌影肿胀。

治疗原则:

1. 支持疗法。
2. 抗结核化学药物疗法。
3. 应卧硬板床休息。
4. 经全身治疗 3~4 周、全身结核中毒症状减轻后,择期施行病灶清除术。

二、脊柱结核并发截瘫

脊椎结核病人中约 10%~30% 并发截瘫。其中病变在胸椎中、下段居多,占 80%;其后依次为颈椎、颈胸椎和胸腰椎结核。腰椎椎管管径宽大,内容物为马尾,故第一腰椎以下极为罕见。脊椎附件结核少见,一旦发病,容易发生截瘫。

【原因和发病机制】

1. 早期瘫痪　发生于病灶活动期。病灶中的脓液、干酪物质和肉芽组织,死骨或坏死椎间盘,局部血管栓塞脊髓水肿,极少病例由结核性肉芽组织穿过硬膜,引起结核性脊髓炎等综合性原因,致使截瘫(图 68-8)。如果及时清除了压迫物质,截瘫可以完全恢复。有时脓液进入椎管前半部,

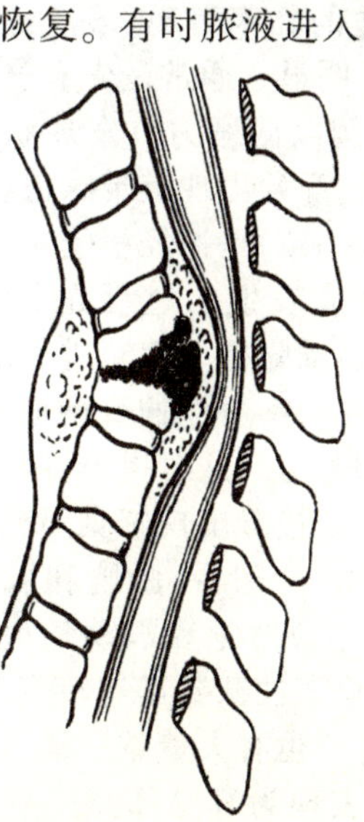

图 68-8　早期瘫痪病灶中的脓液、干酪物质、肉芽组织和死骨压迫脊髓

笔记栏

使脊髓前动脉发生栓塞导致脊髓永久性损害。这种类型约占截瘫病例的 89%。除血管栓塞和结核性脊髓炎病例外,治疗效果一般较好。

2. 迟发性瘫痪　发生于病变已静止的后期,甚至已愈合后多年。椎管内肉芽组织纤维化瘢痕包绕脊髓外,椎体病理性脱位,特别病变在颈胸段和胸腰段为甚。脊椎发生后突畸形,使椎管拉长,脊髓过度延伸、萎缩或变性,紧张跨于椎管前方的骨嵴上等多种原因引起瘫痪(图 68-9)。迟发性瘫痪也可源于脊髓血管的栓塞。这类型约占截瘫病例的 11%,一般预后不佳。

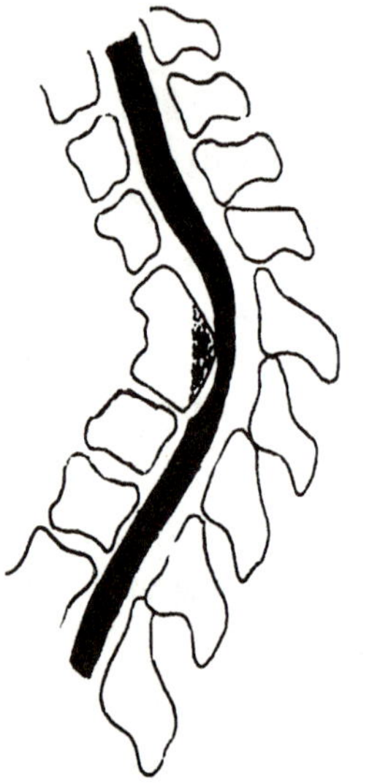

图 68-9　迟发性瘫痪脊椎发生后突畸形,使椎管拉长,脊髓过度延伸、萎缩或变性

【临床表现】

脊椎结核早期瘫痪,通常有倦怠无力,午后低热和盗汗等结核病全身中毒症状和局部症状,还有脊髓受压迫的临床表现。迟发性瘫痪,全身结核性症状多不明显。通常是先有脊椎结核后出现截瘫,少数病例以截瘫为首发症状来就诊。截瘫进展多较缓慢,开始出现束带感,这种束带感的部位和病变节段一致,是神经根受刺激的结果,然后出现瘫痪。瘫痪发生的过程先是脊髓传导束障碍,最早出现运动障碍。截瘫进展的过程,多由痉挛性轻瘫,转变为痉挛性伸直型截瘫,随后发展为痉挛性屈曲型截瘫。这时提示锥体束和锥体外束传导完全受压。接着出现感觉障碍。大小便功能障碍最迟出现。一般说,膀胱和肛管括约肌功能障碍,肢体远端位置觉和震动觉最后消失。最严重者,患者由痉挛性截瘫迅速转变为弛缓性截瘫,犹如脊髓休克。也有大量脓液涌入椎管内产生急性脊髓受压,表现为脊髓休克所致的下肢弛缓性瘫痪,待休克过去后,仍发展成痉挛性瘫痪。自主神经功能障碍:早期截瘫平面以下皮肤干燥无汗。截瘫恢复后,排汗功能也随之恢复。感觉平面的确定十分重要,可用以明确脊髓受压的平面。小便功能障碍最初表现排尿困难,有尿意但不能及时将尿排出。以后发展为尿闭。膀胱反射功能恢复后出现小便失禁。大便功能障碍,初期表现为腹胀和便秘,有时可见腹泻现象。每个病例应按截瘫指数标准给予评分(参阅脊髓损伤章节)。

除 X 线常规摄片外,MRI 检查为首选。MRI 检查可以显示椎旁脓肿及其侵入椎管的范围,矢面结合轴面能准确显示脊髓受脓液或肉芽组织压迫的位置。在 MRI 片上还可观察脊髓有无液化所致的异常信号,以帮助估计预后。

【治疗】

脊柱结核出现神经症状而影像学检查确有脊髓受压者,原则上都应该接受手术治疗。早期不全截瘫,可行短期的非手术治疗。大多数病例可以恢复;若不见好转可作病灶清除椎管减压术。通常主张经前路手术,彻底去除所有压迫物质。为维持脊柱的稳定性,可取髂骨一期作脊柱植骨融合术。切除病变脊椎的椎板会加重脊柱的不稳定,使脊髓受压更明显,因此不主张作椎板切除减压。迟发性瘫痪,特别是不全截瘫,先采用非手术治疗。如无好转,术前最好作 MRI 查清脊髓压迫的部位、程度和脊髓本身有无病变等。迟发性瘫痪除机械性压迫者外,手术效果一般不佳。手术最好在体感诱发电位(SEP)监护下进行。要求减压位置准确,手术操作轻巧,避免震动,器械勿触压脊髓。为保持脊柱的稳定性和避免损伤主要的动脉,椎体减压范围要适度,并解除脊髓环形的瘢痕组织。脊髓神经功能恢复的顺序:先是震动觉、关节位置觉,随之依次为温、触和痛觉,自主运动,括约肌功能和肌萎缩等。

第二节　髋关节结核

髋关节结核,在全身骨关节结核中仅次于脊椎结核居第二位。多发生于儿童和青壮年。男性多于女性。双髋同时受累者罕见。

【病理】

早期髋关节结核为单纯性滑膜结核或单纯性骨结核,以单纯性滑膜结核多见。单纯性骨结核骨病灶常见的部位依次为髋臼、股骨颈和股骨头。患者就诊时大多是全关节结核,股骨头或髋臼破坏后,常导致髋关节不稳定而脱位。晚期全关节结核手术时,常见结核性肉芽穿出关节囊,骨破坏处软骨面剥脱,有脓液或死骨,寒性脓肿可以通过前内方髋关节囊的薄弱点突出于腹股沟的内侧方,也可以流向后方,成为臀部寒性脓肿或穿破骨

笔记栏

盆内壁，形成盆腔内脓肿。

【临床表现与体征】

起病缓慢，患者多有食欲减退、发热、消瘦、盗汗、小儿夜哭和暴躁等全身中毒症状。有的全身症状轻或不明显多被忽视。多为单发性，早期症状为疼痛。初期髋部疼痛较轻，休息时可缓解，患儿常诉同侧膝关节内侧疼痛，因而误诊为膝关节疾病。发展为全关节结核时全身症状明显，局部疼痛加重，日夜不能平卧，不敢移动患肢。随着疼痛的加剧，出现跛行，滑膜结核者较明显，全关节结核者跛行最重。病程较长的患者，可在腹股沟内侧与臀部出现寒性脓肿，破溃后成为慢性窦道。约 10% 患者有髋关节半脱位或脱位。愈合后会遗留各种畸形，以髋关节屈曲内收内旋畸形、髋关节强直与下肢不等长最为常见。

早期病变髋关节后伸、内旋受限，内收肌紧张为常见体征。

下列各种检查试验有助于诊断：

1.“4”字试验　患者仰卧于检查床上，将患肢屈髋、屈膝，将外踝置于健侧髌骨上方，并使患肢外侧贴向床边。若患髋出现疼痛而使患肢外侧不能靠近床边者为阳性。

2. 髋关节过伸试验　患者俯卧于检查床上。患肢屈膝 90°。检查者一手按住骨盆，另一手握住踝部将下肢提起，直到大腿前面离开检查床面为止。同样检查对侧髋关节，两侧对比，可以发现患侧髋关节在后伸时有抗拒感觉，因而后伸的范围不如正常侧大。本试验检查可发现儿童早期髋关节病变（图 68-10）。

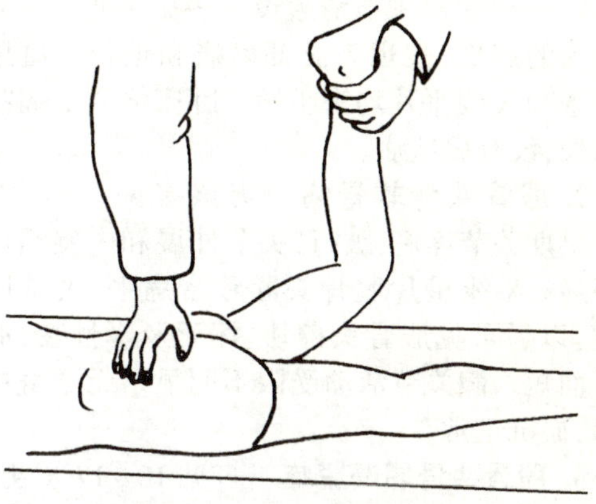

图 68-10　髋关节过伸试验

3. 托马斯（Thomas）征　检查髋关节有无屈曲畸形。方法如下：病人仰卧于检查床上。检查者将其健侧髋、膝关节完全屈曲，使膝部贴住或尽可能贴近前胸，此时腰椎前凸完全消失而腰背平贴于床面，若患髋存在屈曲畸形者为阳性。根据患髋与检查床所成之角度，判断屈曲畸形的程度（图 68-11）。

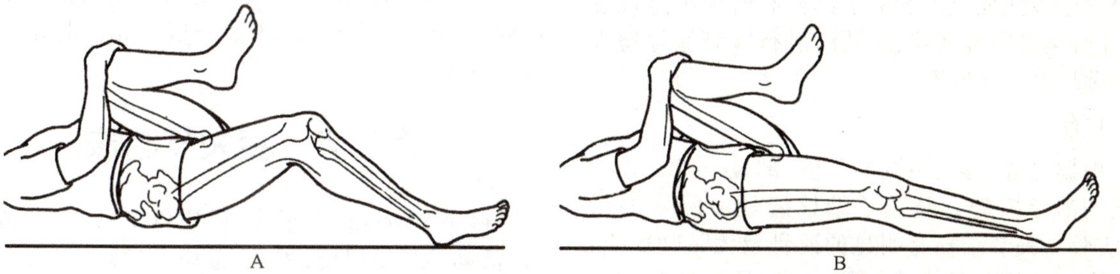

A　　B

图 68-11　托马斯（Thomas）征阳性（A）与托马斯（Thomas）征阴性（B）

【实验室检查】

轻度贫血，白细胞分类常伴有淋巴细胞增高，混合感染时白细胞计数增高。红细胞沉降率在活动期明显增快；病变趋向静止或治愈，则血沉逐渐下降至正常。白蛋白降低、球蛋白升高、A/G 倒置。

【影像学检查】

X 线摄片检查对诊断髋关节结核十分重要，必须两髋关节同时摄片以资比较。早期可无任何异常发现。单纯滑膜结核表现为：①患侧髋臼、股骨头脱钙稀疏，骨小梁变细，骨皮质变薄；②患侧关节囊肿胀；③患侧髋关节间隙增宽或变窄，有时表现患侧股骨头向侧方轻度移位。

进行性关节间隙变窄与边缘性骨破坏病灶为早期 X 线征象，破坏程度和范围较局限的属于早期全关节结核。随着破坏的加剧，出现空洞和死骨；严重者股骨头部几乎消失。后期有病理性后脱位。经治疗后骨轮廓边缘转为清晰时，提示病变趋于静止。

CT 与 MRI 检查可获得早期诊断。能清楚显示髋关节内积液多少，能揭示普通 X 线片不能显示的微小骨破坏病灶。

【诊断与鉴别诊断】

根据以下表现诊断一般不难。①病史，临床上有午后低热、盗汗、消瘦、食欲减退及贫血、小儿夜哭等全身中毒症状。②多为单侧髋关节疼痛、跛行。③“4”字试验、髋关节过伸试验阳性，髋关节内旋受限。④实验室检查有贫血、血沉增快，影

笔记栏

像学检查患侧关节囊肿胀，患侧髋关节间隙增宽或变窄，局限性骨质疏松，进行性关节间隙变窄与边缘性骨破坏病灶。本病须与下列髋部疾病鉴别：

1. 一过性髋关节滑膜炎 多见于儿童。有过度活动的病史，表现为髋部疼痛和跛行。血尿常规检查和X线平片均为阴性。卧床休息2周症状可消失，没有后遗症。

2. 股骨头骨软骨病 男孩多见，年龄5~8岁。早期关节疼痛、跛行，关节外展和内旋活动受限明显。X线摄片股骨头骺致密扁平，关节间隙增宽，以后可见股骨头碎块、坏死及囊性变，股骨颈粗而短。髋关节活动受限不明显。无全身中毒症状，血沉正常。

3. 股骨头骨骺滑脱症 多见10~17岁男孩。常有外伤史。髋关节疼痛、跛行。X线平片股骨头骺密度和外形正常，侧位X线片可见股骨头向后下方滑脱。无全身中毒症状，血沉正常。

4. 儿童型类风湿关节炎 可有发热、血沉增高，尤其是初发时为单关节性时，很难区别。但本病的特征为多发性和对称性，经过短期观察不难区别。

5. 化脓性关节炎 发病急骤，有高热。急性期有脓毒症表现。血液和关节液中可检出化脓性致病菌。X线表现破坏迅速，并有增生性改变，后期会发生骨性强直。髋关节结核有时也可急性发作，伴有全身中毒症状，必要时应行穿刺涂片检查或细菌培养以作鉴别。

【治疗】

根据患者年龄，病变的程度、部位、类型，采用不同的治疗措施。髋关节结核病灶清除术的指征：①骨与关节结核有明显的死骨及大脓肿形成；②窦道流脓经久不愈者；③单纯性骨结核髓腔内积脓压力过高者；④单纯性滑膜结核经药物治疗效果不佳，即将发展为全关节结核者。

1. 单纯滑膜结核 抗结核药物治疗，卧床休息，关节内注射抗结核药物，每周一次。皮肤牵引维持髋关节于功能位置，牵引重量儿童0.5~1kg，成人2~3kg。效果不佳者，应及时行滑膜切除术。

2. 单纯骨结核 核病变在髋臼和股骨头时容易累及关节，应及时施行病灶清除。在转子间线或髋臼顶部处关节外病变，手术时尽可能不切开关节囊，股骨头也不脱出。骨缺损较大且无继发感染者，取髂骨松质骨植入，术后皮肤牵引6~8周，病变稳定时可拄双拐下地，摄片直到植骨愈合才能弃拐行走。手术前后加强抗结核药物治疗。

3. 全关节结核 早期全关节结核若无手术禁忌证，手术前后加强抗结核药物治疗，及时施行手术治疗，使病变治愈的同时，恢复较好的关节功能。

笔记栏

晚期全关节结核病变时好时坏或已治愈，但患髋仍疼痛、畸形或关节强直于非功能位者，需要治疗。年龄在15~60岁可行髋关节融合术。病人早年髋关节融合术之后，因患髋位置不好有腰腿痛，有同侧膝关节或健侧髋部疼痛者，可重新施行全髋置换术。至于病灶有活动性病变，多数学者认为应于病变控制5年以后才可以施行。但术后病变的复发率仍为10%左右。对髋关节有明显屈曲、内收或外展畸形者，可作转子下矫形截骨术（图68-12）。

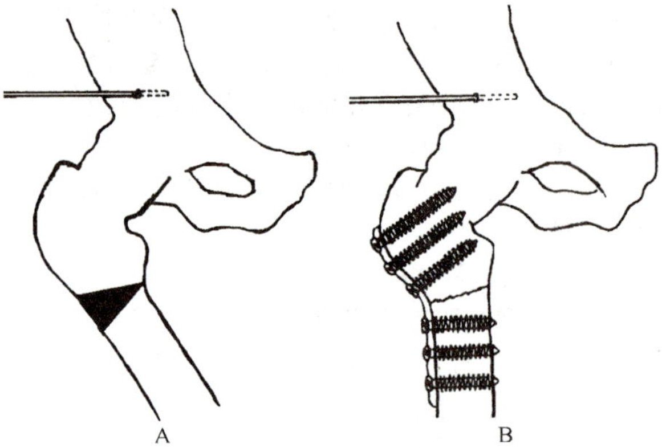

图68-12 转子下楔形截骨术（A）与钢板螺丝钉固定（B）

4. 慢性窦道形成 手术前后加用抗生素以治疗混合感染。有混合感染者一般主张同时作髋关节融合手术。

第三节 膝关节结核

膝关节滑膜面积最大，松质骨丰富，下肢负重大、活动多且易扭伤，因此，患病率较高，仅次于脊椎结核和髋关节结核，居四肢关节结核第三位。病人多为儿童或青壮年。

【病理】

膝关节滑膜组织丰富，故滑膜结核的患病率较高。病变缓慢发展，以炎性浸润和渗出为主，随后滑膜结核性肉芽的血管翳侵入关节软骨及软骨下松质骨，骨质破坏沿着软骨下潜行生长，使大块关节软骨板剥落而形成全关节结核。骨结核可发生在股骨下端或胫骨上端，可分为中心型和边缘型两种。中心型病变多有死骨，边缘型病变常见于干骺端，死骨少见。滑膜结核和骨结核渗出性病变，关节积液可扩展进入髌上囊、关节腔的两侧或腘窝。至后期则有脓液积聚，成为寒性脓肿，穿破后会成为慢性窦道。晚期全关节结核除软骨面和骨质病变外，半月板和十字韧带也被破坏，关节囊和侧副韧带松弛，关节周围腘绳肌、髂胫束和股二头肌等痉挛,引起膝关节屈曲,胫骨常向后移位,同时可有外展和外旋畸形。晚期膝关节可严重屈曲、外展、外旋、半脱位或畸形强直。

【临床表现】

起病缓慢,病人多有食欲减退、发热、消瘦、盗汗、贫血等全身中毒症状,儿童有夜啼表现。通常为单关节患病。单纯早期滑膜结核的症状为关节弥漫性肿胀,检查时发现膝眼饱满,髌上囊肿大,浮髌试验阳性(图 68-13)。单纯骨结核在骨病灶处有肿胀和压痛。早期全关节结核肿胀、疼痛和关节功能受限明显。晚期全关节结核,滑膜可以显著肿胀和增厚。关节持续的积液和废用性肌萎缩,使膝部呈梭形肿胀,由于疼痛和肌痉挛而处于半屈曲位。后期可伴有寒性脓肿形成,溃破后成慢性窦道,经久不愈。因骨质、关节囊破坏和韧带毁损,胫骨多向后半脱位。病变静止或愈合后形成纤维性强直;骨生长受到抑制,造成两下肢不等长。

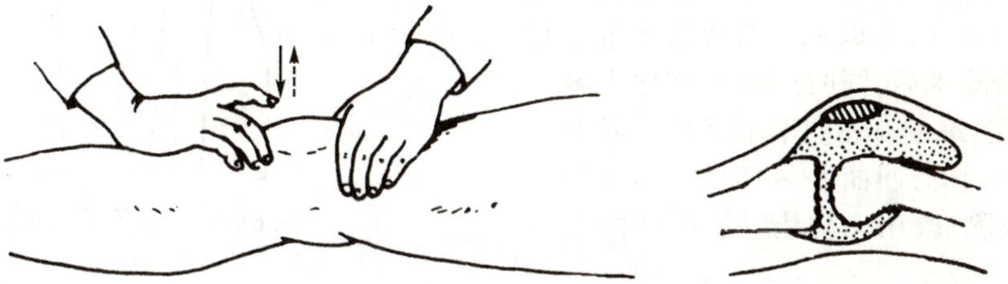

图 68-13　浮髌试验

【实验室检查】

可有贫血,白细胞计数一般正常,白细胞分类以淋巴细胞增高。混合感染时白细胞计数增高。红细胞沉降率在活动期明显增快;病变静止或治愈时,血沉正常。白蛋白降低、球蛋白升高、A/G倒置。

【影像学检查】

X 线摄片,常规正侧位照片,必要时行对侧膝关节正侧位 X 线照片以作对照。早期滑膜结核,X线片上仅见髌上囊肿胀与局限性骨质疏松。早期全关节结核,可见到进行性关节间隙变窄和边缘性骨腐蚀。晚期全关节结核,骨质破坏加重,关节间隙明显变窄或消失,骨端破坏有空洞或死骨,严重时出现胫骨向后半脱位。无混合感染时骨质疏松十分严重;有窦道形成出现混合感染时则表现为骨硬化。

CT 与 MRI 可以看到普通 X 线片不能显示的微小病灶。MRI 可以在炎性浸润阶段时显示出异常信号,具有早期诊断的价值。

【关节镜检查】

对早期诊断膝关节滑膜结核很有价值,可做活组织检查及镜下滑膜切除术。

【诊断与鉴别诊断】

根据下列表现可诊断本病病史,临床上有午后低热、盗汗、消瘦、食欲减退及贫血等全身中毒症状;多为单侧膝关节患病。实验室检查有贫血、血沉增快。X 线片上见髌上囊肿胀与局限性骨质疏松,进行性关节间隙变窄和边缘性骨腐蚀等表现。本病须与下列膝部疾病鉴别:

1. 儿童型类风湿关节炎　可有发热、血沉增高。但本病的特征为多发性和对称性,经过短期观察不难区别。

2. 化脓性关节炎　发病急骤,有高热等全身中毒症状,血液和关节液中可检出化脓性致病菌。X 线表现骨质破坏迅速,并有增生性改变,后期会发生骨性强直。膝关节结核也有急性发作,伴有全身中毒症状,必要时应行穿刺涂片检查或细菌培养、膝关节镜检查,以作鉴别。

【治疗】

1. 全身治疗

(1) 支持疗法:注意休息、营养,每日摄入足够的蛋白质和维生素。平时多卧床休息,必要时遵医嘱严格卧床休息。

(2) 抗结核药物疗法:按照早期、联用、适量、规律和全程的原则。详细治疗方案参见《内科学》。

2. 局部治疗

(1) 局部制动:十分重要,固定时间不少于 3 个月。包括石膏、支架固定与牵引等。目的:保证病变部位的休息,减轻疼痛,解除肌痉挛,防止病理性骨折、脱位,并可纠正关节畸形。

(2) 局部注射:局部注射抗结核药物具有药量小、局部药物浓度高和全身反应小的优点。最适用于早期单纯性滑膜结核病例。髌上囊肿胀穿刺抽液后,将抗结核药物注入。常用药物为异烟肼,成人剂量为 100~200mg,儿童减半。每周一次,3 个月为一疗程。

3. 手术治疗　膝关节结核病灶清除术的指征同髋关节结核。手术前抗结核药物治疗 3~4 周,手术后加强抗结核药物治疗。

单纯性滑膜结核经药物治疗效果不佳、滑膜

增生肥厚者,可施行滑膜次全切除术,保留半月板和交叉韧带。术后继续关节腔内给以抗结核药物,早期开始关节功能锻炼。

单纯性骨结核,有死骨脓肿,可能累及关节腔者或骨病灶虽远离关节,但非手术治疗效果不佳者,应及时行病灶清除术,用松质骨填充骨缺损处。术后管型石膏固定至少3个月。

全关节结核患者,如果破坏进展明显,或有脓液积聚,需作病灶清除术。15岁以下的儿童、或在病灶清除术后尚有部分关节软骨面残留的成人病例,可以不作融合术;15岁以上关节毁损严重并有畸形者,在病灶清除术后,同时行膝关节加压融合术(图68-14);有窦道或有屈曲挛缩者均宜做融合术。置膝外翻5°~10°,屈曲5°~15°位,加压钢针一般4~6周后拔除,改用无衬垫管型石膏固定至少2个月。

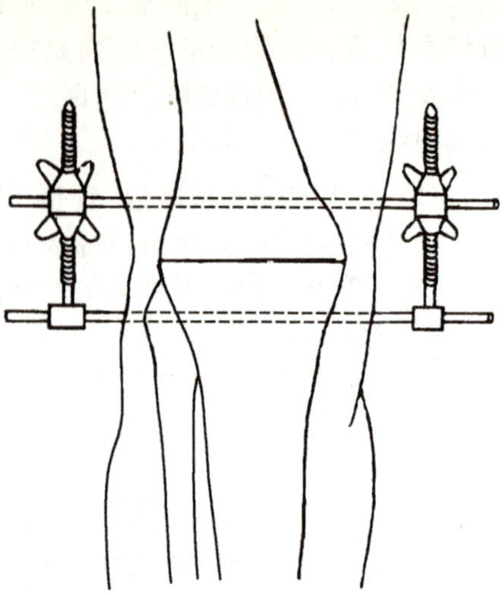
图68-14 膝关节加压融合术

(卢伟杰)

第六十九章 非化脓性关节炎

第一节 骨关节炎

案例 69-1

患者,女,68岁。右膝部疼痛20年、加重2个月。

患者于20年前无明显诱因出现右膝部疼痛,初期轻微钝痛,以后逐步加重,活动后加剧,休息后好转。在天气变化、潮湿受凉后疼痛加剧。曾经因为"关节积液"在医院做过治疗(具体不详)。最近两个月疼痛明显加重,只能行走50m就不能忍受疼痛。现纳食可,大小便正常。既往有高血压病史十余年,间断服药。

体格检查:T 36.8℃ BP 160/85mmHg 神志清,精神好。两肺呼吸音清,心率70次/分,律齐,无杂音。腹部平坦,未触及肿块。右下肢膝内翻,膝关节周围肌肉有萎缩,无压痛。浮髌实验阴性。膝关节活动度:屈曲80°,伸展0°。

X线片:右膝关节间隙狭窄,内侧明显;关节边缘骨赘增生明显。

实验室检查:常规检查都在正常范围。

问题:

1. 作为一个骨科医生,你首先应考虑做何诊断?

2. 你的诊断依据是什么?如何给出处理建议?

【定义】

骨关节炎(osteoarthritis)特点是关节软骨变性,并在软骨下及关节周围有新骨形成。又名骨关节病、退行性关节炎、增生性关节炎、老年性关节炎和肥大性关节炎等。是一种常见的慢性关节疾病。好发部位:膝、髋、脊柱、手指关节等。好发年龄:中老年人,女性多于男性。

【病因】

目前不清楚。它的发生发展是一种长期、慢性、渐进的病理过程,涉及全身及局部很多因素,可能是综合因素所致。诸如软骨细胞和基质合成代谢平衡被破坏;营养代谢异常;生物化学的改变;酶对软骨基质的异常降解作用;积累性微小创伤,关节力学的改变等。

案例 69-1

1. 患者,女,68岁,右膝疼痛20余年,呈慢性进展。

2. 曾因为"关节积液"在医院做过治疗。

【分类】

1. 原发性 指原因不清者。患者没有创伤、感染、先天性畸形病史,无遗传缺陷,无全身代谢及内分泌异常。多见于50岁以上肥胖者。常是多关节受损,发展缓慢,预后较好。

2. 继发性 如先天性畸形、创伤、关节面后天不平整或断裂,关节不稳定,关节畸形引起的关节面对合不良;医源性因素。常局限于单个关节,病变进展较快,发病年龄较轻,预后较原发性骨性关节炎差。

骨关节炎发展到晚期,两种类型的临床表现和病理改变均相同。

【病理】

最早期的病理变化发生在关节软骨。首先关节软骨局部发生软化糜烂,导致软骨下骨外露;随后继发的骨膜、关节囊及关节周围肌肉的改变使关节面上生物应力平衡失调,有的部位承受应力较大,有的部位较小,形成恶性循环,病变不断加重(图69-1)。

1. 关节软骨 关节镜检查时,正常的关节软骨呈淡蓝白色、透明,表面光滑,有弹性,边缘规整。在关节炎的早期,软骨表面变为淡黄色,失去光泽,继而软骨表面粗糙,局部发生软化,失去弹性,胶原纤维变性。在关节活动时发生磨损,软骨可碎裂、剥脱,软骨下骨质外露。显微镜下观:软骨基质失去均质性,胶原纤维显现,软骨细胞肿胀、崩解。软骨细胞的正常排列发生改变,软骨面糜烂、剥脱,软骨变薄。

2. 软骨下骨 软骨磨损最大的中央部位骨质密度增加,骨小梁增粗,呈象牙质改变。外围部位承受应力较小,软骨下骨质发生萎缩,出现囊性改变。由于骨小梁的破坏吸收,使囊腔扩大,周围发生成骨反应形成硬化壁。在软骨的边缘或肌腱附着处,因血管增生,通过软骨内化骨,形成骨赘,即所谓"骨刺"。骨赘如断裂或关节软骨剥脱,可形成关节内游离体。

笔记栏

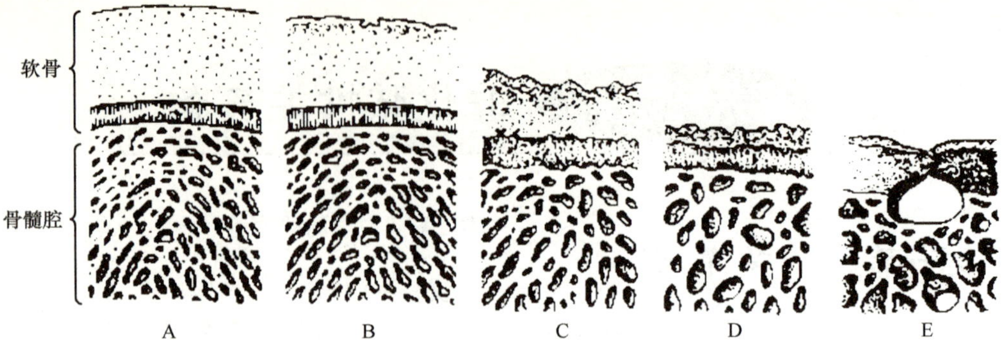

图 69-1 骨关节炎软骨和其下的骨组织病理变化过程示意图

A. 正常;B. 关节面软骨的早期退行性变;C. 关节面软骨软化;D. 关节面软骨糜烂;E. 磨损严重处关节软骨面上的软骨被擦去,其下骨质发生硬化,髓腔内有囊腔形成

3. 滑膜 滑膜的病理改变有两种类型。①增殖型滑膜炎:大量的滑膜增殖、水肿,关节液增多,肉眼观呈葡萄串珠样改变。②纤维型滑膜炎:关节液量少,葡萄串珠样改变大部分消失,被纤维组织所形成的条索状物代替。滑膜的改变不是原发病变,剥脱的软骨片及骨质增生刺激滑膜引起炎症,促进滑膜渗出。

4. 关节囊与周围的肌肉 关节囊可发生纤维变性和增厚,限制关节的活动。周围肌肉因疼痛产生保护性痉挛,关节活动受到进一步限制,可产生畸形(屈曲畸形或脱位)。

【临床表现】

1. 骨关节炎的症状 主要是疼痛,初期轻微钝痛,并不严重,以后逐步加剧。活动多时疼痛加剧,休息后好转。有的患者在静止或晨起时感到疼痛,稍微活动后减轻,称之为“休息痛”。如果活动过量时,因关节面摩擦也可产生疼痛。疼痛有时与天气变化、潮湿受凉等因素有关。

患者常感到关节活动不灵活、僵硬。晨起或休息后不能立即活动,需经过一定时间活动后始能解除僵硬状态,称之为“晨僵”。关节活动时有各种不同的响声,如摩擦声等。有时可出现关节交锁。骨性关节炎的僵硬现象与其他疾患所造成的僵硬不同的是持续时间短,一般不超过 15 分钟。关节炎发展到一定程度,关节肿胀明显,特别是伴有滑膜炎时,关节内可有积液,主动或被动活动受限。

2. 体格检查 关节肿胀,有中度积液,膝关节浮髌试验阳性。髋关节内旋角度增大时,疼痛加重,这是内旋时髋关节囊容积减少所致。关节周围肌萎缩,主动或被动活动时,关节伴有响声,有不同程度的活动受限和肌痉挛。严重时出现关节畸形,如膝内翻,Thomas 征阳性,有时可触及关节内游离体。手指远侧指间关节侧方增粗,形成 Heberden 结节。

笔记栏

3. X 线片 早期无明显变化。晚期时关节间隙狭窄,关节边缘有骨赘形成。后期骨端变形,关节表面不平整,边缘骨质增生明显。软骨下骨有硬化和囊腔形成,伴滑膜炎时髌下脂肪垫模糊或消失。有时可发现关节内游离体(图 69-2)。

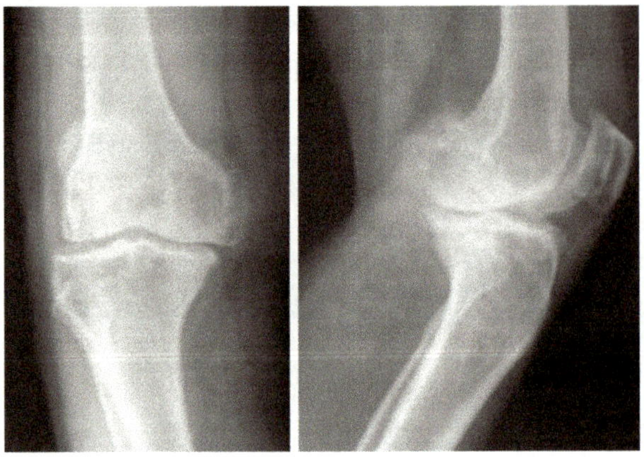

图 69-2 膝关节骨关节炎 X 线片

关节间隙不对称,边缘骨质增生和骨赘形成,骨端有囊性变。正位片可见内翻畸形

4. CT、MRI CT 主要用于早期发现软骨受损情况、关节间隙狭窄的程度,以及平片未能检出的游离体。MRI 可显示关节软骨变薄和细小的局限性软骨缺损,对于半月板的撕裂及退变程度、范围显示尤为清楚。

5. 实验室检查 一般都在正常范围内。关节液检查可见白细胞增多,偶见红细胞。

案例 69-1

1. 该患者初期疼痛不太严重,后来逐渐加重。活动后疼痛加重。休息后好转。

2. 查体膝关节活动范围变小,出现膝内翻。

3. X 线显示关节间隙变窄,内侧明显;边缘骨赘增生明显;其他实验室检查呈阴性。

【诊断】

根据临床表现和辅助检查结果，综合分析判断。

【治疗】

骨关节炎时，随着年龄的增长，结缔组织退化老化，一般来说病理学改变不可逆转。但适当的治疗可达到阻断恶性循环，缓解或消除症状，增加活动范围，增加关节稳定性，延缓病变发展的目的。

1. 一般疗法　注意保护关节，避免过度负重活动或损伤，可采用适当的康复治疗，如游泳等。对于肥胖患者，减肥治疗也有一定效果。严重时应卧床休息，支具固定，防止畸形。物理疗法可以缓解疼痛。

2. 药物疗法　治疗策略应着眼于早诊断、早治疗及长疗程。活血化淤中草药内服以及外部热敷，熏洗、浸泡等缓解症状，延缓病程。非甾体抗炎镇痛药物可以缓解疼痛。对于早期患者，研究表明已有口服药物成分可参与软骨代谢，防止病情进展。关节内注射透明质酸钠，是利用它的流变学特性作为黏弹性物质的补充，起到润滑关节、保护关节软骨的作用。关节内注射皮质激素类药物，虽然可在短期内缓解症状，但对软骨的损害反而随注射次数增加而加重，故一般情况下不应使用。

3. 手术疗法　对于早期患者，可行关节清理术，在关节镜下清除关节内的炎症因子、游离体和增生滑膜，效果良好。晚期出现畸形或持续性疼痛，生活不能自理时，可手术治疗，如膝内翻畸形可行胫骨上端高位截骨术（图 69-3），髋关节晚期可行截骨术。依年龄、职业及生活习惯等可选用人工关节置换术（图 69-4，图 69-5）

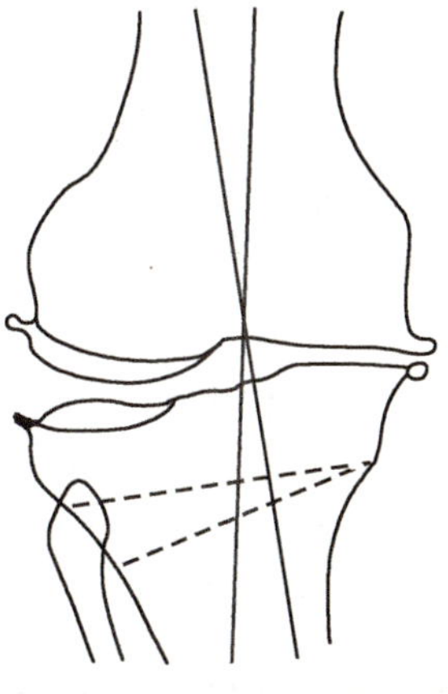

图 69-3　膝内翻畸形胫骨高位截骨示意图

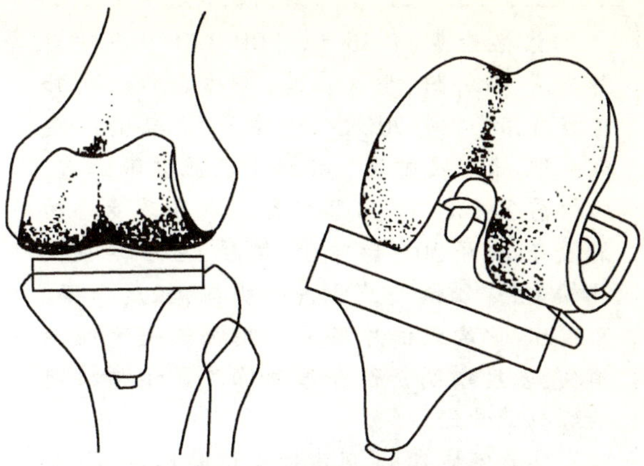

图 69-4　膝关节置换示意图

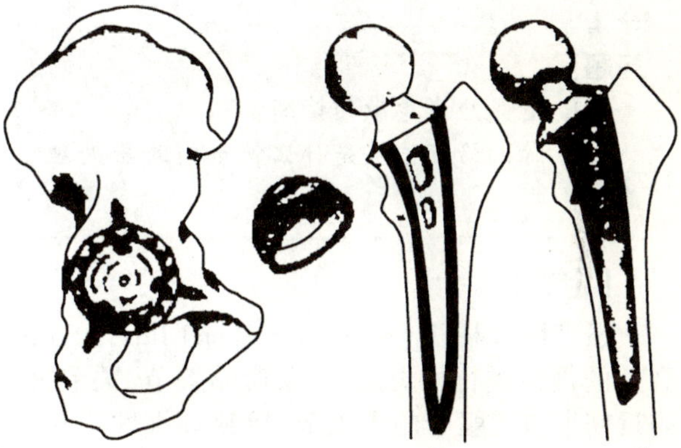

图 69-5　髋关节置换示意图

A. 髋臼置换；B. 带骨水泥人工股骨头置换；C. 无骨水泥人工股骨头置换

案例 69-1

该患者疼痛明显，关节活动受限明显，出现膝内翻畸形。有手术指征，应该行人工膝关节置换手术。

第二节　强直性脊柱炎

案例 69-2

患者，男，30 岁。下腰部疼痛 8 年。

患者 8 年前开始下腰部疼痛，初未重视，休息后能缓解。后来疼痛加剧，并经常向臀部和大腿放射，腰部僵硬不能久坐。曾在外院做过治疗（具体不详），最近因为疼痛明显加重就诊。既往身体健康。无药物、食物过敏史。

体格检查：T 36.5℃，BP 120/70mmHg。神志清，精神好，步入病房，查体合作。两肺呼吸音清，心率70次/分，律齐，无杂音。腹部平坦，未触及肿块。脊柱生理弧度不正常，腰椎前屈弧度消失。腰骶部无皮肤改变。功能检查：前屈30°；后伸0°；侧屈，左右各10°；旋转10°。骶髂关节叩击痛明显，轻度压痛。X线片：骨盆正位片显示双侧骶髂关节间隙消失，密度增高。腰椎正侧位片显示腰椎前后纵韧带骨化。

实验室检查：类风湿因子试验阴性，HLA-B27阳性。血常规：WBC 11.6×10^9/L，Hb 70g/L。血沉38mm/h。尿17-酮皮质激素升高。

问题：

1. 首先应考虑做何诊断？

2. 你的诊断依据是什么？如何给出处理建议？

【定义】

强直性脊柱炎（ankylosing spondylitis，AS）是脊柱的慢性进行性炎症，侵及骶髂关节、关节突、附近韧带和近躯干的大关节，导致纤维性或骨性强直和畸形。本病的特点是骶髂关节炎，属血清阴性反应的结缔组织疾病，以此与类风湿关节炎相鉴别。

【病因】

1. 遗传 遗传因素在AS的发病中起作用。AS的HLA-B27阳性率高达96%，其直系亲属HLA-B27阳性率达58%，而普通人群仅6%。

2. 感染 本病常合并前列腺炎、溃疡性结肠炎。盆腔感染经淋巴途径播散到骶髂关节，再经椎静脉丛播散到脊柱，可能引起本病。

3. 自身免疫 60%的AS患者血中补体增高，血中有免疫复合物。IgA、IgG、IgM和C4水平均增高。

【病理】

AS关节变化是以肉芽肿为特征的滑膜炎。基本病理为原发性、慢性、血管翳破坏性炎症，韧带骨化属继发性修复性病变。AS为全身性疾病，可累及关节、韧带、眼、肺部、肾脏、心、前列腺等。病变一般自骶髂关节开始，缓慢沿着脊柱向上延伸，影响椎间小关节的滑膜和关节囊，脊柱的周围组织也同样受累；至晚期可使整个脊柱的周围韧带等软组织钙化、骨化。病变可停止在任何脊柱节段，但在适合的条件下，又可继续发展，导致严重的驼背或圆背；但也可强直于伸直位，直至颈椎也发生融合。它也可同时向下蔓延，波及双髋关节，但很少波及膝关节和上肢关节。

笔记栏

【临床表现】

1. 症状、体征 本病好发于16～30岁的青壮年。男性占90%，有明显的家族史。早期患者感到双侧骶髂关节及下腰部疼痛，向臀部和大腿放射，腰部僵硬不能久坐。活动时加剧，休息后缓解。骶髂关节处有深压痛及夜痛。晨起时，脊柱僵硬，起床活动后可略有缓解。患者为了缓解疼痛，常呈蜷曲体位。以后，病程间歇型发展，活动范围受到很大限制。若病变逐渐向上发展，累及胸椎和肋椎关节时，胸部扩张活动受限，导致肺活量减少，并有束带状胸痛，咳嗽或大喷嚏时加重。病变累及颈椎时，则头部活动困难。

晚期脊柱僵硬可致躯干和髋关节屈曲。为缓解疼痛，患者常弯腰屈胸，最终可发生驼背畸形，严重者可强直于90°屈曲位，不能平视，视野仅限于足下。典型体态是胸椎后凸，骨性强直而头部前伸（图69-6）。由于颈、腰部不能旋转，侧视时必须转动全身。若髋关节受累则呈摇摆步态。个别患者则为自上而下型，始自颈椎，逐渐向下延伸，因而开始为颈椎僵硬，然后波及到胸椎和腰椎，称Bechterew病，容易波及神经根而发生上肢瘫痪、呼吸困难，预后较差。

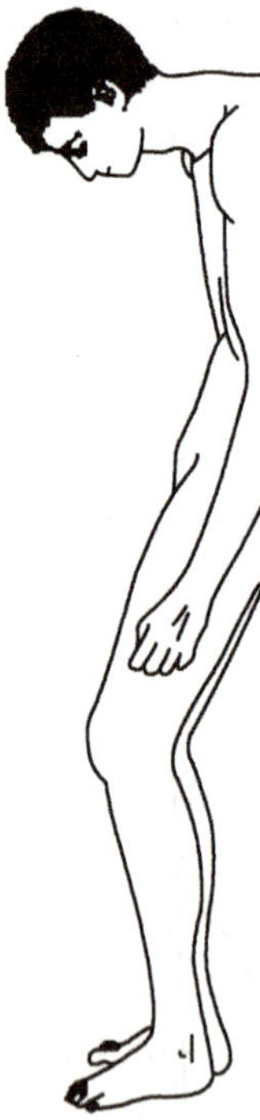

图69-6 强直性脊柱炎外观

2. 实验室检查 类风湿因子试验阴性，HLA-B27多为阳性。急性期白细胞增多，有时继发贫血，血沉加速，尿17-酮皮质激素升高。

3. X线表现 骶髂关节间隙初期假性增宽，关节边缘呈锯齿状，软骨下松质骨有硬化致密改变；以后关节面逐渐模糊，间隙逐渐变窄，直至双侧骶髂关节完全融合为止（图 69-7）。椎间小关节也有类似变化。椎间盘的纤维环、前后纵韧带发生骨化，形成典型的“竹节”样脊柱。骨化也可累及髋关节、胸锁关节；颞颌关节、耻骨联合和胸骨柄、体的软骨也可骨化。

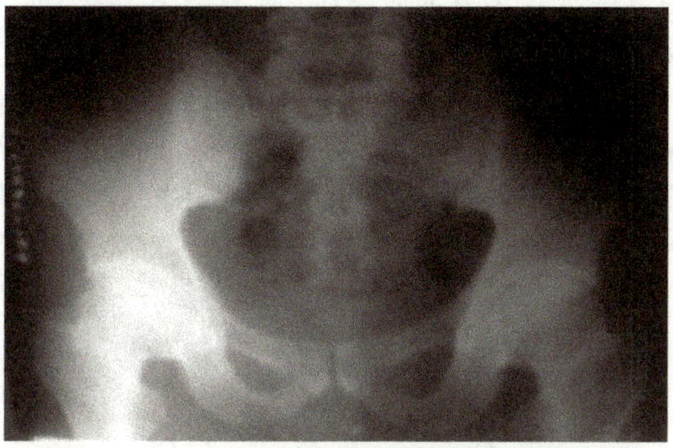

图 69-7　X 线片显示强直性脊柱炎晚期骶髂关节增生硬化

4. CT、MRI　该病往往始发于骶髂关节，而薄层 CT 扫描能清楚的显示该部位的解剖结构及早期病变，有助于此病的早期诊断，故临床应用较为广泛。MRI 可显示骨髓水肿和椎间盘的改变。为该病提供一定的诊断依据。

案例 69-2

1. 男，30 岁，有 8 年的下腰部疼痛病史。

2. 查体腰椎活动受限，骶髂关节叩痛明显。

3. X 线片显示骶髂关节间隙消失，骨质密度增高。腰椎 X 线片显示腰椎前后纵韧带骨化。实验室检查血 HLA-B27 为阳性，内风湿因子阴性，血沉加快，尿 17-酮皮质激素升高。

【诊断】

患者有 X 线片证实的双侧或单侧骶髂关节炎，并分别附加下列临床表现中 1 条或 1 条以上：①腰椎三个方向的运动（前屈、侧屈和后伸）受限；②腰背疼痛史或现有症状；③胸廓扩展受限，在第 4 肋间隙测量<2. 5cm、HLA-B27 阳性虽可作为诊断 AS 的支持性证据，但无诊断意义。在诊断 AS 时必须排除其他与骶髂关节炎相关联的脊柱关节病（如银屑病关节炎、赖特综合征等）。

案例 69-2

该患者的 X 线片证实双侧骶髂关节炎，结合腰椎活动受限，可以诊断为强直性脊柱炎。HLA-B27 阳性支持诊断。

【治疗】

治疗的目的是解除疼痛，防止畸形和改善功能。诊断一经做出就应给予系统和全面的治疗。早期疼痛时可给予非甾体类抗炎药。鼓励平卧，适当牵引，防止驼背。晚期有严重驼背而影响前视时，可考虑行腰椎截骨术。若髋关节强直也可行全髋关节置换术。

案例 69-2

该患者现在疼痛明显，可以口服非甾体性抗炎药，适当牵引。

第三节　类风湿关节炎

案例 69-3

患者，女，32 岁。乏力 3 年余，双手关节疼痛僵硬 1 个月余。

患者 3 年前开始不明原因出现全身乏力，有时肌肉酸痛，未重视。最近 1 个月出现双手手指关节疼痛，有时僵硬，早晨明显。未做过任何治疗。既往身体健康。

体格检查：T 36. 5℃，BP 120/70mmHg。神志清，精神好。颈软。两肺呼吸音清，心率 66 次/分，未闻及杂音。双手手指呈鹅颈状畸形，掌指关节向尺侧半脱位，腕部手背侧可见红色皮下结节。

辅助检查：血常规：RBC 3. 5×10^{12}/L，Hb 100g/L，WBC 6. 5×10^{9}/L。血类风湿因子阳性，血沉 30mm/L，血清 IgG、IgA、IgM 增高。X 线片：左右手骨质疏松，关节间隙狭窄。

问题：

1. 你首先应该考虑是什么病？

2. 你的诊断依据是什么？如何给出处理建议？

【定义】

类风湿关节炎（rheumatoid arthritis）是一种慢性、全身性、自身免疫性综合征，表现为外周关节非特异性、多发性和对称性慢性关节炎。其特点是关节痛和肿胀反复发作逐渐导致关节破坏、强直和畸形，是全身结缔组织疾病的局部表现。本病不应和“风湿”相混淆。

【病因】

本病病因不清，可能与下列因素有关：①自身免疫反应：与本病有关的人类白细胞相关抗原 $HLA-DR_4$ 与短链多肽结合，能激活 T 细胞，在某些环境因素作用下，产生自身免疫反应，导致滑膜增殖、血管翳形成、炎性细胞聚集和软骨退变。②感染:其依据是病情发展的一些特征与病毒感染相符,多数人认为甲型链球菌感染为本病之诱因。

【病理】

原发性病理变化是一种非特异性滑膜炎。早期滑膜充血、水肿,有单核、淋巴细胞和浆细胞浸润,纤维蛋白渗出。滑膜内皮细胞增生、肥厚,形成绒毛状皱褶,突入关节内,绒毛可坏死脱落。滑膜边缘部分长出肉芽组织血管翳,逐渐延伸并覆盖于关节软骨表面。软骨下骨也有肉芽组织血管翳伸向关节软骨(图 69-8),肉芽组织中的吞噬细胞和淋巴细胞吞噬丙种球蛋白和补体后,与类风湿因子形成复合体,溶酶体破坏,释出蛋白酶等酶,使关节软骨逐渐破坏、吸收,仅有纤维组织覆盖。肉芽组织也可破坏软骨下骨,使骨小梁减少,骨质疏松、骨髓的造血组织被纤维脂肪组织所取代。后期关节面间肉芽组织互相连接逐渐纤维化,形成纤维性关节僵直,进一步发展可转化为骨性强直。

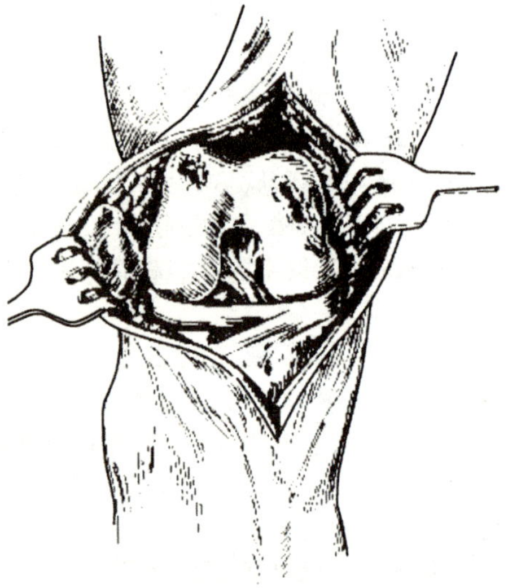

图 69-8 膝关节类风湿关节炎
滑膜肿胀、增生,股骨髁软骨面上有血管翳和破坏

除关节外,关节周围的肌腱、腱鞘也有类似的肉芽组织侵入,影响关节功能。肌萎缩,继而发生挛缩,使关节功能进一步丧失。在皮下常可形成典型的类风湿结节,其结构为中央坏死区、周围纤维组织包裹和炎细胞浸润,呈"栅栏"包围状。

【临床表现】

1. 症状和体征 发病年龄多为 20~45 岁,女性多见。一般发病缓慢,早期出现乏力,全身肌肉痛,低热和手足麻木、刺痛等全身症状。儿童类风湿关节炎称为 Still 病,可有高热、贫血、脾大及白细胞增多;常见的局部症状是隐痛、关节压痛、僵硬,晨起时特别明显,主动活动和被动活动均受限,多超过 30 分钟。受累关节多为双侧性、对称性。近侧指间关节常见,其次是手、腕、膝、肘、踝、肩、髋等关节。病变持续发展,肌肉呈保护性痉挛,挛缩,最后关节强直和畸形。常见的有手指的鹅颈状畸形(图 69-9),掌指关节向尺侧半脱位,腕、肘、膝、髋等关节强直于屈曲位,上颈椎也可受累。病变关节附近肌萎缩,肌力减退。有 10%~30% 患者在肘、腕和踝部等骨突出部位可见皮下类风湿结节,有时可伴有其他结缔组织病损,如心包粘连、心包炎等。本病可反复发作,间歇期不等,逐渐加重,病程可达数十年之久。症状在怀孕期间可以有所缓解。

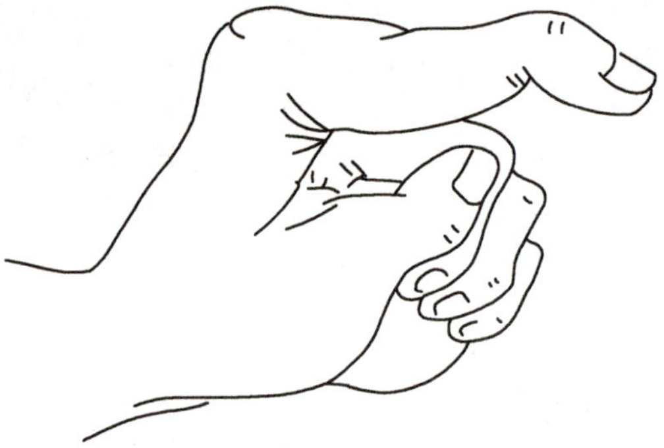

图 69-9 手指的鹅颈畸形
掌指关节屈曲、近侧指间关节过伸、远侧指间关节屈曲

2. 实验室检查 血红蛋白减少,白细胞计数正常或降低,但淋巴细胞计数增加。大约 70%~90% 的病例类风湿因子阳性,但其他结缔组织也可为阳性,注意鉴别。病变活动期血沉加快,血清 IgG、IgA、IgM 增高。关节液较浑浊,黏稠度降低,粘蛋白凝固力差,糖含量降低,细菌培养阴性。

3. X 线表现 早期可见关节周围软组织肿大阴影,关节间隙因积液而增宽,骨质疏松,正常骨小梁排列消失。以后关节软骨下有囊腔形成,附近骨组织呈磨砂玻璃样改变,关节间隙因软骨面破坏而逐渐狭窄。晚期关节间隙渐消失,最终出现骨性强直。

案例 69-3

1. 该患者双手僵硬,肌肉酸痛,有晨僵现象。

2. 查体双手手指呈鹅颈样畸形,掌指关节向尺侧半脱位,可见皮下结节。

3. 实验室检查内风湿因子阳性,血沉加快。X 线片显示骨质疏松,关节间隙变窄。

【诊断】

目前国际上通用的是 1987 年 美国风湿病协会修订的诊断标准:①晨起关节僵硬至少 1 小时(≥6 周);②3 个或 3 个以上关节肿胀(≥6 周);

笔记栏

③腕、掌指关节或近侧指间关节肿胀(≥6 周);④对称性关节肿胀(≥6 周);⑤皮下结节;⑥手 X 线片显示有骨侵蚀或有明确的骨质疏松;⑦类风湿因子阳性(滴度>1∶32)。类风湿因子阳性只能作为参考。确认本病需具备 4 条或 4 条以上标准。应与"风湿"痛、风湿性关节炎、结核等作鉴别。

慢性类风湿关节炎病期分类(Steinbrockeret al,1949)

1. 初期　X 线上无明显骨破坏,骨质疏松有时轻度改变。

2. 中等期　X 线软骨下轻度破坏,骨质疏松较明显,伴软骨轻度破坏关节运动受到限制,但关节无变形,关节周围肌肉轻度萎缩,结节、腱鞘炎等关节外软组织病变有时出现。

3. 重症期　X 线明显软骨、骨破坏,骨质明显萎缩,关节半脱位,掌指关节尺偏、过伸畸形,无骨性强直;关节周围肌肉明显萎缩,关节外软组织病变。

4. 终末期　关节骨性强直。

案例 69-3

该患者有晨僵,皮下结节。X 线片显示骨质疏松,类风湿因子阳性。可以诊断为类风湿关节炎,病变进展为Ⅲ期(重症期)。

【治疗】

类风湿关节炎目前尚无特效疗法。治疗目的在于控制炎症,消除关节水肿,减轻症状,延缓病情进展,保持关节功能和防止畸形。为了达到上述目的,应强调根据不同病人、不同病情制定一套药物、理疗、体疗和手术在内的综合治疗方案。

目前常用的药物有:非甾体类药物,其中昔布类消化道副作用较小;中药类,如雷公藤等;抗疟疾药,金盐制剂;皮质激素(慎用于关节腔内注射);免疫抑制剂,如青霉胺、环磷酰胺等;关节内注射,如透明质酸钠等;但此法要慎用,以防感染;急性期也可用抗生素类,如青霉素等。此外,应当鼓励病人有系统地康复治疗,避免受累关节长期处于畸形体位,也可间断性应用夹板固定,不仅能解除疼痛,还可防止畸形。

手术治疗:早期可作受累关节滑膜切除术,以减少关节液渗出,防止血管翳形成,保护软骨和软骨下骨组织,改善关节功能。也可在关节镜下行关节清理、冲洗及滑膜切除术。至后期,可作关节成形术或全关节置换术。手的尺偏畸形可作掌指关节成形术或用硅酮橡胶作人工手指关节置换术,纠正畸形,恢复功能。

案例 69-3

该患者处于病变Ⅲ期(重症期)。在对症治疗基础上可行掌指关节成形手术。

第四节　大骨节病

【定义】

大骨节病是一种以软骨坏死为主要表现的有明显地方性灶状分布的疾病。主要分布在我国东北、西北、内蒙、河南、四川等地的水土流失严重的山谷潮湿寒冷地区,而平原则较少见。在我国北方有称为柳拐子病。在国外又称 Kashin-Beck 病。

【病因】

目前尚未能肯定。有人认为由于口服带有败病真菌寄生的麦子所引起,是一种慢性食物中毒。实验中,给予带有致病镰刀真菌的谷物饲养动物,骨骼所发生的病理变化和大骨节病相似。近年来,有些学者认为低硒、真菌和饮水被腐殖酸污染三者在发病上可能有其内在联系。即粮食被真菌污染和饮水受有机物污染的共同结果,都产生外源性半醌自由基,增多的自由基进入人体可损伤软骨细胞;在病区环境缺乏足够硒的保护情况下,便引起发病。我国在 1979~1982 年的陕西永寿县大骨节病科学考察中,测得水中腐殖酸总量和羟基腐殖酸含量与大骨节病患病率呈正相关,与硒含量成负相关。

【病理】

大骨节病骨软骨的改变是全身性的,但以负重较大及活动较多的部位如跟骨、距骨、腕骨、胫腓骨下段、股骨、尺骨、桡骨、指骨的变化最显著。主要变化为发育障碍及变形。首先侵犯骨骺软骨板,然后累及关节软骨,骺板软骨及关节软骨内发生明显的营养不良性变化。受累骺板弯曲,厚薄不均,软骨细胞层次排列不齐,骨化紊乱或停顿。骨髓腔内的毛细血管侵入骺板软骨,并将它分割成软骨岛。有时可见软骨带钙化,形成横形的骨小梁,骺板骨基质发生变形,软骨细胞消失,附近的软骨细胞增殖成成团;由于骺板软骨被破坏,使骨板的纵向生长受阻,骨骺早期融合,长骨过早停止生长,因而患骨缩短,指骨骨骺要比正常早闭合 6~7 年。关节软骨也有类似病变。软骨面变粗糙,并形成溃疡,部分软骨可脱落成游离体;骨髓腔内的毛细血管向软骨内侵入,使关节软骨变薄,表面凹凸不平,厚薄不均,呈紫红色,失去正常的韧性。晚期在软骨边缘常有明显的骨质增生,滑膜也呈绒毛样增生,绒毛脱落后也可形成游离体;骨端松质骨内骨小梁排列紊乱,骨髓腔内可见坏死灶和囊腔。由于受到机械应力影响，骨端粗大变形。

【临床表现】

本病以青少年多见，男性多于女性。若8岁以前离开疫区，则较少发病。骨骺已融合者进入疫区，发病也较少见。发病常无自觉症状，无特异性，表现为肌肉酸胀疼痛，继而肌萎缩和痉挛，晨起僵硬，关节运动受限，步态不稳。晚期发生严重畸形，体形呈侏儒状，有膝内翻或膝外翻，骨端肥大，关节变形增粗，指短粗。发病晚者仅有关节炎而无任何畸形。关节症状大都从指、趾关节开始，常呈对称性。

X线表现：可分为三期。第一期：骺板提前骨化，正常形态消失，凹凸不平，呈锯齿状，有时可见游离体。由于骨化不一致，骨骺厚度不一，干骺端两侧的骨皮质呈锐角。第二期：骨骺与干骺端早期融合。骨骺中心软骨消失而骨化，向外周扩张。有时中心软骨骨化后呈碎裂状，或有凹陷杯状的干骺端，最终融合。第三期：骺板完全消失，骨骺与骺板发生早期融合，骨的长轴发育停止，骨端被破坏、弯曲、肿大、增粗，关节面凹凸不平，关节边缘骨赘增生，骨干变短。

踝关节的变化以距骨最明显，其次是跟骨和胫骨远端(图69-10)。早期变化为胫距关节间隙狭窄，后期表现为距骨呈密度不均匀的增生和囊性变，距骨颈缩短，距骨头上翘，距骨体低平，踝关节增粗，关节面硬化，凹凸不平，关节内可有游离体。

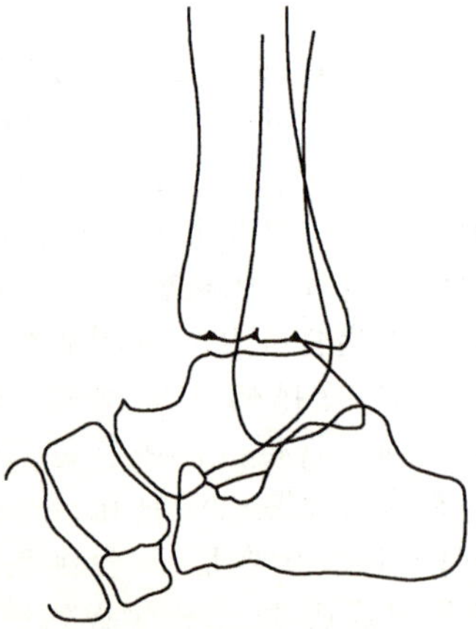

图69-10 大骨节病的踝关节X线片示意图
距骨变形是主要特征，胫距关节面凹凸不平，关节间隙狭窄。距骨颈缩短，距骨头上翘，滑车低平。跟骨也有类似变化

【诊断】

在大骨节病病区，依据临床症状和体征的受累程度可将病情分为三度：Ⅰ度：有多个指间关节增粗；Ⅱ度：有短指畸形；Ⅲ度：有短肢畸形、身材矮小。要特别注意早期患者的诊断，陕西永寿县大骨节病科学考察提出早期诊断的参考指标为：①指末节弯曲；②弓状指；③疑似指节增粗；④踝、膝关节疼痛。凡在病区居住6个月以上的儿童，上述症状、体征有2项以上(含2项)阳性并且对称存在者，有诊断意义；如同时有X线改变，则可确诊为早期。如干骺端X线改变与临床所见只有1项为阳性者，应作为早期观察对象，观察时间为6个月。

【治疗】

重点在于预防，改变小麦的储存方法，防止真菌感染，勿食有真菌感染的麦制品。病区3~16岁少年儿童应服用亚硒酸钠药片，补充硒元素。早期病例服用维生素A、E，对缓解症状效果显著；对中期病例治疗目的为止痛和保持关节活动功能，对有关节游离体者可行关节清理术。矿泉疗法、日光浴和各种理疗对缓解症状颇为有效；晚期关节有严重畸形的病例，可行关节矫形或成形术。对疼痛严重、生活不能自理者，可行人工关节置换术。

第五节 松毛虫性骨关节炎

【定义】

松毛虫性骨关节炎(pine moth osteoarthritis)系指直接或间接接触毛虫活体、尸体或虫毛引起的骨关节炎。本病常见于我国南方，季节性强，常呈局部爆发流行，侵袭皮肤、骨和关节。发病以10月份最多，以20~49岁中年较多见。

【病因】

以接触马尾松毛虫发病最多。①中毒：毒毛刺入人体皮肤，毒素进入血循环，引起毒血症和关节周围组织反应；②变态反应；③感染。

【病理】

关节结缔组织和滑膜水肿、充血和增厚。滑膜表面粗糙，有少量血性黏稠渗出液。肌腱光泽减少、粗糙。血管壁增厚、内膜肿胀增生，伴轻度透明性变。后期以血管和纤维组织增生为主，有轻度炎性细胞浸润。关节软骨因破坏而粗糙，关节腔变窄，逐渐形成纤维性僵直或骨性强直。

【临床表现】

病变多发生在接触后2天，亦有长达30天发病，全身症状较轻或可无。一般体温可达38℃左右，个别有畏寒、发热、头痛、头昏、全身乏力、食欲减退等，大都2~3日后逐渐消退。局部淋巴结肿大、疼痛、渐至关节强直。少数病人可合并化脓性感染，出现经久不愈的瘘管或窦道。

临床可分为皮肤型、骨关节型、肿块型和混合型四种。骨关节型约占 30%～90%。

X 线检查：在急性期一般为阴性，但随着病情的发展可呈关节周围骨质疏松，或有多发小圆形破坏区。慢性期的特征为骨质增生和硬化，并可形成骨性关节融合。

【诊断鉴别诊断】

地区性爆发；接触松毛虫或污染物史；结合上述的临床表现包括 X 线特征，可以确诊。应与结核、化脓性感染及风湿性关节炎鉴别。

【治疗】

应以预防为主。接触后应立即用肥皂水、草木灰水清洗，或局部涂以淡氨水。急性期可用肾上腺皮质激素、抗过敏药和消炎止痛药，如氯苯那敏（扑尔敏）和非甾体抗炎药等治疗。关节应保持于功能位。一般经早期治疗后，1 个月左右可完全恢复。慢性期有下述情况者宜行病灶切除和关节融合术或截骨成形术：①合并瘘管或窦道者；②关节强直于非功能位；③关节疼痛影响劳动和休息。对年龄较大者，在病情稳定后，在病情稳定后，可行人工关节置换术。

（郭开今　周　智）

笔记栏

第七十章 运动系统畸形

第一节 先天性畸形

一、先天性肌性斜颈

斜颈是小儿常见的一种颈部畸形，可由多种疾病引起。先天性斜颈分为骨性斜颈和肌性斜颈，一岁内最多见的原因是肌性斜颈。先天性肌性斜颈（congenital torticollis）是一侧胸锁乳突肌纤维性挛缩，颈部和头面部向患侧偏斜畸形。

【病因】

一侧胸锁乳突肌挛缩、变性是本病的直接原因，但胸锁乳突肌变性的原因至今仍不完全清楚。最早认为是臀位产伤引起血肿纤维化，一直未能证明，且组织中从未发现血红蛋白的铁质沉淀。动物试验证明当胸锁乳突肌的血供受压而阻塞，尤其是静脉的阻塞，肌肉中央的动脉亦受影响而产生肌肉供血不足的纤维增生变化，出现肿块、纤维束带、纤维挛缩。有部分胎位正常、分娩正常的婴儿也发生肌性斜颈，因而有学者认为胸锁乳突肌纤维化在母体内已经形成，是先天性或遗传性因素所致。

【临床表现】

在婴儿出生时可见头颅向患侧倾斜，颈部活动正常，颈部肌肉无畸形。婴儿在2~4周时可见颈部肌肉中1/3或下1/3处有肿块，肿块可移动。临床上肌性斜颈的肿块出现率仅在30%~50%之间。肿块出现后渐渐变大、变硬，在以后3~4个月中渐渐缩小而消失，但胸锁乳突肌却渐渐缩短而挛缩。婴儿6~8个月后脸部渐渐出现病侧面颊削平，健侧面颊丰满，下颌转向对侧，尖头畸形明显。眼和耳的两侧不在同一水平，双侧眼外眦到同侧口角的距离不等，颈部向对侧弯曲的活动度减少，旋转亦渐渐出现限制。1岁左右胸锁乳突肌缩短、增粗、增宽如束带状，将下颌转至对侧，颈伸直时向对侧弯曲尤其明显。随着儿童的成长，颈椎可出现继发性侧弯（图70-1）。

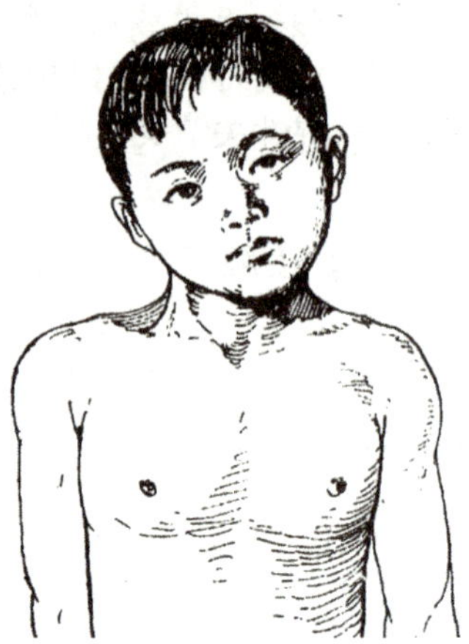

图70-1 先天性肌性斜颈

【诊断】

根据病史中第一胎的难产病史，生后出现胸锁乳突肌内肿块，肿块与锁骨不连，可移动；在较大儿童胸锁乳突肌开始缩短呈束带状，脸部畸形，颈部活动减少；颈椎X线摄片未发现任何先天性骨性异常，可做出诊断。

【鉴别诊断】

1. 颈椎先天性畸形所致斜颈 包括颈椎半椎体、齿状突畸形等，均可表现不同程度的斜颈。颈椎X线片对确定骨性病变有重要价值。胸锁乳突肌无痉挛。

2. 感染引发的斜颈 如咽喉部炎症、扁桃体炎、颈淋巴结感染等，由于炎症刺激，局部软组织充血、水肿，颈椎韧带松弛，导致寰枢椎旋转移位而发生斜颈。颈椎结核也可致斜颈，X线摄片显示骨质破坏，椎旁有软组织肿胀或冷脓肿影像，可做鉴别。

3. 视力性斜颈 因视力障碍，视物时出现斜颈姿态，但无胸锁乳突肌挛缩，也无颈部活动受限。作视力检查及视神经检查可以确定诊断。

4. 耳源性、神经源性、习惯性斜颈 前两者均可找到原发灶，后者诊断则是在排除其他各种器质性病变后，经矫正不良习惯后即可治愈。

5. 婴儿良性阵发性斜颈 病因不明，发生于婴儿期的一种自限性疾病。表现为周期性斜颈，胸锁乳突肌无痉挛，无其他任何器质性病变。

【治疗】

治疗目的：防止胸锁乳突肌挛缩而继发脸部畸形；松解挛缩的肌腱，使脸部变化在生长中逐渐纠正。

1. 非手术疗法 适用于1岁以内婴儿。包括局部热敷、按摩、手法矫治和矫形帽外固定。手法主要牵引挛缩的胸锁乳突肌，若能坚持，多数患儿

笔记栏

能获满意效果。

2. 手术疗法 适用于1岁以上的患儿，在纤维化演变完成后再行手术治疗。理想的手术年龄是1~4岁，年龄超过12岁者，虽然脸部和颈部畸形已难于矫正，但手术疗法仍可使畸形有所改善。手术治疗主要是切断胸锁乳突肌，松解挛缩。在锁骨近端上1cm作横切口，切断胸锁乳突肌的锁骨头和胸骨头。如颈阔肌和附近筋膜也有挛缩，则将其切断。当旋转头部，矫正不满意时，可在乳突下作一横切口，切断胸锁乳突肌止点。注意勿损伤面神经、副神经和锁骨下血管。2岁以下儿童，术后不作石膏固定，以头部牵引2个月。2岁以上儿童，术后将头置于过度矫正位，用头颈石膏或支具固定4周。年龄较大、畸形明显者，术后作石膏背心连头固定2~3个月。去除固定后，应立即开始颈肌的手法牵伸训练，避免再度粘连挛缩。

二、先天性并指多指畸形

1. 多指畸形 多指畸形(polydactylism)又称重复指。是指正常手指以外的手指、手指的指骨、单纯软组织成分或掌骨等的赘生，是临床上最常见的手部先天性畸形。男女比例为3∶2。右左手比例为2∶1，双手发病约占10%，拇指多指发病率约占总数的90%以上。

【病因】

病因未明，部分病例为遗传因素。环境因素对胚胎发育亦有影响。肢芽胚基分化早期受损害，是导致多指畸形的重要原因。

【临床表现】

多指畸形多数可在分娩时发现而诊断。多指畸形中，多生的手指可以是单个或多个、或双侧多指；可发生在手指末节、近节指骨，与正常指骨或掌骨相连，也可发生在掌指关节、指间关节的一侧。多指的外形和结构差异很大，可以仅是皮蒂相连的皮赘直到一个完全的手指，甚至难以分辨正常指与多指。多指畸形可单独存在，或与并指等畸形同时存在。对多指应行X线检查，以明确骨关节形态与结构，为手术提供依据。

【治疗】

多指畸形的手术治疗不仅要有明显的美容效果，更重要的是重建手部功能。需根据多生手指的外形、位置、结构以及和正常手指的关系，结合X线检查决定多生手指切除的部位和方式。对有严重畸形、组织缺损的复杂多指，在1岁后行多指切除，进行组织移植或移位等手术重建功能，并定期复查直至发育停止期。

2. 先天性并指畸形(congenital syndactylia) 先天性并指畸形(congenital syndactylia)是两个以上手指部分或全部组织成分先天性病理相连，它是上肢先天性畸形中最多见的病种之一，常有遗传性。并指可以单独出现，也常常是手部许多先天性畸形的体征之一。

【病因】

有人认为并指畸形属于肢体部分分化障碍。多数为常染色体显性遗传。

【临床表现】

表现多种多样，在形式上有的表现为皮肤软组织并指，有的为骨骼融合在一起的骨性并指。单纯性并指的症状除了外形上的损害外，主要是妨碍手指的外展及内收。复合性并指的损害，则根据病变状况的差异，表现出不同的症状。

【治疗】

对功能影响不大，不明显妨碍发育的并指不宜过早手术。反之，对功能影响较大或明显阻碍发育的并指如末节并指，手术时机可适当提前。

不完全性并指手术目的：加深指蹼、良好的皮肤覆盖，使新形成的指蹼与正常指蹼外观相似。完全性并指的手术目的：分开并指、良好的皮肤覆盖、指蹼再造、指端修复、甲皱再造等。对于指骨融合的并指，需分开融合的指骨。

三、先天性髋关节脱位

案例 70-1

患儿，女性，5岁。右下肢跛行3年。

患儿2岁方学会走路，当时被发现右下肢行走不稳，呈鸭行步态。随年龄增长跛行步态渐加重。经外院治疗无好转。无外伤史。第一胎，足月，臀位顺产。

体格检查：体温36.5℃。右下肢无红肿、无压痛，下肢肌力正常，皮肤感觉正常。右髋关节屈伸正常，外展稍受限，其余关节活动正常。患儿 Allis 征(+)，Trendelenburg 试验(+)。

X线摄片示：右 Shenton 线不连，髋臼指数50°，股骨头位于 Perkin 方格的外上象限，且发育差，变小，但密度正常，前倾角80°，髋臼和股骨头无破坏，颈干角140°。

问题：

1. 根据以上资料，拟诊断什么疾病？
2. 如何治疗？

先天性髋关节脱位(congenital dislocation of the hip joint)双侧多于单侧。随着研究的不断深入，越来越多的人认为该病除了先天性因素之外，

笔记栏

后天因素也起着重要作用，而且是可以预防的。因此国际上有很多学者将其称为髋关节发育不良(developmental dysplasia of the hip joint)。

【病因】

仍有许多不同意见。目前有以下因素：

1. 遗传因素 许多学者认为先天性髋脱位与遗传有关。在有此病的家族中若有一胎发生脱位，第二胎的发病率比正常高10倍。

2. 内分泌变化 有学者检查髋脱位婴儿的尿中雌激素有升高现象，认为肝脏不能分解雌激素引起关节松弛，导致髋脱位。

3. 关节松弛 先天性髋脱位的关节松弛发病率为28%～36%，而正常同年龄、同性别的小儿中关节松弛的发病率为8%～10%，二者有明显的统计学差别。有人认为关节松弛与胶原纤维异常有关。

4. 机械性压力 这是指子宫内压力情况，包括臀位产，羊水缺乏，胎儿下肢体位变化等。臀位产中双下肢往往呈伸直位，能使髋关节失去稳定性而造成脱位。临床上有20%～25%髋脱位是臀位产，支持这个说法。

5. 髋臼外唇发育畸形 这是一种生长发育中畸形。髋臼外缘软骨迟迟不能钙化，髋臼外侧斜度增大，盂唇增大、增厚，关节囊松弛，造成关节不稳定。

【分类】

先天性髋脱位有三种不同的类型：

(1) 最多见的是单纯的髋关节脱位。在出生时发现，对这类治疗比较简单，多数有效。

(2) 另一类与神经或神经肌肉有关。脱位是继发的变化，可以复位，但日后仍易再脱出。因此治疗措施比较复杂。

(3) 脱位在胎儿早期形成，髋臼完全畸形，股骨头严重移位，软组织严重挛缩，治疗十分困难。因此有人认为这是多种畸形的类型。

【病理】

主要发生在髋臼、股骨头、颈和关节囊四部分。其他部位如髋部的肌肉、韧带、神经、血管、骨盆和脊柱等，可引起继发性病理改变。

病儿在开始站立、负重以前为站立前期，病情较轻，若及早治疗，疗效较好。负重后即可出现半脱位或脱位，病情逐渐加重，疗效亦逐年下降(表70-1)。预后的好坏，取决于能否早期诊断、早期治疗。

表70-1 先天性髋关节脱位的病理变化

		站立前期	脱位期
原发性病变	髋臼	髋臼前、上、后缘发育不良及平坦、变浅	髋臼缘不发育，髋臼更浅而平坦。臼窝内圆韧带充塞其中，并充满脂肪组织和纤维组织
	股骨头	较小、圆韧带肥厚，股骨头可在髋臼内脱位或半脱位，但易回纳入髋臼	向髋臼后上方脱出，股骨头骨骺出现迟缓，小而扁平或形状不规则，圆韧带肥厚妨碍复位
	股骨颈	前倾角略加大(正常25°～30°)	变短变粗，前倾角加大，达45°～60°
	关节囊	松弛，结构改变不大	随股骨头上移而拉长、增厚，因髂腰肌经过关节囊前方，可出现压迹，严重者关节囊呈葫芦状，妨碍股骨头复位
继发性病变	骨盆		倾斜、前倾
	脊柱		出现代偿性脊柱侧凸、腰生理前凸加大，臀部后凸
	肌与筋膜		内收肌、髂腰肌紧张，臀肌、阔筋膜张肌挛缩

【临床表现与诊断】

1. 站立前期 先天性髋关节脱位的临床表现因患儿的年龄不同而存在着较大的差异。新生儿和婴幼儿站立前期临床症状不明显，主要特点是一部分为髋臼发育不良或不稳定髋。若出现下述症状提示有髋脱位的可能：

(1) 单侧脱位者，大腿、臀以及腘窝的皮肤皱褶不对称，阴唇及臀裂斜向患侧，患侧下肢短缩且轻度外旋。

(2) 患儿会阴部增宽，双侧脱位者更为明显，患侧股内收肌挛缩。

(3) 股动脉搏动减弱。

(4) 牵动患侧下肢时，有弹响声或弹响感。

(5) 患侧髋关节活动受限，患髋常处于屈曲位，不愿伸直，无力，牵拉可伸直，松手后又呈屈曲状。少数髋关节呈僵硬状态，牵拉患髋时哭闹。

下列检查有助于诊断：

(1) Allis征：患儿平卧，屈膝90°，两足平放检查台上，二踝靠拢时，双膝高低不等时为阳性(图70-2)。

笔记栏

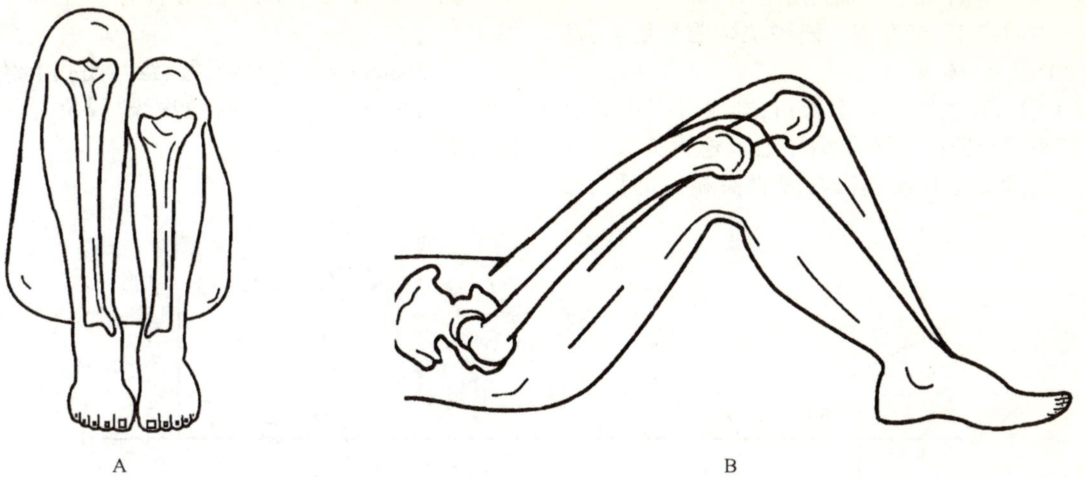

图 70-2　Allis 征
A. 正位；B. 侧位

(2) Barlow 试验(弹出试验)：患者仰卧位，检查者面对婴儿臀部，双髋双膝各屈 90°，拇指放在大腿内侧，小转子处加压，向外上方推压股骨头，感股骨头从髋臼内滑出髋臼外的弹响，当去掉拇指的压力则股骨头又自然弹回到髋臼内，此为阳性(图 70-3A)。阳性结果表示有可能脱位，目前还未脱位，应诊断为不稳定髋。

(3) Ortolani 征(弹进试验)：病人平卧，助手固定骨盆。检查者一手拇指置于股骨内侧上段正对大转子处，其余指置于股骨大转子外侧。屈膝、屈髋各 90°，逐步外展髋关节，同时置于大转子外侧的四指将大转子向前、内侧推压，若听到或感到"弹跳"，就是脱位的股骨头通过杠杆作用滑入髋臼，即为阳性(图 70-3B)，可诊断先天性髋关节脱位。因新生儿哭闹、乱动或内收肌挛缩时，该体征可能表现为阴性，但并不能排除脱位的存在。Barlow 试验和 Ortolani 征不适用 3 个月以上的婴幼儿，因有可能造成损害(图 70-3)。

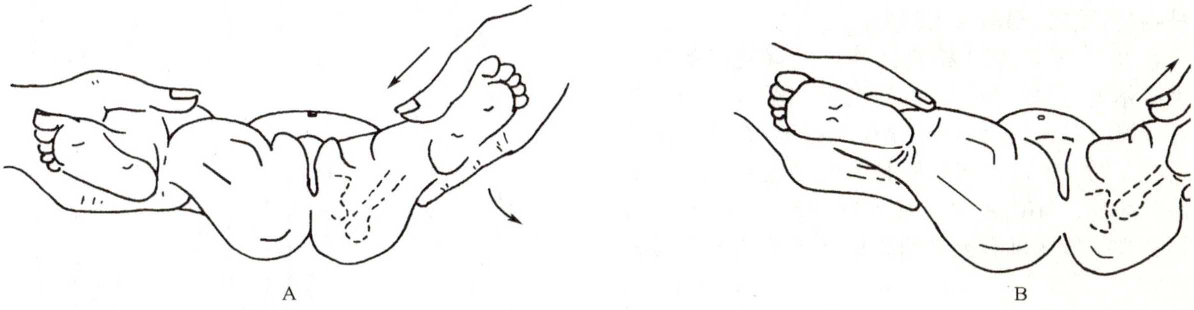

图 70-3　Ortolani 征
A. Barlow 征(弹出试验)；B. Ortolani 征(弹进试验)

(4) 髋关节屈曲外展试验：双髋关节和膝关节各屈曲 90°位时，正常新生儿及婴儿髋关节可外展 80°左右。外展受限在 70°以内时应疑有髋关节脱位。检查时若听到响声后即可外展 90°表示脱位已复位。检查必须双侧同时进行，以便于固定骨盆和与另一侧作比较。

以上试验都要求患儿在肌放松和安静状态下进行。有些患儿在出生时可能仅有髋臼发育不良，而没有髋关节脱位，数周后或数月后可能发展为髋脱位。此时上述 Barlow 征、Ortolani 征均成阴性，Allis 征及髋关节屈曲外展试验仍为阳性。

(5) 患侧股内收肌紧张、挛缩。

(6) B 超检查发现股骨头在髋臼外即可确诊为先天性髋关节脱位。可用于普查。

(7) X 线检查对可疑患儿，应在出生后 3 个月以上(在此之前髋臼大部分还是软骨)拍双侧髋关节正位片。X 线片上可显示髋臼发育不良，半脱位或脱位。拍摄 X 线片时，应注意保护性腺。

1) Perkin 象限：当股骨头骨骺的骨化中心出现后可利用 Perkin 象限，即两侧髋臼中心连一直线称为 H 线，再从髋臼外缘向 H 线作一垂线 P，将髋关节划分为 4 个象限，正常股骨头骨骺位于内下象限内。若在外下象限为半脱位，在外上象限内为全脱位(图 70-4)。

2) 髋臼指数：从髋臼外缘向髋臼中心连线与 H 线相交所形成的锐角，称为髋臼指数，其正常值为20°～25°，当小儿步行后此角逐年减小，直到12岁时基本固定于15°左右。髋脱位则明显增大，甚至在30°以上(图70-4)。

3) CE角：也叫中心边缘角，即股骨头中心点连线的垂线与髋臼外缘-股骨中心点连线所形成的夹角。其意义是检测髋臼与股骨头相对的位置，对髋臼发育不良，半脱位有价值。正常为20°以上。

4) Shenton线：即股骨颈内缘与闭孔上缘的连线。正常情况下为平滑的抛物线，脱位者此线中断(图70-4)。

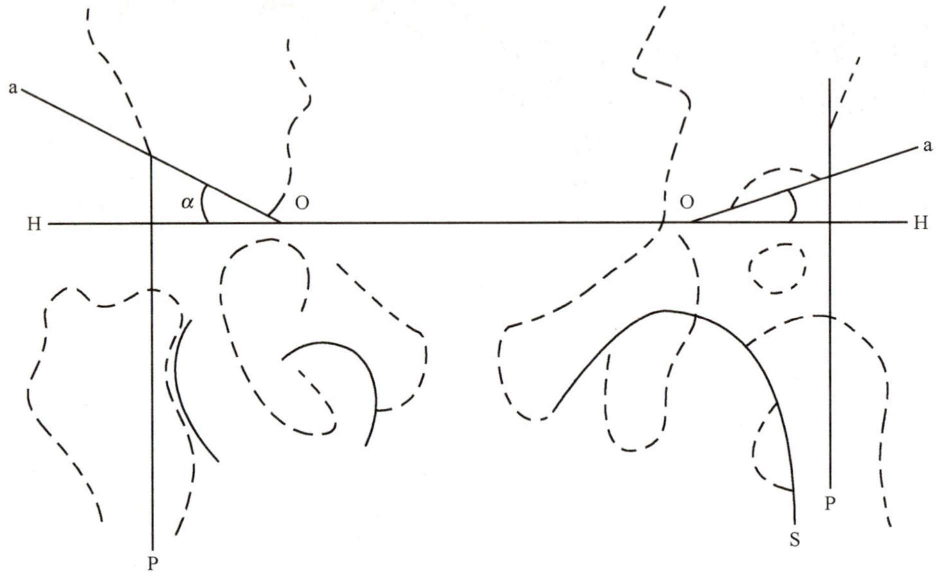

图70-4　一侧H—H与P线将髋关节划分为4个象限线

5) 股骨头骨化中心因发育受影响较健侧小。

6) 患侧股骨颈前倾角增大，正位X线片上股骨颈越短、粗，则前倾角越大。

(8) CT与MRI检查：CT对了解髋臼的情况大有帮助，但仅仅是骨性结构或骨化中心，对于软骨、软组织、盂唇、韧带变化却无帮助；在造影剂残留关节时，CT可以明确股骨头是否复位，有无前、后半脱位。MRI主要可显示软组织变化，对人体损害少并能明确有无软组织嵌顿于股骨头与髋臼之间。

2. 脱位期　患儿一般开始行走的时间较正常儿晚。单侧脱位者患儿跛行、呈鸭行步态。双侧脱位者站立时骨盆前倾，臀部后耸，腰部前凸特别明显(图70-5)。患儿仰卧、双侧屈髋屈膝90°时，双侧膝关节不在同一平面，患肢缩短。推拉患侧股骨时，股骨头可上下移动，似打气筒样。会阴部增宽，双侧脱位者更明显。患髋内收肌紧张，髋关节外展活动受限。

Trendelenburg征(单足站立试验)呈阳性：在正常情况下，用单足站立时，因臀中、小肌收缩，对侧骨盆抬起，才能保持身体平衡。如果站立侧有先天性髋关节脱位时，因臀中、小肌松弛，对侧骨盆不但不能抬起，反而下降(图70-6)。行走时，为防止下沉，骨盆必须过度向患侧倾斜才能保持平衡，因此出现鸭步。

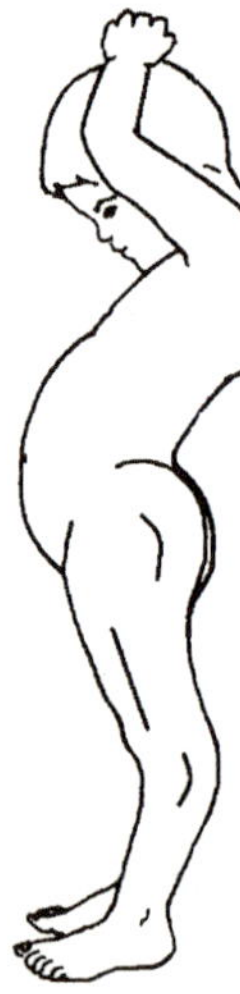

图70-5　先天性髋关节脱位
臀部后耸，腰部前凸特别明显

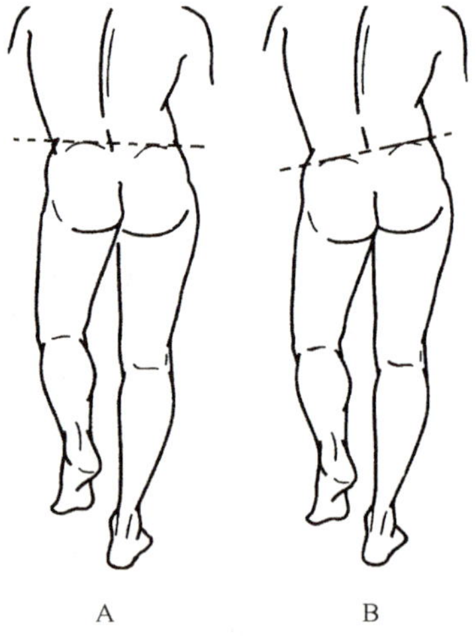

图70-6　Trendelenburg征
A. 阴性；B. 阳性

案例70-1

本例患儿2岁方学会走路，当时被发现右下肢行走不稳，呈鸭行步态。第一胎，足月，臀位顺产。体检下肢肌力正常，皮肤感觉正常，右髋关节屈伸正常，外展稍受限，Allis征(+)，Trendelenburg试验(+)。病史和临床表现与先天性髋关节脱位相符。

笔记栏

X线拍片检查可明确脱位性质和程度。

案例 70-1

患儿X线摄片示:右Shenton's线不连,髋臼指数50°。股骨头位于Perkin's方格的外上象限,且发育差、变小,但密度正常。前倾角80°,臼头无破坏,颈干角140°。X线拍片检查结果提示髋关节脱位。

【治疗】

治疗方法因年龄而异,治疗越早,效果越好。年龄越大,病理改变越重,疗效越差。

1. 婴儿期(1岁以内)　对Ortolani和Barlow试验阳性的患儿,治疗的目的是稳定髋关节。对于有轻、中度内收肌挛缩的患儿,主要是将脱位的髋关节复位。国外多采用Pavlik支具治疗本病(图70-7);国内采用特制的连衣袜套治疗。

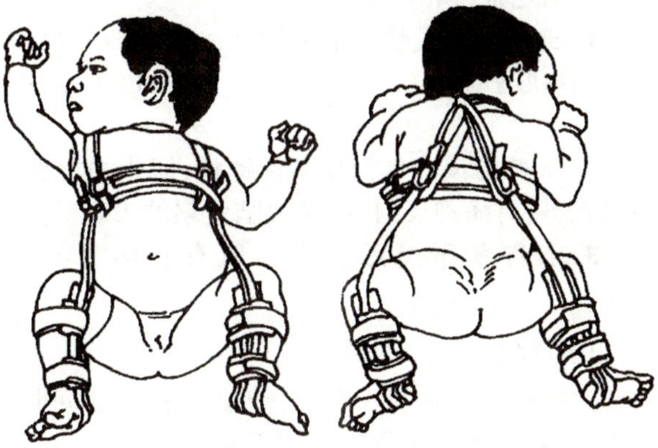

图70-7　Pavlik支具

2. 幼儿期(1~3岁)　对于不能自然复位,而且在1岁以后才发现的髋脱位的患儿,一般采用手法复位,并用支具或石膏外固定治疗。复位前行充分的牵引,当闭合复位失败后应行切开复位。固定位置由过去的蛙式位改为现在的人字位(外展45°,屈髋95°),可大大降低股骨头缺血性坏死的发生率。

3. 3岁以上儿童　一般采用手术切开复位,骨盆截骨术。因为随年龄的增长,骨的塑形能力逐渐减少,保守疗法的效果欠佳。手术目的主要是将异常的髋臼方向改为生理方向,增加髋臼对股骨头的包容,使股骨头中心与髋臼中心重合。常见的手术方式有以下几种:

(1) Salter骨盆截骨术:适用于6岁以下,髋臼指数在45°以下,以前缘为主的髋臼发育不良。

(2) Pemberton髋臼截骨术:适用于6岁以上,Y形软骨骨骺尚未闭合的,髋臼指数大于46°的患儿。手术方法是在髋臼上缘上1~1.5cm处,平行于髋臼顶作弧形截骨,将髋臼端撬起向下改变髋臼顶的倾斜度,使髋臼充分包容股骨头,恢复髋臼的正常形态,使股骨头中心与髋臼中心重合。

(3) Chiari骨盆内移截骨术:适用于大年龄、髋臼指数大于45°的患儿。该手术于髋臼上缘紧贴关节囊上方行内高外低的骨盆截骨,然后将远端内移约1~1.5cm,相对增加包容。缺点就是可导致女性骨产道狭窄,且增加的包容部分无软骨覆盖(图70-8)。

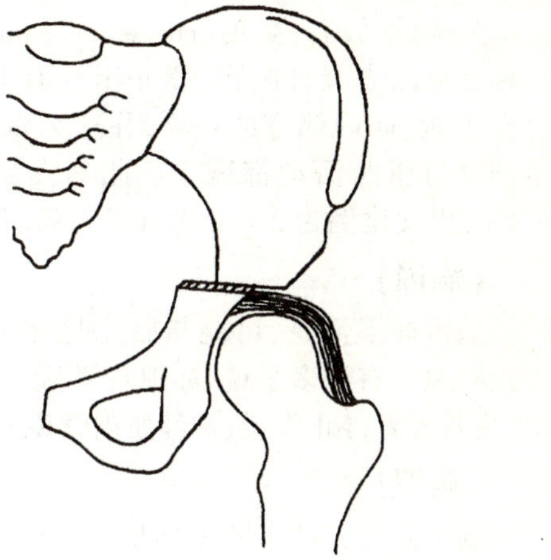

图70-8　Chiari骨盆内移截骨术

以上的各种术式中,在手术中若发现股骨前倾角大于60°、脱位较高时,应行转子下旋转、短缩截骨术。这样更有利于提高手术的成功率,使股骨头与髋臼的中心重合,使患侧髋关节更趋稳定。上述手术后一般采用髋人字石膏固定6周,待截骨愈合后去除。负重时间一般在术后3~6个月。

案例 70-1

临床诊断:先天性髋关节脱位

诊断要点:

1. 第一胎,足月,臀位顺产。

2. 5岁女童;2岁方会走路,学会走路时即有跛拐。

3. 体温正常,局部无红肿,无压痛,可排除炎症性病变;下肢肌力正常,皮肤感觉正常。

4. 右髋外展稍受限,Allis征(+),Trendelenburg试验(+)。

5. X线摄片示:右Shenton线不连,髋臼指数增大,股骨头位于Perkin方格的外上象限,前倾角增大,髋臼和股骨头无破坏。

治疗原则:

1. 尽早诊断,及时治疗,根据不同年龄有不同的治疗方法。

2. 解除软组织挛缩，将股骨头牵引至髋臼水平。

3. 切开复位，改善头臼相容和矫正过大的前倾角。

四、先天性马蹄内翻足

先天性马蹄内翻足（congenital equinovarus）是一种常见的先天性畸形，婴儿出生时即可发现两足有下垂、向内侧弯曲现象，往往为双侧性，踝关节伸直与屈曲活动都减少。此病发病率通常为0.1%，男女比例为2∶1，约50%为双侧性。

【病因】

病因尚不清楚，可能与胎儿足在子宫内位置不正有关。有许多学说，如遗传学说、胚胎蛋白缺陷、生长发育停止学说、神经肌肉学说等。

【病理】

新生儿先天性马蹄内翻足畸形由四个因素组成：①跗骨间关节内收；②踝关节跖屈；③足内翻；④年龄较大时可有胫骨内旋和胫骨后肌挛缩。足处于此位置时，对矫正有弹性抗力，还可合并有继发的跟腱和跖腱膜挛缩。足背和足外侧的软组织因持续牵扯而延伸。小儿开始行走后逐渐发生骨骼畸形。先出现跗骨排列异常，以后发展为跗骨发育障碍和变形，足舟骨内移，跟骨跖曲、内翻，距骨头半脱位等，严重者常有胫骨内旋畸形。这些骨骼畸形属于适应性改变，取决于软组织挛缩的严重程度和负重行走的影响。在未经治疗的成人中，某些关节可自发融合，或继发于挛缩而产生退变性改变。

【临床表现】

1. 症状和体征 新生儿时可以发现两足向内翻转，小腿后肌肉萎缩，小腿呈细长，踝关节向前、向后活动减少，足跟瘦小，跟腱细短并有足跟内翻现象，此外胫骨可合并内旋（图70-9）。患儿步行后，出现跛行，用足尖或足外缘着地，畸形逐渐加重，严重者足背着地，负重区产生胼胝及滑囊，病人小腿肌腱较健侧明显萎缩。

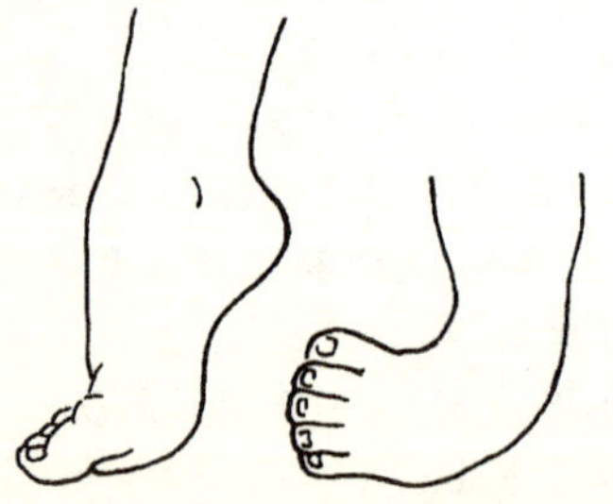

图70-9 马蹄足（A）与内翻足（B）

2. X线检查 正常足侧位X线片上跟、距骨轴心线交叉成角，约为30°~50°。足正位片上跟骨轴心线经过骰骨至第四跖骨底；距骨轴心线经第一跖骨至大拇趾，两线交叉成角20°~40°。在马蹄内翻足，跟距角极度减小，甚至两线平行。

3. CT和MRI 对马蹄足的检查很有价值，常用于年龄较大而需要手术治疗的病人，对距下关节面、踝关节面、内外踝与距骨、跟骨关系比正侧位片更清楚。而MRI对于马蹄足的韧带、肌腱、关节囊的增厚和纤维化、关节软骨面均有清晰的影像，可供手术方法的选择参考。

【诊断】

出生后即出现明显畸形者诊断不难，主要依据包括前足内收、跟骨内翻、踝关节马蹄形，同时合并胫骨内旋。对于年龄较大，且病史不明确者，要与先天性多发性关节挛缩症、大脑瘫痪和脊髓灰质炎后遗症等相鉴别：

1. 先天性多发性关节挛缩症 累及四肢很多关节，畸形较固定，不易纠正。早期已有骨性改变。

2. 大脑瘫痪 常为痉挛性瘫痪，肌张力增加，反射亢进，有病理反射，以及大脑受累的表现等。

3. 脊髓灰质炎后遗症 肌有麻痹和萎缩现象。

【治疗】

治疗的目的是纠正畸形，使足底能正常负重、行走无疼痛、可穿正常鞋而不需矫正鞋，且踝关节有一定活动度。早期治疗方法简单，远期效果好。

1. 非手术治疗

（1）手法治疗：新生儿无法做石膏固定，手法治疗的原则是应轻巧、非暴力牵拉。婴儿韧带与挛缩关节囊比骨骺板坚强，必须避免暴力损伤骨骺。先纠正足内收，之后可用柔软的旧布自制绷带，将足松松地包在已纠正的位置上。数月后畸形显著改善，即可穿一矫形足托代替绷带包扎，将足维持于矫正后的位置。

（2）石膏矫正法：在1~3个月龄石膏纠正最合适。麻醉使婴儿安静，按手法治疗步骤，先做足伸直位石膏，只纠正前足内收。石膏固定至大腿，屈膝90°，每1~2周更换一次石膏。经2~3次石膏更换，足内翻畸形有所纠正、足底已放平时，再开始将足背伸，拉长跟腱纠正马蹄。经过3~4次石膏纠正，当踝关节可以背伸超过0°（即胫骨与足成90°位）可做短腿石膏固定。石膏纠正完成可以穿塑料足托固定。轻型马蹄足经2~3次石膏就能纠正。目前大多数学者认为真性马蹄足需要手术治疗，仅有15%的马蹄足无需手术治疗。

2. 手术治疗 手法治疗失败表示软组织变化

已超过手法牵拉的作用。手术治疗方法必须按小儿年龄、疾病严重程度以及以前治疗情况决定。治疗原则是去除一切挛缩的纤维组织、纠正各关节的异常位置，平衡畸形与肌肉拉力，获得近乎正常的负重、活动功能以及外观。

一般在10岁以前，不应做骨部手术，以免损伤骨骺。大多数采用软组织手术。主要有跟腱延长术和足内侧挛缩组织松解术。后者主要切断足内侧三角韧带的胫跟部分，跖腱膜和距舟韧带等挛缩组织。必要时还要延长胫骨后肌腱。术后作石膏固定2~3个月。

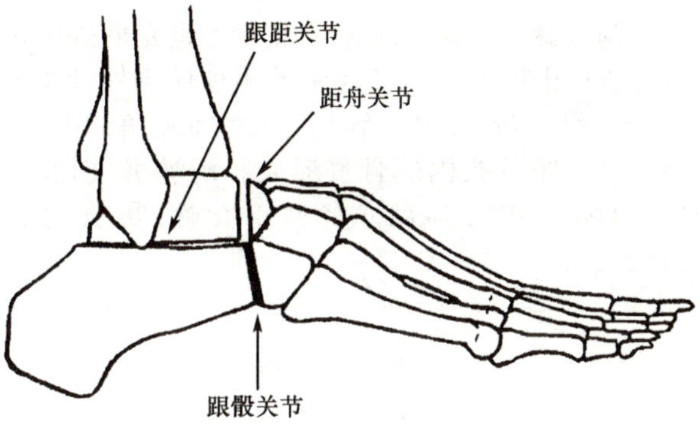

图 70-10　三关节融合术

10岁左右仍有明显畸形者，可考虑作足三关节融合术（即跟距、距舟和跟骰关节）（图 70-10）。术后用管型石膏固定，直至融合牢固为止。对于马蹄内翻足畸形伴有的胫骨内旋，只有极少数需作旋转截骨术。如果考虑作胫骨截骨，必须确定病理改变仅限于胫骨，而没有僵硬性足的畸形。

第二节　姿态性畸形

一、平　足　症

平足症（flatfoot）又称扁平足（图 70-11），指内侧足弓低平或消失，同时伴发足跟外翻、距下关节轻度半脱位、跟腱短缩等畸形。患足失去弹性，在站立和行走时足弓塌陷，出现疲乏或疼痛的症状。平足症是最常见的足病之一，通常分为姿态性和僵硬性平足症两种。

【解剖概要】

足有横弓、纵弓两个足弓，纵弓又有外侧和内侧纵弓之分，足弓的形态依靠骨骼本身形态、坚强有力的韧带和肌肉来维持。

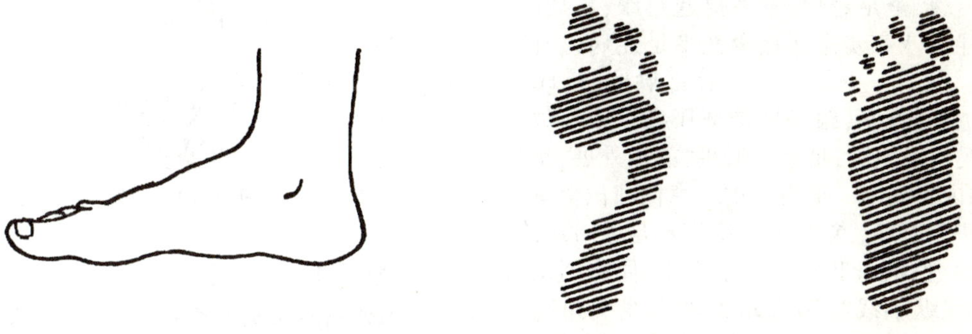

图 70-11　扁平足（A）、正常足印（B）和扁平足印（C）

足部骨块除籽骨和趾骨外，均是背宽底窄，组合起来自然形成足的弓形结构。在横切面，跗骨和5个跖骨排成横弓形，跖骨基底部横弓明显，跖骨头部则变浅。内侧纵弓的后侧部分由跟骨、距骨组成，前侧部分为第1、2、3楔骨和跖骨，顶部为舟骨。内侧纵弓的弓高，前侧较后侧长、耐力较弱。外侧纵弓，后部为跟骨，顶部为骰骨，前部为4、5跖骨，纵弓虽低，但较坚强。因此，足弓的外侧缘较内侧缘坚固。

韧带是保持构成足弓各骨块间联系的重要组织，足背部突出，负重少，韧带薄弱；跖侧负重，对足弓维持也特别重要，韧带肥厚坚强。

肌肉是维持足弓的另一重要因素。足部肌肉分为内在肌与外在肌，足弓的维持主要依靠外在肌的作用。胫前肌、胫后肌、腓骨长肌，分别经过踝关节的内外侧，止于足跖侧，相互拮抗，如两条坚强的悬带，将足弓向上提起。此外，腓肠肌可使跟骨跖屈，纵弓下降，破坏足弓的结构，故腓肠肌挛缩者易患平足。

由此可见，只有防止足部韧带的过度负荷及劳损，加强足部外在肌的锻炼，才能保持足弓的正常形态和功能。

【病因】

可因先天性或继发性因素发病。

1. 先天性因素　指足骨、韧带或肌肉的发育异常。包括：①跟骨外翻畸形；②垂直距骨；③足舟骨结节过大；④儿童骨骺未融合或有副足舟骨；先天性足部韧带、肌松弛等，均可致扁平足。

2. 继发性因素　包括：①长久站立或负重，使维持足弓的韧带疲劳而逐渐衰弱；②慢性疾病或身体过重，缺乏适当锻炼，小腿和足部肌萎缩，不

笔记栏

能维持足弓张力；③穿鞋不适，足部过度前倾，纵弓遭到破坏；④足部骨病如类风湿关节炎、骨结核等；⑤足内在肌、外在肌肌力失衡（大脑瘫痪、脊髓灰质炎后遗症等）。

【病理】

根据软组织病理改变程度不同，平足症可分为易变性即姿态性平足症及僵硬性即痉挛性平足症，后者常合并腓骨肌痉挛。易变性平足症较常见，软组织虽然松弛，但仍能保持一定弹性，负重时足扁平，去除承重力，足立即恢复正常，长期疗效满意。僵硬性平足症多数由于骨联合（包括软骨性及纤维性联合）所致，难以用手法矫正。足跗关节间距面突出，足弓消失，跟骨外翻，双侧跟腱呈八字形，距骨头内移，呈半脱位，距骨内侧突出，有时合并腓骨长、短及第3腓骨肌痉挛。严重的先天性平足，距骨极度下垂，纵轴几乎与胫骨纵轴平行，足舟骨位于距骨头上。足前部背屈，跟骰关节外侧皮肤松弛，形成皮肤皱褶。

【临床表现】

稍久站立或行走2~3里即可引起足部酸痛，足抬起后疼痛减轻或消失，严重者行走时步态蹒跚，行走迟缓，全足着地，不敢提起足跟，易疲劳、疼痛，可伴有八字步态。痉挛性平足症病人有腓骨肌疼痛，僵直。查体可见足腰部肿胀，足印肥大，全足宽阔、低平，跟舟韧带部压痛。站立位足跟外翻，足内缘饱满，足纵弓低平，前足外展，足舟骨结节向内侧突出。足内侧皮肤摩擦部位常有红肿，日久胼胝出现。X线足侧位片示足纵弓塌陷，跟骨、足舟骨、骰骨和距骨关系失常，偶有副足舟骨。跟骨底纵轴线与第五跖骨轴心线交角超过160°是诊断参考之一。严重平足者有跗骨关节炎及骨质增生、疏松等。

【治疗】

平足症治疗虽多，但尚无一种令人十分满意的方法，因此仍以预防为主。

1. 僵硬性平足 应矫正足部的畸形。

（1）垂直距骨：早期先用手法矫正，若失败则及早手术矫正。一般4~6岁前的儿童，可先作石膏矫形，使软组织松弛，继而手术切开复位，以克氏针固定距骨、舟骨和楔骨等。对于6岁以上儿童，切开复位常失败，可等到12岁后行三关节融合术。

（2）跗骨桥：可通过局部理疗，使痉挛肌肉缓解至足外翻消失，再用纵弓垫或鞋跟内侧垫治疗。非手术治疗无效，可用手术治疗。

（3）副舟骨：一般以非手术治疗为主，以矫形鞋治疗，必要时局部封闭治疗。症状严重方可考虑手术治疗。手术切除副舟骨，并将胫后肌腱移至跖底的正常止点，使肌腱拉紧，疗效较好。

笔记栏

2. 姿态性平足症 应尽可能查明致病原因，早期给予休息、理疗等措施，结合锻炼足内外肌，穿矫形鞋或配平足鞋垫。对于症状严重患者，可在麻醉下矫形、石膏固定。个别严重者，经用各种非手术治疗无效，可行手术治疗。方法有副舟骨切除术和胫后肌腱移位术、舟-楔-跖骨融合术、胫前肌腱移位术及三关节融合术。足弓塌陷，无弹性，疼痛不能行走，X线片示有骨性关节炎者，多数要用三关节融合术。

二、踇外翻

踇外翻（hallux valgus）是指踇趾向足的外侧过度倾斜（图70-12），大于正常的生理性踇外翻角度约15°，第1跖骨内翻，第1、2跖骨间夹角>10°，常合并第1跖骨头内侧骨赘形成和滑囊炎，引起疼痛、影响行走等症状。多见于女性，男女之比为1∶40。

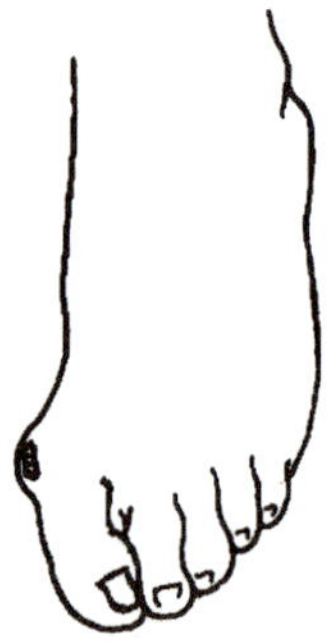

图70-12 踇外翻

【病因】

踇外翻的病因有多种，约一半病例有遗传因素，常见的导致踇外翻的解剖结构缺陷有：①原发性跖骨内翻畸形，此为主要原因。②第1跖骨及其连接的趾骨活动增加。③纵弓及横弓下陷。以上原因导致踇收肌挛缩，产生踇外翻畸形。此外，踇外翻发生与穿鞋有密切的关系，常为穿高跟、尖嘴鞋所致，踇趾被迫外翻并略外旋，小趾内翻略内旋，跖趾关节背伸；由于踇长伸肌无腱鞘，容易滑脱至踇趾外侧，产生弓弦作用，加剧踇外翻畸形。

此外，各种炎症性或非炎症性关节疾病，如类风湿关节炎等，因关节破坏形成向外半脱位，出现踇外翻畸形。

【临床表现】

疼痛是踇外翻的主要症状。早期疼痛不严重。随着病情进展，踇外翻畸形明显，踇囊炎疼痛较重。X线片见踇趾近节向外侧半脱位，并出现第2趾锤状畸形。畸形与疼痛并不成正比，疼痛常常是踇囊炎引起。严重者踇趾的跖趾关节肿痛，X线片见跖趾关节出现骨关节炎表现。此外，可出现第2、3趾锤状趾及2、3跖骨头跖面皮肤胼胝，第2趾近侧趾骨间关节处背侧皮肤因摩擦形成胼胝或鸡眼。

X线正位摄片可发现第1跖趾关节半脱位，踇趾向中线移位，外翻角>15°，第1跖骨内翻，第1、2跖骨夹角>10°。

【治疗】

1. 非手术治疗 对于早期病变，疼痛较轻的患者，穿合适的鞋，鞋跟不易太高。局部应用空心垫，可减缓踇囊炎症状。热敷、休息等均有一定疗效，有时也可行疼痛部位的局部封闭治疗。

2. 手术治疗 畸形和疼痛较重影响生活质量，且非手术治疗无效，应采用手术治疗。手术方法有多种，包括软组织手术、骨性手术和软组织联合骨性手术及跖趾关节人工关节置换术。手术基本目的是切除增生骨赘和滑囊，矫正踇趾畸形。除手术矫正外，术后正常足弓力线的维持也是保证术后效果长久的重要措施，可防止踇外翻的复发。

三、脊柱侧凸

脊柱侧凸(scoliosis)是指脊柱向侧方弯曲(图70-13)。脊柱侧凸是危害青少年和儿童的常见病，若不及早发现、及时治疗，可发展为严重的畸形，并可影响心肺功能。国际脊柱侧凸研究学会定义，应用Cobb法测量站立正位X线片的脊柱侧方弯曲，大于10°定义为脊柱侧凸。我国脊柱侧凸的发病率在1.04%～1.2%之间。

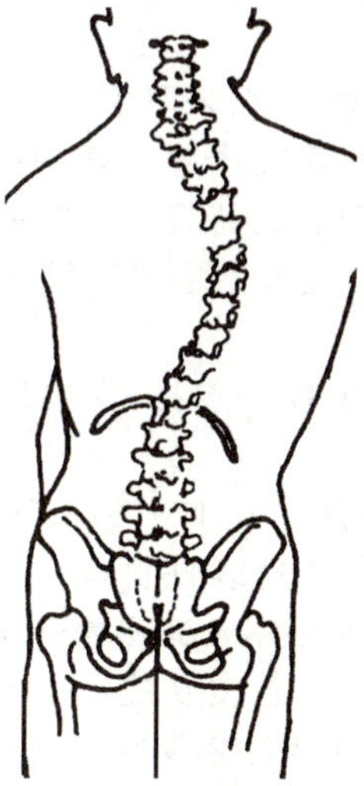

图70-13 脊柱侧凸

【分类】

分为非结构性和结构性侧凸。

1. 非结构性侧凸 包括各类姿势不正、癔病性、神经根刺激、双下肢不等长、髋关节挛缩及某些炎症造成的侧凸畸形，往往针对病因治疗后，侧凸可以消除。X线表现：脊柱无结构性破坏，脊柱仅呈C形畸形。

2. 结构性侧凸 由脊柱的骨骼、肌肉和神经病变所致。具体分类如下：

(1) 特发性脊柱侧凸：最常见，约占总数的75%～80%。根据发病年龄又分为婴儿型(0～3岁)、少儿型(3～10岁)、青少年型(11～18岁)及成人型(>18岁)。

(2) 先天性脊柱侧凸：由于胎儿时期骨骼发育不良所致。根据脊柱发育障碍分三种类型：①形成障碍型，有半椎体和楔形椎；②分节不良型，有单侧未分节形成骨桥和双侧未分节两种；③混合型。

(3) 神经肌肉型侧凸：神经病变，如脊髓损伤后，进行性神经紊乱症、脊髓空洞症、脊髓脊膜膨出及大脑性瘫痪等等；肌病，如先天性多发性关节挛缩症、肌营养不良、神经纤维瘤病等。

(4) 骨软骨营养不良：包括侏儒症、黏多糖病、脊柱骨骺发育不良等。

(5) 其他：如退行性脊柱侧凸，创伤或脊柱外组织挛缩导致侧凸，脊柱滑脱，类风湿病，骨感染，肿瘤等，马凡综合征，佝偻病，成骨不全，高胱氨酸尿症等。

【病理】

各种类型脊柱侧凸病因虽不同，但其病理变化相似。

1. 椎体、棘突、椎板及小关节的改变 侧凸凹侧椎体楔形变，并出现旋转。主侧弯的椎体向凸侧旋转，棘突向凹侧旋转。凹侧椎弓根变短、变窄，椎板略小于凸侧。棘突向凹侧倾斜，使凹侧椎管变窄。在凹侧，小关节增厚并硬化形成骨赘。

2. 肋骨的改变 椎体旋转导致凸侧肋骨移向背侧，使后背部突出，形成隆凸，严重者形成"剃刀背"(图70-14)。凸侧肋骨互相分开，间隙增宽。凹侧肋骨互相挤在一起，并向前突出，导致胸部不对称。

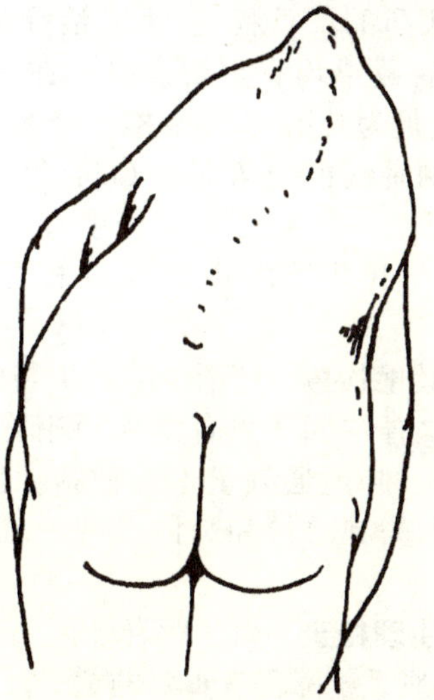

图70-14 "剃刀背"畸形

3. 椎间盘、肌及韧带的改变 凹侧椎间隙变窄,凸侧增宽,凹侧的小肌肉可见轻度挛缩。

4. 内脏的改变 严重胸廓畸形使肺受压变形,由于肺泡萎缩,肺的膨胀受限,肺内张力过度,引起循环系统梗阻,严重者引起肺心病。

【临床表现】

绝大多数脊柱侧凸属特发性脊柱侧凸,故主要描述这一类型。多见于儿童和青少年,女性较多,早期畸形不明显,且无脊柱结构变化,易于矫正,但易被忽视。10岁以后,椎体第2骨骺加快发育,畸形发展加快,1~2年内可形成明显畸形。轻度的脊柱侧凸并不引起任何症状,严重的脊柱侧凸可导致继发性胸廓畸形,使胸、腹腔容积减少;可引起气促、心悸、消化不良、食欲不振等内脏功能障碍。病史较长的患者,脊髓神经在凸侧和凹侧可因牵拉或受压而产生症状。

明显的脊柱侧凸,体检就能明确诊断,并可通过X线检查测定侧凸的角度和排除脊椎肿瘤、结核、类风湿关节炎等疾病。

【辅助检查】

1. X线检查 应拍摄第1胸椎至第1骶椎的立位和卧位正侧位片,并包括两侧髂嵴。了解侧凸的原因、类型、位置、大小和范围。正位片观察侧凸的原发和代偿弧度以及椎体旋转情况,同时观察髂嵴骨骺是否已连接成帽形。通常16岁时,当X线片上髂骨翼的骨骺已完整显现时,也就是脊柱侧凸已达稳定期。此外,还可作其他特殊X线检查,如通过左右弯曲像、悬吊牵引像和支点弯曲像判断侧凸的柔韧性,为制定手术方案和评价疗效提供依据。脊髓造影不常用,仅适用于脊髓受压导致瘫痪,或硬膜囊内疑有病变者。CT及MRI检查,对于部分脊髓病变或受压者很有帮助,如脊髓纵裂、脊髓空洞症等。

侧凸曲度及旋转度的测定:准确的测量对于了解脊柱侧凸的严重程度、手术治疗的设计和比较治疗前后效果均有重要意义。在X线正位片上,Cobb法最为常用,头侧端椎上缘的垂线与尾侧端椎下缘的垂线的交角即为Cobb角(图70-15)。Ferguson法较少用,用于测量轻度脊柱侧凸(小于50°),为上、下端椎的中心与顶椎中心连线的交角。

2. 肺功能检查 肺活量的减少与侧凸的严重程度相关。脊柱侧凸患者常规使用静止肺活量、动态肺活量、肺泡通气量这三种肺功能实验。脊柱侧凸病人的肺总量和肺活量减少,而残气量多正常。

3. 电生理检查 对了解脊柱侧凸患者有无并存的神经、肌系统障碍有重要的意义。

笔记栏

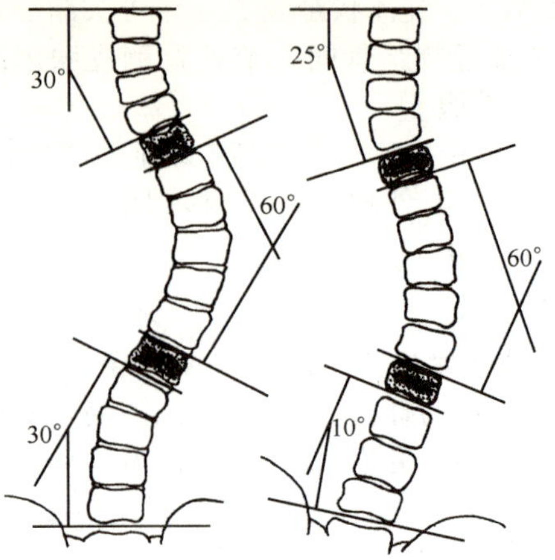

图70-15 Cobb法

【诊断】

根据病史、临床表现和X线检查可做出诊断。

【治疗】

对于脊柱侧凸最重要的是预防和早期发现。早期发现的好办法是:①普及教育,使家长能及早发现孩子的脊柱侧凸。②每年儿童作检查,以便早期发现。③加强学校的各种体育运动,增强孩子们的体质,尤其是腰背肌、腹肌、髂肌及肩部肌肉锻炼;保持正确姿势,防止产生畸形。

脊柱侧凸的治疗目的包括:①矫正畸形;②获得稳定;③维持平衡。脊柱侧凸根据程度不同可以进行非手术治疗和手术治疗。一般是根据弯度的大小来判断,当然侧凸性质和年龄也应考虑。主弯在Cobb 45°~50°以上者应采取手术治疗,45°以下者宜用非手术治疗。12岁以上者骨骼发育已经到达一定程度,可以采取手术治疗,同时进行固定。12岁以下者宜用非手术治疗,使脊柱可延伸,患儿身高能增加,待到青春期再作手术。如果是先天性侧凸,应做做手术、早期固定、防止畸形加重。

1. 非手术治疗 包括:支具疗法;电刺激法;体育运动法。

2. 手术治疗 经非手术治疗后畸形继续发展,脊柱不稳定伴持续性疼痛者,可考虑手术治疗。脊柱侧凸的手术治疗方法很多,原则是最大限度地矫正畸形和恢复功能。手术内容包括三个方面:①软组织松解;②骨性手术(植骨和截骨);③二维或三维特殊器械矫正。二维器械可以矫正脊柱侧凸,三维器械即可矫正脊柱侧凸还可以矫正脊柱旋转。轻度脊柱侧凸可单行椎体间植骨融合,或凸侧楔型截骨。严重的脊柱侧凸常需先行软组织松解,再用器械矫正侧凸畸形,必要时辅以截骨或植骨。脊柱侧凸手术方式和器械的选择要根据患者身体状况、医疗技术、设备条件综合考虑。

第三节　脊髓灰质炎后遗畸形及矫正

脊髓灰质炎(residual stage of poliomyelitis)是一种由嗜神经病毒引起的急性传染病。该病毒对脊髓前角灰质运动神经特别有亲和力。传播途径主要是消化道。最多见于3岁以内的婴幼儿。其特点是感染发热后出现肢体的迟缓性瘫痪,俗称小儿麻痹症。

【病因】

脊髓灰质炎是由脊髓灰质炎病毒侵犯脊髓前角细胞引起。病毒侵入脊髓前角,一是仅表现为细胞周围血管充血及水肿,暂时影响细胞功能。二是侵犯神经细胞本身,引起细胞核肿大、尼氏小体碎裂,甚至引起细胞核的染色质发生分解。这类病理改变仍为可逆性,甚至可完全恢复功能,但较前者持续时间长。三是使神经细胞本身严重变性,甚至发生溶解、坏死或吸收。此类病变不可逆,神经细胞不能再生或恢复,使其支配的肌出现瘫痪。但由于常残留一部分功能完好的神经细胞,通过代偿可获得部分功能的改善。因此,瘫痪程度的轻重,在早期可直接反映神经细胞受累多少。晚期,因残存的神经细胞发挥代偿作用,瘫痪有不同程度的减轻。

从神经受侵犯的情况来看,以腰1~腰4最常见,颈胸段少见。主要累及股四头肌、小腿伸肌和臀肌;其次为上肢的三角肌和肱二头肌;有时也累及躯干肌。脊髓前角细胞被破坏后,不仅使横纹肌失去神经支配,而且其支配的血管平滑肌亦受影响,从而使细胞的新陈代谢受到影响,结果导致肌细胞发生退变或坏死。

【临床表现】

一般认为,发病后两年若瘫痪肌肉不再恢复即是后遗症期的开始。此期受累脊髓细胞已不再恢复,甚至会恶化;相应神经支配的肌肉麻痹,可因姿势、负重等不平衡,出现各种畸形及功能障碍。其原因是肌力的不平衡,患肢的使用不当和负重不均匀,以及骨骼在异常体位发育和生长迟缓等。早期的畸形尚能纠正,晚期由于发生相应关节挛缩,使畸形固定,难于纠正;甚至发展为骨关节变形。常见的畸形有:足部的马蹄内翻、马蹄外翻、仰趾、高弓、爪形趾、连枷足;膝部屈曲、反曲、外旋、外翻、内翻;髋部屈曲、外展、外旋;骨盆倾斜;下肢缩短;上肢以肩部外展功能丧失为主,肘和手部畸形较少;脊柱以侧凸为主。

【诊断及鉴别诊断】

脊髓灰质炎后遗症的特点是,该病多发生于6个月至3岁的儿童,肌瘫痪多数不对称,呈节段性,股四头肌受累较多见,肌瘫痪程度总是先重后轻,不伴感觉和大小便功能异常。因此,脊髓灰质炎的后遗症特点较易与其他疾病相鉴别。

【治疗】

矫形外科对脊髓灰质炎后遗症的治疗应从肌瘫痪开始,而不是在已形成了肢体畸形后再去矫正。矫形外科的治疗贯穿于整个治疗过程,以防止肢体畸形的发生,促进肌瘫痪恢复,增强肌力以及针对畸形施行手术矫正。

脊髓灰质炎后遗症期的手术方法主要分为软组织手术和骨性手术两大类。

1. 矫正畸形　脊髓灰质炎畸形可分为功能性畸形和固定性畸形,前者往往处于早期,可用手法予以被动矫正;后者通常处于晚期,不能用手法矫正,必须手术纠正。对于因肌肉瘫痪引起肌力不平衡所造成的动力性畸形,通过手术予以肌力再分配,可恢复肢体的平衡和功能。因肢体的不良使用与负重等原因所造成的静力性畸形,应作关节融合术。

2. 肌腱移位　当肢体有部分肌肉瘫痪以致肌力失去平衡,造成功能障碍时,如果周围其他肌肉功能良好,可考虑作肌腱移位术,即选择附近肌力较强的肌肉,部分或全部游离,将其自起点和(或)止点切断,但仍保留血管与神经供应完好;将切断的起点和(或)止点重新附着于另一骨或肌腱,使其改变作用方向,从而替代瘫痪或缺损肌肉的功能。

3. 稳定关节　关节稳定性是肢体进行功能活动的前提,尤其是下肢关节,其稳定性可保证下肢负重,完成站立和行走功能。关节的稳定性主要靠肌的活动维持。当肌瘫痪后,关节失去控制而变得松弛且不稳定,称为连枷关节。这种关节的稳定性只能靠关节周围韧带的紧张牵拉和关节面的挤压来维持。

关节融合术需待患儿年龄达12岁以上、骨骼发育成熟后才能进行。对于单关节,为稳定关节而实行融合术时,应慎重。如膝关节融合后髋关节与膝关节为一直线,易引起骨折,影响病人下蹲和坐立等正常活动。此类病人可选用下肢矫形器。该装置的膝关节处有锁定装置,病人站立及步行时可保持膝关节伸直稳定;在膝关节屈曲时,矫形器锁定装置可自行打开,关节可自由弯曲,保证其既有稳定性,又有灵活性。

4. 下肢均衡手术　在后遗症期,患肢的骨骼由于肌力减弱,负重减少,缺少应力性刺激以及营养等因素而致发育不良,造成肢体短缩。瘫痪越严重,其缩短越明显。肢体缩短后可致跛行、继发性骨盆倾斜和脊柱侧凸等。轻度肢体短缩,可用

笔记栏

垫高鞋跟的方法治疗,但严重者需通过手术方法矫正。手术方法:①骨延长术,一般是通过外固定器在患肢的股骨或胫腓骨作牵拉延长,但骨延长的程度有限,一般在4~5cm左右,太长容易引起神经血管损伤;②骨骺延长术。一般以胫骨上端骨骺为主,应在骨骺融合前(12~13岁左右)施行。有时也可在股骨下端骨骺进行;③骨短缩术。一般在健肢股骨进行,短缩长度不宜超过5cm,否则将影响股四头肌的肌力;④骨骺生长阻滞术。比较简单且很少产生并发症,有永久性和暂时性两种。永久性骨骺生长阻滞术是破坏健肢股骨下端和胫骨上端的骨骺软骨,使骨骺发生早期融合,抑制肢体的增长,以达到两下肢等长的目的。暂时性骨骺生长阻滞术是骨骺尚未完全闭合前,在健肢股骨下端和胫骨上端骨骺软骨的两侧插入金属U形钉,以阻止该骨骺的生长。待两下肢等长后,可以随时拔出U形钉,被阻滞的骨骺可继续生长。

(卢伟杰)

笔记栏

第七十一章 骨肿瘤

骨肿瘤是一组起源于骨、骨髓及骨膜等附属结构的良性、恶性肿瘤或瘤样病变，或由其他脏器恶性肿瘤转移到骨骼的肿瘤。在我国原发性骨肿瘤约占全身肿瘤的2%～3%，其中1/3是恶性肿瘤。其中，骨肉瘤约占原发性恶性骨肿瘤的20%，居于首位。对于骨肿瘤的诊断应该将临床、病理和影像学结合起来；骨肿瘤的治疗是以手术为主的综合治疗方法，包括手术、化疗、放疗、免疫及其他辅助治疗；骨肿瘤的预后因肿瘤性质的不同而差异很大。

（一）肌肉骨骼系统肿瘤的外科分期

肌肉骨骼系统肿瘤的外科分期有多种，目前最常采用的为Enneking外科分期系统表71-1。该系统以肿瘤的组织学、放射学和临床特征为依据，根据肿瘤所在的部位和有无远处转移确定肿瘤的分期。良恶性肿瘤均分为三期，其中恶性肿瘤又进一步分为A、B两个亚期。

表71-1 良性和恶性肌肉骨骼肿瘤的分期系统

肿瘤分期	分度(G)	部位(T)	转移(M)
良性			
1	G0	T0	M0
2	G0	T0	M0
3	G0	T1～2	M0～1
恶性			
ⅠA	G1	T1	M0
ⅠB	G1	T2	M0
ⅡA	G2	T1	M0
ⅡB	G2	T2	M0
ⅢA	G1～2	T1	M1
ⅢB	G1～2	T2	M1

注：G0良性；G1低度恶性；G2高度恶性；T1间室内；T2间室外；M0无远处转移；M1有远处转移

（二）肿瘤外科手术界限

1. 囊内切除 指手术时进入肿瘤内，对肿瘤进行切除。包括诊断性活检、良性肿瘤刮除术或一些重要部位肿瘤的次全刮除术。

2. 边缘切除 沿着肿瘤包膜或假性包膜整个切除肿瘤。对良性肿瘤可以达到治愈的目的，而对于恶性肿瘤，则可能在假性包膜内留下卫星病灶或跳跃转移灶。

3. 广泛性切除 在间隙内解剖，将肿瘤连同其边界周围一层健康组织做整块切除。跳跃式转移灶可能遗留。对于$Ⅰ_A$期肿瘤，是较合适的手术。对于$Ⅰ_B$期肿瘤，如果包裹了神经血管应截肢为妥。

4. 根治性切除术 手术在间隙外进行解剖，将肿瘤连同整个间隙做整块切除。在纵的方向上，手术解剖经过或超过受累骨的近端及远端关节，受累肌肉近侧及远侧的附着处；在横的方向上，解剖要超过毗连该间隙的筋膜和骨膜外。

（三）活体组织病理检查

肿瘤的诊断以活组织检查最准确可靠，分为穿刺针吸活检、穿刺钻取活检及切开活检。但活组织检查是一种侵袭性的手术，本身有它的界限性和引起并发症的危险性，所以应该像对待正式手术一样慎重考虑，周密计划，尽量做到取材准、损伤小、切口不影响正式手术。

第一节 良性骨肿瘤

一、骨 瘤

骨瘤(osteoma)是一种生长缓慢的良性骨肿瘤，多见于成年人。发病部位常见于颅骨和下颌骨，偶尔可向颅内及鼻窦生长。

【临床表现】

多表现为无痛性的骨性隆起。若与肠息肉和软组织肿瘤并存，则称为Gardner综合征。

【X线表现】

位于骨表面的局限性的边界清楚的半球形高密度骨质影。

【治疗】

有症状的骨瘤可作手术切除，预后良好。

二、骨样骨瘤

骨样骨瘤(osteoid osteoma)是一种较常见的良性成骨性肿瘤，约占原发骨肿瘤的4%。主要生长在长骨骨干，好发年龄为10～25岁。

该肿瘤的特征是一个圆形的类骨组织瘤巢，

笔记栏

瘤巢很少超过1cm,外周常被反应性骨所形成的硬化带所包绕。

【临床表现】

病变区恒定而持久的疼痛几乎是唯一的症状。夜间常加重,口服水杨酸制剂可迅速缓解,并可依此作为诊断依据之一。

【X线表现】

影像学特征非常明显,病变通常位于长骨骨干(如胫骨、股骨)的骨皮质。表现为小的圆形骨质溶解区(瘤巢),并为一层规则的反应性骨形成的硬化带所包绕。

【治疗】

手术应彻底切除瘤巢及周围反应骨,定位准确是手术成功的关键。

三、骨软骨瘤

骨软骨瘤(osteochondroma)是一种被覆软骨帽的骨性突起物,来源于软骨,是最常见的良性骨肿瘤,约占原发骨肿瘤的12%。多见于青少年,男性居多。肿瘤常孤立生长,少数为多发。好发于长骨的干骺端,尤其多见于膝关节周围。

【临床表现】

多数表现为偶然发现的无痛性骨性肿块,少数可出现神经、血管压迫症状或继发性滑囊炎、病理性骨折等症状。如果临床出现疼痛,肿瘤生长较快,或骨骼成熟后肿瘤再生长,应高度怀疑恶变为继发性软骨肉瘤的可能。

【X线表现】

表现为长管状骨干骺端表面的骨性隆起,与骨皮质相融合,且与骨髓腔相延续。

【治疗】

一般无须治疗,可长期随访。若肿瘤生长过快,出现恶变迹象者应手术切除。

四、软骨瘤

软骨瘤(chondroma)是一种以形成成熟透明软骨为特征的良性骨肿瘤,根据病变部位可分为内生软骨瘤、骨膜软骨瘤及多发性软骨瘤(也称内生软骨瘤病或Ollier病)。内生软骨瘤是其中最常见的类型,约占原发骨肿瘤的8%,约占各种软骨瘤的60%,各年龄段均可发病,性别无差异,手足的短管状骨是其好发部位。

【临床表现】

通常无特殊症状,多以无痛性肿胀或畸形而就诊。有时也以病理性骨折而就诊。

笔记栏

【X线表现】

内生软骨瘤显示髓腔内有椭圆形透亮区,骨皮质呈对称、梭形膨胀和变薄。病灶内可有间隔或斑点状钙化影。

【治疗】

明确诊断后,应行病灶刮除植骨术。

第二节 骨巨细胞瘤

案例 71-1

患者,女,30岁。右膝部进行性疼痛3个月余。

患者于3个月前无明显诱因出现右膝部疼痛,开始时疼痛轻微,活动时加重,休息可缓解。以后疼痛逐渐加重,服用止痛药物和外敷药物缓解不明显。一周前,发现右膝下部较左侧增粗,故就诊。患者精神可,无发热,盗汗、体重减轻,饮食睡眠可,大小便正常。

体格检查:T 36.8℃,P 80次/分,R 19次/分,BP 130/85mmHg。发育正常,一般情况好,心肺腹无异常发现。

专科查体:脊柱无畸形,各方向活动正常,双上肢、左下肢无畸形、压痛、活动正常。右膝下方外侧肿胀,有压痛,未及包块,关节活动不受限。浮髌征(-)。

辅助检查:①X线:右胫骨上端偏外侧有4cm×3cm大小溶骨性破坏区,外侧骨皮质膨胀变薄,骨皮质完整,无骨膜反应,病灶与内侧及下方周围骨质界限模糊。②实验室检查:均未见明显异常。

问题:

1. 对于该患者,你的诊断思路是什么?
2. 应该进一步做哪些检查?
3. 如何明确诊断及制定进一步治疗方案?

骨巨细胞瘤(giant cell tumor)是一种以多核巨细胞散在分布于梭形或圆形基质细胞中为特征的原发性骨肿瘤。约占原发骨肿瘤的11%。女性发病多于男性,发病年龄多见于20~40岁之间。好发于长骨骨端,以股骨远端及胫骨近端多见;其次为桡骨远端、肱骨近端、脊柱及骨盆等。

骨巨细胞瘤主要组织成分为类似破骨细胞的巨细胞和小的梭形或圆形的基质细胞。骨巨细胞瘤应该属于良性肿瘤范畴,但该肿瘤局部破坏性较大、生长活跃,具有恶性潜能和侵袭性。肿瘤经过搔刮治疗以后,有相当数量的病例可能复发,甚而恶变,并发生远隔转移。另有一小部分病例,其组织形态一开始就有倾向恶性的征象,或基本上是一种含有大量巨细胞的恶性巨细胞瘤。

【临床表现】

主要的症状是疼痛,常感关节疼痛和关节活动受限。病变扩展时,常出现明显的肿胀。由于病变骨骨皮质变薄,容易出现病理性骨折,从而使疼痛加剧和活动功能丧失。如果肿瘤穿破骨皮质进入软组织,则出现软组织肿胀、肿瘤周围水肿以及显著的浅静脉充盈等体征。

案例 71-1

在本案例中,患者于 3 个月前无明显诱因出现右膝部疼痛,开始时疼痛轻微,活动时加重,休息可缓解。以后感疼痛逐渐加重,服用止痛药物缓解不明显。一周前,发现右膝下部较左侧增粗。

【X 线表现】

典型骨巨细胞瘤表现为长骨骨端偏心性膨胀生长的,椭圆形的骨质溶解区。骨质溶解均匀,病灶内无骨化及钙化现象。肿瘤与松质骨间缺乏锐利的边界。有时,骨溶解区扩展快,整个干骺端被累及,骨皮质被侵蚀,甚至肿瘤突入于软组织内,这种征象常预示肿瘤生长迅速具有侵袭性。

案例 71-1

该患者 X 线表现为右胫骨上端偏外侧有 4cm×3cm 大小溶骨性破坏区,外侧骨皮质膨胀变薄,骨皮质完整,无骨膜反应,病灶与内侧及下方周围骨质界限模糊(图 71-1)。

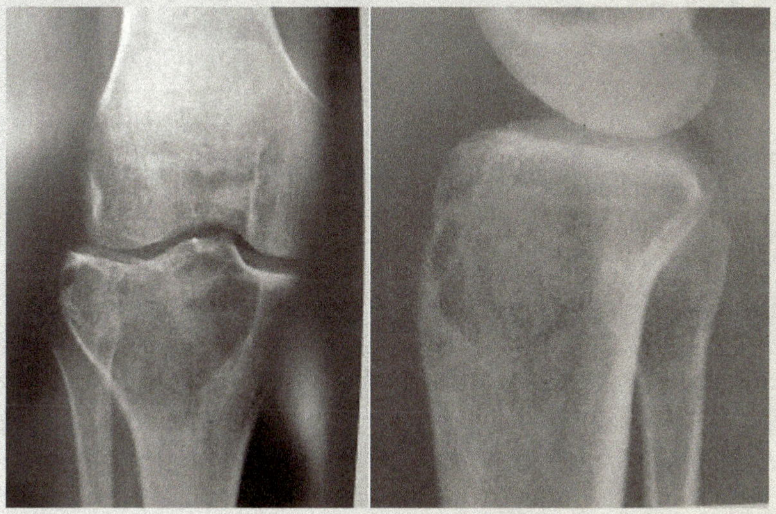

图 71-1 胫骨近端骨巨细胞瘤

【诊断与鉴别诊断】

骨巨细胞瘤具有明显的特征,一般根据其临床与放射学的特征即可明确诊断。患者的年龄和肿瘤所在的部位对诊断具有重要意义。在青春期后,累及骨骺及干骺端的溶骨性病变有多种,包括软骨母细胞瘤、慢性骨脓肿、甲状旁腺功能亢进症的棕色瘤、软骨肉瘤、纤维肉瘤、溶骨性骨肉瘤、上皮转移瘤和孤立的浆细胞瘤,在诊断时需要鉴别诊断。

【治疗】

外科手术是治疗骨巨细胞瘤最有效的手段,外科治疗边界的选择是影响复发的关键因素。外科手术分为以下三种:①病灶刮除术:早期病例、局部病灶小、肿瘤周围有完整的骨硬化带,一般应采用彻底刮除和小块植骨填充术或骨水泥填充。病灶刮除的技术要求包括骨皮质开窗大于病灶、各方向上将瘤腔扩大 1~2cm,并加用辅助方法,如:液氮、苯酚、无水乙醇、骨水泥等进一步杀灭残留肿瘤细胞。②瘤段切除术:术后复发、瘤体较大、或伴病理性骨折,尤其是侵犯周围软组织者,需要大块切除关节功能重建。③截肢术:恶性骨巨细胞瘤,或明显恶变,侵及软组织广泛者应选择截肢术。

对于不能接受手术治疗者,也可以考虑放疗。放疗也可作为手术后的辅助方法,但可出现放疗后恶性变。化疗不敏感,临床少用。

案例 71-1

临床诊断:右胫骨上端骨巨细胞瘤

诊断要点:

1. 患者 30 岁,无诱因起病,右膝部进行性疼痛。

2. 右膝下方外侧肿胀，有压痛，关节活动不受限。浮髌征(-)。

3. 实验室检查结果均正常。

4. X线表现　右胫骨上端偏外侧有4cm×3cm大小溶骨性破坏区，外侧骨皮质膨胀变薄，但骨皮质完整，无骨膜反应，病灶与内侧及下方周围骨质界限模糊。

治疗原则：

1. 病灶刮除术，生理盐水加压冲洗、苯酚浸泡三遍、骨水泥填充。

2. 辅助放疗。

第三节　原发性恶性骨肿瘤

一、骨　肉　瘤

案例71-2

患者，男，16岁。右膝关节疼痛3周、加重伴肿胀1周。

患者于3周前，打篮球后感右膝关节疼痛，两天后疼痛消失。一周后跑步时又感右膝部疼痛并较前略有加重，自行外敷“扶他林软膏”及休息，感疼痛减轻。入院前一周感右膝部疼痛加重，尤其在夜间疼痛明显，并且发现右膝部上外侧肿胀，触压感疼痛加重，不伴发热、盗汗等。服用止痛药，开始两天有效，以后服药无效。疼痛持续加重。来医院就诊入院。发病以来体重无减轻，饮食好，睡眠差，二便正常。

体格检查：T 37.6℃，P 82次/分，R 21次/分，BP 14/9kPa。发育正常，营养良好，步入病房，体位自如，痛苦面容，神志清，精神差。皮肤无异常，浅表淋巴结未及肿大。头颅正形，颈软。胸廓对称、无压痛，肝脾未触及。

专科查体：脊柱无畸形，活动自如，双上肢及左下肢无畸形、压痛，各关节活动正常。右膝及膝上方外侧肿胀，肤色正常，未见静脉曲张，皮肤温度高。在右大腿下端外侧可触及3cm×2cm包块，基底界线不清，不活动，有压痛，与皮肤无粘连。右膝关节活动受限。生理反射存在，病理反射未引出。

辅助检查：①血常规：WBC 7.44×10^9/L，Hb 121g/L；②血沉：17 mm/h；③碱性磷酸酶：ALP 980U/L；④X线：右股骨远端溶骨性破坏，股骨外侧可见软组织肿块影，在肿块近端有三角形骨膜反应。在骨破坏区可见密度增高的针状新生骨，与骨皮质垂直排列；肺部X线检查未见明显异常。⑤CT：右股骨远端溶骨性破坏，股骨外侧可见局限性软组织肿块影，有包膜。病灶近侧双侧股骨髓腔CT值相同，均为-27Hu。⑥MRI：右股骨远端冠状位和矢状位，SE序列T_1加权像(TR800，TE20)示肿瘤呈不均质表现，主要为中低信号。SE序列T_2加权像(TR2000，TE20)肿瘤部分为高信号，股骨外侧可见局限性软组织高信号。骨髓腔无异常。⑦穿刺活检后病理报告示：成骨骨肉瘤。

问题：

1. 对于该患者，你的诊断思路是什么？

2. 应该进一步做哪些检查？

3. 如何明确诊断及制定进一步治疗方案？

骨肉瘤(osteosarcoma)是一种由肿瘤细胞直接形成骨或骨样组织的恶性肿瘤。骨肉瘤约占原发肿瘤的20%，是最常见的恶性骨肿瘤。

骨肉瘤多见于10～20岁的青少年，男性略多。好发于长管状骨干骺端，尤其是股骨远端、胫骨近端。骨肉瘤分为原发性骨肉瘤和继发性骨肉瘤。原发性骨肉瘤根据肿瘤的生长部位不同分为中央型(髓内)骨肉瘤和周围型(骨表面)骨肉瘤两大类。中央型骨肉瘤包括：普通型、毛细血管扩张型、小细胞型、低度恶性中心型。周围型骨肉瘤包括：骨旁骨肉瘤、骨膜骨肉瘤和高度恶性表面骨肉瘤。继发性骨肉瘤是指发生于早已存在的骨病变基础上的骨肉瘤。常见于Paget病，放射线照射后或一些良性骨肿瘤及瘤样病变。因此，继发性骨肿瘤主要发生于40岁以上人群。

【临床表现】

疼痛和局部肿胀是主要表现。

案例71-2

在本案例中，患者三周前出现右膝关节疼痛，外敷“扶他林软膏”及休息后缓解。入院前一周感右膝部疼痛加重，夜间疼痛明显，并且发现右膝部上外侧肿胀，触压时感疼痛加重。服用止痛药，开始两天有效，以后服药无效。疼痛持续加重。

1. 疼痛　初为间歇性疼痛，活动时加重，休息可缓解。随着病程的进展，疼痛表现为持续性，而且夜间疼痛明显。

2. 肿胀　早期仅感觉局部不适。随着疾病发展，可出现局部肿胀、触压痛或可触及肿块，少数可发生病理性骨折。骨旁骨肉瘤可表现为腘窝或小腿上段无痛性质硬包块。

【实验室检查】

碱性磷酸酶（ALP）和乳酸脱氢酶（LDH）升高。

案例 71-2

该患者 ALP 980U/L。在肿瘤切除或化疗有效时可降低，复发时可再次升高。实验室其他检查项目可以正常。

【影像学检查】

1. 骨破坏　有溶骨性、成骨性和二者混合性破坏。常见于长骨干骺端，为局限性或广泛性破坏，边界不清，形态不一。

2. 骨膜反应　有层状、日光放射状，常见 Codman 三角。

3. 瘤骨形成　瘤骨是骨肉瘤的重要表现，新生瘤骨可呈针状骨刺，棉絮状或呈均匀的象牙质样。

4. 局部组织　肿块呈半圆形或卵圆形，较周围软组织密度高，也有的呈边界不清的弥漫形肿胀。

5. CT 检查　可以了解肿瘤在骨及软组织中扩展的情况、和其周围重要组织器官的关系以及对关节的侵犯。

6. MRI 检查　能检测肿瘤在松质骨和经骨髓腔扩展的情况，了解肿瘤周围软组织的关系。血管弥散成像可显示肿瘤的生长情况及对化疗效果的评价。

7. 肺部 X 线片　常规胸部 X 线平片检查发现早期肺改变。

案例 71-2

该患者 X 线表现：右股骨远端溶骨性破坏，股骨外侧可见软组织肿块影，在肿块近端有三角形骨膜反应。在骨破坏区可见密度增高的针状新生骨，与骨皮质垂直排列（图 71-2）。CT：右股骨远端溶骨性破坏，股骨外侧可见局限性软组织肿块影，有包膜。病灶近侧双侧股骨髓腔 CT 值相同，均为 -27Hu。MRI：右股骨远端冠状位和矢状位，SE 序列 T_1 加权像（TR800，TE20）示肿瘤呈不均质表现，主要为中低信号。SE 序列 T_2 加权像（TR2000，TE20）肿瘤部分为高信号，股骨外侧可见局限性软组织高信号。骨髓腔无异常。

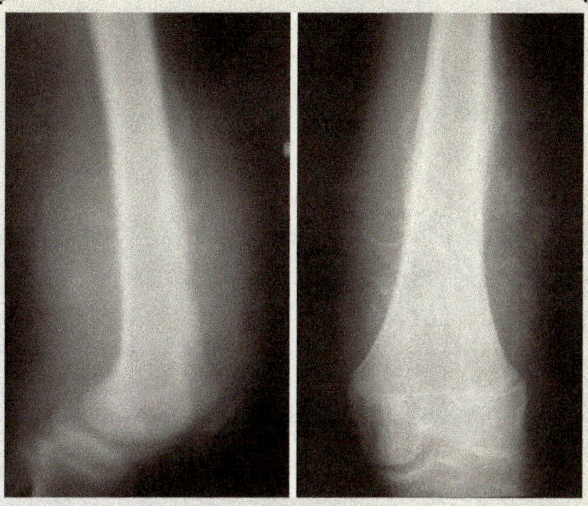

图 71-2　股骨远端骨肉瘤

【治疗】

骨肉瘤的治疗是以手术为主的综合治疗方法，具体包括手术治疗、化学治疗、放射治疗、免疫及其他辅助治疗。手术治疗分为保肢术和截肢术，对于 Enneking 外科分期 II_B 期以及Ⅲ期不伴肺外转移的骨肉瘤原则上应选则截肢术，II_A 期最适合保肢，II_B 期患者如化疗反应良好也可适当保肢手术，近年来由于化学治疗的发展，保肢成功率有所提高，骨肉瘤的 5 年生存率已达 60%～70%，化学治疗药物常用的有顺铂、多柔比星、氨甲喋呤、博来霉素、环磷酰胺和更生霉素。

案例 71-2

临床诊断：右股骨远端成骨骨肉瘤（II_B）

诊断要点：

1. 16 岁，男性，病程短，渐进性发展。

2. 右膝部疼痛持续加重，并伴肿胀。

3. 右膝及上部外侧肿胀、皮温高，包块界限不清，不活动，有压痛。

4. ALP 980U/L。

5. X 线：右股骨远端溶骨性破坏，股骨外侧可见软组织肿块影，在肿块近端有 Codman 三角骨膜反应。在骨破坏区可见密度增高的针状新生骨，与骨皮质垂直排列。

6. CT：右股骨远端溶骨性破坏，股骨外侧可见局限性软组织肿块影，有包膜。病灶近侧双侧股骨髓腔 CT 值相同，均为 -27Hu。

7. MRI：右股骨远端冠状位和矢状位，SE 序列 T_1 加权像（TR800，TE20）示肿瘤呈不均质表现，主要为中低信号。SE 序列 T_2 加权像（TR2000，TE20）肿瘤部分为高信号，股骨外侧可见局限性软组织高信号。骨髓腔无异常。

8. 穿刺活检后病理报告示：成骨骨肉瘤。
治疗原则：
1. HD-MTX-CF(大剂量甲氨蝶呤)，AP(多柔比星+顺博霉素)术前化疗两周期。
2. 评价化疗效果。
3. 手术：化疗效果好转为ⅡA期，保肢手术。化疗效果差，行截肢术。
4. 术后辅助化疗。

二、软骨肉瘤

软骨肉瘤(chondrosarcoma)是一种以肿瘤细胞形成软骨基质为特征的恶性骨肿瘤。发病率约占全部骨肿瘤的4%。好发于30岁以上的成年人，男性居多。多见于长骨的干骺端和扁骨。分为原发性和继发性两类，后者多继发于良性软骨来源的肿瘤，如软骨瘤。

【临床表现】

发病时间一般较长，表现为局部的疼痛、肿胀，有时可以触及肿块。巨大肿瘤可有压迫症状。

【X线表现】

密度减低的阴影，伴点状、斑片状或环状钙化；骨皮质常增厚，轻度膨胀；骨内膜呈扇形缺损，偶尔有骨膜反应。

【治疗】

手术切除是主要的治疗方法，以根治性切除，大块植骨及人工假体植入等保肢手术为主。对放疗、化疗不敏感。

三、骨纤维肉瘤

骨纤维肉瘤(fibrosarcoma of bone)为较少见的恶性骨肿瘤。起源于非成骨的间叶组织，约占骨肿瘤的1.82%。多见于30~40岁青壮年。好发于下肢长管状骨。

【临床表现】

通常以患处疼痛和肿胀为主，也可因病理性骨折而就诊发现。

【X线表现】

表现为溶骨性改变，很少有骨膜反应。

【治疗】

采用根治性切除或截肢术。对放化疗不敏感。预后良好。

四、尤文肉瘤

尤文肉瘤(Ewing's sarcoma)是以圆形细胞构成的未分化的恶性肿瘤，组织发生学尚未肯定。发病率约占原发骨肿瘤的1.27%。此瘤多见于11~20岁，好发于长骨骨干或干骺端与骨干交界处，也可发生于扁骨。

【临床表现】

局部疼痛性肿胀和全身症状。全身症状有：发热、全身不适、体重减轻、白细胞增多、血沉加快等，故临床常需与骨髓炎和非霍奇金淋巴瘤相鉴别。

【X线表现】

为边界不清的渗透性或虫蚀样骨破坏，骨皮质增厚，骨膜“葱皮样”改变。当肿瘤侵犯扁骨时，仅表现为骨破坏及软组织肿块。

【治疗】

对放疗敏感，常首选局部放疗消除原发灶。化疗也可明显提高疗效，近年来多药联合化疗，使五年生存率达到40%~75%。随着化疗技术的日益发展，保肢手术已成为一种可能，但截肢仍是常用的治疗手段。

五、非霍奇金淋巴瘤

非霍奇金淋巴瘤(non-hodgkin's lymphoma)是一种少见的原发性恶性结外淋巴组织肿瘤。以往称为网状细胞肉瘤，为源自骨髓淋巴瘤的一种圆形细胞肉瘤(与尤文肉瘤相鉴别)，约占原发骨肿瘤的1.26%。多见于中老年人。好发于下肢长骨及脊柱。

【临床表现】

局部疼痛肿胀，可触及软组织包块，皮肤温度增高，易发生病理性骨折。全身症状主要表现为发热、体重减轻等。

【X线表现】

X线表现呈多样性，常表现为广泛不规则、界限不清、虫蚀样溶骨性破坏，同时伴有不同程度的反应性骨质增生。病变常位于骨干，骨膜反应少见。病变位于脊柱时，部分患者表现为“象牙样”改变。有些病例X线表现正常，但MRI检查常有阳性发现。

【治疗】

主要以放疗、化疗为主。有多种化疗方案，常依据病理表现的不同而有差异。手术治疗为辅助方法，解决发生的病理性骨折和神经压迫症状。

六、骨 髓 瘤

骨髓瘤(myeloma)是骨髓中浆细胞进行性增殖的恶性肿瘤。是骨原发肿瘤最常见的一种类型。其特点为血清中出现瘤细胞分泌的大量结构单一的单克隆免疫球蛋白或多肽亚单位(M蛋白)。本病常见于中老年人。男性多于女性。好发于扁骨、椎体及长骨近端。

【临床表现】

有局部及全身两方面的表现。

1. 局部症状 主要表现为骨痛。开始较轻,呈"风湿样",游走性、间歇性、活动时加剧,数周或数月内逐渐变为持续性。疼痛部位多见于胸背部并且向腿部放射,胸背部的突然剧痛可能是胸腰椎压缩性骨折的迹象。其次为神经压迫症状。开始为神经根痛,局限于某一区域,咳嗽、喷嚏、活动时症状加剧;而后逐渐出现肢体麻木、感觉减退、运动障碍,最后导致大小便失禁与截瘫。

2. 全身症状

(1)感染:由于患者体内正常抗体形成障碍,呈现体液免疫缺陷甚至伴有细胞免疫缺陷,因此极易发生细菌与病毒感染。

(2)贫血:是全身最常见的表现之一。一般为正细胞正色素贫血。其原因主要为:浆细胞浸润抑制造血,血容量扩张后的稀释性贫血,肾功能不全,红细胞寿命缩短。

(3)肾功能损害:主要表现为蛋白尿、血尿、管型尿。主要原因是大量轻链蛋白在肾小球滤过与肾小管再吸收,导致肾小管内蛋白质包涵体积累,引起细胞变性及功能受损。

【实验室检查】

1. 血象 正细胞正色素性贫血。

2. 骨髓象 骨髓涂片与活检是诊断本病的主要手段之一。主要表现为增生性骨髓象,浆细胞数达10%~95%,并且伴有形态异常。

3. 血清及尿液蛋白检测 血清总蛋白可达80~120g/L。白蛋白正常或减低,血清蛋白电泳可见单株峰的M蛋白。尿中可检出大量的本-周氏蛋白。

4. 其他 B_2微球蛋白的高低是判断预后和治疗效果的重要指标。高尿酸血症,高钙血症,氮质血症,高尿钙血症。血清黏滞度在少数患者中增高,主要见于M蛋白明显增高者。

【X线表现】

表现为多发的穿凿样溶骨性改变,界限清晰,周围没有反应性硬化。

【治疗】

以化疗为主。外科手术主要解决即将发生或已经发生的病理性骨折,包括脊柱、髋臼、股骨近端或肱骨近端。

七、脊 索 瘤

脊索瘤(chordoma)是一种通常有高空泡状细胞和黏液样细胞间质组成的局部侵袭性生长的恶性肿瘤。起源于发育过程中脊索的胚胎残余。该病最常见于41~70岁人群,男多于女。最常见的发生部位是骶尾区、蝶枕区(主要在斜坡)、第二颈椎。脊索瘤起病隐匿,发展缓慢。

【临床表现】

具有局部侵袭性,症状与发生部位密切相关。主要有局部的疼痛。蝶枕区的脊索瘤常引起头痛、颅神经麻痹以及垂体受压所致的内分泌功能障碍;颈椎的病灶常引起脊髓压迫;骶尾部病灶可引起下背部疼痛、肛门直肠和膀胱机能障碍、会阴区感觉异常。

【影像学检查】

影像学上X线检查表现为高度破坏性、膨胀性溶骨性病灶,伴有不规整的花边,肿瘤偶有钙化,常有软组织肿块。CT可很好显示骨破坏的范围、软组织肿块的存在、椎管内生长情况、相邻结构的侵犯程度。MRI可见T_1加权相上呈低到中等信号强度,T_2加权相上呈高信号强度。

【治疗】

彻底切除病灶较困难。骶骨脊索瘤可行骶骨全切或部分切除,术后放疗可减少复发率。

第四节 转移性骨肿瘤

转移性骨肿瘤(metastatic bone tumor)是指原发于骨骼以外的组织或器官的恶性肿瘤,经过血液系统或淋巴系统转移到骨骼继续生长形成的肿瘤,占恶性骨肿瘤的70%左右。最容易产生骨转移的恶性肿瘤有乳腺癌、肺癌、前列腺癌、肾癌、甲状腺癌、肝癌等,而皮肤癌、口腔癌、食管癌等则很少发生骨转移。在骨转移瘤中也有一些病例很难找到或找不到原发灶。转移性骨肿瘤多见于40岁以上的恶性肿瘤患者,常累及脊柱、骨盆和四肢骨的近端。

【临床表现】

疼痛是最常见的症状。疼痛常逐渐变为持续性加重、夜间痛明显,制动多无效,严重者无法入睡、服用止痛剂无效。脊柱转移瘤常很快出现脊

笔记栏

髓或神经根压迫症状。其他，可有局部肿胀、包块，关节功能障碍，病理性骨折，全身症状如贫血、发热、血沉加快等。

【X线表现及其他影像学检查】

可表现为溶骨性、成骨性和混合性的骨破坏，前者多见于乳腺癌、肺癌等，而成骨性变化见于前列腺癌。骨破坏呈地图状、虫蚀状，边界清楚或不清，骨膜反应和软组织肿块可有可无，可以是单发或多发。脊柱转移瘤早期仅表现为骨质疏松，椎体发生压缩性骨折时，病椎的上下椎间隙常保持不变。X线片显示椎弓根破坏，称为椎弓根征阳性，对于椎体转移具有诊断意义。

当患者可疑或确诊为骨转移时，应该做全身放射性核素骨扫描，能提示可疑病变部位、范围等。CT和MRI检查常能明确骨内的破坏灶，MRI常比骨扫描发现骨转移瘤更敏感。

【治疗】

治疗方法包括手术、放疗、化疗及免疫治疗等。手术多为姑息性手术，通过治疗病理性骨折、止痛、解除压迫而提高患者生活质量。对于某些生物学行为好、单一局限性病灶进行广泛性切除，可以达到根治性治疗目的。

第五节 骨的瘤样病损

一、骨 囊 肿

单纯性骨囊肿(simple bone cyst)是一种骨的局限性、囊肿样瘤样病损。常发生于5~15岁的儿童，男性发病多于女性，比率约为2∶1。病变部位多在长骨的干骺端。最常见部位为肱骨近端，其次为股骨近端。骨囊肿靠近骨骺区，随着儿童年龄增大，病灶会逐渐远离骨骺。在年龄超过17岁的患者，病变会在非长管骨发生，如跟骨、骨盆等。

【临床表现】

本病无明显症状，可有局部隐痛或肿胀，大多病例因发生病理性骨折而就诊。

【X线表现】

干骺端圆形或椭圆形透亮区，边界清楚，骨皮质膨胀变薄，不破坏骨外壳。有时脱落的骨皮质成分落入囊腔中，X线片显示被称为“落叶征”。

【治疗】

病理性骨折时，按骨折进行处理。有时病理骨折的自然愈合也能解决骨囊肿自身病灶。

经皮醋酸去甲基氢化可的松囊腔内注射1次/2个月，1~3次治疗后可获得满意效果。

保守治疗无效，可行病灶刮除术，但复发率高达40%~45%。另外手术治疗时，谨防损伤病灶附近的生长板，以免影响骨生长。

二、动脉瘤样骨囊肿

动脉瘤样骨囊肿(aneurysmal bone cyst)是一种骨内膨胀性生长的溶骨性囊性病变，其内充满血液和骨样组织。本病好发于青少年，多在10~20岁，女性稍多。长骨的干骺端是好发部位。

【临床表现】

疼痛和局部肿胀是主要症状，常因发生病理性骨折而就诊。

【X线表现】

干骺端偏心性、吹气样膨胀性溶骨性破坏，骨皮质变薄，病灶呈局限透亮区，边界清，其内可有不规则分隔。

【治疗】

以病灶刮除及植骨手术为主。对于不宜手术或病变较大者，可以行放射治疗。

三、骨嗜酸性肉芽肿

骨嗜酸性肉芽肿(eosinophilic granuloma of bone)是一种属于单核-吞噬细胞系统增生症病群的肿瘤样病变。本病属组织细胞增生症X，也称为Langerhans细胞组织增生症。本病可为单发病灶，也可为多发病灶。常见于儿童期，5~10岁是高发年龄，男性稍多于女性。最常见发生部位是头颅、肋骨、骨盆、脊柱和长骨。

【临床表现】

主要为局部疼痛、压痛、肿胀，或近骨骼病灶处有软组织肿块。全身有发热，可有血沉加快和白细胞增多。

【X线表现】

X线检查是有效的诊断方法。在长骨，骨嗜酸性肉芽肿表现为透光性破坏病灶，常有层状骨膜反应。在脊柱可有扁平椎或侧面观的硬币样表现。在头颅为典型斜角状溶骨性病灶。病灶在下颌骨，可出现牙槽破坏后的透光病灶和漂浮牙特征性表现。

【治疗】

对于手术困难部位，可使用激素和化疗药物治疗。本病对放射治疗敏感。对于较局限的病灶，可手术刮除病灶同时进行植骨。

四、骨纤维异样增殖症

骨纤维异样增殖症(osteofibrous dysplasia)也

笔记栏

称为骨纤维结构不良，是一种缓慢进展的自限性良性骨纤维组织疾病。本病病因不明，可能与外伤、感染、内分泌功能紊乱、局部血液循环障碍有关。目前普遍认为本病不是真性肿瘤。本病约60%发生于20岁以前，偶见于婴儿和70岁以上老年人。男女发病为1∶2。好发部位为股骨近段、胫骨、肱骨、肋骨和头面骨。分为单骨型和多骨型。

【临床表现】

本病常无症状，大多数病例是因为其他原因行X线检查而被发现。少见情况下有疼痛伴局部肿胀和畸形，可有病理性骨折。

【X线表现】

病骨变粗、有弯曲畸形，髓腔呈毛玻璃样改变、界限清楚。股骨近端病变使股骨颈弯曲，形似"牧羊人拐杖"。

【治疗】

单发病灶可行局部刮除或广泛切除、植骨。多骨型如无症状可暂不处理。病理性骨折按骨折进行处理。

第六节 关节与腱鞘的瘤样病损和肿瘤

一、滑膜软骨瘤病

滑膜软骨瘤病（synovial chondromatosis）又称滑膜软骨化生；少见的良性病变；以关节、滑囊、腱鞘的滑膜内多发的软骨结节化生性增生为特征，大都发生在单关节。男性是女性的2倍，常见于21～50岁。膝关节为主要受侵部位，其余好发部位依次为髋关节、肩关节和肘关节。

【临床表现】

患者主要症状常为患侧关节疼痛和肿胀，局部压痛、关节活动受限，时有关节绞锁症状。

【X线表现】

为多发可见的不透光关节内游离体，通常体积小、大小不一。

【治疗】

治疗上采用关节镜下行游离体摘除术及滑膜切除术。

二、色素沉着性绒毛结节性滑膜炎

色素沉着性绒毛结节性滑膜炎（pigmented nodular synovitis）是一种进展缓慢的局限性、破坏性的纤维组织细胞增生病变，以许多绒毛样、结节样滑膜隆起为特点，可累及关节、滑囊和腱鞘。本病主要见于中青年，女性多见。以膝关节为好发部位。

【临床表现】

主要表现为关节疼痛、肿胀、活动受限，可触及柔韧肿块，偶有关节处皮肤温度升高，同时可抽出血性或黄褐色关节腔积液。

【X线表现】

关节周围可见软组织团块影，可有骨质的破坏。

【治疗】

可行关节镜下滑膜切除术。术后采用放射治疗，以降低复发率。

三、滑膜肉瘤

滑膜肉瘤（synovial sarcoma）是一种起源于间充质细胞的恶性肿瘤，约占软组织肉瘤的8%～10%。常发生于16～36岁的患者。四肢多见，最常见部位是膝和足部附近，也可以发生于关节内。肿瘤生长缓慢，但转移可早也可晚，主要转移部位为肺和淋巴结。

【临床表现】

表现为局部无痛性肿块，边界不清、质地较韧、活动差、常有触痛。

【X线表现】

为紧靠关节的软组织肿块，偶有骨骼受侵犯及骨膜反应。

【治疗】

应手术扩大切除，必要时行截肢手术。

（白靖平）

笔记栏